W0256179

HANDBUCH DER HAUT- UND GESCHLECHTSKRANKHEITEN

J. JADASSOHN

ERGÄNZUNGSWERK

BEARBEITET VON

G. ACHTEN · J. ALKIEWICZ · R. ANDRADE · R. D. AZULAY · H.-J. BANDMANN · L. M. BECHELLI M. BETETTO · H. H. BIBERSTEIN † · R. M. BOHNSTEDT · G. BONSE · S. BORELLI · W. BORN O. BRAUN-FALCO · I. BRODY · S. R. BRUNAUER · W. BURCKHARDT · J. CABRÉ · F. T. CALLOMON † C. CARRIÉ · H. CHIARI · G. B. COTTINI · G. J. CRAMER · R. DOEPFMER † · G. DOTZAUER · CHR. EBERHARTINGER · H. EBNER · G. EHLERS · G. EHRMANN · R. A. ELLIS · A. ENGELHARDT · F. FEGELER · E. FISCHER · H. FISCHER · H. FLEISCHHACKER · H. FRITZ-NIGGLI · H. GÄRTNER O. GANS · M. GARZA TOBA · P. E. GEHRELS · H. GÖTZ · L. GOLDMAN · H. GOLDSCHMIDT A. GREITHER · H. GRIMMER · P. GROSS · TH. GRÜNEBERG · J. HÄMEL · E. HAGEN · D. HARDER W. HAUSER · E. HEERD · E. HEINKE · H.-J. HEITE · S. HELLERSTRÖM · A. HENSCHLER-GREIFELT · J. J. HERZBERG · J. HEWITT · G. VON DER HEYDT · G. E. HEYDT · H. HILMER · H. HOBITZ H. HOFF · K. HOLUBAR · G. HOPF · O. HORNSTEIN · L. ILLIG · W. JADASSOHN · M. JÄNNER E. G. JUNG · R. KADEN · K. H. KÄRCHER · FR. KAIL · K. W. KALKOFF · W. D. KEIDEL · PH. KELLER · J. KIMMIG · G. KLINGMÜLLER · N. KLÜKEN · W. KLUNKER · A. G. KOCHS † · H.-U. KOECKE · FR. KOGOJ · G. W. KORTING · E. KRÜGER-THIEMER · H. KUSKE · F. LATAPI · H. LAUSECKER † · P. LAVALLE · A. LEINBROCK · K. LENNERT · G. LEONHARDI · W. F. LEVER W. LINDEMAYR · K. LINSER · H. LÖHE † · L. LÖHNER · L. J. A. LOEWENTHAL · A. LUGER · E. MACHER · F. D. MALKINSON C. MARCH · J. T. McCARTHY · R. T. McCLUSKEY · K. MEINICKE · W. MEISTERERNST · N. MELCZER · A. M. MEMMESHEIMER · J. MEYER-ROHN · A. MIESCHER · G. MIESCHER † · P. A. MIESCHER · G. MORETTI · E. MÜLLER · A. MUSGER · TH. NASEMANN · FR. NEUWALD · G NIEBAUER · H. NIERMANN · W. NIKOLOWSKI · F. NÖDL H. OLLENDORFF-CURTH · F. PASCHER · R. PFISTER · K. PHILIPP · A. PILLAT · H. PINKUS P. POCHI · W. POHLIT · H. PORTUGAL · M. I. QUIROGA · W. RAAB · R. V. RAJAM · B. RAJEWSKY · J. RAMOS E SILVA · H. REICH · R. RICHTER · G. RIEHL · H. RIETH · H. RÖCKL · N. F. ROTHFIELD · ST. ROTHMAN † · M. RUPEC · S. RUST · T. ŠALAMON · S. A. P. SAMPAIO · R. SANTLER · E. SCHEICHER-GOTTRON · A. SCHIMPF · C. SCHIRREN · C. G. SCHIRREN · H. SCHLIACK · W. SCHMIDT · R. SCHMITZ · W. SCHNEIDER · U. W. SCHNYDER · H. E. SCHREINER · H. SCHUERMANN † · K.-H. SCHULZ · R. SCHUPPLI · E. SCHWARZ · J. SCHWARZ · M. SCHWARZ-SPECK · H.-P.-R. SEELIGER · R. D. G.PH. SIMONS† · J. SÖLTZ'-SZÖTS · E. SOHAR · C. E. SONCK · H. W. SPIER · R. SPITZER · D. STARCK · Z. STARY · G. K. STEIGLEDER · H. STORCK · J. S. STRAUSS · G. STÜTTGEN · M. B. SULZBERGER A. SZAKALL† · A. TANAY · J. TAPPEINER · J. THEUNE · W. THIES · W. UNDEUTSCH · G. VELTMAN · J. VONKENNEL† · F. WACHSMANN · G. WAGNER · W. H. WAGNER · E. WALCH · G. WEBER · R. WEHRMANN · K. WEINGARTEN · G. G. WENDT · A. WIEDMANN · H. WILDE · A. WINKLER · D. WISE · A. WISKEMANN · P. WODNIANSKY · KH. WOEBER · H. WÜST · K. WULF · L. ZALA · H. ZAUN · J. ZEITLHOFER · J. ZELGER M. ZINGSHEIM · L. ZIPRKOWSKI

HERAUSGEGEBEN GEMEINSAM MIT

R. DOEPFMER † · O. GANS · H. GÖTZ · H. A. GOTTRON · J. KIMMIG · A. LEINBROCK · G. MIESCHER † · TH. NASEMANN · H. RÖCKL · C. G. SCHIRREN · U. W. SCHNYDER · H. SCHUERMANN † · H. W. SPIER · G. K. STEIGLEDER · H. STORCK A. WIEDMANN

VON

A. MARCHIONINI †

SCHRIFTLEITUNG: C. G. SCHIRREN

ACHTER BAND

SPRINGER-VERLAG
BERLIN · HEIDELBERG · NEW YORK
1967

GRUNDLAGEN UND GRENZGEBIETE DER DERMATOLOGIE

BEARBEITET VON

S. BORELLI · F. FEGELER · K. LINSER
L. J. A. LOEWENTHAL · C. SCHIRREN · R. SPITZER
W. THIES

HERAUSGEGEBEN VON

H. A. GOTTRON

MIT 99 ABBILDUNGEN

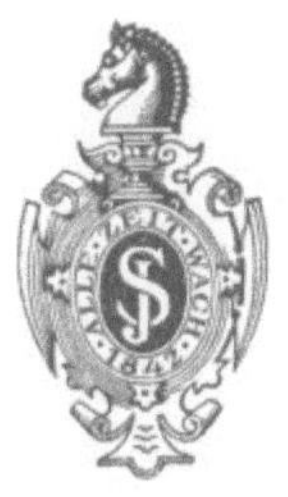

SPRINGER-VERLAG
BERLIN · HEIDELBERG · NEW YORK
1967

ISBN 978-3-642-86903-7 ISBN 978-3-642-86902-0 (eBook)
DOI 10.1007/978-3-642-86902-0

Softcover reprint of the hardcover 1st edition 1967
Library of Congress Catalog Card Number 28-17078

Titel-Nr. 5536

Vorwort

Inwieweit geographische und ethnographische Einflüsse auf das Hautgeschehen bestehen, wird im Ergänzungsband VIII einleitend in zwei Beiträgen bearbeitet, deren aufschlußreich abgehandeltes Material in den letzten Jahrzehnten durch das weltweite Näherkommen der Menschen sehr bereichert wurde.

Ziel der Abhandlung „Geographie der Hautkrankheiten“ ist, die sog. geographische Bedingtheit von einer immer größer werdenden Zahl von Krankheiten in das Licht geographisch bedingter Ursachen herauszuführen, um aus dem geographischen Vorkommen die ätiologischen und pathogenetischen Umrisse der Hautkrankheiten aufzuklären.

In einer Zweiteilung der Abhandlung — und zwar einmal geordnet nach Krankheitsgruppen und zum anderen nach Erdteilen und Ländern — wird ein Bild der dermatologischen geographischen Physiognomie vermittelt mit dem Hinweis, daß die geographisch verschiedene Frequenz kleiner wird.

In mehreren Kapiteln werden vielschichtig die Beziehungen zwischen Ethnologie und Dermatologie aufgedeckt, wobei aber unterstrichen wird, daß diesbezüglich bei Betrachtung von Kultur, Gebräuchen und Rassen noch gar manches mehr aufzuklären ist. Doch ist die Fundgrube ethnographischer Beziehungen zu Hautveränderungen bei Beachtung der Lebensweise der Völker, so hinsichtlich Ernährung einschließlich der dermatologischen Auswirkungen nach Mißbrauch von Alkohol, Tabak und anderen Stimulantien, weiterhin hinsichtlich der Wohn- und Beheizungssitten, eine sehr große. Ganz besonders ergeben sich Beziehungen zu Religion, Sitten und Gebräuchen sowie zu dem Ineinandergreifen von Magie, Aberglaube und Religion. Immer wieder werden die Darlegungen des Autors gestützt auf vergleichende Volksmedizin, auf die Rassenfrage sowie auf die soziale Lage der Völker, womit Teilnahme an fundamentalen Problemen der Menschheit zu erwecken versucht wird.

Das Besondere der Beiträge des Bandes VIII besteht darin, daß diese meistens über die dermatologisch-organpathologische Betrachtungsweise hinauswachsen. Wesentliche Beiträge befassen sich mit Einheitspathologie, mit den Beziehungen des Krankheitsgeschehens an der Haut zu denen anderer Organe bzw. Organsysteme, womit die Wirkung der Teile des Organismus aufeinander in partialrelationaler Betrachtung aufgedeckt wird. Dabei wird auch an Beispielen gezeigt, wie durch das äußere Hautbild oft schwer erfaßbare innere Krankheitszustände zu deuten möglich sind.

Andere Beiträge des Bandes beinhalten in ihren Ausführungen Ganzheitspathologie. Hierbei wird die Ansprechbarkeit der Haut durch die Umwelt zu erfassen gesucht und wie durch die Umwelt-Beeinflussungen einerseits Krankheitszustände der Haut ausgelöst werden und andererseits Umwelteinflüsse therapeutisch für Hautkrankheiten ausgewertet werden können.

Mit der Kenntnis einiger Mangelkrankheiten wie Skorbut und Pellagra, d.h. mit der mangelnden Zufuhr von bestimmten Nährstoffen aus der Umwelt, beginnt die Kenntnis über die Bedeutung der Vitamine. Spät erkannte man aber erst die ernährungsphysiologische Bedeutung der Vitamine. Diese wurden bei der ungeklärten Ätiologie vieler Hautkrankheiten immer wieder ursächlich erörtert.

Deshalb dürften die Ausführungen über die Eigenschaften der einzelnen Vitamine und inwieweit sie bei der Therapie erfolgreich zu verwenden sind, die planlose Polypragmasie auf diesem therapeutischen Gebiet einengen und auch mit zur Vermeidung der Hypervitaminosen bei zu hoher Dosierung beitragen. Anhand der Dys- und Hypovitaminosen, weiterhin unter Berücksichtigung teilpathogenetischer Anteilnahme der Vitamine am Krankheitsgeschehen und unter Herausstellung der primären und sekundären Avitaminosen wird in diagnostischer und therapeutischer Sicht, geordnet nach den einzelnen Vitaminen, eine Übersicht über das derzeitige Wissen um die Vitamine, vordergründig die dermatologischen Beziehungen zu den Vitaminen betreffend, gegeben.

Aus dem Beitrag „Haut und Nervensystem" wird augenfällig, wie sehr die Bedeutung ursächlicher nervöser Faktoren in der Pathogenese verschiedener Hautkrankheiten nicht zuletzt durch die Mehrung der Kenntnisse der normalen Anatomie und der Pathologie des peripheren Nervensystems zu erfassen möglich wurde. Deshalb sind für das klinische Verständnis der wechselseitigen Beziehungen zwischen Haut und Nervensystem die einführenden Ausführungen des Beitrags über den strukturellen Aufbau des Nervensystems, über die sensible Innervation der Haut sowie über die Pathologie der Sensibilität sehr belehrend für das Verständnis der neurohistologischen Befunde bei Hautkrankheiten und deren pathogenetische Bedeutung. Klinisch sind zu unterscheiden 1. Krankheitszustände mit gleichzeitiger Manifestation an beiden Organen — 2. Krankheiten des Nervensystems mit sekundärer Mitbeteiligung der Haut — 3. Hautkrankheiten, die zu nervösen Begleiterscheinungen führen. Umfassende klinische Auswirkungen beleuchten in großer Vollkommenheit die wechselseitigen Beziehungen zwischen Haut und Nervensystem.

Im Beitrag „Psyche und Haut" wird dargelegt, inwieweit psychogene Faktoren beim Zustandekommen von Hautkrankheiten in verschiedenem Ausmaß beteiligt sind. Die psychosomatische Betrachtungsweise in der Dermatologie wird ausführlich erörtert, ihre Berechtigung in einzelnen Punkten positiv bewertet und daraus die Notwendigkeit der Psychotherapie in der Dermatologie begründet. Einheitsbestreben von psychosomatischer Betrachtungsweise und psychotherapeutischen Notwendigkeiten ist erforderlich, wobei bei Anwendung der Psychosomatik gar manche therapeutischen Mißerfolge vermieden werden. Bei der Erforschung subjektiver Zusammenhänge zwischen Nervensystem und Haut ist man auf die Erkenntnisse der Psychologie angewiesen, wobei auch zu beachten ist, daß seelische Reaktionsmöglichkeiten vererbt werden. Klinisch werden die Hautkrankheiten eingeteilt in solche, die psychogenen Ursprungs sind, und in solche mit psychogenen Komponenten als Mitfaktoren und weiterhin in Krankheitszustände mit psychisch bedeutsamen Sekundärreaktionen bei Vorausgehen somatischen Geschehens.

Da von allen Organen des Körpers die Haut das Bewußtsein der Menschen als Vermittler zwischen Bewußtsein und Außenwelt wohl am meisten beschäftigt, wobei von Patienten der vorhandene Symptomenkomplex der Haut als Nervenfolge oder nervös bezeichnet wird, ist es verständlich, daß der Arzt immer wieder vor die Frage gestellt wird, inwieweit psychogene Faktoren von ursächlicher Bedeutung für das Krankheitsgeschehen an der Haut sind. Die vorliegende Monographie vermittelt dem Arzt eine Heilkunst, die die Psyche des erkrankten Menschen miteinbezieht, wenn auch bei der Therapie von Patienten mit psychocutanen Problemen Fehlschläge unvermeidlich sind.

Eine wirkliche Einheitspathologie, d.h. die Betrachtung des Organismus mit all ihren gegenseitigen Wechselbeziehungen zu Hautveränderungen und inneren Erkrankungen, wobei das interne Leiden zum Ausgangspunkt genommen wird, um von dort aus eine Gesamtschau der dabei möglichen dermatologischen Symptome zu geben, stellt der Beitrag „Hautveränderungen bei inneren Erkrankungen“ dar. Der Gegenstand dieses Beitrags vermittelt die Kenntnis der Krankheitsveränderungen der Haut bei internen Erkrankungen. Diese sind gerade auch förderlich in der Dermatologie bei ihrem Aufgabenbereich als hilfsdiagnostische Fachdisziplin zur diagnostischen Klärung interner Leiden oder schwerer Allgemeinerkrankungen. Dafür gibt ein vorzügliches Beispiel die Erfassung des Hauterscheinungsbildes bei der Dermatomyositis, das es erst ermöglichte, die klinische Bedeutung der Dermatomyositis nicht zuletzt in ihrer meist dermatologisch erfaßten Häufigkeit zu erkennen. Ausgehend vom morphologischen Substrat kann so auch vielfach das funktionelle Geschehen erfaßt werden, und auf diesem Wege kann der mit Sehbegabung ausgestattete Dermatologe zur funktionellen Betrachtung des Krankheitsgeschehens kommen, wobei er auch oft zurückhaltender über etwaige Zusammenhänge zwischen Hautveränderungen und internen Krankheiten wird. Der inhaltreiche, nach den verschiedenen inneren Organen gegliederte Beitrag kann bei Vertiefung in das darin Vermittelte den morphologisch geschulten Dermatologen dazu befähigen, daß er neben der Beherrschung des eigenen Fachgebietes ein besserer interner Mediziner wird, was ja zur Erfassung und Durchdringung dermatologischen Geschehens erforderlich ist.

Die monographischen, tatsachenreichen und durch das Schrifttum gut untermauerten Ausführungen über den wetterbedingten Biotropismus im Blickfeld der Dermatologie und die Klimatherapie bei Hautkrankheiten bedingen eine Ganzheitsbetrachtung. Die vielfältigen Darlegungen sind darin begründet, daß es sich bei der Biometeorologie um eine vielseitige Grenzwissenschaft handelt, die für die Dermatologie auszuwerten das Bestreben des Autors ist. Im Vordergrund steht die Erarbeitung der Bedeutung der einzelnen Klimafaktoren für die Einwirkungsmöglichkeiten auf Haut und Gesamtkörper sowie das der Klimatherapie zugrunde liegende Wirkungssystem. Unterstrichen wird, daß die Klimatherapie besonders bei den chronisch rezidivierenden Hautkrankheiten nur dann befriedigenden Erfolg bringt, wenn der Umweltwechsel entscheidend ist, d.h. vor allem bei Kontrastklima. Auch bei der Klimatherapie ist eine genauere Indikation notwendig, die nicht nur das jeweilige Hautleiden, sondern auch die jeweils vorliegende Krankheitsphase berücksichtigt. Nicht minder ist die Gesamtperson bei Anwendung von Klimatherapie außer acht zu lassen, da z.B. bei Kreislaufgestörten die Heliotherapie Gefahren in sich birgt. In vielen begründeten Hinweisen wird vornehmlich der Stadtmensch zu einer die Gesundheit fördernden Lebensführung nicht zuletzt in klimatischer Beziehung zu erziehen versucht. Dargelegt wird auch, daß der Kurarzt, der Hautkranke bioklimatisch behandelt, ein Dermatologe sein muß. In einem besonderen Kapitel werden die Hautkrankheiten besprochen, bei denen eine klimatische Behandlung kontraindiziert ist. Wesentlich sind aber die Ausführungen über Hautkrankheiten, die sich zur klimatischen Behandlung eignen. Die klinischen und zum Teil in ihrer Art ungewöhnlichen Erfahrungen des Autors mit der Klimatherapie finden in allen Teilen der Monographie ihren Widerhall und dürften in heutiger Zeit, in der die Klimatherapie neben der Chemotherapie mehr in den Vordergrund rückt, umfassende Belehrung bringen.

Dieser Band VIII des Ergänzungswerkes Jadassohn erweitert in seinen Beiträgen das für die Betätigung als Dermatologe erforderliche Wissensgut nicht zuletzt durch Überschreitung der bisher der Dermatologie gezogenen Grenzen und zeigt vor allem auch, daß der Dermatologe die wohl zu unterscheidende Einheits- und Ganzheitspathologie betreiben muß.

Mainz, im August 1967

H. A. Gottron

Inhaltsverzeichnis

Geographische Verteilung der Hautkrankheiten

Von

Rudolf Spitzer, Tel-Aviv

Mit 4 Abbildungen

I. Einleitung

1. Was heißt und zu welchem Ende studiert man Geographie der Hautkrankheiten?

Wenn wir auf jene 30 Jahre zurückblicken, die seit dem ersten Erscheinen dieses Handbuchs verflossen sind, und auf die gewaltigen Veränderungen, die über die geographische Weite „der Erde und ihrer Bewohner" in dieser Zeit hinweggingen, so steht vor uns besonders die Tatsache der ungeheuren Schrumpfung der Entfernungen auf unserem Planeten. In einem früher gewiß geahnten, aber kaum verwirklichten Maße ist dem Menschen der Zugang zu den von seiner Wohnstätte weit entfernten Erdteilen und Ländern geöffnet worden. Dies scheint für die Betrachtung des heutigen Standes der „Geographie der Hautkrankheiten" und ihrer weiteren Förderung von wesentlicher Bedeutung zu sein.

Denn was war eigentlich das Material, auf welchem früher eine solche Darstellung beruhen konnte? Es waren Berichte, sehr oft von Nichtmedizinern, von Weltreisenden (philologischen, ethnographischen, oder höchstens allgemein naturwissenschaftlichen Interesses), von Kolonialbeamten, denen naturwissenschaftliche Beschreibung private Neigung bedeutete —, und von einzelnen Ärzten; aber die Zahl der letzteren war nicht so sehr groß.

Heute haben sich diese Dinge geändert; die Zahl der fachärztlich geleiteten Behandlungs- und Forschungsstätten ist in allen Breitengraden gewachsen — freilich ist sie in dünn bevölkerten Gegenden noch immer sehr klein; aber auch die Zahl der Dermatologen, die größere Fahrten „mit dem Auge des Dermatologen" unternehmen, ist gewachsen; „Dermatologische Reiseberichte" mit dem Anspruch fachärztlich gewertet zu werden, sind keine Seltenheit mehr. Auch die Zahl der Dermatologen, die ihre Ausbildung fern von ihrem definitiven Arbeitsplatz genießen, ist nicht unbeträchtlich und wird in Zukunft noch wachsen. Was einst nur wenigen Auserwählten möglich war, wird dann einer größeren Anzahl jüngerer Hautärzte erreichbar erscheinen. Diese dermatologische Anreicherung verspricht nicht nur *mehr* geographisch-dermatologische Betrachtung, sie führt auch zu einer der Sache selbst nützlichen, klareren Einstellung.

Denn was ist das Wesen einer Betrachtung der geographischen Verteilung der Hautkrankheiten?

Es ergibt sich ohne weiteres, daß für die verschiedenen Hautkrankheiten bei einer Betrachtung ihrer geographischen Verteilung ganz verschiedene Gesichtspunkte geltend sein müssen.

Die *tropischen* Dermatosen sind zum guten Teil durch das Vorkommen ihrer Erreger geographisch bedingt; denn man unterscheidet zweckmäßig zwei Gruppen von „tropischen Dermatosen" (Simons [a]): erstens solche, die nur in den Tropen vorkommen, und bei ihnen sind „von vornherein" nahezu gewiß durch tropische von Insekten übertragene Erreger oder die Insekten selbst die Ursache, und zweitens solche, die früher ubiquitär waren, und heute in anderen Ländern durch die fortschreitende Hygiene verschwanden und nur noch aus den Tropen gemeldet werden; aber sicher ist die erstere, die insectogene Gruppe die beherrschende. Ihre Verbreitung fällt mit dem Verbreitungsgebiet der tropischen Insekten zusammen.

Aber darüber hinaus gibt es auch in den gemäßigten Zonen eine große Gruppe infektiöser Dermatosen mit „nicht-ubiquitären" Erregern, welche an das Verbreitungsgebiet dieser gebunden ist; hierbei handelt es sich heute nicht mehr nur um die früher in diesem Belang wohl allein wichtigen Pilzarten, sondern durch das Studium der Geographie, neben sonstiger Forschung, wird z. B. auch der Komplex: Lymphocytosis cutis benigna (Baefverstadt), der Acrodermatitis atrophicans und des Erythema migrans und ihre möglicherweise gemeinsame Beziehung zu Zecken (Ixodes) und damit ihre biologisch-ätiologische Verwandtschaft oder Identität zur Diskussion reif (Marchionini; Ludwig).

Fernerhin steht eine Reihe von Dermatosen in ihrem Auftreten überhaupt oder in einzelnen Zügen ihrer Klinik in Beziehung zu bestimmten Rassen und mit Recht erfolgt in diesem Handbuch eine gesonderte Darstellung dieser Beziehungen.

Eine weitere Gruppe mit geographischer Differenzierung beruht auf verschiedenen Gewohnheiten, ethnischen, hygienischen, religiösen Sitten und Gebräuchen. Diese bringen Erklärung für Häufigkeit und Seltenheit gewisser Erkrankungen („Ethnographische Dermatologie", Marchionini [k]). Rasieren des Gehörorganes führt zu Infektion und papillomatösen Wucherungen (Dormanns), Rasieren am Genitale und Achseln im islamischen Brauchtum führt zu Pyodermien (Folliculitis, Furunkel, Ulcus gangraenosum, Hidradenitis), wenn auch Dermatitiden durch chemische Epilatorien an den Pubes jetzt seltener sind (Bräuer [b]). Circumcision führt zu seltenem Vorkommen von Herpes genitalis, Balanitis, Carcinom. Rituell befohlene Afterreinigung mit Wasser nach dem Stuhlgang bewirkt Seltenheit von analem Pruritus und Ekzem (Marchionini). Spätere Erfahrungen (R. Richter) sehen zwar auch diese bei *Kindern* recht häufig, führen sie aber unter Anerkennung der These von Marchionini auf die ungeheuere Häufigkeit der Darmwürmer bei diesen zurück.

Dort wo die „Geographie der Sitten" die Wirtschaftsgeographie berührt, haben wir Ernährungsgewohnheiten zu betrachten. Wir gedenken der Pellagra-Forschung, sowie der Tatsache, daß ein großer Teil der sog. Ekzeme in den Tropen Mangelkrankheiten darstellen (Simons [a]).

Stehen wir in den erwähnten Punkten — Geographie der Erreger, Geographie der Rassen, Geographie des Brauchtums, Geographie der Ernährung — auf einigermaßen sicherem Boden, so wird dieser schon unsicher bei jenen Dermatosen, wie z. B. Pyodermien und Zoonosen, bei denen Reinlichkeit und Kulturhöhe einer Bevölkerung bestimmend sind („soziale Dermatosen"). Hier mag eine objektive Beurteilung im einzelnen viel schwerer sein („Geographie der sozialen Lage"). Und endlich sei natürlich die Geographie des Klimas als die des mächtigsten und meist erörterten unter den bekannten Faktoren genannt. Dabei sei bemerkt, daß wir es sowohl mit der *direkten* Einwirkung des Klimas auf die gesunde und kranke Haut (*Klimato-Dermatologie*) als mit seiner *indirekten* Einwirkung über die eben genannten Faktoren (Erregerbiologie, Nahrung, Rasse, Hygiene usw.) zu tun haben.

Aber es bleibt, wie schon Spiegler und Gross vor vielen Jahrzehnten am Eingang ihres Beitrages zum Mracekschen Handbuch betont haben, noch eine beträchtliche Anzahl von Hautkrankheiten, und unter ihnen sind die alltäglichen, wichtigsten und vielleicht interessantesten, die in den verschiedenen Ländern verschieden häufig sind, ohne daß sich bisher für diese Differenz eine Ursache erkennen läßt. Und hier liegt die wesentliche Aufgabe einer „Geographie der Hautkrankheiten". Es sind dies eben jene Krankheiten, über welche die dermatologische Literatur Andeutungen oder Eindrücke einer verschiedenen geographischen Verbreitung zwar gibt, aber diese allgemeinen Eindrücke noch nicht zu einem festen Bilde zusammengefaßt hat. Das Studium gerade dieser Verhältnisse, das eigentlich heißt „Geographie der Hautkrankheiten"! Es ist recht eigentlich das Ziel einer vergleichenden geographischen Nosologie der Hautkrankheiten der Zukunft, das Rätsel dieser verschiedenen Verteilung gerade dieser Dermatosen zu lösen, immer mehr erkennbare — geographisch eben verschiedene — Ursachen aufzuweisen, bis die Zahl der Dermatosen mit „geographisch" verschiedener Frequenz immer kleiner wird, weil die geographisch bedingten Ursachen in ihrer Ätiologie und Pathogenese immer mehr aufgeklärt werden.

Zu welchem Ziel studiert man Geographie der Hautkrankheiten? Um immer mehr Krankheiten und Krankheitsformen aus dem Dunkel einer sozusagen „geographischen Bedingtheit" in das Licht geographisch bedingter bekannter Ursachen herauszuführen, und aus ihrem geographischen Vorkommen die ätiologischen und pathogenetischen Umrisse einer großen Zahl unserer geläufigsten Hautkrankheiten abzulauschen.

Zu welchem Zweck also studiert man „Geographie der Hautkrankheiten"? — um den sog. „geographisch bedingten Hautkrankheiten" ein Ende zu machen.

2. Methodik

Seit dem Erscheinen des Handbuches ist in den letzten Jahrzehnten keine enzyklopädische Darstellung der geographischen Verbreitung der Hautkrankheiten erschienen; auch in den Lehrbüchern, sei es im allgemeinen Teil, sei es bei der Beschreibung der einzelnen Krankheiten, hat unser Thema oft nur eine ganz kurze Darstellung erfahren.

Zur Verfügung stehen also heute noch im wesentlichen Originalstatistiken aus einzelnen Gebieten der Erde oder Übersichten, denen solche Statistiken zugrunde gelegt wurden. Daneben aber gibt es — und hierin ist gegen früher sicher eine Besserung eingetreten — Einzelabhandlungen über eine Krankheit in einem bestimmten Gebiet, in welchen Statistik, Klinik und örtliche Besonderheiten zusammengestellt werden. Es gibt immer wieder, selbst auf internationalen Kongressen, besonders Washington 1962, Berichte über Hautkrankheiten einer bestimmten Gegend. Ferner ist auch das Schrifttum der Dermatosen bei den einzelnen Rassen etwas gewachsen und hat Berücksichtigung zu finden. Und es gibt in zunehmendem Maße Literatur über allgemeine Geographie in der Medizin, welche auch die Hautkrankheiten behandelt; namentlich gilt dies für die „Geopathologie des Krebses" und man spricht heute bereits von einer „geographischen Pathologie in der Medizin". Daneben finden sich geographische Hinweise bei Krankendemonstrationen, bei denen auf wechselnde Häufigkeit im Beobachtungsgebiet verwiesen wird.

Wie schon im ersten Handbuch betont, sind aber meist diese geographischen Bemerkungen, da nebenbei abgegeben, oft im Titel der Demonstration in den Sitzungsberichten nicht erwähnt und ihre Auffindung oft eine rein zufällige.

Es waren also im wesentlichen geographische Sonderartikel, Reiseberichte, Statistiken und Sitzungsprotokolle, die uns Wegweiser bei der Sammlung des Materials waren.

Wie erwähnt, beabsichtigt dieser Beitrag vor allem, die *ubiquitären* Dermatosen und ihre verschiedene Verbreitung zu behandeln. Krankheiten wie die Mykosen, die Lepra und die Tropenkrankheiten, bei denen die Geographie eng zum Hauptthema gehört, werden in ihrer geographischen Verbreitung in den genannten Kapiteln in den anderen Bänden behandelt. Allerdings soll wenigstens eine ganz kurze Darstellung einiger Tropenkrankheiten (Blastomykosen, Orientbeule) in diesen Beitrag aufgenommen werden, um ihm eine gewisse Geschlossenheit zu geben. Auch bei den durch *Pflanzen, Chemikalien, Industrieprodukte* usw. verursachten *Kontaktdermatitiden* ist ihre Verbreitung so eng mit dem Platz des primären Vorkommens, der Bearbeitung und des Verbrauches dieser Stoffe verbunden, daß ihre „Geographie" nicht ein speziell „dermatologisches" Thema darstellt; auch ist ihre — zum Leidwesen der Menschheit — sich ständig vermehrende Zahl so groß, daß ihre Abhandlung den Rahmen dieses Beitrages weit sprengen würde. Dasselbe gilt auch von den von diesen Stoffen auf internem Wege erzeugten allergischen und toxischen Hautveränderungen.

Wie im ersten Handbuch ist auch diesmal eine Zweiteilung erfolgt: zunächst eine Behandlung der Geographie der einzelnen *Krankheiten* nach dem seinerzeit von J. Jadassohn für zweckmäßig erachteten Einteilungsschema — ohne allen Anspruch, damit ein allgemein gültiges Dermatosenschema zu geben — und zweitens eine Darstellung der dermatologischen Physiognomie der einzelnen *Länder*, wobei der letztere Teil durch heute reicheres Material etwas ausgedehnter wurde. In dieser Schilderung der „Dermatosen in den einzelnen Ländern" sollen auch Lepra, Tropen-, Pilzkrankheiten und Kontaktentzündungen nicht ausgeschlossen bleiben, soweit sie für das betreffende Gebiet charakteristisch sind.

II. Die Krankheiten

1. Die eitrigen Infektionen

Die Infektionen der Haut durch gewöhnliche Eitererreger sind in der ganzen Welt außerordentlich verbreitet und finden sich in besonders erhöhtem Maße (bis 30—50% der Hautkrankheiten) in Kriegszeiten und unter den ungünstigen äußeren Verhältnissen der warmen und unterentwickelten Länder und dort besonders bei Kindern (Bräuer [b]). Es ist darum nicht möglich, überhaupt Statistiken kultivierter und unkultivierter Länder auf Grund von reinen Prozentzahlen ohne weiteres zu vergleichen, da das prozentuale Übergewicht der Pyodermien in den letzteren für die andern Hautkrankheiten keine Vergleichsmöglichkeit mit den Kulturländern gibt (s. Diskussion über Neurodermitis in China, S. 27). Als Beispiel sei nur erwähnt, daß alle Pyodermien zusammen in den alten Statistiken aus Breslau 9—14%, in Kiel nur 7% (heute 5,5%), in USA 6,5% ausmachen und demgegenüber im Nordkaukasus (Zaslawsky) 12,5%, Anatolien 36% (Marchionini), in Palästina 22,3% (Silberstein) bis 34% (Dostrowski), in Swerdlowsk (Plishkin, 1958) bei Kindern 50%. Es ist aber bemerkenswert, daß die eitrigen Infektionen in jenen Ländern keineswegs immer nur auf Schmutz beruhen; im Gegenteil, die bakteriologisch kontrollierte Sauberkeit des anatolischen Bauern (Marchionini [b]) — Kleiderläuse bei ihnen sehr *selten* (R. Richter) — und die gleichen Erfahrungen in Palästina weisen darauf hin, daß es die bioklimatisch veränderten physiologischen Bedingungen der Hautoberfläche sein mögen, die ein besonders günstiges Terrain für Kokkenansiedlungen schaffen, und daß besondere klimatische Umstände — unter anderem Staubwinde — diesen Prozeß noch fördern.

α) Die geographische Bakteriologie der Impetigo

Wir wollen besonders die *Impetigo contagiosa* und ihre Bakterienflora in geographischer Hinsicht berücksichtigen, ist doch die Frage der *streptogenen* und *staphylogenen* Impetigo von besonderem geographischem Interesse. Zweifellos gibt es zwei klinisch verschiedene Formen von Impetigo contagiosa: eine — uns geläufige — *streptogene*, mit dicken, „felsigen", honiggelben Krusten; und eine *staphylogene*, mit flachen, *großen* Blasen, die lange bestehenbleiben und zu flachen, durchsichtigen, gelben Krusten führen. Bakterienflora und klinisches Bild decken sich sehr oft.

Eine zweite Besonderheit ist die geographisch verschiedene Flora gerade der *staphylogenen* Impetigo durch *weiße* oder *gelbe* Staphylokokken.

In Tabelle 1 bringen wir unter Berücksichtigung älterer Arbeiten und der neuen Mitteilung von FREYER (Ankara) eine Übersicht über die in Europa wenig geläufige staphylogene Impetigo.

Tabelle 1. *Staphylogene Impetigo*

Land	Autor (Jahr)	Häufigkeit unter den Impetigofällen überhaupt	Staphylococcus albus und aureus
		Europa	
Hamburg . . .	LEWANDOWSKY (1921)	relativ häufig	*nur* aureus
Breslau	FUCHS	$^1/_6 = 16\%$	ein albus, sonst aureus
Frankfurt a. M.	FLEHME (1920)	gar keine	
Bern	LEWANDOWSKY (1921)	extrem selten	*nur* aureus
Kopenhagen . .	HAXTHAUSEN	ganz vereinzelt	*nur* aureus
Moskau	MESCIERSKJ (1927)	ganz vereinzelt	*nur* aureus
Amsterdam . .	HIEMCKE (1934)	6%	3 Fälle: 2 aureus, 1 albus
London	BAYLIS ASH (1957)	mehrere (bullös)	
		Übersee	
Ägypten . . .	BALOG (1931)	oft	
Japan	K. u. SH. DOHI	fast gleich häufig wie die streptogene; Epidemien	*nur albus*
Japan	KASHARA, MICHIO TAMOTSU, TAKAHASHI (1931)	desgl.	22,3% aureus, 77,7% albus
Japan	TANAKA (1931)	desgl.	40% aureus, 60% albus
Anatolien . . .	MARCHIONINI u. SADAN TOR (1938/39)	relativ oft, besonders ansteckend, aber bei Kindern *immer streptogen*	
Anatolien . . .	FREYER (1956)	31%	*meist aureus*, aber *albus* in 7,7% der reinen und in 16,6% der mit Streptokokken gemischten Fälle
Chicago	TACHAU (1938)	relativ häufig	

Es ergibt sich also in *Europa* eine sehr verschiedene Häufigkeit der *staphylogenen Impetigo* von 0—16%, eine größere Häufigkeit in *Anatolien* und eine sehr eindrucksvolle Frequenz in *Japan* (Sommerepidemien).

Die *staphylogene Impetigo* ihrerseits zeigt für *Europa* das alleinige oder fast alleinige Auftreten von Staphylococcus *aureus*, das Erscheinen einer Zahl von Albusfällen in *Anatolien* und die hohe *Albus*frequenz von 60—100% in *Japan*.

Die Beziehung klinischer zu bakterieller Diagnose zeigt die Aufteilung von FREYER (in Anatolien):

Klinische Diagnose	Zahl	Nur streptogen	Nur staphylogen	Mischinfektion	Fehldiagnosen
Impetigo contagiosa *strept.*	58	13	7	38	12%
Impetigo contagiosa *staph.*	26	1	19	6	27%

Für *Anatolien* zeigten die Untersuchungen von FREYER, daß die *streptogene* Impetigo contagiosa eine ausschließliche Kindererkrankung ist, an der *staphylogenen* Impetigo dagegen Erwachsene etwas mehr erkranken.

Bei der *follikulären Staphylodermie* (*Impetigo Bockhardt*) findet sich in Europa fast nur Staphylococcus *aureus*, in *Anatolien* fand sich *albus* bei MARCHIONINI und SADAN TOR in 8%, bei FREYER in 10%; also auch bei Impetigo Bockhardt in Ankara, verglichen mit Europa, eine deutliche Abweichung zugunsten des *Staphylococcus albus*.

β) Erysipeloid

Das Erysipeloid ist vor allem in *Zentraleuropa*, vornehmlich in Deutschland, Holland, Österreich, Schweiz, Polen, Tschechoslovakei, sowie in den nordischen Staaten, England, Südslavien und Italien und, ganz vereinzelt, in Frankreich festgestellt worden. Auch im südlichen Rußland sieht man es in größerer Zahl. Recht häufig wird es in USA, Canada und Mexiko beobachtet. Einzelne Fälle werden aus Südamerika und Südafrika berichtet, d.h. es kommt in den verschiedensten Klimata vor (GOTTRON).

Wohl zu unterscheiden ist das „*Ecthyma contagiosum*", eine Viruskrankheit der Schafe, das beim Menschen in den Schafzuchtgegenden Englands, Frankreichs und Deutschlands beschrieben wurde (KINGERY-DAHL).

2. Die Tuberkulose der Haut

Lupus vulgaris war in Europa sehr verbreitet und gerade darum ist seine *fallende* Frequenz in den letzten Jahrzehnten in den *europäischen* Ländern interessant.

Für die *Schweiz* mögen wohl die Angaben aus Basel (LUTZ [c]) richtungweisend sein. Von 1913—1932 wurden an der Basler Hautklinik 456 *Lupus*kranke registriert (bei Privatärzten fast gar keine).

In dieser Periode sank die Zahl der Zugänge dauernd, sowohl absolut als relativ von 1,5% der Besucher auf fast 0%. Dabei war die Basler Bevölkerung von 136000 auf 196000 und die Krankenzahl der Hautklinik von 2000 pro Jahr auf 5000 gestiegen.

Der Verlauf der Fälle war relativ gutartig, geduldige Behandlung führte zu befriedigenden Resultaten; freilich bleibt zu erörtern, inwieweit die Besserung der allgemeinen Lebensverhältnisse an diesem Rückgang mitwirkt.

Für die anderen Hauttuberkulosen liegt aus Basel nur für die letzten 20 Jahre (1932—1951) eine Aufstellung vor:

Tuberculosis *colliquat.*	131 Fälle	besonders in der Jugend und bei 70jährigen Frauen
Tuberculosis *verrucosa*	28 Fälle	nur bei *Männern*; häufig, aber nicht immer, Berufsfolge
Tuberculosis *indurativa*	43 Fälle	nur *Frauen*
Tuberculosis *acneiforme*	30 Fälle	
Tuberculosis *rosacea-like*	33 Fälle	fast ausschließlich Frauen
Tuberculosis *ulcerosa*	8 Fälle	
Tuberculosis *lichenoides*	11 Fälle	
Tuberculosis *lupoid. mil. dissem.*	5 Fälle	

In *Bologna* (COLINELLI) *ging* die Tuberkulose von 1896—1933 von 4% auf 1% der Dermatosen *zurück*.

In *Spanien* (Madrid) waren von 1911—1928 511 Lupusfälle registriert, deren geographische Verteilung den Bezirken der Rinderzucht entsprach (SAINZ DE AJA und CONTERO). Die letzte große Mitteilung, die SAINZ DE AJA vor dem Londoner Kongreß für 1908—1951 abgab, erwies 3313 Hauttuberkulosen.

Davon 1207 Lupus vulgaris — 497 Tuberkulide — 561 Erythema induratum (BAZIN) — 584 Scrofuloderma und Drüsen-Tuberkulose — 219 Gummata tuberculosa — 150 Tuberculosis ulcerosa — 95 Tuberculosis verrucosa.

Aber eine genauere Analyse der einzelnen Jahrzehnte zeigt einen deutlichen Spontan-*Rückgang* für den Lupus und die verrukös-papillären Formen, und eine *Steigerung* der Tuberculosis ulcerosa, des Erythema Bazin, der Tuberkulide, der Scrofuloderme und Drüsen-Tuberkulosen.

In *Dänemark* (O. HORWITZ) ist der Lupus von 1900—1959 bei Männern von 25 per Million Bevölkerung auf 2, bei Frauen von 71 auf 4 per Million zurückgegangen.

Deutschland. In *Schlesien* (LEDERMANN, Breslau) hatte der erste Krieg eine Vermehrung des Lupus und der Scrofuloderme, aber nicht der Tuberculosis verrucosa gebracht. In *Freiburg i/Br.* von 1915—1928 923 Tuberkulosefälle, davon 654 Lupus und 114 Tuberculosis verrucosa. In dieser Zeit zwei Anstiege, 1926 und 1928 (ALBERT). In *Kiel* ging die Hauttuberkulose in den letzten drei Jahrzehnten von 3,29% auf 1,33%, davon der Lupus vulgaris von 2,56% auf 0,78% (!) zurück. Die Zusammensetzung dieser 1,33% in den Jahren 1953—1957 (262 Fälle) war: Lupus vulgaris 154 — Tuberculosis verrucosa 8 — Tuberculosis cut. colliquativa (inklusiv Drüsen) 40 — Tuberculosis ulcerosa 3 — Erythema Bazin 45 — Lichen scrofulosorum und papulonekrotische Tuberkulose 10 — sonstige 2 (WAGNER [b]). Eine genaue Aufteilung zeigt, daß für die heutige Zahl der Lupuskranken noch immer die *vor* 1925 entstandenen Fälle von Bedeutung sind.

Bemerkenswert ist die Verteilung der Lupusfälle auf Flüchtlinge und Ansässige in Schleswig-Holstein; hat doch gerade dieses Land durch die große Aufnahme von Flüchtlingen gemäß den Volkszählungen 1939 und 1948 einen Bevölkerungszuwachs von 67% erfahren. Im Jahre 1956 waren Eingesessene 67%, Flüchtlinge aus dem Ostgebiet 27% und aus der Sowjetzone 6%. Der Lupus vulgaris war bei den Flüchtlingen nur mit 18,7 auf 100000 Bevölkerung gegen 31 bei den Eingesessenen vertreten. — Aber die Alterszusammensetzung der ersteren ist viel günstiger, das Alter von 10—39 besonders stark, die lupusreichen hohen Altersklassen relativ wenig vertreten, und unter den alten Leuten selbst sind gerade *alte Lupöse* verhältnismäßig wenig in die Aufnahmegebiete geflüchtet (PROPPE und WAGNER). Sei die Lupusfrequenz im alten Ostgebiet und im Aufnahmegebiet wie immer sie sei, jedenfalls spricht *nichts* dafür, daß sie im Osten bei Kriegsende größer gewesen ist.

In *Bulgarien* ist bei den Landleuten mehr Lupus und Tuberculosis colliquativa, bei den Städtern mehr Erythema induratum (BALEVSKA) zu finden.

Ungarn. SZANTO (Int. Derm. Kongr. 1935) gab seine unter Benutzung des Landesmaterials gesammelten Ziffern in absoluten Zahlen:

Lupus vulgaris 5000 (59,4% aller Hauttuberkulosen) — Erythema Bazin 174 — Tuberculosis colliquativa 138 — Tuberculosis verrucosa 119 — papulonekrotische Tuberkulosen 92 — Lichen scrofulosorum 30 — Tuberculosis ulcerosa 14.

Die ungarische Tiefebene ist die von Hauttuberkulose, innerer Tuberkulose und Rindertuberkulose häufigst befallene Gegend Europas (SZANTO).

In allen anderen Kontinenten ist die Tuberkulose der Haut viel seltener, auch in den Ländern wie USA, Ägypten, Java, wo die Lungentuberkulose gar nicht selten ist. In *Nordamerika* ist sie nur ein Bruchteil der Zahlen aus Europa und nur bei den Indianern sieht man schwere Lungen- und Hauterkrankungen.

Nach LAWRENCE [a] in *Australien* unter 1000 Hautfällen nur 1,5 Lupusfälle gegen 16 auf 1000 in *London*. Ebenso selten ist der Lupus in *Südamerika* (RABELLO). In *Indien* (Andra Med. College Vizakhapatnam) nur 0,04% der Hautfälle.

In *Japan* ist Hauttuberkulose, im Gegensatz zur inneren Tuberkulose, sehr selten (W. RICHTER).

In *China* nicht ganz selten, jedenfalls häufiger als in USA (KEIM).

In *Vorderasien*, Syrien, Palästina ist die Hauttuberkulose selten und das gilt ganz besonders für den Lupus, wohl durch die vorbeugende Rolle der Sonnenstrahlen (MARCHIONINI [1, 6]); in *Palästina* (Israel) fand DOSTROWSKY (1935) 1920—1930 nur 83 Tuberkulosefälle (1,9% aller Dermatosen), davon aber der Lupus nur 18,7%, gegen 59,4% in Ungarn; s. oben). S. KAPLAN 1920—1942 164 Tuberkulose (0,16%), davon nur sieben Lungenkranke. Die Reihe der Häufigkeit war: Tuberculosis colliquativa; verrucosa; indurata; luposa; pap.-necrotica.— In Europa steht Lupus anstatt Tuberculosis colliquativa an erster Stelle.

3. Lupus erythematodes

Noch sind die Ansichten über die ursächliche Wirkung von Sonne und Klima bei der geographisch verschiedenen Verbreitung des Lupus erythematodes sehr geteilt. Nach GAHAN [b] hat das Klima gar keine Bedeutung, die Frequenz des Lupus erythematodes sei bei der weißen Rasse auf der ganzen Welt um ca. 0,4% herum, nie mehr als das Doppelte und nie weniger als die Hälfte. Sein Verlauf sei ausgesprochen kapriziös, so daß Statistiken nur sehr vorsichtig verwertet werden können.

Gegen die Bedeutung der Sonne spreche die Seltenheit bei Farbigen und die Häufigkeit in feuchtkaltem Klima (England, Skandinavien, Deutschland, Rußland) (HAUSER [b]). Sicher sind in warmen Ländern viele Fälle von Leishmaniasis und Lepra fälschlich als Lupus erythematodes diagnostiziert worden (SIMONS [a]).

Ferner zeige der Lupus erythematodes in *Australien* die gleiche Häufigkeit wie in *Europa*, während doch der sonnenbedingte Gesichtshautkrebs dort soviel häufiger ist.

In *Anatolien* ist ebenfalls eine so typische Lichtkrankheit wie die *Cheilitis* sehr häufig und der Lupus erythematodes sehr selten, selbst in den Städten, wo es an dem — in Anatolien sonst sehr seltenen — *Lupus vulgaris* nicht mangelt. Aber vielleicht gehört zum Licht noch ein zusätzlicher Faktor, der in *Anatolien* fehlt (DEGOS).

Andererseits haben W. P. HERRMANN u. Mitarb. in Hamburg festgestellt, daß, wenn auch nicht in allen Fällen, Klima, Jahreszeiten und Sonne einen Einfluß haben; etwa ein Drittel der Fälle zeigt jahreszeitlichen Rhythmus und die Exacerbationen sind im Sommer viermal häufiger als im Winter; selten hilft intensive Besonnung, häufiger schadet sie.

An der Kogojschen Klinik in Zagreb (1939) kamen 10% der Lupus erythematodes-Kranken von der sonnenreichen Küste *Kroatiens* und *Dalmatiens*.

In *Israel* ist der Lupus erythematodes trotz starker Sonnenbestrahlung nicht sehr häufig, aber keineswegs selten und sicher werden einzelne Fälle durch die Besonnung verschlechtert. Er ist wesentlich häufiger als Lupus vulgaris.

In *Schweden* schienen SVANBORG und SÖLVELL im Jahre 1954/55 eine „starke Vermehrung des Lupus erythematodes disseminatus“ konstatiert zu haben.

In *Japan* ist er nach W. RICHTER ungeheuer häufig, nach KITAMURA, FUYURA u. a. wenigstens in den Nachkriegsjahren an der Univ.-Hautklinik Tokyo häufiger, wobei seit 1955 wieder eine Abnahme des chronischen Lupus erythematodes und eine weitere relative Zunahme des in Japan seltenen Erythematodes acutus beobachtet wurde. ITO (zit. bei KITAMURA) erklärt diesen Anstieg damit, daß die für die Krankheit (chronischer wie akuter) verantwortlichen Mikrobenarten unter Umständen durch den nach Kriegsende einsetzenden Mißbrauch von Antibiotica und Chemotherapeutica nur ungenügend geschädigt waren.

In *Deutschland* hat WAGNER [b] aus amtlichem Material aus Düsseldorf, Niedersachsen und Schleswig-Holstein deutliche Differenzen der Verbreitung ermittelt: Im Gesamtgebiet waren 7520 Fälle von Lupus vulgaris, 961 von Lupus erythematodes gemeldet. In Schleswig-Holstein war er (1950/51) deutlich häufiger als in den anderen genannten Gebieten, nämlich auf 100000 Einwohner in *Schleswig-Holstein* 9,5 Lupus vulgaris und 4,8 Erythematodes, in Düsseldorf 10,6 Lupus vulgaris und 2,1 Erythematodes (s. Abb. 1). Dabei war er an Holsteins Ostseeküste häufiger als mehr landeinwärts (Abb. 2).

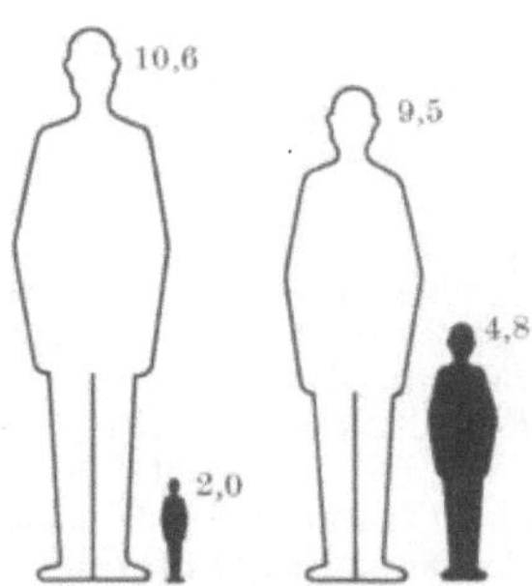

Abb. 1. Vergleich der Häufigkeit von Lupus vulgaris (weiße Figur) und Erythematodes (schwarze Figur) im Regierungsbezirk Düsseldorf (links) und in Schleswig-Holstein (rechts). [G. WAGNER: Erythematodes und Tuberkulose. Arch. Derm. Syph. (Berl.) **200**, 410 (1955)

In der Kieler Univ.-Klinik ist Lupus erythematodes genau so wie vor 30 Jahren 0,75% der Hautkranken.

In *Ostpreußen* (SCHOLTZ) waren Lupus vulgaris und Erythematodes relativ häufig.

Daß offenbar in der geographischen Verteilung von Lupus vulgaris und Erythematodes *gar keine Parallele* besteht, sondern die größten Verschiedenheiten vorkommen, sei durch Tabelle 2 des Zahlenverhältnisses dieser Krankheiten belegt.

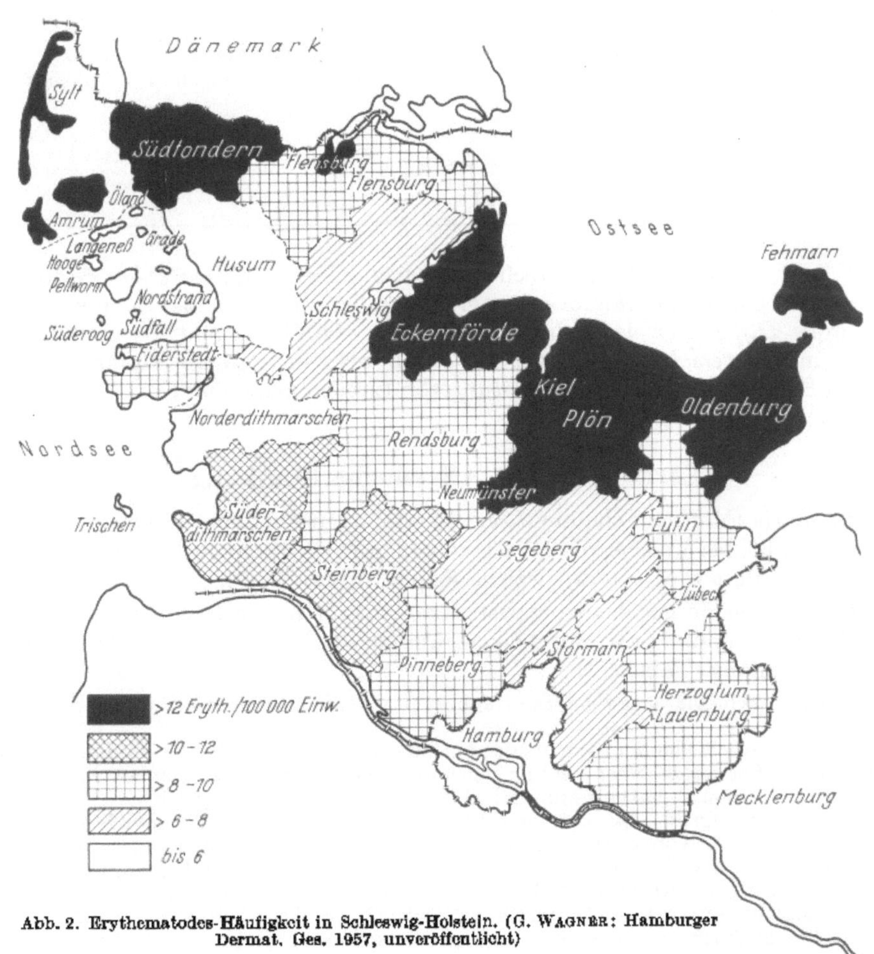

Abb. 2. Erythematodes-Häufigkeit in Schleswig-Holstein. (G. WAGNER: Hamburger Dermat. Ges. 1957, unveröffentlicht)

Tabelle 2. *Auf einen Fall von Erythematodes kamen Lupus vulgaris-Fälle*

	L.v.	L.e.		L.v.	L.e.
			Europa		
London (CROCKER) Klinik 1903	1,5	: 1	*Wien* (VOIROL) 1903	12,5	: 1
London (CROCKER) Privatpraxis	0,6	: 1	*Ungarn* (SZANTO)	2,09	: 1
Breslau (HERING) (1925) 1911—1913	6,7	: 1	*Budapest* (SCHWIMMER)	14,6	: 1
Kiel (KRUSEWITZ) 1911—1913; 1920—1924	5,0	: 1	*Budapest* (REININGER)	2,1	: 1
Kiel (WAGNER) 1953—1957	1,04	: 1	*Belgrad* (BOGIC) 1924	2,7	: 1
Schleswig-Holstein (WAGNER)	2	: 1	*Italien* (gesamt) (BERGAMESCO) 1939	0,9	: 1
Düsseldorf (WAGNER)	5,3	: 1	*Bologna* (COLINELLI)	1,2	: 1
Würzburg (ZIELER) 1942	2,5	: 1	*Spanien* (S. DE AJA)	1,79	: 1
Schweiz (gesamt) (DUBOIS) 1934	1,2	: 1			
Zürich (MIESCHER) 1939	1,6	: 1			
			Asien		
Ankara (MARCHIONINI) 1944	1,8	: 1	*Israel* (Krankenkasse)	0,3	: 1
Istambul (BEHCET) 1938	2,3	: 1	*Israel* (ROSENBAUM)	0,06	: 1
Izmir (UZEL)	7	: 1	*Jerusalem* (DOSTROVSKI) 1936	0,2	: 1
Duyarbakir (S. TOR)	2	: 1	*Kyoto* (MATSUMUTO) 1940	0,5	: 1
Erzerum (TURGUT)	3,9	: 1			
Istambul (SIGINDEM)	1,6	: 1			
			Amerika		
Vereinigte Staaten 1878—1911	0,6—0,8	: 1	*Montevideo* (FORESTI)	0,2	: 1
Buenos Aires (BALINA)	0,2	: 1	*Rio de Janeiro* (RABELLO)	0,08	: 1
Buenos Aires (PUENTE, AMBROSETTI) 1939	1,7	: 1			
			Australien		
Neu-Südwales (MCMURRAY)	0,3	: 1			

Die Zahlen der Tabelle 2 sprechen für sich selber; sind *im selben Gebiet* zu gleicher Zeit, bei den *verschiedenen* Autoren auffallend *übereinstimmend* und zeigen solch große *Differenzen* des Zahlenverhältnisses von Erythematodes und Lupus vulgaris in den *verschiedenen Gebieten*, so daß wohl kein Zweifel daran ist, daß keinerlei Parallelismus in der Verbreitung von Lupus vulgaris und Erythematodes erkennbar ist.

4. Sarkoidosis (als Allgemeinerkrankung)

Sarkoidosis (Morbus Schauman-Boeck) wird heute als eine Allgemeinerkrankung aufgefaßt, bei welcher die Hautbeteiligung in vielleicht nicht mehr als 15% der Fälle manifest wird (s. das spezielle Kapitel in Bd. IV/1).

Die im folgenden gegebenen statistischen Auswertungen beziehen sich immer nur auf die Erkrankung als Allgemeinerkrankung. RAKOWER (1958) gibt folgende Zusammenstellung (Tabelle 3).

Aus obigem geht die ungewöhnliche Häufung in *Skandinavien* und beim *amerikanischen Neger* hervor.

Die zitierte Arbeit von MICHAEL u. Mitarb. (1950) stellte eine auffällige Häufung bei aus den *amerikanischen Südost-Staaten* stammenden Soldaten fest und gab Veranlassung zu zwei Nachprüfungen. Einmal haben CARR und GAGE am Material der Mayo-Klinik der Jahre 1940—1951 diese Angabe *nicht* bestätigt; ihr Material umfaßte 194 Fälle. Bei Bestimmung des Geburtsortes, des Wohnortes, Auswahl nur der Männer in militärpflichtigem Alter oder nur der schweren Fälle — niemals fanden sie eine Bevorzugung des Südostens, über seinen allgemeinen Anteil am Krankengut der Mayo-Klinik hinaus. Aber eine zweite Arbeit von MICHAEL (mit GENTRY) ergab wiederum eine sehr große Fallzahl aus *Nord-Carolina* (Südosten), welche nicht nur durch die große Zahl der Neger unter ihnen (18:1) zu erklären ist. — Sehr

Tabelle 3

Autor	Land	Jahr	Auf 100000	Bevölkerungsschicht
LÖFGREN	Jamtland, Mittelschweden	1957	140	gesamte Bevölkerung
LÖFGREN	Stockholm	1957	30	Männer
			50	Frauen
MICHAEL *et coll.*	USA	1950	0,88	Weiße, Soldaten
			17,81	Neger, Soldaten
GENTRY, MICHAEL *et coll.* . . .	USA (Nord-Carolina)	1955	1,4	Weiße, Soldaten
			34	Neger, Soldaten
SCHÖNHOLZER	Schweiz	1947	13	Soldaten
RAKOWER	Israel	1957	1,11	nur Juden
ROBB SMITH	England	1947	0,66	

genaue Untersuchungen von Wetter, Bevölkerungsdichte, Fauna, Flora, Verteilung der Landwirtschaft lieferten keine Erklärung; doch bleibt eine Vermutung, daß der landwirtschaftlich bebaute Boden eine Rolle spiele (Kiefernwälder).

Eine weitere sehr eingehende Arbeit, die durch MICHAELs Arbeiten veranlaßt wurde, war die weltweite Umfrage CHAPMANs. Er ging von dem völligen Fehlen der Sarkoidose beim *Indianer* aus und fand dies durch amerikanische Autoren, auch solche mit großer dermatologischer Erfahrung, z.B. LAMB, Oklohama, bestätigt. Alsdann bezog er sich auf die Hochfrequenz in *Skandinavien* und in einer die ganze Welt umfassenden Umfrage fand er für Länder der gleichen Breite (56—70° N):

In *Canada:* Sarkoidosis bei *europäischen* Abkömmlingen *nicht selten* (Manitoba, Ontario).

In *Grönland* (60—85° N) trotz intensiver Massenschirmbilder kein Fall (BRICHNER-MORTENSON).

In *Island* (63—67° N) in 15 Jahren im Gesundheitszentrum Rejkjavik, das die ganze Insel umfaßt: nur ein sicherer, ein fraglicher Fall.

Hingegen in *Japan* (32—44° N) relativ häufig; darunter viel Haut-Sarkoidosis.

Auffällig ist die *Schweiz* (SCHÖNHOLZER): 13:100000 Bevölkerung.

Entsprechend der Häufigkeit beim *amerikanischen Neger* wandte sich die Umfrage an die afrikanischen Kolonialgebiete; ganz *negativ* antworteten *Belgisch-Kongo* und *Nigeria.* In *Südafrika* war Sarkoidosis unter Negern beobachtet, aber viel, viel seltener als beim amerikanischen Neger.

Das andere Extrem zur Frequenz in *Skandinavien* ergaben die Länder um den *Äquator* (10 N—10° S): *Ceylon, Borneo, Malaya, Indonesien, Sarawak, Nigeria:* kein einziger Fall; in *Singapore* (70% Chinesen) bei 60000 Schirmbildern: kein sicherer Fall (RANSOME zit. nach CHAPMAN); in *China* und von Chinesen besiedelten Gebieten: sehr selten.

In *Venezuela* (SALFELDER) in 2 Jahren bei Autopsien: kein Fall. *Indonesien* (TJOKRONEGOR) 58400 Biopsien, 8900 Autopsien: kein Fall. Aber weiter südlich vom Äquator, in den *mehr gemäßigten* Zonen, werden die Berichte *häufiger (Argentinien, Neuseeland, Australien).*

Zur Frage der Rolle von Nahrung, Sitten etc. in den Sarkoidosis-armen Gebieten fand KAUFER (Path. Institut Jerusalem) in 8 Jahren 4 Fälle, RAKOWER (ebendort) 1,11:100000 Bevölkerung, eine normale Zahl, wenn man die hochfrequentierten Gebiete ausnimmt. Alle waren Juden, und zwar war die Sarkoidosis unter den europäischen Abkömmlingen dreimal häufiger als unter afro-asiatischen Juden (22 Europäer, 4 Afro-Asiaten, 2 im Lande Geborene); kein Araber.

Aus *Beirut* (franz. Universität) in 15 Jahren 13 Fälle, davon ein Armenier, die anderen christliche Araber mit einer europäischen Lebens- und Nahrungsweise. — *Amerikanische* Universität *Beirut:* kein Araber. *Afghanistan* vor allem moslemisch, geographische Breite von Beirut: 4 Fälle aus Ali Abad; aus *Indien,* teils buddhistisch, hinduistisch und moslemisch: nur 2 Fälle, beide Hindus. Endlich aus *Vietnam,* vorwiegend buddhistisch, im Path. Institut Saigon (1947/53) nicht ein einziger Fall.

Bei aller Zurückhaltung bezüglich etwaiger Nahrungseinflüsse fällt doch die Häufigkeit unter europäischen Juden und christlichen Arabern gegen afrikanische und asiatische Juden und mohammedanische Araber am gleichen Ort auf.

Zusammenfassend kann man nach der Umfrage CHAPMANs und den anderen Ergebnissen sagen: Sarkoidosis ist eine Krankheit der subarktischen und gemäßigten Länder; sie ist selten in *China*, sehr selten im *äquatorialen* Bezirk; häufig in *Japan*. — In *Amerika:* sehr häufig beim Neger (im Gegensatz zu Afrika), nicht selten bei Weißen, vielleicht gehäuft in den Südoststaaten. Sie fehlt ganz bei amerikanischen Chinesen und beim Indianer (CHAPMAN). Einflüsse des Bodens und der Nahrungsgebräuche werden erörtert. Beobachtungen in vielen Ländern betonen Häufung in der Nähe von Kiefernwäldern.

5. Einige seltene Dermatosen

α) Granuloma anulare. In *Cambridge* (England) (landw.) 0,24% (50:21000 Dermatosen) etwas mehr als in *Cardiff* (Industrie) (ROOK u.a.); *Dänemark:* 0,112% (HALLWELL-INGRAM); in *Kiel* 0,16% (33:19754); in *Israel* auffallend viele Fälle, fast alles Frauen, mit Granuloma anulare am Handrücken.

β) Cheilitis actinica ist ein Beispiel einer „primär“ klimatisch bedingten Erkrankung, die nur bei reicher Sonnenstrahlung und trockener Luft beobachtet wird. Sie erscheint nur an der Unterlippe, weil dieser die Möglichkeit abgeht, sich durch Pigmentierung, Verhornung und Anlage einer Fettschicht zu schützen; sie wird berichtet aus Anatolien (MARCHIONINI [b, k]), Kalifornien (AYRES), Palästina (KATZENELLENBOGEN), Jugoslavien (KOGOJ ([b]), Mexico, Indien und Afrika.

γ) Cutis rhomboidalis nuchae. In einer Gebirgsgegend *Bosniens*, bei Travnik, in einer Höhe von 800—1600 m, fand KOGOJ [a] bei rein landwirtschaftlicher Bevölkerung von 860 Männern 196 (22,7%) befallen. Die Männer waren ständig im Freien; Frauen waren nicht ergriffen. KOGOJ hält wohl mit Recht die klimatischen Bedingungen und keine rassischen Momente für entscheidend; auch in Anatolien erkranken besonders junge Bauern.

δ) Cutis verticis gyrata. Die deutsch-russische Expedition in der *Burjeto-Mongolei* fand unter 3000 Untersuchten die auffallend hohe Zahl von 57 (fast 2%), während in der Univ.-Hautklinik *Rostow* nur in $^1/_2$% der *Kranken* eine Cutis verticis gyrata notiert wurde.

ε) Morbus Behcet (Triple syndrome complex) ist besonders häufig im östlichen Mittelmeerbecken; von dort wurden mehr Fälle berichtet als aus irgendeinem anderen Lande; doch erweist sich kein Zusammenhang mit den dort herrschenden Volkskrankheiten wie Malaria und Amöbenruhr (KATZENELLENBOGEN [a]).

Aus dem Bereich der interessanten Kontakt-Entzündungen durch *spezifische maritime Lebewesen* sei hier als Beispiel die

ζ) Swimmers Itch genannte Hautentzündung durch Schistosomenlarven dargestellt. Außer den *percutan* in den Organismus eindringenden Schistosomenlarven können Larven einer für den Menschen *nicht pathogenen* Art (*Schistosoma cercaria*) durch *Berührung* zur Entzündung der ganzen Hautoberfläche führen.

Bisher wurden 18 verschiedene Cercaria-Arten ermittelt, die auf Wasserschnecken (Limnea) hospitieren. Der Mensch ist für sie ein „Fehlwirt“, da er durch die Abwehr seiner Haut das Eindringen in den Körper verhindert.

Im gemäßigten Klima wird die Infektion bei Badenden („swimmers Itch“), in den Tropen bei Reisarbeitern festgestellt. Die klassischen Selbstversuche von CORT (Michigan) klärten die Ursache auf und führten diesen Begriff in die Literatur ein. „Swimmers Itch“ ist nicht mit der ätiologisch unklaren „Seabathers eruption“

zu verwechseln. Letztere tritt an bedeckten, erstere, wie gesagt, nur an unbedeckten Stellen des Körpers auf. *Swimmers itch* ist in *Europa* selten, findet sich aber vereinzelt in *Cardiff* (Wales), *Ostpreußen, Thüringen, Franken, Holstein, Havelseen* und *Frankreich.* Zuletzt wurde in der *Schweiz* ein sehr gehäuftes Auftreten im Züricher See (Badeanstalt Tiefenbrunnen) im Jahre 1940 durch HAEMMERLI veröffentlicht. Zwischenwirt der Cercarien war die Wasserschnecke Limnaea ovata.

In *Amerika:* das Gebiet der *großen Seen, pazifische Küste* (Cascade-See im Staate Washington) (R. W. MACY), *Canada* (J. MITCHELL), *Mexiko, Columbien, Salvador, Cuba, Haiti;* in *Asien:* die Reisgegenden *Burma, Malaya, Indien, Japan; Autralien* und *Neuseeland* (ORMSBY-MONTGOMERY).

In *Hawaii* fand man mit Cercaria-Larven infizierte Seeschnecken (Littorina pintado) auf den Inseln Manu und Mamani; und den Swimmers itch acquirierten Badende in *Pearl-Harbour*-Hafen und im Ala Wai-Kanal in *Honolulu* (W. CHU).

Erythema chronicum migrans. Geographisch different (DEGOS, TOURAINE-AROUETE): in *Skandinavien* und *Zentraleuropa* mehrere Fälle beschrieben, in Frankreich, USA und Japan selten.

Mycosis fungoides zeigt keine geographischen Besonderheiten (RIETH).

Cheilitis granulomatosa MIESCHER ist in *Zentraleuropa (Skandinavien Deutschland, Schweiz)* viel häufiger als in Amerika; in Bonn in wenigen Jahren 50 Fälle (SCHÜRMANN, pers. Mitteilung an LEVER).

Kongenitale familiäre Teleangiektasien, die mit Morbus Osler nichts zu tun haben, sind in Europa häufiger als in Amerika (MACKEE und CIPORELLO).

6. Hefeerkrankungen der Haut

α) Candida albicans

Die typische *Erosio interdigitalis blastomycetica* (Candidamykose), die sich in der weißen Rasse ubiquitär findet, ist gerade in Amerika relativ selten, während andere Candidaerkrankungen, besonders Paronychien dort ungeheuer häufig sind (SISK). Im Nordwesten der USA häufig Moniliasis der Vagina.

In einer Studie bei amerikanischen Soldaten in *Japan* fand HIGDON den Beweis für die große Bedeutung der Bekleidung beim Zustandekommen der *Moniliasis-Intertrigo.*

Diese fand sich nur bei männlichem uniformierten Personal, fehlte ganz bei den weiblichen Soldaten sowie bei amerikanischen und japanischen Zivilisten. Diese Monilia-Intertrigo lieferte das Hauptmaterial für das Pilz-Laboratorium, in dem aus dem Gesamtmaterial 69 Trichophyton rubrum, 12 Trichophyton gypseum, 16 Epidermophyton floccosum und 128(!) Candida gezüchtet wurden; letztere ausschließlich von diesen Intertrigo-Fällen. Demgegenüber fand KITAMURA in seinem der zivilen Klientel dienenden Pilz-Labor: 101 Trichophyton rubrum. 27 Trichophyton gypseum, 10 Epidermophyton floccosum und nur 4 Candida; davon keine von Moniliasis-Intertrigo. Als Ursache dieser großen Differenz konnte der Autor die nicht poröse Baumwoll-Sommerkleidung der amerikanischen Soldaten klarstellen.

β) Blastomykosen

Europäische Blastomycosis (Cryptococcosis, Torulosis, Busse-Buschkesche Krankheit) durch Torula histolytica wird aus Deutschland, Frankreich, Italien, Neuseeland, Australien, Japan, Philippinen, Indonesien, Brasilien, Argentinien, Paraguay und aus den östlichen und südlichen Staaten der USA gemeldet (ORMSBY-MONTGOMERY).

Als Überleitung zu den Tropendermatosen sei hier eine kurze Erwähnung der *tropischen Blastomykosen* eingeschaltet.

Die *Nordamerikanische Blastomykose* (Gilchristsche Krankheit), hervorgerufen durch Blastomyces dermatitidis (GILCHRIST und STOKES), ist auf den nordamerikanischen Kontinent beschränkt; sie ist häufig in der Gegend von Chicago; aber unter 101 Fällen, die eine Umfrage (SCHWARZ und GOLDMAN) bei 1160 Hautärzten und 209 Brustchirurgen 1953 ermittelte, waren die geographischen Hauptzentren *Wisconsin, Nordkarolina* und *Kentucky*, d.h. die zentralen und südöstlichen Bezirke der USA. Eine Erklärung für diese Verteilung fand sich nicht. BRODY beschreibt (1947) einen sicher *aus Frankreich*, MARTIN und SMITH (zit. nach SCHWARTZ) je einen aus *Canada* und *England* mitgebrachten Fall.

Die „*Südamerikanische Blastomykose*" (LUTZ) wird durch Paracoccidoides brasiliensis verursacht (daher auch *paracoccidioidales Granulom* benannt). In *Brasilien* ist sie in Sao Paolo, Rio de Janeiro, Minas Gereas besonders häufig; wird aber auch in *Argentinien* und einigen anderen südamerikanischen Ländern angetroffen *(Paraguay, Venezuela, Peru)* (FURTADO, WILSON, PLUMKETT).

Die „*Chromoblastomykose*" oder „Dermatitis verrucosa" wird aus verschiedenen tropischen und subtropischen Ländern Asiens, Afrikas, Australiens und Amerikas beschrieben (Westindien, Indien, Japan,).

Sie ist auch für andere (HINFORD) Blastomykosen typisch, insofern wahrscheinlich die meisten Fälle durch dimorphe Pilze verursacht werden, die in der Haut zwar wie Hefen aussehen, aber in der Kultur diese Form verlieren. Wahrscheinlich müssen sie durch einen Wirt gehen, um infektiös zu werden. Als Erreger werden angegeben: Hormodendron pedrosi (Acrothea pedrosi de Fonsaca), Hormodendron compactum (Phialoconidiophora compactum), Phialophora verrucosa (Ph. macrospora).

HOWLES u. Mitarb. hatten an einem Platz in *Louisiana* neun Fälle festgestellt, während man sonst in 38 Jahren in ganz USA nur zwölf Fälle von Chromoblastomykose kannte. SNOW u. Mitarb. berichten Fälle aus *Südafrika* und einen Fall aus der *Panamakanalzone*. In *Costa Rica* wurden 16 Stämme als Acrothea pedrosi ermittelt, der sicher keine Hefe, sondern ein auf den Blättern der Kaffeebäume saprophytierender Fadenpilz ist (NAUCK).

Andere *tropische, seltenere* Mykosen: *Tinea nigra*, durch Cladosporum Wernicke, ist aus Brasilien gut bekannt; auch in *Mittelamerika* gibt es Fälle; aus der Kanalzone wurden einige nach *Chicago* eingeschleppt (SLEPYAN und GENTING).

7. Tropenkrankheiten

a) Leishmaniasis orientalis und americana

Da der Beitrag über die infektiösen tropischen Hautkrankheiten in diesem Handbuch deren Geographie besonders berücksichtigt (SIMONS), sei hier außer den tropischen Blastomykosen (s. voriges Kapitel) nur eine Übersicht über die Leishmaniasis cutanea gegeben, da ja rückkehrende Soldaten nach dem Kriege die Krankheit auch in nichttropische Länder brachten und damit eine gewisse Aufmerksamkeit für diese erweckten.

α) Orientbeule. Allgemeine geographische Übersicht. Die Orientbeule der „Lupus der warmen Länder", zeigt eine weite, aber nicht uniforme Verbreitung in den *Subtropen* der alten und neuen Welt (20—45° N); in *Europa:* das gesamte Mittelmeerbecken, wie *Pyrenäenhalbinsel, Italien* und *Griechenland* mit den Inseln.

In *Asien:* Transkaukasische Republik, Aserbeidjan, Georgien, Armenien, Kleinasien, Syrien, Palästina, Irak (in Bagdad kein Mensch in der Pubertät ohne Narbe), Persien, Türkei, Mittelasien, Afghanistan — in Japan ungeheuer selten, trotz häufiger visceraler Leishmaniasis (W. RICHTER).

Afrika: Mittelmeerküste; Tripolitanien, Cyrenaika und Ägypten (im Nildelta 45%). Ferner: Sudan und Erythräa.

In *Westafrika:* Nigeria, Senegal, Kongo (Brazzaville), Französisch-Westafrika, Kamerun.

In *Amerika:* Besonders in Costarica, relativ selten in Panama.

Überall in den genannten Ländern gibt es aber sehr stark durchseuchte Herde neben solchen mit wenig Fällen. Begünstigend auf die Entwicklung der Phlebotomen, das übertragende Insekt, wirken trockene heiße Sommer und kurze Winter (KATZENELLENBOGEN [b]).

Aus dem Schrifttum der letzten Zeit sei dieser Übersicht im einzelnen folgendes hinzugefügt (s. die Übersichtsreferate von SAGHER [a] in den verschiedenen Bänden der „Dermatologica, Basel):

Italien: Seit im Jahre 1910 GABOU und LA CAVA in *Calabrien* und *Sizilien* die ersten Fälle sahen, hat die Krankheit sich über die ganze Halbinsel verbreitet. Sie kommt in ganz Sizilien vor, besonders im Innern, während Kala Azar mehr an der Küste zu finden ist (ROBERT).

In den *Abruzzen* und der *Romagna*, wo sie als „censo" bezeichnet wird, hat man drei Species der Insekten gefunden: Phlebotomus papatacci, Phlebotomus perniciosus und Phlebotomus perfiliewi. MONACELLI beschrieb 1933/34 eine große Epidemie an der Abruzzenküste. In der Provinz *Terano* (CAVALIERI) hatten 2,9% der Bewohner aktive und 20,8% narbige Orientbeule. In *San Marino* kommen jährlich ca. 209 Infektionen vor (KLEINE-NATROP [a]).

Frankreich: Einige autochthone, aber sicher etwas mehr eingeschleppte Fälle, z.B. 60 in Marseille (RANQUE).

Spanien: Vermehrung durch den Bürgerkrieg. Nicht wenig im Osten in *Castellon* und *Valencia* und im Norden in *Huescas* (SANCHI, BAYARRI, BIGNÉ und LLANAS) (BIGNÉ u. GUILLEN).

In *Griechenland:* sowohl Orientbeule als Kala Azar.

Afrika: Neue epidemische Herde in Nordafrika, besonders *Marokko* (MORENO, BERDEGO) und *Algier* (COLONIERI).

Im *Französischen Sudan*)war sie bis 1944 selten, 1949 waren schon 138 Fälle bekannt (LEFREU). Ferner in *Kenya* (PIERS), Ägypten (HALAWANI) und *Nigeria* (ELMES u. HALL).

Asien: In *Anatolien,* wo jetzt deutlicher Rückgang (R. RICHTER), liegen die ältesten Herde im Südosten. Dorthin waren sie von Syrien (Aleppo) eingeschleppt und verbreiteten sich von dort nach Norden (Türkei, Griechenland, Kreta) (MARCHIONINI [1/5]). In *Israel* (bzw. Palästina) gab es immer endemische Herde am Nordrand des Toten Meeres und im Süden (Negev), aber auch in Haifa fand STERNFELD 161 Fälle, von denen sicher ein Teil autochthon war. CANAAN hat im ehemaligen Mandat-Palästina 50 verschiedene, meist gruppierte Herde festgestellt. In *Irak* (Mossul) Rückgang wie in Anatolien; in Mossul von 1952—1956 vom Alltäglichen zur großen Seltenheit geworden (BRÄUER [a]).

Bei den amerikanischen Soldaten in *Iran* fand SATTENFIELD eine Erkrankungsziffer bis 33%. Im *Mittleren Osten:* BALL und RAYAN und H. FOX 499 Fälle.

β) Die südamerikanische Leishmaniasis (muco-cutane Form). Es ist hier nicht zu erörtern, ob der Erreger der Orientbeule (Leishmaniasis tropica) und jener der viel schlimmeren, auch die Schleimhäute erfassenden südamerikanischen Form (Leishmaniasis americana) identisch sind und wieweit sie serologisch differenziert werden können. Während die Orientbeule in der ganzen Welt trockene, heiße, waldarme und felsige Gegenden der *Subtropen* bevorzugt, ist die südamerikanische Haut-Leishmaniose von Mexiko bis Nordargentinien ausschließlich auf *tropische,* heiße, feuchte, waldreiche, sumpfige Bezirke beschränkt (BRUMPT, zit. nach MARCHIONINI) und charakteristischerweise wird in den ariden Wüstenzonen der Anden die — der Orientbeule gleichende — „Utah", in den feuchtwarmen Urwäldern aber die — respiratorische — „Espundia" gefunden. Es scheint eine verruköse Veranlagung der Menschen zu bestehen und außerdem ist nicht der Erreger, sondern die Umwelt entscheidend (NAUCK).

Sicher gibt es nur in *Südamerika* die muco-cutane Form, aber auch dort kommen daneben Fälle autochthoner Orientbeule vor.

Die südamerikanische Form ist in *Brasilien* (Sao Paulo, Bahia, Para, Minas-Gereas) (NORDMANN-BOEGER), in *Peru, Uruguay, Bolivien* (SNOW u. SATULSKI) besonders häufig. BUSTAMENTE fand in Südamerika im feuchtwarmen Urwald unter 1506 Personen 11% befallen. Ungleichmäßig verbreitet ist sie auch in *Argentinien, Columbien* (CANIZARES), *Costarica, Guayana, Martinique, Paraguay, Uruguay, Venezuela,* etwas seltener ist sie in *Zentralamerika:* Guatemala, Honduras, Salvador (REYES) und auf der Yucatan-Halbinsel.

In *Panama* hat man nicht zu häufig Fälle gesehen. SNOW u. SATULSKI berichten immerhin über 12 sicher in der Kanalzone erworbene Fälle.

In *Costarica* viel Haut-Leishmaniasis, keine viscerale Leishmaniasis. Auf der Haut ist die gewöhnliche ulceröse Form der Orientbeule viel häufiger als die südamerikanische (NAUCK).

Jüngst sah man autochthone Fälle auch in *Texas* (SNOW u. a.) und in *Californien* (GELLIER).

b) Einige weitere Tropendermatosen

Ulcus phagedaenicum tropicum im warmfeuchten Klima; epidemisch in *Melanesien*, *Algerien*, endemisch in *Assam*, *Cochinchina*, *Malaya*, *Sumatra*, *Mozambique*, *Kenya*, *Uganda*, *Somaliland*, *Teilen* von *Zentral-* und *Südamerika*. *Ulcus tropicum* („Desert Sore"): endemisch in ganz *Nordafrika*; sehr gewöhnlich in Lybien und Cyrenaika; um vereinzelte Fälle handelt es sich in vielen Ländern der Tropen und Subtropen und sogar im gemäßigten *Italien* und *Spanien*.

Granuloma venereum: Beziehung zum Rhinosklerom (Donovansche Körperchen). Granuloma venereum ist in den Tropen weitverbreitet, wird aber von Matrosen auch in gemäßigte Zonen gebracht. Ebenso *Dengue* in Tropen und Subtropen; 1928 auch nach Griechenland und Ägypten verschleppt.

Erwähnenswert ist bei vielen tropischen Hautkrankheiten der große Unterschied von Stadt und Land. Zum Beispiel findet man kaum Fälle von *Pinta* in *Mexico City*, *Chromomycosis* in *Havanna* oder *San Juan*, *Frambösie* in der Hauptstadt von *Haiti*, während das Land ringsum voll ist (PARDO CASTELLO).

8. Scabies

Diese Krankheit, welche durch Jahrhunderte zu den häufigsten zählte, ist heute in weiten Gebieten fast eine extreme Seltenheit geworden. In den letzten Jahren (1955) erhielt ERWIN EPSTEIN (San Francisco) auf eine weltweite Umfrage bei Dermatologen in Hospitälern, Armeen und Privatpraxis 140 Antworten, 105 aus USA, 35 aus anderen Gebieten. Alle bestätigten, daß die Krätze in ganz *Nordamerika*, *West-* und *Mitteleuropa*, im ganzen *pazifischen Gebiet* bis *Japan* sehr zurückgegangen ist; auch 1966 war sie in USA überall weniger als 1% der Klientel.

Durch diese Umfrage angeregt, stellte LUTZ [b] 1954 für die letzten vier Jahrzehnte für *Basel* eine Frequenzkurve auf, die heute einen noch nie dagewesenen Rückgang zeigt. Sowohl die *Baseler*, wie eine Kurve für die amerikanische Armee (EPSTEIN) zeigen übereinstimmend Anstiege in 1920, 1934 und 1945 (Nachkrieg). In Deutschland (KIEL) ging sie seit dem Ersten Weltkrieg bis jetzt von 22% auf 0% zurück.

Die enge Verbindung von Scabies und *Krieg* geht wieder hervor aus den Zahlen der *ersten* Nachkriegszeit: *Paris* 47%, *Edinburgh* 30%, *Beirut* 50% im Jahre 1918/19. Selbst das nicht am Kriege beteiligte *Spanien* hatte 1913—1921 eine große Häufung (10%), die bis 1929 auf 3% sank.

Im zweiten Weltkrieg war *Griechenland*, besonders schwer betroffen, zeigte einen Anstieg aufs Zehnfache (33%), die — nicht direkt beteiligte — *Türkei* 1940—1946 von 2 auf 22% (MARCHIONINI [e, f]).

Wie sich aus den Arbeiten von TAS (1948) und DOSTROVSKY (1935) zeigt, fiel in der *Jerusalemer Univ.-Hautklinik* die Scabies von der ersten Nachkriegszeit (1920) bis 1933 von 15% auf 1,5%, stieg dann langsam, und im zweiten Kriege schneller von 9,6% auf 28% der Klientel an. Die Kranken stammten fast nur aus den armen orientalisch-jüdischen Schichten. Sonst ist Scabies auch in Israel heute ganz erloschen.

Auch in *Wien*, *Paris*, *Kopenhagen* wurde sie wieder viel seltener.

Worauf beruht dieser allgemeine starke Rückgang? Manche führen bessere Hygiene, bessere Lebensbedingungen, bessere Behandlung und Diagnose (SULZ-

BERGER), bessere Seifen und Insecticide, bessere Waschmaschinen mit modernen Detergentien (EPSTEIN) als Ursache dieses erfreulichen Ergebnisses an.

SAINZ DE AJA und LUTZ sehen einen Parallelismus ihrer Kurve mit der Frequenz der venerischen Krankheiten, was gewiß nicht verwunderlich ist.

9. Hautkrebs

Während eines großen Teils unserer Lebensdauer schaffen wir nach der Auffassung von OBERLING die Vorbedingungen zur Entstehung des Krebses durch Lebensweise, als da ist: Klima, Nahrungsüberfluß oder -mangel, Hormonstörungen, Exzesse aller Art, Vergiftungen, Infektionen, Parasiten, Reizstoffe und wiederholte Traumen; und alle diese Komponenten der Lebensweise sind geographisch verschieden.

Gerade beim Hautkrebs weiß man über ethnische und geographische Differenzen zu berichten und letzthin ist das Interesse an der „Geopathologie des Hautkrebses" sicher gewachsen.

An prominenter Stelle unter den mannigfachen carcinogenen Faktoren steht für die Haut die Wirkung der Lichtstrahlen, bzw. des carcinogenen Anteils des Spektrums, der gerade in niedrigen Breiten abundant ist (BLUM).

Die UV-Strahlen, 2537—3200 Armstrong, werden in der Hornschicht und im rete Malpighi absorbiert und führen über Hyperpigmentation, chronischen Sonnenbrand, Landmannshaut schließlich zur chronischen Lichtdermatitis mit precancerösen und cancerösen Veränderungen.

Als abweichende Ansichten seien genannt: die Theorie von MILLS, laut welcher der häufige Hautkrebs der warmen Gegenden nicht durch das Licht, sondern durch den größeren Blutzufluß in die Haut infolge der Hitze verursacht werde; und die Anschauung BRILLS, welcher nicht dem Klima, sondern Lebensgewohnheiten, Ernährung usw. den entscheidenden Einfluß zuschreibt. — Sicher sollte man nicht so allgemein von der Geographie „des" Hautkrebses sprechen; je nach seinem Sitze scheinen mir differente Ursachen von entscheidender Bedeutung.

Zur Frage der solaren Carcinogenese ist seit KYRLE (zit. nach PELLER) bekannt, daß nicht nur spinale, sondern auch basale Epitheliome entstehen können; siehe auch die in allerletzter Zeit veröffentlichte Arbeit von MACKIE und GOVEN aus *Australien* über solare Carcinogenese.

In *Australien*, aus welchem die klassischen Arbeiten von MOLESWORTH stammen, hat man nicht nur die Sonnenstrahlen, sondern auch hohe Temperatur und relative Trockenheit als konkommitierende klimatische Faktoren erkannt, ist doch die relative Luftfeuchtigkeit für große Teile des Kontinentes und für die meiste Zeit nur 30—60% (ROSANOVE, LAWRENCE [b]). LAWRENCE [a] ergänzte die bekannten Arbeiten über die große Frequenz des Hautkrebses, die von dort publiziert wurden, und fand in seiner Klientel Ulcus rodens 6,87%, Keratosen 4,38%; Epitheliome 1,97%; insgesamt 13,22% Hautkrebs. Ähnlich ROSANOVE (Melbourne): unter 48473 Fällen (1912—1951) 13,94% „maligne Tumoren", im September mehr Zugänge als im Winter; an Wangen und Nase mehr basale, an Lippen und Handrücken mehr spinale Krebse, in Übereinstimmung mit der allgemeinen Erfahrung. Etwas geringere Frequenz bei SUMMONS (*Melbourne*, 1938—1952): 25296 Privatpatienten, nur 8% Krebse; allerdings 12% „Verrucae" (Licht-Keratosen ?).

In einer Vergleichsstatistik gaben WULF und PALMER in dem gleichen Zeitraum (*ein* Jahr 1953) an: *Sidney* (Royal Alfred Hospital) 2750 basal, 586 spinal; *Hamburg* (Eppendorf) 91 basal, 29 spinal.

In *Sidney* waren die Basaliome 50%, in Hamburg 1% aller Hautfälle. Fügen wir die Vierjahreszahl (1953—1957) von *Kiel* hinzu: 325 basal, 82 spinal, so ergibt sich, für *ein* Jahr berechnet, genau die Frequenz des benachbarten Hamburg; aber in allen drei Statistiken sind die Basaliome das Vierfache der Spinalkrebse.

Belisario gibt für die ganze Gruppe, d. h. Krebs, actinische Keratosen, Kerato-Akanthome, Cornu cutaneum, Leukoplakie, M. Bowen, Erythroplasia Queyrat, pseudocarcinomatöse Wucherungen, die in Australien häufiger sind als sonst in der Welt, an: für *Neu-Südwales* (Sidney) 30% aller *Haut*krankheiten, *Südaustralien* (Adelaide): 20%, *Victoria* (Melbourne): 14%. Unter den *Krebsfällen überhaupt* ist der Hautkrebs für das ganze Land 33%, in Adelaide 50%, Sidney 60%, Brisbane (Queensland) 70%. Für den Weißen läßt sich sagen: je näher dem Äquator, desto mehr Hautkrebs; in den Subtropen wie Australien, verbringt der Weiße die Freizeit am Meer, läßt sich dort rösten, arbeitet ohne Hut und Hemd, und erkrankt überaus oft an Hautkrebs, nur in unmittelbarer Nähe des Äquators schützt sich der Weiße mehr.

In den Küstengebieten *Jugoslaviens* sind besonders die der Sonne exponierten *Berufe* wie überall ergriffen (Jakac). Eine interessante Form des *Berufs*krebses findet sich bei den kroatischen *Flachs*arbeitern; bei Männern an den Fingern — neben vielen precancerösen Hyperkeratosen — an den Stellen, wo die Flachsfäden über die Finger laufen (Koerbler, Frank, Nikolic) und bei den Frauen an der Unterlippe, mit der sie die Fäden anzufeuchten pflegen.

Afrika. Im Hochland von *Kenya* (5^0 N—4^0 S; 35^0 E—41^0 E) sah Piers [a, b] sehr zahlreiche Krebse bei *Europäern*, während „polymorphe Lichtdermatose" oder Sommer-Prurigo nicht häufiger waren als in Europa. Von 1941—1948 sah er bei *Weißen* 51 Krebsfälle (45 basale, 6 spinale); *außerdem* hat das Medical Research Laboratorium *Nairobi* 46 histologisch verifiziert (28 basale, 13 spinale, 5 Melanoma malignum); dies entspricht zusammen einer Jahresquote von 13,85 auf 23000 weiße Bevölkerung = 60:100000; wahrscheinlich ist die Zahl aber größer. Unter den Krebsen überhaupt steht in *Kenya* beim *Europäer* das Hautcarcinom an zweiter Stelle (23,3%) gleich nach dem Mammacarcinom (23,9%); der Krebs des Weißen ist im Gesicht, derjenige des Negers an den Beinen lokalisiert.

Sequeira und Vint (Pathologische Laboratorien *Nairobi* und *Dar-Es-Salaam*) bestätigen die große Häufigkeit des Spinalioms an den Beinen der *Neger*, sowie einen — beim Europäer unbekannten — Typ von Melanoma malignum, ebenso Hikey an den Beinen der Sudanesen.

Dieser Krebs der Haut der Beine und Füße ist beim Neger zweifellos zum Teil als „sozialer" Krebs aufzufassen, da das ständige Barfußgehen ihn häufiger Traumatisationen aussetzt. Aber die viel geringere Frequenz beim in Ostafrika lebenden *Inder* und *Chinesen*, der eine vom Neger gar nicht so sehr verschiedene Lebensweise führt, weist doch darauf hin, daß neben *sozialen* auch *rassische* Ursachen beim Beinkrebs des afrikanischen Negers von Bedeutung sind.

Dasselbe Bild findet sich auch in *Westafrika (Nigeria, Dakar)* (Smith und Elmes): beim *Neger* viel Spinaliome am Bein; beim *Europäer* viel Basaliome im Gesicht; ja ersteres wird für *Zentral-Afrika* als das häufigste Carcinom bezeichnet (Denoix), man sieht bei *Bantus* gar keine Gesichts-Basaliome außer bei Albinos, die allerdings fast alle an multiplen destruktiven Basaliomen leiden (Rothmann).

Für *Französisch-Nordafrika* sah Montpellier-Mussini (zit. bei Steiner) beim *Europäer* Verhältnisse wie in Europa, was Zahl und Lokalisation anlangt (80% im Gesicht, 10% an den Beinen); beim *Mohammedaner* aber macht sich die für Zentralafrika so typische „Inversion der Hautbezirke" auch in Nordafrika geltend, d.h. neben viel Krebs der *Schädelhaut* zahlreiche Krebse der *Beine* und *Füße*. In *Marokko* (Rollier [a]) ist der Hautkrebs $2^1/_2$% der Dermatosen und 20% aller Krebse. 90% der Epitheliome finden sich an exponierten Stellen.

Asien. Levante: PONTHUS sah unter 1701 Krebsen 328 Hautkrebse (19,2% oder 15 Hautkrebse auf 100000 Bevölkerung; darunter 311 Epitheliome (129 basale, 153 spinale (!), 23 intermediäre, 6 glanduläre), 11 Nävo-Carcinome, 6 Sarkome].

Ein besonderes Gebiet in dieser Hinsicht stellen die *zentralen* und *fernöstlichen* Teile des Kontinentes dar:

Siam ist „das" Land des Carcinoms in der Mundhöhle und am Penis (MENDELSON und ELLIS). *Indonesien* und *Indochina* zeigen ein besonderes großzelliges Reticulosarcoma der Halsdrüsen (KOUWENAAR, TJOKRONEGORO), im übrigen — ganz im Gegensatz zu *Afrika* — sind 87,7% aller Hautkrebse am Kopf (SELDAM und BELISARIO, in SIMONS' Handbuch).

In *Cochinchina* (Indochina) (LALUNG, BONNAIRE und BABLET; BABLET) sind für die Lokalisation des Krebses spezielle Ernährungsbedingungen des Annamiten von Wichtigkeit, daneben das Klima, Parasiten, Gebräuche.

Von allen Tumoren war der Krebs des *Mundes* (inklusiv Lippen und Zunge) 20,31%
Hals (s. oben) Sarkom 14,81%
Schädel und Gesicht 11,72%
Uterus 11%
Penis 10%

In *Nordvietnam* ist der Peniskrebs der unbeschnittenen Rassen der häufigste maligne Tumor. Aber seine gar nicht kleine Frequenz auch beim beschnittenen Muselman beruht darauf, daß die Circumcision, lange nach der Geburt (13. Lebensjahr) und oft sehr mangelhaft ausgeführt, häufig Nach-Circumcisionen erforderlich macht.

In *China* gehört der Hautkrebs an die erste bis dritte Stelle unter den Tumoren; freilich mit großen geographischen Unterschieden innerhalb des Riesenlandes. Auffallend ist das Überwiegen der *Spinaliome* (!), selbst am Kopf, und die geringe Zahl der Basaliome. Auch in *Japan* (KAWAMURA) 62 spinal, 13 basocell. Auffällig viel nach Narben besonders nach Verbrennungen. Dagegen beim Japaner in *Hawai* wenig Epitheliome (ARNOLD).

In *Indien* viel Krebs der Rumpfhaut; aber trotzdem bildet in *Bombay* der Hautkrebs nur 3% aller Carcinome (KHALNOKAR).

An dieser Stelle folge eine kurze Zusammenstellung der für viele asiatischen Gebiete so charakteristischen „cultural cancer", Krebse durch Sitten und Gebräuche (s. Abb. 3).

Der *Betelkrebs* der Mundhöhle in *Indien*, besonders im Süden, Travancore, findet sich nur dort, wo die Betelnuß mit dem Kalk von Seemuscheln, einer Anilinfarbe, Spezereien und Tabak gemischt wird. Eine Autorität wie KHANOLKAR sieht in *diesen* Beimischungen und nicht in der Betelnuß den cancerogenen Faktor; dort, wo ohne Kautabak gekaut wird, gibt es keinen „Betelkrebs".

Der „*Chutta*"-Krebs der Mundhöhle entsteht durch Rauchen langer Zigarren, welche mit dem *brennenden* Ende besonders von Frauen in den Mund gesteckt werden, eine auch in *Venezuela* geübte Sitte, mit den gleichen Folgen.

Der „*Khaini*"-Krebs der Unterlippe durch eine Art Schnupftabak, besonders in *Uttar-Pradasch* und *Bittar*.

Der „*Dhoti*"-Krebs der Bauchhaut entsteht durch Schuppen und Schmutz unter den fast nie gewechselten Kleidern der Männer und Saris der Frauen (KHANOLKAR).

Der „*Kang*"-Krebs (Kang = heißes Ziegelbett) an der Haut der Trochanteren und der „*Kangri*"-Krebs der Bauchhaut (Kangri = Tongefäß mit glühenden Holzkohlen) sind in kalten Gebirgsgegenden Narbenkrebse nach dauernden Verbrennungen. Der „Kangri" wird von den Straßenhändlern und den Hirten der Gebirgsgegenden — besonders *Kaschmir* — viel benutzt.

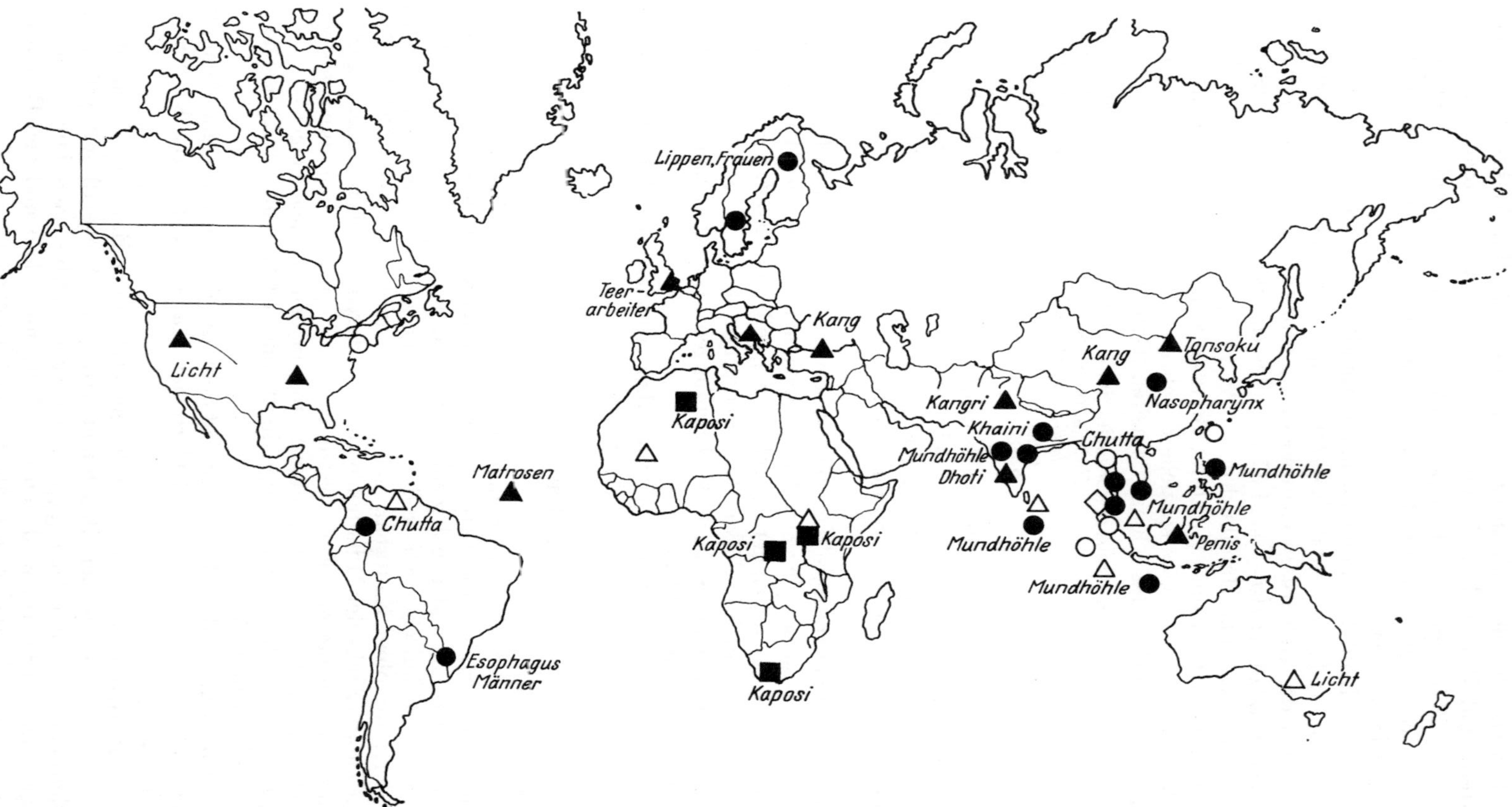

Abb. 3. Weltkarte des Krebses der Haut und angrenzenden Schleimhäute. (L. J. DUNHAM u. F. DORN: Methodik der geographischen Pathologie des Krebses (engl.). ▲ Ca der Haut; △ einschließlich Ca auf Ulcus tropicum; ● Ca der Schleimhaut; ○ einschließlich Ca des Nasopharynx bei Chinesen außerhalb Chinas; ■ Sarkom; ◇ Ca der Speicheldrüsen. Schweiz. Z. Path. Bakt. 18, 481 (1955) (Basel)

Der „*Tonsoku*“-Krebs an den Füßen der *Chinesinnen* als Folge des Fußwickelns (Tonsoku) der vornehmen Damen.

Amerika. Atlantische Küste: Aus *Cuba* wurden umfangreiche Mitteilungen von PUENTE-DUANY und FONTS-ABREN zu unserem Thema publiziert. In *Havanna:* 4073 Hautkrebse sind 25,95% der Dermatosen; davon Mund- und Lippencarcinom 10,84%, dann fallend: Kopf, Rumpf, Gliedmaßen, besonders Beine. Fast alle Patienten (97%) waren *Weiße:*

Unter 3946 festgestellten Hautkrebs-Kranken: 3837 Weiße
59 Dunkelhäutige
48 Mischlinge
2 Gelbe

Frequenz der Poliklinik:		Hautkrebs:
Weiße	67,8%	93,8%
Farbige	32,2%	6,2%

Die Weißen gehörten alle den sonnenexponierten Berufen an.

Histologisch. Basaliome: 321; Spinaliome: 228; intermediäre: 60; Epitheliome: 10; Adenome: 6; unsicher: 10; in Summa: 635.

Im Gesicht war der basale Krebs zweimal häufiger, an den Gliedmaßen sechsmal seltener als der spinale; wie offenbar überall beim Weißen (betreffs anderer Rassen s. China, Afrika). Die Häufigkeit des Hautkrebses beim Weißen und Seltenheit beim Neger wird nicht nur aus Cuba, sondern aus ganz Westindien und Nordamerika berichtet; diese Seltenheit besteht auch beim *kanadischen Indianer* (J. A. PHILIPPS).

Vergleichende Untersuchungen *ländlicher* und *städtischer* Klientel in Cuba ergaben, in Bestätigung der Bedeutung der Sonnenexposition, deutlich mehr bösartige Hautgeschwülste bei Landleuten (10,24% aller Hautkrankheiten, nur 2,72% bei Städtern) (PARDO CASTELLO). Unter 110 Carcinomen bei Bauern: 53 basale, 45 spinale. *Beide* Formen anscheinend relativ viel mehr im Gesicht als an den Gliedmaßen. Allerdings relativ oft auch am Penis (vernachlässigte Phimose).

In *Honduras* (MARK SHAPIRO) andererseits sowohl viel Gesichtscarcinome wie Krebse auf Beingeschwüren. In *Antioquia* (Kolumbien) (P. CORREA) ist der Hautkrebs der häufigste bösartige Tumor, 22,69% aller Krebse.

In *Mexico* 3% der Poliklinik; $^3/_4$ über 50 Jahre alt (PENICHE).

Von der pazifischen Küste Amerikas sind aus *Hawaii* zahlreiche Hautkrebse beim Weißen berichtet. Zum Beispiel sahen ALLISON und WONG

auf 100000 Kaukasier 138 Hautkrebse,
auf 100000 Ostasiaten nur 3,1 Hautkrebse.

Diese hohe Frequenz beim Weißen in Hawaii (Honolulu) verglichen mit anderen Gebieten der USA zeigt die folgende Zusammenstellung, die von diesen Autoren gegeben wird:

Auf 100000 weiße Bevölkerung:		
	Honolulu (1955/56)	138
	Dallas (Texas) (1948)	100
	San Francisco (Calif.) (1947)	90
	Philadelphia (Penn.) (1948)	39

Sicher ist die Zahl in *Hawaii* noch größer, da bei der zugrundeliegenden Enquete dort nur die Hautärzte, in den übrigen Vereinigten Staaten fast alle Ärzte und Hospitäler befragt wurden.

USA. Aus den regionalen Statistiken des USA-National Cancer Institutes ergeben sich aber auch große Unterschiede auf dem *Festland* selbst (STEINER). Im Gesamtbereich der „*Todesursachen*“ in ganz USA (1948) waren 3568 Hautkrebse = 1,7% aller Todesursachen; freilich sind diese eine beim Hautkrebs nicht sehr brauchbare Unterlage.

Auf 100000 Weiße einer Bevölkerungsstatistik gab es Hautkrebsfälle überhaupt im:

Süden:	Birmingham (Alabama)	127,4
	Dallas (Texas)	109,4
	New Orleans (Louis.)	86,6
Norden:	Philadelphia (Penn.)	39,3
	Pittsburgh (Penn.)	35,7
	Detroit (Mich.)	24,5
	Chicago (Ill.)	24,4

Also eine ganz auffallend stärkere Frequenz in den drei *südlichen* Orten. Gerade durch den Hautkrebs ist auch die Gesamtmorbidität an Krebs im Süden um 50% höher als im Norden. Unter neu entdeckten Krebsen sind im Süden 28%, im Norden nur 10% an der Haut lokalisiert (DORN u. CUTLER; DORN). In *Connecticut* Hautcarcinom achtmal seltener als in *El Paso*; entsprechend wurden im ersteren nur 59%, in *Texas* 80% des möglichen Sonnenscheins (MAC DONALD) registriert.

Eine andere Statistik über das *Verhältnis* von *Hautkrebs* zum *Gesamtkrebs* fügt noch eine Gruppe („Westen") ein. Das Hautcarcinom variiert um das fünffache:

Anteil des Hautkrebses am Krebs überhaupt:

Süden:	Birmingham	33,3%	*Norden:*	Pittsburgh	11,9%
	Atlanta (G.)	30,1%		Philadelphia	10,5%
	Dallas	28,6%		Detroit	9,5%
	New Orleans	20%		Chicago	7,7%
Westen:	Denver (Col.)	19,2%			
	San Francisco	18,7% aller Krebse.			

Eine vergleichende Statistik von je 100 Hautcarcinomfällen vom nördlichsten *(Minnesota)* und *südlichsten* Staat *(Texas)* der USA zeigt in letzterem 5,1mal so viel Fälle und bei Berücksichtigung der größeren Multiplizität beim einzelnen Kranken sogar 10mal soviel Fälle als im Norden. Das Durchschnittsalter der Kranken beim ersten Besuch war im Süden 10 Jahre geringer als im Norden. Das Verhältnis von *basalem* zu *spinalem* Krebs im Norden 4:1, im Süden 3:1 (LYNCH, LEHMAN u.a.; LEHMAN, PIPKIN u.a.). Das oberflächliche flache Epitheliom in USA viel häufiger als in Deutschland (BIBERSTEIN).

Bei diesen großen geographischen Differenzen — und die Statistiken ließen sich beliebig vermehren (PELLER) — spricht aber nicht nur Breitengrad und Klima, sondern auch die Beschäftigung mit; steht doch im Norden die Arbeit in geschlossenen Räumen, im Süden die Landarbeit mit der Sonnenexposition weit im Vordergrund; und dort, wo viel Landwirtschaft gepflegt wird, erscheint auch im Norden der Hautkrebs an erster Stelle, wie z.B. in einer Statistik der *Yale*-Universität oder im landwirtschaftlichen *Saskatschewan* (*Canada*).

Für die vergleichende geographische Pathologie des Hautkrebses innerhalb der einzelnen ethnischen Gruppe ermittelte STEINER für den amerikanischen Neger die gleiche extreme Seltenheit in *Los Angeles* (nur *ein* Fall im Obduktionsmaterial) wie in den typischen Wohnbereichen des Negers *(Atlanta, New Orleans)*. Und dies nicht nur absolut, sondern auch relativ zu anderen Krebsen. Gewiß hat der Neger im Gesicht viel weniger Krebs als der Weiße, während an den bedeckten Stellen dieser Unterschied nicht bestehen mag (SCHREK). Aber, bei der großen *Seltenheit* des Hautkrebses an den letzteren (besonders *Beinen*) überhaupt, ist deshalb Hautkrebs in Amerika beim Neger 6—20mal seltener als beim Weißen. Die Basaliome und Lichtkeratosen sind beim Neger extrem selten, die squamösen Carcinome recht häufig, und dies, wie zu erwarten in den relativ wenigen Fällen an den Beinen (H. FOX [d]; HAZEN u. FREEMAN); aber doch viel weniger als in Afrika

(HOWLES). Auf 100000 *nicht-weiße* Bevölkerung (Nat. Cancer Inst. 47/48) Hautkrebse:

Birmingham . .	6,5	Dallas	5,1	Philadelphia .	4,0	Detroit . . .	2,1
New Orleans . .	6,3	Pittburgh . .	4,9	Chicago . . .	4,0		

Die beim Weißen so eindrucksvolle Differenz von Nord- und Südstaaten ist beim Neger zwar auch vorhanden, aber wesentlich geringer (DORN; DUNHAM und DORN).

Wie eindrucksvoll erscheint demgegenüber die Häufigkeit des Beincarcinoms beim *afrikanischen Neger*, sowohl absolut wie relativ zu anderen Tumoren. Mit anderen Worten: durch die Migration hat sich beim Neger die Häufigkeit seiner Krebse durch andere Ätiologie und andere Lokalisation geändert, nicht seine genetischen Eigenschaften. Selbstverständlich fehlen „*Landmanns- und Seemannshaut*" beim afrikanischen und amerikanischen Neger ganz.

Zusammenfassung. Den Hauptfaktor für den Hautkrebs beim *Weißen* bilden am deutlichsten bei angelsächsischen blauäugigen Nordeuropäern und anderen homozygoten blauäugigen Menschen die Sonnenstrahlen. Umgekehrt ist der Mensch gegen die carcinogenen Sonnenstrahlen um so geschützter, je mehr braunäugige Aszendenten er hat (HOWELL). Andere klimatische Faktoren, Geschlecht, Brauch, Kultur, Rasse, soziale Lage wirken dispositions- oder exposititonsvermehrend mit. — Fallende geographische Breite und Hautkrebsfrequenz gehen parallel. — Bei den mittel- und starkpigmentierten Völkern Asiens und Afrikas ist diese größere Häufigkeit in niederen Breiten nicht immer aktinisch bedingt; andere Ursachen (Traumen verschiedenster Art) sind wichtiger und bedingen die Lokalisationen der Tumoren; und das gleiche gilt für Mexikaner, Mittelmeervölker und möglicherweise für alle homozygot-braunäugigen Menschen (F. HALL).

Dort wo der *Europäer* in den Tropen sich durch seine soziale Stellung vor übermäßiger Bestrahlung schützen kann, erkrankt er im allgemeinen nicht allzu häufig am Krebs der Gesichtshaut. Und der wichtigste Krebs Afrikas, nämlich der auf traumatischen Beingeschwüren, ist gewiß nicht gerade häufig bei der sozialen Stellung des Europäers in den Tropen zu erwarten. Aber dort, wo der Weiße unter tropischen Arbeitsbedingungen gleich dem Eingeborenen arbeiten muß, bleibt sowohl der Hautkrebs im Gesicht *(Kenya)*, wie der Tumor an den Beinen *(Cuba)* ihm nicht erspart.

Sarcoma idiopathicum Kaposi. Früher galt das Sarcoma idiopathicum Kaposi als eine Erkrankung vornehmlich der Arbeiterschicht in *Rußland*, *Polen* und *Italien*; fälschlich glaubte man, vielleicht deshalb, an eine Präponderanz unter *Juden*. Aber heute scheint zumindest für *einen* Kontinent *außerhalb* des genannten Kreises die Auffassung seiner großen Seltenheit nicht mehr berechtigt, nämlich für *Afrika*.

SMITH und ELMES sowie ELMES und BALDWIN fanden in *Westafrika* unter 1000 sicheren malignen Tumoren, davon 204 Sarkomen: 24 = 2,4% M. Kaposi; sowohl aus *Nigeria* wie aus *Kamerun* sind Fälle bekannt. Auch in *Ostafrika* (CLARK [b]) fehlt es nicht. Unter 50 malignen Geschwülsten fanden sich zwei Kaposi an den Füßen.

Sehr häufig ist es in *Abessinien* (MARCHIONINI).

In *Transvaal*, wo Krebshäufigkeit überhaupt bei Negern und Weißen gleich groß ist, erscheint das Sarcoma idiopathicum Kaposi 21mal häufiger beim Bantu als beim Europäer (OTTLE, zit. nach ROTHMAN [b]). Auffällig ist die *Knochenbeteiligung* in Dakar, Uganda, Nord-Rhodesien und Südafrika, ferner das häufige Fehlen von Hautherden und die ungewöhnlich große Frequenz bei Kindern mit einer vom Erwachsenen ganz verschiedenen Klinik. Die Kinder zeigen Lymphadenitis cervicalis *vor* den Hauterscheinungen und oft Beteiligung von Conjunctiva und Lidern und einen sehr foudroyanten Verlauf.

Auf der Negerhaut entwickeln sich die Kaposi-Knoten mehr nach außen in die Höhe als seitwärts in die Breite (ROTHMAN [b]). In *Süd-Rhodesien* kam es unter 100 Sarkomen zweimal vor (GELFAND) und ist im *Kongo* am häufigsten im Nord-Osten, wie *Ruanda-Urundi*.

Demgegenüber ist es in *Amerika* autochton selten und kommt fast nur bei der ersten Generation der Einwanderer aus Ost- und Mittel-Europa (s. o.) vor (GOLDSCHMIDT). In *Los Angeles* (STEINER) fand es sich unter 35292 Autopsien — 284 Neoplasmen — gar nicht. — In *Chicago:* 8000 Autopsien — 2784 Tumoren — nur zweimal.

Durch einen Vergleich des Vorkommens beim *Neger* in *Afrika* und *Amerika* wird klar: Das Sarcoma idiopathicum Kaposi ist eine Hauterkrankung an den Beinen; dort, wo diese besonders der Traumatisation ausgesetzt sind — wie beim *afrikanischen* Neger —, ist es häufiger; wo dieser Faktor fehlt — wie beim *amerikanischen* Neger —, erscheint es (bei gleicher Rasse) selten. Dieser Umstand erhellt möglicherweise die Rolle des Traumas bei seiner Entstehung.

Malignes Melanom. Auch bei dieser Geschwulst fällt die Seltenheit beim amerikanischen Neger auf, sowohl gegenüber seinen Rassegenossen in Afrika wie gegenüber dem Kaukasier (CHARACHE). Im Autopsie-Protokoll in *Los Angeles* erscheint es beim *Weißen* als 0,2% der Autopsien und 0,9% der Krebse, beim *Mexikaner* mit 0,07% bzw. 0,7%; aber beim *Neger* (2236 Leichenöffnungen) nur in 0,04%, und unter 284 Tumoren nur 0,4%, d.h. halbsooft wie beim weißen Tumorkranken. — In *Chicago*-University in 8000 Autopsien, unter 2784 Krebsen in 21 Fällen, d.h. 0,26% der Autopsien und 0,76% der Krebse (STEINER) in ausschließlich „weißem" Krankengut.

Von den 53 malignen Melanomen STEINERs fanden sich 10 am Auge (alles Weiße), 39 an der Haut. Auch andernorts (MORRIS und HORN) wird betont, daß das maligne Melanom beim *Weißen zwei- bis viermalsooft* vorkommt als beim *amerikanischen Neger*.

Bei letzterem wird es öfter am Fuß, beim *Weißen* in 40% am Kopf und nur in 26% am Fuß beobachtet.

Demgegenüber ist das maligne Melanom häufiger in *Ceylon*, *Java* und in gewissen Gebieten von *Afrika*. Bei allen diesen — barfußgehenden — Völkern erscheint es meist an den Beinen (s. S. 23, Kaposi). So auch beim *afrikanischen* Neger; SMITH und ELMES fanden in *Nigeria* unter 40 Melanomen beim Neger 30 am Fuß. Auch im *Sudan* (HORGAN; HEWER, 1932, 1935) und in *Kenya* (VINT) ist es relativ oft zu sehen, sowohl im Verhältnis zu seinem Vorkommen beim amerikanischen Neger als auch in seiner Proportion zu anderen malignen Geschwülsten.

ENOS und HOLMES betonen seine relative Gutartigkeit beim Eingeborenen in *Panama*; ist der Kranke über 50 Jahre, so sieht man kaum Metastasen.

Asien: in *Ceylon* (COORAY) bildet es 1,8% der malignen Geschwülste, auch dort findet man die Fußsohle bevorzugt (30 unter 41 malignen Melanomen). In *Java* sahen ROOS VAN DEN BERGH und TJEKROHADIDJOJO in 10 Jahren nicht weniger als 23 Melanome, davon 21 am Fuß; während das gewöhnliche Hautcarcinom der Javaner überwiegend am Kopf (60%), weniger an den Beinen (33%) erscheint.

In *Manila* liegen maligne Melanome unter 1% aller malignen Tumoren; in *China* (PEIPING) sind nur 13 Melanome unter 1050 malignen Geschwülsten; in *Canton* (DORMANNS) 6 maligne Melanome unter 121 chirurgischen Krebsen; in *Ägypten:* unter 1568 in 2%.

In *Kiel* (Hautklinik) fast 10% aller malignen *Hauttumoren* (40:561).

Vielleicht entwickelt sich beim Weißen öfter mal ein Melanom aus einem Naevus (MUELLING).

In *Französisch-Afrika* wächst sowohl beim Europäer wie beim Moslem mit der Entfernung vom Nordpol und der Nähe zu Subtropen und Tropen der Anteil der Sarkome und malignen Melanome (MONTPELLIER; MUSSINI-MONTPELLIER, zit. STEINER).

10. Acne vulgaris

Für die Einwirkung der Sonne auf die Acne, wie unter anderen HAXTHAUSEN behauptete, bringt die geographische Statistik anscheinend keinen Beweis. In den *europäischen* Ländern liegt ihre Häufigkeit zwischen 2,5 und 5% der Hautkrankheiten; etwa ebenso ist ihre Frequenz in Israel (3—4,7%), in den Niederlanden scheint sie besonders hoch zu sein (7,5%) (BROERS). Häufiger ist sie in *Amerika*, steht dort an zweiter Stelle.

Auch bei der Untersuchung der besonders befallenen Lebensjahre (13—18 Jahre) mit ihrem natürlich hohen Prozentsatz zeigt sich dieser Unterschied. In *Zürich* sind unter Angehörigen dieser Altersstufe 36% Jungen und 16% Mädchen befallen, gegenüber 40% bzw. 50% in *Chicago*. Unter 400 weißen Soldaten in den Vereinigten Staaten hatten 40% Acne, und zwar ohne große Unterschiede ihrer Herkunftsländer (DAMON).

Trotz dieser Zahlen wäre es ein Irrtum, auf ein wirklich gleiches Vorkommen der Acne in Europa und z.B. dem sonnenreichen Mittleren Osten zu schließen; denn in diesem tritt die Acne wesentlich leichter auf, und die eigentlich schweren, in Mittel-Europa so häufigen Formen kommen überhaupt nicht vor. Da sich dieser milde Verlauf nur auf die gewöhnliche Acne im *Gesicht* bezieht, die Acne am *Rücken* aber und die *Acne conglobata* usw. keinen leichteren Verlauf gegenüber dem gemäßigten Klima zeigen, so scheint der schälende Einfluß der Sonnenstrahlen für die Gesichtsacne ganz evident zu sein.

Ein ganz anderes Kapitel ist freilich die Acne in den eigentlichen **Tropen**, wo Hitze und hohe Feuchtigkeit ein belastendes Moment darstellen. Bei den amerikanischen Soldaten des zweiten Krieges in den Tropen (SULZBERGER, YOICE, GREENBERG, MACK) betrafen die Acnefälle 20% aller Hautkranken. Schwere Acne-Patienten sollten gar nicht nach den Tropen geschickt werden, da es ihnen dort meist viel schlechter geht. MACKENNAs Bemerkung, daß die Verschlimmerung der Acne in den Tropen viel von der Kleidung abhänge, spricht wohl dafür, daß es sich bei der Acne tropica um Fragen des Schwitzens und des Wasserhaushalts handelt, die dort der günstigen Wirkung der Sonnenstrahlen entgegenwirken, wie sie im Mittleren Osten so offenbar ist.

Auch zahlenmäßig viel geringer als in Europa ist die *Rosacea* in *Palästina*, 0,1—0,2%; in *Syrien* 0,047% gegen eine Häufigkeit von $1^1/_2$—3% im alten Kontinent.

11. Haarausfall (Alopecie)

„*Alopecia groenlandica*" war um die letzte Jahrhundertwende ein eigenartiger Haarausfall der grönländischen Frauen an den Randgebieten des behaarten Kopfes von R. TREBITSCH benannt worden. Er führte diesen auf die dort übliche Frisur des „Pferdeschwanzes" zurück, bei dem die starke Anspannung zur mechanischen Schädigung führt. Die gleiche Form wird von N. HJORTH (1957) aus demselben Grunde bei elf Däninnen beobachtet, wo auch Krusten und Folliculitiden nicht fehlten; nur daß diese jungen Mädchen, als sie den Schaden besahen, bald auf die Haarmode verzichteten und die Glatzen wieder verschwanden. Auch in *Japan* führt die straffe Haartracht zur parietalen Alopecie bei Frauen und temporal bei Mädchen. — Studien in der Antarktik zeigen eine Verzögerung des Nagel- und Haarwachstums (SAPIN-JALOUSTRE u. GODDARD).

„*Alopecia areata*" ist sehr häufig in *Frankreich* (4%); dann folgen, in fallender Zahl, *England, Amerika, Deutschland, Rußland.* Sehr *selten* ist sie in *Japan.* Unter den Juden in *Israel* ist sie relativ selten, in der Statistik SILBERSTEINs (1937 bis

1942): 0,41%; in meiner eigenen wesentlich größeren (1954—1956): 0,5%; eine geringe Frequenz, die uns jedenfalls gegen übermäßige Bewertung nervöser Anspannung und gegen die Auffassung der Krankheit als einer Adaptations-Krankheit zu sprechen scheint (R. SPITZER).

12. Erythema exsudativum multiforme und Erythema nodosum

Zum Unterschied von dem ja allgemein anerkannten, *saisonmäßigen* stärkeren Auftreten des **Erythema exsudativum multiforme** sind richtige Epidemien nur gelegentlich beobachtet worden.

Aus Österreich berichtete LAUSECKER (St. Pölten) eine Häufung von 22 schweren Fällen aus dem *Traisental* in den Jahren 1944—1953.

Das Mikroklima dieses Tales ist durch intensivste Bodenstrahlung ausgezeichnet, die bis 2 m Höhe wirksam ist. Durch Westwinde mit Düsenwirkung entsteht eine Luftfeuchtigkeit, die um 5% höher als im übrigen Österreich ist, reichlich Regen produziert und zu raschen Temperaturveränderungen Veranlassung gibt. Der Verfasser nennt das Klima „rheumafördernd". Für die Häufung der Fälle scheint ihm ein „parallergischer" und nicht ein epidemischer Faktor auslösend zu sein.

Die relative Seltenheit des Erythema exsudativum multiforme in den Tropen (ZIEMAN) wird durch unsere gleichen Erfahrungen im *Mittleren Osten* bestätigt.

Ohne in Einzelheiten der Diskussion über die Ätiologie des **Erythema nodosum** einzutreten, kann man doch auf seine Beziehungen zu gewissen und verschiedenen Infektionskrankheiten hinweisen. Dies spricht nicht dagegen, daß ihm doch ein einheitlich ätiologisches Geschehen zugrunde liegen mag.

Im Vordergrund stehen seine Beziehungen zur *Tuberkulose* und zur *Streptokokkeninfektion*, seltener zu *Lepra* und *Sarkoiden*. Aber die relative Gewichtigkeit der jeweils in Frage kommenden Infektionen scheint in den verschiedenen Gegenden der Welt zu variieren (PAGEL, WALLGREEN).

In Großbritannien verteilt sich in der großen Mehrheit der Untersuchungen das Erythema nodosum etwa gleich auf Tuberkulose und Streptokokken. PERRY (zit. bei PAGEL) fand unter 112 Fällen 53% aktive Tuberkulose.

In manchen anderen *europäischen* Staaten und möglicherweise auch in *Südamerika* steht die Tuberkulose vielleicht noch mehr im Vordergrund (ORMSBY-MONTGOMERY).

Besonders eindrucksvoll sind die Berichte aus *Skandinavien*, wo die große Mehrzahl aller Fälle mit Tuberkulose verbunden zu sein scheint. Folgende Statistik (Tabelle 4) möge für sich selbst sprechen (s. G. BAUR).

Tabelle 4

Autor	Zahl	Wahrscheinlich frische Tuberkulose	Tuberkulose in der Folgezeit
ROTNES (Oslo)	182	39,2%	27%
LOEFGREN (Stockholm) .	178	43,8%	28,1%
USTRED (Oslo)	200	29% (primär)	26% (Tbc wahrscheinlich)
WALLGREEN	670 (Kinder)	97% Tbc(!)	

Besonders ist das Erythema nodosum für eine beginnende Infektion, dem Übergang vom primären zum post-primären Stadium, beim Positivwerden des Mantoux charakteristisch.

In *Italien* und *Ungarn* ist das Erythema nodosum selten, in warmem Klima noch seltener.

In *Nordamerika* ist im Gegensatz zu Skandinavien die Kombination mit Tuberkulose selten und jene mit einen hämolytischen β-Streptococcus steht im Vordergrund.

13. Pityriasis rosea

In den früheren Statistiken erschien sie in *Europa* mit 0,7—1%. In *Nordamerika* war sie seltener. Eine neuere Angabe der *Münchener* Universitätsklinik (1920—1929, KOLBE) und die jetzigen Zahlen aus *Kiel* (1953—1957) passen sich mit 0,7% dem Gesagten an. Im Winter (Wollkleider) ist sie häufiger; wie zu erwarten in wärmeren Ländern seltener (*Palästina* 0,49—0,65%, *Beirut* 0,17%).

14. Neurodermitis

Lichen chronicus simplex (Vidal). Studien über das Vorkommen von Lichen Vidal bei *Ostasiaten* (in der amerikanischen Literatur: „Orientals") wurden in letzter Zeit durchgeführt. KEIM hatte über eine auffallende Häufigkeit von Hautentzündungen mit Lichenifikation in Nordchina und FASAL bei Chinesen in Malaya berichtet. Auch bei Chinesen in Amerika war diese gesteigerte Frequenz gesehen worden. CLEVELAND fand in seiner Klientel nur 2,75% Ostasiaten, aber 6,25% unter seinen Lichen Vidal-Kranken. Ebenso SCHUERMANN (in: Diskussion zu BRILL) in Berlin bei Japanern und Chinesen.

Diese Angaben veranlaßten REIN und SNYDER zu einer Umfrage bei amerikanischen Dermatologen, auf welche 100 Antworten eingingen. Die große Mehrheit bestätigte die gesteigerte Frequenz des Lichen Vidal bei Chinesen, Japanern und Philippinos. Am bemerkenswertesten ist die Feststellung von ARNOLD jr., daß in Hawaii diese Krankheit 3,4% den weißen, aber 11% (d.h. dreimal soviel) bei den nicht-weißen Hautkranken ausmacht. Bei den Philippinos ist sie sogar siebenmal so häufig.

Auffallenderweise geben nun die Berichte aus *China* selber (PEIPING, Shanghai) für die dortige chinesische Bevölkerung eine Lichen Vidal-Ziffer an, die fast völlig der weißen Bevölkerung Amerikas zu entsprechen scheint (3,3—4%). Viele Forscher machten für diese auffallend hohe Erkrankung der Ostasiaten *außerhalb* ihrer Heimatländer in erster Reihe seelische Faktoren der Anpassung verantwortlich und neigten dazu, alle anderen Ursachen abzulehnen.

Gegen letztere Auffassung wendet sich, auf Grund einer 9jährigen Erfahrung in Shanghai, KOCSARD. In Wirklichkeit sei der Lichen Vidal auch bei den Chinesen in China sehr häufig. Seine unbedeutende, dem amerikanischen Weißen nur scheinbar vergleichbare Stellung in den chinesischen Statistiken verdanke er nur dem Umstand, daß dort die Schmutzinfektionen so ungeheuer häufig sind — bis 60% aller Hautfälle —, daß alle anderen Erkrankungen eine viel zu geringe Prozentzahl aufweisen. Die Zahl von 4% sei mindestens zu verdoppeln, so daß also in Wahrheit kein wesentlicher Unterschied zwischen den Chinesen in Amerika oder Berlin und China besteht. Überall ist bei ihnen der Lichen auffällig häufig.

Lichen chronicus disseminatus, Prurigo Besnier, Atopic Ekzema. In *Finnland* wird eine klimatisch bedingte Häufung angegeben (PIRILÄ [b]). Er ist (1930 bis 1948: 414 Fälle) mit 4,1% viel häufiger als z.B. in Dänemark (0,93—1,22%). Vielleicht trägt die größere Kälte hierzu bei, wurden doch im Winter zwei- bis dreimal mehr Fälle von Lichen chronicus disseminatus hospitalisiert als im Sommer. Die Gesamtfrequenz inklusiv Polikliniken war im April nur 64% der Oktoberzahlen, so daß außer der Kälte auch evtl. mangelnde Sonnenbestrahlung als Ursache erwogen werden muß.

Prurigo Hebrae nimmt in *Prag, Wien, Frankreich* ab, in *Amerika* zu (BRILL).

15. Lichen tropicus (Prickly Heat)

des Interesses gerückte Miliaria kommt nicht nur in allen tropischen und

Diese in letzter Zeit von SULZBERGER wieder mehr in den Vordergrund subtropischen Ländern, sondern bei warmem Klima auch in höheren Breiten vor, aber fast immer erkrankt nur der Europäer, bisweilen auch der Chinese.

Im Vorderen Orient ist sie eine allgemeine Erscheinung, und die europäischen Angestellten der bekannten Erdölanlagen in Abadan (Persischer Golf) erkranken fast zu 100%. In Israel steigt sie in manchen Jahren an der feuchten Küste im August fast zu $^1/_5$ aller Hautkranken.

Hier sei erwähnt, daß die *Impetigo bullosa der Tropen* sich in ihrer Ausdehnung am Körper parallel zum *Lichen tropicus* und nicht zur Impetigo contagiosa verhält, d.h. sie ergreift die vom ersteren bevorzugten Stellen, wie Achseln, Leisten, Rumpf, Gliedmaßen; aber nicht das Gesicht (C. S. D'AVANZO).

16. Blasenbildende Krankheiten

α) Herpes Zoster. In den gemäßigten Zonen Europas ist der Zoster von gleichmäßiger Frequenz, $^1/_2$—1%. Und wenn auch eine ältere Beiruter Statistik (ADAMS, 1921) nur 0,22% angibt, so sind andere Zahlen aus dem Mittleren Osten von den europäischen nicht verschieden. R. D. SIMONS [b] hat seinem statistischen Vergleich der nördlichen und südlichen Hemisphäre seine Erfahrungen aus *Leyden* und *Djakarta* zugrunde gelegt: Leyden (20000 Fälle) 0,45% — Djakarta (Hospital 8800 Fälle) 0,47%, privat (1000 Fälle) 0,6%. Selbst wenn auch keine direkten Beziehungen zum Klima festzustellen sind, gewisse klimatische Faktoren scheinen nicht ohne Einfluß. So ist Zoster *selten* bei niedriger Temperatur, höchster relativer Feuchtigkeit und geringen Sonnenstunden, *häufig* bei hoher Temperatur, Trockenheit und viel Sonne, Angaben, welche auch den Beobachtungen von LANG aus Wien parallel zu gehen scheinen.

Tabelle 5. *Häufigkeit, zit. nach* SIMONS

Berlin (HOENNICKE, JOSEPH)	1,04%
Berlin (BERGGREEN u. SCHUSTER)	0,79%
Wien (LANG)	0,78%
Wien (PERUTZ)	1%
Kiel (WAGNER)	0,5%
USA (SIDLICK)	2%

β) Dermatitis herpetiformis (Duhring). G. WAGNER (c) hatte im Krankengut der Kieler Klinik eine auffällige Häufung der *blasenlosen* Duhring-Fälle gesehen, KLEPPER (Kiel) nur einen (!) *typischen* polymorphen Duhring unter zehn Kranken. Da OLIN (Finnland) in seinem Krankengut von 1944—1954 auch nicht weniger wie zwölf *abortive* Fälle sah, fragt WAGNER, ob diese Häufung in *Nordwest-Deutschland* und *Finnland* nicht klimatisch bedingt sein kann (Ostsee). Übrigens sind auch auffällig viel „abortive" Fälle von S. GORDON u. LOEWENTHAL (Johannesburg) beobachtet worden.

γ) Pemphigus. Auswertung statistischen Materials muß bei einer so seltenen Erkrankung sehr zurückhaltend gehandhabt werden. Sicher ist eine relative Häufigkeit bei Juden aller Länder. Dies gilt für alle Formen, einschließlich der Senear-Usher-Form. Eine besonders interessante Erscheinung ist die Häufung des Pemphigus foliaceus in *Brasilien* (s. dort), in dessen Ausbreitungsgebiet der Pemphigus vulgaris ganz fehlt (HERZBERG).

Das Fehlen von Pemphigus und Senear-Usher in den Tropen wird irrtümlich behauptet und beruht auf schlechter Diagnose (SIMONS [a]).

17. Psoriasis

Die Psoriasis war immer geographisch interessant. Sie hält am gegebenen Platz ihr Häufigkeitsniveau, selbst in zeitlich sehr getrennten Statistiken. In differenten Erdgegenden ist sie verschieden häufig, obwohl es auch hierin viele Ausnahmen gibt. Man sollte nicht zu großes Gewicht auf „Prozentsatz in der Hautklientel" bei einer Krankheit legen, die jahrzehntelang, ja für immer, den Kranken so wenig belästigen kann, daß er zu keiner Behandlung gehen mag.

Daher geben wir zunächst den Prozentsatz der Psoriatiker im Rahmen einer *Bevölkerungsuntersuchung:*

LOEMHOLT (Farøer Inseln) 2,84% auf 11000 Untersuchte, davon 15% schwere, 72,9% leichte Fälle.

Schweden (FORSSMAN) 1,44 ± 0,45%.

Würzburg (SCHEFFLER, zit. bei HOEDE) 0,5% (858:177500 Untersuchten).

Amerika (R. SUTTON) (Kansas, Soldaten) 0,2%.

Bereston (West Washington State, sonnenarm) 0,27% (20000 Untersuchte).

USA — Südstaaten (PAROUNAGIAN) Weiße 0,022%.

Amerika (GAHAN [a]) 1% (von SUTTON bezweifelt).

Ihr Verhältnis zur Gesamtzahl der Hautpatienten s. Tabelle 6.

Tabelle 6. *Prozentsatz der Psoriatiker im Verhältnis zur Gesamtzahl der Hautpatienten*

Vergl. Handbuch (1928)		Neuere Zahlen			
Island	8,1%	*Königsberg*	3%	*Würzburg* (HOEDE)	3—5%
Dänemark	6%	*Kiel*	3,7—4,3%	*Kiel* (WAGNER)	4,34%
England	7%	*Breslau*	4,9%	*Niederlande* (BROERS)	3%
Irland	7,3%	*Prag*	2,4%	*Ungarn* (SZEGED)	4,1%
Rußland	4%			*Debreczin*	2,5%
Frankreich	1,7—2,3%			*Budapest*	1,81%
		Tübingen	6,68%	*Palästina*	0,61—0,78%
		Washington (BERESTON)	0,27%	*Beirut*	0,52%
				USA (CORSON)	3%

Die Schuppenflechte galt immer als häufig im kalten und gemäßigten, als selten im tropischen und subtropischen Klima, mit saisonmäßigen Verschlimmerungen im Winter. Aber die *Psoriasis* ist vornehmlich eine Krankheit der *Weißen*; bei den anderen Rassen ist sie sehr selten, in *Java* (SIMONS) auf *einen* Eingeborenen 30 kranke Weiße, ebenso selten beim *Japaner* (GRÜNEBERG); nur die Chinesen sind etwas umstritten. Indianer und Neger bekommen sie fast gar nicht, selbst nicht inmitten der weißen Bevölkerung, eher Mischlinge; in den Südstaaten der USA nur 0,0045% in der Negerbevölkerung. Daher schränkt sich die Diskussion ein auf die Bedeutung der geographischen Verteilung der Krankheit bei den *Weißen*. Die Beobachtungen diesbezüglich in *Subtropen und Tropen* widersprechen sich zum Teil; an der *Ostküste des Mittelmeeres (Mittlerer Osten)* ist die Zahl der schweren Fälle zweifellos *viel seltener* als in Europa, und wenn ihre Gesamtzahl deutlich geringer erscheint, so kann das nur sein, weil die Europäer ihre Psoriasis verloren oder zumindest sie bis zu einem nicht mehr behandlungsbedürftigen Grade reduziert sahen (SILBERSTEIN). Anscheinend gilt das aber nur für die Ostküste, denn McKENNA, Leitender Dermatologe in der Britischen Armee des Mittleren Ostens im Zweiten Weltkrieg, betonte besonders die Verschlechterung im *ägyptischen Wüstenklima*, während bei der Stationierung der Soldaten in *Palästina* zur Erholung die Exacerbation ausblieb. Freilich bleibt es fraglich, inwieweit Militär in Kriegshandlungen bei dem Unterschiede der psychischen Spannung in Front und Etappe hierfür ein geeignetes Vergleichsmaterial abgibt. In *Japan* bekommen die Europäer ihre Rückfälle genau so wie zu Hause (W. RICHTER), und manche sehen die Psoriasis, selbst Psoriasis arthropath., als in den Tropen ganz üblich an (PARDO CASTELLO).

BRILL (Diskussion zu RICHTER) betonte die große Bedeutung der Ernährung. Noch in den 80er Jahres des vorigen Jahrhunderts verlor der Europäer seine Psoriasis in den Tropen, weil er die Kost der Eingeborenen aß, und bekam sie nach seiner Rückkehr nach Europa prompt wieder. Heute, wo er auch in den Tropen Frischfleisch usw. bekommen kann, behält er mit seiner gewohnten Nahrung seine Psoriasis wie zu Hause.

Vielleicht kann man SIMONS [d] zustimmen, der auf Grund seiner großen Erfahrung betont, daß einerseits sicher manche Fälle beim Weißen erst in den Tropen auftreten und bestehende nicht besser oder schlimmer werden, daß aber andererseits sicher zahlreiche Fälle durch Wohnungswechsel in wärmeres Klima sich bessern oder ganz verschwinden, wie es einwandfrei in USA beim Umzug in die Südost- oder Südweststaaten beobachtet wird; s. auch oben die um das Zehnfache geringere Frequenz beim weißen „Südstaatler".

Offenbar ist das warme Klima allein nicht das Entscheidende, es müssen noch andere, vielleicht auch andere klimatische Faktoren dem guten Einfluß der Wärme nicht entgegenwirken; sonst lassen sich die graduellen Unterschiede in der, sicherlich vornehmlich guten, Wirkung der Tropen nicht erklären.

18. Lichen ruber planus

Der Lichen ruber planus ist schon von jeher in seiner Frequenz studiert worden; so wurden immer besonders viel Häufigkeitsschwankungen festgestellt, mehr Fälle in größeren Kulturzentren gesehen; aber für die meisten Länder stellten sich keine wesentlichen Unterschiede heraus, wenn er auch in Nordeuropa etwas seltener zu sein scheint und überhaupt das gemäßigte Klima bevorzugt (BRILL). In *Berlin* (H. FREUND) 1914—1930: 1124 Fälle, ohne jahreszeitliche und sonstige Schwankungen.

In den meisten *europäischen* und *amerikanischen* Ländern etwa 0,4%. In *Kiel* 0,68%. In *Hawaii* (ARNOLDS) ist er selten. Im *Nahen Osten* ist er seltener als in Europa, aber ganz gewiß keine Rarität. Für *Palästina* gab SILBERSTEIN 0,14% an. Meine eigene Statistik 0,1%, DOSTROWSKY und SAGHER (Jerusalem 1930—1940: 131 Fälle) sahen ihn in 0,2% der Dermatosen.

Die beiden letzteren Autoren lenken die Aufmerksamkeit auf eine besondere, von ihnen „*Lichen planus subtropicalis actinicus*" genannte Form, die sich nur an den der Sonne ausgesetzten Stellen findet, mit braunen, nicht infiltrierten Flecken beginnt, wenig juckt und allmählich einen elevierten Rand bekommt. In *Jerusalem* fanden sie unter 131 Fällen 80 gewöhnlichen Lichen planus und 51 Lichen planus actinicus. Nach meinen Erfahrungen an der Küste ist der Anteil des Lichen actinicus bei weitem nicht so groß; aber da er vornehmlich bei dunkelpigmentierten Menschen, Juden aus Afrika und Asien, auftritt und deren Anteil an dem Jerusalemer Krankengut sicherlich viel größer ist als in dem Tel Aviver, so mag diese Differenz zum guten Teil damit erklärt sein. Der Lichen planus actinicus kann in seltenen Fällen als allgemeiner Ausschlag am ganzen Körper erscheinen. Er hat ein recht charakteristisches Bild, und wenn auch keine sonstigen Mitteilungen aus den Subtropen vorliegen, so ist er doch auch sicher in den Nachbarländern vorhanden; zeigt z.B. doch die Abbildung eines „*Lichen ruber planus pigment. faciei*" von MARCHIONINI [d] aus Ankara durchaus sein typisches Bild.

Im Zweiten Weltkrieg erregte die Mitteilung über Häufung von Lichen ruber-artigen Ausschlägen bei amerikanischen Truppen im *Südwest-Pazifik* großes Aufsehen; diese Fälle wurden als durch Atebrin (Malaria-Prophylaxe) bedingte Lichen ruber-artige Arzneiausschläge geklärt.

Im allgemeinen ist der Lichen ruber in den Tropen selten, nur CLARKE meint, daß er bei Weißen *und* Negern dort häufiger sei.

19. Acrodermatitis atrophicans

Schon immer wurde die regionär verschiedene Häufigkeit der Acrodermatitis atrophicans bemerkt, die auch für die Frage der Ätiologie von Interesse sein mag. — Die Krankheit ist am häufigsten in *Mittel- und Osteuropa*, etwas weniger häufig in den *nordischen* Ländern und nimmt nach *Westen* und *Süden* zu ab.

Die umfangreiche Kasuistik aus *Rußland*, *Polen*, *Deutschland* beweist ihre gesteigerte Frequenz in diesen Gebieten.

Auch letzthin kamen viel Berichte aus *Polen (Krakau, Lemberg)* (GOLDSCHLAG, KWIATKOWSKI, LESCYNSKI), aus *Rußland (Moskau):* BENJAMINOWITSCH und MASCHKILLEISSON (1928) und JORDAN (1930) je 25—27 Fälle. *Deutschland:* die große Frequenz an der früheren *Breslauer* Klinik (JESSNER-LÖWENSTAMM): 0,25%, aus der *Charite-Berlin* (1920—1934): 0,14% (=431:250000) werden ergänzt durch Mitteilungen der Nachkriegszeit von Frankfurt a. M. (1950/52): 38 Fälle, besonders viel aus *Würzburg:* in 5 Jahren 234:28067 = 0,83% (HAUSER). Bei 100 Kranken ergab sich dort als Herkunftsort in 86 Fällen: Mainfranken, Mittel- und Ostfranken und Nordbaden, in 14 waren es Flüchtlinge, die in dieser Gegend aus Thüringen, Schlesien, Tschechoslowakei, Ungarn und Jugoslavien Aufnahme gefunden hatten. Entsprechend hatte vor dem Zweiten Weltkrieg FUCHS in Freiburg i. Br. weniger Fälle als in *Breslau* notiert. Auch in *Kiel* mag das starke Ansteigen von 0,04% auf 0,08% (1953/57: 111:19754 Dermatosen) auf Flüchtlingseinstrom aus dem östlichen Deutschland beruhen.

In *Österreich* liegt eine frühere Kasuistik von RÜSCH, OPPENHEIM, BRÜNAUER vor.

Als selten galt sie auch in der *Schweiz* (SULZBERGER), obwohl erst neulich MIESCHER über 17 (Penicillin-)Behandlungen berichtete. In *Nordeuropa* veröffentlichte THYRESSON (1949) über 57 Fälle; demgegenüber ist sie in England unbekannt (MARCHIONINI [i], HAUSER). Im *Westen:* seit langem häufig im *Elsaß (Straßburg)* (PAUTRIER), *Süd-Elsaß*, *Mühlhausen* (HUFSCHMIDT), im *oberen Rheintal* (LUTZ [a]), dort auch Erythema migrans(!).

In *Frankreich* früher außergewöhnlich selten (so hatte PAUTRIER unter seinen 70 Straßburger Kranken nur 2 Franzosen); erst neuerdings ist sie häufiger, allerdings vor allem bei zurückkehrenden Kriegsgefangenen (TOURAINE, TZANCK, SIDY, HINKY) (zit. nach MARCHIONINI [i]).

In *Südspanien*, *Süditalien*, *Portugal*, *Griechenland* fehlt sie ganz; sicher gibt es sehr wenig Berichte von dort. Aus *Rumänien* stammt die erste Mitteilung von BABES (1937), aus *Bulgarien* von VAKANOFF (1938). Aus der *Türkei* sah MARCHIONINI in *Ankara* keinen Fall, EZELS in *Stambul* in 22 Jahren zwei, davon der eine aus Polen. Ebenso betreffen sämtliche der wenigen in *Israel* beobachteten Fälle Einwanderer aus Polen.

In USA wird gleichfalls das Hauptkontingent von Einwanderern gestellt, sowohl in *New York* (GOLDSCHMIDT, WISE) wie im Innern. MONTGOMERY (Rochester, 1945): unter 45 Fällen nur 6 geborene Amerikaner; unter den anderen 8 Skandinavier, 1 Mexikaner; alle anderen kamen aus Mittel- und Osteuropa.

SWEITZER (Minneapolis): von 5 Fällen 2 aus Mitteleuropa. Jedoch gibt es eine geringe autochthone Acrodermatitis atrophicans bei Negern.

In *Argentinien* wie allgemein in *ganz Südamerika* findet sich keine autochthone (nur Immigranten) Acrodermatitis atrophicans (KOCH, PIERUNINI, PIANTONI); wie überhaupt nach dem Äquator zu die Acrodermatitis abnimmt.

In *Japan* (AKIMI, KIRISHUMA) selten; sie scheint dort nur in den Bezirken vorzukommen, wo sich Ixodes ricinus findet.

Außer dieser geographischen Differenz gibt es freilich bei der Acrodermatitis atrophicans auch am selben Ort Frequenzschwankungen größeren Maßes (JADASSOHN-Breslau, PAUTRIER-Straßburg).

Ohne auf die Frage des Zusammenhanges von Acrodermatitis atrophicans und dem Biß gewisser Zecken genauer einzugehen, sei hier eine vergleichende Weltkarte der Häufigkeitsstatistik nach HAUSER wiedergegeben (s. Abb. 4).

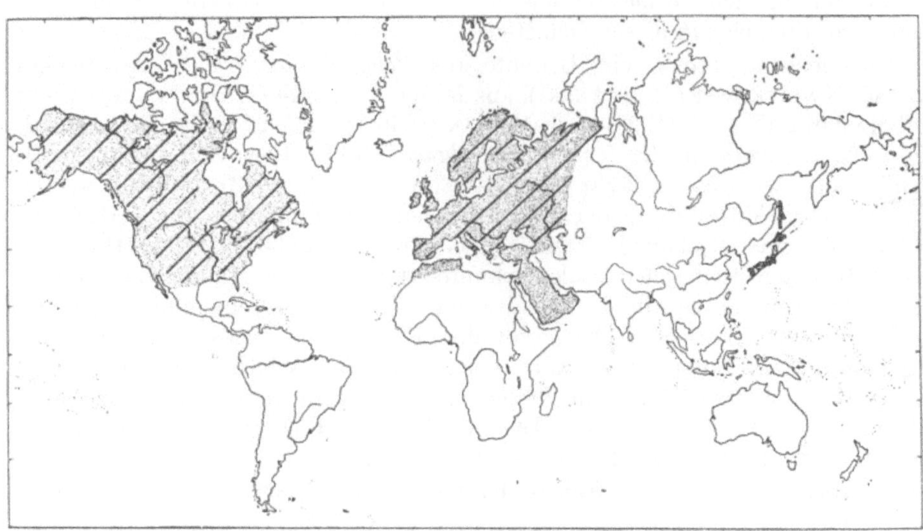

Abb. 4. Geographische Verteilung von Ixodes ricinus ▒ und Acrodermatitis chronica atrophicans ▨. W. HAUSER: Zur Kenntnis der Akrodermatitis chronica atrophicans. Arch. Derm. Syph. (Berl.) **199**, 385 (1955)

Tabelle 7. *Vorkommen von Ixodes ricinus und Acrodermatitis atrophicans*

Ixodes ricinus (nach NUTALL)			Acrodermatitis atrophicans
Europa	+		+ (Zentral, Ost, Nord)
Afrika	+	Algier, Tunis	0
	0	sonstiges Afrika	
Asien:			
Transkaukasien	+		+
Japan	+		+
Arabien	+		?
Australien	0		0
Amerika: USA	+		+ (fast nur Einwanderer)
Südamerika	0		0 (nur Einwanderer)

Das heißt sowohl Acrodermatitis atrophicans wie Ixodes ricinus kommen vor in Europa, Nordamerika, Japan, und beide fehlen in Südamerika, Afrika, Australien (HAUSER). Freilich ist die Diskrepanz betreffs USA evident und ebenso auf der Pyrenäen-Halbinsel (viel Zecken, keine Acrodermatitis atrophicans (DANDA).

20. Mangel- und Stoffwechselkrankheiten

α) Pellagra. In endemischer Form kam die Krankheit vor in Spanien, Südfrankreich, Nord- und Mittelitalien, Corfu, Österreich, Serbien, Bulgarien, Ungarn, Rumänien; in Ober- und Unterägypten und anderen Teilen Afrikas; in Kleinasien und Indien; in Mexiko, Barbados und Teilen von Nord- und Südamerika.

In Italien, wo sie von 1770—1914 blühte, ist sie offenbar als endemische Krankheit erloschen; in *Frankreich* war sie endemisch von 1818—1880 und erlosch dann. Jetzt sind Serbien und Südrußland ergriffen. Sporadische Fälle kamen in England, Deutschland, Belgien, Niederlande vor. In Ungarn ist sie, zwar verstreut, aber endemisch, besonders an den Rumänien benachbarten Gebieten im Verlauf der Theiß; mit Hauptherden in Szolnok, Kecskemet, Szeged (BERDE, Int. Kongreß Budapest).

In *Nordamerika* wurde sie 1907 endemisch, besonders im Süden, wo 1930 250000, 1938 noch 100000 Fälle bekannt waren; in den letzten Jahren ist auch diese Zahl erheblich verringert. Kleine Epidemien gibt es auch außerhalb des „Baumwoll-Gürtels" und vereinzelte Fälle in ganz USA bis nach Kanada hin (ORMSBY-MONTGOMERY).

β) Kwashiorkor. Diese in allen unterentwickelten Ländern so wichtige Protein-Mangelkrankheit der Kinder („Mehlnährschaden", KELLER-CZERNY) wurde zuerst an der Goldküste beschrieben, kommt aber in ganz Afrika, China, Indien (s. S. 43), Malaya, Indonesien, Fiyi, Philippinen vor. Einzelne Fälle sind aus Ungarn, Italien, den Karibischen Inseln, Mittel- und Südamerika beschrieben (HENINGTON u. Mitarb.).

γ) Porphyrie. Die echte, genetisch bedingte Porphyrie wurde von WALDERSTRÖM eingeteilt in: Porphyria congenita, Porphyria cutanea tarda und Porphyria acuta (GOLDSMITH-HELLIER). Über diese Gruppierung herrscht zwar noch eine lebhafte Diskussion. Aber für eine geographische Betrachtung gibt die Klassifizierung von DEAN und BARNES eine gute Unterlage; sie unterscheiden außer der überall seltenen, recessiven kongenitalen Porphyrie eine *„schwedische"* und eine *„südafrikanische"* Form; beide in verschiedener Weise genetisch bedingt.

Der *„schwedische"* Typ entspricht der Porphyria congenita tarda, wie sie nach den Beobachtungen von BERONIUS, ENGEL und WALLQUIST (zit. nach HENSCHEN) von WALDERSTRÖM im Jahre 1937 exakt herausgestellt wurde. Er ist dominant erblich, befällt vor allem Frauen im 20. Lebensjahr. Die im Anfall stark gesteigerte *Porphybilinogen*-Ausscheidung bleibt oft Monate verstärkt; aber die *Porphyrin*-Ausscheidung im Urin und Faeces ist im Intervall meist nicht erhöht.

Zu dieser Form gehören die meisten in Europa und USA beobachteten Fälle. Bis 1937 waren allein in Schweden 150, im ganzen übrigen Europa 91 Fälle bekannt. 1954 (HENSCHEN) waren schon in Schweden 200, in Dänemark 30, in Norwegen 10 Fälle ermittelt. Sie erscheint in Schweden in fünf Herden, der Hauptherd in Lappland, in den Pfarren Arjeplog und Arvidsjani sowie in einer großen Familie in Nordland.

Der *„südafrikanische"* Typ: Hier ist zu trennen zwischen 1. der Porphyria cutanea chronica (Dermatosis porphyrica bullosa) der *Bantus* — viel seltener bei Europäern und Mischlingen —, die im Alter von 20 Jahren beginnt und einen intermittierenden oder kontinuierlichen Verlauf nimmt. Zweifel los spielt der erhebliche Alkoholkonsum der Bantus eine große Rolle. (BARNES und MARSHALL), und 2. die eigentliche *„südafrikanische"* Form der *Weißen*.

Akute Anfälle — abdominale, neuromuskuläre, psychische und manchmal Hauterscheinungen — trifft man bei dieser Form vorwiegend bei Frauen im 30.—40. Lebensjahr. Die *Porphybilinogen*-Ausscheidung ist im Anfall sehr hoch, kehrt aber schnell zur Norm zurück; aber die *Porphyrin*-Menge im Urin bleibt — im Gegensatz zu den *„schwedischen"* Fällen — im Intervall sehr hoch.

Diese *südafrikanische* Form ist bei der weißen burischen Bevölkerung sehr häufig; stammen doch von den 3 Millionen Weißen der Union nicht weniger als *eine* Million von nur 40 burischen Siedlern ab, von denen einer die Porphyrie mitbrachte und in der 12. Generation bisher vererbte. Diese große Häufigkeit beim Weißen bestätigen DEAN und BARNES: bei einer Siebung von 1253 Menschen fanden sie 15 Porphyrien = 1,2%. Ein Satz, der weit über der Häufigkeit der Porphyrie in der übrigen Welt gelegen ist (Literatur s. DEAN und BARNES).

III. Die Länder

1. Europa

α) Skandinavien

Dänemark: 1933—1947 wurden am Finsen-Institut 14 Pilzarten gezüchtet: am häufigsten Trichophyton interdigitale (KAUFMANN-WOLF), dann Trichophyton gypseum asteroides und Epidermophyton inguinale; etwas seltener Trichophyton faviforme. — Trichophyton interdigitale und Epidermophyton inguinale stiegen 1943—1946 durch die Infektionen in Badeanstalten, Trichophyton gypseum und Trichophyton faviforme seit 1940 durch die Steigerung der Rinderpilzflechten an (B. SYLVEST). — In *Grönland* (LOMHOLT [b]) Favus im Norden.

Auf den *Farøer-Inseln* findet sich recht viel Psoriasis (LOMHOLT [a]).

In *Schweden* gibt es noch alte Lepraherde in *Dalekarlien* und *Helsingland* (REENSTIERNA).

Finnland: Morbus Duhring erscheint relativ oft in atypischer Form, ohne Blasenbildung (OLIN). *Neurodermitis* disseminata (atopica) ist nicht selten; von 1930—1948 erschien sie als 4,1% aller Hautkrankheiten. Unter den *gewerblichen* Hautschädigungen stehen die *Terpentin*-Schäden obenan, da Terpentin dort als Cellulose-Beiprodukt gewonnen und noch viel mehr als anderswo industriell benutzt wird (PIRILÄ [a]). Demgegenüber sind z.B. die *Bäcker*-Ekzeme durch die in Finnland durchgeführte Mechanisierung des Backprozesses sehr selten (nur 4 unter 653 Bäckern, KILPINEN).

Estland: In der dermatologischen Poliklinik in *Tartu* fanden sich in den Jahren 1921—1930 9150 dermatologisch-venerische Fälle (NAUMOW und LENT).

β) Großbritannien

Pilze: in 2473 Pilzkulturen fanden sich 87% Mikrosporien oder kleinsporige Trichophytien (1950; WALKER [a]). In und nach dem Kriege wurden mehrere autochthone Mikrosporon Audouini-Epidemien und ein Anwachsen der durch Rückkehrer eingeschleppten Tinea pedis beobachtet. Speziell in der Gegend von Cambridge wurden 1948—1956 Epidemien von Kopfflechte mit Mikrosporon Audouini und Trichophyton sulphureum gesehen; sporadisch auch Mikrosporon canis von Katzen. Animale Pilzformen waren 1953—1955 mit Trichophyton mentagrophytes und discoides im Anstieg (WHITTLE). In *Nord-Irland* (HALL u. BURROW) sehr wenig Fuß- und Kopfpilze; am ehesten von der Kälberflechte in den landwirtschaftlichen Gegenden übertragen.

γ) Niederlande. BROERS (1931) fand in 28 Jahren 26864 Hautfälle, darunter auffällig viel Acne (7,5%); Favus, der früher häufig war, ist jetzt in Holland im Rückgang.

δ) Schweiz. In der *Basler* Gegend (LUTZ [a]) kommen im Rheintal Acrodermatitis atrophicans und Erythema chron. migrans (Ixodes ricinus!) zur Beobachtung. *Prurigo Hebrae* fehlt ganz, *Prurigo chron.* simplex ist sehr selten; *Lichen ruber planus* erscheint periodisch. Bei *Acne* sieht man kaum schwere Fälle. *Acne colliquativa* sehr selten. Die Hauttuberkulose ist stark im Rückgang. Läuse und Krätze sind nicht mehr vorhanden.

Pilze. Kopf: Tiefe animale Trichophytien finden sich nur bei der ländlichen Bevölkerung; Favus in endemischen Herden in Luzern und im Süd-Elsaß; Endotrix-Formen werden gar nicht mehr beobachtet, meist findet man Mikrosporon und Trichophyton cerebriforme. — Bei den *Fuß*mykosen ist in Basel, wie auch sonst, Trichophyton interdigitale *Priestley* beherrschend, aber ein Drittel wird durch Trichophyton rubrum verursacht (BLANK), das seinen Siegeszug, wenn auch nicht in der Gesamtschweiz, fortsetzt; in *Genf* (MUSTER und PAILLARD, zit. nach BLANK) herrscht Trichophyton interdigitale freilich noch fast absolut; unter 74 Fällen nur 5 Trichophyton rubrum. Beim Eczema marginatum ergaben sich in Basel unter 13 Fällen 7 durch rubrum, in Genf nicht ein einziger. — *Körper*-Trichophytien ergaben meist Ctenomyces granulosum, alle aus den bäuerlichen Gegenden in den Kantonen Bern und Waadt.

In *Zürich:* Acne bei 36% der Schüler und 16% der Schülerinnen.

ε) Deutschland. Im Jahre 1930 hatte in Preußen der Rückgang der Schmutzkrankheiten des ersten Krieges angehalten (Krätze, Pyodermia), dem dann in und nach dem zweiten Kriege ein neuer Anstieg folgte.

In Ostpreußen viel Acrodermatitis atrophicans (SCHOLTZ). Im Jahre 1951 fand HASSELMANN [h] in Erlangen auffällig viel Milzbrand.

Pilze: Nach dem Kriegsschluß allgemeiner Anstieg, in *Hamburg von* 4,36% (1938) auf 9% (1949); zwei Drittel aller Fälle waren Epidermophytien, wahrscheinlich als Heimkehrer-Dermatophytosis (GÖTZ). Noch 1958/59 sind in Ost-Mecklenburg (HAUFE) 82,4% aller Mykosen Epidermophytien (besonders Epidermophyton mentagrophytes).

Das gleiche gilt für Freiburg i. Br., Münster, München, Kiel (Mykosen fast 8%, Epidermophytien allein 5,2% aller Dermatosen). Ein besonders starkes Ansteigen von Epidermophyton (Trichophyton) (s. unten) *rubrum*, das früher in Deutschland unbekannt war, und ein Rückweichen des Epidermophyton (Trichophyton) Kaufmann-Wolff macht sich geltend. Zum Beispiel in Berlin stieg rubrum von 20 auf 45% (GRIMMER). Auf dieses Ansteigen der Rubrum-Infektion ist die relative Vermehrung der *Nagelmykosen* zurückzuführen, die in Hamburg von 4% (1938) auf 17,56% (1949) aller Pilzerkrankungen stiegen. In *Berlin* (H. LANGER) stiegen sie 1955/56 von 18,8% auf 28,8% aller Mykosen, in 22% fand sich Trichophyton rubrum als ihre Ursache, welches nach GRIMMER bei den Onychomykosen von 1952—1959 von 40% auf 80% stieg, während Trichophyton mentagrophytes von 60% auf 20% fiel.

In *München* (1953—1960) waren nach GÖTZ, REICHENBERGER u.a. (1962) das Gros der Pilzleiden Zwischen-Zehen-Mykosen. 1950—1952 fand sich bei ihnen fast nur Trichophyton rubrum (40%) und Trichophyton mentagrophytes (60%). Daher wurden in späteren Jahren, um größere Einsicht in die Pilzflora zu erlangen, weniger die Zehenpilze und mehr Körper- und *Kopf*-Affektionen untersucht. Auffallend war bei diesen das Anwachsen des zuvor in Deutschland sehr seltenen, aus Amerika mit Haustieren eingeschleppten *Mikrosporon canis* (GÖTZ und REICHENBERGER, 1958). Mikrosporon Audouini wird in den letzten Jahren seltener. Die häufigste Trichophyton-Art ist Trichophyton mentagrophytes aus Haaren. Bei den *Körperflechten* wird Epidermophyton floccosum immer seltener und Trichophyton rubrum und mentagrophytes immer häufiger. Die Autoren werfen darum die Frage auf, ob das in Deutschland gezüchtete Trichophyton rubrum wirklich eine eigene Art oder nur eine Variante des Trichophyton mentagrophytes var. interdigitale ist.

Favus, der früher in Deutschland häufig war, stand er doch z.B. im Münsterland in den Jahren 1925—1932 an zweiter Stelle (104 unter 546 Kopfflechten), ist jetzt ganz im Rückgang. Isolierte Epidemien in Gebieten, wo er früher ganz unbekannt war, beruhen sicher auf isoliertem, von Rückkehrern eingeschleppten Favus. In *Kiel* fand sich 1957 überhaupt keiner. Andererseits ist Kiel und überhaupt Schleswig-Holstein der einzige Platz in Westdeutschland mit viel tiefen Trichophytien (Kälberflechte). Das *Erythrasma* nahm anscheinend in der letzten Zeit in Kiel zu (WAGNER [a]).

ζ) Italien. Leishmaniasis (Orientbeule) ist heute im ganzen Lande endemisch und nahm 1951—1953 sehr zu (SAGHER [a]), ist zur Zeit aber abnehmend. Tuberkulose wie überall in Europa im Rückgang. So ging sie in *Bologna* (COLINELLI) 1896—1927 von 4% auf 1% der Dermatosen zurück. In *Rom* war gleich nach dem zweiten Kriege ein Anstieg von Alopecia areata, Psoriasis, Ulcus cruris, Abfall von Lupus vulgaris, Scabies, Kopf-Tinea 1946—1956 (CAVALIERI) festzustellen. Seit 1959 wurde ein Anwachsen von Dermatomyositis, Pemphigus, Erythematodes disseminatus (!), andererseits extreme Seltenheit von Neurodermitis disseminata beobachtet (PETERKIN).

η) Ungarn. Im Jahre 1930 hat GYÖRGY auf Grund von 200000 Fällen (70% Haut, 30% venerisch) folgende Häufigkeitsreihe angegeben: Scabies, Dermatitis arteficialis, Ekzem, Acne, SZANTO (1936, Budapest) unter 149025 Dermatosen und MELCZER (1938, Budapest, Debreczin, Szeged) unter 360180 eine ziemlich identische Häufigkeitsreihe: Ekzem, Dermatitis, Impetigo, Seborrhoe, Acne, Scabies, Erfrierung, Dyshidrosis, Hyperidrosis, Pyodermien. *Tuberkulose* (SZANTO): 1,48% der Dermatosen. Unter 8000 Tbc-Fällen: 5000 Lupus vulgaris, gruppiert nach den landwirtschaftlichen Gegenden, in denen 20% des Viehbestandes krank ist. Lupus vulgaris: Erythematodes = 46:22%. Der Autor schließt also letzteren in seine Tbc-Statistik ein. Er fand in fallender Frequenz: Lupus vulgaris — Erythematodes — Tbc. colliquativa — papulo-nekrotische Tuberkulide. Lupus ist also ziemlich häufig, ob allerdings Ungarn tatsächlich das lupusreichste Land in Europa ist (MELCZER), mag heute fraglich erscheinen. *Krebs:* In Debreczin 1,07% (FRILÖP), sonst 0,2—0,5%. *Psoriasis* reichlich, besonders in *Szeged* (BERDE), *Prurigo Hebrae* im Alföld. *Pellagra: Debreczin* (FRILÖP) 0,04%. *Szeged* (BERDE) 0,977%. *Budapest* (MELCZER): 0,04%; im Alföld (Mais) keine Seltenheit (SZENTKIRALYI).

Sklerom, das um die Jahrhundertwende in Szeged nicht selten war, ist heute ganz verschwunden.

In *Kaschau* fand SZENTKIRALYI 1939 nach der Besetzung durch Ungarn eine für ihn auffallend große Anzahl von Anthrax und Erysipeloid, auch ohne Zusammenhang mit beruflicher Tätigkeit.

ϑ) Jugoslavien. In der Gegend von Travnik, Vlasic-Gebirge, fand KOGOI (b) viel Favus; unter 860 Männern nicht eine einzige Dyshidrosis, nur je ein Ekzem und Pyodermie. Es gab also trotz schlechter hygienischer Bedingungen, Wasser- und Seifenmangel im Karst, keine Schmutzinfektionen und keine Hautsensibilisierungen; wenig Tuberkulose, kein Erythematodes. Über *Berufscarcinom* bei *kroatischen* Flachsspinnern und Lichtkrebs in *Dalmatien* s. Krebs.

In *Spanien* jetzt Zunahme der Dermatosen durch Industrialisierung; im Kriege, wie überall, Scabies und Pyodermien 40 bzw. 67% aller Hautkrankheiten (SAINZ DE AJA). Bei Kopf-Mykose: 65% Trichophyton violaceum, wenig Mikrosporien, meist Mikrosporon canis (VILLANOVA, Barcelona).

ι) Griechenland. Während des zweiten Krieges (DOUCAS): *Ekzeme* trotz emotioneller und neuropsychischer Momente nicht gestiegen, *Urticaria* hat in den Hungerzeiten des Krieges sehr nachgelassen, bei Besserung der Ernährungslage (1944) kehrte sie zur Norm zurück. Nachgelassen haben ferner im Kriege *Acne* und *Psoriasis* (Fettmangel!), die *Hautkrebse* (Unmöglichkeit, Sonnenbäder am Strande zu nehmen), *Erysipeloid* (Fleischmangel) und die *Orientbeule* (normalerweise bei freiem Verkehr aus Kreta eingeschleppt). Herunter ging auch die *Pityriasis rosea. Unberührt* vom Kriege blieben mykotische und bakterielle Infektionen. Wie immer in Kriegszeiten war die *Krätze* auf das Zehnfache *gestiegen*, bis zu einem Drittel aller Hautkrankheiten. Von den ungewöhnlichen Affektionen erschienen in der Kriegszeit Pellagra, „Grain itch" und Comedonen der Regio tempor.-zygomatica.

2. Asien

α) Türkei (Anatolien). Zentralanatolien ist eine Steppe, in einer Höhenlage von 800—1000 m, mit langen, sehr heißen und trockenen Sommern und kurzen und kalten Wintern. Im Sommer wird ein enormer Reichtum an ultravioletten Strahlen bei ungewöhnlich langer Sonnendauer notiert. Als deren Folge erscheint die häufige *Cheilitis actinica* („anatolische Sonnen-Cheilitis") (MARCHIONINI [l_1] und häufig der *Lichtkrebs*. Außer diesen für das Zentralplateau charakteristischen Dermatosen sind in der asiatischen Türkei zu bemerken: *Miliaria rubra* („Prickly heat"), in Maisgegenden viel *Pellagra*, in Schafzuchtbezirken *Anthrax*. Nach *Malaria* kommen sekundäre Hauterscheinungen vor, wie die Purpura, morbilliforme Exantheme, addisonartige Pigmentierungen, Chloasma periorale (MARCHIONINI [b, f—l]).

Orientbeule, endemisch, war in ausgedehnten Teilen Zentral- und Südostanatoliens früher sehr häufig; doch ist sie, obgleich der moderne Verkehr die Ausbreitung förderte, von 1940—1956 sehr zurückgegangen. In drei Kliniken in Ankara z.B. fiel sie von 6 pro mille (1940) auf 0,6 p.m. (1949); 0,4 p.m. (1952), stieg auf 0,8 p.m. (1955), seit 1949 macht sich die systematische DDT-Bekämpfung der Phlebotomen in den genannten Endemie-Gegenden bemerkbar, die sich durch heißen, trockenen Sommer auszeichnen. *Leishmanide* im Gegensatz zu Irak sehr selten, besonders die nodöse Form, bei welcher offenbar klimatische Bedingungen mitsprechen. — Die auf die Leishmania schlecht wirkenden Krankheiten (MARCHIONINI), wie Pappataci, Malaria, Lues, sind sehr zurückgegangen, und darum fehlen heute die Leishmania-Formen, die auf herabgesetzter Resistenz beruhten (R. RICHTER). Die lupoide Hautleishmania, welche im Irak gehäuft vorkommt, in den anderen Nachbargebieten selten ist, fehlt in Anatolien völlig. (Unterschied der biologischen Reaktion?)

Die geographische Ausdehnung der Leishmania in Anatolien fällt mit jener der Lepra zusammen.

Sehr viel *Noma,* nicht immer durch Plaut-Vincenti, sondern auch durch Staphylo- und Streptokokken bedingt.

Pyodermien sind sehr häufig, bis 30% aller Hautfälle. Bei ihrer Entstehung sind Insektenstiche äußerst wichtig, an der Küste durch Anopheles, im Landeszentrum durch Phlebotomus Pappataci; auf die relative Häufigkeit von staphylogener Impetigo und die Rolle von Staphylococcus albus weist FREYER hin.

Krätze war auch dort selten; nach vorübergehendem Anstieg im Kriege geht sie heute zurück. — *Lepra* im Osten und Südosten des Landes; sie zeigt bei einer Bevölkerung von 23 Millionen etwa 10000—12000 Lepröse (RICHTER u. TAT, RICHTER u. ERBAKAN). Wegen des Mangels an Industrie ist das *Ekzem* selten geblieben; aber freilich besteht wohl überhaupt keine große allergische Disposition; selten Säuglings- und Kinder-Ekzem (meist Brustkinder!), häufig — deswegen — Mamma-Ekzeme. — *Lupus vulgaris* spielt durch die Besonnung wie im ganzen mittleren Osten keine Rolle. Sehr bemerkenswert erscheint MARCHIONINI [a] die große Seltenheit des *Lupus erythematodes,* selbst in den großen Städten der Türkei, wo Lupus vulgaris nicht extrem selten ist; so müssen nach seiner Ansicht außer der Besonnung noch andere Faktoren mitsprechen. — Da meist Schafmilch getrunken wird, ist Tbc. verrucosa selten; übrigens auch Melkerknoten.

Mykosen sind im ganzen Lande häufig, relativ oft gibt es noch Favus; überwiegend ist unter den Trichophytien Trichophyton gypseum, unter den Epidermophytien: Epidermophyton (sive Trichophyton) rubrum, beim Favus: Achorion (Mikrosporon) Quincke und Achorion (sive Trichophyton) Schoenleini BEHDJET).

Über *Morbus Behcet* ist aus der Türkei und Nachbargebieten mehr berichtet als in der ganzen sonstigen Fachliteratur (KATZENELLENBOGEN [a]).

Wir haben im obigen der Verteilung der Dermatosen in Anatolien gedacht. Gerade für die Türkei ist die enge Beziehung von *Ethnologie* (religiöses und sonstiges Brauchtum, Ernährung, Kleidung, Volksmedizin, Tätowierung) und *Haut* in gesunden und kranken Tagen von MARCHIONINI [k] in so eingehender Weise aus eigener Erfahrung in seinen Aufsätzen (Hautarzt, Band 5 u. 6) geschildert worden, daß sie hier nur angedeutet sei: z.B. sind ethnologisch bedingt das fast völlige Fehlen von Clavi, Erythrocyanosis cruris, atopischem Ekzem, Tuberculosis verrucosa cutis, Melkerknoten, Erysipeloid, Läusen, Rosacea, Rhinophym, Erythrasma, Hyperhidrosis und manchen anderen; infolge der Beschneidung fehlen Balanoposthitis und Herpes genitalis; infolge der religiös geregelten Afterpflege fehlt Ekzem am After, wie in den Tropen (SIMONS). Bei den Tätowierungen fehlen menschliche Bilder.

Nach dem Kriege trat eine geographisch in den einzelnen Bezirken sehr verschiedene *Porphyria cutanea* auf, welche in Hunderten von Fällen durch das landwirtschaftliche Fungicid Hexachlorobenzen verursacht worden war (R. SCHMID).

β) Israel. Die verschiedenen Einwanderergruppen haben die Hautkrankheiten ihrer Vergangenheit mitgebracht und mit gewisser Variation in Israel behalten. Bei den *europäischen* Juden erscheint etwa folgendes Bild: *Psoriasis* mit 0,8% wesentlich seltener als in Europa und Amerika; ein Umstand, der nur damit erklärt werden kann, daß sie offenbar in vielen Fällen heilte oder in ein nicht behandlungsbedürftiges Stadium überging (SILBERSTEIN). Sicher gehören die zur Behandlung kommenden Fälle nach europäischen Maßstäben nur zur mittleren und leichteren Psoriasis; psoriatische Erythrodermie kommt fast niemals spontan vor; freilich wurde gerade über Fälle von psoriatischer Erythrodermie nach Atebrin berichtet (ZIPRKOWSKI).

Die *Acne* hält sich etwa am unteren Ende der europäischen Häufigkeit, aber auch bei ihr sind die in Europa so zahlreichen Fälle schwerer Acne im Gesicht relativ selten, da sie der schälenden Wirkung der Sonne weichen. *Acne rosacea* gehört in reiner Form zu den ganz großen Seltenheiten, ebenso *Acne necrotica*; andererseits gibt es *Acne conglobata* und *Acne cystica dorsi* nicht weniger als in Europa.

Alopecia areata ist ($^1/_2$%) relativ selten, aber offenbar gibt es oft Herde im Bart.

Als Sonnen- und Klimafolge erscheint im Sommer an der feuchten Küste viel *Miliaria rubra*, im ganzen Lande *Cheilitis actinica* (s. MARCHIONINI, Anatolien), ferner eine eigenartig pigmentierte *Lichen ruber planus*-Form, der Lichen ruber subtropicus actinicus an lichtexponierten Stellen. Während des ganzen Jahres relativ viel *polymorphe Licht-Dermatosen; Erythematodes* ist nicht selten, offenbar viel häufiger als in der Türkei. — Von *Lupus vulgaris* nur sehr wenige aus Europa eingebrachte Fälle, kein autochthoner (ROSENBAUM: ein Lupus vulgaris auf 17 Erythematodes). Die anderen tuberkulösen Hauterkrankungen sind aber nicht so extrem selten. *Hautkrebs*, mit starkem Überwiegen der basalen über die spinalen Formen, fällt nicht aus dem Rahmen europäischer Statistik. Auffällig viel *Granuloma anulare*, fast nur am Handrücken bei Frauen (ROSENBAUM: 0,1%). *Neurodermitis chron. disseminata* in normaler Frequenz, aber fast völliges Fehlen von Lichen Vidal (Neurodermitis chron. circumscripta) in Ellenbeugen usw.

Gewiß erstaunlich ist die relativ große Zahl von (geschlossenen) *Frostbeulen* in den nassen Wintern ohne Schnee. Sehr auffallend die *Seborrhoea faciei*, die bei vielen Männern in den ersten Regentagen jedes Jahr rezidiviert und bis zum Frühjahr anhält, während Pyodermien, Pilze usw. in der Regenzeit gerade verschwinden (P. S. MEYER).

Demgegenüber bei den *orientalischen Juden:* wenig Psoriasis und Lichen ruber, die Acne relativ noch weniger und leichter und viel Neurodermitis disseminata (atopica) und Lichen chron. Vidal, dieser allerdings nicht cubital, sondern intertriginös und am Scrotum.

Orientbeule: Die Einwanderer aus Irak zeigen fast zu 100% aktive oder vernarbte *Leishmaniasis* (Bagdad-Stamm). Im Gegensatz hierzu macht die autochthone palästinensische Abart der Leishmania nur primäre Knotenbeule, ohne Späterscheinungen. Sie kommt in einzelnen endemischen Herden am Toten Meer, in der Südwüste und bei Haifa vor.

Lepra: Gesamtzahl der Leprösen ist etwa 150, davon 35 im Leprosorium. Zumeist handelt es sich um „lepromatöse" Form bei Einwanderern aus dem Orient, untermischt mit einem kleinen Anteil solcher aus Osteuropa (Rumänien, Polen).

Gemeinsam bei allen Juden ohne Rücksicht auf das Herkunftsland ist die relativ große Häufigkeit des *Pemphigus*.

Phytogene Dermatitis erscheint am häufigsten nach Kontakt mit den zahlreichen Feigenbäumen. In letzter Zeit wurde die Aufmerksamkeit auf „*Sabra-Dermatitis*" gelenkt. Dies ist ein saisonmäßig auftretender krätzeartiger Ausschlag bei Menschen, die beruflich mit den *Früchten* von Kaktus (Opuntia ficus indica) zu tun haben und von deren Stacheln verletzt werden. Sie ist wohl zu unterscheiden von den Folgen einer Berührung der *Blätter*stacheln und kommt vermutlich auch im sonstigen Gebiet der Opuntien (nördliches Südamerika, Mexiko, Marokko, Tunis und Italien) vor (SHANON und SAGHER).

Pilzinfektionen (SAGHER [b], RAUBITSCHEK, BERLIN und MEYEROWICZ). Bei den *Kopfflechten*, die eine Zeitlang ein epidemiologisches Problem darstellten, steht an erster Stelle, mit 80—85%, Trichophyton violaceum, der Pilz des gesamten Mittelmeers (s. *Spanien*). An zweiter Stelle folgte zur Zeit der europäischen Einwanderung Trichophyton mentagrophytes, zur Zeit der nordafrikanischen: Trichophyton tonsurans. — Mikrosporon Audouini erscheint gar nicht; extrem selten Favus (BERLIN: 73 unter 2000); aus *Polen* eingeschleppt. — Unter den *Körper-Trichophytien* ist gleichfalls *Trichophyton violaceum* dominant, dann folgt Trichophyton gypseum, rubrum und tonsurans. In letzter Zeit nimmt Trichophyton rubrum sehr zu.

An *Händen, Leistenbeugen und Zehen* — der „athletic foot" ist ungeheuer verbreitet — herrscht eine aggressivere, vielleicht subtropische Form, die durch Trichophyton *rubrum* verursacht wird, neben einer lokalisiert bleibenden durch *Trichophyton Kaufmann-Wolf* (SAGHER [b]). — Nach RAUBITSCHEK rangiert die Häufigkeit der Pilze bei Mykosen dieser Körperstellen: Trichophyton rubrum, Trichophyton gypseum, Candida albicans, Epidermophyton inguinale.

Ganz erstaunlich groß ist die Verbreitung von Hefekrankheiten in Form der interdigitalen Candida-Mykose und Paronychie.

Die Gesamterkrankung an Pilzleiden ist im allgemeinen recht groß. In *Haifa* (ROSENBAUM) 21% in der städtischen, 27% in der ländlichen Klientel. — Letzte Übersicht s. bei RAUBITSCHEK [b].

γ) Im Irak [BRÄUER (b)] Impetigo bei Kindern zehnmal mehr als bei Erwachsenen. Die Säuglings-Ekzeme sind 25,8% aller Ekzeme im Gegensatz zu der allgemein behaupteten Seltenheit derselben in warmen Ländern (MARCHIONINI: auch in Anatolien selten); auch das Analekzem ist im Irak nicht so selten wie in der Türkei. Extreme Verbreitung der Orientbeule (Bagdadbeule).

δ) Im Iran ist im Norden (Aserbeidjan) die ungeheuere Verbreitung der Kopfflechten bekannt; 11% aller Menschen (40% der Kinder) leiden an Favus; unter den Tuberkulosen, wie in allen warmen Ländern, dreimal soviel Scrofuloderme als Lupus; keine Tinea pedis, wenig Verrucae, Pruritus ani et vulvae, aber viel allgemeiner Pruritus durch Verwurmung. Keine Leishmania (PETTI).

ε) Im **Libanon** Lepra endemisch, aber gering; Tuberkulose selten, Orientbeule im Norden endemisch, jetzt durch wachsenden Verkehr mehr verbreitet. Hautkrebs bei hellhäutigen Mischlingen (CHAGLASSIAN u. Mitarb.), bildet ca. 14,5% aller Krebse, unter 200 Hautkrebsen: 111 basale, 74 spinale, 15 andere (BERBIR u. Mitarb.).

ζ) Japan. Interessant ist die geringe Frequenz der *Hauttuberkulose*, außer schweren papulo-nekrotischen Tuberkuliden und Tuberkulose des Penis (ROTHMAN [a]), angesichts der dort sonst so häufigen Tuberkulose anderer Organe; ebenso die Seltenheit der *cutanen Leishmaniasis* gegenüber der so verbreiteten *visceralen*. — Vielleicht haben die dauernd überheizten japanischen Bäder an dieser Differenz ihren Anteil (W. RICHTER). *Lupus erythematodes* findet man jetzt öfter vielleicht als Folge von Foci in den bei den Japanern — im Gegensatz zu den Chinesen — sehr schlechten Zähnen (KITAMURA und FUYURA) vielleicht durch

Bakterienresistenz nach Antibioticamißbrauch der Nachkriegsjahre. *Psoriasis* ist fast nicht vorhanden (fettarme Nahrung). Die *Sarcoidosis* nahm in den letzten Jahren zu (KITAMURA).

Lepra: 1900 waren 30000—40000 Lepröse in Japan. In der Kaiserlichen Universitäts-Hautklinik in *Tokyo* (KOBAYASHI und AMAGASAKI, 1932) waren sie 2,98%, in *Kyushus* meist von Bauern besuchter Poliklinik (HIROSE, 1930) 3,9% aller Hautfälle. Nach ROTHMAN (1959) gab es in ganz Japan nur 15000, davon 70% *lepromatöse* Fälle.

Photodermatosen sieht man fast nie, aber interessanterweise ist *Pellagra* nicht selten. Scabies, Pyodermien, Kopfflechte; erheblich zurückgegangen.

Urticaria acuta ist häufig, chronische nicht selten. Die häufigste Ursache ist Genuß von Meerfischen, Makrelen, Salm, Hummern, Krebsen, von Gemüsen, besonders Spargel. — Medikamentöse Urticaria durch ausgedehnten Gebrauch von Antibiotica, allergische *Kontakt-Dermatitis* durch Bambus, Lacken, Haarfarben oft beobachtet (KITAMURA und KIMURA).

Neurodermitis constitutionalis findet sich bei den gehobenen Schichten in den Städten (MARCHIONINI [m]); *Acrodermatitis atrophicans*, *Erythema migrans* und *Lymphocytome* trotz starker Bewaldung des Landes selten.

Sehr plausibel erscheint die große Zahl der *Fußmykosen*, da der Japaner innerhalb der Häuser barfuß oder nur mit Strümpfen bekleidet geht. Andererseits fand sich bei der amerikanischen Besatzungsarmee in Japan eine enorm verbreitete *Candida-Moniliasis-Intertrigo*, die sowohl bei den amerikanischen Zivilisten als auch bei den Japanern ganz fehlte und wohl auf die undurchlässige Baumwoll-Sommeruniform des Militärs zurückzuführen war (HIGDON). 100% der Kinder haben einen *Mongolenfleck*, der vor der Pubertät verschwindet (MARCHIONINI [m]).

Auffällig ist die hohe Zahl der *Geno-Keratosen* bei Japanern; auch *Incontinentia pigmenti* (KITAMURA, FUKUSHIRO u.a.), und das *Peutz-Yeghers-Syndrom* wird gerade aus Japan relativ oft berichtet (KITAMURA, KOJIMA und SASAGEWA), ferner *Naevus Ota*, *Keratoderma tyloides palmare progress.* (DOHI-MYIAKA), *Keratosis follicularis squamosa* (DOHI), *Acropigmentatio reticularis* (KITAMURA), *Dyschromatosis symmetr. hereditaria* (TOYAMA, zit. nach ROTHMAN). *Erythromelanosis foll. faciei* bei jungen Männern (15—21 Jahre) (KITAMURA, KATO, SONODA).

In *Nordkorea* gleicht das Bild dem aus Japan berichteten (HELINSKI).

η) China. Mit seinen 600 Millionen Einwohnern und seiner immensen geographischen Ausdehnung ist China natürlich dermato-geographisch kein einheitliches Gebiet. Die aus tropischen Gebieten bekannten Hautaffektionen sind in China ebenso zu finden wie solche des kalten Klimas; im allgemeinen besteht Parallelismus zwischen der geographischen Breite und der Häufigkeit der betreffenden Hautkrankheiten.

Es läßt sich als allgemeines Bild etwa sagen (KEIM), daß unter den massenhaften Pyodermien die Nacken-Furunkel infolge des steifen Kragens der Chinesen auffällig häufig sind, wie überhaupt viel Dermatitiden durch Kontakt beobachtet werden. Erwähnt sei die *Lack*-Dermatitis bei Publikum und Lackverkäufern, bei letzteren Desensibilisierung möglich.

Die Häufigkeit des *Lichen Vidal* wird allgemein bestätigt, sie ist im speziellen Kapitel eingehend behandelt.

Lichen ruber planus erscheint sehr selten. *Mykosen* sind durch viel Fußmykosen („Hongkong-Fuß"), am Kopf durch viel Favus und Herpes tonsurans, besonders in Südchina, vertreten. Aber recht selten sind tiefe Formen (Kerion Celsi und parasitäre — und nichtparasitäre — Sykosis).

Hauttuberkulose ist im Gegensatz zu Japan verbreitet, sogar erheblich in Zentralchina, wenn auch nicht mit der Frequenz Nordeuropas. Am meisten handelt es sich um Kontinuitäts-Tuberkulose von Knochen und Drüsen; ferner Tuberculosis cutis verrucosa, z.B. oft am Gesäß, da dieses bei den Kindern unbekleidet und bovinen Infektionen ausgesetzt gelassen wird; ferner Lichen scrofulosorum, Erythema Bazin, Tbc. miliaris disseminata und Tbc. cutis orificialis. Demgegenüber ist Lupus vulgaris nicht gerade gewöhnlich. Umstritten scheint die *Psoriasis*. Offenbar ist sie innerhalb der verschiedenen Bezirke verschieden häufig. KLEIN sah in Nordchina (Tschili) keine, während RICHTER gerade ihre Häufigkeit gegenüber dem Fehlen bei den Japanern betont; ein Umstand, der wohl in der vermehrten Fettnahrung der Chinesen eine Stütze finden könnte.

ϑ) Burjeto-Mongolei. In Erinnerung an die deutsch-sowjetische Lues-Expedition vom Jahre 1928 erwähnen wir: unter den 3000 explorierten Personen auffallend oft Cutis verticis gyrata. Bei allen reinen Mongolen Mongolenflecke, aber nicht bei den Abkömmlingen von mongolisch-russischen Mischehen; viel Leukoplakie durch Rauchen, auch bei Frauen; Kalkablagerung in den Ohrläppchen, sehr selten Kahlheit (BRAUDE und GRSCHEBIN).

ι) Indochina. Die sehr große Bedeutung des Krebses der Mundhöhle in *Siam* (MENDELSOHN und ELLIS) und *Annam* (LALUNG-BONNAIRE und BABLET) macht ihn geradezu zu einem sozialen Problem dieser Länder.

ϰ) In **Malaya** wird die Bevölkerung von Malayen, Indern, Chinesen und Europäern gebildet. Häufigste Ursache der Hautkrankheiten sind äußere Reizung, Unterernährung, Infektion mit tierischen und pflanzlichen Parasiten. Beim Weißen fällt die große Zahl von „Prickly heat" (Miliaria rubra), beim Eingeborenen Entzündung durch Kontakt mit Giftbäumen ins Gewicht (s. auch Indien). Viele medikamentöse Toxikodermien, sowohl äußerer wie innerer Genese (Arsen, Chinin). Eine besondere Krankheit dieser Gegend, speziell der Tamils (Ceylonesen), ist das *Keratoma plantare sulcatum* auf Grund von örtlichen Reizen, Sand und Wasser; häufig sind Ulcus tropicum und, unter den Eingeborenen, die Exantheme bei Dengue und Rattenbißfieber. Wie überall in den Tropen führt häufiger A-Vitamin-Mangel zu Phrynoderm und Ichthyosis, der B-Mangel zu Stomatitis und Faulecken.

An *Pilzen* herrscht beim Weißen der „Athletic-Foot" und das Eczema marginatum, beim Eingeborenen die Tinea versicolor und imbricata (POLOUMIN). *Carcinoma* bei den Eingeborenen genital und perigenital häufig (FASAL).

λ) Indonesien. Nach Berichten aus *Bali* (DÖLCHER) und *Neuguinea* (WOLFE) sind unter den Eingeborenen Ulcus tropicum der Knöchel, Krätze (9,3%) und Pilzaffektionen ungeheuer verbreitet und machen zusammen 80% der behandelten Hautfälle aus. Unter den *Mykosen* sind Tinea imbricata (Ringelflechte) und Tinea versicolor (depigmentata) die weitbeherrschenden. *Madurafuß* ist von Seefahrern aus Ceylon eingeschleppt. Fußmykose kommt, im Gegensatz zu Japan, gar nicht vor, obwohl die Eingeborenen keine Schuhe anziehen. Auch hier ist *Keratoma plantare sulcatum* extrem häufig.

Sehr selten sind: Warzen, Alopecia areata, Psoriasis, Pemphigus, Erythematodes, Sclerodermie, Lichen ruber planus und Rosacea.

Keloide sind in Bali sehr zahlreich, in Neuguinea, trotz vieler Narben, sehr selten. *Mangel-Krankheiten* (inklusiv abortiver Pellagra) in Bali oft, in Neuguinea selten. *Krebs:* Hautcarcinom bei Malayen selten, bei Chinesen häufig; *Mundcarcinom*, trotz endemischen Betelkauens, sehr selten, ebenso Leukoplakia (s. Betel-Krebs, S. 19). *Peniskrebs* häufig bei den unbeschnittenen Bevölkerungsgruppen (BELISARIO; TEN SELDAM; TEN SELDAM und BELISARIO). *Leishmania* kommt nicht oft vor; eine tropische *Acne*, ohne Comedonen, an Gesäß und Oberschenkeln bei Jugendlichen. *Granuloma venereum* und *Rhinoscleroma* (Donovanische Körperchen) sind in Bali endemisch, in Neuguinea selten.

Maligne Melanome sind nicht häufig; selten sind analer und genitaler Pruritus und Ekzeme. „*Prickly heat*" (Miliaria rubra) beim Weißen und Chinesen zahlreicher als beim Eingeborenen, da diese offenbar weniger trinken und schwitzen.

Aus ganz Südost-Asien, das im zweiten Weltkriege zum Kriegsschauplatz wurde, sind Übersichten über Hautkrankheiten bei Soldaten veröffentlicht. Beim englischen Militär (SANDERSON und SLOPER), das zum Teil eine große Dermatosenziffer aufwies, beobachtete man viel *Tinea imbricata, Miliaria rubra* und *Impetigo bullosa (staphylogen.)*. Im Dschungel, an der indisch-burmesischen Grenze, erkrankten durch Malaria geschwächte Soldaten oft an Ulcus tropicum („Naga sore") (GRINDLEY). In den *Philippinen* brechen den Europäern die Nägel (HASSELMANN [a]). In *Surinam* sind die echten Tropen-Dermatosen sehr selten, da die Urwälder fehlen (SIMONS [a]).

Große Aufmerksamkeit erregte in der amerikanischen Fachliteratur des zweiten Weltkrieges (u.a. BAGBY) das in Neuguinea und den benachbarten Kriegsschauplätzen gehäufte Auftreten eines „atypischen Lichen planus" oder „lichenoider Dermatitis" oder „Lichen planus tropicus" bei Soldaten (NISBET), eine Erscheinung, die viele heute als lichenoide Toxikodermie nach Malariaprophylaxe durch *Atebrin* ansehen.

μ) Indien. Eine Analyse von 50000 Hautfällen (1942—1946) der School of Trop. Med. in *Calcutta* (L. M. GHOSCH) zeigt, wie zu erwarten, Scabies, Mykosen und Pyodermie in prädominanter Stellung; erstaunlich ist das Fehlen der Kopfpilzflechte, vorkommende Fälle sind von auswärts eingeschleppt. Andererseits fällt das Vorhandensein von immerhin 956 Psoriasis-Fällen auf.

Am wichtigsten aber erscheint uns für die indische Dermatologie die Häufigkeit *allergischer* Hautkrankheiten durch allergene Pflanzen. BADHWAR, NAYAR und CHOPRA gaben eine umfassende Übersicht über 76 dermatitiserzeugende Pflanzen und ihre Verbreitung in Indien. Sie unterscheiden z.B. den Rhus-Typus (Toxicodendron), den Nesseltypus (Teufelsnessel), die nach Genuß photosensitivierender Pflanzen (z.B. Fagopyrum esculentum, Hypericum perforatum) auftretenden Hauterscheinungen. Auch die Petersilie gehört hierzu (BEHL).

In der letzten Zeit hat in einer Arbeit über „die Kontakt-Dermatitiden in den ländlichen Bezirken Indiens" BEHL diese Phyto-Allergene beschrieben; außer Rhus erwähnt er *Cashew-Baum* (Anacardia occidentalis) mit dem Anacardiol, die Castorpflanze (Euphorbiacea) mit dem Cajeput-Öl und die Rag-Weed-Entzündung (Ambrosia artemisifolia). — Perorale Ekzeme sehr häufig bei Menschen, die Orangen mit den Zähnen schälen. Feigenpacker bekommen Hautentzündungen, und ebenso werden diese durch Seifen und Senföl, das mit irritierenden Pflanzen zur Massage gemischt wird, verursacht. Unter den *chemischen* Reizstoffen sind Dünger, Calcium-cyanid und -sulfit, von den Insekticiden Derris-Puder zu nennen.

Maschinenöle sind für viele gewerbliche Hautentzündungen in den Zuckerfabriken verantwortlich, während Zuckerrohr selbst nicht allergen ist. *Kinderekzeme* sind selten, vielleicht weil die meisten Säuglinge Brustkinder sind (DESAI). Nur anführungsweise sei eine Übersicht BEHLs über in Indien herrschende *parasitäre* Hautinfektionen wiedergegeben: 1. „*Harvest-itch*" durch die Wanze Leptus autumnalis an den Unterschenkeln, 2. „*Grain-itch*" (Pediculoides ventricosus) am ganzen Körper, 3. „*Wasser-itch*" in Assam in der Regenzeit durch eine Milbe, 4. „*Kopra-itch*", 5. „*Käse-itch*", 6. „*Ananas-itch*", 7. *Batata* (Trombicolum flui), 8. *Chiggers*, die Sandflöhe zwischen den Zehen, und 9. „*Cottonseed-itch*" durch einen Acarus. Von *Würmern* bemerkenswert: Filiaria, Dracunculus (Guinea-Wurm), Ankylostoma, Schystosoma.

Von *Pilzinfektionen* sind Actinomyces und Trichophytien, oft von Tieren angesteckt, und Madurafuß als Wundinfektion häufig, Favus sowie Pilze zwischen den Zehen und Eczema marginatum selten. Recht zahlreich sind die *Mangelkrankheiten*, wie: Pellagra, Beri-Beri, A-Riboflavinose, A-Mangel (Phrynoderm), Kwashiorkor (BROCK und AUTRET). Als exponierter Beruf sind die *indischen Fischer* anzusehen, die durch Teer und Sonne zu Hautkrebs prädestiniert werden und bei denen Stiche einer Seeanemone wie auch Infektionen mit Erysipeloid und Weilscher Krankheit weitere häufige Berufskomplikationen darstellen.

Lepra erfaßt in Indien 1—5 pro mille der Bevölkerung (R. G. COCHRANE). Bezüglich Inder in Afrika s. CLARKE.

3. Amerika

α) Nordamerika. Zusammenfassende Übersichten über zehn große Statistiken in den Vereinigten Staaten — darunter die seinerzeit im Handbuch veröffentlichte über 700000 Fälle — ergeben, daß an den jeweils 10 häufigsten Erkrankungen all dieser Aufstellungen im ganzen Lande nur 14 Krankheiten beteiligt sind. 11 machen etwa 57% aller Hautkrankheiten aus (H. GOODMAN, SOHRWEIDE, FOX und SHIELDS, CORSON u. Mitarb.). Hiervon sind z.B. bei FOX (1949) die ersten 10: Acne — Dermatitis — Tinea — Ekzem — Dermatitis venenata und occupationale — Impetigo — Scabies — Urticaria — Psoriasis — Pityriasis rosea. Meist nehmen Acne, Tinea und Ekzem die ersten Stellen ein, die in tropischen und subtropischen Gegenden den pyogenen und spezifischen mykotischen Infektionen zukommen (GOODMAN).

Scabies, die am Ende der 40er Jahre noch unter den „ersten 10" war, verschwindet dann völlig aus dieser Gesellschaft. Hingegen zeigt ein Vergleich nach einem Vierteljahrhundert (1955 gegen 1930) das mächtige Vordringen der Kontakt-Dermatitis, sowohl durch bessere Diagnose als aber auch durch die Vormacht der industriellen Antigene (CORSON, Philadelphia). In *Kalifornien* und *Arizona* (MARCHIONINI [m]) polymorphe Licht-Dermatosen, Erythematodes und Cheilitis relativ häufig.

Haut-Tuberkulose ist in Nordamerika selten. *Sarcoma Kaposi* kommt nur bei der ersten Generation europäischer Einwanderer vor; ebenso *Alopecia areata* und *Lupus vulgaris*. — Lichen ruber, L. Erythematodes und Neurodermitis in Europa häufiger (WIENER). Als spezielle Probleme der USA seien erwähnt: im Süden der Staaten als insektogene Dermatose die „*Kissing Bug*" (Triatoma anguisuga) (SHIELDS und WALSH). Unter den im Süden eine große Rolle spielenden *phytogenen* Erkrankungen sei die Entzündung durch den englischen Efeu (Hedera helix), der über das ganze Land verbreitet ist (L. GOLDMAN), und den algerischen Efeu (Hedera canariensis) an der Westküste, besonders in Kalifornien (DORSEY), erwähnt. Der verbreitete Giftefeu (Poison ivy) ist kein Verwandter der Hedera, sondern gehört zu Rhus Toxicodendron; am häufigsten sind davon in USA Toxicodendron radicans, seltener Toxicodendron quercifolium und Toxicodendron diversilobum. Eine große Rolle spielt *Rag-Weed*. *Wiesendermatitis* ist in Amerika viel seltener als in Europa. In der Panama-Gegend gibt es Entzündungen durch den Manzanilla-Baum. Bezüglich Rhus geben interessanterweise Chinesen, Japaner, Filipinos und Hawaiier, die in Amerika geboren sind, bei Hauttesten — je nach der Rasse — ca. 20—25 positive Resultate (etwa wie der Europäer), nach Amerika *eingewanderte* Vertreter obiger Rassen aber fast immer 0% positives Ergebnis. Wahrscheinlich sind letztere in ihren Ursprungsländern durch Kontakt mit stärkeren Giften der Rhus-Gruppe desensibilisiert worden (EPSTEIN und CLAIBORNE).

Betreffs der *Pilzerkrankungen* folgen wir einer Übersicht von Ost nach West:

Der beherrschende Pilz der *Kopfflechte* in den großen Städten des Ostens ist *Mikrosporon Audouini*: in New York 40% (LEWIS und HOPPER), 72% (KORNBLEE), in *Indianapolis* 87% (JONES u.a.). Auch im *Mittleren Westen* herrscht er im *östlichen* Teil (St. Louis und Cincinatti, SCHWARZ) noch vor; aber im *westlichen* Gebiet regiert in *Oklahoma* und westlichem *Arizona (Phoenix) Mikrosporon lanosum* (81%, MULLINS). In *Galveston* (Texas-Südküste) recht häufig das sonst seltene *Mikrosporon gypseum* (SHARP u. WEGNER).

Gegen dieses von den Mikrosporien beherrschte Gebiet dringt jetzt von Süden, langsam eine Änderung der „Pilz-Geographie" verursachend, *Trichophyton tonsurans* (cerebriforme und sulfureum) (HOWELL und WILSON) vor; und dies ganz abgesehen von der direkten Einschleppung dieses Pilzes durch Einwanderer aus *Porto Rico* in das Gebiet von *Groß-New-York*, wo er 1958 viermal so häufig gefunden wird als 1955 (KORNBLEE). Dieses Trichophyton, welches in Mexiko 92% aller Kopfflechten verursacht, vermehrt sich jetzt stark in den westlichen und südlichen Küstengegenden, besonders in *Texas* und *Kalifornien* (KUHL), z.B. in St. Antonio (C. F. LEHMAN) und Galveston. Über seine Bedeutung auch für den Erwachsenen und seine exakte geographische Verteilung bei der Tinea capit. der Erwachsenen gibt PIPKIN eine eindrucksvolle Landkarte. Einzelne Fälle von Trichophyton sulfuricum sind schon aus *Ohio, Pensylvanien, Indianapolis* (SCHWARZ, SIMON und SCHWARZ), von Trichophyton crateriforme tonsurans aus *Minnesota* (HILL und ZELIKSON) gemeldet. *Trichophyton violaceum* verursachte eine Kopfepidemie in *New York (City)* (ROSENTHAL).

Auch auf dem Gebiete der *Hand- und Fußpilze* sehen wir eine aktuelle Veränderung. Der bei diesen vorherrschende Pilz in USA ist *Trichophyton mentagrophytes* (gypseum) in $^3/_4$ aller Fälle, auf *Trichophyton rubrum* kommt nur $^1/_4$, im Süden vielleicht etwas mehr. Aber heute schiebt sich Trichophyton rubrum allmählich nach Norden vor und drängt den Gypseum-Typ zurück.

Wir haben es mit diesem Vordringen von Rubrum wohl mit einer weltweiten Erscheinung zu tun (SULZBERGER; GOLDSMITH-HELLIER). Auch die Onychomykosen werden heute in New York schon weitgehend durch Trichophyton rubrum verursacht, wenn auch ihre Gesamtfrequenz nicht ansteigt (SULZBERGER, Yearbook 1954/55 und 1958).

Favus ist in USA sehr selten und beschränkt sich auf endemisches Verhalten in einigen abgelegenen Orten.

Tiefe Mykosen spielen im Osten und Norden gar keine Rolle, im Süden sind sie selbstverständlich nicht selten, z.B. Blastomycosis americana, Histoplasmosis, Coccidioidomycosis, Sporotrichosis.

In den Süd- und Weststaaten einige endemische *Lepra*-Herde (WIENER).

Zum Schluß ein Wort über die *Neger* und *Indianer:*

Die Haut des amerikanischen *Negers* (10% der Bevölkerung) neigt mehr zu bizarren und hypertrophischen Krankheitsbildern (Keloide, ausgedehnte Leukoderme, Dermatitis papulosa nigra, Dermatitis papulosa capillitii, typisch annulläre Formen der Lues und der Sarkoide). Nicht selten sind Beingeschwüre bei Sichelzellen-Anämie, Pityriasis faciei, Tinea tonsurans und Granuloma inguinale. Selten sind: Psoriasis, Lichen ruber, Basaliome (s. das Kapitel: Hautkrebs), Alopecia areata, Erysipeloid, Epidermophytien, Tinea cruris, Keratosen, Melanome, Warzen, Xanthome und Naevi. Hauttuberkulose ist selten. Nie erkranken Neger und Indianer an Rhus-Dermatitis (GOLDSCHMIDT; HAZEN).

Die *Indianer* bieten wenig dermatologisch Interessantes. Die Studien im *Oklahoma*-Reservat (Zentral-Staaten) (HOWARD FOX [c]) bestätigen das Fehlen seltener Dermatosen. *Prurigo* ist häufig, Naevi selten. Keine senilen Keratosen, Carcinome und Keloide.

Im *Navaho*-Reservat, an der Grenze von Arizona, Neumexiko und Utah (BRANDT), ist ebenfalls der Krebs viel seltener als bei den Weißen, offenbar wird die lange Sonnendauer durch den Pigmentschutz der Haut parallelisiert. Industrielle und Hausfrauen-Ekzeme fehlen ganz. Trotz der Trockenheit ist Acne häufig; es gibt viel Impetigo, aber wenig Furunkel; Psoriasis ist selten, Neurodermitis disseminata ist bei Indianern und Negern nicht selten, aber bei beiden leicht. Der Indianer leidet neben der bekannt schweren Lungentuberkulose auch an schweren Formen der Hauttuberkulose.

Canada. In *Manitoba* (Viehzucht) viel eitrige Kopfpilz-Flechten durch Trichophyton faviforme (BIRT-WILT).

β) Hawaii. Durch die Zugehörigkeit Hawaiis zu den Vereinigten Staaten werden seine Hautkrankheiten natürlich häufig mit denen des Kontinentes verglichen. HARRY L. ARNOLD fand in seinen bis 1946 gesammelten 3948 Fällen in einem Viertel aller Patienten *pyogene* und *mykotische* Infektionen, letztere überwogen (13%); dabei ist *Zehen*-Pilzaffektion nicht übermäßig häufig; ihr Anstieg im zweiten Kriege von 2 auf 7,3% war übrigens die einzige wesentliche Frequenzänderung der Kriegszeit. Im Vergleich zu der Übersicht von SOHRWEIDE (1903 bis 1933) ist jedenfalls Tinea pedis in Hawaii seltener als auf dem Festland.

Acne zeigt zwar eine Verschlimmerung bei Neuankömmlingen und Heilung bei vorübergehender Rückkehr des Kranken auf den Kontinent, ist aber in der Statistik in beiden Gebieten gleich häufig.

Psoriasis ist, mit weniger als 1% gegen 2,8—7,2% der amerikanischen Statistik, drei- bis achtmal seltener als auf dem Kontinent. Dem sog. „stress" scheint also keine Bedeutung zuzukommen. — *Pemphigus vulgaris* entschieden seltener als in den gemäßigten Zonen der Staaten; *Lichen ruber planus:* relativ selten; *Lupus erythematodes* 0,7%. Die *Kopfflechte* der Kinder zeigt auffallend oft Mikrosporon lanosum (canis). *Krebs* ist in Hawaii bei den Japanern auffällig selten, während er sowohl bei den hellhäutigen Chinesen wie bei den dunklen Hawaiianern durchaus nicht fehlt.

Bei den Japanern in Hawaii fällt die Häufigkeit von zwei Krankheiten, der Alopecia areata (ARNOLD) und der Hyperhidrosis palmae, auf (CLOWARD). Sie sind nur 35% der Bevölkerung, aber 83,3% der Kranken mit Hyperhidrosis; so leiden z. B. drei Viertel aller Japaner aus Okinawa an Schweißhänden. Sie sind der Hauptteil der Landarbeiter und in dieser Eigenschaft zeigen sie keine große Empfindlichkeit gegen Sonne und keine besondere Neigung zu den landwirtschaftlichen Kontakt-Dermatitiden.

γ) Cuba. P. DUANY und FONTS ABREN betonen die Häufigkeit der Epitheliome bei den Weißen; obwohl sie nur zwei Drittel der Besucher der Poliklinik ausmachen, kommen fast alle Hautkrebse aus ihren Reihen. Der Hautkrebs ist ein Viertel aller Krebse in Kuba.

Bei den mit Zuckerrohrernte befaßten Arbeitern entsteht durch die dem Rohr anhaftenden Stacheln eine eigenartige *Folliculitis decalvans,* wie überhaupt die Zahl der Berufsdermatosen beim Landarbeiter in Kuba groß ist; so macht das Kontakt-Ekzem ein Viertel aller seiner Hautleiden aus. Hierbei stehen im Vordergrund die durch Pflanzen, dann die durch Chemikalien, wie Insekticiden und Kunstdünger, hervorgerufenen Entzündungen. Dann folgen medikamentöse Reizungen durch Überbehandlung der häufigen oberflächlichen und auch tiefen Pilzerkrankungen und auch Berlocque-Dermatitis durch die Öle der Citronen- und Orangenschalen. Filiariasis und Elephantiasis sind außerordentlich im Rückgang (PARDO CASTELLO, PARDO CASTELLO und TRESPALACIOS).

δ) Costarica. NAUCK, der einige Zeit am dortigen Hospital *San Jose* verbrachte, gibt folgende Übersicht: Beingeschwüre sind 10% der Erkrankungen, dabei Ulcus varicosum weit häufiger als Ulcus tropicum.

Von den *Tropen-Mykosen* findet man *Chromo-Blastomykose*, die ja gar keine Blastomykose, sondern eine Hyphomyceten-Erkrankung durch Fonsacera pedrosi sein mag; ferner Blastomykosen durch Paracoccidoides brasiliani, *Mossy foot* (Moos-Fuß) auf dem Boden chronisch entzündlicher Lymphstauung. Echte *Wucheria Bancrofti-Elephantiasis* sieht man an der atlantischen Küste in Puerto Limon. — *Onchocercose* (Mexiko, Guatemala) ist in Costarica unbekannt, ebenso sind *Madurafuß* (Nocardia) und *Pinta* (Carate), eine Treponematose Südamerikas, in ganz Mittelamerika selten.

Von den oberflächlichen Pilzerkrankungen sieht man viel Pityriasis versicolor, Epidermophytie und Trichophytie. Favus ist wohl bekannt, aber nicht sehr häufig. *Piedra*, die in Columbien häufige Pilzerkrankung der Haarschäfte, wird beobachtet.

Lichen tropicus (Prickly heat) gibt es kaum. Hingegen gibt es oft eine Dermatitis durch Zecken und Milben („coloarodillos"). Von sonstigem Ungeziefer sind Läuse und Flöhe selten, hingegen sind Raubwanzen (Triatomen) als Überträger der Chagas-Krankheit und die Sandflöhe (Chiggers) an der Küste häufig.

Leishmaniasis sieht man recht oft, und zwar die Orientbeulen-Form viel mehr als die südamerikanische muco-cutane Form. Die Übertragung erfolgt durch die „Papalomayo"-Mücken.

A-Hypo-Vitaminose zeigt sich häufig als Sprödigkeit, Trockenheit und Pigmentveränderungen bei Kleinkindern; auch von *Pellagra* und *Pellagroiden* finden sich immer einige Fälle.

Die *Lepra* ist seit Anfang des 18. Jahrhunderts in Costarica bekannt; bei einer Bevölkerung von 800000 sind immer ca. 200 Patienten in Behandlung.

ε) Guatemala. (Marchionini [m].) Zu den typischen Dermatosen gehören: Pinta, Leishmaniasis, Onchocercosis, Sporotrichose, Chromoblastomykose; Lupus selten, öfter Scrofuloderma. In den Gummiwäldern im Norden lockt das Harz die Phlebotomen an, und Leishmania ist dort nicht selten.

Bei den Cuna-Indianern an *Panamas* San Blas-Küste bedingt die fett- und eiweißarme Diät bei den armen Schichten ein Fehlen der seborrhoischen Erkrankungen, während einige Mitglieder reicherer Familien, die bessere Ernährung haben, sehr wohl an Seborrhoe leiden. Es fehlen auch andere im feuchten Klima sonst häufige Leiden, wie Mykosis, Stasis, Acne (McFadden).

Canizares hat in mehreren Arbeiten die geographische Dermatologie **Mexikos und Zentral-Amerikas** beleuchtet; dieses Gebiet hat wenig Ebenen; das Klima ist abhängig von der Temperatur, dem Meer, der Windrichtung und der daraus folgenden Feuchtigkeit. Die Temperatur fällt mit der Höhe („Tierra caliente", „templada" und „fria"). Ohne in Einzelheiten zu gehen, seien nur folgende grundsätzliche Erfahrungen mitgeteilt: In der tropischen „Tierra caliente" bis 1000 m viel und schwere bakterielle und mykotische Infektionen, in der gemäßigten „Tierra templada" (1000—2000 m) die gleichen Leiden viel seltener; aber hier das Gebiet der Phlebotomen und Kaffefliegen (Leishmaniasis, Onchocercosis, Verruga peruviana). Auf dem kühleren Plateau (2000—3000 m) ist die Lichtempfindlichkeit größer als an der Küste; besonders findet man hier neben vielen anderen Sonnenschäden die „solar prurigo" und in mehreren mittelamerikanischen Staaten eine Hypopigmentation („actinic spotted achromia").

Vitiligo in der ganzen Region sehr häufig.

Unter den *industriellen* Dermatosen in Mexiko besonders Textil-Industrie-Krankheiten (Solventien, Chrom, Säuren, Basen).

Ernährungsmängel: Die Mittel- und Oberklassen haben heute eine bessere Diät als vor 30 Jahren; aber die armen sind weiter ständig unterernährt (Pellagra,

Kwashiorkor). — *Haut-Tuberkulose* häufig, besonders Tbc. colliquativa; dann folgen Tbc. luposa, verrucosa und papulo-necrotica.

Acne besonders in der besser ernährten Oberklasse; *Psoriasis:* 3% der Klientel; *Pityriasis alba faciei:* in 75% der Schulkinder. — Unter den *Krebsen* besonders viel pigmentierte Basaliome, die beim Indianer fast die Regel sind (L. M. SMITH). *Lepra:* in Mexiko 30000—40000, in Zentralamerika: 10000—15000, auffällig viel bei Mestizen. Der Typus ist meist der lepromatöse.

Scabies ist in den letzten Jahren auch hier achtmal seltener geworden. Von den *Hyphomyceten* ist die Kopfflechte in *Mexiko* zu 90% von Trichophyton tonsurans, in *Guatemala* zu 73% durch Mikrosporon canis verursacht; in *Salvador* ist sie an sich selten, zu 96% Trichophyton tonsurans, in *Kuba* (PARDO-CASTELLO) vor allem Mikrosporon canis. Letzterer fand bei *Fußmykosen*: Trichophyton rubrum, mentagrophytes und Epidermophyton floccosum, in *Nägeln:* Trichophyton rubrum.

Was die einzelnen „tiefen Mykosen" anlangt, s. oben bei den einzelnen mittelamerikanischen Ländern.

ζ) Brasilien. Einige Fälle von südamerikanischer *Leishmaniasis* in Sao Paulo, Bahia, Para und Minas Gereas (NORDMANN-BOEGER). *Sporotrichose* ist 0,5% aller Dermatosen; häufiger als *Madura-Mykose* ist *Aktinomykose* (A. brasiliensis); *südamerikanische Blastomykose* und *Chromo-Blastomykose* häufig; *Histoplasmose* und *Coccidiomykose* selten (DA SILVA LACAZ s. JANKE).

G. TERRA und HOWARD FOX [b] sahen sehr selten Framboesie, einige Leishmaniosen; *Granuloma venereum* (DONOVANI) ist im Abstieg. Weit verbreitet sind hingegen *Lues*, *Krebs* und *Lepra*; bekannt sind ja die großen brasilianischen Leprosorien.

Haut-Tuberkulose ist im Gegensatz zur ungewöhnlich häufigen Lungentuberkulose in ganz Südamerika selten. Sie nimmt aber auf einer Wanderung von Brasilien nach Uruguay und schließlich Argentinien an Häufigkeit zu (RABELLO).

Tinea nigra ist gut bekannt (WALSH). Ein paar Fälle gelangten auch nach *Panama* und wurden dort auf weiße Bewohner übertragen.

Man kann über Hautkrankheiten in *Brasilien* nicht sprechen, ohne auf die ungewöhnliche Häufung des *Pemphigus foliaceus (Fogoselvagem)* hinzuweisen, welche Errichtung von Spezialkliniken erfordert (bei *Sao Paolo* Klinik mit 250 Betten). Dabei handelt es sich *nur* um *Pemphigus foliaceus* und *Morbus Seenar-Usher*, während *Pemphigus vulgaris* und *Pemphigus vegetans* auch dort zu den *seltenen* Krankheiten gehören oder ganz fehlen (HERZBERG). Ist hier ein Hinweis auf ätiologische Verschiedenheiten dieser beiden Gruppen gegeben? VIEIRAM (in drei Pemphigus foliaceus-Herden in 500—1000 m Höhe, Temperatur von 30° C, Feuchtigkeit 76%) betont die geologische Besonderheit dieses Gebietes.

η) Argentinien. Am spanischen Hospital in Buenos Aires (CARRERA, 1946) unter 47144 Hautfällen: Psoriasis 994 (2%), Pityriasis rosea 241 ($^1/_2$%), 121 sichere Tuberkulosen ($^1/_4$%), davon 66 Lupus vulgaris, 31 papulo-nekrotische Tuberkulide, 6 Scrofuloderme, 2 Lichen scrofulos. Ferner 447 fragliche Tuberkulosen, 222 Erythematodes, 77 Lepra, 10 Morbus Duhring, 624 Herpes Zoster. Lupus vulgaris zu Erythematodes gleich 1:3,3.

ϑ) Venezuela. Bezüglich der Pilzerkrankungen hat D. BORELLI in 90% der Bevölkerung Pityriasis versicolor, ferner häufig Erythema marginatum, Zehen-Epidermophytien und Chromo-Blastomykosen gefunden; nicht so häufig Kopfpilze. Favus und Sporotrichose fehlen ganz. Das beherrschende dermatologische Problem aber ist die *südamerikanische Blastomykose*.

ι) **Columbien.** Häufig sind Piedra, Pinta (Carate) und die „tiefen Mykosen" wie wie Chromo-Blastomykose; weit verbreitet sind die südamerikanische Form der Leishmaniasis und die Lepra.

4. Afrika

α) **Ägypten.** MIKHAIL und FALK geben in einem Bericht über fast 16000 in den Jahren 1946/48 in der Derm.-Vener. Klinik in Port Said beobachtete Fälle folgende Übersicht, die im wesentlichen für ganz Ägypten zutreffen mag: Die große Rolle der *Pyodermien* kommt in der erheblichen Zahl der Impetigo bullosa und Furunkel bei Kleinkindern und den großen Karbunkeln („Nil-Beulen") der Erwachsenen zum Ausdruck.

Unter den *Mykosen* sind bei den Kopfflechten der Schulkinder: Trichophyton violaceum, crateriforme, acuminatum, gypseum, glabrum; von Mikrosporien: Mikrosporon lanosum, in Landgegenden Favus (Trichophyton Schoenleini) prominent.

Bei den *tiefen Mykosen* findet sich beim *Madura-Fuß* (Nocardia) im *Sudan* der *weiße* und *gelbe* Typ durch Allescheria boydii Shear, während der Typ mit *schwarzen* Körnern in *Ägypten* durch Cryptococcus Jeanselmi im *Sudan* durch Trichosporon Khartoumenii bedingt wird.

Aktinomykose ist selten; meist Gelb-Körner-Typ durch Actinomyces Israeli. Sporotrichosis und Blastomycosis werden berichtet; Coccidoidomycosis, Histoplasmose, Rhinosporodiose, Cryptokokkose und paracoccidoidales Granulom scheinen zu fehlen. Ebenso Lymphogranuloma inguinale. Granuloma venereum (DONOVANI) ist selten.

Urticaria ist recht häufig und wird einerseits durch intestinale Parasiten, andererseits durch Inhalation von Baumwoll-Pollen verursacht. Dermatitis phytogenes ist selten.

Lepra: endemisch im Nildelta und in Oberägypten (Provinzen: Assiut, Guirga, Kena). Mehr als 10000 der 26000—30000 Leprösen stehen in Behandlung. *Haut-Tuberkulose* im Gegensatz zu Lungentuberkulose nicht wesentlich. — *Anthrax:* beim Menschen selten. *Echte Elephantiasis*, durch Wucheria Bancrofti, verschwindet in dem Maße, wie moderne Wasserwirtschaft Platz greift und offene Quellen und Reservoire seltener werden.

Von den *gewöhnlichen* Dermatosen sind Hautkrebs, Psoriasis, Lichen ruber planus, Erythematodes, Pemphigus und M. Duhring nicht ungewöhnlich.

β) **Marokko,** ein Land mit 9 MillionenEinwohnern, kennt die *Lepra* als uralte Krankheit; 1500 Lepröse sind gemeldet, weitere ca. 500 unbekannt. — Die klassische Dermatose Marokkos ist der *Favus*, welcher durch das Rasieren der Kinderköpfe verbreitet wird. Rasieren der Pubes führt zu Tuberculosis colliquativa (KLEINE-NATORP [b]). *Orientbeule* außer an der algerischen Grenze selten, *Granuloma venereum* (DONOVAN) häufig, *Madura-Fuß* im Süden sehr oft (ROLLIER [b]).

γ) **Abessinien.** Eine im englischen Auftrage 1936 durchgeführte Enquete im 1800 m hohen Hochplateau von *Dessie* (MACTIE) brachte unter 989 Untersuchten 209 (21,1 %) Hautkranke, besonders Scabies, die ja sonst überall im Rückgang ist, und Mossy foot; einzelne Fälle von Lepra und Elephantiasis. — In letzter Zeit (1962) gibt SCHALLER eine größere Übersicht; unter anderen ist Tuberkulose 2,06 %, in Addis Abeba fast nur Tbc. colliquativa. Erythematodes 1,1 % (!).

Viel Scabies, Pyodermien, Ekzeme (MARCHIONINI [m]).

In Abessinien gibt es wegen der Beschneidung bei den *Amharen* sehr wenig Penis-Carcinom; aber relativ viel Cervix-Carcinom; dies widerspricht der sonst allgemein vertretenen Ansicht, daß das Smegma carcinogen und die Beschneidung krebsverhindernd beim weiblichen Partner wirke (BOLDT).

δ) In **Sudan** (ABOTT) sehr viel Mycetome, 53 unter 1000 Fällen; beim *schwarzen* Mycetom findet man dort Madurellis mycetomae; beim *gelben:* Streptomyces somaliensis, und beim *roten:* Streptomyces pelleterii. — Für die spezielle Art ist Klima anscheinend wichtiger als Bodenbeschaffenheit.

ε) In **Kenya** fand PIERS unter Europäern große Häufigkeit der Haut-Carcinome, während polymorphe Lichtdermatosen eher seltener sind. — Eine früher von LOEWENTHAL beschriebene *lymphostatische Verrucosis* wurde von M. CLARK [a] bei 200 Negern in der Gegend des Mt. Kenya festgestellt. Echte Filiarisis dort ganz unbekannt.

Interessant ist, daß FLEMING und HENNESSEY bei ostafrikanischen Negern eine mit chronischen Verdickungen einhergehende Lichen planus-artige Dermatose mit 20—23% Blut-Eosinophilie fanden.

ζ) **Westafrika.** Vorwiegend sind Scabies und Elephantiasis, an der Küste Lepra. Das Gebiet ist die meist durchseuchte Lepragegend der Welt (SIMONS [c]). Eine Besonderheit stellt eine eigenartige Neurodermitis disseminata („Kro-Kro") dar; Haut-Tuberkulose ist nicht ungewöhnlich; Trichophytien meist in oberflächlichen Formen (MARTIN).

Nigeria: Die Unterschiede von weißer und schwarzer Haut sind nicht so groß. Die dünnere — weiße — Haut ist empfindlicher. In den nigerischen Tropen leiden beide Rassen häufiger an Tinea, Furunkulosis, Lichen planus und Vitiligo; im gemäßigten Klima an Acne und Ekzem. Der Neger neigt mehr zu Keloid, Tinea tonsurans, Tropenkrankheiten und vielleicht Urticaria; der Europäer zu Alopecia, Carcinom, Epidermophytosis, Lupus erythematodes, Rosacea, Psoriasis. Vielleicht liegt ein größerer Oestrogengehalt der Negerhaut vor (G. H. V. CLARKE). Der Inder steht diesbezüglich zwischen Neger und Europäer.

In Nigeria wurden die Krebsuntersuchungen von SMITH und ELMES durchgeführt (s. Kapitel Krebs).

Belgisch-Kongo: Klar ist, daß in feuchten Urwäldern die kleinen Europäer-Siedlungen, namentlich in der Regenzeit, sehr von Dermatosen heimgesucht werden. Letztere machen 20% des Krankengutes aus, wobei pyogene und mykotische Infektionen $^1/_4$ ausmachen (VAN BREUSEGHEM). In *Französisch-Zentralafrika* (Oubangui-Chari) waren bei den schwarzen Benda-Stämmen diese Prozentzahlen freilich viel höher (CHAMARD): unter 5324 Kranken waren nicht weniger als 43% Hautkranke: Scabies, Pityriasis versicolor, Lepra (10%), meist tuberkuloide Form; keine Allergosen; häufig Keloide, meist „artifizielle Schmuck-Keloide".

η) **Südafrika.** In der *weißen* Bevölkerung geben 9500 Fälle, verglichen mit 90000 Fällen des St. Johns-Hospital, London (G. H. FINDLAY und F. P. SCOTT), an wichtigeren Krankheiten: *einen* Lupus vulgaris (*London:* 33). In Prozenten: Alopecia areata 0,6—1,0 (1,9); Spinaliome 0,4—0,8 (0,08); Erythematodes 0,8 (0,4); Lucide 1—16 (0,4); Psoriasis 3—4,8 (5,6).

Die *Weißen* haben im allgemeinen die europäischen Dermatosen, einige spezifische afrikanische Krankheiten und entwickeln mehr Lichtempfindlichkeit in jüngeren Jahren als ihre Kameraden in Europa; Mischlinge haben eine mehr dem Weißen als dem Neger entsprechende Hautreaktion. — 1954/55 beobachteten COCHRANE und LOEWENTHAL in *Transvaal* eine epidemische *follikulare Keratosis.*

Beim südafrikanischen Bantu sind häufig: neoplastische Diathese, Ainhum, Dermatosis papulosa nigra. Selten: solare Dermatitis, Psoriasis, Ekzeme, Lichen tropicus (prickly heat), Pruritus ani et vulvae, Alopecien, Xanthome, Basaliome (WALKER [b]);, Naevi, Hämangiome, schwere Acne. — Nicht alle diese Vermehrung oder Minderung von Dermatosen im Vergleich zu dem Weißen ist rassisch, manche sicher auch milieumäßig bedingt; papulöse Urticaria (Flöhe) ist ebenso wie Ancylostoma mehr an der Küste zu finden. Unterernährung erscheint saisonmäßig und bedingt ihrerseits: Pyodermien, Ulcus tropicum und Pilze (?); Leberinsuffizienz erklärt die symptomatische Porphyrie (s. dort) und den Mangel an Xanthomen. Der sehr häufige Gebrauch von *Sulfapräparaten* bei Negern produziert bei ihnen und den Mischlingen mehr Fälle von Steven-Johnson. Aus Zentralafrika bringt die Wanderung der Eingeborenen Frambösie und Onchocerciasis.

Echte Industrie-Dermatosen sind erklärlicherweise beim Neger seltener als beim Weißen, atopische Ekzeme sehr selten (!). Das Erythema nodosum nur wenig bei Tuberkulose; aber Haut-Tuberkulose ist sehr häufig, besonders Lupus vulgaris (beim Weißen dort extrem selten) und Scrofuloderme (J. MARSHALL).

Der Mangel an Pruritus ani ist beim Bantu bestimmt nicht hygienisch bedingt, kennt er doch überhaupt keine Defäkationshygiene [Ritual bei Mohammedanern (S. 2)].

Von *malignen* Erkrankungen fällt die Seltenheit der Basaliome, der Retikulosen und Leukosen, die große Häufigkeit des Sarcoma Kaposi auf (s. dort).

Betreffs der Basaliome fand WALKER in 8 Jahren beim Weißen unter 1193 Krebsen der Haut 827 Basaliome, beim Neger unter 61 (!) nur 29 Basaliome; er meint, daß nicht nur die Sonnenstrahlen, sondern auch der Hauttalg seine Rolle dabei spielt.

Lepra vor allem in den nördlichen Gebieten: 16000 Fälle.

Kopf-Pilze. In *Transvaal:* Mikrosporon canis; in Kapstadt: Trichophyton violaceum.

Über Porphyrie und Mangelkrankheiten (Kwashiorkor, Gluthation-Mangel) (BROCK und AUTRET) s. in den betreffenden Kapiteln.

5. Australien

Aus allen Berichten geht die große Häufigkeit der *Keratosen* und *Hautkrebse* hervor (s. „Hautkrebs").

1953 hat LAWRENCE die Dermatosen-Frequenz in London, Amerika und Australien verglichen. An erster Stelle steht bei allen das Ekzem; doch an zweiter Stelle kommen im „fünften Erdteil" die Hautgeschwüre, Keratosen und Epitheliome, welche in England selten sind; geringe relative Feuchtigkeit und die Besonnung erklären diese Differenzen, wobei die Bestrahlungs*dauer* eine wichtigere Rolle spielt als die Strahlen-*Intensität* (BELISARIO). Die relative Feuchtigkeit ist in den größten Teilen des Kontinents und für die meiste Zeit des Jahres 30—60% (ROSANOVE).

Pilzerkrankungen: DONALD fand in Südaustralien (1954—1959) unter 581 Dermatophyten: am Kopf auffällig viel Mikrosporon canis (373), Trichophyton tonsurans (72) und Trichophyton violaceum (43), an Füßen und Nägeln Trichophyton mentagrophytes und etwas weniger rubrum; in den Leisten Epidermophyton floccosum.

Literatur

ALBERT, W.: Statistische Untersuchungen über Haut-Tuberkulose. Strahlentherapie **32**, 309. — ALLISON, S. D., and K. J. WONG: Skin cancer. (Some ethnic differences.) Arch. Derm. **76**, 737 (1957). — ARNOLD, H. L.: Incidence of dermatoses in office practice in Hawaii. Arch. Derm. Syph. (Chic.) **53**, 6 (1946). — Alopecia areata: Prevalence in Japanese. Arch. Derm. Syph. (Chic.) **66**, 191 (1952).

BABLET, J.: Le cancer en Indochine et dans quelques colonies frc. d'Afrique. Bull. de l'Office Interne d'Hygiene Publique **31**, 1427 (1939). — BADHWAR, R. L., S. L. NAYAR, and J. C. CHOPRA: Indian plants causing Dermatitis. Indian J. Agr. Sci. **15**, 155 (1945). — BAGBY, J. W.: A tropical lichen planus like disease. Arch. Derm. Syph. (Chic.) **52**, 1 (1945). — BALEVSKA, N., u. ST. KAPNILOV: Haut-Tuberkulose in Bulgarien. [Bulgarisch.] Sbornik Troudivie **5**, 10 (1959). — BALL, D., and R. C. RAYAN: Cutaneous leishmaniasis. Bull. U.S. Army med. Dep. **79**, 65 (1944). — BARNES, H. D., et J. MARSHALL: Porphyrie en Afrique meridionale. Ann. Derm. Syph. (Paris) **79**, 521 (1952); s. auch DEAN u. BARNES. — BAUR, G.: Erythema nodosum nach Cibazol und Tuberkulose. Schweiz. Z. Tuberk. **6**, 273 (1949). — BAYLIS-ASH, E.: Bacteriological investigations of impetigo in 200 cases. XI. Intern. Derm. Kongr., Stockholm 1957, Excerpta medica. — BEHDJET, H.: Statistik der Haut- und Geschlechtskrankheiten in der Poliklinik. Türk. Derm. Ges. Stambul 1. 1. 1933 [Türkisch]. — BEHL, F. N.: Some aspects of skin diseases in the rural districts. Antiseptic **54**, 697 (1957). — BELISARIO, J. C.: La chimochirurgie du cancer de la peau. Ann. Derm. Syph. (Paris) **88**, 613 (1961). — Cancer of the skin. London: Butterworth & Co. 1959. — BERBIR, A., H. ZAKHIN-DOUAIHY et P. PONTHUS: Carcinoma cutis. Medicine de moyenne orient et Libanon **14**, 526 (1957). — BERDE, K. v.: Über die Ursache von Pellagra an Hand von Tierversuchen sowie der in Ungarn beobachteten Fälle. IX. Intern. Derm. Kongr., Budapest 1935, II, S. 740. — BERESTON, E. S.: Incidence of Psoriasis. Arch. Derm. Syph. (Chic.) **62**, 716 (1950). — BERLIN, CH., and K. MEYEROWICZ: The management of Tinea capitis. Brit. J. Derm. **67**, 397 (1955). — BIBERSTEIN, H. H.: Disk. zu C. STRITZLER, Multiple superficial basal cell Epitheliomata of the trunk. Arch. Derm. **80**, 239 (1959). Proc. Bronx Derm. Soc. 20. Nov. 1958. — BIRT, A. R., and J. C. WILT: Mycology, bacteriology and histopathology of suppurative ringworm. Arch. Derm. Syph. (Chic.) **69**, 441 (1954). — BLANK, F.: Zur Dermatophytenflora der Schweiz. Dermatologica (Basel) **102**, 88 (1951). — BLUM, H. F.: Sunlight as causal factor in cancer of the skin. J. nat. Cancer Inst. **9**, 247 (1948). — BOLDT, W.: Disk. zu K. B. HOFMEISTER, Über erste Erfahrungen mit der routinemäßigen Beschneidung des Neugeborenen in Deutschland und Gedanken zur Krebs-Prophylaxe. Geburtsh. u. Frauenheilk. **19**, 624 (1959). [Excerpta med. Cancer 8, 838 (1960).] — BORELLI, D.: Venezuelan mycopathology. G. ital. Derm. Sif. **97**, 507 (1956). — BRÄUER, W. G.: [a] Beitrag zur Epidemiologie der cutanen Leishmaniasis in Nord-Irak. Hautarzt **12**, 19 (1961). — [b] Das Krankengut einer orientalischen Haut-Poliklinik. Hautarzt **10**, 385, 433 (1959). — BRANDT, R.: Dermatolog. observations in Navaho Reserv. Arch. Derm. **77**, 581 (1958). — BRAUDE, R., u. S. GRSCHEBIN: Die Hautkrankheiten in der Burjeto-Mongolei. Acta derm.-venereol. (Stockh.) **15**, 436 (1934). — BRILL, E.: Die Beziehungen der Hautkrankheiten zur geographischen Lage, Klima und Rasse. IX. intern. Derm. Kongr., Budapest 1935, I, S. 319; II, S. 207. — BROCK, J. F., and M. AUTRET: Kwashiorkor in Africa. S. Afr. med. J. **26**, 737 (1952). Ref.: Yearbook Derm. **1952**, 174. — BRODY, M.: Blastomycosis, North Americ. type. Arch. Derm. Syph. (Chic.) **56**, 529 (1947). — BROERS, J. H.: Einige statistische Angaben über das Vorkommen von Hautkrankheiten und Syphilis. [Ned.] Ned. T. Geneesk. **1931 II**, 4169.

CANIZARES, O.: Dermatology in Columbia. Arch. Derm. **76**, 256 (1957). — Geographic dermatology: Mexico and Central America. Arch. Derm. **82**, 873 (1960). — Fortschritte der praktischen Dermatologie, Bd. IV, S. 96. 4. Fortbildungskurs München 1962. — Intern. Derm. Kongr. XII. 1962, Washington. — Einfluß der Höhenlage auf die Epidemiologie der Hautkrankheiten im tropischen Amerika. Hautarzt **16**, 29 (1965). — CARR, D. T., and R. P. GAGE: The geographic distribution of sarcoidosis. Amer. Rev. Tuberc. **70**, 899 (1954). — CARRERA, J. L.: Contribucion a la geografica dermatologica. Rev. argent. Dermatosif. **30**, 1 (1946). — CAVALIERI: Statistik der Hautkrankheiten 1946—1956. Cronachi dell. Inst. Dermopath. dell'Immacolata **12**, 205. Ref. Arch. Derm. **78**, 791 (1958). — CHAGLASSIAN, H. T., F. S. FARAH, and A. K. KURBAN: Epidemiology of cutan diseases. XII. Kongr. Intern. Derm. (Excerpta med. Derm. XV. Symposion) (Washington). — CHAMARD, M. R.: Les dermatoses en Oubangui-Chari. Bull. Soc. franç. Derm. Syph. (Lyon) **1954**, 61. — CHAPMAN, J. S.: Note on the secondary factors involved in the etiology of Sarcoidosis. Amer. Rev. Tuberc. **71**, 45 (19955). — CHARACHE, H.: Malignant melanoma in the American negro. N.Y. St. med. J. **50**, 1369 (1950). — CHU, G. W. F.: First report of presence of dermatitis — producing marine larval schistosoma in Hawaii. Science **115**, 151 (1962). — CLARK, M.: [a] Lymphatic verrucosis in the Fort Hall district of Kenya. Trans. roy. Soc. trop. Med. Hyg. **42**, 287 (1948). — [b] A report of 50 consecutive cases of malignant growth seen amongst the Wa-Kikuyu. E. Afr. med. J. **25**, 123 (1948). — CLARKE, G. H. V.: Some comparison of skin diseases in different climates and races. J. trop. Med. Hyg. **54**, 49 (1951). — CLOWARD, R. B.: Treatment of hyperidrosis palmaris. A familial diss. in Japanese. Hawaii med. J. **16**, 381 (1957). — COCHRANE, J. C., and L. J. A. LÖWENTHAL: Epidemic follicular keratosis in the Transvaal. Arch. Derm. Syph. (Chic.) **71**, 89 (1955). — COCHRANE, R. G.: A practical textbook of leprosy. London: Oxford University Press 1947. — COLINELLI: Statistik der an der Hautklinik Bologna in den Jahren 1896—1932 beobachteten Fälle von Haut-Tuberkulose. Arch. ital. Derm. **11**, 173 (1935) [Italienisch]. — COORAY, G. H.: Observations on malignat diseases in Ceylon. Indian J. med Res. **32**, 71 (1944). — CORREA, P.: Statistical studies of Cancer in Antioquia. 5. Konf. Intern. Ges. f. Geographische Pathologie, Washington 1954. [Schweiz. Z. allg. Path. **18**, 491 (1955).] — CORSON, E. F., H. A. LUSCOMBE, and J. K. CORSON: Changes in the ten most common dermatoses in private praxis. A comparison between the findings in 1930 and 1955. Arch. Derm. **79**, 179 (1959).

Damon, D.: Constitutional factors in Acne vulgaris. Arch. Derm. **76**, 172 (1957). — D'Avanzo, C. S.: Impetigo bullosa in the tropics. Arch. Derm. Syph. (Chic.) **52**, 28 (1945). — Dean, G., and H. D. Barnes: Porphyria. Brit. med. J. **1958 I**, 298. — Degos, R.: Dermatologie. Paris: Med. Flammarion 1958. — Degos, R., J. Touraine et I. Arouete: L'erythema chr. migrans. Ann. Derm. Syph. (Paris) **89**, 247 (1962). — Denoix, P.: Le cancer en Afrique orient. franc. 1940—1946. Bull. Inst. nat. Hyg. (Paris) **1947 II**, 272. — Desai, C. S.: Ecologic perspective of Dermatological Problems in India. Amer. Academy Derm. Syph. Chicago 8. XII. 1959. — Dölcher, W.: Dermatologische Beobachtungen auf Bali. Beiträge zur Geographie der Hautkrankheiten. Hautarzt **8**, 427 (1957); **9**, 327 (1958). — Donald, G. F. *et coll.*: A survey of 581 dermatophytes, identified in South Australia 1954—1959. Aust. J. Derm. **5**, 81 (1959). — Dormanns, E.: Beiträge zur geographischen Pathologie. Virchows Arch. path. Anat. **280**, 595 (1931). — Dorn, H. F.: [a] Illness from cancer in the United States. U.S. Publ. Hlth Rep. **59**, 33 (1944). — [b] Incidence of cancer in the United States. 5. Konf. Intern. Ges. f. Geographische Pathologie, Washington 1954. [Schweiz. Z. allg. Path. **18** (1955); s. auch Dunham and Dorn.] — Dorn, H. F., and S. J. Cutler: Morbidity of cancer in USA. I. Geographic region. Publ. Hlth Monogr. No 29. Washington: Gov. Printing Off. 1954. — Dorsey, C. S.: Contact dermatitis from Algerian ivy. Arch. Derm. **75**, 671 (1957). — Dostrovsky, A.: Some endemic skin diseases in Palestine. IX. Intern. Derm. Kongr., Budapest 1935, II, S. 606. — Dostrovsky, A., and F. Sagher: Lichen planus in subtropical countries. Arch. Derm. Syph. (Chic.) **59**, 308 (1949). — Doucas, C.: The incidence of skin and venereal diseases in Greece; effect of world war II. Dermatologica (Basel) **101**, 136 (1950). — Duany, P. N.: Epitelioma cutaneo en los servicios de dermatologie. [Spanisch.] Arch. cuba. Cancer. **10**, 225 (1951). — Bull. Ass. franç. Cancer **39**, 159 (1952). — Duany, P. N., u. E. Fonts Abren: Statistische Studien über die Epitheliome der Haut. [Spanisch.] Arch. cuba. Cancer. **7**, 37 (1948), ref. Ann. Derm. Syph. (Paris) Serie 8; vol. X — Dunham, L. J., and H. F. Dorn: Technique in the geographical pathology of cancer. 5. Konf. Intern. Ges. f. Geographische Pathologie, Washington 1954. [Schweiz. Z. allg. Path. **18**, 481 (1955).]

Elmes, B. G. T., and R. B. T. Baldwin: Malignant diseases in Nigeria (1000 tumors). Ann. trop. Med. Parasit. **41**, 321 (1947). — Enos, W. F., and R. H. Holmes: Malignant melanoma in the Tropics. Amer. J. Path. **27**, 523 (1951). — Epstein, E.: Trends in scabies. Arch. Derm. Syph. (Chic.) **71**, 192 (1955). — Scabies, ten years later. Arch. Derm. **93**, 60 (1966). — Epstein, E., and E. R. Claiborne: Racial and environmental factors in susceptibility to Rhus. Arch. Derm. **75**, 197 (1957).

Fasal, P.: Cutaneous diseases in the tropics. Arch. Derm. Syph. (Chic.) **51**, 163 (1945). — Findley, G. H., and F. P. Scott: Skin diseases in the white South African. S. Afr. med. J. **34**, 159 (1960). — Fleming, A. M., and R. S. Hennessey: Dermatoses among East African natives. Brit. J. Derm. (1932). — Forssman, H.: On the question of the frequency of psoriasis among the population at large. Acta derm.-venereol. (Stockh.) **27**, 492 (1946/47). — Fox, E. C., and Th. I. Shields: Resume of skin diseases most commonly seen in general practice. J. Amer. med. Ass. **140**, 763 (1949). — Fox, Howard: [a] Cutaneous manifestations of some tropical diseases. Arch. Derm. Syph. (Chic.) **59**, 127 (1949). — [b] Dermatology in Brasil. Arch. Derm. Syph. (Chic.) **20**, 621 (1929). — [c] Diseases of the skin in Oklahoma Indians. Arch. Derm. Syph. (Chic.) **40**, 544 (1939). — [d] Observations on skin diseases in the negro. J. cutan. Dis. **26**, 67 (1908). (VI. Intern. Derm. Kongr. 1907.) — Freund, H.: Statistische Beiträge zur Kenntnis des Lichen ruber. Derm. Z. **64**, 51 (1932). — Freyer, U.: Bakteriologie der Pyodermien Zentral-Anatoliens. Hautarzt **7**, 261 (1956). — Furtado, T., J. W. Wilson, and O. A. Plumkett: South American blastomycosis or paracoccidiosis. Arch. Derm. Syph. (Chic.) **70**, 166 (1954).

Gahan, E.: [a] Incidence of psoriasis among the population at large. Arch. Derm. Syph. (Chic.) **48**, 305 (1943). — [b] Geographical distribution of Lupus erythematodes. Arch. Derm. Syph. (Chic.) **45**, 1133 (1942). — Gentry, J. T., M. H. Nitkowsky, and M. J. Michael: Studies of sarcoidosis in the United States. J. clin. Invest. **34**, 1839 (1955). — Ghosch, L. M.: An analysis of 50000 skin patients in the Outpatient Department, School of Trop. Med. Calcutta. Indian med. Gaz. **83**, 493 (1948). — Götz, H.: Häufigkeit und klinische Bedeutung des Epidermophyton rubrum Castellani in West-Deutschland. X. Intern. Derm. Kongr. London 1952, S. 303. — Götz, H., u. M. Reichenberger: Seltene durch Tr. Schönleini und M. canis bedingte Infektionen in Deutschland. Hautarzt **9**, 203 (1958). — Götz, H., M. Reichenberger u. M. Schmidt: Über die in München beobachtete Pilz-Flora. Hautarzt **13**, 535 (1962). — Goldmann, L., R. H. Preston, and H. R. Muegel: Dermatitis venenata from English ivy. Arch. Derm. **74**, 311 (1956). — Goldschmidt, H.: Ausbildung und Praxis des Dermatologen in USA. Hautarzt **8**, 464 (1957). — Goldsmith, W. N., and F. E. Hellier: Recent advances in dermatology. New York: Blakiston & Co. 1954. — Goodman, H.: Statistic of the 10 most common skin-diseases based on an analysis of 973090 published cases. Amer. J. phys. Ther. **6**, 357 (1929). — Arch. Derm. Syph. (Chic.) **20**, 186 (1929). — Tinea the second most prevalent disease. Arch. Derm. Syph. (Chic.) **23**, 872 (1931). — Gottron, H.:

Krankheitsbegriff, Epidemiologie usw. des Erysipels. IX. Intern. Derm. Kongr., Budapest 1935, I, S. 34. — GRIMMER, D.: Epidemiologie der Berliner Epidermophytien. Z. Haut- u. Geschl.-Kr. **27**, 33 (1959). — GRINDLEY, J. H.: Treatment of skin-infections in the Assam-Burma Jungle. Army Med. Dpt. **3**, 74 (1944). — GRÜNEBERG, TH.: Psoriasis. In: GOTTRON-SCHÖNFELD, Dermatologie, Bd. II/1, 472. — GYÖRGY, E.: Statistik der Hautkrankheiten. [Ungarisch.] Ungar. Derm. Ges., Budapest 28./29. Juni 1930. Ref. Zbl. Haut- u. Geschl.-Kr. **37**, 30.

HAEMMERLI, U.: Schistosomen-Dermatitis im Zürich-See. Dermatologica (Basel) **107**, 302 (1953). — HALL, A. F.: Relationship of sunlight, complexion and heredity to skin carcinogenesis. Arch. Derm. Syph. (Chic.) **61**, 589 (1950). — HALL, R., and D. BURROWS: An analysis of 30000 cases of skin diseases in North Ireland. Brit. J. Derm. **69**, 400 (1957). — HALLWELL, E. O., and G. A. INGRAM: Granuloma annulare. Brit. J. Derm. **47**, 319 (1930). — HASSELMANN, C. M.: [a] Referenten-Bermerkung im Zbl. Haut- u. Geschl.-Kr. zu: The common skin diseases in Filipinos. Mth. Bull. Bur. Hlth Philipp. **9**, 357 (1925). — [b] Über die Wichtigkeit der Dermatosen in der ärztl. Praxis. Münch. med. Wschr. **1951**, 1409. — HAUFE, F.: Frequenz der Dermatomykosen in Mecklenburg 1958/59. Z. Haut- u. Geschl.-Kr. **28**, 336 (1960). — HAUSER, W.: [a] Zur Kenntnis der Acrodermatitis chr. atrophicans. Arch. Derm. Syph. (Berl.) **199**, 350 (1954/55). — Hautarzt **6**, 77 (1955). — GOTTRON-SCHÖNFELD, Dermatologie, Bd. II/2, S. 682. — Dieses Handbuch, Erg.-Bd. IV/1. — [b] Lupus erythematodes. GOTTRON-SCHÖNFELD, Dermatologie, Bd. II/1, S. 584. — HAXTHAUSEN, H.: Einfluß der Jahreszeiten auf Hautkrankheiten. [Dänisch.] Bibl. Laeger **116**, 321 (1924). — HAZEN, H. H.: Syphilis and skin diseases in the American negro. Arch. Derm. Syph. (Chic.) **31**, 316 (1935). — HAZEN, H. H., and C. W. FREEMAN: Skin cancer in the American negro. Arch. Derm. Syph. (Chic.) **62**, 622 (1950). — HELINSKI, M.: Skin diseases in North-Korea (poln. u. engl. Zus.fass.). Przegl. Derm. Wener. **5**, 213 (1955). — HENSCHEN, E.: Hereditary diseases in the four northern countries. 5. Konf. Intern. Ges. f. Geographische Pathologie, Washington 1954. [Schweiz. Z. allg. Path. **18** (1955).] — HERRMANN, W. P., H. KOCH u. G. HOPF: Katamnestische Untersuchungen über den Verlauf des chronischen Erythematodes. Hautarzt **13**, 309 (1962). — HERZBERG, J.: Pemphigus vulgaris. GOTTRON-SCHÖNFELD, Dermatologie, Bd. II/1, S. 676.. — HEWER, T. F.: Malignant melanoma in coloured races; the role of trauma. J. Path. Bact. **41**, 473 (1935). — HIGDON, R. S.: Intertriginous moniliasis in the Far East Command. Arch. Derm. **74**, 620 (1956). — HIKEY, B. B.: Malignant epithelial tumours in the Sudanese. Ann. roy. Coll. Surg. Engl. **24**, 303 (1959). [Excerpta med. Cancer **8**, 154 (1960).] — HILL, E. M., A. S. ZELIKSON, and M. ORKIN: Trichophyton tonsurans in Minnesota. Arch. Derm. **76**, 206 (1957). — HINFORD, C. H. B.: Chromoblastomycosis. Arch. Derm. Syph. (Chic.) **49**, 398 (1944). — HIROSE, Y.: Statistische Beobachtungen über die Lepra-Kranken während der vergangenen 29 Jahre in Kyushu (jap. u. dtsch. Zus.fass.). Jap. J. Derm. **30**, 1138 (1930). — HJORTH, N.: Traumatic marginal Alopecia; a special type: Alopecia groenlandica. Brit. J. Derm. **69**, 319 (1957). — Presse méd. **56**, 2047 (1947). — HOERDE, K.: Psoriasis und Erblichkeit. Hautarzt **8**, 433 (1957). — HORGAN, E. S.: Prognosis of simple moles and melanotic sarcoma. Lancet **1935 II**, 156. — HORWITZ, O.: Lupus vulgaris cutis in Dänemark. Acta tuberc. scand., Suppl. **49**, 142 (1960). — HOWELL, J. B.: The sunlight factor in ageing skin and cancer. Arch. Derm. **82**, 865 (1960). — HOWELL, J. B., J. W. WILSON, and R. M. CARO: Tinea capitis caused by Trichophyton tonsurans. Arch. Derm. Syph. (Chic.) **65**, 194 (1952). — HOWLES, J. K.: Cancer of the skin in negro race. New Orleans med. surg. J. **89**, 143 (1936). — HOWLES, J. K., C. B. KENNEDY, W. H. GARVIN, and J. W. BRUECK: Chromoblastomycosis. Arch. Derm. Syph. (Chic.) **69**, 83 (1954).

JAKAC, D.: Häufigkeit und beruflicher Character des Licht-Krebses in den Küstengebieten Jugoslaviens. Berufsdermatosen **9**, 1 (1961). — JANKE, D.: Die medizinische Mykologie. (6. Intern. Kongr. f. Tropen-Medizin, Lissabon.) Hautarzt **10**, 275 (1959). — JONES, R. W., R. E. HOLSINGER, B. H. ARMSTRONG, and R. LOHRMAN: Cultural survey of Tinea capitis in Central Indiana. Arch. Derm. Syph. (Chic.) **69**, 494 (1954).

KAPLAN, S.: The problem of the incidence of tuberculosis of the skin in Palestine (hebr., dtsch. u. engl. Zus.fass.). Harefuah **34**, 1 (1948). — KATZENELLENBOGEN, J.: [a] Behcets syndrom. Arch. Derm. Syph. (Chic.) **61**, 481 (1950). — [b] Leishmaniasis. In: R. G. SIMONS Handbook of tropical dermatology, vol. I, p. 336. Amsterdam: Elsevier Publ. Co. 1952. — KAWAMURA, T. etc.: Enquete statist. sur le cancer de peau. Jap. J. Derm. **68**, 443 (1958). — KEIM, H.: Impressions of dermatology in North-China. Arch. Derm. Syph. (Chic.) **17**, 619 (1928). — KHANOLKAR, V. R.: Cancer in India. Symposion on geograph. Path. and Demography of Cancer, Oxford 1950, p. 61. — Bull. Ass. franç. Cancer **41**, 247 (1954). — KILPINEN, O.: Bakers ekzema in Finland. Acta derm.-venereol. (Stockh.) **27**, 216 (1946/47). — KINGERY, L. B., and J. DAHL: Ecthyma contagiosum in man. Arch. Derm. Syph. (Chic.) **51**, 359 (1945). — KITAMURA, K.: Epidemiological observations of skin diseases in Japan. XII. Intern. Derm. Kongr., Washington 1962. Excerpta med., p. 89. — Aus dem Leben eines japanischen Dermatologen. Hautarzt **17**, 228 (1966). — KITAMURA, K., R. FUKUSHIRO, and T. MIYASHABAYI:

Incontinentia pigmenti. Arch. Derm. Syph. (Chic.) **69**, 667 (1954). — KITAMURA, K., T. FUYURA, T. KAWAMURA u. M. ISHINARI: Zum Problem des Erythematodes. Hautarzt **10**, 14 (1959). — KITAMURA, K., H. KATO, Y. MISHIMA u. S. SONODA: Erythromelanosis faciei. Hautarzt **11**, 391 (1960). — KITAMURA, K., and Y. KIMURA: Report XV (Japan) [Französisch]. Round Table Conferenz: Allergic Management in different parts of the World. Oct. 1958, Paris. 3rd Intern. Congr. of Allergy, Excerpta Medica, Kongreßausgabe. Seite: C 48. — KITAMURA, K., R. KOJIMA, u. S. SASAGAWA: Zur Frage des Syndroms von Peutz-Jeghers. Hautarzt **8**, 154 (1957). — KLEINE-NATROP, H. E.: [a] Republik ohne Hautarzt (San Marino). Hautarzt **8**, 374 (1957). — [b] Marokkanische Etude (Brief aus Casablanca). Hautarzt **3**, 429 (1952). — KOBAYASHI, Y., and M. AMAGASAKI: Statistical observationes of the leprosy during 33 years at Tokio Imp. University. Jap. J. Derm. **32**, 389 (1932) (engl. u. dtsch. Zus.fass.). — KOCH, R.: Zur Frage der Anerkennung einer Accrodermatitis chr. atrophicans als Wehrdienst beschädigung. Hautarzt **8**, 183 (1957). — KOCSARD, E.: Lichen chr. spl. in orientals. Arch. Derm. Syph. (Chic.) **67**, 521 (1953). — KOERBLER, I., P. FRANK, and J. NICOLIC: Hyperkeratoses of hands of flax workers. Oncologia (Basel) **9**, 425 (1956). — KOGOJ, F.: [a] Cutis rhomboidalis nuchae. Acta derm.-venereol. (Stockh.) **21**, 631 (1940). — [b] Über die Dermatosen in der gebirgigen Gegend von Travnik (serb. u. dtsch. Zus.fass.). Liječn. Vjesn. H. 8, 1 (1939). — KOLB, CHR.: Statistik über Pityriasis rosea aus den Jahren 1920—1929 und Stellungnahme zur Ätiologie (München). Inaug.-Diss. Leipzig. Ref. Zbl. Haut- u. Geschl.-Kr. — KORNBLEE, L. V.: The changing pattern of superficial fungus infection in New York City. Dermatologica (Basel) **120**, 185 (1960). — KOUWENAAR, W.: On cancer incidence in Indonesia. Symposion on geograph. Path. and Demography of Cancer, Oxford 1950, p. 61 (s. auch Ref. OBERLING). — KUHL, W.: Ringworm of the scalp on the delta of the Rio Grande. Arch. Derm. **80**, 202 (1959).

LALUNG-BONNAIRE, et J. BABLET: Etude sur le cancer chez les Annamites de Cochinchine. Transact. VI. Far-East Ass. Trop. med. (Tokio 1925) **1**, 955 (1926). — LANGER, H.: Epidemiologische und klinische Untersuchungen an Onychomycosis. Arch. klin. exp. Derm. **204**, 624 (1957). — LAUSECKER, H.: Zur Geographie des Erythema exsudativum multiforme. Hautarzt **4**, 567 (1953). — LAWRENCE, H.: [a] The incidence of skin conditions in Australia. Brit. med. J. **1935**, 572. — [b] Relative low humidity of atmosphere as causal factor for great prevalence of skin-cancer in Australia. Med. J. Aust. **2**, 403 (1928). — LEDERMANN, K. G.: Statistische Untersuchungen über Tbc. verrucosa cutis. Arch. Derm. Syph. (Berl.) **167**, 103. — Kriegs- und Nachkriegszeit und Verbreitung der Haut-Tbc. Arch. Derm. Syph. (Berl.) **167**, 134. — LEHMAN, C. F., J. L. PIPKIN, and C. REISMAN: Cultural survey of Tinea capitis in San Antonio (Texas). Arch. Derm. Syph. (Chic.) **61**, 488 (1950). — LEVER, W. F.: Cheilitis granulomatosa. Disk.-Bem. zu C. W. LAYMON, Cheilitis granulomatosa and Melkerson-Rosenthal-Syndrom. Arch. Derm. **83**, 117 (1961). — LEWIS, G. M., and M. HOPPER: An introduction to medical mycology. Chicago: The Yearbook Publishers 1940. — LOEWENTHAL, L. J. A.: Zur Histopathologie des spontan-symmetrischen Ekzems. Hautarzt **11**, 302 (1960). — LOMHOLT, S.: [a] Psoriasis on the Faeroe Islands. Acta derm.-venereol. (Stockh.) **34**, 92 (1954). — [b] Favus in Groenland. Acta derm.-venereol. (Stockh.) **39**, 297 (1959). — LUDWIG, E.: Erythema migrans im Frühstadium der Acrodermatitis chr. atrophicans. Hautarzt **7**, 41 (1956). — LUTZ, W.: [a] Persönl. Mitt. — [b] Kurve des Zuganges an Scabies in den letzten vier Jahrzehnten. 36. Kongr. Schweiz. Ges. f. Derm. u. Vener. 1954 (Lausanne). Dermatologica (Basel) **110**, 371 (1955). — [c] Die Haut-Tuberkulose an der Basler Klinik in den letzten vier Jahrzehnten. Bibl. tuberc. (Basel) **7**, 279 (1954). — LYNCH, F. W., C. F. LEHMAN, and CH. H. LUNTON: A contrast of cutan cancer in Texas and Minnesota. Arch. Derm. **79**, 275 (1959).

MACDONALD, E. J.: The epidemiology of skin-cancer. J. invest. Derm. **32**/2 (II), 379 (1959). — MACFADDEN, A.: Skin diseases in the Cuna Indians. Arch. Derm. **84**, 175 (1961). — MACKEE, G., and A. CIPORELLO: Skin diseases in childhood. Hamish Hamilton Medical Books, London WC 1. — MACKENNA, R. M.: Notes on military dermatology. Brit. J. Derm. **56**, 1 (1944). — MACKIE, B. S., and V. MACGOVEN: Mechanism of solar carcinogenesis. Arch. Derm. **78**, 218 (1958). — MACTIE, J. W. S.: A note on the prevalence of diseases in Northern Äthiopia. Ann. trop. Med. Parasit. **30**, 303 (1936). — MACY, W. R.: Studies on schistosoma dermatitis in Pacific North-West. Northw. Med. (Seattle) **51**, 947 (1952). — MARCHIONINI, A.: [a] Observations climatologiques sur Lupus erythematodes en Anatolie centrale. Bull. Soc. franç. Derm. Syph. **46**, 1030 (1939). — [b] Klimatisch bedingte Hautkrankheiten in Zentral-Anatolien. Deri Hastali klarive Frenge Klingi Arsivi **7**, 2195 (1940) (dtsch. Zus.fass. 2216). — [c] MARCHIONINI, A., u. K. S. AYGÜN: Untersuchungen über das Kolloid Milium in Anatolien. Derm. Wschr. **113**, 897 (1941). — [d] Kasuistik in Bildern (9. Lichen ruber planus pigm. faciei). Derm. Wschr. **115**, 15 (1943). — [e] Epidemiologische und sozialhygienische Probleme des Dermatologen in der Türkei. Dermatologica (Basel) **93**, 16 (1946). — [f] Hautkrankheiten des Orients. Derm. Ges. Schleswig-Holstein 16. 7. 1949. (Zbl. Haut- u. Geschl.-Kr. **74**, 347.) — [g] Typische Hautkrankheiten des Orients. 4. Nachkriegssitzung Nordwestdtsch. Derm. Ges. 10. Juni 1950. (Derm. Wschr. **1950**, 1031.) — [h] Geographische und ethnographische

Dermatologie. X. Intern. Derm. Kongr. London 1952, S. 381. — Die Bedeutung der Klimatologie für den Dermatologen. Hautarzt **3**, 3 (1952). — Bedeutung klimatischer Factoren für die Ätiologie der Hautkrankheiten. Symposium dermatolog. Bulgariae. Sofia, Juni 1962. Hautarzt **14**, 277 (1963). — [i] Etiologie de l'acrodermatite. Ann. Derm. Syph. (Paris) **83**, 603 (1956). — [k] Ethnologie und Dermatologie. Hautarzt **4** (1953) bis **6** (1955). — [l] Zur Klimatophysiologie und Pathologie der Haut. 1. Gemeins. mit SADAN TOR: Die anatolische Sonnen-Cheilitis. Arch. Derm. Syph. (Berl.) **179**, 421 (1939). — 2. Gemeins. mit SADAN TOR: Pyodermien in Zentralanatolien. Arch. Derm. Syph. (Berl.) **181**, 239 (1940). — 3. Die Phlebotomen-Zoonose (Harara) in Anatolien. Arch. Derm. Syph. (Berl.) **182**, 127 (1941). — 4. Haut- und Schleimhauterscheinungen bei Papatacifieber in Anatolien. Arch. Derm. Syph. (Berl.) **182**, 613 (1942). — 5. Die Orientbeule in Anatolien (Haut-Leishmaniose). Arch. Derm. Syph. (Berl.) **185**, 1 (1943). — 6. Die Haut-Tuberkulose in Anatolien. Arch. Derm. Syph. (Berl.) **185**, 363 (1944). — 7. Lupus erythematodes in Anatolien. Arch. Derm. Syph. (Berl.) **187**, 253 (1948). — [m] Dermatologische Reisebriefe: Brief aus Argentinien. Hautarzt **9**, 555 (1958). — Brief aus Uruguay. Hautarzt **10**, 139 (1959). — Brief aus Brasilien. Hautarzt **10**, 177, 229 (1959). — Brief aus Israel. Hautarzt **10**, 373, 425 (1959). — Brief aus Polen. Hautarzt **10**, 516 (1959). — Brief aus Marokko. Hautarzt **10**, 523 (1959). — Brief aus Japan. Hautarzt **11**, 182, 229, 269, 274 (1960). — Brief aus Kalifornien. Hautarzt **12**, 38, 85 (1961). — Brief aus Mexico. Hautarzt **12**, 128 (1961). — Brief aus Guatemala. Hautarzt **12**, 187 (1961). — Brief aus Salvador. Hautarzt **12**, 234 (1961). — Brief aus New Orleans und Chicago. Hautarzt **12**, 280 (1961). — Brief aus New York. Hautarzt **12**, 328 (1961). — Brief aus Aethiopien (1. u. 2.). Hautarzt **14**, 131, 234 (1963). — MARSHALL, J.: Skin diseases in South Africa. Arch. Derm. **87**, 419 (1963). — MARTIN, H.: Westafrikanische Reiseerfahrungen. Derm. Vereigg Frankfurt a. M. 30. Sept. 1926. (Zbl. Haut- u. Geschl.-Kr. **22**, 307.) — MELCZER, N.: Das ungarische Volk und die Hautkrankheiten. [Ungarisch.] Ungar. Derm. Ges. Budapest 14. Okt. 1938. [Zbl. Haut- u. Geschl.-Kr. **63**, 97 (1939).] — MENDELSON, R. W., and A. G. ELLIS: Cancer as public health problem in Siam. J. trop. Med. Hyg. **27**, 274 (1924). — MEYER, P. S.: Klima und Hautkrankheiten. Z. Haut- u. Geschl.-Kr. **26**, 325 (1959). — MICHAEL, M., R. COLE, P. BEESON, and B. J. OLSON: Sarcoidosis. Amer. Rev. Tuberc. **62**, 403 (1950). — MIKHAIL, G. R., and M. S. FALK: Dermatology in Egypt. Arch. Derm. Syph. (Chic.) **65**, 20 (1952). — MILLS, CL. A.: Climate and health. Oxford Medicine, vol. I, p. 481. New York: Oxford Press. — MITCHELL, J. C.: Schistosome dermatitis. Report of outbreak of "swimmers itch". Arch. Derm. Syph. (Chic.) **70**, 805 (1954). — MONTPELLIER, J. M.: Siehe OBERLING. — MORRIS, G. C., and R. C. HORN: Malignant melanoma in the negro. Surgery **29**, 223 (1951). — MUELLING, R. J.: Malignant melanoma; a comparative study of incidence in the negro race. Milit. Surg. **103**, 359 (1948). — MULLINS, J. F.: Tr. tonsurans infection in tinea capitis survey. Arch. Derm. Syph. (Chic.) **69**, 438 (1954).

NAUCK, E. G.: Dermatologische Eindrücke aus Mittel-Amerika. Hautarzt **1**, 421 (1950). — NAUMOW, L., u. L. LENT: Übersicht über die im Laufe von 10 Jahren (1921—1930) diagnostizierten Krankheiten in der dermatologischen Poliklinik in Tartu. [Estnisch.] Eesti Arst **10**, 434 (1931). [Zbl. Haut- u. Geschl.-Kr. **39** (1932).] — NISBET, T. W.: A new cutaneous syndrome occurring in New-Guinea and adjacents Islands. Arch. Derm. Syph. (Chic.) **52**, 221 (1945). — NORDMANN-BOEGER, J.: Bericht über einige Fälle von Hautleishmaniose in Brasilien. Derm. Wschr. **1954**, 629.

OBERLING, S.: Geopathologie du cancer. Symposion Geograph. Path. et Demographie du Cancer, Oxford 1950. Presse méd. **58**, 1128 (1950). — OLIN, F. E.: One case of Dermatitis herpetiformis without bullous eruption. Acta derm.-venereol. (Stockh.) **34**, 124 (1954). — ORMSBY, O. S., and H. MONTGOMERY: Diseases of the skin, 8. ed. Philadelphia: Lea & Febiger 1954.

PAEEL, W., F. A. H. SIMMONDS, and N. MACDONALD: Pulmonary tuberculosis. London: Oxford University Press 1953. — PARDO-CASTELLO, V.: Dermatology in a tropical rural zone. Arch. Derm. **74**, 115 (1956). — PARDO-CASTELLO, V., and F. TRESPALACIOS: Superficial and deep mycoses in Cuba. Sth. med. J. (Bghm, Ala.) **52**, 7 (1959). — PELLER, S.: Cancer in man. New York: Int. Univ. Press 1952. — PENICHE, J.: Cutaneous cancer. Dermatologia (Méx.) **4** (1960). — PETERKIN, G. A.: The changing pattern of dermatology. Arch. Derm. **80**, 1 (1959). — PETTI, J. H. S.: Letter from Azerbeidsan. Brit. J. Derm. **72**, 158 (1960). — PHILIPPS, A. J.: Cancer among canadian Indians. 5. Konf. Intern. Ges. f. Geographische Pathologie, Washington 1954. [Schweiz. Z. allg. Path. **18**, 500 (1955).] — PIERS, F.: [a] Sunlight and skin cancer in Kenya. Brit. J. Derm. **60**, 319 (1948). — [b] Cutaneous cancer in the white population of Kenya. E. Afr. med. J. **26**, 36 (1949). — PIPKIN, J. L.: Tinea capitis in adults and adolescents. Arch. Derm. Syph. (Chic.) **66**, 9 (1952). — PIRILÄ, V.: [a] On frequency of occupational diseases of the skin in Finland in 1948. Duodecim **65**, 698 (1949); s. Acta derm.-venereol. (Stockh.) **31**. — [b] On Besniers Prurigo in Finland. Acta derm.-venereol. (Stockh.) **30**, 114 (1950). — PLISHKIN, D.: Hautkrankheiten bei Kindern in Sverdlovsk. [Russisch.] Vestn. Derm. Vener. **34**, 27 (1960). — POLOUMIN, J.:

Tinea imbricata in Malaya. Brit. J. Derm. **64**, 378 (1952). — Ponthus, P.: Données statistiques sur le cancer en Levante. Rev. méd. Moy. Or. **5**, 38 (1948). — Ponthus, P., et T. Maroun: Données statistiques sur le cancer en Levante. Bull. Ass. franç. Cancer. **35**, 86 (1948). — Proppe, A., u. G. Wagner: Die derzeitige Altersverteilung der Lupus-Kranken in Schleswig Holstein. Z. Haut- u. Geschl.-Kr. **21**, 1 (1956).

Rabello, F. E.: Vorkommen der Haut-Tuberkulose in Süd-Amerika. [Spanisch.] VIII. Intern. Derm. Kongr. Kopenhagen 1930. — Rakower, J.: Sarcoidosis. [Hebräisch., engl. Zus.-Fass.] Harefuah **54**, 193 (1958). — Raubitschek, F.: [a] Pers. Mitt. — [b] A critical surveyof medical mycology in Israel (1946—1956). Mycopathologia (Den Haag) **9**, 176 (1958). — Reenstierna, J.: Lepra in Schweden. IV. Intern. Lepra-Kongr., Kairo 1938. [Acta derm.-venereol. (Stockh.) **22**, 257 (1942).] — Rein, C. R., and B. L. Snyder: Lichen chron. simpl. in Orientals. Arch. Derm. Syph. (Chic.) **66**, 612 (1952). — Richter, R. L.: Hautleishmaniosis in Anatolien. Hautarzt **11**, 349 (1960). — Richter, R. L., u. N. Erbakan: Lepra in der Türkei. Hautarzt **7**, 102 (1956). — Richter, R. L., u. L. Tat: Weitere Untersuchungen zur Epidemiologie der Lepra in der Türkei. Hautarzt **9**, 259 (1958). — Richter, Wilh.: Betrachtungen über das dermatologische Krankengut in Deutschland und Japan. 50. Kongr. Dtsch. Derm. Ges., Breslau 1939. [Arch. Derm. Syph. (Berl.) **180**, 274 (1940).] — Rieth: Phytogene Dermatosen. Gottron-Schönfeld, Dermatologie, Bd. III/1, S. 299. — Robert, P.: Tropische infectiöse Dermatosen (Übers.-Ref.). Dermatologica (Basel) **89**, 327 (1944). — Rollier, R.: [a] Les cancer de la peau au Maroc. Maroc méd. **376**, 864 (1956). — [b] Parasitoses dermatolog. au Maroc. Maroc méd. **379**, 1173 (1956). — Rook, A., R. Davis, and D. Stevanovic: Familial Granuloma annulare. Report of 2 cases with observations on incidence of the disease in Britain. Acta derm.-venereol. (Stockh.) **37**, 160 (1957). — Rosanove, E.: The prevalence of skin malignancies in Australia. X. Intern. Derm. Kongr., London 1952, p. 346. — Rosenbaum, W.: Incidence of skin diseases in Palestine (hebr. u. engl. Zusfass.). Harefuah **32**, 12 (1947). — Rosenthal, St., and A. Fisher: Localised outbreak of Tinea capitis due to Tr. violaceum in New York city. Arch. Derm. **78**, 689 (1958). — Rothman, St.: [a] A dermatologists trip to Japan. Arch. Derm. **80**, 88 (1959). — [b] Medical research in Africa (Kaposi sarcoma). Arch. Derm. **85**, 311 (1962).

Sagher, F.: [a] Various tropical dermatoses (Übers.-Ref.). Dermatologica (Basel) **79** bis **109**. — [b] Laboratory studies of fungus diseases of skin and hair. Acta med. orient. (Tel-Aviv) **6**, 68 (1947); s. auch Dostrovsky u. Sagher; Shanon u. Sagher. — Sainz de Aja, E. A.: [a] Statistisches über Scabies. [Spanisch.] Act. dermo-sifiliogr. (Madr.) **22**, 177 (1929). — [b] Tratamiento de las Tuberculoses cutaneas y de las condiciones aliadas. X. Intern. Derm. Kongr., London 1952, p. 231. — [c] Statistische Angaben eines dermo-vener. Service in Kriegszeiten. [Spanisch.] Act. dermo-sifiliogr. (Madr.) **48**, 248 (1957). — [d] Dermatolog. vener. Statistik. [Spanisch.] Medicamenta (Madr.) **16**, 320 (1958). — Sainz de Aja, A., u. M. F. Contero: Die Lupus-Formen in der Statistik von 1909—1929. [Spanisch.] Act. dermo-sifiliogr. (Madr.) **22**, 91 (1929). — Sanderson, P. H., and J. C. Sloper: Skin diseases in the British Army in South East Asia. 1. Influence of the environment on skin diseases. Brit. J. Derm. **65**, 252 (1953). — Sapin-Jaloustre, J., et T. H. Goddard: French follow-up on research carried out in 1912 by Dr. MacLean of Australian Arctic Expedition 1911—1914 of slowing down of growth of hair and nail in Antarctica. Med. J. Aust. **1956 II**, 639. — Schaller, K. F.: Hautkrankheiten in Äthiopien. Hautarzt **13**, 289 (1962); s. auch XII. Intern. Derm. Kongr., Washington, Excerpta med., p. 227. — Brief aus Äthiopien. Hautarzt **10**, 326 (1959). — Schmid, R.: Cutaneous porphyria in Turkey. New Engl. Med. J. **263**, 397 (1960). — Schönholzer, G.: Morbus Besnier-Boeck in Armee-Durchleuchtungen. Schweiz. med. Wschr. **1947**, 585. — Scholtz, W.: Haut- und Geschlechtskrankheiten in Ostpreußen. Dtsch. med. Wschr. **1930**, 1522. — Schrek, R.: [a] The racial distribution of cancer. 1. Epithelial tumours of the skin, lip and breast. Cancer Res. **4**, 433 (1944). — [b] Analysis of 20 cases in negroes. Cancer Res. **4**, 119 (1944). — Schwarz, J.: Incidence of dermatophyt. in Cincinatti. Arch. Derm. **80**, 538 (1959). — Schwarz, J., and L. Goldman: Epidemiological study of North American blastomycosis. Arch. Derm. **71**, 84 (1955). — Dieses Handbuch Erg.-Bd. IV, Teil 4. — Sequeira, J. H., and F. W. Vint: Malignant melanoma in Africans. Brit. J. Derm. **46**, 361 (1934). — Shanon, J., and F. Sagher: Sabra dermatitis. Arch. Derm. **74**, 269 (1956). — Shapiro, M. M.: The geographic pathology of neoplastic diseases in Honduras.

5. Konf. Intern. Ges. f. Geographische Pathologie, Washington 1954. [Schweiz. Z. allg. Path. **18**, 486 (1955).] — Sharp, W. B., and M. J. Wegner: Microsporon gypseum as etiologic agent, of tinea in the United States. Arch. Derm. Syph. (Chic.) **61**, 824 (1950). — Shields, F. L., and E. N. Walsh: Kissing-bug bite. Arch. Derm. **74**, 14 (1956). — Silberstein, S.: The dermatological physiognomy of Palestine (hebr.-engl. Zus.fass.). Harefuah **27**, 1 (1944). — Simon, C. R., and J. Schwarz: Trichophyton sulfureum in Southern Ohio. Arch. Derm. Syph. (Chic.) **68**, 335 (1953). — Simons, R. D. G. Ph.: [a] Tropical dermatology today. X. Intern. Derm. Kongr., London 1952, p. 330. — [b] Some climatological and other particulars on Herpes zoster from the Northern and Southern hemisphere. Dermatologica

(Basel) **103**, 109 (1951). — [c] Handbook of tropical dermatology and med. mycology. Amsterdam: Elsevier Publ. Co. 1952. — [d] Psoriasis. Münch. med. Wschr. **87**, 288 (1940). — [e] Eindrücke über die Dermatologie und Venerologie in den holländischen Antillen und Surinam. 129 Tgg d. Ned. Derm. Ver.igg 20. 6. 50. Dermatologica (Basel) **104**, 111 (1952). — SISK, J. C., W. E. WOOLRIDGE, and J. LAMB: Etiology of superficial mycoses in North-Western USA. Arch. Derm. Syph. (Chic.) **68**, 681 (1953). — SLEPYAN, A. H., and B. G. GENTING: Tinea nigra palmar. in the Chicago area. Arch. Derm. **76**, 570 (1957). — SMITH, E. C., and B. G. T. ELMES: Malignant diseases in natives in Nigeria. Ann. trop. Med. Parasit. **28**, 461 (1934). — SMITH, LESLIE M., H. D. GARRET, and M. S. HART: Pigmented basal-cell epithelioma. Arch. Derm. **81**, 95 (1960). — SNOW, J. S., E. M. SATULSKY, and B. H. KLEEN: American cutaneous Leishmaniasis. Arch. Derm. Syph. (Chic.) **57**, 90 (1948). — SNOW, J. S., E. S. WEDDING, and W. J. TOMLISON: Chromoblastomycosis. Arch. Derm. Syph. (Chic.) **51**, 90 (1945). — SOHRWEIDE, A.W.: Recent changes in dermatological diagnosis. Arch. Derm. Syph. (Chic.) **30**, 260 (1934). — SPITZER, R.: Geographische Verteilung der Hautkrankheiten. Erstauflage dieses Handbuches, Bd. XIV/2, S. 253. 1938. — Studium gen. **17**, 555 (1964). — Alopecia areata. Internat. Derm. Kongr. Stockholm 1952, Bd. III, S. 1118. — Geographische Verteilung der Psoriasis. 9. Kongr. Israel Derm. Ges. 1965. Harefuah **70**, 329 (1966) [Hebräisch]. — STEINER, P. E.: Cancer, race and geography. Baltimore: Wilkins & Co. 1954. — SULZBERGER, M., and R. L. BAER: Some recent advances in medical mycology. Yearbook of dermatology, 1954/55 p. 7. Chicago: The Yearbook Publishers. — SULZBERGER, M., E. F. YOICE, S. J. GREENBERG, and A. G. MACK: Tropical acne. U.S. nav. med. Bull. **46**, 1178 (1946). — SUMMONS, J.: The incidence of skin diseases in Australia. Aust. J. Derm. **3**, 15. — SUTTON, R. L.: The incidence of psoriasis. Arch. Derm. Syph. (Chic.) **58**, 740 (1948). — SVANBORG, A., and L. SÖLVELL: Incidence of disseminate Lupus erythematodes. J. Amer. med. Ass. **165**, 1126 (1957). — SYLVEST, BENT: Incidence of Dermatophytoses in Danemark. Acta derm.-venereol. (Stockh.) **29**, 225 (1949). — SZANTO, J.: Die Häufigkeit und Verbreitung der Hautkrankheiten in Ungarn. IX. Intern. Derm. Kongr., Budapest 1935, II, S. 785. — SZENTKIRALYI, Zs.: Dermatologische und venereologische Beobachtungen in Kaschau. [Ungarisch.] Börgyogy vener. Sz. **17**, 145 (1939). Ref. Zbl. Haut- und Geschl.-Kr.

TAS, J.: Studies on scabies in Palestine. Dermatologica (Basel) **97**, 216 (1948). — TEN SELDAM, R. E. J.: Over huidkaniker on de Inheensche bevolkung. [Ned.] Geneesk. T. Ned.-Ind. **81**, 618 (1941). — TEN SELDAM, R. E. J., and J. C. BELISARIO: Malignant tumors of the skin. In: SIMONS' Handbook trop. dermatology, II, p. 1551. Amsterdam: Elsevier Publ. Co. 1952. — TERRA, F.: Dermatoses in Brasil. Rev. argent. Dermatosif. **11**, 151 (1925) [Spanisch]. Ref. Arch. Derm. Syph. (Chic.) **15**, 482 (1927).

VANBREUSEGHEM, R.: Importance des dermatoses chez Europeens en Congo Belgique. Ann. Soc. belge Méd. trop. **1947**, 251. — VAN DEN BERG, R., u. W. J. R. S. TJOKROHADIDJOJO: Übersicht über die Fälle mit malignen Geschwülsten im Juliana-Krankenhaus in Bandoeng 1928/37. [Ned.] Geneesk. T. Ned.-Ind. **78**, 3265 (1938). — VIEIRAM, J. P.: Einige epidemiologische Angaben zum Vorkommen von Pemphigus foliaceus im Staate Sao Paolo. [Spanisch.] Argent. Derm.-Sifil. Ges. S. Paolo **20**, 23 (1958). — VILLANOVA, K., M. CASANOVAS, and E. LECHA: Statistical study of the superfic. mycosis, observed in Un. Derm. Clinic Barcelona, 1947—1957. Act. dermo-sifiliogr. (Madr.) **50** (VI/VII), 321 (1959). — VINT, F. W.: Malignant disease in the native of Kenya. Lancet **1935 II**, 628; s. auch SEQUEIRA u. VINT.

WAGNER, G.: [a] Vergleichende Statistik über die Häufigkeit der in den Jahren 1953—1957 an der Univ.-Hautklinik Kiel beobachteten Haut- und Geschlechtskrankheiten. (Unveröffentl. Manuskript.) — [b] Erythematodes und Tuberkulose. (Ein statistischer Vergleich zwischen Erythematodes und Lupus vulgaris.) 22. Tagg Dtsch. Derm. Ges. 1953. Arch. Derm. Syph. (Berl.) **200**, 408 (1955). — [c] Über Fälle von Dermatitis herpetiformis Duhring ohne Blaseneruptionen. Acta derm.-venereol. (Stockh.) **35**, 160 (1955); s. auch PROPPE u. WAGNER. — WALKER, J.: [a] The dermatophytoses of Great Britain, report of a 3 years survey. Brit. J. Derm. **62**, 239 (1950). — [b] Basal cell Ca. Its low incidence among the non-european races in South-Africa. S. Afr. med. J. **33**, 394 (1959). — WALLGREEN, A.: Erythema nodosum. Umfrage in Derm. Wschr. **1934**, 624. — WALSH, E. N.: Tinea nigra in Panama. Arch. Derm. Syph. (Chic.) **57**, 732 (1948). — WHITTLE, C. H.: A survey of fungus-infections in the Cambridge area (1948—1955). Brit. J. Derm. **68**, 1 (1956). — WIENER, K.: Dermatologie in den Vereinigten Staaten. Hautarzt **10**, 318 (1959). — WOLFE, W. D.: Diseases of the skin among the natives of North-West New Guinea. Arch. Derm. Syph. (Chic.) **52**, 247 (1945). — WULF, K., u. G. PALMER: Zur geographischen Verteilung der Haut-Karzinome. 34. Tagg Nordwestdtsch. Derm. Ges. 3. bis 5. Juli 1953. [Derm. Wschr. **58**, 1200 (1953).]

ZASLAWSKY, A. W.: Hautkrankheiten im Nord-Kaukasus. [Russisch.] Sovjetsky Vestn ven. i. derm. **8**, 553 (1933). Ref. Ann. Derm. Syph. (Paris) **1934**, 1053. — ZIPRKOWSKI, L., S. HAIM, and H. BANK: Atebrine in psoriasis. Acta med. orient. (Jerusalem) **13**, 45 (1954).

Ethnology and Dermatology

By

L. J. A. Loewenthal, Johannesburg, S. Africa

With 21 Figures

I. Introduction

Several works on Popular Medicine, as well as others devoted to Anthropology, include sections of interest to the dermatologist. As two outstanding examples Hovorka and Kronfeld's magnificent "Vergleichende Volksmedizin" and Frazer's classic, "The Golden Bough", readily come to mind and have provided much of the material for this essay; but many other works, including those of Greek, Roman and Mediaeval authors, explorers, missionaries and colonial medical practitioners, have contributed so much to this subject that a full review of all relevant observations would itself constitute a major work. Fortunately the kindred subject of History has interested numerous writers, amng whom Schönfeld in particular has chosen the field of Dermatology for several splendid contributions, and the study of Folklore has stimulated others, notably Rolleston, to research in the special branches of Dermatology and Venereology. Their labours have provided material of the greatest value for the present undertaking.

The first monograph by a dermatologist which could properly be called a treatise on Ethnology and Dermatology is "The Dermatology of the Hungarian People" by Berde (1940); unfortunately it has never been translated from the Hungarian and all that I have before me is an English abstract kindly prepared by the Author. The full text would, I am sure, be of the greatest use to students of this subject. But the credit for arousing interest in this theme and for disclosing so many of the relationships between Ethnology and Dermatology must go to Marchionini, who in 14 illuminating papers (1953a to 1955e), mainly concerning Anatolia, demonstrated the importance of humanistic and cultural, as well as merely scientific interests in a medical specialty. On this foundation Richter has recently built his systematic treatise "Ethnographische Dermatologie", to which this work owes so much. The question of Race in connection with Dermatology has not so far been considered under the heading of Ethnology; it is however of such importance that I have thought it advisable to add a section on this subject and have attempted to condense into a small space sufficient material for a whole volume.

Finally it becomes obvious, as one accumulates material for this work, that the subject may have implications for others besides dermatologists. When we read of precisely the same mutilations practised by the prehistoric Aurignacians of France and the modern Fingoes of South Africa, or by the ancient Egyptians and the pre-Columbian Americans; when we encounter not only tattooing, but the same ostensible reason for tattooing, among Indians and Red Indians, and the same puberty rites in Australia, New Caledonia, Tierra del Fuego, Ashanti and South Africa (Radin); when we consider that these examples from Dermatology form only a part of a universal cultural pattern, exemplified by the world-wide practice of artificial cranial deformation (DINGWALL), we realise that we are dealing with one of the fundamental problems of humanity.

At first sight these, and many other resemblances suggest that the whole earth has been populated by successive waves of wanderers derived from a single birth place, and that these immigrants brought with them the cultural traditions of their original home. Those who support the theory of Diffusion place this either in the Nile valley (ELLIOT SMITH) or in South-Western Asia (e.g. MACGOWAN, GLADWIN). Their opponents maintain that the mind of man, wherever and whenever created, develops through the same stages and produces the same magical and religious beliefs and the same cultural characteristics, much as the human embryo reproduces during its development the various steps of its remote ancestry. Though ADOLF BASTIAN, in originating this concept of Psychic Unity, confined himself to elementary ideas, others have gone further and its full development may be appreciated from JUNG's definition: "I have chosen the term 'collective' because this part of the unconscious is not individual, but universal; ... The collective unconscious, so far as we know, is self identical in all Western men and thus constitutes a psychic foundation, superpersonal in its nature, that is present in every one of us". JACOBI expresses it still more practically; "The collective unconscious is the mighty spiritual inheritance of human development, reborn in every individual ... constitution."

Such examples as I have selected almost at random from the huge amount of available material cannot be construed as evidence either for the Diffusionists or the supporters of Psychic Unitiy; they may however stimulate further work in this fascinating avenue of Dermatology, so ably opened by my predecessors.

II. Magic and Religion

I have found it expedient to give early and prominent mention to this subject, for the greater part of this contribution deals with aspects of human behaviour which, in turn, is largely bound up with belief in supernatural influences. These can be invoked to explain the phenomena of Nature and attempts can be made to employ such intangible influences to one's own advantage, to another's disadvantage or, in short, to modify the Laws of Nature. In the first instance, the explanation of natural phenomena, it is obvious that there is a close resemblance between Religion, Magic and Science; in the second, Religion and Magic to a large extent have the same aim. The hereditary rain makers among the Wambugwe of East Africa profess the same object as does the minister of religion who prays for rain. Many attempts have been made to define the dividing line between the two and none has been entirely successful, as Magic and Religion are always to some degree co-extensive. For our purposes, however, such fine distinctions are unnecessary and I shall limit myself to a brief summary of FRAZER's (1949) views; these have, besides uncommon lucidity, a direct bearing on the problems of Dermatology discussed in this section.

Magic, then, is based on two erroneous concepts, which FRAZER calls respectively the Law of Similarity (Homoeopathic Magic) and the Law of Contact or Contagion. "From the first of these principles the magician infers that he can produce any effect merely by imitating it: from the second he infers that whatever he does to a material object will affect equally the person with whom the object was once in contact." The dermatologist will now recognize the first principle in a cure for acne described by MARCELLUS of Bordeaux, court Physician to Theodosius the First (4th Century A.D.): "... if you are troubled with pimples watch for a falling star and then instantly wipe the pimples with a cloth or anything that comes to hand. Just as the star falls from the sky, so the pimples will fall from your body." Numerous taboos with which the life of primitive tribes is regulated depend on a belief in contagious magic: thus SIMPSON (1955) refers to the Gahuku-Gama tribe in New Guinea, among whom the men are taught to fear and avoid women, lest they appropriate some of his semen, which they can use to harm him. The same principle seems to be involved in the ritual inspection and re-inspection of a leper's garments, as a diagnostic and prognostic aid (Leviticus XIII, 47—59). Ethnographic records abound with examples of both homeopathic and contagious magic and I can quote only a selection of those which interest the dermatologist.

MCKENZIE states that among the Australian aborigines evil spirits are believed to cause rashes by throwing ashes on the body, just as Moses and Aaron produced a plague of boils by throwing ashes. The belief that certain dermatoses, such as eczema, psoriasis, urticaria and acne are liable to appear in Spring, when buds appear on vegetation, is clearly based on the same principle. Some forms of personal decoration, considered later in this section, are related; thus the Jivaro Indians of Brazil paint lines on themselves, to give the impression of a skeleton, when shrinking human heads (FLORNOY). Presumably the object of imitating the shrinkage of the human body to its basic framework is to encourage the head to behave similarly. Many popular remedies owe their existence to homoeopathic magic: as the wiry roots of the catgut plant are exceptionally tough Cherokee women wash their heads with a decoction of the roots to make the hair strong. HOVORKA and KRONFELD give numerous examples of popular remedies for falling hair: one employs the hanging twigs of the weeping willow, another puts cut hairs into a dung-heap, saying "Just as all seeds grow on this dung, even on bad ground, so may the hairs on my head grow richly". Shaving over and around bald areas is another ancient remedy — CELSUS wrote "Nihil melius quam saepe radere" and many medical men still advise it today — but SABOURAUD (1929) correctly explained this as an imitation of grass, which grows the stronger the more it is cut, in fact an example of homoeopathic or imitative magic.

A derivative of contagious magic is the belief that a part of the sufferer can be removed and with it the disease itself. HOVORKA and KRONFELD explain this in the following way: Man, they say, has an inborn desire to ascribe a cause to every phenomenon and thus he ascribes illness to evil spirits. Attempts were made to cure by pacifying or threatening the spirits or, often, by personifying the disease. Thus, by homoeopathic magic, red threads or cloths were laid on sufferers from erysipelas and, by contagious magic, portions of the sufferer were used to transfer the disease elsewhere; in ancient days the Volsinians attempted to transfer a disease to a tree by means of a spike which had been in contact with the patient (Livy VII, 3). In modern times a hole was bored in a tree and hair or nail-clippings concealed therein e.g. by the Croatians as a cure for gout, rheumatism and scrofula. In Portuguese East Africa the natives treat measles and varicella with a medicated bath which is taken at night near the bifurcation of a path; they believe that the sufferer will thus be rid of his disease, which will be acquired by passers-by (LOPES DA CUNHA). "Giving away" and "selling" warts is obviously based on the same principle, as is the far more sinister but widely spread belief that disposing of part of the morbid secretions of a disease would lead to cure; in our own day in civilized countries there have been prosecutions for rape against men who have believed they could be cured of gonorrhoea by having intercourse with a virgin.

From homoeopathic magic to homoeopathic medicine is a short step and the doctrine of HAHNEMANN "similia similibus curantur" has had its adherents for more than a century. To illustrate the uncertain border between magic and medicine we need only consider the reputable if doubtfully efficacious use of vaccines in acne vulgaris and furunculosis. And from homoeopathy to allopathy one also proceeds insensibly: SCHÖNFELD (1952) gives an interesting review of the classical concept that one disease may cure another; he shows that many authors, especially in the 18th century, believed that scabies could provide a cure for a severer malady and that RAMAZZINI even gave detailed instructions on how to contract the itch by sleeping in the bedclothes of a scabietic patient. CABANÈS described how Napoleon I was treated in this way in the hope that acquiring scabies, and thus reproducing an eruption from which he had previously suffered, might cure an abdominal ailment he had acquired during the Egyptian campaign.

So far I have considered Magic as a means of bringing about a result, usually in the way of a cure for disease; the corollary is seen in the "taboo", which FRAZER classifies as Negative Magic and regards as a subdivision of Sympathetic Magic, according to the subjoined scheme:

Table 1. (From FRAZER, The Golden Bough, MCMILLAN, 1949)

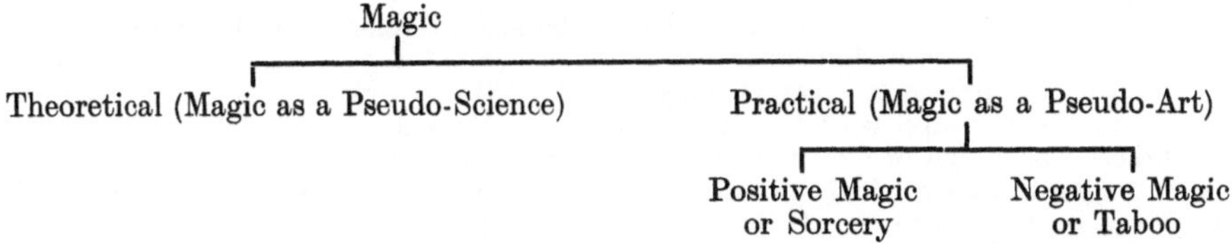

In FRAZER's words: "Positive magic or sorcery says 'Do this in order that so and so may happen'. Negative magic or taboo says, 'Do not do this, lest so and so should happen.'" He gives a happy example from the realm of dermatological ethnology by citing the natives of Laos in Siam, whose chief product is lac, a resinous gum exuded by a red insect on the young branches of trees, to which the little creatures have to be attached by hand. When gathering the gum they abstain from cleansing their heads, lest by removing the parasites from their hair they should detach the insects from the boughs. Many beliefs and practices connected with hair-cutting and shaving are excellent examples of this taboo and will be considered later.

Religion is defined by FRAZER as "a propitiation or conciliation of powers superior to man which are believed to direct and control the course of nature and of human life." We are thus brought logically to MALINOWSKI's (1948) concise summary of the essential distinction:— "Magic, based on man's confidence that he can dominate nature directly, if only he knows the laws which govern it magically, is in this akin to science. Religion, the confession of human impotence in certain matters, lifts man above the magical level . . ." For our immediate purpose, however, it matters little whether beliefs or practices are based on magic, religion or social custom; we shall find similar or identical procedures performed by priest and witch doctor and shall from now on be concerned primarily with their medical implications, though constantly reminded of that primitive impulse by which both are activated.

III. Mutilation and Adornment

Mutilation, in its widest sense, comprises not only the removal of parts of the body, but piercing for the wearing of ornaments, and the introduction of foreign substances, as in tattooing. The Encyclopaedia Britannica, which includes depilation and shaving under this head, states that mutilation is world-wide today, being unknown to only a few peoples in their primitive state. The oldest traces of man give evidence of these practices: cave walls of France and Spain, decorated by members of the Aurignacian and Magdalenian cultures at the end of the last Ice Age, show paintings of people whose terminal finger joint has been removed, a practice still seen in parts of S. Africa and India. In the Wellcome

Historical Medical Museum there can be seen the skeleton of a male recovered from a prehistoric grave at Gebel Moya in the Sudan. Close to the jaw a stone stud was found, similar to the lip studs worn to this day by Nilotic peoples.

The motives which lie behind mutilation are given as tribal convention, adornment, initiation ceremonial, religion, punishment and health. As we consider its various forms we shall see repeatedly how magic and religion overlap, religions on the one hand borrowing from the practices of the magician-priest, while on the other the savage adopts the symbols of religion for magical purposes. It is therefore unpractical to take each motive and describe the mutilations practised in its name; by dealing with each type of mutilation seriatim we shall cover the ground more systematically, while allowing the reader to draw his own conclusions regarding motive.

The crudest form of mutilation is probably the self-infliction of gashes with knives, as practised by priests and worshippers of certain eastern cults today; its prevalence in antiquity is instanced by the priests of BAAL (1 Kings XVIII, 28) and Cybele, and the self-castration performed by the worshippers of Astarte of Hierapolis (FRAZER) as well as by the prohibition of this practice as a sign of mourning in ancient times (Leviticus XIX, 28). Amputation of limbs or tongue has been widely practised as a punishment, often of theft, and in parts of Africa it was once usual to cut off the breasts of an unfaithful wife. The amputation of terminal finger joints has been practised in S. Africa as a sign of mourning and, for magical reasons, on a child born to a mother whose previous child was stillborn. The Fingoes of the Transkei in S. Africa amputate the terminal phalanx of the little finger of the left hand in all children (F. P. SCOTT). Circumcision, as a special form of mutilation is of great interest to the dermatologist and will be considered in greater detail. The various forms of artefact practised on the female external genitalia are of more interest to the ethnologist; briefly they consists of artificial lengthening of the labia minora, the so-called "Hottentot apron", or the removal of greater or lesser parts of the pudenda, sometimes referred to as "female circumcision" with or without stitching up of the vaginal introitus, or of deliberate defloration in infancy, childhood or adolescence. In keeping with many other customs and beliefs, these deformations are encountered widely, especially in Asia, Africa and the New World and can be traced back to antiquity, so that the customary circumcision of girls is found mentioned in an ancient Egyptian papyrus (PLOSS-BARTELS). Whether these mutilations are performed on religious, cosmetic or allegedly hygienic grounds seems immaterial: the fact is that completely antithetic operations (lengthening of the labia minora and amputation of the labia minora; defloration with widening of the introitus and sewing up of the introitus) are practised by primitive peoples for the same ostensible reasons.

1. Circumcision

Circumcision, subincision and other mutilations of the genitalia are practised in many parts of the world and for a variety of reasons.

a) Historical and Ethnological Considerations

The first fact to be noted is that circumcision seems to have been practiced independently by numerous peoples who have been separated from other races for millenia; thus, for example, Columbus, on his arrival in the New World, found many of the natives circumcised (GAIRDNER). Although adopted in Biblical times by the Jews as a covenant (Genesis XVII, 10) and practised thereafter as an act of obedience to divine law, one senses that it became a form of tribal marking (KENNEDY) giving the circumcised the feeling of "belonging" (LAURENT-NAGOUR); here there seems to be a similar motivation to that seen in certain cases of tattooing. Circumcision among the ancient Egyptians, as mentioned by Herodotus, is said to have possessed a social or caste significance among the aristocracy and priesthood, rather than a religious meaning (BRODRICK and MORTON). KIELLEUTHNER states that it was a ritual act depending on the fact that Pharoahs were surrounded exclusively by circumcised men, but HOVORKA and KRONFELD maintain that it was practised solely on hygienic grounds. This is difficult to reconcile with the oft quoted story of Pythagoras being circumcised in order to be initiated into Egyptian religious rites. WHIDDON suggests that circumcision may have been a ritual of mutilation as a proof of courage, but this would of course apply only to those communities among whom it forms part of an initiation ceremony, and hardly to those among whom the operation is performed on the 8th day of life. But whatever its ostensible purpose, the operation is one of great antiquity: the oldest mummy known, that of Ra-Nefer, kept at the Royal College of Surgeons in London until destroyed by enemy action in 1940, showed clear evidence of having been circumcised (SAMPSON HANDLEY) and stone carvings from the royal tomb of Ankh-Ma-Hor give similar information. The fact that flints were used to perform the operation in Old Testament days may also point to its extreme antiquity, indeed to its palaeolithic origin. The Jews, of course, merely adopted the same instrument, when they took the practice over from the Egyptians. MARCHIONINI also quotes authorities who stated that circumcision was regarded as a hygienic measure by Philo and Flavius Josephus nearly 2000 years ago[1], and Alexander has pointed out that among many natives the word for circumcision was "cleansing". An extremely detailed discussion of circumcision in antiquity, with numerous references, is given by HOVORKA and KRONFELD (II, 484) and the reader is referred to this for details. The same authors describe the techniques of circumcision as practised in many parts of the world; much interest attaches to these, as also to the religious ceremonies and habilments which are ritual accompaniments (MARCHIONINI, 1953a). Though many of the West African tribes practise infant circumcision, it is, on the whole, rare among primitive folk; with them it is almost always a puberty rite, and often associated with special schools for the initiates and numerous taboos. A comparison of these rites in S. Africa (KRIGE), West Africa (FROBENIUS) and the Pacific islands (FRAZER) is most instructive.

The practice of circumcision on other than religious grounds is becoming widespread. According to GANS, British residents in India were impressed by the relative immunity from penile cancer of the circumcised Mohamedans and adopted the custom; thence it became introduced into the British Isles. NISSEN, MILLER and SNYDER, and MCCARTHY, DOUGLAS and MOXFORD all give evidence of the increasing popularity of this operation in Britain and the U.S.A. The last-named found that 24% of 2428 male children under the age of 5 years were circumcised, and that the percentage in their sample of Cambridge University students was 84. In Akron City Hospital (U.S.A.) MILLER and SNYDER fond that 91.6% of new-born male infants were subjected to circumcision.

Among more primitive peoples various other explanations have been proposed for genital mutilations. The North American Indians are said to have practised circumcision as an alternative to human sacrifice (Ed. Brit. Med. J. 1949), in the same way, we presume, as scalp-collecting represents a token of head-hunting. BETTELHEIM believes that ritual cruelties are executed on a particular organ or tissue in the belief that this will stimulate its vitality; he cites Australian tribes among whom novices are bitten in the scalp in order to make the hair grow and sees a similar purpose in circumcision to increase libido. RICHTER and KEIL both remind us that circumcision has important physiological and psychological implications: practitioners in Mohamedan countries have frequently drawn attention to the fact that the acquired keratinization of the glans penis in circumcised men reduces its sensibility and to a large extent prevents premature ejaculation, one of the chief causes of sexual incompatibility.

With regard to subincision, and superincision as practised by the Tikopia, BETTELHEIM suggests that men may try to acquire a sexual apparatus and functions equal to women's; hence also the periodic bleeding forcibly produced by opening the vulva-like orifice after subincision. In New Guinea, where circumcision is not practised, boys are taken away from the women about 7 years of age; a miniature arrow is shot into the penis to make it bleed and the nose and tongue are traumatized for the same purpose — "to get rid of the mother's blood". At puberty repeated vomiting and nose-bleeding are induced at intervals; this is explained by Simpson as an imitation of menstruation and a desire to "get even" with women. The reader may take his choice of the contradictory hypotheses.

b) Medical Implications

The operation of circumcision is not without dangers: apart from hemorrhage from which deaths have been recorded, various infections also occur where the operation is conducted in an unhygienic manner. The *primary cutaneous tuber-*

[1] But in the Antiquities (X, 5) Josephus states that God commanded Abraham to circumcise himself (at the age of 99) and his family in order to keep his posterity unmixed.

culous complex was seen in 3 cases by FINKELSTEIN and clinical details are given by GOTTRON. *Syphilis, septicaemia* and *tetanus* have all claimed their victims and it is to be noted that religious observance and asepsis have now been happily reconciled by most Jewish and Mohamedan practitioners of the art of circumcision (MARCHIONINI, 1953a). Nevertheless, in Great Britain MCCARTHY, DOUGLAS and MOXFORD found that 5% of their sample of circumcised 4-year-old children had had complications: of 32 cases 9 had haemorrhage, 8 local sepsis, 2 generalized sepsis and in 7 a second operation was required. GAIRDNER even estimated that the annual mortality from routine circumcision on infants and children in Great Britain was 16.

The beneficial effects of circumcision have been fully considered by many authors. Apart from the obvious benefit of preventing phimosis and paraphimosis, the observed advantages derive from the acquired hardening of the mucosa of the glans and from the absence of retained smegma.

Herpes simplex progenitalis is rare in the circumcised and practically unknown on the glans penis, according to MARCHIONINI's and RICHTER's observations on Anatolian Mohamedans and my own on Jews.

Other diseases rarely or never seen by them in the circumcised are *balanitis, phagedenic ulcer* of the penis associated with fuso-spirillary organisms, *induratio penis plastica* (Peyronie's Disease) and *balanitis xerotica obliterans post operationem* (STÜHMER); the last two are of sufficient rarity for their absence in a given series to pass without comment. Not only MARCHIONINI but numerous Turkish practitioners whom he asked never saw an example of the last-named disease among the Mohamedan population of Anatolia.

Primary syphilis is also alleged to be less frequent in the circumcised, as are other venereal diseases. QUIROGA confirms this, as regards primary syphilis, in Jewish males both in private and hospital practice. HAND made observations from gentile, Jewish and Negro patients in the United States: among the gentiles and Negroes the incidence of *syphilis, gonorrhoea, chancroid* (ulcus molle), *lymphogranuloma venereum* (not granuloma venereum) and *penile warts* was lower in the circumcised; among the Jews it was still lower. These figures are subject to the usual sampling errors but are sufficiently in accord with the experience of others (HUTCHINSON, LLOYD and LLOYD, FELDMAN, BOLDUAN) to be impressive. RICHTER states that chancroid was one of the commonest venereal diseases among German and Italian troops stationed in Africa, Sicily and Italy during the last war; at the same time the Mohamedan population of Cyrenaica, who were heavily infected with gonorrhoea, did not produce a single case of chancroid. The authors quoted do not, of course, maintain that circumcision prevents venereal disease, but rather it reduced its incidence and makes the glans penis a less common portal of entry. Not all authorities are in agreement and certainly sweeping statements to include all venereal diseases are unjustified; BERKOWITSCH found the gonorrhoea rate to be the same in gentiles and Jews, and COOK informs me that *Granuloma venereum* (granuloma inguinale) in Australian natives had a higher incidence in those tribes practising circumcision and sub-incision.

Carcinoma and pre-carcinomatous lesions of the penis have been the subject of numerous statistical surveys, of which only a selection can be quoted. It may be stated immediately that cancer and pre-cancerosis of the penis is, with one exception (DEAN) unknown in the circumcised Jew: it is extremely rare in the Mohamedan, who is circumcised between the 8th and 14th years, and increases in frequency among the uncircumcised according to their diminishing personal hygiene. Naturally enough the presence of phimosis is an absolute bar to the carrying out of the proper cleansing routine and it is therefore not surprising that a close association is found between phimosis and penile cancer (MARCHIONINI, 1953a; SCHÖNFELD, TAPPEINER, MATSUMOTO, BARNEY, KÜTTNER and many others). Although KENNEDY maintains that the presence of a foreskin is no bar to effective cleansing and thus avoiding smegma retention and balanitis, both believed to favour the development of cancer, KEIL points out that desert conditions with scarcity of water are a great hindrance to proper cleansing of the part, a fact noted by "Stewer"[1] in the desert campaigns of the second World War.

Table 3 from MARCHIONINI (1953a) lists authors who have assessed the frequency of phimosis with penile carcinoma as from 17.7 to 89 percent; the majority found this association in over half of their cases of cancer of the penis.

It is only right to state here that many other authorities frown on routine circumcision as a hygienic measure, maintaining that routine cleansing is preferable and suggesting, though without proof, that it is equally effective in preventing penile carcinoma (Ed. Brit. Med. J. 1949, 1952). GAIRDNER showed that so-called phimosis in males up to the age of 3 simply demonstrates a late development of the preputial space and that simple napkin (ammoniacal) dermatitis of the prepuce is often taken as an indication for circumcision. Nevertheless, and even at the risk of prolonging this discussion beyond the reader's patience, I must point out the fallacy of these arguments: we know that if circumcision is delayed beyond infancy there is a small but definite incidence of penile cancer (see later); we are now asked to believe that cleansing under a foreskin *which cannot normally be retracted until the age of 3* is sufficient to prevent such cancer. Furthermore we are expected to believe that all male children, of every race and class, can be educated to observe such a scrupulous toilet that penile cancer will not occur in a single case or, in other words, that its incidence will be zero, as found in the Jewish male, circumcised on the eighth day.

The effect of age at circumcision on the incidence of penile carcinoma can be judged from Table 2.

Table 2. *Frequency of penile carcinoma in circumcised and uncircumcised in various lands* (Adapted from MARCHIONINI's elaboration of GEISSENDÖRFER's figures)

Percentage of all carcinomas	Country and race and/or religion	Authors
2—3	U.S.A.	American Cancer Society
2—5	U.S.A. and England	BLEICH
9	Java	SAMPOERO (cited by MARESCH)
10—15	Orient	LENOWITZ and GRAHAM
14	Ceylon	COORAY
15	Hindus (uncircumcised)	MULLIGAN
15.8	China	MAXWELL (cited by BLEICH)
16.7	Uganda *	DAVIES
17.5	Indo-China	LE ROY DU BARRES and HAYMANN
18.3	China	NGAI
22.5	Siam (Buddhists)	NOBLE
33.3	Siam (Buddhists)	NGAI
$5^1/_2$ times as frequent as in whites	American Negro **	LENOWITZ and GRAHAM
Relatively rare	Mohamedans	MULLIGAN, BLEICH and RAVICH
Not seen	Mohamedans in Turkey	MARCHIONINI, RICHTER
Unheard of	Circumcised Moors in Ceylon	MULLIGAN
Unheard of	Jews circumcised in infancy	WOLBARST, EWING, RAVICH, GORDON-TAYLOR
1—2	Mohamedans in India	KOUWENAAR
5—10	Mohamedans in Java	KOUWENAAR

* Biopsy material only.

** But MACKEE and CIPOLLARO state that the disease is rare in the Negro.

[1] J. STEWER and D. WHIDDON are both quoted in good faith by KEIL, apparently in ignorance of the fact that contributions to the "Widdicombe File" in the Lancet were made under the names of fictitious characters in an English song "Widdicombe Fair". The full list of these names is: Tom Pearce, Bill Brewer, Jan Stewer, Peter Gurney, Peter Davey, Daniel Widdon, Harry Hawke and Uncle Tom Cobley. *Caveat auctor!*

The wide variation in the incidence of penile cancer among the uncircumcised can often be explained by reference to the introductory statistical section in the last part of this monograph. Thus COORAY's percentage of penile cancer in Ceylon would be even higher were it not for the high proportion (42%) of cancer of the buccal cavity in his series ascribed to chewing betel nut, and a correction for the disproportionately high incidence of epithelioma (including basalioma) of the exposed skin in the white races would also bring the incidence of penile carcinoma in uncircumcised whites more in line with figures taken from Africa and the East. Whatever the comparative incidence, however, "Stewer's" figure of 200 annual deaths from cancer of the penis in England is a powerful argument for circumcision in infancy.

Most authors agree that the development of cancer in the uncircumcised, and especially in the phimotic penis, is caused by the carcinogenic properties of smegma, with or without the additional stimulus of chronic balanitis and bacterial infection. PLAUT and KOHN-SPEYER demonstrated these properties in animal experiments and SAMPSON HANDLEY points out the presumed role of smegma in the causation of carcinoma of the cervix uteri; in this way he explains that in New York, where 3 out of 8 inhabitants are Jews, only 1% of cases of cancer of the cervix occur in Jewish women. Similarly the incidence of the disease in the wives of circumcised FIJI ISLANDERS is far lower than in the wives of the uncircumcised Indian inhabitants. HANDLEY's explanation, however, is not accepted blindly by KENNAWAY, who has suggested further investigation of this phenomenon.

The alleged carcinogenic property of smegma must operate very early in life, if we are to accept the implications of Table 1. We see that Jews, circumcised on the 8th day, never acquire penile cancer; Mohamedans, who are circumcised after the 7th year, acquire it rarely but with increasing frequency as the operation is undertaken nearer to puberty, e.g. in Java; and finally DEAN has tabulated the ages of onset of penile cancer in Mohamedans in India in relation to the age at which they were circumcised. All these findings lead us to the conclusion that cancer of the penis can be prevented in all cases by circumcision in infancy, but that delaying the operation to childhood and later gives only partial protection.

2. Piercing for Adornment

a) Ethnological

The custom of piercing the ears is almost universally followed, usually by females, for the sake of adornment, the Baganda and Andaman Islanders being exceptions; it must not be forgotten however that this small operation has been done for therapeutic reasons from time immemorial (HOVORKA and KRONFELD) and occasionally as a religious rite, as among the Bajas of the Sudan (RICHTER) and at the Choula ceremony of the Hindus (DUBOIS). The piercing is usually done with a needle or thorn and the channel kept patent with a metal ring, thread or grass stalk. Special environments sometimes demand special methods, so that the Eskimos of Western Greenland pierce the ear lobes of female children with a ptarmigan quill, after first softening the parts by chewing (TREBITSCH). In many parts of Africa and Asia, especially Borneo and New Guinea, it is customary to widen the channel gradually until almost incredibly large objects can be carried in the distended ear lobe; I have seen a native of North-Eastern Uganda, in his customary state of nudity, who carried his money, identity documents, tobacco, salt and a mirror in a cylindrical cigarette tin 3 inches ($7^1/_2$ cms) in diameter, which fitted snugly into his left ear lobe; the right one had been torn and was hanging in two strings, a form of punishment incidentally which the Akikuyu sometimes inflict on their wives. A similar enlargement of the ear lobes was customary among the Incas of Peru, whence the name "orejones" (big ears) given to them by the conquistadores, and among the "Hanau eepe" (long ears) of Easter Island, as pictured during Captein Cook's visit in the 18th Century (HEYERDAHL). Similar piercing of nose, lips, tongue and cheeks is also seen in many other parts of the world; the wearing of rings in the tongue and studs in the lower lip is associated in some tribes, e.g. the Iteso of Uganda, with the removal of the central lower incisor teeth at puberty. Nose ornaments, according to the Encyclopaedia Britannica, are worn either for pure adornment or to denote social rank; they vary from jewelry to quills, sticks and even, in the South Seas, to pig's tusks. One of the most bizarre customs, to our eyes, is that of the Aleutians who besides wearing earrings, nose and lip ornaments bore holes in their cheeks and carry seals' whiskers therein (Reclus); in S. America certain tribes carry feathers in the same fashion.

b) Medical Implications

The dermatologist is naturally interested chiefly in the untoward consequences of these practices and these, at least in the ear lobes, are fairly common. Apart

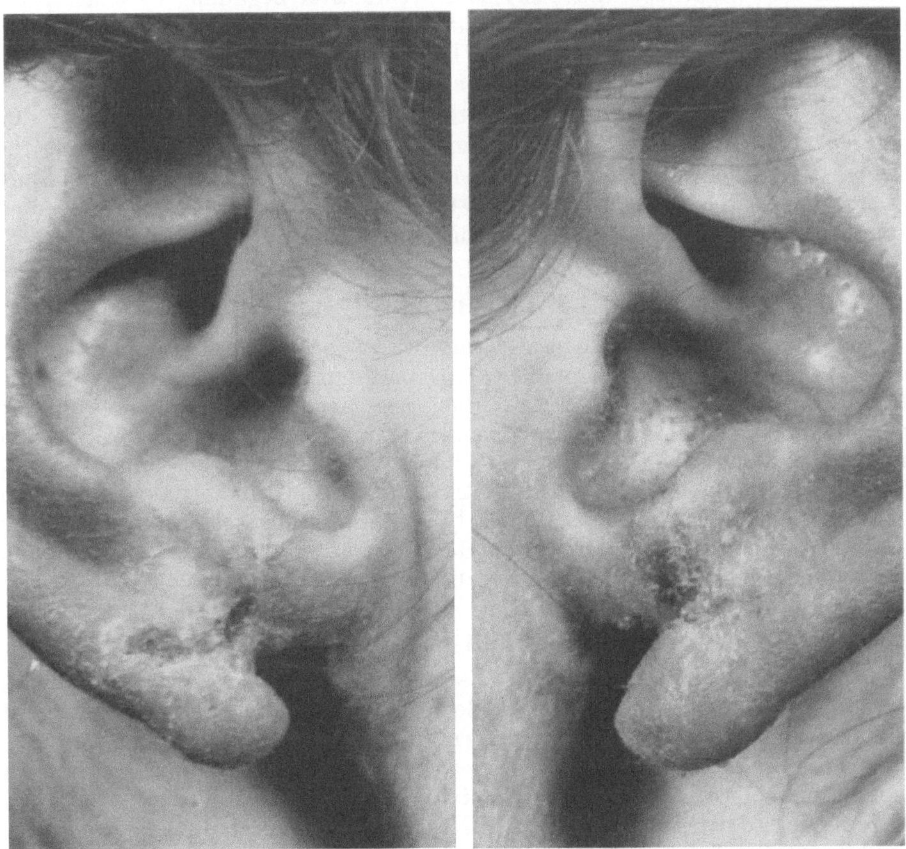

Fig. 1 Fig. 2

Figs. 1 and 2. Spontaneous necrosis of both ear lobes, possibly from spring-clip earrings (GOLDSMITH and GARRETTS)

from acute and chronic sepsis of the fistula one sees recurrent impetigo of the lobe (often confused with nickel contact eczema) and implantation cysts; these complications are frequently due to the use of dirty instruments in piercing or, more often, in keeping the aperture patent to allow of epithelialization.

CASTELLANI (1931) mentions 5 abnormal conditions of the ear lobe which may be caused by piercing: in 1910, in Ceylon, he described the rare condition of Symmetrical Ear Nodules which, he thought, might be allied to Nepaul tumour; this latter condition, first mentioned by CAMPBELL in 1833 and BRAMLEY in 1835, "was endemic in the village Nilkantha situate in one of the Nepaul valleys, at the foot of the Sheopuri Hills. The disease begins as a small, firm swelling of the skin on the external aspect of the auricle . . . The tumour grows until it reaches the size of an orange or a child's head, and may attain such a size that it reaches to the patient's shoulder." The cause is unknown but under "lipoma of the lobule" of Loango, thought to be due to ear-piercing with thorns, CASTELLANI speculates that Nepaul tumour may have the same cause. Deformities of the ear-lobes have been dealt with, and Keloid, as the result of ear-piercing, is referred to in the later section dealing with racial peculiarities.

Another form of damage caused by earrings seems to be very rare, only three spontaneous cases having been reported so far. MCLAREN described 4 cases of *split ear lobes*, of which two were due to sudden tearing. In the other two necrosis of the ear lobe began spontaneously some years after beginning to wear spring clip earrings, in one case as a hole at the site of maximal compression by the spring, in the other starting at the tips of the lobes. GOLDSMITH and GARRETTS had a similar case: after wearing earrings for seven years this patient developed a "rash" on the lobes of both ears and the lower part of the lobes rapidly disappeared (Figs. 1 and 2). She had been wearing spring-clip earrings, but the springs were rather weak. She remembered the ears going numb from exposure on a frosty morning, and it was therefore thought that exposure to cold conducted through the brass clips contributed to the necrosis.

3. Painting, Incising and Tattooing[1]

It will be convenient to consider these three forms of adornment together, for it is generally agreed that painting is the most primitive form of decoration, tattooing a means of permanently introducing pigment into the skin, and incising especially prevalent among negroid peoples, whose dark skins do not afford a suitable background for the display of colours. Throughout this section frequent reference will be made to the works of RICHTER, HAMBLY and RUKSTINAT, which give excellent reviews: the most scholarly and enthralling accounts of tattooing in Europe from early times to the present day are those of SCHÖNFELD (1950—1955), and should be read in the original by all students of this subject.

a) History

The custom of body painting goes back to pre-history. ELLIOT SMITH (1930) stresses the important part played by blood in primitive belief and sees many of the mutilations considered above as a form of blood offering; in the same way he explains the use of red ochre in the graves of the earliest human beings as a form of colour symbolism. Decoration of the living person is also universally practised and goes back to earliest times: in prehistoric Egypt painting of the eyelids with malachite was a common practice; in historic times antimony (kohl) was used instead (MURRAY). ELLIOT SMITH (1923) even traces the discovery of metallic copper to the accidental dropping of malachite, the crude ore, into a charcoal fire, and is insistent that this ore was used for cosmetic purposes by the Proto-

[1] RICHTER points out that the word "tattoo" is a corruption of "tatau", meaning "artistically correct"; it was brought from Tahiti by Captain Cook and soon became adopted by all European languages.

Egyptians centuries before the first copper ornament or tool was made. This is difficult to believe, as temperatures far above those produced by a charcoal fire are required to melt copper. Painting and tattooing are so widespread that hardly an explorer has returned from his latest voyage without reporting this custom as obtaining among the latest discovered people of tribe. Here again the question of diffusion of a primitive culture or the independent discovery of this custom is raised: certainly the supporters of the former can find much evidence for their theory. Thus HAMBLY traces chin tattooing of women from North Africa through Arabia, Northern India, Japan, the Behring Strait to the West Coast of North and South America, and HIMMELHEBER claims to show that Eskimos are of Mongolian descent by an ethnographic study of their tattoo marks. The importance of the customs of body painting and tattooing may be judged from the facts that a celtic tribe of North Britons were named "Picts" by the Romans for this very reason, and that the name "Red Indian" was given to North American savages with reference to their use of red pigments for ceremonial purposes (BEERMAN and COLBURN); it had nothing to do with the natural colour of their skins.

All authorities are agreed that tattooing is of great antiquity and was much in vogue in pre-historic Egypt; MURRAY also states that there was no evidence to show that it was practised in historic times, but RUKSTINAT mentions that instruments and pigments used in this process have been found in Egyptian tombs. HAMBLY illustrates his work with a reproduction of figures painted in the tomb of Seti I (1330 B.C.) and the Encyclopaedia Britannica mentions tattooed representations of birds and fish on Central American mummies. Further evidence of the world-wide distribution and antiquity of this and similar customs will become apparent in the following section.

b) Reasons for Body Painting, Tattooing, Incision and Branding

Though mostly performed today as a traditional or imitative procedure, ethnographers have established certain basic motives for these practices among ancient and modern peoples as well as mapping out their geography. The question of the psychological urge which lies behind voluntary tattooing in modern times does not fall properly within the province of ethnology and will not be considered. It must be remembered that fashion plays a large part and that tattooing, like other forms of adornment, has been adopted by the upper classes of civilised countries for brief periods. Similarly social upheavals may stimulate a wave of tattooing as, for instance, during the French Revolution (SCHÖNFELD, 1953); the story is often told of the first Bernadotte, King of Sweden, on whose body the jealously concealed motto "Mort aux rois" was found tattooed. Though SCHÖNFELD states that the original reasons for painting and tattooing were adornment and to strike terror into the foe, other motives appear to be equally primitive; a suggested classification of these is appended.

α) To Frighten the Enemy. Most schoolboys have had to read in Caesar's De Bello Gallico (v, 14) that the Ancient Britons painted themselves with woad which gave them a more terrifying appearance in battle. In their leisure hours the same schoolboys discovered that the North American Indian used a special pattern of "war paint" for the same purpose.

β) For Identification. All authors refer to the use of body markings to distinguish the tribe or clan of the subject. SCHÖNFELD (1950) produces detailed evidence of the branding, with subsequent rubbing in of pigment, of satisfactory recruits and of artificers in the Roman armies, a form of distinction nowadays portrayed by markings on the uniform. Tribal markings are so widespread that I can mention only a few of the more interesting examples while reminding the reader once again of the clear resemblance between the practise in far distant parts of the earth. RECLUS mentions that among the Inoit Eskimos the men have a special manner of trimming their hair and the women of tattooing their faces, in order to indicate their tribe. Even in Turkey, where tattooing is rare, MARCHIONINI (1955e) states that until recent times the only examples were simple geometrical figures used as tribal markings (Fig. 3). In India the Brahmins paint themselves with pigments and sandalwood paste, while the Tatuvadi sect brand themselves with irons (DUBOIS). A practical application is seem among certain tribes who forbid endogamy: here persons with the same markings are forbidden to marry and tattooing thus serves as a useful means of identification (RUKSTINAT). In criminal circles, both in Germany and France, tattooing as a recognition sign is commonly practiced, especially among pimps (SCHÖNFELD, 1941). SCHÖNFELD (1951, 1953)[1] cites numerous examples of the branding of slaves and tattooing of criminals from early classical times and quotes Phokyllides (530 B.C.) and Plato as knowing of, or proposing his form of punitive identification. Prisoners were branded during the Peloponnesian War, Samians with a likeness of the cargo boat that took its name (Samaina) from their island, Athenians with the owl which was their national emblem (Plutarch); in the first instance the branding was probably done for identification, in the second out of revenge. Branding and tattooing of criminals and prisoners has persisted to recent times; until 1832 French criminals sentenced to hard labour for life had the letters T.F.P. (Travaux Forcés Prisonnier) on the left shoulder where previously, under the Monarchy, a lily had been tattooed or branded; the letters B.C. (bad conduct) and D (deserter) were tattooed on British soldiers until 1876. In German concentration camps, under the Nazi régime, the prisoner's serial number with or without a Star of David was tattooed on the left wrist or arm. Members of the S.S. were similarly tattooed to identify their blood groups in case transfusion was required and an enterprising surgeon has suggested that on completion of an operation the initials of the surgeon and the date should be tattooed on the skin near the incision (BEERMAN and LANE).

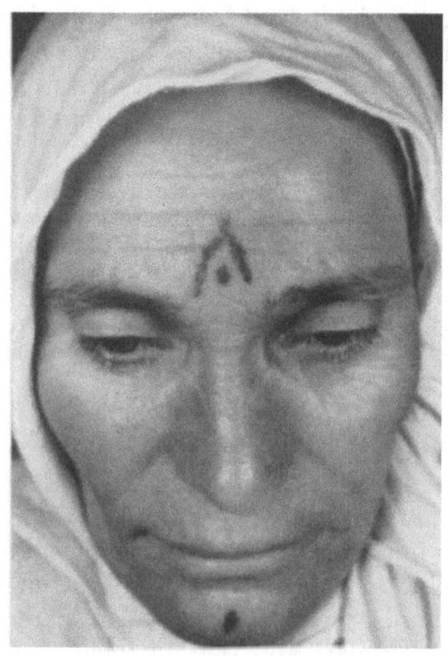

Fig. 3. Tattooing as tribal marking: a peasant woman from E. Anatolia (Hautarzt, MARCHIONINI, Sept. 1955)

An interesting derivation is the widespread use of body markings for identification in the after life. Thus the Sioux Indians tattoo their faces to ensure access to "Many Lodges" (i.e. HEAVEN) and believe in an elaborate ritual and examination of body markings which must be passed; in parts of Oceania the women are tattooed to ensure that their husbands will recognise them in HEAVEN, while the Long Glat women believe that their status in the next world will depend on the amount of tattooing they have undergone (RUKSTINAT).

All these examples depend on a primitive belief in the human soul, usually in the same form as the living body, for resurrection of the body is not a feature of primitive religion. The "Ka" provides an excellent example of a belief in an identical smaller, but immortal part of man, and it is this belief which inspired

[1] These works contain most interesting examples and quotations from PLAUTUS to VICTOR HUGO.

the elaborate burials and monuments of Egypt and thus contributed so lavishly to the science of archaeology. In the same way Punjabis believe that at death the soul, "the little entire man or woman" inside the mortal frame, will go to heaven blazoned with the same tattoo patterns which adorned the body in life (Frazer).

Hambly, who has traced the same belief over many parts of America, Asia and Australasia, produces evidence that tattoo marks, as a passport in the next world, may take the place of the utensils customarily buried with the corpse and that ear-piercing and nose-boring may have the same significance in Oceania.

γ) Adornment has probably always been one of the main motives for tattooing and must be taken into account along with the other reasons that we are considering; thus attempts to procure permanent redness of lips and cheeks by tattooing were made both in London and Paris earlier in the present century. Conversely, Taylor mentions lip tattooing among the Maori as a means of disguising the normal red colour, which is considered ugly. Mention has been made of periodic fashions for tattooing and Beerman and Lane quote Hugh Garner, a non-medical newspaper writer, as mentioning generally the late nineteenth century fad for tattooing to which many members of royalty and the upper classes succumbed. In particular he gave the examples of the Earl of Craven in 1893, Betty Carstairs the racing driver and King Frederick IX of Denmark. The connection of tattooing with clothing is of some interest and Bromberg drew attention to the interest of the adolescent boy in flashy clothes, which he may then transfer to the body by means of tattooing. Lombroso is frequently quoted as regarding tattooing as an atavistic regression to a primitive love of adornment, especially among criminals, but Bromberg queries this view. Ploss describes and pictures the tattooing of the genital organs of women in Tahiti and other parts of the Far East; in many cases patterns simulating drawers or "caches-sexe" were seen and he therefore ascribes tattooing in these cases to a sense of modesty. Scottish tartans, according to Cochéris, are simply the modern equivalent of the various tattooed patterns adopted as distinguishing marks by the ancient Highland clans.

Erotic and obscene motives form a special sub-section and range from the frequent tattooing of the female form over muscles which, by contracting, cause obscene movements to more elaborate designs; these often take the form of a composite picture, such as a cat-and-mouse game, or the representation of a fox-hunt with followers, huntsmen and hounds; in either case the tail of the hunted animal is pictured protruding from one of the bodily orifices. The subject pictured in Fig. 4 is a native of Portuguese East Africa; she claims that her keloid decoration, made with a razor blade followed by rubbing in of charcoal ash (Lopes da Cunha), plays a great part in increasing her sexual attraction.

Social standing may be denoted by decoration of this kind. Among Hindu women of all castes a paint spot over the glabella is a sign of respectability; this is black before marriage and red afterwards; widows wear none. Among the Abipoines of Paraguay higher rank is accompanied by more tattooing (Dobrizhoffer). In Hawaii, on the other hand, the lowest class, erroneously called "slaves", used to be specially tattooed on the forehead or around the eyes (Coon). Tattooing practised by some Kaffir tribes as a decoration for bravery (Lake) is probably to be included in this class.

δ) Cosmetics can be mentioned only briefly, though the subject is one which deserves fuller treatment. The medical implications are considered separately in this Handbook and I propose to submit only a few random comments of ethnological interest. Mention has been made of the prehistoric use of malachite as eye paint in Egypt; it is interesting to note in what must be one of the earliest stories written and dating from the Middle Kingdom, that the hero receives a cargo of "myrrh, eye-paint, giraffe's tails . . and all kinds of costly things" (MURRAY). In the Turin Museum is a sketch on papyrus dating from tne 18th Dynasty of a lady using "lipstick" by applying what appears to be a brush to her lips with the right hand, while the left holds a mirror in the attitude still adopted today. The Ebers papyrus (1500 B.C) contains a prescription for an abrasive

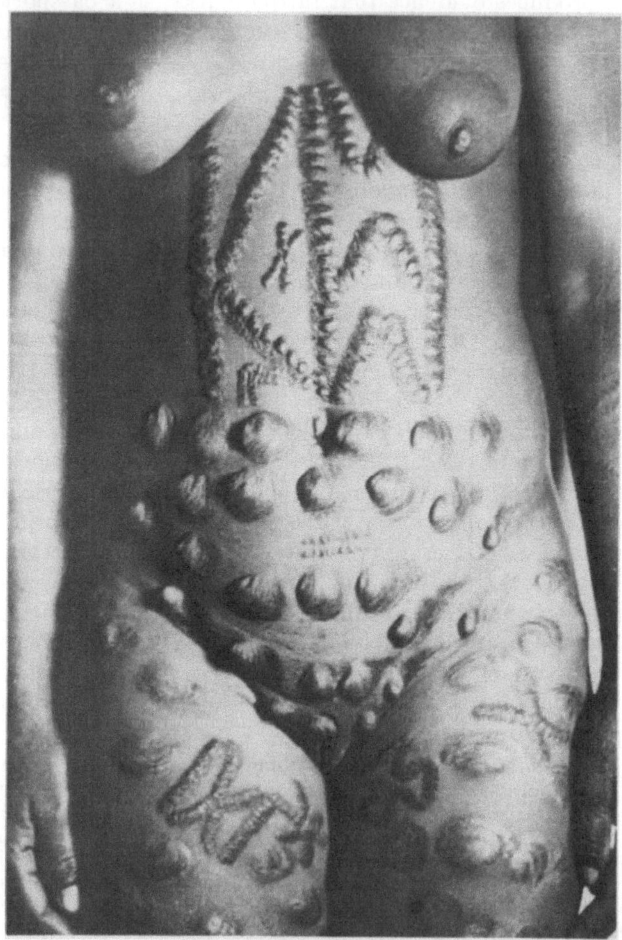

Fig. 4. Tattooing with subsequent keloid for decorative purposes. Native of Mozambique (KEEN)

cosmetic powder similar to those used today. Containers of cosmetics and applicators of various kinds have been found in Egyptian tombs and reflect on current conditions as, for instance, the finding that a hollow reed had to be used as a container for paint while the country was poor under the Hyksos (MURRAY). Of great interest is the use of henna for staining the palms and nails and still used thousands of years later in precisely the same form in Turkey (MARCHIONINI, 1955a and b) and India (BEHL, 1951), whether cosmetically or to counteract local hyperhidrosis or as a preventive or cure for any form of disease is immaterial (Fig. 5).

A fuller account of the various cosmetics used, both during life and in preparing mummies, is given by SCHWARTZ and PECK, who also refer to the use of cosmetics by the Babylonians, Jews, Greeks, Romans and Carthaginians of ancient days, and their spread throughout Europe during and after the Renaissance. In spite of occasional setbacks, usually through a Puritan influence conscious of the story of Jezebel (2 Kings IX, 30), the use of cosmetics has become so widespread that respectable women today will not venture out of doors unless they are adorned like the demi-mondaine of the last generation.

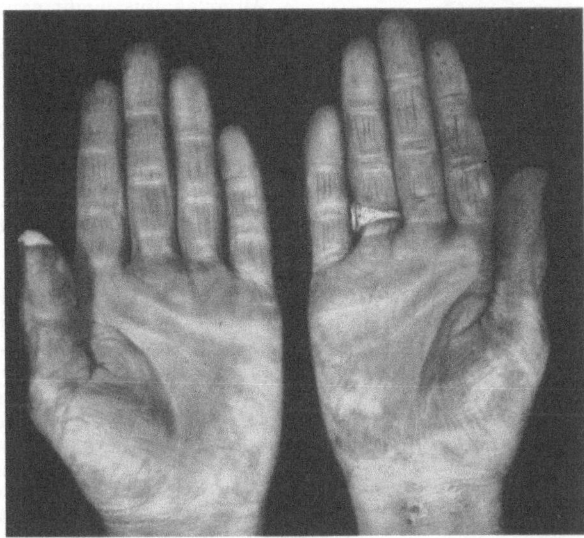

Fig. 5. Staining of the palms with henna for cosmetic reasons (Hautarzt, MARCHIONINI, March 1955)

Under "adornment" it is convenient to refer to the great majority of tattoo creations in the modern, so-called civilised man and woman. MARCHIONINI (1955c, d) pictures examples from the seafarers of Hamburg and the inland population of Bavaria and draws certain conclusions

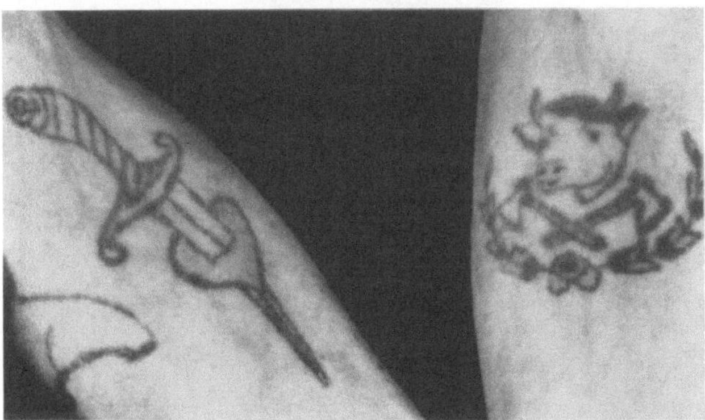

Fig. 6. A butcher's tattoos: example from Bavaria (Hautarzt, MARCHIONINI, July 1955)

therefrom: the sentiments portrayed in the designs include professional pride (Fig. 6), homesickness (Fig. 7), patriotism and reminiscence. Among the lastnamed were the frequent tattoos executed by prisoners of war (Fig. 8) and in this connection sheer boredom seems to have played a part (SIMONS). The fact that criminals and prostitutes are frequently tattooed (RUKSTINAT) is explained in various ways; the psychological underlying meaning is outside the scope of this work.

ε) Magic and Religion. Tattooing seems to have had a magical connotation from earliest times and thus we are told that the craft was confined to priests among certain tribes (RUKSTINAT). Among South American hill Indians it is used to ward off disease or accident, and when performed around the eyes to ward off the Evil Eye. Most authorities, however, maintain that belief in the Evil Eye is limited to the Old World. As an imaginary barrier, tattooing around the mouth or vulva is equivalent to nose and ear ornaments (BARTON).

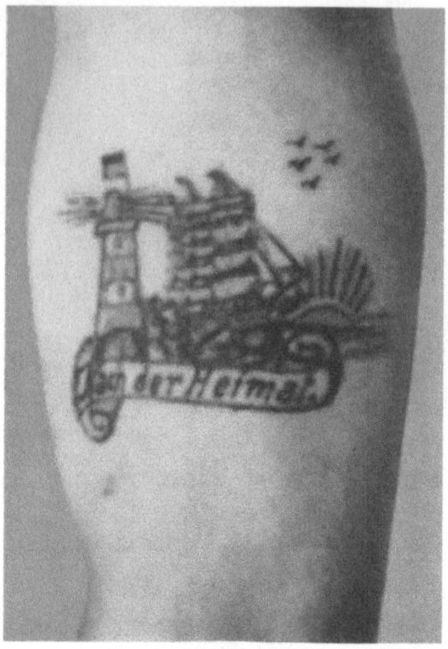

Although this might explain the peculiar pattern described above, and also seen among the MAORIS of New Zealand, it does not seem to apply to the almost universal tattooing of the pubic and axillary regions in Oceania. Among the Roro tribes of Melanesia tattooing is a ritual associated with numerous other practices, probably connected with initiation (HAMBLY). Thus the tattooing of the various parts of the body follows a set scheme and when work on the buttocks is begun the head is shaved; the magical significance of this will be appreciated later. Various food taboos are also enforced during the time of tattooing. According to HAMBLY the procedure is considered indispensible for fertility and procreation and he quotes evidence from Ancient Egypt (4000—2000 B.C.) where tattooing and body painting were connected with well developed female figures, an obvious connection with fecundity. In support of this view he quotes MA-TWA-LIN, who reported in the 12th Century A.D. that young girls on the island of Hai-Nan were tattooed at marriage, and unpublished data of G. A. TURNER regarding the cicatrization of South African Mtyopi girls at puberty. His evidence regarding initiates being in a state of taboo during the tattooing ceremony at puberty embraces many different parts of the Old and New Worlds. It seems possible that the scarification of

Fig. 7. Homesickness: an example from Hamburg (Hautarzt, MARCHIONINI, May 1955)

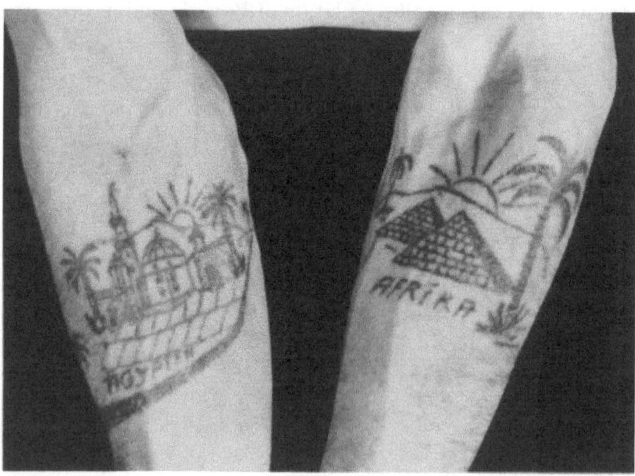

Fig. 8. A soldier's tattoos: memories of the war in Africa and subsequent captivity in Egypt (Hautarzt, MARCHIONINI, July 1955)

the female belly during pregnancy, practised by many African tribes, has the same fertility motive, though others believe that its object is to prevent harm to mother and unborn child. Even in the ancient worship of Attis, whose annual death and resurrection embodied the principle of fertility and preservation of the species, his eunuch priests were tattooed with leaves of ivy which, like the pine, were sacred to the God (FRAZER). The whole question of initiation seems to be bound up with various fertility rites, including a pretended death and resurrection, circumcision, and occasionally tattooing. The scope of this work makes it impossible to trace the interconnection of all these, but another example of FRAZER proves revealing. Circumcision at initiation is common among the tribes of New Guinea, and the whole process is conceived as the initiate being swallowed and disgorged by a mythical monster (death and resurrection). The voice of this monster is heard in the humming sound of the bull roarer, an instrument widely used in the South Seas and also in North America (GLADWIN). In other tribes death and resurrection are enacted as a pantomine[1]; this is performed elaborately in the admission of boys at puberty to the Kakian association in nearby Ceram and here a part of the ceremony consists in the tattooing of one or two crosses on the breast or arm of the candidate. LAKE's statement, that tattooing in Polynesia was a mark of puberty, is probably derived from this. The devices chosen also show frequent evidence of homoeopathic magic: thus primitive peoples may tattoo themselves with representations of animals and birds, in the hope of themselves being endowed with their ferocity, cunning, speed or keen sight. Similarly Rukstinat sees "aspects of totemism in the weakling who has his arm emblazoned with the same patterns which grace that of his hero".

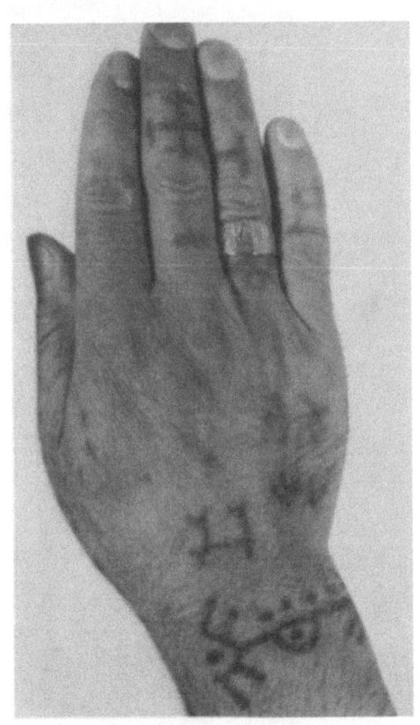

Fig. 9. Tattoos of a cross on the finger and plant motifs on hand and wrist in an orthodox Christian belonging to the Greek minority in Anatola (Hautarzt, MARCHIONINI, Sept. 1955)

We have seen how insensibly magic changes to religion and it is therefore not surprising to find tattooing with a religious motive. An example given by DUBOIS is the Malabar eagle tattooed on the breasts of Indian temple women consecrated to Vishnu; it is perhaps far-fetched but nevertheless interesting to reflect that Vishnu represents the principle of preservation. Tattooing is expressly: forbidden to the Jews in Leviticus (XIX, 28) and a similar prohibition in the Koran is mentioned by HAMBLY. MARCHIONINI (1955e) quotes the ordinance forbidding the representation in any form of men or animals whence he deduces the high standard of decorative, abstract art in Mohamedan countries and gives numerous examples of geometrical and plant designs in Turkish tattooing. SCHÖNFELD (1950) has traced the attitude of the Christian church to tattooing; although frowned on from early times, e.g. by TERTULLIAN and the Council of Calcuth[2] in 787 A.D., it has never been eradicated and has indeed been used by Christians to express their religious sentiments. It may be that the clause in the Council's proclamation "... Certe si pro Deo aliquis hanc tinctura iniuriam sustineret ..." was taken to imply approval of the tattooing of Christian emblems; at all events, no further prohibitions have been uttered since that time. On the contrary, religious symbols have been used since the Middle Ages to commemorate a pilgrimage to Jerusalem either from Europe (SCHÖNFELD) or Armenia (HAMBLY), to Ancona, or to other sacred spots (Fig. 9). The latter author also states that Mohamedans carry the date of a pilgrimage to Mecca or Medina as a tattoo. A special reason for the tattooing of Christian emblems obtains in Bosnia and Herzogovina; here four religions live in close proximity, and Roman Catholic women carry the sign of a cross on breast, hand and forearm. Authorities quoted

[1] In many primitive communities the transition from one stratum of society to another is marked by special rites at puberty, marriage, re-marriage, etc., called *rites de passage* by VAN GENNEP. Incision with injection of a concoction including grease or dirt from the body of the officiating person marks the arrival of the individual to the next stratum of Hottentot society (SELIGMAN).

[2] SCHÖNFELD quotes WINKELMANN as identifying this with the modern Chelsea.

by SCHÖNFELD suggest that a basic reason was to prevent their conversion to Islam.

ζ) Miscellaneous. Tattooing as an ethical method of disguising blemishes was practised in classical times and mentioned by GALEN, among others, in the cosmetic treatment of leucoma of the cornea (HIRSCHBERG). It was introduced

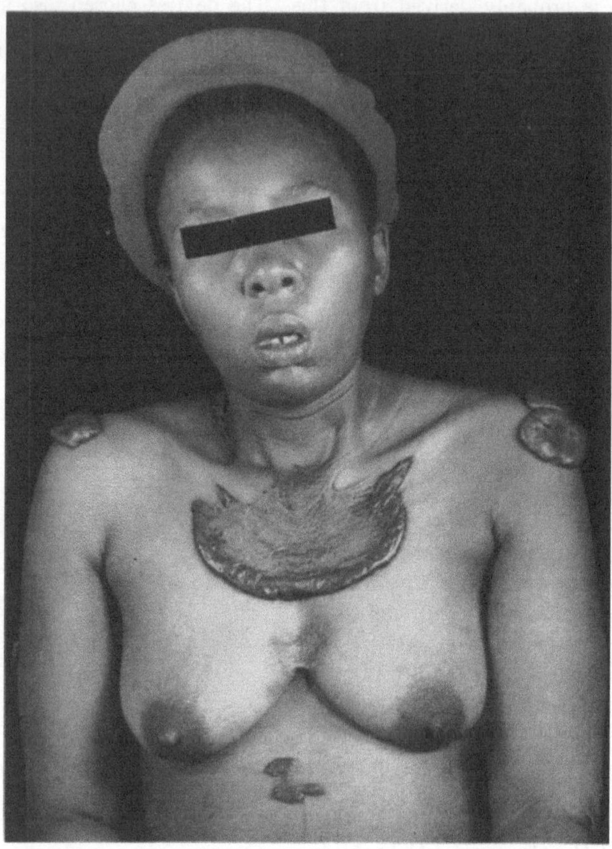

Fig. 10. Development of keloids on sites of former therapeutic scarification. South African native (KEEN)

by CONWAY in 1948 for the cosmetic improvement of capillary haemangioma (naevus vinosus) and a similar use of neutral or flesh coloured pigments has been made in the attempt to disguise unwanted tattooes. Pruritus ani and vulvae have been treated by tattooing the parts with mercury bisulphide (TURELL), but the results do not appear to be consistent.

Tattooing for exhibition, and hence for gain, is still practised and the "artistes" can be seen at many fair-grounds. SCHÖNFELD (1955) has contributed an illuminating chapter to this, as to so many other ethnological aspects of the subject.

A final reason for tattooing is the secret transmission of messages. HERODOTUS recounts how Histiaios of Miletus, wishing to send a message to his nephew Aristagoras through Persian territory, had it tattooed on the shaved head of the messenger, whose hair was allowed to grow before he embarked on the journey. SCHÖNFELD (1953) cites further similar examples from olden times and even up to the days of Genghis Khan.

The technical and artistic perfection attained by the Japanese tattoo artist is well known to travellers and many sailors display the products of this art, acquired during visits to the seaports of Japan. MARCHIONINI (1962b) recounts his own observations, and summarized those of OHYA, in a recent contribution: he further quotes FUKUSHI who has distinguished no less than 16 types of motive for this form of adornment.

Scarification and cauterization for curative reasons are used by most primitive peoples and those who practice among native Africans are accustomed to use the marks of these as a guide to the site of the pain (GELFAND, 1947). This author, in a further work (1956), gives details of these "nyora" or incisions and the subsequent rubbing in of remedies or use of a cow's horn for cupping. Of great interest to the dermatologist is the fact that such medicinal scarifications performed on children may develop keloid (Fig. 10) only at puberty, which is often after several years (KEEN).

c) Medical Implications

α) Methods. In this section we are concerned only with tattooing, which produces a permanent coloured pattern by first breaking the skin surface and then introducing one or more foreign substances. The skin may be broken by incisions, branding or, most commonly, by multiple puncture and this may be done either free hand or by using stencils of selected patterns; the latter method is customary among "tattoo artists" who use the electric tattoo machine for puncturing. Involuntary tattooing is also seen, usually after gunpowder explosions, puncture with indelible pencils or as an occupational disease among coal miners (BETTLEY). There is a large list of foreign substances, ranging from grit and wood ash (COOK, LOPES DA CUNHA), through various forms of carbon in suspension (Indian or Chinese ink) to an impressive number of pigments; these are detailed by ROSTENBERG, BROWN and CARO and some additions made by BEERMAN and LANE. The optical properties of the epidermis and the fate of injected soluble and insoluble dyes were exhaustively studied by GUILLAUME, and BROSE carried out experiments showing the reaction of tattooed areas to various physical stimuli.

β) Histology. The immediate reaction is an acute inflammatory one, lasting from one to two weeks; at the end of this time the reaction in the blue parts subsides, but that in the red areas may persist, with elevation above the skin surface, for up to seven years (MADDEN, 1939). The pigment particles collect in masses within a few weeks and are located principally around the vessels, chiefly in the upper part of the corium, and often leaving clear areas. The foreign substance is partly free, partly in macrophages; foreign body reactions have never been observed (BEERMAN and LANE). GANS and STEIGLEDER describe both intra- and extra-cellular accumulations of pigment and draw attention to the frequent horizontal arrangement of granules lying free in the tissue spaces.

γ) Complications. BEERMAN and LANE review five previous systems of classification and append their own, which will be followed here.

Group I consists of the constant early inflammatory response, mentioned above.

Group II. Early reactions comprise principally the transmission of local or systemic disease into the tattoo and must be considered in some detail.

Syphilis. This has often been transmitted by an infected tattoo artist and was frequent in the last century, when not only was syphilis a commoner disease, but when the process of tattooing involved the use of the operator's saliva. The first record of this happening is by HUTIN and further examples, some involving multiple extra-genital chancres and others the mass inoculation of subjects, were published by JOSIAS (from hearsay), MAURY and DULLES, ARTHUR, BARKER, WHITEHEAD, CHEINISSE and THOMAS.

It has long been observed that the rash of secondary syphilis has a predilection for tattooed areas (RONA, ZECHMEISTER, WECHSELMANN) and this was explained by LIPSCHÜTZ as an example of "*locus resistentiae minoris*" and supported by NOEL's examples of secondary syphilis appearing in other areas subject to trauma. Here another case of WECHSELMANN proved of great interest, for the eruption of secondary syphilis brought to light the tattooed pattern of a Red Indian head, which had been almost completely removed.

The converse — sparing of certain tattooed areas by the rash of secondary syphilis — was first noticed by DOHI (1909), in whose case the blue areas were markedly affected while those tattooed with red mercuric sulphide (cinnabar) were spared. This phenomenon has been confirmed clinically by numerous authors (BERNHEIM and GLÜCK, DOHI, 1926; BELOTE, VIGNE and DUSAN, PAROUNAGIAN; and experimentally by AOKI) and contradicted by the observations of others (FLORANCE, HOLLAND, KEIDEL and ZIMMERMANN, SPILLMANN, DROUET and DIOT). It would appear that cases of secondary syphilis appearing, *inter alia*, in red tattoo marks may concern only red pigments other than cinnabar (carmine, cadmium, selenide, sienna); BELOTE states that in such cases the red pigment has never been proved to be cinnabar and it is known, for instance, that cinnabar is not used in Hawaii, where LÜBECK and EPSTEIN's case had been tattooed. The development of tertiary syphilis in a tattoo has been reported by DISS and by GAMMEL; RICHTER mentions that it has also been observed in Japan.

Tuberculosis. Few authentic case reports are available; COLLINGS and MURRAY described the transmission of tuberculosis to three lads through tattooing, by a youth of 15 who was suffering from open pulmonary tuberculosis. Other certain or probable examples are those of DORE and MALLAM, while BEERMAN and LANE refer to cases from the Continent seen by HELLER and J. JADASSOHN.

Pyogenic Infections. Though uncommon in these days, various infections have been listed, including gangrene[1] (BERCHON, 1862) and erysipelas (SEHRWALD). BERCHON (1869) also stated that the various infections contracted in this way were responsible for a French governmental decree forbidding the tattooing of naval personnel. This decree did not have the desired effect, said BERCHON, and in any case was not applicable to the civil population; he therefore speculated on how existing laws could be invoked for criminal prosecution of a tattooist, e.g. on the grounds of unlawful wounding or to support a civil action by persons suffering ill-effects from tattooing. He reported the following sequelae: inflammation (17 cases), gangrene (8), amputations (3), death directly from effects of tattooing (3), death following amputation of a tattooed limb (2). Among other infections said to have been conveyed by tattooing are leprosy (PORRITT and OLSEN), vaccinia and chancroid (A. G. WILDE).

Group III (Delayed Reactions). The specific *allergic sensitivity reaction* has now been described by a large number of authors, and refers usually to mercurial sensitivity, although reaction to a green pigment was reported by ROSTENBERG *et al*. Earlier reports (WELANDER, ULLMANN, ARNING) regarded the reactions in areas tattooed with cinnabar as either a directly irritative (e.g. keloid) or an allergic reaction. The first publication of allergic sensitivity to cinnabar, proved by patch tests, was that of UNNA jr., and this has been confirmed by others (MADDEN, 1939; NOVY, SULZBERGER, SCHÖNFELD, 1951b); patch tests, however, are not invariably positive (MACKENNA) and many authorities believe, and produce evidence to show that cinnabar may be changed into an organic mercurial compound in the skin and that patch test reactions may be obtained more easily

[1] The patient here referred to survived, after amputation of the left arm.

with these complex, more soluble compounds than with the original sulphide used in tattooing (Rook and Thomas, 1952; Ellis and Robinson; Sulzberger *et al*). The allergic reaction may arise from the tattoo mark itself or may accompany a sensitivity produced in other ways, e.g. from the later use of a mercurial ointment. In several of the reported cases (e.g. Müller, Schmitz) the reactions were tumour-like. Post's case is rather different, in that the granulomatous infiltrates in the red parts of a tattoo design were located in the immediate neighbourhood of an old fracture of the radius, treated by insertion of a vitallium plate four years previously.

The verrucose, papillomatous or tumour-like form of reaction, limited to the red portions of tattoos has been reported at least three times; Hall's case was a doubtful one and the diagnosis of *lupus erythematosus* was questioned by several dermatologists, but Halloran mentioned a similar patient in whom lupus erythematosus appeared first in the red part of a tattoo and later in the flush areas of the face. This combination was also reported by Madden (1949), by Rook and Thomas (1951) and by Lübeck and Epstein. The impression gained is that this phenomenon represents the Köbner isomorphic reaction, though nobody has explained precisely why cinnabar-tattooed areas should be picked out. The same reaction has been invoked to explain the localization of psoriasis in tattoo marks (Telichevsky). *Boeck's sarcoid* arising in tattoo marks has been suspected by Madden (1939) and by Lübeck and Epstein; Sweet's case, which concerns accidental tattooing from an explosion, is one of *silica granuloma*. Leinbrock pictures a foreign body granuloma of tuberculoid character limited to the red parts of tattoo marks made 43 years previously on both arms. Single reports are to hand of *reticulo-histiosarcoma* (Auger) and *malignant melanoma* (Sharlit) following tattooing, in the latter case with an indelible pencil. I have one unpublished case of a large rodent ulcer (basalioma) developing in a tattoo; as this tumour is decidely uncommon on the forearm the possibility of its causation by the tattooed substances cannot be dismissed; it was impossible to discover whether the growth had developed from a red or blue area. *Keloid* may be expected in a large number of tattoos among coloured races and, as we have seen, is produced purposely for the same reasons; its differentiation from tumour-like reactions due to mercury sensitivity is discussed by Biberstein.

δ) Methods of Removal. Dermatologists are familiar with the request that tattoo marks be removed, usually as the result of sober repentance on the morning after, or when a change of affections makes the removal of a previous sweetheart's name or initials desirable. For details of chemical methods the reader is referred to Beerman and Lane; suffice it to say here that the results are generally unsatisfactory though Schönfeld (1953) mentions that tattoo-artists, notably Warlich of Hamburg, have secret methods which produce reasonably good results. Surgical methods consist of complete removal with skin grafting or of serial removal of strips of an elongated design (J. L. Orr). The removal of limited areas, and particularly of traumatic tattooes, e.g. by coal particles, was first performed by Kromayer with rotating punches (*Stanzen*); Iverson was one of the first to use sandpaper and was followed by Rosenberg and Strakosch; the latter obtained excellent results in three cases, but it should be noted that the operation was performed within 24 hours of the tattooing; Rotating burrs (Schreus) and wire brushes (Kurtin) are now used for the same purpose; although excellent cosmetic results are claimed I must confess that in my hands this method has always produced an ugly scar when all traces of the pigment have been removed, except in cases where the tattooing has been done within the previous four weeks.

IV. The Hair

a) Ethnological Considerations

Among all the customs and beliefs whose world-wide prevalence interests us, those concerning the hair of scalp, face and body occupy an important place. Apart from the dermatoses that may be directly traced to such customs, the extraordinary similarity of usages seen in ancient and modern days, and among both civilised and uncivilised communities, must be taken into account when considering the opposing theories of Diffusion and Psychic Unity.

α) Taboos. The basic motive in preserving the hair seems to be a *taboo*, derived from the taboo of the head which is believed by many peoples to contain a spirit particularly susceptible to injury or disrespect (Frazer). Thus the Pharaohs wore their hair short, but in their representations the head is always covered and the hair is not seen (Murray). But apart from the danger to be expected from having the hair, and hence the head touched, the primitive savage, a firm believer in contagious magic, feels the continued connection between himself and his severed hair and fears that such clippings in the power of an enemy may be used to harm him. The simplest way to prevent this is to avoid cutting the hair at all, and this is the course adopted by the Frankish kings, the king of Ponape in the Caroline Islands, the priests of Hos in West Africa and doubtless many others. Similarly the chiefs and sorcerers of the Masai will not pull out their scanty beard hairs lest they lose their supernatural rain-making powers, and by Jewish law (Leviticus XXI, 5) priests are forbidden to "make baldness upon their head" or to "shave off the corner of their beard". The legend of Samson (Judges XVI, 17) possibly embodies the same principle, and is by no means an isolated example in primitive folk-lore. Frazer gives numerous examples from Amboyna, France, India and Mexico of the shaving of witches in order to rid them of their maleficent powers. The custom of artificially increasing the length of the hair seems to be derived from this belief; Corson suspects this in the case of the 25 foot (8 metre) tresses of Long Hair, Chief of the Crows; certainly the brave named Long Coups, who kept the hair as a relic, resented the suggestion that it had been spliced. In Karamoja, East Africa, chiefs mould their hair with a generous application of clay; in the cake thus produced, tunnels are left for the insertion of feathers and other ornaments, and for the use of the highly necessary scratching stick. On their death the head is shaved and the whole cake attached with clay to the eldest son's head, so that a chief may proudly sport a paddle-shaped creation of matted hair and clay, hanging from the back of his head as far down as the waist, a convenient way of showing the length of his family tree.

The importance attached to the hair in popular belief is next exemplified by its dedication in a sacred cause. Allowing the hair to grow until a vow is fulfilled is reported among the Marquesans, the Chatti, and among the ancient Germans. In the Koran (Chap. II "The Cow") a believer who is prevented from making the pilgrimage to Mecca is enjoined to send an offering and not to shave the head until the offering reaches the place of sacrifice, a sign that the vow has been completed. In some communities cutting the hair and shaving the beard are omitted until mourning rites, which may take years, are over. Among the ancient Ionians it was the custom to shear the locks of youths and offer them to a deity; the same custom obtains among the Hindus (Dubois). C. W. Turner finds numerous examples of this *pars pro toto* and assumes that the offering of one's hair betokens the offering of oneself. The priest's tonsure and the shorn head of the nun are possibly related, while the frequent shaving of the head as a sign of mourning, e.g. among the Andaman Islanders, provides another example. Orthodox Jewesses shave the head at marriage, to make them unattractive to other men, but paradoxically wear a wig to disguise this disfigurement.

β) Hair Styles. A common hair style consists of retaining a single lock on the vertex and shaving the rest of the scalp; thus Frazer says that, among the Toradjas, when a child's hair is cut to rid it of vermin, some locks are allowed to remain on the crown of the head as a refuge for one of the child's souls. Otherwise the soul would have no place to settle, "and the child would sicken". A similar custom is found among the Koro-Bataks, the North American Indians with their scalp lock, the Manchus of Tartary from whom the Chinese adopted the habit, the Mohamedans of Anatolia (MARCHIONINI, 1955b) (Fig. 11), the Soedra caste of Bali (Fig. 12) and at the Chaula ceremony of the Hindus (DUBOIS). Explanations for this scalp lock, suggesting that it is for the convenience of the enemy in removing one's scalp, or the executioner in holding up the severed head (MARCHIONINI, 1955b), or for the Almighty to lift one into Heaven, lack conviction. As with other hair styles, one suspects a prehistoric origin, in view of its world wide distribution.

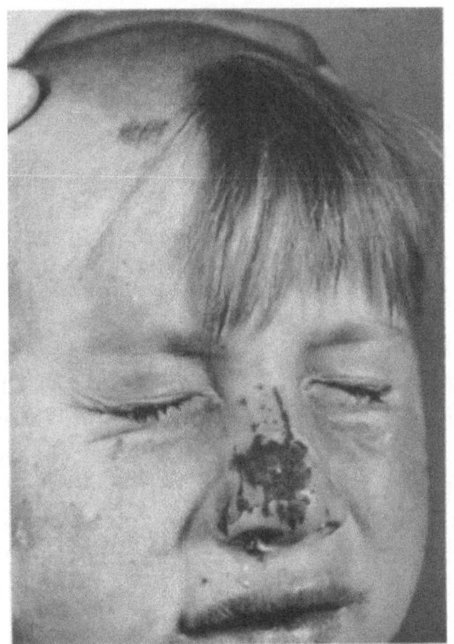

Fig. 11. Scalp lock in Anatolia (Hautarzt, MARCHIONINI, March 1955)

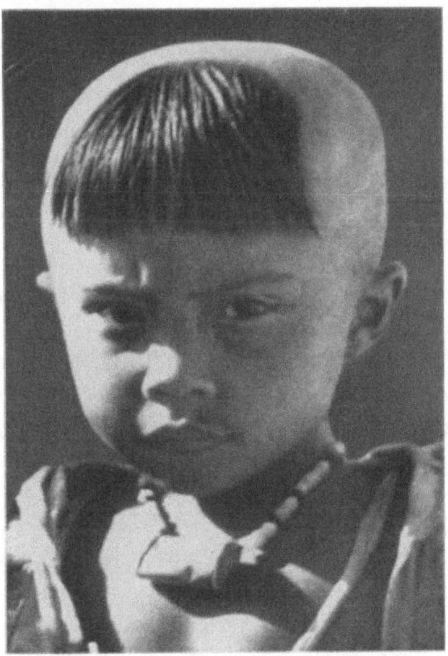

Fig. 12. Scalp lock in a child of the Soedra caste, Bali (Hautarzt, MARCHIONINI, after VAN EMBDEN, March 1955)

The tonsure is likewise encountered, as in Anatolia (MARCHIONINI) and among the Coroado Indians of Brazil (TYLOR); the Irish monks, called *Schottenmönche* from having made their headquarters in Caledonia, affected a peculiar "Jacob's Tonsure" which caused much interest in Germany in the early centuries of the Christian era (SCHÖNFELD, 1950). Forcible tonsure is reported by SUETONIUS (Lives of the 12 Caesars) of GAIUS CALIGULA who, himself bald, ordered handsome men with fine heads of hair to have the backs of their heads shaved. A third hair style, met in widely separated parts of the earth, is the arrangement of scalp hair into hundreds of whip-cords, as thin as vermicelli, either with clay or strips of bark. TYLOR pictures this in natives of Leper's Island in the new Hebrides, SPEISER the same in New Guinea, and I have seen it in some of the half-Hamites of East Africa as well as in Bantu of South Africa; MARCHIONINI describes it in young Anatolian girls and mentions the taboo against counting these plaits. The idea that counting the hairs may bring bad luck is widely held and exemplified by the belief prevalent in Bavaria in the last century that pulling out and counting white hairs will double their number (LAMMERT).

γ) The disposal of cut hair and nail parings constitutes an interesting study, but brings us rather far from our task. Suffice it to say that three main beliefs are found in the most diverse parts of the earth, in addition to the "dedication" mentioned above:

1. That hair cuttings, used by birds or mice to build their nests, will cause the owner a variety of diseases, such as headaches, baldness, scalp eruptions or even death within a year and a day. This belief is, or has been, prevalent in Scotland, England, Germany, Hungary and among the Todas of Southern India (RADFORD).

2. The idea that hair cuttings and nail clippings must be accounted for at the Resurrection leads to their being hoarded. This may be the reason for the finding of small balls of cut hair in the graves of Proto-Egyptians (ELLIOT SMITH, 1923); it is or was certainly a firmly held belief in parts of Ireland, among the ancient Incas, and among the Armenians, Esthonian peasants and the Arabs of Moab (RADFORD).

3. It is widely, indeed almost universally believed that the possession of a person's hair cuttings gives a sorcerer complete power over him. The ancient Egyptians also included nail clippings and blood in this belief, and even semen, as we have seen, can be used in this branch of contagious magic. FRAZER mentions the hiding or destruction of cut hairs from Roman days onwards, among the Maoris, Australian aborigines, various races in the South Seas, the Siamese, Indians, Tyrolese, East Prussians and many tribes of South African natives. The same secret disposal or burning of hair- and nail-cuttings is practised today by many of the Boers, who presumably derive this custom from their ancestors in Holland (BAKKER) and do so to prevent their falling into the hands of native witch-doctors (F. P. SCOTT). Dr. M. D. W. JEFFREYS, among many other valuable suggestions, has reminded me that the same custom still obtains among orthodox Jews. A kindred belief is that hair- and nail-clippings may be used to change the weather, usually for the worse; hence the maxim in Roman days that no one on shipboard should cut his hair or nails except in a storm, i.e. when the mischief was already done, and more recently in Scotland that no sister should comb her hair while she has a brother at sea (FRAZER).

δ) The colour of the hair is intimately connected with folk-lore and superstition, as well as with fashion, and has various dermatological implications. The Encyclopaedia Britannica states that in ancient Greek days certain colours were customarily adopted by actors: the tyrant had black hair and a black beard, the youthful hero fair curls[1] and the dishonest slave of comedy had red hair. It is interesting to trace this distrust of red hair through the ages: though Roman ladies used the plaits of captive German blondes and redheads for decoration, red hair was, on the whole, disliked (Martial Ep. VII, 54) and in Germany in more recent times LAMMERT mentions that it was regarded with mistrust: "*Rothes Haar, Gott Bewahr.*" Similarly it is said in Cornwall that red-haired people can never make good butter (RADFORD). The earliest reference in this respect is apparently the sacrifice of red-haired men and red oxen to Osiris, whom FRAZER regards as the Corn Spirit in this context, and compares with the annual spring sacrifice of red-haired puppies in Ancient Rome. A similar semi-religious use of the same colour can be traced to the use of henna on palms, soles and hair to prevent illness or the Evil Eye (MARCHIONINI, 1955a) and the ceremonial red painting of the North American Indians, mentioned earlier.

ε) The wearing of wigs was common from early Egyptian times, both men and women cutting their own hair short and wearing sheep's wool, dyed black or very dark brown; the shape and size of the wig passed through various fashions in the long era of the various dynasties of Egypt (MURRAY). The custom was also followed in Ancient Greece where, apart from actors, men and women are reported to have worn wigs and are supposed to have adopted this fashion from the Persians; XENOPHON mentions that Cyrus's grandfather wore a wig "as is customary among the Medes" (Encyclopaedia Britannica). We have seen that Roman women used the tresses of captured fair-haired Germans for the same purpose and JUVENAL (Sat. VII) describes Messalina wearing a yellow wig on her clandestine visits to the brothel. The early Christian fathers (Clement of Alexandria and Tertullian) inveighed against the custom of wearing wigs and for centuries

[1] The same colourings were traditional in the melodrama of the popular British stage.

it remained a subject for denunciation by the Church (LECKY). Europe adopted wigs as a distinctive feature of costume first in France[1] in the 16th century, but soon more widely. According to the Encyclopaedia Britannica it was in 1620 that the Abbé de la Rivière appeared at the Court of Louis XIII in a wig simulating long fair hair; four years later the King himself, prematurely bald, set the fashion. It is interesting to note in passing that the Pharaohs wore a false beard for ceremonial occasions. Even the full bottomed wig and red robes of the English judges are, so JEFFREYS informs me, borrowed from Osiris, judge of the dead.

ζ) Shaving of Body Hair and Beard. Though custom, prevention of louse infestation, and fashion play a large part in the removal of body hair, magical and religious influences can be traced in many parts of the world, just as in the production of the tonsure (Numbers VIII, 7). MARCHIONINI (1954b) points out that among Mohamedans it is an optional matter, whose observance will be rewarded, while its neglect is not a sin and entails no penalty. It is classed with trimming of the moustache as a hygienic measure in that it facilitates cleansing. PLOSS states quite clearly, however, that this custom ante-dated Mohamed by centuries; he quotes ARISTOPHANES and MARTIAL to show that it was practised in Athens and Rome, in the former chiefly by hetairai and prostitutes and in the latter by elderly ladies wishing to disguise their age. According to HOVORKA and KRONFELD it is for this same reason that dancers and prostitutes in the East Indies practise depilation of the mons veneris. But shaving of the body hair, or its removal with depilatories, is also practised elsewhere: in India some tribes remove all hair except the eyebrows and Brahmins shave all over on marriage days and some other occasions (DUBOIS); RICHTER quotes TESSEMANN as stating that it is only the men who shave their pubic hair among the Bafia of the Cameroons, while I have observed the custom in both sexes of many Uganda tribes. In the U.S.A. a highly specialized type of dance apparently requires shaving of the pubic region (M. J. SCOTT). PLOSS mentions it in the Far East and on the Guinea Coast in girls before marriage and believes that it is chiefly found among peoples who naturally have scanty body-hair. In this respect as in many others tastes differ so that "Kawaragé" is a term of abuse in Japan and signifies that a woman has no pubic hair while in the Seranglao-Gorong Archipelago a favourite insult is to say "your mother has much hair on her genitals". Of great interest is the custom common to the East Indies (RIEDEL) and Mashonaland (GELFAND), of girls giving their sweethearts some of their pubic hair as an engagement present. The traditional Turkish epilating paste consists of sulphurated arsenic and burnt lime, mixed with rosewater, and is called "Rusma" in Turkey and "Nureh" in Persia (PLOSS); MARCHIONINI suspects that barium sulphide pastes are now in more general use but are also being superseded by ordinary and safety razors. Among primitive tribes flints, broken glass and more recently safety razor blades are mentioned by most authorities. *Hair Styles* are many and varied but, being more of dermatological than ethnographic interest, will be considered later.

b) Dermatological Considerations

α) Louse infestation is a natural consequence of elaborate hair styles which are left untouched for weeks; hence it is seen among such tribes (e.g. Karamojong, Ovambo) who built a permanent structure with the help of clay, cow-dung and other substances, and presented a problem for fashionable ladies of the 18th century with their towering coiffures; in both cases as well as among the Eskimo Inoits (RECLUS) the remedy is a more or less attractively carved scratching stick.

[1] "Wig" is an abbreviation of "periwig" which is adapted from the French "perruque".

The influence of custom and religious precept is well demonstrated by ROLLIER and PELBOIS in Marocco; there they deal with Jews and Mohamedans in an equal state of abject poverty and unhygienic surroundings. Head lice are far more frequently seen among Jewish children and this is attributed to the shaving of the head of the Mohamedan children and male adults, and the regular washing and henna-tinting employed by their adult females. It is also possible that the 17th century European custom of shaving the head and wearing an elaborate perruque was partly conditioned by the discomfort otherwise produced by head-lice.

The plica polonica or Weichselzopf[1] has been fully considered by PICK; it is customarily left alone for the following reasons: 1. that briskly moving lice are a sign of good health, 2. that evil humours are drawn out of the body through the Plica, 3. that it is simply the outward manifestation of a grave internal disorder (SCHÖNFELD, 1952).

β) Cutting, shaving and dyeing of the scalp hair are occasionally reponsible for the transfer of infectious disease (tinea capitis) and allergic contact eczema respectively; these diseases are dealt with in the appropiate sections. Shaving of the head in male Mohamedans has been blamed for carcinoma of the scalp in Northern India (SUTHERLAND) and North Africa (ROUSSY); the undoubted frequency of this localization probably depends more on prolonged exposure to the sun (ROLLIER) than on the blunt razors suspected by SUTHERLAND. Barbers sometimes develop an interdigital pilonidal sinus or foreign body granuloma (EWING) from cut hairs (ALLINGTON, TEMPLETON, PATEY and SCARFF, KING, TAIT, DOWNING, 1952a). Occasionally paronychia may be similarly produced (SAMES) and barbers have mentioned encountering embedded foreign hairs in the skin of the forearms and belly (WAISMAN and OLIVETTI). The frequency of this condition, often unsuspected, in barbers may be gathered from the fact that approximately 13% were affected in 2 series totalling 192 (CURRIE *et al.*; JOSEPH and GIFFORD). The highly specialized dancer referred to by M. J. SCOTT above had a granulomatous reaction of the shaved pubic area from which blond, red and brunet foreign hairs were expressed; their origin is not stated.

Shaving of the beard, apart from its role in producing or transmitting sycosis barbae, is responsible for 2 conditions. The first, hardly mentioned in textbooks, is the result of shaved hairs "retracting" below the surface, then piercing the wall of the follicle as they grow and continuing to grow laterally under the stratum corneum (CRAIG). Retraction of course does not occur: the hair is artificially protruded by stretching the skin during the act of shaving so that the cut end is actually situated below the surface when the tension is released.

The second, and more interesting condition was called Chronic Scarring Pseudofolliculitis of the Negro Beard by PINKUS when he rediscovered it in 1943 (Fig. 13); in a later communication he conceded priority to DUBREUILH, SCHMIDT, WENINGER and GREENBAUM. The disease is seen only in those who shave and whose beard grow in tight curls, hence most commonly in the Negro, but it also occurs in half-castes and in whites; among the last-named I have seen 5 cases of whom 4 were Jews. The underlying cause is the grossly curved follicle and hair, whose cut end lying close on the skin surface escapes the razor during subsequent shaving and re-enters the skin, where it acts as a foreign body. The whole process is beautifully described and illustrated by STRAUSS and KLIGMAN, who recommend chemical depilation as the only feasible treatment. They state that X-ray epilation

[1] Although PICK and others attribute this name to the prevalence of the conditions near the river Vistula (WEICHSEL), HOVORKA and KRONFELD derive it from the Polish Wieszcsyce, Croatian Vještica, an evil spirit; hence "witch-plait" or "elf-lock" would be a fair translation.

has no place in the therapy of this complaint, both for technical reasons and because the disease must inevitably recur when the hairs grow back.

Depilation of the pubes and axillae has been carefully studied by MARCHIONINI (1954b). Against the advantage gained in reducing the incidence of phthiriasis pubis he details the following complications: contact eczema, often leading to chronic neurodermatitis, from chemical depilation; folliculitis, furunculosis, hidra-

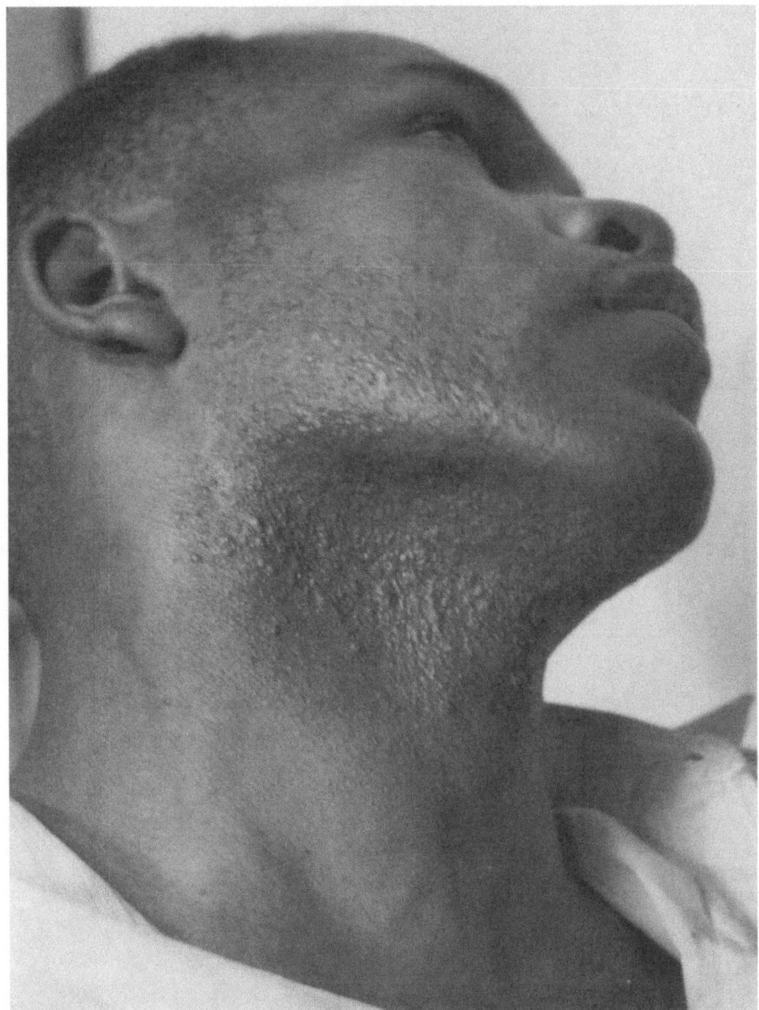

Fig. 13. Chronic scarring pseudofolliculitis of the Negro beard (Arch. Derm. and Syph., PINKUS, June 1943)

denitis axillaris, warts, fibromas, granuloma pyogenicum, phagedenic ulcer from shaving, with the possibility that abrasions produced in this way may facilitate syphilitic infection. ROLLIER and PELBOIS add elephantiasis of the genitals to this already formidable list. Conversely HOVORKA and KRONFELD believe that shaving the pubes, polishing the skin with pumice stone and smearing the body with oil may have some value as a prophylactic against syphilis in the East Indies.

γ) Traction Alopecia. It is now generally agreed that prolonged traction of the scalp hair may produce a form of baldness. The first references which I can find

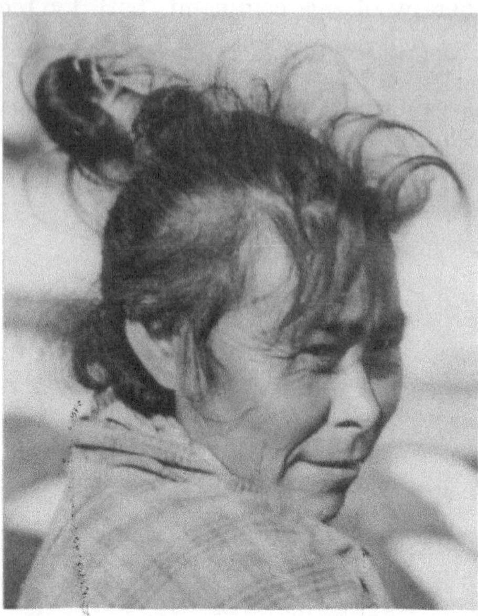

Fig. 14. Traditional hair style in a Greenland Eskimo, with traumatic alopecia, so-called Alopecia groenlandica (Brit. J. Derm., HJORTH, Sept. 1957)

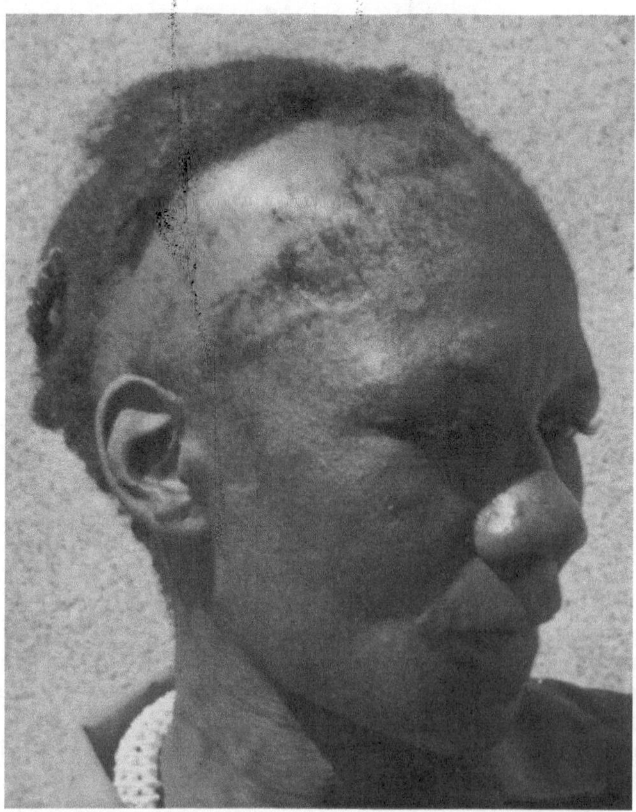

Fig. 15. Traumatic marginal alopecia in a South African Bantu female

concern the Eskimos of Greenland and were made by NANSEN in 1903 and TREBITSCH in 1908; both observers correctly attributed the alopecia of the parietal region in girls and women to the traction of the hair which, in those days, was drawn tightly to the vertex and bound in a characteristic "pigtail" (Fig. 14). This observation was forgotten for many years, for in 1932 GALEWSKY quotes numerous Japanese authors who had seen the same condition but ascribed it to the pressure of bands and the use of a wooden pillow, but not to traction. Three years previously SABOURAUD had described a condition of Alopecia liminaria frontalis, which he placed nosologically between Pityriasis steatoides, Acne decalvans and Acne necrotica; he did not connect it with traction although his illustration clearly pictures the hair drawn tightly back in a "bun". BALIÑA, in 1932, first suggested that SABOURAUD'S condition was caused by traction and since then many other reports, summarized by COSTA and JUNQUEIRA, have appeared (RIBEIRO, ARGÜELLES CASALS, SÉZARY and RABUT, SPENCER, AYRES *et al.*). Special varieties include those cases commonly seen in Negro women (Fig. 15) from attempts to straighteen the hair — ANDERSON thought this was due to sodium hydroxide solution and heat, and did not mention constant traction —, those affecting the mid-line hair-parting in Malay women (GALEWSKY) and those following a recent innovation in the form of the "pony tail" style in young girls (HJORTH). The ethnologist will be particularly interested in this disease as described by PURETIĆ. Susak is a small island in the Adriatic sea and its inhabitants have many extraordinary customs, not found on neighbouring islands. One of these is a peculiar style of hairdressing and consists of a sagittal and coronal hair parting with tight binding of the hairs in each quadrant (Fig. 16). Alopecia has been seen as early as theage of 15 and affects both the partings, and the hair margins; these latter always show a fringe of normal hair, as in all cases of traction alopecia, through inability to include the shortest marginal hairs in the coiffure. This type of alopecia is not seen in men, and only in those women who adopt the traditional hair style; it is explained by PURETIĆ as an interference with the normal blood supply and nutrition of the hair follicles, through the constant tugging. It may be, however, that a mechanical disturbance of the keratinizing hair bulb cells is involved, as postulated by MIESCHER and SCHMUZIGER in trichotillomania.

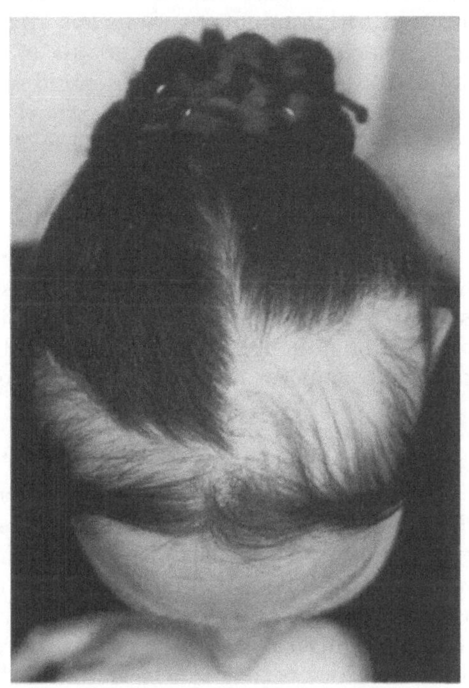

Fig. 16. Alopecia gradus (traumatica), from the island of Susak, Yugoslavia (S. PURETIĆ)

Traction alopecia has been given various names including "Traumatic marginal alopecia" (RIBEIRO), "Alopecia gradus (traumatica)" (PURETIĆ), "Alopecia liminaire traumatique" (SÉZARY and RABUT), "Alopecia mechanica" (TANAKA), "Alopécie dit du chignon", etc. In young people and in those whose hair has not been subjected to traction for long complete recovery takes place when the hair style is changed; in other cases follicular atrophy has occurred and permanent baldness results.

In spite of the foregoing reports it is by no means proved that SABOURAUD's condition was invariably due to traction; thus WILKINSON and SWEET presented 3 cases of Fronto-marginal Alopecia (Alopécie Fronto-Liminaire) in whom no evidence of such traction was present.

δ) Matting of the hair may occur suddenly after shampooing and has been reported three times (GRAHAM, HOWELL, BUSMAN and HEGARTY); the matting occurred within minutes and always affected the hair of the occiput; in the two fully reported cases popular brands of a shampoo containing lauryl sulphate had been used. The authors quoted did not comment on the resemblance between this condition and Plica polonica, whose cause remains unknown.

V. Cleansing of the body

It is usually assumed that regular bathing is in itself a desirable custom, from the hygienic point of view. One is accustomed to think of certain dermatoses, especially parasitic ones, as being caused to a greater or lesser degree by deficient washing and although this belief may not be acceptable without some qualification it certainly imposes on us the duty of closely examining the subject.

1. Ethnology

Cleansing of the body may be considered as the consequence of two motives. The first is the physical satisfaction derived from contact with water of a suitable temperature and the feeling of well-being engendered by removal of dirt and sweat. Few primitive tribes deny themselves these pleasures, whether by swimming or by anointing the body with oil and then scraping it clean; the ancient Roman strigilis is a case in point and is probably derived from the Greek custom; there the chief requisites for the warm baths were the oil flask (*λήκυθος*), the sponge and the strigil (*στλεγγίς, ξύστρα*). In earlier days a room set aside for a cold bath was an essential part of the gymnasium; ablutions were performed by rubbing the body with oil, sprinkling with sand and then having a cold bath. As early as the fourth century B.C. baths also existed as separate buildings, some public and some private "but elaborate baths, such as are familiar in Rome, were unknown in Greece during the last period; and we even find in the fifth century a feeling that warm baths are effeminate" (WHIBLEY). It would be interesting to trace the bath as a cultural institution to Roman and then Byzantine days; its direct descendant is the modern Turkish bath (Hamam), so well described by MARCHIONINI (1954a). The introduction of soap has been welcomed by primitive folk and this commodity was eagerly sought after by the Iteso of Uganda 25 years ago, ranking with salt and cigarettes as chosen luxuries. As a substitute for soap the Aleutians used urine; the effect of this, mixing with the oils with which the body was impregnated, was to "cleanse the skin as soap would do" — RECLUS mentions the "alkalinity" of the urine producing saponification; one wonders whether they store their urine in tubs, as do the Eskimos, for use in dressing hides, thus allowing ammoniacal decomposition to take place. The same author describes the use of urine as a cleansing agent in many parts of the world; in East Africa it is used by the Wahabi and Wagogo, the Arabs and Bedouins use the urine of camels and the Banyans that of cows. Many examples of urine used for cosmetic reasons are quoted by RECLUS, e.g. as hand lotions in Paris to this day. The classical example is the custom of using urine as a dentifrice in Spain, as mentioned by CATULLUS (39, 19):

"Nunc Celtiber es; in Celtiberia terra
Quod quisque minxit, hoc solet sibi mane
Dentem atque russam defricare gingivam."
(Now you are a Spaniard; in Spain what each
one pisses he uses in the morning to rub
down his teeth and rosy gums).

The second type of cleansing common to many cultures is magical and religious. In the earliest times there is strong evidence that ritual washing was required after contact with that which was holy (or taboo) rather than with what was unclean. "Thus the primitive mind seems to conceive of holiness as a sort of dangerous virus, which a prudent man will shun as far as possible, and of which, if he should chance to be infected by it, he will carefully disinfect himself by some sort of ceremonial purification." FRAZER produces evidence to show also that ritual washing may be a part of rain-making magic in dry countries, while in those with a heavy rainfall the priest or magician may abstain from touching water at certain times.

By a strange perversity many of the early CHRISTIANS took part in what can only be described as a worship of filth. RUSSELL puts his finger on the idea which pervades the lives of the hermits by quoting St. Paula: "The purity of the body and its garments means the impurity of the soul." LECKY quotes numerous similar examples, among them that of St. Euphraxia who joined a convent of 130 nuns, who never washed their feet and shuddered at the mention of a bath. Lice were called the pearls of God and to be covered with them was the indispensable mark of a holy man.

But to return to the ritual washing which FRAZER traced to a fear of contact with whatever was holy: in studying the development of religion one finds an insensible change from the ritual washing *after* contact with the sacred object to ritual washing *before* such contact. It is not my purpose to detail these forms of cleansing at length; suffice it to say that they figure largely in the Jewish religion and were taken over by Mohamed (ASBECK). Their place in the Mohamedan religion has been so well described by MARCHIONINI (1953b, 1954a) in the accessible literature that a recapitulation here would be superfluous; for our purposes the cleansing of the hands before prayer (and hence before meals) and the ritual cleansing of the anal region are of importance. But it is not so widely known that similar customs prevail among the Hindus; among the Brahmins a daily bath is compulsory and washing after defaecation is general. In Mysore it is the task of women to clean the soiled parts of the men after defaecation (DUBOIS). Space does not permit of a detailed survey of ritual washing as a cure for skin disease, but it is mentioned in connection with the cure of NAAMAN (2 Kings V, 13, 14) and McKENZIE, who investigated 129 "healing wells", found that 16 were resorted to for the cure of skin disease.

2. Dermatological Implications

a) Diseases of Dirt

The most that can be said for regular bathing is that it reduces the incidence of pediculoses (MARCHIONINI) and the severity of scabies. It is true that MARCHIONINI also attributes the rarity of intertriginous dermatitis, flexural and pedal mycoses including erythrasma, hyperhidrosis and bromidrosis of the feet to scrupulous ritual washing; in my opinion other factors may be involved and one may find similar comparative freedom from these dermatoses in largely unwashed populations. Certainly the urbanized South African Bantu whose state of cleanliness is far inferior to that described in the Anatolian peasant have, in my experience and that of G. H. FINDLAY (1957), the same comparative immunity from the conditions mentioned above. There are few statistics to support the belief that uncleanliness encourages skin disease, that is without the simultaneous influence of other factors such as malnutrition. The one outstanding exception concerns endemic syphilis; in whatever part of the world this has been investigated a close connection between personal cleanliness and the diminution in incidence of the disease has been established (CSONKA, GRIN, HUDSON, MURRAY *et al.*). Fasal attributes the infrequency of furunculosis in natives of Malaya to frequent bathing and it is certainly possible that the local method of ladling water over the naked body is more hygienic than remaining immersed in still water. It is however noteworthy that tribes such as the Sudras of the Carnatic, who never take off their clothes till they drop off (DUBOIS), are not reported as being remarkably prone to skin disease. In fact the opposite might seem to be the case: in the mountains near Travnik in Bosnia, KOGOJ examined 860 adult males and reported as follows: soap is a luxury within reach of only a few and water is scarce; consequently bathing is practically unknown and the whole body is washed only once or twice a year. No case of dyshidrotic epidermophytosis was found and only one each of banal eczema and florid pyoderma. KOGOJ (1939a) draws attention to this interesting absence of so-called "dermatoses of dirt" and suggests that the preservation of the acid mantle of the skin may play a part.

b) Pruritus Ani and Ritual Cleansing

MARCHIONINI (1953b) has drawn attention to the rarity or absence of pruritus ani and anal eczema among Mohamedans, and attributes this to the ritual thorough washing of the anal region with running water immediately after defaecation. The same observation was made by SIMONS in the Dutch West Indies, and applies to Arabs and others who carry out the same religious precepts. KAYSER, however, found this immunity in areas where ritual anal washing was not practised and attributes it to frequent bathing. The absence of these disorders is not referable to an absence of haemorrhoids, for MARCHIONINI found these very prevalent in Anatolia. Before accepting this attractive theory, however, the following facts must be considered:

1. RICHTER, who followed MARCHIONINI in Ankara, found that an appreciable number of the local inhabitants who attended the Skin Clinic were exceptions to the rule mentioned above. Of 1745 cases of eczema he found 31 with anal eczema and 129 with eczema of the anus, scrotum and groins. Though RICHTER concedes that the ritual washing of the anus with running water after defaecation may prevent anal eczema to some extent, he feels that this benefit is offset by the ease with which *Oxyuris* ova can be spread by this manoeuvre, and in any case he attributes the conditions we are discussing largely to these parasites. Again, LEFRANC reports of the Mohamedan population of Algiers: "Perineo-scrotal pruritus seems appreciably more frequent than in Europeans. It is possible that the repeated ritual ablutions with plain water favour pollution with microbial flora of intestinal origin."

2. That where water is scarce, and this applies to large tracts in the Near and Middle East inhabited by Mohamedans, the Koran (IV, "The Women") permits of ritual cleansing by using sand instead of water. There is no evidence that pruritus ani or consequent eczema are commoner in these regions.

3. In over 20 years I have never seen a case of pruritus ani or anal eczema in a Bantu Negro. These have been largely Christian or pagan and have practised no

form of cleansing with water, ritual or otherwise, after defaecation. KEEN, whose experience of Medicine among the Bantu is even greater, has had the same experience, though he recalls a few cases among Indians, as has G. H. FINDLAY.

My own feeling has always been that the squatting posture adopted by all populations with a presumed immunity from these conditions, has played a great part. Not only may it lead to a more complete evacuation but, by separating the buttocks more widely, it may conceivably reduce soiling of the peri-anal skin. Racial and dietary factors must of course be taken into account as well, but unfortunately there is no precise evidence regarding these in the aetiology of pruritus ani. ZIEMANN, whose experience was largely derived from non-Mohamedan African Negroes, mentions that skin diseases on the whole are commoner in the tropics because of the climate, dirt and neglect, but states that pruritus ani seems to be commoner in whites.

Regarding ritual washing of the hands there is little direct evidence, but GUTHE and LUGER suggest that it may curtail the infectivity of Bejel (endemic syphilis) in Mohamedan countries, just as simple social washing reduces the risk of transmitting microorganisms by the hands.

c) Removal of Parasites

We have seen that infestations depend to some extent on lack of cleanliness and that shaving of head and body hair may partly prevent them; climate also plays a part for HAXTHAUSEN reports that the cold weather in Greenland is responsible for the absence of lice. But before considering popular customs concerned with the prevention or removal of ectoparasites it is as well to remember that they may be regarded with approval and even encouraged. As lice sometimes leave febrile children, so folk-lore, with a typical disregard of logic, comes to believe that disease may be caused by taking away lice; thus in Belgium it was formerly believed that they were a protection against roseola and scarlatina (HERMANT and BOSMANS) and similar beliefs were prevalent in Bavaria (LAMMERT). Further East the refusal to remove the Plica polonica is partly due to the superstition that briskly moving lice are a sign of good health (PICK). Primitive peoples are little concerned with the prevention of parasites, though CASTELLANI and LOW in 1904 mention the Uganda natives' habit of discouraging jiggers (*Tunga penetrans*) by sprinkling the floor with a strong solution of native tobacco; this method had apparently been forgotten during my sojourn there from 1931 onwards.

A survey of popular methods of removing parasites is of some interest to the dermatologist. In most parts delousing is regarded as woman's work and PATTON pictures a row of seated Indian women busy with each others' hair, over the humorous title: "The Madras Hunt." A primitive custom vouched for by RECLUS among the Inoit Eskimos and FLORNOY among the Jivaro of Brazil, is for the women to eat the lice they have removed from each others' heads.

α) Scabies. It is interesting to learn that modern knowledge of the parasitic nature of this disease is descended from popular observation and skill. The history of scabies is a fascinating subject, too long to be detailed here but so beautifully presented by HEBRA that his account should be read by all lovers of scholarship; reviews of the subject by FÜRSTENBERG and BEESON may also be consulted. Briefly, although it is possible that the acarus was known to Aristotle and the physicians of the Arabian school, the first indisputable reference to it is in a work entitled "Physika", written in the 12th century by Saint Hildegarde, the Lady Superior of the Convent on the Ruperts-Berg, near Bingen.

HEBRA quotes AMBROISE PARÉ: "Les cirons se doivent tirer avec espingles ou aiguilles . . ." and in 1592 RONDELET wrote: "Mulieres acu extrahunt . . ." This reference to women extracting the acarus with a needle recurs from then on in the writings of many authors and it soon became known that the acarus was the cause of scabies. Referring now to writers of the 17th century HEBRA states "... that in their day the extraction of the itch mite by means of a needle (or, as it was termed, "Seuren graben") was a common practice. This little operation seems to have been generally performed by old women, who are said to have done it with great dexterity." But the classical account of the itch mite is that contained in BONOMO's letter to Redi, one of the landmarks of Dermatology, replete with accurate observation and scientific method; it is of the greatest importance to our subject to note that this work owes its existence to an everyday popular occupation, "commonly practised" as MEAD's abstract goes, "by mothers and mutually by scabby slaves". BONOMO's own words, at the opening of the subject deserve to be quoted: an apothecary, Diacinto Cestoni assured him "... e molte volte osservato, che le Donne ai loro piccoli figliuoli rognosi traggon fuora colla punta degli spilli un non so che dalle più minute bollicelle ..." (and often seen the woman extract with the point of a needle a "something" from the smallest vesicles, from their little children affected with the itch). He goes on to describe how the extracted mite was placed on the left thumb nail and cracked with that of the right thumb, producing a slight sound. Beeson does not see an isolated example in this, but refers to a possible knowledge of the sarcoptes by women of Spain, Italy and Corsica at an early date, as well as by the Arabian physician Averrhoes. HAXTHAUSEN has seen the Eskimo women of Greenland extract the acarus with a sharp splinter of whale bone, and HELLWALD reported that the Maputsch people of the ANDES practised a similar technique long before the parasite was known in Europe.

The further history of our knowledge of scabies is also fraught with interest: HEBRA quotes numerous authors of the eighteenth century who described the itch mite and even, in the case of MUSITANUS, knew that it must be sought, not in the vesicle, but in the extremity of the burrow. The mite was so well known, in fact, that it had even been named *Acarus humanus subcutaneus* by LINNAEUS and *Sarcoptes scabiei* by LATREILLE; ALIBERT, according to RUDOLFI, had remarked that "he was acquainted with twelve kinds of scabies, each with its own species of acarus". And yet, while the appearance and bionomics of the itch mite were so well known to so many naturalists and veterinarians, the physicians were forgetting or ignoring its importance. Thus D. TURNER, who wrote one of the first books on diseases of the skin in 1712[1], states in his chapter "Of the Itch" that the cause of this disease is a salt, serous humour. Yet in his chapter "Of the lousy Evil", TURNER gives as the fourth variety of Lice a minute animalcule, which burrows in the skin and which he assumes to be what other authors had called *Acari*, *Cyrones* and *Pedicelli*; it should be noted that all three names were currently used to describe the itch mite. Lorry also subscribed to the theory of a salt, serous humour as causing scabies, and from this derives the supposed benefit conferred by an attack of scabies on sufferers from other diseases; I have mentioned this superstition in an earlier part under "Morbi auxiliares et salutares". This ignorance persisted until almost the middle of the 19th century, in spite of the observations of several physicians; thus ADAMS, while a resident on Madeira before 1807, was shown by an old lady how to find the itch mite.

The revival of interest in the itch mite dates from 1834 when "a Corsican, named Renucci, who had probably seen the animal extracted by old women in

[1] Thus antedating by 65 years LORRY's "Tractatus de morbis cutaneis"; Hebra was in error in believing the latter to have been the first book on diseases of the skin published in the 18th century.

his native country, taught the medical men of Paris (who were still disputing as to its existence) how to find the Acarus scabiei for themselves in cases of itch" (HEBRA). The subsequent story of the itch mite is interesting but irrelevant; for the purpose of this essay it sufficies to point out that the original discovery of the itch mite by CESTONI and BONOMO and its rediscovery by Renucci were examples of *popular medicine being responsible for a significant advance in dermatology.*

β) Jigger Infestation. The female jigger-flea (*Tunga penetrans, Sarcopsylla penetrans, La Chique, Chigoe, Nique, Pique, Sandfloh*) burrows into the skin of the feet or other parts and remains there while gestation proceeds; after some days she can be seen as a white bladder in the skin, her head and thorax internally and her genital orifice level with the surface; it is through this that the eggs are discharged with every movement of the host. It was originally a parasite of the pig in South America and was introduced into Africa about 1872, spreading rapidly through all tropical areas[1]. The African native rapidly learned to deal with the parasite by removing the female neatly with a thorn or needle, and this specific skill of the local native is invoked by whites who become infested. Neglected jiggers quickly lead to complications, hence these were seen at their worst during the spread of this parasite over Africa in 1872—1899 (MARTINI). Even in the present century ignorance of the technique of extracting jiggers (an example of popular medicine) has caused considerable morbidity. Buxton stated that pagan natives living on kopjes near Jos in N. Nigeria had not learnt the technique; when the flea arrived among them extremely heavy infestations resulted — 1600 fleas were extracted fron one man — and complications ranged from loss of toes and feet to death from septicaemia. Other constitutional results include general malaise (SHERWOOD) and tetanus (QUIROS).

Among other popular remedies of relevance is the native custom of anaesthetizing fly larvae in the skin with tobacco juice (MARTINI) and the indigenous method of removing the guinea worm.

γ) Dracunculus medinensis. This nematode presents several points of interest to the ethnologist.

The adult, gravid female tracks under the skin, produces a small ulcer and then proceeds to discharge her larvae; in most cases she chooses the leg for these activities thus ensuring that her larvae will easily have access to small collections of water in which *Cyclops*, the intermediate host, lives; but many years ago Manson stated that in the case of the water-carriers in India the guinea worm is prone to appear on the back, that is the part of the body against which the water-skin lies when being carried (STRONG).

The history of dracunculosis goes back many centuries and the condition is referred to by PLUTARCH, GALEN and AVICENNA, who described the correct method of extraction outlined below. It has been suggested that the fiery serpents referred to in the Bible (Numbers XXI, 6) were guinea worms and that the serpent of brass upon a pole, which Moses was instructed to make as a curative measure, represents the form of treatment which persists to this day, as well as an example of homoeopathic magic.

The female cannot be extracted until she has discharged her larvae. When this has been completed, encouraged by the application of wet compresses, the protruding part of the worm is attached to a small stick; one or two turns are then made daily so as to exert slight traction, and the worm is thus delivered complete; excessive traction leads to rupture of the worm and severe cellulitis. The ethnologist will note with interest, not only the antiquity of this careful and effective procedure, but the fact that it is known and practised by the natives of all affected regions of Asia and Africa. It has been suggested that the awe aroused by this effec-

[1] JEFFREYS, however, maintains that it has been indigenous to Africa for far longer.

tive form of cure may have been responsible, not only for Moses' serpent of brass upon a pole, but for the rod of Aesculapius and for the spiral stripes on the barber's pole. Thus the insignia of medical societies and Military Corps today might well have their origin in an example of popular medicine from pre-history.

VI. Clothing and Footwear

Very few tribes go completely naked and "even among the rudest of our race, and in hot districts where clothing is of least practical use, something is generally worn, either from ideas of decency or for ornament" (Tylor). Ideas of decency of course vary greatly; we are accustomed to remember the figleaves of Adam and Eve and the almost universally practised covering of the genitalia; but in Karamoja, East Africa, chiefs have been presented to me, stark naked except for hair ornaments, necklaces and bracelets, who did not think themselves decently clad until they had hooked a leaf-shaped nose ornament through the perforated septum.

a) Penile Sheaths

In the male, circumcision is always followed by some form of covering for the pudenda and there is much evidence pointing to a common belief that men may be considered adequately clothed provided the glans penis is covered. Hence one finds penile sheaths used as the only clothing in parts of West Africa, West Sudan and the Guinea Coast, New Guinea and the Amazonas province of Brazil (Richter). In Swaziland these sheaths are usually spherical, of ivory in the case of chiefs, and of wood for the plebs: even the cover of a golf ball may be adapted for this purpose. Keen, who provides this information, believes that this costume is considered sufficient even in the presence of women because it makes erection impossible; it may be worn either inside or outside the prepuce. The consequence of this singular type of wear commonly show themselves as a balanitis, often extremely foetid.

It may not be irrelevant to consider the practice of *infibulation* here, as well as *Kynodesma* and surgical and other methods for restoring the prepuce. The last were resorted to not only by persons who did not wish to disclose that they had been ritually circumcised, but for decency's sake. Thus Schönfeld (1954) quotes Celsus on this plastic procedure: ". . . vult aliquis eam decoris causa tegere, fieri potest" (should someone wish to hide the glans penis for decency's sake it can be done). Infibulation denotes the insertion of a brooch or ring through the prepuce in such a way that it can no longer be retracted, Kynodesma the application of a ligature as a temporary means of attaining the same object. Apart from being used as the counterpart of the female chastity belt, these methods were in general use among the Greeks, Etruscans and Romans for athletes, boxers and the like, who customarily appeared naked before the public.

b) Protective Function of Clothing

The influence of sunlight on the development of degenerative and neoplastic conditions of the skin is so well known that it would be superfluous to quote authorities. National types of clothing, or those laid down by religious precept arouse our interest in so far as they may modify the incidence of such dermatoses. Thus Marchionini (1954e) draws attention to the value of the veil (Carsaf), which Mohamedan women are obliged to wear, in reducing the incidence of skin cancer and summer cheilitis; it also determines the site of cutaneous leishmaniasis by restricting the area exposed to the insect vector. Lupus vulgaris, on the other hand, is far commoner in women for the same reason. Rollier (1956) makes a similar observation regarding epithelioma of the skin in Morocco and the wearing of the customary "rizza" which leaves the vertex of the shaved head uncovered, as well as the "Sirwal", a kind of baggy knee breeches, which exposes the lower leg to various traumas.

c) Clothing and Diseases of Dirt

Here agains only a few illustrative examples are necessary. Thus MARCHIONINI points to the connection between favus in Anatolia and the use of ornamented headgear which is passed on from one generation to the next; similarly the frequency of favus in Jews has been attributed to the excessive wearing of headgear, the *Yarmulka,* by the orthodox (BOGEN). These observations are highly suggestive but of course do not imply that favus is necessarily contracted in this way: thus in Bechuanaland J. F. MURRAY *et al.* (1957) found 815 cases of favus ("Witkop") among the 35,043 Bantu they examined who wear no headgear. Bedding was thought, until recently, to be one of the commonest ways of passing scabies on and ANDRÉ reports that in Mauritius, before the days of the steam laundry, a stay of a few days in hospital was a common way of contracting the disease. He also draws attention to the ease with which clothing can become infested through being mixed with that of scabies sufferers by the native washerman ("dhobie"). Picturesque and exotic instances are given by TREBITSCH, with reference to irritation from dirt under clothing made from bird skins among the Eskimos, and by BLACKLOCK and THOMPSON who found that the larvae of the Tumbu Fly (*Cordylobia anthropophaga*) were especially conveyed by bedding and clothing. SHANON and SAGHER, in their description of Sabra Dermatitis, describe how the bristles (glochidia) of the prickly pear work through the clothing to the skin of Arab labourers who do not undress at night. FASAL's observation in Malaya, that eczema marginatum (tinea cruris) attacks the white man in the inguinal regions and natives on the flanks and trunk may possibly be correlated with the wearing of relatively tight long or short trousers by the former.

d) Specific Diseases from Clothing

KHANOLKAR and SURYABAI describe 9 cases of squamous cell carcinoma of the lower trunk in Deccani Hindus, which they attribute to friction and pressure from clothing; they demonstrate how the dhoti, a form of loin cloth worn by the male, and the saree of the female, are put on and secured and state that the cancers occurred at the sites of maximum pressure. A relevant feature may be that these cases occurred among the very poor who work and sleep in the same garment and, because of a lack of closed washing places, clean and bathe themselves with a dhoti or saree on the body.

e) Footwear

It is interesting to note how this varies among primitive tribes. In Uganda, for instance, the Iteso living in savannah country go barefoot while the Karomojong who inhabit the adjacent thorn country wear sandals; this is made absolutely necessary by the seed pods of thorn trees which, no matter how they fall, have one spike projecting upwards like the caltrap of ancient warfare.

The wearing of shoes or boots is of course the only cause of corns (clavus); it is also presumably responsible for interdigital ringworm of the feet („Athlete's foot"), practically unknown among people who habitually go barefoot, according to my own observations and those of FASAL and CLARKE. A detailed discussion of allergic contact dermatitis from footwear, like that due to clothing, is to be found elsewhere in this work; a useful article, with references, is by SHATIN and REISCH, and a detailed account of the various components which may be responsible is tiven by GAUL and UNDERWOOD.

Those who go barefoot, however, are especially liable to acquire a series of other ailments, notably plantar verrucae and various forms of plantar keratodermia (ROLLIER and PELBOIS). These authors also describe a peculiar arciform chilblain on the borders of the feet in barefoot Moroccan women. Fungus infections commonly acquired after trauma of the bare foot include a trichophytosis — "calôr de figo" (VON BASSEWITZ) — and maduromycosis (LOEWENTHAL, 1938). Bacterial infections, sometimes leading to elephantiasis (MARCHIONINI) and metazoal infestations, notably creeping eruption (larva migrans), "ground itch" from the penetration of human ancylostome larvae and tungiasis are other regular hazards. Malignant melanoma developing in the sole in Negroes has been attributed to going barefoot and will be considered in a later section.

VII. Housing and Heating

Apart from the obvious fact that overcrowding and poor housing may encourage the spread of contagious skin diseases, other relations may exist between human dwellings and human skin diseases or at least ectoparasites. The following is but a single example.

So far as I can ascertain, BUXTON was the first to remark on the peculiar fact that the nearest relation to the human bed-bug (*Cimex lectularius* and *Cimex hemiptera*) is a wingless parasite of bats, belonging to the family Polycetinidae. From this fact he induced the interesting hypothesis that man acquired this parasite in his early days from his first home, the cave, which he shared with the bat. ZUMPT questions this and states that the European pigeon-bug (*Cimex lectularius ssp. columbarius*) is to be regarded as a subspecies of the human bed-bug, as the two may be mated and produce fertile offspring; in a personal communication he added that man probably acquired this parasite from cave pigeons.

In countries where a severe winter is experienced popular methods of heating may lead to certain cutaneous changes.

a) Erythema and Ephelis ab igne (Pigmentatio reticularis e calore)

MARCHIONINI (1954f) observed this condition frequently in Anatolia and traced its origin to a type of heater used by the peasants; a large table (Tandir) is covered with a long cloth and below it is placed a form of brazier (Mangal); the family arrange themselves around this with their feet below the cloth and avail themselves of this type of "central heating" for several hours a day during the winter, when there is little outdoor work. During a visit to Madrid MARCHIONINI was shown cases of Pigmentatio reticularis e calore and informed by GAY PRIETO that a method of warming similar to the TANDIR and MANGAL was still in use in Spain[1]. MARCHIONINI hazarded the guess that this might be a relic of the Moorish occupation (711—1492 A.D.); ROLLIER and PELBOIS have recently reported what seems to be the identical train of events from Morocco: "La maladie des chaufferettes (en la circonstance le kanoun) est d'observation quotidienne . . ." and thus provide a valuable link between Spain and the Near East. The same skin changes have been observed for generations in the British Isles, when open hearths still provide the main form of domestic heating. G. H. FINDLAY (1957) demonstrated and reported a case in a Bantu night watchman sitting over his brazier for 14 years, who had developed a network of hypertrophic scars as a sequel to recurrent bullae. He states: "Traditionally it is permitted for women to develop erythema and

[1] I am informed that it is also used in Portugal.

ephelis ab igne, but in men it is a shameful sign of indolence. It is known as *dipala.* The night watchman denied that he had *dipala,* since he had acquired it not through laziness but through his occupation." Though the dermatosis is most commonly situated on the legs and thighs the use of hot water bottles and electric heating pads may produce it on other areas (JADASSOHN and PAILLARD, Fig. 17).

b) Cancer of the Skin

That prolonged heating may lead to other cutaneous changes is well exemplified by the *Kangri* burn. In many cold, mountainous regions of Asia it is customary to attach an earthenware vessel, filled with glowing wood charcoal, to the belly wall; this custom owes its origin to the extreme poverty of the many ill clad Asiatic peoples, who have no other equally cheap means of keeping themselves warm. In Kashmir the vessel is called *Kangri,* in China *Chang* and in Japan *Kairo* (KHANOLKAR and SURYABAI). NEVE, in a series of publications, has described the scarring, sometimes keloidal, which ensues, followed by verrucose and eventually epitheliomatous tumours, single or multiple. It is perhaps permissible to speculate on a related subject: LAFOREST observed an exceptionally high incidence of epitheliomas of the lower limbs among the indigenous natives of Morocco; is it possible that this could be associated with the frequency of Pigmentatio reticularis e calore already noted by ROLLIER and PELBOIS? In this way one could correlate a custom of interest to the ethnologist with the occupational development of carcinoma of the exposed skin of railway stokers (OPPENHEIM).

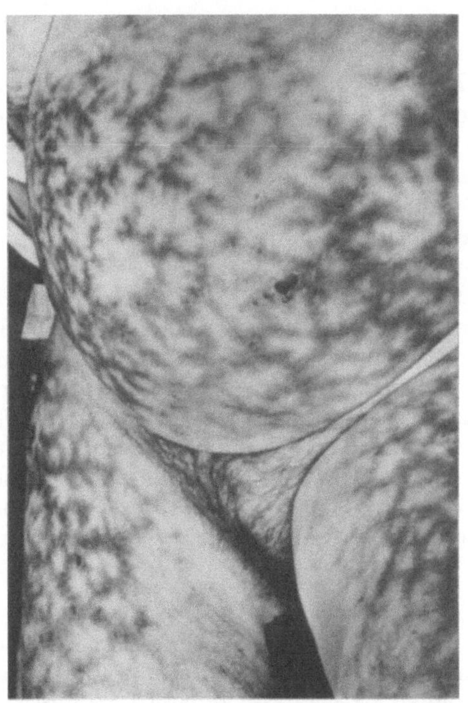

Fig. 17. *Pigmentatio reticularis e calore,* from the use of electric heating pads (Dermatologica, W. JADASSOHN and PAILLARD, May 1957)

c) Other Consequences

MARCHIONINI shows how the manufacture of cow-dung fuel attracts the Phlebotomus and thus indirectly encourages the spread of cutaneous leishmaniasis; he also refers to anthrax being contracted from the same substance by nomad tribes. Igloo dwellers and other primitive folk readily infect each other in their cramped quarters and when this overcrowding is associated with the hospitable lending of a female bed companion it may result in the spread of venereal syphilis. Numerous authors stress the part played by overcrowding and inferior housing in the spread of endemic syphilis (KOGOJ, 1939b; CSONKA, HUDSON, GRIN, MURRAY *et al.*, 1956; GUTHE and LUGER, LEFRANC, 1953) and it is a commonplace observation that yaws becomes less frequent as housing and sanitation improve.

VIII. Food and Drink

It must be stressed at the outset that we are here concerned only with possible relations between skin diseases and food customs. The numerous examples of cutaneous avitaminosis resulting from poverty, governmental maladministration, wars and prison conditions are highly interesting but are not strictly relevant to our theme, and will be mentioned only briefly, if at all. Such considerations fall properly in the province of Ecology, the relationship of man to his environment, and BANKS has recently written a brief introduction to this problem and its concern for the dermatologist.

1. Breast Feeding

MARCHIONINI (1954d) believes that the rarity of infantile eczema in Anotolia may be partly due to the period of breast feeding extending up to 2 years; nevertheless he concedes that other manifestations of the atopic diathesis, including hay fever and asthma, are extremely rare and there is thus no proof that diet plays a noticeable part. The atopic diseases are in any case rare among peoples in their primitive state, and it is just among these that breast feeding is apt to be prolonged beyond what we consider to be the normal time for weaning. Thus Bantu children are not weaned until 2 or 3 years old (KRIGE) and breast feeding is often continued even longer, provided a subsequent pregnancy has not occurred; KARK draws attention to the fact that the nutritional disease *Kwashiorkor* occurs after weaning and cites evidence from Uganda that the disease (there called "obwosi") is believed to occur in babies who are weaned too soon, i.e. because of a subsequent pregnancy. The name *Kwashiorkor*, used by the Ga tribe of Accra, also signifies that the child has been deposed (C. D. WILLIAMS); in this connection HOWELL, DAVIES and DEAN sagely remark: "it implies shrewd insight into the protection afforded by breast milk, . . . as well as a hint of the relationship of the disease to over-population . . . Like the majority of the terms given to diseases of malnutrition (for instance scurvy, beri-beri, pellagra) the word arose among the common people."

2. Taboos and Fads

The food taboo is one of the most frequent observed among savages, and has many consequences of interest to the dermatologist. "Just as the savage eats many animals or plants in order to acquire certain desirable qualities with which he believes them to be endowed, so he avoids many other animals and plants lest he should acquire certain undesirable qualities with which he believes them to be infected. In eating the former he practises positive magic; in abstaining from the latter he practises negative magic" (FRAZER). The food taboo may variously apply to a whole tribe or nation continuously or only at certain times, to one sex, or commonly to kings and priests. Thus the flesh diet of Egyptian kings was restricted to veal and goose and that of the head chief of the Masai to roasted goat liver.

a) The Pig

FRAZER remarks that in European folk-lore the pig is a common embodiment of the corn spirit and suggests that in Greek mythology it represented the goddess Demeter in animal form and that the eating of swine's flesh by women at the annual Thesmophoria was in the nature of a communion, the worshippers partaking of the body of the god. Again, FRAZER produces convincing evidence that the pig was also regarded as an embodiment of Attis and Adonis and notes that it ranked as a sacred animal among the Syrians; at Hierapolis on the Euphrates, if a man touched a pig he was unclean for the rest of the day. Some people said this was because the pigs were unclean, others because the pigs were sacred; as we have seen earlier, both these beliefs are compatible with the idea of taboo. Among the ancient Egyptians the pig was generally believed to be loathsome and unclean and drinking its milk was believed to cause leprosy. Yet once a year the Egyptians sacrificed pigs to the moon and to Osiris and even ate of their flesh. This, says FRAZER, can hardly be explained except by the supposition that the pig was a sacred animal which was eaten sacramentally by his worshippers once a year. Now come numerous examples of a world-wide belief that eating the flesh, or drinking the milk of various animals produces leprosy or other skin diseases: this may in many parts (Wetar in the South Seas, Omaha Indians of N. America, Bush negroes of Surinam, the ancient Syrians, the Chases of Orissa) be a manifestation of totemism. The rule that after touching a pig, a man had to wash himself and his clothes also favours the sanctity of the pig; here FRAZER shows an anology to the Jewish rule of washing the hands after reading the sacred scriptures.

FRAZER adds that the attitude of the Jews, from whom the Mohamedan religion is alleged to have adopted the taboo of the pig, was equally ambiguous. "The Greeks could not decide whether Jews worshipped swine or abominated them. On the one hand they might not eat swine; but on the other hand they might not kill them." It is concluded that, originally at least, the pig was revered rather than abhorred by the Israelites; this opinion is confirmed by the observation that down to the time of Isaiah some of the Jews used to meet secretly in gardens to eat the flesh of swine and mice as a religious rite. The foregoing is a brief abstract of a wide and well documented subject; it may show, however, that the prohibition of eating pork is deeply rooted in savage lore and is unlikely to rest on any such reasonable grounds as the prevention of trichinosis.

Whatever its origin, however, the taboo does ensure that trichinosis and erysipeloid are both unknown among the peasants of Anatolia (MARCHIONINI, 1954d; RICHTER); the latter disease is not even seen conveyed by the flesh of birds or fish, possibly because of the absence of the porcine reservoir of infection.

b) Various Food Taboos

are observed by natives in all parts of Africa. The abstention from eating the animal to whose totem one belongs does not seem to favour malnutrition; among the Sotho, for instance, the crocodile, elephant, duiker, buffalo, ape, lion, hippopotamus and boar are each taboo to a different group (HOERNLÉ). Among many Uganda tribes women may not eat fowls, eggs, sheep or goats (DE COURCY-IRELAND *et al.*; LOEWENTHAL, 1939, 1940a and b); this is a strong taboo and is responsible for their consuming proportionately more green, leafy vegetables. The reason for this food taboo is unknown, even to the natives; an elderly Etesot suggested that eating chicken and eggs might interfere with a woman's fertility, an obvious example of homoeopathic magical belief and akin to the Shangana-Tonga taboo which forbids women to eat the flesh of a domestic animal which has aborted or died in calving, lest they become similarly afflicted; eggs are prohibited as being likely to make them lascivious (SCHAPERA and GOODWIN). The position with regard to fish varies from a strong taboo among certain tribes (LOEWENTHAL, 1940b) to a simple dislike, many tribes regarding them as an unclean food akin to snakes (SCHAPERA and GOODWIN). Milk varies from a staple article of diet to one that is practically unknown, even among cattle-owning Bantu. It is obtained from nearly all domestic animals, including the horse and camel, and often allowed to become sour (YOGURT); among the pastoral nomads of East Africa it is mixed with blood. Various local customs are of interest and possible importance; thus among many Uganda tribes goat's milk is not drunk, either because it is alleged to make small boys headstrong and disobedient (WRIGHT) or because its use is considered to be a sign of extreme poverty. Considerations of social standing and the fear of being thought poor are responsible for much nutritional disease, some of which manifests itself on the skin: polished rice and white bread are but two examples.

The following examples of ethnological factors in nutritional dermatoses come readily to mind:

α) Tropical Phagaedenic Ulcer (Ulcus tropicum; Naga Sore, etc.). There has been, and still is, considerable difference of opinion regarding the part played by nutrition in the aetiology of this condition. Much of this disagreement would be resolved, and indeed need never have occurred, had authors consulted original references. Thus SIMONS and ANNING provide a misleading chronology for the important work done in this field, and indeed omit the name of the protagonist himself. The following summary of the problem in its correct evolution may be of interest:

1928. McCULLOCH observed that the native dietary in Nigeria showed a protein and salt deficiency; tropical ulcer, he wrote, is conditioned by a chronic semi-starvation of the majority of the population and the entrance of any mildly pathogenic organism; "tropical ulcer is a dietetic ulcer, and the question of causative organisms need not be considered at all."

DALRYMPLE, on the Gold Coast, noted that a diet including fresh meat, onions and spinach greatly reduced the incidence of tropical ulcer among native miners.

1929. McCULLOCH reported a low serum calcium among the Hausas and Town Fulani of Northern Nigeria.

1931. E. C. SMITH confirmed the presence of the Plaut-Vincent bacteria among other organisms found in tropical ulcer and, in a second communication with ELMES, claimed to have transferred the condition to volunteers. BURNIE made the same claim, but stated that a debilitating condition, such as syphilis or malnutrition, was essential. ORR and GILKS noted the high incidence of tropical ulcer in the vegetarian Akikuyu and the freedom of the neighbouring Masai from this complaint; the latter tribe's diet contained a large proportion of animal protein and more calcium.

1932. LOEWENTHAL stated categorically that tropical ulcer was a deficiency disease, and in a second publication claimed beneficial effects from intravenous injections of calcium chloride. These conclusions, based on McCULLOCH's work, followed the observation that tropical ulcer was never seen in native troops, police, house servants or their families recruited from any of the local tribes, provided their diet was superior to that of the peasants from among whom they originated.

1934. A similar relation between diet and tropical ulcer was noted by CLEMENTS in Australasia; he stated that the disease could be prevented by adding fish to the diet.

From this time onward numerous authors have written for and against the nutritional theory of the cause of tropical ulcer. Unfortunately the *experimentum crucis*, appearing in Government pamphlets and thus not generally available, was largely overlooked:

1937. During a comparative survey of the health and agriculture of two communities belonging to the same tribe in Uganda (DE COURCY-IRELAND *et al.*), and during which every inhabitant of these communities was personally examined, I was able to show that 20% of the inhabitants of the one showed leg ulcers or their scars while none of the other was so affected. The only ethnological difference was the finding that fish was regularly eaten in the community which had no leg ulcer, and never in the other.

1940. A similar survey was made of part of the Banyaruanda tribe, living at the other and of Uganda (LOEWENTHAL, 1950a). Some of the population inhabited the shore of Lake Mutanda and did not eat fish, partly through a taboo and partly through ignorance of how to set about catching them; among a sample of 33 of these natives 6 had a leg ulcer and 18 others the typical large scar of former ulceration. On an island in the lake lives a branch of the same clan of the same tribe; their diet and customs are precisely the same as those of the lake shore dwellers, with one exception: owing to the crowded conditions caused by an expanding population the diet is supplemented for 4 months in the year by small mud fish from the lake. Of the 35 inhabitants of this island, none presented either a leg ulcer or the scar of former ulceration. A further finding was the preponderance of tropical ulcer and consequent scarring in women in the neighbouring community of Giharo: here the rigid taboo against the eating of fowls and eggs was believed to be of aetiological importance.

It would be tedious and unnecessary to quote later observations confirming these findings; the relationship of diet and tropical ulcer provides an excellent example of the benefits that may follow exhaustive surveys by an agricultural expert, an anthropologist and a dermatologist; no clearer proof could be desired of the close relation that may exist between ethnology and dermatology.

Though wars and their consequences are not strictly included in our subject, it may be of interest to remember the outbreak of tropical ulcer among native carriers during the East African campaign in 1914—1918, presumably related to their diet of maize meal without supplements of meat, fish or green vegetables. Similarly GHOSH reported an epidemic of Naga sore in Calcutta, where the condition had never been seen before, during the great famine that followed the influx of refugees from the Japanese invasion in 1943.

β) Vitamin Deficiencies. Phrynoderma, the cutaneous sign of Vitamin A and possibly other deficiencies, has interested me greatly (LOEWENTHAL, 1933, 1935a and b). During the survey mentioned above it was found that in contrast to tropical ulcer phrynoderma occurred 10 times more frequently in the male sex; this was attributed to dietary customs and taboos, in that the females, debarred from eating practically all food of animal origin, consume a far larger quantity of green, leafy plants.

In contrast to the prohibitions I have mentioned above, it is interesting to study dietary habits which supply substances otherwise deficient. The almost universal custom of drinking fermented liquors often made from germinated grain provides vitamins of the B complex in the form of yeast and sometimes represents their only source; yet the excessive use of distilled liquor frequently causes pellagra by reducing the intake of, and increasing the body's demand for the same substances. The Greenland Eskimos prize the stomach contents of the seal and the skin of the narwhal as their only sources of Vitamin C (HAXTHAUSEN). The Iteso usually cook sweet potatoes without first peeling them, owing to the belief that peeling would cause those potatoes not yet harvested to rot; there is reason to believe that this exercise in homoeopathic magic preserves the carotene content of the tuber, and thus its efficacy as a source of Vitamin A (WATSON). Among the same tribe pregnant women obtain edible earth from ant-hills; an analysis of this, compared with the two common varieties of soil in the same area, shows a considerably greater content of sodium, potassium and calcium (LOEWENTHAL, 1939).

IX. Superstition and Dermatology

It was shown, in a previous section, that the essential difference between magic and religion was that the latter acknowledged the existence of a higher power. CASTIGLIONI, discussing the evolution of Medicine among the Jews, puts it very clearly: "A magic system dominated all phases of the life of the people at early times. But when monotheism, not without a protracted struggle, was finally accepted as the only religion of the Jewish people, there began a strong campaign against all magic . . . 'I alone, thy God, am thy physician'." But although superstition falls essentially into the province of magic, enough magic lingers on in religion to impart a quasi-religious flavour to many common superstitions. Thus the serpent, worshipped throughout the Orient as the healing god, was adored in the temple of Jerusalem until the times of King Hezekiah, who ordered the destruction of its image (CASTIGLIONI). Hence, if certain superstitions mentioned in this section appear to be intimately bound with religion, they will be cited as of interest to the dermatologist and not for the purpose of religious criticism.

This work can survey only a very small part of the field of popular beliefs and remedies in the province of dermatology. A perusal of the existing works on folklore produces many interesting facts and various articles, including a whole section devoted to skin diseases in HOVORKA and KRONFELD's great work, will be referred to. I have thought it best to restrict discussion here to comparatively few examples, and have tried to select such as are of interest both to the ethnologist and the dermatologist.

a) Beliefs Regarding Causation

In earliest times disease was regarded as the work of evil spirits or a manifestation of divine displeasure. HOVORKA and KRONFELD picture an ancient

Greek vase portraying "Right" chastising "Wrong"; both are represented as females, but the latter's limbs are plentifully marked with the circular lesions of some skin disease. The Old Testament has numerous references to the Almighty's prerogative in inflicting skin diseases directly (Exodus IV, 6) or indirectly (Job II, 6). The reader will also remember that the story of Homer's Iliad unfolds as the direct consequence of the plague inflicted on the Achaeans by Apollo, the punishment for Agamemnon's impious behaviour. In the traditional Indian Ayurvedic system of Medicine, Atreya says "only a few people whose sinfulness has diminished get cured of vitiligo" (BEHL, 1957a). In India too there are special smallpox ("Mata") temples in every town, containing statues of the goddess Kali whose wrath is supposed to cause epidemics of the disease. The readiness with which this theory is accepted may be judged from the widespread belief that syphilis was a divine punishment for unchastity (ROLLESTON, 1942), a belief which spread over Europe almost as rapidly as the disease itself.

In Hungary numerous skin diseases, including acne, furunculosis, impetigo and eczema, are believed to follow neglect of religious or social precepts; BERDE refers to many hundreds of these, including the breaking of religious fasts and the consumption of certain foods at holy seasons.

α) Maternal Impressions (German: *Das Versehen der Schwangeren*). This is one of the most widely held superstitions, to which even the medical profession subscribed until fairly recent times. Thus DANIEL TURNER entitles his Chapter XII: "Of Spots and Marks of a diverse Resemblance, imprest upon the Skin of the Foetus, by the Force of the Mother's Fancy . . . etc." and quotes various authorities from Aristotle to St. Jerome in support of this phenomenon. The belief is that any extraordinary event happening to a woman during or after conception is "stamped" on the unborn child; hence every form of congenital abnormality has at some time or another been explained in this way. Cutaneous blemishes such as angiomatous and other naevi are naturally especially liable to this interpretation which can be found as far back, at least as far as domestic animals are concerned, as the Bible (Genesis XXX, 37). BAKKER has taken great pains to trace this belief back through the Middle Ages to Hippocrates and to the Ayurveda of Susruta and PLOSS quotes authorities for its acceptance by the Chinese, the Indians of the Orinoco region of South America, the Wakamba of East Africa, as well as by most European nations. Such words as "Muttermal" and "Moedervlek" for mole must have originated in this way.

One commonly held superstition, going back to Hippocrates, is that anything for which the mother has a longing is imprinted on the foetus. Another variation has been seized on with alacrity by white mothers of black babies, who were satisfied that this resulted from looking at the picture of an Ethiopian and, *mutatis mutandis*, by the Ethiopian queen who produced a white baby after allegedly studying a picture of Andromeda; the latter example was a fable by Heliodorus, but has often been quoted as historical. PEARSON *et al.* believe that it was based on the birth of an albino girl and compare this episode with the story recounted by WAFER in 1681; this observer gave one of the earliest satisfactory descriptions of Albinos, among the Indians in Darien, and quotes their own belief that their lack of pigment was the result of their mothers' having looked at the moon at the time of conception.

Attempts are usually made to associate the child's blemish with the mother's alleged particular fancy: thus a burning house is responsible for a naevus flammeus, a hairy animal for a hairy mole and a longing for strawberries results in a tuberose angioma. There is also a general belief that if the mother touches herself at the time she sees the noxa she will determine the site on which the blemish will appear in the infant; for this reason Magyar women touch themselves on the buttocks on these occasions, in the hope that the child's affliction will be situated on the same part and consequently will not be a constant source of embarrassment (HOVORKA and KRONFELD).

β) Transmission of Acquired Characters. As a corollary to the previous section a quotation from CREW is most instructive: "It is recorded that a family named

Little, now living in New Brunswick, is remarkable in that many of its members have a white lock of hair ... The family is related to the Percys. The story is told that after Harry Hotspur was slain at Shrewsbury in 1403 his wife gave birth to a son bearing this white lock." CREW goes on to refute the belief that this stigma could have been the result of emotional stress, but many primitive and cililized peoples see nothing remarkable in this idea, nor in the concept of an abnormality caused in this way (as they think) being handed on to future generations.

An equally interesting example was recently reported in a Dutch newspaper and brought to my notice by F. P. SCOTT. In Doesburg, in Holland, there lives a family called Haanappel who suffer from tylosis palmaris et plantaris and apparently the legend of these "mains sales" is believed implicity in the town. In the year 1465, when the church of Doesburg was on fire, Wessel Haanappel escaped from the belfry by sliding down the bell rope and sustained painful injuries to his palms and soles; when he returned home, groaning with pain, his pregnant wife was naturally shocked and, needless to say, produced a baby whose palms, and whose descendants' palms and soles were similarly affected.

γ) Miscellaneous. A selection from the hundreds of superstitions regarding causation of dermatoses reveals some interesting facts. The belief in hostile forces such as witchcraft, i.e. the infliction of illness by incantations and the like, is world-wide (HOVORKA and KRONFIELD); in Bechuanaland, the sickness called *Kxaba* is believed to be produced not only by voluntary ill-will on the part of another, but even by his involuntary anger, and is cured by washing the patient (see later), preferably by the person from whom *Kxaba* has emanated (SCHAPERA, 1934). Among the South American Indians air is regarded as the conductor of such emanations and is of the greatest importance in aetiology. The Tupi-guarani consequently attach the word "Huaira" (air) to different words, thus implying cause and description; in this way eczema is "Husua Huaira", urticaria is "Jurra Huaira" and skin disease generally is "Sulla Huaira" (PARDAL). Traditional Chinese medicine believed that leprosy was carried by bad vapours, hence much of the treatment used in the Far East consisted of punctures of affected parts and other measures calculated to allow such emanations to escape (REISS).

Further examples of the part played by evil spirits or fairies are provided by LADY WILDE in the case of erysipelas in Ireland, and by McKENZIE, who cited the belief that congenital abnormalities could be caused by sexual intercourse with a spirit or demon. Among the Bantu generally the belief that disease is caused by sorcery, or by offended spirits, is so prevalent that the whole outlook of the patient becomes one of fatalism and consequent lack of faith in Western Medicine (GELFAND, 1948).

Superstitions regarding the causation of warts are almost as numerous as their popular reemedies: ROLLESTON (1940) lists a few of these, ranging from the foam of the seashore to the handling of the female genitals. It is interesting to recall that folk medicine believed in the infectivity of warts long before this was accepted by the medical profession (G. M. FINDLAY); it is quite common today for patients to maintain that blood from a damaged wart, or shed during its surgical removal, may cause a fresh crop to appear wherever it touches the skin. Over 200 years ago D. TURNER noted the same belief, "as if the Blood was quite different from that of other parts", but one senses his scepticism while marvelling that such a pointer to the germ theory of disease should have been ignored.

The custom of isolating sufferers from various skin diseases may be mentioned briefly here. The history of the isolation of those suffering from leprosy, or what was taken to be leprosy, is given in great detail by KLINGMÜLLER; it was practised not only in Old Testament days (Leviticus XIII, XIV) but even earlier in Assyria under Hammurabi, whose code is usually dated about 1950 B.C., but probably derives from still earlier sources. The harsh treatment meted out to albinos and those with vitiligo is believed to be due to a confusion with leprosy, and many of the diagnostic criteria for leprosy[1] given in Leviticus would be more attributable to the former conditions. Whatever the reasons, vitiligo and albinism have always formed a social problem in Turkestan, where the disease is regarded as a punishment of sin (MÜNCH), as in India (DUBOIS, GHOSH, BEHL, 1957a). Though KLINGMÜLLER traces the universal abhorrence of skin diseases today to the harsh Biblical laws regarding lepers, there can be no doubt that a deeply rooted dislike of anything different plays a great part. Thus TACHARD reported in 1687 that the albino women of an East African (possibly Malgache) tribe used a black powder for cosmetic reasons: ... "afin de plaire à leurs maris ils se noircissent comme eux."

Perhaps the best summary of primitive views on the subject of albinism is given by LUDOLFUS from Abyssinia at about the same time: "True it is, there are some *whites* among the *Ethiopians* in other places, but they look like the countenances of Dead Men, or as if they had the Leprosie; which other Authors also Testifie, but write withal, that it proceeds from some Disease in the Body, and therefore other *Ethiopians* avoid being breathed upon, or touched by them, as believing them contagious" (GENT's translation, 1682). LUDOLFUS also reports that they paint the devil white and, which I can personally confirm from other parts of Africa today, that black children are frightened at white men. But although albinos are generally shunned and often regarded as devils, PEARSON *et al.* cite numerous examples of their being regarded as gods by different branches of the same tribes, e.g. in Fiji, where at least one mother seemed very proud of her albino infant offspring. An old Fijian said that in the days of cannibalism an albino would have been eaten just the same as a normal native.

b) Some Popular Remedies

It would of course be quite impossible to give even a bare catalogue of popular remedies for skin disease in the space available; numerous books on Folk Medicine (e.g. HOVORKA and KRONFELD, LAMMERT, JUNGBAUER, HERMANT and BOSMANS, BLACK, MCKENZIE) devote much attention to the skin and the literature on only one item, the treatment of warts, assumes enormous proportions. It will therefore be necessary to limit this section to a discussion of the general principles underlying popular remedies for skin disease while drawing attention to their similarity in various parts of the world. Such remedies should not necessarily be regarded as useless and ridiculous; in the treatment of warts, for instance, it may well be that the witch-doctor's cure rate equals anything that modern Medicine can produce, short of actual physical destruction; similarly the craft of plastic surgery can be traced back 2000 years to ancient India, where noses, ears and lips lost in battle or by judicial mutilation were successfully rapaired (BASHAM). The present day use of Oxypsoralen compounds in the treatment of vitiligo is a derivative of Egyptian folk medicine (EL MOFTY), and the traditional Indian use of *Bael* fruit, which is supposed to contain a chemical similar to the methoxypsoralen group (BEHL, 1957b), may also be mentioned. Nevertheless both uncritical acceptance and rejection of traditional remedies are to be deplored, and personal unprejudiced trials, such as those of BEHL (1957b) in Ayurvedic Dermatology, form a useful addition to our knowledge.

α) Homoeopathic. Among the countless examples of this principle I may quote the belief of the ancient Greeks that a raven's eggs would restore the blackness of the raven to silvery hair. "Only the person who adopted this last mode of concealing the ravages of time had to be most careful to keep his mouth full of oil all the time he applied the eggs to his venerable locks, else his teeth as well as his hair would be dyed raven black ..." (FRAZER). The old Derbyshire belief, quoted by BLACK, that tea made from nettle tops is a cure for nettle rash, is another example, as are the following from Hungary, quoted by BERDE: girls who wish their hair to grow long comb it under a willow tree; if conception takes place on a woolly sheep skin the child will have curly hair; pregnant women would never steal fruit or eat vegetable marrow for fear that the child would become bald.

[1] For a full discussion of the meaning of "Zaraath" (always translated as leprosy) in the Bible, see KLINGMÜLLER.

An extension of this principle is seen in the Royal Touch. Many primitive peoples believe that kings and priests posses magical properties for both good and evil; thus in olden times the Mikado of Japan and chiefs in the Bejel Nuba of the Sudan, Angola, Tonga and New Zealand (to name but a few) were so sacrosanct that even to eat out of their dishes was to invite disaster. But through the principle of homoeopathy the same contact could heal the sick; the dermatologist will be interested to learn that scrofula was regarded in Tonga as caused through eating with tabooed hands and FRAZER suggests that the Royal Touch was resorted to there, just as it was in Western Europe until fairly recent times. He supposes, in fact, that the English name for scrofula — King's Evil — survived from a similar belief in its causation and that the Royal Touch was thus plainly an example of homoeopathic medicine.

β) Transfer. There is a world-wide belief that diseases may be transferred to men or animals, according to the principle of the scapegoat. RADFORD and RADFORD point to the similarity shown by the treatment of smallpox in various lands: thus in Huntingdonshire (England) gnats were encouraged to enter the sickroom in the belief that they would load themselves with the infection and then fly forth and die. In Murzapur (India) scabs from the patient are buried with flowers in the roadway. In Formosa the smallpox demon is "driven" into a sow, which is then burned: similar remedies are employed in the East Indies and New Guinea, while in the Philippine Islands a leper was placed naked inside a disembowelled bullock for 24 hours; this was supposed to transfer to the carcass all the impurities of the human body (REISS).

Many examples are given by ROLLESTON (1940) of the transfer of boils and especially warts in all parts of the British Isles and in Normandy. HOVORKA and KRONFELD detail similar methods used for the transfer of warts in Germany, Austria, France, Italy, Slovakia and Russia. In Cheshire the remedy for thrush in infants used to consist of holding a young frog in the sufferer's mouth for a few moments; this was supposed to effect the transfer of the disease. The belief in transfer of venereal diseases by intercourse with a virgin, a pregnant women (S. Russia), a she donkey, or a very black woman (British East India) is traced over a large part of the world by ROLLESTON (1942); the same author describes the shrine of Sidi Yahia Qartoubi in Marrakech, where tortoises will not only diagnose syphilis by nibbling at the patient's legs, but will in the same operation carry the disease away. Simple transfer is frequently combined with religion, or a travesty thereof, and sometimes with a belief in the magical power of odd numbers. Thus JOHNSON quotes the following transfer of eczema in Normandy:

"Trace the sign of the Cross with a hazel twig on the affected part before sunrise and hide the twig in a cupboard. As the twig is out of sight so will the eczema very soon be out of the body."

An interesting combination of several types of belief is also found in Hungary (BERDE): "Take 9 spoonsful of unstrained milk, add 9 spoonsful of water and bathe your child in it; thereafter give the mixture to a dog to drink. The dog will carry away the disease and the child will begin recovering on the 9th day."

γ) Bathing and Washing. A belief in the curative power of water can be traced from the Old Testament (2 Kings V, 14) to the healing wells of the present day, and from Europe (McKENZIE) to the Peru of the Incas (FRAZER). Like the method of transfer, bathing may also be combined with religion or with a belief in the power of odd numbers. Thus in Western Bohemia, according to HOVORKA and KRONFELD, the patient washes his eruption while saying: "Three maidens stand by the sea, the first washes, the second splashes and the third digs in the ground so that the eczema disappears. In the name of the Father, etc."

Further interesting examples are described by MARCHIONINI (1955a) from Anatolia and by Berde from Hungary. There bathing on certain occasions has a special magical significance, e.g. in exorcising evil spirits, and the skin cleansing effect is purely incidental; a "spring bath", taken on Good Friday, Easter Sunday and St. George's Day, is supposed to have the property of transferring to humans the rejuvenating effects of the season. Curative baths and wells are judged solely by their magical properties, and not by any contained chemicals of therapeutic worth; the most esteemed are those in which "the white serpent" is believed to live — a link with the serpent cult of primitive people in many parts of the world.

δ) Blood, Flesh, Saliva and Excretions. A review of popular remedies discloses how widespread has been the use of these substances, perhaps because of the ease with which they may be obtained.

Blood and flesh have been prized as remedies since early days. Though blood was originally regarded as the very stuff of life and recommended as a tonic in the Ebers papyrus, by GALEN and in ancient China, it was also credited with special virtues. Thus HOVORKA and KRONFELD mention the value of the blood of executed criminals as a cure for leprosy; the sale of this, being the hangman's perquisite in the Middle Ages, made him a sort of specialist apothecary. It is instructive to find a similar belief in Japan: REISS states that "even murderous acts have been reported in order that human organs should be provided for persons suffering from leprosy". Again, LAMMERT mentions that the ancient Romans believed that the fresh blood of a slaughtered pig was a cure for warts, and that in Bavaria 100 years ago warm menstrual blood or the placenta or cord blood of a primipara was used to treat naevi of various kinds; the therapeutic armamentarium of many modern Bantu witchdoctors contains blood, placenta and flesh, in addition to many, more noxious substances (HOERNLÉ). Mexican Indians believed that cancer could be cured by swallowing a live lizard, and the uses of this animal as a cure for syphilis and skin diseases in Europe were reviewed in a scholarly monograph by RÖMER in 1788. Blood, like other red substances, has been used in a homoeopathic manner for the cure of erysipelas and Black gives numerous examples of the use of the blood of a black cat or sheep for this purpose in England and North and South America. So popular was this remedy in Lady Wilde's day (1890) that few black cats could be seen in Ireland with an entire tail, the tip having been cut off to provide blood for therapeutic purposes.

Urine of humans, preferably of a small boy, and animals is reported as a folk remedy in Ayurvedic dermatology (BEHL, 1957b), for alopecia in Scotland in the 18th century (ROLLESTON, 1940), by JUNGBAUER in Germany and by OBERMAYER in Mexico. I have seen dock labourers in Peru micturating on a superficial wound sustained by a colleague, a local form of "first aid". As in the case with all magical remedies, urine and saliva have been widely used to cure warts, in the U.S.A. as recently as 1947 (ALLINGTON).

In the Historia Naturalis (28, 7) of PLINY the Elder (A.D. 77) there are several references to the use of saliva for cutaneous injuries and diseases. According to McKENZIE it is not mentioned in the Ebers Papyrus nor by HIPPOKRATES, but was used by GALEN in the treatment of skin diseases and became a reputable form of treatment in the Middle Ages. Thus LEMNIUS, early in the 17th century, speaks highly of the use of fasting saliva for skin diseases and as an application after the bites and stings of venomous animals: "Nam lichenas, mentagram, impetiginem, variolos, serpiginem, omnisque generis pustulas abstergit." It is generally assumed that its use stems from the observation that animals lick their wounds but McKENZIE gives three other reasons for the importance attributed to human saliva: it is susceptible to the usual magical influences; it may be a medium for the transfer of disease; and it is believed that under certain circumstances it may become poisonous. The last has been regarded as a pleasant fable until recently, when the enzyme kallikrein was isolated from human saliva; this gives it properties similar to snake and wasp venom and makes it interesting to learn from BARTHELEMY DE GLANVILLE (1260): "for if a man is wounded and you put saliva in the wound it corrupts the blood. This is why archers moisten their arrowheads with saliva, for they are more harmful to their enemies" (Brit. Med. J. Editorial 1957). It is questionable whether this poisonous property has any practical importance; even in LEMNIUS' day, however, it was suspected that leprosy and syphilis might be transferred by saliva, as has indeed occurred through its use in the operation of tattooing (q.v.), and in the case of endemic syphilis by the communal use of drinking vessels (GUTHE and LUGER).

Scatological and other disgusting remedies are frequent in folk Medicine and, according to ROLLESTON (1940), are used to drive out evil spirits; my own observations in Africa, on the other hand, suggest that animal manure is used simply as a convenient warm poultice. Obviously many types of infection are produced in this way, including tetanus in countries where the horse or donkey exists. Ear wax has been used against insect stings in mediaeval Germany (SCHRÖDER) and modern Belgium, as well as for abrasions and burns in Germany and Japan (HERMANT and BOSMANS). In the latter country topical applications derived from animal sources seem to be especially popular, and MARCHIONINI (1962a) mentions extracts of hawks, crabs, butterflies, bats and glow-worms.

ε) Cutaneous Complications from Popular Remedies. Apart from the few instances mentioned above, both the literature and one's personal experience teem with examples of dermatoses provoked by applications of plant or other substances, which may act either as primary irritants (vesicants, etc.) or as allergens. Examples of the former, purposely used as counterirritants in Venezuela, are Tacamahaca and Carana resins (DI PRISCO), plaster of unknown composition used in China for the treatment of furuncles (KEIM) and several Turkish remedies described by MARCHIONINI (1955a).

A further subject of ethnological interest is the avidity with which certain peoples take physic. Much of this is due to the dramatic effect produced by specific treatments; QUIROGA, for instance, remarks on the fact that even indigenous savages today know that penicillin is the best remedy for syphilis and the galvano-cautery for warts, and my recollections of Uganda 30 years ago include the thousands who demanded intravenous anti-syphilitic treatment for every conceivable complaint. An almost pathological liking for aperients and other proprietary remedies is characteristic of the urban Negro in South Africa and North America. This may be connected with the belief in North America that Negroes are unduly resistant to cathartics (LEWIS), which in its turn may derive from the conviction held in the days of slavery, that Negroes were not members of the same species as the white man (POSTELL). My own experience does not support the suggestion that there are true racial differences in this respect and the far higher incidence of drug eruptions (dermatitis medicamentosa) in the Negro, and especially bullous reactions (C. B. KENNEDY *et al.*) is probably to be included in that branch of Ethnology which deals with Culture and Custom, rather than among the peculiarities of race *per se*.

The use of *aphrodisiacs* and *contraceptives* may be mentioned briefly; FASAL mentions dermatitis produced by the former and cancer of the genitals from their local application without, however, mentioning the question of circumcision. He also refers to dermatitis in Chinese prostitutes from mercurial pills taken over a long time to produce sterility. The occurrence of dermatitis from condoms and other contraceptive devices is too well known to need comment but a case of leucoderma of the penis (DOWNING, 1952b) attributed to the depigmenting action of monobenzyl ether of hydroquinone, apparently used as an accelerator in the manufacture of rubber condoms, is worth recording.

X. Custom, Posture, Trauma and the Skin

A few, sometimes picturesque instances may be recorded here. The orthodox Mohamedan, who kneels to pray and strikes his forehead against the prayer rug five times daily, inflicts a minor trauma on the skin. Among the darker skinned this may lead to an area of hyperpigmentation, known among the Swahilis as "Sijidda" and accepted with pride as a sign of devoutness; it may also have other consequences, as for instance the appearance of a syphilitic gumma in this repeatedly traumatized area (LACAPÈRE), and the preponderant localization of the juxta-articular nodes of LUTZ-JEANSELME to the forehead and knees of Mohamedans (HIGOUMENAKIS). Similarly kneeling at prayer is responsible for hyperkeratosis over the tibial tuberosities, as found with great frequency in nuns (BERDE).

Posture provides some interesting facts: with regard to juxta-articular nodes, HIGOUMENAKIS also mentions that Indo-Chinese, who customarily sit on the ground with crossed legs, in the manner of a tailor, develop these over the external malleoli, and HASSELMANN reports the same localization in the lamas of Mongolia, while sleeping on hard beds produces the lesions around the great trochanters and sacro-coccygeal region. That these localizations are due to custom and not race is shown by the fact that white colonists who assume native habits develop the lesions at the same sites. GENNER also blames trauma, in the shape of heavy anklets, worn by African women, for the frequent occurrence of juxta-articular nodes around the ankles.

Possibly one of the most interesting examples of the relationship of Ethnology and Dermatology is contained in a valuable communication from LEFRANC. He draws attention to the fact that Algerian Mohamedan women spend a large part of their time, either working or resting, seated on cushions on the floor and that the time spent standing or walking is reduced to the absolute minimum. To this habit he attributes the extreme rarity among them of varices, stasis eczema and other dermatoses of circulatory origin, and this in spite of a high rate of pregnancies; among 3,200 consecutive cases there were only 11 examples of these conditions.

XI. Alcohol, Tobacco and other Stimulants

MARCHIONINI (1954c) was the first to realize that a consideration of this subject is properly a part of our theme. He traces the connection between rosacea, rhinophyma and alcoholism back to the ancient Greeks, and gives contemporary examples of Bürger's disease with cutaneous gangrene referable wholly or partly to excessive smoking of cigarettes.

α) Tobacco Cancer of the lip has long been regarded as directly related to pipe-smoking; the clay pipe has been frequently incriminated, as has the hot metal mouthpiece used by Hottentot women (HELMAN and KALKFONTEIN). A recent statistical inquiry by WYNDER and BROSS shows that there is a close association between cancer of all parts of the oral cavity and pipe-smoking, a weaker association with cigar smoking and a still weaker, but definite correlation with cigarette smoking. They have also found that excessive spirit drinking increases the risk of oral cancer up to 15 times. In Bombay SANGHVI *et al.* found that the sites of cancer in the upper alimentary tract depended largely on whether tobacco was smoked or chewed. Various local modifications of the tobacco habit are of ethnological and medical interest: in Vizagapatam and other parts of Eastern India a special form, known as *Chutta cancer* of the palate, is caused by smoking small cigars with the burning ends inside the mouth (KINI). This "*Adda Poga*" or reversed smoking[1] first causes a leukoplakia, which may involve the whole palate, and later a squamous epithelioma.

Khaini cancer (KHANOLKAR and SURYABAI) is a form of labial carcinoma particularly prevalent in Bihar (India) due to the use of a mixture of dried tobacco leaf and lime; this is placed between the lower lip and the front teeth, where it gradually mixes with the saliva and is swallowed. This mixture, according to I. M. ORR, is especially harmful owing to the action of lime on the

[1] Also seen in Uganda, from motives of economy, as a cigarette burns more slowly in this fashion than when exposed to the wind.

tobacco, more so when the lime is made from sea shells instead of limestone; the stronger tobaccos from Southern India (*vadakkan*) and Jafna, Ceylon, are said to be more likely to cause cancer than are milder tobaccos.

β) Betel[1] Cancer. The betel chewing custom is widespread in the Orient, and is of considerable antiquity; thus it was noted by VASCO DA GAMA and earlier still (1298 A.D.) by MARCO POLO (DAVIS) who reported the use of the word "tembul" to describe the material used[2]. The ingredients commonly used are the betel nut (*Areca catechu*), Buyo leaves (*Piper betle*) and slaked lime. The nut and lime are ground up and wrapped in a leaf to form the "quid", which is chewed and spat out; the poorer classes keep it in the mouth for considerable periods, others spit it out after 5 to 10 minutes; the contents are sometimes, but by no means always, mixed with tobacco. The custom results in a vivid red staining of the oral mucosa and teeth, and often eventually in the production of cancer in the cheek at the site of habitual contact with the quid (DAVIS; ORR; KHANOLKAR, 1944; COORAY). The carcinogenic agent has not been determined: KINI believes that cancer is commoner among those who include tobacco in the quid, but states that it also occurs among those who do not. ORR and COORAY believe that the lime is the chief irritant when tobacco is not added. WOELFEL *et al.*, in a careful study, eliminated all causes except the nut, the leaf and the lime; in animal experiments these showed no carcinogenic activity, though there is no record of chemical analysis such as revealed the presence of 3:4-Benzpyrene in the native snuffs of South Africa (KEEN *et al.*).

γ) Cocaine. When Pizarro arrived in Peru in 1533 A.D. he found the coca leaf used as an emblem of kingship and chewed by the priests on ceremonial occasions, as well as being taken as a drug by the common people, mixed with lime or plant ash (CHOPRA and CHOPRA). The use of cocaine snuff in the Old and New Worlds dates from the beginning of the present century, but before that the cocaine habit had spread through India, where habitués incorporated it in the betel "chew". According to CHOPRA and CHOPRA it produces a blackish red deposit on the teeth and tongue, different from the red of the betel chewer. As it produces anaesthesia of the mucosa users are apt to take an excess of lime, leading to a characteristic cracking of the lips. Other cutaneous manifestations are the feelings of formication and pruritus, well-known in cocaine addicts.

XII. Racial Factors in Skin Disease

a) Statistical Considerations

Before considering details of the relative incidence of skin diseases in different races, it is desirable to enquire into the reliability of such evidence as is available. A little thought shows us that numerous fallacies may vitiate figures which have been presented and it is my purpose here to define such fallacies and to show that many reported instances of different racial incidence of skin disease are, or may be misleading.

The first source of error lies in comparing the relative incidence of diseases recorded by different observers. Thus ARNOLD (1946) contrasts observations by one set of observers in Hawaii with those of numerous others compiled by SOHRWEIDE in the United States of America. Here we have to assume first of all that each dermatologist has the same criteria in making a diagnosis, a pre-requisite which our daily experience must reject. Another fallacious assumption is that a series compiled at one time should necessarily be comparable with another

[1] The word "betel" is Malay for leaf.

[2] Even today one of the numerous names employed in the East is "tambul". Davis states that one tenth of the inhabitants of the earth chew betel.

of 20 years earlier, for even the same dermatologist often changes his diagnostic standards as he gains experience. An excellent illustration of this type of fallacy could be given by the comparative incidence of squamous epithelioma (spinalioma) of the skin in 1957 and 1947. The recognition of kerato-acanthoma (molluscum sebaceum) today will naturally make the figure for squamous epithelioma smaller when compared with 1947, when kerato-acanthoma was still presumably included in the total of cases of squamous epithelioma. Again, diseases which show marked, often world-wide fluctuation from one decade to another, such as scabies (E. Epstein), cannot be examined from the racial or geographic aspect unless the figures to be compared are compiled during the same period of time.

The second problem which must be considered deals with the separation of true racial characteristics (which is our only concern in this section) from spurious and incidental associations with race. Thus, to say that carcinoma of the penis is comparatively rare among Jews is to cite a religious and not a racial factor. But there are many other, less obvious examples of this confusion: where different races inhabit the same area it often happens that one is economically inferior, as may be seen not only in the Bantu and coloured population of South African towns, but in the coloured population of parts of North America and elsewhere. This entails quite different standards of living and, in the poorer race, is responsible for overcrowding, dirt and pronounced differences in diet, mainly detrimental. These factors favour a relative increase of parasitic, contagious and nutritional skin diseases, as well as alcoholism, which in its turn produces a still higher incidence of pellagra.

Examples of biased sampling (White) are frequent in medical research and in many cases involve the false assumption that hospital or private patients are representative of the population from which they are drawn. The first principle to remember is that the population from which the sample is drawn must be clearly defined; the sick population, or that part which presents itself at hospital, is not necessarily representative of the total population "at risk". Thus a preponderance of one group of diseases may render statistics drawn from hospital or even private practice quite invalid. I have already touched on the prevalence of diseases of dirt among the poorer sections of a community; the following imaginary table is to be taken only as a concise illustration of what may happen when the foregoing principles are forgotten.

Table 3. *An imaginary town of mixed white and Negro inhabitants*

	Negro	White
Total population	100,000	100,000
Number seen at hospital with skin disease	2,000	1,000
with scabies and pyoderma	1,000	50
with psoriasis	20 (1%)	20 (2%)

Observe now that to anyone using hospital records to investigate the relative incidence of psoriasis in Negro and white populations the figures would be 1% and 2% respectively. The former figure is in agreement with G. H. Findlay's (1957) findings among the Bantu in Pretoria; the latter would not be considered out of the ordinary in a survey based on only 1,000 patients, and yet the true incidence in the total population is identical (0.02%), provided that all psoriasis cases had attended hospital.

Another example leading to confusion is found in Pardo-Castello's review, from which he concludes that the pattern of dermatoses in Cuba is determined by the rural or urban status of the population, *not by their race.* Yet he produces figures, subject no doubt to the usual sampling errors, to show that "the preponderance of psoriasis among those of the white race is here confirmed"; his actual percentages were 3.7 of Negro patients and 6.9 of whites.

Other sampling errors depend on the following factors, some of them personally ascertained:

α) Access to Hospital. It frequently happends that races are partly or wholly segregated and that in consequence one of them will, on the average, live at a greater distance from the hospital where a statistical enquiry is undertaken. This tends to exclude not only the very poor, who cannot afford transport, but some of those with trivial complaints. Differences in the composition of urban and rural populations, as for instance the almost exclusive urban settlement of the Chinese in Malaya, may similarly lead to biased figures in clinics situated in towns. It may also happen that the hospital which deals with the under-privileged may be relatively poorly staffed and this may lead to more rigid selection of those cases referred to the overworked specialist. The old belief that Bürger's thromboangitis obliterans affected chiefly Jews was likewise based on a sampling error, for it is now realized that Bürger and other earlier investigators of the disease worked at hospitals whose patients were predominantly Jewish.

β) The Social Background. Where both hospital and private services are available there is an inevitable tendency for poorer patients to be disproportionately represented in the former. Thus the comparison of disease incidence from hospital and private practices is subject to the common sampling error, that the patients are drawn from different populations. A single example would be the apparent preponderance of cosmetic blemishes among the wealthier population, who have the leisure to attend for specialist treatment while the poorer classes cannot afford the loss of work this would entail. But even apart from sampling errors, we know that social position may play a great part in the aetiology of disease; for example, KENNAWAY and KENNAWAY examined official records in Great Britain and found that cancer of the scrotum was completely absent from the upper classes, while present in all lower class groups, even those not in contact with coal, tar and oils.

γ) Occupational Factors. Where the coloured population is markedly poorer and lower in the social scale the occupations of the two sections of the community will also differ. Thus it happens that in Johannesburg the Bantu population is predominantly the labouring class, while the whites include relatively few unskilled labourers, but almost all the skilled artisans. The two sections are consequently exposed to the risk of different occupational dermatoses and it follows that figures for the relative incidence of "eczema" must depend largely on causes other than racial. An uncritical review of my own records, to give one example, would suggest that primula dermatitis affects chiefly Bantu males and white females; this, of course, does not depend on any racial or sexual susceptibility but on the fact that Bantu women do not own flower gardens or keep pot plants, while male whites are not employed as gardeners; those male whites who spend their leisure hours gardening are rarely exposed to plant allergens for as long as are their wives and Bantu gardeners. In addition to the foregoing there are numerous cultural differences which may falsely suggest the effects of race on susceptibility to disease; these have been considered in the earlier part of this work.

Briefly then, alleged racial predisposition to various diseases must be examined with the greatest care in order to exclude sampling and other statistical errors, as well as differences arising from ecological and ethnological causes other than those inherent in the genotype. Among the series of comparative incidence of skin disease which must be viewed with caution for the above reasons are those of RUFZ, MORISON, MATAS, FOX, HAZEN (1914, 1935), CORSON (1930), CLARKE, ZIEMANN and SKLAREK, as well as many of the seris connected with the incidence of cancer, which we shall consider later. The skin of the Negro has aroused more interest than that of other races, possibly because of the large Negro population in the United States, and forms the subject of a chapter by LEWIS in his "Biology of the Negro"; much of the material for this is provided by the series mentioned above, as well as by twelve of my own articles (LOEWENTHAL, 1936; 1937; 1938).

b) Dermatoses with Known Racial Differences

α) Dermatosis papulosa nigra. This condition, first reported and named by CASTELLANI (1925), has subsequently been described in greater detail by CASTELLANI and DUVAL, MICHAEL and SEALE, and DIASIO. It is characterized by the development of small (2—5 mm) jet black papules, chiefly on the malar regions and forehead but sometimes also over the seborrhoeic areas, in middle aged Negroes or mulattoes (Fig. 18); occasional reports of its occurrence in children are to hand, as also the statement by CASTELLANI that he had seen the condition once in a white person. The histology of the condition has been variously described as that of a "keloidal proliferation of the pars papillaris" (CASTELLANI and DUVAL), an "acanthosis with hyperkeratosis and secondary follicular cystic alterations and degeneration" (DIASIO) and an appearance equivalent to the acanthoid hard naevus of UNNA (MICHAEL and SEALE). The descriptions, as well as personal examination of an example sent me by F. P. SCOTT, raise the question as to whether some of these lesions were not simply basal-cell papillomas (seborrhoeic or senile warts) occurring in Negroes.

β) The Mongolian Spot. The frequency of a visible pigmented area in the sacral region of the newly born varies with different races, though histological examination shows dermal melanocytes in all infants, irrespective of race (MIESCHER, 1933); their distribution and arrangement are precisely the same as in the primates, e.g. *Macacus rhesus* (ADACHI). As implied, the visible Mongolian spot is most frequent in the Mongolian races, including the Eskimos (TREBITSCH), where an incidence of over 90% is usually reported (KOO), through a frequency of 40% to 87% in Negroes (NIEDELMAN; PRATT; ZIEMANN; NOEL, 1922; BRENNEMANN) to less than 1% in European infants (EPSTEIN, PRATT). As an interesting example of a physical character pointing to racial variations, Piers quotes KAGAN's figures for Mongolian spot in Jewish children in Palestine: its incidence was

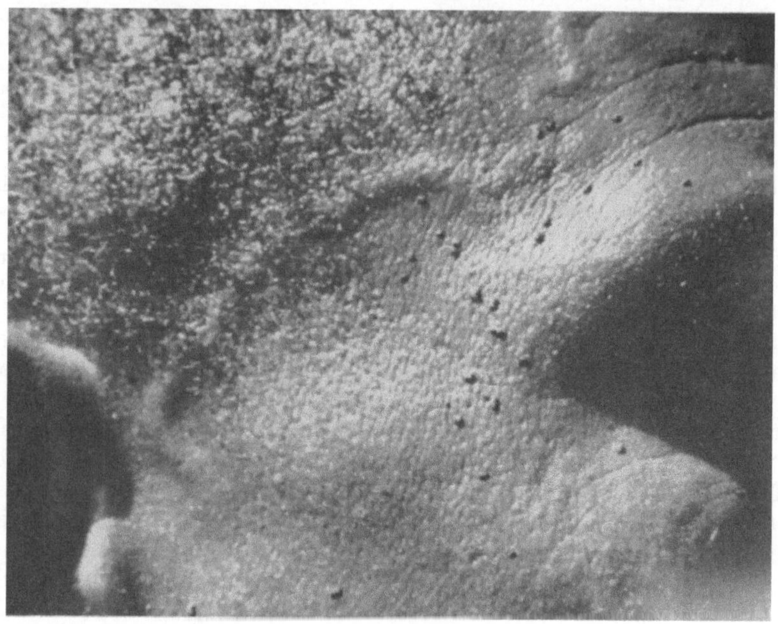

Fig. 18. Dermatosis papulosa nigra in a South African Bantu (LOEWENTHAL, from MITCHELL-HEGGS, Modern Practice in Dermatology, Butterwortn 1950)

90.4% in Yemenites, 2.4% in Mediterranean Jews and 0.47% in children of Eastern European descent. In East African natives it was 81% and in Indian infants born there 88%. Another example of its use as an indication of the origin of a national group is given by BERDE, who discusses various mongoloid characters among the Hungarians, including the greater frequency of the mongolian spot, as compared with Western Europeans.

A similar racial distribution is seen with the Naevus fusco-caeruleus ophthalmomaxillaris of OTA, which is essentially a Mongolian spot located on the side of the face and involving the eye: apparently most frequently seen in Japan its occurrence (under such titles as "Hemimelanosis faciei et sclerae", "Melanosis oculi" etc.) has been recorded in the Negro by DOHERTY in 1928, LOEWENTHAL in 1936 and G. H. FINDLAY in 1951. The lastnamed also described an associated cranial abnormality (ballooning of the occiput) first reported by CARLETON and BIGGS in a white girl; neither they nor FINDLAY identified the condition with the naevus of OTA. A good review of this and similar anomalies with adequate references, is given by COLE *et al.* Some idea of the frequency of the naevus of OTA in Japan may be gained from the fact that ITO gives details of 106 such cases, of which 65 were present at birth.

While distinguishing the blue naevus of Tièche and Jadassohn from the aforementioned pigment anomalies, Dorsey and Montgomery nevertheless state that they are also commoner on the faces of persons who belonged to races characterized by dark skin, such as Asiatics, Negroes and those of Italian, Spanish and Indian extraction; such people are likely to have more blue naevi and fewer ordinary moles.

γ) The Fibroplastic Diathesis. Under this title Rosser attempted to group certain conditions frequently observed in the Negro; he included keloid, ainhum, the fibrosis commonly seen under and around chronic ulcers and in the perineum in cases of chronic gonorrhoea.

δ) Keloid is generally assumed to be far commoner in the Negro than in the white, but, as Lewis says, it is a condition, like albinism, that is more conspicuous on dark skins. One must also remember that many of the keloid scars seen in primitive people are produced purposely by rubbing in of grit, wood ash and other irritants and, further, that sepsis occurring in a wound encourages the formation of keloid. But it is not only in the African and North American Negro that keloid is alleged to be exceptionally common: Lewis and Saalfeld and Saalfeld quote authorities who state that it is common among Hindus, Malays, Australians and Tahitians, and Spitzer mentions others who report it from India and Java; Stringer believes it to be slightly more frequent in Maoris than in white New Zealanders, though not nearly to the same extent as among American Negroes: Arnold (1957) thought he saw it rather more frequently in Japanese than among other races in a mixed practice in Honolulu but on working out precise figures found the incidence in Japanese to be according to normal expectation, while that in Chinese was exactly double (Arnold, 1958). Cook reports that it is common in the Australian aborigines. In many of the above reports the keloids are unduly frequent at the site of voluntary injury, e.g. piercing of the ears; keloid of the lobes is thus seen relatively commonly in Eskimo females, though not in males (Trebitsch), and its preponderance in primitive folk may in this instance be closely connected with frequent infection of the newly pierced lobe.

ε) Ainhum. This disease constitutes the best example of limitation to a single race. All cases so far recorded have occurred in Negroes or those of predominantly Negro extraction, in various parts of Africa; contrary reports of cases in those of other races are cases of pseudo-ainhum (helodermia of Gottron), associated with pityriasis rubra pilaris and syringomyelia (Tatz) and other diseases, or appearing as a congenital malformation (Bluefarb, Wells and Robinson). Originally described by Clarke on the Gold Coast in 1860, it has been the subject of numerous reports from West Africa (Argaud and Brault, Laurent and Hudellet), East Africa (Beven), Madagascar and Egypt (Le Dantec) and South Africa from the time of Muir (1903, 1904); in the Americas it has been reported wherever the African Negro and his descendants are found (Nocht, Morison, Fox, Pardo-Castello and Mestre, Quiroga and Calzetta).

The disease shows itself as a spontaneous contricting fibrous ring, usually around the little toe, but occasionally affecting the fourth toe, the little or ring fingers or other digits, and eventually leading to spontaneous amputation (Figs. 19, 20). Keen and Allan have made a special study of ainhum, which is not uncommon in South Africa and seems to affect all the local native African races: 150 cases were seen and the sex incidence was 2:1 in favour of males, comparing with 8:1 given by Le Dantec. Their researches have revealed several hitherto unknown facts, e.g. that the fibrous constriction of soft tissues and bone

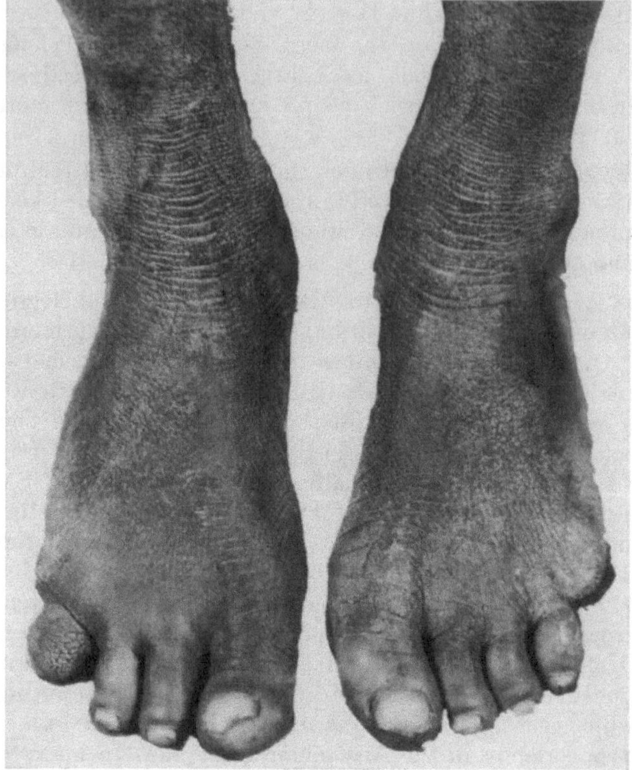

Fig. 19. Ainhum causing spontaneous amputation of both little toes, now attacking 4th right toe (KEEN)

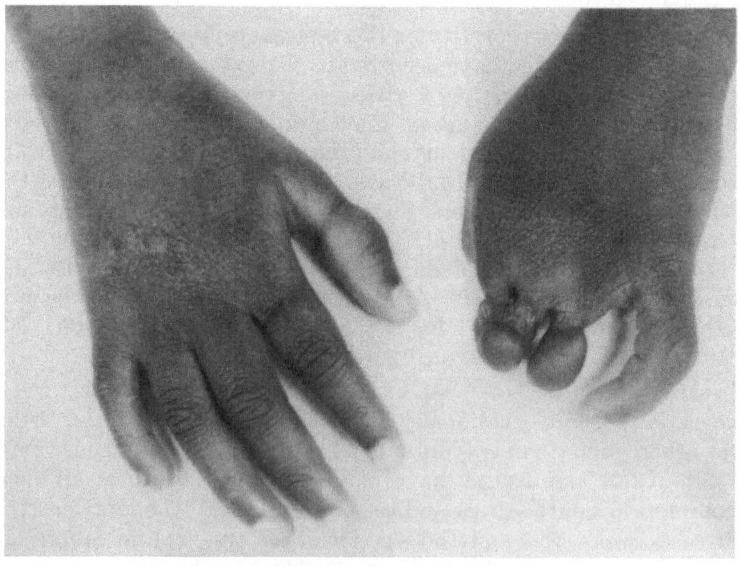

Fig. 20. Ainhum of 3 digits of the left hand (KEEN)

do not always coincide, the bone being affected proximally or distally to the skin, and the advanced bone changes may exist with minimal cutaneous signs. Further, if spontaneous amputation is allowed to occur the condition may then affect the neighbouring toe (Fig. 19), an eventuality which does not occur if the diseased digit is removed surgically. Finally, ainhum was associated with hyperkeratosis palmaris et plantaris in one third of their cases, thus confirming previous similar observations both in ainhum and pseudo-ainhum (PARDO-CASTELLO and MESTRE, WIGLEY, SPENCER, SIMONS and GONZÁLES PERIS).

ζ) Lichenoid Lesions and Lichenification. The Negro race is especially prone to develop lichenoid lesions (SENEAR; LOEWENTHAL, 1936) and this is especially obvious when the various morphological characters of eczema are considered (LOEWENTHAL, 1954). Lichenification, either spontaneous or supervening on other dermatoses, is also exceptionally frequent in all coloured races. REIN and SNIDER concluded from the answers to a questionnaire that lichen simplex chronicus (VIDAL) had a higher incidence in Chinese, Japanese and Filipinos, while ARNOLD of Honolulu (1957) reported that Chinese and Japanese had 3 times, and Filipinos 7 times the expected incidence of this condition. A particular form referred to by Kocsard, which I see frequently in Indians and Chinese, but rarely in Negroes, affects the back and sides of the neck; this localization is apparently not determined by the type of clothing or jewelry worn.

η) Pseudofolliculitis of the Negro Beard. This has been considered in a previous section; its incidence is racial in so far as it is determined by extreme curliness of the beard hairs.

ϑ) Actinic Effects. We know that the incidence of light dermatoses is determined, *ceteris paribus*, by the quantity of pigment present in the epidermis. It is not surprising, therefore, that it varies among different races, decreasing progressively from the blond and rufous Northerner to the darkest Negro. As the commoner cutaneous cancers are apt to supervene on chronic solar damage (discussed elsewhere in this work) it is not surprising that they show a similar racial variation; this is one of the sources of error encountered in attempting to consider the cancer problem in relation to race, and drawing conclusions from crude statistics.

ι) Distinctive Exudative Discoid and Lichenoid Chronic Dermatosis. Under this title SULZBERGER and GARBE, and later PASCHER described an inflammatory dermatosis occurring solely, or at least predominantly in Jews. Further series of cases and careful distinction from nummular eczema will be required to establish a true racial predilection.

c) Dermatoses with Alleged Racial Differences

Bearing in mind the statistical difficulties with which this subject is beset (*v. supra*), I feel that it will suffice to list the authors who have published series in various races without necessarily expressing an opinion on their validity. The first is that of RUFZ in Martinique in 1858, followed by MORISON, MATAS, FOX and HAZEN in the U.S.A. In Africa the principal studies were made by ZIEMANN, HEIM, LOEWENTHAL (1936—1938) and G. H. FINDLAY (1957). The incidence of skin diseases in races other than the Negro has not, to my knowledge, aroused the same attention.

The exhaustive lists of the comparative incidence of skin diseases in the American Negro and white man given by FOX and HAZEN show very few differences apart from those considered in the previous section, to which significance could be attached. They also suffer from the disadvantage of being compiled at an epoch when the various forms of eczema and dermatitis had been inadequately classified. It seems to be generally accepted, and such figures as may be relied on suggest, that the Negro, both in Africa and America, is less susceptible to atopic dermatitis, contact eczema, rosacea and chronic discoid lupus erythematosus; the last-named may well be referable to the greater degree of pigmentation (PRISCO, CUMMER). But where adequate investigations have been made, it has been found that susceptibility to allergens, such as Rhus toxicodendron, is an environmental and not a racial peculiarity (MCNAIR, EPSTEIN and CLAIBORNE). Tinea of the feet is rare in the Bantu populations of Africa, who habitually go barefoot, and is seen only occasionally in those who wear shoes; in a fairly extensive experience I saw it for the first time during a bus boycott, when thousands of African natives were walking long distances every day.

α) Psoriasis. This is acknowledged as being rare in the Negro, though the original belief, that is never occurred in those of unmixed blood, can no longer be held (LEWIS). FASAL states that its incidence is also low in Malays and Tamils, but slightly higher in the Chinese, while SIMONS (1949) found the incidence in Javanese to be only $^1/_{30}$ that of Europeans living in the same area, and DÖLCHER observed it as a great rarity in Balinese. On the other hand, psoriasis is not regarded as especially rare in the dark complexioned Indians (GHOSH) or Moroccans (ROLLIER and PELBOIS).

β) Atopic Dermatitis (including infantile eczema) was seen in only 2% of 600 South African Bantu skin cases by G. H. FINDLAY (1937), and a similar low incidence is reported by MARCHIONINI (1954d) in natives of Anatolia.

γ) Acne rosacea is, in my experience, one of the rarest dermatoses in the Negro, and this opinion is supported by the observations of HAZEN, FOX, FARRAJOTA, G. H. FINDLAY (1957) and others.

δ) Pediculosis capitis was said by FOX and HAZEN to be extremely rare in Negro children, and more recently the same impression was gained by both KANOF and HITCH; though the former has written to modify her original view I still feel that a wide statistical survey[1] might reveal a true relative immunity on the part of the Negro, possibly connected with anatomical peculiarities in the arrangement of the scalp hair. Certainly such immunity could not be attributed to superior hygiene, for the North American Negro's economic status would rather render him more liable to infestation, as is the case among the gipsies of Hungary (BERDE).

ε) Alopecia areata is apparently unknown among the rural Negroes, though I have seen it occasionally among the urban Bantu of South Africa. CASTELLANI (1934) observed the same phenomenon in Louisiana, particularly among Negro students. ARNOLD (1952) of Honolulu, dealing with a mixed population, found a significantly greater incidence of alopecia areata in Japanese and saw no cases at all in Filipinos or Hawaiians.

The racial incidence of *male baldness* has not, to my knowledge, been subjected to accurate statistical examination, possibly because of the difficulty of determining the age of members of primitive communities; TREBITSCH mentions that it is unknown in Greenland and ARNOLD (1957) that is it extremely rare in the Japanese.

ζ) Cutaneous Cancer. In view of the many sources of statistical error connected with this subject, well summarized by OETTLÉ, one cannot do more than mention a few points of interest; numerous series have been published by VINT, ELMES

[1] The use of WOOD's light to detect nits makes this a rapid procedure.

and BALDWIN, SMITH and ELMES (1934), HEWER, MACVICAR, HIGGINSON and COORAY, to name but a selection of authors, and a useful summary of available data is given by STEINER.

αα) Malignant melanoma, according to STEINER, seems to be commoner in the American white and the African Negro than in the American Negro. Most authorities believe that its frequent location to the sole is the result of trauma from going barefoot (STEVENSON, HEWER), but a similar incidence on the feet of whites (52.3%) was found by BUTTERWORTH and KLAUDER. That any alleged

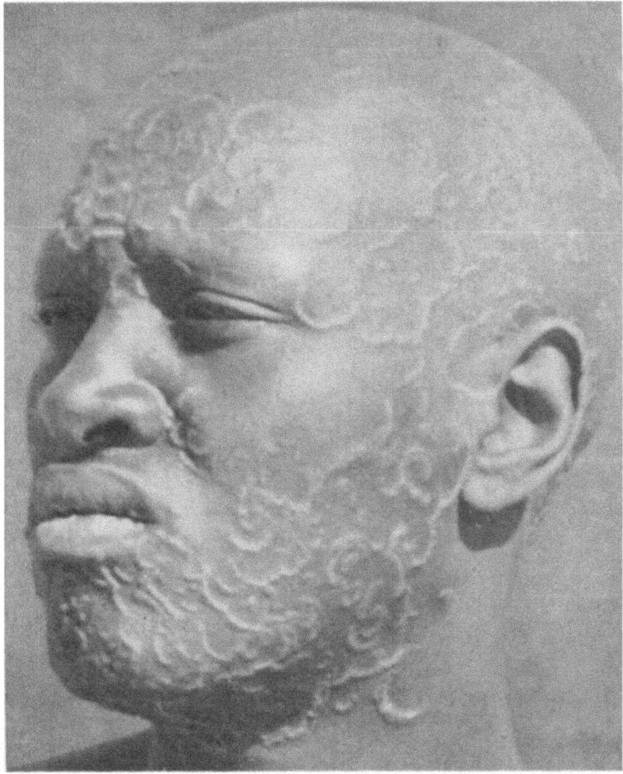

Fig. 21. Annular secondary syphilide, resembling circinate lesions of yaws (HOWARD FOX, from MITCHELL-HEGGS, Modern Practice in Dermatology, Butterworth 1950)

racial difference is not due to scarcity of pigmented naevi in the coloured races is suggested by HEWER's observation of an incidence of these in 95% of Sudanese examined at random.

ββ) Kaposi's sarcoma has been noted in the Bantu of most parts of Africa with considerable frequency; in South Africa it is seen almost solely in the Bantu, and KAMINER and MURRAY draw attention to its high incidence in the African, as compared with the American Negro, and postulate anthropological differences between the Negroes of West Africa and the U.S.A. on the one hand, and South Africa on the other. On the other hand MACKEE and CIPOLLARO of New York, though they found the disease most frequently in Eastern Jews and Italians, concluded that its distribution was geographical rather than racial.

γγ) Squamous and basal-cell epitheliomas, where dependent on climatic factors, are naturally far more common in those whose cutaneous pigment is relatively deficient; this question has been discussed earlier.

d) Racial Variations in the Manifestations of Skin Disease

The dermatologist trained to observe changes in the white skin may have difficulty in recognizing diseases affecting the coloured skin and often an entirely new set of visual memories must be built up (LOEWENTHAL, 1936). But apart from this there are certain conditions which produce an essentially different picture in different races. HAZEN and FOX both stress the frequency of the papular, pustular and, especially, annular *forms of secondary syphilis* in the American Negro; the last-named was designated by FOX as the most spectacular dermatologic peculiarity of the Negro (Fig. 21).

As regards *tuberculosis of the skin,* WISE believed that lupus vulgaris in the Negro had a tendency to be hypertrophic and this might be associated with the known tendency to keloids. In the American Negro a special type resembling lupus miliaris disseminatus faciei, but with the histology of sarcoid, is relatively common (TAUBER and GOLDMAN, MICHELSON); NOMLAND (1934, 1935) and EBERT and NOMLAND believe that the altered reaction of the Negro skin is limited to the haematogenous form of tuberculosis. GOTTRON has also referred to the relative preponderance of scrofuloderma over lupus vulgaris among the Japanese.

He who has had the patience to read so far will doubtless share the writer's view — that too little is precisely known, and too much assumed, in the consideration of culture, custom and race in relation to dermatology. I can but hope that this impression will lead to further and more accurate work on this fascinating theme.

References

ADACHI, B.: Hautpigment beim Menschen und bei den Affen. Z. Morph. u. Anthrop. **6**, 1 (1903). — ADAMS, J.: Observations on morbid poisons, chronic and acute, 2nd ed. London: Calow 1807. — ALEXANDER, K.: Die hygienische Bedeutung der Beschneidung. Frankfurt: Kauffmann. Cit. by HOVORKA and KRONFELD. — ALLINGTON, H. V.: Review of the psychotherapy of warts. Arch. Derm. Syph. (Chic.) **66**, 316 (1952). — ALLINGTON, H. V., and H. J. TEMPLETON: A case for diagnosis (? foreign body reaction). Arch. Derm. Syph. (Chic.) **45**, 614 (1942). — ANDERSON, J. W.: Alopecia from hair straightening. Arch. Derm. Syph. (Chic.) **62**, 910 (1950). — ANDRÉ, H.: Personal communication, 1957. — AOKI, T.: Zur Frage: Tätowierung und Syphilis. Derm. Z. **19**, 508 (1912). — ARGAUD, R., and J. BRAULT: Contribution à l'étude de l'anatomie et de la pathogénie de l'aïnhum. Bull. Soc. Path. exot. **7**, 371 (1914). — ARGÜELLES CASALS, D.: Alopécie liminaire frontale. Rev. Cienc. méd.. **1**, 133 (1938). Cit. by COSTA and JUNQUEIRA. — ARNING, E.: Klinische und histologische Untersuchungen an Tätowierten. Arch. Derm. Syph. (Berl.) **123**, 225 (1916). — ARNOLD, H. L.: Incidence of dermatoses in office practice in Hawaii. Arch. Derm. Syph. (Chic.) **53**, 6 (1946). — Alopecia areata. Arch. Derm. Syph. (Chic.) **66**, 191 (1952). — Personal communications, 1957, 1958. — ARTHUR, G.: On the infrequency of secondary syphilitic contagion. N.Y. med. Rec. **30**, 674 (1886). — ASBECK, E.: Rassenbiologie und Hautresistenz. Hautarzt **5**, 75 (1954). — ATKINSON, I. E.: Syphiloderma papulatum circinatum. J. cutan. Dis. **1**, 15 (1883). — AUGER, C.: Cancer sur tatuage et cancer sur cicatrice de vaccination antivariolique. Laval méd. **8**, 300 (1943). — AYRES jr., S., S. AYRES III, and J. L. MIROVICH: Traumatic marginal alopecia in white women. Arch. Derm. Syph. (Chic.) **60**, 1116 (1949).

BAKKER, C.: Volksgeneeskunde in Waterland. Amsterdam: H. J. Paris 1928. — BALIÑA, P. L.: Alopecia sendotiñosa de causa traumatica e insolita, sus probables relaciones con la alopecia "liminaire" de SABOURAUD. Rev. argent. Dermatosif. **16**, 599 (1932). Cit. by COSTA and JUNQUEIRA. — BANKS, A. L.: Ecology in relation to dermatology. In: Modern trends in dermatology, 2nd ser., ed. R. M. B. MACKENNA. London: Butterworth 1954. — BARKER, F. R.: On an outbreak of syphilis following on tattooing. Brit. med. J. **1889 I**, 985. — BARNEY: Epithelioma of the penis. Analysis of 100 cases. Ann. Surg. **46**, 890 (1907). — BARTON, F. R.: Tattooing in South-Eastern New Guinea. J. roy. Anthrop. Inst. **48**, 22 (1918). — BASHAM, A. L.: The wonder that was India. London: Sidgwick & Jackson 1954. — BASSEWITZ, E. v.: Calôr de figo. Arch. Rio grand. Med., Porto Alegre **1**, 55 (1920). — BASTIAN, A.: Cit. by MACGOWAN. — BEERMAN, H., and H. L. COLBURN: Some aspects of pigmentation of the skin. Amer. J. med. Sci. **231**, 451 (1956). — BEERMAN, H., and R. A. G. LANE: Tattoo. Amer. J. med. Sci. **227**, 444 (1954). — BEESON, B. B.: Acarus scabiei. Arch. Derm. Syph. (Chic.) **16**, 294 (1927). — BEHL, P. N.: Review of therapeutic measures in the treatment of

Vitiligo. Indian J. Derm. Venereol. **23**, 17 (1957a). — Ayurvedic dermatology. Indian J. Derm. Venereol. **23**, 75 (1957b). — Personal communication, 1958. — BELOTE, G. H.: Tattoo and syphilis. Arch. Derm. Syph. (Chic.) **18**, 200 (1928). — BERCHON, E.: Gangrène superficielle mais très étendue, du membre supérieure gauche, suite de tatouage. Amputation du bras dans l'articulation. Ann. Méd. Chir. prat. **17**, 164 (1862). — Histoire médicale du tatouage. Paris: J. B. Baillière & fils 1869. — BERDE, C.: The dermatology of the Hungarian people. Abstract of Monograph (1940) sent as personal communication. — BERKOWITSCH, M. E.: Ostasiat. Rsch. **3**, 19 (1928). Cit. by HAND. — BERNHEIM, W., and A. GLÜCK: Beitrag zur Frage: Syphilis und Tätowierung. Derm. Zbl. **15**, 162 (1912). — BETTELHEIM, B.: Symbolic wounds. Glencoe (Ill.): The Free Press 1954. — BETTLEY, F. R.: Colliers' stripes — the coal-miners' dermatosis. Brit. J. Derm. **52**, 129 (1940). — BEVEN, J. O.: Ainhum in a supernumerary digit. Kenya E. Afr. med. J. **1**, 250 (1924/25). — BIBERSTEIN, H.: Die Histologie der Fibrome und Keloide. In: JADASSOHNs Handbuch, Bd. XII/2, S. 230. Berlin: Springer 1932. — BLACK, W. G.: Folk medicine. London: Elliot Stock 1883. — BLACKLOCK, B., and M. G. THOMPSON: A study of the Tumbu-fly, *Cordylobia anthropophaga* Grünberg, in Sierra Leone. Ann. trop. Med. Parasit. **17**, 443 (1923). — BLEICH, A. R.: Prophylaxis of penile carcinoma. J. Amer. Med. Ass. **143**, 1054 (1950). — BLUEFARB, S. M.: Constriction of the finger simulating ainhum. Arch. Derm. Syph. (Chic.) **57**, 741 (1948). — BOGEN, E.: Diseases among the Jews. Med. Leaves (Chic.) **5**, 151 (1943). — BOLDUAN, C., and L. WEINER: Causes of death among Jews in New York City. New Engl. J. Med. **208**, 407 (1933). — BONOMO, G. C.: Osservazioni intorno a pellicelli del corpo umano. Florence: Matini 1687. — BRENNEMANN, J.: The sacral or so-called Mongolian pigment spots of earliest infancy and childhood, with especial reference to their occurrence in the American Negro. Arch. Pediat. **24**, 426 (1907). — *Brit. med. J. (editorial):* A ritual operation. **1949 II**, 1433, 1458; **1952 I**, 766; **1957 II**, 758. — BRODRICK, M., and A. A. MORTON: A concise dictionary of Egyptian archaeology, 5th ed. London: Methuen 1945. — BROMBERG, W.: Crime and the mind. Philadelphia: J. B. Lippincott 1948. — Psychologic motives in tattooing. Arch. Neurol. Psychiat. **33**, 228 (1935). — BROSE: Neue Tätowierungsphänomene. Derm. Wschr. **84**, 461 (1927). — BURNIE, R. M.: Observations of tropical ulcer. West Afr. med. J. **4**, 76 (1931). — BUSMAN, G. J., and F. A. HEGARTY: Case presentation 1952. Cit. by P. V. GRAHAM. — BUTTERWORTH, T., and J. V. KLAUDER: Malignant melanomas arising in moles. J. Amer. med. Ass. **102**, 739 (1934). — BUXTON, P. A.: Personal communication, 1934.

CARLETON, A., and R. BIGGS: Diffuse mesodermal pigmentation with congenital cranial abnormality. Brit. J. Derm. **60**, 10 (1948). — CASTELLANI, A.: Observations on some diseases of Central America (Dermatosis papulosa nigra). J. trop. Med. Hyg. **38**, 1 (1925). — Minor tropical diseases. Trans. roy. Soc. trop. Med. Hyg. **24**, 379 (1931). — Personal communication, 1934. — CASTELLANI, A., and C. W. DUVAL: Dermatosis papulosa nigra. Arch. Derm. Syph. (Chic.) **18**, 393 (1928). — CASTELLANI, A., and G. C. LOW: Parasites and parasitic diseases in Uganda. Arch. Schiffs- u. Tropenhyg. **8**, 109 (1904). — CASTIGLIONI, A.: The evolution of medicine among the Jews. Med. Leaves (Chic.) **5**, 10 (1943). — CHEINISSE, L.: Chancres syphilitiques multiples consécutifs au tatouage. Ann. Derm. Syph. (Paris) **6**, 1 (1895). — CHOPRA, R. N., and G. S. CHOPRA: Cocaine habit in India. Indian J. med. Res. **18**, 1013 (1931). — CLARKE: Trans. epiderm. Soc. Lond. **1**, 76 (1890). Cit. by LEWIS. — CLARKE, G. H. V.: Some comparisons of skin diseases in different climates and races. J. trop. Med. Hyg. **54**, 49 (1951). — CLEMENTS, F. W.: The relation of diet to tropical ulcer: a preliminary report. Med. J. Aust. **1934**, 520. — COCHERIS, P.: Les parures primitives avec une introduction sur les temps préhistoriques. Paris: Jouvet & Cie. 1894. Cit. by SCHÖNFELD (1953). — COLE, H. N., W. R. HUBLER, and H. Z. LUND: Persistent, aberrant Mongolian spots. Arch. Derm. Syph. (Chic.) **61**, 244 (1950). — COLLINGS, D. W., and W. MURRAY: Three cases of inoculation of tuberculosis from tattooing. Brit. med. J. **1895 I**, 1200. — CONWAY, H.: Evolution of treatment of capillary hemangiomas of face with further observation on value of camouflage by permanent pigment injection (tattooing). Surgery **23**, 389 (1948). — COOK, C. E.: Personal communication, 1957. — COON, C. S.: The history of man. London: Jonathan Cape 1955. — COORAY, G. H.: Observations on malignant disease in Ceylon. Indian J. med. Res. **32**, 71 (1944). — CORSON, E. F.: Skin eruptions in the negro child. Penn. med. J. **34**, 164 (1930). — Long Hair, Chief of the Crows. Arch. Derm. Syph. **56**, 443 (1947). — COSTA, O. G., and M. A. JUNQUEIRA: Traumatic marginal alopecia due to traction on the hair. Arch. Derm. Syph. (Chic.) **48**, 527 (1943). — CRAIG, G. E.: Shaving. Its relationship to diseases of the bearded area of the face. Arch. Derm. **71**, 11 (1955). — CREW, F. A. E.: Genetics in relation to clinical medicine. Edinburgh: Oliver & Boyd 1947. — CSONKA, G. W.: Clinical aspects of Bejel. Brit. J. vener. Dis. **29**, 95 (1953). — CUMMER, C. L.: Etiology of Lupus erythematosus: occurrence in Negro. Arch. Derm. Syph. (Chic.) **33**, 434 (1936). — CURRIE, A. R., T. GIBSON, and A. L. GOODALL: Interdigital sinuses of barbers' hands. Brit. J. Surg. **41**, 278 (1953).

DALRYMPLE, J.: Tropical ulcer and dietary. West Afr. med. J. **2**, 133 (1928). — DAVIES, J. N. P.: Sex hormone upset in Africans. Brit. med. J. **1949 II**, 676. — DAVIS, G. G.: Buyo cheek cancer. J. Amer. med. Ass. **64**, 711 (1915). — Dean, A. L.: Epithelioma of the penis. J. Urol. (Baltimore) **33**, 252 (1935). — De Courcy-Ireland, M. C., H. R. Hosking, and L. J. A. Loewenthal: An investigation into health and agriculture in Teso, Uganda. Entebbe: Govt. Printer 1937. — Diasio, F. A.: Dermatosis papulosa nigra (Castellani) of unusual distribution. Arch. Derm. Syph. (Chic.) **27**, 751 (1931). — Dingwall, E. J.: Artificial cranial deformation. London: Bale, Sons & Danielsson 1931. — Di Prisco, J.: Eczema de contacto á la resina de Tacamahaca. Rev. Policlín. Caracas **13**, 1 (1944). — Diss, A.: In discussion, Bull. Soc. franç. Derm. Syph. **33**, 557 (1926), of paper by C. Simon, Sur la syphilis traumatique. Bull. Soc. franç. Derm. Syph. **33**, 549 (1926). — Dobrizhoffer: Abipoines of Paraguay, vol. II, p. 19. London 1822. Cit. by Hambly. — Dölcher, W.: Dermatologische Beobachtungen auf Bali. Hautarzt 8, 427 (1957). — Doherty, W. B.: Cases of melanosis oculi. Amer. J. Ophthal. **10**, 1 (1927). — Dohi, S.: Tätowierung und Syphilis. Arch. Derm. Syph. (Berl.) **96**, 3 (1909). — Tätowierung und Syphilis. Arch. Derm. Syph. (Berl.) **150**, 38 (1926). — Dore, S. E.: A case of cutaneous tuberculosis following the operation of tattooing. Brit. J. Derm. **30**, 22 (1918). — Dorsey, C. S., and H. Montgomery: Blue nevus and its distinction from Mongolian spot and the nevus of Ota. J. invest. Derm. **22**, 225 (1954). — Downing, J. G.: Barbers' pilonidal sinus. J. Amer. med. Ass. **148**, 1501 (1952a). — Leucoderma of penis from contact with rubber. Arch. Derm. Syph. (Chic.) **66**, 401 (1952b). — Dubois, (Abbé) A. J.: Hindu manners, customs and ceremonies, 3rd ed. Oxford: Clarendon Press 1905. — Dubreuilh, M. W.: Eruption papuleuse de la barbe causée par le recourbement des poils. Bull. Soc. franç. Derm. Syph. **29**, 80 (1922).

Ebert, M. H., and R. Nomland: Tuberculosis cutis: multiple sarcoids. Arch. Derm. Syph. (Chic.) **29**, 145 (1934). — Ellis, F. A., and H. M. Robinson: Cutaneous sensitivity to merthiolate and other mercurial compounds. Arch. Derm. Syph. (Chic.) **46**, 425 (1942). — Elmes, B. G. T., and Baldwin, R. B. T.: Malignant disease in Nigeria. Ann. trop. Med. Parasit. **41**, 321 (1947). — El Mofty, A. M.: A preliminary clinical report on the treatment of leucodermia with Ammi majus Linn. J. Egypt. med. Ass. **31**, 651 (1948). — Epstein, A.: Über den blauen Kreuzfleck und andere mongoloide Erscheinungen bei europäischen Kindern. Jb. Kinderheilk. **62**, 60 (1906). — Epstein, E.: Trends in scabies. Arch. Derm. Syph. (Chic.) **71**, 192 (1955). — Epstein, E., and E. R. Claiborne: Racial and environmental factors in susceptibility to Rhus. Arch. Derm. **57**, 197 (1957). — Ewing, M. R.: Hair-bearing sinus. Lancet **1947 II**, 427.

Farrajota Ramos, S.: Movimento nosológico de 1952—1954 da consulta de Dermatovenereologia de Lourenço Marques. Trab. Soc. port. Derm. **13**, 105 (1955). — Fasal, P.: Cutaneous diseases in the tropics. Arch. Derm. Syph. (Chic.) **51**, 163 (1945). — Feldman, W. M.: The Jewish child. New York: Bloch Publ. Co. 1918. — Findlay, G. H.: Mesodermal melanosis of the face and sclera. S. Afr. J. clin. Sci. **2**, 281 (1951). — Dermatology of the Bantu. S. Afr. med. J. **31**, 471 (1957). — Findlay, G. M.: System of bacteriology. Med. Res. Coun. (Lond.) **7**, 252 (1930). — Finkelstein, L.: Über die Beschneidungstuberkulose. Kinderärztl. Prax. **3**, 155 (1932). — Florance, A.: Beitrag zur Frage Tätowierung und Syphilis. Derm. Z. **16**, 783 (1909). — Flornoy, B.: Jivaro. London: Elek 1953. — Fox, H.: Observations on skin diseases in the negro. J. cutan. Dis. **26**, 67 (1908). — Frazer, J. G.: The Golden Bough, abridged ed. London: MacMillan 1949. — Frobenius, L.: Erlebte Erdteile. VI. Monumenta Africana: der Geist eines Erdteils. Frankfurt: Societäts-Druckerei 1929. — Fürstenberg, M. H.: Die Krätzmilben der Menschen und Thiere. Leipzig: Engelmann 1860.

Gairdner, D.: The fate of the Foreskin. Brit. med. J. **1949 II**, 1433. — Galewsky, E.: Erkrankungen der Haare und des Haarbodens. In: Jadassohns Handbuch, Bd. XIII/1, S. 165. Berlin: Springer 1932. — Gammel, J. A.: Tertiary syphilis and tattooing. Arch. Derm. Syph. (Chic.) **23**, 1007 (1931). — Gans, O.: Personal communication 1957. — Gans, O., u. G. K. Steigleder: Histologie der Hautkrankheiten, 2nd ed., Bd. II, S. 152. Berlin-Göttingen-Heidelberg: Springer 1957. — Gaul, L. E., and G. B. Underwood: Primary irritants and sensitizers used in fabrication of footwear. Arch. Derm. Syph. (Chic.) **60**, 649 (1949). — Gay Prieto, J.: Personal communication to Marchionini (1954f). — Gelfand, M.: The sick African, 2nd ed. Cape Town: Stewart Printing Co. 1948. — Medicine and magic of the Mashona. Cape Town: Juta 1956. — Genner, V.: Sur l'étiologie des nodosités juxta-articulaires. Ann. Derm. Syph. (Paris), Sér. VI **6**, 675 (1925). — Ghosh, L. M.: An analysis of 50,000 skin cases as seen in the out-patient department of the school of tropical medicine, Calcutta, during the five years from 1942 to 1946. Indian med. Gaz. **83**, 493 (1948). — Gladwin, H. S.: Men out of Asia. New York: McGraw-Hill Book Co. 1947. — Goldsmith, W. N., and M. Garretts: Personal communication, 1958. Case shown at Brit. Assn. of Dermatology Annual Meeting, London 1957. — Gottron, H. A.: Die Hauttuberkulose. In: Deist-Kraus, Tuberkulose, S. 387. Stuttgart: Enke 1959. — Graham, P. V.: Tangled hair. Arch. Derm. Syph. (Chic.) **67**, 515 (1953). — Greenbaum, S. S.: Folliculitis barbae traumatica. Arch. Derm. Syph. (Chic.) **32**, 237 (1935). — Grin, E. I.: Epidemiology and control of endemic syphilis. Wld Hlth Org. Monogr. Ser. No 11 (1953). — Guillaume, A. C.: Quelques particularités des fonctions de la peau qui sont enseignées par l'étude des tatouages. Bull. méd. (Paris) **41**, 1399 (1927). — Recherches sur le mécanisme de tatouage et enseignements qui en résultent au point de vue des fonctions de la peau. Bull. méd. (Paris) **41**, 1457 (1927). — Etude expérimentale sur les tatouages et déductions sur la physiologie de la peau. Bull. Soc. méd. Hôp. Paris **51**, 1647 (1927). — Guthe, T., and A. Luger: Epidemiological aspects of non-venereal "Endemic" Syphilis. Dermatologica (Basel) **115**, 248 (1957).

Hall, A. F.: Lupus erythematosus in red part of tattooed area. Arch. Derm. Syph. (Chic.) **47**, 610 (1943). — Halloran, C.: In discussion of A. F. Hall. Arch. Derm. Syph. (Chic.) **47**, 610 (1943). — Hambly, W. D.: The history of Tattooing and its significance. London: H. F. & G. Witherby 1925. — Hand, E. A.: Circumcision and venereal disease. Arch. Derm. Syph. (Chic.) **60**, 341 (1949). — Handley, W. Sampson: Penile carcinoma. Brit. med. J. **1947 II**, 841, 1010. — Hasselmann, C. M.: Unknowns in Yaws. J. Sci. Res. Indonesia **2**, 1 (1953). — Haxthausen, H.: Personal communication, 1957. — Hazen, H. H.: Personal observations upon skin diseases in the American negro. J. cutan. Dis. **32**, 705 (1914). — Syphilis and skin diseases in the American negro: personal observations. Arch. Derm. Syph. (Chic.) **31**, 316 (1935). — Hebra, F.: On diseases of the skin including the exanthemata, vol. II (Trans. Fagge and Pye-Smith). London: The New Sydenham Society 1868. — Heim, G.: Hautkrankheiten bei farbigen Rassen. Derm. Wschr. **66**, 257, 302 (1918). — Hellwald, F. v.: Naturgeschichte des Menschen. Stuttgart: W. Spemann. — Ethnographische Rösselsprünge. Leipzig 1891. Cit. by Hovorka and Kronfeld. — Helman, J., and S. W. A. Kalkfontein: Epithelioma of the mouth in Hottentot women. South Afr. med. J. **12**, 17 (1938). — Hermant, P., et D. Bosmans: La médecine populaire. Bruxelles: Folklore Brabançon 1929. — Hewer, T. F.: Malignant melanoma in coloured races: the role of trauma in its causation. J. Path. Bact. **41**, 473 (1935). — Heyerdahl, T.: Aku-Aku: the secret of Easter Island. (English translation.) London: George Allen & Unwin 1958. — Higginson, J.: Malignant neoplastic disease in the South African Bantu. Cancer (Philad.) **4**, 1224 (1951). — Higoumenakis, G. C.: Contribution to the study of the juxta-articular nodosities of Lutz-Jeanselme. Urol. cutan. Rev. **48**, 223 (1944). — Himmelheber, H.: Med. Diss. Heidelberg 1948. Cit. by Asbeck. — Hirschberg, J.: Geschichte der Augenheilkunde im Altertum. In: Graefe-Saemisch, Handbuch der gesamten Augenheilkunde, 2. Aufl., Bd. XII, S. 385. Leipzig: Wilhelm Engelmann 1899. — Hitch, J. M.: Personal communication, 1958. — Hjorth, N.: Traumatic marginal alopecia. A special type: Alopecia Groenlandica. Brit. J. Derm. **69**, 319 (1957). — Hoernlé, A. W.: Social organization. In: I. Schapera, The Bantu-speaking tribes of S. Africa. London: Routledge 1937. — Magic and medicine. In: I. Schapera, The Bantu-speaking tribes of S. Africa. London: Routledge 1937. — Holland, W.: Beitrag zur Frage Tätowierung und Syphilis. Arch. Derm. Syph. (Berl.) **110**, 393 (1911). — Hovorka, D. v., u. A. Kronfeld: Vergleichende Volksmedizin. Stuttgart: Strecker & Schröder 1909. — Howell, R. G.: Matting of the hair by shampoo. Brit. J. Derm. **68**, 99 (1956). — Hudson, E. H.: Bejel: the endemic syphilis of the Euphrates Arab. Proc. roy. Soc. Trop. Med. Hyg. **31**, 9 (1937). — Hutchinson, J.: Med. Tms and Gaz. **11**, 542 (1855). Cit. by Hand. — Hutin, M. F.: Recherches sur les tatouages. Paris: J. B. Baillière & fils 1853.

Ito, M.: Studies on melanin. Tohoku J. exp. Med. **55**, Suppl. 1 (1952). — Iverson, P. C.: Surgical removal of traumatic tattoos. Plast. reconstr. Surg. **2**, 427 (1947).

Jacobi, J.: The psychology of Jung. New Haven: Yale University Press 1943. — Jadassohn, W., et R. Paillard: Pigmentation réticulée des chaufferettes. Dermatologica (Basel) **114**, 273 (1957). — Jeffreys, M. D. W.: Pulex penetrans. The jigger's arrival and spread in Africa. S. Afr. Sci. **48**, 249 (1952). — Johnson, W. B.: Folk tales of Normandy, 1911. Cit. by Rolleston (1940). — Joseph, H. L., and H. Gifford: Barbers' interdigital pilonidal sinus. Arch. Derm. Syph. (Chic.) **70**, 616 (1954). — Josias, A.: Syphilis. Transmission par le tatouage. Progr. méd. (Paris) **5**, 205 (1877). — Jung, C. G.: The integrations of the personality. London: Kegan Paul 1940. — Jungbauer, G.: Deutsche Volksmedizin. Berlin: de Gruyter 1934.

Kaminer, B., and J. F. Murray: Sarcoma idiopathicum multiplex haemorrhagicum of Kaposi. S. Afr. J. clin. Sci. **1**, 1 (1950). — Kanof, N.: Personal communication, 1958. — Kark, S. L.: Maternal deprivation: its emotional and nutritional effects. Med. Proc. **3**, 495 (1957). — Kayser: Cit. by Simons. — Keen, P.: Personal communication, 1957. — Keen, P., and J. C. Allan: Personal communication, 1958. — Keen, P., N. G. de Moor, M. P. Shapiro, L. Cohen, R. L. Cooper, and J. M. Campbell: The aetiology of respiratory tract cancer in the South African Bantu. Brit. J. Cancer **9**, 528 (1955). — Keidel, A., and E. L. Zimmermann: Tattooing and syphilis. Amer. J .Syph. **2**, 83 (1918). — Keil, E.: Zur Frage der Knabenbeschneidung. Hautarzt **6**, 496 (1955). — Keim, H. L.: Impressions of dermatology in North China. Arch. Derm. Syph. (Chic.) **17**, 619 (1928). — Kennaway, E. L.: Some problems in the study of cancer in man. Brit. med. J. **1955 I**, 1107. — Kennaway, E. L., and N. M. Kennaway: The social distribution of cancer of the scrotum and cancer of the penis. Cancer Res. **6**, 49 (1946). — Kennedy, C. B., F. H. Davis, V. M. Henington, and M. J.

STERNBERG: Dermatitis medicamentosa due to antipyrine. Arch. Derm. **75**, 826 (1957). — KENNEDY, D. A.: Circumcision. Lancet **1953 II**, 734. — KHANOLKAR, V. R.: Oral cancer in Bombay, India. A review of 1,000 consecutive cases. Cancer Res. **4**, 313 (1944). — KHANOLKAR, V. R., and B. SURYABAI: Cancer in relation to usages. Arch. Path. **40**, 351 (1945). — KIELLEEUTHNER: Geschichte der Urologie in 9. Vortragsreihe der Augsburger Fortbildungstage für praktische Medizin, Augsburg 1952. Cited by MARCHIONINI (1953a). — KING, E. S. J.: The interdigital pilonidal sinus. Aust. N. Z. J. Surg. **19**, 29 (1949). — KINI, M. G.: Epitheliomas of the palate caused by smoking of cigars with the lighted end inside the mouth. Indian med. Gaz. **79**, 572 (1944). — KLINGMÜLLER, V.: Die Lepra. In: JADASSOHNs Handbuch, Bd. X/2. Berlin: Springer 1930. — KOCSARD, E.: Lichen simplex chronicus in Orientals. Arch. Derm. Syph. (Chic.) **67**, 523 (1953). — KOGOJ, F.: Dermatoze u brdovitoj okolici Travnika (Vlašić-planina). Liječn. Vjesn. 8, 1 (1939a). — Die endemische Syphilis in Bosnien und Herzegowina. Dermatologica (Basel) **79**, 361 (1939b). — KOO, B. Y. S.: Blue birthmarks in Korean infants. Chin. med. J. **44**, 1050 (1930). — KOUWENAAR, W.: Carcinoma of penis in relation to circumcision. Geneesk. T. Ned.-Ind. **73**, 1539 (1933). Cit. by MARCHIONINI (1953a). — KRIGE, E. J.: Individual development. In: I. SCHAPERA, The Bantu-speaking tribes of S. Africa. London: Routledge 1937. — KROMAYER, E.: Kosmetische Resultate bei Anwendung des Stanzverfahrens. Derm. Wschr. **101**, 1306 (1935). — KÜTTNER, H.: Bruns' Beitr. klin. Chir. **26**, 351 (1905). Cit. by MARCHIONINI (1953a). — KURTIN, A.: Corrective surgical planing of skin. Arch. Derm. Syph. (Chic.) **68**, 389 (1953).

LACAPÈRE, G.: Les formes de la syphilis indigène. L'Hyg. Soc. **69**, 1341 (1932). — LAFOREST, J.: Le cancer au Maroc. Bull. Inst. Hyg. Maroc **2**, 51 (1931). Cit. by ROLLIER. — LAKE, N. C.: Tattooing in the service of surgery. Brit. med. J. **1958 I**, 1084. — LAMMERT, G.: Volksmedizin und medizinischer Aberglaube. Würzburg: F. A. Julien 1869. — LAURENT, et G. HUDELLET: Un cas d'Aïnhum. Bull. Soc. Path. exot. **4**, 364 (1911). — LAURENT-NAGOUR: Okkultismus und Liebe. Studien zur Geschichte der sexuellen Verirrungen. Berlin: Barsdorf. Cit. by HOVORKA and KRONFELD. — LECKY, W. E. H.: History of European morals. London: Longmans, Green & Co. 1905. — LE DANTEC, A.: Précis de pathologie exotique, 5th ed., vol. 2, p. 548. Paris: Doin 1929. — LEFRANC, M.: Un nourisson donne à sa mère une syphilis familiale à laquelle elle avait échappé. Algérie méd. **1953**, No. 7, 665. — Personal communication, 1957. — LEINBROCK, A.: Bildberichte. Hautarzt 8, 522 (1957). — LEMNIUS, L.: De Miraculis occultis naturae. Frankfurt: Hofmann 1604. — LENOWITZ, H., and A. P. GRAHAM: Carcinoma of the penis. J. Urol. (Baltimore) **56**, 458 (1946). — LEWIS, J. H.: The biology of the negro. Chicago: University Press 1942. — LINNAEUS, C.: Fauna Swezica. Stockholm 1746. Cit. by HEBRA. — LIPSCHÜTZ, B.: Case demonstration. Arch. Derm. Syph. (Berl.) **78**, 381 (1906). — LLOYD, V. E., and N. L. LLOYD: Circumcision and syphilis. Brit. med. J. **1934 I**, 144. — LOEWENTHAL, L. J. A.: Tropical ulcer as a deficiency disease. Lancet **1932 II**, 889. — Calcium treatment in tropical ulcer. E. Afr. med. J. **9**, 130 (1932/33). — A new cutaneous manifestation in the syndrome of Vitamin A deficiency. Arch. Derm. Syph. (Chic.) **28**, 700 (1933). — An inquiry into vitamin A deficiency among the population of Teso, Uganda. Ann. trop. Med. Parasit. **29**, 349 (1935a). — The manifestations of vitamin A deficiency in man. Ann. trop. Med. Parasit. **29**, 407 (1935b). — Diseases of the skin in negroes. J. trop. Med. Hyg. **39**, 209, 250, 260, 276, 295 (1936); **40**, 266, 277, 324 (1937); **41**, 21, 41, 58, 187 (1938). — Abstract of a further survey of health in relation to agriculture in Teso, Uganda. Entebbe: Govt. Printer 1939. — A Survey of diet and nutritional health at Giharo and Mutanda. Entebbe: Govt. Printer 1940a. — Interim report on nutrition in Uganda. Entebbe: Govt. Printer 1940b. — The eczemas. Edinburgh: Livingstone 1954. — LOEWENTHAL, L. J. A., and H. C. TROWELL: Xeroderma pigmentosum in African negroes. Brit. J. Derm. **50**, 66 (1938). — LOPES DA CUNHA, C. A.: Personal communication, 1957. — LORRY, A. C.: Tractatus de morbis cutaneis. Paris 1777. Cit. by HEBRA. — LUBECK, G., and E. EPSTEIN: Complications of tattooing. Calif. Med. **76**, 83 (1952). — LUDOLFUS, J.: Historia Aethiopica. Frankfurt a. M. 1681.

MACGOWAN, K.: Early man in the New World. New York: MacMillan 1950. — MACKEE, G. M., and A. C. CIPOLLARO: Cutaneous cancer and precancer. New York: American J. of Cancer (Publ.) 1937. — MACKENNA, R. M. B.: Allergy to tattooing. Practitioner **160**, 471 (1948). — MACVICAR, N.: Notes on cancer among the native people. S. Afr. med. Rec. **23**, 315 (1925). — MADDEN, J. F.: Reactions in tattoos. Arch. Derm. Syph. (Chic.) **40**, 256 (1939). — Reactions in tattoos (chronic discoid lupus erythematosus). Arch. Derm. Syph. (Chic.) **60**, 789 (1949). — MALINOWSKI, B.: Magic, science and religion. Glencoe (Ill.): The Free Press 1948. — MALLAM, E.: An unusual complication following tattooing. Brit. J. Derm. **34**, 321 (1922). — MARCHIONINI, A.: Ethnologie und Dermatologie. I. Die Bedeutung der Beschneidung für die Dermatologie. Hautarzt **4**, 408 (1953a). — II. Die Seltenheit des Analekzems und Analpruritus bei Mohammedanern. Hautarzt **4**, 455 (1953b). — III. Die Bedeutung der rituellen Reinigungsvorschriften des Islams für die Dermatologie. Hautarzt **5**, 8 (1954a). — IV. Die Folgen der rituellen Beseitigung der sekundären Geschlechtshaarung (Scham- und Achselhaare). Hautarzt 5, 110 (1954b). — V. Im Bereiche der Dermatologie erkennbare Folgen des religiösen Alkoholverbots und des Nikotinabusus in Anatolien. Hautarzt 5, 205 (1954c). — VI. Zur Ethnologie der Ernährung und deren Bedeutung für die Entstehung oder Verhütung von Hautkrankheiten in Anatolien. Hautarzt 5, 298 (1954d). — VII. Zur Ethnologie der Kleidung und deren Bedeutung für die Entstehung oder Verhütung von Hautkrankheiten in Anatolien. Hautarzt 5, 397 (1954e). — VIII. Zur Ethnologie der Beheizung und deren Bedeutung für die Entstehung von Hautkrankheiten in Anatolien. Hautarzt 5, 504 (1954f). — IX. Beiträge zur Ethnologie der Artefakte der Haut in Anatolien. Hautarzt 5, 537 (1954g). — X. Die Bedeutung der Ethnologie für die volksmedizinische Prophylaxe und Therapie von Hautkrankheiten in Anatolien. Hautarzt 6, 7 (1955a). — XI. Beitrag zur Ethnologie der Kosmetik in Anatolien. Hautarzt 6, 109 (1955b). — XII. Beiträge zur Ethnologie der Tätowierung an Beispielen aus Hamburg. Hautarzt 6, 204 (1955c). — XIII. Beiträge zur Ethnologie der Tätowierung an Beispielen aus Bayern. Hautarzt 6, 302 (1955d). — XIV. Beiträge zur Ethnologie der Tätowierung an Beispielen aus Anatolien. Hautarzt 6, 397 (1955e). — XV. Studien über die Volksmedizin in Japan. Hautarzt 13, 321 (1962a). — XVI. Beiträge zur Ethnologie der Tätowierungen an Beispielen aus Japan. Hautarzt 13, 516 (1962b). — Martini, E.: Zoonosen der Haut in wärmeren Ländern. In: Jadassohns Handbuch, Bd. XII/1, S. 575. Berlin: Springer 1932. — Matas, R.: The surgical peculiarities of the negro. Trans. Amer. surg. Ass. 14, 483 (1896). — Matsumoto, S.: Studies on the carcinoma and the precancerosis of male genitals. Kyoto 1951. Cit. by Marchionini 1953. — Maury, F. F., and C. W. Dulles: Tattooing as means of communicating syphilis: an investigation of twenty-two cases exposed to inoculation with the virus of mucous patches, in fifteen of which syphilis followed. Amer. J. med. Sci. 75, 44 (1878). — McCarthy, D., J. W. B. Douglas, and C. Mogford: Circumcision in a natural sample of 4-year-old children. Brit. med. J. 1962I, 755. — McCulloch, W. E.: Ulcers in Northern Nigeria. A review and a theory. W. Afr. med. J. 2, 96 (1928). — An inquiry into the dietaries of the Hausas and Town Fulani of Northern Nigeria, with some observations of the effects on national health, with recommendations arising therefrom. W. Afr. med. J. 3, 36 (1929). — McKenzie, D.: The infancy of medicine. London: MacMillan 1927. — McLaren, L. R.: Cleft ear lobes: a hazard of wearing ear-rings. Brit. J. plast. Surg. 7, 162 (1954). — McNair, J. B.: Rhus dermatitis from rhus toxicodendron, radicans and diversiloba. Chicago: Chicago University Press 1923. — Mead, R.: An abstract of part of a letter from Dr. Bonomo to Signior Redi. Phil. Trans. 23, 1296 (1703). — Michael, J. C., and E. R. Seale: Dermatosis papulosa nigra. Arch. Derm. Syph. (Chic.) 20, 629 (1929).— Michelson, H. E.: In discussion. Arch. Derm. Syph. (Chic.) 29, 145 (1934). — Miescher, G.: Melanom, Jadassohns Handbuch, Bd. XII/3. Berlin: Springer 1933. — Miescher, C., and P. Schmuziger: Trichomalacie und Trichotillomanie. Dermatologica (Basel) 114, 199 (1957).— Miller, R. L., and D. C. Snyder: Immediate circumcision of the newborn male. Amer. J. Obstet. Gynec. 65, 1 (1953). — Morison, R. B.: Personal observations on skin diseases in the negro. J. cutan. Dis. 6, 429 (1888). — Müller, O.: Über einen Fall von Hautgeschwulstbildungen auf dem Boden einer Tätowierung. Derm. Wschr. 106, 6 (1938). — Münch: Cit. by Klingmüller. — Muir, J.: Notes on a case of Ainhum. J. trop. Med. Hyg. 6, 75 (1903). — On the occurrence of Ainhum in South Africa. J. trop. Med. Hyg. 7, 317 (1904). — Mulligan, R. M.: Syllabus of human neoplasms. London: Henry Kimpton 1951. — Murray, J. F., A. M. Merriweather, and M. L. Freedman: Endemic syphilis in the Bakwena reserve of the Bechuanaland Protectorate. Geneva: World Health Organization 1956. — Murray, J. F., M. L. Freedman, H. I. Lurie, and A. M. Merriweather: Witkop: a synonym for Favus. S. Afr. med. J. 31, 657 (1957). — Murray, M. A.: The splendour that was Egypt. London: Sidgwick & Jackson 1949.

Nansen, F.: Eskimoleben, G. H. Meyer, 1903. Cit. by Trebitsch. — Neve, E. F.: Squamous celled epithelioma due to *Kangri* burn. Indian med. Gaz. 59, 341 (1924). — Ngai, S. K.: The etiological and pathological aspects of squamous-cell carcinoma of the penis among the Chinese. Amer. J. Cancer 19, 259 (1933). — Niedelman, M. L.: Abnormalities of pigmentation in the Negro. Arch. Derm. Syph. (Chic.) 51, 1 (1945). — Nissen, R.: Discussion on paper by Marchionini at Basel, 19 Feb. 1953. Cit. by Marchionini (1953a). — Noble, T. P.: Carcinoma of the penis in Siam. Brit. J. Urol. 5, 242 (1933). — Nocht, B.: Dermatological Society Meeting. Arch. Derm. Syph. (Berl.) 138, 472 (1922). — Noel, P.: Tache bleue congénitales, dites "Mongolique", chez les nègres Africains. Ann. Méd. Pharm. colon. 20, 158 (1922). — Syphilis secondaire et tatouage. Bull. méd. (Paris) 41, 885 (1927). — Nomland, R.: Haematogenous cutaneous tuberculosis (sarcoid) in Negroes. Arch. Derm. Syph. (Chic.) 30, 59 (1934). — In discussion. Arch. Derm. Syph. (Chic.) 31, 754 (1935). — Novy, F. G.: A generalized mercurial (cinnabar) reaction following tattooing. Arch. Derm. Syph. (Chic.) 49, 172 (1944).

Obermayer, M. E.: Mexico: a study of its contributions to dermatology. Arch. Derm. 73, 533 (1956). — Oettlé, A. G.: Problems of research into diseases of the Bantu. S. Afr. J. Lab. clin. Med. 1, 57 (1955). — Ohya, Z.: Minerva derm. 34, 557 (1959). Cit. by Marchionini (1962b). — Oppenheim, M.: Derm. Wschr. 95, 1674 (1932). Cit. by L. Schwartz, L. Tulipan and S. M. PECK, Occupational diseases of the skin, 2nd ed. Philadelphia: Lea & Febiger 1947. — ORR, I. M.: Oral cancer in Betel nut chewers in Travancore. Its aetiology, pathology and treatment. Lancet **1933 II**, 575. — ORR, J. B., and J. L. GILKS: Studies of nutrition. The physique and health of two African tribes. Spec. Rep. Ser. med. Res. Counc. (Lond.) **155** (1931). — ORR, J. L.: Observations on tattooing. Glasg. med. J. **119**, 105 (1933).

PARDAL, R.: Medicina aborigen americana. Buenos Aires: Anesi 1937. — PARDO-CASTELLO, V.: Dermatology in a tropical rural zone. Arch. Derm. **74**, 115 (1956). — PARDO-CASTELLO, V., and J. J. MESTRE: Society Meeting. Arch. Derm. Syph. (Chic.) **19**, 154 (1929). — PAROUNAGIAN, M. B.: Pustular syphilid in tattoo marks. Arch. Derm. Syph. (Chic.) **19**, 986 (1929). — PASCHER, F.: Exudative chronic discoid and lichenoid dermatitis (SULZBERGER and GARBE). Arch. Derm. Syph. (Chic.) **42**, 332 (1940). — PATEY, D. H., and R. W. SCARFF: Pilonidal sinus in a barber's hand: with observations on postanal pilonidal sinus. Lancet **1948 II**, 13. — PATTON, W. S., and A. M. EVANS: Insects, ticks, mites and venomous animals. Part I. Liverpool: School of Tropical Medicine 1929. — PEARSON, K., E. NETTLESHIP, and C. H. USHER: A monograph on albinism in man. Drapers' Company Research Memoirs, VI. London: Dulau & Co. 1911. — PICK, W.: Tierische Parasiten der Haut. In: JADASSOHNs Handbuch, Bd. IX/1, S. 523. Berlin: Springer 1929. — PIERS, F.: Studies in Pigmentation. E. Afr. med. J. **23**, 210 (1946). — PINKUS, H.: Chronic scarring pseudofolliculitis of the negro beard. Arch. Derm. Syph. (Chic.) **47**, 782 (1943). — Arch. Derm. Syph. (Chic.) **48**, 539 (1943). — PLAUT, A., and A. C. KOHN-SPEYER: The carcinogenic action of smegma. Science **105**, 391 (1947). — PLOSS, H., u. M. BARTELS: Das Weib in der Natur- und Völkerkunde, 2. Aufl. Leipzig: Th. Grieben 1887. — PLUTARCH: The lives of the noble Grecians and Romans. Trans. John Dryden (1517). Revised A. H. CLOUGH. New York: The Modern Library 1864. — PORRITT, R. J., and R. E. OLSEN: Two simultaneous cases of leprosy developing in tattoos. Amer. J. Path. **23**, 805 (1947). — POST, C. F.: Sarcoid occurring in a tattoo. Arch. Derm. Syph. (Chic.) **66**, 762 (1952). — POSTELL, W. D.: The health of slaves on Southern Plantations. Baton Rouge: Louisiana State University Press 1951. — PRATT, A. G.: Birthmarks in infants. Arch. Derm. Syph. (Chic.) **67**, 302 (1953). — PURETIC, Š. Otok Susak: Alopecia Gradus (traumatica), p. 553. Zagreb: Jugoslavenska akademija znanosti i umjetnosti 1957.

QUIROGA, M. I.: Personal communication, 1957. — QUIROGA, M. I., and D. CALZETTA: Un caso de Ainhum. Rev. argent. Dermatosif. **28**, 1 (1944). — QUIROS, D.: Biologia de la Nigua. Ann. Hosp. San José, Costa Rica **2**, 17 (1916).

RADFORD, E., and M. A. RADFORD: Encyclopaedia of superstitions. London: Rider & Co. 1947. — RADIN, P.: The world of primitive man. New York: Henry Schuman 1953. — RAVICH, A., and R. A. RAVICH: Prophylaxis of cancer of the prostate, penis and cervix by circumcision. N.Y. St. J. Med. **51**, 1519 (1951). — RECLUS, E.: Primitive Folk. London: Walter Scott (undated). — REIN, C. R., and B. L. SNIDER: Lichen simplex chronicus in Orientals. Arch. Derm. Syph. (Chic.) **66**, 612 (1952). — REISS, F.: From mysticism and superstition to anti-leprosy serum treatment. Leper Quart. **12**, 1 (1938). — RIBEIRO, H.: Alopécie marginale traumatique. Ann. Derm. Syph. (Paris) **6**, 495 (1938). — RICHTER, R.: Ethnographische Dermatologie. In: GOTTRON-SCHÖNFELD, Handbuch (im Druck). — RIEDEL, J. G. F.: De Stuik — en Kroesharige Rassen tuschen Selebes en Papua. 's Gravenhage 1886. Cit. by PLOSS and BARTELS. — RÖMER, J. J.: Über den Nutzen und Gebrauch der Eidechsen. Leipzig 1788. Cit. by HOVORKA and KRONFELD. — ROLLESTON, J. D.: Dermatology and Folk-Lore. Brit. J. Derm. **52**, 43, 73 (1940). — ROLLIER, R.: Les cancers de la peau au Maroc. Maroc méd. **35**, 2 (1956). — ROLLIER, R., and F. PELBOIS: Quelques aspects de la dermatologie au Maroc. Maroc. méd. **34**, 1353 (1955). — RONA, S.: Unpublished case demonstration Budapest, 8 Nov. 1898, and subsequent correspondence. Cit. by ZECHMEISTER. — ROOK, A. J., and P. J. B. THOMAS: Lupus erythematosus. Proc. roy. Soc. Med. **44**, 878 (1951). — Social and medical aspects of tattooing. Practitioner **169**, 60 (1952). — ROSENBERG, W. A.: Accidental tattooing of the face treated by abrasion with sandpaper. Arch. Derm. Syph. (Chic.) **65**, 466 (1952). — ROSSER, C.: Proctologic peculiarities of the negro. The fibroplastic diathesis. Amer. J. Surg. **37**, 265 (1923). — ROSTENBERG, A., R. A. BROWN, and M. R. CARO: Discussion of tattoo reactions with report of a case showing a reaction to a green colour. Arch. Derm. Syph. (Chic.) **62**, 540 (1950). — ROUSSY, G.: Nouveau traité de médecine, vol. II. Paris: Masson 1929. — RUDOLFI: Bemerkungen aus dem Gebiete der Naturgeschichte. Cit. by HEBRA. — RUFZ: Note sur la fréquence et la diversité des maladies de la peau à la Martinique. Bull. Acad. Imp. Méd. **24**, 1051 (1858). — RUKSTINAT, G. J.: Tattoos. Arch. Path. **31**, 640 (1941). — RUSSELL, B.: Marriage and morals. London: Allen & Unwin 1929.

SAALFELD, E., u. U. SAALFELD: Das Keloid. In: JADASSOHNs Handbuch, Bd. XII/2, S. 104. Berlin: Springer 1932. — SABOURAUD, R.: Maladies du cuir chevelu. V. Les syndromes alopéciques; pelades et alopécies en aires. Paris: Masson 1929. — SAMES, C. P.: Pilonidal sinus in a barber's hand. Lancet **1948 II**, 121. — SANGHVI, L. D., K. C. M. RAO, and V. R. KHANOLKAR: Smoking and chewing of tobacco in relation to cancer of the upper alimentary tract. Brit. med. J. **1955 I**, 1111. — SCHAPERA, I.: Oral sorcery of Bechuanaland. Essays presented to C. G. SELIGMAN. London: Kegan Paul 1934. — SCHAPERA, I., and A. J. H. GOODWIN: Work and wealth. In: I. SCHAPERA, The Bantu-speaking tribes of S. Africa. London: Routledge 1937. — SCHMIDT, F. R.: Über eingewachsene Barthaare. Derm. Z. **48**, 278 (1926). — SCHMITZ, H. J.: Hautgeschwulstbildung auf dem Boden von Tätowierung. Zum Aufsatz von OSKAR MÜLLER. Derm. Wschr. **107**, 1404 (1938). — SCHÖNFELD, W.: Brandmarken und Tätowierungen als Erkennungs- und Strafzeichen bei europäischen Völkern. Derm. Wschr. **113**, 1037 (1941). — Lehrbuch der Haut- und Geschlechtskrankheiten, 5. Aufl. Stuttgart 1949. Cit. by MARCHIONINI, 1953. — Brandmarken und Tätowierungen Europas in ihrer ärztlichen und kulturgeschichtlichen Spiegelung. Hautarzt **1**, 412 (1950). — Körperbemalen, Brandmarken und Tätowieren im schöngeistigen Schrifttum der Römer. Hautarzt **2**, 175 (1951a). — Einige medizinische Tätowierfolgen. Hautarzt **2**, 208 (1951b). — „Morbi auxiliares et salutares" und ihre künstliche Einimpfung einst und jetzt. Dtsch. med. Wschr. **77**, 841 (1952). — Körperbemalen, Brandmarken, Tätowieren in Europa, Beweggründe und Bildgut. Hautarzt **4**, 169 (1953). — Zweck der Infibulation und Vorhautplastik der Alten. Hautarzt **5**, 273 (1954). — Tätowierte Frauen um und nach der letzten Jahrhundertwende. Hautarzt **6**, 487 (1955). — SCHREUS, H. T.: Hochtouriges Schleifen der Haut. Arch. Derm. Syph. (Berl.) **191**, 678 (1950). — SCHRÖDER: Pharmacopoea. Cologne 1687. Cit. by HERMANT and BOSMANS. — SCHWARTZ, L., and S. M. PECK: Cosmetics and dermatitis. New York: Paul B. Hober 1946. — SCOTT, F. P.: Personal communication, 1957. — SCOTT, M. J.: Cutaneous reactions to embedded extraneous hair. Arch. Derm. **76**, 39 (1957). — SEHRWALD, E.: Erysipel und Tätowierung. Münch. med. Wschr. **60**, 976 (1913). — SELIGMAN, C. G.: Races of Africa. London: Thornton Butterworth 1930. — SENEAR, F. E.: In discussion at society meeting. Arch. Derm. Syph. (Chic.) **23**, 186 (1930). — SÉZARY, A., and R. RABUT: Alopécie liminaire traumatique (traction par bigoudis). Bull. Soc. franç. Derm. Syph. **44**, 380 (1937). — SHANON, J., and F. SAGHER: Sabra dermatitis. Arch. Derm. **74**, 269 (1956). — SHARLIT, H.: Melanoma caused by indelible pencil. Arch. Derm. Syph. (Chic.). **37**, 301 (1938). — SHATIN, H., and M. REISCH: Dermatitis of the feet due to shoes. Arch. Derm. **69**, 651 (1954). — SHERWOOD, J. W.: Insect pests in Texas. Milit. Surg. **60**, 581 (1927). — SIMONS, R. D. G. PH.: Additional studies on psoriasis in the tropics and in starvation camps. J. invest. Derm. **12**, 285 (1949). — Handbook of tropical dermatology. Amsterdam: Elsevier 1952. — SIMONS, R. D. G. PH., and S. T. ANNING: In: SIMONS, Handbook of tropical dermatology, p. 413, 1952. — SIMONS, R. D. G. PH., and G. GONZALES PERIS: In: SIMONS, Handbook of tropical dermatology, p. 1620, 1952. — SIMPSON, C.: Adam in Plumes. Sydney: Angus & Robertson 1955. — SMITH, E. C.: A note of the bacteriology of tropical ulcer. W. Afr. med. J. **4**, 68 (1931). — SMITH, E. C., and B. G. T. ELMES: Experimental tropical ulcer. W. Afr. med. J. **4**, 87 (1931). — Malignant disease in natives of Nigeria. Ann. trop. Med. Parasit. **28**, 461 (1934). — SMITH, G. ELIOT: The ancient Egyptians. London and New York: Harper 1923. — Human history. London: Jonathan Cape 1930. — SOHRWEIDE, A. W.: Recent changes in dermatologic diagnosis. Arch. Derm. Syph. (Chic.) **30**, 260 (1934). — SPEISER, F.: Over de lichamelijke verzorging der natuurvolkeren. Ciba-T. **2**, 382 (1939). — SPENCER, G. A.: Alopecia liminaris frontalis, Arch. Derm. Syph. (Chic.) **44**, 1082 (1941). — Ainhum associated with hyperkeratosis palmaris et plantaris. Arch. Derm. Syph. (Chic.) **45**, 574 (1942). — SPILLMANN, L., L. DROUET, and DIOT: Syphilis et tatouage. Bull. Soc. franç. Derm. Syph. **30**, R.N. 12 (1923). — SPITZER, R.: Geographische Verteilung der Hautkrankheiten. In: JADASSOHNs Handbuch, Bd. XIV/2, S. 285. Berlin: Springer 1928. — STEINER, P. E.: Cancer: Race and geography. Baltimore: William & Wilkins 1954. — STEVENSON, W. H. D.: Malignant melanomata, especially those occurring on the heel and sole of the foot. Indian J. med. Res. **3**, 166 (1915). — STEWER, J.: Should baby be circumcised? Lancet **1953 II**, 449. — STRAKOSCH, E. A.: Sandpaper-abrasion treatment of tattoos. Arch. Derm. Syph. (Chic.) **67**, 53 (1953). — STRAUSS, J. S., and A. M. KLIGMAN: Pseudofolliculitis of the beard. Arch. Derm. **74**, 533 (1956). — STRINGER, H.: Personal communication, 1958. — STRONG, R. P.: Stitt's diagnosis, prevention and treatment of tropical diseases, 7th ed. Philadelphia: Blakiston 1944. — SULZBERGER, M. B.: Tattoo dermatitis (sensitivity to cinnabar?) Arch. Derm. Syph. (Chic.) **36**, 1265 (1937). — SULZBERGER, M. B., and W. GARBE: Nine cases of distinctive exudative discoid and lichenoid chronic dermatosis. Arch. Derm. Syph. (Chic.) **36**, 247 (1937). — SULZBERGER, M. B., A. KANOF, and R. L. BAER: Complications following tattooing: sensitization and desensitization to mercury; report of a case. U.S. nav. med. Bull. **43**, 889 (1944). — SUTHERLAND, D. W.: Arch. Middx Hosp. **3**, 84 (1904). Cit. by KHANOLKAR and SURYABAI. — SWEET, R. D.: Alopécie fronto-liminaire in the early inflammatory stage. Brit. J. Derm. **61**, 335 (1949). — Sarcoidosis following injury. Proc. roy. Soc. Med. **43**, 173 (1950).

TACHARD: Voyages de Siam des Pères Jesuites. Paris 1687. Cit. by PEARSON, NETTLESHIP and USHER. — TAIT, G. B.: Pilonidal sinus in a barber's hand. Lancet **1948 II**, 121. — TANAKA, S.: Jap. J. Derm. **28**, 14 (1928). Cit. by GALEWSKY. — TAPPEINER, S.: Bösartige Geschwülste des Penis. Arch. Derm. Syph. (Berl.) **176**, 425 (1938). — TATZ, K.: Pityriasis rubra pilaris with ainhum and syringomyelia. Brit. J. Derm. **58**, 123 (1946). — TAUBER, E., and L. GOLDMAN: Systemic phase of tuberculosis cutis. Arch. Derm. Syph. (Chic.) **27**, 295 (1933). — TAYLOR, R. W.: On a peculiarity of the papular syphilide of the Negro. Amer. J. Syph. Derm. **1873**, 107. — TELICHEVSKY, I.: Le phénomène de Koebner à l'endroit de tatouages. Dermatologica (Basel) **81**, 98 (1940). — TEMPLETON, H. J.: Foreign body granuloma or interdigital cysts with hair formation. Arch. Derm. Syph. (Chic.) **46**, 157 (1942). — THOMAS, W. T.: Three cases of tattoo syphilis. Brit. J. Derm. **10**, 407 (1898). — TREBITSCH, R.: Dermatologische Beobachtungen aus West-Grönland. Arch. Derm. Syph. (Berl.) **91**, 205 (1908). — TROWELL, H. C., J. N. P. DAVIES, and R. F. A. DEAN: Kwashiorkor. London: E. Arnold 1954. — TURELL, R.: Tattooing with mercury sulfide for intractable anal pruritus, with brief reference to vulval pruritus and evaluation of results. Surgery **23**, 63 (1948). — TURELL, R., A. M. BUDA, and A. W. M. MARINO: Tattooing of pruritus ani. Arch. Derm. Syph. (Chic.) **41**, 521 (1940). — TURNER, C. W.: Kaalhoofdigheit en tonsuur. Ciba-T. **2**, 372 (1939). — TURNER, T.: A treatise of diseases incident to the skin. London: R. & J. Bonwicke, 3rd ed. 1726 (1st ed. 1712).

ULLMANN, J.: Über eigentümliche Geschwulstbildung in einer Tätowierungsmarke. Mh. Derm. **37**, 49 (1903). — UNNA jr., P.: Quecksilberüberempfindlichkeit und Tätowierung. Arch. Derm. Syph. (Berl.) **160**, 153 (1930).

VIGNE, P., and J. DUSAN: Syphilides secondaires sur tatouages. Marseille-méd. **1**, 258 (1939). — VINT, F. W.: Malignant disease in the natives of Kenya. Lancet **1935 II**, 628.

WAFER, L.: A new voyage and description of the isthmus of America, giving an account of the author's abode there. London: Collection of voyages, 3rd ed., vol. 3, p. 261, 1729. Cit. by PEARSON, NETTLESHIP and USHER. — WAISMAN, M., and R. G. OLIVETTI: Pilonidal sinus of the hand. Arch. Derm. **66**, 466 (1952). — WATSON, J. M.: Personal communication, 1939. — WECHSELMANN, W.: Case demonstration. Berl. Derm. Ges. 1905. Cit. by DOHI (1909). — WELANDER: Ref. Mh. Derm. **48**, 196 (1908). Cit. by SCHÖNFELD (1951b). — WELLS, T. L., and R. C. V. ROBINSON: Annular constrictions of the digits. Arch. Derm. Syph. (Chig.) **66**, 569 (1952). — WENINGER, G.: Sur les poils incarnés. Ann. Derm. Syph. (Paris) **9**, 687 (1928). — WHIBLEY, L.: A companion to Greek studies. Cambridge: Cambridge University Press 1916. — WHIDDON, D.: Should baby be circumcised? Lancet **1953 II**, 337. — WHITE, C.: Sampling in medical research. Brit. med. J. **1953 II**, 1284. — WHITEHEAD, H. R.: Notes on an outbreak of syphilis following tattooing. Brit. med. J. **1889 II**, 601. — WIGLEY, J. E. M.: Case of hyperkeratosis palmaris et plantaris associated with Ainhum-like constriction of fingers. Brit. J. Derm. **41**, 188 (1929). — WILDE, A. C.: Vaccinia infected tattoo: case report. New Orleans med. surg. J. **82**, 385 (1929). — WILDE, LADY: Ancient cures, charms and usages of Ireland. London: Ward & Downey 1890. — WILKINSON, D. S.: Fronto-marginal alopecia (2 cases). Brit. J. Derm. **61**, 334 (1949). — WILLIAMS, C. D.: A nutritional disease of childhood associated with a maize diet. Arch. Dis. Childh. **8**, 423 (1933). — Protein deficiency in negro infants. Brit. med. J. **1952 II**, 1360. — WISE, F.: In discussion, Arch. Derm. Syph. (Chic.) **12**, 142 (1925). — WOELFEL, W. C., J. W. SPIES, and J. K. CLINE: Cancer of the mouth. Cancer Res. **1**, 748 (1941). — WOLBARST, A. L.: Is circumcision a prophylactic against penis cancer? Cancer (Philad.) **3**, 301 (1926). — WRIGHT, A. C. A.: In LOEWENTHAL (1940a). — WYNDER, E. I., and I. J. BROSS: Oral cancer. Brit. med. J. **1957 I**, 1169.

ZECHMEISTER, H.: Tätowierung und Syphilis. Mh. prakt. Derm. **32**, 225 (1901). — ZIEMANN, H.: Die ubiquitären Hauterkrankungen bei den farbigen Rassen. Arch. Schiffs- u. Tropenhyg. **33**, 68 (1929). — ZIEMANN, H., u. B. SKLAREK: Die ubiquitären Hauterkrankungen bei den farbigen Rassen. In: JADASSOHNs Handbuch, Bd. XII/1, S. 499. Berlin: Springer 1932. — ZUMPT, F.: Arthropods parasitizing birds in Africa south of the Sahara. Ornithological Congr. Livingstone 1957 (in the Press).

Hautveränderungen bei Störungen des Vitaminstoffwechsels

Von

Ferdinand Fegeler, Münster i. Westf.

Mit 8 Abbildungen

Einleitung

Die exakte Kenntnis der Bedeutung der *Vitamine* für die Lebensvorgänge ist verhältnismäßig jung. Ihre spezielle Geschichte beginnt mit den systematischen Ernährungsversuchen zu Anfang dieses Jahrhunderts von STEPP (1909) und HOPKINS (1912). Viel älter ist allerdings die klinische Kenntnis einiger Avitaminosen, z.B. des *Skorbuts* und der *Pellagra*. Erinnert sei hier an die berühmten maritimen Entdeckungsfahrten zu Beginn des 16. Jahrhunderts von Kolumbus, Vasco da Gama und Magellan, bei der der größte Teil der Besatzung an Skorbut zugrunde ging. Allerdings dachte man seinerzeit noch nicht an eine Mangelkrankheit. Trotzdem wurde bereits 1534 von JACQUES CARTIER auf einer Expedition im Gebiet des St. Lorenz-Stromes der Skorbut mit einem frischen vitaminreichen Extrakt aus Kiefernnadeln behandelt. Dies waren, wie die spätere prophylaktische Ausgabe von Sauerkraut auf längeren Segelfahrten, rein empirisch gewonnene Erkenntnisse. Die *Pellagra* kennt man seit 1771 durch die Beschreibung des Mailänder Arztes FRAPPOLI, der sie in Oberitalien beobachtete. Trotz vieler Bemühungen um die Aufklärung dieser „epidemisch" oder „endemisch" auftretenden, uns heute als klassische Vitaminmangelkrankheit bekannten Erkrankung sind entscheidende Fortschritte erst zu Beginn dieses Jahrhunderts erzielt worden.

Die Literatur über die Vitamine ist seit der letzten, kaum zwei Seiten umfassenden Handbuchdarstellung von A. PERUTZ (1930) sehr umfangreich geworden. Dies zeigt auch die Darstellung von WULF in den Ergänzungsbänden. Nach KIMMIG ist wohl kaum ein Gebiet der Medizin und Biochemie derart intensiv und erfolgreich bearbeitet worden. Das trifft ohne Zweifel für die experimentelle Forschung und für die Therapie typischer Avitaminosen, die heutzutage weitgehend bekannt sind, zu. Ein schwieriges Forschungsproblem zeichnet sich allerdings noch ab — hier stehen wir wohl noch am Anfang —, es sind die Bemühungen um profundere Kenntnisse partieller Störungen, die man summarisch unter *Dys-* oder *Hypo*vitaminosen einordnet.

Die Wirkung der Vitamine als Katalysatoren im Stoffwechselgeschehen ist zweifellos komplexer, als es zunächst schien. In welchem Umfang sich Störungen im Vitaminstoffwechsel auf die Haut auswirken, welchen Einfluß ein bestimmter Vitaminspiegel des Serums auf das Hautorgan und welchen Einfluß ein bestimmter Vitamingehalt der Haut auf die Entstehung von Hautveränderungen hat, ist keineswegs geklärt. Erst in neuester Zeit haben vorwiegend amerikanische und japanische Autoren, u.a. CORNBLEET, KAWASUMI, NISHIMURA, sich spezieller mit Vitaminbestimmungen in der Haut selbst befaßt. Ob sie experimentell begründete Hinweise für eine gezielte Vitamintherapie bei bestimmten Dermatosen geben werden, bleibt abzuwarten.

Die ungeklärte Ätiologie vieler Hautkrankheiten hat ebenfalls dazu geführt, nahezu bei allen Dermatosen neben anderen Faktoren als Ursache auch einen Vitaminmangel anzunehmen. Nur bei ganz wenigen (z.B. der Dermatitis seborrhoides) scheint sich dies durch probatorische Behandlung bestätigt zu haben. Inwieweit bestimmte Vitamine oder Vitaminkomplexe teilpathogenetisch an der Entstehung bestimmter Krankheiten mitwirken (z.B. Vitamin E bei Kollagenosen, Vitamin A bei bestimmten Hyperkeratosen), entzieht sich generell immer noch einer gesicherten Kenntnis. Syn- und Antagonismus der Vitamine, das Zusammenspiel von Vitaminen, Hormonen und Fermenten als wirkungsverwandte Stoffe, die Wirkung von Antivitaminen sowie die unterschiedliche individuelle Stoffwechselausgangslage erschweren die Forschung auf diesem Gebiet.

Die verschiedenen Entstehungsmöglichkeiten von Vitaminmangelkrankheiten führten zu einer Einteilung in *primäre* und *sekundäre* Avitaminosen. Die primäre Avitaminose entsteht durch fehlende oder mangelhafte *äußere Zufuhr* von Vitaminen *(Exokarenz)*. Auf diese Weise entstanden sog. „epidemisch" oder „endemisch" auftretende Avitaminosen, wie z.B. Pellagra und Skorbut. Sie kommen in dieser Häufung nur noch in wirtschaftlich unterentwickelten Ländern vor und stellen demnach in erster Linie ein soziales Problem dar. Bei uns wird die primäre Avitaminose nur noch als sog. *Wohlstandsavitaminose*, z.B. bei einseitigen Diäten, beobachtet. Dagegen tritt die *sekundäre* Avitaminose unabhängig von sozialen Verhältnissen auf. Bei normalem Vitamingehalt der Nahrung führt hierbei eine gestörte *Resorption (Enterokarenz)*, z.B. durch Achylie, chronische Diarrhoen, Sprue oder nach ausgedehnten Darmresektionen, bzw. eine gestörte *Vitaminverwertung (Endokarenz)*, z.B. bei schwerem Leberschaden oder bei Schilddrüsenunterfunktion, bei der die Umwandlung von Carotin in Vitamin A gestört ist, zu Mangelerkrankungen.

Bei der heutigen therapeutischen Anwendung der Vitamine wird oft ihre eigentliche Bedeutung, als Katalysatoren oder Reizstoffe in kleinsten Dosen zu wirken (v. EULER), vergessen. Überdosen bis zum 1000fachen der notwendigen Tagesdosen werden verabfolgt. Bei dieser Dosierung wirken die Vitamine nicht mehr ausschließlich katalytisch über eine Stoffwechselaktivierung, sondern pharmakologisch oder pharmakodynamisch. In den letzten etwa 20—30 Jahren haben die hierbei beobachteten meist günstigen „Nebenwirkungen" der Vitamine zu einer neuen Anwendungsform und Indikation geführt.

Andererseits sind aber auch durch sehr hohe Dosen *Hypervitaminosen* bekanntgeworden, die für das Vitamin A bereits vor der bewußten therapeutischen Überdosierung bei Polarforschern durch den Genuß von Eisbärleber gesehen wurden.

Hautveränderungen als Folge von Mangelzuständen sind bei einem Teil der Vitamine bereits länger bekannt. Sie sind daher auch früher in diesem Handbuch unter den klassischen Avitaminosen bei der Pellagra (MERK) und beim Skorbut (HAMMER) besprochen worden. Aus therapeutischer Sicht sind die Vitamine in diesem Ergänzungsband von WULF abgehandelt worden. Es sollen daher hier im wesentlichen Ergänzungen zu den bisher bekannten und die neu hinzugekommenen Mangelkrankheiten sowie die an der Haut auftretenden Veränderungen durch überhohe Vitamindosen besprochen werden.

I. Allgemeine Arbeiten und Übersichten über Vitamine, besonders aus dermatologischer Sicht

Sieht man von den zahlreichen speziellen, auf einzelne Vitamine oder Vitamingruppen bezogenen Arbeiten über Mangelkrankheiten sowie von den Berichten über bestimmte Avitaminosen oder Hypervitaminosen ab, so sind auch seit der letzten Handbuchdarstellung eine ganze Reihe, auch den Dermatologen interessierende, Übersichtsarbeiten und monographische Darstellungen erschienen. Wohl eine der ersten Übersichten über den seinerzeitigen Stand der Vitaminforschung und über die Bedeutung der Vitamine in der Dermatologie gab SCHAAF (1933). Er geht dabei speziell auch auf die Hautveränderungen bei der A-, B_2-(Pellagra-) und C-(Skorbut-)Avitaminose ein, während die Ariboflavinose seinerzeit offenbar als eigenes Krankheitsbild wenig bekannt war. W. JADASSOHN war 1935 noch der Meinung, daß die Bedeutung der Vitamine für die dermatologische Praxis sehr gering einzuschätzen sei, betonte aber andererseits deren Bedeutung für die dermatologische Forschung. Im gleichen Jahre berichteten MOURIQUAND und GATE ausführlicher über den derzeitigen Stand der Kenntnis der Avitaminosen in der Dermatologie. Ein Jahr später erschien die erste Auflage des Standardwerkes von STEPP, KÜHNAU und SCHROEDER über die Vitamine und ihre klinische Anwendung. Weitere Arbeiten etwa zur gleichen Zeit stammen von PIERINI, OBERNDORFER sowie von NICOLAS und MASSIA in der Nouvelle pratique dermatologique. In den nachfolgenden Jahren wird das Bestreben, die Vitamine besonders auch für das dermatologische Fachgebiet sowohl in diagnostischer wie therapeutischer Sicht zu erschließen, anhand zunehmender allgemeiner Darstellungen und zusammenfassender Übersichten immer deutlicher (COMEL, DEGOS, GOODMAN, MELCZER, MONACELLI, MORHARDT, STRÖBEL u.a.). Vitaminbestimmungen in Körperflüssigkeiten hatten gezeigt (MARCHIONINI u.a.), daß der Vitamingehalt auch bei anderen Dermatosen als bei den bisher als typische Avitaminosen bekannten Erkrankungen erniedrigt war. Dies führte zur Einführung neuer Begriffe. Zu den Avitaminosen, Hypo- und Hypervitaminosen kamen die Begriffe Dysvitaminosen und Paravitaminosen, wobei unter den Dysvitaminosen echte und relative unterschieden wurden (COMEL, MONACELLI). Viele Dermatosen schienen sich nunmehr unter die relativen Dysvitaminosen einordnen zu lassen. Es ergab sich hieraus zwangsläufig das Startzeichen für eine Behandlung oder zumindest einen Behandlungsversuch vieler Hauterkrankungen mit Vitaminen, allerdings keineswegs immer mit dem erwarteten Erfolg. Übersichten über die Ergebnisse derartiger Behandlungsversuche wurden von LEIPOLD, SCHULZE, WULF u.a. gegeben. Bei zusammenfassenden Darstellungen über die Bedeutung der Vitamine für die Dermatologie aus neuerer Zeit von MARCHIONINI und NASEMANN, KIMMIG, JADASSOHN, RACZ u.a. tritt die Therapie in den Vordergrund. Die Schwierigkeit des gesamten Fragenkomplexes der Vitaminforschung kommt in der Bemerkung JADASSOHNs zum Ausdruck, der auch 20 Jahre nach seiner Darstellung 1935 in einem kritischen Referat im Jahre 1956 mit der Feststellung schließt, daß in dieser Zeit zwar viel Interessantes mitgeteilt wurde, vom praktischen Standpunkt aus aber keine Resultate erzielt worden seien, die jetzt schon einen definitiven Fortschritt darstellen.

II. Vitamin A

Augenerkrankungen durch Vitamin A-Mangel müssen bereits im Altertum den Ägyptern, Griechen sowie den Chinesen der Tang-Dynastie bekanntgewesen sein, da in Schriften aus damaliger Zeit über Heilungen nach reichlichem Genuß von Leber berichtet wird (JÜRGENS). Die rein empirische Behandlung auch von Vitamin A-Mangelkrankheiten ist somit schon sehr alt. Aus dem Leben von Heiligen, die sich asketisch und sehr einseitig ernährten, sind Vitaminmangelzustände und deren Behandlung beschrieben worden. So wird z.B. von HILARIUS (392) über eine Hyperkeratose der Haut und Augenveränderungen bei St. Hieronymus berichtet, die nach Zugabe von Öl zur einseitigen, fettfreien Nahrung wieder verschwanden.

Die ersten gezielten Untersuchungen zur Aufdeckung von Vitamin A-Mangelerscheinungen wurden von Stepp im Jahre 1909 durchgeführt. Er konnte zeigen, daß weiße Mäuse starben, wenn sie eine von ihren Alkohol-Äther-löslichen Substanzen befreite Nahrung erhielten. Diese Befunde fanden sehr bald durch andere Untersucher ihre Bestätigung und führten zu der weiteren Beobachtung, daß ein Mangel dieser fettlöslichen Stoffe bei Ratten eine schwere Augenerkrankung herbeiführte, die mit der Xerophthalmie und Keratomalacie bei Menschen nach Vitamin A-Mangelernährung identisch war (McCollum u. Davies, Osborn u. Mendel).

Für die *Dermatologie* ist das Vitamin A von besonderer Bedeutung, weil es für die normalen Verhornungsvorgänge eine wichtige Rolle spielt („Epithelschutzvitamin", Keeser). Eine epitheliale Metaplasie wird als wesentliche Grundlage der Veränderungen des A-Mangels angesehen (Wolbach und Howe, Wilson u. Warkany, Leitner, Frazier u. Hu). In den letzten Jahren hat es daher für die Behandlung zahlreicher mit Verhornungsstörungen einhergehender Dermatosen eine große Bedeutung erlangt. *Chemisch* ist das Vitamin A ein alicyclischer Polyenalkohol mit 20 Kohlenstoffatomen, der sich von β-Carotin ableitet. Es kommt bekanntlich in der Pflanzenwelt in Form von Provitaminen, den Carotinoiden, vor, aus denen die wirksame Substanz, das Vitamin A, im Organismus von Tier und Mensch gebildet wird. Außer durch Aufnahme solcher Provitamine kann der Mensch den Vitamin A-Bedarf durch Genuß tierischer Produkte decken. Bei den Meeresfischen ist Vitamin A besonders reichlich im Lebertran, bei den Säugetieren in der Leber, in den Nieren, in der Milch (angereichert im Milchfett) sowie in Eiern vorhanden. Weiterhin kommt Vitamin A in der Nebennierenrinde, im Corpus luteum, in den Hoden und in der Placenta reichlicher vor. Bekanntlich gehört die Netzhaut zu den Vitamin A-reichsten Geweben des Körpers. Hier spielt es für die Dunkeladaptation eine wichtige Rolle. Es ist somit verständlich, daß die ersten Anzeichen eines Vitamin A-Mangels sich oft durch Störungen der Dunkeladaptation oder durch Nachtblindheit bemerkbar machen.

1. Mangelerscheinungen

Primäre A-Mangelkrankheiten werden vorwiegend in Ländern mit einseitiger oder quantitativ unzureichender Ernährung, wie z.B. China und Indien, sowie in Kriegszeiten beobachtet. Während des ersten Weltkrieges hat Bloch über systematische Untersuchungen an Kindern in Dänemark berichtet, die statt mit Vollmilch und Butter mit Magermilch und Margarine ernährt worden waren. Er war der erste, der die bei diesen Untersuchungen beobachtete Xerophthalmie und Keratomalacie als Folge eines Vitamin A-Mangels erkannte und bereits damals auf eine allgemein trockene und leicht schuppende Haut bei diesen Kindern hinwies. Nur selten werden jedoch mehrere klassische Symptome eines Vitamin A-Mangels bei größeren Bevölkerungsgruppen beobachtet. Andererseits ist es fraglich, ob man das gehäufte Auftreten einzelner Symptome, wie follikuläre Hyperkeratosen während des Krieges z.B. in Spanien (Orbaneja, 1953), generell als Folge eines Vitamin A-Mangels ansprechen kann.

Die wohl am meisten bekanntgewordenen Beschreibungen von Vitamin A-Mangelsymptomen als Folge primärer Avitaminosen stammen aus China von Pillat (1932) und Frazier und Hu (1932 und 1935). Die ärmere Bevölkerung ißt in China kaum Gemüse, Milch oder Milchprodukte; im Inneren des Landes gibt es auch keine Fische, so daß in der Nahrung Carotin und Vitamin A praktisch völlig fehlen. Zu diesem geringen Angebot an Vitamin A kam bei 3000 von Pillat untersuchten chinesischen Soldaten noch ein erhöhter Vitamin A-Verbrauch (körperliche Anstrengung und Erschöpfung, seelische Erschütterung, Blutverluste und fieberhafte Erkrankungen) hinzu.

Sekundäre Mangelkrankheiten kommen grundsätzlich auch in Ländern mit hohem Lebensstandard vor. Sie können durch eine mangelhafte Resorption im Magen- und Darmkanal, z. B. nach Magenresektionen oder Gastroenterostomien (FINGERLAND) oder nach Erkrankungen wie Ruhr, Typhus, Cholera, Cöliakie, Sprue u. a. (PILLAT, ZELLWEGER u. ADOLPH), entstehen. Eine besondere Bedeutung kommt auch der Leber im Vitamin A-Stoffwechsel zu. Bei Lebererkrankungen findet eine mangelhafte Umwandlung von Carotin in Vitamin A sowie eine mangelhafte Speicherung von Vitamin in der Leber statt (MARCHIONINI, STRÖBEL). Auch Erkrankungen der innersekretorischen Organe wirken sich auf den Vitamin A-Stoffwechsel aus. So werden besonders nach Schilddrüsenstörungen Vitamin A-Mangelsymptome beobachtet. Thyroxin ist für die Umwandlung des Carotins in Vitamin A notwendig; es aktiviert nach STEPP die Carotinase, ohne die dieser Umwandlungsprozeß nicht möglich ist.

2. Mangelsymptome der Haut

Beim Vitamin A-Mangel kommt es zu einer Austrocknung der Haut mit feinlamellöser kleieförmiger Schuppung und zum Auftreten von follikulären Papeln an bestimmten Prädilektionsstellen. Die Abgrenzung von anderen Keratodermien der Haut ist nicht immer ganz leicht. Nur selten ist es berechtigt, ohne Vorliegen anderer Symptome, insbesondere von seiten der Augen, allein auf Grund der Hautveränderungen auf einen Vitamin A-Mangel zu schließen. Nach Angaben von FRAZIER und HU, denen wir wohl neben LOEWENTHAL die ausführlichsten Untersuchungen an einer größeren Zahl gemeinsam mit PILLAT untersuchter chinesischer Soldaten verdanken, können diese Hautveränderungen aber oft vor dem Auftreten von Augensymptomen in Erscheinung treten. Für die Beschreibung der Hautveränderungen wurden von diesen Autoren nur Patienten herangezogen, die als weitere typische A-Mangelsymptome eine Keratomalacie, im übrigen aber keine Anzeichen für Mangelerscheinungen anderer Vitamine boten.

Nach den genannten Autoren machte sich bei den Kranken zunächst eine Trockenheit und Rauhigkeit der Haut bemerkbar. Kurze Zeit darauf treten follikuläre Papeln zunächst an der Vorder- und Außenseite der Oberschenkel sowie an der seitlichen oberen Partie der Oberarme auf. Von hier aus breiten sich die Veränderungen auf die gesamten Streckseiten der oberen und unteren Extremitäten, auf Schultern, Abdomen, Rücken und Gesäß und schließlich auch auf das Gesicht und den Nacken aus. Hände und Füße blieben frei, und nur selten werden die mittlere vordere Thoraxpartie, die Axillar- und die Genitoanalregion (seborrhoische Prädilektionsstellen) befallen. Bei einigen Patienten wird die Haut dunkler als normal, manchmal hat sie eine schiefergraue Farbe. Diese Hyperpigmentierungen werden auch von anderen Autoren (z. B. HAMBURGER) hervorgehoben. Häufig besteht eine Hypo- bzw. Anhidrose. Die Haut der Gelenkfalten wird trocken und schuppt leicht. Stellenweise ist die Hautfelderung vergröbert oder auch leicht gefältelt. Auffallend ist eine deutliche Symmetrie in der Anordnung der follikulären Papeln. Sie sind verhornt, trocken, leicht bräunlich pigmentiert und enthalten zentral einen Hornpfropf. Teils imponieren diese Pfröpfe als Hornstacheln, teils als adhärente follikuläre Schuppe. Bei Entfernung des Pfropfens bleibt ein Grübchen zurück. Die neugebildeten Papeln sind zunächst konisch, werden aber bei Zunahme der perifollikulären Infiltration bei schweren Avitaminosen mehr halbkugelig. Im Gesicht sind sie acneähnlich mit sehr großen Comedonen, unterscheiden sich aber von der gewöhnlichen Acne durch die Trockenheit der Haut. Nur selten wurden Pusteln beobachtet.

Hautveränderungen durch primären Vitaminmangel werden in Westeuropa bei Patienten beobachtet, die unsachgemäße Abmagerungskuren durchführen oder aus anderen Gründen die Nahrungsaufnahme verweigern. So konnten wir hochgradige Austrocknungserscheinungen der Haut, eine Xerose, teils mit kleinsten verhornten follikulären Papeln bei einer Patientin beobachten, die aus psychischen Gründen die Nahrungsaufnahme schon seit längerer Zeit verweigert hatte (Abb. 1).

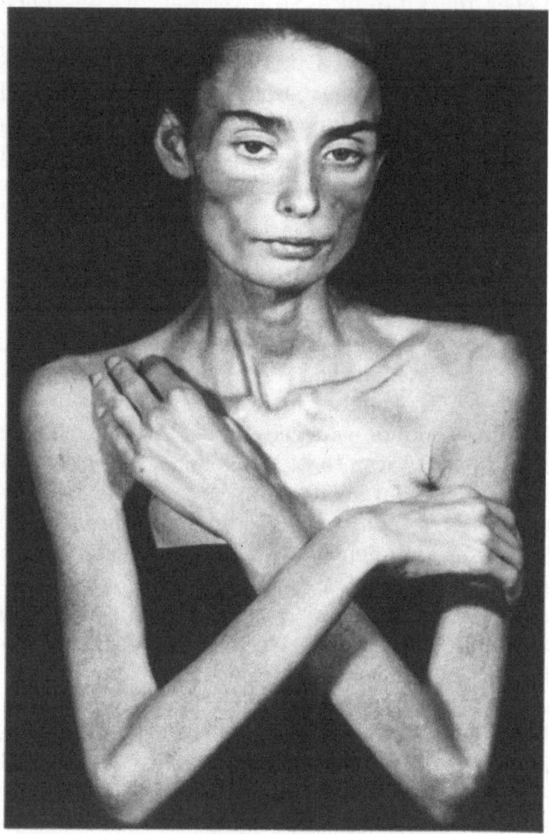

Abb. 1. Beginnendes Phrynoderm bei psychogener Nahrungsverweigerung

Besonders auffallend waren die Veränderungen an den Streckseiten der Extremitäten (Abb. 2a u. b). Wenn auch hier zweifellos ein Mangel mehrerer Vitamine vorgelegen hat, so wird für die Verhornungsanomalien sicherlich der Vitamin A-Mangel der entscheidende Faktor gewesen sein. Nach einer normal zusammengesetzten vitaminreichen Kost erlangte die Haut ohne jede äußere Behandlung ihre normale Beschaffenheit zurück (Abb. 3). Das Auftreten ungewöhnlich großer Comedonen im Gesicht ohne sonstige Anzeichen für eine Acne oder Seborrhoe konnten wir ebenfalls bei einer Patientin mit Magersucht beobachten (Abb. 4). Die Hautveränderungen waren auf der Nase, an den angrenzenden Wangenpartien sowie am Kinn lokalisiert, während sonstige Prädilektionsstellen für eine Acne vulgaris, vor allem auch der Rücken, völlig frei waren. Auch hier trat nach normaler vitaminreicher Kost und Gewichtszunahme der Patientin ohne wesentliche örtliche Therapie eine deutliche Besserung ein.

Loewenthal hebt bei der Beschreibung der Hautveränderungen bei Vitamin A-Mangel, die er an einem Krankengut von 130 eingeborenen Gefangenen aus Uganda mit gleichzeitig bestehender Xerophthalmie und Nachtblindheit

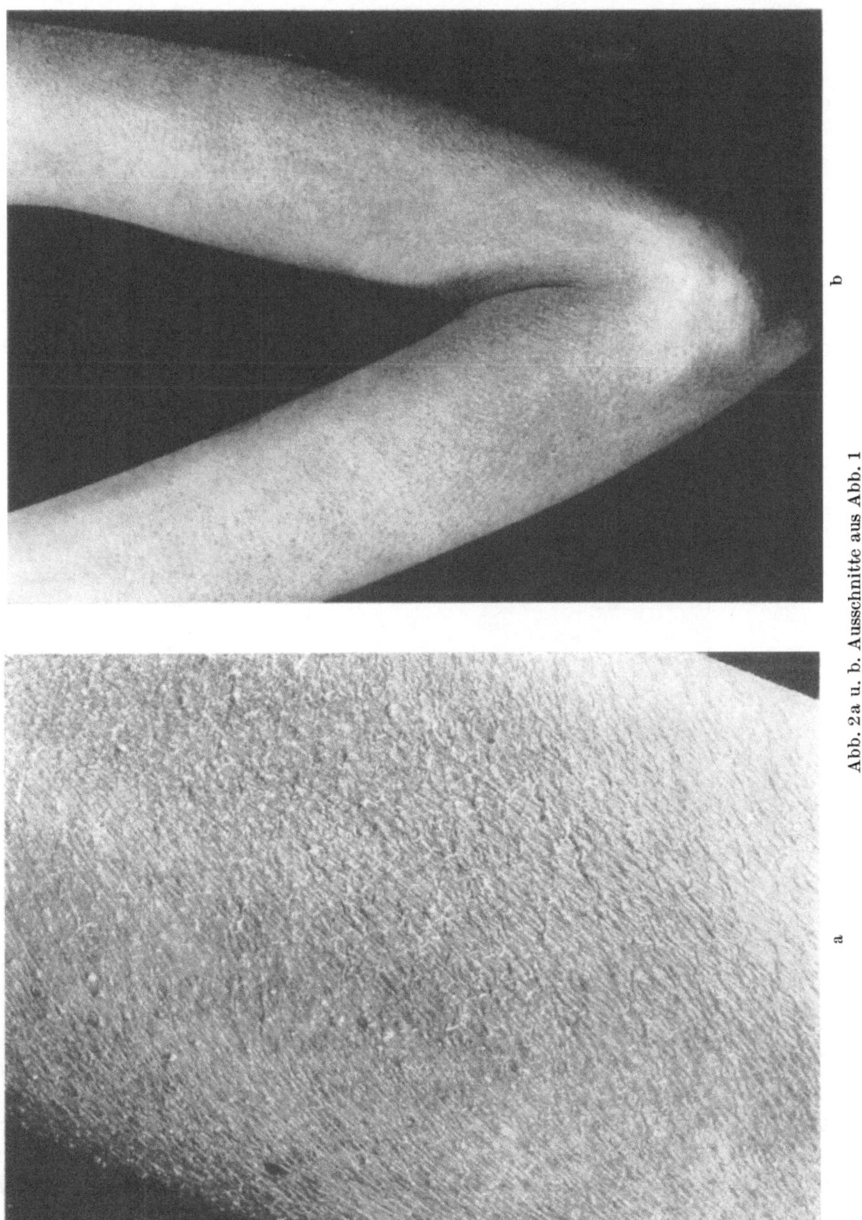

Abb. 2a u. b. Ausschnitte aus Abb. 1

machen konnte, als besonderes Symptom die *Trockenheit* der Haut hervor, die auch Robinson bei Eingeborenen bei Vitamin A-armer Diät beobachtete. Dabei waren das Gesicht und der behaarte Kopf nur selten betroffen. Die normalerweise glänzende Haut der Eingeborenen wurde rauh und zeigte je nach Stärke der Schuppung eine mehr grauschwarze Verfärbung. Am ausgeprägtesten waren die

Veränderungen an den Streckseiten der Arme, auf den Handrücken, an der Streckseite der Unterschenkel sowie am gesamten Oberschenkel und den Gesäßpartien. Die neben der Trockenheit beobachteten Papeln hatten ein typisches Aussehen. Sie waren rund oder polygonal und hatten scharf abgesetzte Ränder. Ihr Durchmesser betrug bis zu 0,6 cm. YOUMANS u. CORLETTE konnten sogar Papeln mit noch größerem Durchmesser beobachten. Regelmäßig waren die Streckseiten der Arme und die Vorder- und Außenseite der Oberschenkel betroffen. Darüber hinaus

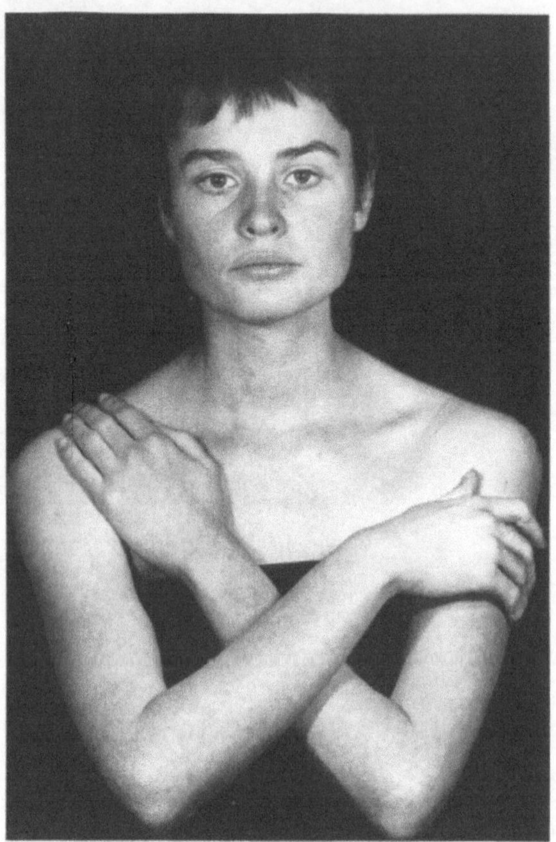

Abb. 3. Normaler Hautbefund nach Nahrungsaufnahme. Gleiche Patientin wie Abb. 1

können Gesäß, Lenden, Brust und Rücken befallen sein. Auf Brust und Rücken zeigen sie oft einen acneiformen Charakter. Eine entzündliche Rötung und Schwellung der Follikel, jedoch ohne Pustelbildung, kam vor. In diesen Follikeln fand sich gelegentlich ein abgebrochenes Haar. Ob auch das Vorkommen von acneiformen Veränderungen im Gesicht zum Krankheitsbild gehörte, ließ sich nicht endgültig klären, da es sich zum großen Teil um junge Männer handelte. Bemerkenswert war jedoch das gute Ansprechen der Veränderungen — auch im Gesicht — auf Vitamin A-Behandlung. Nach Ansicht von AYKROYD und RAJAGEPAL, AYKROYD u. KRISHNAN kommen die von NICHOLLS bei Vitamin A-Mangel als *Phrynoderma* (Krötenhaut) beschriebenen Hautveränderungen auch bei Kindern vor, wenn auch nach BLACKFAN u. WOLBACH Erscheinungen von seiten der Augen (Xerophthalmie und Keratomalacie) überwiegen. Bei Säuglingen macht sich zusätzlich oft ein Wachstumsstillstand bemerkbar. Auch Hydrocephalus, Anämien und Hämaturien kommen vor (Bass u. Caplan). Cornfeld und Cooke beobachteten bei einem $5^1/_2$ Monate alten künstlich ernährten Mädchen neben einer Xerophthalmie eine Verhornung des Scheidenepithels, Hemmung der geistigen und körperlichen Entwicklung, Erhöhung des Liquordruckes, Facialisparese, Gynäkomastie, Vergrößerung von Leber und Milz sowie eine gegen Eisen, Folinsäure und Leberbehandlung völlig resistente Anämie. Nach Vitamin A, 3 Tage 100000 E, und anschließender Multivitaminbehandlung trat eine schnelle Besserung ein.

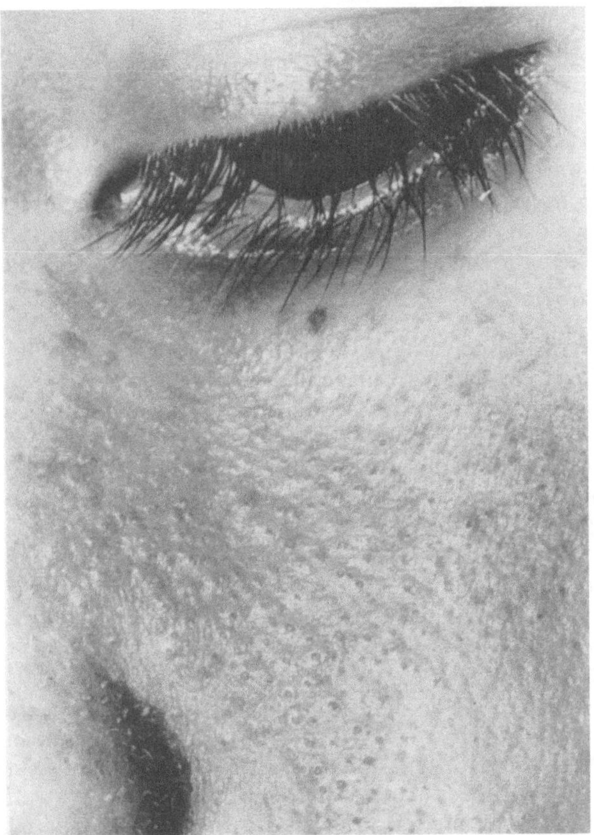

Abb. 4. Acneiforme follikuläre Hyperkeratosen durch Vitamin A- und Riboflavinmangel

Daß Vitamin A-Mangel die Infektresistenz der Haut herabsetzt, ist bekannt (Jadassohn, Kimmig). Mackay konnte an 118 Säuglingen der ärmsten Bevölkerung Londons feststellen, daß bei denjenigen Säuglingen, die zusätzlich zur Nahrung Vitamin A erhielten, nur in der Hälfte der Fälle infektiöse Hautkrankheiten wie Impetigo, Furunkel und Schweißdrüsenabscesse auftraten.

Im wesentlichen stimmen die Beschreibungen anderer Autoren mit den oben angeführten überein (Goodwin, de Luca, Marchionini, Sulzberger u.a.). Johnson sowie de Luca heben den oft vorhandenen Juckreiz hervor, der auf die Trockenheit der Haut zurückzuführen ist. Kuznec und Raskin erwähnen neben den typischen follikulär angeordneten Papeln auch eine Hyperkeratose der Schweißdrüsenausführungsgänge. Von Scheer und Keil werden in den follikulären Papeln aufgerollte oder abgebrochene Haare beschrieben. Von Comel wird die oft auffällig starke bräunliche Verfärbung der Papeln betont. Er bezeichnet daher die Hautveränderung als Dysvitaminosis spinulosa melanotica. REISS beobachtete Brüchigkeit der Nägel sowie perlècheartige Veränderungen der Mundwinkel. LEHMAN und RAPAPORT sind anhand von Beobachtungen an neun Kindern der Ansicht, daß früher solche Fälle unter der Diagnose Keratosis pilaris, Lichen spinulosus usw. eingeordnet wurden. Derartige diagnostische Irrtümer seien allerdings durch die Beachtung immer vorhandener Augensymptome zu vermeiden, die gleichzeitig auch als Kriterium gegenüber anderen Keratodermien gelten. Darüber hinaus entscheidet die Behandlung mit kleinen Dosen Vitamin A (5000 E täglich) die Diagnose, wonach eine relativ schnelle Besserung eintreten muß.

Außer bei typischen Mangelkrankheiten wird Vitamin A in der Dermatologie bei nahezu allen mit Verhornungsanomalien einhergehenden Erkrankungen in breitem Umfang angewendet (MIESCHER, KALKOFF u. CONRATHS u. a.). Die hierbei im allgemeinen angewandte Dosis von 50000—400000 E überschreitet erheblich die notwendige Tagesdosis, so daß von einer reinen Substitutionstherapie nicht mehr gesprochen werden kann. Pharmakodynamische Vorgänge noch nicht geklärter Art sind wohl im wesentlichen für die meist vorübergehenden Erfolge von Bedeutung, zumal sich das Vitamin A, selbst bei höchster Dosierung, in der Epidermis, dem Ort seiner Wirkung, nicht nachweisen läßt (CORNBLEET und POPPER).

Histologie

Die Xerose der Haut zeigt feingeweblich eine extreme Verdünnung der Epidermis, wobei allerdings das Stratum corneum stellenweise eine ausgesprochene Verdickung aufweist (MARCHIONINI). Nach den Untersuchungen von LOEWENTHAL und FRAZIER und HU findet sich bei allen Patienten im wesentlichen der gleiche Befund. Am deutlichsten ist eine Erweiterung der Follikel, die von einem aus konzentrisch geschichteten Hornlamellen bestehenden Pfropf ausgefüllt sind, dessen Oberfläche die umgebende Hornschicht nicht überragt. In manchen Pfröpfen finden sich Haarreste, die oft ausgerollt zwischen den Hornlamellen liegen, außerdem Lympho- und Leukocyten. Der Pfropf hat die Form einer umgekehrten Birne, deren unterster Teil über der Einmündungsstelle der Talgdrüsen liegt. In der Umgebung dieser Follikel ist die Epidermis, zum Follikel hin zunehmend, acanthotisch verdickt. Das Stratum corneum ist erheblich verbreitert. Die Zellen des Stratum basale sind häufig unregelmäßig angeordnet. Je nach Stadium der Erkrankung wird eine Infiltration mit Leukocyten beobachtet. Im Gegensatz zu FRAZIER und HU konnte LOEWENTHAL keine Vermehrung des Pigmentgehaltes in den Zellen der Basalschicht feststellen. Die auffallend dunkle Farbe der Papel entsteht nach LOEWENTHAL durch die stärkere Fältelung der Basalzellschicht, so daß die Pigmentdichte pro Raumeinheit vergrößert ist. Unmittelbar auf die Nachbarschaft des Follikels beschränkt, finden sich in wechselndem Ausmaß Ödem und Zellinfiltration hauptsächlich aus Lymphocyten, Fibrocyten und einigen endothelähnlichen polymorphkernigen Zellen, jedoch ohne Eosinophile. Entzündliche Veränderungen kollagener oder elastischer Fasern finden sich nur im Bereich der Zellinfiltration und des Ödems. An den Schweißdrüsenausführungsgängen bestehen ähnliche Veränderungen wie an den Haarfollikeln, ohne daß diese jedoch makroskopisch immer erkennbar sind. Die Schweißdrüsen selbst sind oft normal, jedoch wird auch Atrophie und Cystenbildung beobachtet (GOLDBLATT und BENISCHECK, MOORE).

3. Mangelsymptome an anderen Organen

Wie bei allen Mangelkrankheiten macht auch die Diagnose einer A-Avitaminose Schwierigkeiten, wenn man sie nur auf Grund der Veränderungen eines Organs (z. B. Haut) zu stellen versucht, zumal sie nur selten typisch sind. Geteilt sind auch die Ansichten über den Wert von Blutspiegeluntersuchungen (Marchionini u. Patel, Luniatscheck, Schneider u. Widder, Reginato). Nach eigenen Untersuchungen gibt der Vitamin A-Blutspiegel keinen regelmäßigen krankheitsbezogenen Hinweis auf das Bestehen eines A-Mangels. Neuerdings ist sogar angezweifelt worden, daß das Phrynoderm für Vitamin A-Mangel typisch ist. Nach Stannus sollen gleiche Veränderungen beim Skorbut und beim Niacinmangel vorkommen. Ramalingoswami und Sinclair sind der Meinung, daß das Phrynoderm nicht so sehr durch Vitamin A-Mangel als durch Mangel an essentiellen Fettsäuren bedingt ist. Somit sichern oft erst zusätzliche Symptome von seiten anderer Organe die Diagnose. Aus diesem Grunde sollen sie jeweils kurz besprochen werden.

Da der Sehpurpur eine Eiweißverbindung des Vitamin A ist, kommt es an den Augen beim A-Mangel schon frühzeitig zu einer Störung im Aufbau des für das Sehen unentbehrlichen Pigments. Häufigstes Frühsymptom ist daher die Nachtblindheit (Hemeralopie), die oft vom Patienten gar nicht bemerkt wird. An der Bindehaut wird eine Xerosis epithelialis entweder in Form der Bitotschen Flecken oder als Xerosis der Lidbindehaut beobachtet. Weitere bekannte Symptome sind die Keratomalacie, eine ausgesprochene Trockenheit des Auges als Folge einer Veränderung des Tränendrüsenepithels (Xerophthalmie), Fundusveränderungen in Form kleiner peripher gelegener Flecke sowie eine Einengung des Gesichtsfeldes für Blau und Gelb.

An den *Atemwegen* wird ein Hochrücken der Haut-Schleimhautgrenze der Nase, eine Abnahme des Riechvermögens, eine Ozaena sowie Heiserkeit und Bronchitis beschrieben. Sämtliche Symptome werden durch eine fortschreitende Epithelisierung der Schleimhäute hervorgerufen. Das gleiche gilt auch für die Schleimhäute anderer Organe. So finden sich im *Verdauungstrakt* neben Störungen des Zahnwachstums ein Hinaufrücken der Schleimhautgrenze an den Lippen, eine Trübung und Glanzverlust der Mundhöhlenschleimhaut, Mundwinkelstomatitiden, Abnahme der Salzsäuresekretion des Magens bis zur völligen Achylie, die umgekehrt auch zu sekundärem Vitaminmangel führen kann, sowie Neigung zu Durchfällen mit schleimig-blutigen Stühlen. Im *Urogenitaltrakt* kommt es zu einer reichlichen Abschilferung von Epithelien aus Urethra und Blase mit gehäuftem Auftreten von Nierensteinen und unspezifischen Urethritiden.

Außer einer Funktionsminderung der exkretorischen *Drüsen* wie Tränen-, Talg- und Schweißdrüsen sowie der sezernierenden Drüsen des Respirations- und Darmtraktes infolge epithelialer Metaplasie des Drüsenepithels werden auch Störungen gleicher Art an *innersekretorischen* Organen beobachtet. In erster Linie werden hiervon die *Nebennieren* (Absinken des Blutdruckes und Störung der Pigmentierung) betroffen. Eine Vitamin A-Speicherung findet in den Ovarien, und zwar in den Graafschen Follikeln, im Corpus luteum und in der Placenta statt. Bei Vitamin A-Mangel wurde Keratinisierung der Schleimhautepithelien der Eileiter, des Uterus und der Vagina, oft verbunden mit Regelstörungen bis zur Amenorrhoe, beobachtet. Auf einer derartigen Veränderung der Vagina beruht der sog. *Kolpokeratosetest* (Nachweis von verhornenden Epithelien bei Mädchen im Vaginalausstrich, Hohlweg; bei Knaben läßt sich der Nachweis eines Vitamin A-Mangels im Rectalabstrich führen (Brugsch, Pillat). Bei Vitamin A-Mangel von Graviden kann es zu Totgeburten und schweren Mißbildungen kommen.

Im Rahmen der wechselseitigen Beeinflussung von Vitaminen und Hormonen weist das Vitamin A besondere Beziehungen zum Schilddrüsenhormon auf, und zwar hemmt es die Thyroxinfunktion (Abelin, Drill); auf der anderen Seite beeinflußt das Thyroxin den Vitamin-Stoffwechsel insofern, als es die Resorption von Carotin oder seine Umwandlung zu Vitamin A in der Darmwand stimuliert. Deutliche Symptome eines Vitamin A-Mangels sind bei Hypothyreoidismus oder

Myxödem beschrieben worden (SHAW, MASON u. KALZ, VILANOVA u. CANADELL). Eine Vitamin A-Mangelstruma ist schon seit langem bekannt. So fand HAUBOLD (1950) bei 95% von frischoperierten Strumaträgern herabgesetzte Dunkeladaption und häufig erniedrigte Serumwerte für Vitamin A und Carotin.

Ob degenerative Nervenveränderungen als Folge von Vitamin A-Mangel vorkommen, ist noch nicht endgültig geklärt (IRVING u. RICHARDS). Man nimmt neuerdings an, daß die Nervenschädigungen durch gleichzeitigen Mangel anderer Vitamine bedingt sind.

4. Vitamin A-Mangel bei Tieren

Geeignete Versuchstiere sind Ratten und Mäuse. An Ratten wurden die ersten Versuche durchgeführt. Verwendet werden am besten junge Tiere (Ratten z.B. mit einem Gewicht von 35—45 g). Die bereits von OSBORNE und MENDEL 1913 angegebene Mangeldiät wurde auch von vielen anderen Autoren angewendet. Sie hat folgende Zusammensetzung: Casein 18%, Salzgemisch 4%, Stärke 48%, Schweinefett 30%, dazu 0,4% Hefe. STERNBERG und PILLSBURY verwendeten für ihre tierexperimentellen Untersuchungen als Grundnahrung 18% alkoholextrahiertes Casein, 4% Salzgemisch, 6% Hefe und 70% dextrinisierte Stärke. Pro Kilogramm Nahrung gaben sie drei Tropfen Viosterol hinzu.

Die auffallendsten Mangelerscheinungen spielen sich bei den Ratten wie beim Menschen an den Augen ab. Auch das Auftreten von verhornten Zellen im Vaginalsekret (Kolpokeratose) wurde beobachtet. An der *Haut* konnte PALLOTTI etwa nach 1 Monat Vitamin A-freier Ernährung fleckförmigen Haarverlust, Erytheme und Schuppung nachweisen. Zwischen dem 1. und 4. Monat waren histologisch an diesen Partien Hyperkeratose sowie atrophische Veränderungen an den Haarfollikeln und Talgdrüsen erkennbar. Die Veränderungen waren teilweise dem Vitamin B-Mangel ähnlich, jedoch fehlten hier entzündliche Erscheinungen. Weitere Mangelerscheinungen bei Ratten und Mäusen sind Gingivitis und Rhinitis. Einige Autoren (TAKENOUTI und JOYEUX sowie SAUTET) fanden bei Tieren unter Vitamin A-Mangel die Infektresistenz herabgesetzt, während andere (z.B. STERNBERG und PILLSBURY) keine Abweichung beobachten konnten.

5. A-Hypervitaminose

Nebenwirkungen durch Vitamin A-Überdosierung sind schon seit langem bei den Eskimos und Polarforschern bekannt. Bereits 1957 beobachtete KANE nach dem Genuß von Eisbärleber Schwindel und Durchfälle. 1899 stellte der Polarforscher FREDERICK JACKSON zusammen mit dem Schiffsarzt Selbstversuche an. Nach dem Genuß von 125 g Eisbärleber stellten sich 6 Std später heftige anfallsweise Kopfschmerzen und Übelkeit ein. Das gleiche wiederholte sich in einem späteren Versuch bei fünf weiteren Teilnehmern der Expedition nach Genuß von gekochter Leber.

LINDHARD beschrieb 1913 auf einer Expedition bei 19 Männern nach Genuß von einem Bärenlebergericht folgende Symptome: Müdigkeit, Trägheit, Reizbarkeit, unwiderstehlicher Drang nach Schlaf und schwere Kopfschmerzen mit Brechreiz. Schon am folgenden Tage traten schuppende Fleckchen in der Umgebung des Mundes auf, die sich langsam ausbreiteten, teilweise auf das Gesicht beschränkt blieben oder aber auch auf den gesamten Körper übergriffen. Erst viele Jahre später wurden von RODAHL und MOORE (1943) diese Vergiftungserscheinungen als Folge des Vitamin A-Reichtums der Leber erkannt. Der Gehalt an Vitamin A in 1 g Leber schwankt zwischen 13000 E und 26700 E. Dies bedeutet bei einem Genuß von 375 g Leber eine Dosis von etwa 7500000 E Vitamin A.

Besonders bei *Kindern* werden akute Vitamin A-Vergiftungserscheinungen bei zu hoher (oft versehentlich falscher) Dosierung beobachtet. Die akuten Symptome machen sich in Erbrechen, Blässe und Benommenheit bemerkbar. MARIE und SEE machten 1951 auf eine starke Vorwölbung der Fontanelle („Bombement en chapeau de clown") aufmerksam. Dieses Symptom wurde bei drei Säuglingen beobachtet, bei denen 1 oder mehrere Tage zuvor 300000 E Vitamin A gegeben worden waren. Bis 1954 beobachteten ZUNIN und TESTA bereits über 20 derartige Fälle. Die Vorwölbung der Fontanelle läßt sich nach PILOTTI jedoch leicht durch Punktion behandeln. EHRENGUT wies auf das Paradoxon hin, daß sowohl nach Vitamin A-Hyper- als nach Vitamin A-Hypovitaminose ein Hydrocephalus auftreten kann.

Bei länger dauernder Verabreichung von Vitamin A stellt sich bei Kindern zunächst Appetitlosigkeit, Juckreiz und Wachstumsstillstand ein. Danach tritt oft eine zunehmende Reizbarkeit, schmerzhafte Verdickung der Knochen und Einschränkung der Beweglichkeit auf. Gelegentlich treten auch Leber- und Milzschwellung auf. An der *Haut* werden verschieden stark ausgeprägte diffuse Alopecie, Trockenheit der Haare, seborrhoide schuppende Flecke, an den *Schleimhäuten* Sprödigkeit und Blutungen an den Lippen sowie Mundwinkelrhagaden beobachtet (KNUDSON u. ROTHMAN).

Bretharte Schwellung an beiden Schläfen und am rechten Vorderarm sowie ödematöse Schwellungen an beiden Füßen beschrieb DAIR bei einem 20 Monate alten Kind, das versehentlich 240000 E Vitamin A täglich über 3 Monate erhielt. Im Bereich dieser Schwellungen waren röntgenologisch Periostverdickungen nachweisbar. Der Vitamin-Blutspiegel war auf 1040 i E/cm^3 gegenüber normal 100—300 E erhöht. Bei einem Kinde, das von der 2. Woche an das Zehnfache der vorgeschriebenen Menge erhielt (NAZ und EDWARDS) traten im Alter von $2^1/_2$ Monaten Haarausfall, im Alter von $3^1/_2$ Monaten eine Dermatitis seborrhoides und im Alter von 6 Monaten röntgenologisch nachweisbare periostale Erhebungen an den Claviculae auf. Bei der Krankenhausaufnahme im 5. Monat wegen heftiger Schmerzen über den distalen Enden des Radius und der Ulna bestanden Appetitlosigkeit, Obstipation, spärliches Kopfhaar, trockene rissige Lippen, deutliche bretharte Schwellungen am Kopf und an den Vorderarmen sowie eine Vergrößerung der Leber. Der Vitamin A-Gehalt im Blut betrug 1121 E/cm^3. Nach dem Absetzen von Vitamin A waren die Schmerzen und Schwellungen innerhalb von 10 Tagen abgeklungen. Im weiteren Verlauf bildeten sich alle klinischen Erscheinungen mit zunehmendem Absinken des Vitamin A-Spiegels zurück. Symptome gleicher Art wurden von REYERSBACH, HANELIN und JOPLIN bei einem 3jährigen Mädchen und von TOOMEY und MORISETTE bei einem 23 Monate alten Kind nach hohen Vitamin A-Dosen beobachtet. Die Symptome ließen sich bei erneuten Vitamin A-Gaben reproduzieren. Weitere ähnliche Beobachtungen stammen von ARENA u. Mitarb. und BOSCH SALA, CAFFEY, DICKEY und BRADLEY u.a.

Bei *Erwachsenen* äußern sich die akuten Symptome der Vitamin A-Vergiftung in heftigen Kopfschmerzen, besonders in der Stirn- und Orbitalregion, als Zeichen eines Hirndrucks weiter in Übelkeit, Erbrechen, Schwindel, Trägheit, Müdigkeit, Schlafsucht, Reizbarkeit sowie in lokalisierter oder in schweren Fällen generalisierter Schuppung der Haut. Jedoch ist die akute Hypervitaminose außer nach dem angeführten Genuß von Polarbärleber bei Erwachsenen im allgemeinen seltener, zumindest tritt sie nach medikamentöser Verabfolgung erst nach längerer Zeit auf.

SHAW und NICCOLI beobachteten bei einem 25jährigen Mann, der irrtümlich 2 Monate lang täglich 200000—250000 E Vitamin A erhielt, Knochen- und Gelenkschmerzen, Anorexie, Asthenie, Tachykardie, Leberschwellung, Polydipsie und Polyurie sowie ein maculo-papulöses Exanthem.

Typische Veränderungen von seiten der Haut wurden von SULZBERGER und LAZAR bei einer 44jährigen Frau beschrieben. Diese hatte aufgrund einer Rundfunkmeldung „Vitamin A sei gut gegen trockene Schleimhäute und zur Verhütung von Erkältungen" über $1^1/_2$ Jahre täglich 600000 E, bei besonderen Anlässen zusätzlich 1—2 Mill. E, eingenommen. Es bestanden diffuser Haarausfall, auch an

Augenbrauen und Wimpern sowie der Axillar- und Genitalbehaarung. Die Lanugohaare fehlten völlig. Die noch verbliebenen Haare waren spröde, trocken und brüchig. Das Haupthaar ließ sich nicht kämmen und erschien ungepflegt. Die trockene feinlamellöse schuppende Haut juckte, war an verschiedenen Stellen excoriiert und zeigte die auch für den Vitamin A-Mangel beschriebenen typischen follikulären Hornpapeln an den Streckseiten der Extremitäten sowie acneiforme und milienähnliche Papeln im Gesicht. Außerdem bestand eine Chloasma bzw. eine einer Riehlschen Melanose ähnliche Pigmentierung im Gesicht und im Nacken. Die Fingernägel waren weich und brüchig. Am Naseneingang sowie in den Mundwinkeln bestanden Schuppen und Rhagaden. Außerdem fanden sich Exophthalmus, generalisierte Knochen- und Gelenkschmerzen sowie Nachtschweiße. Sämtliche Erscheinungen mit Ausnahme des Exophthalmus bildeten sich nach Absetzen des Vitamin A zurück. Von DORÉ wurden Hyperkeratosen an Handtellern und Fußsohlen im Verlauf der Behandlung einer Amblyopie mit Leber als Folgen einer A-Hypervitaminose gedeutet. Auffällig ist die Ähnlichkeit bzw. Übereinstimmung vieler Symptome sowohl bei Vitamin A-Überdosierung als auch bei Vitamin A-Mangel.

Vitamin A-Hypervitaminosen werden gelegentlich *verkannt*. Es berichten GERBER, RAAB und SOBEL über eine 28jährige Frau, die wegen einer Ichthyosis $8^1/_2$ Jahre lang täglich 500000 E Vitamin A eingenommen hatte. Sie befand sich während dieser Zeit nicht weniger als zehnmal in stationärer Behandlung. Die Vitamin A-Zufuhr wurde wegen der günstigen Wirkung auf die Ichthyosis immer fortgesetzt. Schon verhältnismäßig früh traten Harninkontinenz, Nykturie, starke Stirnkopfschmerzen, Erbrechen, Schwindel und Doppelsehen auf. Wegen Anzeichen eines erhöhten Liquordruckes mußte eine operative Entlastung vorgenommen werden. Danach folgten Schmerzen in der Wirbelsäule, Rippen, Schultern, in den Hüft- und Kniegelenken, die zu zunehmender erheblicher Bewegungseinschränkung führten. An den Lippen trat eine Schuppung und Rötung, allgemein ein starker Pruritus auf. Auf der Bauchhaut entwickelten sich erhabene pigmentierte Papeln. Es kam zu einem Ausfall der Haupt-, Augenbrauen-, Axillar- und Lanugobehaarung. Leber und Milz waren zeitweilig vergrößert. Zunächst wurden als Fehldiagnosen Hirntumor, seröse Meningitis, chronische Encephalitis, Psychoneurose, generalisierte Infektarthritis angenommen, bevor eine chronische A-Hypervitaminose erkannt wurde.

Für das Auftreten von Vitamin A-Hypervitaminosen sind offensichtlich neben individuellen Faktoren (Lebensalter, Körperbautyp, Ernährungsweise und Lebensverhältnisse, Eigenheiten des Stoffwechsels und des Endokrineums) auch Störungen des Lipoidstoffwechsels von großer Bedeutung. Dies konnte tierexperimentell von COLLAZO sowie MOLL u. Mitarb. nachgewiesen werden. Bei Ratten und Mäusen wurde nach hohen Dosen Vitamin A eine auffällige starke Lipoidspeicherung im Endothel und Plattenepithel beobachtet. Starke Verfettung der Sternzellen in der Leber, der Pulpazellen in der Milz, der Capillarendothelien der Nieren und der Lungen führte bei den Tieren zum Tode. Im übrigen waren auch manche Symptome bei Tieren dem Vitamin A-Mangel ähnlich; so z. B. der partielle Haarausfall sowie eine herabgesetzte Infektresistenz und Wundheilungstendenz (ESCARRAS und PAILLAS). Darüber hinaus wird durch übergroße Gaben von Vitamin A das biologische Gleichgewicht der Vitamine empfindlich gestört. Manche Symptome ähneln deshalb denen anderer Vitaminmangelzustände, so besonders die Symptome an der Haut, an den Schleimhäuten, am Haarkleid sowie die Skeletveränderungen.

III. Die B-Vitamine

Das Vitamin B besteht aus einem Komplex mehrerer Wirkstoffe. Die Geschichte dieser Vitamingruppe beginnt mit der Auffindung des Beriberi-Schutzstoffes durch C. FUNK im Jahre 1911. Er sah ihn als stickstoffhaltige Base an und nannte ihn „lebenswichtiges Amin“. Hieraus entstand der Name *Vitamin*. 1925 wurde von dem thermolabilen, inzwischen Vitamin B_1 genannten Beriberi-Schutzstoff das thermostabile, Pellagra verhütende Vitamin B_2 abgegrenzt, das sich in der nachfolgenden Zeit ebenfalls als nicht einheitlicher Wirkstoff erwies. Weiter hiervon abgegrenzte und neu entdeckte Wirkstoffe dieser Gruppe erhielten die Bezeichnungen B_3 bis B_{12}. Später wurde eine Reihe von ihnen als nicht existent widerrufen. Die Zusammenfassung dieser Wirkstoffe unter der *Gruppe der B-Vitamine* wurde jedoch beibehalten, da sie in Wechselbeziehungen zueinander stehen. Jeder einzelne von ihnen kommt nur dann voll zur Wirkung, wenn auch die anderen B-Vitamine vorhanden sind. Darüber hinaus sind sie nach STEPP, KÜHNAU und SCHRÖDER in der gleichen Art wirksam, „indem sie (zumeist an Phosphorsäure gebunden) in der Zelle an Eiweiß verankert werden und so am Aufbau von Fermenten teilnehmen".

Mangelkrankheiten beim Menschen sind nicht von allen Vitaminen dieser Gruppe bekanntgeworden. Typische Veränderungen an der Haut und Schleimhaut werden praktisch nur bei Mangel an Riboflavin (Lactoflavin) und Nicotinsäure beobachtet. Nicht selten sind jedoch die hierdurch entstehenden klassischen Mangelkrankheiten (Ariboflavinose und Pellagra) mit Mangelsymptomen anderer Vitamine kombiniert.

1. Vorbemerkungen

Mangel an Vitamin B_1 (Aneurin, Thiamin, antineuritisches Vitamin, Beriberi-Schutzstoff) führt zum Krankheitsbild der *Beriberi*. Hierbei kommt es überwiegend zu Nerven-, Herz- und Kreislaufstörungen. Bei der „*feuchten*" Form stehen kardiovasculäre Symptome von seiten des Nervensystems (Paraesthesien, Hypalgesie, neurotische Symptome) im Vordergrund. Haut- und Schleimhäute können sekundär beteiligt sein, wenn durch Behandlung mit zu hohen Aneuringaben (Vitamin B_1 steht im Antagonismus zu anderen Vitaminen wie Nicotinsäure und Vitamin A) ein Mangel an Nicotinsäure und damit z. B. pellagröse Veränderungen entstehen (STEPP, KÜHNAU, SCHROEDER).

Mangel an Vitamin B_2 (Lactoflavin oder Riboflavin) ruft dagegen vorwiegend Haut- und Schleimhautveränderungen hervor, die zusammen mit Augenveränderungen, hämatologischen Symptomen und gastrointestinalen Störungen als *Ariboflavinose* oder Alactoflavinose bekannt sind. Von noch größerer Bedeutung für die Dermatologie ist der Mangel an *Nicotinsäure* und Nicotinsäureamid (Niacin, Niacinamid, Pellagraschutzstoff, PP-Faktor = pellagra preventing factor), der zu dem wohl bekanntesten Vitaminmangelsyndrom, der *Pellagra*, führt.

Sicher als Mangelerscheinungen anzusprechende Hautveränderungen des Vitamin B_6 (einer Gruppe von Vitaminen aus Pyridin, Pyridoxal, Pyridoxamin, Adermin) sind bisher beim Menschen nicht bekannt. Es soll aber nach JEGHERS in der Pathogenese der seborrhoischen Hautveränderungen eine Rolle spielen. Auch für die *Pantothensäure* gibt es beim Menschen kein sicheres Mangelsyndrom. Trotzdem hat es für die örtliche Behandlung im dermatologischen Fachgebiet eine breitere Anwendung gefunden. Aufgrund der Beobachtung, daß Pantothensäuremangel beim Säugetier ein charakteristisches Ergrauen der Haare hervorruft, wird dieses Vitamin als ätiologisches Moment für bestimmte Haarwuchsstörungen angesehen. SCHMIDT weist darüber hinaus aufgrund der Beobachtungen von GOPALAN auf die Möglichkeit der ätiologischen Bedeutung von Pantothensäure bei dem Syndrom der „burning feet" hin.

Auch für das *Biotin* (Vitamin H) ist beim Menschen kein echtes Mangelsyndrom bekannt. Allerdings ist es SYDENSTRICKER gelungen, bei Menschen, die über eine lange Zeit mit einer Eiklardiät ernährt wurden, nach 4—7 Wochen Hautveränderungen (seborrhoisches Ekzem, exfoliative Dermatitis und Mundwinkelrhagaden) zu erzeugen. Durch das im Eiklar enthaltene Avidin wird die Verwertung des Biotins verhindert. Streptomycin und Sulfaguadin sollen ebenfalls die enterale Synthese des Biotins blockieren können. Bei Mangel an Vitaminen der *Folsäure*-Reihe (p-Aminobenzoesäure, Folsäure) treten beim Menschen Mangelsymptome auf, die sich aber fast ausschließlich auf die Erythropoese beziehen. Gelegentlich werden bei der *Sprue*, bei deren Pathogenese Folsäuremangel eine Rolle spielt, Hautveränderungen beobachtet, die teilweise aber Folge sekundärer Resorptionsstörungen sind und Bildern anderer typischer Avitaminosen entsprechen. Von Obiditsch ist bei einem Fall von Sprue eine braungraue, teils fleckförmige Pigmentierung der Haut sowie schütterer Haarwuchs beschrieben worden. Baker u. Mitarb. sahen tiefbraune bis braunschwarze Hyperpigmentierungen an Händen und Füßen nach B_{12}-Mangel. Jolliffe und Fein beobachteten gelegentlich eine Glossitis, Moore, Strickland und Prickard verschiedene Purpuraformen.

2. Seltenere Mangelerscheinungen

Außer bekannten Hautveränderungen bei den typischen Vitamin B-Mangelkrankheiten *(Pellagra* und *Ariboflavinose)* sind in neuerer Zeit auch andere Hautveränderungen auf einen Mangel an einzelnen oder mehreren B-Vitaminen zurückgeführt worden. So berichtete Grimmer 1951 über eine Dermatitis generalisata exfoliativa als dermatologisches Symptom einer komplexen B-Avitaminose bei einem 63jährigen Patienten, der außer den für diese Erkrankung typischen Hautveränderungen eine diffuse Alopecie des Kopfes und der Augenbrauen sowie eine Brüchigkeit der Nägel mit Leisten- und Tüpfelbildung aufwies. Gesicht, Hände und Füße waren im Gegensatz zur Pellagra frei von Hautveränderungen. Im Bereich des Mundes bestand eine Glossitis mit Atrophie der Papillen (Hunter-Typ), eine Gingivitis, Pharyngitis sowie Rhagaden am Mundwinkel (Cheilosis, Perlèche), wie sie bei der Ariboflavinose beobachtet werden. Weiterhin waren als wesentliche Symptome eine histaminrefraktäre Achylie, psychische und neurologische Symptome sowie Ödeme bei vermindertem Gesamteiweiß im Serum nachweisbar. Symptome von seiten des Magen und Darmes erinnerten an die von Wolff-Eisner beschriebene Theresienstädter Enteritis, die ihrerseits wiederum Ähnlichkeit mit der Symptomatik der Sprue aufwies.

Ein Jahr später berichteten Langer und Grimmer über weitere Fälle, bei denen die ausgezeichneten Erfolge der Vitaminbehandlung auf eine Störung im Vitaminstoffwechsel hinwiesen. Im Vordergrund standen pellagroide Hautveränderungen, die sich nach Gaben von B-Komplex schnell zurückbildeten. Sehr bedauert wird von den Autoren, daß sich Vitaminmangelsymptome so schwer objektivieren lassen, da zuverlässige und ohne labor- und arbeitstechnischen Aufwand durchführbare Vitaminbestimmungsmethoden fehlen. Dies erkläre auch die Unsicherheit der Zuordnung vieler Symptome und Erkrankungen zu einem exakt definierten Vitaminmangel. Aus dem gleichen Grunde werden in der Therapie Multivitaminpräparate mehr und mehr bevorzugt.

Eine weitere Erkrankung, bei der ein Vitamin B-Mangel eine Rolle spielt, ist die Dermatitis seborrhoides der Säuglinge (Lemke und Mayer). Obwohl hier der Biotinmangel im Vordergrund steht, sind die Behandlungsergebnisse mit Vitamin B-Komplex — offenbar durch einen Synergismus der einzelnen Vitamine — weitaus günstiger als mit Biotin allein. Sicher sind aber bei weitem nicht alle Hautveränderungen, die unter einer Behandlung mit Vitamin B-Komplex abheilen oder schneller abheilen, ausschließlich als Mangelsymptome zu betrachten. Immerhin sollten aber derartige Beobachtungen gesammelt und häufiger mitgeteilt werden, so z. B. die Abheilung „bräunlichrötlicher psoriasisähnlicher Erytheme" durch Leberextrakt, die GROSS auf einen Vitamin B-Mangel zurückführt. Systematisch durchgeführte Vitaminbestimmungen bei unklaren Hautveränderungen könnten sicher in manchen Fällen Hinweise für eine gezielte Therapie geben. So fanden THYRESSON und SKOGH einen Vitamin B_{12}-Mangel bei einem 52jährigen Mann mit Acrodermatitis enteropathica-ähnlichen Hautveränderungen. Näheres über die Bedeutung der Vitamine für die Therapie nicht eindeutig als Avitaminosen bekannter Erkrankungen s. bei WULF in diesem Handbuch.

Eine Häufung von Vitaminmangelerscheinungen, bei denen die des Vitamin B-Komplexes (Pellagra und Ariboflavinose) im Vordergrund standen, wurden bei Hungerkranken und Dystrophikern beobachtet (BARTELHEIMER, SOLLER und POLLARDO, PERAKIS und BAKALOS u. a.). Hier ist allerdings die Abgrenzung, was lediglich dem Einfluß des Proteinmangels zuzuschreiben und was als Ausdruck eines spezifischen Vitaminmangels anzusehen ist, oft schwer (WOLFF-EISNER). Nach BARTELHEIMER ist der Habitus des Dystrophikers sehr einförmig, wenn man die beiden Grundformen (trockene und feuchte) für sich betrachtet. Während bei der feuchten Dystrophie die Haut nach KORTING schmutziggelb und glanzlos-stumpf ist, ist sie bei der trockenen welk, runzelig und verdickt. Als Folge einer fettarmen Ernährung und damit wohl als Ausdruck eines Vitamin A-Mangels wurden zusätzlich gehäuft punktförmige Hyperkeratosen im Sinne eines Lichen pilaris beobachtet. Auch Petechien als Ausdruck eines geringen Skorbuts sind vorgekommen.

3. Ariboflavinose (Alaktoflavinose)

Die Ariboflavinose ist die jüngste als Mangelsyndrom bekanntgewordene Avitaminose mit typischen Haut- und Schleimhautveränderungen. Ihre Entdeckungsgeschichte geht auf das Jahr 1938 zurück, als SEBRELL und BUTLER bei 13 von 18 lactoflavinfrei ernährten Frauen nach 94—130 Tagen eine Mundwinkelstomatitis, eine Cheilosis sowie eine fettige Seborrhoe in den Nasolabialfalten beobachten konnten.

Das *Lactoflavin* ist eine Verbindung der Pentose-D-Ribose mit dem Isoalloxazin und stellt ein gelbliches, nur wenig in Wasser lösliches Kristall dar. Es kommt weit verbreitet sowohl im Pflanzen- als auch im Tierreich vor. Besonders reich an Lactoflavin sind Milch, Eiweiß und tierische Organe wie Leber und Niere. Als Bestandteil der „gelben Fermente" ist das Lactoflavin nach STEPP, KÜHNAU und SCHROEDER für den Ablauf der energieliefernden Oxydationsprozesse in der Zelle unentbehrlich. Katalytisch greift es in den Umsatz der Nähr- und Baustoffe des Organismus (Kohlenhydrate, Fette, Eiweißkörper und Nucleinsäuren) ein.

Durch Lactoflavinmangel können neben Veränderungen an der Haut und den hautnahen Schleimhäuten auch Augenveränderungen und gastrointestinale Symptome auftreten. Zu Beginn werden auch hier wie bei vielen anderen Avitaminosen uncharakteristische Frühsymptome wie Müdigkeit, Arbeitsunlust, Appetitlosigkeit, Verdauungsstörungen und Sensibilitätsstörungen beobachtet (MUSGER), die den charakteristischen Symptomen oft Wochen und Monate vorausgehen.

Haut- und Schleimhautveränderungen

Wichtigstes Symptom von seiten der *Haut-* und Schleimhäute ist die *Cheilosis*, bei der es zunächst zu einer Abblassung der Lippenschleimhaut, später zu schmerzhaften, nässenden und blutenden, meist mit Krusten bedeckten Rhagaden, besonders in den Mundwinkeln, kommt (Perlèche). Gelegentlich können diese Rhagaden auch in Lippenmitte auftreten. Das Lippensaumgebiet erscheint nach MUSGER infolge partieller Epithelabschilferung an einzelnen Stellen stärker gerötet, an anderen auffallend blaß. HOU beobachtete eine derartige Cheilosis, meist begleitet von einer zentrofacialen seborrhoischen Dermatitis, bei 44% der Kinder in einem chinesischen Flüchtlingslager. Diese Veränderungen heilten unter Gaben von Riboflavin und riboflavinreicher Kost ab, sprachen aber nicht auf Nicotinsäure oder Carotin an. Gehäuftes Vorkommen von Cheilosis wird auch von Appelmans und Weyts aus Belgisch-Kongo berichtet. Grundsätzlich kann aber die Perlèche, abgesehen von lokalen Ursachen, auch bei verschiedenen anderen Vitaminmangelzuständen vorkommen (Vitamin A, C, Pantothensäure, Pyridoxin), so daß immer an das gleichzeitige Vorkommen von Mangelzuständen mehrerer Vitamine zu denken ist (Korting). Von 61 Patienten mit Mundwinkelfissuren sprach nach Lundh und Geill nur ein kleiner Teil auf entsprechende alleinige örtliche Behandlung an. Ursachen waren dann Zahnlücken oder schlechtsitzende Prothesen. Bei den anderen 50 Kranken (43 Frauen, 7 Männer zwischen 62 und 89 Jahren) fanden sich neben der Perlèche stets andere Veränderungen, die auf Vitaminmangelzustände hindeuteten.

Neben der Cheilosis stellen die *Zungenveränderungen* ein wichtiges Frühsymptom des Vitamin B_2-Mangels dar (Bassi und Bassi). Die Zunge ist dabei oft geschwollen und purpur- bis margentarot („Margentazunge“), die Papillen sind vergrößert. Nach Appelmans und Weyts wurde bei Eingeborenen in Belgisch-Kongo aber auch eine Depapillation der Zunge beobachtet. Bei Diabetikern, bei denen nach Reinwein die Ariboflavinose relativ häufig vorkommt, wurde von Seegen bereits 1893 die Zunge als trocken, hochrot bis bläulichrot gefärbt mit starkem Hervortreten der Papillen beschrieben. Häufig sind bei geschwollener Zunge die Zahneindrücke an den Rändern zu erkennen; auch schwer heilende schmerzhafte Rhagaden, besonders auf der Höhe des Zungenrückens und an den Rändern, kommen vor. Im weiteren Verlauf wird neben einer Zungenatrophie nicht selten auch eine Atrophie der Schleimhäute an Lippen, Mund, Rachen, Kehlkopf und Oesophagus beobachtet. Zungenbrennen und Trockenheitsgefühl, Heiserkeit sowie Dysphagie sind die Folge. Diese Symptome im Zusammenhang mit Mundwinkelrhagaden und Nagelveränderungen (Glanzverlust und Kolonychie) sowie einer Eisenmangelanämie werden auch als Plummer-Vinson-*Syndrom* (Abb. 5) bezeichnet.

An der *Haut* kommen Erytheme mit feiner seborrhoischer Schuppung vorwiegend in den Nasolabialfalten, den Augenwinkeln, an den Ohrmuscheln, am äußeren Gehörgang und besonders auch am Scrotum vor (Gougerot u. Mitarb., Sebrell und Butler u.a.). Eine derartige *Scrotaldermatitis* wurde von Frankland bei 551 von 1371 Gefangenen in Indien beobachtet. Er unterschied dabei vier Stadien, eine akute trockene Dermatitis des Hodensackes, eine chronische trockene Form mit hochroter Entzündung der Scrotalhaut, des Penis, des Dammes und der Analgegend, eine chronische nässende Form mit Beteiligung der Innenseite der Oberschenkel und schließlich als Endstadium eine ödematöse Form, wobei der Hodensack unter Schmerzen erheblich anschwillt und wobei es sogar zu Scrotalgangrän und Exitus kommen kann. Analoge Veränderungen zur Scrotaldermatitis fanden sich bei Frauen an der Vulva. Korting und Tadzer sahen darüber hinaus erosive Erytheme an der Portio sowie Fluor, die sich auf Vitamin B_2-Injektionen zurückbildeten. Die Hautveränderungen in den Nasolabialfalten können auch das Aussehen von follikulären lichenoiden Hyperkeratosen annehmen. Sie weisen dann große Ähnlichkeit mit denen bei Vitamin A-Mangel auf. Einen Ausnahmebefund stellen die von Aplas (1956) beobachteten pemphigoiden Hautveränderungen dar.

*Augen*veränderungen, insbesondere an der Hornhaut, von einer nur mit der Spaltlampe sichtbaren Vascularisation der Cornea bis zu Hornhautinfiltraten und fleckförmigen oder konfluierenden Corneatrübungen, seltener Ulcerationen, werden gelegentlich beobachtet (LOPEZ, GONZALEZ und MORENO). HOU fand allerdings nur bei wenigen Patienten mit typischen Haut- und Schleimhautveränderungen diese für eine Ariboflavinose typischen Augenveränderungen.

Diabetiker haben einen erhöhten Bedarf an Lactoflavin. So konnte SCHMID bereits Avitaminoseerscheinungen vor dem Manifestwerden einer diabetischen Stoffwechselstörung beobachten. Mit Riboflavin ließ sich der Blutzuckerspiegel

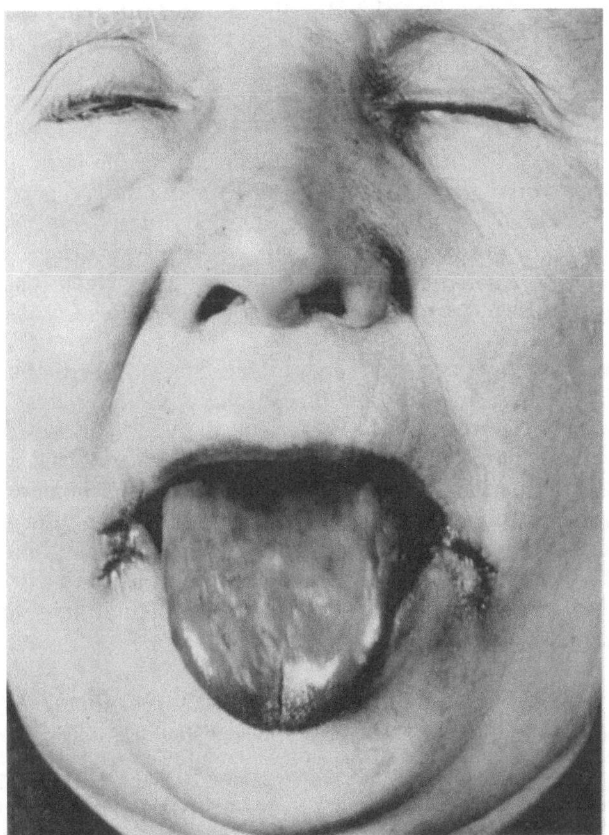

Abb. 5. Perlèche- und atrophische Glossitis bei Riboflavinmangel. (Univ.-Hautklinik Hamburg, Prof. KIMMIG)

senken. Resorptionsstörungen hatten sicher eine zusätzliche Bedeutung. REINWEIN fand bei nur 7 von 72 Zuckerkranken mit B_2-Mangelsymptomen normacide Magensaftwerte, 9 waren subacide und 56 zum Zeitpunkt der Untersuchung anacid. Achylia gastrica und Achlorhydrie konnten auch GOUGEROT, GRUPPER und PLAS sowie WALDENSTRÖM bei ihren Patienten mit Ariboflavinose beobachten. Über die bisher beschriebenen Symptome hinaus beobachteten BASSI und BASSI bei einem 12jährigen Kinde eine akute blutende Stomatitis, bald darauf diffusen Haarausfall, teilweise auch der Augenbrauen, trockene abschilfernde Haut und follikuläre Hyperkeratosen an den Streckseiten der Arme, Blepharoconjunctivitis mit diffuser Trübung der Hornhaut als Folge einer ekzematösen Keratitis. Möglicherweise lag aber auch hier wie in anderen Fällen bereits ein kombinierter Vitaminmangel vor. Die Tatsache, daß bei stationärer Behandlung unter Lactoflavingaben schließlich alle Symptome verschwinden, beweist keineswegs immer, daß ein ausschließlicher Vitamin B_2-Mangel vorliegt, da die normale, im allgemeinen vitaminreiche Krankenhauskost zur Behebung manifester und echter Vitaminmangelschäden oft ausreicht.

4. Pellagra

Die Pellagra ist im dermatologischen Fachgebiet die wichtigste und in ihrer Symptomatologie am längsten bekannte Mangelkrankheit. Dies kommt besonders auch in der bisherigen Darstellung im Handbuch der Haut- und Geschlechtskrankheiten zum Ausdruck. Die von MERK und JADASSOHN (1933) stammende Abhandlung umfaßt nicht weniger als 200 Seiten. Auch nach 1933 ist die *Pellagra* die weitaus am meisten beschriebene Mangelkrankheit geblieben.

Eine ausführliche *geschichtliche* Darstellung findet sich bei den genannten Autoren. Der Name *Pellagra,* aus dem Italienischen (Pelle agre — rauhe Haut) stammend, wurde von dem Mailänder Arzt FRAPOLLI 1771 geprägt. Die erste Beschreibung im Jahre 1735 unter dem Namen „Mal de la rose" geht jedoch auf den Spanier Don GASPARE CASAL aus Oviedo in Asturien zurück, der die Krankheit zunächst als eine Abart der Lepra ansah (SCHULZE). Nach ihm werden heute noch die pellagrösen Hautveränderungen im Halsbereich als Casalsches Halsband benannt.

Nach RILLE hat auch GOETHE auf seiner Italienreise 1786 die Pellagra kennengelernt und als Ursache hierfür den übermäßigen Genuß „des Mays und des Haiden" angesehen. Die ätiologische Vorstellung, daß die Erkrankung mit dem Maisgenuß bzw. dem einseitigen Maisgenuß in Verbindung steht, ist also schon alt. Als wesentliche Fortschritte in der Pellagraforschung aus neuerer Zeit sind die systematischen Ernährungsversuche GOLDBERGERs (1926) und die chemische Aufklärung des Pellagra verhütenden Faktors „Nicotinsäureamid" durch ELVEHJEM u. Mitarb. (1937) anzusehen. Hinzu kam die Erkenntnis, daß Nicotinsäureamid durch Tryptophan, das im Organismus in Nicotinsäureamid umgewandelt werden kann, zu ersetzen ist.

a) Nicotinsäure und Nicotinsäureamid

Die Nicotinsäure wurde bereits 1913 von FUNK aus Reiskleie isoliert, damals allerdings noch nicht als Vitamin erkannt. Erst im Jahre 1926 konnte GOLDBERGER aufgrund umfangreicher Ernährungsstudien nachweisen, daß die Pellagra keine Infektionskrankheit und keine Folge des Genusses von verdorbenem Mais ist, sondern eine Avitaminose. Er bezeichnete das Vitamin als PP-Faktor (pellagra-preventing factor, Pellagraschutzstoff). 1937 gelang es aber erst den amerikanischen Biochemikern ELVEHJEM u. Mitarb., den Pellagraschutzstoff in reiner Form zu isolieren und mit dem schon lange bekannten Pyridinderivat, der Nicotinsäure (bzw. ihrem Amid), zu identifizieren.

Die Nicotinsäure ist vorwiegend in Form ihres Amins oder ihrer Co-Enzyme I und II in der Tier- und Pflanzenwelt weit verbreitet. Im allgemeinen sind aber tierische Nahrungsmittel (Leber, Niere, Magerfleisch) reicher an diesem Vitamin als pflanzliche. Relativ viel Nicotinsäure haben Weizen, Gerste, Erdnüsse, Hefe sowie Speisepilze, während der Gehalt in Kartoffeln, Hafer, Roggen, Mais und Sojabohnen sehr gering ist. Die Getreidekörner enthalten ebenso wie der Mais und Reis den überwiegenden Teil an Nicotinsäure in der äußeren Schicht. Beim Kochen geht etwa 8—10% Nicotinsäure verloren, während von dem verbliebenen Rest noch etwa 12% im Kochwasser vorhanden ist. Bekanntlich sind auch Darmbakterien in der Lage, Nicotinsäure zu synthetisieren, wobei Bacterium aerogenes in dieser Fähigkeit das B. coli weit übertrifft. Die Variabilität der Fähigkeit der einzelnen Darmbakterien, Nicotinsäure zu synthetisieren, spielt für die Entstehung von Nicotinsäuremangelzuständen bei Darmerkrankungen eine Rolle, zumal es auch Bakterien gibt, die Nicotinsäure zerstören.

Die Bestimmung des *Nicotinsäurebedarfs* beim Menschen ist nicht einfach, da die Deckung dieses Bedarfs einmal auf dem Wege enteraler Synthese durch Umwandlung des im Eiweiß der Zelle vorhandenen Tryptophans, zum anderen durch Zufuhr von präformiertem Vitamin erfolgt. Bei guter eiweißreicher Ernährung kann also ein großer Teil des Vitamins durch Umwandlung des Tryptophans im Körper selbst gebildet werden. Nach Berechnungen amerikanischer Autoren (FRAZIER u. FRIEDEMANN) liegt das Bedarfsminimum an präformierter Nicotinsäure bei einer ausreichend hochwertiges Eiweiß enthaltenden Nahrung, die in ihrem Speisezettel keinen Mais enthält, etwa bei 4—5 mg/die. Im allgemeinen wird das Bedarfsminimum aber mit 10 mg, die optimale Dosis jedoch mit 15—20 mg angegeben. Auch hier liegt wie bei anderen Vitaminen die therapeutische Dosis erheblich höher (200—500 mg).

Die klassische *Mangelkrankheit* durch Fehlen von Nicotinsäure in der Nahrung ist die *Pellagra*. Bemerkenswert ist jedoch, daß auch nach Tryptophanmangel die gleichen Erscheinungen wie nach Nicotinsäuremangel auftreten können und daß bei der sog. Maispellagra neben anderen nicht so sehr der Mangel an Nicotinsäure, sondern das völlige Fehlen von Tryptophan im Mais die Pellagra verursacht. So konnten KREHL u. Mitarb. nachweisen, daß durch Gaben von Tryptophan das Wachstum von Nicotinsäuremangelratten in gleicher Weise gefördert werden kann wie durch Gaben von Nicotinsäure.

b) Vorkommen der Pellagra

Die *Pellagra* ist heute nicht mehr so ausgesprochen *geographisch* gebunden wie früher. Immerhin ist aber eine gewisse Häufung noch in bestimmten Ländern zu beobachten. Außer aus den Ländern um das Mittelmeerbecken wird in den letzten 30 Jahren vor allem aus den Südstaaten der USA und aus Rußland noch über gehäuftes Vorkommen von Pellagra berichtet. In Südostasien und Japan ist die Pellagra oft mit anderen Vitaminmangelkrankheiten kombiniert.

Aus *Rumänien* hoben AYKROYD, ALEXA und NITZULESCU das Überwiegen der Erkrankung bei Frauen (79%) hervor. Die Ernährung im Moldaugebiet besteht vorwiegend aus Mais. Eiweiß ist zwar ausreichend in der Nahrung vorhanden, jedoch fehlt tierisches Eiweiß, dessen Anteil nur 3—4% beträgt (TOMESCO u. Mitarb.). Nach SOTGIU (1940) starben 1933 in Rumänien 2800 Kranke an Pellagra. Er hebt aber hervor, daß im gleichen Jahr in Nordamerika 4000 Patienten starben. VASILCA (1933) berichtet über eine „Endemie" von Pellagra im Bezirk von Tarnava Mica. Neben besonders disponierenden Faktoren wie Infektionskrankheiten (Lues, Malaria), Alkoholabusus und intensiver Sonnenbestrahlung wird vor allem dem Mais für die Entstehung der Pellagra eine Bedeutung beigemessen. Besonders dem frisch gepflückten Mais fehlen einige wichtige Aminosäuren (Tryptophan, Lysin und Cystin).

Ein ausführlicher Überblick über die Pellagra und deren Vorkommen in *Bulgarien* stammt von MOLLOW (1940). Auch in *Jugoslawien* kommt nach DOJMI (1934) die Pellagra vorwiegend in Gegenden vor, in denen sich die Bevölkerung von Mais („Kukuruz") ernährt. In *Serbien*, im Gebiet von Kosovo Metokija, gibt es nach BORIC (1955) endemische Pellagra. Von 5811 Untersuchten hatten 1561 (831 Erwachsene und 730 Kinder) Pellagra. Häufig war die Erkrankung mit einer Ariboflavinose oder mit einer A-Avitaminose kombiniert. Auf Veranlassung der Weltgesundheitsorganisation wurde das Maismehl mit Thiamin, Eisen, Niacin und Riboflavin angereichert. Bei ständigem Genuß dieses veredelten Mehls traten keine Pellagrafälle mehr auf. In *Ungarn* wurden von v. BERDE (1936) bei einer Umfrage unter den Fachärzten 43 Fälle von Pellagra festgestellt. 70% von ihnen hatten niemals Mais gegessen. Nur in den an Rumänien grenzenden Teilen kam die Pellagra endemisch, sonst nur sporadisch vor. Im Burgenland wurden von DARTHE (1949) pellagroide Avitaminosen unter den Gefangenen beobachtet.

Nach MACCO (1943) stellte die Pellagra in *Italien*, wo früher jährlich Tausende von Krankheitsfällen vorkamen, so daß Sonderkrankenhäuser eingerichtet werden mußten, immer noch ein soziales Problem dar. In der Provinz Verona waren 1933—1934 nach ARTOM (1937) 61 Pellagrafälle gemeldet worden. Auch hier überwogen Frauen. COTTINI (1937) weist auf die Bedeutung der Amoebiasis für die Entstehung sekundärer Pellagrafälle hin. Nach LUTRARIO (1936) sank die Erkrankungshäufigkeit an Pellagra in Italien von 1889—1933 von 3428 auf 75 Fälle jährlich. Nach FRONTALI soll die Zahl der Pellagrakranken 1881 noch weit größer gewesen sein. Der inzwischen erfolgte Rückgang war durch staatlich gelenkte sozialhygienische Maßnahmen erzielt worden. In *Cypern* konnte PLUNKETT 5 Pellagrafälle bei 5 Frauen englischer Soldaten beobachten.

Aus *Rußland* berichtet SNISSARENKO (1934) über 259 Pellagrafälle aus dem Gebiet Pjatigorsk. Von ihnen waren 109 männlichen und 150 weiblichen Geschlechts (darunter 50 Kinder von 1—15 Jahren). WILENSKY und POSPELOV (1934) konnten in Iwanowo 108 Pellagrakranke beobachten, von denen 8 starben. MESTSERSKIJ (1933) berichtet über 35 in Moskau zur Beobachtung gekommene Fälle. Unter ihnen waren 25 Alkoholiker. Von 30 Kindern, über die BAGATOUROVA und NEIMARK aus Armenien berichten, starben 6 an der Pellagra. In *Konstantinopel* trat die Pellagra nach SINAI (1934) jährlich als Epidemie im Frühjahr auf. Der Verlauf war akut und nach 2—4monatiger Dauer fast immer tödlich. Auffallend war, daß fast immer Juden erkrankten. Selbst in Bezirken, in denen fast ausschließlich Mohammedaner wohnten, erkrankten nur jüdische Familien. Das Auftreten der Erkrankung wird mit dem Genuß von ungesäuertem Brot in Zusammenhang gebracht, das nur aus Mehl und Wasser bereitet wird.

CORKILL (1934) beobachtete in einer Arabergemeinde des *Sudans* 103 Personen, die in der heißen trockenen Jahreszeit an Pellagra erkrankten. Die Erkrankungen fielen in eine Zeit besonders einseitiger Kost, in der nur Hirse gegessen wurde. Nach Ansicht von CORKILL ist die Pellagra keine reine B_2-Avitaminose, sondern eine Multiavitaminose. Über das Vorkommen von Pellagra bei den Fellachen in *Ägypten* berichten CLARK (1937) und ELLINGER, HASSAN und TABA (1937).

In *Frankreich* scheint die Pellagra nur sporadisch vorzukommen (GOUGEROT u. Mitarb., 1938). Auch hier wird die Bedeutung des Sonnenlichtes und des Alkoholabusus betont. Auch in *Deutschland* kommt die Pellagra nur sporadisch vor. Gehäuftes Auftreten wurde gelegentlich in psychiatrischen Heilanstalten beobachtet (SIOLI, 1935). Besonders aus Schlesien ist häufiger über Pellagra aus Heilanstalten berichtet worden (CHOTZEN, 1933; WEISSENFELD, 1934; MATERNA, 1935). Desgleichen wurde aus *Österreich* nur über sporadisches Auftreten von MONAUNI (1933) und von URBACH (1935) berichtet. Auf die Seltenheit der Pellagra in der *Schweiz* weist RAMEL (1934) anhand des ersten Pellagrafalles im Kanton Waadt bei einem 48jährigen Bauern hin, bei dem eine Gastroenterostomie durchgeführt worden war.

Über 40 bis 1935 in *Dänemark* veröffentlichte und 9 eigene Fälle berichtet HOFMANN-BANG. Unter den 49 waren 45 Frauen; 43 Kranke waren in Nervenheilanstalten untergebracht.

HOLST (1935) berichtet über 2 Fälle, von denen einer durch ein Myxödem kompliziert war, der andere Resorptionsstörungen infolge einer Achylie aufwies. Von 1924—1933 wurden in der Viborger Irrenanstalt 10 Pellagrafälle beobachtet (BREDMOSE, 1934).

In den *Vereinigten Staaten*, in denen die Pellagra früher noch endemisch vorkam, hatte sie nach GARRETT 1930 allein 7146 Todesfälle gefordert. Sie war besonders in den Südstaaten verbreitet. Nach SMITH und STEVENS (1938) wurden von 1928—1935 in Kalifornien 942 Pellagrafälle gemeldet, von denen 520 untersucht wurden. Die Hauptursache war Alkoholismus. Nach RODIN (1930) sollen jährlich seinerzeit sogar 200000 Erkrankungen an Pellagra vorgekommen sein. KOOSER und BLANKENHORN (1941) berichten über endemisches Vorkommen in den Kentucky-Bergen. BEAN, VILTER und BLANKENHORN stellten am Cincinnati General Hospital von 1935—1938 einen Anstieg der Pellagraerkrankungen auf 1,5% fest, der bis zum Jahre 1946 auf 0% absank. SPIESS u. Mitarb., die in den USA umfangreiche Untersuchungen an Pellagrakranken durchführten, berichten über eine größere Zahl von pellagrakranken Kindern aus *Alaska*, wo die Pellagra endemisch ist. Nach DESFORGES (1935) ist die Pellagra in *Kanada* selten. Auch in *Argentinien* wird nach GARZON, FERRARIS und TOLEDO die Pellagra selten und vorwiegend beim weiblichen Geschlecht im Alter von 20—25 Jahren beobachtet. Über 9 Pellagrakranke aus *Brasilien* berichtete AZULAY (1949).

Aus *Japan* berichteten OHASI und KIMURA (1934) über 144 Pellagrafälle. Männer waren fast doppelt so häufig wie Frauen erkrankt. Als erstes Symptom wurde meistens eine Erythembildung beobachtet. Nach ITO (1926) waren in Japan bis 1925 60 Pellagrafälle beschrieben worden. Über 3 in der *Mandschurei* beobachtete Fälle berichten YU (1934) und IEDI, BADEN und KOBAYASI (1937). In *Korea* ist die Pellagra nach URABE (1940) weit häufiger als in Japan, Männer waren weit mehr erkrankt als Frauen. KITAMURA (1940) hingegen konnte unter 108 Fällen weit mehr weibliche Personen beobachten. Bevorzugt erkrankten jüngere Menschen zwischen 20 und 25 Jahren. Die einheimische Bevölkerung bezeichnet die Erkrankung als „red disease". In *China* waren nach YANG und HUANG bis 1935 nur 28 sporadische Fälle beschrieben. Eine Endemie mit 30 Erkrankungen brach in einem Militärlager in Nanking aus. MORRIS, HUANG und KUO (1940) berichteten über 40 Fälle bei Kriegsflüchtlingen in Shanghai, die teilweise auch andere Mangelerscheinungen aufwiesen. In *Indien* ist die Pellagra nach PANJA (1935) selten. Im Laufe von 12 Jahren wurden von ihm nur 2 Fälle beobachtet. RAMAN (1941) konnte bei 25 Pellagrakranken in der Hälfte der Fälle gleichzeitig eine Beriberi, Diabetes oder Lepra beobachten.

c) Klinik der Pellagra

Bei der klassischen Form oder dem Vollbild der Pellagra bestehen Veränderungen an der Haut, am Nervensystem und Magen-Darm-Trakt. Die *Hautveränderungen* stellen jedoch das wesentliche und häufigste Symptom dar. Sie sind damit nach MERK wichtigstes und verläßlichstes Erkennungszeichen, zumal sie nur selten (nach SNISSARENKO in 3%) fehlen (Pellagra sine Pellagra).

d) Haut- und Schleimhautveränderungen

Typisch für die Veränderungen an der Haut ist das *Erythem* (MERK, JADASSOHN hält die Bezeichnung „Pellagroderm" für besser, während SANDWITH von einer „Dermatitis" spricht). Zumindest im Anfang haben die Hautveränderungen Erythemcharakter. Sie treten im allgemeinen plötzlich auf. Zunächst handelt es sich oft um hellrote, münzgroße Flecke, die ein leicht brennendes Gefühl hervorrufen und flüchtig „präludierend" sein können. Die persistierenden Erytheme zeigen

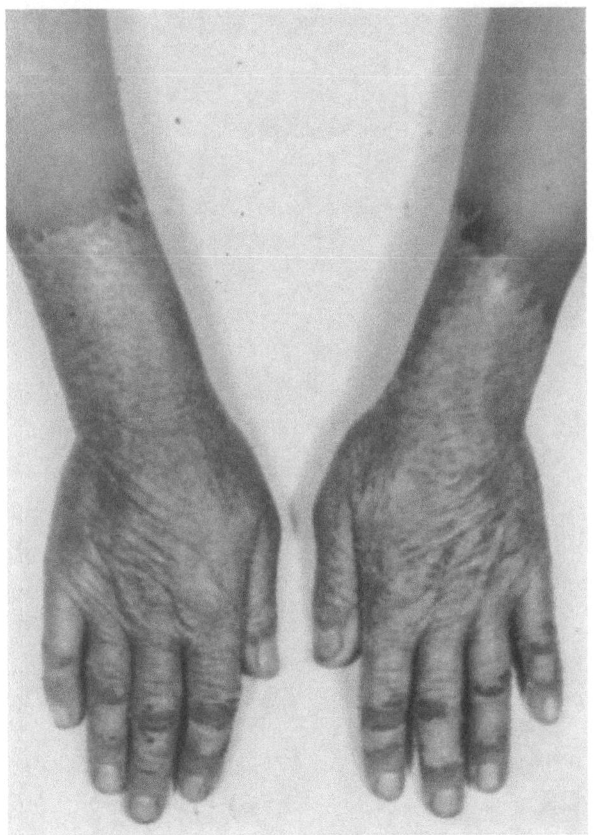

Abb. 6. Pellagroderm der Hände. (Prof. KOGOJ, Zagreb)

jedoch eine mehr düstere braunrote Farbe mit einem leicht lividen Unterton. Dieses persistierende oder „progressive" Erythem, das von MERK als eigentliches Pellagraerythem bezeichnet wird, setzt sich im Gegensatz zum präludierenden Erythem fast nie aus einzelnen Flecken zusammen und wenn, dann konfluieren diese rasch zu einem flächigen Erythem. Im Zentrum der Veränderungen findet sich eine dünne feinlamellöse, besonders im Beginn mehlstaubartige Schuppung, am Rande ist diese jedoch gröber und zeitweilig hyperkeratotisch. Im Beginn besteht oft ein mäßiges Ödem, später tritt bei atrophischer, lederartiger Haut die Felderung deutlich hervor. Besonders charakteristisch ist die scharfe Begrenzung der Erytheme und die ausgesprochene Symmetrie. Sie stimmen nicht immer mit den Stellen der Insolation überein.

Vorherrschende *Lokalisationsstellen* sind die Handrücken, Fußrücken, das Gesicht und der Hals mit dem vorderen Brustausschnitt. Am häufigsten sind die

Handrücken befallen. Die Hautveränderungen greifen mehr oder weniger auf den Unterarm über und sind hier scharf (handschuhförmig) abgesetzt (Abb. 6). MERK weist ausdrücklich darauf hin, daß das Pellagraerythem keineswegs mit der gebräunten Haut bei Leuten, die mit bloßen Armen arbeiten, zusammentrifft; es nimmt meistens viel kleinere Bezirke ein. Die Streckseiten der Finger sind gewöhnlich bis zur Mittelphalanx mitbefallen, jedoch können die Endphalangen ebenfalls ein Erythem aufweisen. Die radiale Seite des Handrückens kann stärker

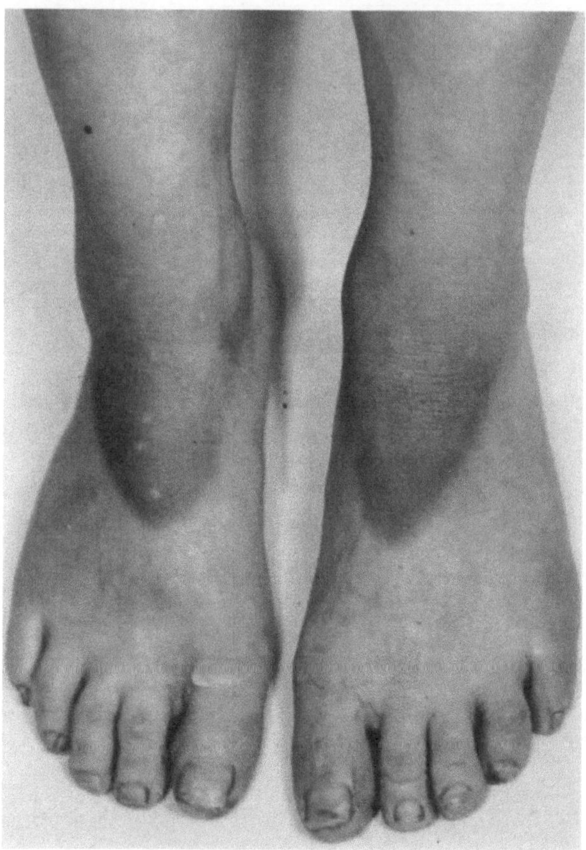

Abb. 7. Pellagroderm der Füße. (Prof. KOGOJ, Zagreb)

befallen sein als die ulnare (GOTTRON). Bei Abheilung kommt es gelegentlich zur Ausbildung des von FLINKER und TEICHMANN beschriebenen „Armbandes". Nach COMEL werden solche Restpigmentierungen auch als Pellagra dysmelanotica bezeichnet. Die Fingernägel zeigen keine typischen Veränderungen, jedoch kommt eine Aufsplitterung (DARTHE) vor. Nach KORTING sind sie oft glanzlos, stumpf, weich und etwas bröckelig. LOOS sah lunulaartige Querbänder, MOLLOW Koilonychie, jedoch sind dies Einzelbeobachtungen. Am *Fußrücken* erstreckt sich das Erythem im allgemeinen bis zur Malleolargegend, seltener bis zum Knie, distal hört es mit einem scharfen Saum oberhalb der Zehen auf (Abb. 7) oder greift auch auf die Zehenrücken über. Die Zehennägel zeigen keine Veränderungen. Auch die Fußsohlen bleiben ebenso wie die Handinnenflächen frei. Im *Gesicht* treten die Veränderungen entweder fleckförmig oder diffus, jedoch auch hier symmetrisch auf. Bei weniger stark ausgeprägten Fällen ist nur die Nasenwurzel befallen. In unregelmäßiger Reihenfolge werden Nase, Stirn, Wange, Kinn und die Lippen, seltener die Lider und Ohrmuscheln betroffen. Bei Befall des ganzen Gesichtes bleibt an der Stirnhaargrenze immer ein schmaler Saum frei. Gelegentlich zieht von der Stirn über die Wangen zum Kinn hin ein schmaler Saum, der etwa dem Sitz eines Helmriemens entspricht. Für die länger bestehenden Hautveränderungen im Gesicht ist auch der Ausdruck „Maske" geprägt worden. Der *Hals* ist gewöhnlich in seiner Gesamtheit befallen. Der obere Rand der Hautveränderungen verläuft hinten an oder etwas unterhalb der Haargrenze; der untere Rand schließt hinten fast genau am Halsansatz oder etwas darüber ab, vorne kann er dem Brustausschnitt entsprechend mehr oder weniger weit auf das Sternum hinunterreichen. Breite des Halsbandes und Form des vorderen Ausläufers,

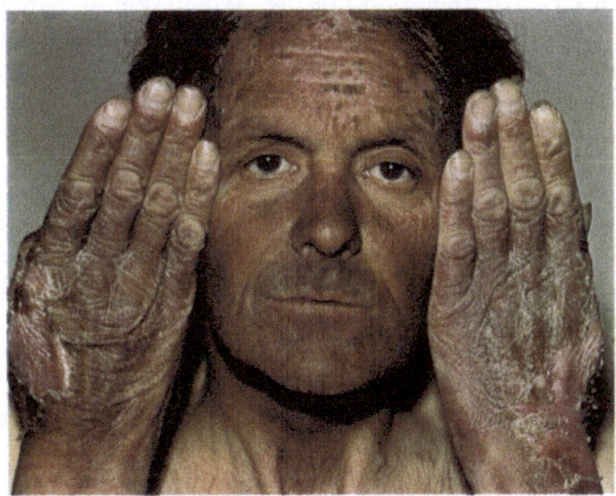

Abb. 8. Pellagroderm. (Univ.-Hautklinik Mainz, Prof. KORTING)

Appendix fasciolae, variieren jedoch bei diesen auch als *Casalsches Halsband* bezeichneten Veränderungen sehr. Die früher vertretene Ansicht, das Pellagraderm trete nur an unbedeckten Körperstellen auf, hat sich als nicht stichhaltig erwiesen. Als atypische Lokalisationsstellen sind Ellbogen, Streckseiten der Unterarme, Knie, Oberschenkelaußenseite, Scrotum und andere Körperregionen beschrieben worden (WATANABE, KOOIJ, FRASER, BANERJEE u.a.). „Epaulettenartig" oder „achselklappenartig" können nach RILLE Rötung und Hyperkeratosen an den Schultern auftreten. Diese atypisch lokalisierten Hautveränderungen sind jedoch weitaus seltener.

Das zu Beginn der Erkrankung vorliegende *Pellagraerythem* kann im weiteren Verlauf eine mannigfache Änderung erfahren. Starke Exsudation führt zur Bläschen- oder *Blasen*bildung (Pemphigus pellagrosus, VOLLMER; pellagröses Pemphigoid, TOMMASOLI; pemphigoide Pellagra, KORTING). Die Blasen können während ihres gesamten Bestandes einen klaren serösen Inhalt behalten (BUREAU und BARRIERE, GOUGEROT u. Mitarb.); sie können sich aber auch sekundär infizieren (KUBO) und zu einer teigigen Schwellung der Handrücken mit nachfolgender Lymphangitis und Lymphadenitis führen. Bemerkenswert ist das von KORTING wohl erstmals beobachtete positive Nikolskische Phänomen. Weit seltener als an den Händen treten derartige Blasenbildungen an anderen Körperpartien auf. Das *Pellagroderm* nimmt bei längerem Bestand einen intensiv braunroten bis schmutzigbraunen Farbton (Abb. 8) an (BOAS) und ist somit gut von der einfachen Sonnenbräune zu unterscheiden (COZZANI). Schließlich können sich im weiteren Verlauf Hyperkeratosen bilden, die dem Krankheitsbild seinen Namen „rauhe Haut" gegeben haben. Durch follikuläre Hyperkeratosen entsteht das Bild einer „erstarrten Gänsehaut". Auch dieser Zustand hält im allgemeinen nur wenige Tage an. Die Hornschuppen lockern sich, und es kommt zentral zu einer Aufhellung. Am längsten hält sich die Schuppung an den Rändern (hyperkeratotischer Saum). Wiederholt sich das Erythem mehrmals an der gleichen Stelle, so kommt es zu einer Atrophie. Die Oberhaut wird glatt und glänzend. Auch Teleangiektasien und hämorrhagische Suffusionen können auftreten. Die bräunliche Färbung wird intensiver (Chloasma pellagrosum, COZZANI). Acneiforme Hornpfröpfe sind auch im Gesicht, besonders an Stirn, Nase und Kinn beobachtet und als Dyssebacia beschrieben worden (BRAUN). LUTZ und KORTING sind jedoch der Meinung, daß es sich hierbei um eine Kombination mit der Ariboflavinose handelt.

Die Frage, ob das *Pellagroid* oder pellagroide Erythem von der echten Pellagra abgegrenzt werden soll, wird unterschiedlich beurteilt. Symptome an inneren Organen oder am Nervensystem fehlen hierbei oder sind nur gering (JORDAN und ARESCHEWA). Hingegen können auch hierbei die Hautveränderungen stark ausgeprägt sein und grobfelderige Hyperkeratosen aufweisen (LUTZ). MONTANARO sieht als Ursache pellagroider Erytheme eine relative Dysvitaminose und keine echte Avitaminose an. Von VALLS werden derartige Fälle ohne Veränderungen an inneren Organen und am Nervensystem als „Formes frustes" bezeichnet. Auch GOUGEROT will unter Pellagroid nur abgeschwächt verlaufende oder inkomplette Krankheitsbilder verstanden wissen. Früher wurde der Begriff Pellagroid für pellagraähnliche Erscheinungsbilder angewandt (COMEL, RILLE), bei denen als Ursache keine Maisernährung nachzuweisen war. Nach EFREMOV, FLINKER u.a. sollte die Bezeichnung Pellagroid oder *Pseudo*pellagra, wie man auch die Pellagra bei schwerem Alkoholismus („Alkoholpellagra") nennt, jedoch verschwinden, da die Pellagra nicht mehr „im Banne der Maisätiologie" stünde. Die Abgrenzung derartiger Pellagraerkrankungen mit isolierter oder weitgehend isolierter Beteiligung der Haut, insbesondere bei Vorliegen bullöser Veränderungen, von der Porphyria cutanea tarda ist sicher nicht immer leicht, zumal auch bei der Pellagra Leberfunktionsstörungen und Störungen im Porphyrinstoffwechsel beschrieben werden.

Veränderungen an der *Mundschleimhaut* und besonders der *Zunge* kommen bei der Pellagra in etwa der Hälfte der Fälle vor. Die Empfindung eines salzigen Geschmackes auf der Zunge ist nach FRONTALI oft Frühsymptom. (Daher der Name „il salso" als volkstümliche Bezeichnung der Pellagra in der Provinz Padua.) Nach BASSI tritt oft frühzeitig eine *Glossitis* auf. JOLIFFE und FEIN sind sogar der Ansicht, daß eine Glossitis gelegentlich das einzige Symptom einer Pellagra sein kann. Sie beginnt mit einer Hypertrophie, zuerst der fungiformen, danach der filiformen Papillen und führt später zur Atrophie. Je nach dem Grad dieser beiden Veränderungen finden sich an der Zunge alle Übergänge von einer klein- bis grobfaltigen Höckerung und Schwellung bis zum atrophischen und glatten Endzustand. Der Prozeß beginnt im vorderen Drittel der Zunge, greift dann auf die Ränder des mittleren und schließlich des hinteren Drittels über. Ähnliche Veränderungen kommen nach MANSON-BAHR auch bei perniziösen und alimentären Anämien sowie bei der idiopathischen Steatorrhoe vor. GILSANZ und LARREGLA sowie JIMINEZ-GARCIA beobachteten während des Krieges in Madrid von 1936—1939 ein gehäuftes Auftreten einer Glossitis nach einer mindestens 4—5 Monate dauernden Mangelernährung an Vitamin B_2. Sie stimmte mit der bei Pellagra vorkommenden weitgehend überein und ließ sich in eine akute, subakute und chronische Form einteilen. Bei der akuten Form bestanden starker

Speichelfluß, Hitzegefühl und heftige Schmerzen an der Zunge, so daß selbst der Genuß von kalten und warmen Flüssigkeiten Schwierigkeiten bereitete. Die Zunge schien von der Schleimhaut entblößt *(Kardinalzunge)* und wies manchmal Nekrosen auf. Die subakute Form ging mit geringeren Beschwerden einher. Die Papillenhypertrophie und Entzündung bestand vor allem an der Zungenspitze und an den Seitenrändern mit kleineren Schleimhautdefekten. Die chronische Form glich der subakuten und neigte zu Rezidiven. Nach RODIN kommt es in schweren Fällen der Pellagra durch Abstoßung der oberen Schleimhautschichten auf der Zunge zur sog. *Beefsteakzunge.* BAKWIN u. Mitarb. konnten bei 60 Kindern mit Nicotinsäuremangel eine akute Glossitis, Lingua geographica (wandering rash) sowie chronische Zungenschwellung mit Vergrößerung der Papillae fungiformes und Abnahme der Papillae filiformes mit Zahneindrücken und Rhagaden der Zunge beobachten. Je nach Stadium der Erkrankung und Kombination verschiedener Vitamin B-Mangelzustände können Form und Farbe der Zungenveränderungen sehr wechseln. So beobachtete BANERJEE bei einer 54jährigen Hindufrau zunächst eine fleisch- bis scharlachrote Zunge mit Atrophie der Papillen bei starker Schmerzhaftigkeit. Im Verlauf der Behandlung wandelte sich die scharlachrote Farbe mehr in eine magentarote um, wie man sie bei Ariboflavinosen sieht.

Außer den Zungenveränderungen kommen Veränderungen an der *Mundschleimhaut* in Form einer *Stomatitis, Gingivitis* und *Cheilitis* vor. Neben fleckigen Rötungen werden Bläschen und Erosionen bzw. aphthenähnliche Veränderungen, dann aber auch Ulcerationen und diphtheroide Beläge beobachtet (RODIN, JADASSOHN u. PAILLARD). Fissuren der Mundwinkel sowie stärkere Beteiligung der Lippen weisen mehr auf einen gleichzeitig bestehenden Riboflavinmangel hin. Sie verschwinden nur selten allein unter Nicotinsäurebehandlung.

Histologie

Der feingewebliche Befund der Haut- und Schleimhautveränderungen ist bei der Pellagra nicht charakteristisch und wechselt mit dem Stadium der Erkrankung. Eine regelmäßig vorhandene Vermehrung des Eleidins in Abhängigkeit von der Zunahme der Hornschicht konnte MILENKOW beobachten. Auch das Stratum granulosum ist oft schon zu Beginn der Erkrankung verbreitert. Im Vordergrund steht aber im Frühstadium das Ödem im Stratum papillare mit Zeichen der serös-exsudativen Entzündung (FRONTALI, APPELMANS und VAN DEN BERGHE). Die Capillaren sind dilatiert und zum Teil varicös erweitert; die Plasmazellen mäßig vermehrt (URABE). Das Rete Malpighi, speziell das Stratum spinosum, ist verschmälert. Bei Zunahme des Ödems kommt es im zweiten Stadium (erythematosum et bullosum) zur Pyknose der Kerne der Stachelzellschicht und zur Blasenbildung, die teils subcorneal (KORTING), teils subepidermal (SPIES und COOPER) gelegen ist. Im dritten Stadium (pigmentosum) tritt neben der stärkeren Zunahme der Pigmentation der Basalzellschicht eine Hyper- und Parakeratose der Epidermis auf. Die Stärke der Pigmentierung ist nicht nur abhängig von der Menge des Pigments, sondern auch von der Dicke der Hornschicht und den dadurch bedingten Veränderungen ihrer optischen Eigenschaft. Der Mangel an elastischen Fasern in der Papillarschicht ist nach MILENKOW das Resultat hier vorhandener tiefgreifender degenerativer Veränderungen des gesamten Bindegewebes der Haut. Sämtliche bei der Pellagra vorkommenden Veränderungen können jedoch nach GANS und STEIGLEDER (vgl. hier auch nähere Einzelheiten) nicht in nennenswertem Ausmaß zur Abgrenzung gegen andere klinisch ähnliche Krankheitsbilder herangezogen werden.

e) Veränderungen anderer Organe

Störungen der *Verdauungsorgane* gehören zum typischen Bild der Pellagra. Sie sind zunächst geringfügig. Die Eßlust läßt nach, vereinzelt treten Durchfälle auf, die aber zu Beginn durchaus mit Tagen des Wohlbefindens wechseln. Derartige Symptome im Frühstadium werden nur in Pellagragegenden erkannt. Eingehende klinische Untersuchungen über die Beschaffenheit des Magens und Darmes aus diesen Frühstadien liegen praktisch nicht vor.

Veränderungen der *Magenschleimhaut* bzw. der Sekretionsverhältnisse stehen bei der Pellagra im Vordergrund. Sehr häufig wird eine Anacidität oder eine Hypacidität beobachtet und von zahlreichen Autoren beschrieben (GRICOLO und ZANETTI, SYDENSTRICKER, TESTOLIN und FERRARO, WALTHER u.a.). TYNDEL und TAMLER stellten röntgenologisch bei 11 von 13 Pellagrakranken eine vollständige Atrophie der Magenschleimhaut fest. Die Untersuchungsbefunde zeigten eine gewisse Ähnlichkeit mit denen bei perniziöser Anämie. FLINKER ist sogar der Meinung, daß eine Magenfunktionsstörung Voraussetzung für die Entstehung der Pellagra ist. Diese Ansicht scheint durch Befunde von PETRI u. Mitarb. bestätigt zu werden, die bei der experimentellen Pellagra der Schweine zeigen konnten, daß bei magenresezierten Tieren die Zufuhr von Nicotinsäureamid auch parenteral keinerlei Einfluß auf die Pellagra selbst hatte.

Neben den Störungen der Magenfunktion spielen pathologische Veränderungen der *Leber-* und *Nieren*funktion nach SLATINEANU u. Mitarb. bei der Pellagra eine Rolle. Bei 70 Patienten fanden sie zur Zeit des pellagrösen Erythems in 88% der Fälle eine Störung der Leber und in 66% eine Störung der Nierenfunktion. Diese pathologischen Befunde stehen mit stets vorhandenen gastrointestinalen Störungen im Zusammenhang. — Auch URABE konnte bei $^2/_3$ seiner Fälle Leberfunktionsstörungen feststellen. Es bestand eine deutliche Beziehung zur Schwere der Erkrankung. Die Leberveränderungen sind pathogenetisch insofern bedeutsam, als diesem Organ eine wichtige Funktion in der Nicotinsäuresynthese zukommt. Des weiteren wird der Leber die Synthese eines anderen noch unbekannten Stoffes zugeschrieben, der nicht mit der Nicotinsäure identisch ist und dennoch heilend auf die Pellagra wirkt. MICHELSON und SSOKOLOV meinen, daß auch eine Störung der *Pankreasfunktion* bei der Pellagra vorkommt. In 5 von 6 Fällen war der Diastasegehalt im Duodenalsaft herabgesetzt. Weiterhin zeigte die Traubenzuckerbelastung in 5 von 7 Fällen eine diabetische Stoffwechsellage an. Trotz der Ähnlichkeit der bei Pellagra häufiger beobachteten Anämie mit der perniciösen Anämie scheint der Intrinsicfaktor nach SPIES u. Mitarb. aber vorhanden zu sein. NITESCU und MAUGSCH fanden allerdings diesen Faktor im Magensaft bei 5 von 6 Kranken vermindert. Bei 30 Fällen einer schweren Alkoholpellagra war nach SPIES u. Mitarb. in 63% eine Anämie vorhanden, bei der in der überwiegenden Mehrzahl der Färbeindex über 1,0 lag. An weiteren Befunden beobachteten URABE verminderten Hämoglobingehalt, FRANZOLIN u. Mitarb. eine Abnahme der osmotischen Resistenz der Erythrocyten und ebenso wie TOMESCO u. Mitarb. eine Leukopenie sowie Zeichen einer hämorrhagischen Diathese. TURNER fand bei 50% der Pellagrakranken eine Anämie, jedoch niemals vom makrocytären Typ. FLINKER stellte jedoch meistens ein völlig normales oder nur uncharakteristisches verändertes Blutbild fest. Nach FRANZOLIN war das *Sternalmark* zellarm mit Erhöhung des leukoerythropoetischen Index und relativer Abnahme der reiferen Elemente der Erythrocytenreihe, spärlicher Markreaktion vom embryonalen Typ oder Myeloblastenmark. HWANG u. Mitarb. fanden ebenso wie BASSI und VARO außer Anzeichen für eine leichte Anämie im Sternalmark keine Besonderheiten. Veränderungen im *Elektrokardiogramm* beobachteten MAINZER und KRAUSE sowie SOTGIU und ADDARRII. JASONNI stellte bei 15 Pellagrakranken einen erhöhten *Blutdruck* fest. Pathologische capillarmikroskopische Befunde konnten MARQUEZ BLASCO und PERAITA beobachten. Änderungen im *Blutchemismus* wurden in zahlreichen Untersuchungen festgestellt (WOLFSON, SCHMIDT und ARUTÜNOV): Starke Herabsetzung des Kalium-Calciumquotienten, erniedrigter Phosphorgehalt im Blut, starke Verschiebungen des Natrium- und Kaliumgehaltes im Blutserum und Liquor (SLATINEANU und POTOP); Erhöhung der Milchsäurewerte im Blut (TISSI und POLICARO); erhebliche Hypochlorämie (DEGOS u. Mitarb.); beträchtliche Erniedrigung der Stickstoffbilanz (RADICI); Herabsetzung des Gesamtschwefelgehaltes im Blut (FABBRANI). Nach Untersuchungen von BALLIF u. Mitarb. sowie MINNICH u. Mitarb. war der Vitamin C-Gehalt oft herabgesetzt. Eine Anhäufung der Oxalsäure fand GORRAZO.

Die *psychischen* und *neurologischen* Veränderungen bei der Pellagra sind ebenfalls sehr vielgestaltig. Im allgemeinen werden sie erst nach Auftreten der Hautveränderungen als zur Pellagra gehörig erkannt. An *psychischen* Veränderungen werden nach SPIES u. Mitarb. in leichteren Fällen Nervosität, Vergeßlichkeit, mangelnde Konzentrationsfähigkeit und Ängstlichkeit, in schweren Fällen paranoide Züge mit Gedächtnisverlust, Desorientierung, Verwirrtheit, Phantasien oder Erregung, Depressionen und Delirien beobachtet. Auch Zustände von Bewußtlosigkeit kommen vor (LIVESCO). Über katatone und negativistische Symptome berichtet BOGAERT. Antriebslosigkeit, Stupor wechselnd mit starker motorischer Unruhe und Erregungszuständen beobachtete HOFFMANN. Neurasthenische und Korsakow-artige Zustandsbilder beschreibt DE MORSIER. Katatone und paranoide Zustandsbilder lassen sich schlecht von der Schizophrenie abgrenzen (CHOTZEN). Nach WYJASNOSKY tendieren die Pellagrapsychosen zur depressiv-asthenischen Seite hin. Infolge trauriger Verstimmung (SALM) und hypochondrisch-negativistischer Einstellung (ELVEHJEM) sind Suicidversuche häufig. Nach FLINKER ahmt die Pellagra die Symptome der gesamten Neurolues nach. Sogar das Liquorbild soll in vielen Fällen einer Lues cerebrospinalis ähnlich sehen. Völliges Fehlen der Reflexe ist jedoch selten. Verfolgungs- und Besessenheitsideen beobachtete HELLERSTRÖM. Kombinationen verschiedenster Psychosen kommen vor.

Genauso vielseitig sind die *neurologischen* Veränderungen. Störungen der Tiefensensibilität mit Ungeschicklichkeit beim Schreiben, Nähen und Kämmen, Tast-, Temperatur- und Schmerzempfindungsstörungen beobachteten VAN BOGAERT und VAN DE BERGHE, parkinsonistische Züge, Pyramidenzeichen (GLANZMANN), Spasmen und Tremor (GREENFIELD und HOLMES), epileptiforme Anfälle (GALANT), Polyneuritis (HORANYI und FORIZS).

Bei Kindern kommen neben den für die Pellagra typischen Hautveränderungen sowie Magen- und Darmstörungen mit blutigen Durchfällen und Fettstühlen besonders auch Ödeme vor, für deren Entstehung eine Eiweißmangelkost im wesentlichen angeschuldigt wird. Von manchen Autoren (z.B. TROWELL) wird die bei Kindern afrikanischer Eingeborener als *Kwaschiorkor* bezeichnete Erkrankung, bei der außer pellagrösen Erythemen noch Anämie, Achromotrichie, Lebervergrößerung und vor allem Ödeme vorkommen, für eine besondere Form der infantilen Pellagra gehalten. Demgegenüber lehnt FLIES die Identität beider Erkrankungen ab und stellt die *Kwaschiorkor* mit dem Mehlnährschaden des Kleinkindes gleich. TROWELL berichtet über 26 eingeborene Kinder aus Afrika im Alter von 6 Monaten bis zu 5 Jahren, bei denen die Erkrankung tödlich verlief. Früher wurde sie unter dem Namen *Williams-Disease* beschrieben. Auch PAVIA hebt bei der kindlichen Pellagra die Dystrophie hervor, die äußerlich manchmal nicht in Erscheinung tritt. KOUTMOV und VANGENGEIME betonen besonders die trockene, faltige und blasse Haut. Subfebrile Fieberanstiege bis 40° waren häufig. Auch funktionelle psychische Störungen (Apathie, Depressionen, Armut des Mienenspiels) waren zu beobachten. Nach MAYERHOFER und DIAGISIC kommt die Pellagra zeitweilig kombiniert mit einer infantilen Akrodynie und anderen akropathen Erkrankungen vor. Aufgrund pharmakodynamischer Untersuchungen fand ANGELINI bei pellagrösen Kindern nahezu immer eine vagotone Reaktionslage. Der Grundumsatz war im allgemeinen normal (TOMASEO). Unzureichende und ungeeignete Ernährung während der Schwangerschaft der Mutter konnten SPIES, WALKER und WOODS häufig als Ursache für die Pellagra bei Kindern feststellen. Kasuistische Mitteilungen über Pellagra bei Kindern stammen von einer Anzahl weiterer Autoren (BAGATOUROVA und NEIMARK, SIMPSON und HOPE, HICKISH, COLE u.a.).

f) Ätiologie

Gerade auf dem Gebiete der ätiologischen Forschung der Pellagra sind seit dem letzten Erscheinen des Handbuchbandes eine große Zahl von Arbeiten erschienen. Sie sind zum Teil eng verknüpft mit therapeutischen Versuchen, denn die heute vorherrschende Meinung, bei der Pellagra handele es sich um eine Vitaminmangelkrankheit, beginnt sich erst nach 1933 allgemeiner durchzusetzen. Die lange vorherrschende Meinung, daß die Ursache in der *Maisernährung* zu suchen sei, hat zumindest durch die Erkenntnis, daß die nahezu ausschließliche Maisnahrung in qualitativer Hinsicht eine Mangelernährung darstellt, eine Änderung erfahren. Nach Frontali werden die Maiskörner vor dem Mahlen von der Samenhülle und vom ,,Embryo" befreit, die gerade reich an Pyridinderivaten und Nicotinsäure sind. Wird der Mais ungeschält verzehrt, wie z. B. von Indianern in Amerika, tritt die Pellagra nicht vermehrt auf. Früher vertretene Ansichten, daß unter Umständen toxische Faktoren im Mais oder gar ein mit der Ernährung zugeführtes infektiöses Agens ätiologisch in Frage kommen, werden nur noch selten in Erwägung gezogen. Nach Kodicek, Carpenter und Harris könnte eine Vorstufe der Indolessigsäure oder anderer toxischer Produkte im Mais für die Entstehung der Pellagra mitverantwortlich sein. Bestimmte Keime werden im Darm durch Idolessigsäure im Wachstum und damit an der Vitaminsynthese gehemmt. Im wesentlichen werden aber heute die Zusammenhänge des Auftretens der Pellagra mit der Ernährung durch Mais, Hirse oder auch Reis (Frontali, Corkill, Flinker) unter dem Gesichtspunkt der Mangelernährung betrachtet, oder es wird sogar darauf hingewiesen, daß Mais bei den beschriebenen Fällen als ätiologischer Faktor nicht in Betracht kommt (Higoumenakis, Pontini, Yang). Die Annahme einer *infektiösen* Genese, der Merk in seinem Handbuchartikel noch eine starke Beachtung schenkt, ist nach umfangreichen Untersuchungen von Goldberger u. Mitarb. nur noch selten in Erwägung gezogen worden. Tucker äußert allerdings noch 1935 die Meinung, daß die Hautveränderungen bei der Pellagra mit den durch eine *Virus*infektion bedingten Nervenveränderungen in Zusammenhang stehen.

Einen breiten Raum nimmt die Diskussion über das Thema ein, ob es sich bei der Pellagra um einen ausschließlichen oder vorherrschenden Mangel an *Nicotinsäure* oder eine komplexe *Avitaminose*, insbesondere *B-Avitaminose*, handelt. So kam es dazu, daß ein Teil der Autoren (u. a. D. Th. Smith) die Diagnose Pellagra nur für die durch Nicotinsäuremangel auftretenden Krankheitserscheinungen angewendet wissen wollten, was bei der bis dahin unter Pellagra verstandenen Erkrankung nur selten der Fall war. Die meisten Autoren (Sebrell, Spies, Villaret, Minnich u. a.) sind jedoch für eine komplexe B-Avitaminose und halten sich an den inzwischen historisch gewordenen Begriff der Pellagra, der nach Mainzer ein ,,klinisch wohldefiniertes, wenn auch ätiologisch uneinheitliches Syndrom umfaßt". Zweifellos beherrschen bei dieser Avitaminose die Symptome des Nicotinsäuremangels das Bild. In diesem Punkt herrscht weitgehende Übereinstimmung (Sydenstricker). Daß dabei allerdings auch Mangelsymptome anderer Vitamine (A, C, D) vorkommen können, ist je nach dem Nahrungsdefizit, insbesondere auch bei der sekundären Pellagra, verständlich (Claudian u. Mitarb.).

Die Einteilung der Pellagra in eine primäre und sekundäre Erkrankung ist wie bei allen Avitaminosen bei der ätiologischen Betrachtung zweckmäßig. Neuerdings, nachdem die Ätiologie der Pellagra als Vitaminmangelkrankheit erkannt ist und die Ernährungsverhältnisse in den sog. früheren Maisländern besser geworden sind, hat die ,,sporadische" Form als *sekundäre* Pellagra die größte Bedeutung. Derartige sekundäre Pellagrafälle wurden beobachtet nach operativer Behandlung eines Magencarcinoms (Konrad, Norgaard, Hanssen, Tschilow, Zeiger u. a.), nach Magenresektionen oder Gastroenterostomien aus anderen Gründen (Maassen, Herdink, Salvesen, Robertson u. a.) sowie nach anderen Carcinomen, z. B. der Leber (Margarot), des Pankreas (Murray), der Ovarien

(Rattner) sowie des Uterus (Krem). Darmerkrankungen wie Colitis ulcerosa (Holoman), Ileocoecaltuberkulose (Palm), Ileitis terminalis (Armstrong), Amöbencolitis (Positano, Cottini), Lambliasis (Coppolino) werden weiterhin als Ursache der sekundären Pellagra angeführt. In diesem Zusammenhang ist bemerkenswert, daß das Nicotinsäureamid durch Tryptophan ersetzt werden kann. Des weiteren sollen Lysin- und Methioninmangel für die Pathogenese der Pellagra von Bedeutung sein.

Auch im Sinne eines sekundären Entstehungsmechanismus ist das Auftreten von Pellagra nach *Alkoholabusus* anzusehen. Nach Sydenstricker und Armstrong liegt das Schwergewicht der Alkoholschädigung bei Trinkern nicht so sehr in der ungenügenden Nahrungsaufnahme, sondern beruht auf Störungen der Verdauungsfunktion durch die Schleimhautschädigung. Hinzu kommt eine Schädigung der Leber (Bureau, Jarry und Barriere), die für die Synthese von Nicotinsäure aus Tryptophan von Bedeutung ist. Nach Vilencuk und Gilbo waren in Rußland von 17 Pellagrösen nahezu alle Trinker. Auch in den USA tritt die Pellagra überwiegend nach schwerem Alkoholismus in Erscheinung. Von 73 Pellagrakranken aus Cleveland waren 90% Trinker (Spies und Wolf). Die Autoren messen dem Verlust des Appetits und dem Ersatz der Nahrung durch Alkoholica erhebliche Bedeutung bei. Wien und Perlstein berichten über eine pellagrakranke Negerin, die täglich etwa 1 Liter Whisky trank. Virgill hebt bei acht pellagrösen Alkoholikern das gleichzeitige Bestehen einer Achylia gastrica hervor. Weitere Hinweise auf die Bedeutung des Alkohols für die Pellagragenese stammen u.a. von Vasilca, Monauni, Chick u. Mitarb., Garner, Sweitzer, Urbach, Sotgiu, Davis und Hinden, Laugier.

Für die Entstehung des Pellagraerythems ist auch das *Sonnenlicht* pathogenetisch von Bedeutung (Balbi, Idei u. Mitarb., Lucksch u.a.). Margarot und Aimes weisen darauf hin, daß die Pellagra vorwiegend eine Erkrankung der Sonnenländer ist. In Italien wird die Pellagra oft als Sonnenkrankheit (mal del sol) bezeichnet (Kielland). Derevici und Smilovici setzten 4 Epileptiker und 16 Schizophrene einer intensiven Sonnenbestrahlung aus. Alle 4 Epileptiker und 14 Schizophrene bekamen eine Pellagra. Diese Kranken — offenbar mangelernährte Anstaltsinsassen — wiesen sämtlich Leberfunktionsstörungen auf. Gougerot und Meyer halten es für wahrscheinlich, daß die Haut der Pellagrösen auf ein bestimmtes Strahlenspektrum reagiert. Spies weist jedoch darauf hin, daß das Sonnenlicht keineswegs immer die Pellagra auslöst, da auch bedeckte Körperpartien befallen werden können.

Unterschiedlich sind auch die Meinungen über die Bedeutung und die Häufigkeit des Nachweises von *Porphyrin* bei der Pellagra. Beckh, Ellinger und Spies konnten bei den meisten Pellagrakranken eine vermehrte Porphyrinausscheidung feststellen, die nach Heilung der Pellagra zurückging. Massa konnte in zwei Fällen bei der Pellagra reichlich Koproporphyrin, weniger Uroporphyrin nachweisen. Ellinger und Dojmi wiesen in allen Fällen von akuter Pellagra Porphyrin nach, während bei 15 Fällen ohne akute Symptome der Nachweis nicht gelang. Über fehlenden Nachweis von Porphyrin im Harn bei fünf Pellagrakranken berichten Bassi, über unregelmäßige Porphyrinnachweise Rosenblum und Joliffe. Nach Balbi spielt Porphyrin für die echte Pellagra keine, für die Pseudopellagra (Alkoholpellagra) jedoch eine wesentliche Rolle, sie hängt ab vom Grad der Leberschädigung. Offenbar bestehen hier Zusammenhänge mit der Porphyria cutanea tarda.

Nach Rollnik gibt es eine *konstitutionelle* Disposition für die Pellagra. So sollen Astheniker eher zur Pellagra neigen. In diesem Zusammenhang ist eine

Beobachtung von MAINZER bei eineiigen Zwillingsschwestern von Interesse. Eine Schwester lebte in Frankreich, die andere in Ägypten unter verschiedenen Ernährungsbedingungen. Trotzdem waren bei beiden Schwestern pellagröse Hauterscheinungen, psychische Störungen und eine hyperchrome Anämie in gleicher Art aufgetreten. Auffallend war, daß eine weitere Schwester und drei Brüder, die im gleichen Haushalt mit einer Zwillingsschwester zusammenlebten, keine Symptome einer Pellagra zeigten.

Von THANNHAUSER wurde 1933 eingehender auf mögliche Zusammenhänge zwischen dem *endokrinen System* und der Pellagra hingewiesen. Drei von vier Pellagrafällen, die typische Pellagrasymptome an der Haut besonders im Frühjahr und Herbst aufwiesen, zeigten außerdem chloasmaähnliche schmutzigbraune Flecke am ganzen Körper, starke lanugoartige Behaarung, Adynamie und Kalkverarmung der Knochen mit Neigung zur Spontanfraktur. Diese Erscheinungen werden als eine durch die Pellagra bedingte schwere Störung der *Nebennierenrindenfunktion* gedeutet, wobei die Frage offengelassen wird, ob durch den Vitamin B_2-Mangel die Nebenniere geschädigt wird oder ob dieses Vitamin für eine normale Funktion der Nebenniere notwendig ist. MAINZER und KRAUSE deuten das starke Absinken des Blutzuckers nach Injektion von 5 E Insulin bei zehn Pellagrakranken im Sinne einer Funktionsstörung der Nebennieren. Im gleichen Sinne wird der verzögerte und unvollkommene Anstieg des Blutzuckers nach Adrenalin erklärt. Andererseits halten die Autoren aber auch eine Glykogenverarmung für möglich. Nach MIOWSKI und TADZER ist das gute Ansprechen der Pellagra auf eine Behandlung mit Nebennierengesamtextrakt und ACTH für eine Beteiligung der Nebennieren bzw. für eine Funktionsstörung des Hypophysenzwischenhirnsystems und der Nebeniere bei der Pathogenese der Pellagra anzusehen. SCLARE ist sogar der Ansicht, daß bei der Pellagra an erster Stelle eine Funktionsstörung der Nebennieren und erst an zweiter Stelle ein Vitaminmangel vorliegt. Gegen eine wesentliche Bedeutung der Nebennierenfunktion für die Entstehung der Pellagra spricht die Beobachtung von DE LANGEN bei einer Patientin mit Pellagra und Morbus Addison. Nach Behandlung mit Nebennierenhormon bildete sich der Morbus Addison zurück, während die Pellagra durch diese Behandlung unbeeinflußt blieb. DAVIES und MCGREGOR führen für das gemeinsame Vorkommen von Nebennierenrindenstörungen und Pellagra folgende Theorien an: 1. Der Vitaminmangel verursacht sowohl die Pellagra als auch die Nebenniereninsuffizienz. 2. Die Nebenniereninsuffizienz ist Folge der auch die Pellagra bedingenden schlechten Ernährung. 3. Die Pellagra ist Folge einer Anorexie bei Nebenniereninsuffizienz.

Kausale Beziehungen wurden auch zwischen dem Auftreten der Pellagra und einer Störung der *Schilddrüsenfunktion* vermutet. Die Angaben über die Werte von Grundumsatzbestimmungen sind jedoch sehr unterschiedlich. POLOSSUCHIN fand herabgesetzte, JAVICOLI und MANCINI eher leicht erhöhte Grundumsatzwerte. CORNBLEET und RATTNER beobachteten ein Myxödem bei der Pellagra. GREENE hält das Zusammentreffen von Pellagra und Myxödem für rein zufällig, da bei zwei Fällen unter der Behandlung mit Schilddrüsenhormon sich das Myxödem zurückbildete, während die Pellagra völlig unbeeinflußt blieb. Umgekehrt bildete sich unter Behandlung mit Nicotinsäureamid die Pellagra zurück, während das Myxödem unbeeinflußt blieb. TIDOW nahm als Ursache der Pellagra bei einem Myxödem eine seit 10 Jahren bestehende refraktäre Achylie an. RASSULEV stellte in 25% bei Pellagrösen einen Diabetes insipidus fest. An weiteren endokrinen Störungen wurde Infantilismus (PARHON u. MILCO), renaler Zwergwuchs (CIDROJAS) sowie eine Kombination von Nebennieren- und Schilddrüsenatrophie beobachtet (FROBOESE).

Das gleichzeitige Vorkommen von Pellagra mit *anderen* Vitaminmangelerkrankungen ist keineswegs so selten. Über gemeinsames Vorkommen von Pellagra und *Skorbut* berichtet SAGHER. SPIES, VILTER und ASHE beobachteten gleichzeitiges Vorkommen von *Beriberi* und *Ariboflavinose*, gemeinsames Vorkommen von Pellagra und *Beriberi* beschrieb PRONK. Weitere Beobachtungen über Kombination von Vitaminmangelschäden stammen u.a. von KOHNO, CAMBELL, BOYD und ALLISON, WESTBERG und YAGA.

g) Pellagra bei Tieren

Die am längsten bekannte und bereits von GOLDBERGER 1922 untersuchte Form des experimentellen Nicotinsäuremangels ist die Avitaminose beim Hund, die wegen der dabei auftretenden Pigmentierungen und Entzündungen in der Mundhöhle oft auch als ,,black tongue" bezeichnet wird. Eine ausführliche Beschreibung der sonstigen Symptome findet sich bei STEPP, KÜHNAU und SCHROEDER.

Ein weiteres Versuchstier für die experimentelle Pellagra ist die weiße Ratte. Bei der Nicotinsäure-Mangelernährung kommt es neben einem Wachstumsstillstand zu einer symmetrischen Dermatitis an Vorder- und Hinterpfoten, an den Ohren, in der Umgebung der Augen und der Schnauze sowie zum Haarausfall. Weiter beobachtete CLEMMESEN Entzündungen an den Schwanzenden, die teilweise gangränös wurden und zu Substanzverlusten führten. Außerdem kam es bei 21 von 24 Ratten zu einem Priapismus, teilweise mit Ödemen. Die zuletzt genannten Symptome werden jedoch von CLEMMESEN nicht als charakteristisch für die Pellagra angesehen. Das erste Symptom bei Ratten ist eine leichte Schuppung der Haut zwischen den Zehen der Hinterpfoten. Bei empfindlichen Tieren entwickelt sich das Krankheitsbild bereits innerhalb eines Monats, durchschnittlich tritt es aber erst in der 16.—23. Woche nach Wachstumsstillstand auf. DRIGALSKI beobachtete eine Latenzzeit bis zum Auftreten der Mangelsymptome von 40 bis 90 Tagen. Er konnte außer dieser Dermatitis mit Haarverlust, der bei seinen Versuchen auch in Form eines kreisförmigen Haarausfalles in der Umgebung der Genitalregion auftrat, eine Conjunctivitis und Blepharitis beobachten, die bei einem Teil der Tiere in eine Keratitis überging. Diese Keratitis sprach nicht auf Vitamin A, wohl aber auf Nicotinsäureamid an. Die Bedeutung dieses Vitamins für die Beseitigung dieser Mangelerscheinungen konnten u.a. SPIES und GRANT an Ratten, FITZGERALD an Hunden sowie PETRI u. Mitarb. an Hunden und Schweinen nachweisen. Untersuchungen der letztgenannten Autoren haben gezeigt, daß parenterale Zufuhr von Nicotinsäureamid nach Resektion des Magens und Duodenums keine Wirkung hat. Der Magen übt demnach ihrer Meinung nach eine spezifische sekretorische Funktion (Antipellagra-Faktor) aus. CLARK konnte bei einem Affen, der nur mit Mais ernährt wurde, eine Pellagra beobachten, während ein anderer Affe, der zusätzlich Datteln erhielt, nicht erkrankte.

h) Behandlung der Pellagra

Die Literatur über die Behandlung der Pellagra wird in neuerer Zeit im wesentlichen durch die Erkenntnis bestimmt, daß der Pellagraschutzstoff mit der Nicotinsäure bzw. dem Nicotinsäureamid identisch ist. 1935 wurden diese Stoffe als normale Bestandteile aller tierischen und pflanzlichen Zellen, und zwar als Baustein des in den Intermediärstoffwechsel eingreifenden wasserstoffübertragenden Coferments nachgewiesen. ELVEHJEM u. Mitarb. gelang 1937 die Isolierung des Pellagraschutzstoffes in reiner Form und seine Identifizierung mit der Nicotinsäure. 1945 konnten KREHL, TEPLY, SARMA und ELVEHJEM den Nachweis bringen, daß bei einseitiger Maisernährung offenbar das Fehlen der Aminosäure Tryptophan im Maiseiweiß die Ursache für das Auftreten der Pellagra darstellt. Seit 1946 weiß man, daß Tryptophan im tierischen Organismus in Nicotinsäure umgewandelt werden kann.

Die ersten Berichte über die günstige Wirkung der Nicotinsäure bei Behandlung der Pellagra stammen aus dem Jahre 1938 (BOGART, HAWSKSLEY, KÜHNAU und LANGER u. Mitarb., SCHMIDT und SYDENSTRICKER). Die therapeutische Dosis lag zwischen 0,1 und 0,5 g pro die. Trinker verhielten sich jedoch oft refraktär. Nicotinsäure wirkte ausgezeichnet auch auf schwere und schwerste psychische Veränderungen, soweit sie auf die Pellagra zurückzuführen waren. PENEW und SACHARIEW konnten bereits nach 48—72 Std eine deutliche Rückbildung der Hautveränderungen nachweisen. Auch der Durchfall verschwand in 3—4 Tagen. Hingegen blieben fast immer die erniedrigten Salzsäurewerte und die Achylie des Magens unverändert (CLAUDIAN u. Mitarb.). Nach JAUSION wirkt sich Nicotinsäureamid auch günstig auf die Porphyrinstoffwechselstörung bei der Pellagra aus. MANCINI und LEONE halten aufgrund der Tatsache, daß durch Nicotinsäure geheilte Pellagrakranke trotz gemischter Kost öfters zu Rückfällen neigen, die Pellagra mehr für eine Dysvitaminose als eine Avitaminose. SPIES, BEAN und ASHE machten die Beobachtung, daß durch Nicotinsäurebehandlung oft nur ein Teil der Symptome verschwindet. So bildeten sich Symptome von seiten des peripheren Nervensystems nur durch gleichzeitige Gaben von Vitamin B_1, anguläre Stomatitis und seborrhoide Hautveränderungen, offensichtlich Symptome einer Ariboflavinose, durch gleichzeitige Gaben von Lactoflavin zurück. Deshalb ist die Behandlung mit Vitamin B-Komplex oft zweckmäßiger (BRAENDSTRUP, BOM, LEWIS-JONSSON u.a.).

Die Nicotinsäureamidwerte im Blut sind oft völlig normal und für das Ansprechen auf die Behandlung ohne Bedeutung (BALLIF u. Mitarb.). Nach KÜHNAU fanden sich bei Pellagra Nicotinsäurewerte an der unteren Grenze der Norm. Ödeme verschwinden nicht selten erst nach eiweißreicher Ernährung (HOU). Nach MUSICK verschwand die Stomatitis und Glossitis innerhalb von 2—3 Tagen, während die Hautveränderungen sich oft erst nach 2—3 Monaten zurückbildeten. Nebenwirkungen der Nicotinsäurebehandlung sind harmloser Natur und beruhen auf einer gefäßerweiternden Wirkung. Rötung der Haut mit Steigerung der Hauttemperatur und Herzklopfen sind die hauptsächlichsten Symptome (ELVEHJEM, 1940).

In den Arbeiten aus neuerer Zeit über die Behandlung der Pellagra (CHICK, TEICHMANN, LINKE u.a.) wird besonders darauf hingewiesen, daß neben der Vitaminbehandlung auch eine Therapie der vorhandenen Grundleiden (Beseitigung der pellagraauslösenden Funktionsstörung im Magen-Darm-Kanal sowie Behandlung des fast stets vorhandenen Eiweißmangels und anderer Partialmängel) durchzuführen ist. Wegen der fast immer vorhandenen Achylie ist die Verabreichung von Salzsäure und Magenschleimhautpräparaten wichtig. Chronische Pankreopathien und Hepatopathien bedürfen entsprechender Behandlung. Wegen des Mangels an Aminosäuren, insbesondere des Tryptophans, das heute allgemein als Muttersubstanz der Nicotinsäure angesehen wird, ist Zufuhr von hochwertigem Eiweiß (Eier, Milch, Quark) erforderlich.

Vor der Nicotinsäurebehandlung war die Therapie mit Leberpräparaten weit verbreitet. So konnte ROSENBLUM bei 14 Patienten mit roher Leber, SPIES bei zehn Patienten mit intravenösen und intramuskulären Injektionen von Leberextrakt rasche Heilung erzielen. Auch RUFFIN und SMITH stellten nach Behandlung mit wäßrigen Leberextrakt eine deutliche Besserung bei der Pellagra fest, während eine vitaminreiche Diät mit Fehlen von Nicotinsäure die Pellagra nicht heilte.

RAMSDELL und MAGNESS nahmen aufgrund der guten Erfolge der Lebertherapie eine enge Beziehung zwischen Pellagra und perniziöser Anämie an. Weitere Beobachtungen über gute Erfolge der Behandlung mit Leberpräparaten stammen u.a. von FOUTS u. Mitarb., HARRIS, YUDKIN u. Mitarb., TEGLBJAERG sah gute Erfolge nach dem Magenschleimhautpräparat „Ventriculin" selbst bei Versagen von Nicotinsäure. Der Mitteilung von THIERS und COLOMB (1952), die bei einem Mann mit akuten Pellagraveränderungen nach Behandlung mit 1 g INH täglich bereits am 3. Tage deutliche Besserung beobachteten, steht die Beobachtung von GOCKEL u.a. des Auftretens einer medikamentösen Pellagra bei INH-Therapie gegenüber.

IV. Vitamin C

Das Vitamin C (Ascorbinsäure) ist ein feines, weißes kristallines Pulver, das sich in Wasser mit stark saurer Reaktion gut auflöst. Alle Säugetiere vermögen Ascorbinsäure zu speichern, so daß Mangelerscheinungen auch nach völlig Vitamin C-freier Ernährung erst nach mehreren Monaten auftreten. Mit Ausnahme vom Menschen und Meerschweinchen sind sie sogar in der Lage, Vitamin C im Organismus zu synthetisieren.

Der tägliche *Bedarf* an Vitamin C wird im Mittel mit 30—50 mg/die angegeben. Nach STEPP, KÜHNAU und SCHRÖDER wird in der meisten Zeit des Jahres mehr als diese notwendige Menge mit der Nahrung aufgenommen. Als *optimale* Dosis für Erwachsene werden oft allerdings höhere Dosen 100—125 mg angegeben (SCHEUNERT). Auch bei besonderen Belastungen des Organismus (z.B. Schwangerschaft, Infektionskrankheiten) ist der Bedarf beträchtlich höher.

1. Vorbemerkungen

Im Leben der Zelle ist die Ascorbinsäure ein wichtiger Zwischenacceptor im Ablauf des Oxydations- bzw. Dehydrierungsprozesses. Sie wirkt hierbei als Dehydrase. Nach STEPP, KÜHNAU und SCHRÖDER hat Vitamin C im tierischen Organismus enge Beziehungen zum Mesenchym, es ist lebensnotwendig für den Aufbau und die Funktion der Intercellularsubstanz und des Bindegewebes. Bei der Wundheilung verhindert Vitamin C-Mangel die Bildung von extracellulärer Substanz, die im wesentlichen (PENNEY und BALFOUR) aus Mucopolysacchariden besteht. LANMAN und INGALLS fanden im Narbengewebe von Skorbuttieren eine unregelmäßige Anordnung von Fibroblasten mit nur geringer Neigung zur Kollagenbildung. WOLBACH und HOWE haben den Vitamin C-Mangel beim Skorbut als eine „Unfähigkeit des Stützgewebes, Intercellularsubstanz zu bilden und zu erhalten", charakterisiert. Des weiteren ist Vitamin C im Stoffwechsel als Aktivator eiweißspaltender Fermente von Bedeutung.

Umstritten ist die Wirkung des Vitamin C auf *allergische* Vorgänge. ROSA und PARENTI sowie TAKAHASI u. Mitarb. beobachteten eine antianaphylaktische Wirkung. YOSIKAWA fand keinerlei Wirkung auf den anaphylaktischen Schock und auf das Arthusphänomen. Es wurden allerdings Dosen verabreicht, die den normalen Bedarf weit übersteigen und deren Wirkung pharmakodynamisch zu deuten ist. GERTLER beobachtete bei Gaben von hohen Dosen Vitamin C (2 g/die über Monate) einen starken Reiz auf das neurohormonale System. CHARPY führte die Wirkung sehr hoher Vitamin C-Dosen auf eine Aktivierung der Nebenniere zurück.

Die Wirkung von Vitamin C auf den *Pigmentstoffwechsel* ist für den Dermatologen von besonderem Interesse. Es soll nach VISETTI und FERRERO (1957) hemmend in die Tyrosin- und Tyrosinasereaktion eingreifen. Dies konnte bei Transplantationsversuchen an Kaninchen nachgewiesen werden. Nach WOODS (1949) verhindert Vitamin C aufgrund seiner reduzierenden Eigenschaften die vollständige Umwandlung der Melaninvorstufen Phenylanalin, Tyrosin und Dopa in Melanin und kontrolliert somit das Ausmaß der Pigmentierung des Organismus. Der Mangel an Vitamin C muß daher zwangsläufig zu einer erhöhten Pigmentbildung führen, wie sie als charakteristisches Phänomen beim Morbus Addison vorliegt. In Versuchen an Meerschweinchen konnte WOODS einen erhöhten Bedarf an Vitamin C für den Stoffwechsel der aromatischen Aminosäuren nachweisen. Störungen in diesem Stoffwechsel führten außer zu abnormen Pigmentierungen zu anderen Ausfallserscheinungen wie Alkaptonurie, Phenylketonurie und Tyrosinosis. Sämtliche Störungen konnten nach Zufuhr von Vitamin C behoben werden. Nach CORNBLEET kommt es besonders leicht zu starker und abnormer Pigmentierung, wenn Vitamin C-Depots in der Nebenniere erschöpft sind. Zur Behandlung der Hyperpigmentierungen sind daher hohe Dosen von Vitamin C empfohlen worden. KLEINE konnte in vier Fällen ein Verschwinden des Chloasma uterinum nach Dosen von 2 g intravenös über 70 Tage beobachten. TOYAMA u. Mitarb. und UEDA und FUKAI glauben nicht an eine direkte Wirkung des Vitamin C, sondern an eine indirekte über das vegetative Nervensystem und verschiedene hormonelle Funktionen. SCHRÖDER und EINHÄUSER konnten besonders bei Gastroenteritis und Achylia gastrica den Zusammenhang zwischen gestörter Vitamin C-Resorption und pathologischer Pigmentierung nachweisen.

Allgemein bekannt ist die *Steigerung* der *Infektabwehr* durch Vitamin C (MARCHIONINI und NASEMANN). So sterben skorbutische Meerschweinchen wesentlich leichter an pyogenen Infektionen (TAKENOUTI). Nach SIRSI hat Vitamin C eine deutliche bactericide Wirkung auf Tuberkelbakterien. MCCORMICK (1952) geht noch weiter und schreibt der Ascorbinsäure in hohen Dosen den Wert eines chemotherapeutischen Medikamentes zu. Die Wirkung auf akute infektiöse Prozesse soll der der Sulfonamide und Antibiotica sehr ähnlich sein. Der besondere Vorteil liege darin, daß das Vitamin völlig frei von toxischen oder allergischen Nebenwirkungen ist. „Dramatische Erfolge" wurden von ihm bei Viruskrankheiten (z. B. bei Poliomyelitis, Encephalitis, Masern, Zoster und Viruspneumonien) beobachtet. Dabei wurden nicht nur exogene, sondern auch endogene Toxine neutralisiert. Bemerkenswert dürften auch Besserungen bei drei Fällen von Morbus Boeck nach hohen Dosen Vitamin C (1—2 g/die) über lange Zeit sein, die LAUGIER und LEDOUSE nach vorausgegangener vergeblicher Behandlung mit INH und PAS beobachteten. Allerdings darf hier die Neigung zur Spontanheilung nicht übersehen werden. Weitere Behandlungsversuche mit hohen Dosen Vitamin C, bei denen möglicherweise ein kombinierter Wirkungsmechanismus eine Rolle spielt, wurden u. a. bei Acne vulgaris (MORRIS), papulonekrotischen Tuberkuloiden und Erythema induratum (DEGOS) durchgeführt. Diese Therapie geht auf THIERS, CHARPY und DEGOS zurück. CHARPY gibt seit 1945 als antiinfektiöse Therapie 15—20 g Vitamin C, auf 3—4 Tagesdosen verteilt; Furunkel, Pyodermien und Mikrobide heilten hiernach in 5—8 Tagen.

Für die *Diagnose* eines Vitamin C-Mangels kommt der Bestimmung des Vitamins im Blutserum nur eine untergeordnete Bedeutung zu. Es läßt sich aber doch mit einiger Sicherheit sagen, daß Serumwerte über 0,5 mg-% einen Skorbut ausschließen. LIND (1960) fand bei 14 Skorbutkranken immer Werte unter 0,22 mg-%. Dies entspricht auch den Angaben von EEKELEN, EMMERIE und WOLFF, die Werte bis 0,4 mg-% Ascorbinsäure als schlecht, 0,4—0,8 mg-% als mäßig und 0,8 bis 1,2 mg-% als gut bezeichnen. STEPP, KÜHNAU und SCHROEDER fanden bei Reihenuntersuchungen im August einen Durchschnitt von 0,8 mg-% gegenüber 0,55 mg-% im März, womit die durch C-Mangel bedingte „Frühjahrsmüdigkeit" zu erklären wäre.

Für die *Blutungsbereitschaft* erscheint wichtig, daß Werte unter 0,4 mg-% nach GÖTHLIN eine erniedrigte Capillarresistenz bedingen. Auch nach Untersuchungen von SAPOSNIKOV geht die Capillarbrüchigkeit weitgehend mit dem Absinken des Vitamin C-Spiegels parallel. Nach den von STRANSKY u. Mitarb. auf den Philippinen durchgeführten Untersuchungen ist aber trotz des niedrigen Vitamin C-Spiegels im Serum, der bei zahlreichen untersuchten Personen gefunden wurde, der Skorbut in den Tropen außerordentlich selten. Blutspiegeluntersuchungen allein lassen deshalb die Diagnose einer Vitamin C-Hypovitaminose noch nicht zu (DIFS). LEVER und TALBOTT konnten grundsätzlich keine Beziehungen zwischen Vitamin C-Blutspiegel und Hautkrankheiten feststellen. Lediglich bei drei Kranken mit Purpura, generalisierter exfoliativer Dermatitis und Pemphigus vulgaris waren vorwiegend sehr niedrige Werte (fast ausschließlich unter 0,3 mg-%) vorhanden.

Eine sehr einfache, von ROTTER (1938) angegebene Methode zur Vitamin C-Bestimmung in der Haut, bei der 0,01 cm^3 einer 1/400 n-Lösung von 2—6 Dichlorphenol-Indophenol in die Haut gespritzt werden und die Zeit der Entfärbung als Maßstab für den Vitamingehalt der Haut angesehen wird, ist in ihrem Wert umstritten. PORTNOY und WILKINSON sind von der Brauchbarkeit dieses Testes als orientierende Methode überzeugt. Demgegenüber halten GOLDSMITH, GOWE, OGAARD den Test von ROTTER nicht für spezifisch.

Auch GAMBIGLIANI, ZOCCOLI und GRACCERO konnten tierexperimentell den diagnostischen Wert der Methode nicht bestätigen. Sie sind aber ebenso wie SLAVICH und TORRINO der Meinung, daß sich der Test nach Modifikation bei parenteraler oder intravenöser Vitaminzufuhr zum Nachweis der Sättigung des Gewebes durchaus verwenden läßt.

Auch der Bestimmung des Vitamin C-Gehaltes in der Haut kommt offenbar kein besonderer Wert zu. JENSEN und POULSEN konnten keinen wesentlichen Unterschied des Vitamin C-Gehaltes in der gesunden und kranken Haut feststellen. Der Gehalt schwankte zwischen 0—20 bzw. 0—30 mg-%. Ein Anstieg nach Vitamin C-Zufuhr war nicht festzustellen, so daß die Haut als Speicherorgan entfällt. NISHIMURA konnte demgegenüber allerdings feststellen, daß der Vitamin C-Gehalt der Haut, teils in Abhängigkeit vom Glucose- und Glykogengehalt, schwankt. Bei lokaler akuter Entzündung war er vermindert.

2. Mangelkrankheiten

Die typische Mangelkrankheit ist der „*Skorbut*", der sich bei Säuglingen besonders in Veränderungen an den Knochen als Möller-Barlowsche Krankheit äußert. In ihren klassischen Formen sind diese Erkrankungen selten geworden. Symptome, die in Richtung einer Hypovitaminose oder eines Präskorbuts gedeutet werden, kommen auch heute noch vor und werden nicht selten verkannt oder fehlgedeutet. Als Zeichen eines derartigen *präskorbutischen* oder *hypovitaminotischen* Symptomkomplexes werden uncharakteristische Krankheitszeichen, wie herabgesetzte Resistenz, Frühjahrsmüdigkeit, Neigung zu Zahnfleischblutungen, hartnäckige Pyurien und erhöhte Capillardurchlässigkeit, gedeutet.

Skorbut

Der klassische *Skorbut*[1] zählt zu den ältesten Erkrankungen überhaupt. Nach SALZMANN weisen Skelete aus der Stein-, Bronze- und aus der Eisenzeit eindeutige Skorbut-Symptome auf. Auch in Schriften des HIPPOKRATES sollen derartige

[1] Skorbut, entstanden durch medizinisch-lateinische Wortbildung aus Scharbock.

Symptome bei Kriegern erwähnt worden sein. Erste verwertbare Angaben stammen jedoch nach Salle aus dem 13. Jahrhundert. Gefürchtet wurde die Erkrankung in der Epoche der ersten großen Seefahrten als Folge der monatelangen einseitigen Ernährung. Vasco da Gama verlor bei der Umschiffung des Kaps der Guten Hoffnung von 160 Mann Schiffsbesatzung 100 Mann an Skorbut. Auf der berühmten Magellanschen Erdumsegelung 1519—1522 wurden die Expeditionsteilnehmer praktisch dezimiert. Der größte Teil ging an Skorbut zugrunde. Bis weit ins 18. Jahrhundert hinein blieben große Schriffsreisen noch gefährliche Todeskommandos, obwohl einzelnen Expeditionsleitern die Heilkraft frischer Pflanzenextrakte bekannt war. Erst durch Sir John Pringle, dem Präsidenten der Royal Society of London, der an Strafgefangenen zeigen konnte, daß frische Kräuter und Gemüse Skorbutkranke schnell heilten, wurde der einseitigen Ernährung als Ursache der Erkrankung größere Aufmerksamkeit gewidmet. Pringle verwies zudem auf die deutschen Hanseaten, die schon im Mittelalter stets Sauerkrautfässer mit an Bord ihrer Koggen nahmen. Diese zunächst sehr bestrittene Ansicht wurde durch James Cook bestätigt, der bei entsprechend vitaminreicher Kost zwei Erdumsegelungen mit völlig skorbutfreier Mannschaft durchführen konnte, was damals fast als ein Wunder angesehen wurde. Neben diesen großen Verlusten auf Schiffsreisen hat es aber auch zahlreiche Skorbutkranke auf den großen Kriegsschauplätzen und in den Gefangenenlagern der letzten beiden Weltkriege gegeben. Nach einer Zusammenstellung von Salle und Rosenberg entwickelten sich im 1. Weltkrieg an der Ostfront 23 „Skorbutepidemien", dagegen nur eine an der Westfront. Heutzutage hat der Skorbut als Massenerkrankung jegliche Bedeutung verloren. Auch als isolierte Mangelkrankheit ist er durchaus selten. Ähnlich wie die Pellagra ist der Skorbut meist mit anderen Vitaminmangelerscheinungen kombiniert. Nach Ansicht von Degos liegt im Skorbut meistens eine Polyavitaminose mit Vorherrschen des C-Mangels vor.

α) Klinik

Die *Symptome* des Skorbuts sind ebenso wie die der Pellagra bereits im Jadassohnschen Handbuch von Hammer 1928 beschrieben. Im Frühstadium sind sie wie bei den meisten Avitaminosen uncharakteristisch (Sachez und Beyer). Nach Morawitz sind es besonders Blässe, Klagen über Mattigkeit, Appetitlosigkeit, Atemnot, Herzbeschwerden und rheumatische Beschwerden. Bei Kindern bestehen die wesentlichen Merkmale zu Beginn in einem Gewichts- und Wachstumsstillstand, Blässe, Abnahme der Eßlust, Neigung zur Infektion sowie Auftreten von blutig-schleimigen Stühlen.

Beim Erwachsenen treten an der *Haut* im wesentlichen *Verhornungsanomalien* und *Blutungen* auf. Die *epidermalen* Veränderungen haben eine große Ähnlichkeit mit dem Lichen pilaris, unterscheiden sich aber von diesem durch ihre mehr rötliche Färbung. Nach Nicolau ist der Follikel ein empfindlicher Registrator für den Vitamin C-Mangel. In leichteren Fällen bleiben die spitzen keratotischen Erhebungen von kaum Stecknadelkopfgröße auf die Vorder- und Außenseiten der Unterschenkel und Unterarme beschränkt. In schweren Fällen werden auch Oberarme, Schultern, Oberschenkel und Gesäßbacken, in allerschwersten Fällen auch die lateralen Bauchpartien, die Lenden und ein großer Teil der Brust befallen. Zusammen mit einer Trockenheit bekommt die Haut ein rauhes gänsehautähnliches Aussehen. Die zunächst spitz zulaufenden Hornkegelchen können später durch zunehmende perifollikuläre Infiltration ein mehr papulöses Aussehen annehmen. Sie werden jedoch nicht größer als ein Reiskorn und sind von einem schmalen erythematösen Hof umgeben. Oft sind diese Erscheinungen aber auch nur schwach ausgeprägt und bei gröberer Betrachtung kaum festzustellen. Diese papulokeratotischen Knötchen wurden von NICOLAU besonders bei Fehlen anderer schwerer Symptome als *Friedensskorbutid* bezeichnet. Von TEODORESCU, TOMMASI und MACCARI u.a. wurden sie als *Dermatitis papulokeratosa skorbutica* beschrieben. Die enge Beziehung dieser Veränderungen zum Skorbut konnte von TEODORESCU dadurch bewiesen werden, daß sie ohne äußere Behandlung durch Vitamin C-Darreichung abheilten. Andere Symptome, wie Zahnfleischblutungen und leichte Ermüdbarkeit, heilten ebenfalls ab. Bei einem Patienten von TOMMASI und MACCARI bestanden neben den papulokeratotischen follikulären „Skorbutitiden" gleichzeitig schwammig nekrotische und hämorrhagisch entzündliche Zahnfleischveränderungen sowie eine Braunverfärbung der Haut, die mit einer bemerkenswerten physischen und psychischen Asthenie einhergingen. 3 Monate später kamen Ecchymosen und Petechien hinzu. EDDY und DALLDORF glauben, daß die follikulären Hyperkeratosen nicht für den Vitamin C-Mangel pathognomonisch sind, wahrscheinlich liege dann ein kombinierter A- und C-Mangel vor. Sicherer ist die Diagnose Skorbut zu stellen, wenn das typische Symptom der *Blutung* hinzutritt. Diese petechialen, oft follikulär gebundenen Blutungen sind zunächst dunkelblaurot und werden bei Rückbildung bräunlichrot bis gelblich. Überwiegende Ursache der Blutung ist eine Verminderung der Capillarresistenz. MÜLLER hält die hämorrhagische Diathese für eine Teilerscheinung der Gesamterkrankung des Stützgewebes. Die Verminderung der Capillarresistenz läßt sich nach MATUSSIS durch einen positiven Rumpel-Leede nachweisen, der von GÖTHLIN als indirekte Methode zur Bestimmung des Vitamin C-Mangels angewandt wurde. MARX und BAYERLE konnten bei experimentellem Skorbut auch Störungen im Gerinnungsmechanismus nachweisen (Verminderung des Prothrombins bei erhöhtem Fibrinogenspiegel). Eine sichere Korrelation zwischen dem Schweregrad des Skorbuts und Veränderungen am Blutgerinnungssystem bestanden jedoch nicht, so daß auch diese Autoren ebenso wie ADANT und SANOVSKAJA als wesentliche Ursache der Blutung einen Capillarschaden annehmen.

Weit häufiger als diese petechialen Blutungen sind flächenhafte Blutungen in das subcutane Gewebe und die Muskulatur (ANSTETT und SAGHER). Bei Blutungen in die Muskulatur der Unterschenkel kann eine spindelförmige Auftreibung entstehen. Periostale Blutungen können schmerzhaft sein (KLING). Aber auch Blutungen in Gelenke, Körperhöhlen und Organen kommen vor. So ist von PEREMY als seltene Form des Skorbuts ein Hämatothorax beschrieben worden. Die Ursache der Erkrankung wurde erst erkannt, als mehrere Monate später ein Wadenhämatom auftrat. Nach Behandlung mit Vitamin C bildete sich der Hämatothorax zurück. Bemerkenswert ist auch die Beobachtung von HATHERLEY. Eine 36jährige Frau hatte wegen Ulcusbeschwerden lange Zeit eine frucht- und vegetabilienarme Ulcusdiät erhalten. Teerstühle und Bluterbrechen mit starker Anämie zwangen zur Operation, bei der aber kein Ulcus festgestellt werden konnte. Erst Behandlung mit Vitamin C brachte völlige Beseitigung der Beschwerden und der Blutungen. Von BECKMANN wurde auch das nach HAMMER selten vorkommende Auftreten von Hautblutungen im Gesicht beobachtet. Im allgemeinen treten jedoch Hautblutungen an den unteren Körperpartien auf. An den Unterschenkeln können die Hautblutungen durch mechanische Einflüsse manchmal striemenartig sein. Sekundärinfektionen führen zum „Herpes skorbuticus" und zur „Rupia scorbutica".

An der *Schleimhaut* sind in erster Linie das Zahnfleisch (Gingivitis scorbutica), bei stärkerer Ausprägung auch andere Teile der Mundschleimhaut (Stomatitis scorbutica) beteiligt. Die Veränderungen beginnen zunächst am Rande der Gingiva der Schneidezähne mit Rötung und Schwellung. Das Zahnfleisch blutet außerordentlich leicht. Durch zunehmende Schwellung kann es beim Kauen zu heftigen Schmerzen kommen (HOFFMANN). Neben Zahnfleischblutungen können auch Nasenblutungen (BECKMANN) auftreten. Bei stärkerer Ausprägung des Krankheitsbildes kommt es zum Auftreten schmieriger Beläge, so daß eine Ähnlichkeit der Stomatitis scorbutica mit der Stomatitis mercurialis entsteht. Ebenso wie am Zahnfleisch können an der Wangenschleimhaut und am weichen Gaumen stecknadelkopf- bis linsengroße Blutungen, später erbsgroße Bläschen und Erosionen auftreten. In einem Fall von BECKMANN waren Nasenschleimhaut und Lippen von tiefroten Krusten bedeckt. NEMITZ berichtet über einen ungewöhnlichen Fall, bei dem Punktblutungen nur in reihenartiger Anordnung an der Grenze zwischen Lippenrot und Mundschleimhaut zu finden waren. TAILLENS weist auf das Vorkommen von Schleimhautblutungen am Gaumenbogen, Uvula, Hypopharynx und Oesophaguseingang hin, also an Stellen, die den physiologischen Traumen des Kauaktes ausgesetzt sind. Hier kommt es zum Auftreten von punktförmigen oder streifenartigen Blutungen oder auch zu subepithelialen Hämatomen. Auf leichtes Reiben treten an den vorderen Gaumenbögen Ecchymosen auf. Auch die Zunge kann nach DEGOS gelegentlich in Form einer Glossitis depapillans beteiligt, die Lippen können trocken und rissig sein.

β) Vorkommen

Seit der letzten Handbuchdarstellung wird praktisch nur noch über vereinzeltes Auftreten von Skorbut berichtet. So befanden sich unter den aus Schweden von LIND mitgeteilten 14 Fällen ausschließlich unverheiratete Männer im Alter von 45—77 Jahren. Auch bei den in England von CUTFORTH beobachteten elf Skorbutkranken waren zehn Männer und nur eine Frau im Alter von 48 bis 82 Jahren. Sämtliche Erkrankte waren ebenfalls alleinstehend, bei allen war der Skorbut auf Diätfehler mit einseitiger vitaminarmer Kost zurückzuführen. Vorherrschendes klinisches Symptom war die Purpura an den unteren Extremitäten, während die immer als typisch angegebenen Zahnfleischschwellungen und Blutungen nur in einem Fall nachweisbar waren. Meistens bestand eine normochrome Anämie. Ebenfalls auf einseitiger Ernährung war der von HOFGAARD bei einem Einsiedler beobachtete Skorbut zurückzuführen. PLATT berichtet über vier Fälle, die bei einer Ulcusdiät jahrelang vitaminarme Kost erhalten hatten. Als *sekundärer* Skorbut ist der von ANSTETT beobachtete Fall mit ausgeprägter Stomatitis, flächenhaften Hautblutungen und hochgradiger Anämie, bei dem eine völlige Anacidität mit tiefgreifender Änderung der Darmflora bestand, anzusehen. Die im Magensaft besonders bei Anacidität nachgewiesenen Coli- und Paracolibakterien sollen in der Lage sein, Vitamin C abzubauen. Ebenfalls *sekundär* sind die Skorbutfälle bei erhöhtem Vitaminbedarf durch Infektionskrankheiten aufzufassen, wie sie GROTH-PETERSEN bei Tuberkulosekranken feststellen konnte.

γ) Atypische Formen

Auf das Vorkommen *atypischer Formen* oder formes frustes hat besonders DEGOS hingewiesen. Es besteht meistens eine Polyavitaminose mit Vorherrschen des C-Mangels. Hierbei können chronische, hartnäckige Gingivitiden und Stomatitiden mit schmerzhaften Schwellungen ohne stärkere Blutungsneigung auftreten. Gelegentlich sind die Gaumensegel, Zunge und Innenseiten der Lippen mitbefallen. Die Zunge kann glatt, trocken, dunkelrot und schmerzhaft sein. An der Haut findet sich eine feine, trockene, ichthyotische Schuppung neben einer Keratosis pilaris. Die Haare sind trocken und brüchig. An den Fingernägeln besteht eine Koilonychie. Auch wurden ovaläre rotbraune, leicht schuppende Herde an der Innenseite des Oberschenkels beobachtet. In einem Fall von DEGOS und DECHAUME bestand darüber hinaus eine Störung der Speichel-, Schweiß- und

Talgdrüsensekretion mit Hypochlorhydrie und Verdauungsstörungen, so daß große Ähnlichkeit mit dem Gougerot-Sjögren-Syndrom bestand. ROLLIER u. Mitarb. berichteten über einen „Vitamin C-Mangel-Komplex von DEGOS" bei einer 24jährigen Algerierin, die neben einer glatten papillenlosen Zunge, einer erhöhten Blutungsneigung des Zahnfleisches bei erniedrigtem Hb-Gehalt eine Längsriffelung der Fingernägel mit Koilonychie aufwies.

V. Vitamin D

Vitaminmangelkrankheiten an der Haut sind bisher nicht bekannt. Dieses Vitamin hat jedoch bei der Behandlung der Hauttuberkulose bereits vor Einführung der Chemotherapie in die Tuberkulosebehandlung eine große Bedeutung erlangt (JORDAN). Durch diese Behandlung, im allgemeinen mit recht hohen Dosen, wurden in größerem Umfang *Hypervitaminosen* beobachtet. Es kam insbesondere zu Verkalkungen in verschiedenen Organen, u.a. auch im Hautbindegewebe. CHAPLIN, CLARK und ROPES fanden Kalkcysten in der Nähe der Gelenke und Schleimbeutel; WILSON, WINGFIELD und TOONE Verkalkungen an den Fingern und am Gesäß. Als Ausdruck der Kalkstoffwechselstörung wird oft eine bandförmige Keratitis beobachtet (ADAMS). Über erhöhte Kalkblutspiegelwerte nach hohen Dosen Vitamin D berichteten SKATVEDT, GOUNELLE u.a., die infolge der Verschiebung des Kalium-Calcium-Quotienten eine Änderung der vegetativen Tonuslage nach sich ziehen (KALKOFF und RAUSCH). Außer bei Erwachsenen werden Nebenwirkungen, die aber nicht die Haut betreffen, auch öfter bei Kindern im Rahmen der Rachitisprophylaxe beschrieben (NEGRI und CONCA, RIEGER u.a.). MULLIGAN und STRICKER gelang es experimentell bei Hunden durch hohe Vitamindosen Verkalkungsvorgänge an verschiedenen Organen auszulösen.

VI. Vitamin E

Vom Vitamin E sind sichere Mangelkrankheiten bisher nicht bekannt. Hinsichtlich der mannigfaltigen therapeutischen Anwendung dieses Vitamins sei auf den Beitrag von WULF in diesem Handbuch hingewiesen.

VII. Vitamin K

Mangel an Vitamin K äußert sich in einer Verminderung des Gehaltes an Prothrombin und Faktor VII im Blut (ZELLWEGER und ADOLPH). Bei langzeitiger Sulfonamid- und Antibioticabehandlung kann es durch Schädigung der physiologischen Darmflora, die für die Vitamin K-Synthese wichtig ist, zu flächenhaften Hautblutungen in Form von Sugillationen und Suffusionen kommen (LEIPOLD). Auch für die Entstehung des Morbus haemorrhagicus neonatorum ist ein Vitamin K-Mangel nach DAM u. Mitarb. von Bedeutung. Sonstige Veränderungen sind bisher an der Haut nicht beobachtet worden. Nach hochdosierter Vitamin K-Behandlung kommt es nach UNGER und SHAPIRO zu einem erheblichen Anstieg des Prothrombinspiegels, Hypervitaminoseerscheinungen an der Haut wurden aber nicht beobachtet.

Die vielseitige Anwendung von Vitaminen in der Dermatologie, die die Behandlung von Mangelsymptomen weit überschreitet, ist bereits an anderer Stelle (s. WULF) abgehandelt worden.

Literatur

ABELIN, J.: Über den Antagonismus A-Vitamin:Thyroxin. Z. Vitaminforsch. **4**, 120 (1935). — ADAM, W., u. W. NIKOLOWSKI: Vitamin A-Tagesprofile mit und ohne Vitamin A-Belastung. Arch. Derm. Syph. (Berl.) **201**, 255 (1950). — ADAMS, F. D.: Reversible uremia with hypercalcemia due to vitamin-D intoxication. New Engl. J. Med. **244**, 590 (1951). — ADANT, M.: L'action de l'acide ascorbique sur la résistance vasculaire. Influence de la voie d'administration. Rev. belge Sci. méd. **10**, 126 (1938). — AGUZZI, A.: Sopra un caso di cosidetto „tifo pellagroso" Osservazione clinica con reporto anatomo-patologico. G. Psichiat. Neuropat. **59**, 279 (1941). Ref. Zbl. Haut- u. Geschl.-Kr. **70**, 209 (1943/44). — AHLMARK, A.: Ein Fall von schwerer Pellagra. Nord. Med. **1942**, 2129. — ALLEGRA, F., e M. JORI: Il quadro delle proteine seriche nella pellagra. G. ital. Derm. **99**, 156 (1958). — ALPORT, A., C. P. CHALIOUNGUI, and G. HANNA: Treatment of pellagra with nicotinamide. Lancet **1938 II**, 1460. — ALSTYNE, C. VAN, and M. BERKOVSKY: Pseudopellagra (alcoholic). Arch. Derm. **29**, 635 (1934). — Pellagra. Arch. Derm. **29**, 635 (1934). — AMOGASAKI, M.: Investigations on the calcium and potassium-content of blood and skin as well as on the cutaneous sensibility under experimentally produces hypervitaminosis A. Jap. J. Derm. **44**, 5 (1938). Ref. Zbl. Haut- u. Geschl.-Kr. **61**, 103 (1961). — ANDERSON, J. F., and G. K. KLINTWORTH: Hypovitaminosis in a family with tylosis and clinodactyly. Brit. med. J. **1961 I**, 1293. — ANDRÉ, L.: L'étiologie du béribéri (à propos de quelques cas observés en Chine). Arch. Méd. nav. **123**, 508 (1933). Ref. Zbl. Haut- u. Geschl.-Kr. **47**, 488 (1934). — ANGELINI, V.: Le prove farmacodinamiche nei bambini pellagrosi. Atti Soc. med.-chir. Padova **16**, 281 (1938). Ref. Zbl. Haut- u. Geschl.-Kr. **63**, 140 (1940). — ANSTETT, F.: Therapeutische Erfahrungen mit Vitamin C (C-Ascorbinsäure) bei Skorbut und bei essentieller Thrombopenie (Morbus maculosus Werlhofii). Z. ges. exp. Med. **97**, 214 (1935). — APLAS, V.: Ariboflavinosis pemphigoides. Z. Haut- u. Geschl.-Kr. **21**, 209 (1956). Ref. Zbl. Haut- u. Geschl.-Kr. **97**, 262 (1957). — APPELMANS, M., et J. VAN DEN BERGHE: Lésions oculaires associées à une dermatose pellagroide. Rev. belge Sci. méd. **13**, 263 (1941). Ref. Zbl. Haut- u. Geschl.-Kr. **68**, 637 (1942). — APPELMANS, M., et J. WEYTS: L'ariboflavinose chez l'indigène du Congo belge. Zbl. Haut- u. Geschl.-Kr. **80**, 141 (1952). — ARENA, J. M., P. SARAZEN, and C. J. BAYLIN: Hypervitaminosis A. Pediatrics 8, 788 (1951). — ARMSTRONG, J. R.: Pellagra associated with Crohn's disease. Lancet **1952 II**, 1253. — ARTOM, M.: Considerazioni sui casi di pellagra osservati in provincia di Verona. Zbl. Haut- u. Geschl.-Kr. **57**, 437 (1937). — ARUTÜNOW: Materialien zur Erforschung der Pellagra Buku. Ref. Zbl. Haut- u. Geschl.-Kr. **45**, 457 (1933). — ASCHIERI, G.: Sopra un caso di delirio acuto da pellagra. Note Riv. Psichiatr. (Pesaro) **63**, 261 (1934). — Ref. Zbl. Haut- u. Geschl.-Kr. **50**, 223 (1935). — ASO, K., K. UTSUMI, H. TSUCHIYA, and K. TAKENOUCHI: Studies on thiamine metabolism in various diseases of skin. X. Participation of thiamin and riboflavin in the formation of tyrosine melanin. Jap. J. Derm **71**, 475 (1961). Ref. Zbl. Haut- u. Geschl.-Kr. **111**, 4 (1961/62). — AXELROD, A. E.: Role of the vitamins in antibody production. (A summation of the author's work to date.) Metabolism **34**, 1 (1953). — AYKROYD, W. R., I. ALEXA, and J. NITZULESCU: Study of the alimentation of peasants in the pellagra area of Moldavia (Roumania). Arch. roum. Path. exp. 8, 407 (1935). Ref. Zbl. Haut- u. Geschl.-Kr. **54**, 669 (1937). — AYKROYD, W. R., and B. G. KRISHNAN: The state of nutrition of school children in South India. Part II. Indian J. med. Res. **24**, 707 (1937). Zit. nach ZELLWEGER u. ADOLPH. — AYKROYD, W. R., and K. RAJAGEPAL: The state of nutrition of school children in South India. Part I. Indian J. med. Res. **24**, 419 (1936). Zit. nach ZELLWEGER u. ADOLPH. — AYKROYD, W. R., et M. SWAMINATHAN: Teneur en acide nicotinique des céréales et pellagra. Bull. Off. int. Hyg. publ. **33**, 507 (1941). Ref. Zbl. Haut- u. Geschl.-Kr. **69**, 148 (1943). — AYREY, F.: Outbreak of sprue during the burma campaign. Trans. roy. Soc. Med. (Lond.) **41**, 377 (1947). Zit. nach ZELLWEGER u. ADOLPH. — AZMY PASHA, SOLIMAN: The treatment of pellagra by amino acids. Report of six cases from the post-graduate section, Faculty of Medicin, Egyptian University. J. trop. Med. Hyg. **41**, 357 (1938). Ref. Zbl. Haut- u. Geschl.-Kr. **61**, 671 (1939). — AZULAY, R. D.: Beitrag zur Kenntnis der Pellagra. Neun beobachtete Fälle. An. brasil. Derm. Sif. **24**, 147 (1949). Ref. Zbl. Haut- u. Geschl.-Kr. **77**, 314 (1951/52).

BAAR: Avitaminosen als Ursache von Hautkrankheiten. Zbl. Haut- u. Geschl.-Kr. **57**, 162 (1938). — BACCAREDDA, A.: Untersuchungen über den Einfluß der Vitamine auf den Komplementgehalt des Serums. Il Dermosifilografo **25**, 97 (1951). Ref. Zbl. Haut- u. Geschl.-Kr. **83**, 235 (1953). — BAGATOUROVA, L. M., u. S. M. NEIMARK: Über Pellagra im Kindesalter in Armenien. Sovet. Pediat. **12**, 70 (1935). Ref. Zbl. Haut- u. Geschl.-Kr. **54**, 235 (1937). — BAIR, G.: Chronic vitamin A poisoning. Report of a case. J. Amer. med. Ass. **146**, 1573 (1951). — BAKER, S. J., M. IGNATIUS, S. JOHNSON, and S. K. VAISH: Hyperpigmentation of the skin. A sign of vitamin B_{12} deficiency. Brit. med. J. **1963 I**, 1713. — BAKWIN, H., H. S. REARDON, J. S. WINN, M. S. TENBRINCK, M. L. STERN, and M. G. ENGEL: Relation of lesions of the tongue in children to niacin deficiency. Amer. J. Dis. Child. **74**, 657 (1947). — BALBI, E.: Ricerche intorno ai rapporti tra pellagra e luce. G. ital. Derm. **80**, 47 (1939). — BALLABRIGA,

A., y ZAMORA: Hipervitaminosis D en la infancia. Arch. Pediat. (Barcelona) **1**, 175 (1950). — BALLIF, L., A. LWOFF, A. QUERIDO et I. ORNSTEIN: La nicotinamidémie chez les pellagreux. C. R. Soc. Biol. (Paris) **131**, 903 (1939). Ref. Zbl. Haut- u. Geschl.-Kr. **64**, 336 (1940). — BALLIF, L., J. NITZULESCU, I. ORNSTEIN et L. E. BALLIF: Sur la teneur en acide ascorbique du liquide céphalorachidien chez les pellagreux. C. R. Soc. Biol. (Paris) **130**, 1595 (1939). Ref. Zbl. Haut- u. Geschl.-Kr. **63**, 375 (1940). — BANDIER, E.: Über die Behandlung der exogenen Pellagra mit Magenpräparaten und über Untersuchungen betreffend die Möglichkeit einer Identität des Vitamin B_2-Komplexes mit dem „nichtcyanempfindlichen Fermentkomplex". Ugeskr. Læg. **1939**, 843. Ref. Zbl. Haut- u. Geschl.-Kr. **66**, 274 (1941). — On the treatment of exogenous pellagra with stomach preparations, and considerations on the possible identity of the vitamin B_2-complex with the cyanide insensitive enzyme complex. Acta med. scand. **101**, 496 (1939). — BANERJEE, D.: An unusual case of pellagra. Indian med. Gaz. **87**, 161 (1952). Ref. Zbl. Haut- u. Geschl.-Kr. **83**, 275 (1953). — BARON, D. N., C. E. DENT, H. HARRIS, E. W. HART, and J. B. JEPSON: Hereditary pellagra-like skin rash with temporary cerebellar ataxie. Constant renal amino-acid-uria and other bizarre biochemical features. Lancet **1956 II**, 421. — BARTELHEIMER, H.: Pellagra- und Ariboflavinose-Erscheinungen besonders bei Dystrophie. Z. klin. Med. **146**, 480 (1950). — BARTHÉLEMY, R.: Un cas francais de pellagre avec paraplégie et cataracte endocrinienne. Bull. Soc. franç. Derm. Syph. **40**, 582 (1933). — BASS, M. H., and J. CAPLAN: Vitamin A deficiency in infancy. Pediatr. Serv. Saint Joseph-Hosp. Far. Rockaway N. A. J. Pediat. **47**, 690 (1955). — BASSET, H.: Influence favorable de la biotine dans le traitment de l'acné necrotique du cuir chevelu. Bull. Soc. franç. Derm. Syph. **66**, 92 (1959). — BASSI, U.: Le porfirine nella patogenesi della pellagra. Clin. med. ital. **65**, 241 (1934). Ref. Zbl. Haut- u. Geschl.-Kr. **48**, 633 (1934). — BASSI, G.: Some aspects of glossitis caused by vitamin deficiency. Int. Z. Vitaminforsch. **20**, 444 (1949). — BASSI, G., e M. BASSI: Considerazioni sul primo caso osservato in Italia. Arch. Pat. Clin. med. **23**, 169 (1942). Ref. Zbl. Haut- u. Geschl.-Kr. **70**, 690 (1943/44). — BASSI, G., e R. VARO: Il mielogramma del pellagroso (Note prev). Bull. Sci. med. **113**, 152 (1941). Ref. Zbl. Haut- u. Geschl.-Kr. **68**, 683 (1942). — BATUNIN: Pellagra. Gorkij Ogis **1934**, 1. Ref. Zbl. Haut- u. Geschl.-Kr. **49**, 522 (1935). — BAUERNFEID, J. C., and L. C. NORRIS: The role of the antidermatosis vitamin and a new water-soluble growth factor in the nutrition of the mature fowl. J. Nutr. **18**, 579 (1939). — BAUMAN, H. R.: Three cases of pellagra in Champa leperhome. Leprosy in India **9**, 110 (1937). Ref. Zbl. Haut- u. Geschl.-Kr. **58**, 645 (1938). — BEAN, W. B., R. W. VITTER, and M. A. BLANKENHORN: Incidence of pellagra. Studies in the Cincinnati general hospital 1935—1947. J. Amer. med. Ass. **140**, 872 (1949). — BECKER, W., u. C. KLOTZSCHE: Die Hypervitaminosis A. Ärztl. Wschr. **10**, 545 (1955). — BECKH, W., P. ELLINGER, and T. D. SPIES: Porphyrinuria in pellagra. Quart. J .Med. **6**, 305 (1937). Ref. Zbl. Haut- u. Geschl.-Kr. **58**, 107 (1938). — BECKMANN: Skorbut? Zbl. Haut- u. Geschl.-Kr. **50**, 558 (1935). — BELTRANI, G.: L'acido folco nella terapia della psoriasi. Dermatologia (Napoli) 8, 292 (1957). — BENEDEK, T.: Skin manifestations of hypovitaminosis A. Int. Z. Vitaminforsch. **30**, 10 (1959). — BENTIVOGLIO, G. C.: L'efficacia della metionina nel black-tongue del cane e nella pellagra umana. Ref. Zbl. Haut- u. Geschl.-Kr. **89**, 164 (1954). — BERDE, K. v.: Über die Ursache der Pellagra an der Hand von Tierversuchen, sowie der in Ungarn beobachteten Fälle. Verh. 9. Int. Kongr. Dermat. **2**, 740 (1936). — BERNARD, et P. NOEL: Recherches sur le béribéri. Ann. Inst. Pasteur **47**, 508 (1931). Ref. Zbl. Haut- u. Geschl.-Kr. **41**, 63 (1932). — BERNHEIM-KARRER, J., u. G. ZARUSKI: Über Pigmentierung der Haut nach Vigantoldarreichung. Mschr. Kinderheilk. **42**, 24 (1929). — BESSEY, O. A., M. L. MENTEN, and C. G. KING: Pathologic changes in the organs of scorbutic guinea pigs. Proc. Soc. exp. Biol. (N.Y.) **31**, 455 (1934). — BEYER, A.: Zur Histopathologie der Pellagra. Arch. Psychiat. Nervenkr. **98**, 294 (1932). — BICHEL, J., u. E. MEULENGRACHT: Pellagra nach Behandlung einer Plummer-Vinsonschen Krankheit mit Riboflavin. Nord. Med. **1941**, 185. — BLACKFAN, K. D., and S. B. WOLBACH: Vitamin A deficiency in infants: A clinical and pathological study. J. Pediat. **3**, 679 (1933). — BENEDEK, T.: On the preminent role of vitamin A metabolism in neurodermatitis. Proc. 11. Int. Congr. Dermat. Stockholm 1957, **3**, 65 (1960). — BLANC, F., F. SIGNIER et JUSTIN-BESANÇON: A propos de 8 cas de pellagre observés an conos de dysenteries amibiennes chroniques. Bull. Soc. méd. Hôp. Paris **63**, 630 (1947). — Les Pellagres post-dysentériques. Bull. Soc. méd. Hôp. Paris **63**, 636 (1947). — BLOCH, C. E.: Zit. nach FRAZIER u. HU. — BLOQUIAUX, S.: La vitamine A endermatologie. Arch. belges Derm. **4**, 251 (1948). Ref. Zbl. Haut- u. Geschl.-Kr. **74**, 230 (1950). — BOAS, H.: Ein neuer Fall von Pellagra. Derm. Z. **69**, 84 (1934). — BOGAERT, L. VAN: L'acide nicotinique et la thiamine dans certaines avitaminoses d'intéret neuro-psychiatrique. Deux nouvelles observations de pellagre autochtone. Essai de l'acide nicotonique dans une polio-encéphalite de Wernicke. J. belge Neurol. Psychiat. **40**, 483 (1940). Ref. Zbl. Haut- u. Geschl.-Kr. **69**, 277 (1943). — BOGAERT, L. VAN, et L. VAN DEN BERGHE: Sur un cas de pellagre autochtone. Bull. Acad. roy. Med. Belg. **4**, 409 (1939). Ref. Zbl. Haut- u. Geschl.-Kr. **64**, 408 (1940). — BOGART, C. N.: Nicotinic acid in the treatment of pellagra. Report in a case of marked demantia. J. Amer. med. Ass. **111**, 613 (1938). — BOHN-

STEDT: Diskussionsbemerkungen. Zbl. Haut- u. Geschl.-Kr. **73**, 168 (1949). — BOM, FR.: Ein Fall von gastro-enterogener Pellagra mit polyvalenten B-Vitamin-Praeparat behandelt. Ugeskr. Laeg. **1940**, 92 [Dänisch]. Ref. Zbl. Haut- u. Geschl.-Kr. **65**, 620 (1940). — BORIC, D.: Angereichertes Maismehl in der Pellagra Prophylaxe. Ref. Zbl. Haut- u. Geschl.-Kr. **92**, 66 (1955). — BOSCH SALA, A.: Hipervitaminosis A. Arch. Pediat. (Barcelona) **3**, 675 (1953). Ref. Zbl. Haut- u. Geschl.-Kr. **88**, 222 (1954). — BOSCO, L.: Due casi di sindromi pellagrose complete in abitanti in città. Atti Soc. ital. Derm. Sif. **3**, 55 (1940). Ref. Zbl. Haut- u. Geschl.-Kr. **68**, 224 (1942). — BOULIN, R., P. UHRY, J. MALLARMÉ et L. AUQUIER: Leucémie aigue et avitaminose C. Bull. Soc. méd. Hôp. Paris **63**, 403 (1947). — BRAENDSTRUP, P.: Ein Fall von Pellagra infolge einseitiger B_1-Vitamin-Therapie. Ugeskr. Læg. **1940**, 95 [Dänisch]. Ref. Zbl. Haut- u. Geschl.-Kr. **65**, 620 (1940). — BRAUN, W.: Ein Beitrag zur Symptomatik der Pellagra. Z. Haut- u. Geschl.-Kr. **34**, 30 (1963). — BREDMOSE, G. V.: Untersuchungen über das Vorkommen der Pellagra in der Irrenanstalt Viborg 1924—1933. Hospitalstidende **1934**, 694 [Dänisch]. Ref. Zbl. Haut- u. Geschl.-Kr. **49**, 329 (1935). — BRESTER, A., u. L. A. HÜLST: Ein Fall von vermutlich sekundärer Pellagra. Ned. T. Geneesk. **1935**, 158. Ref. Zbl. Haut- u. Geschl.-Kr. **50**, 586 (1935). — BREZOVSKY, E.: Beiträge zur Ätiologie der Pellagra. Zbl. Haut- u. Geschl.-Kr. **44**, 513 (1933). — BRINCHMANN, A. H.: Behandlung der Pellagra mit Nicotinsäure. Nord. Med. **1939**, 2335 [Norwegisch]. Ref. Zbl. Haut- u. Geschl.-Kr. **67**, 261 (1941). — BRUGSCH, J.: Pellagra mit typischen Hautveränderungen. Ges. f. Klin. Medizin, Berlin, 9. März 1949. Z. ges. inn. Med. **4**, 384 (1949). — BÜCKER, J.: Die Pellagragastritis im Röntgenbild. Dtsch. Z. Verdau.- u. Stoffwechselkr. **3**, 76 (1940). — BUREAU, Y. JARRY et BARRIERE: Erythèmes pellagroides bulleux. Faits de passage avec les pemphigus d'été et les pemphigus dits traumatiques. Bull. Soc. franç. Derm. Syph. **60**, 204 (1953).

CAFFEY, J.: Vitamin A poisoning. Amer. J. Roentgenol. **67**, 818 (1952). — Chronic poisoning dur to excess of vitamin A. Pediatrics **5**, 672 (1950). — CALETTI, G.: Contributo allo studio della pellagra. Minerva med. **1951 II**, 1021. — Azione della mentionina pellagra umana e nel black tongue sperimentale. Dermatologia (Napoli) **4**, 16 (1953). Ref. Zbl. Haut- u. Geschl.-Kr. **86**, 306 (1953/54). — CAMPBELL, S. B. BOYD, and R. S. ALLISON: Pellagra polyneuritis and beriberi heart. Lancet **1940 I**, 738. — CANADAS, y G. FILGUEIRAS: Queilis actinicas o pelagroides? Act. dermo-sifiliogr. (Madr.) **43**, 345 (1952). Ref. Zbl. Haut- u. Geschl.-Kr. **82**, 313 (1953). — CANNON, A : The pathology of beriberi. Trans. roy Soc. trop. Med. Hyg. **23**, 263 (1929). Ref. Zbl. Haut- u. Geschl.-Kr. **33**, 565 (1930). — CAPPELLI, E.: Rapporti fra pigmentogenesi cutanea e vitamine I. Vitamina C. Dermosifilografo **13**, 101 (1938). Ref. Zbl. Haut- u. Geschl.-Kr. **60**, 213 (1938). — CAREDDU, G.: Porfirinuria e porfirinemia nella pellagra. Atti Soc. med.-chir. Padova **16**, 254 (1938). Ref. Zbl. Haut- u. Geschl.-Kr. **62**, 569 (1939). — CARRIE: Abortive Pellagra. Zbl. Haut- u. Geschl.-Kr. **54**, 394 (1937). — CARRUTHERS, C., and V. SUNTZEFF: The influence of some vitamin deficient diets on a substance characteristic of the epidermis of the mouse, rat and man. J. invest. Derm. **23**, 77 (1954). — CARTIER: Zit. nach STEPP, KÜHNAU u. SCHRÖDER. — CASTELLANI, A.: Pellagroid beriberi. (Dermo-beriberi). J. trop. Med. Hyg. **41**, 294 (1938). Ref. Zbl. Haut- u. Geschl.-Kr. **61**, 388 (1939). — CASTELLANO, T., u. R. GARZON: Zwei Fälle von Pellagra. Diagnostische ätiologisch-pathogenetische und therapeutische Betrachtungen. Rev. argent. Dermatosif. **23**, 21 (1939). Ref. Zbl. Haut- u. Geschl.-Kr. **63**, 439 (1940). — CASTELLANOS, E.: Pellagra. Dermatologia (Méx.) **3**, 167 (1959). — CATEL, W.: A-Vitamin und Thrombozyten. Z. Kinderheilk. **94**, 134 (1944). — CHAPLIN jr., H., L. D. CLARK, and M. W. ROPES: Vitamin D intoxication. Amer. J. med. Sci. **221**, 369 (1951) — CHARPY, J.: La therapeutique par la vitamine C à doses massives. Zbl. Haut- u. Geschl.-Kr. **79**, 24 (1952). — CHICK, H.: Current theories of the aetiology of pellagra. Lancet **1933 II**, 341. — The causation of pellagra. Nutr. Abstr. Rev. **20**, 523 (1951). Ref. Zbl. Haut- u. Geschl.-Kr. **81**, 154 (1952). — The aetiology of pellagra: a review of current theories. J. trop. Med. Hyg. **54**, 207 (1951). — CHICK, H., T. F. MACRAE, and A. N. WORDEN: Relation of skin lesions in the rat to deficiency in the diet of different B_2-Vitamin. Zbl. Haut- u. Geschl.-Kr. **68**, 51 (1942). — CHOTZEN, F.: Klinischer Beitrag zur Kenntnis der Pellagrapsychosen. Z. ges. Neurol. Psychiat. **148**, 179 (1933). — CID ROJAS, L.: Betrachtungen über einen Fall von Pellagra, renalem Zwergwuchs und Hydronephrose. Rev. chil. Pediat. **10**, 405 (1939). Ref. Zbl. Haut- u. Geschl.-Kr. **64**, 477 (1940). — CLARK, A.: Notes on pellagra in Egypt. 1936/37. J. trop. Med. Hyg. **40**, 221 (1937). — Experimental pellagra in monkeys (hamadryad baboons) at the zoologica gardens, Cairo. J. trop. Med. Hyg. **41**, 143 (1938). Ref. Zbl. Haut- u. Geschl.-Kr. **60**, 307 (1938). — CLAUDIAN, I., N. G. IONESCU u. P. CONSTANTINESCU: Die Pellagra und die sie begleitenden Mangelerkrankungen. Wien. med. Wschr. **1941 II**, 734. — CLAUDIAN, J., N. GRUIA-IONESCU et P. CONSTANTINESCU: Recherches sur l'élimination urinaire des composés nicotiniques dans les milieux pellagreux de Roumanie. Bull. Soc. méd. Hôp. Buc. **21**, 472 (1939). Ref. Zbl. Haut- u. Geschl.-Kr. **64**, 671 (1940). — CLAUDIAN, L., N. IONESCU, N. G. P. CONSTANTINESCU et AGAPI: Le sue gastrique des pellagreux traités par l'acide nicotinique. Bull. Soc. méd. Hôp. Buc. **22**, 231 (1940). Ref. Zbl.

Haut- u. Geschl.-Kr. **68**, 683 (1942). — CLEMMESEN, S.: Experimental pellagra in rats. Acta path. microbiol. scand. **10**, 304 (1933). — Über experimentelle Pellagra und ihre Bedeutung für die ätiologischen Anschauungen über die Krankheit. Hospitalstidende **1953**, 349 [Dänisch]. Ref. Zbl. Haut- u. Geschl.-Kr. **45**, 458 (1953). — COHEN, M. B.: Vitamin C deficiency: Sensitivity to neocarsphenamine and anaphylactic shock. J. Allergy **10**, 15 (1938). — COLE, L.: An English case of pellagra. Brit. J. Child. Dis. **30**, 262 (1933). — COLLAZO, J. A., y J. SANCHEZ RODRIGUEZ: Hypervitaminosis A. Rev. Soc. argent. Biol. **10**, 225 (1934). Ref. Zbl. Haut- u. Geschl.-Kr. **53**, 671 (1936). — COLLAZO, J. A., I. TORRES u. J. SANCHEZ RODRIGUEZ: Die Hypervitaminose A. Das Vitamin A und der Cholesterinstoffwechsel III. An. Med. int. **3**, 523 (1934) [Spanisch]. Ref. Zbl. Haut- u. Geschl.-Kr. **50**, 22 (1935). — COMEL, M.: Contributi di vitaminologia dermatologica. G. ital. Derm. **79**, 249 (1938). — Contributo alla clinica della disvitaminosi A. Discheratosi spinulosa melanetica. G. ital. Derm. **79**, 325 (1938). — COMEL, M.: Zit. nach BRAUN. — CONEJO, MIR J.: Behandlung der Pellagra und pellagraartiger Erscheinungen mit Natriumhyposulfit. Zbl. Haut- u. Geschl.-Kr. **51**, 37 (1935). — COOK, CH. A., M. F. CLARKE, and A. E. LIGHT: Relation of nicotinic acid to growth and dermatitis factors in rice polishings. Proc. Soc. exp. Biol. (N.Y.) **37**, 514 (1937). — COPPOLINO, A.: Eritemi pellagroidi e lambliasi. Rif. med. **1940**, 943. Ref. Zbl. Haut- u. Geschl.-Kr. **68**, 78 (1942). — CORKILL, N. L.: Pellagra in Sundanese milletcaters. Lancet **1934 I**, 1387. — Pellagra in the Sudan. J. trop. Med. **37**, 177, 214, 231, 245, 265 (1934). Ref. Zbl. Haut- u. Geschl.-Kr. **50**, 586 (1935). — CORNBLEET, ATH.: Vitamin C and pigment. Arch. Derm. **35**, 471 (1937). — CORNBLEET, TH., and R. GREENBERG: Arch. Derm. **76**, 431 (1957). — CORNBLEET, T., and H. POPPER: Properties of human skin revealed by fluorescence microscopy. — The normal skin; the Vitamin A Content of the skin. Arch. Derm. **46**, 59 (1952). — CORNBLEET, TH., and H. RATTNER: Myxedema and pellagra. Arch. Derm. **40**, 833 (1939). — CORNFELD, D., and R. E. COOKE: Vitamin A deficiency: case report. Pediatrics **10**, 33 (1952). — COSMULESCO, L., et C. DANIEL: Les troubles pupillaires chez les pellagreux. Zbl. Haut- u. Geschl.-Kr. **69**, 278 (1943). — COTTINI, G. B.: Considerazioni sopra alcuni complessi sintomatici pellagrosi esservati a Catania. G. ital. Derm. **78**, 451 (1937). — COZZANI, GIORGIO: Osservazioni clinico-istologiche sopra un gruppo di casi di pellagra. Arch. ital. Derm. **22**, 78 (1949). — CREMER, H. D., u. D. HÖTZEL: Die Bedeutung der Darmflora für die Versorgung mit Vitaminen. Int. Z. Vitaminforsch. **29**, 376 (1958/59). — CUTFORTH, R. H.: Adult scurvy. Lancet **1958 I**, 454.

DAINOW, J.: Recherche clinique de l'hypovitaminose C. Schweiz. med. Wschr. **1938 II**, 784. — DAM, H., H. DYGGVE, H. LARSEN, and P PLUM: The relation of vitamin K deficiences to hämorrhagic disease of the newborn. Advanc. Pediat. **5**, 129 (1952). Ref. Zbl. Haut- u. Geschl.-Kr. **83**, 379 (1953). — DARTHE, F. J.: Über pellagroide Avitaminosen. Wien. klin. Wschr. **1949**, 201. — DAVIES, J. H. TWISTON, and H. MCGREGOR: Pellagra in Great Britain since 1934. Brit. J. Derm. **51**, 51 (1939). — DAVIS, E., and E. HINDEN: Pellagra following chronic alcoholism. Lancet **1941 I**, 10. — DEGOS, R.: Manifestations cutanée-muqueuses de l'avitaminose C. Bull. méd. **1939**, 499. — Les vitamines en dermatologie. Bull. Soc. franç. Derm. Syph. **48**, 44 (1941). — Vitamin C en Dermatologie. Proc. 10th Internat. Congr. of Dermatol., London 1952, p 355 (1953). — DEGOS, R., et M. DECHAUME: Glossite depapillante, diminution des sécrétions salivaire, sudorale, sébacée et gastrique, vraisemblablement par avitaminose. Bull. Soc. franç. Derm. Syph. **46**, 25 (1939). — Zit. nach DEGOS (1954). — DEGOS, R., G. GARNIER et R. TOURAINE: Glossite losangique médiane par avitaminose C. Bull. Soc. franç. Derm. Syph. **61**, 99 (1954). — DEGOS, HENAULT et GOURY-LAFFONT: Glossite dépapillante, chéilite fissuraire, abscence de sécrétions slivaire, sudorale et sébacée, lésions unguéales, par avitaminose C. Bull. Soc. franç. Derm. Syph. **16**, 26 (1939). — DELACHAUX: Hellv. med. Acta **7**, 644 (1941). Zit. nach ZELLWEGER u. ADOLPH. — DEREVICI, M., et L. SMILOVICI: Troubles cutanés pellagreux quasi-expérimentaux. Bull. Soc. roum. Neurol. etc. **18**, 120 (1940). Ref. Zbl. Haut- u. Geschl.-Kr. **66**, 305 (1944). — DESFORGES, A.: Quelques considérations sur un cas de pellagre. Un. méd. Can. **64**, 1343 (1935). Ref. Zbl. Haut- u. Geschl.-Kr. **53**, 100 (1936). — DEWAN, J. G.: The etiology of pellagra. Amer. J. Psychiat. **97**, 1188 (1941). Ref. Zbl. Haut- u. Geschl.-Kr. **68**, 392 (1942). — DEZIDER, J., u. D. M. JEVTIC: Ein Fall von Pellagra-Psychose. Liječn. Vjesn. **55**, 619 [Serbo-kroatisch]. Ref. Zbl. Haut- u. Geschl.-Kr. **49**, 151 (1935). — DIAZ-RUBIO, M.: Untersuchungen über die Pellagra. 3. Die Konstitution. Rev. clín. esp. **5**, 101 (1942). Ref. Zbl. Haut- u. Geschl.-Kr. **70**, 312 (1943/44). — DICKEL, H.: Die Behandlung einer Vitamin D_2-Intoxikation mit Cortison. Münch. med. Wschr. **1951**, 1802. — DICKEY, L. B., and E. J. BRADLEY: Hyperavitaminosis A: Case report. Stanford. med. Bull. **6**, 345 (1948). Zit. nach KNUDSON u. ROTHMAN. — DIFS, H.: Beiträge zur Diagnostik der Vitamin C-Mangelkrankheit. Acta med. scand., Suppl. **110**, 167 S. (1940). — DJACOS, C.: Les altération oculaires dans la pellagre. Ann. Oculist. (Paris) **182**, 279 (1949). Ref. Zbl. Haut- u. Geschl.-Kr. **75**, 153 (1950/51). — DOBRINER, K., W. H. STRAIN, and S. A. LOCALLO: The excrétion of porphyrin in pellagra. Proc. Soc. exp. Biol. (N.Y.) **38**, 748 (1938). Ref. Zbl. Haut- u. Geschl.-Kr. **61**, 578 (1939). — DOJMI: Beobachtungen über Pellagra. Med. Pregl. **9**, 72, 89 (1934) [Serbo-kroatisch]. Ref. Zbl. Haut- u. Geschl.-Kr. **50**, 223 (1935). — DORÉ: Amblyopie crépusculaire de fatigue chez un azotémique d'alarme, hypochlorémique global. Hépatorésistance. Possibilité d'accidents cutanés d'hypervitaminose A. Arch. Mal. Reins **10**, 563 (1936). Ref. Zbl. Haut- u. Geschl.-Kr. 58, 451 (1938). — DRIGALSKI, W. v.: Untersuchungen über die B_2-Avitaminose und Pellagra an der Ratte sowie grundsätzliche Fragen bei biologischen Vitaminversuchen. Z. Vitaminforsch. **4**, 177 (1935). — DRILL, V. A.: Interrelations between thyroid function and vitamin metabolism. Physiol. Rev. **23**, 355 (1943). Zit. nach GERBER u. Mitarb. — DUBLIN, W. B., and B. M. HAZEN: Relation of keratosis seborrhoica and keratosis senilis to vitamin A deficiency. Arch. Derm. **57**, 178 (1948). — DUMONT, A.: Contribution à l'étude des syndromes d'avitaminose. Ann. Soc. belge Méd. trop. **14**, 49 (1934). Ref. Zbl. Haut- u. Geschl.-Kr. **50**, 139 (1935).

EEKELEN, VAN, EMMERIE u. WOLFF: Zit. nach STEPP, KÜHNAU u. SCHRÖDER. — EFREMOV, V. V.: Klinische und pathogenetische Studien über B_2-Komplex-Avitaminose, insbesondere über B_6-Avitaminose bei der weißen Ratte. Vop. Pitan. **7**, 43 (1938). Ref. Zbl. Haut- u. Geschl.-Kr. **61**, 452 (1939). — EFREMOF, W.: Pathologisch-anatomische Veränderungen bei Pellagra und deren Bedeutung für die Pathogenese der Erkrankung. I. Veränderungen im Verdauungskanal und im endokrinen System. Ter. Arkh. **13**, Nr 4, 73 (1935) [Russisch]. Ref. Zbl. Haut- u. Geschl.-Kr. **52**, 656 (1936). — EFREMOV, V.: Ätiologie, Pathogenese und Prophylaxe der Pellagra. Med. Parasitol. **2**, 261, 277 (1933). Ref. Zbl. Haut- u. Geschl.-Kr. **48**, 214 (1934). — EHRENGUT, W.: Die therapeutische Anwendung von Pantothensäure im Kindesalter. Arch. Kinderheilk. **143**, 140 (1951). — Akuter benigner Hydrocephalus durch Hypovitaminosis A (Syndrom Marie-Sée) bei Keratomalacie. Z. Kinderheilk. **77**, 468 (1955). — ELLINGER, P., u. DOJMI: Über den Porphyrinbefund im Harn bei Pellagrakranken. Liječn. Vjesn. **57**, 242 (1935) [Serbo-kroatisch]. Ref. Zbl. Haut- u. Geschl.-Kr. **51**, 650 (1935). — ELLINGER, P., u. S. W. HARDWICK: Die Prüfung des Nikotinsäureamidaufwandes im Organismus. Brit. med. J. **1947**, No 4506, 672. — ELLINGER, P., A. HASSAN, and M. M. TABA: Therapeutic trials on pellagrins in Egypt. Lancet **1937 II**, 1188. — ELLIOTTS jr., R. A., and R. L. DRYER: Hypervitaminosis A. Report of a case in an adult. J. Amer. med. Ass. **161**, 1157 (1956). Ref. Intern. Z. Vitaminforsch. — ELVEHJEM, C. A.: Relation of nicotinic acid to pellagra. Physiol. Rev. **20**, 249 (1940). Ref. Zbl. Haut- u. Geschl.-Kr. **65**, 617 (1940). — ERNST, G., u. J. SOLTZ-SZÖTS: Neue Methoden zur Behandlung des seborrh. Haarausfalls mit Vitamin B_6. Med. Kosmetik **7**, 201 (1958). — ESCARRAS, A., et J. PAILLAS: Sur la production d'une hypervitaminose A locale. C. R. Soc. Biol. (Paris) **129**, 312 (1938). Ref. Zbl. Haut- u. Geschl.-Kr. **62**, 113 (1939). — EULER, H. v., u. M. MALMBERG: Rattendermatitisheilende und wachstumsfördernde Faktoren. Biochem. Z. **291**, 368 (1937). — EVANS, V. L.: Pellagra with psychosis and minimal physical symptoma. J. Amer. med. Ass. **112**, 1249 (1939).

FABBRANI, M.: Le tiemia nei bambini sani e pellagrosi. Atti. Soc. med.-chir. Padove **16**, 271 (1938). Ref. Zbl. Haut- u. Geschl.-Kr. **63**, 141 (1940). — FIELD, H. J., and E. C. WISE: Fatal probable reboflavin deficiency in man. J. clin. Invest. **18**, 474 (1939). Zit. nach SYDENSTRICKER. — FIELD jr., H., D. MELNICK, W. D. ROBINSON, and CH. F. WILKINSON jr.: Studies on the chemical diagnosis of pellagra (nicotinic acid deficiency). J. clin. Invest. **20**, 379 (1941). — FINDLAY, G. H., and I. J. VENTER: An effect of patothenic acid on serum copper values in human pellagra. J. invest. Derm. **31**, 11 (1958). — FINGERLAND, A.: Ein Fall von A-Avitaminose beim Erwachsenen. Zbl. allg. Path. path. Anat. **96**, 58 (1957). — FISCHER, A.: Darmtuberkulose als Ursache von Pellagra. Dtsch. Tbk.bl. **16**, 25 (1942). Ref. Zbl. Haut- u. Geschl.-Kr. **69**, 523 (1943). — FITZGERALD, O.: Untersuchungen über die Wirkung von Nicotinsäureamid bei experimenteller Pellagra der Hunde. Z. Vitaminforsch. **9**, 62 (1939). — FLIES, A.: Über einen Fall von Pellagra. Ann. paediat. (Basel) **178**, 165 (1952). — FLINKER, R.: Die Pellagra. Ergebn. inn. Med. Kinderheilk. **49**, 522 (1933). — Das Blutbild bei Pellagra. Pol. haemat. **49**, 148 (1953). Ref. Zbl. Haut- u. Geschl.-Kr. **45**, 459 (1933). — Die Lokalisation der pellagrösen Hautveränderungen. Schweiz. med. Wschr. **1934 I**, 150. — Pellagra und progressive Bulbarparalyse. Schweiz. med. Wschr. **1934 I**, 394. — Die Ätiologie und Pathogenese der Pellagra. Wien. med. Wschr. **1934 II**, 900, 930, 960. — Pellagra und Pellagroid. Eine prinzipielle Feststellung. Schweiz. med. Wschr. **1935 I**, 137. — Die Magenfunktion bei Pellagra. Arch. Verdau.-Kr. **57**, 92 (1935). — Über die diagnostischen Beziehungen zwischen Lues des Nervensystems und Pellagra. Wien. med. Wschr. **1937 I**, 404. — Über die Beziehungen zwischen Pellagra und Vitaminen. Z. Vitaminforsch. **10**, 311 (1940). — FORIZS, L.: Beiträge zur Pellagra aufgrund eines mitgeteilten Falles. Orv. Hetil. **1939**, 460 [Ungarisch]. Ref. Zbl. Haut- u. Geschl.-Kr. **63**, 61 (1940). — FOSNAUGH, R. P., H. G. DRYAN, and R. L. ORDERS: Pyridocin in the treatment of herpes gasttionis. Arch. Derm. 84, 90 (1961). — FOUTS, P. J., O. M. HEILMER, S. LEPKOVSKY, and T. H. JUKES: Treatment of human pellagra with nicotinic acid. Proc. Soc. exp. Biol. (N.Y.) **37**, 405 (1937). Zit. nach MAINZER. — FOUTS, P. J., S. LEPKOVSKY, O. M. HELMER, and T. H. JUKES: Successful treatment of human pellagra with the "filtrate factor". Proc. Soc. exp. Biol. (N.Y.) **35**, 245 (1936). Ref. Zbl. Haut- u. Geschl.-Kr. **56**, 463 (1937). — FRANCE, R., R. D. BATES jr., H. W. BARKER, and E. MATTHEWS. Bull. Johns Hopk. Hosp. **63**, 46 (1938). Ref. Zbl. Haut- u. Geschl.-Kr. **63**, 284 (1940). — FRANKE, G.: Die

Pellagra rückt vor. Vorl. Mitt. Psychiat.-neurol. Wschr. **1932**, 562. — Über Pellagra in Irrenanstalten. Psychiat.-neurol. Wschr. **1933**, 461. — FRANZOLIN, C., P. BECKER e G. ZANETTI: Il mielogramm nella pellagra. Acta med. patav. **3**, 171 (1942). Ref. Zbl. Haut- u. Geschl.-Kr. **70**, 101 (1943/44). — FRAPPOLI: Zit. nach MERK. — FRASER, H. E.: Pellagra in a soldier. A case report. Milit. Surg. **74**, 302 (1934). Ref. Zbl. Haut- u. Geschl.-Kr. **49**, 329 (1935). — FRAZIER, C. N., and H. C. LI: Vitamin A deficiency in man: Resolution of cutaneous lesions following parenteral administration of carotene. Chin. med. **54**, 301 (1938). Ref. Zbl. Haut- u. Geschl.-Kr. **61**, 387 (1939). — FRAZIER, CH. N., and CH'UAN-KWEI HU: Cutaneous lesions associated with a deficiency in vitamin A in man. Arch. intern. Med. **48**, 507 (1931). — The cutaneous manifestations of vitamin A deficiency in man. Trans. far east. Ass. trop. Med. **1**, 461 (1935). Ref. Zbl. Haut- u. Geschl.-Kr. **51**, 491 (1935). — FRIED, C. T., and M. J. H. GRAND: Hypovitaminosis A. Amer. J. Dis. Child. **79**, 475 (1950). — FROBOESE, C.: Innere Sekretion und Pellagra. Zbl. allg. Path. path. Anat. **60**, Erg.-H. 194, 226 (1934). — FROBOESE, C., and E. THOMA: Sprueähnliche oder pellagroide Erkrankung. Z. klin. Med. **124**, 478 (1933). — FRONTALI, G.: Zur Ätiologie der Pellagra. Verh. dtsch. Ges. inn. Med. **1938**, 386. — Neuere Studien über Pellagra. Schweiz. med. Wschr. **1942 I**, 208. — Nicotinsäuremangel und die Pellagrafrage. Ergebn. inn. Med. Kinderheilk. **65** (II), 384 (1945). — FROSTIG, J. F., and T. D. SPIES: The initial nervous syndrome of pellagra and associated deficiency diseases. Amer. J. med. Sci. **199**, 268 (1940). — FUJITA, H.: On relationsship between riboflavin metabolism and porphyrin metabolism in realm of dermatology. II. On the relationsship between the photosensitivity and both metabolism of riboflavin and porphyrin in the sulfonal-administered rats. Acta derm. (Kyoto) **50**, 15 (1954). Ref. Zbl. Haut- u. Geschl.-Kr. **91**, 374 (1955). — Beziehung zwischen Riboflavin- und Porphyrin-Stoffwechsel im Bereich der Dermatologie. Acta derm. (Kyoto) **50**, Abstr. 8 (1954) [Japanisch]. Ref. Zbl. Haut- u. Geschl.-Kr. **91**, 376 (1955). — FUNK, C.: Chemistry of the vitamine fraction from yeast and rice polishings. J. Physiol. (Lond.) **46**, 173 (1913). Zit. nach ZELLWEGER u. ADOLPH.

GAMBIGLIANI, Z. A., u. R. GIACCHERO: Über einen Reduktionsversuch mit Dichlorphenol-Indophenol in der Haut bei einer Skorbutkranken. Klin. Wschr. **1939 I**, 913. — GANNER, H.: Ein Fall von Pellagra in Bayern. Arch. Psychiat. Nervenkr. **106**, 495 (1937). — GARNER, V. C.: Pellagra secondary to alcoholism. Arch. Derm. **29**, 444 (1934). — GARRETT, TH. C.: Pellagra. An analysis of cases admitted to the Pennsylvania hospital since 1922. Amer. J. med. Sci. **190**, 525 (1935). — GARZON, R., L. FERRARIS y I. S. TOLEDO: Pellagra. Rev. argent. Dermatosif. **37**, 95 (1953). Ref. Zbl. Haut- u. Geschl.-Kr. **89**, 164 (1954). — GATÉ, J., M. GIRARD et J. DUVERNE: Petite épidémie de pellagra survenue récemment das la même localité dont 4 cas dans une maison de retraite de vieillards. Ann. Derm. Syph. (Paris) 8, 399 (1942). — GATE, J., et J. WERTHEIMER: Manifestations cutanées et coulaires d'avitaminose. Bull. Soc. franç. Derm. Syph. **62**, 342 (1955). — GAUTIER, P., A. GAUTIER et F. THELIN: Dermatite séborrhoide et biotine. Int. J. Vitaminforsch. **28**, 61 (1954). — GAVRILA, J.: Le métabolisme basal dans la pellagre. Arch. int. Neurol. **55**, 215 (1936). Ref. Zbl. Haut- u. Geschl.-Kr. **54**, 668 (1937). — GERBER, A., A. P. RAAB, and A. E. SOBEL: Vitamin A poising in adults. Amer. J. Med. **16**, 729 (1954). — GERLÓCZY, F., B. BENCZE, T. MALIK u. E. UGRAY: Über den Vitamin A-Stoffwechsel an Leinerscher Krankheit leidender atrophischer Säuglinge. Z. Kinderheilk. **82**, 271 (1959). — GERTLER: Secundäre Pellagra und PAS/INH-Behandlung wegen Lungentuberkulose. Derm. Wschr. **146**, 372 (1962). — GERTLER, W., H. GARTMANN, H. GOLLA, A. KNAPP u. H. SIELER: Zur Behandlung der Hauttuberkulose mit Vitamin C. Z. Tuberk. **112**, 149 (1958). — GILSANZ, V., u. N. LARREGLA: Beitrag zum Studium der Pellagra und Glossitis. Na- und K-Werte im Blute. Behandlung der Pellagra mit Kochsalz. Z. Vitaminforsch. **10**, 223 (1940). Ref. Zbl. Haut- u. Geschl.-Kr. **66**, 551 (1941). — GLANZMANN, E.: Pellagra und Nährschäden des Nervensystems. Mschr. Kinderheilk. **74**, 48 (1938). — Möller-Barlow'sche Krankheit. Skorbut (C-Avitaminose) im Säuglingsalter. Z. Vitaminforsch. **27**, 265 (1957). — GOCKELL, W.: Medikamentöse Pellagra bei INH-Therapie. Derm. Wschr. **133**, 448 (1956). — GÖTHLIN, G. F.: Outline of a method for the determination of the strength of the skin capillaries and the indirect estimation of the individual vitamin C standard. J. Lab. clin. Med. **18**, 484 (1933). Ref. Zbl. Haut- u. Geschl.-Kr. **45**, 701 (1933). — GOLDBLATT, H., and M. BENISCHEK: Vitamin A. Deficiency and metaplasie. J. exp. Med. **46**, 699 (1927). Zit. FRAZIER u. FU; vgl. MORI. — GOLDBLATT, S.: B_{12}-Hypovitaminosis neuropathica. Hautarzt **10**, 454 (1959). — GOLDSMITH, G. A., D. F. GOWE, and A. T. OGAARD: Determination of vitamin C nutrition by means of skin test. A critical evaluation. Proc. Soc. exp. Biol. (N.Y.) **41**, 370 (1939). Ref. Zbl. Haut- u. Geschl.-Kr. **64**, 378 (1940). — GOLDSMITH, G. A., P. SARETT, U. D. REGISTER, and J. GIBBENS: Studies of niacin requirement in man. I. Experimental pellagra in subjects on corn diets low in niacin and tryptophan. J. clin. Invest. **31**, 533 (1952). — GONZÁLEZ-OUTÓN, P. M.: Akute Hypervitaminose A bei Kindern des praepuberalen Alters. Mecamenta (Madrid) **13**, 70 (1955). Ref. Zbl. Haut- u. Geschl.-Kr. **93**, 264 (1955). — GOODMAN, H.: Dermatologic symptoms of vitamin deficiencies. Arch. Derm. **38**, 389 (1938). — GOODWIN, G. P.: A cutaneous manifestation of vitamin A deficiency. Brit. med. J. **1934**, No 3837, 113. Ref. Zbl.

Haut- u. Geschl.-Kr. **49**, 678 (1935). — GOPALAN, C.: Indian med. Gaz. **1946**, 22. Zit. nach SCHMIDT. — GORDONOFF, T.: Darf man wasserlösliche Vitamine überdosieren? Versuche mit Vitamin C. Schweiz. med. Wschr. **90**, 726 (1960). — GORE, W. A.: Pellagra with associated hemochomatosis. Med. Bull. Veterans' Adm. (Wash.) **15**, 319 (1939). Ref. Zbl. Haut- u. Geschl.-Kr. **62**, 392 (1939). — GORTER, F. J.: The influence of some food factors on pellagra-like manifestations in the rat. Z. Vitaminforsch. **5**, 1 (1936). — GOTTRON: Postpellagröse Hautveränderungen. Zbl. Haut- u. Geschl.-Kr. **62**, 451 (1939). — GOTTRON, E.: Pellagra. Zbl. Haut- u. Geschl.-Kr. **65**, 323 (1940). — GOTTRON, E., u. R. SCHMITZ: Med. Klin. **1955**, 810. — GOUGEROT, H., et BROUET: Pellagre. Bull. Soc. franç. Derm. Syph. **42**, 1401 (1935). — Pellagre. I. Hypersensibilité à la lumière solaire (surtout au jaune): Sensibilitè normale aux ultra-violets. Ref. Zbl. Haut- u. Geschl.-Kr. **59**, 161 (1938). — GOUGEROT, H., H. DEGOS et J. MEYER: Pellagre. II. Pellagre avec éléments circinés, sensibilité normale aux rayons solaires aux rayons ultra-violets et aux rayons visibles. Ref. Zbl. Haut- u. Geschl.-Kr. **59**, 162 (1938). — GOUGEROT, H., CH. GRUPPER et G. PLAS: Ariboflavinose cutanéo-muqueuse «Rosacéo» de la cornée et dermatite séborrhérique medio-faciale: Bull. Soc. franç. Derm. Syph. **57**, 277 (1950). — GOUGEROT, H., et J. MEYER: Étude experimentale de la lumière solaire dans la genère de l'érythème pellagreux. Bull. Soc. franç. Derm. Syph. **39**, 1204 (1932). — GOUGEROT, H., et PH. SERINGE: Pellagra. III. Pellagre incomplète cutanée, intense phlycténulaire. Ref. Zbl. Haut- u. Geschl.-Kr. **59**, 162 (1938). — GOUNELLE, H., R. MANDE et M. BACHET: Observations cliniques et biologiques sur les cas groupés de pellagre. Fréquence des formes diarrhéiques. Bull. Soc. méd. Hôp. Paris 58, 16 (1942). — GOUNELLE, H.: Dangers de la vitamine D_2 à doses élevées dans la tuberculose pulmonaire de l'adulte non cirencé. Bull. Soc. méd. Hôp. Paris **63**, 890 (1947). Ref. Zbl. Haut- u. Geschl.-Kr. **72**, 39 (1949). — GOUVÊA, H.: Beiträge zur Kenntnis der Hemeralogie und Xerophthalmie aus Ernährungsstörungen. Zit. nach FRAZIER u. HU. — GRANDE COVIAN, F., u. F. JIMENEZ GARCIA: Die Behandlung der Pellagra mit Nicotinsäure. Ref. Zbl. Haut- u. Geschl.-Kr. **66**, 551 (1941). — GRANT, J. M., E. ZSCHIESCHE, and T. D. SPIES: The effect of nicotinic acid on pellagrins maintained on a pellagra-producing diet. Lancet **1938 I**, 939. — GREAVES, A. V.: Pellagra in relation to the food supply. Ref. Zbl. Haut- u. Geschl.-Kr. **44**, 657 (1933). — GRECU AUREL, N. GRUIA IONESCU, I. CLAUDIAN et P. CONSTANTINESCU: Contributions au traitement de la pellagre en Roumaine par l'acide nicotinique. Ref. Zbl. Haut- u. Geschl.-Kr. **64**, 671 (1940). — GREENBERG, R., TH. CORNBLEET, and R. DEMOVSKY: Conversion of carotene to vitamin A by sebaceous glands. Arch. Derm. **76**, 17 (1957). — GREENE, J. A.: The coexistence of myxedema and pellagra in the same patient. With report of two cases. Amer. J. med. Sci. **195**, 618 (1938). — GREENFIELD, J. G., and M. D. HOLMES: A case of pellagra. The pathological changes in the spinal cord. Brit. med. J. **1939**, No 4085, 815. — GREGORIO, E. DE: Aportaciones al etudio de la pelagra. Actas dermo-sifiliogr. (Madr.) **47**, 636 (1956). Ref. Zbl. Haut- u. Geschl.-Kr. **96**, 304 (1956). — GRIBETZ, D., S. SILVERMAN, and A. F. SOBEL: Vitamin A poisoning. Pediatrics **7**, 372 (1951). — GRICOLO, C., e G. ZANETTI: Sul potere reticolocitogeno del succo gastrico nella pellagra (contributo alla conoscenza dei rapporti fra pellagra e anemia pernicicea. Rass. Fisiopat. clin. ter. **10**, 486 (1938). Ref. Zbl. Haut- u. Geschl.-Kr. **62**, 120 (1939). — GRIMMER, H.: Dermatitis generalisata exfoliativa als dermatologisches Symptom einer komplexen B-Avitaminose. Z. Haut- u. Geschl.-Kr. **11**, 135 (1951). — GROSS, P.: Unusual eruption suggestive of vitamin B_2 deficiency, cured by injections of liver extract. Arch. Derm. **38**, 450 (1938). — Nicotinic acid deficiency secondary to removal of a portion of the gastrointestinal tract. Arch. Derm. **44**, 270 (1941). — GROTH-PETERSEN, B., u. E. GROTH-PETERSEN: C-Vitamin und Tuberkulose I. Nord. Med. **1939**, 1565. — GUIDI, J. F.: Contributi al capitolo delle sindromi pellagrose e pellagroidi. Dermosifilografo **25**, Suppl. 502 (1951). Ref. Zbl. Haut- u. Geschl.-Kr. **83**, 274 (1953). — GUILLAIN, G., I. BERTRAND, P. MOLLARET et J. LEREBOULLET: Etude anatomonique d'un cas français de pellagre avec paraplégie. Ref. Zbl. Haut- u. Geschl.-Kr. **50**, 138 (1935). — GUPTA, K. K.: A case of pellagra simulating leprosy. Leprosy in India **10**, 70 (1938). Ref. Zbl. Haut- u. Geschl.-Kr. **61**, 579 (1939).

HAGERMANN, G.: On the use of vitamin E in dermatologic practice. Acta derm.-venereol. (Stockh.) **31**, 225 (1951). — HAGTVET, J.: Pellagra und Nicotinsäure. Nord. Med. **1941**, 44. — HALBERG: Pellagroides Exanthem? Zbl. Haut- u. Geschl.-Kr. **69**, 209 (1943). — HALLÉN, L.: Behandlung der Pellagra mit Nicotinsäureamid. Nord. Med. **1941**, 1739. Ref. Zbl. Haut- u. Geschl.-Kr. **67**, 603 (1941). — HAMBURGER: Zit. nach SCHAAF. — HAMMER, F.: Hämorrhagische Krankheiten. In JADASSOHNs Handbuch der Haut- und Geschlechtskrankheiten, Bd. VI/2, S. 512. Berlin: Springer 1928. — In: JADASSOHNs Handbuch der Haut- und Geschlechtskrankheiten, Bd. VI/2, S. 523. Berlin: Springer 1928. — HAMPEL: Pellagra und Psoriasis vulgaris. Zbl. Haut- u. Geschl.-Kr. **63**, 347 (1940). — HANSSEN, P.: Ein Fall von Pellagra nach Ventrikelresektion, behandelt mit Campolon. Hospitalstidende **1938**, 20. Ref. Zbl. Haut- u. Geschl.-Kr. **59**, 162 (1938). — HARADA, A.: Zwei Fälle von Pellagroid. Jap. J. Derm. **39**, 75 (1936). Ref. Zbl. Haut- u. Geschl.-Kr. **54**, 416 (1937). — HARILD, Sv.: Ein Fall von Pellagra in Verbindung mit Gallensteinen. Hospitalstidende **1936**, 504. Ref. Zbl. Haut- u.

Geschl.-Kr. **55**, 17 (1957). — HARRIS, M. MEYER, P. P. POLIAK, and J. R. BLALOCK: Report of the treatment of a severe case of pellagra and alcoholism with recovery. Psychiat. Quart. **10**, 438 (1936). Ref. Zbl. Haut- u. Geschl.-Kr. **55**, 17 (1937). — HARRISON, R. J., and M. FEIWEL: Pellagra caused by isoniazid. Brit. med. J. **1956**, No 4997, 852. — HATHERLEY, L. J.: A case of vitamin C deficiency. Brit. med. J. **1947**, No 4506, 679. — HATLEHOL, R.: Pellagra. T. norsk. Lægefor. **72**, 767 (1952). Ref. Zbl. Haut- u. Geschl.-Kr. **84**, 382 (1953). — HAUBOLD, H.: Die Bedeutung des Karotinmangels für die Entstehung der neuen Kopfwelle. Münch. med. Wschr. **1950**, 429. — HAWSKSLEY, J. C.: A case of pellagra treated with nicotinic acid. Lancet **1938 I**, 944. — HEATON, J. M.: Vitamin B_{12} and Herpes zoster ophthalmicus. Brit. J. Ophthal. **43**, 438 (1959). Ref. Zbl. Haut- u. Geschl.-Kr. **105**, 22 (1960). — HELLERSTRÖM, S.: Weiterer Fall von Pellagra. Ref. Zbl. Haut- u. Geschl.-Kr. **58**, 404 (1938). — HELLSTEN, H.: Über Pellagra. Im Anschluß an einen kindlichen Fall. Svenska Läk.-Tidn. **1934**, 273. Ref. Zbl. Haut- u. Geschl.-Kr. **48**, 634 (1934). — HERDINK, M.: Pellagra, entstanden während der Behandlung eines Magengeschwürs. Ned. T. Geneesk. **1939**, 5643. Ref. Zbl. Haut- u. Geschl.-Kr. **64**, 476 (1940). — HERMANS, E. H., u. J. W. SCHOTMAN: Pellagra. Ned. T. Geneesk. **1936**, 3631. Ref. Zbl. Haut- u. Geschl.-Kr. **55**, 544 (1937). — HESS-THAYSEN, TH. E.: Sekundäre Pellagra. Ref. Zbl. Haut- u. Geschl.-Kr. **43**, 656 (1933). — HICKISH, G. W.: Pellagra in an English child. Arch. Dis. Childh. **30**, 195 (1955). — HIEMCKE, E. J. TH.: Pellagroid bei Aphthae tropicae. Ned. T. Geneesk. **1934**, 3869. Ref. Zbl. Haut- u. Geschl.-Kr. **49**, 694 (1935). — HIGOUMENAKIS, G.-C.: Sur un cas de pellagre. Rev. franç. Derm. Syph. **14**, 410 (1938). Ref. Zbl. Haut- u. Geschl.-Kr. **61**, 578 (1939). — HILARIUS: Zit. nach JÜRGENS. — HINRICHS, U.: Tonische Halsreflexe bei Pellagra. Psychiat.-neurol. Wschr. **1933**, 104. Ref. Zbl. Haut- u. Geschl.-Kr. **46**, 316 (1933). — HISSARD, R., L. MONCOURIER, J. JACQUET et J. SAOUT: Deux cas de pellagre. Bull. Soc. franç. Derm. **59**, 435 (1952). — HOFFMANN, H.: Skorbut. Zbl. Haut- u. Geschl.-Kr. **25**, 176 (1928). — HOFFMANN, W.: Beiträge zur sekundären Pellagra. Med. Klin. **1952**, 931. HOFGAARD, E.: Ein Fall von Skorbut bei einem Einsiedler. Ugeskr. Læg. **1953**, 565. Ref. Zbl. Haut- u. Geschl.-Kr. **86**, 307 (1953/54). — HOFMAN-BANG: Übersicht über 40 Fälle von sekundärer Pellagra. Hospitalstidende **1935**, 845. Ref. Zbl. Haut- u. Geschl.-Kr. **53**, 460 (1936). — HOHLWEG, W.: Kolpokeratose als Vitamin-A-Mangelerscheinung beim Menschen. Dtsch. Gesundh.-Wes. **3**, 339 (1948). — HOLINGREN, B.: Ein Fall von Pellagra. Svenska. Läk.-Tidn. **1941**, 2335. Ref. Zbl. Haut- u. Geschl.-Kr. **70**, 420 (1943/44). — HOLOMAN, M. B., and H. I. SILVERS: Report of an apparent case of secondary pellagra. Amer. J. dig. Dis. **5**, 112 (1938). Ref. Zbl. Haut- u. Geschl.-Kr. **60**, 255 (1938). — HOLST, J. E.: Beitrag zur Erörterung des Vorkommens von Pellagra in Dänemark. Hospitalstidende **1935**, 713. Ref. Zbl. Haut- u. Geschl.-Kr. **52**, 157 (1936). — HOPKINS: Zit. nach STEPP, KÜHNAU, SCHROEDER. — HORANYI, B., u. L. FORIZS: Über die Pathogenese der Pellagra-ähnlichen Hautveränderungen bei Geisteskranken. Orv. Hetil. **1940**, 141. Ref. Zbl. Haut- u. Geschl.-Kr. **65**, 679 (1940). — HOU, H. C.: Pellagra and its treatment with nicotinic acid. Chin. med. J. **55**, 528 (1939). Ref. Zbl. Haut- u. Geschl.-Kr. **63**, 683 (1940). — Riboflavin deficiency among Chinese. 2. Cheilosis and seborrhoic dermatitis. Chin. med. J. **59**, 314 (1941). Ref. Zbl. Haut- u. Geschl.-Kr. **68**, 398 (1942). — HURIEZ, C., H. TUCHMANN-DUPLESSIS et C. PONTE: Une nouvelle propriété de la Vitamine D_2. Le pouvoir cortisone-like. Dermatologia (Napoli) **5**, 33 (1954). Zbl. Haut- u. Geschl.-Kr. **90**, 11 (1954). — HWANG, M. S., P. T. KUO, and W. SHIH: A study of the aspirated sternal bone marrow in pellagra. Chin. med. J. **58**, 206 (1940). Ref. Zbl. Haut- u. Geschl.-Kr. **66**, 460 (1941).

IDEI, Y., T. BADEN, and CH. KOBAYASI: Three cases of pellagra in Manchuria. J. orient. Med. **27**, 18 (1937). Ref. Zbl. Haut- u. Geschl.-Kr. **58**, 187 (1938). — INGEDAYI, C. K.: Über Pathogenese und Behandlung einer nach Gastrostomie aufgetretenen Pellagra. Dermatologica (Basel) **81**, 244 (1940). Ref. Zbl. Haut- u. Geschl.-Kr. **65**, 428 (1940). — IONESCU, N. G., I. CLAUDIAN et P. CONSTANTINESCU: A propos du traitement de la pellagra par l'histidine. Bull. Soc. méd. Hôp. Buc. **21**, 505 (1939). Ref. Zbl. Haut- u. Geschl.-Kr. **64**, 671 (1940). — IONESCU, N., N. GRUIA et P. CONSTANTINESCU: A propos du traitement de la pellagre par la folliculine. Bull. Soc. méd. Hôp. Buc. **22**, 430 (1940). Ref. Zbl. Haut- u. Geschl.-Kr. **68**, 683 (1942). — IRVING, J. T., and M. B. RICHARDS: Zit. nach LEITNER. — ISHIZEKI, N.: A study on the relation between seborrhoic dermatitis and vitamin B_6 metabolism. Jap. J. Derm. **71**, 31 (1961). Ref. Zbl. Haut- u. Geschl.-Kr. **110**, 7 (1961). — A study on the relation between seborrhoic dermatitis and vitamin B_6 metabolism. Jap. J. Derm. **71**, 31 (1961). Ref. Zbl. Haut- u. Geschl.-Kr. **110**, 7 (1961). — ITO, K., u. K. KURODA: Ref. Zbl. Haut- u. Geschl.-Kr. **90**, 306 (1954/55). — IVERSEN, M.: Ein Fall von Pellagra. Ugeskr. Læg. **1941**, 1343. Ref. Zbl. Haut- u. Geschl.-Kr. **68**, 683 (1942).

JACKSON, F. G.: A thousand days in the Arctic, vol. 1, p. 80, 105. New York: Harper and Brothers 1899. — JADASSOHN, J.: Der gegenwärtige Stand der Pellagralehre. In: JADASSOHNs Handbuch der Haut- und Geschlechtskrankheiten, Bd. IV/2, S. 446. Berlin: Springer 1933. — JACQUOT: Zit. nach BRAUN. — JADASSOHN, W.: Die Vitamine in der Dermatologie. Z. Vitaminforsch. **4**, 324 (1928). — JADASSOHN, W., u. R. BRUN: Die Vitamine in der Dermatologie.

Arch. Derm. Syph. (Berl.) **206**, 454 (1957). — Jadassohn, W., et R. Paillard: Pellagra (D). Dermatologia (Basel) **104**, 327 (1952). — Jansen, B. C. P.: Neue Untersuchungen über Ernährung. Derm. Wschr. **1932 I**, 638. — Jaramillo, R.: Vitamine in der Dermatologie. Rev. méd. Chile **66**, 1017 (1938). Ref. Zbl. Haut- u. Geschl.-Kr. **64**, 20 (1940). — Jasonni, E.: Sul comportamento del circolo mella pellagra. Ref. Zbl. Haut- u. Geschl.-Kr. **67**, 28 (1941). — Jausion, H.: La pathogénie de la pellagre et de l'hydroa estival. Porphyrie et amide nicotinique. Paris méd. **1941 I**, 93. — Javicoli, I.: Il metabolismo basale nel pellagroso e nel soggetto normale della popolazione rurale veneta. Quand. Nutriz. **4**, 1 (1937). Ref. Zbl. Haut- u. Geschl.-Kr. **57**, 437 (1937). — Jeghers: Zit. nach Wulf. — Jensen, Tage and E. Poulsen: On the ascorbic acid content of normal and pathological skin (Studies with biopsy). Acta derm.-venereol. (Stockh.) **23**, 241 (1942). — Jensen, E. V.: Drei Fälle von sekundärer Pellagra. Hospitalstidende **1934**, 319. Ref. Zbl. Haut- u. Geschl.-Kr. **48**, 562 (1934). — Jensen, T.: Fall von Lupus erythematodes-ähnlichem Pellagroderm. Ref. Zbl. Haut- u. Geschl.-Kr. **69**, 209 (1943). — Jersild, M.: Zwei Fälle von Pellagra. Nord. Med. **1941**, 426. Ref. Zbl. Haut- u. Geschl.-Kr. **70**, 582 (1943/44). — Jiménez Garcia, F.: Klinische Studie über die unter der Zivilbevölkerung von Madrid während des Krieges (1936—1939) beobachteten Mangelstörungen. Riv. Clin. esp. **1**, 231. Ref. Zbl. Haut- u. Geschl.-Kr. **67**, 81 (1941). — Johnson, H. H.: Dermatosis due to vitamin A deficiency. Arch. Derm. **40**, 328 (1939). — Joliffe, N., and H. D. Fein: Some observations on acute and chronic glossitis. Rev. Gastroent. **15**, 132 (1947). — Ref. Zbl. Haut- u. Geschl.-Kr. **72**, 363 (1949). — Jordan, A., and W. Areschewa: Über das Pellagroid. Sovet. Klin. **19**, 1009 (1933). Ref. Zbl. Haut- u. Geschl.-Kr. **49**, 523 (1935). — Jordan, P.: Fortgesetzte Beobachtungen bei der Vigantolbehandlung der Hauttuberkulose. Z. Haut- u. Geschl.-Kr. **5**, 111 (1948). — Josephs, H. W.: Hypervitaminosis A und Carotenemia. Amer. J. Dis. Child. **67**, 33 (1944). — Joyeux, Ch., et J. Sautet: Influence de la carence en vitamine A sur l'évolution de la teigne à „Microsporum felineum". Bull. Soc. franç. Derm. Syph. **45**, 1038 (1938). — Jürgens, R.: Klinische Symptomatologie und Therapie der A-Avitaminose. In: Die Ernährung. Berlin-Göttingen-Heidelberg: Springer 1952. — Jusatz, H. J.: Die Beeinflussung des Immunitätszustandes durch Vitamine. Ergebn. Hyg. Bakt. **19**, 464 (1937). — Justin-Besançon, L., F. Pergola et Chappelard: Cas parisiens d'avitaminose nicotinique. Bull. Soc. méd. Hôp. Paris III, **57**, 681 (1941).

Kalkoff, K. W., u. H. Conraths: Zur peroralen Vitamin-A-Therapie von Dermatosen. Münch. med. Wschr. **1956**, 1129. — Kalkoff, K. W., u. L. Rausch: Weitere Untersuchungen über die Nebenwirkungen von Vitamin D. Arch. Derm. Syph. (Berl.) **191**, 352 (1950). — Kane, E. K.: Arctic explorations, vol. 1, p. 392. Philadelphia: Child and Peterson 1857. — Kato, T.: A case of pellagra. Orient J. Dis. Infants **17**, 16 (1935). Ref. Zbl. Haut- u. Geschl.-Kr. **52**, 157 (1936). — Kaufmann, and Smith: J. Amer. med. Ass. **1943**, 128. — Kawasumi, A.: Studies on metabolism in the skin. IV. Nicotinic acid and patothenic acid in the skin. Jap. J. Derm. **70**, 64 (1960). Ref. Zbl. Haut- u. Geschl.-Kr. **107**, 279 (1960). — Keclik, M., et E. Nespor: Pellagroide avec porphyrinurie. Ref. Zbl. Haut- u. Geschl.-Kr. **81**, 317 (1952). — Keeser, D.: Beziehungen der Vitamine zur Haut (mit Film). Zbl. Haut- u. Geschl.-Kr. **63**, 337 (1940). — Kerl: Hauterscheinungen im Sinne einer Pellagra. Ref. Zbl. Haut- u. Geschl.-Kr. **49**, 292 (1935). — Kieland, J.: Ein Fall von Pellagra mit Verschlimmerung nach Besonnung. Nord. Med. **1939**, 663. Ref. Zbl. Haut- u. Geschl.-Kr. **63**, 284 (1940). — Kimmig, J.: Die Bedeutung der Vitamine für die Haut. Arch. Derm. Syph. (Berl.) **206**, 408 (1957). — Kimura, G.: A therapeutical case of typical pellagra occured in the process of gangrens of lung. Orient. J. Dis. Infants **17**, 17 (1935). Ref. Zbl. Haut- u. Geschl.-Kr. **52**, 157 (1936). — Kitamura, S.: Pellagra in Chosen (Korea). Ref. Zbl. Haut- u. Geschl.-Kr. **65**, 620 (1940). — Kleine, H. O.: Vitamin C-Therapie bei persistierendem Chloasma uterinum. Zbl. Gynäk. **77**, 215 (1955). — Kling, Ch. G.: Vitamin C. J. Amer. med. Ass. **142**, 563 (1950). Ref. Zbl. Haut- u. Geschl.-Kr. **76**, 149 (1951). — Knudson jr., A. G., and Ph. E. Rothman: Hypervitaminosis A. A review with a discussion of vitamin A. Amer. J. Dis. Child. **85**, 316 (1953). — Kocsárd, E.: Pigmentogenesi e vitamine. G. ital. Derm. **79**, 317 (1938). Ref. Zbl. Haut- u. Geschl.-Kr. **60**, 214 (1938). — Kodicek, E., K. J. Carpenter, and L. J. Harris: „Pellagragenic" action of maize. Lancet **1947 II**, 616. — Koeppe, H. W.: Über ein Pellagra-Rezidiv und seine Behandlung. Ther. d. Gegenw. **92**, 70 (1953). — Kohno, M.: Ein Fall von Pellagra mit Lungengangrän. Acta derm. (Kyoto) **22**, 56 (1933). Ref. Zbl. Haut- u. Geschl.-Kr. **48**, 563 (1934). — Kokil, S.: Über die Anämie bei Dermatitis seborrhoides und ihre Beeinflussung durch Biotin. Ann. paediat. (Basel) **186**, 79 (1956). — Kolesnikow, N.: Zur pathologischen Anatomie der Pellagra. Virchows Arch. path. Anat. **1**, 112 (1935). Ref. Zbl. Haut- u. Geschl.-Kr. **52**, 656 (1936). — Konrad: Pellagra. Zbl. Haut- u. Geschl.-Kr. **69**, 588 (1943). — Kooij, R.: Pellagra. Ned. T. Geneesk. **1939**, **4478**. Ref. Zbl. Haut- u. Geschl.-Kr. **64**, 670 (1940). — Kooser, J. H., and M. A. Blankenhorn: Pellagra of Kentucky mountain folk. J. Amer. med. Ass. **112**, 2581 (1939). — Pellagra and the public health. A dietary survey of Kentucky Mountain Fok in pellagrous and in non-pellagrous communities. J. Amer. med. Ass. **116**, 912 (1941). — Korovitzkij, L., L. Cerkes u. I. Litvak: Zur Klinik der Pellagra. Med. parasitol. **2**, 286 (1933).

Ref. Zbl. Haut- u. Geschl.-Kr. **48**, 303 (1934). — KORTING, G. W.: Pemphigoide Pellagra mit Hautnervenveränderungen. Arch. Derm. Syph. (Berl.) **208**, 81 (1958). — Hautveränderungen bei Erkrankungen des Magen-Darm-Traktes, Mangelkrankheiten und Avitaminosen (einschl. Pellagra). In: H. A. GOTTRON u. W. SCHOENFELD, Dermatologie und Venerologie, Bd. III/2. Stuttgart: Georg Thieme 1959. — KORTING, G. W., u. I. TADZER: Zit. nach KORTING. — KOUTMOV, D. T., et K. A. VANGENGEIME: Pellagra dans l'enfance et ses particularités. Ref. Zbl. Haut- u. Geschl.-Kr. **64**, 670 (1940). — KREHL, TEPHY, SARMA u. ELVEHJEM: Zit. nach STEPP, KÜHNAU u. SCHROEDER-KRUSE, A. D., V. P. SYDENSTRICKER, W. H. SEBRELL, and H. M. CLECKLEY: Ocular manifestations of ariboflavinosis. Publ. Hlth Rep. (Wash.) 1940 Lv 157. — KRYLOV, T.: Augenerkrankungen bei Pellagra. Sovet. Vestn. Oftal. **1**, 388 (1932). Ref. Zbl. Haut- u. Geschl.-Kr. **44**, 658 (1933). — KUBO, M.: Ein Fall von Pellagra. Jap. J. Derm. **46**, 37 (1939). Ref. Zbl. Haut- u. Geschl.-Kr. **64**, 476 (1940). — KÜHNAU, W. W.: Über das Verhalten der Nicotinsäure in den Körpersäften bei Pellagra und bei Gesunden. Klin. Wschr. **1939 II**, 1333. — Pellagraheilung durch Nicotinsäure-Amid. Med. Klin. **1938 II**, 1088. — Pellagra. Zbl. Haut- u. Geschl.-Kr. **63**, 109 (1940). — KÜHNAU, W. W., u. V. LUNIATSCHEK: Untersuchungen über den Vitamin-A-Stoffwechsel bei einigen Dermatosen nebst Bemerkungen zur Methodik der Vitamin A-Bestimmung. Arch. Derm. Syph. (Berl.) **176**, 36 (1937). — KUTA, A.: Pellagra acuta. Derm. Wschr. **135**, 25 (1957). — KUZNEC, M. M., u. M. S. RASKIN: Über Hauterscheinungen infolge von Vitamin A-Mangel. Vestn. Vener. Derm. **1951**, 47. Ref. Zbl. Haut- u. Geschl.-Kr. **82**, 129 (1953).

LAKIRI, K. D.: Avitaminosis-A in dermatology. Indian J. Vener. Dis. **16**, 75 (1950). Ref. Zbl. Haut- u. Geschl.-Kr. **77**, 363 (1951/52). — LANE, C. G.: Pellagra. Arch. Derm. **35**, 737 (1937). — LANGEN, C. D. DE, J. C. BOSWIJK u. C. L. C. VAN NIEUWENHUIZEN: Eine Endemie von Pellagra, geheilt mit Nicotinsäure. Ned. T. Geneesk. **1938**, 4970. Ref. Zbl. Haut- u. Geschl.-Kr. **61**, 670 (1939). — LANGEN, C. D. DE: Pellagra und Addisonsche Erkrankung. Ned. T. Geneesk. **1940**, 2934. Ref. Zbl. Haut- u. Geschl.-Kr. **66**, 461 (1941). — LANGEN, C. D., u. BAHDER DJOHAN: Pellagra in Niederländisch-Indien. Geneesk. T. Ned.-Ind. **75**, 659. Ref. Zbl. Haut- u. Geschl.-Kr. **52**, 437 (1936). — LANGER, E., u. H. GRIMMER: Beitrag zur Symptomatologie der B-Avitaminosen der Haut. Z. Haut- u. Geschl.-Kr. **12**, 309 (1952). — LANMAN, TH., and TH. H. INGALLS: Vitamin C deficiency and wound healing. An experimental and clinical study. Ann. Surg. **105**, 616 (1937). Ref. Zbl. Haut- u. Geschl.-Kr. **57**, 171 (1938). — LAUGIER, P.: Erythème pellagroide et éthylisme. Bull. Soc. franç. Derm. Syph. **63**, 67 (1956). — LAUGIER, P., et A. LEDOUSE: Maladies de Besnier-Boeck-Schaumann avec manifestations cutanées et pulmonaires, rapidement améliorées par la vitamin C à haute dose. Bull. Soc. franç. Derm. Syph. **65**, 201 (1958). — LAVICOLI, I.: Rilievi cronassimetrici in due ammalati di pellagra. Riv. Pat. nerv. ment. **54**, 388 (1939). Ref. Zbl. Haut- u. Geschl.-Kr. **65**, 557 (1940). — LAWRENCE, D. J., and H. A. BERN: On the specificity of the response of mouse epidermis to vitamin A. J. invest. Derm. **31**, 313 (1958). — LEHMANN, E., and H. G. RAPAPORT: Cutaneous manifestations of vitamin A deficiency in children. J. Amer. med. Ass. **114**, 386 (1940). — LEHRER jr., W. P., A. C. WIESE, and P. R. MOORE: Biotin deficiency in suckling pigs. J. Nutr. **47**, 203 (1952). Ref. Zbl. Haut- u. Geschl.-Kr. **83**, 161 (1953). — LEINER, C.: Hautkrankheiten im Säuglingsalter — Möller-Barlow'sche Krankheit. In: JADASSOHNs Handbuch der Haut- und Geschlechtskrankheiten, Bd. XIV/1, S. 503. Berlin: Springer 1930. — LEIPOLD, W.: Vitaminbehandlung in der Dermatologie. Hautarzt **1**, 386 (1950). — LEITNER, Z. A.: The clinical significance of vitamin-A deficiency. Brit. med. J. **1951**, No 4715, 1110. — LEITNER, Z. A., and T. MOORE: Vitamin A in Darier's disease. Brit. J. Derm. **60**, 41 (1947). — LEMKE, H.: Zur Ätiologie und Therapie der Dermatitis seborrhoides. Mschr. Kinderheilk. **96**, 373 (1948); **98**, 350 (1950). — LEONIDA, J.: Über die hormonale Therapie der Pellagra. Arch. Schiffs- u. Tropenhyg. **43**, 440 (1939). Ref. Zbl. Haut- u. Geschl.-Kr. **64**, 670 (1940). — LEUTSKY, C. M.: Pellagra-like lesions produced in mice by mineral deficiencies. Lancet **1937 II**, 1421. — LEVER, W. F., and J. H. TALBOTT: Role of vitamin C in variosis cutaneous diseases. Arch. Derm. **41**, 657 (1940). — LEVI, I.: La ricomparsa della pellagra. Boll. Sez. region. Soc. ital. Derm. **1**, 34 (1933). Ref. Zbl. Haut- u. Geschl.-Kr. **46**, 720 (1933). — LEVY-FRANCKEL, A., et A. ABAZA: Un cas de pellagre parisienne d'étiologie inconnue. Bull. Soc. franç. Derm. Syph. **41**, 1716 (1934). — LEWIS-JONSSON, J.: Pellagra und Nicotinsäure. Svenska Läk.-Tidn. **1942**, 579 [Schwedisch]. Ref. Zbl. Haut- u. Geschl.-Kr. **70**, 452 (1943/44). — LIND, J.: Adult scurry. Clinical and haematological aspects. Nord. Med. **63**, 575 (1960). Ref. Zbl. Haut- u. Geschl.-Kr. **107**, 233 (1960). — LINDHARD, J.: Health conditions on the Denmark expedition. Medd. om Gronland **41**, 461 (1913). Zit. nach RODAHL and MOORE. — LINKE, H.: Die Behandlung der Pellagra. Ärztl. Wschr. **1953**, 753. — LIVESCO, M.: Le traitement de la pellagre par l'amide de l'acide nicotinique. Bull. Acad. Méd. Roum. **8**, 439 (1939). Ref. Zbl. Haut- u. Geschl.-Kr. **65**, 558 (1940). — LLOPIS, B.: Allgemeine Betrachtungen über die Pellagra. Rev. clín. esp. **3**, 328 (1941). Ref. Zbl. Haut- u. Geschl.-Kr. **69**, 276 (1943). — LÖFVENDAHL, H.: Pellagra und Geisteskrankheit. Nord. Med. **1940**, 2269. Ref. Zbl. Haut- u. Geschl.-Kr. **67**, 261 (1941). — Pellagra und Geisteskrankheit. Acta med. scand. **108**, 455 (1941). Ref. Zbl. Haut- u.

Geschl.-Kr. **68**, 429 (1942). — LOEWENTHAL, L. J. A.: A new cutaneous manifestation in the syndroms of vitamin A deficiency. Arch. Derm. **28**, 700 (1933). — An inquiry into vitamin a deficiency among the population of Teso Uganda with special reference to school children. Ann. trop. Med. Parasit. **29**, 349 (1935). Zit. nach ZELLWEGER u. ADOLPH. — LOOS: Zit. nach STEPP, KÜHNAU u. SCHROEDER. — LOPEZ GONZÁLEZ, G.: Oftalmopatia ariboflavinósica y Pellagra. Arch. argent. Derm. **10**, 119 (1960). Ref. Zbl. Haut- u. Geschl.-Kr. **109**, 310 (1961). — LOWE, J. S., and R. A. MORLON: Some aspects of vitamin A metabolism. Vitam. and Horm. **14**, 97 (1956). Ref. Zbl. Haut- u. Geschl.-Kr. **98**, 189 (1957). — LUCA, M. DE: Cute e vitamina A. (Parte generale.) Rif. med. **1938**, 813. Ref. Zbl. Haut- u. Geschl.-Kr. **60**, 385 (1938). — LUCKSCH, F.: Untersuchungen zum Pellagraproblem. Med. Klin. **1937 I**, 159. — Ein Pellagrafall in der Prager Landesanstalt für Geisteskranke — geheilt! Münch. med. Wschr. **1939 II**, 1667. — Ein Beitrag zur Lehre der Pellagra. Wien. klin. Wschr. **1949**, 429. — LUNDH, B., and T. GEILL: Riboflavin-Avitaminose (B_2-Mangel). Nord. Med. **1941**, **3547**. Ref. Zbl. Haut- u. Geschl.-Kr. **70**, **312** (1943/44). — LUTRARIO, A.: La pellagre qui disparaît en Italie. Bull. Off. int. Hyg. publ. **28**, 688 (1936). Ref. Zbl. Haut- u. Geschl.-Kr. **54**, 415 (1937). — LUTZ, W.: Hautkrankheiten und Gesamtorganismus I. Vitamine. Dermatologica (Basel) **89**, 97 (1944). — Durch quantitative Fehler in der Ernährung bedingte Hautveränderungen. Dermatologica (Basel) **95**, 136 (1948). — Durch quantitative Ernährungsfehler bedingte Hautveränderungen. Dermatologica (Basel) **96**, 395 (1948). — Durch äußere Ursachen und Störungen in der Ernährung erzeugte Hautveränderungen. Dermatologica (Basel) **98**, 388 (1949). — Durch externe und interne Einflüsse erzeugte Hautveränderungen. Dermatologica (Basel) **100**, 412 (1950).

MAASSEN, R.: Sekundäre Pellagra nach Gastro-Enterostomie. (B_2-Komplex-Avitaminose.) Dtsch. med. Wschr. **1938 II**, 1398. — MACCO, G. DI: Pellagra e acido nicotinico. Recenti contributi italiani. Vitaminologia **1**, **337** (1942). — MACKAY, H. M. M.: Vitamin A deficiency in children. Pt. II. Vitamin A requirements of babies. Skin lesions and vitamin A deficiency. Arch. Dis. Child. **9**, 133 (1934). — MADDEK, CH. L., J. COHEN, and S. B. WOLBACH: Effect of hypervitaminosis A on the testes of the rat. Arch. Path. **56**, **333** (1953). Ref. Zbl. Haut- u. Geschl.-Kr. **89**, 238 (1954). — MAHLO, A.: Über präpellagröse Zustände. Dtsch. med. Wschr. **1940 I**, 126. — MAINZER, F.: Über Pellagra. I. Mitt. Pellagra bei eineiigen Zwillingsschwestern. Acta med. scand. **99**, 262 (1939). — Über Pellagra. II. Mitt. Insulinüberempfindlichkeit bei Pellagra-Kranken. Acta med. scand. **100**, 208 (1939). — Über Pellagra. III. Mitt. Die Blutzuckerkurve der Pellagrakranken nach peroraler Zufuhr von Traubenzucker und nach subcutaner Gabe von Adrenalin. Acta med. scand. **100**, 231 (1939). Ref. Zbl. Haut- u. Geschl.-Kr. **64**, 407 (1940). — Fortschritte auf dem Gebiet der Pellagra-Forschung. Klin. Wschr. **1950**, 729. — MAINZER, F., and M. KRAUSE: On irreversible functional disturbances in chronic pellagra. Acta med. scand. **104**, 321 (1940). Ref. Zbl. Haut- u. Geschl.-Kr. **65**, 679 (1940). — The electrocardiogram in pellagra. Brit. Heart **2**, 85 (1940). Ref. Zbl. Haut- u. Geschl.-Kr. **66**, 47 (1941). — MAJUMDAR, T. D.: Vitaminmangelerscheinungen bei Hauterkrankungen und die Rolle der Biosynthese bei solchen Mangelzuständen. Arch. Derm. Syph. (Berl.) **206**, 476 (1957). — MANCINI, F.: Nuova etiologia e cura della pellagra. Rinasc. med. **16**, **3** (1939). Ref. Zbl. Haut- u. Geschl.-Kr. **62**, 212 (1939). — Contributo alla conoscenza del metabolismo di base dei pellagrosi. Quadr. Nutr. **7**, 105 (1940). Ref. Zbl. Haut- u. Geschl.-Kr. **67**, 82 (1941). — MANCINI, F., M. DELLA CORTE e V. LEONE: L'acide nicotinico nella cura della pellagra. Quadr. Nutr. **6**, 374 (1939). Ref. Zbl. Haut- u. Geschl.-Kr. **65**, 302 (1940). — MANSON-BAHR, P.: Glossitis and vitamin B_2-complex in pellagra, sprue and allied states. Lancet **1940 II**, 356. — MANTHOS, CHR.: Pellagra d'abord atténuée (pellagroide) démonstration de la photosensibilisation. Bull. Soc. franç. Derm. Syph. **39**, 1380 (1932). — MARCHIONINI, A.: Primäre und sekundäre A-Avitaminosen der Haut. Zbl. Haut- u. Geschl.-Kr. **61**, 330 (1939). — MARCHIONINI, A., u. TH. NASEMANN: Methodik und Ergebnisse der Vitaminbehandlung. Fortschritte der Dermatologie und Venerologie. Berlin-Göttingen-Heidelberg: Springer 1955. — MARCHIONINI, A., u. C. PATEL: Klinische und experimentelle Untersuchungen über den Vitamin A- und Karotingehalt des menschlichen Serums bei Hautkrankheiten. Arch. Derm. Syph. (Berl.) **175**, **419** (1937). — MARGAROT, J., et A. AIMES: Pellagre et lumière. Radiologica (Berl.) I, 192 (1957). Ref. Zbl. Haut- u. Geschl.-Kr. **59**, 492 (1938). — MARGAROT, J., P. RIMBAUD et GUIBERT: Syndrome pellagreux et cancer primitif du foie. Bull. Soc. franç. Derm. Syph. **42**, 1486 (1935). — MARIE, J., et G. SÉE: Hydrocephalie aigue bénigne du nourrison après nigestion d'une dose massive unique de vitamines A et D. Sem. Hôp. Paris **27**, 1744 (1951). Zit. nach KNUDSON u. ROTHMAN. — MARKEES, S.: Neuere Forschungsergebnisse über den Wirkungsmechanismus einiger Vitamine. Schweiz. med. Wschr. **1956**, 1234. — MARTEN, G.: Die Bedeutung der Darmbakterien für den Vitaminhaushalt des Organismus. Vitam. u. Horm. **6**, 172 (1954). Ref. Zbl. Haut- u. Geschl.-Kr. **92**, 7 (1955). — MARX, R., u. H. BAYERLE: Das Blutgerinnungssystem beim experimentellen Skorbut. Biochem. Z. **319**, 47 (1948). Ref. Zbl. Haut- u. Geschl.-Kr. **73**, 80 (1949). — MASSA, M.: Sensibilizzazione alla luce e porfirins nei riguardi di affezioni etiopatogeneticamente oscuri (pellagra, delirio acuto). Nota prelim. Rif. med. **1932**, 1669. Ref. Zbl. Haut- u. Geschl.-Kr. **43**, 655 (1933). — MATEOS,

J. M. P.: Hipervitaminosis A. Rev. clín. esp. **42**, 269 (1951). Ref. Zbl. Haut- u. Geschl.-Kr. **81**, 259 (1952). — MATERNA, A.: Die Pellagra in Nordmähren-Schlesien. Med. Klin. **1935 I**, 708. — MATTEINI, M., e P. ARCANCELI: Chiandole endocrine e loro rapporti con le alterazioni tissurali nell'ipervitaminosi A. Riv. crit. Clin. med. **51**, 281 (1951). Ref. Zbl. Haut- u. Geschl.-Kr. **84**, 163 (1953). — MATUSSIS, J. J.: Beiträge zur Pathogenese der C-Avitaminose. Vor. Mitt. Bull. Biol. Méd. exp. URSS **1**, 253 (1936). Ref. Zbl. Haut- u. Geschl.-Kr. **54**, 416 (1937). — MAYER, J. B.: Mschr. Kinderheilk. **97**, 110 (1948). — MAYERHOFER, E., u. B. DRAGISIC: Neue Fälle kindlicher Pellagra und deren Stellung im System der akropathen Erkrankungen. Jb. Kinderheilk. **151**, 242 (1938). — MAZZINI, M. A., y O. BONAFINA: Moniletrix (Un caso curado con vitamina A). Rev. argent. Dermatosif. **38**, 31 (1954). — MCCOLLUM, E. V., and M. DAVIES: J. biol. Chem. **15**, 167 (1913). Zit. nach JÜRGENS. — MCCONNELL, R. B., and H. D. CHEETHAM: Acuta pellagra during isoniazid therapy. Lancet **1952 II**, 959. — MCCORMICK, W. J.: Ascorbic acid as a chemotherapeutic agent. Arch. Pediat. **69**, 151 (1952). Ref. Zbl. Haut- u. Geschl.-Kr. **83**, 243 (1953). — MCLESTER, J. S.: The nature of pellagra: A critique. Ann. intern. Med. **8**, 475 (1934). Ref. Zbl. Haut- u. Geschl.-Kr. **50**, 384 (1935). — MELCZER, M.: Vitamine in der Dermatologie. Orv. Hetil. **1940**, 524. Ref. Zbl. Haut- u. Geschl.-Kr. **66**, 335 (1941). — MENANO, H., S. F. G. DA COSTA, M. E. RELVAS, F. FERRAS, M. HALPERN, and F. TEIXEIRA: Cheilosislike mucous and cutaneous lesions, seborrhoic dermatitis and hereditary aminoaciduria. Ref. Zbl. Haut- u. Geschl.-Kr. **111**, 31 (1961/62). — MERK, L.: Die Pellagra. In: JADASSOHNs Handbuch der Haut- und Geschlechtskrankheiten, Bd. IV/2, S. 377. Berlin: Springer 1933. — MESTSERSKIJ, C.: Zur klinischen Symptomatologie der Moskauer Pellagrafälle. Klin. Med. **11**, 674 (1933). — MEYER, F.: Zur Klinik der Pellagra. Klin. Wschr. **1934 II**, 1401. — Zur Pathologie der Pellagra. Psychiatr.-neurol. Wschr. **1935**, 52. — MICHELSON, V., u. M. SSOKOLOV: Über die Funktion des Pankreas und den Kohlehydratstoffwechsel bei Pellagra. Klin. Med. **15**, 786 (1934). Ref. Zbl. Haut- u. Geschl.-Kr. **48**, 700 (1934). — MIESCHER, G.: Die Behandlung der Ichthyosis mit Vitamin A. Dermatologica (Basel) **108**, 300 (1954). — MILEKOW, S. M.: Ein Fall von Verstopfung der Schweißdrüsen bei Pellagra. Virchows Arch. path. Anat. **297**, 410 (1936). — Über die reaktiven Eigenschaften der Haut bei Pellagra im Lichte der histopathologischen Veränderungen. Arch. Derm. Syph. (Berl.) **173**, 473 (1936). — MINDUS, E.: Über die Verdauungsstörungen und Pellagra bei Psychosen. Svenska Läk.-Tidn. **1940**, 1899. Ref. Zbl. Haut- u. Geschl.-Kr. **67**, 30 (1941). — MINNICH, V., S. T. WRIGHT, C. V. MOORE, and T. D. SPIES: Whole blood and plasma ascorbic acid concentrations in patients with pellagra and associated deficiency diseases. Proc. Soc. exp. Biol. (N.Y.) **45**, 441 (1940). Ref. Zbl. Haut- u. Geschl.-Kr. **67**, 620 (1941). — MIOWSKI, D. K., u. J. S. TADZER: Über Nebenierenfunktion bei Pellagra. Proc. 10th Internat. Congr. of Dermatol. London 1952, p. 328 (1953). — Notre expérience du traitement de la pellagra par l'hormone hypophysaire corticatrope (ACTH). Ann. Derm. Syph. (Paris) **81**, 259 (1954). Ref. Zbl. Haut- u. Geschl.-Kr. **90**, 122 (1954/55). — MITSUHASHI, S.: Untersuchungen über den Riboflavinstoffwechsel der Haut. I. Besondere Bezugnahme auf den Riboflavinblutspiegel. Jap. J. Derm. **69**, 1230 (1959). Ref. Zbl. Haut- u. Geschl.-Kr. **106**, 277 (1960). — MIURA, C., u. G. YAMANOUCHI: Ein Fall von Pellagra mit Komplikation von Tabes dorsalis. Jap. J. Derm. **43**, 62 (1938). Ref. Zbl. Haut- u. Geschl.-Kr. **59**, 285 (1938). — MOLL, TH., G. DOMACK u. F. LAQUER: Über das Vitamin-A-Konzentrat „Vogan" und seine Wertbestimmung. Mit einem Beitrag zur A-Vitaminose. Klin. Wschr. **1933 I**, 465. — MOLLOW, W.: Beitrag zur Nagelveränderung bei Pellagra. Arch. Schiffs- u. Tropenhyg. **41**, 381 (1937). Ref. Zbl. Haut- u. Geschl.-Kr. **56**, 543 (1937). — MONACELLI, M.: Vitaminlehre und Dermatologie. Med. Welt **1937**, 1738. — MONAUNI, J.: Über Pellagra in der Steiermark. Wien. klin. Wschr. **1933 II**, 1423. — MONTANARO, E.: Contributo alla clinica dei cosidetti eritemi pellagroidi. G. ital. Derm. **80**, 293 (1939). Ref. Zbl. Haut- u. Geschl.-Kr. **62**, 659 (1939). — MOORE, D. F.: Retrobulbar neuritis and pellagra in Nigaria. J. trop. Med. Hyg. **42**, 109 (1939). Ref. Zbl. Haut- u. Geschl.-Kr. **63**, 140 (1940). — MOORE, M. J., W. H. STRICKLAND, and R. W. PRICHARD: Sprue with bleeding from hypoprothrombinamia. Arch. intern. Med. **97**, 814 (1956). Ref. Zbl. Haut- u. Geschl.-Kr. **96**, 303 (1956). — MOORE, T., and Y. L. WANG: The toxicity of pure vitamin A. Zit. nach KNUDSON and ROTHMAN. — MOORE, TH.: Vitamin A. Amsterdam-London-New York: Elsevier Publ. Co. 1957. — MORANA, A.: Lesiones pelagrosas palmoplantares. Rev. clín. esp. **70**, 373 (1958). Ref. Zbl. Haut- u. Geschl.-Kr. **103**, 125 (1959). — MORAWITZ, P.: Zit. nach STEPP, KÜHNAU u. SCHROEDER. — MORAWITZ, P., u. R. MANCKE: Secundäre Pellagra. Arch. Verdau.-Kr. **55**, 3 (1934). Ref. Zbl. Haut- u. Geschl.-Kr. **48**, 138 (1934). — MORHARDT, P.-E.: Les vitamines et le peau. Presse méd. **1940 I**, 687. — MORRIS, H. H., M. S. HWANG, and P. T. KUO: Pellagra among the war refuges in Shanghai, its associated deficiencies and nicotine acid traitment. Chin. med. J. **57**, 427 (1940). Ref. Zbl. Haut- u. Geschl.-Kr. **66**, 117 (1941). — MORSIER, DE G.: Un deuxième cas de pellagre à Genève Rôle de névraxe dans la pathogéme de la pellagre. Les psychoses pellagreuses sans érythème. Rev. méd. Suisse rom. **55**, 145 (1935). Ref. Zbl. Haut- u. Geschl.-Kr. **51**, 419 (1935). — MOURIQUAND, G.: Sur l'hypervitaminose A. Presse méd. **56**, 737 (1948). — MOURIQUAND, G., et J. GATE: Avitaminoses en dermatologie.

Ann. Derm. Syph. (Paris) **6**, 881 (1935). — Avitaminoses et Dermatologie. Verh. 9. internat. Kongr. Dermat. **1**, 256 (1935). — MU, J. W., C. N. FRAZIER, and A. PILLAT: Melanin pigment of the skin and conjunctiva in avitaminosis A in man. Chin. J. Physiol. **11**, 247 (1937). Ref. Zbl. Haut- u. Geschl.-Kr. **56**, 682 (1937). — MÜLLER, A. H.: Vitamin-B-Komplex und Hautkrankheiten. Med. Klin. **1949**, 966. — MÜLLER, E.: Skorbut und haemorrhagische Diathese. Zbl. allg. Path. path. Anat. **58**, 305 (1933). Ref. Zbl. Haut- u. Geschl.-Kr. **47**, 318 (1934). — MULHOLLAND, H. B., and R. L. KING: Pellagra. Review of cases with special reference to the gastric secretions. J. Amer. med. Ass. **101**, 576 (1933). — MULLIGAN, R. M., and F. L. STRICKER: Metastatic calcification produced in dogs by hypervitaminosis D and haliphagia. Amer. J. Path. **24**, 451 (1948). — MURRAY, I.: „Secondary" pellagra. Glasg. med. J. **125**, 49 (1936). Ref. Zbl. Haut- u. Geschl.-Kr. **54**, 235 (1937). — MUSGER, A.: Avitaminosen mit charakteristischen Mangelsymptomen an Haut und hautnahen Schleimhäuten. In: H. G. BODE u. G. W. KORTING, Lehrbuch der Haut- und Geschlechtskrankheiten. Stuttgart: Fischer 1962. — MUSICK, V. H.: A report of ten cases of pellagra treated with nicotinic acid. Amer. J. dig. Dis. **5**, 807 (1939). Ref. Zbl. Haut- u. Geschl.-Kr. **62**, 492 (1939). — MUTSCHLER, D.: Über einheimische Pellagra. Dtsch. med. Wschr. **1951**, 863.

NAMIGATA, A.: A study on the vitamin E and skin. Jap. J. Derm. **70**, 504 (1960). Ref. Zbl. Haut- u. Geschl.-Kr. **108**, 111 (1960/61). — NASTASE, GH., et M. MUNTEANU: La nécessité de connaître les dermatoses de lumière en rapporte avec la pellagre. Proc. 11. internat. Congr. Dermat. Stockh. 1957, **3**, 525 (1960). — NAUCK, E. G.: Beitrag zur Pathologie und Epidemiologie der Pellagra. (Nach Beobachtungen aus Transkaukasien.) Arch. Schiffs- u. Tropenhyg. **37**, Beih. 2 (1933). — NAZ, J. F., and W. M. EDWARDS: Hypervitaminosis A. A case report. New Engl. J. Med. **246**, 87 (1952). — NEGRI, M., u. G. CONCA: Vitamin D_2-Vergiftung. Klinischer Beitrag. 3 Fälle. Minerva pediat. **7**, 1201 (1955). Ref. Zbl. Haut- u. Geschl.-Kr. **95**, 80 (1956). — NEMITZ: Skorbut. Zbl. Haut- u. Geschl.-Kr. **58**, 242 (1938). — NICHOLLS, I.: Phynoderma: A condition due to vitamini deficiency. Indian med. Gaz. **68**, 681 (1933). Zit. nach ZELLWEGER u. ADOLPH. — A study of vitamin A deficiency in Ceylon with special reference to the statistical incidence of phrynoderma and „sore mouth". Indian med. Gaz. **69**, 241 (1934). Zit. nach ELLWEGER u. ADOLPH. — NICOLAS, J., et G. MASSIA: Dermatoses par carence: Nouvelle pratique dermatologique. Paris: Masson & Cie. 1936. — NICOLAS, J., J. ROUSSET et J. RACOUCHOT: Guérison rapide d'un érythème pellagroide par des injections de vitamine B. Bull. Soc. franç. Derm. Syph. **45**, 212 (1938). — NICOLAU, S.: Eruption papulo-kératosique folliculaire comme manifestation de scorbut larvé: „Scorbutides de paix". Bull. Acad. Méd. Roum. **5**, 425 (1938). Ref. Zbl. Haut- u. Geschl.-Kr. **60**, 658 (1938). — NIEMAN, C., H. J. KLEIN OBBINK: Biochemie und Pathologie der A-Hypervitaminose. Vitam. and Horm. **12**, 69 (1954). Ref. Zbl. Haut- u. Geschl.-Kr. **92**, 216 (1955). — NIKLISON, L. M.: Betrachtungen über einen Pellagrafall. Sem. méd. (esp.) **1936 II**, 456. Ref. Zbl. Haut- u. Geschl.-Kr. **56**, 114 (1937). — Ein neuer Fall von Pellagra. Sem. méd. (esp.) **1937 I**, 818. Ref. Zbl. Haut- u. Geschl.-Kr. **56**, 683 (1937). — NISHIMURA, Y.: Studies on skin metabolism. II. On glucose-glycogen- and vitamin C metabolism. Jap. J. Derm. **69**, 1278 (1949). Ref. Zbl. Haut- u. Geschl.-Kr. **106**, 277 (1960). — NITESCU, I. I., u. C. MAUGSCH: Der wesentliche Faktor „Castle" bei Pellagra. Adrealul med. **1**, 303 (1941). Ref. Zbl. Haut- u. Geschl.-Kr. **70**, 101 (1943/44). — NITZULESCU, J., I. ORNSTEIN et TEODORU: La glutathionémie chez les pellagreux. Bull. Soc. Chim. biol. (Paris) **17**, 227 (1935). Ref. Zbl. Haut- u. Geschl.-Kr. **52**, 28 (1936). — NOMURA, HAJIME u. SHUICHI TOYAMA: Über Pellagra in Tsugaru. Jap. J. Derm. **46**, 123 (1939). Ref. Zbl. Haut- u. Geschl.-Kr. **65**, 166 (1940). — NOMURA, T.: Studies on effect of thiamin, riboflavin and nicotinic acid to the peripheral circulation of skin by reflexion photoelectric plethysmograph with DC amplifier. Jap. J. Derm. **70**, 487 (1960). Ref. Zbl. Haut- u. Geschl.-Kr. **108**, 278 (1960/61). — NORGAARD, F., and E. S. TOBIASSEN: Two cases of endogenous pellagra. Developing respectivaly after stomach operation and during the course of penicious anemia. Acta med. scand. **97**, 407 (1938).

OBERNDORFER: Die Vitamine. Ref. Zbl. Haut- u. Geschl.-Kr. **51**, 537 (1935). — OBIDITSCH, R. A.: Über pathologisch-anatomische Veränderungen der Haut bei einem Fall von einheimischer Sprue. Virchows Arch. path. Anat. **303**, 258 (1938). — OGASAWARA, N.: Sechs Fälle von Pellagra bei Leprakranken. Lepro (Osaka) **9**, 91 (1938). Ref. Zbl. Haut- u. Geschl.-Kr. **64**, 658 (1940). — OHASI, K.: Beiträge zur Kenntnis von Pellagra unter besonderer Berücksichtigung von Vitamin B. Ref. Zbl. Haut- u. Geschl.-Kr. **50**, 484 (1935). — OHASI, KATUZI u. K. KISIO KIMURA: Statistische Beobachtungen von Pellagra in Nippon. Ref. Zbl. Haut- u. Geschl.-Kr. **50**, 385 (1935). — OLESSOV, I. N., u. G. K. KONDRATIEV: Zur Ätiologie pellagroider Erkrankungen. Sovet. Klin. **20**, 122 (1934). Ref. Zbl. Haut- u. Geschl.-Kr. **49**, 523 (1935). — ORBANEJA, G.: Manifestaciones dermatologicas y vitamina A. Act. dermosifiliogr. (Madr.) **45**, 134 (1953). Ref. Zbl. Haut- u. Geschl.-Kr. **89**, 248 (1954). — ORTIZ-PICÓN, J. M.: Über Anämie bei Pellagra. Nachweis des Castle-Prinzips des Magensaftes bei Pellagra mittels der sog. Ratten-Reticulocyten-Reaktion. Virchows Arch. path. Anat. **304**, 464 (1939). — OSBORNE, T. B., and L. B. MENDEL: J. biol. Chem. **16**, 423 (1913). Zit. nach

JÜRGENS. — OSTENFELD, I.: Ein Fall von Pellagra. Hospitalstidende 1935, 1272. Ref. Zbl. Haut- u. Geschl.-Kr. 53, 100 (1936).

PALLOTTI, A.: Avitaminosi A e insorgenza di candro cutaneo nel ratto. Bull. Sci. med. 3, 526 (1935). Ref. Zbl. Haut- u. Geschl.-Kr. 54, 78 (1937). — PALM, S.: Ein Fall von sekundärer Pellagra, kompliziert durch Ileocökaltuberkulose. Svenska Läk.-Tidn. 1932, 206 [Schwedisch]. Ref. Zbl. Haut- u. Geschl.-Kr. 44, 302 (1933). — PANJA, G.: Pellagra in India. Report of a case. Arch. Derm. 31, 213 (1935). Ref. Zbl. Haut- u. Geschl.-Kr. 51, 275 (1935). — PARHON, C. I., et ST. M. MILCO: Sur un cas d'infantilisme pellagreux. Bull. Sect. Endocrin. Soc. roum. Neur. etc. 3, 273 (1937). Ref. Zbl. Haut- u. Geschl.-Kr. 62, 211 (1939). — PAVIA, M.: Pellagra e distrofic inapparenti nel bambino. Boll. Sez. region Soz. ital. Derm. 3, 227 (1934). Ref. Zbl. Haut- u. Geschl.-Kr. 50, 386 (1935). — PAYNE, SH. A., and W. A. PERLZWEIG: Cystine content of finger nails in pellagra. J. clin. Invest. 12, 899 (1933). — PELLERAT, J., et L. COTTE: Erythème pellagroide chez un éthylique dénutri et vagabond. Bull. Soc. franç. Derm. Syph. 60, 314 (1953). — PENEW, L., u. B. SACHARIEW: Über die Behandlung der Pellagra mit Nicotinsäure und deren Amid. Clin. bulgar. 11, 76 (1939). Ref. Zbl. Haut- u. Geschl.-Kr. 64, 336 (1940). — PENNEY, J. R., and B. M. BALFOUR: The effect of vitamin C on mucolopolysaccharide production in wound healing. J. Path. Bact. 61, 171 (1949). — PERAITA, M., u. J. M. BLASCO: Hauttemperatur und vasomotorische Regulierung bei Avitaminosen (Pellagragruppe). Acta esp. Neur. y Psiquiat. 1, 219 (1940). Ref. Zbl. Haut- u. Geschl.-Kr. 69, 7 (1943). — PERAKIS, K., u. D. BAKALOS: Klinische Beobachtungen bei Unterernährten. Dtsch. med. Wschr. 69, 746 (1943). — PERÉMY, G.: Eine seltene Form von Skorbut. Schweiz. med. Wschr. 1947, 511. — PERUTZ, A.: In: JADASSOHNs Handbuch der Haut- und Geschlechtskrankheiten, Bd. V, S. 43. Berlin: Springer 1930. — PETRI, S.: Experimentelle Untersuchungen über den durch Ventrikel-Duodenum-Resektion hervorgerufenen Pellagrazustand (bei Hunden) VI. Über Beeinflussung des Pellagrazustandes durch Vitamingaben per os. Hospitalstidende 1937, 207 (1937). Ref. Zbl. Haut- u. Geschl.-Kr. 58, 90 (1938). — PETRI, S., F. NORGAARD, and E. BANDIER: Studies on the effect of nicotinic acid upon experimental gastroprival pellagra. (Prelim. resp.) Acta med. scand. 98, 117 (1938). Ref. Zbl. Haut- u. Geschl.-Kr. 63, 265 (1940). — Studies on the causation of experimental gastroprival pellagra. Therapeutic Experiment (V) with preventive peroral and parenteral, administration of nicotinic acid. Acta med. scand. 103, 584 (1940). Ref. Zbl. Haut- u. Geschl.-Kr. 65, 391 (1940). — PETRI, S., O. WANSCHER, E. STUBBE-TEGLBJAERG u. H. P. STUBBE-TEGLBJAERG: Über die Behandlung der Pellagra mit Ventrikelpräparaten und die gastrogene Ätiologie des Leidens sowie seine Verwandtschaft mit Polyneuritis u.a. Acta med. scand. 93, 450 (1937). Ref. Zbl. Haut- u. Geschl.-Kr. 58, 356 (1938). — PETROVITSCH, M.: Beitrag zur Frage der Avitaminosen. Z. Haut- u. Geschl.-Kr. 6, 211 (1949). — PFISTER, F. F.: A skin manifestation from the excessive administration of vitamins. J. Amer. med. Ass. 102, 533 (1934). — PHOTINOS, G., u. RELIAS: Skorbut. Ref. Zbl. Haut- u. Geschl.-Kr. 57, 22 (1938). — PICKUP, J. D.: Hypervitaminosis A. Arch. Dis. Child. 31, 229 (1956). Ref. Zbl. Haut- u. Geschl.-Kr. 97, 229 (1957). — PIERINI, D. C., y P. BOLO: Pelagra. Arch. argent. Derm. 2, 222 (1952). Ref. Zbl. Haut- u. Geschl.-Kr. 84, 56 (1953). — PIERINI, L. E.: Die Vitamine in der Dermatologie. Rev. argent. Dermatosif. 19, 368 (1935). Ref. Zbl. Haut- u. Geschl.-Kr. 54, 234 (1937). — PILLAT, A.: The frequency of deficiency diseases of the eye. Due to lack vitamin A in a military camp North of Peiping. Nat. med. J. China 15, 585 (1929). Zit. nach FRAZIER u. HU. — Does Keratomalacia exist in adults? Arch. Ophthal. 2, 256, 399 (1929). Zit. nach FRAZIER u. HU. — PILOTTI, G.: Hydrocephalus acutus nach massiver Gabe von Vitamin A. Minerva nipiol. 5, 12 (1955). Ref. Zbl. Haut- u. Geschl.-Kr. 96, 12 (1956). — PINETTI, P.: Studi sull'acido nicotinico nell campo della dermatovenerologia. Boll. Soc. ital Biol. sper. 16, 417 (1941). Ref. Zbl. Haut- u. Geschl.-Kr. 69, 361 (1943) und G. ital. Derm. 83, 56 (1942). — PITZINGER, K. G.: Untersuchungen des Liquor cerebrospinalis bei Pellagra. Wien. med. Wschr. 1938 II, 1028. — PLATT, R.: Scurry as the result of dietetic treatment. Lancet 1936 II, 366. Ref. Zbl. Haut- u. Geschl.-Kr. 55, 286 (1937). — PLUNKETT, O. R. L. L.: Observations and clinical notes on some cases of pellagra, seen in Cyprus. J. roy. Army med. Cps 72, 317 (1939). Ref. Z. Haut- u. Geschl.-Kr. 63, 508 (1940). — POLOSSUCHIN, A.: Zum Grundumsatz bei Pellagra. Sovet. Klin. 20, 128 (1934). Ref. Zbl. Haut- u. Geschl.-Kr. 50, 223 (1935). — PONTONI, L.: Complessi sintomatici pellagrosi non maidici. Boll. Soc. med.-chir. Catania 1, 451 (1933). Ref. Zbl. Haut- u. Geschl.-Kr. 49, 444 (1935). — Considerazioni su di un caso di pellagra non maidica. Rif. med. 1942, 676. Ref. Zbl. Haut- u. Geschl.-Kr. 69, 523 (1943). — PORTNOY, B., and J. F. WILKINSON: Intradermal test for vitamin C deficiency. Brit. med. J. 1938, No 4023, 328. — POSITANO, G.: Sindrome pellagroide in corso di colite amebica. (Contributo alla conoscenza della pellagra secondaria.) Clin. med. ital. 71, 59 (1940). Ref. Zbl. Haut- u. Geschl.-Kr. 65, 302 (1940). — PRINGLE: Zit. nach SALZMANN. — PRONK, K. J.: Sekundäre Pellagra. Geneesk. T. Ned.-Ind. 1938, 2340. Ref. Zbl. Haut- u. Geschl.-Kr. 61, 192 (1939).

QUERIDO, A.: Über Nicotinsäure und Pellagra. Ned. T. Geneesk. 1947, 157. Ref. Zbl. Haut- u. Geschl.-Kr. 73, 96 (1949).

RAADT, O. L. E. DE: Pellagra. Ned. T. Geneesk. **1947**, 254. Ref. Zbl. Haut- u. Geschl.-Kr. **73**, 114 (1949). — RACZ, I.: Die modernen dermatologischen Aspekte der Avitaminosen. Börgyögy. vener. Szle **37**, 145 (1961). Ref. Zbl. Haut- u. Geschl.-Kr. **111**, 141 (1961/62). — RADICI, M.: Ricambio dell'agoto nella pellagra. Atti Soc. med.-chir. Padova **16**, 250 (1938). Ref. Zbl. Haut- u. Geschl.-Kr. **62**, 659 (1939). — RAMALINGOSWAMI, V., and H. M. SINCLAIR: The relation of deficiencis of vitamin A and of essential fatty acids to follicular hyperkeratosis in the rat. Brit. J. Derm. **65**, 1 (1953). — RAMAN, T. K.: La pellagre dans l'Inde britannique. Bull. Off. int. Hyg. publ. **33**, 508 (1941). Ref. Zbl. Haut- u. Geschl.-Kr. **69**, 148 (1943). — RAMEL, E.: Du premier cas de pellagre autochtone observé dans le canton de Vaud. Rev. méd. Suisse rom. **54**, 346 (1934). Ref. Zbl. Haut- u. Geschl.-Kr. **49**, **444** (1935). — RAMEL, E.: Erythème pellagroide. Schweiz. med. Wschr. **1936 I**, 368. — RAMSDELL, R. L., and W. H. MAGNESS: Parenteral liver extract therapy in the treatment of pellagra. Amer. J. med. Sci. **185**, 568 (1933). — RADHAKRISHNA, RAO, M. V.: „Phrynoderma". A clinical and histo-pathological study. Indian. J. med. Res. **24**, 727 (1937). Ref. Zbl. Haut- u. Geschl.-Kr. **61**, 141 (1939). — RASSULEV, J. A.: Über Diabetes insipidus bei Pellagra. Arch. Schiffs- u. Tropenhyg. **36**, 481 (1932). Ref. Zbl. Haut- u. Geschl.-Kr. **43**, 423 (1953). — RATTNER, E., H. RODIN, and J. F. SICKLEY: Pellagra. Arch. Derm. **68**, 594 (1953). — RAUCH, H.: The effects of biotin deficiency on hair development and pigmentation. Physiol. Zool. **25**, 145 (1952). — Ref. Zbl. Haut- u. Geschl.-Kr. **84**, 350 (1953). — RAVN, J.: Die Behandlung eines Pellagrafalles mit Nicotinsäure. Ugeskr. Laeg. **1938**, 1140. Ref. Zbl. Haut- u. Geschl.-Kr. **62**, 296 (1939). — REGINATO, E.: Carotina e Vitamin A in alcine dermatosi. Atti Soc. ital. Derm. Sif. **3**, 417 (1940). Ref. Zbl. Haut- u. Geschl.-Kr. **69**, 452 (1943). — REINWEIN, H.: Diabetes mellitus und Ariboflavinose. Ärztl. Wschr. **6**, 169 (1951). — REISS, F.: A contribution to the cutaneous manifestations of vitamin-A deficiency. Chin. med. J. **50**, 945 (1936). Ref. Zbl. Haut- u. Geschl.-Kr. **55**, 285 (1937). — REYERSBACH, G. C., HANELIN, and J. JOPLIN: Vitamin A intoxication. Report of a case. New Engl. J. Med. **246**, 978 (1952). Ref. Zbl. Haut- u. Geschl.-Kr. **86**, 251 (1953/54). — RIEGER, A.: Über Vitamin-D-Vergiftungen. Kinderärztl. Prax. **19**, 560 (1951). Ref. Zbl. Haut- u. Geschl.-Kr. **83**, 333 (1953). — RILLE, J. H.: Über Pellagra. Klinischer Vortrag. Derm. Wschr. **1947**, 266. — Goethe entdeckt eine neue Krankheit in Tirol. Zbl. Haut- u. Geschl.-Kr. **74**, 18 (1950). — ROBERTSON, D. S.: Nicotinic acid treatment of pellagra. With report of a case in Edinb. Edinburgh med. J. **47**, 81 (1940). Ref. Zbl. Haut- u. Geschl.-Kr. **65**, 558 (1940). — ROBERTSON, F. N., and D. E. H. CLEVELAND: A case of pellagra in British Columbia. Canad. med. Ass. J. **40**, 584 (1939). Ref. Zbl. Haut- u. Geschl.-Kr. **64**, 273 (1940). — ROBINSON: Zit. nach LUTZ (1948). — RODAHL, K.: Toxicity of Polar bear liver. Nature (Lond.) **164**, 530 (1949). — The toxic effect of Polar bear liver. Norsk Polarinst., Skr. Nr 92 (1949). Zit. nach KNUDSON and ROTHMAN. — RODAHL, K., and T. MOORE: The vitamin A content and soxicity of bear and seal liver. Biochem. J. **87**, 166 (1943). — RODECURT, M.: Über Hautveränderungen bei Säuglingen nach Vigantoldarreichung. Münch. med. Wschr. **1929 II**, 1420. — RODIN, O.: Pellagra-oral and pharyngeal manifestations of a case. Laryngoscope (St. Louis) **43**, 819 (1933). Ref. Zbl. Haut- u. Geschl.-Kr. **47**, 580 (1934). — ROLLIER, R., J. L. BERTRAND, F. PELBOIS, L. CHRAIBI et C. JOUET: Complexe avitaminique C de Degos (glossite dépapillante avec koilonychie. Bull. Soc. franç. Derm. Syph. **62**, 277 (1955). — ROLLIER, R., et C. L. RUNBERT: Pellagre et pellagroide. A propos d'une flambée de pellagre au Maroc. Bull. Soc. franç. Derm. Syph. **65**, 534 (1958). — ROLLNIK, A.: Zur Klinik, Ätiologie und Pathogenese der pellagrischen Erkrankungen. Klin. Med. **15**, 782 (1934). Ref. Zbl. Haut- u. Geschl.-Kr. **48**, 700 (1934). — RONCORONI, CESARE: Pellagroide Symptome bei Fällen von chronischer ruhrähnlicher Colitis und Alkoholgastritis. G. Clin. med. **19**, 761 (1938). Ref. Zbl. Haut- u. Geschl.-Kr. **60**, 658 (1938). — ROSA, L., e G. F. PARENTI: Vitamin C e allergia. Rass. Fisiopat. clin. ter. **22**, 695 (1950). Ref. Zbl. Haut- u. Geschl.-Kr. **80**, 259 (1952). — ROSENBLUM, L. A., and N. JOLLIFFE: Prophyrin in pellagra. Amer. J. med. Sci. **199**, 853 (1940). — ROSENBLUM, M.: Die Lebertherapie der Pellagra. Klin. Med. (Wien) **15**, 793 (1934). Ref. Zbl. Haut- u. Geschl.-Kr. **48**, 700 (1934). — ROSENBLUM, M. G., u. W. M. KARELINA: Zur Verbreitung der Protozoencolitis und ihrer Kombination mit Pellagra. Ref. Zbl. Haut- u. Geschl.-Kr. **55**, 644 (1937). — ROSENTOUL, M. A.: Changes in skin nerves at pellagra. Acta derm.-venereol. (Stockh.) **15**, 495 (1934). — ROTHMAN, P. E., and E. E. LEON: Hypervitaminosis A: Report of 2 cases in infants. Radiology **51**, 368 (1948). Zit. nach KNUDSON u. ROTHMAN. — ROTTER, H.: C-Vitamingehalt der erkrankten Haut. Zbl. Haut- u. Geschl.-Kr. **62**, 92 (1939). — Über den Ascorbinsäuregehalt der kranken Haut. Z. Vitaminforsch. 8, 24 (1938). — RUDY, H.: Vitamine und Mangelkrankheiten. Berlin: Springer 1936. — RUFFIN, J. M., and D. T. SMITH: The treatment of pellagra with certain preparations of liver. Amer. J. med. Sci. **187**, 512 (1934). — RUITER, M., and L. MEYLER: Skin changes after therapeutic administration of nicotinic in larges doses. Dermatologica (Basel) **120**, 139 (1960). — RUST, S.: Hypervitaminosen. Z. Haut- u. Geschl.-Kr. **16**, 350 (1954). — Über allergische Reaktionen bei Vitamintherapie. Z. Haut- u. Geschl.-Kr. **17**, 317 (1954).

SABRY, I.: Über die chemische Natur des „Pellagratoxins" und die Entdeckung der Thiosulfatbehandlung der Pellagra. Derm. Wschr. **1933 I**, 217, 265. — SACHARIEFF, B.: Psoriasis und pellagroides Erythem. Zbl. Haut- u. Geschl.-Kr. **50**, 195 (1935). — SACREZ, R., et P. BEYER: Le scorbut et les états de carence en vitamine C. Ann. Nutr. (Paris) **4**, 387 (1950). — SAGHER, F.: Skorbut mit pellagroiden Hauterscheinungen. Derm. Z. **69**, 86 (1934). — SALAMON, T.: Über den Histamingehalt der Haut bei Pellagra. Hautarzt **11**, 367 (1960). — Ref. Zbl. Haut- u. Geschl.-Kr. **108**, 312 (1960/61). — SALEKAN: Ein Fall von Pellagra, behandelt mit Nicotinsäure. Geneesk. T. Ned.-Ind. **1939**, 2013. Ref. Zbl. Haut- u. Geschl.-Kr. **65**, 680 (1940). — SALLE, V.: Skorbut der Erwachsenen. In: W. STEPP u. P. GYORGY, Avitaminosen und verwandte Mangelzustände. Berlin: Springer 1927. — SALLE u. ROSENBERG: Zit. nach SALLE. — SALM, H.: Eine Pellagraerkrankung im bayrischen Schwaben, deren körperliche und geistige Störungen durch Nicotinsäureamid (Merck) geheilt wurden. Münch. med. Wschr. **1939 I**, 882. — SALOMON, T., u. P. STERN: Beitrag zur Pathogenese der Pellagra. Dermatologica (Basel) **121**, 363 (1960). Ref. Zbl. Haut- u. Geschl.-Kr. **111**, 90 (1961/62). — SALVESEN, O.: Pellagra und pellagröse Hautveränderungen nach Behandlung mit Vitamin B_1 und C. Nord. Med. **1940**, 279. Ref. Zbl. Haut- u. Geschl.-Kr. **65**, 557 (1940). — SALZMANN, K. H.: Zur Geschichte der Skorbutbekämpfung. Med. Monatsspiegel **11**, 33 (1962). — SANDWITH: Zit. nach MERK. — SANOVSKAYA, B. J.: Provoked cutaneous capillary reaction as an early symptom of experimental C-avitaminosis. Vop. Pitan. 8, 20 (1939). Ref. Zbl. Haut- u. Geschl.-Kr. **65**, 137 (1940). — SAPOSNIKOV: Zit. nach WULF. — SAPOSNIKOV, O. K.: Zum Problem des Ascorbinsäuregehaltes im Blutplasma und der Capillarbrüchigkeit bei Hautkrankheiten. Vestn. Vener. Derm. **1954**, 18. Ref. Zbl. Haut- u. Geschl.-Kr. **91**, 132 (1955). — SCHAAF, F.: Über die Bedeutung der Vitamine in der Dermatologie. Zbl. Haut- u. Geschl.-Kr. **46**, 657 (1933). — SCHEER, M., and H. KEIL: Follicular lesions in vitamin A and C deficiencies. Arch. Derm. **30**, 177 (1934). — SCHEUNERT, A.: Über den Vitamin C-Bedarf. Zbl. Haut- u. Geschl.-Kr. **77**, 364 (1951/52). — SCHIFFERDECKER: Fall zur Diagnose: A-Avitaminose (?) (D). Ref. Zbl. Haut- u. Geschl.-Kr. **75**, 305 (1950/51). — SCHIRREN, C.: Die Vitamine. In: GOTTRON-SCHOENFELD, Dermatologie und Venerologie, Bd. V/1, S. 1. Stuttgart: Georg Thieme 1963. — SCHMID, S.: Zur Frage Ariboflavinose und Diabetes mellitus. Wien. Z. inn. Med. **35**, 21 (1954). — SCHMIDT jr., H. L., and V. P. SYDENSTRIKKER: Nicotinic acid in the prevention of Pellagra. A preliminary note. J. Amer. med. Ass. **110**, 2065 (1938). — SCHMIDT, V.: Die klinische Bedeutung der Pantothensäure (Pantothen). Z. Vitamin-, Hormon- u. Fermentforsch. **4**, 480 (1951). — SCHNEIDER, E., u. H. WIDDER: Das Verhalten des Vitamin A und des Carotinspiegels im menschlichen Blutserum bei verschiedenen Hautkrankheiten. Arch. Derm. Syph. (Berl.) **178**, 168 (1938). — SCHNEIDER, J. A.: Über die A-Übervitaminose und ihre therapeutischen Möglichkeiten. Ärztl. Wschr. **1952**, 792. — SCHÖLDEN, W.: Über die Wirkung des Vitamin B_{12} an der Schleimhaut. Derm. Wschr. **135**, 518 (1957). — SCHROEDER, H.: Vitaminmangelzustände unter heutigen Ernährungsverhältnissen. Münch. med. Wschr. **102**, 256 (1960). — SCHROEDER, H., u. DRAMOFF: Klinische Beobachtungen über die Pellagra und ihre Behandlung mit Nicotinsäureamid. Dtsch. med. Wschr. **1941 II**, 726. — SCHROEDER, H., u. M. EINHAUSER: Über einen Zusammenhang zwischen gestörter Vitamin C-Resorption und pathologischer Pigmentierung bei Gastroenteritis und Achylia gastrica. Münch. med. Wschr. **1936 I**, 923. — SCHROEDER, H., u. M. FUCHS: Antibiotica und Vitaminstoffwechsel. Klin. Wschr. **1955**, 278. — SCHULZE, H.: Zur Geschichte der Pellagra-Ätiologie. Diss. Erlangen 1940. — SCHULZE, W.: Die Bedeutung der Vitamine in der Dermatologie. Münch. med. Wschr. **1957**, 1248. — SCHUPPLI, R.: Vitamine und Hautkrankheiten. Praxis **37**, 297 (1948). — SCHWENDY, J.: Über sekundäre Pellagra. Dtsch. Gesundh.-Wes. **1950**, 284. — SCLARE, I. M.: Hypo-adrenalism and pellagra. The rôle of vitamin deficiency. Brit. med. J. **1937**, No 3989, 1249. — SEBRELL, W. H.: Vitamins in relation to the prevention and treatment of pellagra. J. Amer. med. Ass. **110**, 1665 (1938). — SEBRELL, W. H., and R. E. BUTLER: Riboflavin deficiency in man (Ariboflavinosis). Publ. Hlth Rep. (Wash.) **1938**, 2282; **1939**, 2121. — SESTINI, C.: La diversa azione dell'acido ascorbico in rapporto alla quantità sul fenomeni allergici. Quad. Allerg. **4**, 141 (1938). Ref. Zbl. Haut- u. Geschl.-Kr. **63**, 659 (1940). — SHAW, E. W., and J. Z. NICCOLI: Hypervitaminosis A: report of a case in an adult male. Ann. intern. Med. **39**, 131 (1953). Ref. Zbl. Haut- u. Geschl.-Kr. **87**, 313 (1954). — SHAW, W. M., E. H. MASON, and F. G. KALZ: Hypothyroidism liver damage, and vitamin A deficiency as factors in hyperkeratosis. Arch. Derm. **66**, 197 (1952). — SICOLI, A.: L'eritema pellagroide e l'eritema solare negli ammalati di mente. (Richerche istologiche.) Osped. psichiat. **3**, 729 (1935). Ref. Zbl. Haut- u. Geschl.-Kr. **54**, 234 (1937). — SIEGERT, P., u. K. THOMSEN: Untersuchung auf Vitamin-A-Mangel bei chronischen Vaginitiden. Arch. Gynäk. **176**, 621 (1949). Ref. Zbl. Haut- u. Geschl.-Kr. **75**, 194 (1950/51). — SIMON, A.: B-Vitamine und Hautkrankheiten. Landarzt **31**, 598, 800 (1955). — SIMPSON, R., and E. HOPE: Fatal pellagra in an english schoolgirl. Lancet **1940 II**, 589. — SIOLI: Über Pellagra in Deutschland. Zbl. Haut- u. Geschl.-Kr. **52**, 65 (1936). — SIRSI, M.: Antimicrobial action of vitamin C on M. tuberculosis and some other pathogenic organisms. Zbl. Haut- u. Geschl.-Kr. **84**, 152 (1953). — SKATVEDT, M.: Ein Fall von Vitamin D-Vergiftung. Ann. paediat. (Basel) 168, 148 (1947). — SLATINEANU, AL., I. BALTEANU, M. SIBI, I. NITZULESCO et V. LEVIT: Contribution àl'étude du chimisme intestinal dans la pellagre. Bull. Acad. Méd. Roum. 5, 489 (1938). — SLATINEANU, AL., J. NITULESCU, M. SIBI, M. FRANKE et E. VEIT: Exploration fonctionelle du rein chez les pellagreux. C. R. Soc. Biol. (Paris) 116, 1115 (1934). Ref. Zbl. Haut- u. Geschl.-Kr. 49, 680 (1935). — SLATINEANU, AL., et I. POTOP: Recherches sur le taux des polypeptides dans le sang et dans le liquide céphalorachidien chez les pellagreux. C. R. Soc. Biol. (Paris) 129, 713 (1938). Ref. Zbl. Haut- u. Geschl.-Kr. 62, 120 (1939). — Le sodium et le potassium du sérum et du liquide céphalorachidien dans la pellagre. C. R. Soc. Biol. (Paris) 129, 718 (1938). Ref. Zbl. Haut- u. Geschl.-Kr. 62, 120 (1939). — SLAVICH, E., e A. TORRINO: Prova di Rotter e suoi rapporti con il contenuto cutaneo di Vitamina C. Giorn. Clin. med. ital. 20, 831 (1939). Ref. Zbl. Haut- u. Geschl.-Kr. 64, 184 (1960). — SLOTVED, A.: Nicotinsäurebehandlung bei Pellagra. Nord. Med. 1939, 3059. Ref. Zbl. Haut- u. Geschl.-Kr. 65, 102 (1940). — SMITH, CH. E., and I. M. STEVENS: An analysis of 520 cases of pellagra reported in California from 1928 to 1935. Amer. J. Hyg. 27, 590 (1938). — SMITH, D. T., and J. M. RUFFIN: Effect of sunlight on the clinical manefestations of pellagra. Arch. intern. Med. 59, 631 (1937). — SMITH, D. T., J. M. RUFFIN, and S. G. SMITH: Pellagra successfully treated with nicotinic acid: A case report. J. Amer. med. Ass. 109, 2054 (1937). — SNISSA-RENKO, J. I.: Zur Klinik der Pellagra. Sovet. Klin. 20, 113 (1934). Ref. Zbl. Haut- u. Geschl.-Kr. 49, 522 (1935). — SOBEL, A. E., J. P. PARNELL, B. S. SHERMAN, and D. K. BRADLEY: Percutaneous absorption of vitamin A. J. invest. Derm. 30, 315 (1958). Ref. Zbl. Haut- u. Geschl.-Kr. 103, 172 (1959). — SOLER, B., y L. F. PALLARDO: Contribución y primera nota previa al estudio de las avitaminosis. Med. esp. 2, 351 (1939). — SOTGIU, G.: Observazioni su. alcuni casi di pellagra. Atti Soc. med.-chir. Padova 16, 289 (1938). Ref. Zbl. Haut- u. Geschl.-Kr. 62, 491 (1939). — Studio sulla pellagra. Clinica (Bologna) 5, 254 (1939). — SOTGIU, G., e F. ADDARII: Osservazioni électrocardiografiche nella pellagra. Atti Soc. med.-chir. Padova II, 17, 381 (1939). — SOTGIU, G., e E. JASONNI: Contributo alla térapia nicotinica della pellagra. Bull. Sci. med. 113, 77 (1941). Ref. Zbl. Haut- u. Geschl.-Kr. 69, 327 (1943). — SPIES, T. D.: Treatment of pellagra by means of parenteral liver extract. Proc. Soc. exp. Biol. (N.Y.) 31, 363 (1933). Ref. Zbl. 48, 304 (1934). — Skin lesions of pellagra. An experimental study. Arch. intern. Med. 52, 945 (1933). Ref. Zbl. Haut- u. Geschl.-Kr. 48, 633 (1934). — Relationship of pellagrous dermatitis to sunlight. Arch. intern. Med. 56, 920 (1935). — The response of pellagrins to nicotinic acid. Lancet 1938I, 252. — SPIES, T. D., W. B. BEAN, and W. F. ASHE: Recent advance in the treatment of pellagra and associated deficiencies. Ann. intern. Med. 12, 1830 (1939). — SPIES, T. D., and C. COOPER: The diagnosis of pellagra. Int. Clin. 4, Ser. 47, 1 (1937). Ref. Zbl. Haut- u. Geschl.-Kr. 59, 161 (1938). — SPIES, T. D., and I. GRANT: An experimental study of a so called „pellagra producing" diet. Amer. J. Physiol. 104, 18 (1933). Ref. Zbl. Haut- u. Geschl.-Kr. 46, 719 (1933). — SPIES, T. D., and W. PAYNE: A study of the étiological relationship between pellagra and pernioious anemia. J. clin. Invest. 12, 229 (1933). Ref. Zbl. Haut- u. Geschl.-Kr. 44, 301 (1933). — SPIES, T. D., W. PAYNE, and A. B. CHINN: A note on the relationship of pellagra to pernicious anemia. Proc. Soc. exp. Biol. (N.Y.) 32, 328 (1934). Ref. Zbl. Haut- u. Geschl.-Kr. 51, 36 (1955). — SPIES, T., R. W. VILTER, and W. F. ASHE: Pellagra, beriberi and riboflavin deficiency in human beings. Diagnosis and treatment. J. Amer. med. Ass. 113, 931 (1939). — SPIES, T. D., and H. F. DE WOLF: Observations on the etiological relationship of severe alcoholism to pellagra. Amer. J. med. Sci. 186, 521 (1933). — STANNUS, H. S.: Pellagra. Lancet 1940I, 352. — Vitamin A and the skin. Proc. roy. Soc. Med. 38, 337 (1945). — STANNUS, H. S., and CH. R. GIBSON: Pellagra in Great Britain. Quart. J. Med. 3, 211 (1934). Ref. Zbl. Haut- u. Geschl.-Kr. 48, 562 (1934). Zit. bei DAVIES u. MCGREGOR. — STEPP, W.: Über die Beziehungen zwischen Vitaminen und Hormonen. Ein Bericht über den derzeitigen Stand der Forschung. Endokrinologic 26, 139 (1949). — Über einige für den Arzt wichtige Probleme der Vitaminforschung im Hinblick auf die Darreichung von Vitaminpräparaten. Ärztl. Wschr. 10, 861 (1955). — STEPP, W., u. P. GYÖRGY: Avitaminosen und verwandte Krankheitszustände. Berlin: Springer 1927. — STEPP, W., J. KÜHNAU u. H. SCHROEDER: Die Vitamine und ihre klinische Anwendung. Stuttgart: Ferdinand Enke 1936, 1952 u. 1957. — STERNBERG, TH. H., and D. M. PILLSBURY: Influence of avitaminosis A on experimentally produced cutaneous infections of rats. Arch. Derm. 35, 247 (1937). — STOCKER, FR.: Über eine eigenartige Hautaffektion im Anschluß an die Behandlung mit Vitamin B_1 (Benerva-Roche). Schweiz. med. Wschr. 1937I, 363. — STRANSKY, E., D. F. LAWAS, and C. VICENTE: On ascorbio-acid (vitamin-C) deficiency in the tropics. Trans. roy. Soc. trop. Med. Hyg. 53, 170 (1950). Ref. Zbl. Haut- u. Geschl.-Kr. 82, 208 (1953). — STREET, H. R., and G. R. COWGILL: Acute riboflavin deficiency in the dog. Amer. J. Physiol. 125, 323 (1939). — STRÖBEL, H.: Die Bedeutung der Vitamine für die Dermatologie. Zbl. Haut- u. Geschl.-Kr. 63, 1 (1940). — STROIAN, N., O. ARAMA, J. LUPULESCU u. I. OLTEANU: Beiträge zum Studium der Pellagra. Spital 60, 284 u. dtsch. Zus.fass. 315 (1940). Ref. Zbl. Haut- u. Geschl.-Kr. 66, 461 (1941). — STUBBE TEGLBJAERG, E., u.

H. P. STUBBE TEGLBJAERG: Sekundäre Pellagra. Hospitalstidende **1933**, 346. Ref. Zbl. Haut- u. Geschl.-Kr. **47**, 147 (1933). — STUDER, A., G. ZBINDEN u. E. UEHLINGER: Die Pathologie der Avitaminosen und Hypervitaminosen. In: Handbuch der allgemeinen Pathologie, Bd. XI, S. 734. Berlin-Göttingen-Heidelberg: Springer 1962. — SUGAWARA, M.: Studies on riboflavin metabolism in various skin diseases. I. The estimation of riboflavin levels in the blood in the patients with various skin diseases. Jap. J. Derm. **70**, 167 (1960). — II. Observations on influence of the administration of riboflavin and various drugs upon riboflavin levels in the blood and urine. Jap. J. Derm. **70**, 181 (1960). Ref. Zbl. Haut- u. Geschl.-Kr. **107**, 236 (1960). — SULLIVAN, M., and J. NICHOLLS: The nutritional approach to experimental dermatology. Nutritional dermatoses in the rat. 1. Vitamin B_6 deficiency. J. invest. Derm. **3**, 317 (1940). — SULZBERGER, M. B.: Hypovitaminosis A. Arch. Derm. **39**, 783 (1939). — SULZBERGER, M. B., and M. P. LAZAR: Hypervitaminosis A. Report of a case in an adult. J. Amer. med. Ass. **146**, 788 (1951). — SWEITZER, S. E.: Acute alcoholic pellagra. Arch. Derm. **29**, 441 (1934). — SYDENSTRICKER, V. P., and E. S. ARMSTRONG: A review of four hundred and forty cases of pellagra. Arch. intern. Med. **59**, 883 (1937). — SYDENSTRICKER, V. P., E. S. ARMSTRONG, C. J. DERRICK, and P. S. KEMP: On the existance of an instrinsic deficiency in pellagra. A preliminary report. Amer. J. med. Sci. **192**, 1 (1936). — SYDENSTRICKER, V. P., L. E. GEESLIN, C. M. TEMPLETON, and J. W. WEAVER: Riboflavin deficiency in human subjects. J. Amer. med. Ass. **113**, 1697 (1939).

TACHIKAWA, K., u. F. WATARI: Fall von Pellagroid. Jap. J. Derm. **26**, 53 (1934). Ref. Zbl. Haut- u. Geschl.-Kr. **49**, 524 (1935). — TAILLENS, J.-P.: Les lésions scorbutiques précoses des voies sériennes et digestives supérieures. Pract. oto-rhino-laryng. (Basel) **12**, 295 (1950). Ref. Zbl. Haut- u. Geschl.-Kr. **81**, 65 (1952). — TAKAHASI, SINKITI u. KIKUO YOSIKAWA: Über die antiallergische Wirkung von C-Vitamin II. Jap. J. Derm. **44**, 48 (1938). Ref. Zbl. Haut- u. Geschl.-Kr. **61**, 170 (1939). — TAKENOUTI, K.: Der Einfluß der Vitamine auf die Infektion. I. Mitt.: Über den Einfluß der A-Avitaminose auf die pyogene Infektion. Jap. J. Derm. **46**, 106 (1939). Ref. Zbl. Haut- u. Geschl.-Kr. **65**, 206 (1940). — Der Einfluß der Vitamine auf die Infektion. 4. Über den Einfluß der C-Avitaminose auf die pyogene Infektion. Jap. J. Derm. **47**, 36 (1940). Ref. Zbl. Haut- u. Geschl.-Kr. **66**, 428 (1941). — TEGLBJAERG, H. P.: Einige neurologische Pellagraprobleme im Hinblick auf die Behandlung mit Ventriculin. Hospitalstidende **1937**, 841 [Dänisch]. Ref. Zbl. Haut- u. Geschl.-Kr. **58**, 188 (1938). — TEICHMANN, W.: Klinische Beobachtungen zum Pellagra-Problem. Z. ärztl. Fortbild. **45**, 401 (1951). — TEODORESCU, ST.: Dermatitis papulo-keratosa scorbutica (Nicolau). Zbl. Haut- u. Geschl.-Kr. **26**, 580 (1928). — TESTOLIN, M., e C. FERRARO: Secrézione gastrica e reperto ematico nei pellagrosi. Arch. ital. Mal. Appar. dig. **5**, 339 (1936). Ref. Zbl. Haut- u. Geschl.-Kr. **55**, 286 (1937). — THANNHÄUSER, S. J.: Pellagra und endokrine Störungen. Münch. med. Wschr. **80**, 291 (1933). — THIERS, CHARPY, and DEGOS: Zit. nach CHARPY. — THIERS, H., et D. COLOMB: Action antipellagreuse probable de l'hydrazide de l'acide isonicotinique. Bull. Soc. franç. Derm. Syph. **59**, 478 (1952). — THYRESSON, N., u. M. SKOGH: Vitamin B_{12}-Mangel und Acrodermatitis enteropathica-ähnliche Hautveränderungen bei einem 52jährigen Mann. Erfolgreiche Behandlung mit Dijodoxychinolin und Tetracyclin. Hautarzt **10**, 506 (1959). — TICKNER, A., and A. BASIT: Vitamin C and exfoliative dermatitis. Brit. J. Derm. **72**, 403 (1960). — TIDOW, R.: Über die Bedeutung der sporadischen Pellagra. Medizinische **1954**, 118. — TISSI, E., e R. POLICARO: Sul. tasso dell acido lattico nel sangue dei malati di pellagra. Nota prev. Boll. Sez. region. Soc. ital. Derm. **4**, 237 (1932). Ref. Zbl. Haut- u. Geschl.-Kr. **46**, 568 (1933). — TÖPPICH, G.: Nematodenbefunde im Gehirn bei Pellagra. Dtsch. med. Wschr. **1934 I**, 814. — TOLEFF, J.: Pellagra acuta oder Atriplizismus. Derm. Wschr. **139**, 258 (1959). — TOMASEO, G.: Il metabolismo basale in bambini pellagrosi. Atti. Soc. med.-chir. Padova **16**, 261 (1938). Ref. Zbl. Haut- u. Geschl.-Kr. **63**, 140 (1940). — TOMESCO, P. N., G. IONESCO et P. CONSTANTINESCO: Le sang dans la pellagre. Sang **12**, 275 (1938). Ref. Zbl. Haut- u. Geschl.-Kr. **59**, 284 (1938). — TOMITA, Y.: Histochemical studies in vitamin A. Ref. Zbl. Haut- u. Geschl.-Kr. **96**, 12 (1956). — TOMMASI, L., et F. MACCARI: Scorbutides papulo-kéretosiques folliculaires (maladie de Nicolau). Ann. Derm. Syph. (Paris) **1**, 834 (1930). — TOMMASOLI: Zit. nach KORTING. — TOOMEY, J. A., and R. A. MORISETTE: Hypervitaminosis A. Amer. J. Dis. Child. **73**, 473 (1947). — TOYAMA, I., T. UEDA u. T. MORIKAWA: Über den Erfolg von Vitamin C-Präparat auf die Hautpigmentation. Jap. J. Derm. **41**, 129 (1937). Ref. Zbl. Haut- u. Geschl.-Kr. **57**, 106 (1938). — TROWELL, H. C.: Pellagra im African children. Arch. Dis. Childh. **12**, 193 (1937). Ref. Zbl. Haut- u. Geschl.-Kr. **58**, 187 (1938). — Infantile pellagra. Trans. roy. Soc. trop. Med. Hyg. **33**, 389 (1940). Ref. Zbl. Haut- u. Geschl.-Kr. **66**, 215 (1941). — TSCHERKES, L. A., J. J. LITVACK, and L. K. KOROVITZKY: Sensitivity to Adrenalin in Pellagrins. Acta med. scand. **87**, 459 (1936). — TSURUMI, K.: Studies on skin metabolism. III. On riboflavin and biotin in the skin. Jap. J. Derm. **70**, 32 (1960). Ref. Zbl. Haut- u. Geschl.-Kr. **107**, 236 (1960). — TURNER, R. H.: Erythrocytes in pellagra. Amer. J. med. Sci. **185**, 381 (1933). — TYNDEL, M., u. N. TAMLER: Röntgenuntersuchungen des Magens bei Pellagra. Med. Klin. **1938 II**, 1090.

UEDA, T., u. M. FUKAI: Über die Wirkung des Vitamin C-Praeparates gegen die Hautpigmentation. Jap. J. Derm. **42**, 43 (1937). Ref. Zbl. Haut- u. Geschl.-Kr. **57**, 658 (1938). — UNGER, N., and SHAPIRO: Hyperprothrombinemia induced by vitamin K in human subjects with normal liver function. Blood **3**, 137 (1948). Ref. Zbl. Haut- u. Geschl.-Kr. **74**, 75 (1950). — URABE, K.: Über Leberfunktion bei Pellagra. Jap. J. Derm. **47**, 119 (1940). Ref. Zbl. Haut- u. Geschl.-Kr. **66**, 47 (1941). — Studien über Pellagra in Chosen (Korea). 3. Die Sektionsbefunde bei Pellagra. Jap. J. Derm. **48**, 27 (1940). Ref. Zbl. Haut- u. Geschl.-Kr. **67**, 82 (1941). — URBACH, J.: Sporadische Pellagra in Wien und Niederösterreich. Med. Klin. **1935 II**, 79.

VALLS, A.: Zwei Fälle von Erythema pellagroides. Actas dermo-sifiliogr. (Madr.) **32**, 894 (1941). Ref. Zbl. Haut- u. Geschl.-Kr. **68**, 392 (1942). — VASILCA, V.: Pellagra im Bezirk Tarnava-Mica. Clujul med. **14**, 555. Ref. Zbl. Haut- u. Geschl.-Kr. **47**, 579 (1934). — VEDDER, E. B.: A case of sprue maintained on folic acid. Amer. J. trop. Med. **27**, 723 (1947). — VELTMAN, G.: Zur Behandlung von Keratosen mit hohen Dosen Vitamin A. Hautarzt **1**, 495 (1950). — VILANOVA, X., u. J. M. CANADELL: Hautleiden, Hypothyreoidie und Avitaminose. A. Actas dermo-sifiliogr. (Madr.) **40**, 689 (1949). Ref. Zbl. Haut- u. Geschl.-Kr. **75**, 229 (1950/51). — VILENCUK, A., u. M. GILBO: Die klinische Erkennung und der Verlauf der Pellagra. Sovet. vrac. Gaz. **11**, 483 (1933). Ref. Zbl. Haut- u. Geschl.-Kr. **46**, 568 (1933). — VILLARET, M., L. JUSTIN-BESANCON et J. M. INBONA: Les formes cliniques de l'avitaminose nicotinique (en dehors de la pellagre). Bull. Soc. méd. Hôp. Paris III, **56**, 619 (1940). Ref. Zbl. Haut- u. Geschl.-Kr. **67**, 603 (1941). — VILTER, R. W., and T. D. SPIES: Antipellagric properties of quinoline acid. Lancet **1939 II**, 423. — VILTER, R. W., S. P. VILTER, and T. D. SPIES: Relationship between nicotinic acid and a Co-dehydrogenase (cozymase) in blood of pellagrins and normal persons. J. Amer. med. Ass. **112**, 420 (1939). — VIRGILI, R.: Osservazioni su alcuni casi di pellagra alcoolica. Note Riv. Psichiat. (Pesaro) **78**, 79 (1952). Ref. Zbl. Haut- u. Geschl.-Kr. **83**, 124 (1953). — VISETTI, M., e F. FERRERO: Influenza della vitamina C sul pigmento dell'innesto cutaneo. Minerva derm. **32**, 457 (1957). Ref. Zbl. Haut- u. Geschl.-Kr. **101**, 249 (1958). — VOLLMER: Zit. nach MERK.

WACHHOLDER, K.: Über das Bedürfnis nach einer reichlichen Versorgung mit Vitamin C unter den heutigen Ernährungsverhältnissen und über die Frage einer Verwöhnung durch hohe Vitamin C-Zufuhr. Klin. Wschr. **1947**, 806. — WAGNER, W.: Über Pellagra und ihre Behandlung mit Nicotinsäure. Nervenarzt **13**, 166 (1940). — Die Pellagra. Hippokrates (Stuttg.) **1940**, 861. — WALDENSTRÖM, J.: Epithelial symptoms causes by various deficiencies (Iron: Sideropenia; vitamin B_2: Ariboflavinosis; nicotinie acid amide: Pellagra; liver factor; Pernicious anemia and possibly other factors of importance for the redox enzymes). Acta derm.-venereol. (Stockh.) **23**, 93 (1942). — WALTHER, R.: Zur Klinik und Pathogenese der Pellagra-psychosen. Nervenarzt **24**, 367 (1953). — WATANABE, A.: Pellagra. Jap. J. Derm. **46**, 41 (1939). Ref. Zbl. Haut- u. Geschl.-Kr. **64**, 476 (1940). — WATSON, C. J.: Further observations on the red pigments of pellagra urines. Proc. Soc. exp. Biol. (N.Y.) **41**, 591 (1939). Ref. Zbl. Haut- u. Geschl.-Kr. **64**, 209 (1940). — WEARY, P. E., C. E. WHEELER, and E. P. CAWLEY: Adult scurvy. Report of a case. Arch. Derm. **83**, 657 (1961). — WEIDRICH, E. G.: Untersuchungen über die onychogene Wirkung des Biotins. Zbl. Haut- u. Geschl.-Kr. **102**, 250 (1958/59). — WEISE, H.-J.: Pellagra bei stenosierendem Cardiacarcinom. Z. Haut- u. Geschl.-Kr. **18**, 72 (1955). — WEISSENBACH, R.-J., J. MARTINEAU et DI MATTEO: Un cas de pellagre, en cours de traitement par la vitamine PP. Coexistence d'oedème généralisé. Bull. Soc. franç. Derm. Syph. **47**, 425 (1940). — WEISSENFELD, F.: Weitere Fälle von Pellagra in Schlesien. Vorl. Mitt. Psychiat.-neurol. Wschr. **1933**, 551. — WESTBERG, T.: Ein Fall von Beri-Beri und Pellagra. Svenska Läk-Tidn. **41**, 2403 (1951). Ref. Zbl. Haut- u. Geschl.-Kr. **80**, 230 (1952). — WHEELER, G. A., and D. J. HUNT: The pellagra-preventive value of greencabbage, collards, mustard greens and kale. Publ. Hlth Rep. (Wash.) **1933**, 754. Ref. Zbl. Haut- u. Geschl.-Kr. **47**, 408 (1934). — WHITE, CL.: Onychia due to chronic hypovitaminosis. J. Amer. med. Ass. **102**, 2178 (1934). — WIEN, M. S., and M. O. PERLSTEIN: Pellagra, with invelvement of the genital region. Arch. Derm. **36**, 926 (1937). — WIEN, M. S., and A. H. SLEPYAN: Cheilitis due to deficiency of riboflavin. Arch. Derm. **41**, 1160 (1940). — WILENSKY, L. I., u. W. A. POSPELOV: Zur Klinik der Pellagra. Sovet. Klin. **20**, 105 (1934). Ref. Zbl. Haut- u. Geschl.-Kr. **49**, 522 (1935). — WILSON, CH. W., W. L. WINGFIELD, and E. C. TOONE jr.: Vitamin D poisoning with metastatic calcification. Report of a case and review of the mechanism of the intoxication. Amer. J. Med. **14**, 116 (1953). — WILSON, J. G., and J. WARKANY: Proc. Soc. exp. Biol. (N.Y.) **64**, 419 (1948). — WILSON, J. R., and R. O. DU BOIS: Report of a fatal case of keratomalacia in an infant, with postmortem examination. Amer. J. Dis. Child. **26**, 431 (1923). — WILSON, R. M.: Pellagra or pellagroid in leper settlements in Korea. Chin. med. J. **47**, 287 (1933). Ref. Zbl. Haut- u. Geschl.-Kr. **46**, 720 (1933). — WIRZ, F. G. M.: Pellagra. In: Handbuch der Kinderheilkunde, 4. Aufl., Bd. 10. Berlin: F. C. W. Vogel 1935. — WOLBACH, S. B.: Controlled formation of collagen and reticulum. A study of the source of intercellular substance in recovery from experimental soorbutus. Amer. J. Path. **9**, 689 (1953). — WOLBACH, S. B., and P. R. HOWE: Tissue changes following deprivation of fat. soluble A-vitamin.

J. exp. Med. **42**, 753 (1925 I). Zit. nach FRAZIER u. HU. — WOLBACH, S. B., and CH. L. MADDOCK: Cortisone and matrix formation in experimental scorbutus and repair therefrom. With contributions to the pathology of experimental scorbutus. Arch. Path. **53**, 54 (1952). — WOLFF-EISNER, A.: Über Mangelerkrankungen auf Grund von Beobachtungen im Konzentrationslager Theresienstadt. Würzburg: Lothar Sauer-Mohrhard 1947. — WOLFSON, SCHMIDT u. ARUTÜNOW: Biochemische Änderungen des Blutes bei Pellagra. Z. ges. Neurol. Psychiat. **148**, 584 (1933). Ref. Zbl. Haut- u. Geschl.-Kr. **49**, 34 (1935). — WOODS: Zit. nach WULF. — WULF, K.: Xanthomatose und Vitamin A. Arch. Derm. Syph. (Berl.) **189**, 437 (1949). — Vitaminbehandlung in der Dermatologie. Dtsch. med. Wschr. **1954**, 1604. — Zur Vitamin A-Behandlung der Leukoplakien. Zbl. Haut- u. Geschl.-Kr. **97**, 134 (1957). — WULF, K., H. KOCH u. K. H. SCHULZ: Erythrokeratodermia figurata variabilis vom Typ Mendes da Costa, eine durch Vitamin A beeinflußbare Dermatose. Derm. Wschr. **142**, 1012 (1960). — WYJASNOWSKY, A. J.: Über Pellagra-Psychosen. Klinische Bemerkungen und Beobachtungen. Z. ges. Neurol. Psychiat. **144**, 388 (1933).

YAGI, S.: Zwei Fälle von Pellagra. Hihu-to-Hitunyo **7**, 2 (1939). Ref. Zbl. Haut- u. Geschl.-Kr. **62**, 659 (1939). — YANG, CHISCHIH, and K. W. HUANG: An outbreak of pellagra in Nanking. A report of 30 cases. Chin. med. J. **48**, 781 (1934). Ref. Zbl. Haut- u. Geschl.-Kr. **49**, 679 (1935). — YOSIKAWA, K.: Über die antiallergische Wirkung von Vitamin C. Jap. J. Derm. **42**, 132 (1937). Ref. Zbl. Haut- u. Geschl.-Kr. **57**, 660 (1938). — YOUMANS, J. B., and M. B. CORLETTE: Specific dermatoses due to vitamin A deficiency. Amer. J. med. Sci. **195**, 644 (1938). — YU, K. Y.: Pellagra in Manchuria. Report of three cases. Chin. med. J. **48**, 724 (1934). Ref. Zbl. Haut- u. Geschl.-Kr. **49**, 679 (1935). — YUDKIN, S., J. C. HAWKSLEY, and J. C. DRUMMOND: A case of pellagra successfully treated with a filtrate factor obtained from liver. Lancet **1938 I**, 253.

ZELGER, J.: Betrachtung über Pellagra. Z. Haut- u. Geschl.-Kr. **18**, 13, 40 (1955). — ZELLWEGER, H., u. W. H. ADOLPH: Vitamine und Vitaminkrankheiten. In: Handbuch der inneren Medizin, Bd. VI/2, S. 687. Berlin-Göttingen-Heidelberg: Springer 1954. — ZUNIN, C., and F. TESTA: Zit. nach EHRENGUT. — ZVERKOVA, F. A.: Vitamin A in dermatology and hypervitaminosis A. Vestn. Derm. Vener. **35**, 10 (1961). Ref. Zbl. Haut- u. Geschl.-Kr. **111**, 64 (1961/62).

Haut und Nervensystem

Von

Werner Thies, Berlin

Mit 26 Abbildungen

Einleitung

Der entwicklungsgeschichtliche gemeinsame Ursprung der Haut und des Nervensystems aus dem äußeren Keimblatt, die Auskleidung beider Organsysteme mit einer Pigmenthülle — den vermutlich ebenfalls dem Ektoderm, der Crista neuralis, entstammenden Melanocyten —, die reichhaltige nervöse Versorgung der Haut durch ein vegetatives Nervennetz, cerebrospinale Nervengeflechte und -endkörper sowie die gar nicht selten zu beobachtende eigentümliche Systematisierung mit mehr oder minder ausgeprägter metameraler Anordnung der Hauterscheinungen (Fegeler und Kautzky, 1952) sind nur einige jener Faktoren, die auf innige wechselseitige Beziehungen zwischen Haut und Nervensystem hindeuten, wobei unterschieden werden können:

1. Krankheitszustände mit gleichzeitiger Manifestation an beiden Organen,
2. Krankheiten des Nervensystems mit sekundärer Mitbeteiligung der Haut und
3. Hautkrankheiten, die zu nervösen Begleiterscheinungen führen.

Welche Schwierigkeiten sich für die Beurteilung ursächlicher nervöser Faktoren in der Pathogenese verschiedener Hautkrankheiten auf Grund funktioneller Abweichungen ergeben, hat Guttmann (1933) in seinem Beitrag bereits kritisch dargelegt, weshalb bis zu jenem Zeitpunkt die Annahme einer neuralen Ursache außerordentlich problematisch erschien, zumal unsere damaligen Kenntnisse über die Pathologie des peripheren vegetativen Nervensystems noch sehr gering waren, und systematische Untersuchungen über die normale Innervation der Haut kaum vorlagen. Wenn auch Erbslöh (1958) betont, daß über die pathologische Physiologie und Anatomie der Wechselbeziehungen zwischen Haut und Nervensystem trotz vielfältiger Bemühungen noch wenig Sicheres bekannt sei, so ist doch festzuhalten, daß seit Guttmann durch die grundlegenden Arbeiten von Boeke, Stöhr jr. und ihren Schülern, ferner den italienischen Neurohistologen Stefanelli, Tamponi, Truffi neue Einblicke in den strukturellen Aufbau des vegetativen Nervensystems und seine Beziehungen zu den Erfolgsorganen gewonnen wurden. Eingehende Studien über die Innervationsverhältnisse, insbesondere hinsichtlich der Haut als sensibles Rezeptionsorgan, verdanken wir dem englischen Arbeitskreis um Weddell; mit der Anatomie der peripheren vegetativen Bahnen in der Haut und ihren pathologischen Veränderungen bei verschiedenen Dermatosen haben sich in den letzten Jahren zahlreiche Autoren beschäftigt (John, Ormea, Landau, Jabonero, Wiedmann, Hermann, Nödl, Droz, Garven, Thies, Niebauer, Winkelmann, Lassmann, Loeb, Arthur und Shelley u. a.). Darüber hinaus haben experimentelle und histochemische Untersuchungen die alte Streitfrage zwischen den Anhängern der Neuronenlehre und jenen des syncytialen Aufbaus der neurovegetativen Peripherie zu klären versucht. Schließlich ergeben sich aus systematischen neurohistologischen Untersuchungen bei verschiedenen Hautkrankheiten ungeklärten Ursprungs hinsichtlich ihrer pathogenetischen Beziehungen zum vegetativen Nervensystem vielfach neue Gesichtspunkte, die in einem eigenen Kapitel besprochen werden sollen. Da die allgemeinen histopathologischen Veränderungen des Nervensystems der Haut von Nödl (Bd. I, Teil 2 des Ergänzungswerks) dargestellt sind, soll hier nur ein kurzer Abriß über den allgemeinen Aufbau des Nervensystems in der Haut gegeben werden, um das Verständnis für die Pathologie und die nervalen Zusammenhänge bestimmter Dermatosen zu erleichtern.

I. Allgemeiner struktureller Aufbau des Nervensystems der Haut

1. Vegetatives Nervensystem

Die jahrzehntelange Diskussion über die allgemeine Organisation der peripheren neurovegetativen Bahnen zwischen den Anhängern der Neuronenlehre einerseits und den Befürwortern einer netzförmigen syncytialen Konstruktion, wonach es keine Unterbrechung der nervösen Erregungsleitung zwischen prä- und postganglionärer Nervenfaser und keine freien Endigungen geben soll, hat in den letzten Jahren durch vergleichende morphologische und experimentelle Untersuchungen zu einer gewissen, keinesfalls restlosen Klärung dieses umstrittenen Problems geführt. Danach ist das periphere vegetative Nervensystem nicht einheitlich gebaut. Eine neuronale Organisation besteht im Bereich der großen prävertebralen Ganglien, in denen die präganglionären Nervenfasern mit synaptischen Formationen endigen und dabei Endringe, Kolben, Knöpfe, Ösen oder Endretikulare bilden, ohne mit den nachgeschalteten Ganglienzellen, ihrer Zelloberfläche oder deren Nervenfasern in direktem Zusammenhang zu stehen [Cajal (1935), De Castro (1951), Lawrentjew (1931, 1934), Hillarp (1946), Herzog (1938, 1941, 1951), Danon (1951), Kirsche (1951), Weber (1952), Jabonero (1952, 1953, 1955), Knoche (1961), Jabonero, Lopez Prieto, Perez Casas und Bengoechea (1961)]. Diesen Autoren zufolge gibt es in den vegetativen Ganglien kein unentwirrbares Netzwerk, sondern unterschiedlich gebaute Synapsen, an denen drei verschiedene Komponenten beteiligt sind: die präganglionären Nervenfaserendigungen, das gliöse intermediäre Protoplasma des Hüllplasmodiums und die Ganglienzelle als zweiter nervöser Pol. Damit behält für die großen vegetativen Ganglien die bereits von Langley (1922) entworfene Konzeption der *neuronalen* Gliederung mit einer Erregungsumschaltung von der präganglionären Faser auf das zweite Neuron ihre Gültigkeit und bringt die Ergebnisse der experimentellen und morphologischen Forschung miteinander in Einklang.

Anders erweist sich hingegen der Aufbau der peripheren neurovegetativen Bahnen, der in der Haut noch durch das gleichzeitige Vorkommen cerebrospinaler Nervenfasern kompliziert wird. In den tieferen Hautschichten finden sich markhaltige, gemischte und marklose Nerven. Die vegetativen Nerven erreichen die Haut über die in der Adventitia der größeren Gefäße verlaufenden Begleitnerven (Abb. 1) sowie mit den in den cerebrospinalen Nervensträngen gelegenen vegetativen markhaltigen oder marklosen Fasern. Durch deren Aufzweigung, Verflechtung und Anastomosenbildung entstehen weitmaschige markhaltige und feinere marklose Netzformationen. Letztere nehmen epidermiswärts an Dichte zu, wie besonders Tamponi (1939, 1941) mit der Rongalitweißmethode und Ormea (1952) mit der Goldchloridmethode von Ruffini-Stefanelli und verschiedenen Silberimprägnationsverfahren sowie JABONERO und PEREZ CASAS (1961) mit der Osmiumzinkjodid-Methode zeigen konnten. Nach ORMEA sind an der Bildung der gröberen markhaltigen Netze cerebrospinale und vegetative Elemente beteiligt. Zwischen dem gröberen markhaltigen Netzwerk und den feineren neurovegetativen netzförmigen Endformationen, die nach JABONERO und PEREZ CASAS (1961) ausschließlich aus miteinander anastomosierenden Nervenfaserbündeln nach Art eines syncytial-plasmatischen Verbandes bestehen, sollen nach ORMEA (1952) und KNOCHE (1954) sicher Verbindungen vorhanden sein. Die verbreitete Auffassung,

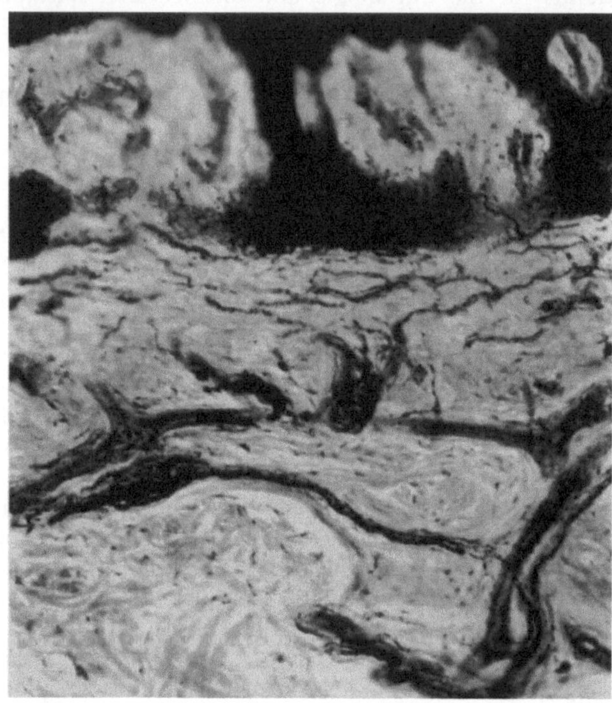

Abb. 1. Normale Haut. Fußsohle. Zahlreiche die Gefäße begleitende Nervenbündel. Gegen die Epidermis zu sich enger verflechtende feinere neurovegetative Formationen. Osmiumzinkjodidmethode. 160 ×

daß die myelinhaltigen und die gröberen myelinarmen bzw. -freien Nervenfasern ohne weiteres dem cerebrospinalen Nervensystem, die feineren marklosen Nervenfasern hingegen dem vegetativen Nervensystem zuzuordnen seien, gilt wohl nur mit gewissen Einschränkungen, seitdem man weiß, daß die markhaltigen Nervenfasern der Haut schließlich ihre Markscheide gänzlich verlieren und durchaus die Merkmale vegetativer Elemente mit ihrer äußerst feinfibrillären Architektonik aufweisen können (STÖHR jr., 1957).

Hinsichtlich einer neuen in vitro-Färbung der Hautnerven mit Methylenblau an dicken Hautschnitten sei auf die Arbeit von ARTHUR und SHELLEY (1959) verwiesen, mittels derer neue Einblicke in den Aufbau und die Pathologie des Nervensystems gewonnen werden können. Auch die von MAILLET (1959) angegebene Modifikation der Champy-Methode mit OsO_4 und ZnJ_2 zur Darstellung des vegetativen Nervensystems erfreut sich wegen der konstanteren Ergebnisse in jüngster Zeit größerer Beliebtheit (JABONERO u. Mitarb., 1961; JABONERO und PEREZ CASAS, 1961; THIES, 1962; NIEBAUER, 1962). Überdies läßt sich eine ATPase-Aktivität in nervösen Elementen in der Haut einschließlich der Melanocyten und der Langerhansschen Zellen nachweisen (MUSTAKALLIO, 1962; WOLFF, 1964; ISHIKAWA und KLINGMÜLLER, 1964). Enge lokalisatorische Beziehungen der subepidermalen Fasern zu der Basalmembran und den „hellen Zellen“ ergeben auch die elektronenmikroskopischen Befunde (ORFANOS, 1965).

Als wesentliches, von verschiedenen Neurohistologen mit differenter Methodik gewonnenes und in den Grundzügen übereinstimmendes Ergebnis über die Endausbreitung der efferenten vegetativen Bahnen in der Haut, die sich im übrigen von der Innervation anderer Organe, abgesehen von der Binnenmuskulatur des Auges (Boeke, 1936; Jabonero, 1954, 1955, 1961) und des Nebennierenmarkes — in diesen beiden Territorien findet man nämlich selbständige postganglionäre Nervenfasern mit umschriebenen Endigungen an oder in nichtnervösen Zellen — prinzipiell nicht unterscheidet, darf folgende Auffassung gelten: Die Endformationen der neurovegetativen Bahnen bestehen aus einem syncytial-plasmatischen,

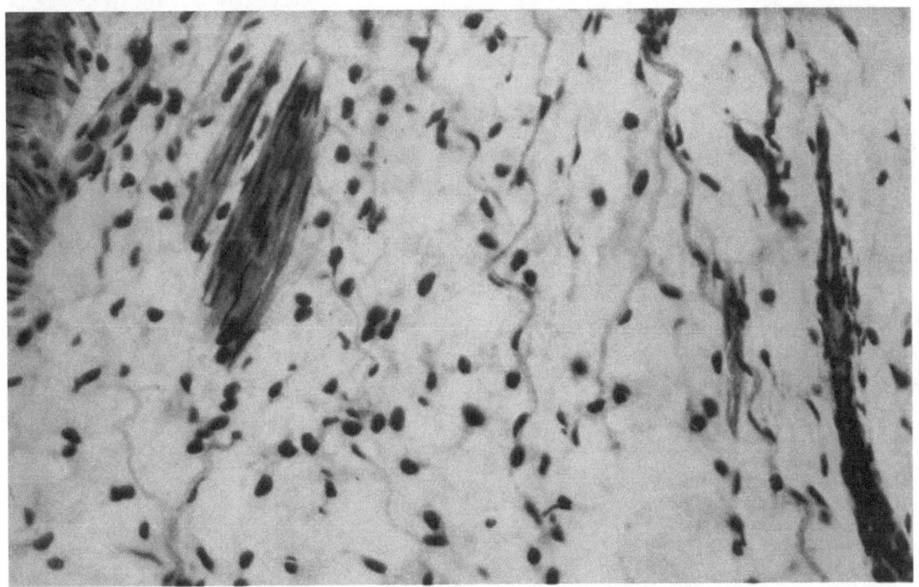

Abb. 2. Brustwarzenhaut. Zahlreiche kernhaltige neurovegetative Plasmastränge im Bindegewebe. Numerische Apertur 1.32. Silbercarbonatmethode nach Jabonero. [Aus Thies: Z. Haut- u. Geschl.-Kr. 27, 287 (1959)]

kernhaltigen, neurofibrillenführenden, Vacuolen und argyrophile Granula beherbergenden Verband mit zuweilen dreieckigen Kernen an den Knotenpunkten (interstitielle Zellen Cajals). In diese plasmatischen Stränge der neurovegetativen Formationen dringen die postganglionären unabhängigen Nervenfasern ein und breiten sich darin unter fortschreitender Verzweigung aus, ohne daß dabei bestimmte synaptische Endigungsformen, wie sie Meyling (1953, 1955) beschrieben hat, mit Sicherheit beobachtet werden können (Jabonero, 1956, 1958, 1961; Nelemans und Dogterom, 1956; Thies, 1959). Die Natur des syncytial-plasmatischen Verbandes ist noch umstritten, sie wird teils als lemmoblastisch, teils als nervös bzw. neuroid angesehen. Er bildet ein geschlossenes dreidimensionales, kernhaltiges plasmatisches Netz ohne freie umschriebene nervöse Endigungen und ohne individuelle Innervation der Erfolgszellen (Boeke, 1934; Truffi, 1934; Tinel, 1937; Tamponi, 1939, 1941; John, 1939—1944; Landau, 1942—1945; Jabonero, 1951—1961; Ormea, 1949—1952; Wiedmann, 1950—1957; Nödl, 1951, 1953, 1956; Knoche, 1954, 1961; Hermann, 1953—1956; Weddell, Paillie und Palmer, 1954; Lassmann, 1955; Garven, 1955; Thies, 1955, 1957, 1959; Niebauer, 1955, 1957, 1962; Richter, 1955, 1956, 1958). Die Nervenfäserchen der neurovegetativen Endformationen verlaufen stets ausschließlich innerhalb des syncytialen Plasmas und verlassen dieses nicht, um mit den nichtnervösen

Elementen direkte Verbindung aufzunehmen (Abb. 2—4). Mit Hilfe dieser ubiquitären netzartigen syncytialen Bauweise der neurovegetativen Endformationen werden heterogene Bestandteile der Haut miteinander verknüpft, in ihren spezifischen Leistungen beeinflußt und harmonisch aufeinander abgestimmt. Mithin stellt das vegetative Nervensystem ein verbindendes und gleichzeitig steuerndes Element dar, bei dem weiterhin infolge seiner innigen morpholo-

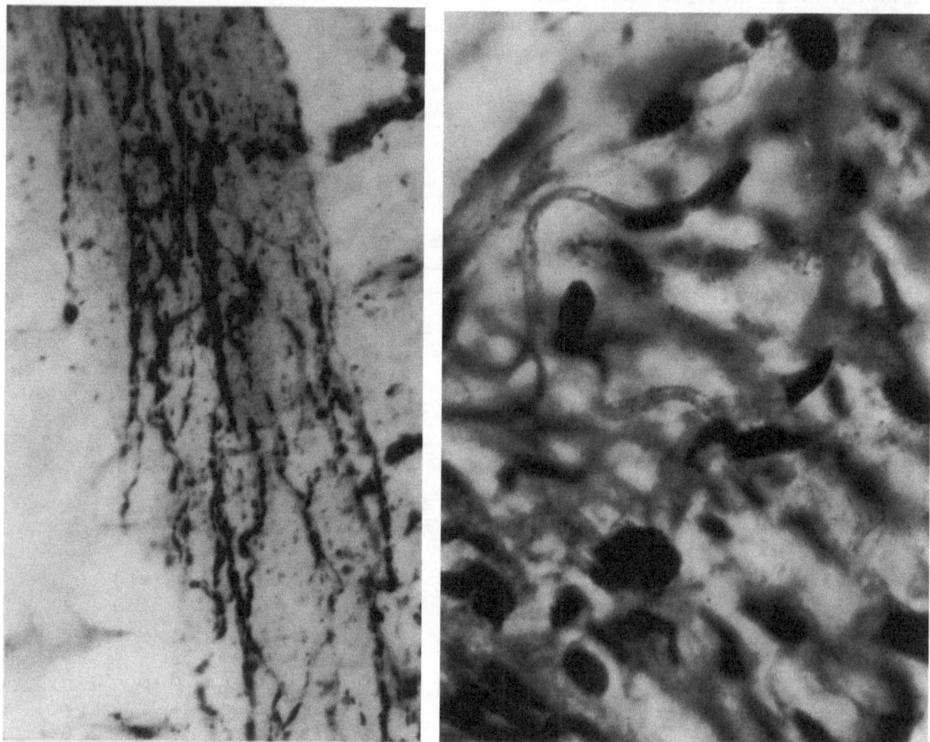

Abb. 3. a Normale Haut. Vorwiegend parallel gerichtete neurovegetative Formationen im Bereich eines glatten Haarmuskels. Osmiumzinkjodidmethode. b Menschliche Haut. Feine, gewellt verlaufende nervöse Plasmastränge auf der Tunica muscularis und in der Adventitia einer Arterie. Numerische Apertur 1.32. Silbercarbonatmethode nach JABONERO

gischen Beziehungen zum System der innersekretorischen Drüsen hormonale Einflüsse eine Rolle spielen.

Uneinheitlich sind hingegen noch die Ansichten, ob es über die neurovegetativen kernhaltigen, protoplasmatischen Endformationen hinaus (s. Abb. 2, 3 und 4) — Synonyma hierfür sind der sympathische Grundplexus BOEKEs, der proximale Anteil des Terminalreticulums von STÖHR jr. (1933—1957), das präterminale Netzwerk von REISER (1933, 1943), das vegetativ nervöse Endnetz FEYRTERs (1951), die plasmatischen Neuralschläuche WIEDMANNs (1951, 1954), das System der interstitiellen Zellen von CAJAL (1911), TINEL (1937), LEEUWE (1937), MEYLING (1955), der autonome Grundplexus von GARVEN (1955), das plasmodiale nervöse Terminalnetz (GREVING und DRESSLER, 1955) und das distale nervöse Syncytium JABONEROs — noch eine wesentlich feinere nervöse Formation aus feinsten netzartigen miteinander anastomosierenden Neurofibrillen gibt, die außerhalb der nervösen Plasmastränge gelegen ist und mit den Erfolgszellen in Form eines ubiquitären schleierförmigen Netzwerkes intimen Kontakt aufnimmt. Hierbei handelt es sich um das eigentliche Terminalreticulum von STÖHR jr. und seiner Schule oder den distalen Abschnitt des Terminalreticulums, wie HERZOG (1954) es bezeichnet hat, das in den Innervationsstudien an der menschlichen Haut von JOHN (1940—1944), ORMEA (1949—1952) und KNOCHE (1954) wiederholt zeichnerisch dargestellt worden ist, während andere Neurohistologen derartige feinste Netzstrukturen, z.T. auch mit anderen Methoden, in der Haut nicht nachweisen konnten (JABONERO, WIEDMANN, NIEBAUER, NÖDL, MEYLING, NELEMANS und DOGTEROM, THIES, DROZ). Neuerdings wird auch von KNOCHE (1961) auf Grund seiner lichtmikroskopischen Befunde eine Verschmelzung der postganglionären Nervenendstrecke mit dem Erfolgsplasma abgelehnt.

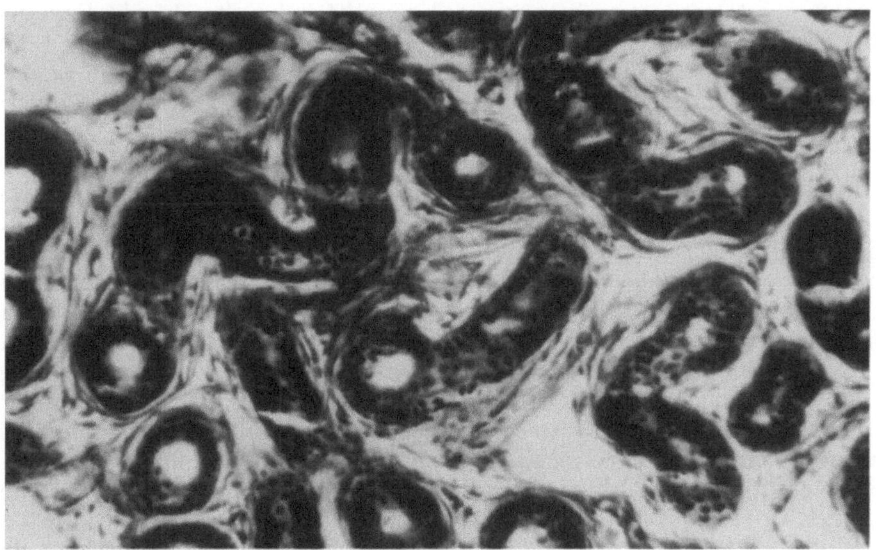

Abb. 4. Menschliche Haut. Zahlreiche nervöse Plasmastränge um die ekkrinen Schweißdrüsentubuli. Numerische Apertur 0.32. Silbercarbonatmethode nach JABONERO. [Aus THIES: Z. Haut- u. Geschl.-Kr. **27**, 355 (1959)]

Was die Frage der Degeneration an den neurovegetativen Terminalformationen nach experimenteller Durchschneidung und Zerstörung postganglionärer Nervenfasern bzw. Exstirpation des Ganglion cervicale superius betrifft, sind auch hier gewisse Eigentümlichkeiten gegenüber dem Verhalten gewöhnlicher Nervenfasern auffällig. Nach KNOCHE (1961) sowie JABONERO u. Mitarb. (1961; dort weiteres Schrifttum) treten die ersten echten degenerativen Veränderungen mit ihren charakteristischen Merkmalen (spindelförmige Auftreibungen der intraplasmatischen Nervenfäserchen, Granula usw.) 24 Std nach Entfernung des Ganglion auf. Nach vollständiger Denervation eines Organs kommt es zu einer Degeneration der intraplasmatischen Nervenfäserchen und des syncytialen Plasmas, also der gesamten vegetativen Endformation.

Über die Wirkungsweise des nervösen Endnetzes bestehen ebenfalls noch einige offene Probleme, so beispielsweise, ob bei der nervösen Erregung mit einer elektrischen Übertragung des nervösen Impulses oder mit einem humoralen Mechanismus zu rechnen ist. STÖHR jr. und seine Schüler nehmen eine direkte Beeinflussung der Erfolgszellen durch eine neurofibrilläre Leitung in Form feinster intraprotoplasmatischer Neurofibrillen, dem eigentlichen Terminalreticulum, an. Daneben erwägt STÖHR jr. (1954, 1957) neuerdings auch die Möglichkeit einer humoralen Reizvermittlung des nervösen Impulses auf die nichtnervösen Zellen, wofür JABONERO (1955, 1958) sich besonders eingesetzt hat, da seinen Befunden zufolge das nervöse Endnetz jeglichen direkten neurofibrillären Zusammenhang vermissen läßt. Dieser Autor spricht deshalb auch von einer *plexiformen Synapse auf Distanz*, die nichts mehr mit der Innervation im klassischen Sinn der älteren Autoren zu tun hat, da auf Grund der morphologischen Bauweise des neurovegetativen Endnetzes der Haut heterogene Gewebe, wie glatte Muskulatur, Drüsen, Haare und Blutgefäße, nicht von besonders gestalteten nervösen Endapparaten innerviert werden, vielmehr das gesamte Hautorgan durch ein morphologisch einheitlich gebautes kernhaltiges nervöses Syncytium, die vegetative Endformation, versorgt wird (Abb. 2—4), die vom morphologischen Standpunkt zunächst keine Unterscheidung zwischen adrenergischen und cholinergischen Elementen gestattet, sofern man von dem vermittelnden Standpunkt FEYRTERs (1951) absieht, der für den jeweiligen adrenergischen oder cholinergischen Effekt am Erfolgsgewebe eine unterschiedliche Beteiligung seiner seitlich am Endnetz gelegenen „ansehnlichen" und „unansehnlichen" *interkalären* Zellen verantwortlich machen möchte.

Während die bereits erwähnte, neuerdings wieder mehr in den Vordergrund des Interesses gerückte Osmiumzinkjodidmethode nach CHAMPY entgegen der Vermutung von DROZ (1954, 1955, 1958) und NIEBAUER (1956), vor allem auch in der Modifikation nach MAILLET (1959), wahrscheinlich keine elektive Methode zum Nachweis von Diphenolen darstellt (vgl. JABONERO, BENGOECHA und PEREZ CASAS, 1962; THIES, 1962), scheint das Verfahren von HILLARP und HÖKFELT zum Nachweis von Adrenalin bzw. Noradrenalin sowie die Koelle-Methode für den Acetylcholinesterasenachweis auf gewisse topographische Unterschiede bezüglich des Vorkommens neurohumoraler Wirkstoffe in den vom Morphologischen her gleichartig gestalteten neurovegetativen Endformationen hinzudeuten, die in Analogie zu physiologischen und pharmakologischen Untersuchungen zugunsten einer mindestens doppelten Innervation sprechen dürften [ADAMS-RAY und NORDENSTAM (1956), ADAMS-RAY, NORDENSTAM und RHODIN (1958), NIEBAUER und WIEDMANN (1958), HURLEY, SHELLEY und KOELLE (1953), SZODORAY und SÓVÁRI (1953), AAVIK (1955), THIES und GALENTE (1057), MONTAGNA und ELLIS (1957), MONTAGNA (1960)]. Danach scheint in bestimmten Territorien als Mediatstoff *Noradrenalin*, in anderen, wie vor allem an den ekkrinen Schweißdrüsen, *Acetylcholin* vorzuliegen. Schließlich vermuten NIEBAUER und WIEDMANN (1958) darüber hinaus wegen der mit Toluidinblau in neurovegetativen Formationen nachgewiesenen metachromatischen Granula noch ein weiteres *histaminergisches* System.

2. Sensible Innervation der Haut

Die Haut als Aufnahmeorgan verschiedenster Reize aus der Umwelt beherbergt vielgestaltige, dem cerebrospinalen Nervensystem zugehörige periphere Sinnesorgane, sei es in Form diffuser weitmaschiger Nervengeflechte und neurofibrillärer Aufsplitterungen, sei es als umschriebene spezialisierte Nervenendigungen. Auf ihren Feinbau wie auf ihre funktionelle Bedeutung im einzelnen kann in diesem Zusammenhang nicht näher eingegangen werden (s. Beitrag KEIDEL, Bd. I des Ergänzungswerkes), lediglich einige neuere Gesichtspunkte hinsichtlich ihrer Topographie und ihrer sinnesphysiologischen Bedeutung seien hier erwähnt.

Die ursprünglichen auf der von Freyschen Theorie basierenden Vorstellungen, wonach den auf Grund von reizphysiologischen Experimenten ermittelten, lokalisatorisch voneinander unabhängigen Sinnespunkten für die verschiedenen Empfindungsqualitäten auch bestimmte, ganz spezifische Aufnahmeorgane entsprächen, so daß etwa die Krauseschen Endkolben für Kälte, die Ruffinischen

Endbüschel für Wärme, die Golgi-Mazzonischen Körperchen für Druck, die Meißnerschen Endorgane für Berührung und die Merkelschen Tastscheiben für die Schmerzempfindung verantwortlich seien, bedürfen neueren Untersuchungen zufolge wohl einer gewissen Korrektur. Einerseits handelt es sich bei den oben genannten Receptoren nicht etwa um morphologisch streng definierte Gebilde, vielmehr gibt es darunter mannigfaltige Übergangsformen und Varianten (Lambertini, 1935, 1956; Stöhr jr., 1937, 1951; Ormea, 1950, 1952; Weddell und Sinclair, 1952; Hagen, Knoche, Sinclair und Weddell, 1953; Weddell, Paillie und Palmer, 1954; Kantner, 1952—1957; Knoche, 1954), denen als gemeinsames Prinzip eine Oberflächenvergrößerung des nervösen Substrates zugrunde liegt (Stöhr jr.). Vielleicht kommt ihnen als Konzentrationspunkten die Rolle eines Verstärkers der Erregung (Ormea, 1950; Hoepke, 1958) oder eines Regulators (Kantner, 1957) zu. Andererseits werden spezifische „organisierte" nervöse Endkörperchen in den behaarten Anteilen des Integuments vermißt (Hagen, Knoche, Sinclair und Weddell, 1953; Sinclair, Weddell und Zander, 1953; Kantner, 1957; Thies, 1959; Miller, Ralston III und Kasahara, 1960). Eine Ausnahme hiervon bilden nach Kantner lediglich die in den tieferen Schichten der Cutis und Subcutis regelmäßig anzutreffenden Vater-Paccinischen Lamellenkörperchen, die nach Rolshoven (1938) der Perception von Druck- und Spannungsreizen dienen. Hagen u. Mitarb. (1953) folgern aus ihren Untersuchungen, daß aus der morphologischen Bauweise bestimmter Nervenendigungen nicht auf eine bestimmte Sinnesfunktion geschlossen werden könne.

Im Gegensatz zu den behaarten Anteilen des Integumentes sind nervöse Endkörperchen (Merkelsche Tastscheiben, Wagner-Meißnersche Körperchen, Krausesche Endkolben) in reichem Maße an den Volarflächen der Hände und Füße sowie an den Haut-Schleimhautgrenzflächen (Lippe, Mamille, Ano-Genitalregion) nachweisbar (Cathcart, Gairns und Garven, 1950; Kantner, 1952 bis 1957; Hermann, 1953; Knoche, 1954; Winkelmann, 1956, 1957, 1960; Cauna, 1958; Hoepke, 1958; Miller, Ralston III und Kasahara, 1960). Daneben bestehen noch freie Nervenendigungen im Papillarkörper, die sich bis in die unteren Schichten der Epidermis, nach Miller u. Mitarb. (1960) an den Handinnenflächen sogar bis unter das Stratum granulosum verfolgen lassen. Die Zahl der Meißnerschen Körperchen, zunächst fast in jeder Papille vorhanden, soll etwa ab 3. Lebensjahrzehnt sich ständig verringern. Die Befunde von Ormea (1952), Knoche (1954) und Arthur und Shelley (1959) weisen auf enge räumliche Beziehungen zu den neurovegetativen Endformationen hin, andererseits scheinen auch zwischen den sensiblen marklosen Endverzweigungen und Schlingenbildungen sowie den mit einer Hülle ausgestatteten Endorganen offenbar direkte Verbindungen durch einzelne Nervenfasern zu bestehen.

Auf Grund eingehender Studien über den sensiblen Apparat der Glans penis und Clitoris kommt Kantner zu dem Schluß, daß sich in diesem Bereich neben den oberflächlichen und tiefen Flächennetzen zwei Arten von Nervenendkörperchen unterscheiden lassen, die entweder *schlingenartigen* oder *netzförmigen* Charakter mit einer Anhäufung von Kernen zeigen. Die netzförmigen Nervenendausbreitungen liegen dicht unterhalb des Epithels und entsenden auch feine Fasern in das Epithel, welch letztere der Tastempfindung dienen sollen. Während Woollard (1935) auf Grund seiner früheren experimentellen und anatomischen Studien zur Ermittlung bestimmter Sinnespunkte zu der Ansicht gelangte, daß die intraepithelialen freien Nervenendigungen als die Schmerzreceptoren anzusprechen seien, wird die Annahme spezifischer Schmerzreceptoren von Kantner und Ormea (1950) abgelehnt.

In der behaarten Haut werden, wie bereits oben erwähnt, spezifische nervöse Endkörperchen vermißt. Neben freien, in der oberen Cutis sowie in den untersten Schichten der Epidermis endigenden Fasern findet man komplizierter gestaltete Receptoren in Form von Ringgeflechten und Palisaden um die Haarfollikel.

Kadanoff (1958) unterscheidet an den Haarwurzeln zwei Typen: Solche mit Palisadenendigungen an den kleinen Terminalhaaren und als häufigeren Typ Nervenfaserringgeflechte mit palisadenartig angeordneten Ästen, die durch die bindegewebige Hülle des Haarbalgs in das Follikelepithel bis in die Nähe der Glashaut eindringen. Außerdem gibt es in der äußeren Wurzelscheide der größeren Lippen- und Barthaare und der Cilien Tastscheiben und intraepitheliale Nervenfasern mit knopfförmigen Endigungen.

Diese nervösen Einrichtungen an den Haaren, deren feinere Morphologie jüngst von Jabonero, Bengoechea und Perez Casas (1962) bestätigt bzw. im Detail ergänzt wurde, dürften in erster Linie jene sensorischen Leistungen übernehmen, die im Bereich der unbehaarten Haut den eingekapselten Endorganen zukommen. Schließlich seien in diesem Zusammenhang auch die von F. Pinkus erstmals beschriebenen *Haarscheiben* erwähnt, mit deren Aufbau und nervöser Versorgung sich besonders Tamponi (1938) und Kawamura (1954) beschäftigt haben. Letzterer

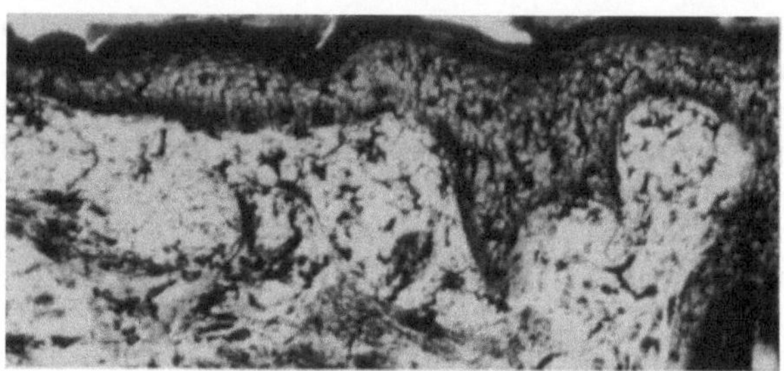

Abb. 5. Menschliche Haut. Zahlreiche Osmiumjodid-positive Dendritenzellen an der Epidermis-Cutisgrenze sowie in den höheren Schichten der Epidermis. Osmiumzinkjodidmethode. 110 ×

unterscheidet in diesen markhaltige, sich dichotomisch verästelnde Hauptfasern und feinere marklose Nebenfasern und hält die Haarscheiben für Receptoren des epidermalen Tastsinnes.

Hinsichtlich der Langerhansschen Zellen, jener in den oberen Schichten der Epidermis gelegenen dendritenförmigen, aurophilen, Dopa-negativen, Osmiumjodid-positiven Zellelemente (Abb. 5), sind die Ansichten über ihre Herkunft und eigentliche Bedeutung trotz zahlreicher Untersuchungen nach wie vor recht unterschiedlich. Eine eingehende historische Analyse über die hierzu geäußerten Anschauungen findet sich bei Ferreira-Marques (1951). In neuerer Zeit ist wiederholt ihr Zusammenhang mit dem Nervensystem hervorgehoben worden (Miescher und Schaaf, 1935; Schaaf, 1938; Jurieva und Eltekova, 1940; Ferreira-Marques, 1951; Wiedmann, 1950—1954; Nödl, 1951—1953; Niebauer, 1956; Richter, 1956).

Nach Ferreira-Marques soll es sich um in die Epidermis eingewanderte Schwannsche Zellen handeln, die mit einem basalwärts gerichteten Überträgerfortsatz noch in direkter Verbindung mit den Nerven des Papillarkörpers stehen und von ihm als Receptoren des „oberflächlichen hellen Schmerzes" — Systema sensitivum intraepidermicum — gedeutet werden. Eine partiell sensorische Funktion vermutet auch Nödl (1953), der aber bei der Thionin-Weinsteinsäurefärbung neben den erythrochromen Zellen noch ein zweites chromophobes, der Basalzellschicht näher gelegenes Zellsystem mit trophischen Funktionen unterscheidet. — Ausschließlich neurovegetative Funktionen mißt Wiedmann (1950—1954) den Langerhansschen Zellen bei auf Grund ihrer direkten Verbindung mit dem nervösen Endnetz des Papillarkörpers und erblickt in ihnen die Perzeptionsorgane für Reize aus der Umwelt. Ähnliche Ansichten hierzu äußert Richter (1956) auf Grund seiner Studien über das Verhalten der Langerhansschen Zellen bei Lepra lepromatosa und ihre Beziehungen zu klinisch manifesten Sensibilitätsstörungen, wobei Richter keinerlei Zusammenhänge zwischen dem Erhaltensein bzw. Erlöschen der oberflächlichen Schmerzempfindung und dem morphologischen Verhalten der Langerhansschen Zellen findet und sich damit gegen die These von Ferreira-Marques wendet.

Inwieweit es berechtigt ist, die Langerhansschen Zellen der Epidermis dem neurovegetativen System zuzuordnen (WIEDMANN, 1950—1953; NIEBAUER, 1956; RICHTER, 1956) oder ob es sich nicht doch um eine bestimmte Entwicklungsphase der Melanocyten, d. h. um hochgewanderte und in Elimination begriffene Melanocyten handelt (MASSON, 1935; BILLINGHAM und MEDAWAR, 1953), wofür unter anderem auch neuere tierexperimentelle Untersuchungen zu sprechen scheinen (FAN, SCHOENFELD und HUNTER, 1959), mit denen gezeigt werden konnte, daß nach die Pigmentbildung anregenden Reizen eine Abnahme der aurophilen Dopa-negativen Langerhansschen Zellen beobachtet wurde, während umgekehrt die hochwandernden Melanocyten länger ihre positive Dopa- und Tyrosinreaktion beibehielten, muß vorerst doch offengelassen werden. Zwar können sich mit der Osmiumzinkjodidmethode sowohl Melanocyten, Langerhanssche Zellen und nervöse Strukturen einheitlich anfärben, jedoch ist ein direkter Zusammenhang ersterer mit neurovegetativen Formationen des Papillarkörpers nicht ersichtlich (MISHIMA und MILLER-MILINSKA, 1961). Vielleicht werden hier systematische Untersuchungen über die Tyrosinaseaktivität weitere Aufschlüsse vermitteln können.

Jüngst haben, wie bereits erwähnt, MUSTAKALLIO (1962) und WOLFF (1963, 1964) in mit Adenosintriphosphat inkubierten Schnitten neben plasmatischen Strängen in der Cutis auch verästelte Zellen in der Epidermis nachweisen können und auf deren mögliche Identität mit den Langerhansschen Zellen hingewiesen.

Was schließlich die von JOHN (1939) erstmals beschriebenen, als *Stalagmocyten* bezeichneten und einer innersekretorischen Leistung verdächtigten Zellelemente (1954, 1958) in der Epidermis betrifft, so sind ganz ähnlich gestaltete Gruppen von Zellen von JAEGER (1964), ORMEA und DEPAOLI (1951), THIES (1958, 1959), NÖDL (1958) und LOEB (1959) beobachtet worden. ORMEA und DEPAOLI sowie LOEB erblicken darin modifizierte Stachelzellen, JAEGER und THIES halten diese Formationen für die sichtbar gewordenen fibrillären Strukturen der Retezellen.

II. Klinische Pathophysiologie

1. Pathologie der Sensibilität

Unter den mit pathologischen Sinnesempfindungen einhergehenden Hautkrankheiten stellt der Juckreiz das häufigste Symptom dar. Daneben werden andere Störungen der Sinnesfunktion, wie Par-, Hyp-, An- oder Hyperästhesien, bei einer Anzahl von Dermatosen beobachtet, unter denen die peripheren Durchblutungsstörungen einen besonders breiten Raum einnehmen. So wird von einem gewissen Prozentsatz der Kranken mit *acrocyanotischen* Zustandsbildern, die RATSCHOW unter dem Begriff der Angiolopathien zusammenfaßt, über Parästhesien in Form des Taubseins oder gelegentlich auch des Kribbelns, Prickelns oder Ameisenlaufens geklagt. Hierzu gehört auch die *Acroasphyxia chronica hypertrophica hypaesthetica* (CASSIRER), ein klinisches Syndrom, das ätiologisch wohl keine Einheit bildet (MARCHIONINI, 1936). Ferner ist aus der Gruppe der Angiolopathien die *Erythromelalgie* von MITCHELL (Erythermalgia oder Erythralgia) zu erwähnen, die mit einer schmerzhaften Hautrötung und Erhöhung der Hauttemperatur im Bereich der Extremitäten einhergeht, eine Weitstellung der Endstrombahn (Arteriolen, Capillaren, Venolen) aufweist und durch eine abnorme Reaktionsbereitschaft insbesondere gegenüber thermischen Reizen ausgelöst wird. Die dabei in dem betroffenen Areal als brennender Schmerz angegebenen Sensationen scheinen primär offenbar nicht von der Höhe der Mehrdurchblutung abhängig zu sein, da gleiche Empfindungen auch bei Stase des Blutstroms durch

Wärmezufuhr von außen reproduzierbar sind (KLÜKEN, 1959). Weiterhin gehören hierzu die fast regelmäßig in wechselnder Intensität anzutreffenden Parästhesien bei den *Angioneuropathien* (Morbus Raynaud und Raynaudsches Syndrom) und schließlich auch bei den *Angioorganopathien*.

Untersuchungen über Störungen der Sensibilität im Bereich der *pigmentierten* und *hautfarbenen Naevi* (Naevi naevocellularis) zur Stützung ihrer vermuteten nervalen Genese ergaben ein bemerkenswertes Resultat: Deutliche Herabsetzung der Druck- und Berührungsempfindung, der Kalt- und Warmempfindung sowie Abschwächung und Aufgehobensein der oberflächlichen Schmerzperzeption. Im Gegensatz dazu weisen die Gefäßmäler keinerlei Störungen der sensorischen Funktionen im Vergleich mit der gesunden Haut auf (VOSS, 1952).

Bekannt ist ferner die gar nicht so selten nachweisbare *Hyperästhesie* in chronischen *Erythematodes-Herden*. Bisweilen werden bei der *Dermatitis herpetiformis Duhring* präeruptiv von den Kranken Parästhesien in Form von Brennen oder Schmerzen wahrgenommen, weshalb BROCQ für dieses Krankheitsbild auch die Bezeichnung *Dermatite polymorphe douloureuse* vorschlug. Zu den inkonstanten neurologischen Begleiterscheinungen des in seiner Symptomatologie sich gerade in den letzten Jahren mehr und mehr ausweitenden *Melkersson-Rosenthal-Syndroms* gehören neben den motorischen Lähmungen auch Störungen der Geschmacksempfindung, sensible Alterationen (Hyper- und Hypästhesie, Hypalgesie) vor allem im Trigeminusgebiet. Außer diesen durch periphere Nervenschädigungen zu erklärenden Symptomen scheint auch eine zentralnervöse Mitbeteiligung möglich zu sein (SUCKOW, 1955; BROSER und BENDER, 1958); weiteres s. Kapitel Klinik.

Ein richtungweisendes Symptom für die Mehrzahl der vom klinischen Standpunkt oft recht unscheinbaren *Glomustumoren* ist ihre intensive intermittierende Schmerzhaftigkeit, die spontan, seltener auf Berührung, häufiger auf Druck oder Temperaturänderung ausgelöst, irradiierenden Charakter aufweisen kann, wobei die Schmerzzone sich gelegentlich auf die zugehörige Extremität, evtl. sogar auch die entsprechende Körperhälfte erstreckt. Bisweilen besteht eine hochgradige Hyperästhesie der dem Glomustumor benachbarten Hautareale. In diesem Zusammenhang sind auch die *Leiomyome* der Haut zu erwähnen, deren Träger vielfach, jedoch keinesfalls regelmäßig, über krampfartige Schmerzen in den kleinen Geschwülsten berichten.

HALTER und HORNEMANN (1952) vermochten bei ihren pharmakologischen Prüfungen an Leiomyomen zur Genese der Schmerzempfindung, die durch differente Faktoren, wie Berührung, Kälte, Druck, emotionelle Erregung und Sympathicomimetica auslösbar ist, die experimentell erzeugten Schmerzattacken durch Mittel, welche die glatte Muskulatur in ihrer Funktion hemmen (z. B. Emetin, Papaverin, Pfefferminzöl und Wärme), zu beseitigen bzw. bei vorzeitiger Verabreichung deren Auftreten zu verhindern. Sie schließen daraus, daß die Schmerzanfälle durch Kontraktion der glatten Muskelfasern hervorgerufen werden, was bereits von JADASSOHN (1900) vermutet und durch die Versuche von HAGIWARA und SUGIZAKI (1933) durch Adrenalininjektionen bestätigt wurde.

Diese Muskelkontraktion soll den adäquaten Reiz für die im Tumor nachgewiesenen sensiblen Nervenfasern bilden, mit deren Hilfe die Schmerzempfindung zum Bewußtsein gelangt. NÖDL (1953) vermutet, daß vielleicht das reichliche Vorkommen erythrochromer Langerhansscher Zellen bei den schmerzempfindlichen Tumoren für die gesteigerte Schmerzhaftigkeit verantwortlich sei, da die schmerzlosen Geschwülste nur spärlich derartige Zellen aufweisen. Gelegentlich hinterläßt die spontane Involution solcher Geschwülste eine Hyperästhesie in diesem Bereich (LEWITH, zit. nach NÖDL).

Schließlich verdienen aus der Gruppe der schmerzhaften Hautgeschwülste noch die von den ekkrinen Schweißdrüsen sich herleitenden oder in Richtung

Schweißdrüsen sich differenzierenden sog. *ekkrinen Spiradenome* (KERSTING und HELWIG, 1956) oder *nodulären Hidradenome* (LUND, 1957) erwähnt zu werden. Diese einzeln im Gesicht, aber auch an den distalen Extremitätenabschnitten auftretenden, gelegentlich cystisch umgewandelten und auf Druck manchmal schmerzhaften Geschwülste sind in der Regel gegen die Umgebung gut abgegrenzt und meist in der Cutis-Subcutis gelegen, bisweilen können sie aber auch prominent erscheinen.

Bei der Neuritis des Nervus cutaneus femoralis lateralis, der *Meralgia paraesthetica* (BERNHADT-ROTH), die subjektiv durch einen brennenden Schmerz an der Oberschenkelaußenseite gekennzeichnet ist, findet sich in dem betroffenen Areal häufig eine Herabsetzung der Empfindung für alle Qualitäten. Neben den subjektiv meist als Brennen charakterisierten Schmerzen beim *Zoster* lassen sich auch objektiv Sensibilitätsstörungen nachweisen. Dabei handelt es sich vorwiegend um eine Herabsetzung der Hautempfindung für einzelne oder auch alle Qualitäten. So findet SCHLIACK (1959) im akuten Stadium häufiger eine Hypalgesie als eine Hyperalgesie im betroffenen Dermatombereich. Im Falle eines abortiven Zosters mit spärlichen Efflorescenzen in einzelnen Dermatomen wird eine Sensibilitätsprüfung sichere Aufschlüsse über die tatsächlich betroffenen Segmente vermitteln, wobei jedoch zu berücksichtigen ist, daß nur die Prüfung der *protopathischen* Sensibilität — Algesie — für die Segmentdiagnostik verwertbar ist, da nur jene einigermaßen klare Segmentgrenzen widerspiegelt, während die Prüfung der epikritischen Sensibilität oder Tastempfindung vielfach sich überschneidende taktile Felder (overlapping) ergibt (HANSEN und SCHLIACK, 1957). Anhand zahlreicher durch Photographien dokumentarisch belegter Fälle von Zoster hat SCHLIACK (1959) die Diskrepanzen über die Begrenzung der Dermatome in den verschiedenen gebräuchlichen Schemata, die untereinander erhebliche Differenzen vor allem im Bereich der distalen Abschnitte der Extremitäten aufweisen, aufzuklären versucht und ein neues, auf klinischen Beobachtungen beruhendes und für den klinischen Gebrauch bestimmtes Schema entworfen (Abb. 6), das im Bereich des Rumpfes mit jenem von HEAD (1899) auffallend übereinstimmt. Welche Differenzen zwischen den einzelnen Schemata bestehen und auf ihre möglichen Ursachen ist BANDMANN (1963) in einem ausführlichen Referat eingegangen. Bei dem verständlichen Wunsch, auf Grund der Zostertopographie zu einem einheitlichen Schema der radikulären Innervationszonen zu kommen, sollte nach BANDMANN nicht vergessen werden, daß es individuelle Variationen geben kann, daß der Zoster Dermatome nicht völlig ausfüllen muß, daß er mehrere Dermatome ergreifen kann und daß das Zostervirus auch in der Epidermis selbst vorhanden ist. Ob es sich hier aber von den Zonengrenzen freimachen und quasi ein topographisches Eigenleben führen kann, ist vorläufig ungeklärt. Vielleicht ließe sich dadurch manch eine Aberration erklären. Die allgemein bekannten postzosterischen, in der Regel auf die ursprünglich betroffenen Segmente sich beschränkenden neuralgischen, als brennend, bohrend oder ziehend bezeichneten Schmerzen sollen nach SCHMITT (1950) durch eine Mitbeteiligung der benachbarten Grenzstrangganglien bedingt sein, während TOURAINE bei den persistierenden Neuralgien die meningeale Begleitreaktion hierfür verantwortlich machen möchte.

Mannigfaltig sind auch die bei *Lepra nervosa* zu beobachtenden Sensibilitätsstörungen, die gelegentlich dissoziiert auftreten und dann zu Verwechslungen mit der Syringomyelie Anlaß geben können (BOENJAMIN, 1938; ANDRÉ, 1940). Nach PEŠKOVSKIJ (1949) erlischt zunächst die Temperatur-, dann die Tast- und zuletzt die Schmerzempfindung. Zu den Initialsymptomen einer *Tabes dorsalis* können gelegentlich neben den bekannten gürtelförmigen Schmerzen Parästhesien im Rumpfbereich oder an den Extremitäten gehören (Näheres s. Beitrag HOFF und WEINGARTEN, Bd. VI/2 des Ergänzungswerks).

Was den *Juckreiz*, ein bei zahlreichen Dermatosen führendes Symptom betrifft, muß bezüglich seiner sinnesphysiologischen Grundlagen auf das Kapitel von KEIDEL (Bd. I/2) verwiesen werden. Hier sollen nur einige neuere Gesichtspunkte, die sich aus den experimentellen Untersuchungen der letzten Jahre zur Genese des Juckreizes ergeben haben, herausgestellt werden.

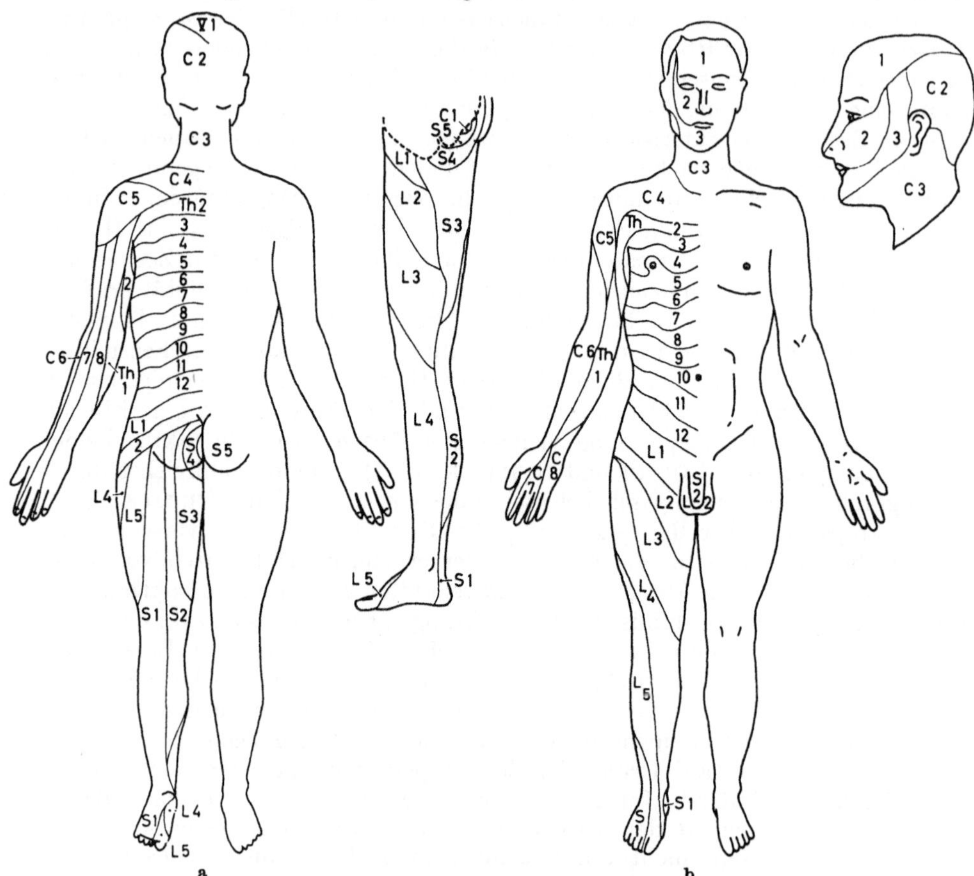

Abb. 6a u. b. Dermatomschema nach SCHLIACK (1959)

Die bekannte klinische Erfahrung, daß jene Hautkrankheiten, deren feingewebliche Veränderungen sich vorwiegend im Bereich der Epidermis-Cutisgrenze abspielen, mit Juckreiz einhergehen können — als Beispiel sei nur die Urticaria im Gegensatz etwa zu dem nicht juckenden, pathogenetisch aber gleichsinnigen Quinckeschen Ödem genannt —, wird durch die experimentellen und histologischen Studien zur Natur des Juckens von SHELLEY und ARTHUR (1957) bestätigt, die durch Einführen der Stacheln einer infolge ihres Proteinasegehaltes juckreizerregenden Pflanze (Mucuna pruriens) in die verschiedenen Schichten der Haut zeigen können, daß die stärkste Juckempfindung hervorgerufen wird, wenn die Stacheln bis an die epidermo-cutane Grenzfläche eingebracht werden, während bei ihrer subcornealen oder tiefcutanen Lokalisation kein Juckreiz auftritt. Jenen Punkten, an denen die Stacheln ein intensives, anhaltendes Juckgefühl erzeugen, entspricht, wie die mit der Methylenblautechnik durchgeführten neurohistologischen Kontrollen zeigen, eine Anhäufung markloser freier Nervenendigungen in der subepidermalen Zone. Weitere Untersuchungen dieser Autoren (1955, 1957) ergeben, daß die Injektionen kleiner Mengen von hoch verdünnten Lösungen gereinigter proteolytischer Enzyme (Trypsin) imstande sind, einen schweren anhaltenden Pruritus zu erzeugen. Sie schließen aus ihren Studien, daß die Proteinasen (Endopeptidasen) als Chemomediatoren den adäquaten Reiz für die Juckempfindung darstellen und von den subepidermal gelegenen Nervenendigungen perzipiert werden. Aus weiteren elektrophysiologischen Reizprüfungen mit in die Epidermis an verschiedensten Körperstellen eingebrachten Mikroelektroden geht hervor, daß die Leitungsgeschwindigkeit mit etwa 2 m/sec den marklosen C-Fasern entspricht. Außerdem zeigen die Ergebnisse des experimentell erzeugten Juckreizes eine beträchtliche individuelle und regional unterschiedliche Empfindlichkeit. Als mögliche Quelle der Proteinasen für den klinisch manifesten Pruritus führen die Autoren neben einer direkten mechanischen Reizung verschiedenste Ursachen an, so beispielsweise die Freisetzung aus geschädigten Epidermiszellen bei der Antigen-Antikörperreaktion (UNGAR, 1953), weiterhin kommen als Ursprungsorte in Betracht die Capillaren, die Leukoproteasen der Entzündungszellen, die Proteinasen der Oberflächenkeime und der Pilze. Von Interesse sind in diesem Zusammenhang die Ergebnisse von MAGNUS (1955), der bei zwei überwiegend mit Juckreiz einhergehenden Hautkrankheiten — Lichen ruber planus und Lichen simplex chronicus Vidal — eine gegenüber gesunder Haut auf das Doppelte erhöhte Proteolyserate fand, während sich bei Psoriasis, Sklerodermie, Lichen sclerosus et atrophicus und Pemphigus vulgaris — in der Regel nicht juckenden Prozessen — normale Werte ergaben.

Daß dennoch beim *Lichen sclerosus et atrophicus* gelegentlich ein mäßiger Juckreiz angegeben wird, mag mit den individuell und regional verschieden ausgebildeten Juckpunkten zusammenhängen. Während der Lichen sclerosus et atrophicus am Stamm im allgemeinen nicht juckt, können die gleichen Erscheinungen im Genitoanalbereich mit stärkerem Pruritus verbunden sein, was mit der reicheren nervösen Versorgung jener Regionen erklärt werden könnte. Auch wären hier zusätzlich mechanische Irritationen in Betracht zu ziehen. Als Gegenbeispiel hierzu ist der bekanntlich *nicht juckende Lichen ruber der Mundschleimhaut* anzuführen, die nach SHELLEY und ARTHUR nur spärlich freie nervöse Endigungen beherbergt.

Für eine Beteiligung vegetativer Fasern bei der Juckempfindung, was insbesondere durch die häufig begleitenden lokalen vasomotorischen Reaktionen vermutet, jedoch von ROTHMAN (1930) bereits abgelehnt und als Begleitreaktion gedeutet wurde, findet sich neueren Untersuchungen zufolge kein Anhalt; denn Juckempfindungen können bei Sympathektomierten in gleicher Weise und Stärke wie bei Gesunden ausgelöst werden (ROTHMAN, 1954; SHELLEY und ARTHUR, 1957).

Die insbesondere auf Grund experimenteller Ergebnisse vertretene Ansicht, daß die Juckempfindung durch unterschwellige Reizung der oberflächlich gelegenen frei endigenden, verzweigten, für die Schmerzleitung bestimmten nervösen Receptoren ausgelöst wird, wofür unter anderem die Auslösbarkeit der Juckempfindung in total berührungsunempfindlichen Arealen und umgekehrt ihr Fehlen in analgetischen Zonen bei erhaltener epikritischer Sensibilität als Beweis gilt, findet eine weitere Stütze durch die klinische Erfahrung, daß nach Verabreichung von Lokalanaesthetica, durch die zunächst die Schmerzleitung unterbrochen wird, auch der Juckreiz im Bereich der anaesthesierten Hautbezirke verhindert bzw. aufgehoben werden kann — eine Tatsache, aus der für die Behandlung bestimmter umschriebener juckender Dermatosen mit lokalen Umspritzungen bereits therapeutische Konsequenzen gezogen worden sind.

Obwohl im gewöhnlichen klinischen Sprachgebrauch von „juckenden" Hautefflorescenzen die Rede ist, scheinen die anatomischen Veränderungen an sich, wie etwa die Quaddel der Urticaria, die Seropapel der Prurigoformen, die einzelnen Papeln beim Lichen ruber planus oder beim Lichen simplex chronicus Vidal und das Ekzembläschen nicht das Jucken hervorzurufen, denn einerseits gibt es bei diesen Dermatosen Läsionen, die überhaupt nicht jucken, andererseits ist bekannt, daß z. B. bei der Urticaria der Juckreiz in der Regel vor dem Sichtbarwerden des eigentlichen Exsudats geäußert wird und häufig auf dem Höhepunkt des klinischen Erscheinungsbildes bereits im Abklingen begriffen ist. Dies hat Rothman (1930) veranlaßt anzunehmen, daß für die Juckreizentstehung nicht das anatomische Substrat, sondern die unmittelbare Einwirkung der primären Noxe auf die sensorischen Endigungen in der Haut verantwortlich wäre, für die, wie die Untersuchungen von Shelley und Arthur zeigen, in erster Linie, wenn auch sicher nicht ausschließlich, Proteinasen exogener oder endogener Herkunft in Betracht kommen. In diesem Zusammenhang ist hier auch der Pruritus bei Stoffwechselstörungen (Diabetes, Nierenleiden, Lebererkrankungen), in der Gravidität, bei malignen Tumoren, Leukosen, Lymphogranulomatose und Mycosis fungoides — dies gilt nur für das Stadium I und II, nicht hingegen für die Tumoren, die in der Regel nicht jucken — zu erwähnen.

Von klinischem Standpunkt muß zwischen *spontanem Juckreiz* und *erhöhter Juckerregbarkeit* der Haut unterschieden werden (Rothman, 1930, 1954). Spontanes Jucken wird danach vor allem im Augenblick der Entwicklung der Hautläsionen beobachtet, wie am Beispiel der Urticariaquaddeln ausgeführt wurde. Es ist weiterhin von der Akuität des Prozesses und wohl auch von individuellen Faktoren abhängig. Hierfür kann die Psoriasis und das seborrhoische Ekzem angeführt werden. Beide Krankheiten mögen einmal mit stärkerem Juckreiz verbunden sein, in der Regel sind jedoch die subjektiven Juckreizempfindungen nicht sehr ausgeprägt. Auf den spontanen Juckreiz im Initialstadium einer juckenden Dermatose folgt eine unterschiedlich lange Periode (Tage, Wochen oder Monate) der erhöhten Juckerregbarkeit im Bereich der ehemaligen oder noch vorhandenen Hautläsionen, wobei durch mannigfaltige, oft außerordentlich geringfügige Reize (z. B. Druck, Reiben, Berühren) erneut Juckreizanfälle ausgelöst werden können. Dabei ist es unerheblich, ob zu diesem Zeitpunkt noch klinisch faßbare Veränderungen vorliegen (z. B. bei länger zurückliegenden Insektenstichen). Offenbar persistiert an solchen Stellen auch nach Abklingen der entzündlichen Reaktion eine erhöhte sensorische Erregbarkeit über eine gewisse Zeit. Andererseits können auch anatomisch faßbare Veränderungen die gesteigerte Juckerregbarkeit der Haut unterhalten. Bekannt hierfür sind die manchmal mit außerordentlich quälenden Juckreizkrisen einhergehenden Fälle von *Neurodermitis* atopica, *Prurigo nodularis Hyde* und *Fox-Fordycescher* Krankheit u. a. m.

Erwähnt sei hierbei, daß Arthur und Shelley (1958) bei atopischer Neurodermitis (atopic dermatitis) in den lichenifizierten Ellbeugen eine stark erhöhte Empfindlichkeit gegenüber schwachem, experimentell erzeugtem Juckreiz fanden, was eine objektive Basis für die von solchen Kranken geäußerten Klagen bildet.

Die engen Beziehungen und fließenden Übergänge zwischen Juckempfindung und protopathischer Sensibilität stellen für den Kliniker eine alltägliche Erfahrung dar, wenn z. B. Kranke mit Dermatitis herpetifomis Duhring neben heftigem Juckreiz über brennende schmerzhafte Sensationen im Bereich der erythemato-urticariell-bullösen Efflorescenzen berichten, oder die Mitteilung der Kranken, daß ihr Pruritus nach intensivem Kratzen durch eine Schmerzempfindung abgelöst wurde, ferner bei einer Kontaktdermatitis, die in ihrer schwersten akuten Form durch ein diffuses Brennen gekennzeichnet ist, während zu diesem Zeitpunkt ein Juckreiz völlig fehlen kann, um erst beim Rückgang der stärksten entzündlichen Erscheinungen in den Vordergrund zu rücken. Dies alles zeigt, daß der spezifische Charakter der Juckempfindung von der Intensität der Reizwirkung abhängig zu sein scheint. Übersteigt letztere einen gewissen Schwellenwert, so wird das Jucken von einer Schmerzempfindung abgelöst.

2. Spezielle Pathophysiologie des vegetativen Nervensystems

Die von zahlreichen Klinikern und Pathologen für die Pathogenese verschiedener Krankheitsprozesse herangezogene relationspathologische Lehre RICKERs, wonach *alle* Formen lokaler Kreislaufstörungen — fluxionale Hyperämie, Ischämie-Anämie, peristatische Hyperämie und Stase — auf vasomotorischen Vorgängen beruhen, d.h., daß das vegetative Nervensystem das erste Glied in der Kette der sich abspielenden Reaktionen darstellen soll, erfordert zumindest für die *Stase* als der schwersten Kreislaufstörung auf Grund neuerer tierexperimenteller Untersuchungen (SAATHOFF, 1951; WEBER, 1953—1955; ILLIG, 1953—1956) eine Überprüfung bzw. Ergänzung.

Danach muß nämlich angenommen werden, daß die Stase im Gegensatz etwa zum einfachen Blutstillstand zwar durch vasomotorische Spasmen oder Erweiterung vorgeschalteter Arterienabschnitte begünstigt bzw. — im letzteren Fall — gehemmt, aber nicht verursacht werden kann; sie ist vielmehr bedingt durch eine umschriebene Gefäßwandschädigung, wobei es infolge Plasmaverlustes zu einer Viscositätszunahme des Blutfadens kommt. Das Wesen der Stase erblickt ILLIG in einer Störung der Beziehungen zwischen Gefäßwand und strömendem Blut. ILLIG (1953, 1955) kann ferner mittels einer speziellen photogrammetrischen Methode zeigen, daß die bisher bei Staseeintritt beobachteten Capillarerweiterungen auf einer optischen Täuschung beruhen, hervorgerufen durch Verbreiterung des Erythrocytenfadens auf Kosten des normalen Plasmarandstroms; eine Änderung der Gefäßweite unter der Stase tritt also nicht ein.

In Anlehnung an ihre tierexperimentellen Befunde haben ILLIG und WEBER (1958) eine Einteilung der lokalen Kreislaufstörungen nach pathogenetischen Gesichtspunkten durchgeführt, je nachdem ob der Ausgangspunkt der Störung in der Gefäßwand selbst oder im strömenden Blut zu suchen ist. Bei den *vasogenen* Störungen werden einmal die *rein motorischen* Formen unterschieden, zu denen die einfache Strömungsverlangsamung und der Blutstillstand gehören, zum anderen die *nichtmotorischen* Formen infolge Schädigung oder funktioneller Störung der Gefäßwand ohne nachweisbare Änderung der Gefäßwandstruktur oder des Gefäßvolumens unter möglicher Beteiligung pathologischer Gewebsstoffwechselprodukte und Blutfaktoren. Hierher gehören die prästatische Bluteindickung und Stase, Leukocyten- und Erythrocytendiapedese sowie die Abscheidungsthrombose. Zu den primären Veränderungen des strömenden Blutes, den *sanguinogenen* Formen, wird die Strömungsverlangsamung bzw. Verstopfung durch Blutkörperchenaggregate gerechnet.

Unter natürlichen Krankheitsbedingungen dürften alle drei pathogenetischen Faktoren allerdings häufig kombiniert vorkommen, wobei jedoch meist ein Faktor eine führende Rolle spielt, so etwa die Gefäßwandschädigung im Rahmen der akuten Entzündung. Jedenfalls scheint nach den derzeitigen experimentellen Kenntnissen die Schlußfolgerung RICKERs nicht zuzutreffen, daß Blutkörperchenaustritt aus der Capillarstrombahn und Stase allein auf vasomotorischen Vorgängen beruhen sollen. Funktionelle Abwegigkeiten können hiernach lediglich quantitative Strömungsänderungen bedingen.

Die oft diskutierte Frage über die Existenz eines spezifischen, anatomisch und experimentell faßbaren „trophischen" Nervensystems, das unmittelbar auf die Stoffwechselvorgänge im Gewebe einen Einfluß ausübt, ist auch in neuerer Zeit wiederholt bearbeitet worden. Die bei verschiedenen Krankheiten des Zentralnervensystems oder bei peripheren Nervenläsionen zu beobachtenden „trophischen" Störungen, die Änderungen der Struktur, der Durchblutung und der verschiedenen Funktionen der Haut bewirken, lassen sich im wesentlichen durch Änderungen der Vasomotorentätigkeit erklären (DÖRING, 1948, 1951). Die Annahme eines selbständigen „trophischen" Fasersystems scheint jedenfalls nicht mehr berechtigt zu sein. „Das hypothetische trophische Nervensystem ist durch das nachgewiesene Nervensystem der Blutbahn zu ersetzen" (DÖRING, 1948). Ein direkter trophischer Einfluß auf den Zell- und Gewebsstoffwechsel, wie er vor allem von SPERANSKY und seiner Schule sowie TINEL (1937) u.a. angenommen wird, etwa durch Freisetzung neurohumoraler Wirkstoffe — nach heutiger Auffassung bestehen vom anatomischen Standpunkt, wie im vorhergehenden Kapitel über den strukturellen Aufbau des vegetativen Nervensystems ausgeführt wurde, keine unmittelbaren Beziehungen zwischen den neurovegetativen Endformationen und dem Erfolgsgewebe —, ist lediglich in solchen Bezirken zu diskutieren, in denen keine Mehrzufuhr an Aufbaustoffen verlangt wird, da ihr Transport über die Nerven bisher weder erwiesen noch wahrscheinlich erscheint (Döring, 1951). Hierfür kommt als Quelle nur das Blut bzw. die Gewebsflüssigkeit in Betracht. Als weitere Stütze gegen die Annahme bestimmter trophischer Funktionen des Nervensystems werden von Döring jene Gewebe angeführt, die, wie beispielsweise der Knorpel, an stofflichen Umbauprozessen teilnehmen und gar nicht innerviert sind.

Während also im allgemeinen ein spezifisches, morphologisch selbständiges „trophisches" Nervensystem heute abgelehnt wird, dürfte der Gesamtheit der cerebrospinalen und vegetativen Nervenfasern der Haut eine entscheidende regulative Funktion für die Aufrechterhaltung der normalen Hauttrophik zukommen (Erbslöh, 1958), wobei Erkrankungen des Zentralnervensystems oder der peripheren Nerven zu den verschiedenartigsten komplexen trophischen Hautschädigungen wie Blasenbildungen, Ulcerationen, sklerodermischen Veränderungen, Pigmentanomalien, Haarwachstumsstörungen u. a. führen können. Dabei scheint pathogenetisch die Beeinflussung der Durchblutung und Permeabilität der Gefäße durch die Vasomotoren eine führende Rolle zu spielen (Näheres siehe Kapitel Hautveränderungen bei Nervenkrankheiten).

Von jeher hat die Frage einer bestimmten Tonuslage des vegetativen Nervensystems bei der *atopischen Neurodermitis* besonderes Interesse beansprucht. Dabei ist vor allem dem Hautgefäßtonus sowie den Schweißsekretionsverhältnissen erhöhte Aufmerksamkeit geschenkt worden. Auf die Problematik bezüglich des Aussagewertes lokaler Testmethoden über die gesamte vegetative Tonuslage sowie die Frage des Primär- oder Sekundärvorganges kann hier nicht näher eingegangen werden. Nach Hauser (1959) gestatten alle jene Methoden, die eine allgemeine Reaktion des Organismus messen, in erster Linie eine Aussage über das sympathisch-ergotrop-adrenergische System, während die die lokale Tonusänderung messenden Prüfungsmethoden (Dermographismus, Iontophorese u. a.), mehr vom parasympathisch-trophotrop-cholinergischen System beeinflußt werden.

Als einfachstes, wenn auch relativ unempfindliches differentialdiagnostisches Hilfsmittel wird die *mechanische* Prüfung der *Hautschrift* bei der *atopischen Neurodermitis* angeführt. Der dabei in etwa 30% der Fälle zu beobachtende weiße Dermographismus als Ausdruck eines erhöhten Vasoconstrictorentonus der kleinen Hautgefäße (Gottron, 1939) scheint aber weniger ergiebig zu sein als der mit Nicotinsäureestern ausgelöste chemische Dermographismus, der in etwa 70% einen paradoxen, für Neurodermitis sprechenden Befund ergibt (Illig, 1952; Borelli, Schätz und Kraft, 1956). In diesem Sinne sind auch die Ergebnisse pharmako-dynamischer Reizproben der mittels Jontophorese eingebrachten vegetativen Pharmaka zu werten, die bei zwei Drittel aller Neurodermitiker eine lokale relative Sympathicus-Hypertonie bzw. Parasympathicus-Hypotonie ergeben (Borelli, Schirren und Spier, 1954).

Diese vermehrte Tendenz zur peripheren Vasoconstriction beim Neurodermitiker kommt auch in der verlängerten Latenzzeit des Kälteerythems sowie der verzögerten und unvollständigen Wiedererwärmung nach lokaler Kälteanwendung (Korting, 1954) bzw. nach Einbringen in eine kühlere Umgebung zum Ausdruck (Eyster, Roth und Kierland, 1952; Weber, Roth und Kierland, 1955). Schließlich sind in diesem Zusammenhang als direkte Nachweismethoden die Capillarmikroskopie (Rost und Marchionini, 1932) und die auf die muskulären Abschnitte der terminalen Strombahn sich beziehenden und mittels photoelektrischer Plethysmographie ermittelten Befunde (Blaich, 1958) zu erwähnen, die auf einen erhöhten Dauertonus arterieller Gefäßabschnitte schließen lassen.

Neben der für die Neurodermitis als pathogenetisch angesehenen verstärkten *Pilomotorenreaktion* (KORTING, 1954, 1959) ist ferner dem Verhalten der *Schweißdrüsensekretion* besondere Aufmerksamkeit geschenkt worden, da neben der blassen Gesichtsfarbe die trockene, rauhe Hautbeschaffenheit zu den führenden klinischen Symptomen der atopischen Neurodermitis gehört. Letztere dürfte weniger auf einer verminderten Talgdrüsenproduktion als auf einer ungenügenden Schweißsekretion beruhen, da die Oberflächenlipoide beim Neurodermitiker in gesunden und erkrankten Hautpartien eher vermehrt sind gegenüber dem Hautgesunden (BLAICH und NIERMANN, 1957). Tatsächlich läßt sich in der Mehrzahl der Fälle eine allgemein herabgesetzte Schwitzbereitschaft nachweisen, in einem kleineren Prozentsatz wird eine anfallsweise auftretende Hyperhidrosis beobachtet.

Nach KORTING (1954) handelt es sich bei der Neurodermitis mehr um eine besondere Schweißverteilungsstörung im Sinne einer Hyperhidrosis im Bereich der Prädilektionsstellen, also der Gelenkbeugen, bei sonst allgemein herabgesetztem bzw. verzögertem Schwitzvermögen; dies steht im Gegensatz zu dem Verhalten beim gewöhnlichen Ekzem und der Psoriasis, wobei in den Herden eine Aufhebung bzw. Minderung der Schweißdrüsensekretion beobachtet wird (ACKERMANN, 1936, 1938; HALTER, 1950 u.a). Das bevorzugte Schwitzen in den vornehmlich betroffenen Arealen der Neurodermitis scheint allerdings nur für die lokalisierten Formen deutlich ausgeprägt zu sein (KORTING, 1954; BLAICH und NIERMANN, 1957). Diese verminderte und verzögerte Schwitzbereitschaft (BLAICH und NIERMANN) läßt sich auch mittels Iontophorese eingebrachter vegetativ wirksamer Pharmaka nachweisen (ACKERMANN, 1936, 1938; SCHUPPLI, 1942; BORELLI, SCHIRREN und SPIER, 1954), was, wie bereits bei dem Tonus der Hautgefäße erwähnt, für das Bestehen einer relativen Hypotonie des cholinergischen Systems bzw. einer Hypertonie des adrenergischen Systems spricht. Daß daneben in seltenen Fällen auch paradoxe Wirkungen auftreten können, wie zwei Fälle mit stärkerer Schweißsekretion bei gleichzeitiger lokaler Abblassung am Ort der Pilocarpineinwirkung zeigen (BORELLI, SCHIRREN und SPIER), spricht dafür, daß Vasomotorenreaktion und Schweißsekretion nicht immer parallel laufen müssen. Dieses differente Reaktionsvermögen des vegetativen Nervensystems scheint besonders dem Neurodermitiker eigen zu sein, weshalb KORTING zur Kennzeichnung der vegetativen Tonuslage statt der Bezeichnung „Sympathicotonie“ oder „Parasympathicotonie“ von einer „vegetativen Dissoziation“ oder „Dysregulation“ spricht.

Alle die hier aufgeführten Beobachtungen können als besondere pathophysiologische Reaktionsweise des vegetativen Nervensystems beim Neurodermitiker vor allem für die Differentialdiagnose bedeutsam sein. Sie vermögen jedoch nicht Aufschlüsse über die eigentliche Ursache der atopischen Neurodermitis zu geben (s. hierzu BORELLI u. SCHNYDER, Bd. II/1). Dies gilt auch für die Beobachtung regionaler Ausfallserscheinungen bei der Neurodermitis nach vorausgegangener Poliomyelitis in dem von motorischen Lähmungen und vegetativen Störungen betroffenen Hautareal (BRAUN-FALCO, 1952; ILLIG, 1954); beide Fälle zeigen eine verminderte Ekzembereitschaft in dem nervengeschädigten Bereich, wobei beachtenswert ist, daß in dem von ILLIG mitgeteilten Fall die Neurodermitisschübe bereits kurz nach dem Auftreten der Poliomyelitis in dem gelähmten Arm ausblieben, denn nach den Beobachtungen von GOTTRON sollen frische Schädigungen des Nervensystems, seien sie zentraler oder peripherer Art, in dem zugehörigen Versorgungsgebiet zu erhöhter Ekzembereitschaft, länger zurückliegende Schädigungen zu verminderter Ekzembereitschaft disponieren (HALTER, 1941).

Daß neuerdings auf Grund histochemischer Befunde vor und nach hibernisierender Behandlung eine Beteiligung des vegetativen Nervensystems, und zwar des histaminergischen Anteils, beim Ekzemgeschehen erwogen wird, sei hier nur am Rande erwähnt (WIEDMANN und NIEBAUER, 1959). Auf die mögliche Bedeutung des Nervensystems weniger im Sinne einer direkten Beeinflussung der Antigen-Antikörperreaktion als vielmehr hinsichtlich einer Steuerung der Gesamtregulation hat NIEBAUER (1962) mit Hilfe von Ausschaltungsversuchen des Hypothalamus im Rahmen seiner experimentellen Studien des DNCB-Kontaktekzems aufmerksam gemacht.

Der naheliegende Gedanke, auf Grund der gar nicht seltenen Vergesellschaftung von *Alopecia areata* mit Pigmentstoffwechselstörungen (*Vitiligo*) auch pathogenetische Zusammenhänge im Sinne einer Störung des vegetativen Nervensystems anzunehmen, veranlaßte MÁRAMAROSI und NAGY (1952) zu capillarmikroskopischen Untersuchungen und lokalen Prüfungen mit vegetativen Pharmaka, deren Ergebnisse auf eine lokale Sympathicotonie hinzudeuten scheinen. Zu ähnlichen Schlußfolgerungen für die Pathogenese der Alopecia areata waren bereits MONACELLI und MONTESANO (1933) und ACKERMANN (1936, 1938) bei der Prüfung der lokalen Tonusverhältnisse mit pharmakodynamischen Substanzen gelangt. Auch LERNER (1959) vermutet bei der Vitiligo eine erhöhte Aktivität adrenergischer Nerven in der Haut, wodurch Melatonin oder ähnliche Substanzen möglicherweise freigesetzt werden, die die Melaninbildung in den Melanocyten herabsetzen soll.

Ohne hier auf die umfangreiche Diskussion über die Brauchbarkeit des *Elektrodermatogramms* von REGELSBERGER zur Bestimmung der Tonuslage des vegetativen Nervensystems einzugehen, die nach wie vor umstritten zu sein scheint, weil die Bezugsbasis der Messungen mannigfaltigen und unberechenbaren Faktoren unterliegt (NESSWETHA, 1953), vermag die Prüfung des sog. Hautwiderstandes, der im wesentlichen von der Schweißabgabe und der dadurch bedingten Hautfeuchtigkeit beeinflußt wird, Aufschlüsse über die Ausdehnung peripherer Nervenlähmungen zu vermitteln, da die in den peripheren Nerven verlaufenden sympathischen Schweißfasern mitgeschädigt sind und zu einer Störung der Schweißdrüsentätigkeit führen. Je nach dem Ausmaß dieser Schädigung kommt es zu einer mehr oder minder deutlichen Erhöhung des Gleichstromwiderstandes der Haut.

Gleichsinnige Verschiebungen der Meßwerte des elektrischen Hautwiderstandes werden auch nach Sympathektomien beobachtet (BLOCK, 1953; HEINICKE u. HEIDELMANN, 1957), die, wie LEVI und GHIRINGHELLI (1955) zeigen können, unabhängig von der Blutzirkulation sind. In diesem Sinne müssen auch die von BRILL und GOYERT (1942) ermittelten Werte bei der atopischen Neurodermitis verstanden werden, die fast regelmäßig eine verminderte Polarisation in den Gelenkbeugen gegenüber den Streckseiten fanden; gegensätzlich hierzu erwies sich das Verhalten der Psoriasis. BOHNSTEDT und SCHULTZ-KLEE (1953) finden bei ihren Prüfungen des Hautwiderstandes gegenüber Wechselstrom Änderungen nicht nur im Ekzemherd selbst, sondern auch im Bereich der nichtbefallenen Gegenseite. Uneinheitlich erweisen sich die Meßergebnisse bei Vitiligo, die gegenüber der normal pigmentierten Umgebung regelmäßig verschieden, häufiger jedoch erniedrigt als erhöht sind (KARASIEWICZ, 1951; LERNER, 1959).

Eine kompensatorische Hyperhidrosis nach dorsaler Sympathektomie in den nicht denervierten Arealen auf mäßige allgemeine Wärmereize sahen SHELLEY und FLORENCE (1960). Dieses Schwitzen erwies sich gegenüber Kontrollpersonen als rascher einsetzend und länger dauernd.

Eine gewisse diagnostische Bedeutung scheint der Bestimmung der *Sensibilitäts-Chronaxie* für die Unterscheidung der *Sklerodermie* von der *Hemiatrophia faciei progressiva* zuzukommen, deren nosologische Zusammengehörigkeit im Schrifttum immer wieder diskutiert worden ist, und zwar in dem Sinn, daß die Hemiatrophie das atrophische Stadium bzw. die Rückbildungsphase einer circumscripten Sklerodermie (Sklerodermie „en coup de sabre“) darstellen solle. Nach JABLONSKA, LUKASIAK und BUBNOW (1958) ist die sensible Chronaxie bei Hemiatrophie regelmäßig unverändert, hingegen ist sie in allen Fällen von Sklerodermie, auch im atrophischen Stadium, sowohl in den betroffenen Hautbezirken wie auch in scheinbar unveränderter Haut verlängert.

Abschließend seien zu dem Kapitel der klinischen Pathophysiologie einige Bemerkungen zur Frage des nervösen Einflusses auf die Entzündung angefügt. Auf die umfangreiche einschlägige Literatur, die zu widerspruchsvollen Auslegungen geführt hat, kann hier nicht näher eingegangen werden (s. hierzu IILLG, 1953—1958; HEITE und HÖLAND, 1956; SCHÖNBACH, 1958). Die hierzu bislang durchgeführten experimentellen Studien gehen von der Voraussetzung aus, daß Ausschaltung peripherer Nerven mittels Durchschneidung nach einer gewissen Zeit infolge Degeneration von einer „Denervierung" des abhängigen Versorgungsgebiets gefolgt ist. Die gelegentlich geäußerten Bedenken zu den Versuchen, durch Ausschaltung der betreffenden Ganglien eine totale „Denervierung" derartiger Bezirke zu erzielen, können heute wohl nicht mehr als stichhaltig angesehen werden, da die bereits erwähnten, von KNOCHE (1961) und JABONERO, LOPEZ PRIETO, PEREZ CASAS und BENGOECHEA (1961) mitgeteilten experimentell-morphologischen Befunde die Richtigkeit der Neuronenlehre bestätigen konnten, wonach es nach Entfernung des zugehörigen Ganglion zu einer Degeneration der postganglionärens Nervenfasern innerhalb der vegetativen Endformation kommt. Allerdings ergeben sich dabei doch gewisse Unterschiede zu der klassischen Degeneration „gewöhnlicher" Nervenfasern. So lassen sich auch nicht bestimmte Endigungsformen postganglionärer Nervenfasern innerhalb des syncytial-plasmatischen Verbandes der vegetativen Formationen nachweisen. Mithin wird man bei derartigen experimentellen Studien zum Nachweis nervöser Einflüsse künftig zu berücksichtigen haben, daß möglicherweise doch trotz Ausschaltung der zentralen Steuerung noch gewisse, wenn auch in ihrer Reaktionsweise veränderte Funktionen der vegetativ nervösen Einrichtungen vorhanden sind.

Auf die neueren tierexperimentellen Untersuchungsergebnisse von WEBER und ILLIG, wonach entgegen der Rickerschen Konzeption der nervale Auslösungsmechanismus für den Eintritt der echten Stase mit Plasmaverlust sowie für den Blutkörperchenaustritt aus der Strombahn unbewiesen sei und hierfür eine Änderung der Gefäßpermeabilität angenommen wird, wurde bereits hingewiesen. Sicher ist, daß außer einem direkten nervalen Einfluß noch weitere direkt an der Gefäßwand angreifende Schädigungen bei der Entwicklung einer Entzündung eine Rolle spielen können. Bemerkenswert in diesem Zusammenhang sind aber auch die Durchströmungsversuche am Kaninchenohr (SCHÖNBACH, 1958), mit denen gezeigt werden konnte, daß durch mechanische Schädigung einzelner zuführender Nervenstämme es zu einer Gefäßdilatation und Permeabilitätsstörung an den abhängigen Capillaren und auch kleinen Arterien mit Austritt von Proteinen (Albuminen und Globulinen) in das Gewebe kommt, während eine Auswanderung korpuskulärer Elemente nicht beobachtet wird. Diese Durchlässigkeitssteigerung der Gefäßwand wird erklärt mit der Vorstellung, daß infolge der Nervenschädigung ein Zusammenbruch des Membranpotentials an der Zellwand eintritt, der einen Verlust der selektiven Permeabilität der Endothelschranke zur Folge hat. Durch die mechanische Schädigung der Nerven tritt zunächst eine starke Reizung der Vasoconstrictoren auf, kenntlich an einer initialen Gefäßkontraktion, der sich eine Lähmung mit maximaler Dilatation der Gefäße und Proteinurie ins Gewebe anschließt. Diese experimentellen Befunde bestätigen die bekannte klinische Erfahrung des Auftretens eines stärkeren Gewebsödems nach peripherer Nervenschädigung, das bekanntlich über einen längeren Zeitraum fortbestehen kann, während die initiale schwache peristatische Hyperämie und Hyperthermie nur von kurzer Dauer ist und von einer zweiten längeren Phase mit peristatischer Hyperämie (Cyanose und Hypothermie) gefolgt ist (DÖRING, 1948).

Entgegen den Ergebnissen älterer Untersucher zur Bestimmung der Größe des nervalen Einflusses, wonach bei frischer Nervenläsion kein Einfluß auf die Entzündung, nach länger zurückliegender Durchtrennung eine Hemmung der entzündlichen Reaktionen angenommen wurde, ergaben quantitative Messungen der entzündlichen Exsudation am Eiweißödem der Rattenpfote nach HEITE und HÖLAND (1956) eine deutliche Entzündungshemmung kurze Zeit nach der Ischiadicotomie, während nach eingetretener Nervendegeneration keinerlei Einfluß auf den Entzündungsablauf feststellbar war.

Zusammenfassend darf jedenfalls aus den neueren tierexperimentellen Untersuchungen (ILLIG, 1953—1956; WEBER, 1953—1956; HORSTMAN, 1955; STRUCK (1955) entnommen werden, daß neben den am Gefäßnervensystem angreifenden Reizen auch direkt an der Gefäßwand sich auswirkende Schädigungen bei der Entzündung eine Rolle spielen dürften, dies gilt insbesondere für die mit einem Austritt korpuskulärer Zellelemente einhergehenden Entzündungsvorgänge.

III. Neurohistologische Befunde bei Hautkrankheiten und ihre pathogenetische Bedeutung

Mit der Frage, inwieweit bei Hautkrankheiten ungeklärten Ursprungs dem vegetativen Nervensystem eine ursächliche Bedeutung zukommt, haben sich seit GUTTMANN eine Reihe von Autoren beschäftigt und feingewebliche Veränderungen am nervösen Substrat der Haut mitgeteilt. Danach sind irgendwelche spezifischen Alterationen für irgendein Krankheitsbild bisher nicht beobachtet worden. Dies gilt sowohl für die periphere Endausbreitung des vegetativen Nervensystems in der Haut als auch für die zugehörigen ganglionären Zentren. Eine stichwortartige Übersicht der erhobenen Befunde bei Dermatosen findet sich bei LOEB (1959). Für die Beurteilung der pathogenetischen Rolle des vegetativen Nervensystems bei einer bestimmten Hautkrankheit ist in erster Linie das Ausmaß der krankhaft veränderten nervösen Formationen zu berücksichtigen. Beschränken sich die mit pathologischen Merkmalen ausgestatteten nervösen Strukturen ausschließlich auf Bezirke, in denen allgemein exsudativ-entzündliche oder proliferative bzw. degenerative Vorgänge vorherrschen, so wird die Entscheidung, ob es sich um primäre oder sekundäre Veränderungen am Nervensystem handelt, außerordentlich schwierig. Anders ist es hingegen, wenn die morphologisch faßbaren Alterationen an der nervösen Substanz sich auch über die eigentlichen Hautläsionen hinaus in sonst unveränderten Hautbezirken der Umgebung nachweisen lassen. Manche Befunde des älteren Schrifttums werden dabei unter Berücksichtigung neuerer Erkenntnisse über den noch im Rahmen des Physiologischen möglichen Strukturwandel des nervösen Endnetzes, wie er von JABONERO (1951—1958) wiederholt überzeugend dargestellt worden ist, Anlaß zu einer kritischen Überprüfung hinsichtlich ihrer pathogenetischen Bedeutung bieten. Ein Teil der bisher beschriebenen und photographisch bzw. zeichnerisch dargestellten Veränderungen an den vegetativen Endformationen, wie vacuoläre Degeneration, granuläre Entartung, körniger Zerfall, ging nämlich von der vornehmlich neurofibrillären Konzeption der neurovegetativen Bahnen aus, wobei das Hauptaugenmerk dem Verhalten der Neurofibrillen galt, während dem zugehörigen Protoplasma der nervösen Stränge — offenbar wegen einer vielfach nur unvollkommenen Imprägnation — und seinen Kernen nur selten Aufmerksamkeit geschenkt wurde. Ein gründliches Studium unter Beachtung der bereits unter physiologischen Bedingungen möglichen unterschiedlichen Erscheinungsformen der neurovegetativen Terminalformationen, von JABONERO (1955) als Ausdruck eines bestimmten Funktionszustandes — nämlich als verschiedene Phasen einer peripheren Neurosekretion — gedeutet, ist deshalb erforderlich, um nicht zu falschen Schlußfolgerungen zu gelangen. Weiterhin ergibt sich daraus, daß für die Beurteilung der im Einzelfalle ermittelten morphologischen Besonderheiten ganz beträchtliche Schwierigkeiten erwachsen können und nur die Berücksichtigung aller Befunde am nervösen Substrat — dem Protoplasma, seinen verschiedenen Bestandteilen einschließlich der Kerne — eine verbindliche Aussage ermöglichen wird.

Vermochte GUTTMANN hinsichtlich der pathogenetischen Rolle des vegetativen Nervensystems bei der Sklerodermie nur auf vereinzelte Befunde, wie beispielsweise die Arbeiten KEN KURÉs, zu verweisen, weshalb er auch in Anbetracht der bei der Vielzahl organischer Nervenkrankheiten doch recht selten zu beobachtenden Kombination mit sklerodermischen Prozessen zusammenfassend den zurückhaltenden Standpunkt von CASSIRER und HIRSCHFELD teilt, so haben unterdessen die Anhänger des neurogenen Ursprungs der Sklerodermie gegenüber den Befürwortern der endokrinen These durch die morphologischen Befunde von JOHN (1949), ORMEA (1951, 1952, 1958), CORONINI et al. (1960) eine gewisse Stütze erfahren und damit für die Konzeption GOTTRONs (1937), der in der primären Engerstellung der terminalen Strombahn infolge einer peripheren oder zentralen Funktionsstörung des neurovegetativen Systems und dadurch bedingten Mangeldurchblutung die eigentliche Ursache des Sklerosierungsprozesses erblickt, weitere Bausteine geliefert.

Hinsichtlich der Kasuistik über Zusammenhänge zwischen Sklerodermie und peripheren bzw. zentralen Nervenläsionen sowie des Auftretens nach entzündlichen Prozessen, wie Encephalitis, Meningitis, wird auf das Kapitel Sklerosen (Bd. III) verwiesen; siehe hierzu auch KORTING (1958). Auf Grund einer klinischen Analyse von 235 Fällen mit lokalisierter Sklerodermie erwägen CHRISTIANSON, DORSEY, O'LEARY und KIERLAND (1956) auch eine neuropathische hereditäre Veranlagung.

JOHN (1949) findet bei progressiver Sklerodermie ausgedehnte degenerative Veränderungen am gesamten terminalen Nervennetz der Haut und schließt in Anbetracht des gleichzeitigen Unversehrtseins der innervierten Gewebe auf eine primäre Schädigung des vegetativen Nervensystems. Diese Befunde werden von ORMEA (1951, 1952, 1958) bestätigt und ergänzt durch Untersuchungen an den sympathischen und Spinalganglien. Danach lassen sich im Initialstadium in den vegetativen Ganglien Wucherungserscheinungen nach Art der Fortsatzdysharmonie STÖHRs beobachten, die auf einen Reizzustand im vegetativen Nervensystem hindeuten. Parallel hierzu ist zu diesem Zeitpunkt in der Haut eine Vermehrung der Schwannschen Kerne und eine besondere Dichte der Netzstrukturen zu verzeichnen, während in späteren Stadien regressive Veränderungen vorherrschen. Im Gegensatz dazu erweisen sich die Spinalganglien einschließlich der peripheren cerebrospinalen Nerven noch als morphologisch intakt. ORMEA schließt aus seinen vergleichenden Befunden bei sonstigen sklerodermatischen Prozessen, daß die nervalen Vorgänge den bindegewebigen Veränderungen bei der Sklerodermie vorausgehen. Degenerative Merkmale an den Grenzstrangganglien bei Sklerodermie und Raynaudscher Krankheit beschreiben auch SUNDER-PLASSMANN und JAEGER (1940). In zwei Fällen von progressiver Sklerodermie findet THIES (1960) noch vielfach unveränderte nervöse Formationen neben einzelnen schwer geschädigten Plasmasträngen an den Gefäßen. Bisweilen auffällig vermehrte Vacuolisierung und erhöhte Argyrophilie des Protoplasmas sowie eine quantitative Zunahme der interkalären Zellen im Bindegewebe werden als Zeichen einer erhöhten Aktivität des vegetativen Nervensystems gedeutet, während für eine Proliferation des nervösen Endnetzes selbst kein Anhalt besteht. Regressive Umformungen an den nervösen Plasmasträngen der Gefäße außerhalb der Zone der eigentlichen Bindegewebsveränderungen bei der *Morphaea* scheinen für die ursächliche Mitbeteiligung des vegetativen Nervensystems am Krankheitsprozeß zu sprechen (THIES, 1960). Über degenerative Veränderungen kleiner markhaltiger Nervenfasern in der Haut sowie eine Verminderung markhaltiger Fasern in den hinteren Wurzeln berichtet HIYOSHI (1937), der im Sinne KEN KURÉs eine ursächliche Beteiligung des Parasympathicus annimmt. PAWLOWSKI (1963) findet bei 22 untersuchten Fällen in Abhängigkeit vom Stadium der progressiven Sklerodermie in mit Methylenblau gefärbten Horizontalschnitten degenerative und regenerative Veränderungen an den vegetativen Endformationen in der Haut.

Eine Lipoidose der Ganglienzellen des Zwischenhirns, Kernpyknosen und Kalkablagerungen in der Hypophyse, Störungen des intracellulären Fibrillengefüges sowie Lipoidose der Grenzstrangganglien mit Überwiegen braunen Pigments im Ganglion cervicale beschreiben MARINESCO, VASILESCO und BRUCH (1939). Demgegenüber scheinen Veränderungen am Großhirn relativ selten beobachtet worden zu sein. PIPER und HELWIG (1955) fanden bei 17 Hirnsektionen von diffuser Sklerodermie nur in drei Fällen ischämische Nekrosen in der Cortex, in zwei weiteren eine Gliose.

Ein anderes Krankheitsbild, bei dem die nervöse Genese zu den ältesten Theorien gehört, ist der *Lichen ruber planus.* Freilich stützten sich solche Auffassungen im älteren Schrifttum vielfach auf recht vage Zusammenhänge, wie etwa die Beobachtung der Erstmanifestation nach seelischen Erschütterungen, was vor allem bei den exanthematischen generalisierten Formen gelegentlich evident ist, während pathologisch-anatomische Grundlagen hierfür, abgesehen von den Untersuchungen von PAUTRIER und DISS (1927), zunächst nicht vorlagen. Hier haben die neurohistologischen Befunde ORMEAS (1953, 1954, 1958) und — in Bestätigung hierzu — THIES (1960) mit moderneren Methoden weitere Einzelheiten zur Pathogenese des Lichen ruber planus vermittelt. Danach handelt es sich um einen Reizzustand des vegetativen Nervensystems mit einer Wucherung der nervösen kernhaltigen Protoplasmastränge in der Haut, die den übrigen allgemeinen feingeweblichen Veränderungen vorausgehen und auch in der Umgebung der eigentlichen Lichen ruber-Papel nachweisbar sind, während es im weiteren Verlauf der Krankheit innerhalb der lichenoiden subepidermalen Infiltrate offenbar zu einem Untergang der gewucherten nervösen Substanz kommt, so daß in älteren atrophischen Herden, wie beim Lichen ruber follicularis decalvans, die

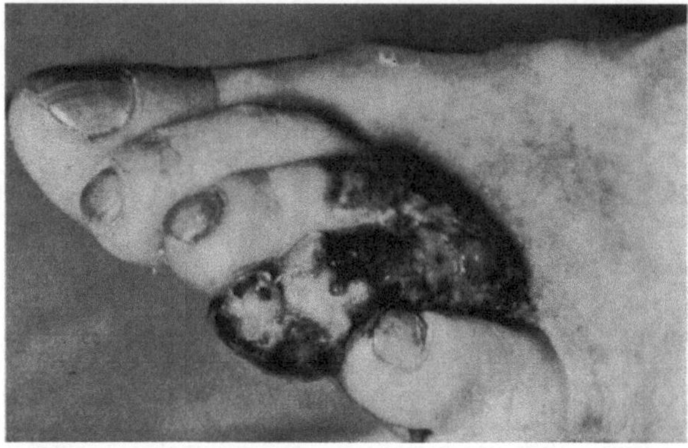

Abb. 7. St., Wilhelm, 78 Jahre alt. Malignes Melanom der 4. Zehe links

Wucherungserscheinungen am neurovegetativen Endnetz gänzlich zurücktreten können. Entsprechende auf einen Reizzustand hindeutende Veränderungen in den vegetativen Ganglien werden von MIDANA, ORMEA und MURTULA (1955) beschrieben. Ob es sich dabei um eine einheitliche, primär am vegetativen Nervensystem angreifende Noxe handelt, muß vorerst offen bleiben. Die Beobachtungen von MAGNUSSON (1955), eines paravertebral gelegenen Sympathicoblastoms bei einem 13jährigen Kind mit einem Lichen ruber pemphigoides sowie die Fälle von MIDANA, ORMEA und MURTULA (1955) — Lichen ruber pemphigoides und paravertebrales Lymphosarkom bzw. paravertebral gelegenes Neoplasma der Nierengegend ORMEA (1958) — legen immerhin den Gedanken eines toxischen oder mechanischen Einflusses auf die neurovegetativen Bahnen bzw. übergeordneten Zentren nahe.

Der Versuch, die bisher recht unterschiedlichen Auffassungen über die Pathogenese eines weiteren, bisweilen klinisch von einem malignen Melanom (Abb. 7) zunächst schwer abgrenzbaren, vorwiegend an den Acren beginnenden Krankheitsbildes, der *Angiomatosis Kaposi* oder *Sarkoma idiopathicum multiplex hämorrhagicum* (KÖBNER), (Abb. 8) durch systematische neurohistologische Untersuchungen möglichst frischer Hautläsionen einschließlich ihrer klinisch unveränderten Umgebung auf einen gemeinsamen pathogenetischen Faktor zurückzuführen, veranlaßt NÖDL (1950) zu der Deutung, daß der Angiomatosis Kaposi eine neurovegetativ-hormonale Fehlsteuerung zugrunde läge, die ihren geweblichen Ausdruck in neugebildeten, organoiden neurovegetativen Regulatoren mit plasmodischer Zellanhäufung in der Nähe des subpapillären Gefäßnetzes findet und wegen ihrer gestaltlich auffallenden Ähnlichkeit mit den neurovegetativen

Rezeptionsfeldern im Sinus caroticus auch funktionell zu letzteren in Beziehung gebracht wird.

Dementsprechend findet NÖDL in frühen Entwicklungsstufen der Angiomatosis Kaposi eine — bisher nicht beschriebene — histologisch faßbare Erweiterung der capillären Strombahn, die mit einer Liquor-, Leuko- und Erythrodiapedese einhergeht und dem peristatischen Zustand RICKERs entspricht. Im weiteren Verlauf des Krankheitsprozesses kommt es zu Capillarneubildungen und schließlich zu einer regellosen Wucherung der Gefäßwandzellen, die „als Folge der gestörten Lebenstätigkeit der zugeordneten Nervenfasern" aufgefaßt wird. Offenbar unter dem Eindruck dieser Befunde und des Bemühens einer einheitlichen pathogenetischen Interpretation von NÖDL ist die Angiomatosis Kaposi auch jüngst von GERTLER (1959) in dem Abschnitt Trophangioneurosen der Haut beschrieben worden. Daneben gibt es aber offensichtlich auch Fälle mit rasch fortschreitender Generalisation, die histologisch durchaus den Kriterien eines angioplastischen Sarkoms entsprechen (Abb. 8).

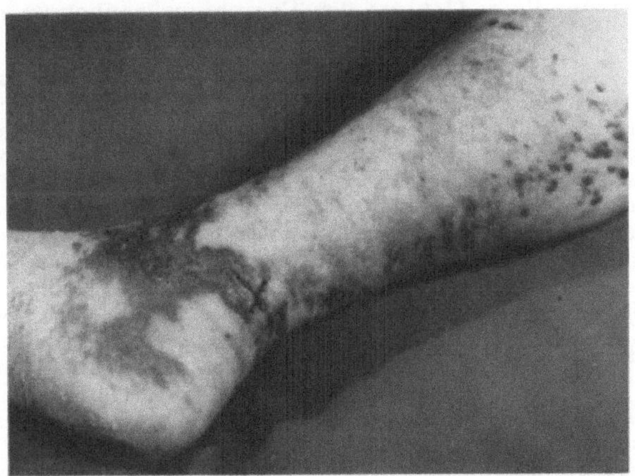

Abb. 8. P., Erna, 62 Jahre alt. Sarcoma idiopathicum multiplex haemorrhagicum (KAPOSI). Klinisch rasch fortschreitender Prozeß mit allgemeiner Metastasierung mit Ausnahme des Zentralnervensystems

Im Zusammenhang mit den bei Durchblutungsstörungen, seien sie funktioneller, degenerativer oder entzündlicher Natur, beobachteten proliferativen und degenerativen Veränderungen in Grenzstrangganglien (BLOCK, 1947, 1951, 1959; SUNDER-PLASSMANN, 1943, 1953) scheint den pathologisch veränderten sympathischen Ganglienzellen pathogenetisch eine bedeutsame Rolle zuzufallen, wenn auch bislang noch nicht entschieden ist, ob in ihnen das Primat des Krankheitsgeschehens zu sehen ist oder ob es sich um Sekundär- bzw. Begleiterscheinungen handelt; jedenfalls zeigen die Erfahrungen der Sympathicuschirurgie, daß durch die Sympathektomie bei richtiger Indikationsstellung und frühzeitiger Durchführung (Stadium II und III nach LERICHE-FONTAINE) infolge der Unterbrechung krankhafter vasoconstrictorischer Impulse gute Erfolge erzielt werden können (BLOCK, 1959).

Im Gegensatz zu der von SCHNYDER (1954, 1955) vermuteten Gefäßwandschwäche beim *Naevus teleangiectaticus* sind die bereits von älteren Autoren gegen Ende des letzten Jahrhunderts auf Grund der eigentümlichen segmentalen Lokalisation der flächenhaften Feuermäler angenommenen pathogenetischen Zusammenhänge mit dem peripheren Nervensystem neu belebt worden. Während BLAICH (1958) auf Grund pathologisch-anatomischer Überlegungen für die medianen *Naevi teleangiectatici* (Nacken-, Stirn- und Nasenwurzelregion) infolge geburtstraumatischer Schädigung eine Irritation vasodilatatorischer Fasern im Rückenmark vermutet, nimmt FEGELER (1949), der posttraumatisch einen halbseitig lokalisierten Naevus flammeus im Trigeminusbereich mit homolateralem

Hornerschen Symptomenkomplex sich entwickeln sah, eine Schädigung der Vasoconstrictoren im Cervical- und Thorakalmark an. Eine fehlerhafte Entwicklung der vasoconstrictorisch wirksamen Vasomotoren in der Peripherie wird von THIES (1960) für die umschriebenen Feuermäler auf Grund der beobachteten auffallenden Armut an vegetativen Endformationen im Bereich der ektatischen Gefäßprovinzen als pathogenetisch bedeutungsvoll angesehen.

Die ursprünglich von zahlreichen Autoren supponierte neurogene Ursache des *Pemphigus vulgaris* und seiner verschiedenen Varianten auf Grund gelegentlich beobachteter histologischer Veränderungen am peripheren und Zentralnervensystem hatte bereits GUTTMANN wegen ihrer uncharakteristischen, vielgestaltigen pathologisch-anatomischen Befunde Zweifel an ihrer ursächlichen Bedeutung aufkommen lassen. So gelangt denn auch ERBSLÖH (1958) in Anbetracht eigener autoptisch völlig befundloser Gehirne von Pemphiguskranken zu einer ablehnenden Stellungnahme.

Während BALÓ und FÖLDVARI (1952) wie auch CHARPY, TRAMIER und STAHL (1955) Veränderungen an den Spinalganglien für die Entstehung des Pemphigus verantwortlich machen, möchte ORMEA (1950) aus den von ihm beobachteten schweren Ganglienzellveränderungen der Sympathicuskette bei einer 68jährigen, an Pemphigus vulgaris verstorbenen Frau keine pathogenetischen Schlüsse ziehen. Schließlich wird die neurogene Theorie auch von HERMANN (1954) auf Grund des uneinheitlichen Charakters der degenerativen Veränderungen der neurovegetativen Terminalformationen im Bereich der Blasenbildungen beim Pemphigus abgelehnt. Während die ursprüngliche Annahme einer Viruskrankheit bisher unbewiesen ist (MARCHIONINI und NASEMANN, 1955), lassen die Untersuchungen von BEUTNER und JORDON (1964) mit der indirekten Immunfluorescenzmethode vermuten, daß der Pemphigus vulgaris zu den Autoimmun-Krankheiten gehört, da diese Autoren bei 8 von 13 Patienten in den Seren Antikörper gegen Substanzen an der Oberfläche der Retezellen des Stratum spinosum nachweisen konnten.

Über pathologische Veränderungen vegetativer Ganglien bei einem an Lungenentzündung verstorbenen Patienten mit einer chronischen generalisierten *Pityriasis rubra pilaris* berichten JOHN und ORMEA (1951), ohne allerdings darüber zu entscheiden, ob die beobachteten Ganglienzellveränderungen, wie Fortsatzdisharmonie, pericelluläre Faserkörbe, Fensterung und Vakuolisierung des Neuroplasmas neben Kernalterationen als Ursache oder Folgeerscheinung der Hautveränderungen anzusehen sind. Den gleichen Schwierigkeiten begegnet auch HERMANN (1952) bei der Deutung der zwischen 61—73% angetroffenen krankhaft veränderten Ganglienzellen in einem Fall von *Erythrodermie* (Typ Wilson-Brocq), wobei die auffällige Vermehrung pigmentierter Nervenzellen mit 84% gegenüber 30—40% beim Gesunden hervorgehoben wird. Schließlich sind hier die von HERMANN (1951) in 58—64% beobachteten degenerativen Veränderungen an Ganglienzellen des lumbalen Grenzstranges bei einer *Elephantiasis* nach *rezidivierendem Erysipel* der unteren Extremität zu erwähnen.

Zeigen diese Befunde deutlich die Schwierigkeiten hinsichtlich der pathogenetischen Beziehungen zwischen den Hautaffektionen und dem Nervensystem, wobei die Frage einer primären oder sekundären Beeinflussung des Nervensystems gegenwärtig vom morphologischen Standpunkt oft nicht entschieden werden kann, so scheinen die Zusammenhänge für einige weitere Krankheitsprozesse leichter durchschaubar zu sein.

Dies gilt beispielsweise für die *Alopecia areata*, bei der die regressiven Veränderungen am vegetativen Endnetz der Haut sich auch auf Bezirke erstrecken, in denen sonst keinerlei entzündliche oder degenerative Vorgänge an den Gefäßen oder im Bindegewebe erkennbar sind (THIES, 1960) und die für den herdförmigen Charakter des Haarausfalls bedeutungsvoll sein könnten. Degenerative Veränderungen an den präterminalen und terminalen neurovegetativen Formationen beschreiben auch GOHLKE und HOLTSCHMIDT (1950) und JOHN (1950). Im übrigen wird neuerdings auch bei der Alopecia areata ein Autoimmunprozeß mit der Erzeugung zellständiger Antikörper gegen die besonders stoffwechselaktiven Haarmatrixzellen erwogen (THIES, 1966).

Uneinheitlich sind die Auffassungen über die Bedeutung nervaler Faktoren für die Pathogenese *atrophischer Hautprozesse* im Genitalbereich. So nehmen

Wilbrand und Gohlke (1953) bei der *Kraurosis vulvae* ursächlich eine neurovegetative Funktionsstörung in Anspruch, da degenerative Veränderungen an den präterminalen neurovegetativen Formationen auch in noch gesund erscheinenden Randpartien erkennbar sind, während Hermann und Stüttgen (1954) bei *atrophischen Prozessen des Präputiums* pathologische Merkmale an der nervösen Substanz hinsichtlich ihres Ausmaßes und ihrer Lokalisation mit den sonstigen Gefäß- und Bindegewebsveränderungen übereinstimmend fanden, so daß die

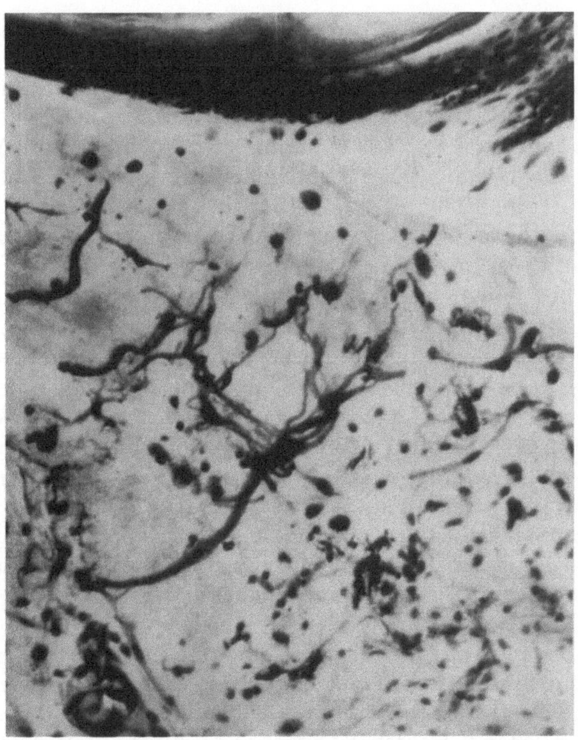

Abb. 9. Lichen sclerosus et atrophicus. Subepidermale ödematöse Zone. Mächtige Schwellung und erhöhte Argyrophilie einzelner nervöser Plasmastränge. Scheinbarer Schwund subepidermal infolge Verdrängung durch das Ödem. Numerische Apertur 0.32. Silbercarbonatmethode nach Jabonero. [Aus Thies: Z. Haut- u. Geschl.-Kr. **28**, 37 (1960)]

regressiven Umwandlungen am nervösen Substrat eher sekundärer Natur sein dürften. Das gleiche scheint auch für den *Lichen sclerosus et atrophicus* zuzutreffen (Thies, 1960), bei dem pathogenetisch analoge Veränderungen im Bindegewebe-Liquordiapedese, Sklerose und Atrophie — eine Rolle spielen, wobei ebenfalls sekundär degenerative Umwandlungen an dem neurovegetativen Endnetz — zunächst Schwellung, später Schrumpfungsvorgänge bis zum völligen Untergang der nervösen Substanz beobachtet werden können (Abb. 9).

In einem sklerodermatischen, teilweise ulcerierten Bezirk als Folge eines *Röntgenspätschadens der Haut* (John, 1947) erweisen sich vegetative und cerebrospinale Elemente schwer geschädigt, wenn auch das Ausmaß degenerativ veränderter nervöser Formationen durchaus uneinheitlich und teilweise fleckförmig angeordnet ist, wobei ein Funktionsmangel des geschädigten Erfolgsgewebes, beispielsweise der Schweißdrüsen, offenbar nicht ausreicht, das zugehörige nervöse Endnetz zur Degeneration zu veranlassen. Die Vermutung, daß es sich hierbei um die Folgen einer direkten Schädigung der Nervenbahnen durch Röntgenstrahlen handelt, scheint durch die experimentellen Untersuchungen von Midana und Ormea (1958), wonach geringe Dosen einen Reizzustand, stärkere Röntgenstrahleneinwirkungen irreversible regressive Veränderungen an den neurovegetativen Formationen hervorrufen, gestützt zu werden. Während die Degenerationszeichen des neurovegetativen Systems bei *Epidermolysis bullosa chronica dystrophia hereditaria* wohl sekundärer Natur sein dürften (JOHN, 1950), konnten LASSMANN und FUCHSIG (1956) bei *Erfrierungen zweiten und dritten Grades* den Verdacht auf eine primäre Schädigung des Gefäßnervensystems auf Grund des pathologischen Reaktionsausfalles der Capillarstrombahn bei den klinischen Testmethoden durch neurohistologische Befunde an den vegetativen Endformationen des Papillarkörpers bestätigen. Daneben werden eigentümliche tastkörperchenähnliche Hyperplasien cerebrospinaler Nervenfasern im Papillarkörper beschrieben, die eine gewisse Ähnlichkeit mit den von NÖDL bei der Angiomatosis Kaposi beobachteten, von ihm allerdings als neurovegetative Regulatoren gedeuteten Überschußbildungen aufweisen.

Wenn auch in diesem Zusammenhang nicht das Für und Wider der unterschiedlichen Interpretationen über die Herkunft der Naevuszellen behandelt werden kann (s. NÖDL, Bd. I), so ist hier zu erwähnen, daß gerade auch die neueren Untersuchungsergebnisse über das Verhalten der Hautnerven in den Naevuszellennaevi die bereits von SOLDAN (1899), dann nachdrücklich von MASSON (1926, 1951) vertretene Auffassung ihrer neurogenen Herkunft zu stützen scheinen (FEYRTER, 1938; JOHN, 1939; ROTH, 1942; JAEGER, 1946; VOSS, 1952; KAWAMURA, 1956; NÖDL, 1958; SHELLEY und ARTHUR, 1960; WINKELMANN, 1960; THIES, 1962; ISHIKAWA und KLINGMÜLLER, 1964). Dabei wird der Formenreichtum der Pigmentnaevi einschließlich ihrer scheinbar verschiedenen cellulären Bestandteile — was offenbar Anlaß zu den vielfach verwirrenden Deutungen im Schrifttum gegeben hat — verständlich, wenn man sich die von KAWAMURA (1956) auf Grund neuerer entwicklungsgeschichtlicher, biochemischer und histologischer Erkenntnisse entwickelte recht plausible These vor Augen hält, wonach die verschieden gestalteten Naevuszellen sich weder von den ausdifferenzierten Pigmentzellen noch von dem Schwannschen Syncytium, etwa im Sinne der dualistischen Theorie MASSONs (1951), herleiten, sondern als Abkömmlinge der pluripotenten embryonalen Zellen der Crista neuralis angesehen werden, deren Entwicklung von vornherein fehlgerichtet ist, und im Falle ihrer geschwulstigen Entfaltung entsprechend ihrer jeweiligen Differenzierungsrichtung zur Entstehung eines Naevuszellennaevus, eines blauen Naevus oder auch der Recklinghausenschen Phakomatose führen können. Dabei erfolgt bei letzterer in der Regel eine räumliche Trennung der gewucherten Zellen einerseits in Richtung Pigmentnaevus, andererseits in Richtung Schwannsches Syncytium. Ohne hier weiter auf die Morphologie der Recklinghausenschen Tumoren einzugehen (s. hierzu Beitrag OSTERTAG und NIKOLOWSKI und LIEBALDT), sei erwähnt, daß neben der hyperplastischen Entfaltung der einzelnen Bestandteile cerebrospinaler Nerven (JOHN und ORMEA, 1951) auch neurovegetative Formationen, insbesondere in jugendlichen Tumoren (THIES, 1954), dann aber auch in elephantiasisartigen Hautlappen aktiv am Wucherungsprozeß beteiligt sein können (Abb. 10 u. 11).

Unter den mit einer umschriebenen Lichenifikation einhergehenden Hautkrankheiten nimmt die *Prurigo nodularis Hyde* mit ihrem charakteristischen, oft anfallsweise auftretenden, außerordentlich quälenden Juckreiz insofern eine Sonderstellung ein, als sie vom morphologischen Standpunkt durch die Wucherung cutaner Nerven — cerebrospinaler Fasern wie neurovegetativer Formationen einschließlich der Schwannschen Kerne — im Bereich der Knotenbildungen gekennzeichnet ist, die auf einen besonderen Reizzustand im Nervensystem hindeutet. Diese hyperplastische Entfaltung der cutanen Nerven erscheint pathogenetisch wie auch differentialdiagnostisch bei der Abgrenzung gegenüber Neurodermitis nodularis, Neurodermitis gigantea und Neurodermitis chronica circumscripta bedeutsam zu sein (THIES, 1955).

Was schließlich das Verhalten des Nervensystems bei Hauttumoren betrifft, so wird von NÖDL (1953) bei den *multiplen Leiomyomen* in Anbetracht des histologisch faßbaren Proliferation und späteren Degeneration neurovegetativer Formationen auch in der Umgebung der eigentlichen Geschwülste dem vegetativen Nervensystem pathogenetisch eine führende Rolle zuerkannt und die

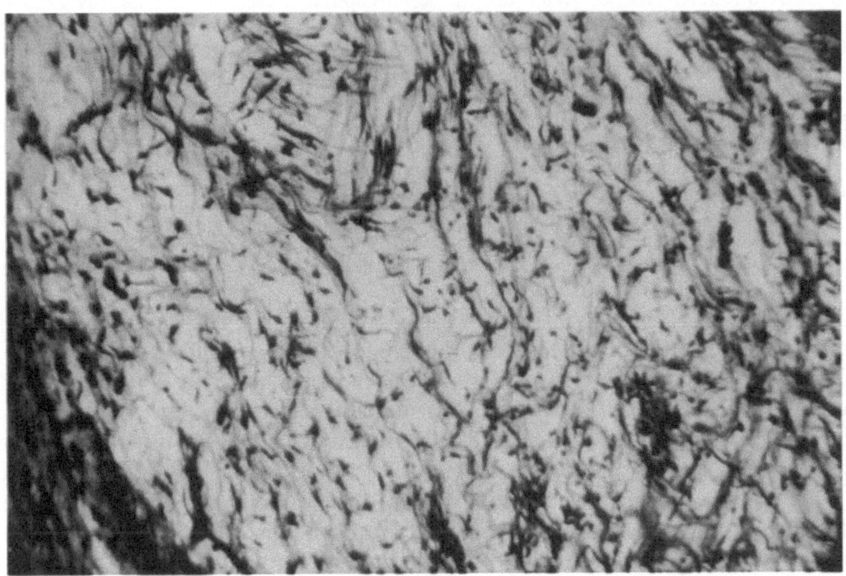

Abb. 10. Neurofibromatosis Recklinghausen. Gewuchterte nervöse Formationen in einem elephantiasisartigen Hautlappen. Numerische Apertur 0.32. Silbercarbonatmethode nach JABONERO

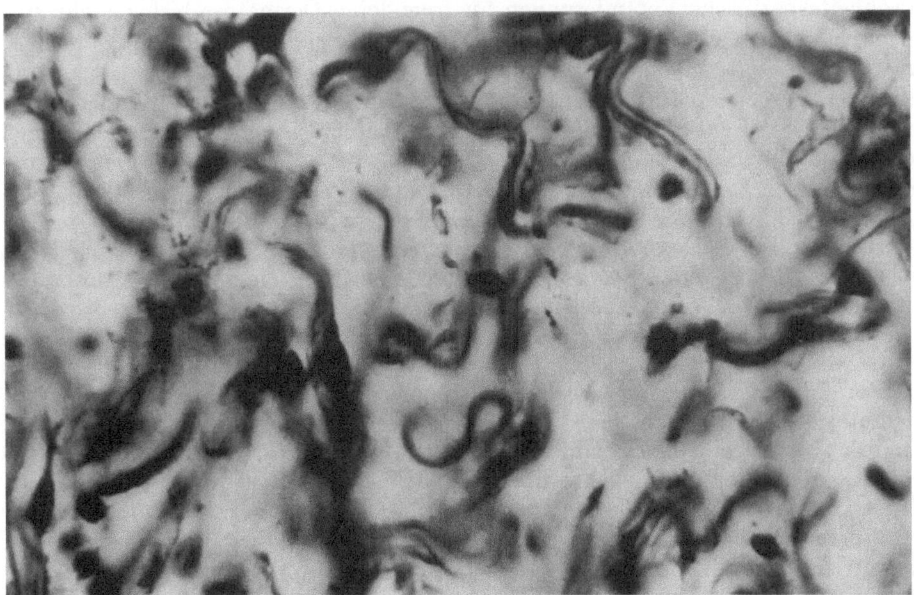

Abb. 11. Neurofibromatosis Recklinghausen. Wie Abb. 10 bei stärkerer Vergrößerung. Zahlreiche proliferierte, stark gewundene neurovegetative Plasmastränge. Numerische Apertur 0.65. Sibercarbonatmethode nach JABONERO

Leiomyomatosis cutis deshalb als ein *neurocutanes Syndrom* aufgefaßt, während ORMEA (1951) eher an einen Muskel- und Nervensystem gleichzeitig befallenden Krankheitsprozeß denkt. Wesentlich ist offenbar der Zeitpunkt, zu dem derartige Geschwülste untersucht werden, denn LOEB (1958) findet zwar auch regressive Umwandlungen an den vegetativen Endformationen, hingegen keine Zeichen einer Proliferation.

Ein recht unterschiedlicher Reichtum an cerebrospinalen Nerven und neurovegetativen Formationen, auf den MASSON bereits hingewiesen hat, wird auch bei den mitunter außerordentlich schmerzhaften, von den arteriovenösen Anastomosen ausgehenden sog. *Glomustumoren* angetroffen (SUNDER-PLASSMANN, 1950; THIES und GLOGGENGIESSER, 1953; NÖDL, 1956; THIES, 1960). Während diese Autoren eine geschwulstig hyperplastische Entfaltung der nervösen Elemente beschreiben, ist nach JABONERO (1958) die Anzahl nervöser Formationen in diesen Tumoren eher geringer als in den normalen Glomusorganen. Im übrigen können neben den solitären Formen gelegentlich auch generalisiert oder systematisiert derartige Fehlbildungen auftreten und mit anderen Anomalien kombiniert sein, wie die Fälle von WEIDMANN und WISE (1937), EYSTER und MONTGOMERY (1950) zeigen. Nach NÖDL handelt es sich nicht um echte Tumoren, sondern um Fehlbildungen arteriovenöser Anastomosen, deren verschiedene Bestandteile eine beschränkte geschwulstartige Hyperplasie entfalten können (s. auch SCHNYDER, Bd. III).

Hinsichtlich des Verhaltens des nervösen Substrats zu den echten *epithelialen Tumoren* sind sich heute die Mehrzahl der Neurohistologen darin einig, daß beim Hautkrebs eine Wucherung neurovegetativer Elemente nicht besteht (JOHN, 1940; WINKELMANN, 1956; HERMANN, 1956; JABONERO, 1958). Bei den gelegentlich im Tumorbereich selbst nachweisbaren nervösen Formationen handelt es sich um präexistente Strukturen; in späteren Stadien treten infolge der Begleitentzündung mehr und mehr degenerative Erscheinungen zutage, während in der Peripherie des Tumors sich manchmal regenerative hyperplastische Wucherungserscheinungen an cerebrospinalen Nerven zeigen können (JABONERO, 1958).

Die in einer bewußt beschränkten Auswahl angeführten Ergebnisse morphologischer Studien, so weit ihnen eben für die Pathogenese verschiedener Hautkrankheiten eine gewisse Bedeutung zukommen könnte, läßt erkennen, daß krankheitsspezifische Veränderungen für irgendeine Dermatose bisher nicht aufgefunden worden sind. Dies erschwert naturgemäß auch die Beurteilung etwaiger ursächlicher Zusammenhänge zwischen den verschiedenen Hautaffektionen und dem Nervensystem. Im wesentlichen lassen sich zwei — häufig miteinander kombinierte — Reaktionsarten unterscheiden: Einmal Wucherungserscheinungen und zum anderen degenerative Umwandlungen. Da offenbar für die Beurteilung mit den derzeit zur Verfügung stehenden Methoden mehr quantitative als qualitative Unterschiede maßgebend zu sein scheinen, wird im Einzelfall eine richtige Beurteilung der Pathomorphologie der neurovegetativen Peripherie nur durch die Untersuchung verschiedener Stadien einer bestimmten Dermatose unter Berücksichtigung der Verhältnisse in der gesunden Haut in unmittelbarer Nachbarschaft der eigentlichen Läsionen möglich sein. Dennoch muß man sich vor Augen halten, daß die morphologische Betrachtungsweise immer nur Augenblicksbilder erfassen kann, weshalb irgendwelche Schlüsse auf bestimmte Vorgänge allenfalls vermutet werden können. Ein Vergleich mit den Ausführungen von GUTTMANN offenbart, daß bei einigen Hautkrankheiten die Berücksichtigung neurohistologischer Befunde neue Aspekte über die pathogenetischen Zusammenhänge eröffnet hat. Doch hieße es die morphologische Betrachtungsweise überfordern, wenn man von ihr eine Antwort auf die eigentliche Krankheitsursache erwartete, die in der Mehrzahl der aufgeführten Dermatosen wohl komplexer Natur sein dürfte.

IV. Hautveränderungen bei Krankheiten des Nervensystems

1. Zentralnervensystem

Bei den mit *Halbseitenlähmungen* einhergehenden Läsionen des *Großhirns*, etwa infolge von Verletzungen, Blutungen, Erweichungen oder raumfordernden Prozessen, werden neben motorischen, sensiblen oder sensorischen Ausfällen auch nahezu regelmäßig Vasoregulationsstörungen meist in Form der Acrocyanose beobachtet, die sich auch in Temperaturdifferenzen gegenüber der gesunden Seite äußern und vielfach noch lange nach Rückgang der Lähmungen neben einer gesteigerten Kälteempfindlichkeit nachweisbar sind. Dabei besteht eine gewisse Parallelität zwischen der Schwere der motorischen Lähmung und dem Grad der vasomotorischen Störung; hingegen scheint letztere unabhängig von etwaigen Sensibilitätsstörungen zu sein, da sie auch ohne diese auftreten kann. Vergleichende Prüfungen auf lokale Kältereize ergeben eine verzögerte, abgeschwächte und längerdauernde Hautreaktion an der gelähmten Extremität gegenüber der gesunden Seite (BIRKMAYER, 1949). Daneben werden bei der Mehrzahl der Hemiplegien auch Schweißsekretionsstörungen im Sinne einer Hyperhidrosis beobachtet, während sonstige trophische Schädigungen wie Blasenbildungen (ROBERTSON, 1953), Hämorrhagien, Haarschwund und Nagelanomalien wohl zu den selteneren Begleitsymptomen gehören. Sonstige komplexe trophische Veränderungen an Knochen, Gelenken und Muskulatur auf der gelähmten Seite seien hier nur erwähnt. Eine gesteigerte Talgdrüsensekretion auf der paralytischen Seite im apoplektischen Koma ist gefolgt von verminderter Sekretion in diesem Bereich nach Rückgang des komatösen Zustandes (SERRATI, 1938). Über schubartig auftretende, halbseitig lokalisierte, mit Brennen und Jucken einhergehende Blaseneruptionen nach einer Schädelverletzung berichtete STOPCZAŃSKI (1934). Neurologisch bestand auf der gleichen Seite eine Herabsetzung der Tast-, Schmerz- und Temperaturempfindung.

Auf die bekannte Erscheinung der vermehrten Schweiß- und Talgdrüsensekretion beim *postencephalitischen Parkinsonismus* braucht hier nicht näher eingegangen zu werden. Die vermehrte Talgproduktion (Salbengesicht) wird heute weniger auf einen direkten als auf einen mittelbaren Einfluß der geschädigten Stammhirnzentren via sebotropes Hormon des Hypophysenvorderlappens zurückgeführt (LORINCZ und LANCASTER, 1957; KLIGMAN und SHELLEY, 1958), wodurch es zu einer Vergrößerung der Talgdrüsen kommt (MIESCHER und SCHÖNBERG, 1944). Nach MUSUMECI (1948) findet sich beim postencephalitischen Parkinsonismus in etwa der Hälfte aller Fälle eine diffuse Seborrhoe, daneben werden Hautatrophien und Acrocyanosen der oberen Extremitäten als Folge einer Vasomotorenlähmung beobachtet. Trophische Hautschädigungen bei Parkinsonkranken, von GUTTMANN bereits erwähnt, scheinen jedoch nicht nur zentralnervösen Ursprungs zu sein, sondern können gelegentlich auch durch mechanische Reize (Kratzen) hervorgerufen werden, wie der Fall von MIESCHER (1936) mit einem ausgedehnten Ulcus des Nasenseptums und der Oberlippe zeigt, das auf entsprechende Behandlung abheilte. Eine ähnliche Beobachtung wird von GREENBAUM und ALPERS (1934) mitgeteilt. Das gleiche gilt wohl auch hinsichtlich der Frage des ursächlichen Zusammenhanges für die Beobachtung lichenifizierter Ekzeme oder prurigoartiger Papeln nach epidemischer Encephalitis, während Pigmentanomalien im Stirnbereich analog dem Chloasma uterinum häufiger zu sein pflegen (RATTNER, 1935).

Bei Erkrankungen der *Hirnhäute* können unter Umständen begleitende Hautsymptome diagnostische Hinweise bieten, wie z.B. die rose-spots bei Meningitis (LEAVITT, 1953), erysipelartige Reithosenerytheme bei Beteiligung des Sacralmarks (WINDORFER, 1952) oder segmental-symmetrische Erytheme (STURM, 1951), ferner Hautblutungen bzw. maculo-papulo-vesiculöse Exantheme (DUNN, 1951; TORRES, MARTY und MIMÓ GALINDO, 1953). Schließlich ist hier auch die *Purpura fulminans* beim *Waterhouse-Fridrichsen*schen Symptomenkomplex zu nennen, während diffuse oder generalisierte fleckförmige Melanodermien eher nach chronischen, insbesondere tuberkulösen Meningitiden beobachtet werden (ERBSLÖH, 1958). Die addisonähnlichen Bronzepigmentierungen der Haut und Schleimhäute beim *Schilderschen Syndrom*, einer besonders schwer und akut verlaufenden Entmarkungsencephalitis (Encephalitis periaxialis diffusa), weisen auf die pathogenetisch engen Beziehungen zwischen zentralnervösen diencephalen und endokrinen Störungen hin, wobei möglicherweise die vermehrte Ausschüttung von Melanocyten-Stimulierungs-Hormon (MSH) für die Hyperpigmentierung verantwortlich ist (Derbes, Fleming und Becker, 1955).

Verschiedenartige Hirnschädigungen können weiterhin auch zu Störungen der *Haartrophik* führen, sei es auf Grund lokalisierter hirnschädigender Prozesse, vor allem im Bereich der vegetativen Zentren des Hypothalamus, oder sei es nach Encephalitiden (z.B. Encephalitis lethargica, H. Hoff und Riehl, 1937), Meningitiden oder Schädeltraumen (Holzgraefe, 1947). Daß schließlich auch seelische Erschütterungen bei besonders disponierten Personen zu einer Alopecie führen können, sei hier erwähnt (F. Hoff, 1950). Umgekehrt findet man bei Überfunktionen des Hypophysenvorderlappens, z.B. bei eosinophilen Adenomen, neben Akroparaästhesien, die die akromegale Umformung begleiten können (Johnston, 1960), *Hypertrichosen*, die jedoch auch durch Funktionsstörungen weiterer endokriner Drüsen (Nebennieren, Keimdrüsen) mitbeeinflußt werden. Über einen bemerkenswerten *akuten totalen Pigmentverlust* der Haut und der Haare, vermutlich nach Encephalitis — Beginn mit Kopfschmerzen, Übelkeit, Schüttelfrost, Bewußtlosigkeit —, berichtete F. Hoff (1954). Gleichzeitig bestand in diesem Falle eine Hodenatrophie bei völligem Fehlen gonadotroper Hormone. Die *Gelbfärbung* der Haut bei *Poliomyelitis*, die am ausgeprägtesten an Handtellern und Fußsohlen sowie den Nasolabialfalten ist, soll durch Mobilisierung von Carotin und Vitamin A aus der Leber als Versuch der Gegenregulation zu der initialen Überfunktion der Schilddrüse und des vegetativen Nervensystems zustande kommen und der Überschuß in der Hornschicht abgelagert werden (Linn, 1954). Bekannt sind ferner im Gefolge der Poliomyelitis auftretende Vasomotorenlähmungen in Form der Acrocyanose (Riehl jr., 1936; Bezecny, 1937). Im Falle einer wiederholten Kälteexposition entwickeln sich in diesem Bereich knotige Infiltrate (Perniones), die gelegentlich auf Grund des geschädigten Terrains zu Geschwürsbildungen an den Beinen führen können (Martorell, Alonso und Salleras, 1953).

Offenbar sind die postpoliomyelitischen Geschwüre in ihrer Ätiologie allerdings nicht einheitlich. So erwies sich eine von Schmitz (1958) mitgeteilte postpoliomyelitische Geschwürsbildung histologisch als Erythema induratum Bazin. Über große Blasenbildungen auf den Handrücken als Begleiterscheinung einer Encephalomyelitis berichtet Mitchell (1935).

Unter den infolge unvollständigen Schlusses des Medullarrohrs bedingten *Fehlbildungen* des *Rückenmarks* (Myelodysplasie) und der *Wirbelsäule*, Spina bifida, werden neben umschriebenen Hautveränderungen im Lumbo-Sacralbereich (Hypertrichose, Hyperpigmentierungen, Teleangiektasien sowie gutartige Geschwülste) auch trophische Schäden in den hyp- oder anaesthetischen Bezirken der Füße beobachtet (Kerl, 1936; Fegeler, 1949). Bekanntlich gehören trophische Hautschäden zu den führenden und nicht selten initialen Symptomen (Tappeiner, 1951) der *Syringomyelie*, sei es in Form verrucös-hyperkeratotischer Hautverdickungen bzw. Nageldystrophien, sei es in Form torpider Hautdefekte, Geschwürs- und Blasenbildungen, die zu beträchtlichen Deformierungen (Acropathien) führen können (Typ Morvan). Weiterhin kommen an vegetativen Symptomen dazu Schweißsekretionsstörungen, Haarwachstumsanomalien, Pigmentierungsdifferenzen und Ödembildungen. Seltener werden Ulcerationen im Bereich des Gesichts und des Halses bei Sitz des Prozesses in höheren Abschnitten (Medulla oblongata oder Pons-*Syringobulbie*) beobachtet (Schwartz, 1940; Bandmann, 1957). Ein der Syringomyelie nahe verwandtes Krankheitsbild stellt die familiär vorkommende *ulcerierende* und *mutilierende Acropathie* (THÉVENARD) dar, die ebenfalls mit Haut- und Knochendestruktionen einhergeht, während dissoziierte Sensibilitätsstörungen sowie nucleäre Atrophien fehlen sollen. Diese meist erst im Laufe des Lebens sich manifestierenden, selten bereits bei der Geburt vorhandenen Fehlbildungen (BANDMANN) werden heute als Entwicklungsstörung im Sinne einer Hemmungsmißbildung angesehen und unter dem Begriff des Status dysraphicus (BREMER) zusammengefaßt.

Von der familiär vorkommenden Acropathie (Thévenard) möchten BUREAU, BARRIÈRE, KERNEIS und FERRON (1957) auf Grund von 23 Fällen die bei Alkoholikern und in ungünstigen sozialen Verhältnissen lebenden Kranken (Landarbeiter) mittleren Alters beobachteten, nicht familiären, ulcerierenden und mutilierenden, (pseudo-)syringomyelieartigen Acropathien der unteren Gliedmaßen abgegrenzt wissen.

Aus dem bei einigen Dermatosen wie z. B. Erythematodes, Rosacea und „vasomotorische Dauerröte" des Gesichts bevorzugten Befallensein jener Bezirke, denen die von FISCHER-BRÜGGE und SUNDER-PLASSMANN (1950) als „vegetative Gesichtsmaske" beschriebene und insbesondere bei akuten cerebellaren Einklemmungen mit Kompression der Medulla oblongata in das Foramen occipitale beobachtete schmetterlingsförmige symmetrische Rötung der Wangen, des Nasenrückens und des medialen Anteils der Stirn unter Aussparung des perioralen Dreiecks entspricht, ist gerade in den letzten Jahren auf die Bedeutung zentralnervöser vasomotorischer Funktionsstörungen für die Pathogenese dieser oben gezeigten Krankheiten hingewiesen worden (FUNK und WALTHER, 1950; BLAICH und ENGELHARDT, 1954; LANGHOF und THOMAS, 1957).

Diese symmetrische Ausdehnung des Gesichtserythems weist auffallende Beziehungen zu den zwiebelschalenartigen Laehr-Sölderschen Linien auf, die ihre zentral-nervöse Vertretung in dem Tractus spinalis nervi trigemini finden, einer Kernsäule, die dem zweiten sensiblen Neuron entspricht, daher nichts mit der spinalen Metamerie zu tun hat, und in deren unmittelbarer Nachbarschaft sich die parasympathischen bzw. dorsalen Vaguskerngruppen befinden, welche vasodilatorische Fasern den sensiblen Ästen des Nervus trigeminus vermitteln sollen (GAGEL, 1947). Dieses Kerngebiet wäre nach FISHER-BRÜGGE bei akuter Kompression besonders betroffen und für die vasomotorischen Phänomene im 2. und 3. Areal des Gesichts verantwortlich, während das dem 1. Areal entsprechende periorale Gebiet freibleibt.

Nehmen BLAICH und ENGELHARDT (1954) ursächlich für die Entstehung essentieller Teleangiektasien im Gesicht im Gefolge einer Entmarkungsencephalitis bei einer Patientin eine Reizung vasodilatorischer Fasern an, so denkt FEGELER (1949) an eine Vasoconstrictorenlähmung auf Grund einer — bereits im Kapitel Pathogenese erwähnten — Beobachtung eines posttraumatisch entstandenen halbseitigen Naevus flammeus im Trigeminusbereich, der mit einem Hornerschen Syndrom vergesellschaftet war.

2. Peripheres Nervensystem

Grundsätzlich unterscheiden sich die bei Entzündungen, Verletzungen oder partiellen Schädigungen *peripherer Nerven* auftretenden Hautveränderungen ihrer Art nach nicht von den bei verschiedenen Krankheitszuständen des Zentralnervensystems beschriebenen trophischen Störungen. Aus der topographischen Anordnung sensibler oder motorischer Ausfälle sowie der Schweißsekretionsstörungen können wertvolle diagnostische Rückschlüsse auf den Sitz der Erkrankung gewonnen werden. Entscheidende Bedeutung kommt dabei den durch die Nervenläsionen hervorgerufenen Durchblutungsstörungen zu, aus denen sich zum Teil die daraus resultierenden geweblichen Veränderungen der Haut und ihrer Anhangsgebilde erklären lassen. Eingehend hat sich mit diesem Problem in neuerer Zeit DÖRING (1949) befaßt.

Danach tritt nach völliger Leitungsunterbrechung eines peripheren Nerven im zugehörigen Versorgungsgebiet zunächst eine kurzdauernde peristatische Hyperämie und Hyperthermie ein, die von einer länger anhaltenden Cyanose und Hypothermie mit hochgradiger Strömungsverlangsamung infolge erhöhter Vasoconstrictorenerregbarkeit des arteriellen Zuflußgebietes und Weitstellung der nachfolgenden Strombahnanteile (Capillaren und Venolen) abgelöst wird. Ödematöse Schwellungen, Verhornungsanomalien (trockene, rissige, schuppende Haut), Nageldystrophien und Haarwachstumsstörungen sind die Folge; schließlich kann daraus eine Atrophie (Hautverdünnung und Glanzbildung — glossy skin) sowie eine sklerodermatische Verhärtung resultieren.

Partielle Nervenläsionen führen zu prinzipiell gleichartigen Veränderungen, allerdings in entsprechend schwächerer Ausprägung. Charakteristisch ist dabei, daß die vasomotorischen Störungen sich nicht auf den eigentlichen Versorgungsbereich des geschädigten Nerven beschränken, sondern bei gleichzeitig vorhandenen sensiblen Reizerscheinungen über zentripetale Bahnen auf benachbarte Bezirke übergreifen und in geringem Maße auch in den kontralateralen Bezirken in Erscheinung treten. Bekannt ist ferner, daß auch nach Rückgang der Nervenschädigung und der mit ihr verbundenen vasomotorischen Störungen eine Erregbarkeitssteigerung des ursprünglich betroffenen Gefäßnervensystems auf banale, allfällige, unterschwellige mechanische, thermische und chemische Reize zurückbleibt.

Daß darüber hinaus Schädigungen peripherer Nerven oder der Nervenwurzeln infolge Störungen der Regulationsmechanismen der darin verlaufenden Vasomotoren unter Umständen maßgeblichen Einfluß auf die *Lokalisation* eines Ekzems ausüben und damit die ekzemauslösenden Noxen gerade in derart funktionell anders reagierenden Hautbezirken zu einer segmental-zonalen Anordnung der ekzematösen Hauterscheinungen führen können, ist insbesondere von Gottron wiederholt betont worden. Eingehende Untersuchungen zu diesem Fragenkomplex wurden von Halter (1941) durchgeführt (neueres Schrifttum s. Halter und Schäfer, 1959).

So konnte bei einem halbseitig lokalisierten, segmental angeordneten Ekzem, bei dem mehrere Dermatome betroffen waren, eine Polyneuroradiculitis (Guillain-Barrésches Liquorsyndrom) aufgedeckt werden (Haensch, 1960). Blaich und Engelhardt (1951) sahen bei einem gegen Kuhhautprodukte allergischen Melker eigentümlich zonal ausgebreitete Erytheme am Stamm, die auf i.c. Zufuhr des Antigens heftig aufflammten. Diese segmentalen Bezirke gestörter Vasoregulation werden auf eine gleichzeitig bei dem Erkrankten nachgewiesene Polyneuroradiculitis zurückgeführt. In diesem Zusammenhang sei auch die seltene Beobachtung einer rezidivierenden zosterähnlichen, großblasigen Dermatitis infolge einer chronischen Ganglio-Radiculitis erwähnt (Ressa und Aprà, 1954). Schließlich sind hier die bei Skeletfehlbildungen (Halsrippen), Wirbelsäulengefügestörungen, Arthritiden und Bandscheibenerkrankungen möglichen, jedoch keinesfalls regelmäßig auftretenden neurologischen Beschwerden durch Alterationen der Nervenwurzeln anzuführen, die ebenfalls gelegentlich zu „trophischen“ Hautveränderungen in den entsprechenden Innervationsbezirken führen (Gaté, Thiers und Racouchot, 1937; Témime und Rodde, 1953; Sertoli, 1954; Herbeuval, Bassot, Debry und Larcan, 1952).

Wiederholt ist in den letzten Jahren im dermatologischen Schrifttum über trophische Hautveränderungen nach operativen Eingriffen am Nervus trigeminus wegen Trigeminusneuralgien berichtet worden. Charakteristisch hierfür ist die von Jaeger (1950) nach retrogasserischer Neurotomie beobachtete homolaterale Ulcusentstehung des Nasenflügels mit fortschreitender Zerstörung unter regelmäßigem Freibleiben der Nasenspitze. Gleichartige Defektbildungen wurden auch nach partieller Ausschaltung des Ganglion gasseri durch Alkoholinfiltration beobachtet (Tappeiner, 1951). Neben diesem Nasenflügelschwund werden Alopecia areata-artiger Haarausfall im Ausbreitungsgebiet des 1. Trigeminusastes (Stühmer, 1952; Leinbrock, 1958), vitiligoähnlicher Pigmentverlust und neurodermieartige Hautveränderungen (Stühmer) oder sklerodermieforme Hauterscheinungen (Koehler und Plügge, 1942) beschrieben. Häufiger scheinen die nach einem gewissen erscheinungsfreien Intervall auftretenden Hautveränderungen nach partiellen Eingriffen am Trigeminus (Elektrokoagulation, Alkoholinfiltration) als nach völliger Ausschaltung des Trigeminus vorzukommen.

Allgemein besteht aber die Auffassung, daß periphere Nervenläsionen zur Ausbildung umschriebener Hautdefekte (Malum perforans) in dem zugehörigen Versorgungsgebiet zusätzlicher akuter oder chronischer, auf das Strombahnnervensystem sich auswirkender Reize bedürfen, die damit einen weiteren Einfluß auf die lokalen Kreislaufverhältnisse ausüben. Solch accidentelle Reizwirkungen können mechanischer, thermischer, chemischer oder bakterieller Natur sein. Dabei handelt es sich um banale alltägliche unterschwellige Reize, die nur in dem durch die voraufgegangene Nervenschädigung minder durchbluteten Bezirk zur Nekrose führen, während sie in den unversehrten Hautbezirken keine derartigen Folgen hervorrufen. Auch allgemeine Infekte, fieberhafte Erkrankungen können das Auftreten und Wiederauftreten von Geschwüren begünstigen (DÖRING, 1949). Jedenfalls ist nach DÖRING der Verlust der Sensibilität allein nicht als Ursache für die Nekrose anzusehen. Direkt nekrotisierende Einflüsse auf das Gewebe sind nur von unmittelbar zerstörenden chemischen physikalischen oder grob mechanischen Einwirkungen zu erwarten.

V. Koordinierte Veränderungen an Haut und Nervensystem

1. Konstitutionelle Leiden

Aus der Reihe neurocutaner Syndrome nehmen die Phakomatosen (VAN DER HOEVE) als kongenitale Entwicklungsstörungen des Ektoderms mit blastomatösem Einschlag (Haut, Nervensystem, Auge), gelegentlich in Kombination mit Dysplasien des Mesoderms, einen besonders breiten Raum ein. Zu den vier bereits als klassisch zu bezeichnenden, durch einen ungewöhnlichen Formenreichtum sich auszeichnenden Phakomatosen, *Neurofibromatosis Recklinghausen*, *tuberöse Sklerose Bourneville-Pringle*, die *kombinierte Angiomatose der Haut*, des *Auges* und der *Hirnhäute* (*Sturge-Weber-Krabbe*-Syndrom) sowie der *Netzhaut* und der *Hirnhaut* (v. HIPPEL-LINDAU) haben sich in letzter Zeit eine Reihe weiterer Syndrome hinzugesellt. Dabei hat die reichhaltige Kasuistik der verschiedensten Fachdisziplinen neben der Frage genetischer Zusammenhänge zeigen können, daß die genannten Syndrome häufig Beziehungen untereinander aufweisen und Übergangsformen vorkommen. Bereiten die Erkennung und Einordnung der voll ausgebildeten neurocutanen Syndrome im allgemeinen keine Schwierigkeiten, so mögen die oligosymptomatischen oder klinisch latenten bzw. abortiven Verlaufsformen wesentlich schwerer zu erfassen sein. Dabei kann das Elektroencephalogramm zur Aufdeckung cerebraler Störungen nützlich sein (KISSEL und BEUREY, 1954).

Die *Recklingshausensche Phakomatose* (Neurofibromatose) bietet in ihrem voll ausgeprägten Erscheinungsbild der cutanen Symptome — Tumoren und Pigmentflecken — keinerlei diagnostische Schwierigkeiten. Problematischer gestaltet sich ihr Erkennen bei den zentralen Formen jugendlicher Kranke, bei denen die Hautveränderungen nur abortiv vorhanden sind bzw. gänzlich zurücktreten (BODECHTEL, 1950). Bei den im Mittelpunkt des Krankheitsgeschehens stehenden Veränderungen des peripheren oder zentralen Nervensystems lassen sich einmal Tumoren an den peripheren Nerven, an den spinalen Wurzeln, an den Hirnnerven, ferner im Bereich des Großhirns, des Hirnstammes, des Rückenmarks und der Hirnhäute beobachten. Daneben werden herdförmige oder diffuse Gliawucherungen beschrieben (FOERSTER und GAGEL, 1934).

Die im Bereich der Rückenmarkwurzeln gelegenen Neurinome können zu Querschnittslähmungen führen und im Liquor ein Kompressionssyndrom mit Eiweißvermehrung aufweisen. Häufigster Sitz der extramedullären paravertebralen Neurinome ist der Brustkorb, wobei solche Geschwülste röntgenologisch oftmals als Lungentumoren fehlgedeutet werden (BODECHTEL und SCHRADER, 1953). Charakteristisch hierfür sind die meist von den vorderen Wurzeln ausgehenden sog. Sanduhrgeschwülste, deren intravertebraler kleinerer Anteil mit dem durch das Foramen intervertebrale vordringenden größeren extravertebralen Tumoranteil durch eine schmale Brücke verbunden bleibt (BODECHTEL und SCHRADER). Von den Wurzelneurinomen der *Hirnnerven* sind die meist einseitig (SCHMINCKE, 1956) lokalisierten Tumoren des *N. statoacusticus* zu erwähnen. Für den Dermatologen bedeutsam ist ferner die Tatsache, daß Gliome des N. opticus und des Chiasma die Ursache einer Sehnervenatrophie im Kindesalter als zunächst einziges Symptom einer zentralen Recklinghausenschen Phakomatose sein können. Eine Schrifttumsübersicht von DRESNER und MONTGOMERY (1949) ergab von 41 histologisch untersuchten Fällen mit Opticusatrophie in 85% Gliome des Sehnerven oder des Chiasmas. Klinisch findet sich bei intraorbitaler Lokalisation des Tumors ein

Exophthalmus, während Gesichtsfelddefekte ohne Exophthalmus an intrakranielles Wachstum denken lassen, wobei die röntgenologisch nachweisbare Vergrößerung des Foramen opticum oder Sellaveränderungen diagnostisch wegweisend sein können.

Neben diesen Prädilektionsstellen kommen außerdem verstreut Einzeltumoren (Gliome) in den verschiedensten Hirnanteilen (Großhirn, Hirnstamm, Thalamus) sowie zur Verkalkung neigende Meningeome in großer Zahl vor.

Unter den psychischen Störungen werden Intelligenzdefekte bis zum Schwachsinn sowie Neigung zu Depressionen beschrieben. Eine gewisse diagnostische Bedeutung soll dem auch bei den abortiven Formen vorhandenen, vielfach schon bei Kindern nachweisbaren träumerisch-schläfrigen, melancholischen Gesichtsausdruck zukommen (RILLE, 1935; SCHÖNENBERG, 1952).

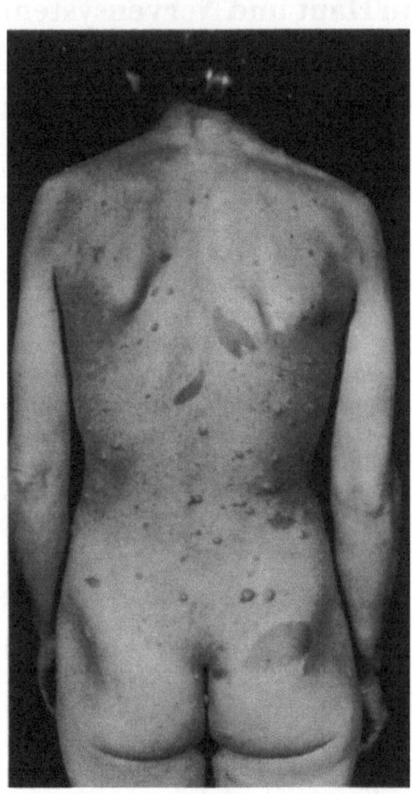

Abb. 12. Morbus Recklinghausen. Multiple kugelige Geschwülste und mehrere glattrandige hellere Pigmentflecken (café au lait-Flecken) auf dem Rücken

Auf die weiterhin möglichen mannigfaltigen Fehlentwicklungen im Bereich des Skeletsystems, unter denen die Kyphoskoliose gelegentlich erstes Krankheitssymptom sein kann (THÜMEN, 1955) sowie die Beteiligung innerer Organe, wobei die gastrointestinale Form der Recklinghausenschen Phakomatose wohl vorwiegend als eine geschwulstartige Hyperplasie des gefäßeigenen neurogenen Beigewebes (vasculäre Neurofibromatose) in Erscheinung tritt (FEYRTER, 1949) und die nicht seltene Kombination mit endokrinen Störungen — Pubertas praecox (BARTA, 1948; PIOTTI, 1952), Akromegalie, Addisonsche Krankheit (KUNZFELD, 1948), Phäochromocytom (SCHLEGEL, 1960), Turner-Syndrom (FEGELER und NOWAKOWSKI, 1952; PETSCHE und RADINGER, 1954) — kann hier nicht näher eingegangen werden. Jedenfalls scheint die Frage des pathogenetischen Zusammenhangs zwischen v. Recklinghausenscher Krankheit und endokrinen Störungen — wohl in Anbetracht des häufigen Fehlens eingehender klinischer und vor allem umfassender pathologisch-anatomischer Befunde — durchaus noch nicht hinreichend geklärt zu sein.

Unter den Hautveränderungen gehören die meist multiplen, in ihrer Größe und Farbe außerordentlich variablen, in der Regel charakteristisch weichen Geschwülste sowie die umschriebenen Pigmentanomalien, unter denen die gelblich-braunen café au lait-Flecken am bekanntesten sind, zu den diagnostisch wichtigsten Hautsymptomen (Abb. 12). Daneben kommt noch eine Reihe anderer Naevi vor, wie Tierfell- und Schwimmhosennaevi, ferner lappenförmige molluscoide Naevi, die zu einer erheblichen sackartigen Ausweitung der Haut führen können (Dermatolysis Alibert).

Einen solchen flächenhaften molluscoiden Naevus nach Art einer Lappenelephantiasis zeigt Abb. 13. Das Gewebsbild entspricht dabei jenem, wie es in den typischen kleinen Geschwülsten zu finden ist. Es zeigt gewucherte Schwannsche Zellen, cerebrospinale Nerven und neurovegetative Formationen in außerordentlich großer Zahl neben bindegewebigen Elementen, während elastische Fasern gänzlich fehlen.

Hinsichtlich der Histogenese der Haut- und Nervengeschwülste hat sich heute mehr und mehr die Auffassung durchgesetzt, daß die Geschwulstzellen sich von den eine abnorme Entwicklung einschlagenden, der Crista neuralis entstammenden Schwannschen Elementen herleiten, wobei je nach dem Zeitpunkt der eingetretenen Entwicklungsstörung der Anteil der neuroektodermalen Bestandteile einschließlich der aktiven Beteiligung des vegetativen Nervensystems unterschiedlich sein kann (MASSON, 1935; JOHN und ORMEA, 1951; THIES, 1954; KAWAMURA, 1956; weitere Einzelheiten s. SCHMINCKE, 1956). In älteren Tumoren setzen degenerative Umformungen der nervösen Geschwulstmatrix ein, so daß der bindegewebige Anteil überwiegen kann.

Gewisse verwandtschaftliche Beziehungen zur *v. Recklinghausenschen* Neurofibromatose, in seltenen Fällen wohl auch mit ihr kombiniert, weist das *Bourneville-Pringlesche* Syndrom (tuberöse Hirnsklerose, Epiloia) hinsichtlich der cerebralen Erscheinungen auf. Die tuberöse Sklerose ist gekennzeichnet durch die Trias *Adenoma sebaceum* (besser *Naevus sebaceus angio-fibromatosus*), *epileptiforme Krämpfe* und *geistige Defekte*. Im Gehirn werden tumorähnliche Knoten im Bereich der Hirnrinde, in der Marksubstanz, in den Stammganglien, in der Wand der Ventrikel und im Kleinhirn beobachtet. In Ausnahmefällen scheint auch eine Beteiligung des Rückenmarks und der Hirnnerven möglich zu sein (LUCAS und DAVIS, 1955). Als Folge der Knotenbildungen im Gehirn, die pathologisch-anatomisch durch Verwerfungen der normalen Hirnstruktur, Ersatz des hochdifferenzierten Parenchyms durch minder differenziertes gliöses Gewebe sowie durch das Auftreten abnorm großer Ganglienzellen gekennzeichnet sind, können neurologische Ausfallserscheinungen (Mono-, Hemi- oder Paraplegien) gelegentlich beobachtet werden. Röntgenologisch nachweisbaren intracerebralen Verkalkungsherden mag unter Umständen bei Fehlen sonstiger Symptome wie Epilepsie, Intelligenzdefekte oder weiterer Entwicklungsstörungen eine entscheidende Bedeutung zukommen (LUCAS und DAVIS, 1955; SCHIFFER und WEBER, 1960).

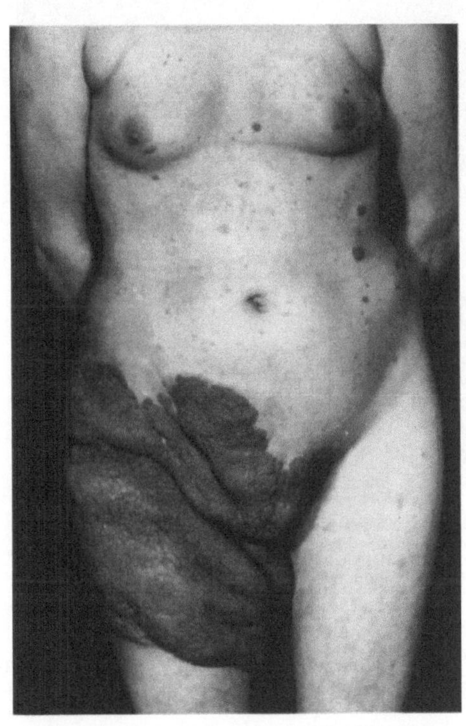

Abb. 13. Morbus Recklinghausen. Die gleiche Patientin wie Abb. 12 zeigt im Bereich des rechten Unterbauchs, der Leisten- und Oberschenkelregion einschließlich des äußeren Genitales einen dunkelbraunen schürzenförmigen, faltenreichen, elephantiastischen molluskoiden Naevus (Lappen-Elephantiasis)

Außer den Fehlbildungen der Haut und Schleimhäute wird auch eine Fülle dysontogenetischer Entwicklungsstörungen an den inneren Organen beschrieben, unter denen die Hamartome der Nieren, des Herzens sowie Skeletveränderungen (HORNSTEIN, 1958) neben der Beteiligung des Augenhintergrundes am häufigsten sind (s. auch HALLERVORDEN und KRÜCKE, 1956).

Zu den auffälligsten Manifestationen am Hautorgan gehören die symmetrisch angeordneten, dicht stehenden gelblich-rötlichen, häufig von Teleangiektasien durchzogenen, in den mittleren Anteilen des Gesichts lokalisierten kleinen Knötchen, meist im Bereich der Nasolabialfalten beginnend und von hier aus sich auf die Kinn-Nasen-Wangenpartien ausbreitend (Abb. 14). Die allgemeine Auffassung geht heute dahin, daß diese kleinen Tumoren weniger durch eine Talgdrüsenhyperplasie (sog. Adenoma sebaceum) als durch eine fehlerhafte Gewebsmischung mit einem blastomatösen Einschlag sowohl der Epidermis und ihrer Anhangsgebilde

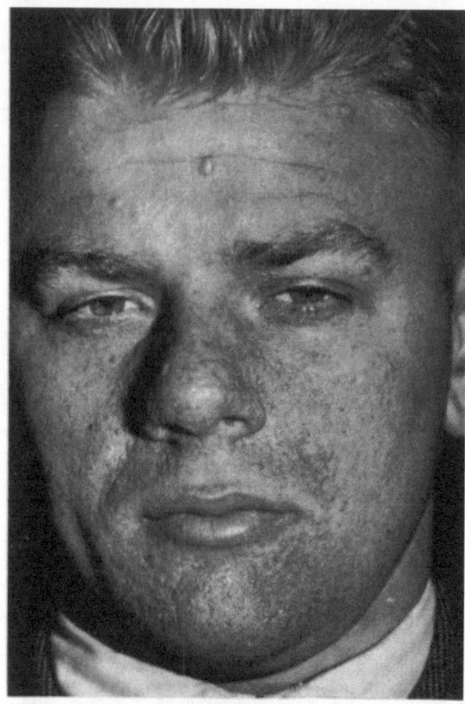

Abb. 14. Morbus Bourneville-Pringle. 24jähriger Mann. Naevus sebaceus angio-fibromatosus. Vorwiegend rötliche derbe Knötchen. Rö-Schädel: Hyperostosis cranialis interna-Nebulaform, Verkalkung des Plexus chorioideus. Psychisch unauffällig

— dann gelegentlich ein Epitheliom vortäuschend — als auch der mesenchymalen Bestandteile bedingt sind und damit eine geschwulstähnliche Fehlbildung mehrerer Keimblätter im Sinne eines Hamartoms (Albrecht) vorliegt.

Während von vielen Autoren die „weiße Varietät" des Adenoma sebaceum (Typ Balzer) den Trichoepitheliomen (Jarisch) bzw. dem Epithelioma adenoides cysticum Brooke zugerechnet wird, beschreiben Knoth und Meyhöfer (1957) einen seltenen Fall, der neben den sonstigen für Morbus Bourneville-Pringle charakteristischen Veränderungen ein Adenoma sebaceum vom Typ Balzer bietet. Wegen des gelegentlich beobachteten Zusammentreffens Brooke-Spieglerscher Tumoren mit neurologisch faßbaren Störungen [Innenohrschwerhörigkeit, Fettsucht bei geistig-seelischer Antriebsschwäche (Knoth und Ehlers, 1960)], passagerer Harnsperre und Fehlen der Bauchdeckenreflexe (Bandmann, Hamburger und Romiti, 1965) empfehlen erstere Autoren, in Zukunft von einer Brooke-Spieglerschen Phakomatose zu sprechen, der eine dominant vererbbare, durch chromosomale Fehler hervorgerufene strukturelle Anomalie der Haut mit dysontogenetischen Begleitstörungen anderer Gewebe zugrunde liegen soll.

Weitere kennzeichnende Veränderungen der *Bourneville-Pringleschen* Phakomatose sind die periungualen Fibrome (Koenensche Tumoren, Abb. 15) sowie die Mollusca pendula. In etwa 10% aller Fälle werden Schleimhautveränderungen

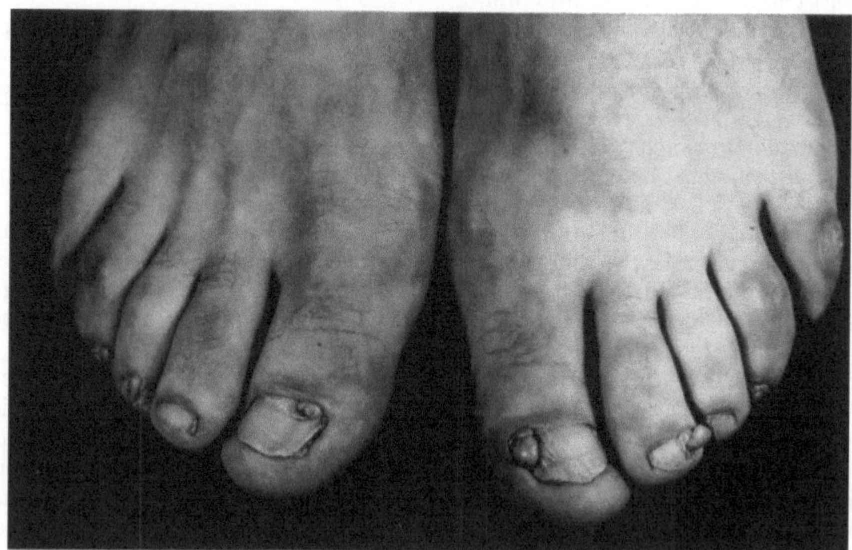

Abb. 15. Morbus Bourneville-Pringle. 35jährige Patientin. Periunguale Fibrome an den Zehen (Koenensche Tumoren)

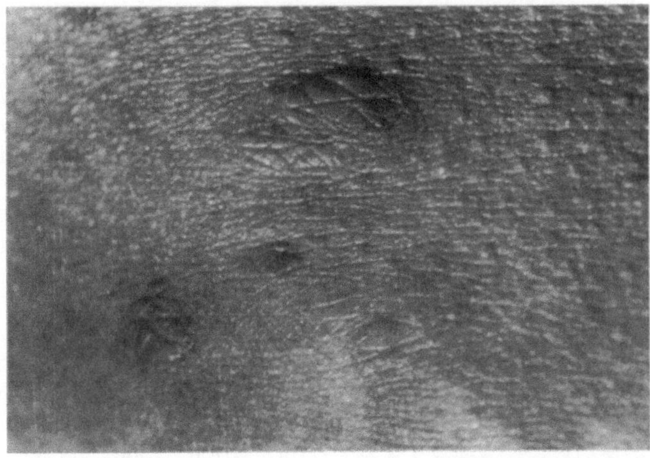

Abb. 16. Morbus Bourneville-Pringle. Sog. Pflastersteinnaevi auf dem Rücken (Chagrin-Lederhaut)

beobachtet, darunter sind die wurzelnahen Papillome des Zahnfleisches am häufigsten. Über eine ungewöhnliche Anzahl papillomatöser Fehlbildungen (Mundhöhle, Nasenschleimhaut, Rachen, Kehlkopf, Speiseröhre, Magen und Darm) berichten MIDANA und ORMEA (1957). Nahezu regelmäßig sind auch die als Chagrin-Lederhaut bezeichneten Hautveränderungen, vor allem im Lumbo-Sacralbereich, vorhanden. Es handelt sich um meist kleine, hautfarbene, von tiefen Furchen durchzogene, unregelmäßig gestaltete Erhabenheiten (Abb. 16).

Einen ungewöhnlich großen, offenbar durch Konfluenz entstandenen, pflastersteinähnlichen Bindegewebsnaevus auf der Innenseite des linken Oberschenkels, bei dem lediglich Veränderungen des kollagenen und elastischen Gewebes nachweisbar waren, zeigt Abb. 17.

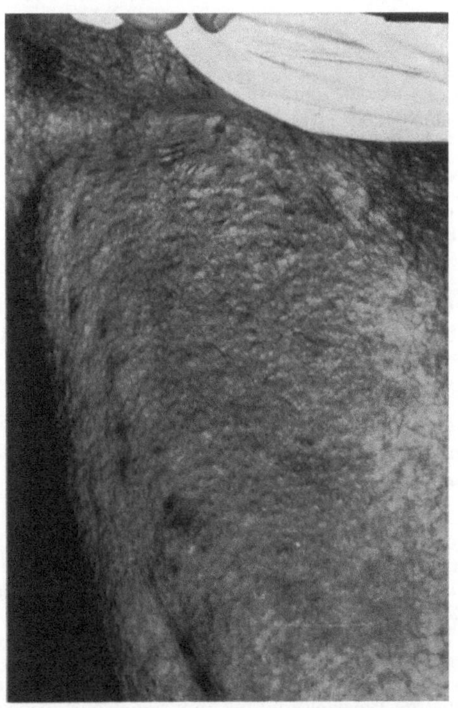

Abb. 17. Morbus Bourneville-Pringle. 24jähriger Mann. Auf der Innenseite des linken Oberschenkels handflächengroßer Bezirk gestörter Coriumtextur im Sinne eines Bindegewebsnaevus

Es ist zu betonen, daß in den verschiedenen Hautveränderungen beim *Morbus Bourneville-Pringle* irgendwelche Anzeichen für eine Beteiligung des nervösen Gewebes regelmäßig vermißt werden, womit eine klare Unterscheidung zur v. Recklinghausenschen Krankheit gegeben ist. Differentialdiagnostische Schwierigkeiten können sich aber ergeben, sofern es sich um abortive Formen mit ausschließlich zentralnervösen Symptomen handelt. Übersichten zu dem kasuistischen Schrifttum finden sich bei HALLERVORDEN und KRÜCKE (1956) sowie in der monographischen Darstellung von RANDAZZO (1958).

Zu den mit einem flächenhaft ausgedehnten bzw. systematisierten Naevus flammeus (teleangiectaticus) vergesellschafteten Entwicklungsstörungen gehören das *Sturge-Weber-Krabbe-Syndrom* (encephalo-trigeminale Angiomatose), das *Klippel-Trénaunay-Parkes-Weber-Syndrom*, während die *retino-cerebellare Angiomatose* (v. Hippel-Lindau) mit ihren Augenhintergrundsveränderungen sowie den neurologischen Symptomen von seiten des Kleinhirns in erster Linie Ophthalmologen und Neurologen angeht.

Wie bei den sonstigen kongenitalen Fehlbildungen gibt es bei diesen Syndromen neben den voll entwickelten Bildern häufig inkomplette Formen mit dem Fehlen des einen oder anderen Symptoms („formes frustes") sowie Variationsmöglichkeiten und Übergangsformen nebst — seltener — Kombinationen mit anderen Krankheiten, wie das reichhaltige kasuistische Schrifttum (cf. Koch, 1960; ferner Schnyder, Bd. III/1) zeigt, wodurch einer klaren Einordnung des Einzelfalles zu diesem oder jenem Syndrom Grenzen gesetzt sind. Andererseits wird es verständlich, wenn Graul (1953) vorschlägt, diese pathogenetisch wohl eine Einheit bildenden Krankheitsbilder — Morbus Sturge-Weber-Krabbe, Morbus Klippel-Trénaunay und Morbus Parkes Weber — unter dem Begriff der „ektoneurodermalen Hamartome" zusammenzufassen. Gegen diese Bezeichnung wenden sich allerdings jene Autoren, die annehmen, daß es sich primär nicht um eine Störung im vegetativen Nervensystem, sondern um eine mesenchymale Fehlentwicklung des Gefäßsystems etwa im Sinne einer Gefäßwandschwäche handelt (Schnyder, 1954; s. auch Peters, 1956).

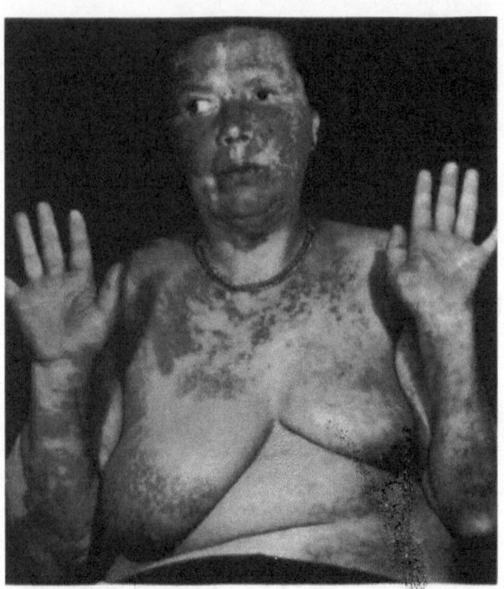

Abb. 18a. Pat. Emma D., 51 Jahre alt. Kombination eines Sturge-Weber-Krabbe- und Klippel-Trénaunay-Parkes-Weber-Syndroms

Bei dem voll entwickelten Bild des *Sturge-Weber-Krabbe*-Syndroms handelt es sich um die drei Kardinalsymptome: Naevus flammeus im Bereich der Trigeminusäste, Glaukom und intrakranielle Verkalkungen vor allem im Occipitalbereich.

Obwohl gerade Kalkherde bei Kindern häufig noch fehlen, sprechen die Abweichungen im EEG (Frequenzverlangsamung und Amplitudenerniedrigung) sowie die pneumo-encephalographischen Befunde (Mikroventrikulie, Hemi-Mikroventrikulie, Cisterna interventricularis) für eine von den Gefäßfehlbildungen unabhängige Hirnanomalie (Schönenberg und Schaper, 1956).

Unter den *cerebralen* Symptomen sind die epileptiformen Anfälle vielfach im Kindesalter bereits nachweisbar (Werner, 1952; Sakr und Gabr, 1952; Kammer, 1955). Daneben werden kontralaterale Hemiparesen, homonyme Hemianopsien, Reflexsteigerungen sowie verzögerte geistige Entwicklung bis zum Schwachsinn beobachtet.

Am *Auge* finden sich meist einseitige, selten doppelseitige glaukomatöse Veränderungen mit Vergrößerung des Auges (Buphthalmus), teleangiektatische Gefäßveränderungen in der Chorioidea und Retina.

Die in 50% der Fälle röntgenologisch nachweisbaren doppeltkonturierten, geschlängelten Kalkschatten entsprechen den sekundären Kalkinkrustationen im Bereich der pialen Gefäßanomalien, die nach Krabbe (1934) und Peters (1956) keine blastomatösen Bildungen darstellen. Daneben finden sich auch umschriebene Kalkherde in den äußeren Schichten der Hirnrinde (Krabbe, 1934; Krayenbühl, Yaşargil und Uehlinger, 1957). Letztere fanden darüber hinaus eine auffällige Vermehrung der Melanocyten in der Leptomeninx und Hirnrinde, woraus diese Autoren gewisse Beziehungen zur *neurocutanen Melanoblastose* (TOURAINE) herleiten.

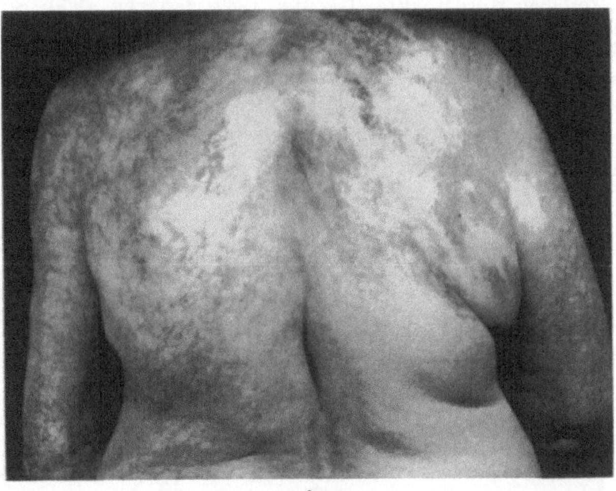

b

Für die Hauterscheinungen der *Sturge-Weber-Krabbe*-Phakomatose gilt als kennzeichnend der kongenitale meist einseitige, seltener bilaterale (KRAYENBÜHL, YAŞARGIL und UEHLINGER, 1957) Naevus flammeus (teleangiectaticus) im Trigeminusbereich, selten mit einer Knochen- und Weichteilhyperplasie vergesellschaftet, wobei der erste Trigeminusast am häufigsten, der dritte Ast am seltensten betroffen ist. Gelegentlich findet sich neben dem Feuermal des Gesichts auch die Beteiligung sonstiger Anteile des Integuments, halbseitig oder auch auf die kontralaterale Seite übergreifend (BLUM und MUTRUX, 1949; PAILLAS, BONNAL, GASTAUT und NAQUET, 1951; TELLER und LINDNER, 1952), die mit partiellem Riesenwuchs und auch einer Phlebektasie einhergehen kann, so daß schließlich fließende Übergänge zum Klippel-Trénaunay-Parkes-Weber-Syndrom möglich sind (VON DER HARST, 1951; SCHÖNENBERG, 1956; SCHNYDER, LANDOLT und MARTZ, 1956).

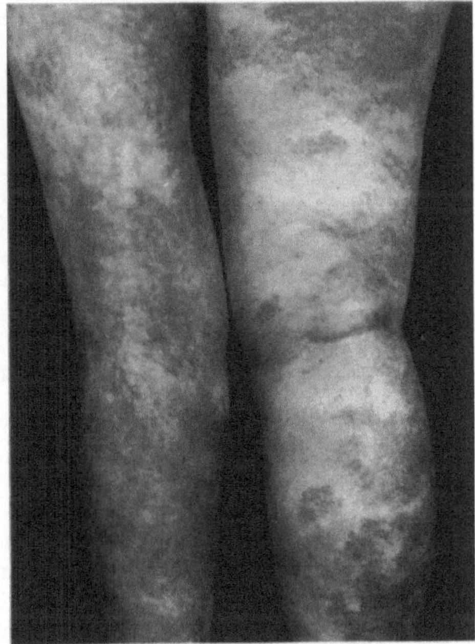

c

Abb. 18b u. c. Wie Abb. 18a. Ausgedehnter Naevus teleangiectaticus im Bereich der oberen Thoraxpartie und beider Beine. Skoliose der Lendenwirbelsäule. Unterschiedliche Ausbildung des Fettgewebes und Muskelpolsters in beiden Körperhälften. Bezüglich des Skeletsystems keine Seitendifferenz nachweisbar. Varicenbildung am rechten Bein

Als Beispiel hierfür seien die Abb. 18a—c beigefügt. Sie stammen von einer 1958 in der Münchener Dermatologischen Klinik beobachteten, von TELLER und LINDNER (1952) bereits ausführlich dargestellten Patientin (Fall 2), die neben dem klassischen Bild eines Sturge-Weber-Krabbe-Syndroms (bilaterales Feuermal im Trigeminusbereich, Buphthalmus und Gefäßanomalien der Chorioidea, im 3. Lebensjahre „Gehirnkrämpfe", mit 12 Jahren linksseitige Hemiparese, danach Unterentwicklung der linken Körperhälfte, intracerebrale Kalkherde nebst Abweichungen im EEG) einen gegenüber 1952 noch etwas ausgedehnteren Naevus teleangiectaticus im Bereich des Stammes und der Extremitäten mit unterschiedlicher Entwicklung der Weichteile aufweist, während eine Differenz des Knochenwachstums nicht nachweisbar ist. Eine scheinbare Verlängerung des rechten Beines ist bedingt durch eine Beckenschrägstellung infolge einer Lendenskoliose. Auf die Schwierigkeiten, ob es sich im vorliegenden Falle um eine rechtsseitige hyperplastische oder um eine hypoplastische Entwicklung der linken Körperhälfte handelt, haben bereits TELLER und LINDNER hingewiesen. Anhand der verschiedentlich im neueren Schrifttum mitgeteilten Beobachtungen einer Unterentwicklung der vom Gefäßmal betroffenen Körperhälfte (GEIMER, 1952; PFISTER, 1956; SCHNYDER, LANDOLT und MARTZ, 1956; KUNZE, 1957; IPPEN, 1957; KRESBACH und RÖCKL, 1958) werfen SCHIFFER und WEBER (1960) die Frage auf, ob es sich dabei nicht etwa um die gekreuzt dissozierte Variante des Klippel-Trénaunay-Syndroms mit einer relativen Atrophie auf der Seite des Gefäßmales handeln könne.

Neben den mehr oder minder systematisierten Angiektasien mit gleichzeitiger Hyperplasie der Weichteile und des Skeletsystems gehören die Phlebektasien zu

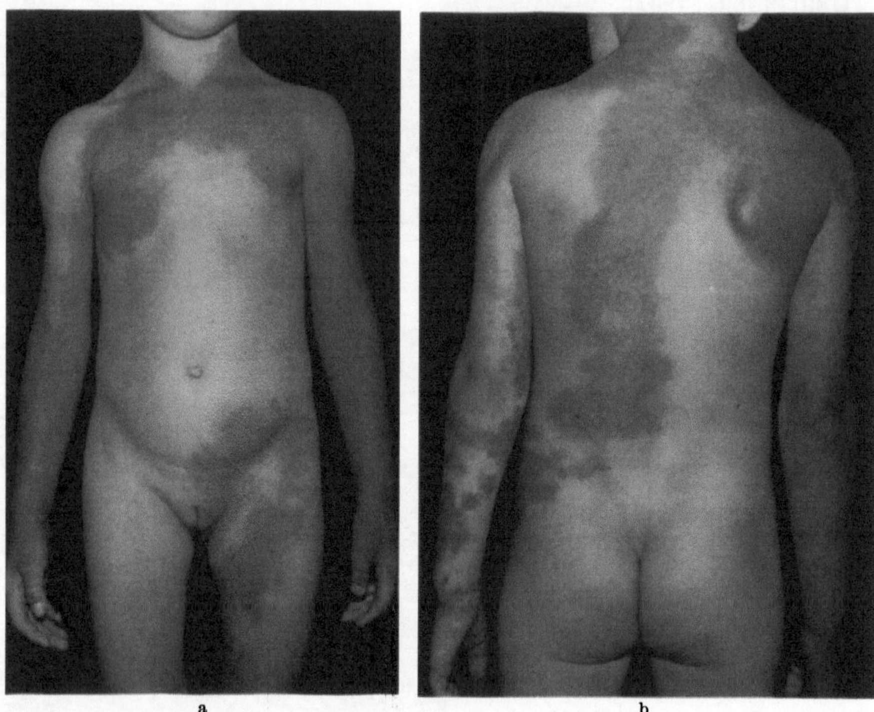

a b

Abb. 19a—c. Kind Karla O., 4 Jahre alt. Klippel-Trénaunay-Parkes-Weber-Syndrom. Neben dem ausgedehnten metameral angeordneten Naevus teleangiectaticus an Stamm, beiden Armen und linkem Bein angedeutete Phlebektasien oberhalb der rechten Ellenbeuge. Weichteilhypertrophie der Finger der rechten Hand. Rö-Skeletsystem: keine Seitendifferenz

den klassischen Symptomen der *Phakomatose Klippel-Trénaunay-Parkes-Weber*. Letztere sind naturgemäß stärker ausgeprägt an den unteren Extremitäten. Daß sie jedoch gelegentlich bereits im Kindesalter auch an der oberen Extremität wahrnehmbar sein können, mag noch folgende Beobachtung veranschaulichen.

Es handelt sich hierbei um ein Klippel-Trénaunay-Syndrom bei einem 4jährigen Kind, bei dem neben einem doppelseitigen Naevus flammeus vor allem im Bereich der Arme (Abb. 19a und b) bereits angedeutet Venektasien in und oberhalb der rechten Ellenbeuge (Abb. 19c) erkennbar sind. Eine entsprechende Beobachtung bei einer allerdings bereits wesentlich älteren Patientin (52jährige Frau, Fall 11) liegt von FEGELER, HOLTSCHMIDT und KOHRS (1953) vor.

Psychische Störungen, geistige Defekte (Imbezillität) und Epilepsie gehören an sich nicht zum Bild des Klippel-Trénaunay-Syndroms, sie sind jedoch in jenen Fällen möglich, die mit einem Sturge-Weber-Krabbe-Syndrom kombiniert sind (TELLER und LINDNER, 1952; SCHÖNENBERG, 1956). Zu den sonstigen gelegentlich beobachteten neurologischen Symptomen gehören Reflexsteigerungen, Sensibilitätsstörungen und vegetative Symptome (KORTING und RUTHER, 1954; PROPPE, 1958). Eine Übersicht zu dem einschlägigen Schrifttum findet sich bei FEGELER, HOLTSCHMIDT und KOHRS (1953) sowie KOCH (1956).

Hinsichtlich der Ätiologie und Pathogenese der mit umschriebenem *angiektatischen* Riesenwuchs einhergehenden Syndrome ist bis heute eine vollständige Klärung nicht erzielt worden. Über die Erblichkeitsverhältnisse herrscht mangels ausgedehnter genealogischer Befunde noch keine Klarheit. KOCH (1956) diskutiert die Möglichkeit eines dominanten und recessiven Erbgangs, wobei für das Zustandekommen des Klippel-Trénaunay-Parkes-Weber-Syndroms „neben einem schwachen (?) Hauptgen Nebengene von Bedeutung" sein sollen. Zweifelsohne gibt es daneben aber Fälle, in denen eine Erblichkeit vermißt wird, weshalb LAUSECKER (1952) auch an eine Mutation des gleichen Gens einmal in der Keim-, zum anderen in der Somazelle denkt. SCHNYDER (Bd. III/1 des Erg.-Werks) vermutet, daß es sich um ein niederpenetrantes autosomaldominantes pleiotropes Gen handelt.

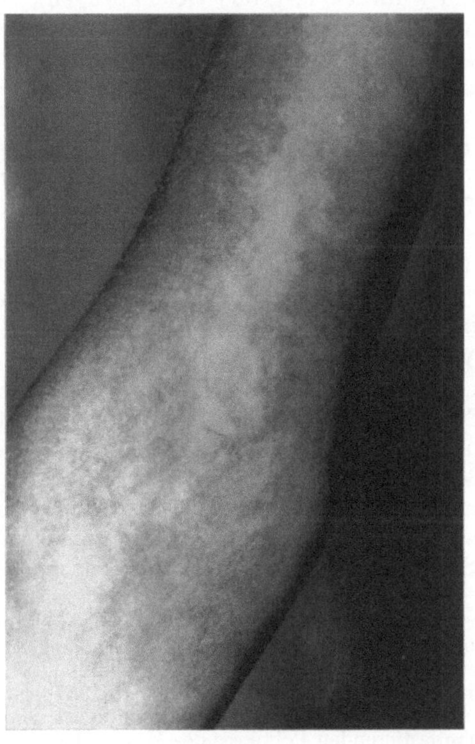

Abb. 19c

Pathogenetisch wird für die Gefäßveränderungen und Wachstumsstörungen bei der Klippel-Trénaunay-Parkes-Weber-Phakomatose von verschiedenen Autoren eine Gefäßanomalie angenommen, wofür beispielsweise die gelegentlich röntgenologisch nachgewiesenen arteriovenösen Anastomosen (JOUVE und BOURDE, 1952; PFISTER und BÄTZNER, 1955) angeführt werden könnten. Unbefriedigend ist diese These jedoch in jenen Fällen, bei denen die dissoziierte Form vorliegt mit dem Riesenwuchs auf der kontralateralen Seite zum Naevus flammeus. Eine Reihe von Autoren mißt der Schädigung des vegetativen Nervensystems während der embryonalen Entwicklung eine entscheidende pathogenetische Bedeutung zu, wobei als Hauptargumente die häufig metamerale Anordnung der Gefäßmäler sowie sonstige Funktionsstörungen des neurovegetativen Systems angeführt werden (FEGELER, HOLTSCHMIDT und KOHRS, 1953; KORTING und RUTHER, 1954), während BRÜNING (1956) vom morphologischen Standpunkt in den neurovegetativen Zentren bei einem $1^1/_2$jährigen Kind bisher keine signifikanten Abweichungen fand, die einen Beitrag zur nervalen Genese des Klippel-Trénaunay-Parkes-Weber-Syndroms bilden könnten. Interessant ist in diesem Zusammenhang die bereits erwähnte Beobachtung eines posttraumatisch entstandenen halbseitigen Naevus flammeus im Trigeminusbereich mit gleichzeitig aufgetretenem Horner-Syndrom, was auf eine Sympathicusschädigung hindeutet, während KAUTZKY (1949) die Haut- und Hirnhautgefäßanomalien beim Sturge-Weber-Krabbe-System auf Grund entwicklungsgeschichtlicher Studien auf eine Störung parasympathischer Nerven bezieht. Erwähnt sei schließlich die Beobachtung eines nach Kälteeinwirkung entstandenen Feuermals im Trigeminusbereich bei einem 26jährigen Kranken (NIEMAND-ANDERSSEN, 1952).

Ein weiteres, zunächst Pädiater und Neurologen, neuerdings auch den Dermatologen beschäftigendes, erstmals von LOUIS-BAR (1941) beschriebenes Syndrom, für das BODER und SEDGWICK (1958) die Bezeichnung „*Ataxie-Teleangiektasie*" vorschlugen, ist gekennzeichnet durch folgende vier Symptome: *progressive cerebellare Ataxie*, *Teleangiektasien* im Bereich der Conjunctiva bulbi, die gelegentlich bei Kindern zunächst fälschlicherweise als bakterielle Conjunctivitis gedeutet werden, später der Lider und an der übrigen Gesichtshaut (Ohren, Nacken, Hand- und Fußrücken, große Gelenkbeugen), *rezidivierende pulmonale Infektionen* mit *Bronchiektasien* und *Motilitätsstörungen* der Augen. Die Teleangiektasien erwiesen sich dabei, wie capillarmikroskopische Untersuchungen von WILLIAMS, DEMIS und HIGDON (1960) ergaben, als venöse Erweiterungen, ausgehend vom subpapillären Plexus. Zu der inzwischen erschienenen Kasuistik dieses heredofamiliären Syndroms mit autosomal recessivem Erbgang haben jüngst THIEFFRY, ARTHUIS, AICARDI und LYON (1961, dort weiteres Schrifttum) sieben weitere eigene Beobachtungen mitgeteilt.

Zu den selteneren neurocutanen Syndromen gehört die *centrofaciale Lentiginose* (TOURAINE, 1941a), die durch kleine, scharf begrenzte, vorwiegend tiefbraune Pigmentflecken auf dem Nasenrücken und infraorbital gekennzeichnet und vielfach mit weiteren „dysraphischen" Fehlbildungen (Olympierstirn, hoher Gaumen, Wirbelsäulenverkrümmungen, Hypertrichose der Lumbalregion, Trichterbrust u.a.) sowie neurologischen und psychischen Störungen (infantile Hemiplegie, Epilepsie und Schwachsinn) vergesellschaftet ist. Dieses Syndrom tritt oft familiär auf und zeigt einen dominanten Erbgang. Vom klinischen Aspekt her weist es enge Beziehungen zum *Peutz-Jeghers*-Syndrom auf, dem gerade in neuerer Zeit vermehrt Aufmerksamkeit geschenkt worden ist und dessen Zusammengehörigkeit mit der centrofacialen Lentiginose von TOURAINE bzw. den inversen Epheliden (Siemens) KLOSTERMANN (1957) für erwiesen hält.

Beim *Peutz-Jeghers-Syndrom* handelt es sich bekanntlich um radiär angeordnete, spritzerartige oder kommaförmige Pigmentflecken besonders in der Mundumgebung mit Übergreifen auf das Lippenrot und die Wangenschleimhaut sowie gelegentliche Beteiligung der Streckseiten der Extremitäten und der Handinnenflächen. Auf die mögliche Augenbeteiligung (Iris und Conjunctiva) hat KLOSTERMANN (1957) erstmals hingewiesen. Diese frühzeitig auftretenden Pigmentanomalien können kombiniert sein mit einer meist erst im späteren Leben sich manifestierenden Polyposis des Magen-Darmtrakts, der Nase und gelegentlich der abführenden Harnwege. (Näheres zum kasuistischen Schrifttum findet sich in der Monographie von KLOSTERMANN, 1960).

Die Beobachtung des alternierenden Vorkommens von Neurinomen (Acusticustumoren) bei anderen Familienmitgliedern läßt bei dem voll ausgeprägten *Morbus Peutz-Jeghers* gewisse Parallelen zur *Recklinghausenschen Phakomatose*, insbesondere der vasculären Neurofibromatose FEYRTERS mit Darmtumoren, erkennen, so daß SCHUERMANN (1955, 1958) und KLOSTERMANN (1960) das Krankheitsbild den Phakomatosen zuordnen. Gegenüber den Epheliden mag bei den abortiven Formen die Farbe, Form und Lokalisation sowie die Lichtunabhängigkeit der Pigmentflecken differentialdiagnostisch bedeutsam sein.

Unter den sonstigen Haut und Zentralnervensystem betreffenden Pigmentanomalien ist die zuweilen familiäre *neurocutane Melanoblastose* (TOURAINE, 1941b) als eine Systemerkrankung zu nennen. Hierbei handelt es sich um fleckförmige oder flächenhafte Pigmentierungen der Haut in Kombination mit gleichsinnigen Veränderungen an den Hirnhäuten und im Gehirn. Sie kann sich bei Neugeborenen als Hydrocephalus bemerkbar machen. Eine neuere umfassende Übersicht zu den neurocutanen Melanosen, bei denen entsprechend dem feingeweblichen Bild Melanismus — anormale Hyperpigmentierung, Melanose-Vermehrung der Pigmentzellen und Melanome unterschieden werden, hat TOURAINE (1949) anhand einer größeren Beobachtungsreihe gegeben.

Nach HERZBERG (1963) handelt es sich bei diesen gleichzeitig an Haut und weichen Hirnhäuten von Neugeborenen zutage tretenden Veränderungen im pigmentbildenden Zellsystem nur in seltensten Fällen um primär sich in Haut und Hirnhaut entwickelnde maligne Melanome, sondern überwiegend um die Gehirnsubstanz komprimierende Naevuszellennaevi (s. a. MUSGER, 1963).

Über die primär im Zentralnervensystem entstandenen, grundsätzlich von der Pia mater ausgehenden, teils diffusen, teils solitären malignen Melanome aus neurochirurgischer Sicht berichteten jüngst PISCOL und HOFFMANN (1961).

Ein eigentümliches mit ekto- und mesodermalen Fehlbildungen einhergehendes Krankheitsbild stellt die *Incontinentia pigmenti* (Bloch-Sulzberger) dar, bei der häufig symmetrisch angeordnete, spritzerförmige, bogig begrenzte, bisweilen bizarr geformte Pigmentierungen beobachtet werden, denen entzündliche Erscheinungen in Form von Erythemen, Blasen, lichenoiden Eruptionen meist kurz nach der Geburt vorausgehen, während im späteren Stadium eine Rückbildung der Pigmentationen unter Zurückbleiben einer leichten Atrophie erfolgen kann. Zu diesen Pigmentanomalien gesellen sich Augenstörungen verschiedenster Art, Zahnanomalien und narbige Alopecien vom Typ der Pseudopelade Brocq neben anderweitigen Fehlbildungen, unter denen cerebrale Erscheinungen (Schwachsinn, Krämpfe, spastische Zustände — Little-Syndrom) einer ausführlichen Zusammenstellung des kasuistischen Schrifttums von WODNIANSKY (1955) zufolge relativ häufig beobachtet werden. Von diesem als klassisch zu bezeichnenden Typ der Incontinentia pigmenti möchten FRANCESCHETTI und JADASSOHN (1954) eine zweite *retikuläre Form* (Typ Naegeli) abgegrenzt wissen, die sich dominant auf beide Geschlechter vererben soll und bei der entzündliche Vorstadien fehlen. Weitere Symptome sind Schweißsekretionsstörungen und dadurch wohl bedingte schlechte Hitzeverträglichkeit, Zahnanomalien (Schmelzdefekte) und leichte Palmar- und Plantarhyperkeratosen. Ätiologie und Pathogenese dieses Syndroms sind noch weitgehend ungeklärt. Die Mehrzahl der Autoren stimmt darin überein, daß es sich um eine Erkrankung auf angeborener Grundlage handelt. Demgegenüber nimmt GRÜNEBERG (1955) eine intrauterine Virusinfektion als Ursache an. Näheres s. auch FRANCESCHETTI und JADASSOHN (1954), UNDEUTSCH, UNDEUTSCH und SCHEIDT (1954), WODNIANSKY (1955), DAHM (1960).

Ein anderes mit Pigmentanomalien einhergehendes erbliches Leiden stellt das *Xeroderma pigmentosum* dar, bei dem die ständig an Zahl zunehmenden Pigmentflecken neben den narbig atrophischen weißlichen Flecken, den Teleangiektasien sowie den warzenähnlichen Hyperkeratosen ein außerordentlich buntes, an Röntgenhaut erinnerndes Bild erzeugen. Aus letzteren entwickeln sich maligne Tumoren, vorwiegend Plattenepithelcarcinome, aber auch mesenchymale Geschwülste, die unter geschwürigem Zerfall rasch destruierend wachsen und den meist vorzeitigen unglücklichen Ausgang bedingen.

Abb. 20 zeigt ein Xeroderma pigmentosum mit multiplen Plattenepithelcarcinomen im Bereich des Gesichts bei einem 23jährigen Postangestellten, bei dem sich klinisch und autoptisch keinerlei Degenerationszeichen von seiten des Zentralnervensystems, wie etwa dem im Schrifttum erwähnten Schwachsinn sowie Reflex- und Koordinationsstörungen ähnlich der Friedreichschen Ataxie oder innersekretorische Störungen, fanden (MITSUDA, 1940; ELSÄSSER, FREUSBERG und THEML, 1950; YANO, 1950 u.a.).

Ob allerdings das Xeroderma pigmentosum, bei dem pathogenetisch die gesteigerte Lichtempfindlichkeit eine entscheidende Rolle spielt, tatsächlich gehäuft mit neurologischen Komplikationen vergesellschaftet ist, wie einige Autoren annehmen, scheint HOEDE (1960) noch nicht überzeugend nachgewiesen. Sollte es sich bestätigen, so wäre das Xeroderma pigmentosum mit seinen fleckförmigen Pigmentationen, dem angeborenen Schwachsinn sowie sonstigen neurologischen Ausfallserscheinungen als neurocutanes Syndrom den Phakomatosen zuzuordnen. Auf die erstmals von NÖDL (1955) beobachteten echten Neurome bei einem Xeroderma pigmentosum-Kranken, der sonst allerdings keine nervösen oder innersekretorischen Störungen bot, sei in diesem Zusammenhang verwiesen.

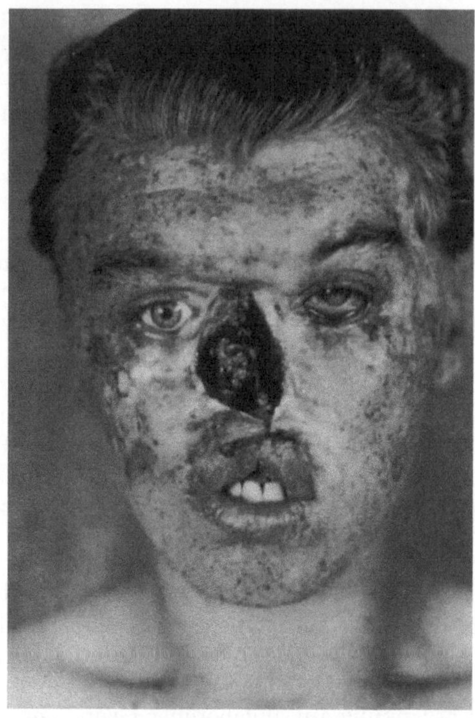

Abb. 20. Sch., Manfred, 23 Jahre alt. Xeroderma pigmentosum mit multiplen destruierend wachsenden Plattenepithelcarcinomen

Verschiedenartige korrelierte Hautveränderungen werden beim *Mongolismus* und angeborenen Schwachsinn beschrieben, so insbesondere Xerosis und Ichthyosis (LAUBENTHAL, 1940; ZELIGMAN und SCALIA, 1954; KERSTING und RAPAPORT, 1958), Keratosis palmaris et plantaris, Lentigines und Acrocyanosen, die sich aber im allgemeinen erst nach der Geburt entwickeln, während die Oberlidfalte (Epicanthus), die vermehrte Furchenbildung an Handtellern und Fußsohlen sowie Makroglossie zu den angeborenen Stigmata gehören.

Die beim *Pseudoxanthoma elasticum*, einer erblichen Systemerkrankung des elastischen Gewebes, gelegentlich beobachteten cerebralen Erscheinungen (Hemiplegien, Epilepsie, Paresen u.a.) dürften in erster Linie auf Veränderungen der Hirngefäße bzw. daraus sich ergebender Folgen wie Durchblutungsstörungen und Blutungen zu beziehen sein. Über die Kombination des Pseudoxanthoma elasticum mit Reflexanomalien (Adie-Syndrom), möglicherweise auf eine diencephale Schädigung zu beziehen, berichten RABUT und HUDELO (1954). Relativ häufig sind die Hauterscheinungen mit einer Beteiligung des Augenhintergrundes („angioid streaks“) verknüpft (Groenblad-Strandberg-Syndrom).

Ein weiteres seltenes, im dermatologischen Schrifttum wenig berücksichtigtes, in erster Linie Ophthalmologen und wohl auch Otologen interessierendes Syndrom ist die Kombination von Uveitis, Alopecia areata, Vitiligo, Poliosis und Dysakusis (Vogt-Koyanagi-Syndrom); kasuistische Beiträge hierzu stammen von BABEL (1939), BEHRMANN, LEVIN und LAVAL

(1948), LEWIS und ESPLIN (1949), KAMINSKY, SEVINSKY und DAITSCH (1955) und BALTER (1955). Gelegentlich beobachtete meningitische oder encephalitische Symptome lassen an eine zentralnervöse Ursache (Virus ?) denken.

Abschließend zu dem Kapitel der konstitutionellen neurocutanen Syndrome sei hier noch das seltene, bisher fast ausschließlich bei Kindern jüdischer Abstammung beobachtete *Riley-Day-Syndrom* erwähnt (RILEY, DAY, GREELEY und LANGFORD, 1949), das durch eine familiäre Dysfunktion des vegetativen Nervensystems gekennzeichnet ist. Zu den führenden Symptomen gehören psychische Labilität, fehlende oder mangelnde Tränensekretion, fleckförmige, meist symmetrische Erytheme (besonders nach Aufregung), profuse Schweißausbrüche, Speichelfluß, mangelhafte motorische Koordination, Hypo- oder Areflexie und herabgesetzte Schmerzempfindlichkeit. Im dermatologischen Schrifttum berichteten MINTZER und RUBIN (1953) über dieses Syndrom bei einem 14jährigen Mädchen. Einer Übersicht von OSTER (1957) zufolge sind bisher 54 Fälle beschrieben worden. Pathogenetisch wird in erster Linie an eine Störung oder Schädigung in den neurovegetativen Zentren gedacht, ohne daß bisher pathologisch-anatomisch im Zentralnervensystem bestimmte, allen Fällen gemeinsame Veränderungen nachgewiesen werden konnten.

2. Arzneimittelnebenwirkungen, Intoxikationen

Es ist eine hinlänglich bekannte Erfahrung, daß im Zeitalter der Chemotherapie die Gefahren der Arzneimittelschäden durch vermehrt auftretende allergische Reaktionen oder unerwünschte Nebenwirkungen außerordentlich angestiegen sind. Dabei müssen einerseits die *toxischen* Reaktionen berücksichtigt werden, die obligat bei jedem Menschen auftreten, sei es auf Grund bestimmter pharmakologischer Wirkungen des Arzneimittels oder sei es als Folge einer Überschreitung der therapeutischen Dosis. Zum anderen sind hier solche Reaktionen zu nennen, die nach therapeutischen oder unterschwelligen Gaben nur bei bestimmten Personen auftreten, den pharmakologischen Eigenschaften des Präparates entsprechen und als *Arzneimittelintoleranz* bezeichnet werden. Schließlich gibt es Reaktionen, die nicht mit der spezifischen pharmakologischen Wirkung einer Arznei zu erklären sind, sondern auf einer veränderten Reaktionsbereitschaft des Organismus, z.B. durch die Ausbildung streng spezifischer, gegen das Medikament gerichteter Antikörper beruhen. Bei erneuter Antigenzufuhr nach vorausgegangener Sensibilisierung reagieren diese mit dem Antigen und lösen die allergische Reaktion aus, die unter den mannigfaltigsten Krankheitssymptomen sich auswirken kann, worunter bekanntlich der *anaphylaktische Schock* zu den schwersten, beim Menschen allerdings selten zu beobachtenden Zwischenfällen gehört. Wichtig ist, daß nicht nur artfremdes Eiweiß, wie ursprünglich angenommen, sondern praktisch jedes Arzneimittel (Hapten) durch Bindung an körpereigenes Serumeiweiß zum Vollantigen werden und damit die Antikörperbildung veranlassen kann.

Über Arzneimittelintoleranz und Intoxikationen durch verschiedenste Pharmaka und Giststoffe, soweit sie eine besondere Affinität zum Nervensystem aufweisen, hat GUTTMANN in seinem Beitrag ausführlich berichtet. Die stürmische Weiterentwicklung der Chemotherapie in der Zwischenzeit hat dabei ergeben, daß eine Reihe älterer Arzneimittel, die mit einem relativ hohen Prozentsatz von Nebenwirkungen belastet waren — erwähnt seien hier nur die Thalliumverbindungen zur Epilationsbehandlung der Mikrosporie und die organischen arsenhaltigen Präparate bei der Luestherapie —, durch moderne Antibiotica gänzlich verdrängt worden sind und heute eigentlich nur noch historisches Interesse beanspruchen. Angesichts dieser Entwicklung soll hier nur auf einige neuere Pharmaka, soweit sie für die Dermatologie von praktischer Bedeutung sind und bei denen neurologische oder neuropsychische Komplikationen beobachtet worden sind, eingegangen werden. Unberücksichtigt bleiben dabei die Injektionsneuritiden, die durch intra- oder perineurale Applikation verschiedener Präparate entstanden sind. Bezüglich der Hauterscheinungen wird auf das Kapitel von BURCKHARDT, Bd. II/1 des Ergänzungswerks, verwiesen.

Unter den früher häufiger beobachteten peripheren Nervenlähmungen nach *Sulfonamiden*, insbesondere den Methyl- und Phenyl-substituierten Sulfathiazolen (GSELL, 1941; MARTELLI, 1941; NYMAN, 1942 u.a.), ist das *Uliron* wegen seiner gelegentlichen Neurotoxicität besonders bekannt geworden (kasuistische Beiträge hierzu BERG, 1938; SUMMENT, 1938; GOTTRON, 1939; KRANZ, 1939). Das sei hier erwähnt, da es auch in neuerer Zeit noch gelegentlich in verzweifelten Fällen von Dermatitis herpetiformis Duhring allerdings in wesentlich niedrigerer Dosierung empfohlen worden ist. Zwei Fälle von aseptischer Meningitis nach Sulfonamiden beobachtete GRAGE (1950). Die durch Sulfonamide bedingten Nervenschäden erklärt man sich durch einen erhöhten Aneurinverbrauch im Nerven (vgl. VELTMAN, 1948).

Unter den bei der *Isonicotinsäurehydracidbehandlung* beobachteten neurologischen Nebenwirkungen stehen an erster Stelle ebenfalls toxische Polyneuritiden (BÜNGER und SCHULZ-EHLBECK, 1953, ENDRES und BECKER, 1952; KLINGHARDT, RADENBACH und MROWKA, 1954; OTT, RABINOWICZ und MORAND, 1959, dort auch histopathologische Befunde), ferner epileptiforme Krämpfe (SONNECK, 1954), psychische Alterationen in Form von Erregungszuständen (CONRAD und SCHEIB, 1953 u.a). sowie hormonal-diencephale Regulationsstörungen (MICHEL, 1953). Pathologisch-anatomisch werden bei akuten INH-Vergiftungen keine spezifischen Veränderungen im Zentralnervensystem gefunden (VETTER, 1959; weiteres Schrifttum s. KRÜGER-THIEMER, 1958).

Bekannt ist ferner die neurotoxische Wirkung des *Streptomycin*, wobei elektiv der N. statoacusticus betroffen sein kann, jedoch werden auch andere neurologische Komplikationen beschrieben, die aber zweifelsohne seit der Einführung des Dihydrostreptomycin weniger häufig sind. Als seltenes Ereignis muß wohl die Polyneuritis nach *Calciferol* (CLARKE, 1949) angesehen werden. Cerebrale Reaktionen nach *Penicillin* werden in erster Linie nach intrathekaler Applikation beobachtet. Auf Grund tierexperimenteller Untersuchungen vermuten KOCH, BOHN, HEISS und SCHNEIDER (1953), daß eine gestörte Penicillinaseaktivität des Gehirns sowie Änderungen der Blut-Liquorschranke dabei eine Rolle spielen könnten. Seltener sind periphere Neuritiden zu verzeichnen.

Seit der Einführung der Antimalariamittel in die Dermatologie, insbesondere zur Behandlung des Erythematodes, aber auch zahlreicher anderer Dermatosen, sind gelegentlich Komplikationen von seiten des Zentralnervensystems (Krämpfe, Polyneuritiden, Psychosen) nach Acridin- und Chinolinderivaten beobachtet worden (MOHAREB, 1954; LEHMANN, 1955; WESENER, 1955; MARCHIONINI und THIES, 1956). Eine ödematöse Encephalitis bei einer mit Nivaquine behandelten Dermatitis herpetiformis Duhring-Patientin beschreiben BAZEX, PARENT und DUPRÉ (1955). *Epileptiforme Krämpfe* bei einem Kleinkind nach Überdosierung eines *Antihistaminpräparates* sahen HERLITZ und LINDBERG (1952). Auch psychotische Zustandsbilder wurden beobachtet (HUBER, 1952). Bekannt ist ferner das Auftreten schwerster, gelegentlich letal ausgehender allergischer Schockreaktionen nach *ACTH*-Gaben, bedingt wohl durch eine organspezifische Antikörperbildung.

Auch die neueren *Antiepileptica* (Hydantoinderivate) können Nebenerscheinungen von seiten des Nervensystems — psychische Alterationen, nervöse Ausfälle — hervorrufen (WINCKLER, 1952; ROYER u. Mitarb., 1951). Neben den relativ häufigen allergischen Arzneiexanthemen nach Phenothiazinen sowie den

Kontaktdermatitiden beim Pflegepersonal (s. auch BURCKHARDT) wird im neurologisch-psychiatrischen Schrifttum über psychotische Zustandsbilder berichtet. Da die Neuroplegica in erster Linie an den Zentren des Stamm- und Zwischenhirns angreifen, beobachtet man nach längerer Medikation Parkinson-artige Phänomene. Weiterhin werden neurologische Auffälligkeiten vor allem im Bereich der Hirnnerven, wie Parästhesien, krampfartige Erscheinungen, leichte Paresen u.a. beobachtet. Weitere Einzelheiten s. WENDE und ZIOLKO (1957). Die sehr charakteristische Blutungsneigung nach *Sedormid* (Allylisopropylacetylharnstoff), einem milden, rasch wirkenden, früher häufig verwandten Sedativum, beruht auf seiner besonderen Affinität zu den Thrombocyten und Endothelien. Neben den bekannten Haut- und Schleimhautblutungen sind in vereinzelten besonders schweren Fällen gleichartige Blutungsherde auch im Zentralnervensystem beobachtet worden, wobei neben Ventrikel- und Arachnoidalblutungen auch gleichartige ausgedehnte Prozesse in Rinde und Mark autoptisch nachgewiesen wurden (CAMERER, 1941; WENDT, 1942).

Neben den nach Serumgaben gelegentlich beobachteten cerebralen Erscheinungen *(Serumkrankheit)* sind hier auch die isolierten peripheren *Serumneuritiden* zu erwähnen, bei denen es sich wahrscheinlich um ein Quincke-Ödem der Nervenscheiden und dadurch bedingter Kompression der Nervenfasern handelt (HANSEN, 1954).

Während Kontaktdermatitiden nach *Insektiziden* (DDT) wiederholt beobachtet worden sind, weist der Fall von KRESBACH (1953) insofern gewisse Besonderheiten auf, als es hierbei neben einer schweren allergischen Dermatitis und dadurch erhöhten Resorption auch zu Ausfallserscheinungen seitens des Zentralnervensystems gekommen ist.

In diesem Zusammenhang müssen auch die in erster Linie als Pflanzenschutzmittel Verwendung findenden hochtoxischen, lipoidlöslichen *organischen Phosphorsäureester* erwähnt werden, deren Vergiftungsbild durch Reizerscheinungen am cholinergischen Nervensystem infolge Hemmung der Acetylcholinesterase bestimmt wird, weshalb therapeutisch hohe Atropindosen empfohlen werden. Ein weiteres ausgesprochen neurotropes Gift ist das *Ortho-Trikresylphosphat*, das wiederholt infolge Zusatzes zu Speiseölen vor allem in der Kriegs- und Nachkriegszeit zu schweren Massenvergiftungen geführt hat, wobei nicht nur periphere Nerven, sondern auch die Zentren im Rückenmark betroffen sein können (SCHEID, 1947). Eine praktische Bedeutung kommt diesem Stoff insofern zu, als er als „Weichmacher" (Igelit) in der Kunststoffindustrie (Schuhe, Windelhöschen, Taschen, Dosen, Beutel) vielfach verwendet wird und durch percutane Resorption, insbesondere bei konkomittierenden Hautläsionen oder -irritationen, toxische Schäden hervorrufen kann. Daneben ist auch ein Eindringen kleinster Mengen in die unversehrte Haut mittels organischer Lösungsmittel möglich, so daß infolge Kumulation das Ortho-Trikresylphosphat nach Jahren zu nervösen Ausfallserscheinungen führen kann (PARNITZKE, 1948).

Ohne hier das vorwiegend im pädiatrischen Schrifttum eingehend behandelte Krankheitsbild der *Akrodynie* (vegetative Neurose Feer) im einzelnen zu besprechen, sei hier erwähnt, daß es sich nach heutiger Auffassung um ein Syndrom handelt, dem ätiologisch wohl verschiedene Ursachen zugrunde liegen können, wobei aber in einem hohen Prozentsatz das *Quecksilber* (FANCONI, 1949) als schädigendes Agens ermittelt wurde.

3. Infektionen

Mannigfaltig sind auch die Beziehungen Haut- und Nervensystem bei akuten und chronischen Infektionen. Vor allem ist hier die Lues zu nennen, die jedoch gesondert in Bd. VI/2 des Ergänzungswerks von HOFF und WEINGARTEN besprochen wird. Das gilt ebenso für die Lepra (s. Bd. IV).

Unter den das Zentralnervensystem befallenden Mykosen gehört die *Aktinomykose* zu den bekanntesten Formen, die meist als Hirnabscesse in Erscheinung treten und entweder auf hämatogenem Weg oder durch Übergreifen des kraniofacialen Prozesses per continuitatem entstanden sein können. Nach KLOSS und THURNER (1955) ist auch mit einer direkten Infektion aus der Mundhöhle bzw. dem Rachenraum via Nervenscheiden zu rechnen. Eine solche Möglichkeit ist z.B. in dem Fall von ZANDER und BARONTINI (1956) zu erwägen, bei dem außer dem Hirnabsceß keine weiteren aktinomykotischen Herde aufgefunden wurden.

Aus der Reihe seltener Mykosen, die bevorzugt das Zentralnervensystem neben inneren Organen befallen, ist die durch einen hefeähnlichen Erreger — Cryptococcus neoformans (Torula histiolytica) — bedingte *Cryptokokkose* zu nennen, bei der Meningoencephalitiden mit Cysten- und Granulombildungen beschrieben werden. Entsprechend ihrer Lokalisation können die Ausfallserscheinungen sehr unterschiedlich sein und beim Fehlen sonstiger Herde (z.B. Lungen, Lymphknoten) die Abgrenzung gegen eine tuberkulöse Meningitis erschweren. Aus dem neueren europäischen Schrifttum liegen zwei Beobachtungen aus Frankreich vor (ALAJOUANINE und GRASSET, 1957), häufiger sind solche Fälle in Amerika und Australien beschrieben worden. Im deutschen Schrifttum haben jüngst BRANDT (1958) und HOLTZ (1960) je eine weitere Beobachtung mitgeteilt.

Auch die *Histoplasmose* des Nervensystems kann unter dem Bild einer Meningoencephalitis verlaufen (JUBA, 1958). Über den ersten Fall einer *Sporotrichose* des Gehirns ohne jegliche Hautbeteiligung berichten AUFDERMAUR, PILLER und FISCHER (1954). Eine letal verlaufene *Chromoblastomykose* des Gesichts mit multiplen Granulomen im Gehirn bei einem 8jährigen Mädchen sahen FUKUSHIRO, KAGAWA, NISHIYAMA und TAKAHASHI (1957). Bei der *nordamerikanischen Blastomykose* kann neben Haut und inneren Organen ebenfalls das Zentralnervensystem mitbeteiligt sein. Als Komplikationen bei der Coccidioidomykose werden Meningitis sowie cerebrale Erweichungsherde erwähnt (s. auch KADEN, Bd. IV des Ergänzungswerks).

Unter den exanthematischen *Viruskrankheiten* (Morbilli, Rubeolae, Varicellen, Variola u.a.) und Rickettsiosen (Fleckfieber) werden gelegentlich im abklingenden exanthematischen Stadium Komplikationen von seiten des Zentralnervensystems gesehen, die sich je nach Lokalisation des Prozesses in meningealen, cerebralen und spinalen Erscheinungen außern können. Über eine gewisse Zunahme der *Masernencephalitis* berichtete bereits GUTTMANN im Jadassohnschen Handbuch. Auch heute besteht noch keine Einmütigkeit über die Ursache derartiger Komplikationen. Diskutiert werden toxische, allergische Faktoren, ein Neurotropismus des Masernvirus, Aktivierung eines latenten Virus oder eine Zweitinfektion mit einem neurotropen Virus. — Noch seltener sind wohl neurologische Komplikationen bei Röteln. Über sechs derartige Fälle bei Erwachsenen im Rahmen einer 1952 aufgetretenen Epidemie in Uruguay berichteten RODRIGUEZ und VASQUEZ DE NEGROITO (1955). Bei den im Gefolge von *Varicellen*, in der Regel zwischen dem 3. und 8. Tage nach Ausbruch des Exanthems auftretenden neurologischen Komplikationen (Encephalitis bzw. Encephalopathie) werden die verschiedensten Ausdrucksformen beschrieben: schlaffe Lähmungen, besonders auch der Augenmuskeln, Trübung des Sensoriums, cerebellare Ataxie, Krämpfe u.a. Objektiv finden sich Reflexstörungen und Kompressionsschmerzen der peripheren Nervenstämme. Der Liquor zeigt in einem Teil der Fälle Lymphocytose und Eiweißvermehrung (APPELBAUM, RACHELSON und DOLGOPOL, 1953); Zeichen einer diffusen Hirnschädigung im EEG mit Verlangsamung des Grundrhythmus fand SUMMER (1956). Über eine schwere beiderseitige Stauungspapille mit Verlust der Sehkraft, die als Folge eines entzündlichen Hydrocephalus bei Varicellenencephalitis angesehen wird und erst durch Balkenstich geheilt werden konnte, berichten MAYERHOFER und BREITENFELD (1933). Insgesamt gehören die neurologischen Komplikationen nach Varicellen doch zu den Ausnahmen. Die Prognose ist im allgemeinen gut. Therapeutisch relativ schwer beeinflußbar sollen die Augenmuskellähmungen sein (Boudin, Nick, Contamin u. Bourhis, 1952). Einer Zusammenstellung von Underwood (1935) zufolge kam es in 16 von 107 Fällen nicht zu einer völligen restitutio ad integrum. Hinsichtlich der pathologisch-anatomischen Befunde, die sich insbesondere in einer herdförmigen Gliawucherung sowie in Nervenschädigungen äußern, s. B. Walthard und K. M. Walthard (1958).

Enge Beziehungen zu den Varicellen weist auch der *Zoster* auf, ja die Mehrzahl der Autoren ist heute sogar der Ansicht, daß beide Krankheiten durch ein und dasselbe Virus hervorgerufen werden. Eine eingehende Begründung mit Hin-

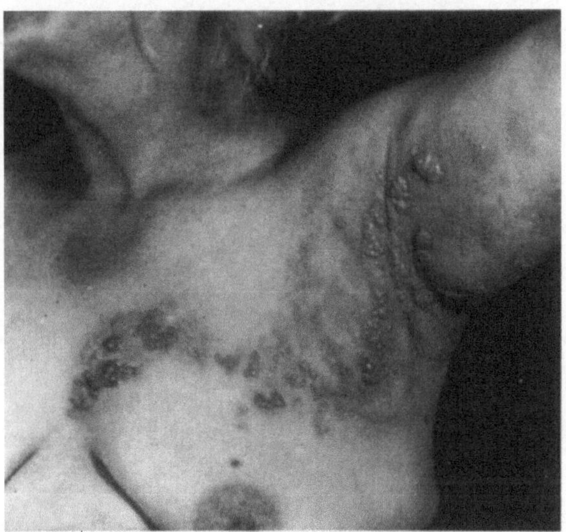

Abb. 21. R., Margarete, 60 Jahre alt. Streng einseitiger segmentärer Zoster im Bereich von Th 2—Th 3

weisen auf die epidemiologischen Beobachtungen (Auftreten eines Zosters in der Umgebung von Varicelleninfektionen und umgekehrt), die pathologischen Beziehungen sowie die virologischen Ergebnisse (Morphologie, Mikrobiologie und Serologie) findet sich bei Nasemann (Bd. IV/2 des Ergänzungswerks).

Auf die klinischen Erscheinungsformen des Zoster der Haut und Schleimhäute kann hier aus Raumgründen nicht näher eingegangen werden. Die ausgesprochen segmentäre Anordnung der Hautläsionen, meist einseitig, die Mittellinie in der Regel nicht überschreitend, selten doppelseitig, gestattet im allgemeinen die Anhiebsdiagnose. Vereinzelt sind die Beobachtungen über einen Zoster duplex unilateralis (Helle, 1966). Einen auf Th 2 und Th 3 beschränkten Zoster zeigt Abb. 21, ein Befall von L 1—L 3 neben einer generalisierten Aussaat bei einem 71jährigen Kranken ist auf den Abb. 22a und b erkenntlich.

Einen isomorphen Reizeffekt bei einem Psoriatiker beobachteten wir in Form zonal angeordneter, gruppierter psoriasiformer Efflorescenzen im Bereich von C^6—C^8 links (Abb. 23) mit heftigen Neuralgien in den gleichen Segmenten, die sich ebenso wie die Hauterscheinungen in einigen Wochen zurückbildeten. Eine analoge Beobachtung stammt von Bohnstedt (1957).

Neben dem Befall der Spinalganglien mit entsprechenden Sensibilitätsstörungen und vegetativen Symptomen (Störung der Vasomotorik, der Schweißsekretion, Aufhebung des Pilomotorenreflexes) können auch *motorische Lähmungen* beim Zoster beobachtet werden. So ist der Zoster ophthalmicus nicht selten von Augenmuskellähmungen begleitet. Beim *Zoster oticus*, dem eine Erkrankung des

Ganglion geniculi zugrunde liegt, kommt es zu Facialislähmungen, cochleo-vestibularen Störungen, Tränensekretions- und Geschmacksstörungen. Weiterhin sind auch motorische Ausfälle der Extremitäten (McINTYRE, 1951; MAGGI, MEEROFF, COSEN und HIRSCHMAN, 1956), des Schultergürtels (POPELLA, 1958) und der

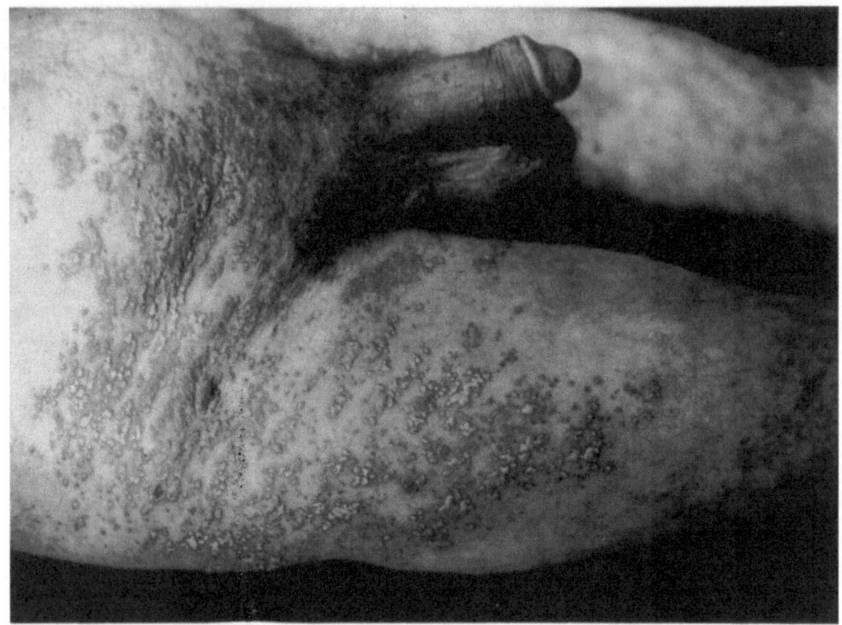

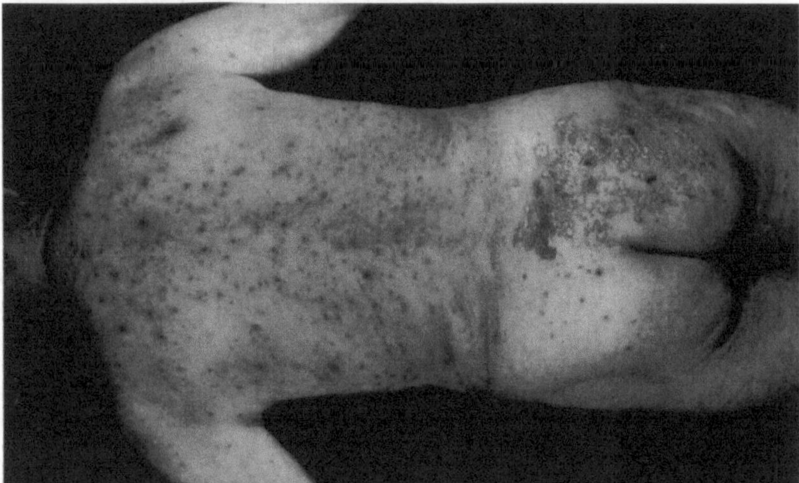

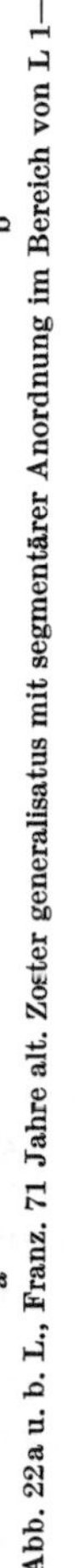

a b

Abb. 22a u. b. L., Franz. 71 Jahre alt. Zoster generalisatus mit segmentärer Anordnung im Bereich von L 1—L 3 rechts

Bauchwandmuskulatur (DE DOMINICIS, 1951) beschrieben worden. Letztere sahen wir bei einem Zoster im Bereich von L 1 und L 2 der gleichen Seite (Abb. 24). Motorische Paresen bzw. Plegien kommen durch Übergreifen des Prozesses auf die vorderen Wurzeln, seltener auf die Ganglienzellen des Vorderhorns zustande.

Zu den Komplikationen von seiten des Zentralnervensystems zählen meningeale Reizerscheinungen, meningitische, myelitische und encephalomyelitische Bilder.

Dementsprechend können die klinischen Symptome sehr unterschiedlich sein. Hinweise auf eine zentrale Beteiligung bieten Bewußtseinstrübung, Verwirrtheitszustände, Benommenheit, intensive Kopfschmerzen, Nackensteifigkeit, Krämpfe; bei spinaler Lokalisation: Wurzelschmerzen, Kernigsches Zeichen und Reflex-

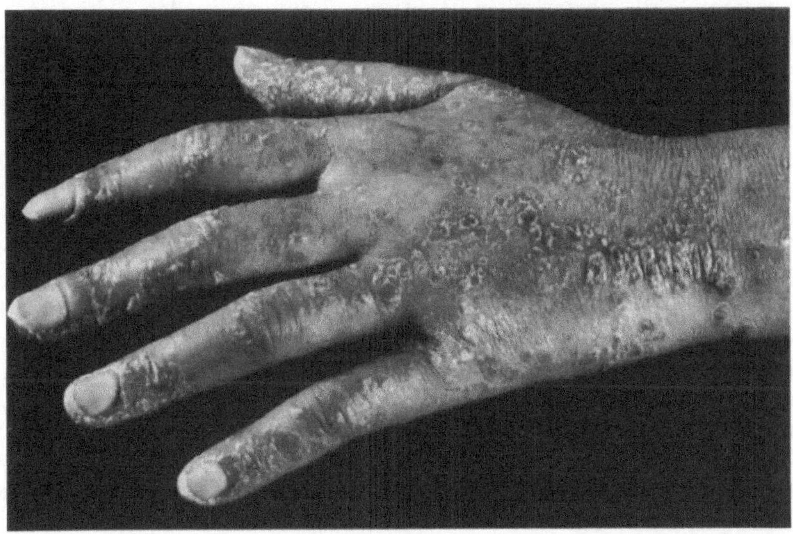

Abb. 23. Isomorpher Reizeffekt bei einem Psoriatiker. Zoster mit psoriatischen Efflorescenzen im Bereich von C 6—C 8

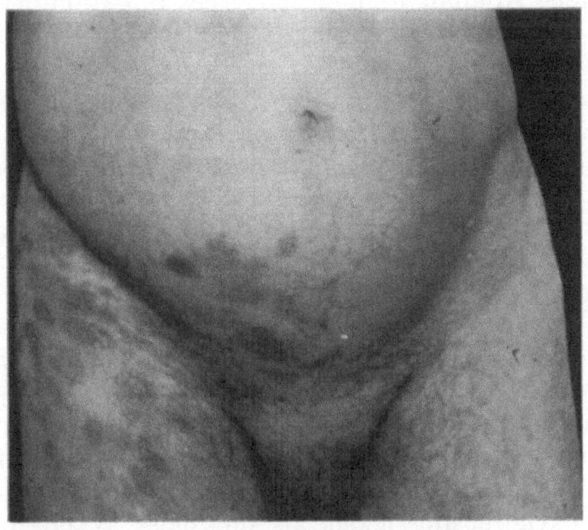

Abb. 24. Parese der Bauchwandmuskulatur rechts nach Zoster im Bereich von L 1 und L 2 der gleichen Seite

steigerungen. Beobachtungen von para- oder postzosterischer Meningocephalitis oder -myelitis: SIGGAARD-ANDERSEN und WULFF (1933), KRAMER (1935), ABASOLO SOTO (1938), BRÜCKEL (1948), DIAZ-BOBILLO und BONESANA (1952), BRIET und VAN DER MOLEN (1951), FRANK (1951), SCHMIDT, ROSEMAN und STEIGMAN (1955); s. auch WOHLWILL (1936), PETTE (1942), MEYER (1957), BOUDIN, BARBIZET, BRION und PÉPIN (1958), MCALPINE, KUROIWA, TOYOKURA und ARAKI (1959), APPELBAUM, KREPS und SUNSHINE (1962). TOURAINE (1935) unterscheidet die

Zostermeningitis (Pleocytose und Eiweißvermehrung) und die stumme Meningitis mit Liquorveränderungen ohne klinische Symptome.

Pathologisch-anatomisch kann der Zoster als Dermo- (Mucoso)-Neuro-Ganglio-Radiculo-Myelitis definiert werden (SCHUERMANN, 1958). Nach FEYRTER (1954a—d) handelt es sich nicht um eine primäre Erkrankung der Spinalganglien, aus der sekundär die zosterischen Hautveränderungen in den abhängigen Segmenten resultieren, vielmehr stellt der Zoster eine hämatogene Viruserkrankung dar, bei der die Beteiligung der Spinalganglien nur ein *Teilsymptom* bildet. In der segmentären Ausbreitung erblickt FEYRTER den *organartigen hämatogenen* Befall eines Rumpfwandmetamers. Das pathische Geschehen ist gekennzeichnet durch einen entzündlichen Prozeß an den Gefäßen im Sinne einer hyperergischen Capillaritis, Arteriolitis und Arteriitis (Periarteriitis nodosa *zosterica* FEYRTER). Eine massive lymphocytäre Infiltration innerhalb des N. facialis bei einem Zoster oticus beschreiben GUILDBERG-MÖLLER, OLSEN und KETTEL (1959). Unter den morphologischen Veränderungen werden Degenerationszeichen an den cerebrospinalen Nerven (Rarefizierung und Fragmentation) in den betroffenen Hautpartien beschrieben (EBERT, 1949). In den Ganglien, im Zentralnervensystem einschließlich ihrer Hüllen wurden perivasculäre lymphocytäre Infiltrate, Hämorrhagien, regressive Umwandlungen an den Nervenzellen bis zum völligen Untergang und Ersatz durch Gliawucherungen, Neuronophagie und Entmarkungsprozesse gefunden (DÜRCK, 1934; GUSZMAN, 1937; SZODORAY und FARAGO, 1937; SCHIRDUAN und DIETZE, 1952; BARONTINI, 1957; BOUDIN, BARBIZET, BRION und PÉPIN, 1958 u.a.). Es ergibt sich daraus, daß pathologisch-anatomisch irgendwelche spezifische Veränderungen im Bereich der Ganglien und des Zentralnervensystems nicht festzustellen sind.

Die durch das *Herpes simplex*-Virus hervorgerufene *Encephalomyelitis*, eine außerordentlich seltene Komplikation einer Herpes-Infektion, ist zwar schon seit langem als möglich beim Menschen vermutet, jedoch sind Beweise hierfür erst in den letzten Jahren mit Hilfe biologischer Virusnachweismethoden erbracht worden. Hierzu hat PETTE (1958) kürzlich kritisch Stellung genommen und führt als diagnostisch gesichert fünf Mitteilungen an. Weitere derartige Beobachtungen stammen von JANBON, CHAPTAL und LABRAQUE-BORDENAVE (1942) — 2 Fälle —, FASTIER und ALEXANDER (1950) — ein Fall mit letalem Ausgang —, DRAHEIM und DE RODANICHE (1952), HUNT und O'COMER (1955) — ein Fall —, bei denen das Herpes-Virus aus dem Liquor isoliert wurde. Auf welchem Wege das Virus in das Zentralnervensystem gelangt, ist nach PETTE (1958) noch nicht geklärt. Die hämatogene Entstehung nimmt, wie bereits beim Zoster erwähnt, FEYRTER (1954c) an. Nach den tierexperimentellen Untersuchungen von BOYSE, MORGAN, PEARSON und WRIGHT (1956) — Injektion von Herpes simplex-Virussuspensionen in den N. ischiadicus und nachfolgende intravenöse Zufuhr von J^{131}-markierten Plasmaproteinen zur Bestimmung des Sitzes und der Ausbreitung des entzündlichen Prozesses im Rückenmark — ist in der Medulla eher mit einer Ausbreitung des Virus durch die Gewebsflüssigkeit als mit einer Wanderung entlang den Achsenzylindern zu rechnen. Hinsichtlich der feingeweblichen Veränderungen im Zentralnervensystem, die im übrigen nicht spezifischer Natur sind, s. PETTE (1958). An klinischen Symptomen werden neben hohem Fieber meningeale Erscheinungen, Krämpfe, Parästhesien, Paresen und Lähmungen sowie Konvulsionen beobachtet. Einzelheiten zum kasuistischen Schrifttum s. NASEMANN, Bd. IV/2 des Ergänzungswerks.

Ätiologie und Pathomechanismus der *postvaccinalen Encephalitis und Myelitis*, über deren vereinzeltes Vorkommen in den letzten drei Dezennien aus verschiedenen Ländern berichtet wird, ist nach wie vor ungeklärt. Hinsichtlich der pathologisch-anatomischen Veränderungen des Zentralnervensystems sei auf den Beitrag von B. und K. M. WALTHARD, Handbuch der speziellen pathologischen Anatomie und Histologie, Bd. 13 (1958) verwiesen. Danach handelt es sich bei der Encephalitis nach Pockenschutzimpfung um eine akute Entzündung des Zentralnervensystems mit perivenösen herdförmigen Mikrogliazellwucherungen und Untergang von Nerven, für deren Entstehung PETTE (1947, 1955) neuroallergische Vorgänge vermutet.

Unter den durch *Protozoen* hervorgerufenen Krankheiten, bei denen Haut und Zentralnervensystem beteiligt sein können, ist die *Toxoplasmose* zu nennen. Enantheme sind hierbei bisher nicht beschrieben worden (SCHUERMANN, 1958). Unter den Hautformen werden generalisierte maculo-papulöse Exantheme ähnlich dem Fleckfieber von den mehr umschriebenen knotigen Bildungen mit Erweichung unterschieden. Bei der kongenitalen, diaplacentar übertragenen Toxoplasmose werden vermehrt schwere neurologische Komplikationen beobachtet: nekrotisierende Encephalitis mit Hydrocephalus (Mikrocephalie), Augenveränderungen (Chorioretinitis) und intracerebrale Verkalkungsherde, die nicht selten ein frühzeitiges Sterben solcher Kinder bedingen. Bei den postnatal erworbenen Toxoplasmosen des Kindesalters und der Erwachsenen steht die viscerale Beteiligung im Vordergrund. Den Erregernachweis im Gewebsschnitt knotiger Hauterscheinungen konnten SCHUERMANN und REICH (1951) erbringen. Von anderen Encephalitisformen unterscheidet sich die Toxoplasmoseencephalitis durch die bandartige Ausbreitungstendenz der Herde in der Rinde sowie ihr frühzeitiges Einschmelzen (s. auch SCHEIDEGGER, 1958); in unklaren, oligosymptomatischen Fällen wird die Diagnose durch den Sabin-Feldman-Test und die Komplementbindungsreaktion gesichert.

Auf die mannigfaltigen nervösen Komplikationen, insbesondere bei den schweren Verlaufsformen der *Brucellosen*, die mit vielgestaltigen, schubweise verlaufenden, oft lange persistierenden Exanthemen einhergehen, sei hier hingewiesen. Sie können sich äußern in Meningitis, Encephalitis, Myelitis und Polyneuritis. Zu den klinisch sehr charakteristischen Symptomen gehören die Fieberwellen (febris undulans).

Erinnert sei auch daran, daß die *Hautdiphtherie*, die bevorzugt die Retroauricularregion befällt, mit einer Polyneuritis und nachfolgender Lähmung z.B. des N. facialis einhergehen kann. Im Gegensatz zur *Hauttuberkulose*, bei der ein gleichzeitiger Befall von Haut und Nervensystem außerordentlich selten ist, sind neurologische Komplikationen bei der *Sarkoidose*, insbesondere bei dem subacuten Teilbild, dem *Heerfordt-Syndrom*, mit der klassischen Trias Parotitis, Uveitis und Facialislähmung nebst subfebrilen Temperaturen häufig.

Einer Zusammenstellung von ZEMAN (1958), die etwa 2500 Fälle von Sarkoidose des Schrifttums berücksichtigt, ist zu entnehmen, daß bei rund 250 Fällen von überwiegend Heerfordt-, seltener Mikulicz-Syndrom rund 50% mit neurologischen Komplikationen verknüpft sind. Dabei ist aber eine Hautbeteiligung bei der neuro-oculo-glandulären Form der Sarkoidose nur in einem gewissen Prozentsatz (etwa 15%) zu verzeichnen (FRANCESCHETTI und MORSIER, 1941).

Die neurologischen Komplikationen bei der Sarkoidose können sich äußern als *Polyneuritis* insbesondere der Hirnnerven (unter anderem als Gaumensegellähmungen, Augenmuskelparesen, Doppeltsehen, Opticusneuritis, Geruchs- und Geschmacksstörungen, s. auch FUNK, 1958), ferner der spinalen Nerven mit Paresen, Lähmungen, Reflexanomalien, Sensibilitätsstörungen und Muskelatrophien, gegebenenfalls auch passagerer Natur.

Daß nicht jede Bewegungseinschränkung der Gliedmaßen neurogenen Ursprungs zu sein braucht, sondern durch lokale Störungen infolge Durchsetzung der Muskulatur mit epitheloidzellhaltigen Granulomen bedingt sein kann, wie ein Fall von Moritz (1956) zeigt, sei hier erwähnt.

Die Affektionen am *Zentralnervensystem* bei der Sarkoidose vermögen eine Fülle von Symptomen, insbesondere meningitische, meningoencephalitische Erscheinungen, aber auch umschriebene Hirn- und Rückenmarkssymptome hervorzurufen. Ferner sind symptomatische Psychosen sowie endokrine Störungen

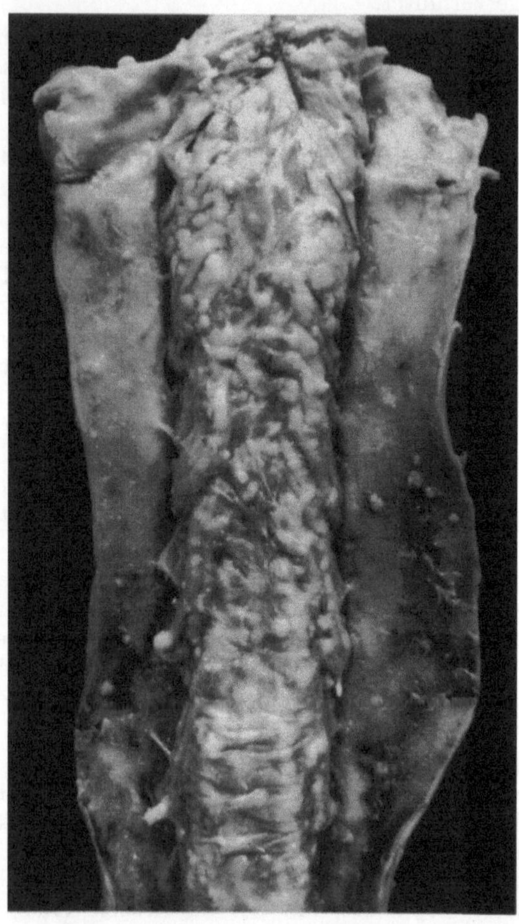

Abb. 25. Morbus Boeck. Miliare Knötchenaussaat in den Leptomeningen und vereinzelt auch in der Dura des Rückenmarks. (Aus Fresen, O.: Die gestaltliche Betrachtung des Morbus Boeck. Erg. ges. Tbk. u. Lungenforsch., Bd. XIV, S. 605. 1958)

(Diabetes insipidus, Dystrophia adiposogenitalis, hypophysäre Kachexie) beschrieben worden, die auf eine Beteiligung der Hypophysen-Zwischenhirnregion hindeuten. Entsprechend der vielgestaltigen Symptomatologie der zentralnervösen Sarkoidose, die an multiple Sklerose oder auch Encephalitis lethargica erinnern kann, ist die Verifizierung der Diagnose nur bei dem Vorhandensein weiterer Manifestationen, vor allem Lymphknoten, Lungen, Augen, Knochen, Muskulatur und Haut möglich. Hinsichtlich der pathologischen Anatomie der *Sarcoidose* des Zentralnervensystems sei auf den Beitrag von Zeman (1958) verwiesen. Danach werden unterschieden: 1. die Meningoencephalitis (umschrieben, tumorartig oder diffus-disseminiert), 2. die diffuse metastatische Herdencephalitis und 3. die angiitische und arteriitische Form. Bei den meningitischen Bildern finden sich zahlreiche miliare Knötchen in der verdickten Leptomeninx, insbesondere im Bereich der Hirnbasis — analog der tuberkulösen Meningitis —, aber auch des Rückenmarks. Dies zeigt Abb. 25[1], auf der neben einer dichten Aussaat in den weichen Häuten einzelne Knötchen in der Dura zu erkennen sind. Als recht charakteristisch, wenn auch nicht absolut krankheitsspezifisch, gilt die Chorioependymitis. Histologisch finden sich die epitheloidzellhaltigen Granulome, wie sie aus den anderen Organen her bekannt sind, neben Entmarkungsprozessen und Gliawucherungen. Als Folge des meningealen Prozesses kann sich ein Hydrocephalus einstellen (GARCIN u. Mitarb., 1957), der die Prognose des Leidens außerordentlich verschlechtert. Auf die verschiedenen Hypothesen über die Ätiologie der Sarcoidose, unter denen vor allem die Zusammenhänge mit der Tuberkulose, ferner eine Virusinfektion, eine Systemerkrankung und eine unspezifisch hyperergische Reaktion auf verschiedenste Noxen diskutiert werden, kann in diesem Zusammenhang nicht näher eingegangen werden. Eingehend ist dieser Fragenkomplex bei LEITNER (1942), KALKOFF und MOHR (1949), LONGCOPE und FREIMAN (1952), FUNK (1958) u.a. berücksichtigt worden (s. hierzu KALKOFF, Bd. IV des Ergänzungswerks).

4. Sonstige Haut- und Nervensystem betreffende Systemerkrankungen, Avitaminosen, Stoffwechselstörungen

Über eine Beteiligung des Nervensystems bei den subakuten und akuten Verlaufsformen des *Erythematodes*, dessen Erkennen durch den Nachweis des L.E.-Zellphänomens im peripheren Blut und Knochenmark sowie dessen Induktion durch den auch im Liquor nachgewiesenen L.E.-Faktor (HAUSER und GEIER, 1952) erleichtert worden ist, liegen besonders aus den letzten Jahren zahlreiche einschlägige Mitteilungen vor. Unter den *psychotischen* Krankheitsbildern werden Erregungen, Delirien, Halluzinationen, paranoide Züge, Depressionen, katatone Bilder, Dementia u.a. beschrieben (BRODY, 1956). Davon sind die als Behandlungsfolgen anzusehenden symptomatischen Psychosen beim Erythematodes nach ACTH und Cortison (SCHMID, 1954; ISHIWARA, 1955 u.a.) sowie nach Antimalariamitteln, worauf bereits bei der Besprechung der Arzneimittelnebenwirkungen hingewiesen wurde, zu unterscheiden.

Einer Zusammenstellung von CLARK und BAILEY (1956) ist zu entnehmen, daß von 100 beobachteten Erythematodesfällen bei 28 Kranken neurologische und psychiatrische Komplikationen bestanden, wovon vier allein schwere seelische Störungen aufwiesen. 24 Kranke zeigten neurologische Symptome. Am häufigsten fanden die Autoren Konvulsionen (14mal), Hemiplegien und Doppeltsehen (je viermal), Polyneuritiden (dreimal). Weiterhin werden erwähnt choreiforme Bewegungsstörungen, Schwindel, Nystagmus, Aphasien, Intentionstremor u.a. Sonstige kasuistische Mitteilungen über nervöse Beteiligung beim Erythematodes: CORNBLEET u. ROBBINS (1938), SEDGWICK und v. HAGEN (1948), TUMULTY und HARVEY (1949), RUSSEL, HASERICK und ZUCKER (1951), GLASER (1952), GOVAERTS u. Mitarb. (1953), JERI (1953), PIPER (1953), KEINING und BRETT (1954), SCHMIDT (1954), SIEKERT und CLARK (1955), SCHEINBERG (1956), BAILEY, SAYRE und CLARK (1956), MUSUMECI (1959) u.a.

Gelegentlich ergibt sich eine Diskrepanz zwischen klinisch festgestellten neurologischen Komplikationen und dem Fehlen jeglicher vasculärer oder parenchymatöser Veränderungen im Gehirn, wie z.B. in dem Fall von GOVAERTS u. Mitarb. (1953), der ante finem durch zahlreiche epileptiforme Anfälle charakterisiert war, andererseits fand GLASER (1952) schwerste

[1] Herrn Prof. Dr. FRESEN, Pathologisches Institut der Medizinischen Akademie Düsseldorf (Direktor: Prof. Dr. MEESEN) danke ich auch an dieser Stelle für die freundliche Überlassung der Photographie.

cerebrale Veränderungen in zwei Fällen, die klinisch offenbar symptomlos geblieben waren. Pathologisch-anatomisch stehen im Vordergrund die intracerebralen und meningealen Gefäßveränderungen mit Einlagerung fibrinoider Substanzen in die Gefäßwand, Endothelproliferation, Thrombenbildung analog den an anderen Organen gesichteten Gefäßalterationen und daraus resultierende Hämorrhagien, Erweichungsherde und degenerative Veränderungen an Nervenzellen und Nervenfasern in der Umgebung der Gefäße. Je nach Lokalisation des Prozesses, z.B. bei vorwiegendem Betroffensein der pialen Gefäße, kommt es zu einer Atrophie der grauen Substanz, sog. Granularatrophie der Hirnrinde (MALAMUD und SAVER, 1954). Gleichsinnige Veränderungen können auch im Rückenmark auftreten (PIPER, 1953; BAILEY, SAYRE und CLARK, 1956).

Verschiedenartigste neurologische Komplikationen sind auch bei der *Periarteriitis nodosa* (KUSSMAUL-MEIER) möglich. Die Beteiligung des Zentralnervensystems durch entsprechende arterielle Gefäßveränderungen in den Hirnhäuten wie auch im Gehirn und Rückenmark wird im Schrifttum mit 8% angegeben. Dies betrifft allerdings in erster Linie die generalisierten Formen mit gleichzeitigen visceralen Manifestationen, bei denen eine Hautbeteiligung von etwa 15% angenommen wird, nicht hingegen die rein cutane Form, sog. *Periarteriitis nodosa cutanea* oder *Periarteriitis nodosa benigna cutis*, die nicht etwa als Vorläufer der visceralen Form anzusehen ist, sondern offenbar auf die Haut beschränkt bleiben kann (GOTTRON, 1952; SPIER und RÖCKL, 1960). Das bei den generalisierten Formen der Periarteriitis nodosa so variable neurologische Erscheinungsbild kann durch zentrale oder periphere Lähmungen, insbesondere aber infolge von Hirnblutung oder Erweichungsherden bei komplettem Gefäßverschluß schwere, oft deletäre Folgen mit sich bringen. Hinsichtlich der neurologischen Symptome s. auch STAMMLER (1950, 1959), LOOGEN (1952) sowie der pathologisch-anatomischen Befunde des Zentralnervensystems: B. WALTHARD und K. M. WALTHARD (1957). Auf die *Periarteriitis nodosa zosterica* (FEYRTER) wurde im Kapitel Zoster hingewiesen. Erwähnt sei hier noch die vor allem im höheren Alter zu beobachtende, mit Fieber und heftigen Kopfschmerzattacken in den Schläfenpartien einhergehende *Arteriitis temporalis*, bei der es auch zu Erblindung kommen kann.

Ein nach seinen Erstbeschreibern als *Melkersson-Rosenthal-Syndrom* bezeichneter Symptomenkomplex mit der klassischen Trias: 1. rezidivierende, meist ein-, selten beiderseitige Facialislähmung, rezidivierende, später persistierende Gesichts-, vor allem Lippenschwellungen und 3. Faltenzunge hat in den letzten Jahren ein lebhaftes Interesse bei Dermatologen und Neurologen gefunden, wie die zahlreichen Kasuistiken lehren. Damit ist das Syndrom auch in seiner Symptomatologie erheblich erweitert worden. So hat SCHUERMANN (1952) gleichsinnige Veränderungen der Zunge und Wangenschleimhaut (Glossitis und Pareiitis granulomatosa) neben Geschmacksstörungen und Schluckreizen als weitere neurologische Komplikationen, schließlich auch eine Beteiligung der Lymphknoten (1954) und des harten Gaumens (1958) beschrieben, wobei die histologischen Veränderungen aus Zunge, Lippe und Wangenschleimhaut eine auffallende Übereinstimmung mit der *Cheilitis granulomatosa* (MIESCHER, 1945) zeigen, welch letztere, ursprünglich aus der Gruppe der Makrocheilien ausgesondert, heute von der Mehrzahl der Autoren, wie auch von MIESCHER selbst (1956), als dem Melkersson-Rosenthal-Syndrom zugehörig angesehen wird. Abb. 26 zeigt eine Patientin mit einer rezidivierenden Unterlippenschwellung rechts bei rezidivierenden gleichseitigen Facialisparesen in der Kindheit. Das histologische Bild weist in frischen Stadien ein hochgradiges Ödem auf, dem sich später knötchenförmige oder diffuse, perivasculär oder perineural angeordnete, mehr oder weniger epitheloidzellenhaltige Granulome von tuberkuloiden oder sarcoidähnlichem Aufbau anschließen. Neben den Gesichtsschwellungen soll auch extrafaciale Lokalisation möglich sein (SCHUERMANN, 1958; HORNSTEIN, 1959). An weiteren neurologischen Symptomen werden erwähnt: Sensibilitätsstörungen des N. trigeminus, Doppeltsehen, Chvosteksches Zeichen, Reflexanomalien, Geschmacksstörungen, Hyperacusis, paroxymale Aphonie u.a. Einzelheiten hierzu s. die Übersicht von HORNSTEIN (1955), der 27 eigene Beobachtungen zugrunde liegen. In drei Fällen beobachtete rezidivierende spastische Hemiplegien mit Veränderungen im EEG der homolateralen Seite, passagere amaurotische Zustände und spinale Prozesse lassen den Autor auch an eine Mitbeteiligung des Zentralnervensystems denken (s. auch BROSER und BENDER, 1958).

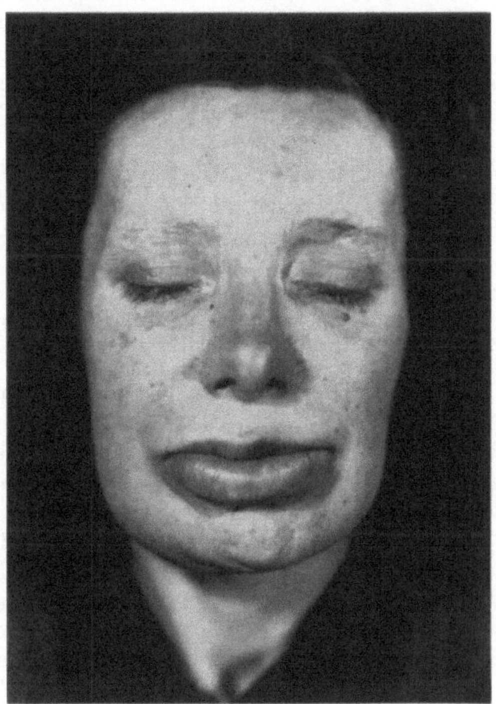

Abb. 26. K., Johanna, 37 Jahre alt. Melkersson-Rosenthal-Syndrom. Als junges Mädchen rezidivierende Facialislähmungen

Über eine bisher nicht beschriebene Kombination des Melkersson-Rosenthal-Syndroms mit einem *Megacolon congenitum* bei Mutter und Tochter berichten ADERHOLD, KRÖNKE und PAWLIK (1957), woraus die Autoren auf eine Fehlbildung des vegetativen Nervensystems schließen. Ein dem Melkersson-Rosenthal-Symptomenkomplex wohl analoges Syndrom (intermittierende Gesichtsschwellung, gleichzeitige Tränensekretion, neuralgische Schmerzen im Oberkiefer und Sensibilitätsstörungen) beschreibt FEGELER (1953). Dem Melkersson-Rosenthal-Syndrom als *Geniculum-Syndrom* (DÖRING, 1950) wird diese Variante als *Sphenopalatinum-Syndrom* zur Seite gestellt.

Ätiologie und Pathogenese des Melkersson-Rosenthal-Syndroms sind weitgehend unbekannt. Die ursprünglich diskutierten Zusammenhänge mit der Tuberkulose, vor allem auch der Sarcoidose (HERING und SCHEID, 1954; TOURAINE, 1955) haben bisher kein weiteres Echo gefunden. Die Beobachtungen von TAPPEINER (1953) lassen auch an einen allergischen Prozeß, ausgelöst durch dentogene Foci und andere verschiedenartigste Noxen (z.B. Prothesen) denken. Näheres hinsichtlich der sonstigen zahlreichen Hypothesen s. HORNSTEIN (1955).

Auf das im dermatologischen Schrifttum bisher kaum erwähnte, von FEGELER (1952) anhand von zwei Beobachtungen mitgeteilte *auriculo-temporale Syndrom*, das durch Hyperästhesie, Hyperämie und Hyperhidrosis — wobei die beiden letzteren Symptome anfallsweise beim Kauakt auftreten — im Versorgungsgebiet des N. auriculo-temporalis gekennzeichnet ist und offenbar einen entzündlichen Prozeß der Parotis zur Voraussetzung hat, der zu einer gesteigerten Erregbarkeit der sympathischen Schweißfasern führt, kann hier nicht näher eingegangen werden (s. auch Schliack, Bd. II des Ergänzungswerks).

Unter den *Mangelkrankheiten*, die die engen Beziehungen Haut und Nervensystem besonders unterstreichen, stellt die *Pellagra* wohl das wichtigste Krankheitsbild dar. Hinsichtlich der mannigfaltigen psychischen Veränderungen sei auf den Beitrag Borelli verwiesen. An neurologischen Komplikationen werden geringfügige neuritische Erscheinungen mit Parästhesien bis zu kompletten Lähmungen (spastische Paraplegie: Guillain, Bertrand, Mollaret und Lereboullet, 1934; Armstrong, 1952), Pyramiden- und Hinterstrangzeichen ähnlich der funikulären Myelose, cerebellare Erscheinungen, kausalgische Schmerzen, bulbäre und pallido-striäre Symptome, Adynamie, neurovegetative Funktionsstörungen u.a. beschrieben. Bezüglich Pathogenese sowie Klinik der Hauterscheinungen s. Fegeler Bd. VIII wie auch Wulf, Bd. V/1.

Auf die Möglichkeit disseminierter cerebral-cerebellarer Schädigungen durch Insolation nach vorausgehender Mangelernährung (Hypovitaminose) hat Ploog (1947) anhand von fünf Krankenbeobachtungen hingewiesen. Es handelte sich um Gefangene, die nach intensiver Sonnenbestrahlung im Frühjahr 1945 recht unterschiedliche, z.T. unter dem Bilde der multiplen Sklerose auftretende neurologische Komplikationen aufwiesen. Gleichzeitig bestand bei vier Kranken eine Ichthyosis vulgaris seit Kindheit.

Über degenerative Veränderungen an den cutanen Nerven von Hautbiopsien pellagröser Haut berichten Rosentoul (1934), Milenkow (1936), Cozzani (1949). In einem jüngst von Korting (1958) mitgeteilten Fall von pemphigoider Pellagra werden hochgradige Ödembildung innerhalb der Hautnerven mit Rarefizierung der Nervenfasern neben einer geringfügigen Metachromasie beschrieben.

Unter den *Stoffwechselkrankheiten*, die mit z.T. schwersten neurologischen Symptomen einhergehen können, sind die *Porphyrinkrankheiten* zu erwähnen. Die *kongenitale erythropoetische* Porphyrie, die zu hochgradigen destruierenden Hautveränderungen, ja Mutilationen an den lichtexponierten Hautpartien führen kann, läßt in der Regel neurologische Symptome vermissen. Bei der *akut-intermittierenden Porphyria hepatica* mit abdominellen Krisen besteht *keine* Lichtüberempfindlichkeit der Haut. Letztere zeigt aber gelegentlich eine chloasmaähnliche bräunliche Pigmentierung und Hypertrichose. Beherrscht wird das Bild von neurologischen Erscheinungen in Form symmetrischer Polyneuritiden mit Hyperästhesien, Hyper- und Analgesien oder auch motorischer Lähmungen, zuweilen nach Art der Landryschen Paralyse sowie psychischer Störungen (delirante Zustände, Depressionen), die als symptomatische Psychosen infolge Intoxikation aufgefaßt werden. Bei der *Porphyria cutanea tarda* werden neurologische Symptome nicht beobachtet, abgesehen von jenen Fällen, die einen Mischtyp (Lichtempfindlichkeit, abdominelle und neurologische Erscheinungen) aufweisen. Zur pathologischen Anatomie des Nervensystems bei den Porphyrien s. Pentschew (1958).

Das von Ruiter und Pompen (1939) bei drei Brüdern beobachtete *Angiokeratoma corporis diffusum (universale) mit cardiovasorenalem Symptomenkomplex*, bei dem diese Autoren ursächlich eine Stoffwechselstörung vermuteten, konnte durch die pathologisch-anatomischen Untersuchungen von Scriba (1950) bei der Sektion eines von Hornbostel, Spier und Koch (1951) beschriebenen Kranken mit diesem Syndrom aufgeklärt werden. Danach handelt es sich bei der in den Gefäßwänden, Herzmuskulatur, Nieren, Milz und anderen parenchymatösen Organen sowie in den Ganglienzellen nachgewiesenen doppeltbrechenden Substanz um ein *sphingomyelinartiges Diaminophosphatid*. Klinisch stehen bei dieser Speicherkrankheit neben den feinen, an Morbus Osler erinnernden Teleangiektasien vasomotorische Störungen, Parästhesien, Beinödem. Schweißsekretionsstörungen, Herzvergrößerung und pathologischer Harnbefund im Vordergrund. Inzwischen sind weitere Beobachtungen über die Systemerkrankung erschienen (s. hierzu Ruiter, 1958). Erwähnt sei schließlich, daß es im Rahmen der *Lipoidspeicherungskrankheiten* neben den *xanthomatösen* Veränderungen in der Haut auch zu einer Mitbeteiligung des Zentralnervensystems kommen kann. Neurologische Komplikationen sind ferner, wie Bodechtel und Erbslöh (1954) zeigen konnten, bei der *Hämochromatose* als *endogener Eisenspeicherkrankheit* möglich, die klinisch durch das bronzefarbene Hautkolorit gekennzeichnet ist. Hinsichtlich der Eisenpigmentablagerungen im Gehirn, die sich vornehmlich auf die Plexus chorioidei, die Bulbi olfactorii und die Hirnbasis erstrecken, s. Erbslöh (1958). Ganz ähnlich erweisen sich auch die dunkelgrau oder braunen Pigmentierungen der Haut bei der familiär vorkommenden *hepatolentikulären Degeneration* (Wilsonsche Krankheit), deren Krankheitserscheinungen heute als stoffwechselbedingt aufgefaßt werden.

Zu den lebensbedrohenden Komplikationen der schubweise verlaufenden, mit aphthösen Schleimhautveränderungen [Mundhöhle, Genitale (ulcerös)], Hypopyon-Iritis (Iridocyclitis) sowie Erythema nodosum, akneiform-pustulösen Hauterscheinungen, rheumatoiden Symptomen einhergehenden *Behçetschen Krankheit* gehört die Beteiligung des Zentralnervensystems, wobei pathologisch-anatomisch umschriebene kleine Herde in der grauen und weißen Substanz beschrieben werden (Berlin, 1944; Evans, Pallis und Spillane, 1957; McMenemy und Lawrence, 1957). Klinisch bieten solche Kranken mit neurologischen Ausfallserscheinungen oder psychischen Veränderungen das Bild einer Meningoencephalitis oder einer Encephalomyelitis. Zu den möglichen Symptomen gehören cerebellare Erscheinungen, pyramidale Zeichen, Mono-, Para- und Tetraplegien, Sensibilitätsstörungen und Stammhirnschädigungen. Daß bisweilen derartige neurologisch-psychiatrische Komplikationen den dermatologischen und ophthalmologischen Kardinalsymptomen vorausgehen können, unterstreicht die Beobachtung von Becker (1961).

Für die von Behçet vermutete Virusätiologie scheinen die Untersuchungen von Sezer (1953, 1956) sowie Evans, Paillis und Spillane (1957) zu sprechen, denen die Isolierung des Virus gelang. Dem stehen allerdings eine Reihe negativer Untersuchungsbefunde entgegen (cf. Nasemann, Bd. IV/2 des Ergänzungswerks), so daß die Virusätiologie der Behçetschen Erkrankung wohl noch nicht als endgültig bewiesen angesehen werden darf (Marchionini u. Müller, 1965).

Unter den *primären Hautkrankheiten*, die sekundär das Nervensystem einbeziehen können, wurde die *Diphtherie* bereits erwähnt. Auch im Zusammenhang mit chronischen Pyodermien kann es zu Polyneuritiden, selten wohl infolge metastatischer Absiedlung zu Meningitis oder Abscessen im Zentralnervensystem kommen. Das bevorzugte Metastasieren eines *Melanoms* der Haut in das Zentralnervensystem ist bekannt. Fand doch Greither (1950) ausschließlich Gehirnmetastasen eines maligne entarteten Pigmentnaevus bei einem 19jährigen Mädchen. Über den ersten Fall eines *Angiomatosis Kaposi* mit autoptisch nachgewiesenen Hirnmetastasen berichten Schirren und Burkhardt (1955). Unter den granulomatösen und neoplastischen Erkrankungen des *retothelialen Systems* können neurologische Ausfallserscheinungen ebenfalls beobachtet werden. So werden im Rahmen der *Lymphogranulomatose* gar nicht selten neurologische Komplikationen beobachtet. Unter ihnen gehören die cerebralen Formen, entweder durch Übergreifen des Prozesses von den befallenen Schädelknochen auf die Dura, die Leptomeningen und per continuitatem auf das Gehirn oder durch hämatogene Aussaat in die Hirnhäute oder intracerebral, zu den selteneren Lokalisationsmöglichkeiten. Bei den spinalen Formen können durch epidurale

Wucherungen Querschnittssyndrome, spinale Arachnitis und Radiculitis vorliegen, während Reiz- und Ausfallserscheinungen an peripheren Nerven infolge Umwachsung bzw. Durchdringen von benachbarten affizierten Lymphknoten am häufigsten im Bereich des Plexus brachialis beobachtet werden. Bei 403 Kranken mit histologisch gesicherter Lymphogranulomatose ermittelten Thies, Kiefer und Noetzel (1961) bei 47 Patienten (11,7%) Komplikationen von seiten des Nervensystems.

Abschließend seien noch die im Gefolge von ausgedehnten Verbrennungen und Verbrühungen auftretenden Hirnveränderungen erwähnt, bei denen in den Frühstadien ein toxisch bedingtes Hirnödem im Vordergrund steht, das in besonders schweren Fällen zu irreparablen Schädigungen führen kann.

Literatur

Aavik, O. R.: Cholinesterases in human skin. J. invest. Derm. **24**, 103 (1955). — Abasolo Soto, J.: Zoster-Encephalitis. Rev. Sanid. nav. **1938**, 103. — Ackermann, A.: Über die Prüfung des lokalen orthosympathischen Tonuszustandes in der Haut mit Adrenalin-Elektrophorese. Münch. med. Wschr. **1936**, 1876. — Das Schwitzen nach Pilocarpinelektrophorese als Test für die parasympathische Tonuslage in der Haut. Münch. med. Wschr. **1938**, 318. — Adams-Ray, J., et H. Nordenstam: Un système de cellules chromaffines dans la peau humaine. Lyon chir. **52**, 125 (1956). — Adams-Ray, J., H. Nordenstam u. J. Rhodin: Über die chromaffinen Zellen der menschlichen Haut. Acta neuroveg. (Wien) **18**, 304 (1958). — Aderhold, K., E. Krönke u. H. J. Pawlik: Melkersson-Rosenthal-Syndrom mit Megacolon congenitum — ein selbständiges Krankheitsbild. Dtsch. Gesundh.-Wes. **12**, 513 (1957). — Alajouanine, Th., et A. Grasset: La cryptococcose (torulose) du système nerveux central. Sem. Hôp. (Paris) **1957**, 3575. — Andre, M.: Sur la lèpre syringomyélique (contribution à l'étude de ses troubles sensitifs, de ses lésions osseuses et trophiques). J. belge Neurol. Psychiat. **40**, 466 (1940). — Appelbaum, E., S. I. Kreps, and A. Sunshine: Herpes zoster encephalitis. Amer. J. med. **32**, 25 (1962). — Appelbaum, E., M. H. Rachelson, and V. B. Dolgopol: Varicella encephalitis. Amer. J. Med. **15**, 223 (1953). — Armstrong, J. R.: Pellagra associated with Crohn's disease. Lancet **1952 II**, 1253. — Arthur, R. P., and W. B. Shelley: The nature of itching in dermatitic skin. Ann. intern. Med. **49**, 900 (1958). — The technology of in vitro staining of nerves in human skin with thiazin dyes. J. invest. Derm. **33**, 121 (1959). — Aufdermaur, M., M. Piller u. E. Fischer: Sporotrichose des Hirns. Schweiz. med. Wschr. **1954**, 167.

Babel, J.: Syndrom de Vogt-Koyanagi (uvéite bilaterale, poliosis, alopécie, vitiligo et dysacousie). Schweiz. med. Wschr. **1939**, 1136. — Bailey, A. A., G. B. Sayre, and E. C. Clark: Neuritis associated with systemic lupus erythematosus. A report of five cases, with necropsy in two. Arch. Neurol. Psyciat. (Chir.) **75**, 251 (1956). — Baló, J., et F. Földvari: L'examen des ganglions spinaux dans des cas de pemphigus. Ann. Derm. Syph. (Paris) **79**, 626 (1952). — Balter, M.: Le syndrome de Vogt-Koyanagi. Ann. Derm. Syph. (Paris) **82**, 640 (1955). — Bandmann, H.-J.: Status dysraphicus unter dem Bild einer Syringomyelie-Syringobulbie mit sekundären Haut- und Nagelveränderungen. Dermatologica (Basel) **114**, 243 (1957). — Praktische Anatomie und Hauttopographie. Arch. klin. exp. Derm. **219**, 24 (1964). — Bandmann, H.-J., D. Hamburger u. N. Romiti: Bericht zur Brooke-Spieglerschen Phakomatose. Hautarzt **16**, 450 (1965). — Barontini, F.: Sulle alterazioni istopatologiche del sistema nervoso nell' herpes zoster. Riv. Pat. nerv. ment. **78**, 304 (1957). — Barta, L.: Pubertas praecox, bedingt durch Neurofibromatosis generalisata (Recklinghausensche Krankheit). Ann. paediat. (Basel) **170**, 15 (1948). — Bazex, Parant et Dupré: Encéphalite oedemateuse au cours d'une maladie de Duhring traitée par la nivaquine. Bull. Soc. franç. Derm. Syph. **62**, 244 (1955). — Becker, J.: Zur neurologischen Symptomatik des „Morbus Behçet". Nervenarzt **32**, 486 (1961). — Behrman, H. T., O. L. Levin, and J. Laval: Vogt-Koyanagi syndrome. Arch. Derm. Syph. (Chic.) **57**, 235 (1948). — Berg: Diskussion zu Euler: Bericht über einen Fall tödlich verlaufener Ulironschädigung. Zbl. Haut- u. Geschl.-Kr. **60**, 207 (1938). — Berlin: Ch.: Behçet's syndrome with involvement of the centralnervensystem. Report of a case, with necropsy, of lesions of the mouth, genitalia and eyes; review of the literature. Arch. Derm. Syph. (Chic.) **49**, 227 (1944). — Beutner E. H., and R. E. Jordon: Demonstration of skin antibodies in sera of pemphigus vulgaris patients by indirect immunfluorescent staining. Proc. Soc. exp. Biol. (N.Y.) **117**, 505 (1964). — Bezecny, R.: Einseitige Erythrocyanosis nach Poliomyelitis. Zbl. Haut- u. Geschl.-Kr. **56**, 1 (1937). — Billingham, R. E., and P. B. Medawar: A study of branched cells of the mammalian epidermis with special reference to the fate of their division products. Phil. Trans. B **237**, 151 (1953). — Birkmayer,

W.: Gefäßreaktionen der Haut bei Halbseitenlähmungen. Nervenarzt **20**, 108 (1949). — Blaich, W.: Das neuro-vasculäre Problem der Neurodermitis unter dem Gesichtswinkel funktioneller Hautprüfungen der terminalen Strombahn. Arch. klin. exp. Derm. **208**, 63 (1958a). — Zur Pathogenese des Naevus Unna der Nackengegend und des Feuermals der Stirn. Hautarzt **9**, 406 (1958b). — Blaich, W., u. H. Engelhardt: Intermittierende Erythembildung als Ausdruck syndromatischer Verknüpfung bestimmter Hautveränderungen mit einer Polyneuroradiculitis (Guillain-Barré). Derm. Wschr. **1951**, 289. — Zur Frage der Entstehung essentieller Teleangiektasien, der „vasomotorischen Dauerrötung" und ähnlicher Gefäßveränderungen. Hautarzt **5**, 357 (1954). — Blaich, W., u. H. Niermann: Pathophysiologische Untersuchungen bei der Neurodermitis. Hautarzt **8**, 243 (1957). — Block, W.: Über die Rolle der sympathischen Ganglien in der Pathogenese der Durchblutungsschäden. Zbl. Chir. **72**, 927 (1947). — Die Durchblutungsstörungen der Gliedmaßen. Berlin: W. de Gruyter & Co. 1951. — Labilitätsphase und Stabilisation des vegetativen Nervensystems nach Eingriffen am Sympathicus. Langenbecks Arch. klin. Chir. **273**, 726 (1953). — Sympathicuschirurgie bei Durchblutungsstörungen. In: Ratschow, Angiologie, S. 489. Stuttgart: Georg Thieme 1959. — Blum, J. D., et S. Mutrux: La maladie de Sturge-Weber-Krabbe (Angiomatose encephalo-trigeminée). Considérations sur ses formes complètes et incomplètes, à propos de deux cas. Ophthalmologica (Basel) **118**, 781 (1949). — Bodechtel, G.: Zur Klinik der zentralen Formen der Neurofibromatose (Recklinghausen). Arch. Psychiat. Nervenkr. **185**, 326 (1950). — Bodechtel, G., u. F. Erbslöh: Über neurologische Komplikationen bei der Hämochromatose. Z. ges. inn. Med. **1954**, 932. — Bodechtel, G., u. A. Schrader: Die Erkrankungen des Rückenmarks und die Neurofibromatose Recklinghausen. In: Handbuch der inneren Medizin, Bd. V/II, S. 578. Berlin-Göttingen-Heidelberg: Springer 1953. Boder, E., and R. P. Sedgwick: Ataxia-teleangiectasia. Pediatrics **21**, 526 (1958). — Boeke, J.: Innervationsstudien. IV. Die efferente Gefäßinnervation und der sympathische Plexus im Bindegewebe. Z. mikr.-anat. Forsch. **33**, 275 (1933). — Innervationsstudien. VI. Der sympathische Grundplexus in seinen Beziehungen zu den Drüsen. Z. mikr.-anat. Forsch. **35**, 551 (1934). — Zur Nervenversorgung der Augenhäute. Z. mikr.-anat. Forsch. **39**, 477 (1936). — Boenjamin, R.: Differentialdiagnose zwischen Lepra und Syringomyelie. Geneesk. T. Ned. Ind. **1938**, 1807. Ref. Zbl. Haut- u. Geschl.-Kr. **61**, 181 (1939). — Bohnstedt, R. M.: Isomorpher Reizeffekt bei Psoriasis, bedingt durch Herpes zoster. Z. Haut- u. Geschl.-Kr. **22**, 202 (1957). — Bohnstedt, R. M., u. C. Schultz-Klee: Untersuchungen über das Verhalten des Hautwiderstandes gegenüber Wechselstrom. Arch. Derm. Syph. (Berl.) **196**, 367 (1953). — Borelli, S., H. L. Schätz u. J. S. Kraft: Dermographismus und vegetativ gefäßwirksame Therapie bei Neurodermitis. Hautarzt **7**, 130 (1956). — Borelli, S., C. G. Schirren u. H. W. Spier: Vegetativer Hautgefäßtonus bei der Neurodermitis. Münch. med. Wschr. **1954**, 187, 224. — Boudin, G., J. Barbizet, S. Brion et B. Pépin: L'encephalo-myélite zosterienne. A propos de deux observations anatomo-cliniques. Rev. neurol. **99**, 535 (1958). — Boudin, G., J. Nick, F. Contamin et J. Le Bourhis: Sur un aspect inédit des complications nerveuses de la varicelle. Les formes névralgiques. Bull. Soc. méd. Hôp. Paris **68**, 519 (1952). — Boyse, E. A., R. S. Morgan, J. D. Pearson, and G. P. Wright: The spread of a neurotropic strain of herpes virus in the cerebrospinal axis of rabbits. Brit. J. exp. Path. **37**, 333 (1956). — Brandt, H.: Über Meningo-encephalitis cryptococciga (Torulosis). Ärztl. Wschr. **1958**, 995. — Braun-Falco, O.: Zum Einfluß des Nervensystems auf den Sitz einer Neurodermitis diffusa. Derm. Wschr. **1952**, 1026. — Briet, W., u. H. R. van der Molen: Ein Fall von Zosterencephalitis. Ned. T. Geneesk. **1951**, 3732. — Brill, E. H., u. K. Goyert: Über zentrale und periphere vegetative Vorgänge bei Hautkranken, insbesondere beim chronischen konstitutionellen Ekzem, gemessen am elektrischen Polarisationswiderstand (Elektrodermatogramm) der Haut. Arch. Derm. Syph. (Berl.) **183**, 168 (1942/43). — Broser, F., u. R.-M. Bender: Über zentralnervöse Symptome bei Cheilitis granulomatosa Miescher bzw. Melkersson-Rosenthal-Syndrom. Nervenarzt **29**, 21 (1958). — Brody, S.: Psychological factors associated with disseminated lupus erythematosus and effects of cortisone and ACTH. Psychiat. Quart. **30**, 44 (1956). — Brückel, K.: Zosteraffektion und Rheumatismus. Beobachtungen an Hand einer Zoster-Meningo-Encephalitis bei Morbus Bechterew. Dtsch. med. Wschr. **1948**, 198. — Brüning, E. J.: Zur Pathologie des Klippel-Trénaunayschen Syndroms (partieller Riesenwuchs mit planen Angiomen). Zbl. allg. Path. path. Anat. **95**, 142 (1956). — Bünger, P., u. H. W. Schulze-Ehlbeck: Polyneuritis unter Isoniacidtherapie. Dtsch. med. Wschr. **1953**, 1459. — Bureau, Y., H. Barrière, J.-P. Kerneis et A. de Ferron: Acropathies ulcéromutilantes pseudo-syringomyéliques non familiales des membres inférieurs. (A propos de vingt-trois observations). Presse méd. **1957**, 2127.

Cajal, R. Y.: Histologie du système nerveux de l'homme et des vertébrés. Paris: Maloine 1911. — Cajal, R. Y.: Die Neuronenlehre. In: Bumke-Förster, Handbuch der Neurologie, Bd. I, S. 887. Berlin: Springer 1935. — Camerer, J.: Tödliche Sedormidvergiftung mit ausgedehnter Hirnpurpura und charakteristischen Hautflecken. Dtsch. Z. ges. gerichtl. Med. **34**, 360 (1941). — Campenhout, E. van: L'innervation des vaisseaux sanguins de l'intestin. Acta neuroveg. (Wien) **14**, 34 (1956). — CASTRO, F. DE: Die normale Histologie des peripheren vegetativen Nervensystems. Das Synapsenproblem: anatomisch-experimentelle Untersuchungen. Verh. Dtsch. Ges. Path. **34**. Tagg Wiesbaden 1950, S. 1. Stuttgart: Piscator-Verlag 1951. — CATHCART, E. P., F. W. GAIRNS, and H. S. D. GARVEN: The innervation of the human quiescent nipple. J. Anat. (Lond.) **84**, 67 (1950). — CAUNA, N.: Structure of digital touch corpuscles. Acta anat. (Basel) **32**, 1 (1958). — The mode of termination of the sensory nerves and its significance. J. comp. Neurol. **113**, 169 (1959). — CHARPY, J., G. TRAMIER et A. STAHL: Les lésions viscérales du pemphigus. Arch. belges Derm. **11**, 22 (1955). CHRISTIANSON, H. B., C. S. DORSEY, P. A. O'LEARY, and R. R. KIERLAND: Localized Scleroderma. Arch. Derm. **74**, 629 (1956). — CLARK, F. C., and A. A. BAILEY: Neurological and psychiatric signs associated with systemic lupus erythematosus. J. Amer. med. Ass. **160**, 455 (1956). — CLARKE, G. H. W.: Polyneuritis as an apparent complication of calciferol treatment and some observations on its local use. Brit. J. Derm. **61**, 409 (1949). — CONRAD, K., u. E. SCHEIB: Über akute Psychosen nach Isonicotinsäurehydrazidbehandlung. Dtsch. med. Wschr. **1953**, 604. — CORNBLEET, TH., and E. ROBBINS: Acute lupus erythematosus disseminatus with sensory and motor changes. Arch. Derm. Syph. (Chic.) **37**, 699 (1938). — CORONINI, C., W. KOVAC, G. LASSMANN u. G. NIEBAUER: Zum Sklerodermie-Problem. Acta neuroveg. (Wien) **21**, 231 (1960). — COZZANI, G.: Ossevazioni clinico-istologiche sopra un gruppo di casi di pellagra. Arch. ital. Derm. **22**, 78 (1949).

DAHM, G.: Zur formalen Genese systematisierter Dermatosen. Arch. klin. exp. Derm. **210**, 53 (1960). — DANON, D.: Variation de la structure des synapses dans les ganglions sympathiques chez l'homme. Acta anat. (Basel) **13**, 163 (1951). — DERBES, V. C., G. FLEMING, and S. W. BECKER jr.: Generalized cutaneous pigmentation of diencephalic origin. Arch. Derm. **72**, 13 (1955). — DIAZ-BOBILLO, J., y N. F. BONESANA: Complicaciones neurológicas del herpes zóster (Meningoencefalitis y hemiplejia). Arch. argent. Pediat. **37**, 290 (1952). — DÖRING, G.: „Trophik" studien. Dtsch. Z. Nervenheilk. **158**, 449 (1948). — Über ein Ganglion geniculi-Syndrom als parasympathische Funktionsstörung. Acta neuroveg. (Wien) **1**, 502 (1950). — Allgemeines zur „Trophik". Acta neuroveg. (Wien) **3**, 154 (1951). — DOMINICIS, G. DE: Herpes zoster e paralisi motoria dei muscoli della parete addominale. Minerva med. **1951**, 157. — DRAHEIM, J. H., and E. DE RODANICHE: Herpes simplex encephalitis. Report of a case. Amer. J. clin. Path. **22**, 1077 (1952). — DRESNER, E., and D. A. D. MONTGOMERY: Primary optic atrophy in von Recklinghausen's disease (multiple neurofibromatosis). Quart. J. Med. (New Ser.) **18**, 93 (1949). — DROZ, B.: Recherches sur le système nerveux végétatif de la peau: Innervation sympathique des poils. Arch. Anat. micr. Morph. exp. **43**, 301 (1954). — Recherches sur le système nerveux végétatif de la peau. II. Innervations sympathique du derme. Arch. Anat. micr.Morph. exp. **44**, 70 (1955). — III. Innervation sympathique de l'epiderme. Arch. Anat. micr. Morph. exp. **44**, 140 (1955). — Eine histochemische Methode. zur Darstellung der vegetativen Innervation der Haut. Acta neuroveg. (Wien) **18**, 311 (1958) DÜRCK, H.: Zur pathologischen Anatomie des Herpes zoster. Z. ges. Neurol. Psychiat. **151**, 130 (1934). — DUNN, H. G.: Gangrenous purpure and its occurence in meningococcal septicaemia. Arch. Dis. Childh. **26**, 184 (1951). Ref. Zbl. Haut- u. Geschl.-Kr. **80**, 66 (1952).

EBERT, M. H.: Histologic changes in sensory nerves of the skin in herpes zoster. Arch. Derm. Syph. (Chic.) **60**, 641 (1949). — ELSÄSSER, G., O. FREUSBERG u. F. THEML: Das Xeroderma pigmentosum und die „xerodermische Idiotie". Arch. Derm. Syph. (Berl.) **188**, 651 (1950). — ENDRES, R., u. H. BECKER: Nebenerscheinungen nach Behandlung mit Isonicotinsäurehydrazid (Polyneuritis und Labyrinthstörungen). Medizinische **1952**, 1154. — ERBSLÖH, F.: Veränderungen des Zentralnervensystems bei Krankheiten und abnormen Pigmentationen der Haut. In: Handbuch der speziellen Pathologie, Anatomie und Histologie, Bd. XIII/2, S. 1810. Berlin-Göttingen-Heidelberg: Springer 1958. — EVANS, A. D., C. A. PALLIS, and J. D. SPILLANE: Involvement of the nervous system in Behçet's syndrome. Report of three cases and isolation of virus. Lancet **1957**, 349. — EYSTER, W. H., and H. MONTGOMERY: Multiple glomus tumors. Arch. Derm. Syph. (Chic.) **62**, 893 (1950). — EYSTER jr., W. H., G. M. ROTH, and R. R. KIERLAND: Studies on the peripheral vascular physiology of patients with atopic dermatitis. J. invest. Derm. **18**, 37 (1952).

FANCONI, G.: Überempfindlichkeitsreaktionen auf Quecksilber. Die Kalomelkrankheit und die Akrodynie. Acta paediat. (Uppsala) **38**, 147 (1949). — FASTIER, L. B., and W. S. ALEXANDER: The isolation of herpes virus from a fatal case of encephalitis. N.Z. med. J. **49**, 566 (1950). — FEGELER, F.: Naevus flammeus im Trigeminusgebiet nach Trauma im Rahmen des posttraumatisch-vegetativen Syndroms. Arch. Derm. Syph. (Berl.) **188**, 416 (1949a). — Trophische Ulcerationen (Mal perforant) am rechten Fuß bei Spina bifida occulta mit Hypertrichie in der Lumbosacralgegend. Arch. Derm. Syph. (Berl.) **189**, 459 (1949b). — Zur Kenntnis des auriculo-temporalen Syndroms mit Bemerkungen zur nervösen Schweißversorgung des Gesichts. Hautarzt **3**, 178 (1952). — Halbseitige chronisch intermittierende Gesichtsschwellung als parasympathische Funktionsstörung im Ganglion pterygopalatinum. Hautarzt **4**, 315 (1953). — FEGELER, F., J. HOLTSCHMIDT u. S. KOHRS: Die Beziehungen des

Klippel-Trénaunay-Weber-Syndroms zum partiellen Riesenwuchs. Arch. Derm. Syph. (Berl.) **195**, 402 (1953). — FEGELER, F., u. R. KAUTZKY: Systematisierte Hautveränderungen, Metamerie und Innervation. Arch. Derm. Syph. (Berl.) **194**, 614 (1952). — FEGELER, F., u. H. NOWAKOWSKI: Morbus Recklingshausen mit Dermatolysis (Alibert), Kleinwuchs und Ovarialaplasie (Turner-Syndrom), zugleich ein Beitrag zur Frage der Pathogenese endokriner Störungen beim Morbus Recklinghausen. Dtsch. Z. Nervenheilk. **168**, 427 (1952). — FERREIRA-MARQUES, J.: Systema sensitivum intra-epidermicum. Die Langerhansschen Zellen als Receptoren des hellen Schmerzes: Doloriceptores. Arch. Derm. Syph. (Berl.) **193**, 191 (1951). — FEYRTER, F.: Über den Naevus. Virchows Arch. path. Anat. **301**, 417 (1938). — Über die vasculäre Neurofibromatose, nach Untersuchungen am menschlichen Magen-Darmschlauch. Virchows Arch. path. Anat. **317**, 221 (1949). — Über die Pathologie der vegetativen nervösen Peripherie und ihrer ganglionären Regulationsstätten. Wien: Wilhelm Maudrich 1951. — Über das Wesen des Zoster. Virchows Arch. path. Anat. **325**, 70 (1954a). — Über das Problem des Zoster. Zbl. allg. Path. path. Anat. **91**, 279 (1954b). — Zur Pathogenese des Zoster, der Varicellen und der herpetischen Erkrankungen des Menschen. Öst. Z. Kinderheilk. **10**, 43 (1954c). — Über den Zoster. Hautarzt **5**, 391 (1954d). — FISCHER-BRÜGGE, E., u. P. SUNDER-PLASSMANN: Die zentrale vasomotorische Beeinflussung umschriebener peripherer Körperabschnitte und ihre klinische Bedeutung. Acta neuroveg. (Wien) **1**, 374 (1950). — FOERSTER, O., u. O. GAGEL: Zentrale diffuse Schwannose bei Recklinghausenscher Krankheit. Z. ges. Neurol. Psychiat. **151**, 1 (1934). — FRANCESCHETTI, A., et W. JADASSOHN: A propos de l'"incontinentia pigmenti", délimitation de deux syndromes différentes figurant sous le même terme. Dermatologica (Basel) **108**, 1 (1954). — FRANCESCHETTI, A., et G. DE MORSIER: La neuro-uvéo-parotidite (syndrome de Heerfordt). Manifestation neuro-oculo-glandulaire de la maladie de Besnier-Boeck. Rev. méd. Suisse rom. **61**, 129 (1941). — FUKUSHIRO, R., S. KAGAWA, S. NISHIYAMA et H. TAKAHASHI: Un cas de chromoblastomycose cutanée avec metastase cérébrale mortelle. Presse méd. **1957**, 2142. — FUNK, C.-F.: Die Sarkoidose. Morbus Besnier-Boeck-Schaumann. In: GOTTRON-SCHÖNFELD, Dermatologie und Venerologie, Bd. II/2, S. 1200. Stuttgart: Georg Thieme 1958. — FUNK, C. F., u. H. WALTHER: Neuralpathologische Betrachtung der Rosazea-Pathogenese. Derm. Wschr. **1950**, 457.

GAGEL, O.: Zur Gefäßinnervation des Gesichts. Klin. Wschr. **1947**, 246. — GARCIN, R., R.-A. MARQUÉZY, J. LAPRESLE, CH. BACH et J. C. DAYRAS: Sur un cas de Sarcoidose du système nerveux central. Étude anatomo-clinique. Presse méd. **1957**, 1926. — GARVEN, H. S. D.: The autonomic ground plexus in the connective tissues of the human nipple. Acta neuroveg. (Wien), Suppl. **6**, 87 (1955). — GATÉ, J., H. THIERS et J. RACOUCHOT: Syndrom sympathique des regions palmaires. Resultats de la ramicectomie. Bull. Soc. franç. Derm. Syph. **44**, 730, 1091 (1937). — GEIMER, R.: Über die Hämangiectasia hypertrophicans Klippel-Trénaunay-Parkes-Weber. Hautarzt **3**, 342 (1952). — GERTLER, W.: Trophangioneurosen der Haut. In: GOTTRON-SCHÖNFELD, Dermatologie und Venerologie, Bd. III/2, S. 1292. Stuttgart: Georg Thieme 1959. — GLASER, G. H.: Lesions of the central nervous system in disseminated lupus erythematosus. Arch. Neurol. (Chic.) **67**, 745 (1952). — GOHLKE, H., u. J. HOLTSCHMIDT: Neurohistologische Studien bei Alopecia areata. Arch. Derm. Syph. (Berl.) **191**, 527 (1950). — GOTTRON, H. A.: Wechselwirkungen zwischen Haut und inneren Organen, S. 233. In: C. ADAM, Normale und krankhafte Steuerung im menschlichen Organismus. Jena: Gustav Fischer 1937. — Ulironschädigungen. Zbl. Haut- u. Geschl.-Kr. **62**, 94 (1939). — Krankheitszustände des subcutanen Fettgewebes. Medizinische **1952**, 1211. — GOVAERTS, P., M. HERLANT, J. MAHAUX, CH. TOUSSAINT, L. VAN DER MEIREN et M. BRIHAYE-VAN GEERTRUYDEN: Étude clinique histologique et histochemique d'un cas de lupus érythémateux aigu disséminé. Acta clin. belg. **8**, 385 (1953). — GRAGE, H.: Sulfonamidschaden in Form von Meningitis. Psychiat. Neurol. med. Psychol. (Lpz.) **2**, 50 (1950). — GRAUL, E. H.: Die Subsumption von Morbus Sturge-Weber, Morbus Klippel-Trénaunay und Morbus Parkes-Weber unter der Bezeichnung „ektoneurodermale Hamartome". Hautarzt **4**, 510 (1953). — GREENBAUM, S., and B. J. ALPERS: Postencephalitic trophic ulcer. Arch. Derm. Syph. (Chic.) **30**, 837 (1934). — GREITHER, A.: Hirnmetastasen eines zum Melanom entarteten Pigmentnaevus unter dem Bild einer Meningitis. Hautarzt **1**, 25 (1950). GREVING, R., u. W. DRESSLER: Das plasmodiale nervöse Terminalnetz in der Submucosa des menschlichen Rectums. Acta neuroveg. (Wien), Suppl. **6**, 64 (1955). — GRÜNEBERG, TH.: Zur Frage der Incontinentia pigmenti (Bloch-Sulzberger). Arch. klin. exp. Derm. **201**, 218 (1955). — GSELL, O.: Toxische Polyneuritis durch Sulfa-Methyl-Thiazol. Schweiz. med. Wschr. **1941**, 1576. — GUILDBERG-MÖLLER, J., ST. OLSEN, and K. KETTEL: Histopathology of the facial nerve in herpes zoster oticus. Arch. Otolaryng. **69**, 266 (1959). — GUILLAIN, G., J. BERTRAND, P. MOLLARET et J. LEREBOULLET: Étude anatomique d'un cas français de pellagre avec paraplegie. Bull. Soc. méd. Hôp. Paris **50**, 650 (1934). — GUSZMAN, J.: Beitrag zur pathologischen Anatomie des Zoster. Zbl. Haut- u. Geschl.-Kr. **54**, 562 (1937).

HAENSCH, R.: Hauterscheinungen bei Erkrankungen des spinalen Nervensystems. Derm. Wschr. **1960**, 340. — HAGEN, E., H. KNOCHE, D. C. SINCLAIR, and G. WEDDELL: The role of spezialized nerve terminales in cutaneous sensibility. Proc. roy. Soc. B **141**, 279 (1953). — HAGIWARA, S., u. K. SUGIZAKI: Über einen Fall von solitärem Dermatomyom. Jap. J. Derm. **34**, 645 (1933). Ref. Zbl. Haut- u. Geschl.-Kr. **47**, 489 (1934). — HALLERVORDEN, J., u. W. KRÜCKE: Die tuberöse Hirnsklerose. In: Handbuch der speziellen pathologischen Anatomie und Histologie, Bd. XIII/4, S. 629. Berlin-Göttingen-Heidelberg: Springer 1956. HALTER, K.: Zur Pathogenese des Ekzems. Arch. Derm. Syph. (Berl.) **181**, 593 (1941). — Zur Prüfung vegetativer Funktionen bei Dermatosen. Arch. Derm. Syph. (Berl.) **191**, 134 (1950). — HALTER, K., u. M. HORNEMANN: Zur Genese der Schmerzempfindung in Dermatoleiomyomen. Z. Haut- u. Geschl.-Kr. **12**, 243 (1952). — HALTER, K., u. P. SCHÄFER: Vulgäres Ekzem. In: GOTTRON-SCHÖNFELD, Dermatologie und Venerologie, Bd. III/1, S. 504. Stuttgart: Georg Thieme 1959. — HANSEN: Allergie. In: DENNIG, Lehrbuch der inneren Medizin, 3. Aufl., Bd. II, S. 785. Stuttgart: Georg Thieme 1954. — HANSEN, K., u. H. SCHLIACK: Über Segmentinnervation, Headsche Zonen und Metamerie. Nervenarzt **28**, 469 (1957). — HARST, C. A. VAN DER: Trois cas de naevus variqueux ostéohypertrophique de Klippel-Trénaunay. Ann. Derm. Syph. (Paris) **78**, 315 (1951). — HAUSER, G. A.: Die Objektivierung neurovegetativer Funktionsstörungen. Aktuelle Probleme der Dermatologie, Bd. I, S. 123. Basel u. New York: S. Karger 1959. — HAUSER, W., u. F. GEIER: Chronischer Lupus erythematodes mit akuter Exacerbation und Manifestation am Zentralnervensystem. Nervenarzt **23**, 181 (1952). — HEAD, H.: Die Sensibilitätsuntersuchungen der Haut bei Visceralerkrankungen. Berlin: August Hirschwald 1899. — HEINICKE, H., u. G. HEIDELMANN: Acrale Hautwiderstandsmessungen zur Erkennung trophischer Störungen bei Angioorganopathien. Z. Kreisl.-Forsch. **46**, 527 (1957). — HEITE, H. J., u. H. HÖLAND: Untersuchungen am Rattenpfotenödem über die Einflußgröße des peripheren Nervensystems auf Entzündungsvorgänge. Acta neuroveg. (Wien) **13**, 217 (1956). — HELLE, S.: Zur Klinik, Pathogenese und Therapie des Herpes zoster, insbesondere zur Häufigkeit des Zoster duplex unilateralis. Dtsch. med. Wschr. **1966 I**, 263. — HERBEUVAL, R., J. BASSOT, G. DEBRY et A. LARCAN: Pelade associée à une névralgie du nerf sous-occipital par arthrite cervicale due à une carie dentaire. Bull. Soc. franç. Derm. Syph. **59**, 394 (1952). — HERING, H., u. P. SCHEID: Kritische Bemerkungen zum Melkersson-Rosenthal-Syndrom als Teilbild des Morbus Besnier-Boeck-Schaumann. Arch. Derm. Syph. (Berl.) **197**, 344 (1954). — HERLITZ, G., u. G. LINDBERG: Hirnsymptome bei Kindern nach Überdosierung von Antihistaminpräparaten. Nord. Med. **47**, 871 (1952). Ref. Zbl. Haut- u. Geschl.-Kr. **84**, 325 (1953). — HERMANN, H.: Beobachtungen an menschlichen Lumbalganglien bei Elephantiasis nach Erysipel. Virchows Arch. path. Anat. **320**, 58 (1951). — Mikroskopische Beobachtungen an vegetativen Ganglien bei der Erythrodermie vom Typus Wilson-Brocq. Z. Haut- u. Geschl.-Kr. **13**, 33 (1952a). — Über die nervösen Endkörperchen in der Haut der menschlichen Hand. Z. Haut- u. Geschl.-Kr. **14**, 277 (1952b). — Über die feinere Innervation der menschlichen Haut nebst einigen Bemerkungen über die Veränderungen des intradermalen Nervensystems bei der akuten und bei der chronischen Entzündung. Z. Haut- u. Geschl.-Kr. **15**, 169, 215 (1953). — Neurohistologische Beobachtungen an der menschlichen Haut beim Pemphigus vulgaris. Z. Haut- u. Geschl.-Kr. **16**, 225 (1954a). — Der Formenkreis der pathologischen Veränderungen des nervösen Terminalreticulums mit besonderer Berücksichtigung des nervösen Endnetzes der menschlichen Haut. Arch. Derm. Syph. (Berl.) **198**, 482 (1954b). — Pathologische Histologie des peripheren vegetativen Nervensystems. Berlin: Berliner Medizinische Verlagsanstalt 1956. — Das Verhalten des peripheren Nervensystems beim Hautkrebs des Menschen. Z. Haut- u. Geschl.-Kr. **21**, 8 (1956). — HERMANN, H., u. G. STÜTTGEN: Über die Histogenese atrophischer Vorgänge am phimotischen Präputium des Menschen. Arch. Derm. Syph. (Berl.) **198**, 601 (1954). — HERZBERG, J. J.: Naevus und Melanom. Hautarzt **14**, 111 (1963). — HERZOG, E.: Die Pathologie der peripheren vegetativen Ganglien. Verh. Dtsch. Ges. Path., 34. Tagg, Wiesbaden 1950, S. 52. Stuttgart: Piscator-Verlag 1951. — Bedeutung und Kritik des nervösen, vegetativen Terminalreticulums (STÖHR). Acta neuroveg. (Wien) **10**, 110 (1954). — HERZOG, E., u. B. GÜNTHER: Das Synapsenproblem im Sympathicus. Z. ges. Neurol. Psychiat. **160**, 550 (1938). — Beitrag zum Problem der Synapsen und der Scheidenzellen in den sympathischen Gangien. Z. Zellforsch. **31**, 461 (1941). — HILLARP, N. A.: Structure of the synapse and the peripheral innervation apparatus of the autonomic nervous system. Acta anat. (Basel) **2**, Suppl. 4, 1 (1946). — HIYOSHI, S.: Ein Sektionsfall von Sklerodermie. Mitt. med. Ges. Tokyo **51**, 813 (1937). Ref. Zbl. Haut- u. Geschl.-Kr. **58**, 186 (1938). — HOEDE, K.: Erbkrankheiten mit Ausnahme von Ichthyosis und Keratosen. In: GOTTRON-SCHÖNFELD, Dermatologie und Venerologie, Bd. IV, S. 1. Stuttgart: Georg Thieme 1960. — HOEPKE, H.: Neue Befunde über die sensible Innervation der Haut. Acta neuroveg. (Wien) **18**, 49 (1958). — HOFF, F.: Haarkleid und vegetatives System. Dtsch. med. Wschr. **1950 I**, 478. — Akuter totaler Pigmentverlust. Dtsch. med. Wschr. **1954 I**, 284. — HOFF, H., u. G. RIEHL jr.: Zur Frage der durch Erkrankung des Zentralnervensystems bedingten Alopecie. Arch. Derm. Syph. (Berl.) **176**, 196 (1937). — HOLTZ, K. H.: Torulose (Cryptococcose) mit Hautbeteiligung.

Arch. klin. exp. Derm. **211**, 347 (1960). — HOLZGRAEFE, A.: Alopecie als Symptom neurohormonaler Erkrankungen. Nervenarzt **18**, 134 (1947). — HORNBOSTEL, H., W. SPIER u. H. KOCH: Angiokeratoma corporis diffusum universale (FABRY) mit kardio-vaso-renalem Symptomenkomplex als Allgemeinerkrankung. Ärztl. Wschr. **1951**, 49. — HORNSTEIN, O.: Klinische und histologische Untersuchungen über „Cheilitis granulomatosa" (Miescher bzw. Melkersson-Rosenthal-Syndrom). Hautarzt **6**, 433 (1955). — Über Skelettveränderungen beim Morbus Bourneville-Pringle. Dtsch. med. Wschr. **1958**, 214. — Das Melkersson-Rosenthal-Syndrom als Allgemeinkrankheit. Medizinische **1959**, 110. — HORSTMANN, W.: Beobachtungen zur Reaktionsweise des Gefäßsystems bei lokaler Reizung und bei vegetativer Fernreizung. Beitr. path. Anat. **115**, 529 (1955). — HUBER, G.: Die Antihistaminkörperpsychose und die Frage der allergisch bedingten Funktionsstörungen des Zentralnervensystems nach Arzneimitteln. Nervenarzt **23**, 283 (1952). — HUNT, B. P., and E. O'B. COMER: Herpetic meningo-encephalitis accompanying cutaneous herpes simplex. Amer. J. Med. **19**, 814 (1955). — HURLEY jr., H. J., W. B. SHELLEY, and G. B. KOELLE: The distribution of cholinesterase in human skin, with special reference to eccrine and apocrine sweat glands. J. invest. Derm. **21**, 139 (1953).

ILLIG, L.: Die Reaktion der Haut des Neurodermitikers auf zwei nicotinsäureesterhaltige Reizstoffe. Derm. Wschr. **1952**, 753. — Demonstration zum Rickerschen Stufengesetz. Verh. Dtsch. Ges. Path., 37. Tagg 1953, S. 371. — Zur Bedeutung des Nervensystems für die Manifestation der Neurodermitis. Hautarzt **5**, 408 (1954). — Experimentelle Untersuchungen über die Entstehung der Stase. Virchows Arch. path. Anat. **326**, 501 (1955a). — Die Kreislaufmikroskopie am Mesenterium und Pankreas des lebenden Kaninchens. Z. ges. exp. Med. **126**, 249 (1955b). — Zur Methodik der tierexperimentellen Lebendbeobachtung örtlicher Kreislaufstörungen und zur Anwendung ihrer Ergebnisse auf die Klinik. Hautarzt **7**, 289 (1956). — ILLIG, L., u. H. W. WEBER: Zur Entstehung, Benennung und Einteilung der örtlichen Kreislaufstörungen. Ein gemeinsamer Diskussionsbeitrag. Klin. Wschr. **1958**, 183. — IPPEN, H.: Systematisierte Angiektasie mit Gliedmaßenatrophie. (Ein Beitrag zum „Klippel-Trénaunay-Syndrom"). Hautarzt **8**, 317 (1957). — ISHIKAWA, H., u. G. KLINGMÜLLER: Phosphatdarstellung nach Adenosintriphosphat-Inkubation an dendritischen Zellelementen. Beitrag zur Histogenese der epidermalen neuralen Zellen und des Naevuszellnaevus. Arch. klin. exp. Derm. **220**, 191 (1964). — ISHIWARA, H.: Todesfall von Lupus erythematodes disseminatus acutus mit schweren Zentralnervenschädigungen als Folge der Cortisonbehandlung. Jap. J. Derm. **65**, 571 (1955).

JABLONSKA, S., B. LUKASIAK u. B. BUBNOW: Zusammenhang zwischen der Hemiatrophia faciei progressiva und der Sklerodermie. Hautarzt **9**, 9 (1958). — JABONERO, V.: Morfologia del territorio de acción eficaz del sistema neurovegetativo periferico. Innervación eferente de la piel humana. Arch. Med. exp. **14**, 101 (1951). — Die Interstitiellen Zellen des vegetativen Nervensystems und ihre vermutliche Analogie zu anderen Elementen. I. Acta neuroveg. (Wien) **5**, 1 (1952/53). — Die Interstitiellen Zellen des vegetativen Nervensystems und ihre vermutliche Analogie zu anderen Elementen. II. Acta neuroveg. (Wien) **5**, 266 (1953a). — Innervation efférente du sein humain. Acta neuroveg. (Wien) **6**, 243 (1953)b). — Le syncytium nerveux distal des voies végétatives efférentes. Acta neuroveg. (Wien) **8**, 291 (1954). — Etudes sur le système neurovegetatif périphérique. VIII. Innervation efférente de la musculatur lisse. Acta neuroveg. (Wien) **10**, 136 (1954). — Études sur les Synapses du système neurovégétatif périphérique. I. Les synapses dans les ganglions sympathiques humains. Z. mikr.-anat. Forsch. **61**, 360 (1955a). — Die anatomischen Grundlagen der peripheren Neurosekretion. Acta neuroveg. (Wien), Suppl. **6**, 160 (1955b). — Neurohistologische Beobachtungen an den menschlichen Augenhäuten beim Röntgenglaucoma. Acta neuroveg. (Wien)-**13**, 18 (1956a). — Studien über die Synapsen des peripheren vegetativen Nervensystem. III. Das distale nervöse Cyncytium und die plexiforme Synapse auf Distanz. Z. mikr.-anat. Forsch. **62**, 407 (1956b). — Mikroskopische Studien über die Morphologie und die Morphopathologie der vegetativen Innervation der menschlichen Haut. I. Acta neuroveg. (Wien) **18**, 67 (1958a). — Mikroskopische Studien über die Morphologie und die Morphopathologie der vegetativen Innervation der menschliche Haut. II. Acta neuroveg. (Wien) **18**, 354 (1958b). JABONERO, V., M. E. BENGOECHEA, u. A. PEREZ CASAS: Über die feinere Innervation der Haut. II. Die Innervation der Hautanhangsorgane. Acta neuroveg. (Wien) **23**, 305 (1962). — JABONERO, V., P. GOMEZ BOSQUE, F. BORDALLO u. J. PEREZ CASAS: Der anatomische Aufbau des peripheren neurovegetativen Systems. Acta neuroveg. (Wien), Suppl. **4** (1953). — JABONERO, V., R. LOPEZ PRIETO, A. PEREZ CASAS u. M. E. BENGOECHEA: Neue Beobachtungen über die Endigungsweise der efferenten vegetativen Bahnen. Eine experimentell-morphologische und histochemische Studie. Z. mikr.-anat. Forsch. **67**, 1 (1961). — JABONERO, V., u. A. PEREZ CASAS: Über die feinere Innervation der Haut. I. Die Innervation der Epidermis, der Cutis und der Hautblutgefäße. Acta neuroveg. (Wien) **22**, 352 (1961). — JADASSOHN, J.: Zit. nach HALTER und HORNEMANN. — JAEGER, H.: Recherches histologiques sur les naevi cellulaires et pigmentaires, à l'aide de l'imprégnation argentique. Dermatologica (Basel) **92**,

165 (1946). — Un type nouveau d'ulcère neurotrophique de l'aile du nez après neurotomie retrogassérienne. Dermatologica (Basel) **100**, 201 (1950). — Janbon, M., J. Chaptal et M. Labraque-Bordenave: Le problème de la meningite herpetique. Contribution à son étude clinique et expérimentale. Presse méd. **1942**, 145. — Jeri, R.: Complicaciones neurologicas del lupus eritematoso diseminado. Rev. Neuro-psiquiat. **16**, 193 (1953). Ref. Zbl. Haut- u. Geschl.-Kr. **87**, 373 (1954). — John, F.: Zur Innervation der apokrinen Schweißdrüsen des Menschen. Zbl. Haut- u. Geschl.-Kr. **62**, 11 (1939a). — Studien zur Histogenese der Naevi. Arch. Derm. Syph. (Berl.) **178**, 607 (1939b). — Über Carcinom und Nervensystem der Haut. Arch. Derm. Syph. (Berl.) **180**, 293 (1940a). — Zur mikroskopischen Anatomie der Gefäß- und Schweißdrüsennerven in der menschlichen Haut. Z. Zellforsch. **30**, 297 (1940b). — Zur vegetativen Innervation der Talgdrüsen. Arch. Derm. Syph. (Berl.) **182**, 402 (1941). — Zur vegetativen Nervenversorgung der menschlichen Haare und Haarmuskeln. Arch. Derm. Syph. (Berl.) **183**, 1 (1942). — Zur vegetativen Nervenversorgung der menschlichen Haut. Arch. Derm. Syph. (Berl.) **185**, 341 (1944). — Röntgenspätschaden der Haut und nervöses Terminalreticulum. Strahlentherapie **76**, 271 (1947). — Sklerodermie und vegetatives Terminalreticulum. Arch. Derm. Syph. (Berl.) **188**, 374 (1949). — Querschnitt durch neurohistologische Ergebnisse an der gesunden und kranken Haut des Menschen. Arch. Derm. Syph. (Berl.) **191**, 515 (1950). — Die Stalagmocyten der menschlichen Epidermis. Z. Zellforsch. **36**, 79 (1951). — Zum Problem der Stalagmocyten der menschlichen Epidermis. Acta neuroveg. (Wien) **18**, 222 (1958). — John, F., u. F. Ormea: Übre pathologische Veränderungen vegetativer Ganglien bei Dermatosen. Ein kasuistischer Beitrag. Hautarzt **2**, 14 (1951). — Zur Histogenese des Morbus Recklinghausen der Haut. Arch. Derm. Syph. (Berl.) **192**, 478 (1951). Johnston, A. W.: Acroparaaesthesiae and Acromegaly. Brit. med. J. **1960 II**, 1616. — Jouve, A., et C. Bourde: Syndrome de Klippel-Trénaunay et shunt artério-veneux. Arch. Mal. Cœur **45**, 649 (1952). Ref. Zbl. Haut- u. Geschl.-Kr. **84**, 334 (1953). — Juba, A.: Über eine seltene Mykose. (Durch Histoplasma capsulatum verursachte Meningoencephalitis) des Zentralnervensystems. Psychiat. et Neurol. (Basel) **135**, 260 (1958). — Jurieva, E. T., and V. P. Eltekova: The changes in the Langerhans cells and the relation of the nerve fibres to them in skin diseases. Arch. biol. Nauk. **58**, 118 (1950). Ref. Zbl. Haut- u. Geschl.-Kr. **65**, 451 (1940).

Kadanoff, D.: Die Innervation der Haare des Menschen. Acta neuroveg. (Wien) **18**, 158 (1958). — Kalkoff, K. W., u. H.-J. Mohr: Zum Erregernachweis der Boeckschen Krankheit (Morbus Besnier-Boeck-Schaumann). Arch. Derm. Syph. (Berl.) **188**, 202 (1949). — Kaminsky, A., B. Sevinsky y J. Daitsch: Sindrome de Vogt-Koyanagi. Arch. argent. Derm. **5**, 340 (1955). — Kammer, G.: Beitrag zur Erbbiologie und Klinik der Sturge-Weberschen Erkrankung. Z. menschl. Vererb.- u. Konstit-Lehre **33**, 203 (1955).. — Kantner, M.: Studien über den sensiblen Endapparat in der Glans penis. Anat. Anz. **99**, 159 (1952). — Studien über den sensiblen Endapparat in der Glans penis. Z. mikr.-anat. Forsch. **59**, 439 (1953). — Studien über den sensiblen Apparat in der Glans clitoridis. Z. mikr.-anat. Forsch. **60**, 388 (1954). — Neue morphologische Ergebnisse über die peripherischen Nervenausbreitungen und ihre Deutung. Acta anat. (Basel) **31**, 397 (1957). — Karasievicz, L.: Messung der elektrischen Leitfähigkeit der Haut bei Vitiligo. Čs. Derm. **26**, 325 (1951). Ref. Zbl. Haut- u. Geschl.-Kr. **81**, 200 (1952). — Kautzky, R.: Die Bedeutung der Hirnhautinnervation und ihrer Entwicklung für die Pathogenese der Sturge-Weberschen Krankheit. Dtsch. Z. Nervenheilk. **161**, 506 (1949). — Kawamura, T.: Über die menschliche Haarscheibe, unter besonderer Berücksichtigung ihrer Innervation und subepidermalen Pigmenthülle. Hautarzt **5**, 106 (1954). — Über die Herkunft der Naevuszellen und die genetische Verwandtschaft zwischen Pigmentzellnaevus, blauem Naevus und Recklinghausenscher Phakomatose. Hautarzt **7**, 7 (1956). — Keining, E., et Brett: Symptômes neurologiques et ophthalmologiques remarquables constatés dans un cas d'erythematodes cum exacerbatione acuta à issue mortelle. Ann. Derm. Syph. (Paris) **81**, 277 (1954). — Kendall, D.: Motor complications of herpes zoster. Brit. med. J. **1957 I**, 616. — Kerl: Torpide Geschwürsbildung bei leichten Zeichen einer Myelodysplasie. Zbl. Haut- u. Geschl.-Kr. **53**, 296 (1936). — Kersting, D. W., and E. B. Helwig: Eccrine spiradenoma. Arch. Derm. **73**, 199 (1956). — Kersting, D. W., and J. F. Rapaport: A clinicopathologic study of the skin in mongolism. Arch. Derm. **77**, 319 (1958). — Kirsche, W.: Synaptische Formationen im Ganglion stellare des Menschen. Z. mikr.-anat. Forsch. **60**, 399 (1954). — Kissel, P., et J. Beurey: Les géno-neuro-dermatoses. Premier rapport. Ann. Derm. Syph. (Paris) **81**, 285 (1954). — Kligman, A. M., and W. B. Shelley: An investigation of the biology of the human sebaceous gland. J. invest. Derm. **30**, 99 (1958). — Klinghardt, G. W., K. L. Radenbach u. S. Mrowka: Neurologische Komplikationen bei der Tuberkulosebehandlung mit Isonicotinsäurehydrazid. Wien med. Wschr. **1954**, 301. — Kloss, K., u. S. Thurner: Aktinomykotische Hirnabscesse. Klin. Med. (Wien) **10**, 489 (1955). — Klostermann, G. F.: Zur Lentiginopolyposis Peutz. Arch. klin. exp. Derm. **206**, 512 (1957). — Pigmentfleckenpolypose. Klinische, histologische und erbbiologische Studien am sog. Peutz-Syndrom. Stuttgart: Georg Thieme 1960. — Klüken, N.: Periphere Durchblutungsstörungen ausschließlicher varicös Symptomenkomplex. In: GOTTRON-SCHÖNFELD, Dermatologie und Venerologie, Bd. III/1, S. 155. Stuttgart: Georg Thieme 1959. — KNOCHE, H.: Untersuchungen über die Endigungsweise cerebrospinaler und vegetativer Nervenfasern. Z. Zellforsch. **40**, 162 (1954a). — Degenerative Veränderungen des Nervensystems in der Glatzenhaut. Arch. Derm. Syph. (Berl.) **197**, 505 (1954b). — Bemerkungen zum lichtmikroskopischen Bau der vegetativen Endformation. Klin. Wschr. **1961**, 460. — KNOTH, W., u. G. EHLERS: Über das Epithelioma adenoides cysticum als Phakomatose Brooke-Spiegler. Hautarzt **11**, 535 (1960). — KNOTH, W., u. W. MEYHÖFER: Zur Nosologie des Adenoma sebaceum Typ Balzer, der Koenenschen Tumoren und des Morbus Bourneville-Pringle. Hautarzt **8**, 359 (1957). — KOCH, E., H. BOHN, F. HEISS u. R. SCHNEIDER: Über Penicillinintoxikation. Ihre cerebral ausgelösten klinischen Standardsyndrome. Penicillinaseaktivität des Gehirns und weitere Schutzmechanismen. Naunyn-Schmiedebergs Arch. exp. Path. Pharmak. **220**, 157 (1953). — KOCH, G.: Zur Klinik, Symptomatologie, Pathogenese und Erbpathologie des Klippel-Trénaunay-Weberschen Syndroms. Acta Genet. med. (Roma) **5**, Suppl. 1, 326 (1956). — Neuere Betrachtungen über die Erblichkeit der Sturge-Weberschen und von Hippel-Lindauschen Krankheit. Med. Welt **1960**, 1955, 2104. — KOEHLER, H., u. PLÜGGE: Über das Auftreten eines trophischen Hautulcus nach Ausschaltung des Ganglion Gasseri. Zbl. Neurochir. **7**, 118 (1942). — KORTING, G.: Zur Pathogenese des endogenen Ekzems. Stuttgart: Georg Thieme 1954. — Sklerodermie und sklerodermieähnliche Erkrankungen. In: GOTTRON-SCHÖNFELD, Dermatologie und Venerologie, Bd. II/2, S. 886. Stuttgart: Georg Thieme 1958. — Pemphigoide Pellagra mit Hautnervenveränderungen. Arch. klin. exp. Derm. **208**, 81 (1958/59). — Das endogene Ekzem. In: GOTTRON-SCHÖNFELD, Dermatologie und Venerologie, Bd. III/1, S. 559. Stuttgart: Georg Thieme 1959. — KORTING, G. W., u. H. RUTHER: Zur nervalen Genese von Hemihyper- und Hemiatrophie. Arch. Derm. Syph. (Berl.) **198**, 384 (1954). — KRABBE, K. H.: Facial and meningeal angiomatosis associated with calcifications of the brain cortex. A clinical and anatomopathologic contribution. Arch. Neurol. (Chic.) **32**, 737 (1934). — KRAMER, P. H.: Herpes zoster und Varicellen und Encephalitis. Ned. T. Geneesk. **1935**, 2609. — KRANZ, H.: Ulironschäden des Nervensystems. Z. ges. Neurol. Psychiat. **165**, 269 (1939). — KRAYENBÜHL, H., G. YAŞARGIL u. E. UEHLINGER: Klinischer und pathologisch-anatomischer Beitrag zur Sturge-Weber-Krabbeschen Krankheit. Dermatologica (Basel) **115**, 555 (1957). — KRESBACH, H.: Schwere DDT-Dermatitis mit erheblicher Störung des Allgemeinbefindens und Symptomen von seiten innerer Organe. Wien. klin. Wschr. **1953**, 559. — KRESBACH, H., u. H. RÖCKL: Klippel-Trénaunay-Syndrom mit homolateraler Atrophie. Hautarzt **9**, 417 (1958). — KRÜGER-THIEMER, E.: Akute Isoniazid-Vergiftungen. Ärztl. Wschr. **1958**, 17. — KUNZE, E.: Über die Kombination systematisierter Naevi mit Größenveränderungen umschriebener Körperteile. Derm. Wschr. **1957**, 1064. — KUNZFELD, M.: Über einen Fall von Neurinomatose (Neurofibromatose Recklinghausen) mit Krankheitszeichen eines Morbus Addison. Z. Haut- u. Geschl.-Kr. **5**, 521 (1948).

LAMBERTINI, G.: Particolarità morfologiche dei corpuscoli nervosi nello strato papillare della cute dei feti umani e dei bambini. Boll. Soc. ital. Biol. sper. **10**, 16 (1935). — Die visceralen und die Druckreizreceptoren der Gefäße im Lichte neuer Untersuchungen mittels RUFFINIS-Goldchlorürmethode. Acta anat. (Basel) **28**, 100 (1956). — LANDAU, E.: L'innervation des vaisseaux sanguins. Schweiz. med. Wschr. **1942 II**, 1355. — Quelques remarques sur l'innervation de la peau. Dermatologica (Basel) **91**, 273 (1945). — LANGHOF, H., u. A. THOMAS: Zur Pathogenese und Therapie von Dermatosen, deren Lokalisation der „vegetativen Gesichtsmaske" bzw. dem „perioralen Syndrom" entspricht. Dtsch. Gesundh.-Wes. **1957**, 1415. — LANGLEY, J. N.: Das autonome Nervensystem. Berlin: Springer 1922. — LASSMANN, G.: Über die Verwendbarkeit der Silbermethoden zur Darstellung des peripheren vegetativen Nervensystems. Acta neuroveg. (Wien), Suppl. **6**, 144 (1955). — LASSMANN, G., u. P. FUCHSIG: Histologische Untersuchungen an der Haut des Fußrückens nach lange zurückliegenden Er frierungen. Acta neuroveg. (Wien) **14**, 49 (1956). — LAUBENTHAL, F.: Erbbiologisch-pathogenetische Studien an Ichthyiosisseppen. Nervensystem und ichthyosis. Z. ges. Neurol. Psychiat. **168**, 722 (1944). — LAUSECKER, H.: Klippel-Trénaunay und Parkes- Webersche Krankheit. (Naevus varicosus osteo-hypertrophicus und Haemangiectasia hypertrophicans). Hautarzt **3**, 70 (1952). — LAWRENTJEW, B. J.: Zur Lehre von der Cytoarchitektonik des peripherischen, autonomen Nervensystems. I. Z. mikr.-anat. Forsch. **23**, 527 (1931). — Einige Bemerkungen über Fortschritte und Aufgaben der Erforschung des autonomen Nervensystems. Z. mikr.-anat. Forsch. **36**, 651 (1934). — LAWRENTJEW, B. J., u. M. L. SOKOLOWA: Zur Lehre von der Cytoarchitektonik des peripherischen autonomen Nervensystems. II. Z. mikr.-anat. Forsch. **23**, 552 (1931). — LEAVITT, H. C.: Diagnostic value of skin discolorations in Neurology. Neurology (Minneap.) **3**, 800 (1953). — LEEUWE, E. H.: Over de interstitiele cel (CAJAL). Diss. Med. Fak. Utrecht 1937. — LEHMANN, F.: Atebrin-Psychose bei der Behandlung eines Erythematodes chronicus. Z. Haut- u. Geschl.-Kr. **18**, 112 (1955). — LEINBROCK, A.: Trophische Hautveränderungen nach operativen Eingriffen am N. trigeminus (Elektrokoagulation des Ganglion Gasseri). Hautarzt **9**, 346 (1958). — LEITNER, ST. J.: Der

Morbus Besnier-Boeck-Schaumann. Chronische epitheloidzellige Reticuloendotheliose sive Granulomatose. Basel: Benno Schwabe & Co. 1942. — Lerner, A. B.: Vitiligo. J. invest. Derm. **32**, 285 (1959). — Levi, L., e C. Ghiringhelli: Misure della resistenza eletrica cutanea in soggetti normali e simpatectomizzati. G. ital. Derm. **96**, 501 (1955). — Lewis, G. M., and B. M. Esplin: Vogt-Koyanagi syndrome. Report of a case. Arch. Derm. Syph. (Chic.) **59**, 526 (1949). — Lewith: Zit. nach Nödl 1953. — Lindner, F.: Über den Einfluß der Hirnrinde auf die Schweißsekretion. Dtsch. Z. Nervenheilk. **158**, 86 (1948). — Linn, H.: Xanthosis cutis in poliomyelitis. Med. J. Aust. **1954 I**, 581. Ref. Zbl. Haut- u. Geschl.-Kr. **91**, 315 (1955). Loeb, L.: Über eine besondere Zellart in der Epidermis (Beitrag zur Frage der Stalagmocyten). Dermatologica (Basel) **118**, 252 (1959). — Das periphere vegetative Nervensystem. Aktuelle Probleme der Dermatologie, Bd. I, S. 150. Basel u. New York: S. Karger 1959. — Longcope, W. T., and D. G. Freiman: A study of sarcoidosis. Based on a combined investigation of 160 cases including 30 autopsies from the John's Hopkins Hospital and Massachusetts General Hospital. Medicine (Baltimore) **31**, 1 (1952). — Loogen, F.: Über die Periarteriitis nodosa. Z. klin. Med. **150**, 182 (1952). — Lopez Prieto, R., et V. Jabonero: Innervation des glandes sudoripares. Acta neuroveg. (Wien) **8**, 1 (1954). — Lorincz, A. L., and G. Lancaster: Anterior pituitary preparation with trophic activity for sebaceous, preputial and Harderien glands. Science **162**, 124 (1957). — Louis-Bar, D.: Sur un syndrome progressif comprenant des télangiectasies capillaires cutanés et conjunctivales symétriques à disposition naevoide et des troubles cérebelleux. Confin. neurol. (Basel) **4**, 32 (1941). — Lucas, C. J., and S. Davies: Tuberous sclerosis with involvement of the cervical cord. Lancet **1955**, 1217. — Lund, H. Z.: Tumors of the skin, Sect. I, fasc. 2. Washington: Armed. Forces Institute of Pathology 1957.

Maggi, A. L. C., M. Meeroff, J. N. Cosen y B. Hirschman: Trastornos motores en el herpe zoster. Pren. méd. argent. **1956**, 1970. — Magnus, J. A.: Zit. bei Shelley u. Arthur. Magnusson, B.: Lichen ruber and sympathicoblastoma. Acta derm. venereol. (Stockh.) **35**, 74 (1955). — Maillet, M.: Modifications de la technique de Champy au tetraoxyde d'osmium-iodure de potassium. Resultats de son application à l'étude des fibres nerveuses. C.R. Soc. Biol. (Paris) **153**, 939 (1959). — Malamud, N., and G. Saver: Neuropathologic findings in disseminated lupus erythematosus. Arch. Neurol. (Chic.) **71**, 723 (1954). — Máramarosi, G., u. E. Nagy: Beiträge zur Pathogenese der Alopecia areata und der Vitiligo. Derm. Wschr. **1952**, 1185. — Marchionini, A.: Zur Klinik und Pathogenese der Acroasphyxia chronica hypertrophica hypaesthetica. Arch. Derm. Syph. (Berl.) **174**, 561 (1936). — Marchionini, A., u. E. Müller: Morbus Hulusi Behçet Fortschr. prakt. Derm. Venerol. **5**, 83 (1965). — Marchionini, A., and Th. Nasemann: On the virus etiology of pemphigus vulgaris and dermatitis herpetiformis Duhring. J. invest. Derm. **24**, 267 (1955). — Marchionini, A., u. W. Thies: Erythematodes-Ätiologie, Pathogenese und Therapie. Münch. med. Wschr. **1956**, 293, 329. — Marinesco, G., N. Vasilesco et H. Bruch: Contribution à l'étude de la sclerodermie. (A propos de cinq cas de sclérodermie dont l'un avec examen anatomo-pathologique.) Ann. Méd. **45**, 241 (1939). — Mártelli, F.: Considerazioni sulla polineurite da sulfametiltiazolo. Med. ital. (Milano) **22**, 477 (1941). — Martorell, F., T. Alonso, and V. Salleras: Treatment of post-poliomyelitic ulcerations of the legs with lumbar sympathectomy. Angiology **4**, 118 (1953). — Masson, P.: Mélanoblastes et cellules de Langerhans. Bull. Soc. franç. Derm. (Syph.) **42**, 1112 (1935). — Histogénèse des neurofibromes cutanés diffus. Bull. Soc. franç. Derm. (Syph.) **42**, 1278 (1935). — My conception of cellular nevi. Cancer **4**, 9 (1951). — Mayerhofer, E., u. J. Breitenfeld: Zur Allergietheorie der Varicellen mit einem Fall von Encephalitis und schwerer doppelseitiger Stauungspapille. (Heilung der vollkommenen Erblindung durch Balkenstich). Arch. Kinderheilk. **100**, 155 (1933). — McAlpine, D., Y. Kuroiwa, Y. Toyokura, and S. Araki: Akute demyelinating disease complicating herpes zoster. J. Neurol. Neurosurg. Psychiat. **22**, 120 (1959). — McIntyre: Herpes zoster with involvement of anterior horn cells. Brit. med. J. No 4733, 1951, 716. — McMenemey, W. H., and B. J. Lawrence: Encephalomyelopathy in Behçet's disease. Report of necropsy findings in two cases. Lancet **1957**, 353. — Meyer, R.: Encephalitis bei Zoster. Z. Haut- u. Geschl.-Kr. **22**, 230 (1957). — Meyling, H. A.: Structure and signification of the peripheral extension of the autonomous nervous system. J. comp. Neurol. **99**, 495 (1953). — Das periphere Nervennetz und sein Zusammenhang mit den ortho- und parasympathischen Nervenfasern. Acta neuroveg. (Wien), Suppl. **6**, 35 (1955). — Michel, W.: Hormonal-diencephale Regulationsstörungen während der INH-Therapie. Ärztl. Wschr. **1953**, 788. — Midana, A., e F. Ormea: Sulle alterazioni mucose della malattia di Pringle. Dermatologica (Basel) **115**, 333 (1957). — Reaktionsweisen des vegetativen Nervensystems der Haut auf Röntgenschäden und andere Noxen. Hautarzt **9**, 360 (1958). — Midana, A., F. Ormea e G. Murtula: Sui rapporti patogenetici tra lichen ruber planus pemphigoides e catena gangliare simpatica. Minerva derm. **30**, 11 (1955). — Miescher, G.: Fall von ausgedehntem, auf die Oberlippe übergreifendem Ulcus simplex septi bei Encephalitis lethargica. Schweiz. med. Wschr. **1936 II**, 921. — Über essentielle granulomatöse Makrocheilie (Cheilitis granulomatosa). Dermatologica (Basel) **91**,

57 (1945). — Cheilitis et Pareiitis granulomatosa ohne Facialisparese bei Vorhandensein einer Lingua scrotalis. Dermatologica (Basel) **112**, 536 (1956). — MIESCHER, G., et F. SCHAAF: La question des cellules de Langerhans. Bull. Soc. franç. Derm. Syph. **42**, 1101 (1935). — MIESCHER, G., u. A. SCHÖNBERG: Untersuchungen über die Funktion der Talgdrüsen. Bull. schweiz. Akad. med. Wiss. **1**, 101 (1944). — MILENKOW, S. M.: Über die reaktiven Eigenschaften der Haut bei Pellagra im Lichte der histopathologischen Veränderungen. Arch. Derm. Syph. (Berl.) **173**, 473 (1936). — MILLER, M. R., H. J. RALSTON III, and M. KASAHARA: The pattern of cutaneous innervation of the human hand, foot and breast. In: W. MONTAGNA, Cutaneous innervation. Advances in biology of skin. Oxford-London-New York-Paris: Pergamon Press 1960. — MINTZER, J. J., and Z. RUBIN: Dermatological manifestations of familial autonomic dysfunction (Riley-Day-syndrome). Arch. Derm. Syph. (Chic.) **67**, 561 (1953). — MISHIMA, Y., and A. MILLER-MILINSKA: Junctional and high-level dendritic-cells revealed with osmium-jodide reaction in human and animal epidermis under conditions of hyperpigmentation and depigmentation. J. invest. Derm. **37**, 107 (1961). — MITCHELL, J. H.: Encephalomyelitis accompanied by large bullous lesions on the dorsal surface of the hands. Arch. Derm. Syph. (Chic.) **31**, 741 (1935). — MITSUDA, H.: Über Xeroderma pigmentosum mit Störungen des Zentralnervensystems. Psychiat. Neurol. jap. **44**, 55 (1940). Ref. Zbl. Haut- u. Geschl.-Kr. **65**, 631 (1940). — MOHAREB, R. W.: Report on 11 cases of lupus erythematosus treated with Mepacrine at the Cairo skin and V. D. Hospital. J. Egypt. med. Ass. **37**, 536 (1954). Ref. Zbl. Haut- u. Geschl.-Kr. **90**, 137 (1955). — MONACELLI, M., u. V. MONTESANO: Über die Pathogenese der Alopecia areata. Derm. Wschr. **1933**, 1399. — MONTAGNA, W.: Cholinesterases in the cutaneous nerves of man. In: W. MONTAGNA, Cutaneous innervation. Advances in biology of skin. Oxford-London-New York-Paris: Pergamon Press 1960. — MONTAGNA, W., and R. A. ELLIS: Histology and cytochemistry of human skin. XII. Cholinesterases in the hair follicles of the scalp. J. invest. Derm. **29**, 151 (1957). — MORITZ, R.: Beteiligung des Zentralnervensystems und der Skelettmuskulatur bei Morbus Boeck-Besnier-Schaumann. Psychiat. Neurol. med. Psychol. (Lpz.) 8, 121 (1956). — MUSTAKALLIO, K.: Adenosine triphosphatase activity in neural elements of human epidermis. Exp. Cell Res. **28**, 449 (1962). — MUSUMECI, V.: Studio sulle alterazioni cutanee in malati del sistema nervoso. Nota II. Parkinsonismo postencefalitico. Acta neurol. (Napoli) **3**, 160 (1948). Ref. Zbl. Haut- u. Geschl.-Kr. **72**, 437 (1947). — Sulla partecipazione del sistema nervoso nell'erythematodes acuto disseminato. G. ital. Derm. **100**, 163 (1959).

NELEMANS, F. A., and J. DOGTEROM: Structure and function of the peripheral autonomic nervous system. Acta neuroveg. (Wien), Suppl. **6**, 101 (1955). — NESSWETHA, W.: Elektrodermatogramm und vegetatives Nervensystem. Klin. Wschr. **1953**, 541. — NIEBAUER, G.: Über die interstitiellen Zellen der Haut. Hautarzt **7**, 123 (1956a). — Der Aufbau des peripheren neurovegetativen Systems im Epidermal-Dermalbereich. Acta neuroveg. (Wien) **15**, 109 (1956b). — Nervensystem und allergisches Ekzem. Acta neuroveg. (Wien), Suppl. 8, (1962). — NIEMAND-ANDERSSEN, J.: Naevus flammeus tardivus (nach Kälteeinwirkung?). Z. Haut- u. Geschl.-Kr. **12**, 251 (1952). — NÖDL, F.: Zur Histogenese der Angiomatosis Kaposi. Arch. Derm. Syph. (Berl.) **190**, 373 (1950). — Über neurogene Nebenzellen in der menschlichen Haut. Acta neuroveg. (Wien) **2**, 205 (1951a). — Die Bedeutung der vegetativ-nervösen Peripherie für die Dermatologie. Hautarzt **2**, 215 (1951b). — Multiple Leiomyome, ein neurocutanes Syndrom. Hautarzt **4**, 365 (1953a). — Das sensorische und das trophische Zellsystem der menschlichen Epidermis. Acta neuroveg. (Wien) **7**, 263 (1953b). — Über echte Neurome bei Xeroderma pigmentosum. Arch. klin. exp. Derm. **201**, 277 (1955). — Über Glomustumoren. Arch. klin. exp. Derm. **203**, 369 (1956). — Diskussionsbemerkung. Acta neuroveg. (Wien) **18**, 232 (1958). — Spezielle Pathologie des neurovegetativen Systems der Haut. Über das Endplasmodium im Neurinom, im sog. Myoblastenmyom, im fibrillären Neurom, im Glomustumor und im Neuronaevus. Acta neuroveg. (Wien) **18**, **424** (1958). — NYMAN, E.: Über Symptome seitens der peripheren Nerven bei Behandlung mit Sulfonamid und verwandten Arzneien. Nord. Med. **1942**, 861. Ref. Zbl. Haut- u. Geschl.-Kr. **69**, 412 (1943).

ORFANOS, C.: Der Aufbau peripherer Nervenfasern der menschlichen Haut. Eine elektronenmikroskopische Studie. Arch. klin. exp. Derm. **223**, 457 (1965). — ORMEA, F.: Sull' innervazione vegetativa della cute umana. I. Vasomotori della cute umana. Dermosifilografo **24**, 495 (1949). — Sull' innervazione della cute umana. Innervazione delle vene e dei capillari della cute umana. Collegamenti nervosi tra capillari, ghiandoli sudoripare, sebacee, muscolatura liscia del pelo. Conclusioni. Dermosifilografo **24**, 505 (1949). — Pemfigo e sistema nervoso. Dermatologica (Basel) **100**, 137 (1950a). — Betrachtung zur nervösen Versorgung der menschlichen Haut. Hautarzt **1**, 226 (1950b). — On the problem of the relations between the innervation of the sweet glands and of other organs of the human skin. Dermatologica (Basel) **101**, 157 (1950a). — Zur Histopathologie der Hautmyome. Z. Haut- u. Geschl.-Kr. **11**, 317 (1951a). — Sistema nervoso cerebrospinale e sistema nervosovegetativo nella patogenesi della sclerodermia diffusa. I. Ricerche neurohistologiche su ganglii sympatici e spinali. Acta neuroveg. (Wien) 2, 41 (1951b). — Sistema nervoso cerebro-spinale e sistema nervoso-vegetativo nella patogenesi della sclerodermia diffusa. II. Ricerche neuro-histologiche sulla cute. Acta neuroveg. (Wien) 2, 386 (1951c). — Zur Pathogenese der diffusen Sklerodermie. Hautarzt 3, 301 (1952a). — Über das nervöse reticulo-interstitielle System der menschlichen Haut (Ergebnisse vergleichender Untersuchungen mit verschiedenen Nervenfärbemethoden). Arch. Derm. Syph. (Berl.) **194**, 578 (1952b). — Lichen ruber planus-Studien. I. Zur Histologie und Histogenese der Planus-Papel. Arch. Derm. Syph. (Berl.) **196**, 88 (1953). — Lichen ruber planus-Studien. II. Die nervösen Veränderungen außerhalb der Papel. Arch. Derm. Syph. (Berl.) **198**, 435 (1954). — Über die spezielle Pathologie des neurovegetativen Systems der Haut. Acta neuroveg. (Wien) 18, 445 (1958). — ORMEA, F., e H. DEPAOLI Un nuovo tipo di cellule epidermiche? (gli stalagmociti di John). Minerva derm. **26**, 122 (1951). — OSTER, H.: Die familiäre Dysautonomie. Dtsch. med. Wschr. **1957**, 2038. — OTT, TH., TH. RABINOWICZ et B. MORANO: Étude clinique et histo-pathologique d'un cas de polynévrite survenue au cours du traitement par l'isoniazide. Rev. neurol. **100**, 103 (1959).

PAILLAS, J.-E., J. BONNAL, GASTAUT et R. NAQUET: Angiomatose encéphalo-trigeminée associée à un syndrome de Klippel-Trénaunay. Acta neurol. belg. **51**, 481 (1951). Ref. Zbl. Haut- u. Geschl.-Kr. **82**, 184 (1953). — PARNITZKE, K. H.: Erfahrungen über das Zustandekommen von Ortho-Trikresylphosphat-Schäden. Ärztl. Wschr. **1948**, 684. — PAUTRIER, L. M., et A. DISS: Sur la présence d'elements nerveux et sur la prédominance des lesions nerveuses dans la papule du lichen plan. Bull. Soc. franç. Derm. Syph. **34**, 522 (1927a). — Le lichen plan parait initialement commandé par la néoformation de tissu nerveux et par des lésions nerveuses au niveau de sa papule, mais ils encore impossible de se prononcer sur l'origine centrale ou peripherique de ces lésions et sur le mechanisme qui les déchanche. Bull. Soc. franç. Derm. Syph. **34**, 631 (1927b). — PAWLOWSKI, A.: The nerve network of the skin in diffuse scleroderma and clinically similar conditions. Arch. Derm. 88, 868 (1963). — PENTSCHEW, A.: Porphyrien. In: Handbuch der speziellen pathologischen Anatomie und Histologie, Bd. XIII/2, S. 1971. Berlin-Göttingen-Heidelberg: Springer 1958. — PEŠKOVSKIJ, G. V.: Materialien zum Problem der Rolle des Nervensystems in der Pathogenese der Lepra. I. Über das Verhältnis von Schmerz- und Tastempfindlichkeit auf der gesunden und der befallenen Haut bei tumoröser und nervöser Lepra. Nevropat. i. Psichiat. **18**, 11 (1949). Ref. Zbl. Haut- u. Geschl.-Kr. **83**, 30 (1953). — PETERS, G.: Sturge-Weber'sche Krankheit. In: Handbuch der speziellen pathologischen Anatomie und Histologie, Bd. XIII/4, S. 696. Berlin-Göttingen-Heidelberg: Springer 1956. — PETTE, H.: Die akuten entzündlichen Erkrankungen des Nervensystems. Leipzig: Georg Thieme 1942. — Das Problem der Entmarkungsencephalomyelitiden in dynamischer Betrachtung. Klin. Wschr. **1947**, 897. — Die postvaccinale und parainfektiöse Meningoencephalomyelitis. Verh. dtsch. Ges. inn. Med. **61**, 322 (1955). — Herpesencephalomyelitis. In: Handbuch der speziellen pathologischen Anatomie und Histologie, Bd. XIII/2 A, S. 494. Berlin-Göttingen-Heidelberg: Springer 1958. — PFISTER, A.: Atypische Fälle von Klippel-Trénaunay-Syndrom mit Knochenatrophie. Hautarzt **7**, 219 (1956). — PFISTER, R., u. K. BÄTZNER: Die arteriovenösen Anastomosen beim Syndrom von Klippel-Trénaunay. Ihre Darstellung im Röntgenbild. Derm. Wschr. **1955**, 537. — PIOTTI, A.: Pubertas praecox bei Tumor der Regio hypothalamica und Neurofibromatose Recklinghausen. Acta endocr. (Kbh.) **10**, 66 (1952). — PIPER, PH. G.: Disseminated lupus erythematosus with involvement of the spinal cord. J. Amer. med. Ass. **153**, 215 (1953). — PIPER, W. N., and E. B. HELWIG: Progressive systemic sclerosis, visceral manifestations in generalized scleroderma. Arch. Derm. **72**, 535 (1955). — PISCOL, K., u. G. HOFFMANN: Das primäre Melanoblastom des Zentralnervensystems. (Unter Berücksichtigung neurochirurgischer Probleme.) Neurochirurgia **4**, 1 (1961). — PLOOG, D.: Insolationsschäden des Nervensystems bei Mangelernährung und Ichthyosis. Nervenarzt 18, 402 (1947). — POPELLA, E.: Motorische Lähmung bei Herpes zoster. Nervenarzt **29**, 516 (1958). — PROPPE, A.: Klippel-Trénaunay-Syndrom (Naevus varicosus osteohypertrophicus). Derm. Wschr. **1958**, 1325.

RABUT, R., et A. HUDELO: Pseudo-xanthome élastique familial avec syndrome d'Adie. Ann. Derm. Syph. (Paris) 81, 289 (1954). — RANDAZZO, S. D.: La malattia di Bourneville-Pringle. Cantania 1958. — RATTNER, H.: Changes in the skin in chronic encephalitis. Arch. Derm. Syph. (Chic.) **31**, 35 (1935). — REISER, K. A.: Über die Endausbreitung des vegetativen Nervensystems. Z. Zellforsch. **17**, 610 (1933). — Zur Lehre vom Feinbau der nervösen Substanz. Z. ges. Neurol. Psychiat. **175**, 485 (1943). — Bemerkungen zum Feinbau der vegetativnervösen Peripherie. Acta neuroveg. (Wien) **4**, 179 (1952). — RESSA, P., e A. APRA: Dermatite recidivante zosteriforme a grosse bolle da ganglio-radiculite. Minerva med. **1954**, 910. — RETSCHE, H., u. C. RADLINGER: Ein Fall von Morbus Recklinghausen mit Ovarialaplasie und Pseudohermaphroditismus masculinus externus. Wien. Z. Nervenheilk. **10**, 252 (1954). — RICHTER, R.: Über die Brauchbarkeit der Einschlußfärbung nativer Gefrierschnitte in Ehrlich's saurem Hämatoxylin nach Feyrter zur Darstellung der Nervenelemente der Haut. Z. Haut- u. Geschl.-Kr. **18**, 33 (1955). — Über einige Probleme der Langerhans-Zelle der Epidermis. Acta med. turc. 8, 24 (1956a). — Studien zur Neurohistologie der nervösen vegetativen Peripherie der Haut bei verschiedenen chronischen infektiösen Granulomen mit besonderer Berücksichtigung der Langerhans'schen Zellen. IV. Mitt. Lepra. Arch. klin. exp. Derm. **202**, 518 (1956b). — Die Innervation der Epidermis und Cutis. Acta neuroveg. (Wien) **18**, 1 (1958). — RIEHL jr., G.: Prädisposition für Kälteschädigung durch überstandene Poliomyelitis (2 Fälle). Zbl. Haut- u. Geschl.-Kr. **53**, 294 (1936). — RILEY, C. M., R. L. DAY, D. MC. L. GREELEY, and W. S. LANGFORD: Central autonomic dysfunction with defective lacrimation. Report of five cases. Pediatrics **3**, 468 (1949). — RILLE, J. H.: Der Gesichtsausdruck, ein neues Kennzeichen des Fibroma molluscum (Morbus Recklinghausen). Derm. Wschr. **1935 II**, 1432. — ROBERTSON, E. E.: Skin lesions in organic brain disease. Brit. med. J. **1953**, No 4805, 291. Ref. Zbl. Haut- u. Geschl.-Kr. **85**, 318 (1953). — RODRIGUEZ, B., et O. VASQUEZ DE NEGROITO: Les manifestations nerveuses de la rubéole et particulièrement les encephalites. Rev. neurol. **92**, 309 (1955). — ROLSHOVEN, E.: Morphologische und experimentelle Untersuchungen über die Bedeutung der Vater-Pacinischen Körperchen. Gegenbaurs morph. Jb. **81**, 601 (1938). — ROSENTOUL, M. A.: Changes in skin nerves at pellagra. Acta derm. venereol. (Stockh.) **15**, 495 (1934). — ROST, G. A., u. A. MARCHIONINI: Asthma-Ekzem, Asthma-Prurigo und Neurodermitis als allergische Hautkrankheiten. Würzb. Abh. **27**, 10 (1932). — ROTH, G.: Nervöse Versorgung der Naevuskörperchen und Auftreten von vegetativen Nervenendnetzen in Naevusschnitten. Arch. Derm. Syph. (Berl.) **183**, 148 (1942). — ROTHMAN, ST.: Das Jucken und die juckenden Hautkrankheiten. In JADASSOHNS Handbuch der Haut- und Geschlechtskrankheiten, Bd. XIV/1, S. 666. Berlin: Springer 1930. — Physiology of itching. Physiol. Rev. **21**, 357 (1941). — Nature of itching. Res. Publ. Ass. nerv. ment. Dis. Proc. **23**, 110 (1943). — Physiology and Biochemistry of the skin. Chicago: Chicago University Press 1954. — ROYER, P., P. BROUSSOLLE, R. THIBAUX et J. MOUGEOLLE: Les manifestations d'intolerance à la Diméthyldithiohydantoine. Bull. Soc. franç. Derm. Syph. **58**, 609 (1951). — RUITER, M.: Das Angiokeratoma corporis diffusum-Syndrom und seine Hauterscheinungen. Übersicht und eigene Erfahrung der letzten 10 Jahre. Hautarzt **9**, 15 (1958). — RUITER, M., u. A. W. M. POMPEN: Angiokeratoma corporis diffusum (universale) mit kardiovasorenalem Symptomenkomplex bei 3 Brüdern. Arch. Derm. Syph. (Berl.) **179**, 165 (1939). — RUSSEL, P. W., J. R. HASERICK, and E. M. ZUCKER: Epilepsy in systemic lupus erythematosus. Effect of cortisone and ACTH. Arch. intern. Med. **88**, 78 (1951).

SAATHOFF, J.: Zur Frage des Rickerschen Stufengesetzes. Untersuchungen mit Wärmereiz am Pankreas und Mesenterium des lebenden Kaninchens. Verh. Dtsch. Ges. Path. 35. Tagg) 1951, S. 245. — SAKR, R. H., and M. K. GABR: Sturge-Weber-Dimitri disease. Follow-up of a case. Arch. Pediat. **69**, 425 (1952). — SARTER, J.: Beitrag zur normalen und pathologischen Histologie der Endausbreitung des vegetativen Nervensystems. Acta anat. (Basel) **30**, 681 (1957). — SCHEID, W.: Über die Schädigungen durch Triorthokresylphosphat. Nervenarzt **18**, 56 (1947). — SCHEIDEGGER, S.: Toxoplasmose. In: Handbuch der speziellen pathologischen Anatomie und Histologie, Bd. XIII/2 A, S. 1199. Berlin-Göttingen-Heidelberg: Springer 1958. — SCHEINBERG, L.: Polyneuritis in systemic lupus erythematosus. Review of the literature and report of a case. New Engl. J. Med. **255**, 416 (1956). — SCHIFFER, K. H., u. G. WEBER: Beziehungen zwischen Krankheiten der Haut und des Zentralnervensystems. In: GOTTRON-SCHÖNFELD, Dermatologie und Venerologie, Bd. IV, S. 1085. Stuttgart: Georg Thieme 1960. — SCHIRDUAN, M., u. H. H. DIETZE: Über einen klinisch und pathologisch-anatomisch ungewöhnlichen Herpes zoster multiplex mit eigenartiger Ileitis. Arch. Derm. Syph. (Berl.) **194**, 366 (1952). — SCHIRREN, C. G.: Ein Sarcoma idiopathicum multiplex haemorrhagicum (Kaposi) mit Hirnmetastasen. Arch. klin. exp. Derm. **201**, 99 (1955). — SCHLEGEL, G. G.: Neurofibromatose Recklinghausen und Phäochromocytom. Schweiz. med. Wschr. **1960**, 31. — SCHLIACK, J.: Die klinischen Syndrome der Spinalnerven. Ein Beitrag zum Metamerieproblem des Menschen. Habil.-Schr. Berlin 1959. — SCHMID, J. F.: Acute lupus erythematosus with neurologic complications. Arch. Derm. Syph. (Chic.) **70**, 381 (1954). — SCHMIDT, R. P., E. ROSEMAN, and A. J. STEIGMAN: Cranial nerve paralysis in herpes zoster encephalitis of childhood. Clinical and electroencephalographic observations. J. Pediat. **46**, 215 (1955). — SCHMINCKE, A.: Recklinghausen'sche Krankheit. In: Handbuch der speziellen pathologischen Anatomie und Histologie, Bd. XIII, Teil 4, S. 664. Berlin-Göttingen-Heidelberg: Springer 1956. — SCHMITT, W.: Zur Behandlung der Schmerzzustände nach Herpes zoster. Dtsch. med. Wschr. **1950**, 1033. — SCHMITZ, R.: Über einige seltene Formen trophoneurotischer Geschwüre und deren Differentialdiagnose. Arch. klin. exp. Derm. **205**, 497 (1958). — SCHNYDER, U. W.: Zur Klinik und Histologie der Angiome. 2. Mitt. Die Feuermäler (Naevi teleangiectatici). Arch. Derm. Syph. (Berl.) **198**, 51 (1954). — Zur Klinik und Histologie der Angiome. I. Zur Histologie des Naevus flammeus (Naevus teleangiectaticus). Arch. Derm. Syph. (Berl.) **200**, 483 (1955). — Klippel-Trénaunay-Syndrom mit atypischem Colobom. Dermatologica (Basel) **112**, 553 (1956). — SCHNYDER, U. W., E. LANDOLT et G. MARTZ: Syndrome de Klippel-Trénaunay avec colobome irien atypique. J. Génét. hum. **5**, 1 (1956). — SCHÖNBACH, G.: Der Einfluß mechanischer Nervenschädigungen auf die Permeabilität der Gefäße. Acta neuroveg. (Wien) 17, 18 (1958). — SCHÖNENBERG, H.: Zum Erscheinungsbild der Recklinghausenschen Krankheit im Kindesalter. Mschr. Kinderheilk. 100, 499 (1952). — Über die Beziehungen des Klippel-Trénaunay-Weber-Syndroms zum „umschriebenen Riesenwuchs". Z. Kinderheilk. 77, 636 (1956). — SCHÖNENBERG, H., u. C. SCHAPER: Das Erscheinungsbild der Sturge-Weberschen Krankheit im Kindesalter. Arch. Kinderheilk. 78, 522 (1956). — SCHUERMANN, H.: Glossitis und Pareiitis granulomatosa. Ein Beitrag zur „Cheilitis granulomatosa" Miescher bzw. zum „Melkersson-Rosenthal-Syndrom". Hautarzt 3, 538 (1952). — Spezifische Veränderungen am lymphatischen System bei „Cheilitis" („Pareiitis" usw.) granulomatosa. Hautarzt 5, 174 (1954). — Krankheiten der Mundschleimhaut und der Lippen, 1. Aufl. München u. Berlin: Urban & Schwarzenberg 1955. — Krankheiten der Mundschleimhaut und der Lippen, 2. erweit. Aufl. München u. Berlin: Urban & Schwarzenberg 1958. — SCHUERMANN, H., u. H. REICH: Toxoplasmose mit nodös-gummöser Hautbeteiligung (in vivo durch Erregernachweis im Gewebsschnitt gesichert). Hautarzt 2, 240 (1951). — SCHWARTZ, W. F.: Trophic ulcers of the face and neck due to syringobulbia. Arch. Derm. Syph. (Chic.) 41, 153 (1940). — SCRIBA, K.: Zur Pathogenese des Angiokeratoma corporis diffusum Fabry mit cardio-vasorenalem Symptomenkomplex. Verh. Dtsch. Ges. Path. 34. Tagg Wiesbaden 1950. — SEDGWICK, R. P., and K. O. VON HAGEN: The neurological manifestations of lupus erythematosus and periarteriitis nodosa. Report of 10 cases. Bull. Los Angeles neurol. Soc. 13, 129 (1948). — SERRATI, B.: Influenza del sistema nervoso sulla secrezione sebacea. Osservazione e ricerche cliniche. Riv. Pat. nerv. ment. 52, 377 (1938). — SERTOLI, P.: Importanza del fattore vertebrale nella genesi di espressioni cutanee distrofiche agli arti inferiori. Minerva derm. 29, 371 (1954). — SEZER, F. N.: Zit. nach EVANS, PALLIS u. SPILLANE 1957. — SHELLEY, W. B., and R. P. ARTHUR: The role of proteolytic enzymes in the production of pruritus in man. J. invest. Derm. 25, 341 (1955). — The neurohistology and neurophysiology of the itch sensation in man. Arch. Derm. 76, 296 (1957). — Nerve fibers, a neglected component of intradermal cellular naevi. J. invest. Derm. 34, 59 (1960). — SHELLEY, W. B., and R. FLORENCE: Compensatory hyperhidrosis after sympathectomy. New Engl. J. Med. 263, 1056 (1960). — SIEKERT, R. G., and E. C. CLARK: Neurologic signs and symptoms as early manifestations of systemic lupus erythematosus. Neurology (Minneap.) 5, 84 (1955). — SIGGAARD-ANDERSEN, M., u. F. WULFF: Meningitis serosa und Encephalitis bei Zoster. Acta psychiat. (Kbh.) 8, 213 (1933). — SINCLAIR, D. C., G. WEDDELL, and E. ZANDER: The relationship of cutaneous sensibility to neurohistology in the human pinna. J. Anat. (Lond.) 86, 402 (1952). — SOLDAN: Über die Beziehungen der Pigmentmäler zur Neurofibromatose, Langenbecks Arch. klin. Chir. 59, 261 (1899). — SONNECK, K. J.: Über Auftreten von epileptiformen Anfällen bei INH-Behandlung eines Lupus vulgaris. Z. Haut- u. Geschl.-Kr. 17, 182 (1954). — SPIER, H. W., u. H. RÖCKL: Differentialdiagnose und Therapie entzündlicher knotiger Dermatosen, insbesondere der unteren Extremitäten. In: Fortschritte der praktischen Dermatologie und Venerologie, Bd. III, S. 98. Berlin-Göttingen-Heidelberg: Springer 1960. — STAMMLER, A.: Neurologische Syndrome bei der Periarteriitis nodosa. Fortschr. Neurol. Psychiat. 18, 606 (1950). — Klinik, Pathologie und Probleme der Periarteriitis nodosa des Menschen. Heidelberg u. Frankfurt: Hüttig 1959. — STEFANELLI, A.: Indagini comparative sulla natura (somatica ed autonoma) delle fibre nervose dei loro apparati espansionali nella cute, cavità orale e muscoli striati voluntari. Riv. Biol. 21, 3 (1936a). — La innervazione somatica ed autonoma dei peli a corpo. Riv. Biol. 21, 401 (1936b). — Considerazioni ed osservazioni sulla struttura microscopica del tessuto nervoso autonomo alla periferia nei vertebrati superiori. Z. Zellforsch. 28, 485 (1938). — STÖHR jr., PH.: Zur Nervenversorgung der Blutgefäße. Dtsch. med. Wschr. 1933II, 1625. — Observations anatomiques sur l'innervation des vaisseaux sanguis. Bull. Soc. franç. Derm. Syph. 42, 1165 (1935a). — Beobachtungen und Bemerkungen über die Endausbreitung des vegetativen Nervensystems. Z. Anat. Entwickl.-Gesch. 104, 133 (1935b). — Über die Nervenversorgung der Haut. Zbl. Haut- u. Geschl.-Kr. 56, 225 (1937). — Die mikroskopische Innervation der Blutgefäße. Ergebn. Anat. Entwickl.-Gesch. 32, 1 (1938). — Über den Aufbau und die Endausbreitung in Ganglien des vegetativen Nervensystems, zugleich ein Beitrag zur Synapsenfrage. Z. Zellforsch. 29, 569 (1939). — Zusammenfassende Ergebnisse über die normale und pathologische Histologie der sympathischen Ganglienzelle und der Endapparate im vegetativen Nervensystem. Ergebn. Anat. Entwickl.-Gesch. 33, 135 (1941). — Studien zur normalen und pathologischen Histologie vegetativer Ganglien. III. Z. Anat. Entwickl.-Gesch. 114, 14 (1948). — Lehrbuch der Histologie. Heidelberg-Berlin-Göttingen: Springer 1951a. — Anatomische Grundlagen der Lehre vom vegetativen Nervensystem. Regensburger Jb. ärztl. Fortbild 2, 1 (1951b). — Zusammenfassende Ergebnisse über die Endigungsweise des vegetativen Nervensystems. I. Acta neuroveg. (Wien) 10, 21 (1954a). — Zusammenfassende Ergebnisse über die Endigungsweise des vegetativen Nervensystems. II. Acta neuroveg. (Wien) 10, 62 (1954b). — Mikroskopische Anatomie des vegetativen Nervensystems. In: Handbuch der mikroskopischen Anatomie des Menschen, Bd. IV/1, Teil 5. Berlin-Göttingen-Heidelberg: Springer 1957. — STOPCZANSKI, J.: Ein Fall von Pemphigoideneruptionen auf der Haut einer Körperhälfte nach Kopfverletzung. Przegl. derm. **29**, 78 (1934). Ref. Zbl. Haut- u. Geschl.-Kr. **49**, 142 (1935). — STRUCK, G.: Beitrag zur Frage der nervalen Beeinflussung der beginnenden Entzündung. Beitr. path. Anat. **115**, 515 (1955). — Die Bedeutung nervaler Regulationen für die Entzündung. Fortschr. Neurol. Psychiat. **25**, 253 (1958). — STÜHMER, A.: Spätfolgen nach operativen Eingriffen am Trigeminus (Ganglion gasseri). Hautarzt **3**, 54 (1952). — STURM, A.: Die Haut als vegetativ-nervöses Organ in Beziehung zu inneren Krankheiten. Hautarzt **2**, 481 (1951). — SUCKOW: Zur Klinik des Melkersson-Rosenthal-Syndroms. Psychiat. Neurol. med. Psychol. (Lpz.) **7**, 189 (1955). — SUMMENT: Neuritis nach Uliron. Zbl. Haut- u. Geschl.-Kr. **59**, 11 (1938). — SUMMER, K.: Über einen Fall von postvarizellöser Encephalitis. Wien. klin. Wschr. **1956**, 327. — SUNDER-PLASSMANN, P.: Die nervöse Abhängigkeit von Schilddrüse und Nebenniere. Dtsch. Z. Chir. **245**, 756 (1935). — Nervensystem und Schilddrüse. Dtsch. Z. Chir. **252**, 1 (1939). — Basedow-Studien. Berlin: Springer 1941. — Durchblutungsschäden und ihre Behandlung. Stuttgart: Ferdinand Enke **1943**. — Klinik und Neuromorphologie der Glomustumoren. Acta neuroveg. (Wien) **1**, 474 (1950). — Sympathikus-Chirurgie. Stuttgart: Georg Thieme 1953. — SUNDER-PLASSMANN, P., u. F. JAEGER: Raynaud und Sklerodermie. Dtsch. Z. Chir. **253**, 263 (1940). — SUNDER-PLASSMANN, P., u. W. H. RICHTER: Grundlagen des neurohormonalen Systems. Klin. Wschr. **1943**, **484**. — SZODORAY, L., u. L. FARAGÓ: Veränderungen in den Intervertebralganglien bei Herpes zoster. Börgyögy vener. Szle **15**, 2 (1937). — Ref. Zbl. Haut- u. Geschl.-Kr. **56**, 267 (1937). — SZODORAY, L., u. É. SÓVÁRI: Untersuchungen der Gewebe-Enzyme der Haut bei Schuppenflechte. Acta morph. Acad. Sci. hung. **3**, 111 (1953).

TAMPONI, M.: Ricerche di colorazione sopravitale delle cute. I. Osservazioni sulla fine innervazione dell'Haarscheibe (disco del pelo) di Pinkus, con particolare riguardo all'esistenza in correspondenza di esso di una expansione nervosa terminale non ancora descritta. Arch. ital. Derm. **14**, 499 (1939a). — Nota preliminare su alcuni nuovi contributi allo studio della innervazione cutanea. G. ital. Derm. **80**, 211 (1939b). — Strutture nervose della cute umana. Bologna: L. Cappelli 1941. — TAPPEINER, S.: Über seltenere trophische Hautschäden. Klin. Med. (Wien) **6**, 325 (1951). — Zur Klinik und Pathogenese der Cheilitis granulomatosa. Hautarzt **4**, 130 (1953). — TÉMIME, P., et A. RODDE: Kératose palmaire unilaterale par troubles sympathiques d'origine cervicarthrosique. Bull. Soc. franç. Derm. Syph. **60**, 381 (1953). — TELLER, H., u. B. LINDNER: Über Mischformen der phakomatösen Syndrome von Sturge-Weber und Klippel-Trénaunay. Z. Haut- u. Geschl.-Kr. **13**, 113 (1952). — THIEFFRY, ST., M. ARTHUIS, J. AICARDI et G. LYON: L'ataxie-teleangiectasie (7 observations personnelles). Rev. neurol. **105**, 390 (1961). — THIES, H., H. KIEFER u. H. NOETZEL: Die neurologischen Komplikationen bei maligner Lymphogranulomatose. Dtsch. med. Wschr. **1961 II**, 1908, 1952. — THIES, W.: Beitrag zur Histogenese der Recklinghausen'schen Neurofibromatose der Haut unter besonderer Berücksichtigung des vegetativen Nervensystems. Arch. Derm. Syph. (Berl.) **198**, 619 (1954). — Neurohistologische Studie zur Differentialdiagnose der Prurigo nodularis Hyde und anderer Formen umschriebener Lichenifikation. Arch. klin. exp. Derm. **201**, 539 (1955). — Über das Vorkommen der Cholinesterase in der menschlichen Haut. Arch. klin. exp. Derm. **206**, 396 (1957). — Zur Innervation der apokrinen Drüsen. Acta neuroveg. (Wien) **18**, 191 (1958a). — Diskussionsbemerkung. Acta neuroveg. (Wien) **18**, 232 (1958b). — Über die Morphologie des vegetativen Nervensystems in der menschlichen Haut nebst Untersuchungen über neuropathologische Veränderungen bei verschiedenen Hautkrankheiten. II. Verhalten der neurovegetativen Formationen in den oberen Schichten des Coriums und an der Epidermis-Cutisgrenze. Z. Haut- u. Geschl.-Kr. **27**, 330 (1959). — Über die Morphologie des vegetativen Nervensystems in der menschlichen Haut nebst Untersuchungen über neuropathologische Veränderungen bei verschiedenen Hautkrankheiten. IV. Neurohistologische Studien bei Lichen sclerosus et atrophicus, oberflächlicher kleinfleckiger Sklerodermie mit vergleichender Betrachtung der Pathogenese. Z. Haut- u. Geschl.-Kr. **28**, 37 (1960a). — Über die Morphologie des vegetativen Nervensystems in der menschlichen Haut nebst Untersuchungen über neuropathologische Veränderungen bei verschiedenen Hautkrankheiten. V. Lichen ruber planus. Z. Haut- u. Geschl.-Kr. **28**, 101 (1960b). — Über die Morphologie des vegetativen Nervensystems in der menschlichen Haut nebst Untersuchungen über neuropathologische Veränderungen bei verschiedenen Hautkrankheiten. VI. Alopecia areata. Z. Haut- u. Geschl.-Kr. **28**, 185 (1960c). — Über die Morphologie des vegetativen Nervensystems in der menschlichen Haut nebst Untersuchungen über neuropathologische Veränderungen bei verschiedenen Hautkrankheiten. VII. Verhalten des peripheren vegetativen Nervensystems bei Morbus Fox-Fordyce, in Glomustumoren und beim Naevus teleangiectaticus (Naevus flammeus). Z. Haut- u. Geschl.-Kr. **28**, 281 (1960d). — Über die Brauchbarkeit einer modifizierten Osmiumjodidmethode zur Darstellung des Nervensystems der Haut. Hautarzt **13**, 12 (1962). — Vergleichende neurohistologische Untersuchungen an gesunder und kranker menschlicher Haut sowie bei weichen Zellnaevi, Pigmentnaevi, Melanomalignom und Vitiligo mit Hilfe der Osmiumzinkjodid-Methode. Acta neuroveg. (Wien) **26**, 223 (1964). — Vergleichende histologische Untersuchungen bei Alopecia areata und narbig-atrophisierenden Alopecien. Arch. klin.

exp. Derm. 227, 541 (1966). — THIES, W., u. L. F. GALENTE: Zur histochemischen Darstellung der Cholinesterasen im vegetativen Nervensystem der Haut. Hautarzt 8, 69 (1957). — THIES, W., u. W. GLOGGENGIESSER: Zur Frage der Nervenbeteiligung am Aufbau der Glomustumoren. Arch. Derm. Syph. (Berl.) 197, 1 (1953). — THÜMEN, W.-D. v.: Über Skelettveränderungen bei der Neurofibromatosis v. Recklinghausen. Beitr. Orthop. Traum. 2, 61 (1955). — TINEL, J.: Le système nerveux végétatif. Paris: Masson & Cie. 1937. — TORRES, MARTY, L., y A. MIMÓ GALINDO: Diagnóstico de la infeccion meningocócica a través de sus manifestaciones cutáneas. Arch. Pediat. (Barcelona) 4, 111 (1953). Ref. Zbl. Haut- u. Geschl.-Kr. 89, 264 (1954). — TOURAINE, A.: Zone et liquide céphalo-rachidien. Ann. Derm. Syph. (Paris) 6, 289 (1935). — Une nouvelle neuroectodermose congénitale. La lentiginose centrofaciale et ses dysplasies associées. Ann. Derm. Syph. (Paris) 8, 1,453 (1941a). — La mélanoblastose neuro-cutanée. Bull. Soc. franç. Derm. Syph. 48, 421 (1941b). — Les mélanoses neuro-cutanées. Ann. Derm. Syph. (Paris) 9, 489 (1949). — TOURAINE, R.-L.: Le syndrome de Melkersson-Rosenthal. Ann. Derm. Syph. (Paris) 81, 409 (1954). — TRUFFI, G.: Innervazione degli annessi cutanei. Arch. Ist. biochim. ital. 6, 409 (1934). — TUMULTY, P. A., and A. M. HARVEY: The clinical course of disseminated lupus erythematosus. An evaluation of Osler's contributions. Bull. Johns Hopk. Hosp. 85, 47 (1949).

UNDERWOOD, E. A.: The neurological complications of varicella: A clinical and epidemiological study. Brit. J. Child. Dis. 32, 83, 177, 241 (1935). — UNDEUTSCH, U., W. UNDEUTSCH u. P. SCHEIDT: Die Incontinentia pigmenti als Leitsymptom eines Komplexes multipler Abartung. Z. Kinderheilk. 74, 484 (1954). — UNGAR, G.: Biochemical mechanism of the allergic reaction. Int. Arch. Allergy 4, 258 (1953).

VELTMAN, G.: Über die Klinik und Behandlung der Sulfonamidschäden. Med. Wschr. 2, 406 (1948). — VETTER, H. F.: Tödliche Isonikotinsäurehydrazid-Vergiftung (Suicid mit 10 g INH). Medizinische 1959, 2117. — VOLLAND, W.: Veränderungen des Zentralnervensystems bei weiteren infektiösen Erkrankungen. In: Handbuch der speziellen pathologischen Anatomie und Histologie, Bd. XIII/2 A, S. 1230. Berlin-Göttingen-Heidelberg: Springer 1958. — VOSS, C.: Zum Naevusproblem (Naevus pigmentosus, Naevus mollis und die Herkunft der sogenannten Naevuszellen. Theorien und eigene Ergebnisse). Arch. Derm. Syph. (Berl.) 194, 30 (1952).

WALTHARD, B., u. K. M. WALTHARD: Periarteriitis nodosa. In: Handbuch der speziellen pathologischen Anatomie und Histologie, Bd. XIII/1, S. 1563. Berlin-Göttingen-Heidelberg: Springer 1957. — Encephalitis nach Vaccination, Variola, Morbilli und Varicellen. In: Handbuch der speziellen pathologischen Anatomie und Histologie, Bd. XIII/2 A, S. 771. Berlin-Göttingen-Heidelberg: Springer 1958. — WEBER, A.: Les terminaisons des fibres préganglionnaires sur les cellules nerveuses du système végétatif. C. R. Soc. Biol. (Paris) 146, 883 (1952). — WEBER, H. W.: Untersuchungen über das Rickersche Stufengesetz. Frankfurt. Z. Path. 65, 137 (1954). — Zur Begriffsbestimmung der Stase. Klin. Wschr. 1955, 387. — WEBER, R. G., G. M. ROTH, and R. R. KIERLAND: Further contributions to the vascular physiology of atopic dermatitis. J. invest. Derm. 24, 19 (1955). — WEDDELL, G.: The multiple innervation of sensory spots in the skin. J. Anat. (Lond.) 75, 446 (1941a). — The pattern of cutaneous innervation in relation to cutaneous sensibility. J. Anat. (Lond.) 75, 346 (1941b). — The anatomy of cutaneous sensibility. Brit. med. Bull. 3, 167 (1945). — WEDDELL, G., W. PAILLIE, and E. PALMER: The morphology of peripheral nerve terminisations in the skin. Quart. J. micr. Sci. 95, 483 (1954). — WEDDELL, G., and D. C. SINCLAIR: The anatomy of „organised" nerve endings in human skin. J. Anat. (Lond.) 86, 496 (1952). — WEIDMANN, F. D., and F. WISE: Multiple glomus tumors of the order of teleangiectases. Arch. Derm. Syph. (Chic.) 35, 414 (1937). — WENDE, S., u. H. U. ZIOLKO: Neurologische Nebenwirkungen bei der Megaphen-Therapie. Ärztl. Wschr. 1957, 758. — WENDT, H.: Tödliche thrombopenische Hirnblutungen nach Sedormidgebrauch. Med. Klin. 1942, 659. — WERNER, E.: Die Sturge-Weber'sche Krankheit und ihre Beziehung zu den Phakomatosen. Arch. Kinderheilk. 144, 259 (1952). — WESENER, G.: Über das Auftreten von Psychosen nach Atebrin-Behandlung des Erythematodes. Derm. Wschr. 1955, 457. — WIEDEMANN, A.: Über das Vorkommen von „neurohormonalen" Zellen in der menschlichen Haut. Acta neuroveg. (Wien) 1, 617 (1950). — Studien über das neurohormonale System der menschlichen Haut. Acta neuroveg. (Wien) 3, 354 (1952a). — Zur Frage der sogenannten Langerhans-Zellen der Haut. Hautarzt 3, 249 (1952b). — Gibt es eine inkretorische Funktion der Haut?. Derm. Wschr. 1954I, 631. — WIEDEMANN, A., u. G. NIEBAUER: Die Beeinflussung der chronisch-ekzematösen Reaktion durch die Neurosekretion der Haut. Hautarzt 10, 16 (1959). — WILBRAND, U., u. H. GOHLKE: Zur Pathogenese der Kraurosis vulvae. Arch. Gynäk. 182, 686 (1953). — WILLIAMS, H. E., D. J. DEMIS, and R. S. HIGDON: Ataxia-teleangiectasia. Arch. Derm. 82, 937 (1960). — WINCKLER, A.: Hauterscheinungen bei Medikation neuer Antiepileptica (Mesantoin). Z. Haut- u. Geschl.-Kr. 12, 193 (1952). — WINDORFER, A.: Symmetrische Hautveränderungen bei Meningo-Myelo-Encephalitiden. Mschr. Kinderheilk. 100, 178 (1952). — WINKELMANN, R. K.: Cutaneous nerves in relation to epithelial tumors. J. invest. Derm. 27, 273 (1956). — The cutaneous innervation of human newborn prepuce. J. invest. Derm. 26, 53 (1956). — The mucocutaneous end-organ:

The primary organized sensory ending in human skin. Arch. Derm. **76**, 225 (1957). — Similarities in cutaneous nerve end-organs. In: W. MONTAGNA, Cutaneous innervation. Advances in biology of skin. Oxford-London-New York-Paris: Pergamon Press 1960. — Cholinesterase in the cutaneous nevus. Cancer (Philad.) **13**, 626 (1960). — WODNIANSKY, P.: Das Syndrom der Incontinentia pigmenti. Arch. klin. exp. Derm. **201**, 49 (1955). — WOHLWILL, F.: Herpes zoster. In: Handbuch der Neurologie, Bd. XIII, S. 1. Berlin: Springer 1936. — WOLFF, K.: Histologische Beobachtungen an der normalen menschlichen Haut bei der Durchführung ferment-histochemischer Untersuchungen mit Adenosintriphosphat als Substrat. Arch. klin. exp. Derm. **216**, 1 (1963). — Über die Adenosintriphosphataseaktivität der menschlichen Haut. Eine histochemische Studie. Arch. klin. exp. Derm. **218**, 254 (1964). — WOOLLARD, H. H.: Observation on the terminations of cutaneous nerves. Brain **58**, 352 (1935).

YANO, K.: Xeroderma pigmentosum mit Störungen des Zentralnervensystems; eine histopathologische Studie. Fol. psychiat. neurol. jap. **4**, 143 (1950). Ref. Zbl. Haut- u. Geschl.-Kr. **83**, 41 (1953).

ZANDER, E., u. F. BARONTINI: Über die Aktinomykose des Nervensystems. Schweiz. med. Wschr. **1956**, 1409. — ZELIGMAN, J., and S. P. SCALIA: Dermatologic manifestations of mongolism. Arch. Derm. Syph. (Chic.) **69**, 342 (1954). — ZEMAN, W.: Morbus Besnier-Boeck-Schaumann. In: Handbuch der speziellen pathologischen Anatomie und Histologie, Bd. XIII/2 A, S. 1100. Berlin-Göttingen-Heidelberg: Springer 1958.

Psyche und Haut

Von

Siegfried Borelli, München

Mit 30 Abbildungen

Einleitung

Es ist eine interessante, verantwortungsvolle und zugleich voraussichtlich sehr undankbare Aufgabe für den Verfasser, diesen Beitrag zum Thema „Psyche und Haut" zu erstellen. Das Handbuch der Haut- und Geschlechtskrankheiten wird in erster Linie gelesen von Dermatologen mit rein naturwissenschaftlich-medizinischer Ausbildung und Auffassung, deren Verständnis eher für morphologische Fragen, tiefgreifend physiologisch-chemische Zusammenhänge, histologische Besonderheiten und bakteriologisch-serologische oder immunologische Vorgänge aufgeschlossen und hinsichtlich ihres Kausalitätsinteresses zu befriedigen ist.

Merkwürdigerweise ist der Mediziner verhältnismäßig leicht bereit, sich am Ziel seiner Suche nach der Ätiopathogenese zu fühlen, wenn er irgendwelche „spezifischen Organveränderungen" findet, eine „typische bakterielle Besiedelung", eine „bestimmte Allergie", gegebenenfalls auch „Nervenveränderungen", „hormonelle Besonderheiten", chemische Faktoren u. dgl., ohne daß er den auch bei physiologisch-anatomischer Betrachtungsweise vielfach über- oder nebengeordneten psychischen, emotionellen Einflüssen, z. B. über das Zentralnervensystem, das vegetative Nervensystem oder die innere Sekretion mit aufrichtigem Bemühen gern nachforscht oder ihnen gar eine wesentliche Bedeutung für das Krankheitsgeschehen und seine patho-physiologischen Begleitsymptome einräumt.

Einer der Gründe hierfür ist darin zu sehen, daß beispielsweise die normale Psychologie, Charakterkunde, einschließlich ihrer naturwissenschaftlich-experimentellen Basis dem Mediziner nicht vertraut ist, da er bei unserer Ausbildungsordnung nur über die Psychiatrie, d. h. von der pathologischen Seite, von den Geisteskrankheiten her, an die psychologischen und psychopathologischen Phänomene, aber eigentlich nicht an deren normale Basis herankommt.

Man kann trotzdem nicht sagen, daß die Mediziner oder gar speziell die Dermatologen dem Fragenkomplex Psyche und Krankheiten *allgemein* negativ gegenüberstehen. Im *Einzelfall* bleibt die Frage nach psychogenetischen Faktoren der Ätiologie jedoch weit offen bzw. wird mit einem zweifelnden Lächeln offengelassen.

Die Mehrzahl von Versuchsanordnungen und Publikationen zum Nachweis der psychischen Einflüsse befriedigt den Naturwissenschaftler nicht. Soweit es sich um naturwissenschaftlich akzeptable Experimente handelt, ist ihre Versuchsanordnung nicht einfach, die Reproduzierbarkeit eigentlich auch an psychologische Kenntnisse im Umgang mit Probanden gebunden, der Zeitaufwand sehr groß, die Zahl der vom einzelnen Forscher zu bearbeitenden Probanden infolge langer Versuchsdauer doch wieder relativ klein, der eigene psychische Aufwand des Untersuchers dagegen erheblich. *Kleine* Details zu ergründen, erfordert eigentlich schon ein lebenslängliches Befassen mit dem gleichen Problemkreis.

Seit dem Handbuchbeitrag „Psyche und Haut" von SACK (1933)[1] ist mehr als eine ganze Generation vergangen. Die öffentliche Meinung bei Laien und Medizinern zu der Fragestellung ist sicher aufgeschlossener. Die Zahl der Einzelpublikationen ist nahezu unermeßlich. Es sind bedeutende Bücher erschienen, auch im dermatologischen Bereich. Trotzdem befindet sich die *Psychodermatologie* eigentlich immer noch im Anfangsstadium. Die Kenntnis über das Schrifttum der „psychocutanen Medizin", um diesen Begriff des Buchtitels von OBERMAYER (1955) zu wählen, bzw. die Anerkennung „emotiver Dermatosen" (Terminus von MANGANOTTI, 1954) ist Spezialwissen geblieben und findet in den USA wohl verschiedentlich, in Europa im allgemeinen aber, noch dazu in der Praxis, aber auch in der Klinik, wenig Anwendung und wenig wissenschaftliche Bearbeitung, dafür aber um so mehr Kritik.

Während der Abfassung dieses Beitrags wurde es evident, daß viele Berichte und Untersuchungen den exakten Naturwissenschaftler zunächst nicht überzeugen können, obgleich sie eine gewisse psychologische Beweiskraft oder Hinweiskraft haben oder psychologisch wenigstens „verstehbar" sind. Es läßt sich jedoch nicht umgehen, nachfolgend vieles aus dem einschlägigen Schrifttum zu berichten, was die Kritik des Naturwissenschaftlers herausfordert, obgleich die naturwissenschaftlichen Erkenntnisse durch die psychomedizinische, hier die psychocutane Forschung eigentlich niemals angetastet werden. Es geht dem Psychodermatologen eigentlich nämlich letzten Endes nur darum, außer der letzten anatomisch-pathologischen Schaltstelle die über- oder nebengeordnete *nächste* Schaltstelle zu finden, die vielleicht das Geschehen erst zum *Krankheitsgeschehen* werden läßt. Im Unterschied zum psychodermatologischen Stand zur Zeit von SACK sind zur Psychoanalyse und Suggestion inzwischen doch forschungs- und auffassungsmäßig „naturwissenschaftlichere" bzw. kombinierte naturwissenschaftliche Methoden dazugekommen. Gemeint sind nicht Neo-Psychoanalyse und Existenz-Analyse (SCHULTZ-HENCKE, 1949; BOSS, 1940, 1954; u.a.) oder dergleichen, sondern die Experimente, bei denen mit naturwissenschaftlichen Methoden (Messungen) psychologische Beobachtungen registriert und markiert wurden.

Zum besseren Verständnis für den Mediziner sei darauf hingewiesen, daß die *psychologischen Termini* sich leider nicht der lateinischen oder griechischen, sondern z.B. der deutschen Sprache bedienen, im psychologisch-wissenschaftlichen Gebrauch aber einen anderen Sinn haben, als alltäglich üblich. Dadurch werden für den Nichtkenner manche Ausdrucksweisen unverständlich bzw. unglaubwürdig. Vor allem bei Kasuistiken ist das zu berücksichtigen. *Die* Schilderungen, Begründungen, *deutschen Termini, sind* dann vorsichtiger aufzunehmen und *im psychologisch übertragenen Sinn zu verstehen.* [Bei Unklarheiten ist es empfehlenswert, in einer Terminologie die Bedeutung psychologischer Begriffe nachzulesen, z.B. BERKA, M., L. BOLTERAUER, E. MITTENECKER, A. NEPERSENY und W. TONNA, Kleines psychologisches Lexikon, Wien 1949 (bei A. Sexl).]

Der „Allgemeine Teil" wird nachfolgend verhältnismäßig ausführlich gehalten. Nur die Kenntnis der Grundlagen und der heute geltenden Auffassungen und

[1] Es sind zumeist Jahreszahlen im Text hinter den Autornamen verzeichnet, damit der Leser sofort in der Lage ist, die betreffenden Äußerungen zeitlich zu lokalisieren und ältere von neueren Angaben zu unterscheiden. Mitunter sind mehrere Jahreszahlen genannt, um den Zeitraum der verwendeten Literatur zu kennzeichnen.

Lehrmeinungen bietet die Aussicht für das richtige Verständnis mancher Ausführungen der speziellen Abhandlungen. In vieler Hinsicht sind die Darstellungen des „Allgemeinen Teils“ sogar viel wichtiger, da man sich aus ihnen die Folgerungen für die spezielle Dermatologie in „psychodermatologischer Sicht“ selbst ableiten kann.

A. Allgemeiner Teil

I. Grundlagen und Theorien

Die bedeutendste Folgerung der *Gestaltspsychologie* liegt in der These, daß das Ganze mehr ist als die Summe seiner Teile. Durch das Studium der Teile allein kann das Gesamtsystem nie verstanden werden. Die Teile werden nur dann völlig begriffen, wenn die Grundbedeutung oder die Grundfunktion des Ganzen erkannt ist. Eine zentrale Lenkung geht von den höchsten Zentren des Nervensystems aus. Die psychologischen Aspekte eines Menschen machen ihn zur individuellen Persönlichkeit. Die Physiologie behandelt die Funktionen des Zentralnervensystems in Begriffen von Zeit und Raum. Die Psychologie arbeitet in Begriffen verschiedener subjektiver Phänomene, die subjektive Reflexionen physiologischer Prozesse sind. Alle Gefühlsregungen finden in physiologischen Veränderungen Ausdruck, z.B. Furcht durch Herzklopfen, Spannung durch Blutdruckanstieg, usw. Die physiologischen Phänomene sind das Resultat eines komplexen somatischen Zusammenspiels unter dem Einfluß nervöser Impulse. Nervöse Impulse entstehen aus gewissen Emotionen heraus, die ihrerseits irgendwie geartete „Zusammenstöße“ mit der Umwelt zur Ursache haben. Sie können aber auch ihrerseits Folge physiologischer, pathologischer Geschehnisse sein („Nervosität“ bei Hyperfunktion der Schilddrüse!). Die ursprünglichen psychologischen Inhalte können nur durch die Begriffe der Psychologie als totale Reaktionen des Organismus auf seine Umwelt verständlich gemacht werden.

Das Studium neurotischer Patienten zeigt, daß unter dem Einfluß ausgedehnter Störungen des Gefühlslebens chronische Störungen der Körperfunktionen auftreten können. Grundlegend wichtige Bedeutung für psychogene körperliche Störungen haben die Funktionen der inneren vegetativen Organe. Emotionelle Einflüsse können die Funktion eines jeden Organs anregen oder behindern. Wenn die üblicherweise emotionale Spannung nachläßt, kehren die Körperfunktionen in den Zustand ihres normalen Gleichgewichts zurück. Wenn aber eine affektive Erregung oder Behinderung einer vegetativen Funktion chronisch wird, spricht man von einer *Organneurose.* Dieser Ausdruck umfaßt funktionelle Störungen vegetativer Organe, die zum mindesten teilweise — ausgelöst durch emotionelle Prozesse — durch Impulse zustande kommen, die sich irgendwo in corticalen oder subcorticalen Gehirnregionen abspielen oder inzwischen im autonomen Nervensystem fixiert sind.

Der Unterschied zwischen dem Symptom einer *Konversionsneurose* und dem einer *vegetativen Neurose* kann wie folgt definiert werden: Erstere ist symbolischer Ausdruck einer gefühlsgeladenen psychologischen Situation mit einer Tendenz zur emotionellen Entspannung. Sie findet statt in den dem Willen unterworfenen neuromuskulären oder sensorischen Systemen, deren ursprüngliche Funktion der Ausdruck emotioneller Spannungen ist oder zu deren Verminderung dient. Eine vegetative Neurose indessen ist nicht der Ausdruck einer Emotion, sondern die physiologische Reaktion vegetativer Organe auf die ständige oder periodische Wiederkehr bestehender emotionaler Reizzustände. Die Erhöhung des Blutdrucks, z.B. unter dem Einfluß von Wut, erleichtert diese Wut nicht, ist aber

Die einzige Ähnlichkeit zwischen konversionsneurotischen Symptomen und vegetativen Reaktionen auf Gefühle besteht in der Tatsache, daß beide Neurosen die Antwort auf psychische Reize darstellen.

Die Entwicklung *psychogener Organstörungen* geht in zwei Phasen vor sich. Zunächst findet sich eine Funktionsstörung des vegetativen Organs. Diese hat ihre Ursache in chronischen emotionalen Geschehnissen. In der zweiten Phase führt diese chronische Funktionsstörung zu allmählichen — sekundären — Veränderungen der Gewebe und zur organischen Erkrankung.

Wahrscheinlich (ALEXANDER, 1950) gehören viele chronische Erkrankungen unbekannter Genese eigentlich in das Gebiet der psychosomatischen Medizin. Die Ätiologie vieler Drüsenstörungen weist wichtige emotionale Faktoren auf. Viele chronische Störungen haben ihre Ursache nicht in äußeren, mechanischen Faktoren oder im Mikroorganischen, sondern in dem ständigen psychischen Reiz, dem das im Existenzkampf stehende Individuum ausgesetzt ist. Die Unterdrückung von Affekten und Strebungen ruft im Gefühlsleben permanente Spannungen und eine Störung der vegetativen Funktionen hervor. Es besteht Grund zu der Annahme, daß gewisse affektive Konflikte bestimmte innere Organe in besonderem Maße angreifen. Unterdrückte Wut z.B. scheint spezifische Auswirkungen auf das kardiovasculäre System zu haben, Hilflosigkeits- und Abhängigkeitstendenzen drücken sich oft in Störungen des Verdauungstraktes aus. Sexuelle Abhängigkeit ist von Einfluß auf die Atemfunktionen.

Bei der Klärung des Begriffs „psychosomatisch" ist zu beachten, daß dieser nur zur Bezeichnung einer Methode — sowohl in der Forschung als auch in der Therapie — dienen sollte. Mit anderen Worten: Auch in der Therapie gilt der gleichzeitige und koordinierte Gebrauch der somatischen Methoden — z.B. der anatomisch, physiologisch, pharmakologisch, chirurgisch und diätetisch bedingten Maßnahmen einerseits *und* der psychologischen Methoden andererseits.

1. Prinzipien der psychosomatischen Methodik

Der Ausdruck „Psychogenese" bezieht sich auf diejenigen physiologischen Prozesse, die aus zentralen Erregungszuständen im Nervensystem resultieren. Sie können mit Hilfe psychologischer Methoden studiert werden, da sie subjektiv in Form von Gefühlen, Strebungen, Gedanken oder Wünschen zutage treten (ALEXANDER).

Psychisch beeinflußte physiologische Funktionen sind die *dem Willen unterworfenen Verhaltensweisen, „expressiven" Innervationen und vegetativen Reaktionen auf Emotionen.* Das willkürliche Verhalten entwickelt sich psychisch motiviert. So löst z.B. das Hungergefühl koordinierte Aktionen aus, um Nahrung zu erlangen und den Hunger zu stillen. „Expressive" Innervationen sind physiologische Prozesse, wie Weinen, Seufzen, Lachen, Erröten, Gestikulieren und Grimassieren. Sie treten unter dem Einfluß bestimmter emotioneller Einwirkungen bzw. Spannungen auf. Diese komplexen Vorgänge lösen ihrerseits wieder gewisse Emotionen aus und beseitigen zugleich vorliegende emotionale Spannungen, z.B. Traurigkeit, Selbstmitleid, Humor etc., bzw. verformen sie. Pathologische Veränderungen, die solche Ausdrucksvorgänge in sich schließen, werden im allgemeinen dem Gebiet der Psychiatrie zugeordnet. Emotionen, die verdrängt werden, da sie mit dem sonstigen Zustand der Persönlichkeit in Konflikt stehen, können nicht auf den üblichen Wegen expressiver Innervationen entladen werden; der betreffende Mensch entwickelt eigene expressive Innervationen in Form von Konversionssymptomen, die zum Teil der Entladung der unterdrückten Emotionen dienen und zum Teil der Selbstüberwindung. Manchmal erfolgt die Entladung durch Verhaltensweisen, wie etwa hysterisches Weinen und Lachen. Vegetative Reaktionen auf emotionelle Zustände können in Reaktionen des Körpers auf affektive Stimulantien bestehen. Das sympathische Nervensystem ist z. B. an der Bereitschaft des Organismus zu Angriffs- oder Fluchtreaktionen („fight or flight") beteiligt. Die vegetativen Vorgänge können in einer Weise modifiziert werden, die sich der jeweiligen Notsituation als am nützlichsten erweist. Bei der Vorbereitung auf Angriff oder Flucht oder während dieser Aktionen hemmt das Vegetativum alle anabolischen Prozesse und somit auch die gastrointestinalen Vorgänge. Es stimuliert die Herz- und Lungentätigkeit und verändert die Blutverteilung, indem es das Blut aus den Bezirken des Splanchnicus in die Muskeln, die Lungen und das Gehirn austreibt, wo Energie für die verstärkte Betätigung gebraucht wird. Zugleich steigt der Blutdruck an, Zucker wird aus den Depots ausgeschüttet und das Nebennierenmark angeregt. — Im allgemeinen kann man sagen, daß das Individuum sich unter *parasympathischer Einstellung* von seinen Umweltsproblemen in eine rein vegetative Form der Existenz zurückzieht. Unter der Stimulation des Sympathicus in „Notfallsituationen" dagegen vernachlässigt es die ausgeglichenen Funktionen des Wachsens und Gedeihens und reagiert nur auf die *momentanen* Umweltanforderungen.

Bei neurotischen Störungen ist die Harmonie zwischen der äußeren Situation und den inneren, vegetativen Vorgängen unterbrochen. Das kann sich in verschiedener Weise ausdrücken. Im allgemeinen können die gefühlsbedingten Störungen vegetativer Funktionen in zwei grundlegende emotionelle Erscheinungsformen unterteilt werden: erstens, Vorbereitung auf Angriff oder Flucht in einer Notsituation, zweitens, Zurückweichen vor äußerer, gezielter Aktivität.

Die Störungen der ersten Gruppe sind das Resultat der Unterdrückung aggressiver, aktiver bzw. zur Aktivität hinleitender Impulse. Da diese Impulse unterdrückt werden, können die dazugehörigen Aktionen (Angriff oder Flucht) nie durchgeführt werden, obgleich der Organismus physiologisch vorbereitet ist. Wenn das wiederholt geschieht, kann dieser physiologische Angleichungsprozeß chronisch werden, z. B. in Form von erhöhter Pulsfrequenz, erhöhtem Blutdruck, vermehrter Kohlenhydratverbrennung und Erhöhung des Grundumsatzes. Bei normalen Individuen kehren, nachdem die betreffenden Aufgaben (Angriff oder Flucht) erfüllt sind, die physiologischen Vorgänge zur Norm zurück. So wird pathologisch z. B. bei essentieller Hypertonie die Erhöhung des Blutdrucks unter dem Einfluß aufgestauter, nie wirklich zur Entladung gekommener Gefühle ständig beibehalten. Psychische Einflüsse auf das Regulationszentrum des Zuckerstoffwechsels spielen beim Diabetes mellitus wahrscheinlich eine wichtige Rolle. Bei chronischer Arthritis ist als ursächlicher Faktor eine chronische Muskelspannung als Folge unterdrückter Angriffsimpulse denkbar. Der Einfluß von Emotionen auf die endokrinen Funktionen kann bei Thyreotoxikosen beobachtet werden. Reaktionen der Gefäße auf psychische Spannungen sind für bestimmte Formen von Kopfschmerzen von Bedeutung. Bei all diesen Beispielen werden gewisse Phasen der vegetativen Vorbereitung auf konzentrierte Aktionen zu Dauerzuständen, da die eigentlichen Motivkräfte neurotisch behindert und nicht in der entsprechenden Aktion ausgelebt werden (Alexander et al., 1936, 1953).

Bei einer zweiten Gruppe neurotischer Individuen handelt es sich sozusagen um ein vegetatives Zurückweichen auf eine frühere psychologische Entwicklungsstufe. Anstatt den Notwendigkeiten entsprechend zu agieren, ist hier der erste Impuls, — sinngemäß —, nach Hilfe zu suchen wie ein Kind. Als psychologisches Beispiel dafür gilt die Angstdiarrhoe: wenn der Mensch in Gefahr ist, erfüllt er — anstatt sich in angepaßter Weise zu verhalten — die vegetative Aufgabe der Defäkation, für die er im frühkindlichen Alter von seiner Mutter gelobt worden war!

Die Gruppe der *Konversionssyndrome* zeigt die für die Adaptation verlangte vegetative Reaktion. Die Störung besteht in der Tatsache, daß ein physiologischer Vorgang, der einer vegetativen Vorbereitung für eine Aktion dient, zu einem chronischen Zustand wird.

Die zweite Gruppe der regressiven Syndrome verhält sich paradox; anstatt zu einer äußeren, gelenkten Handlung zu gelangen, zieht sie sich auf einen vegetativen Zustand zurück. Das ist eine Umkehrung des Normalen. Eine große Anzahl der sog. funktionellen Störungen des Gastrointestinaltrakts gehört hierher. Alle Formen nervöser Verdauungsstörungen, nervöser Diarrhoe, Kardiospasmen, verschiedene Formen der Colitis und bestimmte Arten von Obstipation sind erwähnenswerte Beispiele. Diese gastrointestinalen Reaktionen auf Emotionen werden als regressive Verhaltensweisen angesehen, da sie infolge psychischer Spannungen ein Wiederauftreten körperlicher Reaktionen darstellen, die für die Kindheit charakteristisch sind. Ebenso wie beim Kind die seelische Spannung des Hungers durch Nahrungsaufnahme gelöst wird, werden durch denselben Vorgang u.U. auch beim Erwachsenen unangenehme Spannungszustände verschiedener Art ausgeglichen. Störungen dieser Art werden durch das parasympathische Nervensystem stimuliert und durch das sympathische behindert. Die anfängliche Störung mag sehr wohl durch ein Übermaß sympathischer und parasympathischer Stimulation verursacht sein. Bald aber kompliziert sich die Situation durch gegenregulatorische Mechanismen, die den homöostatischen Ausgleich zum Ziel haben. Bei allen vegetativen Funktionen sind beide Komponenten des autonomen Nervensystems beteiligt. Wenn eine Störung einmal eingesetzt hat, ist es nicht mehr möglich, die auftretenden Symptome ausschließlich den sympathischen oder den parasympathischen Einflüssen zuzuschreiben. Wie charakteristisch die physiologischen Reaktionen für die verschiedenen Stimuli sind, ist bis jetzt noch eine offene Frage. In der Theorie finden sich prinzipiell zwei Verhaltensweisen: die erste versucht, mit der spannungserzeugenden Situation fertig zu werden, indem sie ihr aktiv begegnet. Die zweite neigt dazu, sich vor der spannungschaffenden Situation in eine erhöhte Abhängigkeit zurückzuziehen, wie das kleine Kind, das seine Mutter um Hilfe bittet, anstatt sich der Situation adäquat aktiv zu stellen und selbst etwas zu tun. Im Einklang mit CANNONS (1920) Ideen hält ALEXANDER die erste Verhaltensweise für eine Folge erhöhter parasympathischer Erregung.

Spezifisch ist dabei nicht die Anwesenheit des einen oder anderen dieser psychischen Faktoren, sondern die der dynamischen Ausprägung, in der sie in Erscheinung treten. Diese Art von Spezifität ähnelt derjenigen, die man in der Stereochemie findet. Die einzelnen Teile in den verschiedenen organischen Verbindungen sind die gleichen, d.h. Atome wie Kohlenstoff, Wasserstoff, Sauerstoff und Stickstoff, jedoch werden sie zu einer großen Anzahl verschiedener Strukturbilder verbunden. Jede Kombination stellt eine Substanz von hoher spezifischer Qualität dar.

Eine geheimnisvolle und vage Verbindung zwischen Persönlichkeit und Krankheit besteht nicht. Es gibt vielmehr eine deutliche Korrelation zwischen gewissen psychischen Konstellationen und gewissen vegetativen Innervationen.

Im Hinblick auf die Verbindungen des nervösen und hormonellen Mechanismus zur Krankheit ist das *Adaptationssyndrom* von SELYE (1947) von Bedeutung. Der Organismus antwortet auf eine große Folge von Stress-Situationen mit physiologischen Abwehrmechanismen, die im wesentlichen von der Integrität und Intaktheit der Nebennierenrinden abhängen, so daß die übermäßige Aktivität dieser Drüse zu sog. Adaptationskrankheiten führen kann. Der Organismus wird selbst durch ein Übermaß seiner eigenen Abwehrmechanismen geschädigt. Unter besonderen experimentellen Bedingungen (Belastungen mit nichtspezifischen schädlichen

Stoffen) kann unter anderem Hypertension, Nephrosklerose, Veränderung des Herzmuskels oder eine Arthritis entstehen. Alle diese Erscheinungen können auf eine erhöhte Hypophysenvorderlappen- (ACTH) und Nebennierenrindensekretion zurückgeführt werden, die ursprünglich zur Steigerung der Resistenz des Organismus in Gang gebracht wurde. Long (1947) und Mitarbeiter fügten den Beobachtungen von Selye noch weitere hinzu. Sie wiesen nach, daß die erhöhte Sekretion der Rindenhormone von einer vorhergehenden Ausschüttung von Hypophysenvorderlappensekret abhängt. Dieser Vorgang wird wiederum durch die Ausschüttung von Adrenalin aus dem Nebennierenmark stimuliert. Die Kettenreaktion besteht damit in einem Stress, der den Hypothalamus anregt. Die Hypothalamusreizung stimuliert den Sympathicus und hat Adrenalinausschüttung zur Folge. Dadurch werden die tropen Hormone der Hypophyse (ACTH) ausgeschüttet. Letztlich kommt es zu einer Stimulation der Thyreoidea und der Nebennierenrinde. Nach Beobachtungen von Sawyer (1949) und Mitarbeitern ist an die Möglichkeit eines direkteren Einflusses des Hypothalamus auf den Hypophysenvorderlappen durch humorale Agentien zu denken, die im hypothalamischen Gewebe entstehen. Dies tritt ein bei einer Stimulation durch Nervenimpulse. Untersuchungen bei Kaninchen deuten darauf hin, daß bei sympathischer Stimulation eine adrenalinartige Substanz im hypothalamischen Gewebe erzeugt wird, die auf dem Blutweg zur Hypophyse gelangt. Es scheint somit, daß neurale Mechanismen bei akuten Stress-Situationen von primärer Bedeutung sind. Indessen scheinen unter chronischen Reizsituationen die nachfolgenden hormonalen Reaktionen allmählich das ganze Geschehen zu beherrschen. Die Erkenntnisse der Wissenschaft bis zum heutigen Zeitpunkt über die Wirkungen des Emotionalen auf Körperfunktionen lassen sich auch durch die folgende Darstellung verständlich machen, die von Wyss (1963) stammt:

„Daß Körpersymptome wie das Herzklopfen rein psychische Ursachen haben können, ist seit Urzeiten bekannt. Heute werden ‚psychosomatische' Vorstellungen gern dort als Ausweichbegriffe verwendet, wo konkrete Kenntnisse fehlen. Es gibt aber ein experimentell wohlfundiertes Wissen auf diesem Gebiet: Moderne Methoden erlauben genaue Messungen der Reaktion des Körpers auf psychische Einflüsse. Die in der Literatur verstreuten neueren Resultate zusammenzufassen, war der Zweck eines Symposions über ‚Funktionsabläufe unter emotioneller Belastung', das auf Anregung von Fellinger 1962 in Wien stattfand.

Eine eindrucksvolle Reihe solcher meßbaren körperlichen Veränderungen wurde dargestellt, das gemeinsame Band zwischen ihnen aber nur angedeutet. Verständlich werden sie nur, wenn man sich vor Augen hält, daß diese körperlichen Reaktionen eine Anpassung an von der menschlichen Zivilisation überwundene Existenzverhältnisse darstellen. Wir können das Spiel dieses Regulationsmechanismus in seiner vollen Ausbildung beim wilden Tier sehen. Jede Gefahr löst einen starken Affekt aus: Wut oder Angst, je nachdem, ob das Tier imstande ist, sich mit Aussicht auf Erfolg zum Kampf zu stellen, oder ob es fliehen muß. Beides erfordert höchste Anspannung aller Kräfte, der geistigen wie der körperlichen. Die Hautgefäße ziehen sich zusammen, die des Gehirns und der Muskeln aber werden weiter gestellt; mit voller Kraft wird das Blut in Muskeln und Gehirn gepumpt, und rasche verstärkte Atmung sorgt für beschleunigte Sauerstoffzufuhr. Die prall mit Blut gefüllten Muskeln spannen sich, und angespannt ist auch die Aufmerksamkeit; die Ohren sind gespitzt, die Pupillen weit, das ganze Tier ist hellwach. Haare oder Federn sträuben sich und lassen ihren Besitzer größer erscheinen, um dem Feind Angst zu machen. — Die fühl- und sichtbaren Zeichen des plötzlichen Schrecks beim Menschen, die Blässe durch das Wegströmen des Blutes aus der Peripherie, die geweiteten Pupillen, das Herzklopfen, sind so sprichwörtlich wie das Zu-Berge-Stehen der Haare."

Auch der *Blutdruck* des Menschen steigt bei emotioneller Belastung. Wick (Gießen) nahm ein medizinisches Staatsexamen auf Tonband auf und ließ gleichzeitig bei allen zehn Kandidaten durch eine automatisch arbeitende Vorrichtung Puls und Blutdruck bestimmen. Der Blutdruck war meist schon erhöht ehe die Prüfung begann. Bei jedem einzelnen Prüfling machte er einen plötzlichen Sprung in die Höhe, wenn er an die Reihe kam, und blieb oben, bis der Prüfer sich dem nächsten zuwandte. Auch jede unvermutet an einen Kandidaten gestellte Frage brachte den-Blutdruck zum Hochschnellen — meist um etwa 50 mm —, bis sie beantwortet war. Der Puls bewegte sich mehr oder weniger parallel. Moderne Meßmethoden zeigen, daß beim Menschen die Blutdrucksteigerung und stärkere Herzaktion in der Erregung bevorzugt bestimmten Organen zugute kommt: Die Durchblutung der Haut, der Nieren und des Magen-Darm-Trakts sinkt, und die so zur Verfügung gestellte große Blutmenge wird in die Muskeln und ins Gehirn gepumpt.

Beschleunigte Blutgerinnung

Seelische Erregung beeinflußt auch andere Körpermechanismen. Untersuchungen am Menschen haben gezeigt, daß sich unter ihrem Einfluß die für die Blutgerinnung nötige Zeit verringert. Man wird wohl nicht fehlgehen, wenn man auch hier die Erklärung in der lebensbedrohenden Situation des Tieres sucht. Die Funktion der Blutgerinnung ist der Verschluß von Wunden; eine Aktivierung dieses Prozesses in der Gefahr bedeutet eine Verbesserung der Überlebenschance im Falle einer Verletzung. Für den Menschen hat die neue Erkenntnis von der verstärkten Fähigkeit der Blutgerinnung unter seelischer Belastung eine besondere Bedeutung. Daß die Blutdrucksteigerung in der Erregung ein brüchiges Gefäß sprengen und eine Hirnblutung herbeiführen kann, ist lange bekannt; jetzt muß man vermuten, daß auch die weit häufigere Form des Schlaganfalls, des Herzinfarkts, d.h. der Gefäßverschluß durch ein Blutgerinnsel, vielleicht auch von seelischer Belastung herbeigeführt werden kann.

Die meisten der hier geschilderten Erscheinungen werden durch die Nervenfasern des Sympathicus ausgelöst. Es ist das der eine Teil des „vegetativen“ Nervensystems, das die nicht dem Willen unterworfene Funktion unserer Organe steuert, also z.B. Herzschlag und Atmung oder die ganze Arbeit des Verdauungstrakts. Der andere Teil, der Vagus, ist in allen seinen vielen Wirkungen der Gegenspieler des Sympathicus; wie auch sonst im Körper, wirken beide gleichzeitig nebeneinander. Der Sympathicus dominiert bei Tag, der Vagus bei Nacht. Im Schlaf zeigt sich ein Bild, das dem des aufs höchste angespannten Tieres in Gefahr genau entgegengesetzt ist; die Muskeln sind schwach durchblutet und entspannt. Der Verdauungstrakt aber arbeitet maximal und ist auf das stärkste mit Blut gefüllt: die während des Tages aufgenommene Nahrung befindet sich noch im Darm und wird verwertet; die am Tage ausgegebenen Kräfte werden ersetzt. Gleichzeitig ist der Kräfteverbrauch stark erniedrigt: Herzschlag und Atmung sind verlangsamt und abgeschwächt, der Blutdruck, die Körpertemperatur sinken.

Adrenalin verrät den Astronauten

Der Sympathicus wird durch das Nebennierenhormon Adrenalin angeregt. v. EULER-CHELPIN (Stockholm) berichtet über eigene und fremde Untersuchungen am Menschen, die einwandfrei den Einfluß seelischer Erregung auf dieser höheren Stufe zeigen. So ist bei den amerikanischen Astronauten schon 4 Tage vor dem Start die Adrenalinausscheidung enorm erhöht — das ruhige Gesicht, das die Photos zeigen, ist nur Fassade. Auch bei Fallschirmabsprüngen steigt die Adrenalinproduktion auf das Sechsfache, und zwar selbst bei routinierten Offizieren. Bei Kindern verdoppeln sich während der Prüfung die Adrenalinwerte, und auch bei geistiger Arbeit ohne Angst oder Aufregung tritt ein gewisser Anstieg auf. Schwerarbeit bringt eine Erhöhung bis auf das 16fache des Ruhewertes. Am geringsten ist die Adrenalinabgabe, wie erwartet, im Schlaf.

So sehen wir die ganze Skala an dem Hormon, das die Nervenreaktion der Aktivität und des Tages leitet, und die Rolle von Angst und Erregung als

Stimulatoren zu höchster Anspannung. Nach einer noch nicht von anderen Autoren nachgeprüften schwedischen Arbeit soll bei Angst nur die Adrenalinabgabe ins Blut erhöht sein, bei Aggressivität, also der Zornreaktion, auch die der Vorstufe dieses Hormons, des Noradrenalins.

Bekanntlich werden bei stark erhöhter Beanspruchung — im „Stress" — auch die Hormone der Nebennierenrinde, so Cortison, vermehrt freigesetzt. Auch das Hormon der ihr übergeordneten Hirnanhangdrüse, das ACTH, das die Abgabe dieser Hormone ins Blut steuert, wird während seelischer Erregung verstärkt ausgeschieden. Die Hirnanhangdrüse ihrerseits ist Hirnzentren an- und nahe der Basis des Großhirns untergeordnet; diese vegetativen Zentren wurden von Hess (1945, 1948; Zürich) an der Katze erforscht. Hess, der dafür mit dem Nobelpreis ausgezeichnet wurde, führte Elektroden in die Zentren ein. Durch elektrische Reizung konnte er den Einfluß dieser Zentren auf die Organe, den Schlaf, und interessanterweise auf das Auftreten von typischen Wutreaktionen beobachten. Auch beim Menschen können so psychische Reaktionen wie Wut und Aufregung und auch sexuelle Erregungen oder Bewegungsdrang hervorgerufen werden.

Hormongesteuerte Stimmung

Hier zeigt sich der — auch anatomisch enge — Zusammenhang zwischen der Stimmung und der Regulierung von vegetativen, also nicht dem Willen unterworfenen Funktionen, wie Blutdruck, Puls und Atmung, und andererseits der Zusammenhang dieser Funktionen mit Schlafen und Wachen. Spätere Arbeiten, nach der Methode von Hess ausgeführt, fanden weiter hinten an der Hirnbasis in der sog. Formatio reticularis ein Wachzentrum. Konnte Hess seine Katzen durch elektrische Reizung des Schalfzentrums in Schlaf versetzen, so bewirkt die Reizung des Wachzentrums umgekehrt die sog. „Arousal-Reaktion": das Erwachen des schlafenden Tieres, eine allgemeine Stimulation der Hirnrinde, die jetzt — im Gegensatz zum Schlafzustand — bereit ist, alle Sinneseindrücke voll zu erfassen und auf sie zu reagieren. Damit ist der Übergang hergestellt von den dem Willen nicht unterworfenen, auch bei primitiveren Tieren vorhandenen vegetativen Zentren zu den höchst ausgebildeten Hirnregionen des höheren Säugetieres: der Hirnrinde, die bewußt Sinneseindrücke empfindet und gewollte Bewegungen hervorruft. Gewissermaßen die höchste Stufe des Wachseins stellt das Tier im Moment der Gefahr dar, wie es eingangs geschildert wurde.

Die Rolle der Muskelspannung in einem solchen Moment höchster Aktivität wurde bereits dargestellt. Als sich zeigte, daß man diese Spannung dadurch erniedrigen kann, daß man eine Unterbrechung von Nervenbahnen an bestimmten Stellen des vegetativen Hirnsystems herbeiführt, eröffnete sich die Möglichkeit, mit Hilfe derartiger Unterbrechungen Parkinsonsche Schüttellähmungen zu behandeln. Man kann die abnorm starke Muskelspannung, und zwar jeweils in der entgegengesetzten Körperhälfte, verringern. Die Läsion wird meist durch elektrischen Strom gesetzt.

Weitere Einblicke brachten die sog. Psychopharmaka. So können Medikamente der Rauwolfiagruppe und der Phenothiazine in hoher Dosierung einen Parkinson-ähnlichen Zustand hervorbringen. Ebenso wie die „Tranquilizer" haben sie nur eine geringe dämpfende Wirkung auf das Wachzentrum. Die Hydrazinabkömmlinge und die sog. Thymoleptica wirken vor allem auf die Stimmung, sie werden gegen Depressionen verwendet. Durch diese Medikamente werden indirekt Stoffe im Gehirn angereichert, die den Sympathicus anregen und so eine allgemeine Aktivierung bewirken. Pletscher (Basel) berichtete über Arbeiten, die sich mit der Wirkungsweise der Thymoleptica befassen. Danach erhöhen sie die

Konzentration von Stoffen im Blut, die den Sympathicus anregen. — Das sind nur einige Bruchstücke von Überlegungen zu diesem Thema.

Die Einzelheiten der Funktion der verschiedenen vegetativen Hirnzentren und ihrer Verbindungen sind erst teilweise bekannt. Doch ist es klar, daß der Mensch den auf die Überwindung physischer Gefahr abgestellten Mechanismus in eine Zeit mitgebracht hat, wo selbst im Kriege nur ausnahmsweise dieser Mechanismus in seiner Verquickung physischer und psychischer Faktoren zur Gänze gebraucht wird. Er tritt auch dann in Aktion, wenn Wut oder Angst in Situationen erregt werden, wo — wie bei der Doktorprüfung — erhöhte Körperkräfte dem „Peiniger" gegenüber nicht angewendet werden können (Wyss, 1963).

Interessant ist in diesem Zusammenhang auch die Darstellung von Sturm (1962) über vegetativ-endokrine Folgestörungen nach extremen Lebensbedingungen:

Die Beschäftigung mit den vegetativ-endokrinen Folgestörungen nach extremen Lebensbedingungen erfordert zunächst eine klare Antwort auf die Frage: Wie reagiert der menschliche Organismus auf eine extreme physische oder auch psychische Belastung, die von ihm akut oder über längere Zeiträume hinweg gefordert wird? Die Aufgabe, auf Umweltreize adäquat zu reagieren, ist in erster Linie Angelegenheit des vegetativen Nervensystems. Verstärkte, das physiologische Maß überschreitende Umweltreize verursachen eine verstärkte Reaktion des vegetativen Nervensystems, die bei Überforderung der physiologischen Anpassungsfähigkeit zu einer krankhaft veränderten Funktionsleistung bzw. zu einem *Funktionswandel der vegetativen Regulationen*" (Birkmayer und Winkler, 1951) als Ausdruck einer vegetativ-nervösen Insuffizienz führt. Der Zeitpunkt, wann dieser Funktionswandel eintritt, hängt nicht nur vom Übermaß der exogenen Leistungsforderung ab, sondern auch von der Ausgangslage des vegetativen Nervensystems, die von der Konstitution, von der jeweiligen körperlichen und seelischen Konstitution, von dem allgemeinen Ernährungszustand und den damit verbundenen Reserven, vom Training bzw. der ökonomischen Verwertung der Energiereserven und von Vorbelastungen (durch Vorkrankheiten, seelische Traumen usw.) bestimmt wird.

Nach einer akuten Überbelastung folgt der sympathicotonen Spitzenphase der Energieentfaltung, die bei bereits sympathicotoner Ausgangslage um so höher, aber auch um so kurzdauernder ist, als eine Art Schutzreflex des Organismus eine sehr plötzliche Umschaltung auf eine trophotrope Erholungsphase, bei der unter starkem, bis zum Kollaps gesteigertem Blutdruckabfall das Blut aus dem Haut-Muskelgebiet in die Eingeweideorgane absackt, so daß der Energieverbrauch in der Muskulatur gedrosselt wird. Die Weitstellung der entspannten elastischen Windkessel der großen Arterien bei langsamem, kleinem Puls kann bis zur schweren Hypoxämie des Gehirns mit Tod durch Versagen der vasomotorischen Regulationen führen. Der diesem Kollapsgeschehen zugrunde liegende Mechanismus ist ein zentraler *und* peripherer in reziproker Wechselwirkung, bestimmt durch eine Hirnstammalteration, d.h. eine Irritation des vegetativen Zentralorgans im Hypothalamus, besonders im Bereich der vasomotorischen Areale in den Seitenwänden des 3. Ventrikels, und durch neurovegetativ ausgelöstes Freiwerden von Histamin bzw. histaminähnlichen Substanzen in der Peripherie. An die Seite der nervalen Efferenz treten noch *hormonale Impulse*, vor allem hypophysär-adrenaler Prägung, die nach Tonutti „das Phänomen der Reaktion der lebenden Substanz auf einen äußeren Reiz in hohem Maße bestimmen". Bei der durch akute Überlastung verursachten psychophysischen Alteration, kurz „Stress" genannt, kommt es unter corticaler Vermittlung zur vermehrten Produktion von

Noradrenalin aus dem Nebennierenmark, das, im Boden des 3. Ventrikels angereichert, wahrscheinlich durch lokale hypothalamische Gefäßwirkungen einen *unspezifischen Reiz* für die hypothalamische *Neurosekretion* darstellt und damit die Absonderung von Corticotropin (CRF), der Startersubstanz für die Sekretion von adrenocorticotropem Hormon (ACTH), aus der Adrenohypophyse einleitet. Daß ACTH seinerseits verantwortlich ist für die Corticolinsekretion aus der Nebennierenrinde und für die von den Nebennierenhormonen bedingten unspezifischen organismischen Stress-Reaktionen, zusammengefaßt im sog. allgemeinen Anpassungssyndrom nach SELYE, ist eine gesicherte Erkenntnis der endokrinologischen Forschung.

Für die ärztliche Praxis spielt die *akute* Überbelastung des Organismus keine große Rolle, denn entweder führt die akute Überbelastung zu klarem zeitlichem und ursächlichem Zusammenhang, z. B. durch vasomotorisches Kreislaufversagen, zum Tode, oder kann mit einem vorübergehenden Schockstadium überwunden werden ohne Hinterlassung bleibender Schäden. Das gilt im übertragenen Sinn für alle Folgen akuter und akuter psychischer Traumen.

Weit bedeutungsvoller und praktisch wichtiger sind beispielsweise die vegetativ endokrinen Folgezustände durch immer wieder und ständig wiederholte gleichförmige Traumen, Mikrotraumen. So konnten lang anhaltende extreme Lebensbedingungen, wie sie z. B. in jahrelanger Gefangenschaft gegeben waren, eine Veränderung der gesamten Persönlichkeit in physischer und psychischer Hinsicht mit sich bringen.

Obgleich die nachfolgend dargestellten Beobachtungen nicht dermatologischer Art sind, sollen sie in diesem Rahmen mitgeteilt werden. Sie sind so instruktiv, daß sie vielleicht das Verständnis für andere, im allgemeinen oder im dermatologischen Bereich liegende „psychosomatische“ Geschehnisse zu erwecken vermögen.

Bei lang anhaltenden Lebensbedingungen und seelisch-körperlichen „Extremsituationen“ führte das Summationstrauma nach HOCHREIN (1930/31), d. h. das Zusammenwirken von schwersten Hungerschäden bzw. Mangelernährung, schwerster körperlicher Überlastung durch Zwangsarbeit, schwersten körperlichen und seelischen Mißhandlungen, verbunden mit langanhaltender Lebensangst und vielfachen Infektionskrankheiten (besonders Ruhr, Typhus, Malaria, Staphylokokkeninfektion usw.) zu einer völligen Dekompensation des sympathisch-ergotropen Systems. Aus der vorübergehenden sympathicotonen Leistungssteigerung entwickelt sich nicht gegenregulatorisch eine parasympathicotone Erholungsphase, sondern eine *langsam progrediente sympathische Hypotonie*, bei der die sympathicomimetischen Wirkstoffe aufgebraucht werden und nicht mehr nachgebildet werden können, während gleichzeitig die Erfolgsorgane der Peripherie refraktär auf zentrale Impulse werden. Trotzdem besteht eine Herabsetzung der Reizschwelle; daher stark gesteigerte Sehnenreflexe, große Druckempfindlichkeit der Haut- und Nervenaustrittsstellen, Überempfindlichkeit gegen Nicotin, Alkohol, Kaffee, Tee, Hitze, Kälte usw. Dazu Gefühl dauernder Müdigkeit und größtes Schlafbedürfnis, ohne wirklich entspannenden Schlaf zu finden. Die generativen Funktionen erlöschen, Angstzustände wechseln mit stumpfer Lethargie ohne Gedächtnis. Das Schwinden aller Betriebsstoffe, der Kohlenhydrate, Fette und zuletzt auch des organismischen Eiweißbestandes führt zu extremer Abmagerung mit Vergreisung (Haar- und Zahnausfall usw.) und schließlich zum Tod in allgemeiner Kachexie, die in der russischen Medizin als *trockene Form der Dystrophie* bezeichnet wird.

Der deutsche Arzt im Heimatgebiet hatte kaum Gelegenheit, solche völligen Erschöpfungsphasen des sympathisch-ergotropen Systems zu beobachten, da die Opfer dieser extremen Lebensbedingungen die Heimat nicht mehr erreichten. Nur eine Auslese besonders konstitutionell kräftiger Menschen, eine gesundheitliche Elite (die statistisch *nie* mit einer Normalbevölkerung verglichen werden kann, so daß alle sog. Rußlandheimkehrer-Statistiken mit Bezugssystem zur Normalbevölkerung des Heimatgebietes von vornherein zu verwerfen sind) vermochte, wenn auch schwer vegetativ-endokrin dekompensiert, die vorgenannten Summationstraumen lebend zu überstehen. Das äußere Erscheinungsbild dieser Rußlandheimkehrer war meist bestimmt durch die Ernährungsstörungen infolge langdauernder fett-, eiweiß- und vitaminarmer, dafür aber wasser- und salzreicher Kost. Die gleichzeitig vorhandenen schweren vegetativen Störungen blieben unter dem Bild der allgemeinen Ödemkrankheit, der *hydropischen Form der Dystrophie*, vielfach verborgen. Prüfte man aber mit sog. vegetativen Belastungstests die Reaktionsfähigkeit des vegetativen Nervensystems, so ergaben sich, wie eigene zahlreiche Untersuchungen von STURM in den Nachkriegsjahren zeigten, verschiedengradige Formen der Dysregulationen.

Die schwerste Form war wohl die *regulatorische Starre*, bei der im Adrenalinversuch, d.h. nach Subcutaninjektion der hohen Dosis von 1 mg Suprarenin, keine Änderungen der Leukocytenzahlen, des Blutzuckers und des Blutdrucks beobachtet werden konnten. Die spezifisch-dynamische Eiweißwirkung fehlte so gut wie immer. Weniger schwere Formen waren die *vegetative Ataxie* mit einem wilden Auf- und Abschwanken der Leukocyten und Blutzuckerwerte unter Suprareninreiz oder die *paradoxe Reaktion*, d.h. Absinken der Leukocyten und des Blutzuckers statt reaktiver Leukocytose und Hyperglykämie. Der *Schellong-Steh-Test* führte bei niedrigen Blutdruckausgangswerten unter rasch einsetzenden Tachykardien zum orthostatischen Kollaps. Der *Cold-Pressor-Test*, bei dem die Blutdruckwerte nach 2 min langem Eintauchen einer Hand in eisgekühltes Wasser beobachtet werden, charakterisierte sich meist durch regulatorische Starre oder hyponormale Blutdruckreaktion. Auf kleine körperliche Arbeitsleistungen setzte vielfach ohne Blutdruckanstieg Tachykardie, verbunden mit pektanginösen Empfindungen mit und ohne S-T-Senkungen im EKG und Dyspnoe ein. Die vorübergehend belebende Wirkung einer Tasse Kaffee mußte meist mit einem starken sekundären Erschöpfungszustand gebüßt werden. Alkohol schon in kleinen Mengen führte zu Trunkenheit (bisweilen schon ein Alkoholprobetrunk anläßlich einer Magensaftuntersuchung). Versuchte man, die unruhigen schweren Träume durch ein Schlafmittel zu überwinden, so erwiesen sich Barbiturate als nicht verwendbar, da sie langanhaltende Kopfschmerzen und Benommenheit im Kopf verursachten. Vielfach wurde über ein ständiges leichtes Frösteln geklagt.

Diese vegetativ nervöse Dekompensation kombinierte sich stets mit erheblichen *psychischen Störungen*, die sich vor allem durch das Gefühl der eigenen Leistungsunfähigkeit, gepaart mit depressiv-ängstlicher Verstimmung bei allgemeiner großer Empfindlichkeit, mit Initiativelosigkeit und mangelnder Konzentrationsfähigkeit bzw. rascher geistiger Ermüdbarkeit, bisweilen auch mit Beschränkung der Merkfähigkeit auszeichnete. Der Gesichtsausdruck dieser Dystrophiker war, wie die Angehörigen immer wieder hervorhoben, gegenüber früher „ganz anders" geworden (STURM, 1962).

Man muß sich darüber klar sein, daß in anderer, unterschwelligerer Form im täglichen Leben bei Menschen ebenfalls „Extremsituationen" vorliegen können. In den Verhältnissen, die HOCHREIN (1952) und STURM (1962) dargestellt haben, war es für die Allgemeinheit offensichtlich, daß langdauernde Ausnahmezustände die Betreffenden betroffen hatten. Ganz anders verhält es sich jedoch, wenn einzelne Individuen ihr individuelles Schicksal erleben. Dieses vermag für diese bestimmten Individuen unter Umständen eine individuelle Dauer-Extremsituation zu bedeuten, vielleicht weil die betreffenden Individuen ebenso individuell, in bestimmter Weise körperlich und seelisch konfiguriert sind. Andere Individuen ihrer Umgebung würden vielleicht diese Situation anders erleben. Es würde für sie keine Extremsituation bedeuten, also auch nicht zur psychosomatischen Mißfunktion führen. Von Bedeutung für den einzelnen ist jedoch psychologisch gesehen nur allein, was *für ihn* eine Situation, ein Erlebnis, ein Schicksal bedeutet. Es ist diesbezüglich ohne jedes Interesse, wie andere Personen dazu stehen. So darf man im Vergleich zwischen verschiedenen Personen mit analogen „Krankheits- und Fehlsymptomen" rechnen, obgleich beim einzelnen ganz verschiedene psychische Inhalte zugrunde liegen, weil *das Schicksal des einzelnen von ihm* in extremer Weise empfunden wurde, auf ihn einwirkte, Summationstraumen mit sich brachte. Das heißt, man kann bei verschiedener Ausgangssituation trotzdem gleiche Krankheitssymptome erwarten, da es nicht auf die objektive Ansicht des Beurteilenden, sondern nur auf die subjektive Bedeutung für den Betroffenen ankommt. *Angewandt auf die Dermatologie:* Es ist vorzustellen, daß im übertragenen Sinne Summationstraumen, die für andere „normale" Personen unbedeutende Mikrotraumen oder gar keine Traumen vorstellen würden, Krankheitssymptome hervorrufen können, die überall, aber ebenso auch am Hautorgan zum Ausdruck kommen können.

Unter *psychosomatischer Medizin* ist eine Annäherung von Theorie und Praxis in der Medizin zu verstehen. Beschaffenheit und Funktion seelischer Vorgänge werden als etwas Veränderliches sowohl im kranken als auch im gesunden Zustand betrachtet; ebenso ist das der Fall bei der Physiologie und Pathologie in somatischer Hinsicht. Stets muß auch der psychologische Faktor bei der Begegnung zwischen Arzt und Patient berücksichtigt werden, oder bei der pathogenen Konzeption des Krankheitsverlaufs. Dadurch wird das psychologische Moment als wesentlicher Faktor mit einbegriffen. Die psychosomatische Kombination von Theorie und Praxis in der Medizin bedingt, daß die Erkrankung hinsichtlich psychologischer Faktoren überprüft wird.

Es werden erfaßt und berücksichtigt:

1. Der Zustand des Patienten in sozialer, wirtschaftlicher, psychischer und psychosexueller Richtung, einschließlich des offenkundigen Vorhandenseins — oder Nichtvorhandenseins — von neurotischen oder psychotischen Symptomen.
2. Der Symptom-Beginn.
3. Der latente Zustand der Erkrankung. Damit ist der Zeitraum gemeint zwischen dem Beginn der Krankheit und dem Augenblick, in dem der Patient den Arzt aufsucht.
4. Die Reaktion des Patienten auf den behandelnden Arzt und auf die Therapie.
5. Die Wirkung des behandelnden Arztes auf den Patienten.
6. Der Verlauf der Erkrankung.
7. Der post-morbide Zustand, nämlich Konvaleszenz und Rekonvaleszenz oder Invalidität.

Durch diese Erwägungen wird grundlegend der Gedanke ausgeschlossen, daß das psychologische Moment jeweils nur als ein ätiologischer Faktor oder als eine Begleiterscheinung oder auch nur als Folge einer Erkrankung anzusehen ist. Der psychologische Faktor ist immer gegenwärtig, er kann in seiner Stärke bei demselben Patienten und derselben Krankheit in jedem Stadium der Krankheit variieren. Diagnose und Therapie haben damit einen rationalen Charakter. Die Behandlung wird jederzeit in starkem Maße mit den psychologischen, organischen und umgebungsmäßigen Faktoren verbunden gesehen werden müssen.

Bedauerlicherweise wird die Bezeichnung „psychosomatisch“ heute als Verlegenheitsdiagnose nur zu häufig bei solchen Krankheiten angewendet, die nach dem gegenwärtigen Stand der medizinischen Forschung nur nicht besser eingeordnet werden können. So dient diese Bezeichnung als Sammeltopf für manche Gebiete in der Dermatologie wie überhaupt auch in der übrigen Medizin. Zweifellos wird aber andererseits eines Tages erkannt werden, daß eine Reihe von Krankheiten, die heute noch als somatisch angesehen werden, z. B. einige allergische Phänomene, der psychosomatischen Gruppe zugehören. Letztlich wird man allerdings auch dahin kommen müssen, „psychosomatisch“ nicht als etwas Besonderes anzusehen, sondern, psychische ebenso wie physische Faktoren, nur als zwei Gruppen *eines* Geschehens.

Manche Autoren gehen von der Annahme aus, daß emotionelle Faktoren einen bestehenden Zustand verursachen; die Patienten werden dann in dieser Richtung untersucht. Wenn die entsprechenden emotionellen Faktoren oder Konflikte festgestellt worden sind, wird die Folgerung daraus gezogen, daß die ursprüngliche Annahme zutreffend gewesen ist. Das *Vorhandensein seelischer Störungen oder Konflikte ist natürlich nicht ohne weiteres ein Beweis für einen direkten oder gar ursächlichen Zusammenhang mit einer Hauterkrankung.*

Die Bezeichnung „psychosomatisch“ wird in manchen Fällen angewandt, um einen Hinweis auf die Beziehung zwischen Körper und Geisteswelt im allgemeinen zu geben. Aber „jede Medizin muß psychosomatisch sein“ (Segulin, 1950).

Andere Autoren stehen auf dem Standpunkt, daß der Begriff „psychosomatisch“ nur dann berechtigt ist, wenn mutmaßlich das Psychische einen *wesentlichen* Anteil an den vorliegenden Symptomen hat.

In weiteren Arbeiten wird die Bezeichnung ,,somato-psychisch" verwendet bei Fällen, in denen das Seelische durch einen körperlichen Vorgang beeinflußt worden ist.

Soll der Begriff ,,psychosomatisch" jedoch eine sinnvolle Anwendung finden und einen präzisen Status bezeichnen, muß vor allen Dingen einmal eine exakte Definition gegeben werden. Um zu vermeiden, daß von psychosomatischer Erkrankung gesprochen wird, nur weil emotionelle Faktoren dabei eine Rolle spielen, muß der Begriff ,,psychosomatisch" streng abgegrenzt werden, wenn damit eine besondere Bedeutung als ursächliche Gegebenheit ausgedrückt werden soll. ,,Es kann nicht oft genug betont werden, daß es keine psychische Erkrankung der Haut als Gesamtbegriff gibt. Vielmehr ist es eine Frage, *in welchem Maße* jeweils die seelischen und inwieweit die somatischen Faktoren überhaupt imstande sind, die Hautkrankheit auszulösen und zu verlängern" (HECHT, 1960). Mißverständnisse in dieser Richtung können sich also nur durch die Nomenklatur ergeben, die durch den Begriff ,,psychosomatische Erkrankung der Haut" entstehen.

Einige Nomenklaturfragen seien am Rande erwähnt: Das Interesse für die Leib-Seele-Beziehung und den Einfluß von Emotionen auf organische Prozesse ist nicht neu (SCHACHT, 1958), es war bereits in der Naturphilosophie vorhanden und steigerte sich in unserem Jahrhundert so, daß heute das Problem fast zu einer Binsenwahrheit geworden ist (KELLER, 1956). Der Weg zur Entwicklung führte über die romantische Medizin von CARUS, die Psycho-Physik von FECHNER, die rationale Psychologie von WUNDT, die Psychoanalyse von FREUD, die Individualpsychologie von ADLER, die Kollektivpsychologie von JUNG zur psychosomatischen Medizin von heute. In dem Bemühen, eine fest umrissene Begriffserklärung zu geben, stehen die Meinungen der Autoren mehr oder weniger hart gegeneinander. J. H. SCHULTZ (1949, 1952, 1955) will von der psychosomatischen Medizin nur im „eng analytischen Sinn" gesprochen haben. Er wendet sich gegen eine moralisierende Beurteilung (Krankheit = Sünde), die anderen Berufen, aber nicht dem Arzt zusteht, da dadurch die Betrachtung nicht mit dem „lebendigen Geschehen" verbunden bliebe. SCHLEGEL (1958) fordert einen „rein praktisch-ärztlichen Begriff", frei von theologischen, historischen und philosophischen Inhalten. Dieser Auffassung widerspricht jedoch ROBERT (1958): „Die Natur hat im Pflanzenreich Alkaloide und Vitamine geschaffen, im Tierreich Hormondrüsen mit Inkreten, beide ‚Drogenarten' machen in beiden das Eigentümliche und Eigenartige im Sein und Wesen des Individuums aus. Dies ‚Seele' zu nennen, bleibt und ist poetische Lizenz, auch und gerade vielleicht wenn es gelingt, Geheimnis oder Zauber ihres Fluidums ein wenig zu lüften oder aufzuspüren; denn auch und gerade *wissend* kann oder sollte man das ‚göttliche Walten' in Ehrfurcht verehren." Der gleichen Meinung sind unter anderen LECHLER (1933), JORES (1950), WEATHERHEAD (1961) und MEYER (1958); denn „echtes Arzttum wird immer etwas Priestertum in sich haben" (MEYER). Um einen Patienten behandeln zu können, muß der Patient an den Arzt glauben — es ist kein religiöser Glaube, sondern wie WEATHERHEAD es ausdrückt: „attitude of trustful expectancy". Nach JORES gibt es drei Wege ärztlichen Handeln: den magischen, pragmatischen und den psychotherapeutischen. Bei der magischen Arzt-Patienten-Beziehung wird eine Heilung nur erzielt, wenn eine völlige Hingabebereitschaft des Patienten an den Arzt besteht und der Patient von der Richtigkeit dessen, was der Arzt tut, überzeugt ist. Dies beinhaltet gleichzeitig seinen Glauben an die Wirksamkeit eines Medikaments, das in den Augen des Patienten besonders dann eine heilsame Wirkung hat, wenn es a) viel kostet, b) aus dem Ausland kommt, c) mit für den Patienten unerklärlichen Manipulationen seitens des Arztes verbunden ist (JORES, 1950). „Die magische Wirkung vollzieht sich nicht im Bereich des Somatischen, sondern in dem des Seelischen, Unbewußten." Während der magisch wirkende Arzt diese drei Forderungen erfüllen muß, bedeutet Psychotherapie echte menschliche Begegnung zwischen Arzt und Patient auf derselben Seinsstufe. Der Arzt zeigt dem Patienten den Weg ins Leben zurück, da der Patient ihn allein nicht findet. Der magische Arzt und der Psychotherapeut haben eines gemeinsam: sie greifen an der Seele des Menschen an (JORES).

Auf die große Bedeutung der religiösen Einstellung für die Heilung weisen besonders MEYER (1958) und LECHLER (1933) hin. Das besagt nicht, daß ein schwerkranker Mensch jede ärztliche Hilfe ablehnen soll, aber „ein Mensch, der in tiefer religiöser Einstellung sich sicher in der Hand einer höheren Macht fühlt, nimmt die Krankheit eben im Vertrauen auf diese Macht hin. Solche Sicherheit ohne Angst trägt zweifellos wesentlich zur Heilung bei" (MEYER). Nach JORES ist die Krankheit häufig durch die „Sünde" bedingt. LECHLER (1933) sagt jedoch zu dieser Anschauung: „Der Teufel vermag den Menschen nicht krank zu machen, das steht allein Gott zu. Gott ist der souveräne Herr, der auch bestimmt, ob die Sünde des Menschen, zu der ihn der Teufel verführt hat, eine Krankheit nach sich zieht oder nicht." Diese verschiedenen Anschauungen der Sinngebung werden vielfach zu einer Streitfrage. Allerdings bietet sich der Eindruck an, daß die aus religiöser Auffassung stammenden Motive nur sehr im übertragenen Sinne verstanden werden dürfen. Der Streit, ob etwas wahr ist, beruht aber nur darauf, ob sich etwas als physische Tatsache darbietet oder dargeboten hat. Nach Kolle muß man den Menschen nicht nur in den Räumen seines Bios, sondern zugleich in seinem religiösen und ästhetischen Raum sehen.

Als eigentlichen Begründer der „Psychosomatik" kann man von Weizsäcker (1951) ansehen. Er versucht die Technisierung der Medizin, ihren Materialismus, ihre Mechanisierung aus religiösen und philosophischen Antrieben heraus zu überwinden. Indem er das Subjekt in seine Gedankengänge einführt, versucht er, das Wesen des Kranken aufzunehmen. Seine Fragestellung nach der Krankheit und ihrem Sinn lautet nicht: „Was ist der Mensch?", sondern „Wer bist *du*?" Indem er die drei Faktoren: 1. Reiz als äußeren, 2. als reaktiven, 3. als emotionalen Vorgang zu einem biophysischen Akt zusammenfaßt, verlegt er das Biologische in die Erlebniswirklichkeit: „Antriebe, Affekte und Stimmungen sind gleichzeitig etwas Körperliches und Seelisches, Leib und Seele also zwei Seiten desselben Ganzen" (Weizsäcker). Auch Sack (1933) weist darauf hin, daß die psycho-physische Persönlichkeit als Ganzes betrachtet werden muß, indem jeder einzelne Vorgang eine Sinnbeziehung (als Zweck- oder als Ausdruckstätigkeit) zu der personalen inneren und äußeren Gesamtsituation hat.

2. Genetik und Psychosomatik

Die Ergebnisse der *Erbforschung* werden merkwürdigerweise oft als Beweise *gegen* die Bedeutung psychogener Faktoren angeführt. Das ist keinesfalls berechtigt.

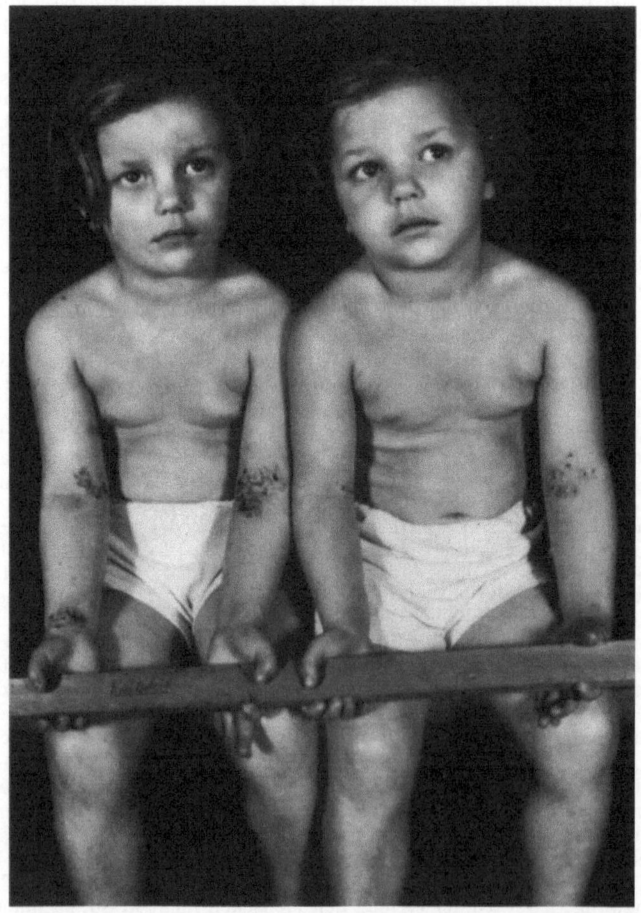

Abb. 1. Atopische konstitutionelle Neurodermitis bei eineiigen Zwillingen im Alter von $4^1/_2$ Jahren [nach Höcker, H., Auftreten eines exsudativen Ekzematoids bei eineiigen weiblichen Zwillingen, Hautarzt **4**, 21 (1953)]

Es liegen Anhaltspunkte dafür vor, daß eine genetisch bestimmte Prädisposition bei Erkrankungen des schizophrenen Formenkreises vorliegt. Auf dem Gebiet der Allergie hat Tips (1954) die Vererblichkeit atopischer Überempfindlichkeit aufgezeigt. Auch Schnyder (1957, 1958) hat hierzu wesentliche Beiträge geleistet. Die Ergebnisse der Untersuchungen von Tips sprechen dafür, daß die Disposition des Gewebes für die atopische Hypersensibilitätsreaktion von spezifischen Genpaaren bestimmt wird. Die Disposition für Heuschnupfen soll an das recessive Allel eines Genpaares gebunden sein, die für atopisches Asthma an das recessive Allel eines zweiten Paares und die Neurodermitis-Hautdisposition an das recessive Allel eines dritten Paares. Atopische Neurodermitis kommt bei eineiigen Zwillingen vor (Abb. 1, 2, 3). Das gleichzeitige Auftreten von Dyshidrosis, Alopecia areata, Lichen ruber planus, Rosacea, Dermatitis herpetiformis oder Granuloma anulare bei eineiigen Zwillingen spricht dafür, daß

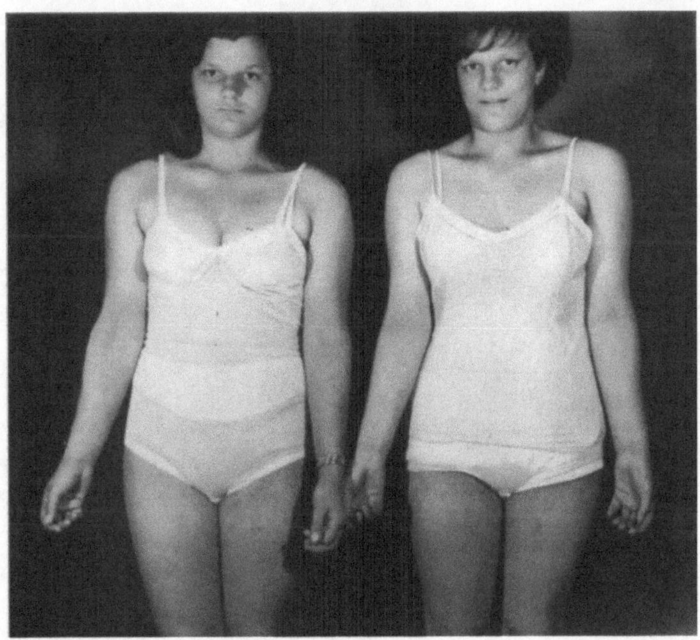

Abb. 2. Atopische konstitutionelle Neurodermitis bei eineiigen Zwillingen im Alter von 16 Jahren (bei den nunmehr 22 Jahre alten Mädchen divergieren inzwischen die Hauterscheinungen) (S. Borelli)

bei vielen entzündlichen Dermatosen angeborene Faktoren eine größere Rolle spielen als man gemeinhin annimmt. Die angenommene emotionelle Belastung ist dann offenbar nur ein auslösendes Moment für die klinische Erkrankung, zu der der Patient erblich prädisponiert ist. Die Ausführungen von Lorincz und Grauer zur Dyshidrosis und von Weidmann, Zion und Mamelock (1957) zur Alopecia areata unterstreichen diese Auffassung.

Die angeführten Erwägungen zwingen zur Anerkennung einer Tatsache, die sich auf anderen Gebieten der Dermatologie, besonders bei den Pilzerkrankungen, sehr deutlich abzeichnet: Daß nämlich bei diesen Patienten ein angeborener Mangel an natürlicher Resistenz vorliegt. Dieses Gebiet der Ätiologie entzieht sich zwar der psychologischen Forschung, eignet sich jedoch sehr gut für physiologisch-chemische Studien. Wenn man erst einmal herausgefunden hat, warum Trichophyton purpureum oder Malazessia furfur hartnäckig immer nur einen bestimmten Patienten befallen, dann kann man vielleicht auch die Eigenarten in der biochemischen Konstitution von Patienten mit disseminierter Neurodermitis, Lichen ruber planus und anderen Dermatosen ergründen. Derartige biochemische Untersuchungen müßten sich auch mit dem erstaunlichen Phänomen lokal begrenzter Krankheitsempfänglichkeit befassen, wie der Beschränkung einer Pilzinfektion auf eine Hand, dem Auftreten von Verrucae vulgares an nur einem Fuß, oder dem ständig rezidivierenden Auftreten von Alopecia areata-Herden nur im Bartbereich. *Wir müssen uns darüber klar sein, daß die Erbanlage nur den Bereich der Möglichkeit absteckt, nicht aber das Manifestwerden der Erkrankung bestimmt. Sie stellt zwar deren Grundlagen dar. — die äußere Erscheinung jedoch, die eigentliche Symptombildung, wird offenbar von Umweltbelastungen und emotionellen Faktoren hervorgebracht* (Obermayer, 1961).

Zusammenfassend ist zu sagen, daß die gesamte Konstitution, nicht nur körperliche Eigenschaften, sondern auch seelische Reaktionsmöglichkeiten, vererbt werden. Ohne Zweifel bedeutet die Umwelt für die seelischen Gegebenheiten und

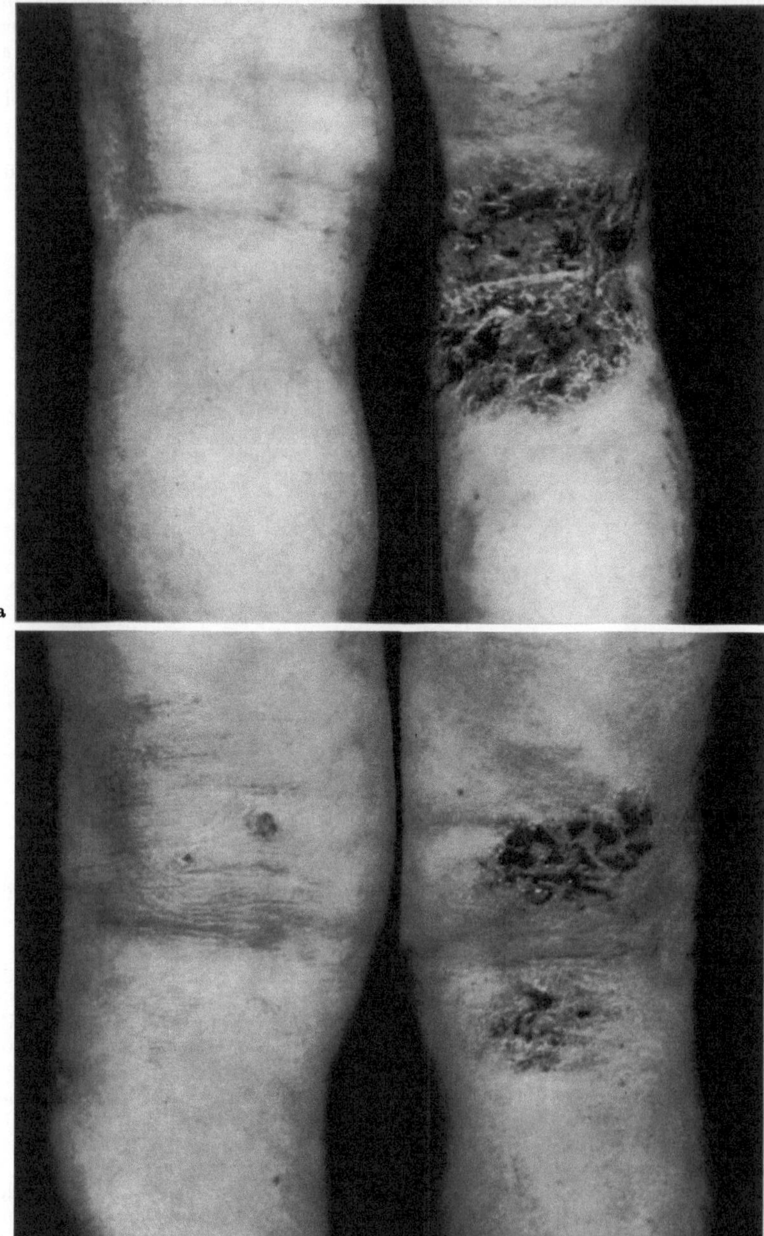

Abb. 3a u. b. Kniekehlen der Zwillinge von Abb. 1

die seelische Entwicklung ein wesentliches Agens für und gegen die Auswirkung psychischer Krankheitsfaktoren. Aber andererseits müssen genetisch auch die seelischen Antennen überhaupt mitgegeben und existent sein, damit ein Individuum auf psychische Reize so oder anders reagieren kann. *Auf das Wort „kann“ ist der Akzent zu legen.* Die Genetik vermittelt die Potenz; von der Umgebung, der Umwelt, den Lebensfaktoren hängt es ab, inwieweit aus der vorgesehenen Möglichkeit eine Tatsache wird. Keinesfalls aber steht die Annahme genetischer Faktoren gegen die Bedeutung psychischer. Das ist eine Frage der Penetranz der Erbfaktoren. Mit dieser Frage haben wir es auch sonst bei der Manifestation von Erbsymptomen zu tun. Zumindest bei schwächerer Penetranz ist die äußerliche Noxe des weiteren Lebens auch bei sog. rein somatischen Dermatosen erforderlich, um das Symptom zur Ausbildung zu bringen. Dasselbe gilt für die Manifestationsbedeutung psychischer Einflüsse.

3. Psychologische Aspekte in der Dermatologie

Eine Hautkrankheit *rein psychogenen* Ursprungs könnte dann vorliegen, wenn die nachfolgenden Eigenschaften zutreffend sind:

1. Alle organischen Ursachen sind auszuschließen.
2. Alle Artefakte (künstlich verursachten Gegebenheiten) sind auszuschließen.
3. Das Vorhandensein psychogener Faktoren ist nachzuweisen.
4. Zwischen den psychischen Besonderheiten und den körperlichen Symptomen ist eine Verbindung herzustellen.
5. Verschlimmerung oder Rückfälle auf Grund psychischer Faktoren sind aufzuzeigen.
6. Elimination psychischer Faktoren — soweit möglich — hat Erscheinungsfreiheit zur Folge.
7. Der Patient sollte möglichst auf Psychotherapie reagieren.

Darüber hinaus gibt es Krankheiten mit *psychogenen Komponenten* (Mitfaktoren) und solche mit *psychisch bedeutsamen Sekundärreaktionen*, denen das somatische Geschehen vorausging. Die positive Reaktion bzw. Heilung auf Psychotherapie stellt sehr oft eine Überforderung dar. Die Pharmakotherapie führt aber bekanntlich in vielen Fällen auch nicht zu einem Erfolg. Die gelungene Heilung durch Psychotherapie darf also nicht zu den obligatorisch erwarteten Beweisen gehören. In der Dermatologie wie in allen anderen Gebieten praktischer medizinischer Forschung sollte der Arzt im Patienten zu allererst ein lebendiges menschliches Individuum sehen. Der Patient ist nicht nur „ein Fall mit Ekzemen, Urticaria oder Psoriasis, sondern ein Mensch, der an einer Krankheit leidet“ (CLEVELAND, 1950). Der Kranke ist nicht eine Zusammenfassung von einheitlichen, auswechselbaren Teilen. Er ist mehr als eine Anzahl psychochemischer Einheiten, die auf Grund unveränderlicher Gesetze reagieren. Er besitzt eine Psyche, ist eine Persönlichkeit, oder wie immer man es nennen will, die unaufhörlich unbekannte Änderungen seines Gesamtorganismus, seiner Gesamt-Person verursachen kann. Wo diese Grunderkenntnis in der medizinischen Praxis fehlt, wird aus der ärztlichen Kunst, die sie sein soll, eine rein mechanische Handhabung. Damit kann der Arzt seiner Aufgabe nicht gerecht werden. Grundsätzlich war das stets bekannt. Oft haben Ärzte mit ihren Patienten Erfolg, obgleich in Fachkreisen bekannt ist, daß ihre wissenschaftlichen Kenntnisse und ihr fachliches Können nur mäßig ist; aber die Betreffenden verstehen es, am Krankenbett Vertrauen und Zuversicht zu vermitteln. Dagegen sind andere Ärzte wissenschaftlich bestens ausgerüstet; aber der Erfolg in der Praxis bleibt ihnen versagt, weil es ihnen nicht gegeben ist, einen guten vertrauensvollen Kontakt mit ihren Patienten aufzubauen. Man sieht sogar Patienten von Ärzten, die fähige Spezialisten sind, unzufrieden scheiden, um sich in die Behandlung von Scharlatanen, Kurpfuschern und Quacksalbern zu begeben und bei diesen dann verschiedentlich Erfolg finden. Gesucht wird vom Kranken sets eine Heilkunst, die nicht nur den Körper, sondern auch die Psyche des Erkrankten in ihre Betrachtung und Therapie einbezieht.

Von allen Organen des Körpers beschäftigt die *Haut* das Bewußtsein des Menschen wohl am meisten. Sie ist ein unumgänglicher Vermittler zwischen Bewußtsein und Außenwelt. Ihre psychologischen und pathologischen Vorgänge bleiben dem Menschen nie verborgen, obgleich sie nicht selten für ihn selbst wie für den betreuenden Arzt mysteriös sind.

Der Patient sieht wie auf einem Bildschirm die Reaktionen der Haut auf chemische und physikalische Einflüsse; er nimmt aber auch verschiedene Phänomene wahr, die nicht durch materielle Ursachen entstanden sein können und die er dann den „Nerven" zuschreibt (Cleveland, 1950). Bei vielen Kranken, denen der Dermatologe gegenübersteht, hat er vorwiegend die Aufgabe, zu erkennen, worin der Symptomenkomplex besteht, den der Patient ganz einfach als Nervenfolge oder „nervös" bezeichnet, der aber klinisch genauer als emotioneller oder psychogener Komplex zu beschreiben wäre. Viele amerikanische Autoren, wie Stokes (1932) u.a. und Beermann (1940) u.a., haben in den letzten Jahrzehnten in ihren Veröffentlichungen immer wieder auf die Bedeutung der psychogenen Faktoren bei dermatologischen Erkrankungen hingewiesen. Sulzberger (1948, 1951) und seine Mitarbeiter — an sich durchaus eingenommen von der Bedeutung der Psyche! — brachten darauf wirkungsvolle Gegenargumente gegen die allzu leichtfertige Annahme emotioneller Faktoren und Ursachen bei Hauterkrankungen, um zu vermeiden, daß zu weitgehende Folgerungen hinsichtlich der Psychogenie gezogen würden, d.h. psychologisiert wird. Dabei wollten sie der Psychogenese, von deren Bedeutung sie viel hielten, durchaus angemessene Anerkennung verschaffen! Sie haben andererseits wiederholt vor der großen Gefahr gewarnt, zu viele Dermatosen *vorwiegend* psychogenen Ursachen zuzuschreiben. Es kommt leicht zu Fehlschlüsssen, wenn der Arzt Krankheiten, deren Diagnose und Erklärung er nicht schnell anderweitig findet, einfach nur psychischen und emotionellen Einflüssen zuschreibt. Was wir heute, oft ohne genügende Begründung, psychosomatische Hauterkrankungen nennen, sollte nach Sulzberger *somatopsychische* Hauterkrankung genannt werden.

Hautkrankheiten sind wie ein Einbruch in die innere Gelassenheit und in das Wohlbefinden des Patienten. Sie sind für den Betroffenen äußerst widerlich, um nicht zu sagen, anrüchig, aus verschiedenen Gründen:

Zumeist sind sie nicht zu verbergen. Eine Lungenkrankheit, eine Lebererkrankung, gleich wie schwer sie auch sein mag, ist meist unsichtbar. Die Menschen, mit denen man in der Straßenbahn fährt oder denen man bei geselligen Anlässen begegnet, können nichts von der Krankheit wahrnehmen. Dagegen sind z.B. „Pickel" im Gesicht, an den Armen oder am Nacken nicht zu verbergen. Sie treten meist zunächst in den sensibelsten Lebensphasen auf: wenn der Jugendliche besondere Sicherheit für sein Ich benötigt, wenn er den Problemen seiner sozialen wirtschaftlichen oder sexuellen Integration gegenübergestellt wird. Sie machen den jungen Menschen unsicher, weil sie so offensichtlich sind und unregelmäßig, dazu meist gerade zu „unpassenden" Zeitpunkten auftreten. Mit anderen Worten und allgemeiner ausgedrückt: Entstellungen an der Haut steht der Mensch meist hilflos gegenüber. Nach scheinbarer Besserung kommt dann gerade in dem Augenblick der Rückfall, wenn ein besonders wichtiges Ereignis bevorsteht. Die reaktiven Wirkungen sind ungeheuer groß. Oft begegnen nicht nur die Laien den Menschen mit Hautkrankheiten mit Ablehnung und Distanzierung. Vielfach haben sogar Schwestern und Pfleger, ja Ärzte, eine ausgesprochene Abneigung gegen die Pflege derartiger Kranker.

Die Annahme, daß eine Hautkrankheit ansteckend sein *muß*, ist fast immer unzutreffend. Dennoch ist und bleibt die Vorstellung von der Unsauberkeit und die Furcht vor der Ansteckung beim Laien fast immer mit dem Auftreten von Hautkrankheiten verbunden. Ob der Patient eine Glatze bekommt, ein Geschwür, einen „Pickel" oder einen Absceß — stets ist es ein Eingriff in die individuelle Sphäre des Menschen, gefolgt von Auswirkungen im emotionellen Bereich.

Es ist nicht zu leugnen, daß jede Hautkrankheit eine entstellende Wirkung hat — unterschiedlich ist nur jeweils der Grad der Entstellung. Aus dem Gefühl des Entstelltseins kann sich ein so hohes Maß an Leiden und innerer Verzweiflung ergeben, daß Leben und Gefühlswelt des Patienten zutiefst beeinflußt werden.

Geschichtliches

Der Gedanke, daß psychische und emotionelle Faktoren vorteilhafte oder nachteilige Wirkungen auf die Haut haben, ist sehr alt. In der Volkskunde vieler Länder gibt es phantastische Berichte über die Beseitigung von Warzen durch „suggestive Therapie". Im Mittelalter galt die Berührung des Königs (king's touch) als heilsam bei Skrofulose, Lepra und anderen Hautkrankheiten. Seit alters her ist, wie auch heute noch, die Vorstellung verbreitet, daß vollständiger Haarausfall oder plötzliches Weißwerden des Haares durch einen Schock verursacht werden kann.

Die enge Verbindung von Haut und seelischen Vorgängen wird in vielen Redewendungen aller Sprachen ausgedrückt. Im Volksmund sind zahlreiche bildhafte Formulierungen wie „mit heiler Haut davonkommen", „ein dickes Fell haben", „widerborstig sein", „es geht gegen den Strich" oder aber „aus der Haut fahren" geläufig. Einen wenig sensiblen Menschen nennt man „dickfellig", „er hat eine Elefantenhaut". Eine gruselige Geschichte verursacht bei den Hörern eine „Gänsehaut". Die Ausdrücke „vor Scham brennen" oder auch „ich werde rot" sind allgemein gebräuchlich. Eine in unserem Kulturkreis berühmte symbolische Übertragung eines seelischen Vorgangs auf die Haut — die Verbindung beider über die Sauberkeit, das Streben nach innerer und äußerer Reinheit, das Gefühl, sauber zu sein — stellt die Szene dar, in der Pontius Pilatus sich die Hände „in Unschuld wäscht". Verschiedene Stadien der Ergriffenheit in der Liebe, vom Flirt bis zur totalen Hingabe, erfaßt z.B. der Franzose fein nuanciert in den Steigerungen: L'amour sur la peau, l'amour dans la peau, l'amour sous la peau (Schmidt, 1962). Der neuerdings auf dem Weg über die Teenagersprache eingebürgerte Begriff zur Kennzeichnung der Ergriffenheit gehört ebenfalls hierher: „das geht unter die Haut".

Schon im Jahre 1681 bezeichnete Sydenham ein angio-neurotisches Ödem als hysterische Erkrankung. 1726 hat Turner angegeben, daß Acne rosacea bei einer Frau durch Kummer über den Tod ihres Mannes provoziert war. Im Jahre 1829 beobachtete Bateman einen „pompholyx diutinus", der „wahrscheinlich" durch dauernde Erschöpfung und Angst verursacht worden war.

Wesentliche wissenschaftliche Hinweise auf die Übereinstimmung von Haut und Nervensystem wurden durch die Franzosen Brocq und Jaquet erbracht. Im Jahre 1891 prägten sie z.B. den Ausdruck „neurodermite" für eine Hauterkrankung, die bis dahin im Rahmen der Nomenklatur des chronischen Ekzems behandelt wurde.

Der erste Autor der dermatologischen Neuzeit, der die weitgehende Bedeutung emotioneller Faktoren als Ursprung von Hauterkrankungen erkannte, systematisch betont und propagiert hat, war der österreichische Dermatologe Kreibich, der 1909 eine Schrift über psychische Nesselsucht veröffentlichte. Kurz danach folgten Arbeiten von den deutschen Ärzten Winkler (1911), Bunnemann (1922/24) und Sack (1927). Mit dem Handbuchbeitrag von Sack in dem Handbuch von

J. Jadassohn (1933) wurde von der Dermatologie offiziell ein Fachgebiet anerkannt, das bis dahin in dieser Disziplin nicht ganz ernst genommen worden war.

In England hat O'Donovan 1927 erstmalig sein Werk „Dermatological neuroses" veröffentlicht. Danach kamen Ingram (1933), Rogerson (1937), Gillespie (1938), Klaber (1939), Hellier (1944), McKenna und Twiston (1944), Davis (1951), Wittkower (1953), um nur einige zu nennen.

In den Vereinigten Staaten wurde den ersten Forschern auf dem Gebiet der psychischen Aspekte bei Hautkrankheiten mit ebensowenig Verständnis begegnet wie in den übrigen Ländern. Erst im Jahre 1930 gelang es Stokes in unermüdlichem Widerstand gegen großes Übergewicht seine Überzeugung des dermatologisch-psychosomatischen Gedankens zu behaupten. Stokes hat sich mit der neurotischen Struktur bei seinen hauterkrankten Patienten befaßt und bei deren Behandlung psychotherapeutische Ratschläge erteilt.

Sehr bald kam dann eine Wandlung in die bis dahin improvisierten psychiatrischen Vorstellungen. Die Konzeption wurde konkreter. Die Dermatologie hatte das Interesse der Psychiater und Psychoanalytiker geweckt (Obermayer).

Mit dem Gebiet Psyche und Haut haben sich Nervenärzte und Dermatologen befaßt. Entsprechend variiert der Akzent der Publikationen. Die meisten Veröffentlichungen betreffen Fallbeschreibungen. Es existieren jedoch auch grundsätzliche Äußerungen. Hier ist vor allem auf Sack hinzuweisen. Wesentliche Beiträge stammen von Kohnstamm (1908), Heyer (1925), J. H. Schultz (1935) und neuerdings von Stokes (1940), Becker und Obermayer (1947) bzw. de Graciansky und Stern (1950), Wittkower und Edgell (1951) Obermayer (1955) u.a.

Eine *systematische Anwendung* psychotherapeutischer Methoden ist, abgesehen von der Hypnose in der Dermatologie, im allgemeinen nicht versucht worden. Man hat sich mit der Beschreibung und Erklärung der Symptome begnügt, ohne die Erfahrungen in die allgemeine Behandlung einzubauen. Auch in diagnostischer Hinsicht müssen wesentliche Fortschritte vermißt werden. Vor allem fehlt es an der genügenden Zahl von Experimenten zur Überprüfung des Reaktionszusammenhanges zwischen Psyche und Haut.

Es entspricht einer ärztlichen Erfahrungstatsache, daß das Affektleben einen Einfluß auf das Krankheitsgeschehen besitzt. Entsprechend der allgemeinen wissenschaftlichen Tendenz seit Virchow wurde die Berücksichtigung psychischer Momente auch in der Dermatologie weitgehend außer acht gelassen, obgleich die Haut immer wieder als Musterbeispiel für die Beobachtbarkeit des Ablaufes psychischer Einflüsse genannt wird. Man spricht z.B. von der Haut als einem Ausdrucksmittel seelischer Vorgänge. Psychosomatische Störungen bzw. Erkrankungen werden als Äußerungen für das Fehlen emotionaler Angepaßtheit bezeichnet. Bei den betroffenen Personen braucht sich deshalb allerdings nicht zwangsläufig eine Erkrankung zu entwickeln. Wittkower (1957) sieht die Verhaltensweisen und voraussagbaren Reaktionen in bestimmten Situationen in Abhängigkeit von „fokalen" Konflikten, Vollzugszwängen, bedingten Reflexen und der Charakterstruktur. Jede zusätzliche Belastung einer bereits angespannten emotionalen Konfliktsituation kann eine psychosomatische Störung in Gang bringen. Ein wesentlicher, gerade in der Dermatologie immer wieder vorkommender Mißgriff ist es, derartige Effekte stets *gegenwärtigen* aktuellen Störungen oder Traumen zuzuschreiben. Ein momentaner Umwelteinfluß, ein augenblicklicher Konflikt entzündet im allgemeinen erst den Zündstoff tiefer verankerter fokaler Konflikte. Die Explosionen oder auch nur das Schwelen dieser Konflikte bewirken spezifische affektive Zustände — die soweit es die Dermatologie betrifft — entsprechende spezifische Hautmechanismen in Gang bringen. Es ist bei einer großen Zahl Kranker mit demselben Leiden eine überraschende Uniformität im Bereich fokaler Konflikte festzustellen (WITTKOWER und andere Autoren). Im Gegensatz dazu glauben STERN bzw. DE GRACIANSKI und STERN u.a. wieder nicht, daß man generelle, für einzelne Hautaffektionen spezifische seelische Konflikte oder charakterliche Besonderheiten bzw. Übereinstimmungen auffinden kann. Es findet sich eine Lehrmeinung hinsichtlich der Organwahl und der Art der Organwahl, daß verschiedene Individuen mit verschiedenen Hauttypen ausgestattet seien, unter denen einige auf Grund konstitutioneller Gegebenheiten von ihrer Haut als Medium emotionellen Ausdrucks eher Gebrauch machen als andere (WITTKOWER, HODGSON, 1952). Dem setzt der „ganzheitliche" Standpunkt jedoch entgegen, es sei wahrscheinlicher, daß „die Haut zu dem Betreffenden paßt" und bestimmte Hauttypen mit bestimmten Persönlichkeits- oder Charaktertypen konform gehen. Diese Auffassung entspricht in gewisser Weise der von KRETSCHMER. Auch die Ansicht von SCHALTENBRAND (1949) würde damit übereinstimmen, daß sich viele Gemeinsamkeiten zwischen Haut und Nervensystem, charakterologischen Eigentümlichkeiten, Reizbarkeit und Erregbarkeit durch die Tatsache der gemeinsamen Entwicklung aus dem Ektoderm erklären lassen. Bestimmte affektive Vorgänge finden an der Haut ihren mehr oder minder starken normalen Ausdruck, z.B. das Erröten aus Scham, das Erblassen aus Schreck, das Schwitzen aus Angst, das Sträuben der Haare aus Entsetzen, die Gänsehaut beim Gruseln. Diese Reaktionen hätten eigentlich das allgemeine Verständnis dafür erwecken müssen, daß auch Steigerungen aller dieser Symptome möglich und in Form von Krankheitszuständen verständlich sind.

Zusammenfassung

Der *Allgemeine Teil behandelte bislang Grundlagen*, wie sie die Gestaltpsychologie (= die Summe ist mehr als die Nebeneinanderreihung der einzelnen Teile!), die Begriffe von der Konversionsneurose, der vegetativen Neurose, der vegetativendokrinen Folgestörungen als Folge von Summationstraumen mit einem Funktionswandel der vegetativen Regulationen, das Adaptationssyndrom nach SELYE, Auffassungen der Schule von ALEXANDER u.a. darstellen. Es wird zum Problem Genetik und Psychosomatik bzw. Psychogenese Stellung genommen. Die Frage nach den Kriterien der Psychogenese und Psychosomatik sowie den psychologischen Aspekten wird diskutiert.

Schließlich erfolgt die Überleitung auf das Thema Haut als Erfolgsorgan unter Darstellung historischer Angaben und Erwähnung der wesentlichen modernen Autoren und einzelner emotiver Grundfaktoren, wie Angst, Aggression.

4. Verschiedene psychosomatische Faktoren

Angst ist das zentrale Symptom vieler, wenn nicht aller Psychoneurosen. Ein Mensch kann sich durchaus seiner Angstgefühle bewußt sein, sofern sie ein Ausdruck begründeter Angst und Sorge sind. Wenn die Ursache der Angst aber unterhalb der Bewußtseinsebene liegt, tritt gewöhnlich ein Übergreifen auf das autonome Nervensystem ein. Körperliche Störungen einschließlich Dermatosen können daraus entstehen.

Angst kann auch zur Feindseligkeit gegen die Umwelt führen, die sich dann unter anderem in Aggressivität, Rechthaberei oder Wutausbrüchen verrät. Wenn die aggressive Dynamik aber unterdrückt wird, entwickelt sich daraus vielleicht ein Zwiespalt zwischen Streben nach Macht und Geltung und dem Verlangen nach Liebe und Bewunderung. HORNEY glaubt, daß dieser Konflikt zwischen den genannten Strebungen die Hauptursache vieler Neurosen sei. Verdrängte Aggression gilt als häufigster Zug bei Patienten mit juckenden Dermatosen.

Andererseits führt Aggression oft zu einem Schuldgefühl[1]. Der Mensch, der Schuld empfindet, glaubt, daß er nicht in der Lage ist, die Ziele zu erreichen, die ihm andere oder sein eigenes Gewissen gesteckt haben. Daraus können Spannungen erwachsen, die sich weiter auf das autonome Nervensystem erstrecken. Ein Schuldgefühl kann z.B. den „Wunsch nach Selbstbestrafung" bedingen, und — artefiziell, wenn auch nicht im Sinne bewußt gewollter Selbstverstümmelung — somatisch zu Abschürfung und Verunstaltung der Haut führen. Es ist ein unglückliches Paradoxon, daß ethisch hochstehende Gefühle, wie das der Schuld und der Versuch, dem Gefühl des Hasses und dem Streben nach Aggression zu widerstehen, so oft die Ursache psychosomatischer Krankheiten und Symptome werden.

Die Kenntnis der Vorgänge und der Psychosomatik bei psychosomatischen Dermatosen ist jedoch noch immer relativ unsicher. Es besteht vielfach durchaus ein Skeptizismus gegenüber dem Einbau seelischer Faktoren in die Krankheitsursachen. SULZBERGER (1951) ist der Ansicht, daß „Nervosität" und gleichzeitig auftretende Dermatosen oft zufällig oder durch denselben Faktor verursacht worden sein können. Verfasser wie STOKES, BEERMAN, KLAUDER, KREIBICH, BECKER, OBERMAYER und ROGERSON sind auf Grund ihrer Arbeiten der Ansicht, daß bei etwa 5—15% ihrer Patienten psychische Faktoren eine *wesentliche*, nicht zufällige Rolle für die Dermatosen spielen.

GRACE und GRAHAM (1952) untersuchten die Beziehung von spezifischen Emotionen und Verhalten bei Urticaria, „Ekzemen" (Neurodermitis constitutionalis atopica oder atopischer Dermatitis), Psoriasis, kalten Händen sowie Raynaud-Syndrom. Durch systematisches Befragen des Patienten im Sinne des „Nacherlebenlassens" versuchten sie eine Beschreibung seines „Verhaltens" zu bekommen, eine klare und eindeutige Schilderung über das, was seelisch und körperlich vorging, als die ersten Symptome auftraten. Die Verfasser dieser Berichte sagten aus, daß bei allen von ihnen beobachteten Fällen ein ganz besonders bewußtes Verhalten gegenüber der plötzlich aufgetretenen Situation vorgelegen hat. Nach Ansicht der beiden Autoren ist die Erkrankung einfach eine psychologische Veränderung, die bei jedem Verhalten spezifisch ist. Man beobachtete, daß ein Patient sich zwar in einer ganz bestimmten Lage befinden kann, ohne das korrespondierende Symptom zu entwickeln, daß aber dieses Syndrom niemals auftritt, wenn das spezifische Verhalten nicht vorhanden ist. Mit anderen Worten: Wenn die Empfindung nicht genügend intensiv oder dauerhaft war, treten nur unerhebliche oder vorübergehende psychologische Änderungen auf. Wenn aber das bestimmte Verhalten besonders betont, intensiv, und andauernd war, war die psychologische Reaktion entsprechend intensiv, und die Erkrankung eindeutig.

Die Folgerungen von GRACE und GRAHAM (1952) kennzeichnen nicht die einzige Möglichkeit. Andere Untersuchungen erbringen, daß unbewußte weit mehr als bewußte Triebkräfte und die damit verwobenen Konflikte als pathogene psychische Elemente zu Hauterkrankungen führen.

Wenn Patienten sich ihrer Emotionen bewußt sind, können entsprechende Abläufe der autonomen Nervenimpulse die Folge sein und Veränderungen in der Haut verursachen. Solange man sich dieser Veränderungen bewußt ist, können sie sich vollständig durch Aktivität entladen, ohne daß andauernde Hautveränderungen auftreten.

In den letzten 20 Jahren hat sich eine neue Phase der psychosomatischen Forschung entwickelt, die im wesentlichen mit der Klärung des Unterschiedes

[1] Alle diese Ausführungen kennzeichnen Termini für psychologische Inhalte, die nur als „unbewußte" oder „unterbewußte" Vorgänge zu verstehen sind!

zwischen *hysterischen Konversionssymptomen und vegetativen Reaktionen auf psychologische Stimuli* begann. Man erkannte, daß hysterische Konversionssymptome den vegetativen Reaktionen insofern ähneln, als beide psychogen sind. *Hysterische Konversionssymptome* sind ein Versuch, eine emotionale Spannung auf symbolische Weise zu entladen, sie sind ein falsch plazierter Ausdruck bestimmter emotionaler Inhalte. Dieser Mechanismus beschränkt sich auf willentliche neuromuskuläre Symptome, deren Funktion es an sich ist, Emotionen auszudrücken und zu entspannen. Eine *vegetative Neurose* indessen besteht aus einer psychogenen Störung eines vegetativen Organs, das nicht unter der Kontrolle des dem Willen unterworfenen neuromuskulären Systems steht und somit keine psychologische Sinngebung ausdrücken kann. Die vegetativen Symptome sind nicht Ersatzausdrucksformen von Emotionen, sondern ihre normalen Begleiterscheinungen. Die pathologische Natur des Zustandes besteht primär in der Tatsache, daß unter fortgesetzten emotionalen Reizungen, die durch ungelöste Konflikte hervorgerufen werden, die vegetativen Reaktionen chronisch werden. Mit der Zeit kann das zu nicht mehr rückbildungsfähigen Gewebsveränderungen führen, deren Resultat dann organische Syndrome sind. Die Erkenntnis, daß organische Erkrankungen die Folge chronischer neurotischer Konflikte sein können, war für das Problem der Ätiologie in der Gesamtmedizin von großer Bedeutung.

Zur grundlegenden theoretischen Vorstellung z.B. der psychosomatischen Studien des Chicago-Instituts für Psychoanalyse gehört, daß emotionale Zustände sich nicht nur im äußeren Verhalten ausdrücken, sondern daß auch die inneren physiologischen Vorgänge in adaptiver Weise auf jede emotionale Verfassung reagieren. Diese Ansicht stammt von CANNON auf Grund experimenteller Studien der physiologischen Veränderungen, die regelmäßig auf bestimmte emotionale Zustände wie Wut oder Angst folgen. Auf der Basis klinischer Studien kamen ALEXANDER und Mitarbeiter zu dem Schluß, daß spezifische emotionale Zustände spezifische physiologische Reaktionen hervorrufen. Zum Beispiel haben oral-inkorporative Bedürfnisse eine bestimmte Wirkung auf den Magen-Darmtrakt, Wut auf Grund verschiedener psychologischer Situationen kann entweder das neuromuskuläre, das gastro-intestinale oder das Gefäßsystem beeinflussen. Bei diesen Studien wurden die beobachteten psychologischen Prozesse nicht mit dem gesamten Krankheitsbild in Beziehung gebracht, sondern nur mit einzelnen physiologischen Prozessen wie gastrischen Sekretionen, Gefäßkontraktionen oder Muskelspannungen.

Was das Problem der Spezifität betrifft, so gibt es die Thesen von drei Schulen. Die erste Theorie sagt aus, daß diejenigen psychologischen Faktoren, welche die Funktionen der vegetativen Organe beeinflussen oder stören, ebenso spezifisch sind wie die bei Konversionshysterie grundlegenden Faktoren. Sie haben eine symbolische Bedeutung, die in psychologischer Terminologie interpretiert werden kann. Das ist die älteste psychoanalytische Ansicht, von der man heute etwas abgekommen ist.

Die zweite Theorie behauptet, daß die Natur der aktiven emotionellen Faktoren die Art der vegetativen Störungen vielleicht nicht eindeutig bestimmt. Viele *verschiedene psychologische Reize* können die *gleichen vegetativen Reaktionen* hervorrufen. Die Natur der vegetativen Störungen hängt wesentlich von konstitutionellen Faktoren ab oder von einer früher erworbenen stärkeren Angreifbarkeit des betroffenen Organs. Unter dem Einfluß von Emotionen könnten sich organische Störungen entsprechend den Orten des schwächsten Widerstands im Körper entwickeln.

Die dritte Ansicht über die Spezifität nimmt zwischen den beiden anderen Gedankengängen eine Mittelstellung ein: sie läßt die Empfindlichkeit und Angreifbarkeit des Organs nicht außer acht, fügt jedoch jenen Faktor, der auf CANNONS ursächlichen Faktoren basiert, noch hinzu. Er besteht darin, daß jeder emotionale Zustand eine charakteristische, korrespondierende, physiologische Reaktion aufweist. Beispiel: Die Stimulation des sympathico-adrenalen Systems geht konform mit einer Hebung des Blutdrucks und einer relativen Hemmung der Verdauungsfunktionen. Das alles bildet z.B. einen Teil des Zustandes Wut. Entspannung und emotionales Sichzurückziehen von äußeren Aktionen gehen Hand in Hand mit einem physiologischen Zustand, der etwa das Gegenteil dessen darstellt, was bei Notsituationen gefunden wird. Ein entspannter Zustand wird physiologisch charakterisiert durch einen verstärkten Stoffwechselspeicherungsprozeß. Die gastrointestinalen Funktionen werden stimuliert, während die Skeletmuskeln und das Kreislauf- und Atemsystem gehemmt werden. Dies sind Adaptionsreaktionen der vegetativen Organe auf die Gesamtsituation. Die Natur des emotionalen Zustands bestimmt den Typ der physiologischen Reaktion.

DUNBAR (1948) hält gewisse Persönlichkeitsmerkmale für charakteristisch für bestimmte Krankheiten. Diese Züge treten offen in Erscheinung und können durch Studien des Persönlichkeitsprofils beschrieben werden. ALEXANDER betont, daß spezifische Korrelationen nicht offensichtlich zwischen Persönlichkeitsmerkmalen und vegetativen Reaktionen bestehen, sondern zwischen vegetativen Reaktionen und meist unbewußten, emotionalen Konstellationen, die in verschiedenen Persönlichkeitstypen vorhanden sein und während des Lebens ein und derselben Person immer wieder verschwinden und erneut auftreten können.

Die Psychologie beschreibt dem Willen unterworfenes Verhalten in Begriffen von Motiven und Zielen. Die psychologischen Funktionen, die geeignet sind, gewisse Ziele zu erreichen, können bezüglich ihrer Nützlichkeit, d.h. ihres Sinns, ihrer Tendenz, verstanden werden. Diese physiologischen Funktionen werden durch das autonome Nervensystem übertragen, dessen Endorgane die betroffenen Muskeln sind. Expressive Innervationen sind spezifische physiologische Prozesse, die unter dem Einfluß bestimmter emotionaler Spannungen vor sich gehen, wie Weinen, Lachen, Erröten, Seufzen, usw. Die physiologischen Systeme, die in diese Verhaltensweisen eingeschlossen sind, schließen sowohl das willensmäßige wie das autonome Nervensystem ein. Bei expressiven Innervationen können die Skeletmuskeln auf extrapyramidalen Wegen aktiviert werden. Störungen dieser Funktionen können als hysterische Konversionssymptome klassifiziert werden, z.B. hysterisches Lachen und Weinen. Genauer gesagt überbrücken solche Störungen die Lücke zwischen hysterischer Konversions- und vegetativer Neurose, da sie die Grundzüge beider in sich vereinen. Zum Beispiel kann beim hysterischen Weinen das Symptom als hysterisches Konversionssymptom bezeichnet werden, da es einen spezifischen, unbewußten psychologischen Sinn in einer körperlichen Veränderung ausdrückt. Jedenfalls ist hier ein Charakteristikum einer vegetativen Neurose vorhanden, da in diesem Prozeß physiologische Wege aktiviert werden und da sie gewisse Funktionen des autonomen Nervensystems einschließen.

Psychosexuelle Phänomene ähneln im wesentlichen expressiven Innervationen. Durch sexuelle Aktivität kann sich der Organismus von emotionalen Spannungen befreien. Wegen des komplexen Zusammenhangs zwischen cerebrospinalen, autonomen und endokrinen Reaktionen (Kopulation, Erektion, Ejaculation, Orgasmus, periodische Veränderungen in der sexuellen Fähigkeit etc.) können die Störungen des Sexualapparates nicht starr als hysterische Konversionen oder vegetative Neurosen klassifiziert werden. Verschiedene sexuelle Störungen können Züge beider Mechanismen aufweisen, und zwar in wechselnden Proportionen (Frigidität und Amenorrhoe). Dieses Gebiet ist noch weithin unerforscht.

Die meisten der laufenden psychosomatischen Studien befassen sich mit dem Mechanismus der vegetativen Reaktionen. Die adaptive Reaktion unter diesem Mechanismus ist in der Notsituation eine Stimulation des Organismus zu Angriff oder Flucht auf dem Weg über das sympathico-adrenale System. Dazu gehört ein bestimmter katabolischer Zustand des Körpers. Das vegetative Sich-Zurückziehen ist der Rückzug des Organismus in einen Zustand der Entspannung durch eine Reizung des parasympathischen Systems. Dies ist verbunden mit einem anabolen Körperzustand. Eine andere vegetative Reaktion entspricht den regressiven Innervationen. SZASZ interpretierte gewisse autonome Störungen spezifisch als Regressionen in frühere, infantile Arten autonomen Funktionierens. Er betonte auch, daß das Charakteristikum vieler dieser Syndrome — anstatt eines Vorherrschens des einen oder anderen Astes des autonomen Nervensystems oder eines „autonomen Gleichgewichts" in psychosomatischen Störungen — eine lokalisierte parasympathische Hyperfunktion ist, z. B. peptisches Ulcus, Diarrhoe, Asthma oder Neurodermitis. Diese autonomen Störungen stellen Regressionen in spezifisch physiologische Aktivitäten dar. Zum Beispiel hat sich gezeigt, daß die Vagushyperaktivität des Patienten mit peptischem Ulcus jenem Vorherrschen des Vagus ähnelt, das in den ersten beiden Lebensjahren vorliegt, zu einer Zeit, wo sympathische Aktivität im Gastrointestinaltrakt noch nicht voll entwickelt ist. In ähnlicher Weise läßt sich bei einigen Fällen von Diarrhoe auf eine Reaktivierung des gastrokolischen Reflexmechanismus schließen, der während der Kinderzeit am aktivsten ist. Auf der Basis solcher Beispiele plus gewisser theoretischer Überlegungen ergab sich, daß solche Arten autonomer Reaktionen (lokalisierte parasympathische Hyperfunktionen) als Folge regressiver Innervationen bezeichnet werden können. Im Gegensatz dazu wurden gewisse chronische symptomatische Reizungen von Organen oder Organsystemen als begleitende Innervationen betrachtet.

Lebenssituationen und Emotionen, die über vegetative Reaktionen auf die Physiologie des Körpers wirken, sind in ihrer Bedeutung zueinander abzuklären. G. WOLFF, S. WOLFF und Mitarbeiter (1942) haben eine Anzahl physiologischer Reaktionen auf experimentell aktivierte emotionale Zustände studiert. Ihre Methode war, sorgfältige Beobachtungen über die gastrische Aktivität an Hand einer gastrischen Fistel in Kombination mit physiologischen Messungen in verschiedenen Lebenssituationen anzustellen. Ähnliche Studien wurden gemacht an den Augen, den Schleimhäuten, dem Colon, den Bronchien, der Nase und bei essentieller Hypertonie. Die Befunde entsprachen laut ALEXANDER einer Ausweitung von CANNONs Lehre über „fight or flight" für viele physiologische Reaktionen, die CANNON selbst noch nicht berücksichtigt hatte.

Zu den vegetativen Reaktionen gehört auch die endokrine bei chronischem Stress. SELYEs „allgemeines Adaptationssyndrom" bezeichnet eine Kettenreaktion von Geschehnissen, die durch eine Anzahl von Stress-Situationen ausgelöst und durch einen hormonalen Mechanismus weitergeführt wurde. Die erste Reaktion auf einen Stress ist eine „Alarmreaktion". Der Fall eines verlängerten Stress verursacht chronische hormonelle „Verteidigungsreaktionen" und führt zu Adaptationskrankheiten. Der genaue Einfluß der psychologischen Faktoren auf das endokrine System ist noch weithin unerforscht. Die Aufspaltung physiologischer koordinierter Funktionen kann ebenfalls zu verschiedenen vegetativen Reaktionen führen. Nach MARGOLIN und Mitarbeitern können laut psychoanalytischer Beobachtung eines Patienten unter gewissen Umständen verschiedene gastrische Funktionen die Verbindung verlieren, z. B. können Veränderungen in der gastrischen Motilität und der Sekretion von HCl und Pepsin auftreten.

Die psychologischen Faktoren bei vegetativen und psychosexuellen Störungen lassen bei jedem der erwähnten Syndrome zwei Möglichkeiten zu und eröffnen zwei Kategorien.

Szasz nähert sich gedanklich der ökonomischen Funktion einer physiologischen Störung auf dem Wege über die Idee, der „physiologische integrative Mechanismus" sei dem Ego analog. Dieser „Mechanismus" ist weiterhin unterteilt in drei Systeme, das cerebrospinale, das autonome und das hormonale. Es wird von dem Autor angenommen, daß die funktionelle Fähigkeit jedes dieser drei Systeme zu jeder bestimmten Zeit eine bedeutsame Rolle in der Pathogenese der das jeweilige System betreffenden Syndrome spielt.

5. Die Bedeutung des Pawlowschen Reflexes

„Ein Reflex ist eine durch Reizung des Receptors ausgelöste Reizbeantwortung, welche über ein nervales Zentrum erfolgt, wo eine gewisse Anpassung erfolgt, und sich bis zum Effektor entsprechender nervaler Leitungsbögen bedient. Von vielen Reflexen kann das Bewußtsein Kenntnis nehmen. Viele Reflexe können auch willkürlich gehemmt werden" (Hesse, 1966).

Um die Jahrhundertwende wandte sich Pawlow (1909) der höheren Nerventätigkeit, speziell des Großhirns, in Forn der bedingten Reflexe zu. Dieses Forschungsgebiet ist für die Klinik und besonders für die Neurologie und Psychiatrie von sehr großer Bedeutung geworden.

a) Grundlagen der Neurophysiologie

Seit langem war bekannt, daß z. B. der Speichel sich bereits unter dem Einfluß der Sinneswahrnehmung äußerer Reize, wie beim Anblick oder Geruch der Nahrung, aber auch schon beim Denken an diese, absondern kann. Solche Beobachtungen und das Bedürfnis, sie rein physiologisch zu interpretieren, veranlaßten Pawlow (1909), darüber mit zahlreichen Mitarbeitern Untersuchungen anzustellen. Die Verwendung der Speichelsekretion als eines objektiven Vorgangs, der durch die Anlegung von Fisteln der Glandula parotis bei Versuchstieren und durch Auffangen des Speichels in kleinen abnehmbaren Meßzylindern von außen beobachtet, registriert und sowohl quantitativ wie qualitativ genau bestimmt und als exakter Indicator komplizierter nervaler Vorgänge verwertet werden konnte, war eine ausgezeichnete Idee. Die Ausarbeitung einer geeigneten Methodik ermöglichte es, physiologische Untersuchungen auf solche Gebiete auszudehnen, die bis dahin mehr oder weniger verschlossen geblieben waren. An Hand von „bedingten", einzeln und in verschiedenen Kombinationen als „Signale" verwendeten Reizen und durch solche ausgelöste „bedingte Reflexe" konnte Pawlow eine Reihe von komplizierten Problemen der Reflexeologie, wie der Bildung und des Erlöschens von Reflexen, der Erregung, Hemmung und Enthemmung, der Irradiation und Konzentration, der positiven und negativen Induktion, der Bahnung, der Summation, in einwandfreier Weise analysieren. An Hand der Speichelabsonderung auf bedingte Reize erklärte er die wichtigsten charakteristischen Merkmale „psychischer Reflexe" als komplexe Anpassungserscheinungen, die jeweils von verschiedenen Bedingungen abhängen und verschiedenen Interferenzerscheinungen unterliegen, und die demnach nur temporär und „bedingt" zur Wirksamkeit gelangen. Er prüfte die objektiven Voraussetzungen solcher Reflexe, ihre Beziehungen zum Nervensystem und ihre Bedeutung für die Existenz und die Entwicklung des Organismus und begründete die Möglichkeit und zugleich Notwendigkeit ihrer objektiven physiologischen Analyse.

Wesentlich erscheint zunächst, daß *jeder beliebige Reiz optischer, akustischer, taktiler, thermischer oder sonstiger Art durch wiederholte zeitliche Verknüpfung mit einem für bestimmte Reaktionen* (wie der Pawlowschen Versuchsanordnung speziell für die Speichelsekretion) *unbedingten reflexogenen Reiz* (wie der Darreichung von Nahrung oder der Einführung von Reizstoffen in die Schnauze des Versuchstieres) *in der Folge auch zu einem für sich allein bzw. als „Signal" wirksamen „bedingten Reiz" ausgebildet werden kann.*

„Die *unbedingten Reflexe* sind angeboren, spezifisch und beständig. Bei den unbedingten Reflexen ist die Tätigkeit der Speicheldrüse mit denjenigen Eigenschaften des Objektes verbunden, auf die die Wirkung des Speichels gerichtet ist".

Die *bedingten Reflexe* sind unbeständiger, temporär, und wirken auf Distanz. Bei den unbedingten werden Effektoren durch äußere Gegenstände oder das zweite Signalsystem erregt, die für ihre Funktion primär unwesentlich sind. Das Wesentlichste im Mechanismus eines bedingten Reflexes beruht darin, daß ein äußerer oder innerer Reiz, der durch bestimmte Bedingungen zu einem bedingten (besser bedingenden) Reiz wird, die Eigenschaft annimmt, mit ständiger Gesetzmäßigkeit eine solche Antworttätigkeit des Organismus auszulösen, wie sie vorher mit der Wirkung dieses Reizes nicht verbunden war. Dies beruht auf der jeweiligen Verbindung dank der nervalen Schließungsfunktion des Cortex. Der Mechanismus der Entstehung der bestimmten Reflexe kann auch darin gesehen werden, daß ein Herd größerer Erregbarkeit die Erregung aus einem Herd geeigneter Erregbarkeit an sich zieht (Dominante). Bedingte Reflexe treten beim Menschen ab dem zweiten Lebensmonat auf" (HESSE, 1966).

Ein *bedingter Reflex* ist während des Lebens erworben im Gegensatz zu dem auf „angeborenen Reflexbögen" beruhenden *unbedingten Reflex*. PAWLOW bezeichnet als unbedingte Reflexe direkte reflektorische Wirkungen bestimmter Einflüsse der Außenwelt, z.B. die Speichelreflexe bei Fütterung von Tieren. Wenn bei einem unbedingten Reflex (bei der Fütterung) andere Reize konstant eine bestimmte Zeitlang einwirken, etwa Schallreize, so genügt dieser Reiz bald für sich allein, den Reflex (Speichelreflex) hervorzurufen. Da dieser jedoch vom ursprünglichen „unbedingten" Reiz abhängig bleibt, nennt ihn PAWLOW einen „bedingten Reflex". Zur Bildung der bedingten Reflexe ist es nach PAWLOW nötig, daß ein neuer, indifferenter Reiz der Zeit nach ein oder mehrere Male mit einem unbedingten Reiz zusammenfällt.

Als indifferentes Agens kann jede beliebige Veränderung der Umgebung des Tieres dienen, falls sie nur auf einen Receptor (eine sensorische oder sensible Nervenzelle) wirkt. Es ist also unbedingt erforderlich, daß die Einwirkung dieses indifferenten Agens, und zwar nur sie allein, mehrmals mit einem Reiz zusammenfällt, welcher schon mit irgendeiner Tätigkeit des Organismus verbunden ist, sei es ein unbedingter *Reiz* (als welcher im Laboratorium von PAWLOW in den meisten Fällen die chemische Reizung der Mundhöhle durch Nahrungssubstanzen diente) oder ein schon gebildeter bedingter Reflex. Daraus folgt, daß alle Reize, welche der Tätigkeit des unbedingten und von uns ausgewählten bedingten Reflexes vorausgehen oder mit demselben zusammenfallen, durchaus beseitigt werden müssen, da sie sich leicht mit dem unbedingten Reiz verbinden und schnell zu dessen Signalen werden können.

Charakteristischerweise nimmt aber jeder derartig entstandene bedingte Reflex entsprechend der besonderen, individuellen Art seiner Entwicklung in dem Maße wieder sukzessive ab, um schließlich ganz aufzuhören, als er nicht vom unbedingten Reiz bzw. Reflex „bestätigt" wird. Dabei handelt es sich aber nicht um ein wirkliches Erlöschen, sondern um eine Hemmung, die durch erneute Bestätigung wieder überwunden werden kann. Bei den von PAWLOW studierten Reflexen handelt es sich lokalisatorisch um corticale Phänomene, die durch Vermittlung bestimmter Abschnitte der Großhirnrinde als „Analysatoren" für bestimmte visuelle, akustische, taktile, kinästhetische und andere Reizkategorien wirksam sind. Die Zerstörung eines bestimmten Analysators (wie z.B. der Sehsphäre) führt zum Verlust einer bestimmten Kategorie bereits erworbener bedingter Reflexe. Ein charakteristischer Zug der Tätigkeit der Großhirnhemisphären besteht in der Art, wie sich solche Reflexe herausbilden und differenzieren. Wenn ein spezieller Reiz, z.B. ein Ton von bestimmter Höhe oder die Reizung einer bestimmten

Hautstelle, durch zeitliche Verknüpfung mit der Nahrungsaufnahme oder dem Eingießen von Säure in die Schnauze zu einem bedingten Reiz für die Speichelsekretion ausgearbeitet wurde, wird zunächst auch jeder andere akustische Reiz eine ähnliche Wirkung haben. Falls aber der gleiche bedingte Reiz wiederholt angewandt und vom unbedingten Reiz bestätigt wird, hören andere Reize allmählich auf, Speichel auszulösen; so daß nur der eine, sich wiederholende Reiz (z.B. der Schlag eines Metronoms von bestimmter Frequenz) reflexogen wirksam ist. PAWLOW bezeichnete das als *Konzentration der Reflexe* und interpretierte es dahin, daß ein ursprünglich allgemein diffuser Reiz in bestimmten Zonen und Bahnen konzentriert wird. Bei einer derartigen Konzentration beschränkt sich die reflexogene Aktivierung nicht auf jene Strukturen, speziell Cortexteile, von denen eine sichtbare Wirkung ausgeht. Vielmehr findet über den Herd der sich nach außen manifestierenden Erregung im Cortex hinaus eine latente Wirkung in Form reziproker Induktion, und zwar besonders der Ausbreitung einer Hemmungszone um den Erregungsherd — wie eine Betäubung sämtlicher Teile eines „Analysators" mit Ausnahme eines bestimmten, der gerade noch aktiv wirksam ist — und umgekehrt statt. So erscheint die Konzentration und Spezifität der bedingten Reize relativ, d.h., abhängig von optimalen physiologischen Bedingungen. Dieses Optimum kann gestört werden durch Läsionen der betreffenden Hirnhälfte oder durch Stimulantien (wie Coffein), wobei eine Entdifferenzierung von bedingten Reflexen auftritt.

Das Ziel war, von der Physiologie der höheren Nerventätigkeit zu deren experimenteller Pathologie vorzudringen und damit Brücken zu schlagen zur psychiatrischen und neurologischen Klinik. Den Ausgangspunkt bilden relativ einfache Tatbestände, z.B. *die Beobachtung, daß man die Rinde eines bestimmten Analysators durch bestimmte experimentelle Bedingungen auf dem Gebiet der bedingten Reflexe in einen Zustand von abnormer Hemmung mit einem vorübergehenden Erlöschen aller positiven Reflexe versetzen und somit experimentell eine Neurose erzeugen kann.*

Solche Bedingungen finden sich in zu starken oder zu komplizierten, vom Versuchstier kaum zu bewältigenden Reizen, in einer Überanstrengung des Hemmungsprozesses oder in einer Kollision von Erregungs- und Hemmungsprozessen durch unmittelbare Folge von solchen. Zum Beispiel: Wenn auf einen positiven, durch unbedingte Reizung wiederholt bestätigten und deshalb wirksam gewordenen bedingten Reiz unmittelbar ein negativer bzw. hemmender folgt, der nicht bestätigt wird. Eine Überschwemmung, bei der Hunde bedroht wurden und erst im letzten Augenblick in ein höheres Stockwerk gerettet werden konnten, wo sie eine Zeitlang unter ungewohnten Bedingungen blieben, hatte eine Hemmung auf dem Gebiet der bedingten Reflexe und verschiedene andere Störungen zur Folge. Als weiteres neurotisierendes Moment wird die Kastration genannt, wobei neben Reizkollisionen und allgemein traumatisierenden Faktoren auch hormonale Faktoren in der Pathogenese von neurotischen Störungen genannt werden.

Die besondere Komplikation der Verhältnisse beim Menschen gegenüber dem Tier besteht nach PAWLOW darin, daß bei ihm zu den ersten und konkreten Signalen der Wirklichkeit, die durch verschiedene Einwirkungen von äußeren Objekten auf die receptorischen Apparate und das zentrale Nervensystem von Mensch und Tier zustande kommen, ein *Signalsystem 2. Ordnung* hinzukommt. Es ist das gesprochene, gehörte, gelesene und geschriebene *Wort*, das eine Abstraktion von der Wirklichkeit ermöglicht, die unser speziell menschliches Denken erlaubt. Die experimentellen Neurosen äußern sich nach PAWLOW durch Abschwächung beider nervaler Hauptprozesse — des Erregungs- und des Hemmungsprozesses — jedes für sich oder gleichzeitig — durch eine chaotische Nerventätigkeit oder durch verschiedene Phasen des hypnotischen Zustands. Dabei bewirken diese Störungen in verschiedenen Kombinationen verschiedene Krankheitsbilder. Es kommt neben den akuten pathogenen Momenten auf den besonderen Nerventyp an.

Als bedingte Reize gebraucht man eine ganze Reihe spezieller physiologischer Apparate, die zur Erregung verschiedener Receptoren dienen — den Gesichts-, Gehörs- und Geruchsreceptor, wie auch die Hautreceptoren für mechanische und thermische Reize und die Receptoren des Bewegungsapparates.

Zum Verständnis sollen einige der gebräuchlichsten Apparate von Pawlow beschrieben werden.

Als Reiz des Ohres dient:

1. Eine gewöhnliche elektrische Glocke, die durch einen vom Versuchsleiter zu bedienenden Knopf in Tätigkeit gesetzt wird.

2. Orgelpfeifen, von verschiedener Höhe und Tonvariation, welche durch Luftstrom aus dem Gasometer in Funktion gesetzt werden.

In neuerer Zeit werden in den Pawlow-Laboratorien Apparate zur Bildung reiner Töne benutzt.

Der gebräuchlichste *Tonreiz* ist das Ticken des Metronoms. Als *mechanische Hautreize* gebraucht man Stech- und Kratzapparate. Der *Stechapparat* besteht aus einem kleinen, flachen Gummiballon, an dessen unterer Seite eine kleine metallene Scheibe angeschraubt wird, die 10—12 stumpfe Stifte trägt. Der Ballon ist innerhalb eines Metallzylinders befestigt, dessen unterer Kreis mit Mendelejewschem Kitt an die rasierte Hautstelle geklebt wird. Durch ein Glasröhrchen und eine Gummiröhre wird der Ballon mit einem großen Ballon verbunden, der sich beim Versuchsleiter befindet. Durch Drücken auf den Ballon kann man rhythmisch die Stifte auf die Haut des Hundes drücken. Auf diese Weise gibt der Stechapparat in Wirklichkeit bloß einen taktilen, doch keinen Schmerzreiz.

Beim *Kratzapparat* ist statt der Scheibe mit den Stiften ein Haarpinsel befestigt. Als *Temperatur-Hautreiz* dient eine schneckenförmig gewundene Röhre aus Metall, durch welche Wasser von beliebiger Temperatur gelassen werden kann, oder eine Scheibe in Gestalt eines geteilten Gitters.

Zur *Reizung des Auges* gebraucht man verschiedene Figuren, flache und voluminöse, oder das Aufflammen einer vor dem Maul des Versuchstieres (Hundes) befestigten elektrischen Lampe. Das geräuschlose Einschalten des Lichtes ermöglicht ein Quecksilber-Einschalter, der durch Druck auf einen Ballon in Tätigkeit gesetzt wird.

Zur Erregung des *Geruchsreceptors* wird ein besonderer *Geruchsapparat* gebraucht. Er besteht aus einem langen, flachen, auf Füßen stehenden Behälter. An dem einen Ende desselben befindet sich eine Erweiterung, in die ein Abzugsventilator gestellt wird. An diesem breiten Ende liegt der Ansatz einer Röhre, die in der Öffnung der Hinterwand des großen Metallbehälters befestigt ist. In dem Kasten des Apparates befinden sich Schalen mit Deckeln, deren Ränder in Quecksilber getaucht sind. Diese Deckel werden mittels Aufblähen kleiner Gummiballons gehoben. In den Schalen befinden sich verschiedene Riechstoffe.

Für den *Bewegungsanalysator* wird eine besondere Schiene benutzt, in welcher eine Extremität des Hundes fixiert wird.

b) Die Bildung künstlicher, positiver und negativer bedingter Reflexe

Ein *künstlicher bedingter Reflex* wird positiv, wenn der bedingte Reiz immer wieder durch den unbedingten Reiz unterstützt wird; er wird negativ — d.h. z.B. die Speichelsekretion hört auf —, wenn nicht immer zu bestimmten Zeiten der bedingte Reiz durch den unbedingten bestätigt wird. Wenn dieser bedingte Reiz immer weiter andauert, stellt sich Schlaf ein, der sehr tief sein kann.

Als Versuchstier benutzt man einen „frischen" Hund, d.h. einen solchen, dem eben erst eine Fistel an der Parotis zur Registrierung der Speichelreaktion angelegt worden ist und an dem kein einziger künstlich bedingter Reflex ausgearbeitet ist. Das Ganze stößt aber jetzt zunächst auf Schwierigkeiten; denn die neue Umgebung, in die der Hund während des Versuches kommt, d.h. das Bringen ins Gestell usw., löst eine aktive oder passive Schutzreaktion beim Tier aus. Es ist deshalb eine Art Gewöhnungszeit für den Hund notwendig.

Es gibt vier Arten, nach denen die bedingten Reflexe gebildet werden:

1. *Zusammenfallende Reflexe*, welche ihrerseits in
   a) streng zusammenfallende,
   b) zurückgestellte und
   c) verspätete Reflexe zerfallen, und
2. *Spurenreflexe*.

Die Technik der Bildung ist folgende: Man läßt den einen oder anderen bedingten Reiz wirken, und 1—2 sec nach Beginn seiner Wirkung fügt man einen unbedingten Reiz hinzu, wobei die Wirkung des bedingten Reizes bis zum Ende der Fütterung bzw. Eingießung von Säure fortdauert. Der zurückgestellte bedingte Reflex wird ebenso wie der zusammenfallende gebildet, nur mit dem Unterschied, daß die Dauer der isolierten Wirkung des bedingten Reizes 5—30 sec betragen kann. Der verspätete bedingte Reflex unterscheidet sich technisch nur dadurch vom zurückgestellten, daß die isolierte Wirkung des bedingten Reizes 2—3 sec dauert.

Der *Spurenreflex* wird folgendermaßen gebildet:

1. Der bedingte Reiz,
2. Pause von 2—3 sec, bis zu 1 min und länger,
3. der unbedingte Reiz.

Das Ziel der Zurückstellung des Reizes ist das Erhalten einer sichtbaren registrierbaren Speichelreaktion, um die Tätigkeit der Großhirnrinde zu beurteilen. Eine Verstärkung der Reflexe durch den bedingten Nahrungsreiz verlangt keine besonderen Maßregeln; man läßt den bedingten Reiz 5—15—30 sec wirken und füttert darauf den Hund. Bei Verstärkung des Reflexes durch den unbedingten destruktiven Reiz, und zwar den elektrischen Hautreiz, ist die Methode ebenso einfach. Hier ist nur notwendig, die zulässige Stromstärke zu finden. Etwas komplizierter ist die Arbeit mit den Säurereflexen, da es infolge Reizung der Säure leicht zu einer Entzündung der Mundschleimhaut kommt. Gewöhnlich läßt sich der bedingte Reflex schnell bilden, falls keine Komplikationen bei der Arbeit eintreten. Der erste künstliche Reflex bildet sich langsamer als die folgenden auf schwächere Reize — mechanische Haut-, Temperatur- und Lichtreize, langsamer als auf starke, z.B. Tonreize. Die von Pawlow gesammelte Erfahrung zeigt die *Reihenfolge der bedingten Reize nach ihrer Stärke in aufsteigender Linie = Hautreize, schwache Temperaturreize, Licht-, Ton- und zuletzt Geruchsreize.* Das Erscheinen und die Festigung des bedingten Reflexes schwankt sehr bedeutend nach dem Analysator, der Art, nach welcher der Reiz ausgearbeitet worden ist und der Individualität des Hundes. Die Größe des bedingten Reflexes beträgt durchschnittlich 5—15 Tropfen in einer halben Minute. Was die Schwankung anbelangt, so soll diese während einer Versuchssitzung bei sonst gleichen Bedingungen um nicht mehr als zwei Tropfen schwanken. Man muß jedoch beachten, daß die Größe nicht nur an verschiedenen Versuchstagen schwanken kann, sondern auch an demselben Tage. Die Schwankungen sind folgenden Regeln unterworfen:

1. Der bedingte Nahrungsreflex sinkt häufig gegen Ende des Tages infolge der vom Magen auf das Nahrungszentrum ausgehenden Hemmung.
2. Die bedingten Säurereflexe werden gewöhnlich zum Schluß des Tages gesteigert.
3. Auf die Größe des Reflexes ist auch die Tageszeit von Einfluß.

Augenscheinlich ist auch der vorhergehende bedingte Reiz von Bedeutung. Zum Beispiel ein schwacher Lichtreiz hat die Tendenz, eine Hemmung hervorzurufen, ein starker Tonreiz hebt den Erregungstonus der Rinde. Alle Bedingungen, welche die Erhöhung oder Schwächung des Reflexes im Verhältnis zur Norm beeinflussen, führen auf den Weg, auf welchem alle Gesetzmäßigkeiten und Regeln gefunden worden sind, die uns das Bild der Tätigkeit der Großhirnrinde erkären.

c) Das Wort, die Sprache, als physiologischer und therapeutischer Faktor

Das System der bedingten Signalreize aus der äußeren und inneren Umwelt, welches unmittelbar auf die receptorischen Vorrichtungen einwirkt und welches das einzige bei der Anpassung der Tiere an die Umwelt ist und auch in der höheren Nerventätigkeit des Menschen einen bedeutenden Platz einnimmt, nannte Pawlow das *erste Signalsystem.* Dieses System ist für Menschen und Tieren gleich. Das Wort, die Sprache, gehört zum *zweiten Signalsystem*, das nur den Menschen eigen ist. Es wurde zum ständigen Regulator der Lebensvorgänge beim Menschen. Man spricht vom zweiten Signalsystem als von einem speziellen Zusatz zur Tätigkeit der Großhirnrinde. Dieser Zusatz betrifft die Redefunktion, die ein neues Prinzip in die Tätigkeit der Großhirnhemisphären hineinbringt. Wenn unsere Empfindungen und Vorstellungen, die zur Umwelt gehören, für uns die ersten Signale der Wirklichkeit sind, dann sind die Sprache, und vor allem die kinästhetischen Reize, die von den Sprachorganen in die Rinde gehen, die zweiten Signale, die Signale der Signale. Nach PAWLOW basiert die Rindentätigkeit, die sowohl das erste als auch das zweite System umfaßt, auf der subcorticalen Tätigkeit. Seinerseits basiert das zweite Signalsystem auf dem ersten. Somit gestaltet sich die höchste Nerventätigkeit aus dem Zusammenwirken dreier Systeme:

2. corticales Signalsystem ↔ 1. corticales Signalsystem ↔ Subcortex.

„Das erste Signalsystem beinhaltet diejenigen Leistungen der höchsten Nerventätigkeit, die neben den unbedingt-reflektorischen nervalen Prozessen des Subcortex (erste Instanz) durch bedingt-reflektorische Verbindungen im Cortex (ohne Stirnlappen) der Analyse und Synthese der Umweltreize dienen und als Empfindungen, Wahrnehmungen und Assoziationen registriert werden. Sie sind die Orientierungsgrundlage und dienen der im Laufe der Ontogenese entwickelten Anpassung.

Das zweite Signalsystem entstand mit der Entstehung der menschlichen Arbeit unter Anbahnung des Austausches von Lautzeichen, die bedingt-reflektorisch schließlich Mitteilung und Verständigung garantierten. Diese kinästhetischen Analysatoren und ihre dynamischen Verknüpfungen haben ihr Substrat vornehmlich im Stirnlappen in Verbindung mit den motorischen, akustischen, optischen und sonstigen Zentren der Peripherie und inneren Organe. Die niedere Nerventätigkeit beinhaltet die Tätigkeit des Gehirns (ausschließlich des Cortex und des nächstgelegenen Subcortex) und des Rückenmarks, die hauptsächlich die Beziehungen der einzelnen Teile des Organismus und deren Integration erhält. Die höhere und höchste Nerventätigkeit beinhaltet die Leistungen der zwei Signalsysteme" (HESSE, 1966).

Beim Menschen wirkt das zweite Signalsystem auf das erste Signalsystem und auf den Subcortex erstens durch seine Hemmung, welche bei ihm sehr entwickelt ist, und die in dem Subcortex fehlt oder fast fehlt, und die, wie man annehmen muß, beim ersten Signalsystem weniger entwickelt ist; zweitens wirkt es durch seine passive Tätigkeit nach dem Gesetz der Induktion. Dabei muß man noch folgenden Leitsatz von PAWLOW im Auge haben: „Es unterliegt aber keinem Zweifel, daß die Grundgesetze, die aus der Arbeit des ersten Signalsystems aufgestellt wurden, gleichfalls auch das zweite lenken müssen, da es ja die Arbeit des gleichen Nervengewebes ist". Diese Pawlowschen Leitsätze sind die Ausgangspunkte für die Erklärung des Mechanismus der Wortsuggestion, des Weges der Wirkung des Wortes auf das erste Signalsystem und über dieses auf den Subcortex. Die Begriffe „Suggestion", „Suggestibilität", „Autosuggestion" bildeten sich bis zu PAWLOW überaus verschieden in ihren Formulierungen. PAWLOW und seine Schüler verwiesen auf die physiologische Basis für die Erklärung der Erscheinungen der Suggestion und Autosuggestion. Nach PAWLOW erscheinen die bedingten Reflexe als Folge der Signaltätigkeit. Beim Menschen kann ein Signalreiz nicht nur als dieser oder jener unmittelbar auf das Rezeptorium wirkender Faktor auftreten, sondern auch als verbales Signal mittels Wort und Sprache. Das Wort in der Signaltätigkeit des Großhirns ersetzt quasi den gegenständlich bedingten Reiz. Das Wort Zitrone kann bei entsprechenden Bedingungen ebenso starken

Speichelfluß hervorrufen, als wenn ein Scheibchen Zitrone dem Menschen gezeigt würde (in letzterem Falle wird sich die Tätigkeit des ersten Signalsystems zeigen). Im gegebenen Beispiel hat das Wort Zitrone als Reiz des zweiten Signalsystems das erste erregt und eine bedingte physiologische Reaktion hervorgerufen. Das Wort braucht aber nicht ausgesprochen zu werden. Bei der Autosuggestion tritt es als „innere Sprache" auf und bedingt die physiologische Reaktion. Dieses Experiment, man könnte noch mehrere aufzählen, dient zur Illustration dessen, daß das Wort als wirklicher, realer Reiz auftritt, der dieselbe Reaktion wie auch der wirkliche materielle Reiz hervorruft; d.h., das Wort ersetzt ihn. Die Reizung durch das Wort ist verknüpft mit den unbedingten Reizen. Diese Experimente illustrieren den Prozeß der geraden unmittelbaren Wortsuggestion. Daraus zog Pawlow den Schluß: „Die Suggestion ist der vereinfachte, typische bedingte Reflex des Menschen". So liegt der Suggestion sozusagen ein bedingt reflektorischer Mechanismus zugrunde, der eine physiologische Grundlage besitzt. Indem das Wort sich mit den unbedingten Reizen des ersten Signalsystems verbindet, erscheint es als ein natürlicher bedingter Reiz, der durch den Verkehr mit der Umwelt eine beständige Verstärkung erfährt. Darum bezeichnet Pawlow das Wort als einen realen Reiz. Beim Menschen ist die Arbeit des ersten Signalsystems durchdrungen vom zweiten, das dem Denken zugrunde liegt und die frühere im Wort fixierte Erfahrung, sowohl von sich selbst als auch von anderen Menschen, einschließt. Man kann demnach sagen, daß beim Menschen das erste Signalsystem in reiner Form nicht existiert. „Das Wort ist für den Menschen genauso ein realer bedingter Reiz wie alle übrigen Reize, die er mit den Tieren gemeinsam hat, aber gleichzeitig ist er so mannigfaltig wie keine anderen Reize und erlaubt in dieser Hinsicht keinen qualitativen Vergleich mit den bedingten Reizen der Tiere. Das Wort, und dank ihm alle Lebenstätigkeiten des erwachsenen Menschen, ist mit allen äußeren und inneren Reizen, die in die Großhirnhemisphären gelangen, verknüpft, sie alle werden durch das Wort signalisiert, sie alle werden von ihm ersetzt, und darum kann das Wort alle die Tätigkeiten und Reaktionen des Organismus, die von solchen Reizen hervorgerufen werden, zur Folge haben". Indem er die Sprachfunktion charakterisiert, beschreibt Pawlow die Worte als zweite Signale der Wirklichkeit: Sie sind eine Abstraktion der Wirklichkeit und gestatten eine Verallgemeinerung, die auch eine speziell menschliche, höhere Denkweise bilden. Diese schafft zuerst ein allgemein menschliches Erfahrungswissen und schließlich die Wissenschaft, Mittel der höchsten Orientierung des Menschen in der Umwelt und über sich selbst. Diese weitgespannte Bedeutung des Wortes, von der bedingten Kennzeichnung eines konkreten Gegenstandes (Zitrone) oder eines einfachen Signals (Stich — schmerzhaft) bis zu den abstrakten Vorstellungen und Begriffen, das ist der Inhalt der menschlichen Denkweise. Dementsprechend ist auch die Spanne der Wortsuggestion ebenso mannigfaltig, bedeutungsvoll und inhaltsreich.

d) Wortsuggestion und physiologische Reaktionen

Bis zur jüngsten Zeit gab es verhältnismäßig wenige wissenschaftlich objektive, experimentelle Laboratoriumsangaben über Veränderungen, die als Folge der Suggestion im Organismus entstehen. Platonow hat mit seinen Mitarbeitern in den Jahren 1923—1928 eine Reihe systematischer laboratoriumsmäßiger Untersuchungen mit der hypnosuggestiven Methode über den Einfluß der Wortsuggestion auf verschiedene Funktionen und Prozesse im Organismus des Menschen vorgenommen. Die wörtlichen Befehle „schlafen Sie ein", „schlafen Sie" usw., die auf der Basis der vorausgegangenen Lebenserfahrung über die Rinde der Großhirnhemisphären einschläfern, bestehen in einem bedingt-reflektorischen Zusammenhang mit den den gewöhnlichen Schlaf begleitenden Veränderungen im Organismus. Nach PAWLOW ist der gewöhnliche Schlaf ein Resultat der Erschöpfung. Unter dem Einfluß der Ermüdung der Rindenzellen des Großhirns entsteht ein *Hemmungszustand*, entwickelt sich die Schutzhemmung des Schlafes. Auf der Basis dieser Schlafhemmung entstehen, zeitweilig mit ihr zusammenfallend, im Verlauf des Lebens bedingte Reflexe sowohl auf die Wortreize „schlafen Sie, schlafen", als auch auf Gedanken entsprechenden Inhalts, die wiederholt zeitweise mit den physiologischen Vorgängen zusammenfallen, die während des Einschlafens und des eigentlichen Schlafens vor sich gehen. Wenn man diese Wortreizungen benutzt, kann man unter bestimmten Bedingungen den suggestiven Schlaf auch zu ungewöhnlichen Zeiten hervorrufen. Ein solcher Schlaf ist das, was unter dem Namen *Hypnose* bekannt ist. Daraus folgt, daß der Schlaf ein bedingt-reflektorischer, d.h. ein wirklicher Schlaf ist; denn die bedingten Reize rufen ihn im gegebenen Falle nach dem Prizip des zeitlichen Zusammenhangs hervor.

Während der Hypnose erniedrigt sich der Blutdruck genau wie im natürlichen Schlaf, wobei der Grad der Erniedrigung der Tiefe der Hypnose entspricht. Man beobachtet auch eine Erniedrigung des intraocularen Druckes. Die Herztätigkeit verlangsamt sich um 4—12 Schläge in der Minute. Der Grad der Verlangsamung entspricht auch der Tiefe der Hypnose: Die Atmung verlangsamt sich um 3—6 Atemzüge in der Minute. Experimentell-psychologische Untersuchungen von MAZKEWICZ und KSENOFANTOW (1952) zeigten, daß nach der Hypnoseerholung einige psychische Funktionen wieder einsetzten, die unter dem Einfluß der allgemeinen Ermüdung gestört waren. Beobachtungen und Laboratoriumsangaben weisen auch noch darauf hin, daß das äußere Bild des gewöhnlichen Schlafes und der Hypnose bei Erwachsenen vollkommen identisch sind, obwohl es verschiedenartige motorische Reaktionen sind. Die Ähnlichkeit des hypnotischen Zustandes mit dem natürlichen Schlaf zeigt, daß die Hypnose, genau wie der natürliche Schlaf, die Energie und Leistungsfähigkeit wieder herstellt, als ein Zustand der Erholung erscheint und dann überaus nützlich für den Menschen ist.

e) Die Hypnose — ein Teilschlaf

Nach PAWLOW ist es klar, daß sich die Schlafhemmung bis zu bestimmten Grenzen entwickeln kann. In der Rinde des Großhirns können „wache Punkte" existieren, wodurch der Zusammenhang mit äußeren Reizen bestehen bleibt. PAWLOW führt aus: Wenn auf dem Wege der sich über die Großhirnrinde ausbreitenden Hemmung keine Hindernisse vorhanden sind, kommt es zum Schlaf. Falls der Hemmungsprozeß nur einen Teil der Großhirnrinde erfaßt, kommt es zum Teilschlaf, dem Zustand, der gewöhnlich als Hypnose bezeichnet wird. Beim hypnotisierten Menschen entwickelt sich in der Großhirnrinde ein Wachpunkt hauptsächlich über das zweite Signalsystem. Bei ihm erhält sich in der Hirnrinde ein wacher Abschnitt, der sich die Bereitschaft vorbehält, nur auf das Wort des Hypnotiseurs zu reagieren, der ihn eingeschläfert hat. Breitet sich die Hemmung auch auf diese Insel des Wachzustandes aus, so verliert sich die Verbindung mit dem Einschläfernden, und die Hypnose geht in den gewöhnlichen natürlichen Schlaf über. Dann kann der Eingeschläferte nur mit Mühe durch den Einfluß der Wortwirkung aufgeweckt werden, und das Aufwachen erfolgt genauso wie bei einem gewöhnlichen Schlafenden. Während der Hypnose ist die Steigerung der Suggestivität möglich. Diese Steigerung der Suggestivität kann vor allem mit isolierten einzelnen Wachpunkten in der Großhirnrinde verknüpft sein, wenn auf Grund ihrer allgemeinen Hemmung entsprechende Zellgruppen mittels entsprechender Wortsuggestion gereizt und erregt werden, die für diese oder jene Reaktion von seiten des ersten oder zweiten Signalsystems prädestiniert sind. „Dabei schließt sich" nach Ansicht von Pawlow „irgendeine Konkurrenzwirkung aller anderen vorhandenen und alten Spuren von Erregungen an“. Das heißt, es fehlt die Kritik, die die Reaktion beeinflussen könnte. „Daraus erklärt sich“ nach Pawlow „die, große, fast unüberwindbare Kraft der Suggestion als Reiz während und sogar nach der Hypnose“.

Eine eingehende Beleuchtung der physiologischen Grundlagen der Suggestion und der ihr analogen Autosuggestion gibt Pawlow auf die Frage, was Suggestion und Autosuggestion sei: „Sie ist die konzentrierte Reizung eines bestimmten Punktes der Großhirnrinde in Form einer bestimmten Erregung, Empfindung oder ihrer Spur — der Vorstellung, die bald durch eine Emotion, bald durch einen Reiz aus dem Subcortex hervorgerufen wird, die mit Hilfe der inneren Zusammenhänge, Assoziationen, eine Erregung herbeiführt, die vorwiegende und unüberwindliche Bedeutung erhält. Sie existiert und wirkt, d.h., sie geht in Bewegung, in diesen oder jenen motorischen Akt nicht deshalb über, weil sie sich auf alle möglichen Assoziationen, d.h. Verbindungen mit vielen gegenwärtigen und vergangenen Reizungen, Empfindungen und Vorstellungen stützt — das wäre dann ein kräftiger, starker und verstandesmäßiger Vorgang, wie er in einer normalen und kräftigen Rinde vor sich geht —, sondern deshalb, weil sie als konzentrierte Reizung bei einer schwachen Rinde, bei einem niedrigen Tonus von einer starken negativen Induktion begleitet wird, die sie abtrennt, die sie von allen fremden und entbehrlichen Einflüssen isoliert. Das ist auch der Mechanismus der hypnotischen und posthypnotischen Suggestion. Wir haben in der Hypnose auch bei einer gesunden und kräftigen Rinde einen herabgesetzten, positiven Tonus infolge der Irradiationshemmung. Wenn auf eine solche Rinde auf einen bestimmten Punkt als Reiz ein Wort, der Befehl des Hypnotiseurs fällt, so konzentriert dieser Reiz den Erregungsvorgang an dem entscheidenden Punkt und wird sofort von der negativen Induktion begleitet, welche sich dank des geringen Widerstandes auf die gesamte Rinde ausbreitet; deshalb erscheint das Wort, der Befehl, völlig isoliert von allen übrigen Einflüssen und besteht sogar auch später bei der Rückkehr des Subjektes in den wachen Zustand als absoluter unüberwindlich-schicksalsmäßig wirkender Reiz. Für den Erhalt eines psychotherapeutischen Effekts scheint die nur oberflächliche Hypnose ausreichend. In vielen Fällen kann man sich mit dem bloßen suggestiven Dämmerzustand begnügen, sogar einem sehr leichten, ohne Bestreben zur tieferen Einschläferung, die nur hin und wieder unumgänglich wird. So können wir vom hypnotischen Zustand sagen, daß man ihn als biologische Erscheinung ansehen kann, als einen Schutz- und Anpassungszustand, eben des Teilschlafs, mit erhalten gebliebener Bereitschaft, wahlweise auf einen streng bestimmten Reiz zu reagieren. Von jeher nutzte man diese natürliche Erscheinung für einen Kranken zur Hilfeleistung durch die Wortsuggestion aus.

f) Neurose und Dermatologie

„Eine *Neurose* ist zunächst eine reversible Störung der höheren Nerventätigkeit. Diese äußert sich überwiegend funktionell, besteht also in Fehlhandlungen, ‚Fehlhaltungen‘, z.B. Nagelknabbern, Haarzupfen, Augenreiben oder in weiteren komplizierten eigenartigen Verhaltensweisen, besonders im zwischenmenschlichen Kontakt. Durch die gegenwärtige Situation wird auf Grund eines fixierten bedingten Reflexes ein falsches Verhaltensmuster ‚wachgerufen‘. Die wichtigen Erfahrungen der Emotionen aus der frühen Kindheit sind dabei praktisch nicht ekphorierbar und daher psychotherapeutisch leider nicht zu verwerten. Bei einer sog. Organneurose handelt es sich nicht um die Neurose eines Organs, sondern auch hier ist der — ganze — Mensch neurotisch; nur die Auswirkung der Neurosen manifestiert sich in diesem Fall bevorzugt pathologisch und anatomisch an einem

Organ. KRETSCHMER legt in den Begriff Neurose einen tendenziösen Faktor, nämlich die finale Ausrichtung, hinein. Dies ist falsch, denn sonst müßten ja alle Neurosen bewußt sein, was gewiß nicht der Fall ist" (HESSE, 1966). Diese im Sinne der Auffassung von PAWLOWS Schule vorgetragene Determinierung sei zum besseren Verständnis für den Leser hier vorangestellt.

Bei der zivilisationsbedingten Vielzahl der im Cortex eintreffenden Impulse können diese nicht im Sinne der Homöodynamik verarbeitet werden. Es kommt zu Fehlsteuerungen des Cortex, zu vegetativen Regulationsstörungen und vorübergehendem Erlöschen positiver Reflexe. Je nach Veranlagung des Individuums kommt es zu bestimmten Organmanifestationen. Jeder Mensch hat dabei sein eigenes Organ als locus minoris resistentiae. Es tritt eine Organneurose auf. Krankheiten entstehen „nervistisch" gesehen grob traumatisch oder auf dem komplizierten Weg über die Eigenarbeit des Cortex. Heute weiß man, daß „emotionelle Reize" zu groben Organschädigungen führen können. Das wird als psychogene Erkrankung bezeichnet. Als eine Sonderform sind „Verdrängungsvorgänge" mit meist langer, sich verbreiternder Fehlentwicklung, eben die Neurosen, anscheinend allgemein im Zunehmen. Ihr Wesen gründet sich in der Regel auf Konfliktsituationen, die cerebral nicht gemeistert werden. Bei Verdacht auf das Vorliegen einer Neurose muß der Arzt deshalb bedacht sein auf die Aufdeckung „seelischer Faktoren" beim Kranken. Er wird dabei am häufigsten „lebensgeschichtliche Verwicklungen" und „mißlungene Konfliktbewältigungen" feststellen. Das Grundsätzliche liegt dabei im pathologischen dysregulatorischen Zustand der corticalen Funktion. Hier erfolgen Entgleisungen durch den Zusammenprall starker Erregungen und Hemmungen, durch äußerst starke Reize und durch Verletzung des dynamischen Stereotyps. Das heißt, im System der bedingten und bedingenden positiven und negativen Reaktionen, die völlig stereotyp aufeinander zu folgen pflegen, treten Umstellungen von der zeitlichen Verschiebung bis zur völligen Veränderung auf, oder es werden nur einzelne Reize oder Reizpaare verändert. Alle drei Faktoren kann man als Überlastungen des Zentralnervensystems bezeichnen. Erfolgt die Entgleisung in Richtung Hemmung, so treten bestimmte Phasen in Erscheinung:

1. Eine Hemmungsphase, welche durch das fast völlige oder totale Verschwinden der bedingten Verbindungen gekennzeichnet ist.
2. Eine paradoxe Phase, in welcher schwache Reize große, starke Reize kleine Effekte bewirken.
3. Eine Ausgleichsphase, in welcher verschieden starke Reize die gleichen Reaktionen hervorrufen.
4. Eine Phase der mittleren Reize, in welcher Reize mittlerer Stärke den größten Effekt erzielen.

Die Hemmung, die vom Cortex ausgeht, befällt nach und nach untergeordnete Abschnitte des zentralen Nervensystems. Die üblichen Wechselbeziehungen der Erregungs- und Hemmungsprozesse werden verändert, ebenso die Wechselbeziehungen zum Subcortex und damit auch der Zustand des vegetativen Nervensystems. Die Störungen können sich fixieren, wobei es zu einer zunehmenden Automatisierung des Geschehens kommt. Die Störungen der zentralen Funktionskreise setzen sich vom Cortex über Subcortex zu den niederen nervalen Systemen fort. *Durch diese nervale „Umstellung ist auch der Begriff der Sensibilisierung erklärbar*". „Bei der Sensibilisierung muß zunächst davon ausgegangen werden, daß man darunter etwas Spezifisches versteht. Die chemischen Substanzen sensibilisieren anscheinend verschieden leicht, es gibt aber keine generellen Sensibilisierbarkeiten. Geht die Empfindungsschwelle für verschiedene Stoffe herunter, so wird von einer polyvalenten Sensibilisierung gesprochen. Die ‚Latenzzeit', bis eine stattgehabte Sensibilisierung erfolgt, kann sehr lang sein. Storck sensibilisierte per Thalamus am Kaninchen, also nerval! Miescher schilderte einen Kranken mit chronischem Ekzem und Glutaealschmerzen, die auf eine frühere intermuskuläre Injektion zu rückzuführen waren. Beide Erscheinungen verschwanden, als im Glutaeus ein Staphylokokkenherd operativ entfernt wurde. Hier handelt es sich m.E. um eine nervale Wirkung. — Auch die Ausschälung der Arteria femoralis, Grenzstrangresektion und Ganglienblocker, Pendiomide, verhinderten die Sensibilisierung, nicht aber wenn die Zufuhr der Pathergene länger zurücklag. Bei unterschwelliger Dosis kommt es auch bei Vergrößerung der Kontaktfläche nicht zur Sensibilisierung (W. Schulze). — Ekzeme bei beginnendem Diabetes entstehen nach Gottron auf nervalem Wege; Gottron betont auch, daß die Streichholzdermatitis vorwiegend bei Kreislauflabilen vorkommt. Wiedemann zeigte durch besondere Färbungen der neurohormonalen Zellen (um die Gefäße), daß bei der Sensibilisierung die adrenergische und die histaminergische Tätigkeit erhöht ist. Eine Ausbreitung der Sensibilisierung nur auf dem Lymphweg ist nicht gesichert, da das VNS bei sämtlichen einschlägigen Untersuchungen nicht restlos vom Lymphsystem abtrennbar wurde. Es ist noch unentschieden, ob sie als Resultat der Summation wiederholter, unterschwelliger Reize oder auf dem Wege des bedingten Reflexes entsteht (Versuche von Lisovekaja und Kudriaschowa sprechen dafür, daß die Sensibilisierung der Haut auf Chemikalien mittels des bedingt reflektorischen Weges möglich ist; Schtscherbakow). Koschemnikow erklärt die Sensibilisierung durch die Bildung einer Dominante" (Hesse, 1966). Der immer wieder zu beachtende Ablauf beginnt mit der realen Belastung, d.h., mit einem Erlebnisvorgang. Dazu kommt noch die subjektive oder individuelle Belastung durch die Konstitution. Schließlich kann über die vegetative Dystonie hinaus ein Symptom, d.h., die deutliche pathologische Reaktion vorliegen. Das Geschehen endet mit der funktionellen und morphologischen Störung eines Organs. In Wirklichkeit ist aber das Geschehen ein ganzheitliches. Es handelt sich hier, wie Hesse sagt, um nichts anderes als um bedingte Reflexe. Nach dem Gesetz des Irradiierens, Konzentrierens und Induzierens lösen pathologische Reize Reflexe in Richtung des schon zuvor in pathologischer Erregung befindlichen Organs aus. Von Bedeutung sind die Versuche von Pschonik (1956) und Bykow (1950), die unter Zugrundelegung der Pawlowschen Lehre nachwiesen, daß die Einflußsphäre des Cortex weit größer ist als bisher angenommen. Der menschliche Organismus verfügt kaum über eine Funktion, die nicht in irgendeiner Form vom Cortex reguliert wird. Schon lange war bekannt, daß der Mensch unter dem Einfluß psychischer Faktoren den Schmerz nicht nur hemmen kann, sondern auch imstande ist, Schmerz zu empfinden trotz Fehlen eines Schmerzreizes. Dieses Phänomen kennen wir unter der Bezeichnung *„psychogene Schmerzen"*.

Zur neurophysiologischen Forschung im Sinne Pawlows und deren Folgerungen äußert sich Obermayer (1961):

Die neurophysiologische Forschung scheint zur Zeit überall in der Welt im Zeichen von Pawlow zu stehen. In Amerika sind die Pawlowschen Anschauungen ziemlich vernachlässigt worden, wenn man von einem zur Johns-Hopkins-Universität gehörigen Speziallaboratorium absieht; erst in neuester Zeit haben sich auch andere Forschungsstätten in den USA mit experimentellen Untersuchungen in dieser Richtung befaßt.

In der UdSSR ist die neurophysikalische Einstellung Pawlows allgemein herrschend bzw. vorherrschend geworden. Die Freudsche Lehre wird rückhaltlos abgelehnt. Nach Pawlow funktioniert der Cortex als Kontrollzentrum und bewußt denkendes Element des Gehirns. „Funktion" wird interpretiert als ein aus Anregung und Hemmung bestehender Systemkomplex. „Dysfunktion" erklärt sich hauptsächlich aus einer Störung des Gleichgewichts zwischen den hemmenden und erregenden Kräften. Das Ziel der Behandlung besteht darin, dieses Gleichgewicht im neurophysiologischen Sinne wieder herzustellen. „Verhalten" setzt sich zusammen aus angeborenen und unbedingten Reflexen, die im Rahmen der verschiedenen

Entwicklungsphasen durch Lernen erworben werden, und schließlich aus einer zweiten Schicht von bedingten Reflexen, die von den ursprünglich erlernten hergeleitet und abhängig sind und unter anderem die Sprachelemente umfassen. Diese Konzeption verknüpft jegliche Aktivität mit einem komplex ineinander verwobenen neurophysiologischen System (Wayne). Ein starres Festhalten an der Pawlowschen Idee dürfte nach der westlichen Auffassung der psychiatrischen Wissenschaft enge Grenzen setzen. Die Psychiatrie in der westlichen Welt und die in der Sowjetunion gehen von grundsätzlich verschiedenen psychotherapeutischen Voraussetzungen aus. Der russische Psychiater glaubt, den bedingten Reflex durch einfache Persuasion unterbinden zu können. Diese mechanistische Anschauung leugnet den emotionellen Inhalt und Zweck von Symptomen, dem die westlichen Auffassungen Bedeutung beimessen.

Dennoch sind sich wohl die meisten Fachkollegen darüber einig, daß einige auffallende Besonderheiten, die man an Patienten mit psychocutanen Erkrankungen beobachtet hat, mit Hilfe der Pawlowschen Theorie vom bedingten Reflex gut erklärbar sind. Man denke dabei an die zwangsartig erzeugten neurotischen Excoriationen, die verschiedenen Formen des „Zwangsbeißens" wie Nägelkauen, Knöchel- und Wangenbeißen und an das Syndrom psychocutaner Excoriationen beim Pruritus ani, perinei und vulvae, oder beim Lichen simplex chronicus. Man könnte hierbei von manuellen, bedingten Reflexen sprechen. Therapeutisch hat man versucht, sie durch andere, gesellschaftlich weniger anstößige manuelle Beschäftigungen zu ersetzen, wie z. B. Stricken für Frauen und Modellieren für Männer. Diese ständig wiederholten Handlungen sind für den Patienten eine emotionelle Ausdrucksform. Man kann sie als Ersatzhandlungen für normales Ausdrucksverhalten werten und somit im Sinne eines bedingten Reflexes verstehen. Der therapeutische Versuch, diese Substitution weiterzutreiben, wird durch Scotts (1944) erfolgreiches Experiment, bei dem das Kratzen durch Malen mit Pinsel und Farbe ersetzt wurde, beispielhaft vor Augen geführt.

Aufschlußreich ist eine Beobachtung, die den Mechanismus der Heilwirkung[1] von Corticosteroiden beleuchtet: bei einer Ziege, die darauf abgerichtet war, auf ein Klingelzeichen hin ein Vorderbein zu beugen, konnte man durch eine einzige Hydrocortison-Injektion diesen künstlich bedingten Reflex aufheben. Wenn Goldmann in seiner sehr interessanten Arbeit vom „Zentralfixierungsphänomen" spricht, das eine gewisse Verwandtschaft mit dem Phantomschmerz und der postherpetischen Neuralgie aufweist, und von dem er glaubt, daß es sich auch bei chronisch juckenden Dermatosen entwickeln könne, so gebraucht er nur eine andere Bezeichnung für Pawlows bedingten Reflex. Goldmanns Experiment bestand darin, inveterierte Lichen simplex chronicus-Herde tief zu excidieren und durch Transplantate gleicher Dicke zu ersetzen. Der Juckreiz hörte nicht auf, die Transplantate wurden schließlich sogar abgekratzt. Dieser Befund stimmt mit Beobachtungen von Obermayer überein, wonach Pruritus scroti durch Rückenmarksanaesthesie nicht unterdrückt wird. Das *Zentralfixierungsphänomen* läßt sich ohne weiteres mit dem Pawlowschen Begriff des bedingten Reflexes umreißen.

Zu den im Vorgenannten wiedergegebenen kritischen Äußerungen zum Nervismus nimmt Hesse Stellung wie folgt:

Ist Pawlows Lehre heute noch aktuell und praktisch anwendbar? Diese Frage muß gestellt werden, nachdem ihr durch die in den sozialistischen Ländern extrem geführte Propagandierung (besonders in den Jahren 1950—1955) in der öffentlichen Meinung großer Abbruch getan wurde. Die Naturwissenschaft wird immer, ob sie will oder nicht, von der Philosophie beherrscht. Sie darf dabei nicht von einer schlechten Modephilosophie beherrscht werden, sondern soll auf einem theoretischen Denken beruhen, das einerseits die geschichtlichen Verläufe genau kennt, und andererseits stets von exakten Versuchsergebnissen abgeleitet wird. Der Nervismus faßt auch das Krankhafte als ein physiologisches Experiment der Natur auf. Die dabei auftretenden Erscheinungen sind in ihren Kombinationen oft entwirrbar. Die bisherigen Klassifikationsversuche, seien sie „organ-pathologischer" Art mit der Vorstellung der unmittelbaren Einwirkung des Erregers auf die Zelle, seien sie lokalistisch oder cellular-pathologisch oder formal-genetisch, sind unbefriedigend, besonders da sie sich im wesentlichen mit den dekompensierten Spätformen des pathologischen Geschehens befassen. Der Nervismus unterliegt nicht diesen Fehlern. Er beseitigt auch die die Medizin hemmenden dualistischen Auffassungen wie die Gegenüberstellung von physisch-psychisch, vegetativ-animal, genetisch-somatisch usw. Mit den relativ einfachen Grundvorstellungen der Determiniertheit, des Prinzips der Analyse und Synthese sowie der

[1] Aber damit auch der Gesamtwirkung von Hormonen auf Psyche und Soma!

Strukturiertheit wird an die Untersuchung der Lebenserscheinungen herangegangen. Aus den bisherigen Ergebnissen ist für die Medizin zu folgern, daß Prophylaxe und Therapie individuell sein müssen, daß letzten Endes Zustand und Typ des NS das Entscheidende sind. Wie die Reize der Außenwelt verarbeitet werden, wird also durch die Ontogenese mitbestimmt. Es ist ein Mißverständnis des Nervismus, wenn man glaubt, mit der Ausschaltung negativer Reize auf den Organismus, den Nervismus angewendet zu haben (Kielpinski). In Wirklichkeit geht der Nervismus viel tiefer und wird nach der kommenden, viel weiteren Fassung des Reflexbegriffes auch auf Lebenwesen ohne ZNS ausgedehnt werden. Der Nervismus lehrt unter anderem, daß es angeborene Prägungsdispositionen (Nerventypen) gibt. Jeder Reiz (Noxe) setzt am NS an, der Mensch ist durch den Cortex besonders durch das zweite Signalsystem mit der Gesellschaft zu einer Funktionseinheit verbunden. Die „Psyche" ist die höchste Funktion der Materie, das Bewußtsein die höchstorganisierte Nerventätigkeit, die Reflexion der Außenwelt und nicht zuletzt das Produkt der Gesellschaft[1].

Ebenfalls auf den Pawlowschen Anschauungen basieren die in der Sowjetunion durchgeführten Versuche mit elektronisch erzeugtem Schlaf, der mittels eines den α-Wellen im EEG vergleichbaren elektrischen Stromes ausgelöst wird. Obermayer hatte anläßlich einer Rußlandreise im Jahre 1957 Gelegenheit, diesen Experimenten beizuwohnen. Man sagte ihm, der Vorzug des elektronisch induzierten Schlafes gegenüber der durch Pharmaka bewirkten Entspannung bestehe darin, daß er sich sehr dem natürlichen Schlaf annähere und außerdem frei von unerwünschten Begleiterscheinungen sei, die bei der Anwendung von Pharmaka unvermeidbar sind. Die Mehrzahl der Versuchspersonen litt an disseminierter konstitutioneller atopischer Neurodermitis. Die Anwendung des gleichen Verfahrens durch Langier in Frankreich führte zu keinen eindeutigen Ergebnissen.

Im Jahre 1963 anläßlich einer weiteren Reise fand bei Sheltakov eine überzeugende Demonstration des elektronisch ausgelösten Schlafes statt. Sheltakov hat mit Hypnose und auch elektronischem Schlaf Erfahrungen gesammelt und verwendet mit gutem Erfolg beide Methoden in Kombination. Sheltakov, Skipin und Comov führen 1963 zum Thema des elektronisch ausgelösten Schlafes, den sie Elektronarkose nennen, Gründe an, die Veranlassung zur Abkehr von der einfachen Hypnotherapie und zur Anwendung der Elektronarkose gäben. Es gibt eine verhältnismäßig große Zahl von Hypnoseversagern. Diese beruhen auf:

1. einem Überwiegen verstärkter Reizbarkeit in der Hirnrinde, wie verschiedentlich bei starkem Pruritus und Schmerzen beobachtet wurde,
2. heftigen Vorurteilen des Patienten gegenüber dieser therapeutischen Methode,
3. der Art der Hypnotisierungsmethode,
4. typologischer Besonderheit des Patienten bzw. seines Nervensystems,
5. der Umgebung, in der die hypnosuggestive Therapie stattfindet und die oft nicht geeignet, ist, wie es mitunter die Gegebenheiten mit sich bringen.

In allen Fällen jedenfalls, bei denen eine Hypnotherapie indiziert wäre, diese aber wegen der schwachen Suggestibilität oder aus anderen Gründen nicht durchgeführt werden kann, wenden diese russischen Autoren heute Elektronarkose bzw. Elektronarkose mit Hypnotherapie kombiniert an. Als Indikation werden chronische Ekzeme, atopische Neurodermitis, Pruritus, Lichen ruber planus, Verrucae vulgares und andere Dermatosen genannt. Verschiedentlich wird die Therapie mit anderen Behandlungsmethoden medikamentöser Art gekoppelt. Speziell bei Dermatosen wie atopischer Neurodermitis werden „Festigungssitzungen" zwei- bis dreimal monatlich während mehrerer Monate zur Fixierung des erzielten Erfolges durchgeführt. — Darüber hinaus wird Kranken mit atopischer Neurodermitis geraten,

[1] Hesse, persönliche Mitteilungen, 1966.

während der ersten Zeit zur Festigung des Erfolges möglichst in für diese Dermatose günstigen Klimagebieten zu leben. In Rußland wird die südliche Seeküste der Krim empfohlen[1].

Zusammenfassung

Die Lehre von den „bedingten Reflexen", Reflexologie nach PAWLOW, gehört in die Darstellung der Grundlagen von Psyche und Soma hinsichtlich des pathogenetischen Verständnisses wie der therapeutischen Anwendung. Nach einer Beschreibung der apparativen und experimentellen Voraussetzungen werden die Begriffe des ersten Signalsystems (Empfindungen und Vorstellungen) und des zweiten Signalsystems, das nur beim Menschen in dieser Weise unterstellt werden kann (Wort und Sprache) mit den sich daraus ergebenden Ableitungen und ihre Folgerungen für den Menschen und den Ablauf von Reflexen und bedingten Reflexen erörtert:

2. corticales Signalsystem ↔ 1. corticales Signalsystem ↔ subcorticales System.

Das Verhalten in der Wortsuggestion, Hypnose, spielt in den praktischen Folgerungen für den Menschen eine erhebliche Rolle. Hinsichtlich Neurose und Dermatologie, erklärt nach der nervistischen Theorie, kommt die in Deutschland besonders von HESSE vertretene Auffassung zur Geltung. Bei aller Zuerkennung der außerordentlich großen, im Westen sicherlich vielfach vernachlässigten Bedeutung der Folgerungen aus den Beobachtungen von PAWLOW und seinen Nachfolgern ergibt sich gegenüber einem Ausschließlichkeitsanspruch für die Erklärung aller neurophysiologischen bzw. psychologischen Phänomene aus der Reflexologie nach PAWLOW eine gewisse Kritik.

Ungeachtet dessen lassen sich zahlreiche Phänomene eindeutig als bedingte Reflexe auch in der Dermatologie darstellen.

Therapeutisch dürften russische Autoren in der Hypnotherapie unter Verwendung der Pawlowschen Erkenntnisse besondere Erfahrungen besitzen. Die neuere Methodik der elektronarkotischen Behandlung bzw. der Kombination von elektronisch ausgelöstem Schlaf und Hypnotherapie, z. B. bei weniger suggestiblen Personen, die auf einfache Hypnose nicht ansprechen, scheint einen wichtigen Fortschritt der therapeutischen Möglichkeiten darzustellen.

6. Psyche, Soma und Haut

Wie das Auge als der Spiegel der Seele gilt, kann die Haut die psychosomatische Persönlichkeit und ihre Auseinandersetzung mit dem Leben, mit ihrer Existenz, wiedergeben. Sobald Konflikte und Spannungen entstehen, ist es möglich, daß diese durch die Entwicklung somatischer dermatologischer Symptome zum Ausdruck kommen. Diese Symptome sind Ausdruck der Spannungen und auch eine Aktion dagegen. Die ursächlichen Faktoren sind dabei jedoch noch immer wenig bekannt. Warum z. B. manifestiert sich akute Angst bei dem einen als Psychoneurose und bei dem anderen als Urticaria? Bei dem Versuch, diese Verschiedenheiten zu klären, haben WEISS und ENGLISCH (1943) den Begriff der „Organsprache" geprägt, durch die der „schweigsame", besser wohl der stumme Patient sich symbolisch ausdrückt. Ein Patient mit neurotischem Erbrechen versucht symbolisch, sich selbst von einer persönlich untragbaren Situation zu „befreien"; ein anderer mit hysterischem Erblinden verschließt sich gegen einen ihm unerträglichen Anblick.

[1] Dieser Hinweis ist auch *insoweit* eine Bestätigung für den Wert der Klimatherapie bei atopischer Neurodermitis, wie sie für *deutsche Patienten* im Reizklimagebiet der Nordsee auf Norderney, in den Alpen im Reizklimagebiet der Schweiz in der Deutschen Dermatologischen Abteilung in Davos (Graubünden) durchgeführt wird.

Die Funktion der Haut als Indicator von emotionellen Geschehnissen (z.B. Erröten und Schweißausbruch) kann auch zur Bildung von mehr als funktionellen, nämlich pathologischen Symptomen führen. Hier ergibt sich ein gemeinsames Forschungsgebiet für die Gesamtmedizin. Genauso wie das Herz zu heftig schlagen kann, der Darm sich zu häufig entleeren oder die Bronchialmuskeln sich zur falschen Zeit zusammenziehen, so kann Erröten bei Verwirrung, Rotwerden bei Wut, Schweißausbruch und Erblassen bei Angst, Sebumabscheidung bei Spannungen, und kalte trockene Haut bei Depressionen, Gänsehaut bei Furcht oder Ekel in einem unbewußten Trauma übersteigert sein. Die rote Quaddel bei Urticaria kann die Auswirkung toxischer oder allergischer Stoffe „darstellen“; aber auch ein schlechtes Gewissen bringt sie zustande.

Die Symbolik der Symptome wird besonders deutlich sichtbar an der Haut. Sie drückt sich in der Art und in der Lokalisierung der Dermatose aus. Die Haut hat die Fähigkeit, körperliche Emotionen, verzweifelte Sorge (an einer Stelle herumkratzen), Angst (Pruritus und Schweißbildung), Furcht und Ärger (Urticaria), Schuld und Schamgefühl (Rosacea und Erröten), Feindseligkeit, Masochismus und Erotik (Artefakte) und sexuelle Lusttendenzen (cutane Masturbation z.B. durch Kratzen) darzustellen. Ein Urticariapatient kann „die Bande der Unterdrückung sprengen“, Pruritus und Excoriation kann den überstarken Wunsch, eine unerträgliche Umgebung „wegzukratzen“, d.h. eine aggressive Reaktion, versinnbildlichen; und ein schwerer Fall von Dyshidrosis kann einen unbewußten Protest dagegen ausdrücken, daß der Patient seine Hände zu schmutziger, anstrengender Arbeit benutzen muß. Ein Mensch mit Artefakten bringt seine asozialen und destruktiven Bestrebungen zum Ausdruck und gleichzeitig auch ganz offensichtlich sein Verlangen nach Beachtung und Sympathie (Narzismus). Durch die Lokalisierung seiner Dermatose kann ein Patient unbewußt die Aufmerksamkeit symbolisch auf das lenken, womit er in Konflikt geraten ist und dadurch auch die wesentliche Art des Konfliktes verdeutlichen. Ein Patient mit allgemeinem Pruritus kann durch das Symptom seine Ablehnung seiner ganzen Umgebung ausdrücken. Pruritus in der Genitalregion kann aus sexuellen Schwierigkeiten entstehen; Pruritus ani kann für eine latente homosexuelle Einstellung der Ausdruck sein. Fenichel (1945, 1947) hat auf *vasomotorische Reaktionen* der Haut hingewiesen, die wiederum von unbewußten Impulsen hervorgerufen worden sind. Diese Funktionen besitzen vier Charakteristika und bilden gleichzeitig die Verbindung zwischen dem Organismus und der Außenwelt.

1. Durch ihre schützenden Funktionen werden innere Stimuli wie äußere behandelt und der Organismus benutzt dabei die vasomotorischen Funktionen als eine „Waffe“.

2. Die Haut ist eine wichtige erogene Zone. Außer Reizen durch Berührung und Temperatur kann auch Schmerz die Quelle von erogenen Genüssen sein.

3. Da sie sichtbar ist, vermag die Haut Konflikte auszudrücken, die an das „Exhibitionistische“ — im wahrsten Sinne des Wortes, des Darstellens — grenzen. Diese Konflikte betreffen nicht nur Angst und Scham, sondern auch narzistische Empfindungen.

4. Angst ist physiologisch ein sympathicotoner Zustand. Sympathicotonische Reaktionen der Gefäße können ein Symptom der Angst ausdrücken. Die Haut reagiert auf normale emotionelle Gegebenheiten mit Erröten, Blässe und Schweißbildung. Der Grad dieser Reaktion hängt vom Individuum ab. Es ist anzunehmen, daß ähnlich, wie Angst eine quantitative Steigerung der nervösen Anspannung darstellt, auch einige Formen von Dermatitis quantitative Steigerungen üblicher Hautreaktionen sind, also ein zusätzliches Symptom des Angstzustandes bei einem sensitiven Menschen, dessen Angst durch seine Haut reflektiert wird.

Die psychologische Bedeutung der Haut ist vielfältiger Art:

1. Sie fungiert als Grenzorgan bzw. Schranke zwischen der eigenen Person und der Umgebung, zwischen dem Ich und dem Du.

2. Zugleich stellt sie ein Kontaktorgan zur Umwelt dar.

3. Die Haut läßt sich als Ausdrucksorgan für die Darbietung gegenüber der Umwelt bezeichnen, z.B. vermittels Erröten, Erblassen, Schwitzen, Gänsehaut, d.h. Teilstücken der Emotionen Erregung, Wut, Furcht (ALEXANDER). Die amerikanische Literatur spricht von der Haut als einem „somatischen Ort des Exhibitionismus".

4. Für den Beschauer stellt die Haut ein Eindrucksorgan dar. Es kommen ästhetische Standpunkte zur Geltung, z.B. schön, häßlich, sauber, unsauber, blaß, braun, usw. (SACK, 1933).

5. Die Haut fungiert als Sinnesorgan, über das Reize — Empfindungen und Gefühlsempfindungen — aufgenommen werden, z.B. Wärme, Kälte, Schmerz, Brennen, Jucken, Kitzeln, sexuelle Empfindungen, alle Qualitäten des Tastsinnes (SACK, 1933; ALEXANDER, 1938) mit allen sich daran knüpfenden Möglichkeiten im Bewußtsein oder im Unbewußten.

An diese Gedankengänge schließt sich die Frage nach der symbolischen Bedeutung von psychogen beeinflußten Dermatosen an. SACK erwähnte in diesem Zusammenhang die Hautkrankheiten, bei denen eine sog. *Organactio* vorliegt. Als Erläuterung sei in diesem Rahmen nur die Gruppe der Stigmatisierten herausgegriffen, bei denen zumeist unter Anlehnung an Religionsinhalte zu bestimmten Zeiten an bestimmten Körperstellen Hämorrhagien oder blutig erscheinende Sekretionen auftreten. Bei diesen Organaktionen liegt eine eindeutige, bereits dem Laien begreifbare Symbolik vor. Bei anderen Dermatosen braucht die Symbolik für den Träger der Hautveränderungen oder den Beschauer durchaus nicht ohne weiteres verstehbar zu sein. Es kann ein Ausdruck vorliegen, z.B. bei einer Urticaria, der nicht ein Bild, sondern den Ablauf eines Affektes darstellt. Bestimmte Gefäßreaktionen, Schweißausbrüche, Hautempfindungen, kommen zu bestimmten Anlässen und Gelegenheiten in Gang. Allerdings kann eine individuelle Schwankungsbreite von Mensch zu Mensch vorliegen, die von bestimmten fokalen Komplexen abhängig ist. Der Begriff Komplex gibt zu erkennen, daß zwar ein gewisser Auslösungszusammenhang existiert, auch daß eine Gruppe von Reizen und Abläufen zusammentreffen muß. Somit wird eine Hautreaktion oder Hauterkrankung „psychogener Herkunft" nicht Kennzeichen und symbolischer Ausdruck eines einzigen bestimmten Inhalts sein müssen, sondern eher Chiffre für affektive Erlebnisse und Vorstellungsgruppen. Darüber hinaus können verschiedene gleichartige Dermatosen mitunter von *einem* Fragenkomplex oder Symbolhintergrund abzuleiten sein.

Wendet man sinngemäß beispielsweise die Forschungsergebnisse von PAWLOW an, so läßt sich experimentell zeigen, daß funktionelle Reaktionen unter Umständen nach einer gewissen Übergangszeit *verkehrt*, also nicht in der ursprünglichen physiologischen Richtung, verlaufen können. So zeigte PSCHONIK (1956), daß eine Reaktionskette:

Schmerz = Gefäßkontraktion und Temperaturabfall
Wärme = Gefäßdilatation und Temperaturanstieg

umgekehrt werden kann in

Schmerz = Gefäßdilatation und Temperaturanstieg
Wärme = Gefäßkontraktion und Temperaturabfall.

Somit könnte es vorkommen, daß jemand unter Bedingungen — paradox — erblaßt, bei denen andere — normalerweise — erröten. Es können also auf gleiche

Komplexqualitäten verschiedene Reaktionen auftreten, wenn auch gewisse ursprünglich einheitliche Reaktionsweisen und Symbolgehalte adäquat wären. So ist auch bei Zugeständnis gewisser gleicher Grundreaktionen auf bestimmte Komplexe mit einer erheblichen Spielbreite der symbolischen Darstellung (sofern man den Ausdruck hier gebrauchen will) zu rechnen. Derartige Variabilitäten sind letztlich in der gesamten Medizin anzutreffen.

Die wissenschaftlichen Untersuchungen haben sich demnach oft auf allgemeingültige, eventuell analytisch aufzudeckende Komplexinhalte und Symbole erstreckt. Andere Forscher fahndeten nach typenmäßigen Übereinstimmungen und Besonderheiten hinsichtlich Konstitution, Charakterstruktur und Persönlichkeit. So wurde die Gruppe der Menschen mit vegetativer Labilität, mit vegetativer Dystonie, mit neurozirkulatorischer Instabilität[1] (Becker, Obermayer, Stokes) beschrieben, also Besonderheiten, die mehr das Vegetativ-Somatische betreffen. Ferner finden sich Berichte über Konstitutionstypen und Charakterstrukturen, wie von Brill (1926, 1941), Rost und Marchionini (1932), Marchionini-Soetbeer (1932), Mysliwiecz (1932), Borelli (1950), Wittkower (1953), Kepecs, Rabin und Robin (1951) u.a. für die atopische konstitutionelle Neurodermitis oder von Gracianski und Stern (1950) u.a. für die Psoriasis vulgaris — um nur einige Beispiele zu nennen. — Es ist festzustellen, daß die verschiedenen Autoren trotz Unabhängigkeit voneinander und trotz anderer Untersuchungen zu etwa den gleichen Ergebnissen bei den sich entsprechenden Krankheiten gelangten, während zwischen verschiedenen Krankheiten — hier Dermatosen — Unterschiede in der Typendarstellung zum Ausdruck kamen!

Es wird immer wieder die Frage gestellt, ob Eigentümlichkeiten des Charakters und der Persönlichkeit bereits vor dem Auftreten einer chronischen Hauterkrankung vorlagen oder ob sie die Folge einer sekundären, reaktiv beeinflußten Entwicklung auf Grund der chronischen Dermatose darstellen. Die psychologische Forschung vertritt die Auffassung, daß eine Reaktion auf chronische Krankheiten oder auf Krankheiten während „plastischer" Entwicklungsabschnitte denkbar ist. Da jedoch die Grundstruktur der Persönlichkeit nach der heute geltenden Ansicht bereits sehr früh, nämlich bis zum 3.—4. Lebensjahr festgelegt sei, könne man im allgemeinen diese Grundstruktur als krankheitsunabhängig voraussetzen.

Die Kenntnis von anscheinend *allgemein gültigen Symbolen* oder Typenzugehörigkeiten, die im Einzelfall durch Psychodiagnostik jeweils neu bestätigt werden sollte, kann für die Therapie sehr wertvoll sein. *Trotzdem ist die Einarbeitung in den persönlichen Krankheitsinhalt und die individuellen Komplexqualitäten deshalb nicht umgehbar*. Das Wissen um typenmäßige Besonderheiten kann nur eine Basis darstellen. Der Zugang zum einzelnen Patienten ist dagegen erst auf dem Weg über seine persönlichen Äußerungen zu finden. Fragt man nach dem Zustandekommen körperlicher Erscheinungen auf Grund von psychischen Ursachen, so ist die Frage im Prinzip falsch gestellt. Bei der „Psycho-Somatik" geht es um die Psycho-Physio-Pathologie (Schultz-Hencke) bzw. die „angemessene Erfassung der psychischen und physiologischen Faktoren gemeinsam in der Medizin" (Wittkower). Es darf unter Psychosomatik nicht verstanden werden, daß die Seele das Primäre, der Leib das Sekundäre sei, daß der Leib nur krank werden kann, weil die Seele leidend ist (Kolle, 1953). Es bleibt der individuellen Auffassung anheimgestellt, ob man gewisse, mehr oder weniger bedeutsame psychische Ein-

[1] Im amerikanischen Schrifttum fand sich verschiedentlich der von Becker stammende Begriff der „neurozirkulatorischen Instabilität" und der „neuro-somatischen Medizin". Diese Termine waren anders zu verstehen als die Silbe „Neuro-" bei uns, z.B. im Terminus „Neurologie", aufgefaßt wird. — Im übrigen dürfte die Bezeichnung inzwischen kaum noch Verwendung finden (Becker und Obermayer, 1947; Sulzberger und Baer, 1951; Obermayer, 1964).

flüsse auf die verschiedenen Krankheiten zugesteht oder dem Standpunkt zuneigt, zu jedem seelischen gehört ein organisches Korrelat, zu jedem Makropsychischen gehört ein komplexer organischer Vorgang oder „jede Krankheit ist Symbol für ein persönliches Schicksal des Betroffenen" (SCHULTZ-HENCKE).

Für die Reaktionen auf sog. psychische Einflüsse, die jedoch wahrscheinlich psychophysisch konkordant und ineinandergreifend verlaufen, bleibt der Hinweis auf die innere Sekretion, das vegetative Nervensystem, den Stress, die Vasomotoren, die Variationen der Gefäßweite und Gefäßdurchlässigkeit, auf bedingte Reflexe, die Umschaltung über zentrale Bezirke, das Diencephalon usw. Bei anderen psychogenen Erscheinungen handelt es sich um die Auswirkung psychischer, emotioneller, affektiver Verhaltensweisen, z. B. Überwertungen, Hyochondrien, individuell gesteigerte Reizempfindlichkeit und Reizempfänglichkeit usw. Es ist zu trennen zwischen Beschwerden und Krankheiten mit *organischem Substrat* und Erscheinungen, bei denen das Geschehen auf die *Psyche beschränkt* bleibt. Soweit überhaupt Abspaltung und Gegenüberstellung von Psyche und Soma berechtigt ist — es liegt hier wahrscheinlich eine begriffliche Trennung vor, weil wir uns einfach die psychophysische Einheit dimensionell nicht vorstellen können — ist die Beteiligung der Psyche nicht nur hinsichtlich der Kausalität, sondern auch der Konditionalität zu berücksichtigen. Die sekundäre Rückwirkung des Einflusses körperlicher Geschehnisse auf die Psyche ist außerdem zu bedenken. In wissenschaftlichen Veröffentlichungen wird deshalb unterschieden zwischen psychogenen Dermatosen und Dermatosen mit psychischen Faktoren, d.h. Dermatosen, von denen anzunehmen ist, daß psychogene Faktoren bei ihrer Entwicklung eine Rolle spielen können, aber nicht allein die Ursache sind. Als psychogene Dermatosen zu nennen sind in erster Linie die Psychoneurosen, die Dermatoneurosen (Artefakte und neurotische Excoriationen, Haut- und Schleimhautveränderungen durch Zwangsbewegungen, Trichotillomanie, Stigmata, Phobien und Wahnvorstellungen), ferner psychisch bedingte Reaktionen aus dem patho-physiologischen Bereich (abnormes Erröten, Hyperhidrosis, Bromoidrosis), Dermatosen, bei denen psychische Faktoren gewöhnlich eine bedeutende Rolle spielen (Pruritus, Neurodermitis, Urticaria, Lichen ruber planus, Alopecia areata). Weiterhin sind als psychogen beeinflußt bestimmte Virusinfektionen (Warzen, Herpes simplex, Stomatitiden) zu berücksichtigen. Unserer Ansicht nach kommen in erster Linie Dermatosen nach Gefäßveränderungen bzw. Veränderungen der Gefäßreaktionen (Gruppe 1 und 2 der tabellarischen Übersicht, die unten folgt), juckende Dermatosen und Juckreiz (6), artefiziell verursachte Veränderungen (12) sowie Neurosen und Phobien (14) in Betracht.

7. Tabellarische Übersicht

Dermatosen, bei denen in verstehbarer Weise psychische Einwirkungen ursächlich oder bedingend zur Auswirkung kommen bzw. kommen können:

Erröten ←——→ Dermographismus ←——→ Erblassen

1. Schwitzen	2. Gefäßspasmen
Piloarreaktion	Digiti mortui
Urticaria (chron.)	Raynaudsches Gangrän
Quinckesches Ödem	
Stigmatisation, Hämorrhagien, Ecchymosen	

3. Ekzem
Dermatitis
Allergien
Berufsekzeme

4. Hyperhidrosis
Tinea, Dermatomykosen (bei Terrain, das beispielsweise durch Schweißsekretion vorbereitet ist)
5. Talgfluß
Seborrhoe
Seborrhoisches Ekzem
Acne vulgaris
Rosacea
} z.B. affektiv bedingte Hautsekretionsstörungen
6. Neurodermitis constitutionalis atopica
Neurodermitis circumscripta
Pruritus generalisatus
Pruritus localisatus
Prurigogruppe
Lichen ruber
7. Herpesgruppe (konditional)
8. Bestimmte Gruppen von Blasenbildungen
9. Psoriasis
10. Warzen
11. Grauwerden der Haare
Haarverlust
Alopecia areata-Gruppe
12. Neurotische Excoriationen
(häufig fälschlich als Acne angesehen)
Artefakte
13. Topalgien
14. Gruppe der Phobien und Manien, soweit sie sich auf die Haut beziehen (Dermatozoenwahn, Trichotillomanie usw.)
15. Kosmetische Probleme (alle auf Grund des Aussehens induzierten psychischen Veränderungen infolge als entstellend empfundener Hautveränderungen).

Unsere Aufstellung in dieser Tabelle resultiert aus unserer Auffassung und entsprechenden Aufstellungen von Alexander (1951), Becker und Obermayer (1947), Dunbar (1947), Duverne und Gaté (1952), Gay Prieto (1951), Pillsbury (1953), Sack (1933), Stern (1922), Stokes (1940), Sulzberger (1948), Torre (1952), Wittkower (1948) u.a.

8. Korrelation zwischen psychosomatischen Dermatosen und Persönlichkeitstypen

Die Vermutung, daß der Typus einer Persönlichkeit die Form einer „Psycho“- oder „Neuro“-Dermatose beeinflussen kann, ist von Mackenna (1944) diskutiert worden. So stellte eine britische Forschergruppe fest, daß 48% der Patienten mit *artefiziellen Dermatosen* „hysterisch“ waren. Stokes und seine Mitarbeiter waren der Auffassung, daß bestimmte Dermatosen allgemein bei Patienten auftreten, die eine relativ einheitliche Persönlichkeitsstruktur haben, bei denen aber keine Psychoneurosen oder psychiatrischen Erkrankungen vorlagen. In einer Arbeit über *atopische Neurodermitis* — später durch die Studien von Rogerson bestätigt — haben Lynch (1952) und seine Mitarbeiter und auch andere gezeigt, daß der „atopische Patient“ einen schwierigen, zur Negation neigenden, umweltfeindlichen Charakter hat, verbunden mit aggressiven, egozentrischen, supersensitiven, hyperaktiven Wesenszügen und überdurchschnittlicher Intelligenz. — Die Arbeiten von Stokes über *Rosacea* sind von Klaber und Wittkower (1939) bekräftigt worden, nach deren Angabe Patienten mit Rosacea soziale oder sexuelle

Konflikte haben, die mit abnormal hoher Selbstschätzung und einem Gefühl von Schuld und Scham gekoppelt waren. MacKenna (1944) ging sogar so weit zu behaupten, daß die Menschentypen, die in besonders krassen Fällen Psychoneurosen oder psychopathische Charakterzüge bekommen, auch zu mehr oder minder ausgeprägten Fällen von cutanen Erkrankungen neigen.

Seiner Ansicht nach neigt ein hysterischer Mensch zur Dermatitis factitia, ein konvulsiv-aufsässiger zu diffus juckenden Dermatosen, Lichen simplex chronicus und Pruritus localisatus; ein Mensch mit großer Angst neigt zu Rosacea, seborrhoischer Dermatitis, Pompholyx und Lichen planus, und ein Grenzfall von psychopathischer Veranlagung (Narzismus) neigt zu exsudativer „Dermatitis". Die Mitarbeiter des obengenannten Verfassers haben in dieser Richtung weitergearbeitet und im wesentlichen seine Ansichten bestätigt, obwohl manche Übergänge von Symptomen und Typen bemerkt worden sind. Zum Beispiel hatten Patienten mit Neurodermitis zu 42% Angstsymptome und zu 30% Anzeichen von Hysterie. 46% der Patienten mit seborrhoischer Dermatitis hatten Angstzustände und 35% hatten Depressionen. 48% von den Artefakt-Patienten waren hysterisch, 39% zeigten schwere Angstzustände, während 10% einfache Depressionen hatten.

Jucken und Kratzen bei infantilen Ekzemen sind konstitutionelle Reflexe. Ob von innen oder von außen herrührend oder ob emotionell bedingt, jede Abweichung vom Normalen wird bei einem Kind mit empfindsamen „Nervenkostüm" und übernervöser Epidermis einen Juckreiz auslösen als Ausdruck eines hypersensitiven Individuums.

Zahlreiche Möglichkeiten bedingen diese Faktoren: Erbanlage, Alter und Typus der Eltern, Schwangerschaftsbedingungen, Geburt, sowie die ersten Lebenswochen, die tatsächliche und die psychologische Umgebung des Kindes, Ernährung, aufregende Momente usw. Die Individualität des Kindes ist ein anderer Faktor. Oft sind diese Kinder von besonderer Intelligenz und künstlerischer Begabung. Durch ihre Veranlagung oder ihre Umgebung oder durch beides sind sie empfindlicher und dadurch empfänglicher für schädliche Einflüsse.

Auf Grund der gegebenen Bedingungen ist der sensitive Organismus mit der sensitiven Haut leicht zu stören. In manchen Fällen durch einen nervösen Schock, häufiger durch Erkältung des Kindes, Darmstörungen mit Resorption von toxischen Produkten, Störungen beim Zahnen, durch lokale Entzündung, die beim Impfen entstanden ist, Windelausschlag, Seborrhoe, Krätze oder dergleichen.

Die Störung wird dann zum konstitutionellen Reflex, während Unruhe, Reiben und Jucken die äußeren Ekzemerscheinungen verursachen. Viele Arten von entsprechenden Ursachen, die auch durch die Umgebung bedingt sein können, können dann die entsprechenden Reflexe hervorrufen. Wenn das Kind aus seiner Umgebung herausgenommen werden kann und in eine völlig ruhige Umwelt kommt, ist die Heilung relativ leicht. Im allgemeinen werden Beruhigungsmittel gegeben, um die Reizschwelle herunterzudrücken. Man kann sagen, daß die Übersensitivität der Haut beim Ekzempatienten nur ein Aspekt der allgemeinen Überempfindsamkeit ist. Im Sprechzimmer des Arztes findet man die erschöpfte, überängstliche Mutter, den sorgenvollen, ratlosen Vater, der fortgesetzt seinen unruhig-ruhelosen Sohn ermahnt, sich nicht zu kratzen, und ein Kind, das zunächst ein Bild der Gesundheit ist, abgesehen von seinem zerkratzten Gesicht und seiner Zerknirschtheit und seinem aggressiven Verdruß, wenn es ermahnt wird.

Hellier (1944, 1951) hat diesen Kindertyp wie folgt beschrieben:

„Es — das Kind — hat eine weit über dem Durchschnitt stehende Intelligenz. Es ist reizbar und aggressiv und reagiert schnell; es ist überängstlich, unsicher und hat kein Selbstvertrauen. Darum macht es zunächst einen bedrückten und unterwürfigen Eindruck, aber selbst dann hat es noch etwas Gespanntes an sich. Wenn es die Gelegenheit zu freier und vertraulicher Äußerung bekommen hat, wird es aggressiv und vorlaut. Es ist der Typ von Kindern, die von ihren Eltern, besonders von der Mutter, sehr viel mehr verlangen, als andere normale Kinder. Es ist intelligent genug, um die Eltern um den Finger zu wickeln, eigenwillig genug, um zu bekommen, was es will, und doch so ängstlich, daß es die ständige Aufmerksamkeit der Eltern beansprucht."

Natürlich kommt es nicht nur auf die Persönlichkeit des Patienten innerhalb seiner Lebenssphäre, sondern auch auf die Veranlagung und die auslösenden Stimuli an. Es scheint, daß die Beurteilung der Persönlichkeit eine nützliche Unterstützung bei der Diagnose und Therapie bildet, zur Erklärung ohne andere Untersuchungen im speziellen Fall aber nicht ausreicht. Inwieweit psychosomatische bzw. vielleicht besser ausgedrückt „emotive Krankheiten" eine im psychischen Bereich vorhandene oder gar nachweisbare Spezifität besitzen, wird oft untersucht und diskutiert. Manganotti (1955) äußerte hierzu, daß er der Spezifität ziemlich skeptisch gegenüberstehe. In dem damals neuesten Band von Wittkower und Russel, dem Ergebnis ausgedehnter und gründlicher Studien eines Psychiaters und eines Dermatologen (wie im übrigen in den jetzt zahlreichen monographischen Arbeiten anderer Autoren) würden eine große Zahl Dermatosen, vom Jucken bis zur Urticaria, von der Alopecie bis zur Acne, unter Beobachtung der Persönlichkeit, des Geschlechtslebens, der Psychologie der Patienten wiedergegeben, mit dem Bestreben, in jedem Abschnitt die psycho-dynamischen Grundlagen und den Typus der psychischen Störung im Einklang mit der Hauterkrankung hervorzuheben. Obwohl das Werk von größtem Interesse und mit sehr gutem Beweismaterial ausgestattet sei, wirke es jedoch nicht völlig überzeugend, besonders was die Spezifität der Ursachen anlangt: allzu oft begegne man den gleichen Elementen, wie Unterdrückung von Zuneigungen, unterdrückter Sexualität oder Schuldgefühl bei Patienten mit den unterschiedlichsten Anzeichen: Urticaria oder Rosacea, Acne, Vulvajucken. Das hänge gewiß nicht von unvollkommenen oder oberflächlichen Untersuchungen ab, sondern — seiner Meinung nach — eher davon, daß der gleiche Gemütszustand sich in ganz verschiedenen Richtungen bewegen und ganz unähnliche Krankheitserscheinungen hervorrufen könne, weil er von den verschiedensten endo- und exogenen, konstitutionellen und zufälligen Faktoren bedingt sei, je nach dem Körperbau, dem funktionellen Zustand und dem Charakter des einzelnen Individuums.

Außerdem müsse man einen Unterschied machen zwischen einer akuten Gemütsbewegung, dem eigentlichen Stress — der unvorhergesehen und plötzlich wirkt und eine Urticaria oder einen Dickdarmkrampf, einen Asthmaanfall oder eine Wiederbelebung eines schon im Gange befindlichen Krankheitsprozesses, je nach dem Allgemeinzustand des Patienten zu jenem Zeitpunkt, hervorrufen kann — und der chronischen Gemütsbewegung, einem fortdauernden Gefühl von Unbehagen, das oft von den umgebenden Bedingungen, von Familienstreitigkeiten, von Angriffslust, Aggressivität, die in einem bestimmten Zeitpunkt unterdrückt werden muß usw. ausgelöst wird. Dieser chronische Zustand werde vorwiegend dadurch wirken, daß er die bio-typologischen Merkmale des Individuums zum Ausdruck bringen und sie bis zur pathologischen Unerträglichkeit steigern werde. Die Persönlichkeit des Patienten drücke sich also in einer bestimmten Reaktion auf eine gegebene Ursache aus, während diese bei einem anderen eine ganz verschiedene Symptomatologie verursache. In dem einen Fall werden die Reaktionen von unterdrückter Wut mit trockenem Mund, reichlicher Schweißabsonderung usw. vorherrschen, in einem anderen die Reaktionen von Angst und Furcht.

Es ist nach Manganotti also nicht die Ursache, sondern das Subjekt, welches der Krankheitsform ihren Stempel aufdrückt; und der Autor unterstellt, daß die neuere Medizin immer weniger ätiologisch und immer mehr — und zu ihrem Vorteil — individualistisch zu werden im Begriffe ist.

Die Forschungen müssen sich daher der Persönlichkeit und der Typologie des Subjektes anpassen. Die Aufmerksamkeit des Forschers muß auf den besonderen Charakter des Kranken gerichtet sein. Die Untersuchungen über die Konstitution sind äußerst zahlreich, die Theorien verschieden, die Klassifikationen unterschiedlich. Aber keiner gelingt es vollkommen, unserem Streben Genüge zu tun. Alle müssen noch einer Kritik unterzogen werden; denn das „Continuum", das der Mensch darstellt, bietet so große Verschiedenheiten und eine so große Kompliziertheit, daß es fast unmöglich ist, es in streng schematische Kategorien oder Gruppen oder „Habitus" einzuzwängen. Trotzdem aber bildet der Fortschritt von einer morphologisch-architektonischen Orientierung auf Grund strenger Messungen zu einer funktionellen, neuro-endokrinologischen und gegenwärtig auch psychologischen Orientierung, den wir zu machen im Begriffe sind, eine zweifellose Besserung und scheint ein gutes Omen für die Zukunft zu sein.

Vielleicht ist es die Charakterologie, die Charakterkunde, die uns gemeinsam mit der modernen und vervollkommneten Psychologie die Möglichkeit geben wird, die individuellen

Unterschiede aufzuzeigen und folglich in Kategorien einzuteilen, was nicht nur unserem Streben nach Ordnung entspräche, sondern auch dem Tatbestand nahekäme. Die diesbezüglichen Studien machen bemerkenswerte und vielversprechende Fortschritte.

Hinsichtlich der Gemütsfaktoren äußert MANGANOTTI im Einklang mit WOLFF und anderen Verfassern, daß es zwei grundlegende Verhaltungsarten im Menschen gibt: die *defensive* und die *offensive* Tendenz. Sie finden verschiedene, wenn auch nicht immer entgegengesetzte Ausdrucksformen, um dem gleichen Zweck, dem Schutz, zu dienen; ihr Ursprung liegt in der verschiedenen psycho-physischen, erblichen genetischen Anlage, sowie der Erziehung und dem Milieu des Individuums; sie drücken dem gesamten sozialen, intimen, seelischen und auch physiologischen und physiopathologischen Benehmen des Subjektes ihren Stempel auf; sie werden — mit Hilfe der verschiedenen Ereignisse — zu besonderen einander unähnlichen Reaktionsmöglichkeiten, zu ungleichen funktionellen und auch organismischen allgemeinen oder lokalisierten Modifikationen in diesem oder jenem Organ führen.

Die auf Schäden reagierende Richtung und die Krankheitsbilder, die sowohl auf psychischem als auch auf physischem Gebiet daraus entstehen können, werden eben diese subjektiven Merkmale tragen.

Zusammenfassung

In besonderem Hinblick auf die Haut als Erfolgsorgan werden die Begriffe Symbol, Komplex, Konflikt, Haut als Indicator von Emotionen und Dermatosen als Folge emotioneller Einflüsse und Störungen behandelt. Was sind psychosomatische Dermatosen? Darf man z.B. Termini verwenden wie „der atopische Patient" und damit nicht nur die Krankheitssymptome meinen, sondern auch die charakterlich-seelische Persönlichkeit und den wahrscheinlichen emotionellen Hintergrund? Andererseits stellt sich auch die Frage, ob es eine Spezifität emotiver Krankheiten gibt; d.h. ordnet sich bestimmten Emotionen grundsätzlich ein bestimmtes somatisches Symptom zu? Man könnte dann aus dem Symptom auf die Emotion schließen oder bei bestimmtem emotionellen Hintergrund spezifische Organsymptome erwarten.

II. Forschungsmethoden und Forschungsprobleme

1. Psychologische Forschung

Die Feststellung des Zusammentreffens von physiologisch und dermatologisch bedeutsamen Daten in der Krankengeschichte ergibt selbst den einfachsten Hinweis, ob psychosomatische Aspekte bei der betreffenden Dermatose bedeutsam sein können. Allerdings fehlt die letzte Genauigkeit und Beweiskraft sehr oft (OBERMAYER). Berichte von Dermatologen, Allergologen, Psychologen, Psychiatern und Psychoanalytikern über ihre Untersuchungen haben wertvolles Untersuchungsmaterial erbracht. Leider handelt es sich letztlich immer um subjektive Eindrücke. Vielen Berichten mangelt es sichtbar an Objektivität. Sorgfältige Studien wurden von den Psychoanalytikern durchgeführt .Aber der hohe Wert ihrer Angaben wird durch die verhältnismäßig geringe Anzahl kasuistischer Betrachtungen beeinträchtigt; derartige Untersuchungen beanspruchen nämlich sehr viel Zeit. Zudem entspricht die „Verstehbarkeit" psychoanalytischer Befunde nicht den medizinisch-naturwissenschaftlichen Grundsätzen. Die psychologische Forschung hat wohl große Fortschritte gemacht. Trotzdem bleibt ihre Heranziehung schwierig, erfordert in jedem Fall einen größeren Zeitaufwand als andere medizinische Untersuchungen, um so mehr, wenn der Autor Wert darauf legt, naturwissenschaftlichen Kautelen einigermaßen gerecht zu werden. Allein die Auffindung einer Kontrollgruppe ist kaum möglich. Wer kann als „normal" gelten?

Zudem sind auf der Suche nach psychologischen Aspekten Faktoren wie Alter, Geschlecht, Rasse, kulturelles und geistiges Niveau bzw. kultureller und geistiger Hintergrund und soziale Gegebenheiten sowohl beim eigentlichen Patienten als auch bei Kontrollpersonen zu berücksichtigen.

Man muß sich darüber im klaren sein, daß es sehr schwer ist, zu entscheiden, was ein „psychologisch-psychosomatischer Normhabitus“ ist — und wie er aussieht —, den man den zu untersuchenden Dermatosenträgern gegenüberstellen kann.

Im voraus zusammenfassend kann nicht oft genug wiederholt und betont werden, daß der Begriff des Psychogenen immer nur cum grano salis verstanden werden darf und eine simplifizierende Ausdrucksweise verkörpert (TOCHTERMANN), den abzuschaffen sich bereits G. v. BERGMANN (1937) vergebens bemüht hatte. Es gibt bislang keine gute Möglichkeit, sich besser auszudrücken und trotzdem für alle verständlich zu machen. Letztlich muß es immer in erster Line um die Bereitschaft des Lesers und sich mit den Fragen befassenden Arztes gehen, den Zusammenhang zwischen den körperlichen und seelischen Vorgängen *verstehen zu wollen*[1]. Die in dieser Hinsicht in Anlehnung an EICKE zusammengestellten Methoden sind relativ unterschiedlich.

Man kann von einer Gruppe von „indirekten“ Verfahren sprechen, die nach KAPLAN et al. (1954) nur Indizienbeweise zur Pathogenese bieten.

1. Analogieschlüsse aus Beobachtungen am Tier auf gleichsinnige Vorgänge am Menschen (z.B. Pawlow-Methoden, Tierpsychologie).

2. Übertragung der „Symbolsprache“ in Mythen, Märchen, Träumen, Religionsüberlieferungen auf Schlüsse über die seelische Genese und Bedeutung von Körpervorgängen (C. G. JUNG, aber auch FREUD und ADLER in etwas anderer Form).

3. Soziologische Untersuchungen über bestimmte Verhaltensmuster, „Schablonen“, bei den gleichen Krankheitserscheinungen bzw. umgekehrt von diesen ausgehend, in statistischer Auswertung.

4. Biographische Anamnesen und Schlüsse über zeitliches Konformgehen von Symptommanifestationen und Schicksalsereignissen, wie Traumen, Erlebnissen, Geschehnissen bei einzelnen Kranken.

5. Sammlung von Erfahrungen über gleichzeitiges Vorkommen von seelischen Störungen bei bestimmten körperlichen Krankheitserscheinungen.

6. Psychodiagnostik, Tests, bei bestimmten Krankheiten und Syndromen.

Ferner gibt es „direkte“ Verfahren:

1. Studien während des Entwicklungsganges kleiner Kinder über deren Verhalten. Dabei wird das primitive Reflexgeschehen, die Entwicklung der Kontaktaufnahme, bei der Nahrungszufuhr und anderen höheren Formen, Beeinflussung der Darmtätigkeit durch Affekte und Schamreaktionen, insgesamt die Entwicklung des „Basis-Verhaltens“ und seine Störungsmöglichkeiten und -formen registriert.

2. Experimente über den Ablauf physiologischer Vorgänge im „Normalverhalten“ und unter dem Einfluß von absichtlich gesetzten Reizen. Diese psychischen Einwirkungen können reproduzierbarer Art, im allgemeinen, d.h. bei allen Probanden sein (Schreckreaktionen im EEG, EKG, Fluvograph usw.), oder spezielle, nur für das betreffende Individuum, aber bei diesem wiederholbare, psychologische Inhalte betreffen (Inhalte mit Trauma- oder Komplexcharakter).

[1] Glücklicherweise gibt es inzwischen aus der Zoologie Befunde, die keine Freiheit des Willens bzw. Wollens zum Verstehen seitens des Lesers mehr zulassen, sondern obligatorisch das Verstehen erzwingen: Es lassen sich bei Tieren emotionelle Bedingungen schaffen, die zu emotionell bedingten Infektionskrankheiten bzw. emotioneller massiver Vermehrung bis zum Aussterben der Population führen, so daß z.B. der Nachweis für die psychogene Angina von v. WEIZSÄCKER nunmehr nicht mehr geglaubt werden muß, sondern nachgewiesen ist (H. SCHÄFER, Heidelberg, III. Münchener Kurs für Arbeitsmedizin, 10. 10. 1966, im Rahmen eines Vortrages vor der Akademie für Arbeitsmedizin).

3. Beobachtungen seelischer Reaktionen auf örtlich festgelegte, bestimmbare körperliche Reize (Medikamente, Eingriffe z.B. am Gehirn, an Drüsen).

4. Eindeutige Erfolge psychotherapeutischer Behandlungen (Diagnose ex iuvantibus).

5. Selbstbeobachtungen.

2. Die projektive Technik

Um die Nachteile der rein klinisch-anamnestischen Untersuchung zu umgehen, verwendet der Untersucher z.B. die projektiven psychologischen Testmethoden, aus denen Schlüsse über die Persönlichkeit des Kranken und seine Erlebnisse zu ziehen sind. Die Angaben, die auf Grund der Tests herausgefunden wurden und zu denen Aussagen über das Unterbewußtsein des Menschen gehören, sind höher zu werten als diejenigen, die nur durch direktes Befragen des Patienten erhalten wurden. Durch Befragen gewinnt man nur solches Material, dessen sich der Patient bewußt ist.

MENNINGER (1947) hat auf den diagnostischen Wert der projektiven Technik hingewiesen, indem er beginnende geistige Störungen früher als mit Hilfe rein klinisch-psychiatrischer Untersuchungen aufdecken konnte. Der Nachteil der Methodik ist, daß die korrekte Ausdeutung des Testmaterials von der Qualifikation des Untersuchenden abhängig ist.

Ein wesentlicher Vorteil der darstellenden Technik gegenüber der einfachen psychiatrisch-psychologischen Exploration besteht darin, daß man einheitlichere Unterlagen erhält. Die Angaben, die durch individuelle Exploration zustande kommen, sind nicht miteinander vergleichbar. Sie erbringen kein zuverlässiges statistisches Material. Bei den Projektionstests hat man sich bemüht, zu einer weitgehenden grundsätzlichen Vereinheitlichung zu gelangen. Die Tests werden in so großem Umfange zur Anwendung gebracht, daß die dadurch zustande kommenden Unterlagen ein ständig wachsendes, relativ zuverlässiges und vergleichbares Material bilden.

Es gibt eine große Anzahl Projektionstests. Die Kombination mehrerer Tests wird häufiger angewendet als ein Einzeltest, weil sich dadurch ein abgerundeteres Bild über die Gesamtpersönlichkeit des Patienten abzeichnet.

OBERMAYER und seine Mitarbeiter haben beispielsweise eine Kombination des Rorschach-Tests, thematischen Apperzeptionstests, Wort-Verbindungs-Tests, Mensch-Zeichen-Tests und eines Intelligenztests angewandt.

Im *Rorschach-Test* werden die Reaktionen des Patienten auf eine Anzahl amorpher, schwarzer und farbiger Tintenkleckse untersucht.

Bei dem *Thematischen Apperzeptions-Test* (T.A.T.) wird eine Anzahl Bilder, auf denen verschiedene Szenen dargestellt sind, dem Patienten vorgelegt. Der Patient bekommt den Auftrag, diese Bilder mit einer Geschichte in Zusammenhang zu bringen und dabei die Empfindungen und die Gedanken der dargestellten Personen zu schildern.

Bei dem *Wortverbindungs-Test* wird eine Reihe bekannter Worte verwendet. Der Patient muß so schnell wie möglich mit einem anderen Wort antworten, das ihm eben einfällt. Zur Erhärtung seiner Antworten werden ihm dieselben Testworte noch einmal vorgelegt.

Im „*Mensch-Zeichen-Test*“ wird dem Patienten aufgetragen, eine „ganze“ menschliche Gestalt, einen Mann und eine Frau zu zeichnen. Ähnlich ist der „Haus-Baum-Mensch-Zeichentest“.

Über den *Intelligenz-Test* ist nichts Wesentliches zu sagen. Seine Indikation ist verständlich. Aktuell sind z.B. die Tests Binet-Simon, Wechsler, Hamburg-Wechsler.

Der *Rosenzweigsche Bildertest*, eine projektive Technik, die hauptsächlich zur Feststellung der Aggressionsentladung dient, wurde von SEITZ und GOSMAN benutzt.

Der *Mosaiktest* wurde von COHEN bei Patienten mit Acne vulgaris angewandt.

Der *Szondi-* und der *Murray-Test* wurde von DE GRACIANSKY und STERN (1950) bei der Untersuchung von Patienten mit verschiedenen chronischen Dermatosen verwertet.

Die Angaben, die sich aus der Anwendung dieser projektiven Techniken ergeben haben, sind in der Hand des Fachmannes vielversprechend. Sie können in Verbindung mit Testmethoden cutaner Funktionen angewandt werden.

Die verschiedensten psychologischen Techniken werden bei der Fragebogenmethode der Untersuchungen herangezogen.

In den USA bekannt ist die der Cornell-Universität, die als „Cornell-Medical-Health-Index-Questionnaire“ bezeichnet wird und unter dieser Bezeichnung erhältlich ist. Sie besteht aus 195 Fragen, die mit „Ja“ oder „Nein“ innerhalb von 15—20 min zu beantworten sind. Aus diesem Test ergibt sich eine Skizze über das gesamte medizinische Problem des Patienten. 40 Fragen beziehen sich ausschließlich auf die Gefühlswelt.

Eine andere Testmöglichkeit der darstellenden Technik ist die Deutung der Handschrift. Bei Verwendung moderner wissenschaftlicher Kriterien ist sie cum grano salis als Werkzeug zur Erschließung der Persönlichkeit anzusehen.

3. Psychische Reize und experimentell meßbare Organreaktionen

Von besonderer Bedeutung sind klinische und experimentell gesicherte Erfahrungen, die auf psychischer Seite den Einfluß von Suggestionen, Emotionen und Affekten erkennen lassen und zugleich zeigen, daß in deren Gefolge an der Haut wiederum Funktionen, z. B. des Nervengefäßsystems, reagieren. Es handelt sich hier vorwiegend um meßbare Änderungen der Temperaturwerte, der Dermographismuslatenz, pharmakodynamische Effekte und um die Bildung von Quaddeln oder Blasen.

a) Experimente mit Hypnose (z.B. hypnotisch erzeugte Blasenbildung)

Die Hypnose ist für die psychologischen Untersuchungen ein sehr wichtiges Hilfsmittel. Kreibich (1905—1924) und seine Mitarbeiter haben auf diesem Gebiet Pionierarbeit geleistet. Inzwischen wurden zahlreiche Dermatosen mit der Methode untersucht.

Es gibt vasculäre Hautreaktionen, die durch hypnotische Suggestion behoben werden können. Erytheme, Blasen, Urticariaquaddeln und Blutungen sind in Hypnoseversuchen hervorgerufen worden, die Schwelle der Hautreaktion wurde verändert, und Blasenbildung, die durch blasenziehende Mittel zu provozieren ist, ließ sich verhindern. Sensorische Phänomene wie Anaesthesie, Hyperaesthesie, Überempfindlichkeit bei Wärme und Kälte, Juckreiz und Schmerzen wurden verursacht. Wie bei hysterischer Anaesthesie, ließen sich tiefe Nadeleinstiche im anaesthetischen Bereich durchführen, ohne daß es zu einer Blutung kam.

Die kritische Auswertung, besonders der älteren ausländischen Veröffentlichungen darüber, ist schwierig. Dennoch sind viele der Versuche so glaubwürdig und authentisch, daß sie von seiten des Arztes und des Patienten jede Täuschung auszuschließen scheinen bzw. ausschließen.

Kreibich und Doswald (1906, 1907) haben einen Arzt hypnotisiert, dann eine Hautstelle leicht mit einem Stock berührt und währenddessen suggeriert, daß diese Stelle mit einem Streichholz verbrannt werde. Nach 3 min bildete sich ein Erythem von der Größe eines Streichholzkopfes. Es verwandelte sich nach weiteren 3 min in eine große Blase. Nach weiteren 24 Std stellte man durch Probeincision bzw. Probeexcision Merkmale fest, wie sie auch bei einer Verbrennungsblase vorkommen.

Als Kreibich in Bern 1907 histologische Präparate von Blasen vorwies, die er durch Hypnose bei zwei Versuchspersonen erzeugt hatte, begegnete er allgemeiner Skepsis. Ähnlich erging es allen Autoren, die im dermatologischen Kreise über derartige Erfolge hypnotischer Beeinflussung berichteten, obgleich eine Reihe von ihnen wirklich alle möglichen Vorsichtsmaßnahmen getroffen hatte, um jeden Zweifel auszuschließen. Nach KREIBICH wurden besonders bekannt KOHNSTAMM und PINNER (1908), sowie HELLER und SCHULTZ (Klinik HERXHEIMER) (1909).

1948 berichtete PATTIE über suggestiv produzierte Blasen sowie zuvor ULLMANN (1947) über Erscheinungen im Sinne einer Verbrennung zweiten Grades nach Hypnose und über hypnotisch erzeugten — ausgelösten — Herpes simplex. Auch die russischen Forscher, deren Literatur uns oft nicht zugänglich ist, scheinen derartige Beobachtungen gemacht zu haben. So erwähnt PLATONOW in seiner Abhandlung „Suggestion und Hypnose im Lichte der Lehre J. P. PAWLOWS" (1952), sowjetische Autoren hätten mit Hilfe der Suggestion in der Hypnose verschiedenartige vasomotorische Störungen auf der Haut hervorgerufen und Veränderungen erzielt, wie Brandwunden bis zur Blasenbildung, unter Auflegen einer kalten Münze, begleitet von der Suggestion, die Münze sei glühend, blutunterlaufene Stellen bei der Suggestion eines Stoßes, Erfrierungsfolgen an den Fingern durch scheinbare Abkühlung usw. Bei Untersuchungen dieser Art rufe die Suggestion verschiedener positiver und negativer emotioneller Zustände auch entsprechende Schwankungen des Pulses und der Atmung hervor. Besonders deutlich wirkten sich jedoch die suggestiven, emotionellen, angenehmen und unangenehmen Erlebnisse auf die vasomotorischen Reaktionen aus, die von POWORINSKIJ (1949) in Leningrad mit der plethysmographischen Methode untersucht wurden.

In Anwesenheit von HERXHEIMER wurde 1909 der Blasenversuch von HELLER und SCHULTZ durchgeführt:

Es handelt sich um einen 19jährigen Patienten mit sehr hoher Suggestibilität, der organisch, auch dermatologisch, keine Besonderheiten aufwies. Ihm wurde in der Hypnose ein Markstück auf den völlig intakten linken Handrücken gelegt und die Suggestion gegeben, es finde eine Verbrennung statt, die innerhalb von 6 Std zur Bildung einer Blase führen werde. Bei Abnehmen der Münze zeigte sich bereits eine leichte Rötung der Haut in diesem Bezirk. Noch in der Hypnose wurde von HERXHEIMER selbst ein Watteverband angelegt und der Knoten der Binden versiegelt. Es wurde der posthypnotische Auftrag gegeben, den ganzen Vorgang zu amnesieren. Am Nachmittag, 6 Std später, wurde der Verband abgenommen. Es fand sich in der Mitte des Handrückens an der festgelegten Stelle eine markstückgroße Efflorescenz, deren Epidermisdecke an der rechten Seite zur Blase abgehoben war. Die linke Seite sah mehr quaddelförmig aus. Bei Öffnung entleerten sich einige Tropfen seröser Flüssigkeit, die Epithelien, jedoch keine Leukocyten enthielt. Zusätzlich fand sich noch eine streifenförmige Abhebung der Epidermis von $1^1/_2$ cm Länge, von der suggerierten Efflorescenz ausgehend. Die Efflorescenz heilte innerhalb von 5 Tagen unter Hinterlassung einer flachen, schwach geröteten Narbe ab.

In der Verheilung unter Narbenbildung sahen die Autoren einen weiteren Beweis, daß es sich nicht um eine Efflorecenz im Sinne einer Urticaria factitia gehandelt habe — obgleich auch dieses Ergebnis interessant genug gewesen wäre, da eine Urticaria factitia bei dem Patienten ja auch nicht vorlag —, sondern wirklich vorwiegend um eine Blase. Sie kamen zu dem Schluß, daß sich durch hypnotische Suggestion auf der Haut geeigneter Individuen Veränderungen erzeugen lassen, die in „vasodilatatorischer Exsudation und einer zur Narbenbildung führenden Entzündung bestehen".

Blasenversuch von BORELLI und GEERTZ (1953):

Es handelte sich um einen 27jährigen Kaufmann mit konstitutioneller atopischer Neurodermitis. Da sich im Rahmen der Einübung des autogenen Trainings nach J. H. SCHULTZ und bei Anwendung der gestuften Aktivhypnose nach KRETSCHMER eine sehr hochgradige Suggestibilität beobachten ließ, wurde entsprechend dem soeben geschilderten Versuch von HELLER und SCHULTZ dem Patienten in einer tiefen Hypnose eine Münze auf die Streckseite der gesunden rechten Hand ulnar im Bereich des fünften Zwischenfingergliedes gelegt und eine Verbrennung mit Blasenbildung suggeriert, die bis zum nächsten Vormittag erfolgen sollte. An den ganzen Vorgang erinnerte sich der Patient entsprechend dem posthypnotischen Auftrag nach Erwecken aus der Hypnose nicht mehr. Der Befund am nächsten Vormittag war folgender: Es hatte sich zwar keine Blase gebildet, aber im Bereich der Einwirkungsstelle der Münze fand sich eine deutliche Schwellung in runder Form, die zusätzlich durch ihre stark anämische Blässe von der Umgebung farblich abstach. Dieser ödematöse, blaß-anämische Bezirk war von einem leicht geröteten Ring umgeben, wie man es bei einer biphasischen Reaktion oder beim weißen Dermographismus mitunter finden kann. Leider konnte dieser Befund nicht sofort photographiert werden, da es Samstag war. So konnte erst nach 48 Std eine Aufnahme des Restbefundes gemacht werden, den Abb. 4 zeigt. Zu diesem Zeitpunkt hatte sich der gerötete Ring völlig, die Schwellung bereits weitgehend zurückgebildet. Der Bereich der anämischen Verfärbung war kleiner geworden. Doch es bestand noch eine deutlich sichtbare Abblassung von etwa 1 cm^2, *im morphologischen Aussehen wie ein weißer Dermographismus.* Die Veränderung war nach weiteren $1^1/_2$ Tagen völlig abgeklungen. Eine Narbenbildung erfolgte nicht. Das war auch nicht anders zu erwarten.

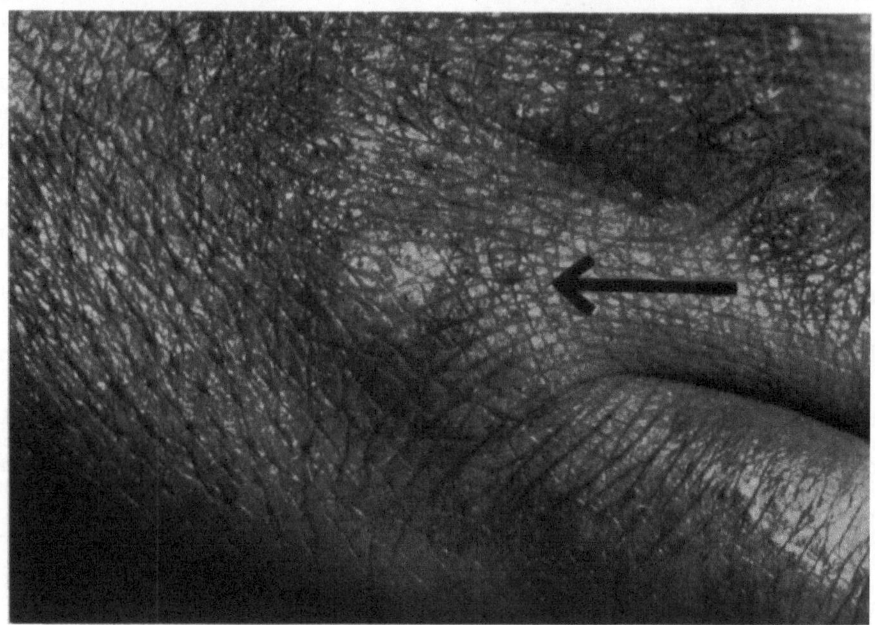

Abb. 4. Versuch von S. BORELLI und U. GEERTZ, an der gesunden Hand einer Versuchsperson mit konstitutioneller atopischer Neurodermitis durch Suggestion eine Brandblase zu erzeugen. Der Pfeil kennzeichnet den Restbefund der Reaktion nach 48 Std, die in ihrem Aussehen dem „weißen Dermographismus" entspricht

Diese Hypnosereaktion ist insofern interessant, als sie zeigt:

1. Daß auf Verbalsuggestion in dem durch Auflegen einer Münze gekennzeichneten Bezirk wirklich eine organische Veränderung erfolgte.

Es muß dabei betont werden, daß die Münze nur ganz vorsichtig angedrückt wurde. Ein Reiben oder festes Anpressen erfolgte nicht. Der Reiz war also lokal überaus gering.

2. Daß die Reaktion in diesem Fall adäquat dem Krankheitsbild erfolgte, d.h., es entstand eine Veränderung, die in Einklang zu bringen ist mit dem bei der echten konstitutionellen Neurodermitis so typischen Befund des weißen — paradoxen — Dermographismus. Es kam also im Endeffekt hier auf der Basis der hypnotischen Suggestion lokal zu einer starken, langdauernden, irritativ gesteigerten Kontraktilität bzw. Kontraktion der kleinen Hautgefäße. Erklärt man sich eine derartige Kontraktilität nach GOTTRON (1936 u.v.m.) als Ausdruck erhöhter Constrictorenerregbarkeit einer besonders erregbaren Strombahnprovinz, so muß der Effekt wohl durch die Weiterleitung eines nervalen Reizes vom Cerebrum — in diesem Fall durch die Suggestion verursacht — über den Gefäßnervenapparat, hier schließlich die Vasoconstrictoren im periarteriellen sympathischen Geflecht, erfolgt sein. Die eventuelle Tragweite der Bedeutung dieses Befundes für den

möglichen Anteil psychogener Faktoren am Zustandekommen eines neurodermitischen Schubes bei atopischer konstitutioneller Neurodermitis ist als recht erheblich zu kennzeichnen.

Einen bedeutsamen Beitrag für die dermatologische Wissenschaft über die Anwendung der Hypnose hat SEITZ (1951, 1952, 1953 u.a.) geliefert. Er hat psychiatrische Studien an Patienten durchgeführt, bei denen die Art des emotionellen Konflikts und die psychodynamische Bedeutung und Art des Symptoms außer Zweifel standen. Verschiedene Hautphänomene wurden durch das ursprünglich nicht-dermatologische Symptom mittels hypnotischer Suggestion ersetzt und dann die Angaben, die aus den beiden Verfahren resultierten, in Relation gebracht. — SEITZ ist es gelungen, psychogene Chorea mit Lichen simplex chronicus und mit heftigem Erröten (beides exhibitionistische und masochistische Symptome, die im Inhalt ähnlich denen bei psychogener Chorea sein sollen) zu ersetzen. Es gelang ihm nicht, für die nicht-cutanen Symptome, einfachen Pruritus, Handflächenhyperhidrosis oder Anaesthesie der Schädeldecke zu setzen. Es scheint, daß eine Übertragung auf die Haut nur dann möglich ist, wenn das verdrängte Symptom das gleiche psychologische Merkmal (d.h. dieselbe psychologische Wertigkeit) hat wie dasjenige, das es ersetzt.

Die Anwendung der Methode von SEITZ eröffnet einen Weg für die psychodermatologische Forschung.

Die Psychiater (J. H. SCHULTZ u.a.) stehen auf dem Standpunkt, daß hypnotische Techniken leicht anwendbar sind. Viele Autoren, u.a. OBERMAYER, vertreten allerdings dabei die Ansicht, daß Hypnose mit suggestiver Therapie nicht angewendet werden sollte, bevor psychologische oder psychiatrische Untersuchungen ergeben haben, daß keine Gegenindikationen vorhanden sind. Darüber hinaus sollten nur äußerst erfahrene und mit dieser Technik vertraute Ärzte, die die Gefahren kennen, Hypnosen durchführen. Auch die suggestive Therapie muß eingehenden und gründlichen Prüfungen unterzogen werden, ehe ihre Begrenzung und Eignung im Einzelfall genau festgelegt wird.

b) Neurophysiologische Methoden

In der neurophysiologischen Forschung liegen vor:

Grundsätzliche Studien über die Funktionen der hypothalamischen Zentren, Encephalographie, Reaktionen bei Anstrengungen oder Belastungen (ein in neuester Zeit besonders interessantes Gebiet) und Teste der cutanen Funktionen.

Der Hypothalamus spielt eine entscheidende Rolle in der Forschung. Nach MODLIN (1951) sind konkrete und überzeugende Anhaltspunkte für die psychosomatischen Grundgedanken in der Physiologie zu finden. MODLIN weist darauf hin, daß nirgends sonst im Körper die für den Gesamtorganismus wesentlichen Organe so zusammentreffen wie im Hypothalamus. Er ist die einzige direkte Verbindung zwischen dem Gehirn und dem Hauptregler des endokrinen Systems, nämlich der Hypophyse, sowie das einzige Koordinierungszentrum im Körper für die lebenswichtigen Funktionen der Temperatur, den Flüssigkeitsausgleich und den Schlaf. Der Hypothalamus ist wahrscheinlich auch der Sitz der neuralen Kontrolle für die Regulierung des Fett- und Kohlenhydrathaushaltes und des innerorganischen Ionenstoffwechsels. Er kann daher durchaus als Schaltstelle des emotionellen Lebens des Menschen angesehen werden.

Das Studium der Funktionen des Hypothalamus erbringt, daß über dessen Ganglien die Anregung des autonomen Nervensystems erfolgt. Damit geht konform die Aktivierung der einzelnen Organe und die Bildung von Acetylcholin oder Histamin. Nach den Forschungsresultaten sind die Reaktionen, die eine

Entzündung charakterisieren, die gleichen, ob die Erkrankung nun psychogen, allergisch oder organisch bedingt ist.

Es ist nach Ansicht entsprechender Untersucher wahrscheinlich, daß Emotionen wie Ärger, Angst und Furcht im Hypothalamus ansetzen und in Form von adrenergischen Impulsen über das Rückenmark und die vorderen Wurzeln und über das sympathische Nervensystem an die Peripherie gelangen. Dort bewirken sie z.B. Zusammenziehung der Arrectores pilorum und Verengung der Gefäße. Andererseits verursachen Impulse, die über sekretorische Fasern in die Schweißdrüsen gelangen, Absonderung aus diesen sezernierenden Drüsen. Reize, die Erröten usw. zur Entstehung bringen, sind cholinergisch. Sie gehen von der Hirnrinde und den hypothalamischen Zentren über das Rückenmark zu den hinteren Wurzeln. Oft führen emotionelle Reize gleichzeitig zu adrenergischer Pilomotion, Gefäßverengung und cholinergischer Schweißbildung und Gefäßerweiterung. Es scheint, daß die beiden Funktionen dieser Nervengruppen, die sympathische und die parasympathische, nicht unbedingt antagonistisch sind.

Ebenfalls von großer Bedeutung in der funktionellen Pathologie der Dermatosen ist das weit verbreitete Axon-System. *Ohne Mitwirkung von Ganglienzellen*[1] wird die Erregung von einem Ast einer geteilten Nervenfaser auf einen anderen übertragen. Axonreflexe ohne übergeordnete Kontrolle können sich weit ausbreiten und durch Reizung eines kleinen Bezirkes zu einer unverhältnismäßig weitverbreiteten Reaktion führen.

Gefäßerweiterung ist der wichtigste Reflex, weil Hyperämie Vermehrung der entzündlichen Reaktionen und eine Herabsetzung der Pruritusschwelle zur Folge hat. Nach Angst oder ähnlichen Emotionen entsteht beispielsweise eine stärkere Hyperämie und Juckreiz an der Haut des Patienten, der an Pruritus leidet. „Jeder Dermatologe kennt die deprimierte und frustrane Situation des Patienten, dessen gerötete, zerkratzte Haut Unruhe, Aggression und seelische Spannung verrät" (Obermayer).

Von Raginski (1948) wird ein weiterer Weg zur Erklärung der Pathogenese eines psychosomatischen Symptoms als schrittweiser Vorgang vorgeschlagen. Wenn man davon ausgeht, daß ein Patient z.B. vasomotorisch reagiert, kann eine normale Funktion, wie etwa das Rotwerden als Ausdruck der Scham, bei ihm stark gesteigert sein. Diese übersteigerte Funktion kann unter emotionellem Einfluß langsam stärker werden und zu Errötungsmustern führen, also einer Wechselwirkung vasomotorischer Reaktionen. Allmählich ergeben sich dauernde Veränderungen. Diese Phasen können auch gelegentlich bei Patienten mit Rosacea beobachtet werden. Es ist bisher nur selten geglückt, die Vorgänge zu klären, die infolge bleibender übersteigerter Funktionsstörungen zu dauernden somatischen Veränderungen geführt zu haben scheinen.

Ostow und Ostow (1946) wandten encephalographische Studien bei psychoneurotischen Patienten an, um spezifische Veränderungen nachzuweisen. Nichtdermatologische Erscheinungen, die wenigstens teilweise als psychogen angesehen wurden, sind elektroencephalographisch untersucht worden. Es ergaben sich pathologische Befunde. — Rubin und Moses (1944) haben einen bemerkenswerten Anteil abnormer Aufzeichnungen bei Personen mit Atopien (Asthma) festgestellt. Moses (1946) berichtet von ähnlich hohen Prozentsätzen bei Patienten mit duodenalen Geschwüren. Die Verfasser haben von der Norm abweichende EEG-Aufzeichnungen besonders bei Menschen mit unsicherem, zurückhaltendem Wesen festgestellt. Das ist interessant, weil bei diesem gleichen, äußerlich passiven Typus Stokes (1932, 1940) Neurodermitis oder allergische Dermatosen beobachtete. Dees und Loewenback (1948) haben berichtet, daß 52 von 85 „allergi-

[1] Hesse hält in einer persönlichen Stellungnahme diesen Satz für gefährlich (1966).

schen" Kindern abnorme EEG-Aufzeichnungen zeigten. STERNBERG und BALDRIDGE (1948) haben ebenfalls einen sehr hohen Prozentsatz abnormaler Aufzeichnungen bei Patienten mit Neurodermitis ermittelt. BRAZIER (1945) publiziert lapidar, daß bei psychoneurotischen Menschen das Gehirngewebe „nicht genügend Sauerstoff aufnimmt".

4. Messung bestimmter dermaler Funktionen

Die Funktion der Haut wurde z. B. untersucht, indem man die Temperatur, die Schwelle reaktiver Hyperämie, die Schmerzschwelle, Handflächenresistenz, Schweiß-Exsudation und Reaktion der Haut bei Adrenalin- und Suprarenin-, Histamin-, Acetylcholin- und Pilocarpineinwirkung beobachtete. Diese Untersuchungen ergaben Daten, die für den naturwissenschaftlichen Untersucher als naturwissenschaftlicher Nachweis reproduzierbarer Art gelten können.

Die Studien an funktionellen Dermatosen sollten nach Möglichkeit auf Erkenntnissen aufbauen, zu deren Gewinnung bewährte physiologische Experimente herangezogen wurden. Systematische Untersuchungen in dieser Richtung, besonders in Verbindung mit Experimenten in Belastungssituationen, fanden aber erst in neuerer Zeit statt.

Die Verwendung z. B. des Histamin- und Acetylcholin-Effektes auf das Gefäßsystem, die Gefäßdurchlässigkeit, die Entwicklung von Ödemen und Urticaria, von Juckreiz und Rötung, hat auch in der psychosomatischen Forschung Berücksichtigung gefunden. Die Substanzen Histamin, Acethylcholin können z. B. auch rein nervös-nerval ausgelöst freigesetzt werden und insofern zu dermatologischen Reaktionen und zur Bildung dermatologischer Krankheitsbilder beitragen. Der „erste" Anstoß zur Reaktion kann also auf einen psychischen Einfluß zurückgehen. — Aus diesen Erkenntnissen leitet sich eine Möglichkeit ab, psychosomatisch interessante Versuche durchzuführen. Deren Anzahl ist leider nicht vielfältig genug. Von Interesse und Beweiswert sind in diesem Zusammenhang die pharmakodynamischen Befunde von GRAHAM und WOLFF (1950) (s. unten!).

a) Das psychogalvanische Phänomen

Zu den Versuchsanordnungen, psychische Einflüsse zu setzen und reaktive Hauterscheinungen zu messen, gehört das sog. psychogalvanische Phänomen, das von vielen Autoren bearbeitet wurde und mit dessen Verwendung als Mittel zum Sichtbarmachen von Affektwirkungen sich besonders WITTKOWER (1936) am Ende seiner Tätigkeit in Berlin beschäftigt hat.

Das psychogalvanische Phänomen ist nach den ersten Arbeiten von VIGOUROUX (1879) und TRACHANOFF (1890) immer wieder unter dem Gesichtspunkt bearbeitet worden, ob es zur Messung emotionaler Vorgänge verwendbar sei. VIGOUROUX war aufgefallen, daß bei hysterischen Hemianaesthesien der elektrische Widerstand der Haut gegenüber der gesunden Seite verändert war. FÉRÉ (1897) beobachtete bei sensorischen Reizen und Emotionen Galvanometerausschläge in seiner Versuchsanordnung. TRACHANOFF stellte fest, daß die Verknüpfung von Affektlage und Befund des psycho-galvanischen Phänomens sehr eng ist. Das sah er insbesondere an den jeweiligen Anfangsergebnissen bei seinen Versuchspersonen. Bei dem Autor heißt es, befindet sich der Betreffende im Zustand gespannter Erwartungen von zum Teil unbekannten Reizen oder Fragen, so macht der Galvanometerspiegel fortwährend unregelmäßige Schwankungen, welche den Beginn der Untersuchungen außerordentlich erschweren. Daher ist bei Anstellung derartiger Experimente das zum Versuch dienende Individuum an Selbstbeherrschung hinsichtlich seiner Aufmerksamkeit und seines psychischen Zustandes zu gewöhnen. Andere Autoren haben die gleichen Erfahrungen gemacht.

VERAGUTH (1909) führte aus, daß das Psychogalvanometer die Änderungen des Hautwiderstandes unter psychischen Alterationen sehr zuverlässig anzeigt. Laut

Veraguth wurde das Psychogalvanometer von C. G. Jung u. a. bei Assoziationstests, zur Messung emotionaler Schemen benutzt. In England fand es 1907, in Amerika 1909 durch Peterson Anwendung.

Nicht nur am Anfang der Versuchsreihe beim Einzelnen können die genannten anfänglichen „Erwartungsreaktionen" beobachtet werden. Auch im Intervall zwischen zwei Reizen, besonders wenn dieses etwas länger dauert, treten unregelmäßige Schwankungen auf, die ebenfalls auf endogene psychische Momente wie Erwartung, Ungeduld etc. zurückgeführt werden müssen. Radecki (1928) fand das Auftreten dieser Intervallreaktionen besonders häufig bei Frauen. Binswanger (1908) konnte experimentell die Einwirkung der Aufmerksamkeit auf das psychogalvanische Phänomen feststellen. Er fand ebenso wie Wechsler (1946) Geringerwerden der Ausschläge. Landis und de Wick (1930) gaben einen vollständigen Überblick über die gesamte Literatur bis 1929. Sie führten aus, daß das Phänomen nicht brauchbar sei für die Studie psychischer Reaktionen. Landis schloß daraus, daß der Reflex als Begleitumstand oder Ergebnis jeder oder aller physischen und psychischen Reaktionen vorkommt. Psychische Reaktionen können ohne psychogalvanischen Reflex einhergehen, und der psychogalvanische Reflex kann ausgelöst sein, wo eine psychische Reaktion unmöglich ist, z. B. bei Decerebralen.

Über die *physiologischen Mechanismen* sind viele Meinungen geäußert worden. Die Veränderungen des Gleichstromwiderstandes der Haut sind auf Änderungen der Schweißdrüsentätigkeit (Jeffress, 1928), auf Änderungen im Wärmeregulationsmechanismus und (nach Clendon und Hemingway, 1936) auf Änderungen in der Polarisation der Zellplasmamembranen zurückzuführen. Da der Wechselstromwiderstand gegenüber dem Gleichstromwiderstand unverändert ist, dürfte die Ursache des Reflexes nicht eine reelle Widerstandssenkung, sondern eine starke Polarisation der Haut an der Oberfläche sein (Gillmeister, 1948).

Es handelt sich also um die Beobachtung, daß unter bestimmten Voraussetzungen bei Anschluß zweier Elektroden an die Hautoberfläche einer Versuchperson im Kreis einer Wheatstoneschen Brücke bei sensoriellen Reizen und Emotionen der Ausschlag der Galvanometernadel schwankt. Nach Ansicht der verschiedenen Autoren handelt es sich beim psychogalvanischen Phänomen u. a. um die Änderung des Ohmschen Widerstandes in der Haut der Versuchsperson. Auf jeden Fall treten Spannungsunterschiede auf.

1. In erster Linie ist die *Schweißdrüsentätigkeit* zu nennen. Die Stärke des Phänomens steht zur Schweißsekretion in direkter Beziehung. Mit zunehmender Schweißabsonderung erfolgt eine Abnahme des Hautwiderstandes (Richter, 1929), die sich einesteils erklärt durch die zunehmende Hautdurchfeuchtung, andernteils durch die fortschreitende bzw. abnehmende Säuerung (Schade, 1928; Marchionini, 1928, 1931; Ottenstein, 1931). Nach Atropin- und Formalineinwirkung ist eine Zunahme des Widerstandes zu beobachten.

2. Weiterhin erhält man größere Galvanometerausschläge bei allgemeiner *Vasodilatation der Hautgefäße.*

3. Schließlich ist wesentlich die Veränderung der *Hauttemperatur* während des Versuches, durch die der Konzentrationsgrad der Elektroden und der Leitungswiderstand beeinflußt werden.

4. Als physiologischer Faktor ist das Auftreten von *Muskelaktionsstörungen* durch willkürliche oder unwillkürliche Bewegungen anzuführen, der jedoch weitgehend auszuschalten ist.

Wesentlich für die Betrachtung im Rahmen des Themas Haut und Gefäßnervensystem sind die Schweißdrüsentätigkeit, die Gefäßveränderungen und die Variation der Hauttemperatur. So läßt sich schließlich als Fazit sagen: Man erzielt im Versuch meßbare Änderungen des psychogalvanischen Phänomens der Haut im Rahmen psychischer Reaktionen, ganz gleich ob nun im Rahmen von hypnotischen Maßnahmen oder durch sonstige Erregung von Emotionen, jedenfalls auf dem Wege über das Cerebrum[1] und das vegetative Nervensystem. Diese psychischen Einwirkungen auf das Cerebrum haben peripher ihr Echo am Hautorgan durch Veränderung des physiologischen Ausgangswertes der Hautgefäße, der Temperatur und der Schweißdrüsensekretion.

Die Folgen dieser durch psychische Faktoren bewirkten Variation der physiologischen Faktoren sind in der Versuchsanordnung für das psychogalvanische Phänomen meßbar und besitzen damit eine Beweiskraft, wie sie vom naturwissenschaftlichen Standpunkt aus betrachtet wünschenswert ist. Bei der Bestimmung der Oberflächenresistenz mit dem Dermometer mißt man die Leitung eines Galvanisationsstromes z.B. durch die Handfläche.

WAGNER (1952) zeigt an zwei Patienten mit kongenitalem Fehlen von Schweißdrüsen, daß eine direkte Verbindung besteht zwischen der Anzahl der Schweiß-

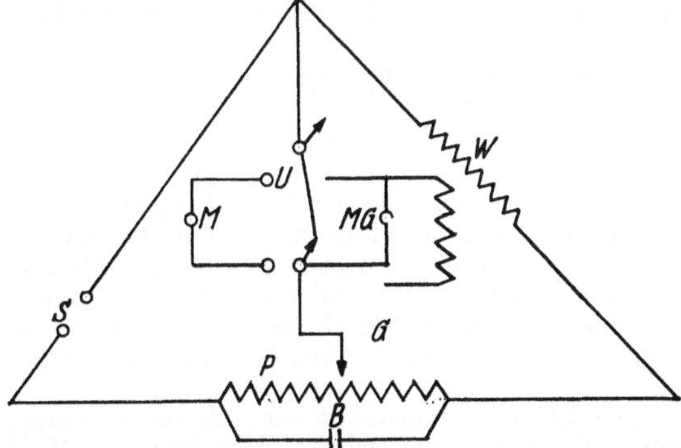

Abb. 5. Wheatstonesche Brücke für psycho-galvanische Reaktion. *S* Versuchsperson; *W* Widerstand (10000); *P* Widerstand; *B* Batterie; *MG* Spiegelgalvanometer; *U* Umschalter; *G* Gleitkontakt; *M* Milliampèremeter. (Nach WITTKOWER, E.: Einfluß der Gemütsbewegungen auf den Körper. Wien 1936/37)

drüsen und dem Ausmaß der galvanischen Reaktionen. Diese Beobachtungen bekräftigen die Ansicht, daß die elektrische Resistenz der Haut mehr mit der Schweißdrüsenaktivität zusammenhängt als mit vasomotorischen Veränderungen.

Eine sehr instruktive Arbeit ist die von OEDEGAARD (1930). Sie unterscheidet sich insofern von anderen Experimenten, als diese Untersuchung die psychogalvanische Kurve als Antwortreaktion auf einen Test in Form einer Reihe von Worten und Fragen behandelt. Die Kurve wird als eine Art einfacher graphischer Darstellung des Stroms geistiger Aktivität gesehen und zwar von ihrer emotional vegetativen Seite, während bei dem Individuum sonst ein Standardniveau vorhanden ist. ÖDEGAARD kam in seinen Experimenten zu vier Kurventypen: 1. Standardkurven, 2. atypischen, 3. beständigen und 4. Kurven mit erhöhter positiver Komponente. Er schließt aus seinen Untersuchungen: Eine exakte Beziehung zwischen psychogalvanischem Reflex und vegetativ emotionalen Funktionen ist im Detail nicht eindeutig. Aber es ist offenbar, daß eine grundsätzliche Verbindung, eine Tendenz besteht. So sollte es möglich sein, allgemeine Funktionen an Hand psychogalvanischer Kurven zu studieren, und allgemein typische Befunde zu erheben. Doch für die Studie des Einzelfalles ist das Phänomen nicht anwendbar.

WITTKOWER (1936) befaßt sich in seinem Buch „Einfluß der Gemütsbewegungen auf den Körper“ eingehend mit der Verknüpfung des Vorkommens des psychogalvanischen Phänomens mit affektiven Vorgängen. Er benutzte zu seinen Versuchen eine etwas modifizierte Veraguthsche Anordnung (Abb. 5).

[1] Cerebrum = sowohl Rindenfunktion als auch Verlauf über tiefere Zentren, Diencephalon usw.

In dieser Versuchsanordnung mittels der Wheatstoneschen Brücke wurde der Strom von der Batterie *B* einerseits über den Widerstand *P*, andererseits über die Vp. und *W* zum Spiegelgalvanometer geführt. Über den Widerstand *P* lief ein Gleitkontakt, der mit der zweiten Galvanometerklemme verbunden war. Verhielten sich die Widerstände über Vp. und *W* wie die über den Abschnitten des Widerstandes *P*, so floß kein Strom über das Galvanometer. Änderte sich der Ohmsche Widerstand der Vp. oder entstand in der Vp. eine elektromotorische Kraft, oder veränderte sich die Polarisation in der Vp., so traten Spannungsunterschiede in der Vp. auf, die über das Galvanometer ausgeglichen wurden. Um Überlastungen des Galvanometers zu vermeiden, legte man ihm einen variablen Widerstand *SH* parallel.

Bei Beginn eines jeden Versuches wurde der Umschalter *U* auf das Milliampèremeter *M* geschaltet. Mit dem Gleitkontakt *G* wurde dann der Strom so einreguliert, daß das Milliampèremeter keinen Strom mehr anzeigte. Erst dann wurde auf das Galvanometer umgeschaltet, das allmählich so weit entshuntet wurde, daß die affektiv erzeugten Ausschläge den größten Teil der Skala durchliefen. Als ableitende Elektroden wurden zwei Zinkplatten von gleicher Größe benutzt, die durch mit gesättigter Zinksulfatlösung getränkte Mullstreifen an den Fingern befestigt waren.

Als Instrument wurde ein Siemensspiegelgalvanometer von 60 mA benutzt. Die Empfindlichkeit wurde durch den Shunt so eingestellt, daß die größten Reaktionen die ganze Skala durchliefen. Diese war 4 m lang und stand in 2 m Entfernung vom Instrument. Unter der Skala befand sich die Lichtquelle, eine Einfadenlampe, deren Strahl durch eine Optik konvergent gemacht wurde, so daß er nach der Reflektion von dem Galvanometer als Punkt auf der Skala erschien. Die Maximalausschläge lagen zwischen 80—90°.

Versuchsablauf: Die Versuchsperson wurde in einem verdunkelten Raum auf einen bequemen Liegestuhl gelegt und die Elektroden angebracht. Es herrschte größtmögliche Ruhe, und nach einigen Minuten der Adaption wurde der Strom eingeschaltet. Fehlen sämtliche äußeren Reize, so beginnt der Lichtpunkt langsam in einer Richtung zu wandern. Die Geschwindigkeit dieses Ausschlages ist bei verschiedenen Versuchspersonen unterschiedlich, bei denselben jedoch gleichbleibend. Diese Kurve, die bei allen Versuchspersonen auftritt, wurde von Veraguth als „Ruhekurve“ bezeichnet. Nach Konstantbleiben der Ruhekurve begann der Versuch.

Als **Affektreize** wurden Reizworte verwandt wie: „Königin, Stock, Lungen, Kindheit, Blut, Reichtum, schwarz, Wurm, Schiff, Gewissen, Ekel, heimlich, Weihnachten, ertrinken, Strafe, Freundschaft, Tod, Treue“ u.a.

Der Versuchsperson wurden 100 Reizworte zugerufen. Nach je 25 Worten wurden die zu den Reizworten gehörigen Einfälle gesammelt, zugleich gab die Versuchsperson zu jedem Reizwort den Grad ihrer subjektiven Beteiligung an.

Um die erwähnte Anfangserregung auszuschalten, ließ man jedem Versuch eine größere Anzahl von Reizworten vorausgehen. An jedem Versuchstag wurden nur 25 Worte geprüft. Nach einer größeren Anzahl tritt Ermüdung ein, und die Resultate werden unbrauchbar durch Schwächerwerden der Reaktionen. Die Versuchsdauer beträgt an den 4 Versuchstagen durchschnittlich 2 Std.

Es gelang bei 25 Worten meist ohne Schwierigkeit, die zu den Reizworten gehörigen Einfälle nachträglich zu reproduzieren. Man beschränkte sich nicht auf Reaktionsworte, sondern ließ Einfallsreihen bilden. Der Inhalt der Einfälle ist natürlich nur mit Einschränkungen zu verwenden, da peinliche Inhalte bewußt verschwiegen werden können. Mitunter kann durch bewußte oder unbewußte Verdrängung die Reproduktion erschwert oder unmöglich gemacht werden.

Ausschlaggröße und **Ausschlagdauer** wurden registriert. Unter Ausschlaggröße ist die maximale Skalenstrecke zu verstehen, die von dem Lichtpunkt nach Gabe des Reizwortes entgegen dem Ruhestrom durchlaufen wird. Unter Ausschlagsdauer ist die Gesamtzeit der Reaktion zu verstehen, d.h. die Zeit von der Reizgabe bis zur Rückkehr des Lichtpunktes auf die Ausgangsstelle. Das Tempo des Versuches wurde so eingehalten, daß ein neues Reizwort nicht eher gegeben wurde, als bis die vorhergegangene Reaktion abgeklungen war, um Superposition oder Interferenz der Reize zu umgehen.

Zu diesen Versuchen wurden 60 Versuchspersonen und etwa 6000 Reizworte verwendet, so daß die Ergebnisse der Untersucher auf einer breiten Versuchsbasis entstanden. Von 25 Personen reagierten auf die einzelnen Reizworte psychologisch stark:

22 Kindheit!
18 Ekel, Verehrung!
17 Königin, Öffnung, Gewissen, Schlange, Tod!
16 Wurm, schwarz, Verdienst, Geld, Kind, reiten!

15 Blut, heimlich, allein, eitel!
14 Stock, Lungen, Wald, Einbrecher, Bauch, Hose!
13 Reichtum, Hilfe, ertrinken, Feind, Zukunft!
12 Haar, gelb, rot, Messer!

Die Betrachtung dieser Aufstellung zeigt, daß Worte, die ein Gefahrenmoment enthalten, die bedrohlichen Charakters sind, wie Tod, Schlange, Blut, Stock usw., daß Worte, die triebbezüglich sind, wie Ekel, reiten, Bauch, Hose, und Worte, die die Lebensposition betreffen, wie Verdienst, Geld, Reichtum, starke psychogalvanische Reaktionen hervorrufen. Dagegen fällt auf, daß Worte, von denen man annehmen müßte, daß sie einen Affektwert besitzen, wie Überfall (5), Not (8), Glück (8) relativ selten starke Reaktionen hervorbringen.

Wie bereits erwähnt, wurde jede Person veranlaßt, bei jedem Reizwort den Grad ihrer subjektiven Beteiligung den Einfallinhalten gegenüber anzugeben. Hierdurch sollte festgestellt werden, inwieweit sich Introspektion und objektives

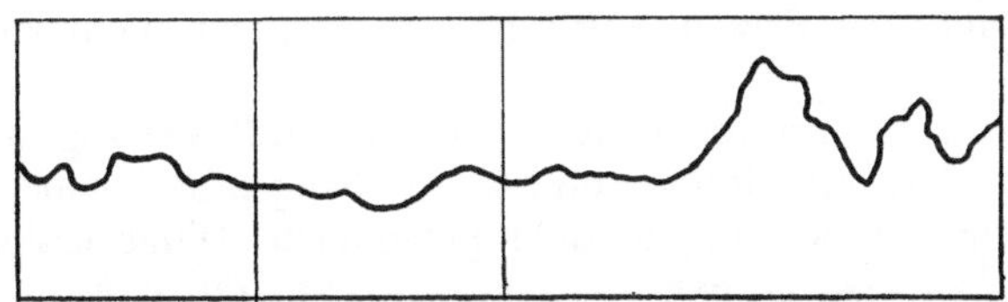

Abb. 6. Keine Reaktion auf die Reizworte „Rauch" und „Mann". Die Reaktion auf die Worte „kein Ausweg" dagegen beweist das Auftreten einiger affektvoller assoziativer Ausschläge. (Nach KLEINSORGE, H., u. G. KLUMBIES: Psychotherapie in Klinik und Praxis. München-Berlin 1959)

Ergebnis decken und welche Reizworte bei etwaigen Differenzen eine Sonderstellung einnehmen.

Bereits die ersten Untersucher, insbesondere VERAGUTH und RADECKI stellten fest, daß subjektive Beteiligung und psychogalvanisches Phänomen im allgemeinen gut übereinstimmen, daß aber mitunter affektive Zustände ohne begleitende Reaktion beobachtet wurden und umgekehrt. Es ergibt sich auch aus diesem Versuch, daß im allgemeinen eine nachweisbare Übereinstimmung herrscht zwischen als gefühlsbetont angegebenen Worten und psychogalvanischen Phänomenen; Freundschaft (16, 13), Blut (12, 15), gemein (11, 14).

Es zeigte sich ferner, daß ein großer Teil der Worte, die subjektiv nicht als gefühlsbetont empfunden wurden, sich durch starken psycho-galvanischen Ausschlag als affektbeladen verraten, z.B. Königin (1, 17), Blase (3, 11), blau (4, 11), König (5, 14), Haar (5, 12), Hose (6, 14), Stock (6, 14), Reichtum (6, 13).

Es gibt bestimmte Worte, die von den Versuchspersonen nicht als gefühlsbetont empfunden wurden und die sich bei der Mehrheit der Versuchspersonen durch ihre starke psychogalvanische Reaktion als affektbeladen erweisen. Das psychogalvanische Phänomen zeigt also auch unbewußte Affekte an. Der hohe Affektwert der Freudschen Symbolwerte läßt sich demonstrieren.

Die Abb. 6 zeigt einen von KLEINSORGE und KLUMBIES (1959) oscillographisch registrierten psychogalvanischen Reflexablauf.

Eine experimentelle Methode zur gleichzeitigen Durchführung psychiatrisch-psychologischer Explorationen und cutaner Strommessungen wurde von SEITZ und SHIPLEY angewandt.

Eine Abänderung des oben erwähnten Dermometers mit elektrischem Strom von äußerst niedriger Spannung ist von ZACH (1952) und seinen Mitarbeitern entwickelt worden. Die Elektroden lagen an 25 verschiedenen Punkten der Haut beider Seiten des Körpers. Die Untersuchungspunkte befanden sich im Bereich der beiden Trigeminusnerven. Die Berechnung der arithmetischen Mittel der

Untersuchungspunkte ergab eine „vegetative Grundlinie“. Die Zahlen, die von dieser Linie abweichen, wie es z. B. unter emotioneller Belastung geschieht, können graphisch festgelegt werden.

Trotzdem kann eine Messung des cutanen elektrischen Widerstandes auch bei scheinbar ruhigen Menschen als Indicator emotioneller Spannungen dienen (van der Valk und Green, 1950). Man stellte den Patienten während der Messung eine Reihe von Standardfragen oder unterhielt sich über ein für sie emotionell bedeutsames Thema mit ihnen. Die Autoren beobachteten auch hier, daß die elektrische Spannung während der emotionellen Entladung nachließ. Auf dem gleichen Prinzip beruhen manche sog. Lügendetektoren.

van der Valk und Groen (1950) berichten über Untersuchungen des elektrischen Hautwiderstandes bei emotionellen Spannungen. Der elektrische Widerstand wurde mit einer ähnlichen Anordnung wie der Wheatstoneschen Brücke gemessen. Die Messungen fanden statt:

1. nach Einbringen der Person in den Stromkreis,
2. 10 min danach; die Person wurde angewiesen, sich nicht zu bewegen und nicht zu sprechen,
3. in den nächsten 15 min; es wurden zwei einfache Bewegungsanweisungen gegeben und aufgefordert, eine Reihe von Standardfragen zu beantworten,
4. während eines Interviews, in dem persönliche Dinge diskutiert werden.

Die Messungen wurden an 205 Erwachsenen ausgeführt, davon waren 51 gesund, die übrigen waren Patienten.

Die Anfangswerte waren bei Patienten mit Magengeschwüren, Darmulcera, Diabetes und einigen Gefäßkrankheiten im allgemeinen hoch und bei anderen niedrig. Während der ruhigen Meßperiode fiel der Widerstand gewöhnlich ab. In der dritten Meßperiode stieg der Widerstand an, wenn die Patienten unter den Versuchsbedingungen in Spannung gerieten. Dieses war bei normalen Personen und den meisten Kranken nicht der Fall, doch bei solchen mit oben angeführten Leiden. Bei diesen Krankheiten wurde allgemein ein Anstieg des Hautwiderstandes beobachtet.

Ad 1: Der Widerstand von feuchter, warmer Haut war gewöhnlich niedriger als bei einer kalten, trockenen Haut. Diese Beobachtung ist auch bei verschiedenen Erkrankungen gemacht worden. Sie ist physikalisch verständlich. Neben Auf- und Ansteigen der Kurven beobachtete man auch ihre Gleichmäßigkeit.

Ad 2: Bei innerlich unausgeglichenen Personen sah man ein dauerndes Auf- und Abbewegen der Galvanometernadel. Ähnliche Ergebnisse fand man bei Patienten mit Thyreotoxikose. Bei hysterischen Personen sah man kurze Perioden des Ansteigens zwischen oft übertriebenen Ausschlägen.

Ad 3: Bei Fragen mit emotionalem Spannungsinhalt, die der Patient nicht beantworten konnte oder wollte, sah man einen Anstieg.

Ad 4: Der Widerstand wurde im Ablauf eines Gespräches studiert, das persönliche emotionale Dinge betraf. Gewöhnlich fand man, daß während eines solchen Gespräches der Widerstand abfiel, manchmal beträchtlich, nämlich dann, wenn der Patient seinen Gefühlen Ausdruck verleihen konnte. Wurde der Ausdruck der Gefühle kontrolliert oder gar unterdrückt, verminderte sich der Widerstand nicht, stieg vielmehr sogar an.

Abb. 7 zeigt zwei Kurven eines Patienten mit Duodenalgeschwür und schwerer Raynaudscher Krankheit. Die erste Kurve zeigt einen hohen Initialwert und einen weiteren Anstieg während der stillen Periode. Die Standardfragen bringen einen geringen Abfall hervor. Während des Experimentes blieb seine Hand kalt und blau.

In einem zweiten Experiment, 2 Wochen später, wurde der Patient nach den ersten 10 min in ein Gespräch verwickelt. Diesmal fiel der Widerstand ab, besonders als der Proband äußerte, daß es für ihn schwer sei, mit anderen Menschen über seine Gefühle zu sprechen. Während einer zweiten Periode, als sein Verhältnis zu seiner geschiedenen Frau diskutiert wurde, blieben seine Antworten und die Reaktionen ziemlich neutral. Dann sprach man mit ihm über seine Schwierigkeit in punkto Selbstbeherrschung und der Widerstand fiel wieder. Der stärkste Abfall war zu verzeichnen, als sein Sexualverhalten während und vor der Ehe besprochen wurde. Die Galvanometernadel zeigte zahlreiche Oscillationen, als der Proband über seine Hemmungen sprach, die ihn behindert hatten, als Junge an den Zusammenkünften von Jungen und Mädchen in seinem Dorfe teilzunehmen. Am Ende des Interviews war der Widerstand auf einen Normalwert abgefallen, und die Hände des Probanden hatten eine bessere Farbe und Temperatur.

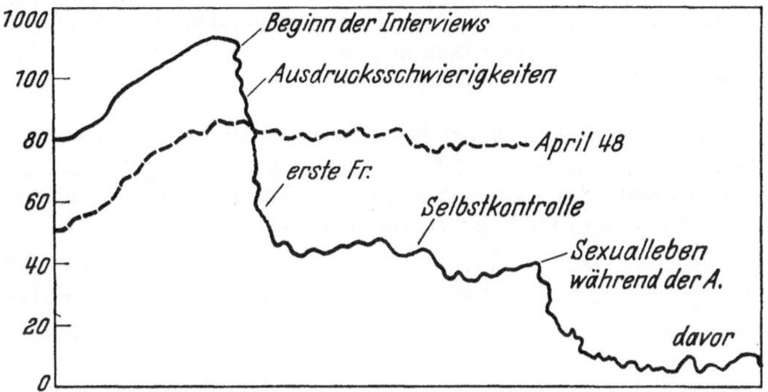

Abb. 7. Duodenalgeschwür und Raynaudsche Krankheit. Standardexperiment, Unterhaltung mit emotionalem Inhalt. [Nach J. M. van der Volk: Psychosom. Med. *12*, 303 (1950)]

Mittelmann und Wolff (1943) sowie Grace und Graham (1952) haben in einer experimentellen Studie bei einem Patienten mit Raynaudscher Krankheit die gleichen Ergebnisse erzielt.

Es sei noch gesagt, daß sich die gemessenen Veränderungen sicher in der Haut abspielen, denn wenn subcutan liegende Nadeln als Elektroden benutzt werden, verschwindet das beschriebene Phänomen, und der Widerstand fällt beinahe auf 0 (Richter, 1929).

b) Eine Kombination von Hypnose und Messung des galvanischen Phänomens der Haut

Eine derartige Versuchsanordnung führten Stokvis und Robles von der Psychiatrisch-psychotherapeutischen Universitätsklinik in Leyden (1963) durch. Zugleich kontrollierten die Autoren das Sphygmogramm, Elektrokardiogramm, Pneumogramm, die Zeit und das Foto-Plethysmogramm. Der Versuch wurde durchgeführt, wie nachfolgend nach Stokvis und Robles referiert wird.

1. Das Sphygmogramm

Ein Pulsmikrofon wird auf die Arteria brachialis des linken Arms in Höhe der Fossa cubiti aufgesetzt. Die Druckstöße der genannten Arterie werden von der empfindlichsten Membran des Mikrofons an eine beweglich angeordnete Platte eines Kondensators übertragen. Infolge des Pulsdrucks entsteht am Eingang des Gegentakt-Vorverstärkers, der dem Kondensator nachgeschaltet ist, ein elektrisches Signal. Dieses Signal wird in einer Endstufe verstärkt und schließlich mit Hilfe des Tintenschreibers aufgezeichnet.

2. Das Elektrokardiogramm

Zwei Elektroden werden mit Hilfe von Kardiographenpaste am linken und rechten Arm befestigt (erste Ableitung). Über einen Vor- und Endverstärker erfolgt die Registrierung der Herzpotentiale in erster Ableitung.

3. Das Pneumogramm

Die Brustexkursionen unter dem Einfluß des Ein- und Ausatmens werden auf eine Blattfeder übertragen, auf die zu beiden Seiten ein Dehnungsmeßstreifen aufgeklebt ist. Die beiden

Dehnungsmeßstreifen sind in einer Wheatstoneschen Brücke aufgenommen. Diese liefert infolge der Exkursionen des Brustkorbes eine Diagonalspannung, die verstärkt und aufgezeichnet wird.

4. Die Zeitmarkierung

Eine Multivibratorschaltung gibt nach jeweils 5 sec einen Impuls ab, der im „Polygraph" registriert wird.

5. Das Foto-Plethysmogramm

Auf den Nagel des Mittelfingers der rechten Hand fällt das Licht einer Glühlampe. An der medialen Seite dieser Mittelfinger-Endphalanx ist ein äußerst lichtempfindlicher Kristall angeordnet, der unter dem Einfluß des durch das Gewebe durchscheinenden Lichts der Glühlampe einen elektrischen Strom liefert. Dieser Strom ist der Durchblutung in der genannten Phalanx umgekehrt proportional. In einem Gegentaktverstärker wird das Signal verstärkt. Sodann erfolgt die Aufzeichnung des Plethysmogramms am Polygraphen.

6. Die galvanische Hautreaktion (der psycho-galvanische Reflex)

Zwei mit Kardiographenpaste bestrichene Silberelektroden werden mit Heftpflaster an der medialen dorsalen Seite des Daumenballens befestigt. Die Potentialdifferenz der beiden Elektroden wird verstärkt und im Registrogramm festgehalten.

Um einen Eindruck vom modus procedendi zu vermitteln, lassen wir zunächst das konkrete Beispiel eines von Stokvis und Robles behandelten Patienten folgen:

Im Frühjahr 1960 wurde in der Psychosomatischen Zentrale ein asthmaleidender 41jähriger Mann, B. v. d. C. (Reg.-Nr. 677), aufgenommen. Er hatte einen Selbstmordversuch verübt. Aus der Anamnese geht hervor, daß dieser Patient seit dem Krieg an Beklemmungsanfällen leidet, die mit einem Gefühl von Angst und Ruhelosigkeit einhergehen. Nachts träumt er häufig von den Erlebnissen in den Konzentrationslagern, die er während des Krieges durchmachte. Diese Klagen nahmen sowohl in der Intensität als auch in der Häufigkeit zu. Der Patient wurde sehr depressiv und unternahm am Geburtstag seines jüngsten Sohnes einen Selbstmordversuch mit Schlaftabletten.

Die biographische Anamnese zeigt, daß v. d. C. das siebente Kind einer katholischen Familie mit 13 Kindern war. Die zwischenmenschlichen Verhältnisse sollen daheim hervorragend gewesen sein. Der Patient beschreibt seinen Vater als herzensgut, bedachtsam und ruhig. Die Kinder respektierten ihn sehr. Die Mutter war stets lieb und gut, aber ziemlich nervös. Im Hause herrschte eine angenehme Stimmung. Mit Sicherheit sind keine psychotraumatischen Geschehnisse vor der Schulzeit zu verzeichnen. Zwischen seinem 6.—14. Lebensjahr besuchte der Patient die Grundschule. Die 1. und 5. Klasse durchlief er zweimal. Als Grund für die Klassenwiederholung gibt der Patient eine Lungenentzündung an. Auf der Schule hatte er viele Freunde, und das Verhältnis zu seinen Lehrern war stets gut.

Nach der Schulzeit nahm der Patient eine Stellung in einer Kistenfabrik an; da es sich dabei jedoch um Saisonarbeit handelte, wurde er nach einem halben Jahr entlassen. Anschließend arbeitete er bei einem Milchhändler. Dies gefiel ihm nicht besonders, so daß er kündigte. Zwischen seinem 15.—21. Lebensjahr arbeitete er in einer Leim- und Gelatinefabrik und war dort recht zufrieden. Mit 21 Jahren wurde er entlassen, da er für die Fabrik nun zu alt und zu kostspielig gewesen wäre. Inzwischen war der Krieg ausgebrochen. Der Patient meldete sich beim Arbeitsamt und wurde auf den Flugplätzen in deutschen Diensten beschäftigt (Mai 1940 bis November 1940). Anschließend kam er nach Österreich, wiederum in den Diensten der deutschen Besatzung. Der Patient geriet dadurch in eine Konfliktsituation, da es ihn als Niederländer verdroß, für die Nazis zu arbeiten. Er sagt jedoch, daß er keine andere Wahl sah, da man ihn andernfalls entlassen haben würde. Inzwischen hatte er auch geheiratet. Er kam in ein Arbeitslager, wo er in Baracken zusammen mit vielen anderen schlief. Er fand dieses Leben schrecklich und flüchtete nach etwa 10 Tagen nach Holland. In der Folgezeit führte er kleine Gelegenheitsarbeiten aus und genoß die finanzielle Unterstützung seiner Familie. Es gelang dem Patienten, bei einer Neumusterung abgewiesen zu werden, so daß er für Auslandseinsätze nicht mehr in Betracht kam. Er schloß sich einer Widerstandsgruppe an. Einer der Führer dieser Gruppe geriet in Gefangenschaft und gab die Namen einiger Gruppenmitglieder preis, unter anderem den des Patienten. Zwei Widerstandsführer wurden hingerichtet. Am 4. Juni 1942 wurde der Patient arretiert. Zunächst wurde er in die Strafanstalt für politische Gegner des Naziregimes in Scheveningen eingeliefert, in das Gefangenenlager Amersfoort überführt und kam dann ins Gefangenenlager Vught. Anschließend durchlief er verschiedene Konzentrationslager in Deutschland. Der Patient erzählt, daß die Greueltaten in den Lagern unbeschreiblich waren. Er bekam kaum zu essen und zu trinken. Viele seiner Kameraden wurden vor seinen Augen totgeschlagen. Er erzählt, daß jüdische Mädchen, die bereits schwanger waren, vergewaltigt wurden, bevor man sie in das Krematorium in Ausschwitz brachte. Der Patient teilte ferner mit, daß er zur Duldung homosexueller Handlungen gezwungen wurde. Ein Fluchtversuch mißlang. Er bekam viele Schläge und entging mit knapper Not einer Vergasung in Bergen-Belsen. Abermals wurde er abtransportiert. Viele Leidensgenossen starben unterwegs wie Ratten; die Luft war unerträglich. Er bekam Flecktyphus.

Am 29. April 1945 wurde v. d. C. befreit. Er wog damals nur 38 kg. Zu Hause erwartete ihn eine große Enttäuschung. Seine Frau gestand ihm am ersten Tage des Wiedersehens, während seiner Abwesenheit intime Beziehungen mit einem anderen Mann gehabt zu haben.

Bezüglich seiner psychosexuellen Entwicklung ist zu vermerken, daß der Patient keine Aufklärung erhalten hat. Vor der Hochzeit hatte er einige Freundinnen, jedoch kam es zu keinem intimen Kontakt mit ihnen. 1939 lernte v. d. C. seine Frau kennen, die er nach 9 Monaten heiratete. In dieser Ehe wurden drei Kinder geboren, zwei Söhne und eine Tochter (die Söhne sind nun 20 bzw. 11 Jahre alt, die Tochter ist 13). Obgleich seine Frau sexuell recht kühl war, konnte die Ehe anfangs glücklich genannt werden. Nach dem Krieg entstand zwischen den Eheleuten wegen des Fehltritts der Frau eine Zeitlang eine gewisse Entfremdung, worunter die Frau sehr litt. Die Schwierigkeiten sind angeblich jetzt wieder beigelegt worden. In der Familie kommt übrigens kein Asthma vor.

Die Diagnose wurde auf asthmatische Bronchitis mit stark emotionaler Determination gestellt.

Die biographische Anamnese läßt nicht deutlich erkennen, ob der Patient in seiner frühen Jugend etwa von der Mutter affektiv vernachlässigt worden ist. Andernfalls wäre dies als Kernkonflikt in Betracht gekommen, und es wäre der aktuelle Konflikt (Ehebruch seiner Frau) als Reaktivierung einer „prägenitalen“ Konfliktsituation anzusehen. Demgegenüber ist es nur als Hypothese zu vertreten, daß der Patient als 7. Kind aus einer großen Familie mit 13 Kindern in seiner affektiven Beziehung zur Mutter frustriert war. Auch in bezug auf die Organwahl kommt in der bewußten Ebene nur wenig ans Licht. Gern hätte man durch eine mehr analytisch gerichtete Behandlung einen tieferen Einblick in die psychischen Vorgänge gewonnen.

Überschaut man die Problematik dieses Patienten, so könnte man in dessen biographischer Anamnese drei wichtige Aspekte unterscheiden:

1. ein hypothetischer Kernkonflikt, wie er bei Asthmatikern so häufig vorkommt: das Erleben eines Mangels an Liebe, 2. eine Reaktivierung dieses Kernkonfliktes durch Frustration in der Ehesituation anläßlich der Untreue seiner Frau, 3. ein aktuell-neurotischer Aspekt, induziert durch seine Erlebnisse während der Kriegsjahre.

Ein Patient mit einer derartigen Krankengeschichte eignet sich hervorragend für eine hypnokathartische Behandlung. Jedoch ist es den Autoren nach deren Meinung durch eine derartige hypnokathartische Behandlung lediglich gelungen, die Ausdrucksformen der „Aktualneurose“ zu eliminieren. Der Kernkonflikt als solcher sei naturgemäß durch die hypnokathartischen Sitzungen nicht lösbar. Zur Eliminierung dieses Konfliktes sei nur eine tiefenpsychotherapeutische Behandlung imstande.

Bei v. d. C. mußte auf Grund eines unzureichend introspektiven Vermögens und einer zu geringen Denkbegabung von einer aufdeckenden Form der Psychotherapie abgesehen werden. Die ausführliche psychodiagnostische Untersuchung zeigte, daß der Patient sich stets mit seinen circumscripten Lebensschwierigkeiten beschäftigte: mit dem Aufenthalt im Konzentrationslager und mit dem Gefühl, von seiner Frau verworfen zu sein. Die normale Verarbeitung bzw. Verdrängung dieser Probleme ist nicht gelungen, im Anschluß daran sind die somatischen Beschwerden entstanden.

Insgesamt wurde der Patient im Verlaufe von sechs Sitzungen hypnokathartisch behandelt. Dabei sind die Autoren wie folgt zu Werke gegangen:

Nachdem sich der Patient aufforderungsgemäß auf der Ruhebank niedergelegt hatte, wurde er an die elektronische Apparatur angeschlossen. Sodann wurden die Ausschläge während geraumer Zeit kontrolliert, bis der Patient sich völlig an die Versuchsanordnung gewöhnt hatte (diese Situation kommt objektiv zum Ausdruck in der Tatsache, daß die polygraphischen Kurven gleichmäßig werden). Sodann kündigte ein Mitglied des Untersuchungsteams an, daß die Behandlung gleich beginnen werde. Sinn der Sache wäre — so wurde dem Patienten erläutert —, daß ihm dabei Bilder aus der KZ-Zeit in die Erinnerung gerufen werden sollten. Der Patient müsse versuchen, sich diese möglichst lebendig vorzustellen. Allerdings müsse er möglichst ruhig liegenbleiben. Sodann werde der Arzt ihn in einen Zustand tiefster innerer Ruhe versetzen (absichtlich wurde das Wort Hypnose vermieden). In diesem Ruhezustand müsse er die Erlebnisse innerlich ein zweites Mal durchmachen. Der Unterschied mit der ersten Art des Erlebens bestehe jedoch darin, daß er beim zweiten Mal seinen Gefühlen ungehemmt freien Lauf lassen dürfe, ja, dies sogar müsse. Absichtlich wurden die Formulierungen in diesem Stadium möglichst vage gehalten, um zu vermeiden, daß der Patient unter dem Einfluß suggestiver Aufträge sich in sehr bestimmter, mehr oder weniger diktierter

Weise verhalten würde. Anschließend — so wurde dem Patienten gesagt — werde er dann wieder zum Ruhebett geführt werden, und ebenso wie das erste Mal müsse der Patient auch dann möglichst ruhig liegenbleiben. Da beim zweiten Affekterleben das Auftreten eines Exaltationszustandes zu erwarten war, mußte die Apparatur nach Eintreten der Hypnose vom Körper des Patienten gelöst werden. Inwiefern dieser Umstand das Verhalten der Versuchsperson beeinflußt hat, entzieht sich der objektiven Beobachtung. Die Apparatur wurde wieder angeschlossen, unmittelbar nachdem die Affektentladung von einem annähernden Kollapszustand abgelöst worden war. Im Verlauf einiger Sitzungen strebten die Autoren dreimal die Auslösung eines Erregungszustandes an: einmal vor, einmal während und einmal nach der hypnotischen Situation. Von diesen Exaltationszuständen wurden jeweils der erste und der letzte polygraphisch festgelegt. Diese Aufzeichnungsperioden lagen also jeweils an ihrem Anfang und ihrem Ende zwischen einem Zustand weitgehender Ruhe, der aus den polygraphischen Kurven abzulesen war.

Aus diesem umfangreichen Kurvenmaterial folgen zur Illustration nachstehende Fragmente (Abb. 8, 9, 10, 11, 12).

Abb. 8 und 9 vermitteln einen Eindruck vom polygraphischen Verhalten während der ersten Sitzung.

Abb. 8a—c entspricht Tabelle 2a—c.

Abb. 9a—c entspricht Tabelle 3a—c.

Abb. 10 und 11 vermitteln einen Eindruck vom polygraphischen Verhalten während der dritten Sitzung.

Abb. 10a—c entspricht Tabelle 4a—c.

Abb. 11a—c entspricht Tabelle 5a—c.

Abb. 12 entspricht Tabelle 6 und gibt einen Eindruck von dem polygraphischen Bild im Zeitpunkt des Übergangs vom Wachzustand in den hypnotischen Zustand. Diese Aufzeichnung fand während der sechsten und letzten Sitzung statt.

Während der letzten beiden Sitzungen fand keinerlei schwere Entladung mehr statt. Im hypnotischen Zustand reagierte der Patient auf die Erregungsreize nur mit einem leichten Stöhnen und kurzen Erröten, er sagte schließlich: „Es geht nicht mehr, Herr Doktor.“ Eine derartige Äußerung zeigt abermals, in welch hohem Maße der unter Hypnose Stehende ein gewisses Realitätsbewußtsein behält. Die polygraphischen Kurven zeigten dementsprechend keine markanten Unterschiede mehr, wie sie zu Beginn der Behandlung deutlich in Erscheinung traten. Die Autoren haben diese denn auch nicht mehr gesondert wiedergegeben.

Abb. 8a—c zeigt den polygraphischen Zustand vor der kathartischen „Entladung“. In Abb. 8a sieht man das polygraphische Verhalten während des Ruhezustandes, in 8b die Veränderungen, wie sie auftreten, wenn man dem ruhig liegenden Patienten seine KZ-Erlebnisse ins Gedächtnis ruft; Abb. 8c zeigt den vegetativen Zustand, nachdem der Patient im Anschluß an sein Affekterleben wieder verhältnismäßig ruhig geworden ist. Es sei erwähnt, daß die Papiergeschwindigkeit beim obigen Registrogramm 15 mm/sec betrug, dies im Gegensatz zu den übrigen Aufzeichnungen, wo zur Gewinnung einer besseren Übersicht mit einer Geschwindigkeit von 1,5 mm/sec gearbeitet wurde. Die Ziffern 1, 2, 3, 4, 5 und 6 in den Abbildungen entsprechen dem Sphygmogramm, dem EKG, dem Pneumogramm, der Zeitmarkierung, dem Plethysmogramm sowie dem psychogalvanischen Reflex. Im Punkt A manifestiert sich ein leichtes Einziehen der Luft; beim Buchstaben B der Zeitachse spricht der Patient einige Worte, die in diesem Zeitpunkt zusätzliche Schwankungen der Kurve ausgelöst haben können.

Abb. 9a—c zeigt den polygraphischen Zustand in der gleichen Sitzung (erste Sitzung), und zwar nach der kathartischen „Entladung“. Auch hier folgt vor und nach dem Erregungszustand 9b ein gewisser Ruhezustand, der in 9a und 9c wiedergegeben ist. Die Buchstaben C, D, H und I in der dritten Kurve (Pneumogramm) geben Exspirationen und Inspirationen an. Die Zeitpunkte E, F und G entsprechen exaltierten Schreien des Patienten wie „ja, ja — keine, — keine — du bist selbst ein Hund“, nachdem ihm Schimpfworte wie „Judenknecht“, „Schweinehund“, „verdammter Holländer“ usw. zugerufen worden waren. In diesen Abbildungen fällt auf, daß nach der Katharsis ziemlich regelmäßige Kurven in 9a entstehen, daß jedoch nicht viel dazu gehört, die inneren Spannungen erneut anzufachen. Der folgende Ruhezustand 9c ist nicht so vollkommen wie in 9a.

Die Abb. 10 und 11 zeigen Aufnahmen aus der dritten Sitzung, und zwar vor bzw. nach der kathartischen Entladung. Die Aufnahmen aus der ersten und zweiten Sitzung waren noch weitgehend identisch. 10a gibt den Ruhezustand wieder, 10b den Erregungszustand und 10c den Ruhezustand nach einiger Zeit, wenn in den Kurven keine deutlichen Änderungen mehr auftreten. Der Zeitpunkt K gibt die polygraphischen Schwankungen an, die sich dadurch einstellen, daß der Patient jeweils in Unruhe geriet, sobald sich ein Mitglied des Untersuchungsteams ihm einen Schritt näherte. Im Zeitpunkt L, M und N auf der Zeitachse (4) wurden dem Patienten abermals starke Affektreize (Kränkungen, Beschimpfungen) mit dem entsprechenden Ton und Stimmaufwand zugefügt. Auffällig ist, daß die vegetativen Änderungen in diesem Stadium (10b) viel kleiner sind als z.B. in 9b. Abb. 9c deckt sich mehr mit 10b als mit 10a; die jetzt offenbar in geringerem Maße erzeugte Unruhe dauert diesmal an. Änderungen werden erst auf Abb. 11a—c sichtbar, deren Kurven aufgenommen wurden, nachdem der Patient sich „entladen“ bzw. abreagiert hatte. Hierbei ließ er sich vollkommen gehen. „Ich mache dich kaputt, du hast alle meine Kameraden kaputt gemacht“ (kämpft leidenschaftlich mit einem ihm zugeworfenen Kissen), und dann schließlich: „Ich bin so müde, Herr Doktor“, wenn er erschöpft zusammensinkt.

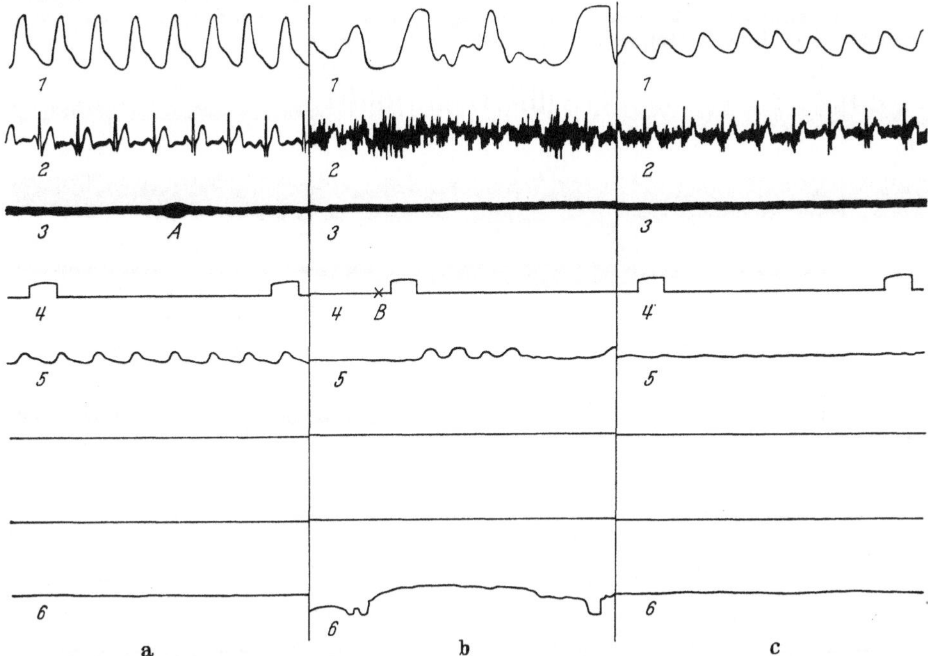

Abb. 8a—c zeigt das polygraphische Bild des Patienten vor der Katharsis. In a sieht man das polygraphische Verhalten im Ruhezustand. b zeigt die Veränderungen, die vor der Katharsis auftreten, wenn man dem Kranken im Wachzustand die erlebten Ereignisse vor Augen stellt. c zeigt wieder den vegetativen Zustand und Ruhezustand nach dem Erregungsstadium. Die Papiergeschwindigkeit beträgt 15 mm pro Sekunde. Eine detaillierte Besprechung des polygraphischen Verhaltens findet man in der Tabelle 2 zu Abb. 8. Hieraus ergibt sich, daß 1, 2, 3, 4, 5, 6 korrespondieren mit dem Sphygmogramm, dem EKG, der Zeitindikation, dem Plethysmogramm und dem psychogalvanischen Reflex (GSR). Die Bedeutung von A, B findet man im Text. [Nach B. STOKVIS u. S. H. ROBLES: Experimentelle Untersuchungen über Katharsis in Hypnose. Hippokrates (Stuttg.) *34*, 209 (1963)]

Tabelle 1 zu Abb. 8. *Papiergeschwindigkeit* 15 mm/s

(vor der Katharsis) Kurve 1. Sitzung	a *Ruhezustand* (vor b)	b *Erregungszustand*	c *Ruhezustand* (nach b)
1. *Sphygmogramm*	regelmäßig	unregelmäßig	regelmäßig
2. *EKG*	ruhiger Frequenzverlauf, wenig Muskelartefakten	zunehmende Frequenz, starke Zunahme der Muskelartefakte	verminderte Frequenz in Vergleich zu b weniger Muskel-Muskelartefakte
3. *Pneumogramm*	oberflächliche Exkursionen	oberflächliche Exkursionen	oberflächliche Exkursionen
4. *Zeitmarkierung*	Abstand zwischen zwei Zacken (Impulsen) 5 s	Abstand zwischen zwei Zacken (Impulsen) 5 s	Abstand zwischen zwei Zacken (Impulsen) 5 s
5. *Plethysmogramm*	regelmäßig, geringe Durchblutung	unregelmäßig, wechselnd starke und geringe Durchblutung	regelmäßig, starke Durchblutung
6. *Psychogalvanischer Reflex*	kaum wechselnd	stark schwankende Kurve	ruhige Kurve

Zur Erläuterung sei angeführt, daß die Abb. 8a—c, 9a—c und 10a—c jeweils aus drei Teilstücken der langen Registrogramme zusammengesetzt wurden. Bei Abb. 11 handelt es sich jedoch um eine zusammenhängende kontinuierliche Aufzeichnung von gut 3 min. Hier ist die Erregungsphase nicht mehr an Hand der vegetativen Vorgänge erkennbar. Die Zeitpunkte O und P auf der Zeitachse bezeichnen den Erregungszustand. Markant sind die Änderungen zwischen 10c und 11a. An Stelle des Unruhigerwerdens — wie es zuerst der Fall war — lassen die Kurven gerade ein größeres Regelmaß erkennen. Lediglich die Aufzeichnung des psychogalvanischen Reflexes zeigt stärkere Schwankungen. Auch der Übergang vom Erregungs- zum Ruhezustand (11b nach 11c) verläuft ziemlich gleichmäßig.

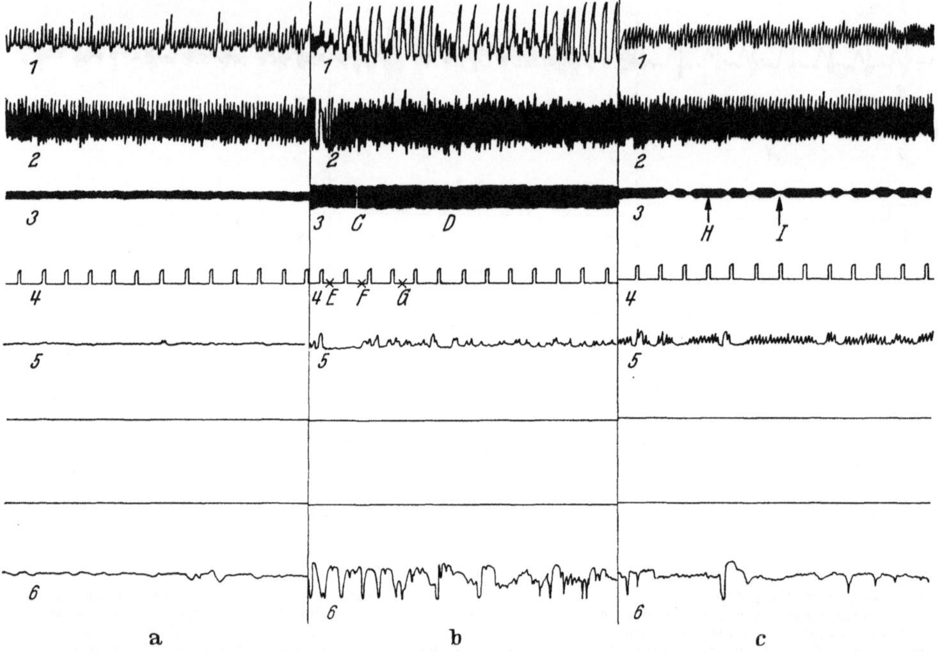

Abb. 9a—c zeigt das polygraphische Verhalten während derselben (ersten) Sitzung nach der Katharsis. Papiergeschwindigkeit 1,5 mm pro Sekunde. Wiederum zeigt a den Ruhezustand, b den Erregungszustand, c den Ruhezustand nach der Erregung. Für die Bedeutung des Buchstaben C bis einschließlich J siehe den Text. Die detaillierte Besprechung des polygraphischen Verhaltens in dieser Abbildung findet man in der Tabelle 3 zu Abb. 9. [Nach B. Stokvis u. S. H. Robles: Experimentelle Untersuchungen über Katharsis in Hypnose. Hippokrates (Stuttg.) *34*, 209 (1963)]

Tabelle 2 zu Abb. 9 (*Papiergeschwindigkeit 1,5* mm/s)

(Nach der Katharsis) Kurve 1. Sitzung	a *Ruhezustand* (vor b)	b *Erregungszustand*	c *Ruhezustand* (nach b)
1. *Sphygmogramm*	ziemlich ruhig	sehr unregelmäßig	ziemlich ruhig
2. *EKG*	ruhige Frequenzkurve, wenig Muskelartefakte	unregelmäßige Frequenz, starke Muskelartefakte	wieder regelmäßig, Rückgang der Muskelartefakte
3. *Pneumogramm*	schlechte Aufzeichnung	lange Inspirationen, kurze Exspirationen	regelmäßige Inspirationen und Exspirationen
4. *Zeitmarkierung*	Abstand zwischen zwei Zacken 5 s	Abstand zwischen zwei Zacken 5 s	Abstand zwischen zwei Zacken 5 s
5. *Plethysmogramm*	starke Durchblutung, ziemlich regelmäßig	unregelmäßig, wechselnd starke und schwache Durchblutung	schwache Durchblutung wieder regelmäßig
6. *Psychogalvanischer Reflex*	geringe Schwankungen	starke Schwankungen	weniger stark schwankend

In Abb. 12 (sechste Sitzung) gibt der Zeitpunkt Q auf der Zeitachse den Eintritt des hypnotischen Zustandes an. Es kam STOKVIS und ROBLES hierbei vor allem auf das Spygnogramm, das EKG und das Pneumogramm an: deutlich zeigt sich, daß bei diesem Patienten die vegetativen Vorgänge die Veränderungen im hypnotischen Zustand gut wiederspiegeln.

In den epikritischen Besprechungen brachte v. d. C. nach der ersten Sitzung zum Ausdruck, daß er von der Behandlung sehr beeindruckt sei: „Das ganze KZ-Leben sah ich an mir vorüberziehen.“ Sein Puls schwankte noch eine Stunde nach der Behandlung um 150, war also deutlich erhöht! Nach der dritten Sitzung war der Patient weniger von dem Erlebten beein-

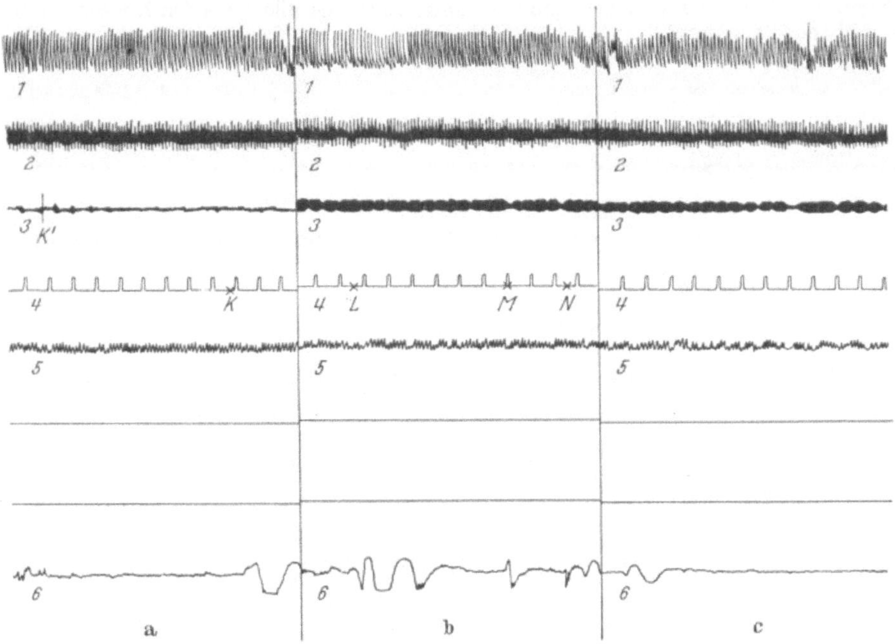

Abb. 10a—c. Vorstadium der 3. Sitzung. Wiederum a Ruhezustand, b Erregungszustand, c Ruhezustand nach der Erregung. Papiergeschwindigkeit 1,5 mm pro Sekunde. Für die Bedeutung der Buchstaben K bis einschließlich N siehe Text. Für die detaillierte Besprechung des polygraphischen Verhaltens siehe Tabelle 4 zu Abb. 10. [Nach B. STOKVIS u. S. H. ROBLES: Experimentelle Untersuchungen über Katharsis in Hypnose. Hippokrates (Stuttg.) *34*, 209 (1963)]

Tabelle 3 zu Abb. 10 (*Papiergeschwindigkeit 1,5* mm/s)

(Vor der Katharsis) Kurve 3. Sitzung	a *Ruhezustand* (vor b)	b *Erregungszustand*	c *Ruhezustand* (nach b)
1. *Sphygmogramm*	ziemlich regelmäßig	ziemlich regelmäßig	ziemlich regelmäßig
2. *EKG*	ruhiger Frequenzverlauf, wenig Muskelartefakte	ruhiger Frequenzverlauf, wenig Muskelartefakte	ruhiger Frequenzverlauf, wenig Muskelartefakte
3. *Pneumogramm*	oberflächliche regelmäßige In- und Exspirationen	tiefere In- und Exspirationen	weniger tiefe In- und Exspirationen
4. *Zeitmarkierung*	Abstand zwischen zwei Zacken 5 s	Abstand zwischen zwei Zacken 5 s	Abstand zwischen zwei Zacken 5 s
5. *Plethysmogramm*	ziemlich regelmäßige konstante Durchblutung	ziemlich regelmäßige konstante Durchblutung	ziemlich regelmäßige konstante Durchblutung
6. *Psychogalvanischer Reflex*	nur geringe Schwankungen	starke Schwankungen	geringe Schwankungen

druckt als bei den voraufgegangenen Behandlungen. Der Puls war nach einer kurzen Periode der Erhöhung schon bald wieder ruhiger. „Es ist so, als ob es mir jetzt schon weniger ausmacht, ... als ob ich leichter darüber sprechen kann, ... als ob ich mehr Abstand gewinne", sagte der Patient. Am Schluß der fünften äußerte v. d. C., daß er die Behandlung allmählich lächerlich finde: „Ich war fast immer bei klarem Bewußtsein. Das Gefecht mit dem Kissen wird mir zuwider. Geht das noch lange so weiter, Herr Doktor?" Am Schluß der sechsten und letzten Sitzung führten wir mit dem Patienten ein Schlußgespräch, das hier mehr oder weniger im Wortlaut wiedergegeben sei.

Arzt: „So, Herr v. d. C., das war nun die letzte Behandlung dieser Art. Wir möchten jetzt noch gern von Ihnen wissen, was in Ihnen vorging, als ich die Bilder aus den Konzentrationslagern in Ihnen hervorrief."

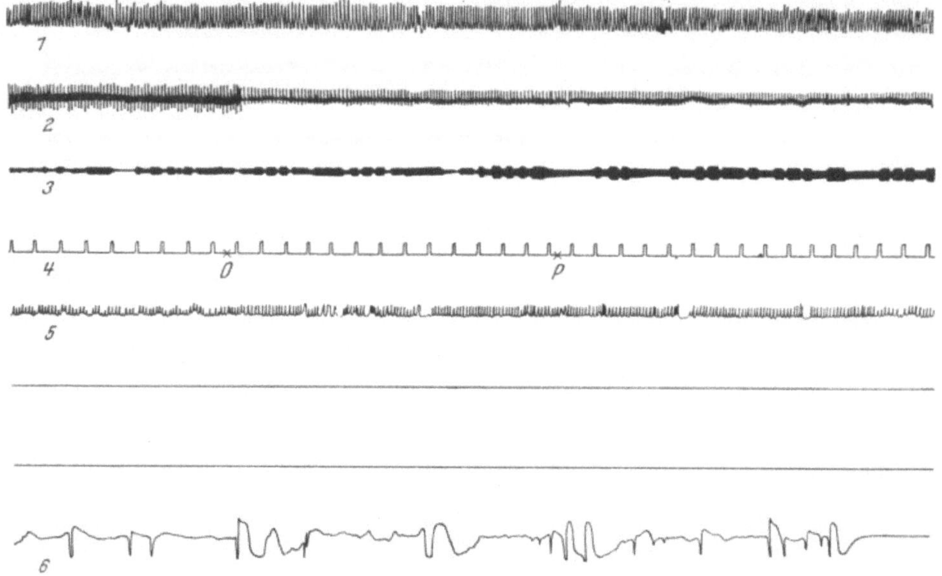

Abb. 11. Polygraphisches Verhalten im Endstadium der 3. Sitzung. Der Kranke hat jetzt im hypnotischen Zustand „abreagiert". O und P siehe Text. Papiergeschwindigkeit 1,5 mm pro Sekunde. Für eine detaillierte Besprechung siehe Tabelle 5 zu Abb. 11. [Nach B. STOKVIS u. S. H. ROBLES: Experimentelle Untersuchungen über Katharsis in Hypnose. Hippokrates (Stuttg.) *34*, 209 (1963)]

Tabelle 4 zu Abb. 11. (*Papiergeschwindigkeit 1,5* mm/s)

(Nach der Katharsis) Kurve 3. Sitzung	a *Ruhezustand* (vor b)	b *Erregungszustand*	c *Ruhezustand* (nach b)
1. *Sphygmogramm*	regelmäßig	regelmäßig	regelmäßig
2. *EKG*	wenig Muskelartefakte	praktisch keine Muskelartefakte ruhiges Gleichmaß	praktisch keine Muskelartefakte ruhiges Gleichmaß
3. *Pneumogramm*	oberflächliche, ziemlich regelmäßige in und Exspirationen	entwas tiefere In- und Exspirationen ziemlich regelmäßig	etwas tiefere In- und Exspirationen ziemlich regelmäßig
4. *Zeitmarkierung*	Abstand zwischen zwei Zacken 5 s	Abstand zwischen zwei Zacken 5 s	Abstand zwischen zwei Zacken 5 s
5. *Plethysmogramm*	starke Durchblutung, ziemlich regelmäßig	geringere Durchblutung, ziemlich regelmäßig	geringere Durchblutung, ziemlich regelmäßig
6. *Psychogalvanischer Reflex*	nur geringe Schwankungen	starke Schwankungen	weniger starke Schwankungen

v. d. C.: „Ich sah alles plastisch vor mir, ... ich bin jetzt abgehärtet. Zuerst war es schrecklich. Auf die Dauer kann es einem nicht mehr so viel anhaben."

Arzt: „Hatten Sie das Gefühl, daß Sie diese ‚Nachahmung' heute in gleicher Weise erlebten wie z. B. vor einer Woche?"

v. d. C.: „Nein, bestimmt anders. Es hat mich heute viel weniger erregt."

Arzt: „Waren Sie geneigt, dreinzuschlagen?"

v. d. C.: „Nein, diesmal nicht, zwar hege ich Haßgefühle, aber doch nicht in dem Maße, daß ich jemanden umbringen würde."

Arzt: „Können Sie beschreiben, wie Sie jetzt der Konzentrationslager-Periode Ihres Lebens gegenüberstehen?"

v. d. C.: „Ich habe das Gefühl, den Dingen jetzt ruhiger gegenüberzustehen. Ich kann jetzt leichter darüber sprechen, ohne daß ich innerlich koche."

In dieser Sitzung wurde sodann versucht, den Lagererlebnissen, die nunmehr ihrer übermäßig affektiven und zu Ausbrüchen leitenden Erlebnisinhalte entledigt waren, einen rechtmäßigen Platz in der Gesamtheit der Erlebnisgeschichte des Patienten zuzuweisen.

Die sechs hypnokarthatischen Sitzungen fanden in einem Zeitraum von 8 Wochen statt. In der Zwischenzeit wurde die re-edukativ-orthopädagogisch gerichtete Gesprächstherapie täglich fortgesetzt. Damit war der Mitarbeiter von STOKVIS M. VAN DER GELD betraut. Zwischen der ersten und zweiten hypnokathartischen Sitzung lag ein Zeitraum von 3 Wochen. Einige Tage nach der ersten Sitzung begann der Patient sich etwas unwohl zu fühlen. Er wurde zunehmend asthmatisch und hustete viel. Wegen eines hinzugetretenen Bronchialinfektes mußte er mehr als eine Woche das Bett hüten. Anschließend verbesserte sich der somatische Zustand rasch, so daß die zweite Sitzung vorgenommen werden konnte.

Zwischen der zweiten und dritten Sitzung lag ebenfalls eine Periode von 3 Wochen. Nach

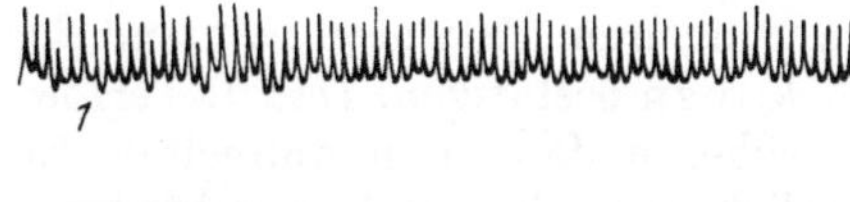

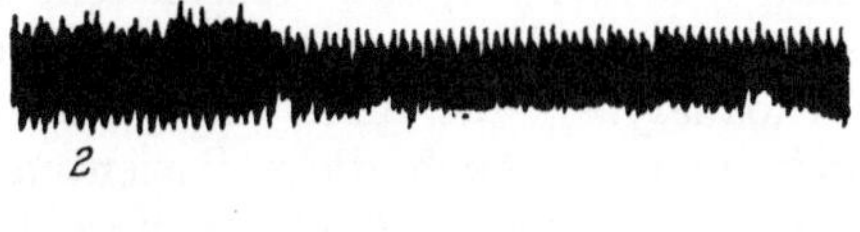

3

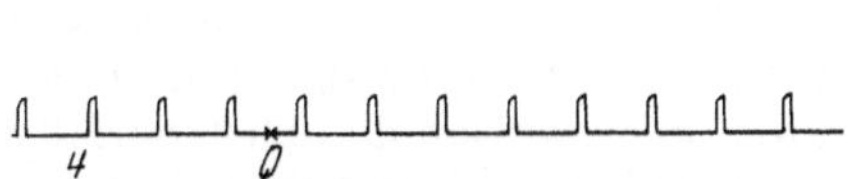

Abb. 12. Es handelt sich hier um die letzte Sitzung. Trotz starkem Bemühen des Arztes wird ein neues „Abreagieren" nicht erreicht. Die Abbildung zeigt den Augenblick (Q), in dem der Patient in Hypnose gerät. Papiergeschwindigkeit $1^1/_2$ mm pro Sekunde. *1* Sphygmogramm; *2* EKG, *3* Pneumogramm; *4* Zeitmarkierung. [Nach B. STOKVIS u. S. H. ROBLES: Experimentelle Untersuchungen über Katharsis in Hypnose. Hippokrates (Stuttg.) *34*, 209 (1963)]

Tabelle 5 zu Abb. 12. (*Papiergeschwindigkeit* 1,5 mm/s)

Kurve, letzte Sitzung, Aufzeichnung des Übergangs Wachzustand — hypnotischer Zustand	*Wachzustand*	*Eintritt des hypnotischen Zustands*
1. *Sphygmogramm*	ziemlich regelmäßig	regelmäßig
2. *EKG*	ziemlich ruhiger Frequenzverlauf, starke Muskelartefakte	regelmäßig wenig Muskelartefakte
3. *Pneumogramm*	oberflächliche In- und Exspirationen	kaum merkliche In- und Exspirationen
4. *Zeitmarkierung*	Abstand zwischen zwei Zacken 5 s	Abstand zwischen zwei Zacken 5 s

der zweiten Sitzung besserte sich der Zustand von v. d. C. mehr und mehr. Er sagt hierzu über sich selbst: „Es geht mir ausgezeichnet. Ich schlafe jetzt prima, und ich habe keine Angstträume oder Beklemmungen mehr." Aus eigenem Antrieb führt v. d. C. ein offenherziges Gespräch mit seiner Frau, in dem er seine ambivalenten Gefühle ihr gegenüber darlegt und eine Aussöhnung zustande bringt. Er sehnt seinen Wochenendurlaub aus der Klinik herbei. Als er jedoch 10 Tage später von einem anderen Patienten etwas unsanft angepackt wird, gerät er abermals in Harnisch. Er wehrt sich mit unmäßiger Heftigkeit und sagt später, daß es ihm schien, als würde er wieder von einem SS-Mann belästigt. In der gleichen Nacht träumt er, daß er von vier SS-Männern „abgetrocknet“ würde. Die Autoren beschlossen daraufhin, sofort die dritte hypnokathartische Sitzung folgen zu lassen (s. oben: Beschreibung, Tabelle 10 und Abb. 10). Die drei letzten Sitzungen fanden in den beiden darauffolgenden Wochen statt. Der Zustand des Patienten hatte sich zu dieser Zeit derart gebessert, daß er beschwerdefrei aus der Klinik entlassen werden konnte.

Eine poliklinische Nachbehandlung bleibt in Fällen wie diesen jedoch angezeigt, um den Prozeß der Resozialisierung verfolgen zu können sowie die Schwierigkeiten, die dabei evtl. noch auftreten können, gemeinsam mit dem Therapeuten zu überwinden. Die dem Patienten zu Gebote stehenden Möglichkeiten zur Verarbeitung von Frustrationen brauchen ja mit der Beseitigung der Beschwerden auf hypnokathartischem Wege nicht erweitert worden zu sein.

Aus dem obigen Beispiel geht hervor, daß man heute mit Hilfe polygraphischer Daten in der Lage ist, den Eindruck, den man über die emotionalen Veränderungen im Patienten während der hypnokathartischen Behandlung gewinnt, objektiv zn bestätigen. Daß dies erforderlich sein kann, geht aus dem von Stokvis in früheren Jahren gesammelten Erfahrungsmaterial hervor. Stokvis konnte nämlich feststellen, daß verschiedene Patienten, die mit kathartischen Methoden behandelt wurden (sowohl mit Hilfe der Hypnokatharsis als auch mit der sog. Narkoanalyse), aus dem einen oder anderen Grunde während der Katharsis dissimulierten. Auch diese Patienten zeigten während der folgenden Behandlungen ein weniger affektives Verhalten. Später stellte sich heraus, daß dieses Verhalten, aus dem man einen geringeren affektiven Zustand ableiten könnte, in Wirklichkeit keineswegs mit einem geringeren affektiven Erlebniszustand einherging, im Gegenteil! Dieses merkwürdige Verhalten konnte manchmal auf einen Widerstand, mitunter auch auf ein gewisses Bedürfnis des Patienten, den Therapeuten in den Genuß eines narzißtischen Vorteils zu bringen, zurückgeführt werden: er hoffte, dem Arzt mit einem ruhigeren Verhalten eine Freude zu machen. In diesen Fällen war eine starke Abhängigkeit vom Therapeuten entstanden. Vor allem bei längeren hypnokathartischen Behandlungen kann man eine solche Verhaltensweise feststellen. Aus diesem Grunde lehnen Stokvis und Robles längere Behandlungen mit der hypnokathartischen Methode ab. Das gleiche gilt in solchen Fällen, in denen man eine zu starke Übertragung auf den Therapeuten vermuten muß. Dadurch entsteht die Gefahr, daß der Patient sein Verhalten während der Hypnokatharsis durch Übertragungseinflüsse beherrschen läßt. Nachher zeigt sich dann oftmals, daß beim Patienten ebenso große Spannungen vorhanden sind wie vor der Behandlung. Die Autoren glauben nicht, daß die Tiefe der Hypnose dabei irgendeinen Einfluß hat. In anderen Fällen lehrt die Erfahrung, daß das kathartische Wiedererleben manchmal überhaupt nicht hilft. Dies gilt insbesondere für hysteropsychopathische Personen, die das Abreagieren mehr oder weniger spielerisch auskosten. Wird eine solche Behandlung auch dann durchgeführt, wenn sie nicht am Platze ist, so beobachtet man, wie sich der Patient jeweils erneut heftig „abreagiert“, ohne daß man über längere Zeitabschnitte einen therapeutischen Effekt feststellen kann. In solchen Fällen tritt durch eine objektive polygraphische Kontrolle sofort zutage, daß der innere affektive Zustand als solcher während der Behandlung praktisch nicht verändert oder — im Gegenteil — sogar verstärkt wird. Es entsteht eine Art circulus vitiosus: der Patient bringt sich selbst gerade durch sein heftiges „Abreagieren“ in diesen stärkeren polygraphisch registrierbaren affektiven Zustand.

In diesem Zusammenhang sei darauf hingewiesen, daß es erwünscht ist, künftig auch an dem die Katharsis leitenden Arzt eine polygraphische Untersuchung vorzunehmen! Es ist allgemein bekannt, daß nur dann eine wirklich affektive Entladung beim Patienten stattfindet, wenn der Arzt imstande ist, den Patienten affektiv anzusprechen. Dazu muß der Arzt, wie man häufig sagt, über gewisse „theatralische“ Eigenschaften verfügen. Dies bedeutet, daß der Arzt den Affektzustand gewissermaßen in sich selbst „hineinpumpen“ und mitmachen muß. Im

Sinne SPINOZAS (Ethica, pars III, def. 2 und 3) muß der Arzt imstande sein, sog. „passiones" aufzubringen, während der Patient „actiones" erfährt. Der Unterschied liegt darin, daß bei den „actiones" die Gemütsbewegungen in der Tat voll und ganz vom Patienten ausgehen, während bei den „passiones" der Anlaß ganz oder teilweise außerhalb des Arztes gelegen ist. Es ist somit zu erwarten, daß polygraphische Untersuchungen beim Arzt darauf hindeuten, daß dieser innerlich unbeteiligt bleibt. Etwas Ähnliches findet man, wenn man die Handschrift von Patienten untersucht, die mit Hilfe von hypnotischen Suggestionen in einen bestimmten Gemütszustand gebracht wurden. Untersuchungen, die einer der Autoren vor 20 Jahren durchführte, haben gezeigt, daß Versuchspersonen, die im hypnotischen Zustand auf Grund gewisser Suggestionen Äußerungen tiefsten Kummers zeigten, in ihrer Handschrift keine Spur von einem wirklich bewegten inneren Zustand erkennen ließen. Ähnliche Situationen sind beim Arzt zu erwarten, der sich bei einer kathartischen Behandlung in einen bestimmten affektiven Zustand hineinsteigert.

Im obigen handelt es sich nur um den Beginn des Einsatzes von polygraphischen Untersuchungen in Fällen von kathartischer Behandlung. In der ferneren Zukunft werden Vergleiche zwischen weiteren polygraphischen Änderungen (Atmung, EKG, EEG, Blutfüllung, galvanische Hautreaktion) zeigen, inwieweit die in einer solchen Situation auftretenden Änderungen in ihrer gegenseitigen Verknüpfung gesehen werden müssen.

Zusammenfassend kam es den Verfassern (STOKVIS und ROBLES, 1963) zunächst darauf an, in einer kurzen Darlegung die Entwicklung der Hypnokatharsis aufzuzeigen. Sie weisen auf die Bedeutung der phänomenologischen Gesichtspunkte hin, die von VON GEBSATTEL bezüglich der wissenschaftlichen Fundierung der hypnokathartischen Methode angeführt werden. Sie stellen die Frage, ob und inwieweit *polygraphische Aufzeichnungen der vasovegetativen Änderungen*, wie sie während der Hypnokatharsis auftreten, einen Maßstab für die Beurteilung des Verlaufs der Therapie bieten. Und hierzu muß festgestellt werden, daß diese Methodik nicht nur zur Registrierung des Therapieverlaufs geeignet ist. Sie scheint vielmehr gerade auch zur Erfassung der Psychogenese — und das besonders im dermatologischen Bereich — geeignet und darf als Fortschritt registriert werden.

c) Veränderungen der Hauttemperatur unter dem Einfluß des autogenen Trainings

Derartige Messungen hat J. H. SCHULTZ (1950) selbst vorgenommen, andere wurden seinerzeit von der von Bergmannschen Klinik in Berlin veröffentlicht. Man fand bei einer Reihe von Versuchspersonen, die längere Zeit autogenes Training durchgeführt hatten und das Wärme- bzw. Kältegefühl subjektiv gut realisierten, Zunahme bzw. entsprechend Abnahme der Haupttemperaturwerte bis zu etwa 1°C, meist allerdings nicht mehr als 0,5°. Das heißt also, daß infolge rein verstandesmäßiger Einstellung auf den Gedanken: z.B. „rechter Arm ist ganz schwer und ganz warm" innerhalb von etwa 10 min eine wirklich subjektivierbare Wärmezunahme in dieser Extremität zu registrieren war, demnach also hier die Hautdurchblutung im Sinne der Zu- oder Abnahme vom Zentralnervensystem (Cerebrum) und autonomen Nervensystem aus sichtbar beeinflußt wurde.

d) Messung der Schmerzschwelle

Die Bestimmung der Schmerzschwelle mit dem Hardy-Wolff-Goodellschen Schmerzmeßgerät oder MOUNTS Schmerzmeßgerät ergab noch keine zuverlässigen Beobachtungen. Bisher wurden sehr abweichende Angaben, die von einem Tag zum anderen schwankten, selbst bei den gleichen Patienten, festgestellt.

Es ist bei der Auswertung dieses Testes zu bedenken, daß es wenigstens zwei schmerzleitende Systeme der Nervenfasern gibt, von denen das eine scharfe, punktähnliche Impulse und das andere mehr flächenhaft-ausgebreitete Schmerzwahrnehmungen leitet (ROTHMAN, 1940—1953). Man senkte die Schmerzschwelle bei normaler Haut, in der künstlich Juckreiz hervorgerufen worden war (GRAHAM u. Mitarb., 1950—1954), und fand, daß eine Gefäßerweiterung der Arterien eine Senkung der Schmerzschwelle zur Folge hatte. [In diesem Zusammenhang gewinnt der Befund von PSCHONIK (1956), S. 305 dieses Handbuches, zusätzliche Bedeutung].

e) Plethysmographische Methoden

DEUTSCH (1952) hat versucht, psychoanalytische Studien mit plethysmographischen Untersuchungen zu verbinden. Er zog Folgerungen aus dem Vorhandensein von psychogenen Wellen und ihren Charakteristika bei bestimmten spezifischen Persönlichkeitstypen.

Versuche über die Bedeutung des Cortex für die *Schmerzrezeption* machte PSCHONIK (1956) im Labor von BYKOW mit der Methodik der bedingten Gefäßreflexe. Schon von früheren Autoren wurde angegeben, daß das Gefäß-System auf verschiedene äußere und innere Reize mit Constriction bzw. Dilatation reagiert.

Bei den Versuchen von PSCHONIK diente als Kriterium für den Schmerz die Gefäßreaktion der rechten Hand im Plethysmographen; die Kurve der Reaktion, das Plethysmogramm, wurde auf dem Kymographen registriert. Auf die linke Hand wurde durch einen schmerzhaften Temperaturreiz ein nicht bedingter Reiz ausgeübt. Bei zwei Versuchspersonen wurde auf ein Gebiet der dorsalen Fläche des Oberarms ein 10 sec lang anhaltender Schmerzreiz von der Temperatur 63°C gesetzt. Gleichzeitig mit der Schmerzempfindung der Person wurde eine Senkung im Plethysmogramm, d.h. eine Gefäßconstriction beobachtet; auf der ventralen wurde 10 sec lang calorisch mit 43° gereizt und die subjektive Reaktion sowie die Gefäßdilatation registriert. In einem darauffolgenden Versuch wurde ein Klingelzeichen mit gleichzeitiger Schmerzwirkung ($t = 63°C$) gegeben. Wieder trat Gefäßconstriction ein, nach einigen Versuchen zeigte sich die Gefäßreaktion schon bevor der Schmerzreiz wirkte. Damit hatte sich ein *bedingter Gefäßreflex* ausgebildet. Allein schon das Klingelzeichen genügte, die Gefäßconstriction mit Senkung im Plethysmographen auszulösen. Beim nächsten Versuch wurde der Schmerz durch die Warnung „heiß" ersetzt. Somit hatte man die Kombination Klingelzeichen + Warnung = „heiß". Es kam im Plethysmographen zur Senkung durch das Klingelzeichen und zur deutlicheren zusätzlichen Senkung durch das Wort „heiß". Das Wort bewirkte Zurückziehung des gereizten Armes und die Versuchspersonen klagten über unerträgliche Schmerzen. In weiteren Versuchen wurde gezeigt, daß die Wortsignale eine stärkere Wirkung besitzen als alle anderen.

Es erwies sich nach diesem Autor, daß

1. die höchste Stelle für die Schmerzrezeption der Cortex ist.
2. Nicht bedingte Schmerzimpulse in schmerzlose Impulse durch den bedingten Reiz und umgekehrt schmerzlose in schmerzhafte umgewandelt werden.
3. Eine Vorherrschaft der bedingten Reize über die nichtbedingten vorliegt.

Man ersieht daraus die vielseitige Verbindung der Peripherie, die unter anderem die Schmerzimpulse aufnimmt, mit der „Zentrale". Wenn man sich weiter mit diesen Experimenten (PSCHONIK, 1956) befaßt, findet man mancherlei Hinweise, die in unserem Sinne Beiträge zur Psychogenese verkörpern.

f) Reaktionen bei seelischer Belastung

Nach SELYE (1936) entstehen gewisse Erkrankungen und Zustände, einschließlich allergischer und anaphylaktischer Phänomene, weitgehend durch Störungen im Kreislauf Hypophyse — Nebennierenrinde als Reaktionen auf Belastungen oder Anstrengungen. Bei normalen Personen ruft eine angespannte Situation eine Alarmreaktion hervor, die eine Reihe biologischer Phänomene verursacht, darunter augenfällige Veränderungen im peripheren Blut, im Urin und Schweiß (THORN, 1960; u.a.).

Die Bestimmung cutaner Temperaturen wurde z.B. von GOODELL (1952), GRACE, GRAHAM und WOLFF (1952) und ihren Mitarbeitergruppen mit Hilfe des Hardy-Radiometers oder des einfachen Heidenwolf-Hautthermometers durchgeführt. Die Geräte zeigen das Kaliber der kleinen Arterien an, das die cutane Durchblutung reguliert, welche die Färbung der Haut bestimmt, Bläue oder Röte, und ihre Temperatur. Die Autoren haben die oben genannten Hautthermometer bei Untersuchungen von Urticaria, Neurodermitis, Psoriasis, kalten Händen und der Raynaudschen Krankheit angewendet. Sie sind der Ansicht, daß die Erweiterung der Arteriolen die Schmerzwelle senkt und daß wahrscheinlich auch die Schwelle für den Juckreiz herabgesetzt wird. WILLIAMS (1938) hat bei Patienten mit Neurodermitis nach Injektionen mit Histamin in bestimmte Hautstellen Temperaturanstieg festgestellt.

Die Bestimmung der Schwelle der reaktiven Hyperämie nach den Methoden von DI PALMA, REYNOLDS und FOSTER (1942) ist ein Test der Widerstandsfähigkeit der kleinsten Gefäße gegen Erweiterung der Capillaren und der Venülen, von denen die Hautfarbe abhängt. Wenn sie kontrahiert sind, ist die Haut blaß, ungeachtet des Gesamtvolumens des Blutstromes. Bei Durchführung des Testes wird ausreichend lange ein Gewicht auf die Haut gelegt, so daß bei Entfernung des Gewichtes eine Veränderung in der Farbe oder ein Erythem entsteht. Durch diesen Test wird die Fähigkeit der kleinen Gefäße kontrolliert, auf die H-Substanz zu reagieren, die durch das Gewicht als auslösendes Moment entsteht. Bei normalen Menschen tritt ein Ansteigen der Reaktionsschwelle während einer Zeit emotioneller Belastungen ein. Die Anwendung des Testes bei Patienten mit verschiedenen Dermatosen dürfte wertvolle Ergebnisse zeitigen. Eine abnorm hohe Schwelle wurde von MILBERG (1947) und GRAHAM (1954) bei Patienten mit Psoriasis festgestellt, während eine unvergleichlich niedrigere Schwelle bei Patienten mit Neurodermitis von GRACE und GRAHAM und bei Urticariakranken von GRAHAM und WOLFF (1950) gemessen wurde. Eine Bestimmung der Sensitivität der Haut gegenüber Histamin wie auch gegenüber Pilocarpin vermittels Iontophorese gelang nicht. Dieser Test ergab keine verwendbaren Werte.

g) Hautgefäßfunktion und Psyche

Bei Kranken mit chronischer Urticaria pflegen Dermatologen und Internisten nach den verschiedensten Ursachen zu forschen, z.B. nach Focus, Magen-Darmstörungen, Allergien. Um ein Allergen als auslösend bezeichnen zu dürfen, kennen wir drei Nachweise: 1. die Testung, 2. den Expositionsversuch, 3. den Karenzversuch.

Wagt man den Gedankensprung, die Psyche als Allergen anzusehen, so lassen sich in geeigneten Fällen diese drei Forderungen ebenfalls erfüllen. So war zu beobachten, daß die Erinnerung und das gedankliche Nacherleben von psychischen Situationen, die als auslösend anzusehen waren, zugleich das Auftreten frischer Urticariaschübe bei Besprechen der Komplexe mit sich brachten. Dieser Vorgang stellt ein Analogon dar zu Testung und Expositionsversuch. — Die dritte Bedingung, das Ausschalten des Allergens, ist schwerer zu erfüllen, da das Abschalten seelischer Konflikte nicht ganz so einfach ist. Doch auch hier läßt sich unter Umständen eine Art Beweis antreten.

Wenn man nämlich einen Patienten aus einem dynamisch spannungsgeladenen Milieu, unter dem er ständig leidet, herausnimmt bzw. die Steine des Anstoßes temporär beseitigen kann, läßt sich eine gewisse Latenz erreichen und ein Symptomfreiwerden, das dann unter Umständen schlagartig in einem Rezidiv endet, wenn die „allergisierende Noxe“ — vielleicht in Form der Schwiegermutter —

wieder ins Haus zurückkehrt. Zur Illustration sei zunächst eine klinische Beobachtung aus unserem eigenen Material wiedergegeben, die Testung, Expositionsversuch und Karenz versinnbildlichen könnte:

Ein 29jähriger Patient litt seit 5 Jahren an chronischer Urticaria und war vielfach erfolglos behandelt worden. Eine Reihe von psychotherapeutischen Sitzungen und Explorationen erbrachte zunächst auch keine Besserung. Einzig auffällig erschien, daß der erste Urticaria-Ausbruch mit dem intimeren Kennenlernen der jetzigen Ehefrau des Patienten zeitlich zusammentraf und später ein Sistieren der urticariellen Ausbrüche mit dem Zeitraum einer Trennung von seiner Frau zusammenfiel, die damals verreist war. Der weitergehende Versuch der ursächlichen Klärung auch in puncto Allergie und Focus erbrachte kein Ergebnis. Bei einer der letzten Sitzungen kam der Patient plötzlich unter langem Hin- und Herreden auf eine ihn

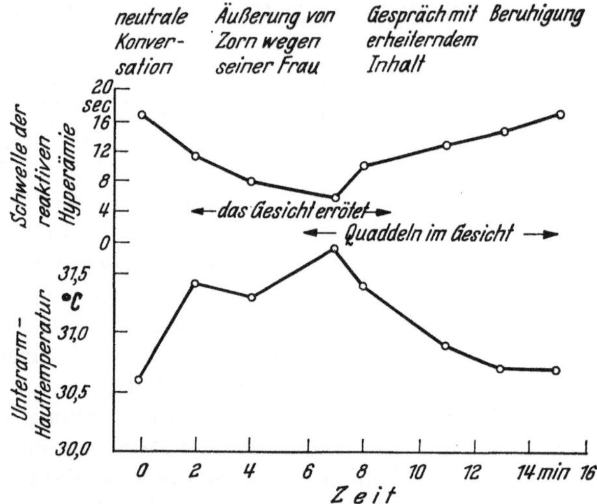

Abb. 13. Anstieg der Hauttemperatur, Absinken der Schwelle der reaktiven Hyperämie unter Erröten und Ausbruch eines Quaddelschubs bei Schilderung des Ressentiments gegen Ehefrau. [(Graham und Wolf) J. Amer. med. Ass. 1950, 1936]

sehr beschäftigende Problematik seines Ehelebens zu sprechen, nämlich eine im ehelichen Verkehr mit seiner Frau seit jeher bestehende Ejaculatio praecox, die sich für beide Teile sehr störend auswirkte. Während des Berichtes machte der Patient einen hochgradig beunruhigten und gehemmten Eindruck. Zugleich mit dem Bekenntnis erfolgte ein exzessiver Quaddelschub (Testung und Exposition), der einige Stunden anhielt. Es wurde danach ärztlicherseits sowohl psychotherapeutisch wie organisch die Ejaculatio praecox behandelt. Aber bereits nach der suggestiv vorgebrachten ärztlichen Versicherung, daß ihm auf diesem Gebiet zu helfen sei, trat eine zunehmende Beruhigung ein. Nach der Beseitigung der Ejaculatio praecox ist die Urticaria abgeklungen und seither nicht wieder aufgetreten (positiver Karenzversuch).

Es liegen von Graham und Mitarbeitern (1950) eine Reihe von Arbeiten zur Pathogenese der Urticaria vor.

Die Autoren untersuchten 30 unausgewählte Patienten beiderlei Geschlechts mit chronischer Urticaria hinsichtlich Auftreten und Abklingen der Schübe in Korrelation zur biographischen Anamnese. Sie versuchten im Sinne des Expositionsversuchs im Rahmen der Explorationen die Symptome zu provozieren und führten gleichzeitig Messungen der Hautgefäßfunktion durch, die Hauttemperatur und reaktive Hyperämieschwelle (Dermographismus) zum Inhalt hatten. Es ergaben sich folgende Befunde:

Bei fast allen Patienten fand sich eine Beziehung zwischen Lebenssituation und Symptomen. Dabei ergaben sich bei der Provokation durch intensives Hinlenken auf die affektgeladenen Inhalte für die Messungen im Rahmen gewisser Schwankungsbereiche ganz gleichartige Ergebnisse.

Abb. 13 zeigt das Interview mit einem Kranken, während er das Ressentiment zum Ausdruck bringt, das er gegen seine Ehefrau empfindet. Konform mit der Schilderung seiner

Affekte steigt die Hauttemperatur, die fortlaufend gemessen wird, um etwa 1° C. Entsprechend der Temperaturzunahme wird der Dermographismus beschleunigt und tritt um 8 sec früher auf. Das Gesicht rötet sich erregt. An die Temperaturspitze schließt sich ein Quaddelschub im Gesicht an (Testung und Exposition). Nach Besprechen des Konfliktes und Rückkehr zu affektfreierem Gespräch erfolgt auch wieder Normalisierung der verschiedenen Werte zur Ausgangslage (Karenz).

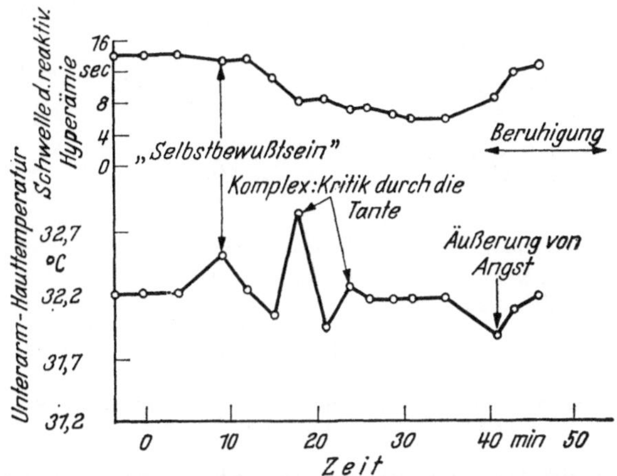

Abb. 14. Anstieg der Hauttemperatur, Abfall der Schwelle der reaktiven Hyperämie während Schilderung der Kritik seiner Tante über die Versuchsperson. Temperaturabfall und Verlängerung der Zeit durch reaktive Hyperämie auf Grund angstvoller Affekte (Angst wegen fraglichen akademischen Erfolges). [(GRAHAM und WOLF) J. Amer. med. Ass. 1950, 1396]

Abb. 14 läßt die Temperaturzunahme bei Offenbaren ressentimentgeladener Erlebnisse wieder deutlich werden und bietet als neuen wichtigen Befund einen Temperaturabfall bei Äußerung von Angstaffekten.

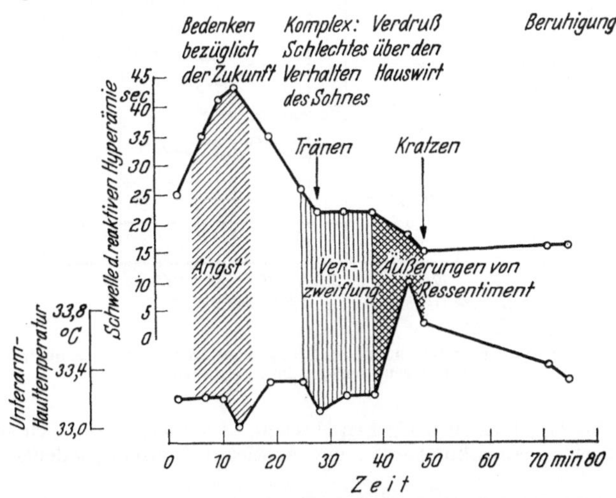

Abb. 15. Auf Angst Abfall von Hauttemperatur, Anstieg der Hyperämieschwelle. Bei Äußerung von Ressentiment Anstieg der Temperatur und Abfall der Hyperämieschwelle, zugleich Kratzen! [(GRAHAM und WOLF) J. Amer. med. Ass. 1950, 1396]

Abb. 15 läßt die gleichen Befunde in einem anderen Falle bei einer Frau erkennen. Wieder Sinken der Hauttemperatur bei Angst mehr allgemeiner Art, hier vor der Zukunft, zugleich Verlängerung des Auftretens des Dermographismus. Eine nochmals ähnliche Veränderung unter Tränenausbruch. Ursache: Entmutigung und Verzweiflung wegen des Sohnes. Bei Äußerungen von Ressentiment wegen des Vermieters, eines ja auch bei uns oft genug vorkommenden Inhaltes, wiederum Steigerung um über 1°, zugleich mit entsprechendem Abfall der Hyperämieschwelle, zugleich Kratzen. Dem wird eine Konversation über neutrale Dinge gegenübergestellt, während derer die Hauttemperatur- und Dermographismuswerte nahezu unverändert blieben.

Die Variation der Hautreaktion — der Hautgefäßreaktion — unter affektivem Einfluß läßt sich auch an der veränderten Beantworung medikamentöser Reize objektivieren.

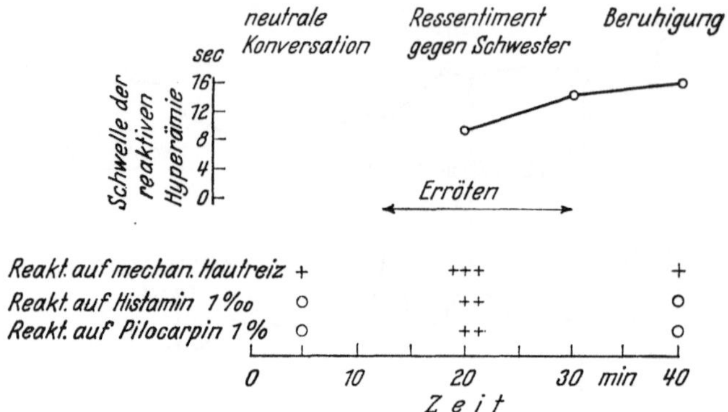

Abb. 16. Veränderungen der Reaktion auf Histamin und Pilocarpin infolge eines „Stressful interview". [(Graham und Wolf) J. Amer. med. Ass. **1950**, 1396]

Es wurde im Sinne der Ackermannschen pharmakodynamischen Iontophorese galvanisch 1%ige Lösung von Histamin und 1%ige Lösung von Pilocarpin in die Cutis gebracht unter Vergleich mit physiologischer Kochsalzlösung. Während neutraler Unterhaltung blieb die Reaktion negativ. Dann erfolgte unter Erröten eine Affektentladung. Die zugleich durchgeführten pharmakodynamischen Proben fielen zweifach positiv aus. Nach eingetretener Beruhigung blieben sie wiederum negativ (Abb. 16).

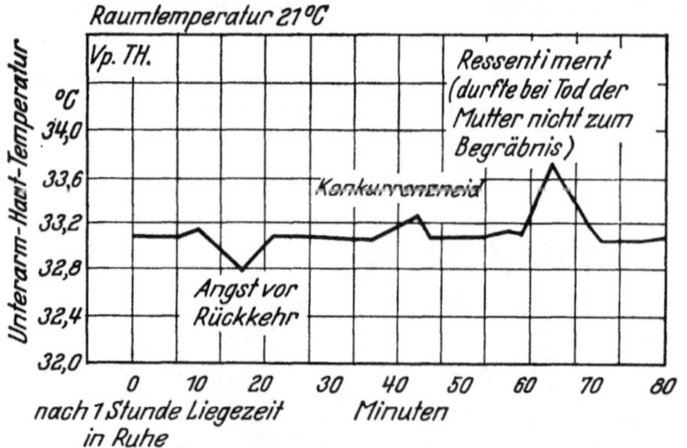

Abb. 17. Borelli S.: Unter Hauttemperaturabfall Äußerung eines Angstkomplexes, unter Anstieg Wiedergabe von ressentimentgeladenen Inhalten

Abb. 17 zeigt das Ergebnis einer eigenen Messung. Auch hier findet sich ein Temperaturabfall bei Ablauf eines Angstkomplexes, ein Anstieg bei affektgeladenen Ressentimentäußerungen.

Natürlich darf man sich diese Vorgänge nicht so vorstellen, als wenn die Temperaturschwankungen erfolgen, sowie nur das Wort „Ärger" oder „Angst" fällt. Sondern es muß sich um das Ansprechen „fokaler" Komplexe handeln, die für die Persönlichkeit von besonderer subjektiver Bedeutung und von besonderem Affektwert sind.

Ohne Zusammenhang mit der Urticaria prüft W. Schultze (1951) die Funktion der peripheren Gefäße und den Einfluß gefäßerweiternder Substanzen.

Gemessen wurde die Temperatur an zwei Fingern, von denen der eine sich in einem Dauerbad von 20°C befand. Schultze verglich dann, nachdem der Finger im Bade sich auf eine

Dauertemperatur eingestellt hatte, die Wirkung von Priscolinjektionen, Heißgetränken usw. Er gelangte dabei zu einigen Nebenbefunden, die jedoch für uns von Bedeutung sind. SCHULTZE beobachtete, daß es infolge des Stiches bei der Injektion als Reaktion auf den Schmerz ganz allgemein zu einem initialen Temperaturabfall kam. Danach setzte die Priscolwirkung ein und hatte eine allgemeine Steigerung der Hauttemperatur zur Folge.

Abb. 18 zeigt diesen Vorgang in besonders augenfälliger Weise. Auf drei „blinde" Stiche, denen an vierter Stelle erst die wirkliche Priscolinjektion folgt, sinkt die Temperatur um etwa 12°C ab. Und damit folgt der Nebenbefund, der im Rahmen dieses Themas so wesentlich erscheint: SCHULTZE bemerkte, daß ein Temperaturabfall, wie sich bei einigen Fällen ganz einwandfrei beobachten ließ, bei „empfindlichen" Patienten rein psychogen bereits durch die Angst vor der Injektionsspritze ausgelöst werden und schon Minuten vorher eintreten kann, ehe überhaupt ein Stich durchgeführt oder mit der Venenpunktion begonnen wird.

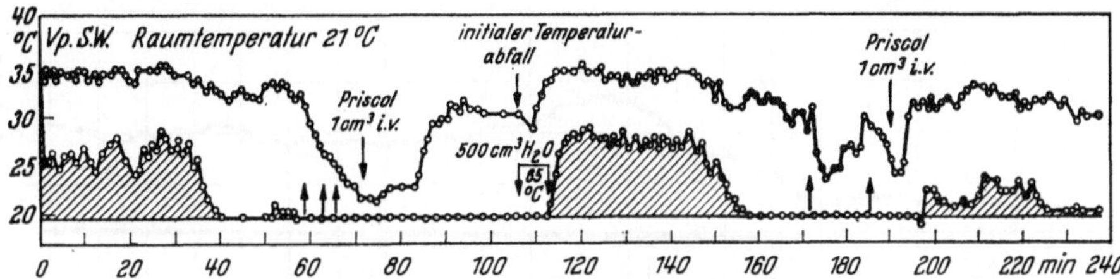

Abb. 18. Temperaturverlauf unter Einwirkung eines Heißgetränkes und einer i.v. Injektion von Priscol. Temperaturmessung am zweiten und fünften Finger der rechten Hand, Injektion am linken Arm. Die Temperaturkurve des außerhalb des Wasserbades befindlichen fünften Fingers (obere Kurve) läßt an dem starken Temperaturabfall die Reaktion auf das Einstechen der Kanüle erkennen. Die aufrecht stehenden Pfeile geben jeweils den Zeitpunkt des Einstiches an. Bei psychisch empfindlichen Personen erfolgte Abfall der Temperatur aus Angst vor dem Stich unter Umständen Minuten vorher rein psychogen! [SCHULTZE, W.: Z. ges. exp. Med. **116**, 522 (1951)]

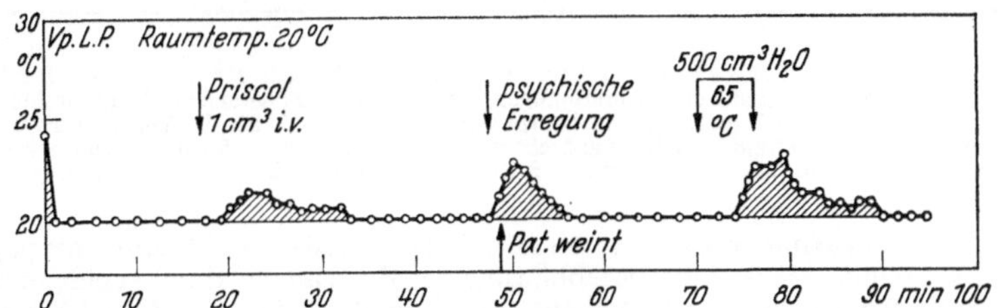

Abb. 19. 1. Temperaturanstieg nach Priscol, 2. höherer Anstieg als Folge psychischer Erregung. [SCHULTZE, W.: Z. ges. exp. Med. **116**, 522 (1951)]

Hier also findet sich unter ganz anderen Umständen im Rahmen einer gänzlich anderen Versuchsanordnung das gleiche Faktum: *Angst löst einen Abfall der Hauttemperatur aus:* Hier wird demnach in einer von organischen Fragen ausgehenden Arbeit ein Beweis erbracht für die Ergebnisse von GRAHAM und Mitarbeitern.

Temperaturanstieg auf Grund emotioneller Bewegung war ebenfalls nachweisbar. Durch eine Zufallsbeobachtung konnte SCHULTZE den Einfluß eines psychischen Insultes im Sinne einer Gefäßerweiterung im Kurvenverlauf erfassen.

Bei einem jungen Mädchen erfolgte während des Versuches, nachdem die Temperaturerhöhung infolge Priscol bereits wieder zur Ausgangshöhe abgefallen war, in der Nachbeobachtungszeit anscheinend ganz unmotiviert ein neuer Anstieg der Fingertemperatur. Gleich darauf brach sie in Tränen aus. Es stellte sich nachher heraus, daß sie während des Versuches durch das Fenster sehen konnte und dabei beobachtet hatte, daß ihr Freund, der sie mitnehmen sollte, entgegen der Verabredung mit dem Motorrad davonfuhr. Das Warten dauerte ihm zu lange. *Der Intensität nach übertraf diese psychisch ausgelöste Durchblutungssteigerung die temperaturmäßige Wirkung der Priscolinjektion.* In Abb. 19 ist der ganze Verlauf eindrucksvoll festgehalten.

In diese Reihe gehört ebenfalls eine Beobachtung von BORELLI und KOPECKÁ (1964). Während eines Versuches mit dem Fluvograph[1] nach HENSEL über den Verlauf der Blutdurchströmungsgröße im Hautorgan bei Kranken mit atopischer

[1] Ein Gerät, das im dermatologischen Bereich ausgezeichnet geeignet ist, auch in die psychodermatologische Forschung einbezogen zu werden!

Neurodermitis unter bestimmten Bedingungen registrierte der Fluvograph während einer Ruhepause mit gleichmäßigem Kurvenverlauf bei einer Patientin unerwartet und anscheinend unmotiviert unter den äußerlich konstanten Bedingungen einen Anstieg der Hautdurchblutung. Auf Befragen ergab sich, daß die Patientin während dieses Zeitraums Gedanken über ein intensives sexuelles Erlebnis nachgehangen hatte (Abb. 20).

In diesem Zusammenhang sei auf die Beobachtungen von HILLE[1] hingewiesen. Dieser Autor berichtet zum Thema „Psychische Gefäßreaktionen" im Rahmen des Abschnitts „Einige weitere Gefäßreaktionen der Hautstrombahn, bei denen zum Teil bivalente Wirkungen beobachtet werden", wie folgt:

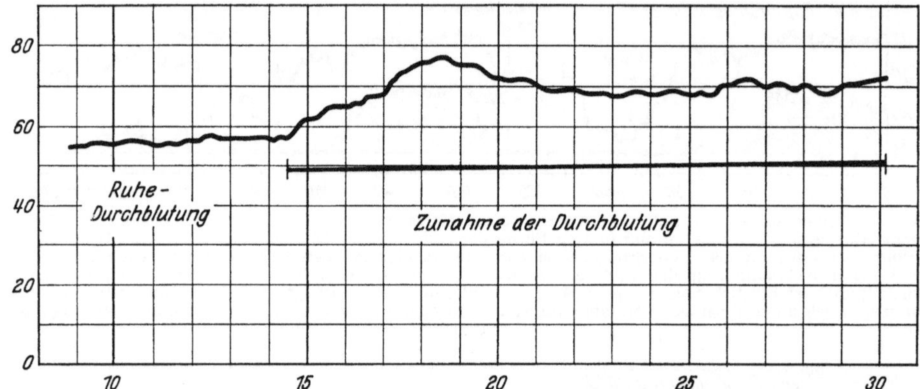

Abb. 20. BORELLI, S., und B. KOPECKÁ: Messung mit dem Fluvograph nach HENSEL an der Hautoberfläche. Unerwarteter Nebenbefund während der mehrstündigen Untersuchung: Zunahme der Hautdurchblutung unter Gedankenablauf von erotischem Inhalt. Da kein hautphysiologischer Anhalt für die Veränderung der Reaktion vorlag, wurde die Probandin befragt, woran sie gedacht habe. Dabei ergab sich, daß die Patientin während dieser Zeit der Erinnerung an ein intensives erotisches Erlebnis — angeblich mit ihrem Ehemann — nachhing

GOLENHOFEN und HILDEBRANDT teilten mit, daß die Muskeldurchblutung bei psychischen Alterationen zunimmt, während die Durchblutung der Haut an der Hand abfällt. Bekanntlich beobachtet man jedoch, bevor ein Probant vor Schreck, Neid oder Zorn blaß wird, eine Hyperämie der Gesichtshaut. Also liegt auch hier wieder offensichtlich eine topographisch konträre Gefäßreaktion am gleichen Organ vor. Die gegenläufigen Reaktionen lassen sich mit Wärmeleitfühlern nicht nur im Gesicht, sondern auch am Rumpf nachweisen (Abb. 21).

Auch hierbei handelt es sich wieder um echte Widerstandsänderungen, nicht um druckpassiv vorgetäuschte Reaktionen. Auffällig ist immer die lange Dauer der Veränderung an den proximalen Hautabschnitten.

Eine stichhaltige Erklärung dafür zu finden, warum auf den gleichen wohl sympathischen Reiz das eine Hautgebiet anders als jenes reagiert, dürfte außerordentlich schwer sein. BRÜCK und LENTIS ziehen bei ihren Untersuchungen des thermoregulatorischen Verhaltens am Neugeborenen die Anatomie zu Rate. Nach CLARA nimmt die Zahl der arteriovenösen Anastomosen von proximal nach distal beträchtlich zu. Nun könnte, unter der Annahme, daß Anastomosen und Capillaren auf den gleichen Reiz unterschiedlich reagieren, je nach dem funktionellen Überwiegen der einen oder der anderen Gefäßart auch funktionell ein gegensinniges Verhalten der Gesamtdurchblutung einzelner Hautabschnitte resultieren. Dieser Erklärungsversuch trifft aber hier wohl nicht den Kern. Weil sich der Beginn der Durchblutungsänderung und die Reaktionsdauer an Hand und Rumpf stark voneinander unterscheidet, wäre nach dieser Theorie folgendes zu fordern: Da die Reaktionszeit der am Rumpf anatomisch vorherrschenden Capillaren offenbar die der AV-Anastomosen überdauert, müßten zumindest an der Hand die Reaktionen normalerweise biphasisch verlaufen. Denn es wäre zu erwarten, daß sich hier nach dem Abklingen der kurzfristigen Reaktion der AV-Anastomosen allmählich die länger dauernde Capillarkomponente durchsetzt. Ein derartiges Umschlagen wurde von uns jedoch nie beobachtet.

Einen hypothetischen Ansatz für eine Erklärung könnte man unter Zuhilfenahme der Bradykinintheorie von EDHOLM und FOX versuchen. Die beiden Autoren glauben, daß ein

[1] HILLE, H.: Zur Durchblutung der Terminalstrombahn. Theoretische und klinische Medizin in Einzeldarstellungen, Bd. 26, S. 101ff. Heidelberg: Dr. A. Hüthig 1965.

Großteil der Gefäßreaktionen, die man den vielgesuchten, doch nie gefundenen und auch nie sicher funktionell nachgewiesenen dilatatorischen Fasern zuschreibt, hormonal bedingt seien.

Nach der Theorie wirkt als gefäßerweiterndes Hormon das von den Schweißdrüsen abgegebene Bradykinin. In der Haut der Acren wird infolge der außerordentlich starken Durchblutung das Hormon ausgewaschen und die für die Wirkung notwendige Schwellkonzentration nicht erreicht, während es am „schlecht" durchbluteten Rumpf dieser Auswascheffekt nicht auftritt und dadurch wirken kann. Doch das ist bis jetzt nur unsere Arbeitshypothese.

Als *Folgerung* aus allen diesen Einzelbefunden erhellt, daß ganz bestimmte psychische Inhalte mit bestimmten gleichartigen Reaktionen beantwortet werden

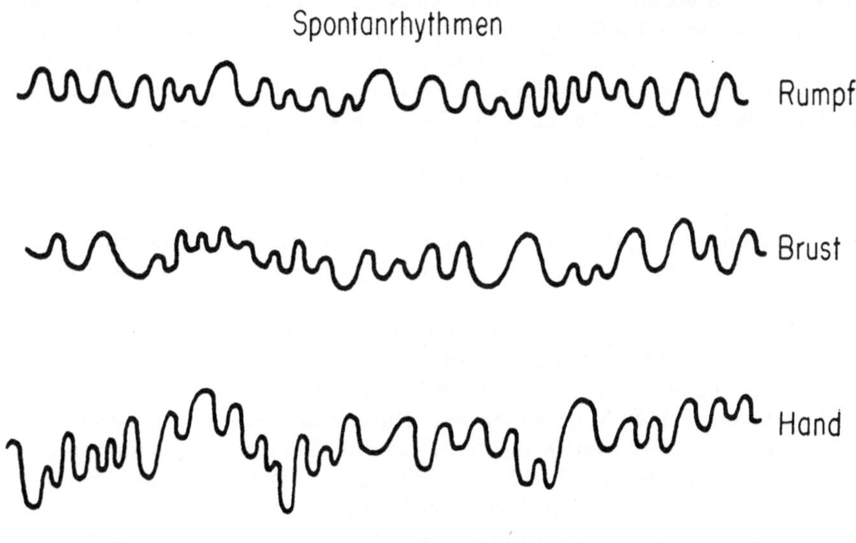

Abb. 21. Psychisch bedingte Gefäßreaktionen an Rumpf, Unterarm und Hand, durch leichte Verlegenheit der Versuchsperson. Technik: Wärmeleitmesser nach H. HENSEL (nach HILLE, H., Zur Durchblutung der Terminalstrombahn, Theoretische und klinische Medizin in Einzeldarstellungen, Bd. 26, S. 101ff. Heidelberg: Dr. Alfred Hüthig 1965)

können bzw. im Normalfall wohl auch beantwortet werden. Bei psychisch besonders disponierten Personen, seien sie zu ihrer psychischen Struktur nun veranlagungsgemäß oder umweltbedingt gelangt, dürften diese Reaktionen in gehäuftem Maße und vielleicht auch in exzessiver bereits pathologischer Weise zum Austrag kommen. Es ist sehr naheliegend, daß bestimmte immer wieder ausgelöste Reflexe und wiederkehrende funktionelle Störungen schließlich Erkrankungen zu fixierenvermögen.

5. Zukünftige Forschung zum Thema Psyche und Haut

Die Zahl der Untersuchungen zum Thema Psyche und Haut, die „naturwissenschaftlich" akzeptabel sind, d.h. z.B. messend und reproduzierbar sind, muß in Zukunft vermehrt werden. Wir müssen den Akzent von der „verstehenden" Psychologie und psychosomatischen Forschung zur „beweisenden" verlegen, die die Zusammenhänge und Entstehung — in unserem Fachgebiet — der Dermatosen deutlich nachweist.

Die Grundforderung ist erstens Zeit, zweitens einige mit Psychologie und Medizin vertraute Forschergruppen und drittens Geld bzw. die notwendige institutionalisierte Basis in Kliniken und Instituten.

Forschung über Psyche und Haut ist keine Aufgabe für einen einzelnen Wissenschaftler, der vor allem in einem Krankenhaus seinen normalen Klinikdienst abzuleisten hat und diese Forschung nebenbei betreibt! Es zeugt von Unkenntnis, wenn man psycho-dermatologische Ergebnisse in auch nur einigermaßen umfangreicher Weise von einem Einzelnen erwartet, sei er auch noch so gründlich und vielseitig ausgebildet. Die Psychodermatologie gehört zur Grundlagenforschung, der man aber selbst eine Basis geben muß und die man nur im Team bzw. mit einem geeigneten Kollektiv betreiben kann, wenn man Ergebnisse erwartet!

Es ist an sich verblüffend, daß man stets die Haut als bestes Demonstrationsorgan für psychische Einflüsse genannt, aber nie in umfassender Weise darüber experimentell gearbeitet hat. Man sollte diese Aufgabe in Zukunft ernster nehmen und von der Weisheit „Immer daran denken, nie davon sprechen" bzw. seiner tatsächlichen Ausführung „Nie daran denken, stets dagegen sprechen" abkommen.

Es stehen uns heute so ausgezeichnete Geräte zur Verfügung, unter deren Kontrolle sich psychologisch ausgearbeitete Gespräche, psychologische Tests, psychoanalytische Sitzungen durchführen ließen, deren Ergebnisse uns Erfahrungen über allgemeingültige Reaktionen im Hautbereich und deren psychogene Abläufe bzw. neurotische Verkehrungen in größtem Ausmaß erwarten lassen können!

Weitere Einzelheiten sollen hier nicht ausgeführt werden bis vielleicht noch auf ein Thema von massenpsychologischer Bedeutung.

Zur Forschungsplanung für die Zukunft gehört die „Sozialpsychiatrie", worauf auch Obermayer (1962) hingewiesen hat. Die *Sozialpsychiatrie* unterscheidet sich von der klinischen Psychiatrie insofern, als das Schwergewicht auf großen Bevölkerungsgruppen und auf Wechselbeziehungen zwischen sozialkulturellen und psychologischen Prozessen liegt. Dazu werden die Erkenntnisse der Anthropologie und Soziologie herangezogen und mit denen der Psychiatrie und Psychologie verarbeitet. Die Untersuchungsansätze von Marchionini über die Bevölkerung Anatoliens und von uns selbst über die Rolle der Gesellschaftsschicht, der die Patienten angehören, ferner ihrer Herkunft, des Bildungsgrades der Eltern und schließlich der Schwierigkeiten, mit denen sich die Kranken während ihrer Schulzeit und später im Berufsleben auseinanderzusetzen haben, sind sozialpsychiatrische Studien, auch Beiträge wie „Psychocutane Medizin und Sozialstruktur" von Obermayer (1960) stellen Sozialpsychiatrie dar. Zukünftige Forschungsarbeiten auf dem Gebiet der psychosomatischen Medizin haben sich zunehmend mit dem Nachweis des Einflusses zu befassen, den die Berührung des Patienten mit gesellschaftlichen Strukturen wie Familie, Arbeitsplatz und Lebenskreis auf physiologische Prozesse hat. Wenn derartige Untersuchungen in verschiedenen Ländern mit gleichen Methoden durchgeführt würden, so könnte sich aus einem Vergleich der Ergebnisse ein bedeutend klareres Bild von der kulturellen Beeinflussung emotioneller Erkrankungen ergeben. Die Verwirklichung setzt erheblichen Zeit- und Kostenaufwand voraus.

Zusammenfassung

Die Psychologie-Psychiatrie verwendet direkte und indirekte Methoden zur Erfassung oder zum „Verstehen" körperlich-seelischer Krankheiten, projektive Techniken (Tests, Testgespräche) u. dgl. — Den Naturwissenschaftler befriedigen vor allem messende, objektive, reproduzierbare Methoden, wie Einsatz bestimmter Reize und Auslösung von Organreaktionen. Dazu gehören auch die Hypnose mit Suggestion von Blasen oder anderen Hautveränderungen, neurophysiologische Versuche bzw. Experimente mit Encephalographie, mit Erfassung der Hyperämie, der Schweißsekretion, der Reaktion auf pharmakodynamische, iontophoretische oder mediaphoretische Tests, das psychogalvanische Phänomen, die Durchführung von Sphygmogrammen, Elektrokardiogrammen, Pneumogrammen, Hauttemperaturmessung und Bestimmung der Durchblutung (unter autogenem Training, Hypnose, gezielter Exploration). Die Haut bietet verhältnismäßig viele Möglichkeiten, den Erfolg psychogener Reize auf das Hautorgan und Veränderungen im Hautbereich zu objektivieren. Man sollte sie im Bereich der Dermatologischen Forschung in größerem Stil und gezielter einsetzen!

III. Konstitutionelle Faktoren

1. Die Beschaffenheit der Haut

Die eindeutig psychogenen Hautkrankheiten stellen unter der Gesamtzahl der neurotisch bedingten Krankheiten nur einen verhältnismäßig geringen Prozentsatz dar. Diese scheinbare Disproportion wird — wenigstens teilweise — mit der konstitutionellen Prädisposition erklärt. Die Anhänger dieser Theorie stehen auf dem Standpunkt, daß neurotische Menschen eine „psychoneuropathische Konstitution" haben, die sich durch äußerste Erregbarkeit und übernormale Ansprechbarkeit des Nervensystems ausdrückt. Nervensystem, Psyche und Erfolgsorgan gehen konform. Das autonome Nervensystem und die höheren geistigen Funktionen, einschließlich der assoziativen und emotionellen geistigen Reaktionen sind dabei in verschiedenen Graden und Proportionen einbegriffen. Der Typ der Neurose und ihre Symptome seien hauptsächlich von der konstitutionell morbiden Prädisposition abhängig, von der biologischen Inferiorität gewisser Organe, aber auch von der Art der jeweiligen geistigen Situation, mit der der Patient nicht fertig werden kann (Obermayer, 1961; u.a.).

Der Grundtenor ist verständlich. Um so mehr bleibt jeweils zu klären, inwieweit es sich um eine konstitutionelle Disposition oder um Auswirkungen der Umgebung handelt. Die Beschaffenheit der Haut bedingt nicht nur eine Anfälligkeit gegenüber Hauterkrankungen, sondern auch — wahrscheinlich — die Art der Dermatose, ohne daß die Anforderung an die Spezifität zu weit getrieben werden darf.

2. Hauterkrankungen gegenüber Hautreaktionen (Organaktion, Organreaktion)

Einige ältere Probleme lassen sich in diesem Rahmen aus Gründen des Gesamtverständnisses nicht voraussetzen und werden deshalb in unserer Sicht abgehandelt. Brocq (1907) unterschied zwischen *regelrechten Hautkrankheiten* und *Hautreaktionen*. Bei ansteckenden *Hautkrankheiten* handelt es sich um eine ätiologische Ursache; z.B. entsteht ein durch bestimmte Erreger produziertes Geschwür bei jedem, der von der betreffenden Krankheit befallen ist. So verursacht das Treponema pallidum im Prinzip die gleiche Art Schanker bei jedem gesunden Menschen; durch häufigen Kontakt mit Teer-Korksubstanzen entstehen Keratoacanthome usw. Wenn diese Efflorescenzen entsprechend behandelt werden, ergibt sich eine absolute Heilung. Es bleibt keine besondere Anfälligkeit oder Bereitschaft gegenüber einer neuen Erkrankung zurück.

Im Gegensatz dazu ist eine *Haut-„Reaktion"* im wesentlichen von der Konstitution des Patienten abhängig und nicht so sehr von der Gegebenheit äußerer Faktoren. Hautreaktionen können bei dem einen Patienten durch Büchsenlachs verursacht werden, bei dem anderen durch Hitze oder Kälte oder durch Reiben der Haut, bei einem anderen dadurch, daß er eine seelische Erregung erlebt. Aber die meisten Menschen vertragen unter normalen Bedingungen alle diese Einflüsse

— bis auf die obligat toxischen — reaktionslos. Hier ist eben doch die persönliche Beschaffenheit des Patienten von größter Wichtigkeit. Nur wenn die entsprechenden Voraussetzungen dazu gegeben sind, wird er auf die für ihn spezifischen Reize Reaktionen entwickeln. Der „Penetrationsfaktor“ und seine Potenz ist dabei für das Konstitutionsmoment wie die Auswirkung des von außen kommenden Einflusses von Bedeutung. Eine Reaktion kann einen flüchtigen Verlauf haben, z.B. als Erröten, oder in langwierigen Fällen als Ekzem oder als Schuppenflechte. Aber im Prinzip handelt es sich immer um denselben Vorgang.

So berichtete Brocq von einem Mann, der jedesmal dann einen Hautausschlag bekam, wenn er zu einer ärztlichen Untersuchung mußte. Die Reaktion des zu Ekzemen (Atopien) neigenden Patienten läuft immer nach dem gleichen Schema ab. Schon kurz nach der Geburt, „wenn er die ersten Schwierigkeiten und Härten der Welt erfahren muß“, äußert sich bei dem Betreffenden das infantile Ekzem. Es ist möglich, daß das Leiden ausgeheilt wird und der Mensch sich seiner Umgebung anpaßt. Aber es ist sehr wahrscheinlich, daß er in der Pubertät wieder Efflorescenzen bekommt, oder während des Klimakteriums, im Alter oder wann immer er Belastungen ausgesetzt ist. Genauso wie manche Menschen auf große Anstrengungen oder Aufregungen mit Verdauungsstörungen reagieren, mit Kopfschmerzen oder Asthma, reagieren diese Patienten mit Hautaffektionen oder -reaktionen, wie es ihrer besonderen Veranlagung entspricht.

Die Mehrheit der Autoren, die über Psychosomatik in der Dermatologie gearbeitet haben, ist der Meinung, daß bei einem Drittel aller ihrer Kranken psychische bzw. seelische Ursachen im Vordergrund stehen. Ein weiteres Drittel der Krankheiten sei physischer bzw. organischer Natur, doch beeinflußt von seelischen Faktoren, d.h. psychogen „bedingt“ oder überlagert. Bei dem letzten Drittel seien psychische Einflüsse von geringerer Bedeutung oder aber bedeutungslos, obwohl sie sich sekundär entwickeln können. In diesem Stadium können sie sekundär im Sinne des circulus vitiosus maßgeblich werden. Einigkeit herrscht darüber, daß bei allen Krankheiten — nicht nur bei den dermatologischen — die Psyche irgendeine Rolle spielt. Allerdings stimmen die Dermatologen nicht immer in der Frage überein, in welchem Grade die Psyche auf eine Hautkrankheit Einfluß ausübt. *Die Auseinandersetzung geht um die Quantität und nicht um die Qualität.* Da man die Psyche weder messen noch wägen kann, ist die Problematik verständlich. Die Klassifizierung der psychischen Bedingtheit von Dermatosen ist schwierig. Insofern ist jede Einteilung in gewissem Maße angreifbar und als willkürlich aufzufassen. Vergegenwärtigen wir uns deshalb nochmals einige Systematisierungsversuche.

Lewis und Cormia (1889) haben die verschiedenen Hautkrankheiten eingeteilt wie folgt:

1. Dermatosen, die immer psychische Ursachen haben: Artefakte, Trichotillomanie, Acarophobie.
2. Dermatosen, die immer psychische und noch andere — somatische — Ursachen haben: Lichen simplex chronicus, Neurodermitis constitutionalis atopica.
3. Dermatosen, die oft, aber nicht immer auf einer psychischen Basis beruhen: Pruritus, Alopecia areata, Urticaria, Hyperhidrosis, Dyshidrosis, Glossodynie.
4. Dermatosen, die sowohl psychischen als auch organischen Ursprungs sein können, z.B. Rosacea, Kontaktdermatitis.
5. Dermatosen organischen Charakters, die durch psychische Faktoren beeinflußt werden können, z.B. seborrhoisches Ekzem, Pityriasis rosea, Psoriasis vulgaris usw.

Nennenswert scheint ferner eine andere Einteilung der Dermatosen aus dem Blickwinkel der Therapie (Wright, 1944):

1. Dermatosen rein psychischer Ursache: Dermatozoenwahn (Wahnvorstellungen über einen Parasitenbefall), Phobien, neurotische Excoriationen.

2. Dermatosen, bei denen psychische Faktoren überwiegen: Dermatitis artefacta, Pruritus, Neurodermitis, Trichotillomanie, Hyperhidrosis, Urticaria, Pompholyx.

3. Dermatosen mit psychischen plus somatischen Faktoren: Lichen planus, seborrhoisches Ekzem, Psoriasis, Alopecia areata, Vitiligo.

4. Dermatosen, bei denen psychische Faktoren fraglich sind, aber von Einfluß auf die Entwicklung sein können: Canities, Acne vulgaris, Herpes zoster oder simplex, Warzen.

Die Krankheiten, deren Ursache rein psychogen ist, bedürfen gewöhnlich einer psychiatrischen bzw. psychotherapeutischen Behandlung, wenn die Diagnose sicher ist (WRIGHT). Alle anderen Dermatosen erfordern eine dermatologische Behandlung. Aber auch hier wäre die Hilfe eines Psychiaters oder Psychotherapeuten wünschenswert.

KLAUDER (1936) gibt wieder eine andere *Klassifikation*. Nach ihm sind die folgenden Erkrankungen *psychogener Genese:* Erröten, Erblassen, Cutis anserina, Änderung der Schweißabsonderung, Dermographismus, Ekzeme, akute und chronische Urticaria, angioneurotische und hysterische Ödeme, Pruritus (localisatus und generalisatus), neurotische Excoriationen, Artefakte, Glossodynie, Phobien, Trichotillomanie, Tätowierungen, Stigmatisation, hysterische Gangrän, Pemphigus hystericus. Auch Herpes zoster, Psoriasis, Dermatitis herpetiformis Duhring, Lichen ruber planus und Neurodermitis weisen psychische Komponenten in ihrer Ätiologie auf (KLAUDER).

SULZBERGER und BAER (1951) teilen eine weitere Einteilung in drei Tabellen mit, die hier etwas abgekürzt werden:

1. Psychische Reaktionen der Haut, deren psychische bzw. seelische Natur nachgewiesen ist: Erröten (Vasodilatation), Erblassen, übermäßige Schweißabsonderung, Gänsehaut (Kontraktion der Mm. arrectores pilorum), Talgsekretion, Gefühl der Hitze, der Kälte, des Schmerzes.

2. Hautkrankheiten und Reaktionen, bei denen psychische und emotionelle Einflüsse einen unmittelbaren, nicht anzuzweifelnden Effekt haben: Dermatozoenwahn, neurotische Excoriationen, Trichotillomanie, Excoriationen bei Acne vulgaris und Acne excoriée, Artefakte, Glossodynie, Cancerophobie, Veneromanie, Venerophobie, Juckreiz und Kratzen. Vergrößerung oder Verminderung der Hautsensibilität, bestimmte hypo-, hyper- oder anhidrotische Zustände, cholinergisches Kratzen und Urticaria, Herpes simplex, Verrucae planae, vulgares und Condylomata accuminata.

3. Verschiedene Hautkrankheiten, Läsionen und Reaktionen, bei denen spychische Einflüsse keinen unmittelbaren *sicheren* Effekt aufweisen:

a) *Krankheiten* wie Lichen ruber planus, Ekzem (alle Formen), Lichen chronicus simplex, Urticaria, Neurodermitis, Herpes zoster, Alopecia totalis, Pigmentverschiebungen, Seborrhoe, Psoriasis vulgaris, Acne vulgaris, Acne varioliformis, Rosacea.

b) *Efflorescenzen* wie Blasen, Papeln, Quaddeln, Blutungen, Geschwüre, Narben, Infektionen, Tumore, Verbrennungen.

c) *Reaktionen* vom allergisch ekzematösen, tuberkulösen, urticariellen „freien“ Typ, durch Histamin hervorgerufene Quaddeln, Cholinreaktionen etc.

OBERMAYER (1952—1962) teilt die Krankheiten in vier Gruppen ein: In der *ersten* Gruppe finden sich die *Dermatoneurosen*. Darunter sind Symptome von leicht vorübergehender neurotischer Art bis zu schweren paranoiden Psychosen zu verstehen. Zur *zweiten* Gruppe gehören die *Dermatosen*, bei denen *psychische Faktoren* gewöhnlich sehr bedeutende Komponenten darstellen, z.B. Pruritus ani et vulvae, Neurodermitis etc. Die *dritte* Gruppe umgreift allerlei *Dermatosen*, bei denen *psychische Momente* vorhanden sind, und die *vierte* Gruppe enthält *Infektionskrankheiten*, die von *psychischen Faktoren* beeinflußt werden.

Es finden sich noch viele Systeme. Fast jeder Autor auf diesem Gebiet hat seine eigene Klassifikation.

In der neueren Zeit haben sich mit der Psychosomatik der Haut besonders beschäftigt: O'Donovan (1927), Barber (1930), Stokes (1930—1940), Sack (1933), Ingram (1935—1950), Klauder (1936), Gillespie (1938). Klaber und Wittkower (1939), MacKenna (1944—1951), Becker und Obermayer (1947—1955), Borelli (1950—1966), Gracianski und Stern (1951), Manganotti (1954).

Obwohl die Einteilung verschieden zu sein scheint — weil man ja die Psyche selbst und ihren Einfluß nicht messen oder wiegen kann — sticht die Tatsache hervor, daß unter den oben genannten Dermatosen nahezu dieselben in den Einteilungen als echte bzw. reine Dermatoneurosen, psychogen verursachte oder mitverursachte, konstitutionell psychogene oder sekundär psychogen beeinflußte Dermatosen genannt werden. Letztlich ist es, abgesehen von den rein artefiziellen Hautveränderungen und den ausschließlich durch falsche Verarbeitung in der Vorstellung des Kranken vorhandenen, wie echt aussehenden „Hautkrankheiten", wichtig, das Geschehene stets als psychisch *und* somatisch zu verstehen. Nur die Akzente der Genese sind jeweils mehr nach der einen oder anderen Seite verlagert; zum Manifestieren wird dagegen der Gesamtorganismus bzw. die Gesamtperson benötigt!

Zusammenfassung

An Hand der Einteilung zahlreicher Autoren werden die Akzente erläutert, unter denen man die Dermatosen als *psychogen*, psychogen *mitbedingt*, psychogen *beeinflußt* oder auch *ohne psychogene Bedeutung* abgehandelt hat. Aus dieser Vorgeschichte ergibt sich die Klassifikation dieser Abhandlung im nachfolgenden „speziellen Teil". Jeder Leser hat sich jedoch zuvor zu vergegenwärtigen, daß jedes Krankheitsgeschehen, auch in der Dermatologie, psychisch *und* somatisch zugleich abläuft und zu verstehen ist. Der Mensch ist eine psychophysische Einheit. Die Abgrenzung in Psyche und Soma entspricht dem geringen menschlichen Vorstellungsvermögen für alles, was jenseits der dritten Dimension liegt. Zusätzlich ist diese Denkweise auch noch geistes- und religionsgeschichtlich unterbaut. Das erschwert die Bearbeitung und das Verständnis. Auf dieser Basis müssen wir den Gegebenheiten Rechnung tragen. Stets aber haben wir uns als Grundsatz vorzuhalten: Es geht ausschließlich um eine Akzentfrage, an deren weiterer Klärung Psychologie, Medizin, Genetik und Chemie in gleicher Weise beteiligt sein werden.

B. Spezieller Teil

I. Psychoneurosen bzw. echte Dermatoneurosen

1. Von Kranken selbst hervorgerufene Efflorescenzen und Läsionen der Haut

a) Artefakte

Die artefiziellen Hautschäden bestehen aus Läsionen, die vom Patienten selbst gesetzt werden. Sie werden provoziert durch Manipulationen, Chemikalien oder andere irritierende Substanzen, um eine Hautkrankheit vorzutäuschen. Von hysterischen Patienten werden diese Erscheinungen hervorgerufen, um die Aufmerksamkeit auf sich zu lenken oder Sympathie für sich zu gewinnen. Von neurotischen Patienten werden die Läsionen produziert, um sich unangenehmen Pflichten und Verhältnissen zu entziehen bzw. sie zu vermeiden. Von Schwachsinnigen und Geisteskranken werden die Verletzungen meist ohne verstehbaren Grund hervorgerufen. Wesentliche Symptome sind grundsätzlich:

1. Die Bereitschaft vieler Patienten, es bis zu chirurgischen Operationen, ja sogar Extremitätenamputationen kommen zu lassen, um ihr Ziel zu erreichen!
2. Die Raffinesse der Patienten, ihren Betrug erfolgreich durchzuführen.
3. Die Befriedigung der Patienten, wenn es ihnen gelingt bzw. zu gelingen scheint, die Umwelt und die Ärzte zu hintergehen.
4. Die merkwürdige Sicherheit der Verneinung und Indignation, die die Patienten zeigen, wenn man sie ihrer Selbstverstümmelung beschuldigt (KLAUDER, 1925—1952).

MENNINGER (1947) vergleicht die wesentlichen Faktoren für die Auslösung von Artefakten, den Wunsch zu leiden, sich zu verletzen, anderen Leuten Schmerz, Sorge und Verwirrung zu bereiten, mit denen, die man beim Selbstmord findet. In den meisten Fällen ist gewöhnlich eine zufällige Hautveränderung oder ein kleiner Unfall, wie eine Verbrennung oder eine Verletzung der künstlich hervorgerufenen Wunde vorangegangen. Hysterischen Patienten kann ein früheres Geschehen als Suggestionsinhalt dienen. Die Suggestion bzw. Suggestibilität spielt die wesentliche Rolle bei „hysterischen" Menschen. Die Patienten glauben — überhaupt oder nach einer gewissen Zeit — wirklich, daß die Efflorescenzen nicht künstlich, sondern „per se" aufgetreten sind.

O'DONOVAN, KLAUDER, STOKES, MENNINGER, WITTKOWER, OBERMAYER u.a. bezeichnen die artefiziellen Dermatosen als sich selbst destruierende Formen einer Simulation, als eine Art lokaler Selbstvernichtung, die gleichzeitig für eine gegen die Umwelt gerichtete Aggression steht, und mit Hilfe eines Betrugs dazu dient, einen Appell an das menschliche Mitgefühl zu richten. Die Aggression bringt für den Simulanten nicht nur Sympathie, Aufmerksamkeit und pekuniäre Vorteile mit sich, sondern nach einer gewissen Zeit im allgemeinen auch die Erkennung des Patienten bzw. sogar Bestrafung. Beide Aspekte klingen an die perversen erotischen Befriedigungen bei Masochismus und Exhibitionismus[1] an.

Masochistisch und exhibitionierend bringen diese Kranken ihre psychopathologischen Hauterscheinungen zum Ausdruck. Der ursprüngliche Akt der Simulation dieser Art dient hauptsächlich dazu, eine Aggression hervorzurufen; d.h., es werden selbstinduzierte Schäden provoziert aus dem (unbewußten) Antrieb, größere Schäden von anderen Leuten zu erleiden. Dabei stellt der erlittene Schmerz den Preis dar, den das Bewußtsein verlangt, um die Befriedigung des Unbewußten hervorzurufen. SULZBERGER und ZAIDENS (1948) definieren die Artefakte der Haut als eine vom Patienten selbstprovozierte traumatische Läsion, um Sympathie oder Aufmerksamkeit zu erlangen oder um Verantwortung zu vermeiden. Es geht also ganz allgemein darum, im Mittelpunkt zu stehen. Der Patient weiß, was er tut, obwohl er sich niemals zu der Tat bekennt. Oft ist der Kranke sich der tieferen Motive gar nicht bewußt, die hinter seinem selbstzerstörerischen Verhalten liegen. Aus den Anamnesen hat sich vielfach ergeben, daß diese Personen in ihrem Leben nach anfänglichen Erfolgen wenig erfolgreich waren — sei es gesellschaftlich, wirtschaftlich oder sexuell. Die Kranken „benutzen" ihre Hautläsionen zur „Entschuldigung" ihrer Mißerfolge.

Die tieferen Motive liegen in der Vermeidung von Verantwortlichkeit, Lenkung von Aufmerksamkeit auf sich (als Kompensation für Vernachlässigung oder als Reaktion einer „hysterischen" Persönlichkeit), Mitleid auf sich zu ziehen, mit dem

[1] Im Sinne der „Darstellung" nicht nur im Sinne des sexuellen Exhibitionismus. Es liegt hier im amerikanischen Schrifttum ein anderer Inhalt vor. Der Begriff wird im deutschen Sprachgebrauch begrenzter verstanden.

Ziel, Rache zu nehmen, für Schuld zu sühnen und sich masochistische und exhibitionistische Befriedigung zu verschaffen (Gillespie, 1938).

Es ist einer der grundsätzlichsten Gedanken, daß psychologische Faktoren nur ein einzelnes Glied in der Kette der Geschehnisse bilden, die zu somatischen Erkrankungen führen. Die Artefakte machen jedoch sicher eine Ausnahme von dieser Regel aus. In ihrer klassischen Form sind sie selbstverständlich rein psychischer Genese. In den letzten 5 Jahren (in England, 1947) des Zwangs-, National- und Militärdienstes wurden viele solcher Beispiele beobachtet, davon viele mit durchsichtigeren Motiven, als man im zivilen Leben beobachten kann. Die Beobachtungen zeigen, wie oft autopsychische Faktoren eine wichtige Rolle bei ungeklärten Fällen von Ekzemen, Geschwüren etc. spielen können (Klaber, 1957).

Für die Diagnostik ist von großer Bedeutung, daß sich die Artefakte an den für den Patienten zugänglichen Partien seines Körpers befinden und so variieren können, daß sie alle möglichen Hauterkrankungen simulieren und doch nicht den einheitlichen Charakter einer Krankheit haben (Jaffrey, 1937).

Ein Beispiel: Es handelte sich um eine 35jährige Patientin mit Läsionen an den Handgelenken analog der Form einer Armbanduhr. Die bizarren Formen deuteten auf Artefakte. Die Frau wurde ins Krankenhaus gebracht. Ein Geruch von Lysol fiel auf. Das Wundsekret ergab eine saure Reaktion mit Lackmuspapier. Im Zimmer der Patientin fand sich eine Flasche Lysol. Zunächst leugnete die Kranke, davon Gebrauch gemacht zu haben, gestand aber später ein, sie hätte das Lysol zur Verhütung einer Pyodermie benutzt, die angeblich von einem Arzt diagnostiziert worden sei. Tatsächlich hatte man bei der Patientin wegen einer Infektion am Finger kurz vor Auftreten ihrer „Hauterkrankung" Lysol angewandt. Hieraus ergab sich der Anreiz, dieses Mittel zur Erzeugung der Artefakte zu wählen. Die Patientin lebte in einer Kleinstadt, in der ihre Erkrankung allgemeines Aufsehen erregte. Freunde hatten Mitleid mit ihr und brachten ihr Blumen und Geschenke in die Klinik. Die Patientin wurde als geheilt entlassen. Offiziell hielt sie den Anspruch auf eine durchlittene Hautkrankheit aufrecht (Klauder).

Die Differentialdiagnose ist trotz der einfachen Symptome bei solchen Kranken oft schwer zu stellen. Beispielsweise ist der österreichische Dermatologe Matzenauer einem derartigen Betrug zum Opfer gefallen. Er beschrieb eine neue Erkrankung, die er als Dermatitis symmetrica dysmenorrhoeica bezeichnete: im Klimakterium auftretend, sollten die Hauterscheinungen — chronisch rezidivierende, symmetrisch angeordnete Erytheme, urticarielle, exsudative oder gangränöse Efflorescenzen — durch toxische Stoffwechselprodukte hämatogen infolge einer ovariellen Dysfunktion hervorgerufen werden. Nach 20jährigem Disput ließ sich klären, daß es sich um Artefakte handelte.

Selbstbeschädigungen (Artefakte) sehen wir bei Menschen mit gestörtem Willen als „Ergebnis koordinierter Tendenzhandlungen", deren Willenshandlungen höherer oder niederer Ordnung gegen die Umwelt gerichtete Äußerungen der Persönlichkeit sind, äußerte schon Sack (1933). Artefakte werden besonders gern an Stellen erzeugt, die von den Patienten leicht zu erreichen, unterhalten und zu kontrollieren sind. Jede den Kranken zugängliche Körperpartie wird verwendet. Deshalb stellen Artefakte ein besonders wichtiges dermatologisches Problem dar. Zur Erzeugung eines Artefaktes werden die verschiedensten Stoffe verwendet: Säuren, Alkalien führen zu Ätzungserscheinungen, Benzinlappen, Petroleum zu Verbrennungserscheinungen, Pikrinsäure, Atebrin, Safran, Viktoriagelb zu Ikterusgelbfärbung.

Letztlich soll

a) durch die Selbstbeschädigung ein bestimmter Vorteil erreicht werden oder

b) es wird ein bestimmter Zweck verfolgt: Renten, Geldgier, Streben nach Gerechtigkeit, Ausdruck einer sexuellen Reaktion etc. (Casala, 1957).

Das selbstgeschaffene Leiden steht jedoch in keinem Verhältnis zu den aus der Krankheit resultierenden Vorteilen. Das ist als ein Zeichen des spezifisch Pathologischen der hysterischen Reaktion zu werten. Dieser Satz von SACK (1933) gilt vollauf für die Selbstverstümmler, soweit man von Ausnahmezeiten (Krieg) absieht.

Beispiele:

1. Bei H. E., geboren 1917, kam es vor 11 Jahren erstmals am Stamm und an den Schleimhäuten zum Auftreten kleiner Blasen, die nach einigen Wochen abheilten. Zwei- bis dreimal pro Jahr kam es zu rezidivierenden Schüben, vorwiegend am Stamm. Die Patientin wurde auf einem dermatologischen Kongreß vorgestellt. Da sie am Tag vor der Vorstellung neue Blasen produziert hatte, gelang es, sie zu überführen.

2. Bei einem 35jährigen Mann stellten sich bei völliger körperlicher Gesundheit auf dem linken Fußrücken rezidivierende Ulcerationen ein. Die Rezidive fielen häufig mit der Arbeitsaufnahme zusammen. Das klinische Bild erinnerte an eine alkalische Verätzung. Die psychiatrische Untersuchung deckte keinen psychischen Defekt auf. Die Befragung ergab, daß der Kranke die Heilungszeit benutzte, um sein eigenes Haus zu bauen (CASALA).

3. Eine Frau litt seit Jahren an Excorationen und Ulcerationen von verschiedener Form und Größe, sowie an furunkelartigen Gebilden. Die psychiatrische Untersuchung ergab: allgemeine Depressionen mit Sinnestäuschungen[1].

4. Bei einer anderen Kranken mit ähnlichen Hauterscheinungen zeigte der psychiatrische Befund, daß das Kratzen eine defensive Antwort auf Gedanken halluzinatorischen Inhalts war.

Erkennt der Dermatologe das Wesen der Erkrankung, übernimmt die weitere Behandlung der Psychiater (CASALA).

Stets sollte man bei unklaren Krankheitserscheinungen an die Möglichkeit eines Artefaktes denken. Kann der bestehende Verdacht jedoch nicht erhärtet und der Patient überführt werden, muß man versuchen, Einblick in sein Wesen und seine psychische Situation zu bekommen. Während die Selbstbeschädigung früher von Sklaven, Söldnern, und Sträflingen vorgenommen wurde, sind es heute Rentenjäger, Pflegepersonal, Hausangestellte etc. Das Motiv — soweit bewußt — ist jedoch meist dasselbe geblieben: das Streben, aus einer unangenehm gewordenen Situation herauszukommen.

Artefakte der Mund- und Lippenschleimhaut

Literaturangaben über *Artefakte in der Mundregion sind spärlich.* Es scheint, daß die Mundhöhle sich keiner allzu großen Beliebtheit erfreut. J. MAYR (1937) hat diese Lokalisation unter seinen 260 Artefaktbeobachtungen überhaupt nicht erwähnt. SCHUERMANN (1958) aber weist auf 16 Fälle hin. SILVER (1938) referiert den folgenden Fall einer Psychopathin:

Eine 42jährige Hausfrau stellte sich am Bronx-Hospital vor. Sie zeigte dort Verletzungen verschiedener Größe im Nacken, an den Handflächen und -gelenken, an den Fingern und Oberschenkeln. Eine Versuchsdiagnose auf Bromoderm wurde gestellt, aber ein Test zeigte negative Ergebnisse. Am 26. 2. 36 erschien die Patientin im Mount-Sinai-Hospital. Sie zeigte erodierte und ulcerierte Verletzungen an der Mundschleimhaut. Auf der rechten Wangenschleimhaut und unter der Zunge waren flache Geschwüre von Nickelgröße mit einem gräulich, granulierenden Grund und indurierten scharfen Rändern. Es war schwer, diese Verletzung in Zusammenhang mit einer bekannten Mundkrankheit in Verbindung zu bringen, um eine sichere Diagnose stellen zu können. Gezüchtete Kulturen zeigten keine Erreger. Die Wa.R. und chemische Untersuchungen des Blutes zeigten keine Abweichungen vom Normalen. Läppchenproben zeigten negative Ergebnisse. Auf der Suche nach Medikamenten als auslösende Ursache wurden Kopien der Rezepte gemacht, die der Patientin verschrieben worden waren, und analysiert. Die Mischungen enthielten Codein-Sulf., Na-Salicyl, Acid.-acetylsalicyl und Acetophenitidin. Orale Gaben dieser Medikamente ergaben negative Ergebnisse. Am 8. September 1936 wurde die Patientin von den Medical Departments zu einer gründlichen Untersuchung bestellt, aber es zeigte sich keine wesentliche Veränderung. Am 19. Januar zeigte sie einen neuen Schub von übelriechenden nekrotischen Läsionen auf beiden Zungenrändern, am Gaumen und Rachen. Die Patientin erklärte, daß diese Erscheinungen einer starken Grippeinfektion gefolgt seien. Am 9. Februar wurde sie erneut ins Krankenhaus aufgenommen. Die Verletzungen heilten schnell ab, und sie wurde am 17. desselben Monats wieder entlassen. Im

[1] Dermatologica (Basel), Demonstrationen, 118—335 (1959).

April 1937 hatte sie einen erneuten Ausschlag von nekrotischen Schädigungen im Mund, die schon einige Zeit bestanden. Die Patientin verlor an Gewicht, bedingt durch die schmerzhaften Verletzungen und der behinderten Nahrungsaufnahme. Im Juli 1937 zeigte sie bullöse Erscheinungen in der Größe einer Erbse mit einem infiltrierten, roten Grund auf dem linken Daumen und dem mittleren Glied des rechten Zeigefingers. Die Patientin gab an, während dieser Zeit keine Medikamente zu sich genommen zu haben. Blutuntersuchungen zeigten keine Abweichungen. Die Erscheinungen wechselten in frequenten Intervallen zwischen Mund und Fingern. In einem anderen Hospital wurde ein Finger wegen tiefer gangränöser Zerstörungen amputiert. Während der 2 Jahre der Beobachtung der Patientin wurden verschiedene Diagnosen gestellt, die sich nach den jeweiligen Erscheinungen richteten.

Die Darstellung des Verfassers über diesen Fall war: „Ich kann nur die lichten Stellen der bändefüllenden Angaben der Patientin wiedergeben, die sich wie ein Compendium der Dermatologie lesen lassen: Arzneischädigung, Angina Plaut-Vincenti, Pemphigus, Lues u.a. Der psychopathische Hintergrund der Patientin wurde bald erkannt, aber es war schwierig, gegen eine kleine, armselige Frau, die viel Sympathien erweckt hatte, Mißtrauen zu hegen. Alles wurde klar im Anblick der verschiedenartigen klinischen Erscheinungen, des psychopathischen Hintergrundes und der vollkommen negativen Ergebnisse der verschiedenen gründlichen Untersuchungen, daß die Beschädigung selbst gemacht wurde."

Die nächste Krankengeschichte stammt von Chargin (1939):

Eine Frau von 30 Jahren, verheiratet, 1 Kind. Bei der ersten Vorstellung zeigte die Zunge eine tief sitzende Ulceration, die schon 2 Wochen bestehen soll. Bei der Untersuchung zeigte die Zunge eine sehr starke Schwellung, Speichelfluß und Sprachschwierigkeiten. Drei Geschwüre am Rande der Zunge setzten sich auf die Unterfläche fort, zusätzlich waren noch Kratzwunden an der Tibia, am Oberschenkel und linken Unterarm vorhanden. Unter einfachen Medikamenten gesundete die Patientin, doch wurde der Heilungsvorgang durch Bisse, die sie sich selbst beibrachte, gestört. Wa.R. negativ, Blutstickstoff 11 g, Zucker 75 pro 100 cm^3 Blut. Nach 4 Wochen Krankenhausaufenthalt war die Patientin gesund. Sie kehrte aber bald mit neuen Verletzungen der Zunge in die Klinik zurück. Auf der Unterseite der Zunge war jetzt eine tiefe ulcerierte Masse. Das Geschwür ist tief und mit einem Belag teilweise bedeckt.

Wie sich diese Patientin die Verletzungen beigebracht hatte, konnte nicht festgestellt werden. Sie gab jedoch später zu, die Zunge selbst zerrissen zu haben. Es handelte sich um Artefakte auf hysterischer Grundlage.

Schneidt (1952) berichtet folgenden Fall aus Würzburg:

Die Patientin, 14 Jahre alt, zeigte einen guten Allgemein- und Ernährungszustand. Haut und sichtbare Schleimhäute gut durchblutet. Lokalbefund: Befallen sind das Gesicht, beide Unterarme, Ober- und Unterschenkel. Man sieht im Gesicht scharfe, aber unregelmäßig begrenzte, schuppende, zum Teil mit Krusten bedeckte Erytheme, deren Ränder Hyperpigmentierungen aufweisen. Die Herde sind unregelmäßig linsen- bis daumenkuppengroß, an der Stirn, an beiden Wangen, am Kinn und auf der Nase angeordnet. Am linken Unterarm besteht eine strangförmige, fingergroße Veränderung gleicher Art. Ebenfalls am rechten Unterarm. Am rechten Unterschenkel sieht man ein etwa 15 cm langes, $1^1/_2$ cm breites Erythem mit Krustenbildung in strichförmiger Anordnung. Veränderungen gleicher Art sind am linken Ober- und Unterschenkel. An beiden Beinen befinden sich beiderseits Erytheme und linsengroße, erosive Veränderungen.

Es handelte sich bei der Patientin um Artefakte im Gesicht, an den Armen, den beiden Beinen sowie an der Mundschleimhaut. Wenn auch die eingehende Exploration des Kindes und die Aussprache mit der Mutter keinen Anhalt für die eventuellen Beweggründe für die Selbstverletzung ergaben, so sprachen doch das Aussehen, die Form und vor allem die Lokalisationen für das Vorliegen von Artefakten. Die BSG betrug bei der Aufnahme 32/68 mm und bei der Entlassung 16/31 mm. Im Blutbild fand sich eine hypochrome Anämie und eine Eosinophilie von 13%. Wurmeier konnten nicht nachgewiesen werden. Der Psychiater zog auf Grund einer einmaligen Untersuchung einen sog. „Milieuschaden" bei dem Kind von Flüchtlingseltern in Erwägung. Bei einer 3tägigen Beobachtung durch den Psychotherapeuten in der Kinderklinik fand sich ein normaler Intelligenztest und eine geringgradige „reaktive Depression". Unter milder, örtlicher Behandlung konnten die Hautveränderungen in wenigen Tagen zur Abheilung gebracht werden.

In diesen drei Fällen sind die Artefakte auf „psychopathische" Ursachen, auf „Hysterie" und auf sog. „Milieuschäden" zurückzuführen. Grundsätzlich aber ist es trotzdem schwierig herauszufinden, ob wirkliche Simulationen mit zweckbewußtem Hintergrund vorliegen, oder ob sie als nicht vollbewußte Reaktionen eines krankhaften Seelenlebens aufzufassen sind. Hinzuweisen ist hier noch auf die Beobachtungen von Cordiviola, referiert nach Schuermann, der bei einer 19jährigen Schwellung und Blutung des Zahnfleisches, Blasen und Nekrosen auf der Lippen- und Wangenschleimhaut, d.h. eine *Gingivostomatitis artefacta*, sah. Die Patientin stand unter einem familiär-religiösen Konflikt. Nachdem man ihr eine Zeitlang die Hände eingegipst hatte, heilten die Veränderungen ab.

Hinsichtlich der *Therapie* sind amerikanische Autoren dafür, die Patienten nicht direkt auf den Betrug hinzuweisen, sondern sie zunächst psychologisch darauf vorzubereiten; denn die Kranken wüßten letztlich nicht um die Motive ihres selbstverstümmelnden Verhaltens. Durch eine plötzliche Aufklärung trete die Frage des Existenzkampfes ohne den Schutz der „Erkrankung" zu deutlich an sie heran. Viele der Patienten seien seelisch auch derart unreif, daß Psychotherapie kontraindiziert sei. OBERMAYER überweist seine Patienten mit Artefakten, wenn es nur irgend möglich ist, zum Psychiater und behandelt sie nach dessen Anordnungen weiter.

Die europäischen, vor allem die deutschsprachigen Autoren plädieren vielfach demgegenüber dafür, dem Artefaktträger überfallartig die Selbstverstümmelung auf den Kopf zuzusagen. Es ist durchaus richtig, daß viele Kranke daraufhin die Wahrheit zugeben. Psychotherapie soll sich an dieses Vorgehen jedoch anschließen. Denn die einfache Aufdeckung der Tatsache, daß es sich wirklich um Selbstverstümmelungen handelt, bedeutet für den „Kranken" im allgemeinen noch keine Heilung.

Zusammenfassung

Artefakte sind Selbstverstümmelungen. Nur selten finden sich Motive, wie in Kriegszeiten, die einen existentiellen Hintergrund aufweisen. Im allgemeinen sind die Motive zur Erfolgsreaktion inadäquat, abnormal. — Selbstverstümmelungen werden bewußt, zum Teil aber auch wohl nicht ganz im Zustand einer geistigen Verantwortlichkeit (halbbewußt?) durchgeführt. Die Haut ist ein besonders beliebtes Organ wegen der exhibitionistischen Möglichkeiten der Demonstration. Im Bereich der Schleimhäute, z.B. Mund- und Lippenschleimhaut gesetzte Läsionen sind viel seltener. Man muß jedoch daran denken. Die Diagnose ist zunächst ein Indizienbeweis; zum Nachweis benötigt man das Eingeständnis des Kranken. Die deutsche Auffassung tendiert zu direkten Fragen, „*wie* haben Sie das *gemacht; womit* haben Sie diese Hautveränderungen *gemacht*? (Holzhammersystem!)". Mit Hilfe dieser „Überraschungsmethode" erzielt man die relativ meisten Geständnisse. Die amerikanischen Autoren halten die direkte Methode für falsch, speziell im Hinblick auf die notwendige Psychotherapie und deren Aussichten. — Grundtendenz der Artefaktträger ist, sich „Vorteile zu verschaffen".

b) Neurotische Excoriationen

Im wesentlichen handelt es sich um traumatische Hautveränderungen, die selbst produziert werden. Der Symptomenkomplex unterscheidet sich von anderen Artefakten durch die Geständnisfreudigkeit des Patienten, der an seiner Haut fortwährend arbeitet oder zupft, ohne damit eine Krankheit vortäuschen zu wollen. Der Beginn findet sich meist an Stellen, die für die Hände des Patienten am leichtesten zugänglich sind, wie Arme, Brust und Schultern. Der Initiative des Geschehens liegt ein scheinbar unbeherrschbarer Antrieb zugrunde, an der Haut zu kratzen, zu zupfen oder an ihr in anderer Weise zu manipulieren, mit dem Resultat, daß dadurch ovale oder irreguläre, ungefähr 0,5 cm im Durchmesser große Hautdefekte entstehen. Viele der Excoriationen sind mit blutigen Krusten bedeckt und von erythematösen Rändern umgeben. Nach einiger Zeit lösen sich die Krusten ab. Es kommt zur Bildung einer rötlichen, später weißen Narbe mit hyperpigmentiertem Rand (KLAUDER, SULZBERGER, ZAIDENS, ENGLISH, WRIGHT,

Stokes, Becker und Obermayer u.a.). Die Autoren gewannen bei ihren Patienten den Eindruck, daß die Konjunktiven und der harte Gaumen anaesthetisch[1] waren. Neurotische Excoriationen kommen in verschiedenen Schweregraden vor. Die Psychogenese ist variabel. Oft handelt es sich um den Ausdruck einer Phobie — gewöhnlich Angst vor Parasiten. Der Kranke hat den Eindruck, als ob seine Haut von Insekten und Parasiten befallen wäre. Er malträtiert sich, um das Ungeziefer zu beseitigen.

Zuweilen bearbeiten Patienten ihre Haut, um Läsionen zum Verschwinden zu bringen, derer sie sich schämen (Acne bei jungen Mädchen zum Beispiel). Einer der Patienten von Klauder sagte: „Wenn in meiner Arbeit etwas schief geht, gehe ich nach Hause und nehme an meiner Haut Rache". In milderen Fällen kommen die Excoriationen während geistiger Beschäftigungen wie Lesen etc vor. In ausgeprägten Fällen, gewöhnlich beim weiblichen Geschlecht, wird die Excoriierung, meistens im Gesicht, zur Manie. Die neurotischen Excoriationen werden durch fühlbare Unebenheiten der Hautoberfläche ausgelöst. Die Patienten fühlen sich gezwungen, diese Unregelmäßigkeiten zu beseitigen. Der Patient ist angenehm erleichtert, wenn es ihm gelingt. Derartige Patienten können Stunden vor dem Spiegel verbringen und sich mit ihrer Haut beschäftigen. Der Patient weiß meist, daß sein Tun sinnlos ist; er weiß auch, daß die Bildung von Narben daraus resultiert. Die Selbstbeherrschung ist aber mangelhaft. Man kann bereits von einer Zwangsneurose sprechen (Klauder). Verschiedentlich spielt möglicherweise ein masochistischer oder ein narzißtischer Faktor eine Rolle. Meistens beschäftigen die Kranken sich mit ihrer Haut, bevor sie schlafen gehen. Das kann zwischen einigen Minuten und mehreren Stunden dauern. Der Patient fühlt sich nicht imstande, aufzuhören. Bei dem Versuch, sich zu beherrschen, gerät er in eine derartige Spannung, daß er sich schließlich wieder malträtiert (Obermayer). Zaidens vergleicht diese Patienten mit Besessenen und Zwangsneurotikern, denen es unmöglich ist, ihre Ritualien und Zeremonien zu beenden. Menninger betrachtet analytisch den Krankheitszustand als eine Art von partiellem Selbstmord bzw. eine Verstümmelung infolge eines Kompromisses zwischen Selbstvernichtung und erotischen Tendenzen, so daß es zu einer Selbstvernichtung pars pro toto kommt.

Psychodynamisch gesehen ist die Excoriation eine mildere Form der Paranoia — an der Grenze der Besessenheit. Das Ausdrücken von Pusteln oder Comedonen kann von der gleichen Tendenz getragen sein. Eine masturbatorische Komponente kann vorliegen. Bei der Mehrzahl dieser Patienten soll es sich um eine echte Psychose handeln (Wright, 1944). Michelson (1945) meint, daß die Patienten mit neurotischen Excoriationen nicht einer einzelnen Neurose oder Psychose unterliegen, sondern einer Komplexreihe von Reaktionen. English (1949) ist der Auffassung, mit zunehmendem Wissen über die menschliche Seele bzw. Psyche verliere die Demarkationslinie zwischen Psychose und Neurose an Schärfe.

Die meisten Menschen bringen es nicht fertig, unbeachtet zu sein. Darunter gibt es „Egos", die eine Selbstverstümmelung dem Unbeachtetsein vorziehen. Hier wird die Hautläsion zum Inhalt gesellschaftlicher Anerkennung. Sind Wahnvorstellungen der Grund für die Excoriationen, sollte man nach English statt von der Rolle der Psyche auf die Hauterkrankungen, von Invasion durch pathologische Ideen sprechen. Ausgewogene Menschen bemühen sich, zu anderen Menschen Kontakt zu finden. Fehlt das Gefühl des Wohlbehagens, zieht sich die Person zurück. So fühlt sie sich einsam, verlassen, unbeachtet. Eine Folge kann

[1] Borelli und Späth (1958) gelangten übrigens an einer sehr großen Zahl von Probanden zu dem Befund, daß die Prüfung des Corneal- und Pharyngealreflexes zur Erkennung einer neurotischen Persönlichkeit *nicht* als beweiskräftig anzusehen sei.

sein, daß der Kranke nun Opfer von Ideen wird, daß seine Haut oder andere Teile seines Körpers ungesund seien. CORMIA (1947) erhob bei 13 Patienten eine ähnliche Anamnese. Die Patienten hätten weder in der Jugend noch später den normalen Lebensrhythmus gefunden. Um zu einer Lösung zu kommen, mußten sie „Nebenwege" suchen (CORMIA).

Das allgemeine Bild der Erkrankung wird mit den folgenden gekürzten Krankengeschichten erläutert:

1. Eine junge Frau begann ihre Haut zu exkorieren, zu zupfen usw., nachdem man bei ihr eine falsche Diagnose von Scabies gestellt hatte. Die Untersuchung ihrer Persönlichkeit ergab, daß die Gründe zu ihren Excoriationen eine übersteigerte Empfindlichkeit und unterdrückte Aversion gegenüber ihrem Vater waren. Mittels einfacher Psychotherapie brachte man ihr diese Gründe in Zusammenhang mit der Excoriation zum Bewußtsein. Sie paßte sich allmählich an und stellte gleichzeitig die Excoriation ein.

2. Eine andere Frau, 40 Jahre alt, hatte eine milde Form von Hypertrichose. Ihre Beschäftigung mit der Beseitigung der überflüssigen Haare war das Symptom einer sich entwickelnden Depression. Eine kombinierte Behandlung vom Psychiater und Dermatologen, die 2 Jahre dauerte, heilte die Frau.

3. Eine Frau hatte in ihrer Jugend ein intimes Verhältnis, an dessen sexuelle Komponente sie mit einem latenten Schuldgefühl zurückdachte. Später, verheiratet, beobachtete sie ihre Haut stets sehr eingehend, da sie fürchtete, der voreheliche Sexualkontakt könnte vielleicht stille syphilitische Infektion hinterlassen haben. Kleine, kaum fühlbare follikuläre Erhebungen, z. B. an der Gesichtshaut, wurden von der Frau als luische Hautefflorescenzen mißdeutet und mit Pinzette und Schere excidiert.

Es dauerte lange, bis der zum Zwang gewordene Handlungs- und Denkablauf durchbrochen werden konnte. Die Klärung ist verständlich, ohne daß die letzten Gründe der fehlgeleiteten Denk- und Handlungsabläufe damit geklärt wären (BORELLI).

Die meisten Patienten von ZAIDENS (1951) waren unverheiratete Frauen im 30. Lebensjahr, die ein asexuelles Leben führten. Obwohl sie schon aus gesellschaftlichen Gründen zu heiraten wünschten, blieb den meisten dieser Wunsch versagt. Sie verhielten sich unelastisch im Umgang mit Menschen, insbesondere mit Männern. Sie hatten Angst vor sexuellen Beziehungen. Die wenigen, denen es gelang zu heiraten, waren unglücklich in ihrem Verhältnis zum Partner. Ihre Excoriationen hatten sich an mehreren Stellen verschlimmert und wurden intensiver adäquat der Erhöhung der Konflikte. Trotzdem bezeichnen die Autoren die Prognose der Erkrankung als günstig für eine Psychotherapie. Im Sinne von PAWLOW kann man auch von der Fixierung eines ursprünglich sinnvollen bedingten Reflexes sprechen. Die Therapie hat die Fixierung zu durchbrechen.

α) Pruritus sine pruritu als zwanghafter Bewegungsakt. Man nimmt im allgemeinen an, daß ein Patient, der sich kratzt, von Juckreiz geplagt wird, und daß Kratzen eine Reaktion auf Jucken darstellt. Obwohl diese Annahme in der Regel zutrifft, gibt es doch eine wichtige Ausnahme. Die Aggressionstendenz ist in diesem Zusammenhang vor allem zu nennen (OBERMAYER, 1942, 1955). Denn viele Patienten kratzen, ohne überhaupt einen Juckreiz verspürt zu haben. Die Beobachtung findet sich besonders häufig bei Patienten mit neurotischen Excoriationen, jedoch z. B. auch bei einer Anzahl von Kranken mit generalisierter und lokalisierter Neurodermitis, die bereitwillig zugeben, daß ihre sporadischen „Kratzanfälle" eigentlich nicht durch Jucken ausgelöst werden. In solchen Fällen sollte Kratzen nicht in der gleichen Kategorie wie „Pruritus", mit dem es nicht das geringste zu tun hat, sondern unter „Zwangsbewegungen" angeführt werden. Die Ansichten über den psychologischen Inhalt des Kratzens gehen auseinander. SEITZ (1950) äußert die folgende Anschauung, die der genannten sehr entgegenkommt: „Das masochistisch-hysterische Symptom der Excoriation wird von mehreren Faktoren bestimmt. Es funktioniert als muskulärer Enthemmungsmechanismus für physiologische Spannungen, die sich bei Verdrängung heftiger Gemütserregungen anstauen; es sühnt Schuldgefühle, indem es mit körperlich entstellender

Selbstbestrafung gleichgesetzt wird; und es befriedigt das Liebesbedürfnis in atavistischer Weise durch masturbationsähnliche hauterotische Lustempfindungen." In diesen Fällen ist Kratzen demnach ein lustbetonter, sinnvoller, *zwanghafter Bewegungsakt*, der neurophysiologisch als bedingter Reflex im Sinne von Pawlow anzusprechen ist.

Ressmann und Butterworth (1952) berichten über 53 Patienten in einer Anstalt für Schwachsinnige. Einige Insassen hatten die Angewohnheit, sich unter heftigen Kaubewegungen zu beißen, meistens am Unterarm, den Händen oder Fingern. Die Haut der betroffenen Stellen wurde erythematös, verdickt, trocken, hyperkeratotisch und mitunter hyperpigmentiert. In vielen Fällen entstanden Verdickungen, die so fest wie Callus zu sein schienen und dem Abdruck der Vorderzähne entsprachen. Bei manchen entwickelte sich an der betroffenen Stelle übermäßiger Haarwuchs. Je nach der Art und entsprechend der Form der Zähne des Patienten waren die Hautveränderungen unterschiedlich konfiguriert. Eine sekundäre Folge der Zwangsbewegung ist die Hypertrophie des M. masseter. Eine glatte, etwas runde Erhöhung auf dem Angulus mandibularis mit unverletzter Haut wird auf einer der beiden Seiten hervorgerufen, wenn man die Zähne oft fest zusammenpreßt. Zwangsbewegungen können *mittelbar* auch zur Entwicklung eines Kontaktekzems führen. So war nach Waldbott (1953) eine Nickeldermatitis der Unterlippe darauf zurückzuführen, daß die Patientin den Ehering an der Unterlippe im Sinne eines Tics zu reiben pflegte.

β) Trichotillomanie und Onychotillomanie. Trichotillomanie definiert Klauder (1924—1952) als eine psychoneurotische Manifestation, charakterisiert durch das unbeherrschbare Begehren, immer wieder ein oder mehrere Haare von Bart, Augenbrauen oder Kopf mit Gewalt zu extrahieren. Der psychiatrische Mechanismus wird ähnlich dem bei der neurotischen Excoriation erklärt. Die Patienten riechen, beißen, kauen an den herausgezogenen Haaren und „spielen" damit. Sie empfinden vielfach dabei eine Wollust, die man mit sexueller Befriedigung vergleichen könnte (Sulzberger und Zaidens, 1948).

Manche Psychiater halten die Trichotillomanie für eine Form der Masturbation. Man kann bei Erwachsenen nach entsprechender Aufklärung vielfach von psychotherapeutischer Behandlung absehen (Wright, 1944—1950). Bei Kindern verläuft das Geschehen oft im Sinne eines bedingten Reflexes und ist schwerer beherrschbar. Viele Kinder ringeln beim Lutschen einzelne Strähnen von Kopfhaar um die Finger der nicht zum Lutschen benötigten Hand. Dabei ziehen sie mitunter einzelne Haare und Strähnen aus. Es kann sich um eine reflexartig ablaufende Nachfolge-Reaktion handeln, die aus dem Kopfstreicheln der Mutter resultiert, während sie das Kind an der Brust nährt. Die Form der Trichotillomanie, die als eine Art Masturbation aufzufassen ist, bildet sich zurück, sobald der Patient seine psychologischen Probleme einigermaßen abgeklärt hat (Zaidens). Die Endstation dieses Zwanges beobachtet man an den behaarten Regionen des Körpers, an denen die Haare mit Gewalt mittels Fingern oder auf andere Art herausgezogen wurde. Das außergewöhnliche Benehmen beginnt im Sinne einer perversen Art der Befriedigung, sozusagen als ein angenehmer Schmerzeffekt. Patienten mit diesem Symptom sind in die gleiche Gruppe einzureihen wie Personen, die an ihren Nägeln beißen oder reißen, bis sie unter Umständen schmerzhaft verletzt oder blutig sind, die an ihren Fingern und Fingergelenken ziehen und brechen, die ihr Zahnfleisch mit Zahnstochern und anderen Instrumenten bearbeiten, bis es blutet, oder an Comedonen quetschen und pressen, bis das Gewebe an der betroffenen Stelle verletzt ist oder Wunden entstanden sind. Ziehen und Zupfen an den Ohrläppchen, Lippenbeißen etc. werden als andere Manifestationen des Inhalts aufgefaßt, einen angenehmen Schmerzeffekt am Körper zu erzielen. Diese Kranken spielen mit sich selbst, stimulieren sich selbst und entstellen sich dabei, hauptsächlich deshalb, weil sie eine Befriedigung bei dieser Tätigkeit empfinden. Die Tatsache ist für den „normalen“ Durchschnittsmenschen äußerst schwierig zu verstehen, aber im Grunde ist sie nicht rätselhafter, als daß Menschen fortlaufend mehr essen und trinken, als für sie gesund ist. In beiden Fällen wird ein Genuß übertrieben. Es kommt für den Augenblick zur Entspannung. Danach führt erneute Begier zur Wiederholung, um das Vergnügen immer wieder zu erleben. Aus dieser Schilderung ist die Grundkomponente leicht zu ersehen, die sich wegen der Lustbetonung — freudianisch — als sexuell deuten läßt. Um die Manie zu heilen, muß der Arzt dem Patienten helfen, die Spannung, die er bei Unterbrechung dieser Gewohnheit erlebt, erträglich zu machen. Der Arzt soll psychagogisch die Energie des Patienten auf normale, natürliche und gesündere Ziele lenken (ENGLISH, 1949).

Bei derartigen Patienten sollen sexuelle Konflikte und Schuldgefühle von Bedeutung sein. ZAIDENS beobachtete schwere Erscheinungen der Trichotillomanie und neurotischen Excoriationen während der akuten Phase einer paranoiden Schizophrenie. Wiederholt hatten die Erscheinungen der Trichotillomanie wie auch der neurotischen Excoriationen aufgehört, wenn sich der psychotische Zustand gebessert hatte. Verschlimmerte sich der Zustand wieder, traten sie erneut auf, entsprechend der Intensität des psychotischen Zustandes. Der Autor studierte gründlich vier Patientinnen: Die Probandinnen betrachteten Sexualität mit Ablehnung wie Schmutz, Infektion und Gift. In ihren Träumen versuchten sie immer wieder sich von Würmern, Parasiten u.dgl., die ihre Haare oder den Körper befallen hatten, zu befreien. Die „schmutzigen Parasiten“ wurden als Symbol für ihre Ehemänner verstanden, durch die sie sich beim Geschlechtsakt herabgewürdigt und infiziert fühlten und von denen sie unbewußt befreit sein wollten. Die vier Patientinnen hatten jedoch Kinder und waren auf ihre Ehegatten angewiesen. Eigentlich hatten alle nur deshalb geheiratet, weil sie sich selbständig nicht erhalten konnten und die Heirat für sie eine soziale und finanzielle Sicherung bedeutete. Weil die Patientinnen unselbständig waren und sich vor Aggressionen aktiver Männer fürchteten, heirateten sie Männer, die auch unselbständig waren. Wegen dieser Eigenschaft kritisierten und lehnten sie ihre Ehepartner unbewußt um so mehr ab. Aber da die Ehe eine conditio sine qua non darstellte, mußten sie ein letztlich abgelehntes sexuelles Leben mit ihrem Ehepartner führen.

Bei der Mehrheit dieser Patienten handelt es sich jedoch um Kinder.

Ähnliche psychoneurotische Erscheinungen sind Trichorhexomanie und Onychotillomanie. Erstere ist eine psychoneurotische Manifestation, gekennzeichnet durch den unbeherrschbaren Wunsch, die Haare zu brechen, statt sie, wie bei der Trichotillomanie, zu extrahieren. Unter Onychotillomanie versteht man den unbeherrschbaren Impuls, an den Nägeln zu reißen im Gegensatz zu der Onychophagie, bei der die freien Ränder der Nägel abgebissen werden (KLAUDER und OBERMAYER).

Zusammenfassung

Neurotische Excoriationen werden absichtlich vorgenommen, jedoch aus Motiven, die auf den „Kranken“ rückbezogen sind und nicht der Erlangung von Vorteilen dienen sollen. Auf die Dauer handelt es sich meist um Tics, Anangkasmen, Vollzugszwänge, bedingte Reflexe. Die Therapie hat die Motive aufzudecken, aufzuklären, den Gewohnheitsablauf zu unterbrechen, die Handlungen „abzugewöhnen“.

Pruritus sine pruritu stellt ein Sonderproblem dieser Gruppe dar. Hier sind lustbetonte Tendenzen, erotisch-sexuelle Ersatzhandlungen enthalten. Dasselbe gilt für „Angewohnheiten", die das Beißen und Saugen an bestimmten Körperteilen, wie Fingerknöcheln, oder gar das Manipulieren, Reiben, Ziehen an genitalnahen Zonen betreffen.

Trichotillomanie, Onychotillomanie sind teils ticartige Handlungen ohne wesentliche Affektbeladung, teils sichere reflexartige Abläufe auf lustbetonter Basis mit einem lustbetonten Entwicklungs- und Bahnungsweg. Für *Onychophagie* gilt alles für Beißen und Saugen Gesagte. Die Ableitung von aggressiven, unruhebetonten Emotionen auf den betreffenden „Nagelbeißer" selbst zurück kann als Ersatzhandlung und Ersatzbefriedigung aufgefaßt werden. Darüber hinaus enthält das Symptom mehr eine autistische, narzißtische Note ebenso wie einen natürlichen, ursprünglich sinnvollen Handlungsablauf, der sich auch im Tierreich als Normalhandlung beobachten läßt. Der Onychophagie wurde in diesem Beitrag kein breiter Raum gewidmet, da diese Zwangshaltung vielerorts so häufig besprochen wird, daß Hinweise genügen müßten.

c) Haut- und Schleimhautveränderungen durch Zwangsbewegungen

Sulzberger und Zaidens beschrieben erstmals Schleimhaut- und Hautschädigungen infolge Zwangsbewegungen. Das Vorkommen bei Tieren war bereits bekannt. Derartige Läsionen können überall lokalisiert sein, am häufigsten aber an der Mundschleimhaut, den Lippen und der Zunge. Sie werden durch Beißen, Kauen, Saugen oder dergleichen hervorgerufen. Macerationen und Erosionen der Haut und Schleimhaut durch Daumenlutschen werden ebenfalls beobachtet. Wir sehen Hautveränderungen nach Tics einschließlich nervösen Gesichtszuckungen an fast jedem Teil des Integuments.

Nach Obermayer hat die Gewohnheit des Beißens, Kauens oder Saugens immer eine erotische Komponente. Die verlängerte Form oder lederne Konsistenz einer der kleinen Labien an der Vulva, die Verdickung der Clitoris und zu einem Teil des umgebenden Gewebes, genauso wie ähnliche Veränderungen am Perineum beider Geschlechter sind vielfach Manifestationen der Masturbation oder masturbatorischer Zwangshandlungen. Verdickung der Lippen- und Zungenschleimhaut in Form umschriebener weißer Flecken, hervorgerufen durch Zwangsmanipulationen, verursachen in vielen Fällen Fehldiagnosen. Man verwechselt sie z. B. mit Leukoplakien. Theoretisch kann ein dauernder Reiz auf die Schleimhäute durch Zwangsbewegungen Grundlage für spätere — maligne — Degenerationen sein, obwohl der Autor das persönlich niemals beobachten konnte. Es gibt sehr wenige systematische literarische Arbeiten über Haut- und Schleimhautveränderungen infolge Zwangsbewegungen. Dieses Nagen an den Lippen ist wahrscheinlich sehr bekannt, aber niemals als Krankheit empfunden worden — vor allem in Situationen von Verlegenheit, Ratlosigkeit und beim Grübeln findet sich die Mißhandlung der Lippen- und Wangenschleimhäute. Schuermann (1958) schreibt darüber unter folgenden Bezeichnungen: „Morsicatio buccarum et Labiorum, Pareiophagie und Cheilophagie". Der Autor sah stets eine angeschwollene Lippen- und Wangenschleimhaut, die in variabler Ausdehnung eine opake Trübung und eigentümliche Aufrauhung aufwiesen, oft auch hämorrhagische Erosionen oder Ulcerationen sowie flottierende Schleimhautfetzen. Durch die Aufrauhung, die pendelnden Schleimhautfetzen und durch eine gewisse wollüstige Schmerzhaftigkeit wird laufend mit der Zunge an diesen defekten Stellen herumgespielt, und es werden fruchtlose Reparationsversuche angestellt, die sich wieder in Nagen, Saugen und Beißen äußern. So entsteht ein Circulus vitiosus.

Menschen, die diese Erscheinungen zeigen, sind sich dieser Tätigkeit meist gar nicht bewußt, die sich nach Art eines „Tics" selbständig gemacht hat. Der Tic ist häufig ein Ausdruck von Angst- oder Schuldgefühlen. DUPRÉ (ref. n. STERN, 1952) sagt: „Der Tic ist ein psychomotorisches Syndrom, das in die Pathologie der

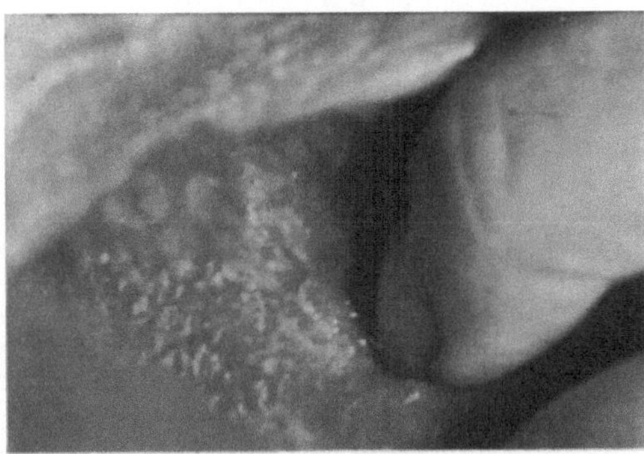

Abb. 22

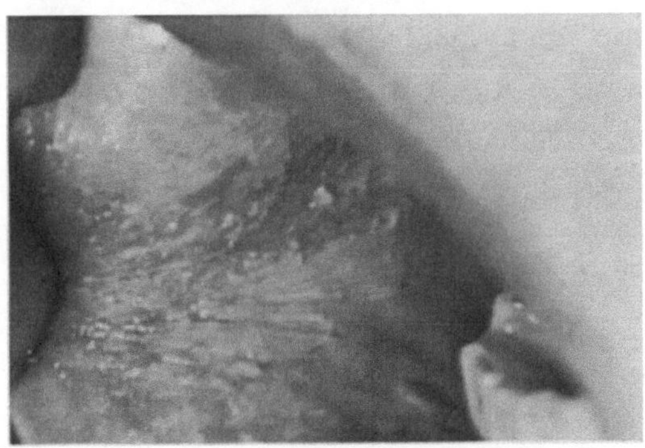

Abb. 23

Abb. 22 u. 23. Morsicatio buccarum mit „white sponge nevus" (linke und rechte Seite) bei einer 35jährigen Frau. (Beachte die Ähnlichkeit mit Moniliasis!) [Aus OBERMAYER: Wangenbeißen. Arch. Derm. **90**, 185 (1964). Cheekbiting (Morsicatio buccarum)]

Gewohnheiten gehört und bei dem das motorische Element als solches nicht krankhaft ist, sondern nur die störende paroxystische und automatische Wiederholung. In der Entstehung des Tics vereinigen sich psychische und motorische Gleichgewichtsstörungen zu einem Komplex, in dem auch obsessionelle, impulsive und konvulsive Elemente enthalten sind".

In einer Fallstudie von OBERMAYER handelte es sich um eine 35jährige Frau, von Beruf Künstlerin. Sie wurde von ihrem Zahnarzt geschickt, da dieser die Ursache der membranösen Wangenschleimhautveränderungen zu klären wünschte. — Die Inspektion ergab große, unregelmäßig geformte Plaques von umschriebenen, unregelmäßig konfigurierten weißlichen Flecken abwechselnd mit oberflächlichen Erosionen, umrahmt von Gewebsfetzen, an beiden Wangenflächen (Abb. 22 und 23). Die Patientin gab sofort zu, daß sie selbst sich in die Wangen beiße. — Sie berichtete, in ihrer Kindheit habe sie bis zum 13. Lebensjahr Nägel gebissen und danach mit dem Wangenbeißen angefangen. Die Patientin meinte, sie beiße nur „abgestorbene Haut" ab, nicht normale Mundschleimhaut. Außer der zerkauten Mundschleimhaut boten sich übrigens Züge von white-sponge-nevus („Weißem-Schwamm-Naevus"), wie von COOKE (1956) und WITKOP und GORLIN beschrieben wurde[1].

[1] White sponge nevus = Weißer Schwamm-Naevus ist der bei amerikanischen Autoren übliche Terminus, um die betreffenden Efflorescenzen zu kennzeichnen.

Die Histologie bot folgendes Bild (Abb. 24 und 25): Das Epithel war verdickt. Die Oberfläche zeigte eine dünne Schicht granulären, basophilen Materials und wahrscheinlich Bakterien. Die Epithelzellen waren vergrößert und/oder verlagert und verschiedengradig verändert. Diese Veränderung erstreckte sich praktisch bis zur Basalschicht. Die Zellen enthielten rötlich granuliertes Cytoplasma. Zwischen der Oberfläche und dem Stratum basale waren die Zellen abgeflacht, dichter. Einige zeigten Vacuolen. Im Zentem fanden sich runde oder ovale Kerne.

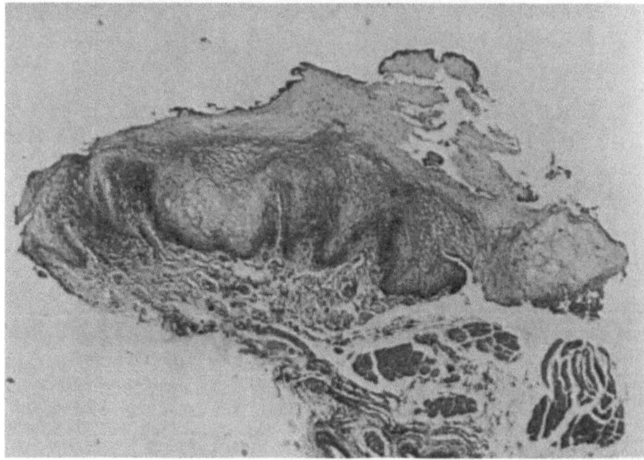

Abb. 24. Biopsie von Abb. 22 in 80facher Vergrößerung. (Quelle wie bei Abb. 21, 22 angegeben)

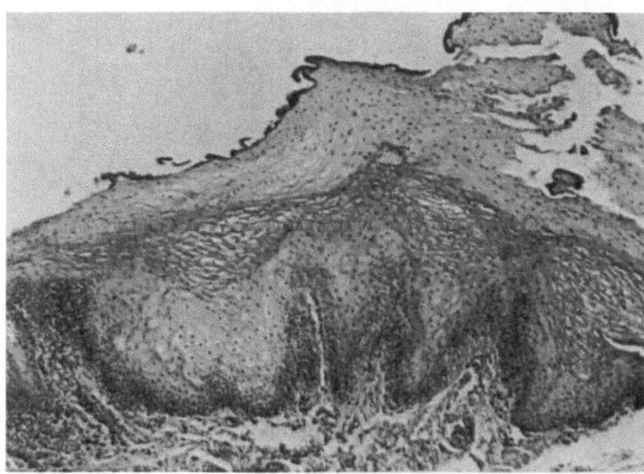

Abb. 25. Biopsie von Abb. 22 in 320facher Vergrößerung. (Quelle wie bei Abb. 21, 22 angegeben)

Die Basalschicht enthielt einige Mitosen. Die Endothelzellen der Tunica propria waren geschwollen. Subepidermidal wurde ein lymphocytäres Infiltrat in einem der Schnitte gefunden. Die Mucosa der kleinen Speicheldrüse erschien normal.

Zur Erklärung diskutiert der Autor die nachfolgenden Überlegungen:

„Die Patientin war sofort bereit, unserem Rat nachzukommen, nämlich einen Psychiater aufzusuchen, den sie, wie sie sagte, auch für andere Probleme brauchte. Ihr Psychiater gelangte zu folgender Symbolklärung: Die Patientin war eine 35jährige Charakterdarstellerin, die mit ihren zwei Kindern und ihrem Ex-Ehemann zusammenlebt, der versucht, sich von seiner zweiten Frau scheiden zu lassen. Die Patientin brauchte psychiatrische Behandlung, abgesehen vom Wangenbeißen und den krankhaften Veränderungen im Mund. Während ihrer Ehe war sie meistens sexuell frigide und deswegen mitunter sowieso, mehr aber noch wegen der Bedeutung der Ehe für ihre Finanzlage besorgt! Sie entschloß sich, „endlich etwas zu tun“ wegen ihrer Frigidität. Der psychiatrische Bericht kam auf der Basis von elf psychotherapeutischen Sitzungen zustande. Ihr psychisches Leiden war einzig und allein auf einen inneren neurotischen Prozeß zurückzuführen, von dessen Existenz die Patientin seit ihrer frühen Jugend weiß. Die charakterliche Struktur ist überwiegend gut kompensiert, vom obsessiv-kompulsivem Typ.

Das Konversionssymptom der Frigidität steht abseits von dieser Struktur. Es muß besonders betont werden, daß diese Patientin frei von offenkundiger Sorge, Depression, äußerem Stress oder anderen Symptomen ist, nach denen ein Praktiker bei einer gelegentlichen Untersuchung suchen würde. Wangenbeißen ist aber ein zwanghafter, kräftiger Akt. Wir beobachteten, daß sie während der Sitzungen, wenn sie aggressive Tendenzen fühlte, an ihren Wangen kaute. Konform mit ihren Aggressionsgefühlen geht, daß sie Konkurrenzgefühle, Gleichberechtigungsstrebungen gegenüber Männern, ganz besonders ihrem Ehemann, hat. Es ist, als wenn der Biß, der ihm zugedacht war, in ihrer eigenen Wange steckenbleibt. Es kann sein, daß ihre aggressive Konkurrenz mit Männern auch die Erklärung für ihre Frigidität ist. Es kann geschlossen werden, daß statt des weiblichen sexuellen Vergnügens, sich ihrem „Konkurrenten" zu überlassen, bei ihr überwiegt, sein sexuelles Versagen zu provozieren. Es ist möglich, daß hinter dem Symptom des Wangenbeißens eine spezifische Tendenz zu körperlicher Aktion steckt. Zum Beispiel, den Biß dazu dienen zu lassen, einen Mann zu verletzen, vielleicht an seinen Genitalien. Die Wange natürlich ist greifbarer und kann unbemerkt von anderen gebissen werden."

Nach Ansicht des Autors spielt bei der Angewohnheit des Saugens, Kauens, Beißens immer eine erotische Komponente mit. Schuermann (1947) betonte, daß die Kranken über eine gewisse wollüstige Schmerzhaftigkeit berichteten, die sie empfanden, wenn sie an der Mundschleimhaut nagten. Diese Auffassung beinhaltet die gleiche Tendenz. — Natürlich ist den Kranken die tiefere Ursache ihrer Angewohnheit nicht bewußt. — Die psychiatrische, psychologische Auslegung akzeptiert als Grundsatz, daß jeder Selbstverstümmelung auf neurotischer, zwanghafter Basis inhaltlich Aggressionen zugrunde liegen, die, auf äußere Objekte gerichtet, sich nunmehr aus z.B. Angst-, Furcht-, Schuldgefühlen auf ihren Träger selbst zurückgerichtet haben. So war der Patient von Kocsard (1962) ein in seinem Gefühlsleben unreifer Junge von 17 Jahren, ambivalent gegenüber seinen Eltern eingestellt, von denen er sich zu lösen versuchte. Die Angst (Beunruhigung), die durch den unbewußten Konflikt zwischen seinen emotionalen Banden und seinem intellektuellen Denken produziert wurde, führte zu der Zwangshandlung des Wangenbeißens als Ausdruck der Beunruhigung und Abreaktionstendenzen.

Colby (1956) vermutete, daß buccal dicke Wangen, die sich der Zahnlinie nicht reizlos anlegen, die Angewohnheit fördern. Sicher vermögen anatomische Reize die Auslösung der Zwangshandlung zu fördern! Obermayer glaubt nicht, daß Patienten kleine Stücke normaler Wangenschleimhaut abbeißen und geht in dieser Auffassung mit Butterworth (1963) konform.

Die Zwangsneurose ,,Wangenbeißen" kann zur Bildung von verschiedenen Veränderungen führen, die von der Anomalie abhängen, auf Grund derer sich die Angewohnheit fixierte: die gewöhnlich querlaufenden Leisten entlang der Okklusionslinie, weiche Knötchen, genannt ,,Diapneusie buccale", hervorgerufen durch Saugen, durch einen Schaden am Zahnfleisch, Fibrose der oralen Mucosa, langerfolgte Verabreichung von Dyphenylhydantoin bei Epileptikern bringen ein sehr charakteristisches Bild hervor, das nahezu der Moniliasis gleicht oder dem Lichen planus. Es wird von einem Patienten berichtet, bei dem es sich um deutliche Formen von Leukoplakie, im Sinne des weißen Schwamm-Naevus, handelte. Der Ausdruck ,,Morsicatio buccarum" ist empfehlenswert, weil diese Form die einzige Manifestation der Neurose ist, bei der der Patient tatsächlich Stücke der mucösen Membranen abbeißt. Eine mikroskopische Untersuchung und eine Kultur sind nötig, um eine Moniliasis auszuschließen, und eine Biopsie ist wesentlich für die diagnostische Klärung der vorliegenden Leukoplakie (des weißen Schwamm-Naevus); denn diese Zwangsgewohnheit kann auch aufgepropft auf einen Lichen planus der Mundschleimhaut auftreten. Es wird geschlossen, daß Wangenbeißen, wie andere „selbstzugefügte" Dermatosen an der unbehaarten Haut bzw. der Schleimhaut, auf einer etwas abnormalen Anatomie basieren können. Die psychiatrischen Hintergründe der Neurose werden diskutiert.

Zusammenfassung

Merkwürdigerweise kommt den Haut-Schleimhautveränderungen durch Zwangsbewegungen besondere Bedeutung zu. Beißen, Saugen, Lutschen sind zwar ebenfalls Zwänge, Tics, zunächst willkürliche, später verselbständigte unwillkürliche Abläufe, jedoch mit erheblich lustbetontem, erotischem Hintergrund. Deshalb ist der notwendige therapeutische Aufwand vielfach größer als bei anderen einfacheren Angewohnheiten.

Das zwangsneurotische Wangenbeißen wurde gerade in der neuen psychodermatologischen Literatur eingehender besprochen.

d) Stigmatisation und „Umwandlungshysterie"

Bei der Stigmatisation liegt ein besonderer Symbolgehalt und für Psychologen wie Naturwissenschaftler eine besonders deutliche Verstehbarkeit des Zusammenhangs von psychischen Einflüssen und Hautveränderungen vor. Das Leiden verdient insofern besondere Aufmerksamkeit unter den Psychodermatosen, als es den Erfolg einer „Organactio" darstellt.

Grundsätzlich handelt es sich um das Auftreten von Blutungen aus bzw. an bestimmten Hautstellen. Weitgehend finden sich derartige Symptome geknüpft an religiöse Inhalte, z.B. bei den Christen an Stigmata der Kruzifikation Christi, bei den Gläubigen des Islam an die Lokalisation der Kampfwunden Mohammeds.

Naturgemäß stehen uns vor allem Berichte aus dem christlichen Kulturkreis zur Verfügung.

Unter Stigmatisierten versteht man hier Personen, bei denen das Erscheinen der Wundmale Christi in Form periodisch auftretender Hautblutungen beobachtet werden kann. Zu allen Zeiten, angefangen bei Franz von Assisi bis in unsere Gegenwart zu Therese Neumann, hat das Phänomen der Stigmatisation die Psychologen, Mediziner und Theologen in gleicher Weise beschäftigt und zu einer Unmenge Literatur geführt, angefangen bei kleinen Traktätchen meist mystischer Färbung bis zu umfangreichen Werken wissenschaftlichen Inhalts. Gerade auch in den letzten Jahrzehnten wurde das Problem der Stigmatisation wieder in den Mittelpunkt gerückt, als 1926 Therese Neumann durch ihre Stigmatisation die Fachwelt und die Öffentlichkeit in ihren Bann zog. Jahrelang wurden die wenigen medizinischen Stellungnahmen von den Ansichten aus Laienkreisen in der Presse übertönt, so daß 1929 Aigner die Zustände, die Konnersreuth betreffen, wie folgt kritisiert:

„Man fragt sich bei der Beobachtung der erregten Auseinandersetzung, wie derartige Unklarheiten in einem Kulturstaat jahrelang fortbestehen und nachweislich falsch gedeutet werden können. Keine Bischofskonferenz, kein Ordinariat und Klerus, einzig die Ärzteschaft, hat hier das Richteramt. Der Umstand, daß bisher kein Amtsarzt hinzugezogen wurde, charakterisiert wohl am besten die geradezu mittelalterlichen Zustände".

Auch heute noch übt dieses Phänomen eine Anziehung auf Neugierige und Glaubenssuchende, Schwärmer und Sensationslüsterne aus, obwohl die medizinische Forschung an Hand ihrer Ergebnisse wohl sagen darf, daß das Problem im großen und ganzen, wenn auch nicht in allen Einzelheiten gelöst worden ist.

„Wunder oder Betrug" war 1874 die Fragestellung von Virchow. Genaue Untersuchungen ergaben, daß *keines von beiden* zutrifft. Es ist nicht der Sinn dieser Arbeit, nun sämtliche Fälle der religionsgeschichtlichen Stigmatisation aufzuzählen und kritisch zu bewerten. Hier hat SCHLEYER in seinem Buch „Die Stigmatisation mit den Blutmalen" etwa 100 Fälle aus 9 Jahrhunderten in deskriptiv-medizinischem Stil, mit besonderem Nachdruck auf den biographischen Nachweis körperlicher Störungen und psychopathologische Eigenheiten beschrieben.

Der historische Teil, der das kritisch Verwertbare aus den Biographien zusammenträgt, stellt eine dankenswerte Quellensammlung dar. Dem Interessierten hat der Verfasser mühevolle Vorarbeit abgenommen. Aus dem zusammenfassend besprochenen Stigmatisierungsphänomen ergibt sich die Feststellung, daß keine Stigmatisierte, deren Leidensgeschichte bekannt ist, eine psychisch und somatisch „normale" Anamnese ergibt. Daneben folgt eine sorgfältige, rein naturwissenschaftliche Beschreibung der Phänomene. Weitere Kapitel referieren über medizinische, naturwissenschaftliche, psychologische und theologische Stellungnahmen zu diesem Phänomen. Oft wird die Tatsache der Glaubensheilungen sowie das Phänomen der Stigmatisation in den Bereich der Mystik verwiesen. „Mystik ist nach der alten klassischen Definition eine erfahrungsgemäße Gotteserkenntnis" (THURSTON, 166). In der *katholischen Literatur* wird die Frage Stigmatisation, Hysterie oder Gnade in dem Sinne beantwortet: „Hier liegt ein übernatürliches Eingreifen Gottes, eine besondere Begnadung vor, und nur die Ungläubigen, die ‚materialistischen' Ärzte sprechen von Hysterie." Doch dürfte die Lösung dieser Frage, die den fachkundigen Ärzten nach den sorgfältigsten Untersuchungen besonders auch von LECHLER (1933), J. H. SCHULTZ (1929) und SCHLEYER (1948) nicht mehr unbekannt ist, eher entgegengesetzt lauten müssen: Gewiß gibt es immer wieder Hysteriker, die sich oft in raffinierter Weise die Wundmale Christi in krankhaft betrügerischer Weise selbst beibringen. — Die Hypnoseforschungen von J. H. SCHULTZ und die Beobachtungen einer Stigmatisierten durch LECHLER haben eindeutig den Beweis erbracht, daß gerade tief innerliche Erlebnisse bei entsprechend veranlagten Menschen ihren körperlichen Ausdruck finden können. *Ohne jedes negative Werturteil* nennen die Fachärzte auch das eine Hysterie, was gerade den echten religiösen Erlebnissen einen solchen körperlichen Ausdruck verleihen kann. Der „Materialismus" liegt viel eher dort, wo statt des religiösen Erlebens die körperliche „materielle" Änderung als das Wesentliche, als das Greifbare gesehen wird, indem man unterstellt, daß nur ein übernatürlicher, unerklärbarer, gleichsam materieller Eingriff den Zustand der Stigmatisation hervorruft, wo doch in Wirklichkeit der dynamische Vorgang eines ganzheitlichen Erlebens seinen körperlichen Ausdruck findet (THOMAS, 1954). Es kann somit nicht ohne weiteres gesagt werden, daß die „körperlichen Begleiterscheinungen der Mystik auf Hysterie zurückzuführen sind", andererseits läßt sich nicht bestreiten, daß „die Ekstase des Mystikers dem Trancezustand des Hysterikers nahe verwandt ist und davon nicht immer leicht zu unterscheiden ist". In der Ekstase folgen die Stigmatiker den Stationen der Passion Christi und gestalten jede Szene in eigener Person nach. In manchen Fällen wird nicht nur die Rolle des leidenden Heilandes übernommen, sondern gleichzeitig die Gewalttätigkeit und Grausamkeit der Peiniger und auch das Entsetzen und Mitleid der Freunde dargestellt. Ferner ist es merkwürdig, daß sowohl bei Mystikern wie bei Hysterikern die Veranlagung zur Bewußtseinsspaltung häufig mit der Gabe der Hellseherei und des Vorauswissens und anderen ungewöhnlichen Gaben und Phänomenen verbunden ist. Die Erscheinungen der Stigmatisation sind außerordentlich mannigfaltig. Nicht zwei Fälle gleichen sich. Jeder muß für sich gesondert untersucht und nach seinem eigenen Charakter beurteilt werden. Die Stigmatisation ist nicht nur auf „offene Wunden an Händen und Füßen und an der Seite beschränkt, die gewöhnlich als die Hauptwunden des Heilandes angesehen werden. Eine große Zahl von Stigmatisierten tragen auch auf der Stirn und rund um den Kopf einen Kreis von Stichen, wie sie durch das Tragen einer Dornenkrone verursacht sein könnten. Durch diese fließt manchmal eine große Menge von Blut aus (Thurston, 1956).

Wahrscheinlich war der Heilige Franz von Assisi der erste Heilige, der an seinem Leib, verbürgt, die Wundmale des Heilandes trug, obwohl bereits der Apostel Paulus im Galaterbrief 6, 17 schreibt: „Ich trage die Zeichen (stigmata) unseres Herrn Jesus am Leibe". Da vor dem 13. Jahrhundert kein Fall von Stigmatisation bekannt ist, liegt die Annahme nahe, daß das Beispiel des Heiligen Franziskus das, was man den „Kreuzigungskomplex" nennen könnte, hervorgerufen hat. Als kontemplativ veranlagten Menschen der Gedanke einmal vertraut geworden war, daß man die Wundmale des leidenden Heilands empfangen und ihm so auch äußerlich ähnlich werden könne, wurde diese Art der Vereinigung bei vielen eine zwangsläufige Vorstellung. Sie wurde geradezu ein frommer Zwang, der sich bei einigen ungewöhnlich empfindsamen Personen in entsprechenden körperlichen Erscheinungen äußerte. Die körperlichen Auswirkungen des „Kreuzigungskomplexes" nehmen „je nach Suggestibilität verschiedene Grade und Formen an" (Thurston, 1956). Oft entwickelt sich an Stelle der Wunde nicht mehr als eine tiefe Rötung der Haut oder eine Art Blase, die wie eine Blutstauung aussieht. Gestalt und Lage dieser Male und auch der eigentlichen Wunden sind sehr verschieden. Daß das Phänomen der Stigmatisation häufiger bei Frauen als bei Männern anzutreffen ist, kann nicht auf eine ungewöhnliche Tugend, sondern auf eine bei Frauen häufiger anzutreffende nervöse Reizbarkeit zurückgeführt werden. „Physisch kräftige Heilige wie Franz Xaver, Johannes vom Kreuz, Alfons von Ligouri u.a. erhielten nie die Gnade der Stigmatisation" (Thomas, 1954). Viele Stigmatiker leben — angeblich — tage- und monatelang ohne Nahrungsaufnahme. Ferner leben sie in „zwei Welten", d.h., sie können sich an gewisse Lebensabschnitte nicht mehr erinnern (z.B. war das der Fall bei Therese von Konnersreuth). Ein Bluten der Wunden tritt fast bei allen Stigmatisierten besonders an Freitagen auf. Die einzigen männlichen Heiligen, bei denen Stigmata auftraten, sind Franz von Assisi und Padre Pio, der „Franziskus des 20. Jahrhunderts". Einzigartig in den Biographien des Franz von Assisi sind die sich an den Händen und Füßen zeigenden Nägel. Über Padre Pio, den Thomas in Foggia aufsuchte, wird folgendes berichtet: Padre Pio litt 7 Jahre an einer schmerzhaften Scrotalhernie, die er sich 1925 ohne Narkose operativ ohne nennenswerte Schmerzen entfernen ließ. Thomas beschreibt Padre Pio als einen Menschen, von dem man sagen kann: „Ein Mann, bei dem alles Heilige natürlich und alles Natürliche so heilig war", also keineswegs als einen von der Welt abgewandten Menschen, sondern der „nicht weil er die Wundmale Christi an seinem Leibe trägt, vor anderen begnadet ist, sondern wohl deshalb, weil er als Persönlichkeit die Gabe und Vollmacht hat, mehr als andere, die Hunderte der Ratsuchenden wieder in Gemeinschaft mit Gott zu führen und ihnen den innersten Frieden zu geben. — Padre Pio will nicht Kranke heilen, sondern Seelsorge üben für die Kranken". Doch ist der innere Frieden, die Harmonie, wiederhergestellt, folgt die körperliche Gesundung gleichsam von selbst.

Auch Padre Pio ströme wie alle Heiligen einen angenehmen Geruch aus. Diese Tatsache sei nicht ohne weiteres in das Reich der Fabel zu verweisen. Thurston gibt in seinem Buch: „Die körperlichen Begleiterscheinungen der Mystik" (1956) eine ausführliche Beschreibung hierüber. Es sei bekannt, daß viele Krankheiten nach den sie begleitenden spezifischen Gerüchen diagnostiziert werden.

Auf die Angaben von Lechler wird im folgenden etwas näher eingegangen.

Elisabeth K. aus Neustadt war eine starke Neurotikerin (wie mehr oder weniger alle in der Literatur beschriebenen Stigmatiker). Von jeher hat die Patientin bei Aufregungen eine ausgesprochene Cutis marmorata am Hals und auf der Brust (wie von LECHLER mitgeteilt wurde). Um die Krankheit der Patientin besser behandeln zu können, nahm sie der Arzt zu sich als Hausangestellte.

Am Karfreitag 1932 besuchte die Patientin einen Lichtbildvortrag. Sie war über die realistische Darstellung der Passion des Heilandes sehr erschüttert. Der Arzt, der ihre starke Ergriffenheit bemerkte (außerdem klagte sie über Schmerzen an Händen und Füßen), hypnotisierte sie. Das hatte er in der vorhergehenden Zeit der Behandlung schon oft getan. Jetzt suggerierte er ihr in Hypnose, ihre Hände und Füße würden wie beim Heiland mit Nägeln durchbohrt. Nach mehrmaliger Wiederholung der Hypnose erschienen an den Händen und Füßen Wunden, ferner blutende Punkte auf der Stirn, aus den Augen flossen Bluttränen. Auf der Schulter bildete sich eine Entzündung, die durch die suggerierte Vorstellung der Kreuzeslast ausgelöst wurde. Um über eine „mögliche Abhängigkeit des Stoffwechsels von den geistigen Vorstellungen“ etwas zu erfahren, wurde ihr im Wachzustand suggeriert, sie werde in den folgenden Wochen sieben Pfund zunehmen. Trotz gleichbleibender Kost und der zu verrichtenden schweren körperlichen Arbeit verlief der Versuch positiv. Ein gegenteiliger Versuch, bei dem sie unter Hypnose nicht abnehmen sollte, obwohl sie weniger aß, mißlang — die Patientin nahm genau wie unter normalen Umständen (Hungerkur) ab. Das körperliche Befinden der Patientin war Schwankungen unterworfen. War sie seelisch im Gleichgewicht, nahm sie zu, hatte sie Minderwertigkeitsgefühle, nahm sie ab. Ebenso wie Therese von Konnersreuth hatte sie nur ein geringes Schlafbedürfnis (THURSTON).

Eine Erscheinung, die mit der Stigmatisation nahe verwandt ist, ist das Auftreten eines mystischen Ringes am Finger, als Zeichen einer mystischen Vermählung oder „geistlichen Brautschaft“ mit Jesus Christus. IMBERT-GOUBEYRE berichtet über dieses Wunder an Hand der Célestine Fenouil (ref. THURSTON). Célestine Fenouil wies mit 17 Jahren die Stigmen auf, 3 Jahre später Symptome der Dornenkrone. Über die „mystische Vermählung“ bei der sie den Ring empfing, berichtet IMBERT-GOUBEYRE auf Grund von Augenzeugenberichten:

Eine lebhafte rote Linie umschließt den Finger mit kleinen Kreuzen in bestimmten Abständen. Den Stein bildet ein Herz, das von drei Schwertern durchbohrt ist. An Sonntagen ist der Ring viel deutlicher zu sehen und leuchtet mit außerordentlichem Glanz. Er besteht nicht aus kleinen Blutpfropfen in der Haut, sondern aus einem roten Mal, das wahrscheinlich von einer Verdickung der Epidermis begleitet ist.

Bei Marie Julie Jahenny überprüfte IMBERT-GOUBEYRE selbst das Auftreten der Zeichen. Die Genannte hatte in einer Ekstase von dem Auftreten des Ringes gesprochen und verlangt, daß an dem angegebenen Tag Zeugen dabei sein sollten. Als Datum der mystischen Vermählung wurde der 20. Februar 1874 angegeben. Das Ereignis trat unter dem Beisein von 14 Zeugen ein (THOMAS).

An Hand der Stigmatisation soll vor allem das Blutungssymptom beleuchtet werden. Wie kann es zu Blutaustritt aus anscheinend vollkommen intakten Gefäßen kommen?

Während in den früheren Jahrhunderten nur von kirchlicher Seite aus versucht wurde, der Stigmatisation auf die Spur zu kommen und ursprünglich das Somatische als die Erscheinungsform des Lebens schlechthin galt, während im Psychischen nur die Sinnfindung und Deutung gesehen wurde, hat sich später durch KREHL (1920), v. BERGMANN (1937) und WEIZSÄCKER (1940—1951) eine gründliche Wandlung vollzogen. Die heutige Ansicht, daß der Organismus eine biologische Einheit ist, wobei Körperliches und Seelisches nur als Ergebnisse unserer verschiedenen Einstellung zu den Erscheinungsformen entstehen, darf als Allgemeingut betrachtet werden. Man mußte die Vorstellung der am Organbegriff haftenden Anatomie, der Isoliertheit seiner jeweiligen Funktion und dadurch auch seiner Störungen (SACK, 1933) fallen lassen und das Augenmerk auf das Gesamtindividuum richten. Ergebnisse dieser kritischen Betrachtungen waren, daß man bei Betonung der Pathologie des Organs auch seine Beziehung zum Gesamtorganismus wiederherstellte und sein Augenmerk nicht nur auf die Krankheit, sondern auch auf den Kranken selbst richtete.

e) Purpura und hämorrhagische Diathese

Das Merkmal, das am meisten bei dem Stigmatisationskomplex ins Auge fällt, ist die Blutung ohne organische Fundierung. Blutungen des menschlichen Organismus sind nichts Seltenes und stellen ein umfangreiches Kapitel der Inneren Medizin dar. Außer mechanischen Schädigungen und Blutveränderungen steht eine Durchlässigkeit der Gefäße im Vordergrund, die bei organisch bedingter, abnormer Capillardurchlässigkeit z.B. auf Schädigungen toxisch-allergischer Art und Mangelerkrankungen zurückzuführen ist, bei Stigmatisation aber auf neurovegetativer Grundlage in Gang kommt. Das klinische Bild der organisch fundierten hämorrhagischen Diathese ist die Purpura, die als äußeres klinisches Zeichen Ecchymosen und Suggilationen zeitigt.

Das Stigma ist als eine künstlich hervorgerufene oder als eine physiopathologische Läsion zu betrachten. Die Stigmata sui generis haben sehr kennzeichnende Merkmale; keine dermatologische Läsion ähnelt ihnen. Es sind scharf begrenzte erythematöse Flecken, die von Zeit zu Zeit eine Flüssigkeit absondern, die sich als Blut oder als seröse Flüssigkeit mit Blut vermischt erweist. Die Wundoberflächen können mit Gerinnsel bedeckt sein ohne die geringsten Zeichen einer peripheren Entzündung oder Eiterung.

Wäre eine derartige Läsion artefiziell hervorgerufen, so müßte sie nach einer gewissen Zeit unter Narbenbildung zur Abheilung gelangen. Das wird bei einem echten Stigma nicht beobachtet. Es kommt nur zum Sistieren der Symptome. Allerdings ist bekannt, daß Hysteriker und Psychotiker auch zur Nachahmung von Stigmata neigen, deren Künstlichkeit allerdings weitgehend offenbar liegt (KLAUDER).

Ursächlich kommen in Betracht — ohne Anspruch auf Vollständigkeit — die toxische Capillarschädigung durch Medikamente (z.B. Jod, Chinin, Salvarsan), Schlangenbisse, Flohstiche (Purpura pulicosa), Infektionskrankheiten (Scharlach, Typhus, Fleckfieber, Variola), Blutkrankheiten (Leukämie, essentielle Thrombopenie, Agranulocytose, aplastische Anämie), Vitamin C-Mangel (Skorbut, Möller-Barlow) und Alterserscheinungen an den Hautgefäßen. Neuerdings hat man früher nicht bekannte Erfahrungen gesammelt mit den Ursachen und Symptomen der Vasculitis allergica. — Als klinische Bezeichnungen sind unter anderem zu nennen:

1. Thrombopenische Purpura Werlhof, auf fehlender Funktion der unter 300000 verminderten Thrombocyten beruhend.
2. Athrombopenische Purpura anaphylactica Glanzmann, auf allergischer Schädigung der kleinen Gefäße beruhend.
3. Purpura rheumatica mit gleichzeitigen rheumatischen Gelenkerscheinungen.

Als Purpura Schönlein-Henoch bezeichnet man die Kombination von 2 und 3.

4. Purpura scorbutica: auf Vitamin C-Mangel beruhende Gewebsschädigung.
5. Purpura fulminans: sehr akute, ihrer Entstehung nach nicht geklärte Massenhautblutung.
6. Purpura hyperglobulinämica: eine auf pathologischen Eiweißstoffen beruhende Purpura.

Lassen sich die Symptome der Stigmatisationsblutungen aber in die genannten Formen verstehbar einordnen?

f) Berichte aus der Literatur über Hautblutungen und Stigmatisation

KREIBICH, der 1905 die angioneurotische Entzündung beschrieb, zeigte, daß Vasomotorenreflexe Entzündungen bedingen können, daß die Reizung der efferenten Reflexbahnen auch zentral ausgelöst werden kann und die Reflexantwort in allen Formen der Vasomotorenerregung und -entzündung erfolgen kann. Der

Reflex kann an die Stelle der peripheren Reizung zurückkehren, er tritt aber auch an anderen Hautpartien auf und verrät durch seine Art häufig den zentralen Charakter. KREIBICH unterscheidet Rasch- und Spätreflexe. Entscheidend für das Zustandekommen ist die gesteigerte Erregbarkeit des Reflexbogens, die vererbt oder erworben sein kann. Der Autor hat auch die Bahnung eines angioneurotischen Reflexes durch ein vorhergegangenes Ekzem oder andere Erregungen erkannt. KREIBICH, dem das Verdienst gebührt, die Stigmatisation, soweit sie nur die Haut als Erfolgsorgan betrifft, erstmals genauer beschrieben zu haben, ist der Meinung, daß die Stigmatisation nichts anderes darstellt als die Urticaria gangraenosa, als einen urticariellen Infarkt, der auf dem Wege über das urticarielle Ödem entsteht. KREIBICH vertrat die Überzeugung, daß auch die verschiedenen Formen der neurotischen Gangrän, der Zoster hystericus, die Dermatitis dysmenorrhoica im Wesen auf einen Prozeß zurückgeführt werden können, der als Urticaria gangraenosa zu bezeichnen ist. KREIBICHs Verdienst wird nicht geringer, wenn in der Folge für den Herpes zoster infektiöse und manchen Fall von Urticaria eine allergisch-toxische Ätiologie nachgewiesen werden konnte.

JACOBI (1923, 1929) betrachtete in seinem Buch „Die Stigmatisierten" das Phänomen der Stigmatisation in Beziehung zur Mystik. Seiner Ansicht nach sind alle Stigmatisierten Hysteriker. Er teilt die Stigmatisierten in drei Gruppen ein:

1. Betrügerische Artefakte.
2. Artefakte aus übermächtiger Sehnsucht, Christus ähnlich zu werden, ohne egoistische Ziele.
3. Autosuggestive Entstehung.

„Wenn stigmenähnliche Phänomene schon im Alltagsleben experimentell auf suggestivem Wege möglich sind, wie viel mehr da, wo durch die religiöse Erregung das Seelenleben bis ins Innerste bewegt ist, wo der Körper durch Askese und Fasten geschwächt ist und ekstatische Zustände eine besonders günstige Basis schaffen. Erotische Unterströmungen, ein durch Klosterleben irregeleitetes Sexualleben, das mystische, sich völlige Versenken in die blutigen Bilder Jesu, das glühende Streben, völlig im Erlöser aufzugehen — kein Wunder, wenn auch der Körper in Mitleidenschaft gezogen wird und autosuggestiv den Überschwang innerer Erregung und Bewegung widerspiegelt."

Von subcutanen Blutungen berichtet BOLTEN (1924) folgenden Fall:

Bei einer 45jährigen Neuropathin mit chronischem Ödem entwickelt sich im Beginn der Klimax eine Reihe vasomotorischer Störungen, vorwiegend subcutane Blutungen und Acroparästhesien.

Er hält diesen Fall für eine Insuffizienz des Sympathicus, d.h., für eine Schwäche der Vasomotoren und dadurch bedingte Autointoxikation und herabgesetztes Resorptionsvermögen. Wahrscheinlich lehnt er sich mit dieser Ansicht an die Arbeit von YAMAMOTO an. Dieser stellte an Hand von Versuchen den Einfluß sympathischer Nerven auf die Gefäßpermeabilität dar:

Einem Kaninchen wurde ein Ohr sympathektomiert. An beiden Ohren wurde eine Quaddel erzeugt. 1 Std später wurde beobachtet, daß am sympathicuslosen Ohr die Quaddel verschwunden war, während sie am anderen noch bestand. Folglich dürfte an diesem die Resorption größer und die Permeabilität höher sein.

SCHINDLER (1927) berichtet in seinem Buch „Nervensystem und spontane Blutungen" über seine eigenen Erfahrungen bei spontanen Ecchymosen bei psychoneurotischen Erkrankungen. Mit dem Satz: „Die spontanen Ecchymosen sind eines der allerhäufigsten vasomotorischen Symptome der hysterischen psychopathischen Konstitution", schloß er sich der Meinung von MÜLLER (1920) an, der solche Ecchymosen als „Psychopathenflecke" bezeichnet. Diese entstehen ohne Schmerzen und sonstige Sensationen und werden von den Patienten darum erst bemerkt, wenn massenhaftes Auftreten ihr Übersehen unmöglich macht. Ihr Sitz ist vor allem Ober- und Unterschenkel. Druck oder Trauma vermögen neben den spontanen, keine Ecchymosen zu erzeugen.

SCHINDLER führte 15 ausführliche Krankengeschichten an, bei denen regelmäßig im klinischen Befund bemerkenswerte Ecchymosen beobachtet wurden, z. B.:

35jährige Patientin mit hysterischen Anfällen wie Zucken in Armen und Beinen, Herzklopfen und hochgradiger Nervosität berichtet, daß seit Jahren rote, blaue und grüne Flecken an Armen, Beinen und Brust auftreten, die durch klinische Untersuchung bestätigt werden.

Ferner berichtete SCHINDLER über drei Fälle psychogener (hysterischer) hämorrhagischer Diathese:

1. Hysterikerin leidet an Asthma mit blutigem Auswurf, an heftigen Schmerzen, an allen Symptomen einer typischen Bronchitis pituitosa mit Fieber. Sämtliche Erscheinungen verschwinden durch eine Hypnose, dafür Auftreten großer Ecchymosen. Durch hypnotische Erzeugung unter Gips wird Artefakt ausgeschlossen. Kurze hypnotische Behandlung macht Patientin dauernd arbeitsfähig.

2. Patientin, mit 6 Jahren Purpura rheumatica, erkrankt im Laufe einer schlechten Ehe mit riesigen schmerzenden Ecchymosen und Fieber. 6 Jahre Krankenhausaufenthalt. Endlich wies ein Anfall von Dyspnoe so deutlich hysterische Züge auf, daß auch angenommen wurde, die Hautblutungen könnten hysterischen Ursprungs sein. In langdauernder hypnotischer Dressur wird die Patientin dahin gebracht, an beliebigen Stellen des Körpers, auch unter Gips, Ecchymosen zu erzeugen. Ebenfalls gelang, zwar ohne Absicht, die Bildung spontaner Blutblasen. Erklärung der speziellen Psychogenese erfolgt nicht.

3. Bei einer Patientin, die seit 2 Jahren „das Leben der Katharina von Emmerich, stigmatisierte Jungfrau", liest, treten zahlreiche symmetrische Hautblutungen auf, auch unter einem Kontrollverband. Heilung durch Hypnose.

Zusammenfassend hielt es SCHINDLER (1927) für erwiesen, daß es neurotische Hautblutungen gibt, die bisweilen zu den allerschwersten Krankheitsbildern führen und durch psychische Behandlungsmethoden heilbar sind. Er hielt die spezielle Pathogenese seiner Fälle für wenig geklärt, im Gegensatz zu den geschichtlich Stigmatisierten. Hält man nach seiner Meinung die experimentellen Ergebnisse, die Beobachtungen bei der Menstruation, bei organischen Nervenkrankheiten und Psychoneurosen zusammen, so ist nicht daran zu zweifeln, daß in vielen Fällen dem Nervensystem die entscheidende Rolle bei der Entstehung spontaner Blutungen zukommt. Die Frage, ob außer der krankhaften Psyche auch noch eine besondere Disposition des Blutes und des Gefäßapparates anzunehmen sei, ließ SCHINDLER offen. Vor allem wollte er berücksichtigt wissen, daß die vasomotorischen Störungen fast nur in Kombination mit anderen hysterischen Symptomen auftreten. Der Autor war der Überzeugung, daß die Schädigung des Nervensystems, sei es von der Seele aus, durch toxische Einwirkung oder mechanische Zerstörung hinreicht, spontane Blutungen hervorzurufen.

Als 1926 bei Therese Neumann die Stigmatisation auftrat, wurde das Problem mit großer Intensität bearbeitet und zahlreiche ärztliche Stellungen resultieren tieren aus diesem Fall.

Auf einem wissenschaftlichen Kongreß 1928 gaben AIGNER, BÜRKER, HÄBERLIN, SOMMER, MARCUSE und HOCHE ihre Ansichten über den gesamten Stigmatisationskomplex ab, der neben der Blutung auch andere wissenschaftlich problematische Phänomene wie Nahrungslosigkeit, Flüssigkeitsverweigerung ohne Gewichtsabnahme, Blutweinen und das Aramäischreden mit einbezog. Sie waren alle einig, daß die Stigmata echt sind und eine Durchbrechung der Naturgesetze nicht der Fall ist. Nur HOCHE lehnte zuerst die Entstehung sui generis ab. Betrung wurde als ausgeschlossen erachtet, da

1. mikroskopische Untersuchungen den tatsächlichen Blutaustritt bestätigen und der spontane Beginn öfter mit der Lupe beobachtet wurde,

2. das Ausmaß der Blutung so ist, daß es durch künstlichen Eingriff nicht herbeigeführt werden konnte, ohne daß bei häufiger Wiederholung auch Narben zurückgeblieben sein müßten,

3. es kein reines Blut ist, sondern eine blutigseröse Ausscheidung,
4. jede Neigung zur Eiterung fehlt.

AIGNER sah in der Stigmatisation eine lokale Veränderung des Bindegewebes der Körperoberfläche, psychologisch erklärbarer Natur. Diese Veränderung wird durch einen Vorgang psychischer Art, durch die Projektion der Eigenschaft des mit starker seelischer Bindung beobachteten Objektes auf die Haut erzeugt. Der psychische Vorgang verdankt einer von der Umwelt ausgehenden Reizung des Sehorgans seine Entstehung. Das von der Netzhaut aufgenommene Bild der Umwelt wird durch einen bedingten oder unbedingten Reflex auf die Körperoberfläche projiziert. Er verglich den Vorgang mit Beobachtungen an niederen Tieren, die befähigt sind, Hautfarbe und Hautzeichnung einer wechselnden Umgebung anzunehmen: dort hat jeder Wechsel der Umwelt den Wechsel des projizierten Bildes zur Folge. Demnach würde jeder Wechsel der Umwelt der Stigmatisierten den sofortigen Ausfall aller Symptome bedeuten. Nach seiner Ansicht bestätigten alle in dieser Richtung gemachten Beobachtungen diese Theorie (Juliane Weiskirchner, Katharina Emmerich — Sistieren der Blutungen bei Einlieferung ins Krankenhaus). Beim Versuch einer Erklärung sprach AIGNER von einer vegetativen Neurose. Die Diagnose „hysterisch“ wollte er mit Rücksicht auf die biologische Einheit dieser Vorgänge und den ihm augenfällig erscheinenden ethischen Wert der Kranken durch die Diagnose „psychogen“ ersetzen: die Kranke steht unter der Wirkung eines nahezu körperlich entäußerten Glaubens und lebt in restloser Hingabe an eine verklärende Idee. Der Physiologe BÜRKNER wies auf die innigen Zusammenhänge der vegetativen Funktionen und des Zentralnervensystems hin: Das zeigten die Versuche PAWLOWs über die Sekretionsvorgänge. Diese könnten auch bei entsprechender Übung auf dem Wege über das vegetative Nervensystem Einfluß auf Organe gewinnen, die der Willkür entzogen sind.

HÄBERLIN und SOMMER schlossen sich seiner Ansicht an. Ferner führte HÄBERLIN noch aus, daß dieser Fall auf die wichtige Frage der nahen Verbindung zwischen Leib und Seele hinweise. Den Ausdruck vegetative Neurose lehnte er ebenfalls wie AIGNER und EWALD (1927) ab, solange man mit diesem Begriff den des Krankseins verbindet. Das Geschehen der Therese Neumann steht jenseits der Fragestellung gesund oder krank: es handelt sich um Lebensvorgänge, in denen sehr tiefe, bewußtseinsferne Vitalschichten sich durch den Körper Ausdruck verschaffen.

Sehr eingehend beschäftigte sich EWALD (1927) mit diesem Problem in seinem großen Untersuchungsbericht und seinem Gutachten, in dem er betont, daß die Entstehung der Stigmatisation nur psychisch bedingt ist. Voraussetzung dafür ist immer eine besondere vegetativ-nervöse Empfindlichkeit, die sich in der Anamnese nicht immer zu dokumentieren braucht, aber zumeist schon in der Neigung zu hysterischen oder anderen psychogenen Mechanismen eine Zeit vorher ihren Ausdruck gefunden haben dürfte. In seinen weiteren Ausführungen schreibt der Autor:

„Wenn auf experimentellem Wege das Ausmaß der Erscheinung niemals die Intensität echter Stigmatisation erreicht hat, so besagt das nichts: weder durch Suggestion noch durch Hypnose dürfte es z. B. gelingen, ein solches Herzklopfen zu erzeugen, wie es einen Menschen bei heftiger Angst befallen kann. Das von fremder Seite suggerierte Experiment bleibt eben an Intensität und Wirkungswert stets gegenüber dem wirklichen Erlebnis zurück. Nur Autosuggestion vermag das Erhebliche zu erreichen, und Fremdsuggestion erstrebt ja auch die Erzwingung subjektiver, autosuggestiv entstandener Überzeugung beim Kranken zur Erzielung des gewünschten Heilerfolges.“

Diese Möglichkeit zog auch HAMMER (1928) in Betracht. Nach Ansicht von MARCUSE (1927, 1928), der sich der Meinung der vorausgegangenen Autoren anschloß, ist die hysterische Konstitution — die Lebensgeschichte Therese Neumanns weist Fall für Fall derartige neurotische Stigmatisationen auf — der bereits vorhandene Boden, den die Ekstase zur Auslösung körperlicher Ausdruckserscheinungen ergreift.

Hoche (1928) versuchte nach einer historisch-entwicklungsgeschichtlichen Übersicht die kulturell wie biologisch gleich interessanten Erscheinungen der Stigmatisation unter die bestehenden Naturgesetze einzureihen und von hier aus zu begreifen. Er war der Erste, der auch die das Phänomen bedingenden und konstellierenden Faktoren in Erwägung zieht. Für ihn war das Zustandekommen der Stigmatisation an eine bestimmte Grundstruktur des Zentralnervensystems geknüpft, was etwa dem älteren von ihm an Kriegserscheinungen erarbeiteten Begriff der „Hysteriefähigkeit“ gleichkommt.

Jürgensen (1928, 1938) versuchte seine Erklärung der Stigmatisation über den Weg des Mechanismus blutig verfärbter Hautabscheidungen zu geben: diese führte er auf vom Zentralnervensystem ausgehende Erregungswellen zurück, die über sympathische Nervenbahnen zu den Hautgefäßen laufen. Nach seiner Meinung wird diese Fernwirkung durch die enge ontogenetische Verbindung des Zentralnervensystems mit der Epidermis infolge der gemeinsamen Entstehung aus dem Ektoderm ermöglicht. Diese Erregung schafft zunächst an örtlich umschriebenen Hautstellen (mit vielen Schweißdrüsen) Zirkulationsstörungen im Capillargebiet. Das führt zur Blutspeicherung im Subpapillarplexus, zu Schwellung und Verfärbung. Infolge der venösen Stase werden die Gefäße durchlässig. Nach Lewis (1950) wirkt eventuell ein histaminähnlicher Stoff auf die Gefäße ein. Die austretenden Blutbestandteile vermischen sich mit dem Gewebssaft der Intercellularräume der Epidermis. Der Weg an die Hautoberfläche ist dadurch gegeben, daß die wandlosen Endstücke der Ausführungsgänge der Schweißdrüsen mit den Intercellularräumen in Verbindung stehen. Die Blutung wird durch den Schweißstrom eingeleitet, der eine Saugwirkung auf den Gewebssaft der Intercellularräume ausübt („Abzugskanal“). Der Schweiß und der blutige Gewebssaft gelangen also durch die Ausführungsgänge der Schweißdrüsen an die Oberfläche. Es handelt sich demnach um örtlich umschriebenen, blutig verfärbten Hautschweiß. Die bestimmt lokalisierten Wundmale bilden seiner Ansicht nach Sonderfälle. Sie treten nie spontan in Erscheinung. Entsprechend ihrer Eigenart bedürfen sie einer bestimmten Entwicklungszeit. Erst nach völliger Ausschaltung der von der Außenwelt an den Organismus herangetragenen Reize erhalten die vom Großhirn ausgehenden Erregungswellen bestimmte Richtung. Die auf dem Weg über sympathische Bahnen am Erfolgsorgan zutage tretenden Wundmale sind Fernwirkungen tiefsten innersten Erlebnisses der Leidensgeschichte. Den Höhepunkt seelischer Erregung bilden die krisenhaft einsetzenden Hautabscheidungen. Sie bringen dem Organismus Entlastung und pflegen das Abklingen der Erregungswellen einzuleiten. J. H. Schultz (1927) hielt die Stigmatisation für eine „Organneurose extrem-psychogener Determinierung“, die dem ärztlichen Weltbild sehr wohl einzuordnen sei.

Einen großen Beitrag zu unserem Thema lieferte Werther (1929) in der Beurteilung nicht ekstatischer Stigmatisierter. Die Psyche ist imstande, auch bei Kranken, bei denen an sich eine bestimmte Disposition auf diesem Gebiet nicht bekannt ist, eine direkte Beschädigung der Gefäßwand hervorzurufen, durch die eine Hautblutung entsteht. Ein besonderer Vorgang scheint dabei nicht nötig zu sein. Es bleibt jedoch eine Frage offen, warum der eine Kranke mit Lähmung, der andere mit Anfällen, der dritte mit Blutungen reagiert. Werther veröffentlichte zwei Fälle:

a) 35jährige Patientin, von jeher sehr empfindsam, erkrankt im Anschluß an schwere Schicksalsschläge mit allgemeiner Nervenschwäche. Bei ihr entsteht nun eine Neigung zu

Spontanblutungen. Sie ist sich des Zusammenhangs mit der seelischen Erregung bewußt. Die Erzeugung von Blutungen war vom Willen nicht abhängig. Hypnose versagte, Suggestion half nur vorübergehend.

b) 25jährige Patientin, die von Kindheit an alle Formen der Zwangsidee durchgemacht hat, weist sekundäre Hautblutungen auf, die spontan, ohne besonderen Anlaß, vermehrt in seelischer Erregung, auftreten. Sie findet das selbstverständlich. Diese Blutungen ließen sich nicht suggestiv erzeugen. Wesentliche Besserung wurde nicht erreicht.

Während nun bei der psychogenen Reaktion beim ersten Fall die Blutung im Vordergrund der Krankheit stand und die Kranke am meisten störte, sind bei der Zwangsneurotikerin die Blutungen nur Nebenbefunde, die in die Gruppe des Errötens, der Urticaria und des Dermographismus gehören und nach Meinung des Autors keine wesentliche Bedeutung haben. Der erste Fall würde in die Gruppe der psychogenen hämorrhagischen Diathese bei Schindler gehören, wobei jedoch jenem die Erzeugung der Blutung auf psychogenem Wege gelang, was hier nicht möglich war. Die Bedeutung dieser Fälle liegt darin, daß der Einfluß der Psyche auf das vegetative Nervensystem beleuchtet wird.

Einen weiteren Fall nichtreligiöser Stigmatisation ohne Ekstasen liefert uns Sterling (1929):

9jährige Schülerin wird in die Hand gebissen. Abdrücke der Zähne werden sichtbar. Am nächsten Tag Auftreten derselben Abdrücke 6—7 min lang anhaltend, unter Hinterlassung blutunterlaufener Flecken. Später zeigen sich dieselben Stigmata bei der ganz ruhigen, nicht hysterischen, durch sensible Störungen und Hypersuggestibilität nicht auffallenden Patientin mehrmals wöchentlich. Meistens war dieselbe Stelle betroffen, manchmal auch andere Körperstellen.

Sterling schrieb neben einem nervös-konstitutionellen latenten Faktor dem konditionellen Moment und der stattgehabten intensiven Emotion die pathogenetische Rolle zu. Der peripheren Komponente, dem psychosomatischen Trauma, wies er die topographisch-morphologische Determination, die pathologische Rolle zu. Der psycho-vegetative Reflex wird wahrscheinlich durch das hormono-vegetative System reguliert. Der Jugoslawe Matko (1933) bereicherte die Literatur über Stigmatisation mit fünf Fällen aus seinem Land und faßte die Befunde zusammen:

Vornehmlich handelt es sich um Frauen mit neuropathischer Konstitution und hysterischem Symptomenkomplex, in der Anamnese schweren chronischen Krankheiten, Erfüllung mit religiösen Gedanken, häufig suggestivem Einfluß von geistlichen Persönlichkeiten, lebhafter Phantasie, Fähigkeit zu gedanklicher Konzentration und Umsetzung von Vorstellungen in körperliche Vorgänge, Neigung zur Askese, zu Blutungen, zu Amenorrhoe, erhöhter Durchlässigkeit der Hautgefäße und pathologischen Vorgängen im Capillarsystem. Im Zusammenhang mit Erfahrungen bei Hypnose ergibt sich seiner Meinung nach eine „natürliche" Erklärung der Stigmata.

Peters (1934) teilte die Stigmata in eine *endogene* Form, die von den „charismatischen" Stigmata gebildet wird, und eine *exogene* Form, bewußt und unbewußt beigebrachte stigmenähnliche Hautverletzungen (Pseudostigmen), ein.

Bon (1935, Paris)[1] lehnte die Genese ab, die seine deutschen Kollegen vertreten. Was die Stigmatisation betrifft, sind — seiner Meinung nach — Gefäßruptur und Zellnekrose keine physiologischen Phänomene. Das Argument der suggestiven Vesikation sei nicht stichhaltig. Brandblasen und Stigmen haben zwar eine gewisse Analogie zueinander, sind aber nicht identisch. Er ordnete die Stigmata in drei Klassen: Auf einen „übernatürlichen" Ursprung ist zu schließen, wenn sich Stigmen bei tiefgreifenden Veränderungen des Gewebes plötzlich bilden oder verschwinden, der Behandlung trotzen und nicht eitern. Fehlen allgemeiner neuropathischer Symptome ist kein Erfordernis, umgekehrt darf Vorhandensein einer Neuropathie nicht ohne weiteres als ursächlicher Faktor angesehen werden. Als zweite Gruppe hält er „diabolisch" verursachte Stigmen für möglich, die dritte Gruppe bilden natürliche Stigmen.

[1] Diese Darstellung kann medizinisch nicht als wissenschaftlich hingenommen werden, wird jedoch gebracht, um zu zeigen, welche emotionellen Schwierigkeiten sich mitunter dartun.

Diese zerfallen in „physiologische“ (bei Personen mit intensivem Vorstellungsleben) und „pathologische“ (bei Personen mit Neigung zu psychogenen Haut- und Gefäßanomalien bei normalem oder abnormem religiösem Empfinden).

In seinen Arbeiten über den psychocerebralen Bauplan lieferte uns POLLAK (1938) einen Beitrag. Er beklagte zunächst, daß bei Durchsicht der entsprechenden Literatur nirgends die zentralen, zugrunde liegenden Vorgänge beschrieben seien. Daß tatsächlich solche Vorgänge im Sinne psychocerebraler Mechanismen im Spiel seien, bewiesen schon die ekstatischen Zustände, welche die Stigmata regelmäßig einleiten und begleiten. Sie scheinen ein notwendiges Konstituens zu sein. Ferner bemerkte er, daß wir uns hier auf einem schmalen Streifen befinden, der zwischen psychisch und physisch in der zentralsten Schicht das Grenz- und Übergangsgebiet darstellt, auf dem die psychosomatischen Beziehungen als „Zahnradmechanismus“ ineinandergreifen und sich verwirklichen. Auf diesem engen Pfad stünde so manches Irrlicht wie Okkultismus und paraphychologische Phänomene am Wege.

Aus seinem Krankengut schilderte der Autor drei Fälle, bei denen Stigmatisation zufällig als Nebenbefund (1) oder als lästiges Symptom im Vordergrund des klinischen Bildes (2) steht. Daraus gehe schon hervor, daß unter solchen Umständen pathomimische Komponenten weitgehend ausgeschlossen sein dürften[1], jedenfalls ein *bewußtes* affektives Mitschwingen bei der Entstehung der Stigmen nicht in Frage komme.

Ein weiterer Unterschied zwischen diesen Fällen und den Stigmatisationen der Geschichte betrifft die Wertigkeit der näheren, das Stigma konstellierenden Bedingungen. Diese Stigmatisierten empfangen ihre Male in Ekstase oder religiöser Schwärmerei, also nach JACOBI und HOCHE (1928) in Grenzzuständen. Bei den nachfolgenden Patienten entstehen sie auf Grund eines krankhaften Seelenlebens:

1. 38jähriger Industrieller mit mittelschwerer Labilität des vegetativen Nervensystems und endokrinen Systems mit auffallender vasoneurotischer Diathese. Schizoider Psychopath mit Zwangsneurose aus erblich belasteter Familie, verstärkt durch Ehezwist. Bei einer Sitzung wurde er auf das Entstehen eines roten Ausschlages auf der Stirn aufmerksam gemacht. Später trat dieser auch am Gesäß auf. Laut Beschreibung des Patienten waren es sechs linsengroße, tief dunkelrote Flecken, die sich über die Haut erhoben. Er selbst bezeichnete sie als Nessel ausschlag. Sie traten anschließend mehrere Tage lang schubweise auf und blieben jeweils eine Stunde bestehen.

Günstigen Boden zur Entstehung der psychogenen Dermatose liefern seelische Erregungen aus verschiedenen Gebieten. Die Dermatose stimmt nicht nur zeitlich, sondern auch inhaltlich mit einer damals intensiv auftretenden Zwangsidee überein. Jene zwei Prädilektionsstellen, an denen die Urticaria auftrat, sind genau dieselben, an welchen verpönte, zensurierte Triebregungen erledigt werden. Die Dynamik des eben besprochenen Prozesses besteht darin, daß verdrängte Anteile des Unbewußten, gegen die eine starke Abwehr bestanden hatte, die normalerweise undurchlässige psychosomatische Barriere überschreiten und in Körperliches umgesetzt werden können.

2. Bei einer 22jährigen Frau haben 5 Jahre lang sehr gehäufte, zeitweise ständige Genitalblutungen bestanden: sie traten nach schwerem psychischem Trauma erstmals, später ohne jede Ursache auf. Blutungsdauer verschieden lang, oft in normale Menses übergehend. In zahlreichen Untersuchungen wurde kein Befund festgestellt, der eine Erklärung geben konnte.

POLLAK (1938) bezeichnet die Metrorrhagien als Tendenzsymptom und führt sie auf psychische Ursachen zurück, die sich um mehrere Richtungszentren gruppieren: im 14. Lebensjahr menstruiert, gelangte sie zu einer Einstellung, die jede Weiblichkeit negierte. Weiterhin belastend wirken ungünstige familiäre Verhältnisse und Heirat eines ehemaligen Freundes ihrer Mutter. Aus der hypnotischen

[1] Die Annahme darf cum grano salis hingenommen werden, scheint naturwissenschaftlich akzeptabel, ist psychologisch aber *nicht* beweisend.

Exploration heraus folgerte er, daß die Patientin diese Zustände auf jeden Fall negieren will. Daraus gehe hervor, wie groß die Verdrängung sein muß, die hier zur Abwehr verwandt wurde. Die seelische Entwicklung der sensitiven Psychopathin im Elternhaus ist ständig überschattet worden von Eindrücken, die in deprimierender Weise mit menschlicher Geschlechtlichkeit in der weiteren Bedeutung des Wortes zusammenhängen. Infolge des Kindheitstraumas ist ihre genitale Sphäre ein Ort verminderter Resistenz, an dem die chronisch zufließenden, spezifisch gefärbten Affekte leicht haften bleiben. Ferner sei auf die emotionelle Beeinflußbarkeit des weiblichen Cyclus und seine hypnotische Lenkbarkeit hingewiesen.

Im Anschluß an diese Fälle legte er seine Überlegungen und Forschungsergebnisse über die Genese der Stigmatisation dar: er greift zunächst auf die vergleichende Biologie zurück und erwähnt, daß die elementaren Instinkte der Tiere viel ursprünglicher als beim Menschen aus vegetativen Bedürfnissen entspringen. Es entspricht daher einer natürlichen Zweckdienlichkeit, wenn der Hypothalamus der Säuger („als Sitz des tierischen Trieblebens") nach GRÜNTHAL (1927) etwa dreimal so groß ist, wie beim Menschen. Aus experimentellen und klinischen Erfahrungen folgerte er, daß in der vegetativen Innervationstätigkeit die Grundlagen des menschlichen Urseelenlebens gesucht werden müssen. Er verwies

1. auf KRETSCHMERs hysterische Syndrome, in denen er alte phylo- und ontogenetische Mechanismen aufzeigen konnte: es ist dem Autor gelungen, die hysterischen Symptome aus alten, allgemein tierischen Verhaltensweisen (z.B. Totstellreflex, Bewegungssturm) abzuleiten.

2. auf HOCHEs Begriff der Hysteriefähigkeit, der nach seiner Meinung allen Menschen zukommt. POLLAK sah in ihm eine stets latente Disposition zu primitiven, in der niederen Tierreihe bereits vorgebildeten cerebralen Mechanismen und nahm an, daß das Körperliche und Seelische nach Art eines Modells zwei voneinander getrennte Einheiten bilden. Zwischen beiden wird die Grenze als eine Schranke dargestellt, etwa so, wie wir uns die Blut/Liquorschranke vorstellen. Diese ist von einer bestimmten Durchlässigkeit und verbürgt die Gleichgewichtslage, auf welche beide Systeme normalerweise abgestimmt sind. Die meisten Psychoneurosen und Psychosen erscheinen dadurch gekennzeichnet, daß man auf geringere Permeabilität schließt. Die Zwangsneurose ist ein besonderes Beispiel für feste Abgeschlossenheit beider Systeme. Ganz anders sieht die Gleichgewichtslage aus, wenn man sich den Organneurosen zuwendet: hier scheinen die Möglichkeiten zu einer Durchdringung viel größer zu sein; denn das Merkmal an diesen Erkrankungen ist gerade die Erscheinung, daß viel leichter und häufiger als sonst Bezüge aus dem Affektsleben an den Organen zur Somatisation gelangen. v. BERGMANN sprach von vegetativ Stigmatisierten, unter denen viele Anwärter einer Organneurose sind. Wollte man eine Stufenleiter aufstellen, was die Durchlässigkeit dieser hypothetischen Schranke in Beziehung zur somatischen Auswirkung anbelangt, so müßte der nächste Grad die Stigmatisation sein.

Vieles spreche dafür, daß es in diesen Zuständen zur teilweisen oder völligen Aufhebung der Trennung und damit zur Diffusion höchsten Grades kommen kann.

Aus diesen Erwägungen gehe hervor, daß man einen Anteil bei der Entstehung der Stigmatisation in einer für Innervationskomplexe spezifisch erhöhten Schrankendurchlässigkeit zu suchen hat. Das Primäre dieser Erscheinung wäre also in einer zentralste vegetative Regulationsmechanismen betreffenden Enthemmung gegeben, wodurch freigewordene Energiemengen in die Peripherie abströmen und neugeformt werden. Die besonders häufige Feststellung an der Haut hängt damit zusammen, daß sich dieses Organ in sinnfälliger Weise verändert. Was ihr

Vorkommen an anderen Organen betrifft, so werden Gefäß-, Verdauungs- und Genitalapparat an erster Stelle stehen, da sie zum menschlichen Empfindungsleben entwicklungsgeschichtlich lang bestehende Verbindungen besitzen.

Der Auffassung Hoches von der Hysteriefähigkeit im allgemeinen und der hysterischen Bedingtheit der Stigmaleiden im besonderen schloß sich Pollak an. Er verstand unter dem hysterischen Syndrom nur die Summe jener vegetativen Innervationsimpulse, die im Präencephalon verankert sind und von dort aus in Gang gesetzt werden können.

Nach Pollak (1938) berichtete Herrmann von einem Kranken mit affektivem Tonusverlust auf encephalitischer Grundlage, bei dem nach jedem Coitus an der Wange eine geldstückgroße Petechie auftrat. Untersuchungen bestätigten diese Petechie, die aus kleinen einzelnen Blutaustritten bestand. Herrmann erklärte diese Blutung mit zentralbedingter vasomotorischer Zustandsänderung, ähnlich wie Oppenheim (1923) den „Lachschlag" erläuterte. Der emotive Vorgang greife in außerordentlich starkem Grad auf das Vasomotorenzentrum über und löse so den plötzlichen Schwächezustand in den Gliedern bei affektbetontem Lachen aus. Über einen vasomotorisch-psychischen Symptomkomplex berichtete Ohnsorge (1939). Der Autor konnte bei einer Reihe von Patienten und auch Kindern gehäuftes Auftreten fleckförmiger, scharfbegrenzter, tief dunkelroter Bezirke im Gesicht feststellen. Der klinische Befund war o.B. Als psychische Besonderheiten vermutete der Autor Hemmungen und unbegründete Spannung. Die capillarmikroskopische Untersuchung zeigte vasoneurotische Capillarveränderungen. Seine Diagnose lautete „vegetative Psychotonie", die wahrscheinlich auf endokrine und Stoffwechselstörungen zu beziehen sei.

Der Physiologe Tschermak-Seysenegg (1940) maß dem trophischen Einfluß psychisch-nervöser Vorgänge auf die Haut eine besondere Bedeutung bei. Die Mitte der Handteller bilde eine besondere Prädilektionsstelle. Die Stigmenentstehung erfolge möglicherweise als eine psychoneurogene Reproduktion auf Grund von Autosuggestionen der Kreuzigung. Immerhin sei aber „zu einer so weitgehenden Einflußnahme der Psyche bzw. der ganzen Vorstellungs- und Gefühlswelt auf den Körper ein an das Wunderbare grenzender Zustand" notwendig, „zu welchem die asketische Lebensweise und Betrachtungsversenkung beitragen mag".

Urban (1946) fordert vom Arzt, daß er die Möglichkeit des Metaphysischen in der Medizin anerkenne und es sich nicht mit der Einheitsdiagnose „Hysterie" leichtmache. Allerdings sei zur Erkenntnis übersinnlicher Zusammenhänge das rein deduktive Denken allein nicht ausreichend, es müsse ein irrationaler, als Glaube bezeichneter Faktor hinzutreten. In diesem Sinne ist auch die Stigmatisation nicht mit Autosuggestion, Hypnose oder Artefakt zu erklären, um so weniger, als die Stigmen nicht heilen und niemals eitern.

Simon (1951) weist auf die Stufenfolge der Hautveränderungen hin, die von einfacher Dermographie bis zur Diapedeseblutung mit Bildung serös blutiger Krusten variieren können. Er sieht die primäre Ursache der geweblichen Vorgänge in einer Störung im Zwischenhirn bei gesteigerter Suggestibilität psychopathischer Individuen.

Obermayer (1955) ist der Ansicht, daß die Stigmata in der Medizin als Erkrankung sui generis angenommen werden müssen. Hysterische Blutungen in der Haut und die verschiedenen Efflorescenzen, die durch Hypnose hervorgerufen werden können, zeigen den Zusammenhang zwischen Emotionen und Haut. Die Kraft der Suggestion im umgekehrten Sinne zeigt sich beispielsweise in dem Verschwinden des Stigmas von Terica, einem jugoslawischen Bauernmädchen. Auch im Falle Therese Neumann ist die Suggestion von bestimmter Bedeutung. Ehe Therese Neumann von den Stigmata befallen war, hatte sie Symptome von Umwandlungshysterie gezeigt, einschließlich Erblinden, beschleunigt durch einen Schock, den sie durch einen Brand in der Nachbarschaft erlitt. OBERMAYER sieht genügend Beweise, daß die Stigmatisation durch den Mechanismus der hysterischen Identifizierung auftritt (... "does occur through the mechanism of hysterical identification"). Die psychodynamische Deutung dieser außerordentlichen Erscheinung liegt auf der Hand: die Hautläsionen geben den vollen Inhalt einer unbewußten Phantasie und den Widerstand gegen sie wieder. Deshalb muß angenommen werden, daß die Stigmatisation ein "esthablished cutaneous conversion phenomen" ist. Seine Seltenheit läßt eine ungeheure emotionelle Kraft zu seiner Entstehung notwendig erscheinen. LUTZ (1957) nimmt im Rahmen seines Lehrbuches keine exakte Stellung ein, sondern übergeht diese Frage etwa wie folgt: LUTZ sieht die Zusammenhänge hypnotisch erzeugter Hautphänomene noch nicht klargestellt, wenn auch Angaben über genügend genau durchgeführte Experimente existieren, welche die Entstehung von Blasen und Geschwüren sichern dürften. Das Problem der Stigmatisation ist noch nicht geklärt: „Es kann vorerst noch nicht entschieden werden, wie weit in solchen Fällen es sich trotz angeblich genauer Überwachung doch um Artefakte handelt, und wie weit unter Umständen vielleicht ein Einfluß vom Zentralnervensystem in Betracht kommen könnte". Der Verdacht auf Artefakte zur Frage der *grundsätzlichen* Möglichkeit der Stigmatisation ist nicht mehr berechtigt, da die Stigmatisation ohne Artefakt oft genug nachgewiesen ist.

Von KLÖSL stammt eine neuere Krankengeschichte:

1949 traten bei einem Hamburger Holzkaufmann im Anschluß an einen Autounfall blutige Stigmatisationen an den Handinnenflächen auf. Der Kranke ist evangelisch und ein unreligiöser kirchlicher Mitläufer. Trotzdem hatte er Visionen von Christus. Der Betroffene betrachtete diese Erscheinung als Krankheit, von der er befreit werden möchte, da sie ihn bei der Arbeit hindert. Aus dem psychischen Bericht geht hervor, daß der Patient Symptome der Schizophrenie zeigte.

OBERMAYER verwies 1955 auf zwei Berichte, von denen a) bereits älter sein dürfte:

a) Auf dem Rücken eines Mädchens traten blutige Striemen zur selben Zeit auf, als ihr Bruder Spießrutenlaufen mußte (KLAUDER).

b) Bei einem 31jährigen Mann erschienen auf der Handinnenfläche erythematöse Flecken, die auf einen Traum zurückgeführt werden, wo er einen Mann zu Tode bluten sah.

BARCHILLON und ENGEL (1952) schildern einen weiteren Fall, den sie als Umwandlungshysterie mit Übertragung und Manifestation sexueller Probleme auf die Haut ansehen[1].

Eine 24jährige Amerikanerin kam durch den Hausarzt, der sie wegen eines Magengeschwürs behandelte, erstmals zum Dermatologen. Aus der Anamnese ging hervor, daß die Patientin immer nervöser wurde, häufig erbrach, ohne jeglichen Grund weinte, nicht schlafen konnte, nicht glücklich sein konnte und ihre Umgebung unglücklich machte. Als man ihr vorschlug, sich stationär aufnehmen zu lassen, weigerte sie sich mit der Begründung, sie habe eine Todesangst vor Krankenhäusern, Ärzten und ihren Nadeln. Sie behauptete, daß ihr physisch nichts fehle. Die Patientin hatte an Gewicht verloren. Dorsal oberhalb des Handgelenks entdeckte man eine ekzematöse Veränderung von etwa 2 cm Durchmesser, die sie mit einem Stück Stoff bedeckte, um zu verhindern, daß die Armbanduhr mit der Haut Kontakt hatte. Die Patientin behauptete, daß die Hautläsion von diesem Kontakt käme, deshalb trug sie auch unter dem Ring ein Stück Stoff. Alle Laborbefunde waren normal. Die Patientin beschrieb ihren 54jährigen Vater als äußerst nett, ebenso schilderte sie die 49jährige Mutter äußerst liebenswürdig. Schon als Kind hatte sie gelegentlich hysterische Anfälle. Erst sehr spät äußerte sie sexuelle Bedürfnisse. Es ist interessant zu wissen, daß der hysterische Patient eigentlich ein großes Wissen über sexuelle Tatsachen besitzt. Er unterdrückt und offenbart es

[1] Der Fall wird weitergegeben, da angeblich alle organischen Ursachen ausgeschaltet wurden. Der Verdacht auf Nickel- oder dergleichen Allergie bleibt trotzdem bestehen, wenngleich die Exacerbation auf bestimmte psychogene Insulte trotzdem vielleicht unterstellt werden darf und ebenfalls in diesem Rahmen von Interesse wäre.

durch symbolische Symptome (Engel). Dies war auch bei der erwähnten Patientin der Fall. Erst in der vierten Sprechstunde erwähnte sie das schwarze Band, das sie unter der Armbanduhr und unter den Ringen trug. Erstmals sei bei dem Tragen einer von ihrem Vater geschenkten Uhr an der Kontaktstelle der Haut ein Ekzem aufgetreten, das ein halbes Jahr bestand. Das erste Rezidiv trat auf, als ihre Hand den Metallsessel eines Vorgesetzten berührte; gleichzeitig entwickelte sich eine Amenorrhoe. Deshalb suchte sie einen Arzt auf. Nach der Blutabnahme entwickelte sich an der Stelle des Nadeleinstiches ein schwerer „Ausschlag". Die Kranke erwähnte, daß sie bei der Blutabnahme an die Notwendigkeit einer Blutuntersuchung vor der Ehe dachte. Ein weiteres Rezidiv erschien Jahre später durch die Berührung von Münzen und verschwand erst wieder, als sie durch die Erkrankung von der Pflicht enthoben war, als Brautjungfer zu fungieren. Die Psychoanalyse dauerte 8 Monate. Allmählich sprach die Patientin über ihre ambivalenten Gefühle ihren Eltern gegenüber. Der angegebene Zustand von gleichzeitig empfundenen Liebe- und Haßgefühlen widersprach den anfänglichen Aussagen. Diese Tatsache zeigt, daß sie immer die unangenehmen Dinge im Leben verleugnen wollte. So vermied sie auch Aussprachen mit ihren Eltern und es kam bei einer harmlosen Frage ihrer Mutter nach der Uhr an ihrem Arm zu einer Exacerbation der fast völlig abgeheilten Dermatosen.

Barchillon und Engel interpretieren diese Hauteruptionen als Symbolismus für die Schuld, d.h. Schuld für sexuelle Gedanken. Es scheint, als ob der Hautausschlag symbolisch die sexuellen Wünsche wie auch die Bestrafung dafür darstellt. Die beschriebene Patientin erkannte diese Erklärung an. Die klinische Diagnose war damit klar. Engel meint, daß es sich um eine Hysterikerin mit einem Umwandlungssymptom handelte. Obwohl man traditionsgemäß unter Umwandlungssymptomen eine Reaktion versteht, die willkürliche neuro-muskuläre und sensible Systeme in Anspruch nimmt, gibt es dennoch Ausnahmen, z.B. den sog. Globus hystericus oder Erbrechen. Die Haut bildet ebenfalls, wie obiger Fall zeigt, eine Ausnahme. Die Dynamik ist typisch für Hysterie. Die Hauteruptionen traten immer auf, sobald unterdrückte sexuelle Wünsche akut wurden. Die Hauterscheinungen stellten gleichzeitig den symbolischen Ausdruck des verbotenen Wunsches und eine Verteidigung dagegen dar. Die Lokalisation der Eruption war immer durch einen symbolischen Anlaß festgelegt, z.B. die Armbanduhr (Geschenk des Vaters), die Nadel (Blutkontrolle vor Eheschließung) etc.

Kleinsorge und Klumbies (1955, 1959) nehmen an, daß psychogene Hautvorgänge und die Stigmatisation bis zum Ausmaß einer organischen Krankheit neben einer hohen Suggestibilität disponible Engramme zur Voraussetzung haben. Sie kamen zu diesem Schluß durch Möglichkeiten einer „Entgleisung" suggestiver Wirkungen, die von Scöllösys, Borelli und Geertz und anderen Autoren beobachtet wurden: Scöllösys erzielte statt einer Blasenbildung eine tiefe Hautnekrose. Der Patient hatte vorher an dieser Stelle eine neurotische Hautgangrän. Hinsichtlich Borelli und Geertz (1953) ist der oben berichtete Versuch gemeint, bei dem statt einer Blasenbildung eine länger anhaltende Vasoconstriction am Ort der erwarteten Blase bei einem Patienten mit atrophischer Neurodermitis erzielt wurde. Diese Beobachtungen lassen nach Kleinsorge und Klumbies (1954—1959) noch besonders deutlich werden, daß der psychische Impuls sich über die Aktivierung bereitliegender Engramme auswirkt. Schließlich sei noch zu beachten, daß die meisten Menschen eine vorstellungsmäßige Beeinflussung ihrer Hautfunktionen zu erlernen vermögen, nämlich im autogenen Training — in diesem Zusammenhang ist speziell gedacht an die Hautgefäßreaktionen —, wenn sie auch nicht bis zum Ausmaß der Stigmatisation gelangen.

Nicht ohne Interesse ist die Zusammenfassung der Ergebnisse der „Journées d'études Carmélitaines" in Avon-Fontainebleau 1936. Lhermitte bezweifelte die meisten Stigmatisationsberichte mit „fraude et simulation", soweit sie hypnotisch erzeugte „Stigmen" mitteilen. Für den Autor ist das Geschehen „extrapsychologique" und „extraphysiologique". — Vinchon läßt das Geschehen der Stigmatisation im Raum zwischen krank und mystisch entstehen. Die Äußerung von van Gehuchten (1926) führt gegenüber anderen Mitteilungen nicht weiter: „... dann ist die Stigmatisation nichts anderes als eine äußere pathologische Erscheinung, die ein Zeugnis der Macht einer Idee oder Suggestion und der besonderen Empfindlichkeit des Organismus, auf den diese Idee einwirkt, darstellt." — Tinel (1936) hält keinen der bekannten physiologischen und pathologischen Vorgänge mit der Stigmatisation vergleichbar, nur den der kleinen Hämorrhagien bei Tabes. Seine Hypothese lautet: „ Eine besonders lebhafte Vergegenwärtigung der Schmerzen Christi führt mittels eines komplizierten psychischen Prozesses zur Entstehung schmerzhafter Hautzonen an den Stigmatisationsstellen. An diesen Bezirken ruft der Schmerz Histaminaustritt hervor. Dadurch kommt es zu örtlicher Vasodilatation und Hämorrhagie.

Die in etwa chronologischer Reihenfolge angeordneten Ausführungen der Autoren, die alle aus dem Lager der Naturwissenschaftler und Mediziner kommen, spiegeln teils sehr verschiedene Ansichten über die Stigmatisation wider. Wie aus den vorausgegangenen Abschnitten hervorgeht, sind nicht nur zahlreiche Berichte über geschichtliche Stigmatisationsfälle erfaßt worden, sondern auch andere Fälle von nachweislich auf psychogener Grundlage entstandenen Hautblutungen und nahestehenden Hautveränderungen. Das Stigmatisationssyndrom stellt nicht eine Einheit dar. Das gilt nur für den geweblichen Entstehungsmodus der Wundmale und Blutungen.

Zusammenfassung

Die meisten Autoren halten eine Stigmatisation sui generis und Hautblutungen und Unterhautblutungen ohne organische Fundierung für möglich. Die Verschiedenheit der Meinungen betrifft vor allem die Ansichten über den Mechanismus der Entstehung, während die Fragestellung „Wunder oder Betrug" keine Bedeutung mehr hat. Eine neurovegetative Disposition wird von jedem Autor als Vorbedingung angesehen. Wichtig ist jedoch, daß die Stigmatisation einen klinischen Beweis für Vorgänge im Organismus bietet, die unter Dazwischenschalten einer oder mehrerer Schaltstellen die „Seele" des Individuums als maßgebliches Agens erkennen lassen. Die Hypothesen der Ätiopathogenese der Stigmatisation, wie Suggestion, Autosuggestion, Schrankendurchlässigkeit, Engramme, Projektion, Erregungswellen, Schmerzsuggestion, Histamin bleiben vorerst noch Forschungsinhalt. Unbewiesen ist auch die Theorie, das Geschehen der Stigmatisation einzuordnen in die als Autoimmunkrankheiten, Autosuggestionskrankheiten bezeichnete Gruppe (Purpura, Colitis ulcerosa, Erythematodes visceralis ?). Obermayer[1] (1964) plädiert für die Diskussion einer derartigen Ätiopathogenese. Die Fälle von Schindler (1927) und Werther (1928) deuten auf das Autoimmunkonzept im Sinne einer Autosensibilisierung gegen Erythrocyten. Aber auch bei dieser Arbeitshypothese bleiben noch viele Fragen offen; und die Richtungweisung für die Lokalisierung der Stigmen als „psychogen" bleibt unbeeinträchtigt. Es steht dabei außer Zweifel, daß der Komplex der autoaggressiven Geschehnisse unter Einschluß der Vasculitis allergica eine verstehbare Brücke zwischen Psyche und Soma zu bilden vermag. Ungeachtet aller noch zu klärenden Problematik stellt das Krankheits- bzw. Symptomenbild der Stigmatisation zum Fragenkomplex „Psyche und Haut" bzw. „Psychische Einflüsse und Entstehung von Dermatosen" einen Beitrag von besonders eindeutiger Beweiskraft dar. Es entwickeln sich in bestimmter Weise Efflorescenzen am Hautorgan, die keiner organischen Krankheit bzw. Hautkrankheit zugehören. Der Symbolghehalt des Geschehens und das Faktum „Haut als Ausdrucksorgan" sind bereits für jeden Laien sichtbar. Aus der Tatsache der Stigmatisation läßt sich ableiten, daß ganz

[1] Persönliche Mitteilung.

allgemein im menschlichen Organismus die Möglichkeit gegeben ist, in symbolischer Weise auf psychische (seelische, emotionelle, geistige) Einflüsse und Eindrücke hin mit Organaktionen, Organreaktionen bzw. am Organ sichtbaren Veränderungen, also auch Krankheitssymptomen, zu antworten.

2. Manien und Phobien

a) Dermatozoenwahn — Dermatozoophobie

Eine Krankheit, die auch bei vielen Geisteskrankheiten zu sehen ist, somit ins Grenzgebiet der Dermatologie-Psychiatrie gehört, ist der wahnhafte Ungezieferbefall. Die Krankheit wurde erstmals von THIBIERGE (ref. nach WINKLER, 1959) unter dem Namen Akaro- oder Parasitophobie beschrieben. „Phobie" ist jedoch ein falsches Wort, da die Patienten nicht fürchten, von der Krankheit befallen zu sein, sondern davon überzeugt sind (WINKLER, 1957). Deshalb prägte SCHUERMANN (1954) den Namen „Dermatozoenwahn". Die Patienten versuchen, durch Kratzen und Anlegen kleiner Schnitte die vermeintlichen Würmer, Milben oder andere Lebewesen aus der Haut zu entfernen. In diesen Fällen ist die Wahnvorstellung nur ein Teil der alle Ideen beherrschenden Grundkrankheit. Der wahnhafte Ungezieferbefall kann auch im engeren Sinne isoliert auftreten, d.h., daß die Patienten arbeitsfähig und unpsychotisch sind, bis auf die Vorstellung von kleinen Tieren in der Haut. Es handelt sich um ein charakteristisches Krankheitsbild, das besonders gern bei älteren, völlig gesund aussehenden Frauen auftritt. Es sind normale Intelligenz, gutes Gedächtnis und Merkfähigkeit vorhanden. Die Patienten klagen über Jucken, Brennen, Stechen, Beißen, besonders am Gesicht, am Hals, an den Ohren und der oberen Rückenpartie. Mit Ausnahme einiger durch Kratzen hervorgerufener Erosionen und Ekzeme hat die Haut ein normales Aussehen. Die Patienten bringen dem Arzt Wollfasern, Haare, Schmutzteilchen, Hautschuppen usw. mit und schildern ausführlich, daß sie von „kleinen, schwarzen Dingern", Milben, Flöhen, Mikroben und anderen Dingen befallen sind. Schenkt man ihnen keinen Glauben, sind sie beleidigt und gekränkt. Um das vermeintliche Ungeziefer zu tilgen, werden Desinfektionsmittel gekauft, Waschungen durchgeführt und anderes mehr. Im Laufe der Jahre ändern sich die Wahnvorstellungen nicht, sie werden aber auch nicht berichtigt. Die Patienten stehen den Leiden jedoch gleichgültiger gegenüber und verlangen keine Behandlung mehr. Eine Verschlimmerung oder ein Übergang in eine endogene Psychose sind unbekannt. In diesen Fällen vermutet MIKOREY[1] (1955) vielfach, daß nur das Symptom eines senilen Abbaus vorliegt, im Sinne einer senilen Depression. Die Einordnung dieses Krankheitsbildes ist schwierig. HASE (ref. nach HAYM) bringt eine Gliederung des sog. „Pseudoparasitismus". Er teilt die Fälle in drei Gruppen ein, wobei in der ersten die Patienten sind, die ein schreckliches Grauen vor bestimmten Tieren wie Spinnen, Raupen, Fröschen usw. haben und diese bei Auftreten mit allen Mitteln bekämpfen. Die zweite Gruppe besteht aus Personen, die zwar fest davon überzeugt sind, selbst von Ungeziefer befallen zu sein, aber keinerlei Angst vor dem Zusammentreffen mit diesen Parasiten haben und einem allerlei Fremdkörper, wie Wattefäden, Brotkrumen, Wollknötchen, eingetrocknete Schleimhautsekrete, als angebliche Parasiten vorzeigen. Die dritte Gruppe ist dadurch charakterisiert, daß sie Wäschestücke, wie Federbetten, mit der Bemerkung vorzeigt, in diesen Gegenständen seien Tiere oder Würmer.

Krankengeschichten (nach WINKLER, 1957).

Bei der 60 Jahre alten Marie B. sind in der Familie keine Nerven- oder Geisteskrankheiten bekannt. Die Volksschule besuchte die Patientin ohne Schwierigkeiten. Der erste Mann starb,

[1] Persönliche Mitteilung.

der zweite verließ sie, da sie lange Zeit an blutenden Magengeschwüren erkrankte. Sie war früher sehr lebhaft und gesellig. Im April 1952 bemerkte die Patientin nach dem Tragen eines Pelzkragens, daß von ihrem Kopf weiße Maden herunterfielen, die einen starken Juckreiz auslösten. Um die Maden zu entfernen, schnitt die Patientin das Haar mehrmals ganz kurz. Da die Maden nach ihrer Meinung auch in den Mund kamen, mußte sie oft erbrechen. Die Patientin glaubt wegen dieses Leidens nicht mehr unter die Leute gehen zu können. Sie ist bedrückt und lebt zurückgezogen, da die Tiere dauernd vom Kopf herunterfallen und sie sich säubern muß. Eine Vorstellung beim Nervenarzt lehnt sie beleidigt ab, da sie ja nicht nervenkrank sei. Intelligenz und Gedächtnis sind durchschnittlich. Ihr Lebensinhalt ist darauf gerichtet, die Maden zu beseitigen. Sie nimmt zwar die Übertragbarkeit der Maden an, ist jedoch nicht darüber beunruhigt. Kratzbewegungen der Menschen ihrer Umgebung bezieht sie auf sich, d.h. auf die Ansteckung mit ihren Maden. Die Patientin leidet an einer Art Beziehungswahn. Ferner bestehen Gesichtshalluzinationen, da die Patientin nicht davon zu überzeugen ist, daß die Hautteilchen und Schuppen keine Maden sind, und Halluzinationen der Körperfühlsphäre auf Grund des Juckreizes. Eine medikamentöse Therapie blieb erfolglos. 1954 exitus letalis durch Herzschlag. Es erfolgte keine Sektion.

Bei der 63 Jahre alten Bronislawa R. waren in der Familie auch keine Nerven- und Geisteskrankheiten zu verzeichnen. Die Patientin war nie ernstlich krank, in der Schule kam sie gut mit. Mit 16 Jahren lernte sie ihren späteren Ehemann kennen, den sie mit 21 Jahren heiratete. Er starb nach 5jähriger Ehe durch einen Unfall. Dann heiratete sie einen 5 Jahre älteren Mann. Von ihm hat sie einen nun schon verheirateten Sohn, mit dem sie sich gut versteht. Nachdem auch der zweite Mann verstorben war, lernte sie wieder einen Mann kennen, mit dem sie 10 Jahre zusammenlebte, ohne ihn zu heiraten. Seine Tochter war gegen die Patientin eingestellt. Vor einem Jahr starb auch dieser Mann. Vor 2 Jahren verspürte die Patientin Juckreiz am Rücken. Seit einem Jahr bemerkt sie schwarze Pünktchen im Gesicht, zu deren Beseitigung sie viel Zeit verwendet. Es handelt sich wieder um Gesichtshalluzinationen, da die Pünktchen vom Arzt nicht bestätigt werden konnten. Die Ursache der Erkrankung sucht die Patientin in folgendem Ereignis: sie schlief 1954 bei ihrem Freund, der Hühner im Keller hatte. Als er mit Pantoffeln in den Keller ging, machte die Patientin ihn darauf aufmerksam, daß er Ungeziefer mit heraufschleppen könne. Im selben Augenblick kam die 3jährige Enkelin herein und warf ihr eine Schürze mit den Worten „hier haste“ ins Gesicht. Die Patientin nahm an, daß die Tochter des Freundes das kleine Mädchen veranlaßt hatte, ihr die Schürze ins Gesicht zu werfen, um sie anzustecken. Die Patientin leidet weniger unter dem Juckreiz als unter der Furcht, andere anzustecken. Sie fürchtete den Verstand zu verlieren, da sie sich die Sache sehr zu Herzen nahm. Sie leidet außerdem an Beziehungswahn. Das Krankheitsbild zeigt Beziehungen zur Paranoia, jedoch bevorzugt dieses Krankheitsbild hauptsächlich Männer (zu 70%) und verläuft ohne Gesichtshalluzinationen.

Auch in der Familie der 78 Jahre alten Martha S. liegen keine Nerven- und Geisteskrankheiten vor. Die Patientin erkrankte mit 38 Jahren an Diabetes mellitus. Als der Blutzuckerspiegel anstieg (234 mg-% und 174 mg-%), verspürte die Patientin einen starken Juckreiz. Die Patientin war eine gute Schülerin. Sie heiratete mit 18 Jahren. Ihr Mann ist jetzt 83 Jahre alt. Sexuell war sie immer kühl. Seit ihrer Heirat bemerkt sie Stechen in der Haut und Schmerzen in den Zehen. Sie nimmt an, von einer Mottenart befallen zu sein. In der Symptomatik ist diese Krankengeschichte viel ärmer als die beiden vorhergehenden. Ursächlich spielt wahrscheinlich das hohe Alter eine Rolle. Die Patientin fürchtet nicht, andere anzustecken, ist jedoch sehr traurig und äußerte ihrem Ehemann gegenüber oft Selbstmordgedanken.

Unter den amerikanischen Autoren definierte KLAUDER (1936) Akarophobie als Angst vor Parasiten, die zu neurotischen Excorationen führt. SULZBERGER und ZAIDENS (1948) bezeichnen Akarophobie als Zustand, in dem die Patienten glauben, infiziert zu sein, weil „lebende Parasiten“ — Würmer, Keime und Wanzen — „unter ihre Haut kriechen“ und Mißgefühle hervorrufen. Bei dem Krankengut zeigten psychiatrische Untersuchungen, daß es sich oft um eine eindeutige monosymptomatische Paranoia handelte. Die meisten Patienten bleiben fähig, in unserem sozialen Kreis zu leben, weil ihre Paranoia auf das dermatologische Symptom allein gerichtet ist. Hauptsächlich sind Frauen mittleren und höheren Alters betroffen. Meist ledig oder geschieden, führen sie ein asketisches Leben und umgeben sich mit einer Aura des Geheimnisvollen. Sie finden sich mit ihren Hautläsionen ab, suchen aber dennoch Hilfe bei vielen Dermatologen. Trotzdem vertrauen sie keinem. Gewöhnlich warten sie auf ein Wunder, das sie von dieser Infektion erlösen soll. Oft sind sie äußerst religiös und glauben, mit Gott in einer gewissen Verbindung zu stehen. War es möglich, von diesen Patienten eine

Anamnese zu erheben, wurde festgestellt, daß die Wahnvorstellungen einer Parasiteninfektion immer auf einen sexuellen Schock bezogen war. Zum Beispiel glaubte eine 58jährige Frau, deren Gatte sie vor vielen Jahren verlassen hatte, sie sei infolge eines außerehelichen Verhältnisses infiziert worden. Bei diesen Patienten fungiert die Haut als Projektionsvorhang und Sicherheitsventil für innere Konflikte. Die Kranken fühlen sich den Anforderungen und dem Wettbewerb des täglichen Lebens nicht gewachsen und unfähig, Probleme, die im häuslichen, wirtschaftlichen und sexuellen Leben vorkommen, zu lösen und ihnen entgegenzutreten. Sie beschuldigen andere für ihr eigenes Versagen, wobei sie aber auf diese anderen angewiesen bleiben. Infolgedessen fühlen sie sich ihrem eigenen Unvermögen und ihrer Depressivität gegenüber schuldig. Der Mechanismus der Negation und der Aggression und das daraus entspringende Schuldgefühl werden vom Bewußtsein unterdrückt und projizieren sich auf die Haut. Die Hautläsionen dienen als eine Rechtfertigung für das Versagen und als äußerer Schutz für die isolierte Lebensform. Verfolgungsgedanken begleiten die Kranken ständig. Sie sind das Zentrum ihres Lebens, so daß die Patienten nicht mehr in der Lage sind, eine dauernde soziale oder sexuelle Bindung einzugehen. Das Mißtrauen beginnt gewöhnlich, sich zunächst gegen den Elternteil des anderen Geschlechts zu richten, mit dem der Patient in erheblichem Konflikt steht. Der Patient ist an diese Person stark gebunden, kann sie aber nicht für sich selbst behalten. Im Grunde handele es sich um einen unterdrückten infantilen Ödipus-Komplex mit Aggression und Ablehnung gegenüber dem Elternteil des anderen Geschlechts, den der Patient nicht allein besitzen kann. Seitens dieses Elternteils will er sich keiner Kritik unterziehen. Gegen Kritik ist er sehr empfindlich. Die Patienten bleiben das ganze Leben von dem andersgeschlechtlichen Elternteil abhängig. Diese Bindung wird von dem Patienten aufrecht erhalten. Dabei wird alles getan, was der Vater bzw. die Mutter vorschreibt. Deren moralische Begriffe und sonstigen Anschauungen über das Leben werden im strengsten Sinne von dem Patienten übernommen und beachtet. Auch die Möglichkeit, sich dieser dominierenden Verbindung zu entziehen, wird nicht wahrgenommen. Allerdings erscheint als Ursache eine Aversion gegen jede Art sexueller Phantasie oder Aktivität. Hat der Patient ein intimes, geschlechtliches Verhältnis, fühlt er sich schuldig und projiziert diese Schuld auf seinen sexuellen Partner oder auf die Umwelt, wobei er in Konflikt mit dem Elternteil bleibt. Der Patient möchte diesen, dem er gleichzeitig zürnt, behalten, obwohl er dessen Grundsätze und Lebensanschauungen nicht billigt. Der Patient scheitert unter Schuldgefühl an seinem Versuch, eine mitmenschliche Verbindung einzugehen. Dabei „benutzt er seine Haut", um das Versagen, seine Aggressionen, Schuld und schuldbewußte Angst auszudrücken.

Sehr häufig wird das Wort Akarophobie falsch verwendet; denn es handelt sich in den meisten Fällen weder um den „Acarus genus", mit dem sich der Patient infiziert glaubt, noch um eine Phobie. Phobie bedeutet Angst. Die wenigsten haben eigentlich Angst. Vor etwas Angst zu haben und zu glauben, mit etwas infiziert zu sein, sind zwar ähnliche, aber doch verschiedene Begriffe. Nach Miller und Wilson (1946) sind Wahnvorstellungen bei vier Gruppen von psychiatrischen Störungen am häufigsten zu finden, nämlich bei:

1. Toxischer Psychose,
2. Dementia praecox,
3. Melancholie,
4. Paranoia.

Von letzterer kommt nicht nur die reine, sondern auch die durch Arteriosklerose und Syphilis (III) hervorgerufene Form eines Paranoia-Bildes in Betracht, so daß sich hieraus die Abtrennung des Begriffs von dem der Dementia praecox seitens dieses Autors erklärt. Wilson (1952) glaubt, daß nicht alle Fälle des Dermatozoenwahns in Zusammenhang mit vollkommen entwickelten Psychosen gebracht werden sollen. Manche Fälle kommen auch bei neurotischen Menschen vor, deren Prognose viel günstiger ist. Lokalisation eines wahnhaften Parasitenbefalls in der Mundhöhle ist selten. Aus der Kieferchirurgisch-orthopädischen Klinik zu Tallwitz bei Leipzig berichtete Haym (1955) wie folgt:

Patient, Frau F. L., vollendet in Kürze das 70. Lebensjahr und gehört seit 2 Jahren zu den dankbarsten Patienten der Klinik. Aus guten Verhältnissen stammend, erzählt sie gern von Vorfahren und Eltern, die alle lebenstüchtige und gesunde Menschen waren, übergeht aber gerne, daß ihre Mutter nach kurzem Aufenthalt in einer Nervenklinik fast 80jährig dort verstarb. Ihre Kinder- und Jugendjahre verliefen absolut harmonisch, sie bedauert, keine Geschwister gehabt zu haben. Die Schulzeit wurde einschließlich Lyzeum glatt absolviert, und dann begann eine Laufbahn, die ihr Leben, wie sie angibt, absolut ausfüllte. Angestellt in einer großen Bank in Ostpreußen, kommt sie auf verantwortliche Posten und genießt das Ansehen ihrer Mitarbeiter und das uneingeschränkte Vertrauen ihrer Vorgesetzten. Als sie 1945 ihren Arbeitsplatz — bis dahin ungekündigt 40 Jahre an gleicher Stelle — verläßt, führt der Verlust der Heimat und Wirkungsstätte auch zu einer schnellen seelischen Zerrüttung.

Vor 2 Jahren (1953) erscheint sie erstmalig in der Klinik und versucht, die behandelnden Ärzte davon zu überzeugen, daß sie an der Zunge, an den Zähnen, am Gaumen und in den Mundwinkeln Würmer und andere Parasiten beherberge, die sie als „Filarien“ und „Pfriemenschwänze“ bezeichnete. Schon die Tatsache, daß sie so ausgefallene Namen gewählt hatte, zeigte, daß sie über einen zumindest normalen Bildungsgrad verfügte. Neurologisch und internistisch wurden keine Auffälligkeiten beobachtet, anamnestisch und hereditär blieb als einziges der Tod der Mutter in einer Pflegeanstalt bemerkenswert. Die Patientin war nicht verheiratet, Geburten, Fehlgeburten, ebenso auch venerische Erkrankungen wurden negiert. Menopause mit 49 Jahren. Mittelgroß mit gesundem Aussehen, macht sie keineswegs den Eindruck einer 70jährigen. Die Sprache ist schnell, sich häufig geradezu überstürzend, um dann plötzlich — wie abgehackt — unterbrochen zu werden. Die Patientin ist recht sicher, auch geordnet und orientiert, sie hinterläßt nicht den Eindruck auffälliger Gemütsschwankungen, weder im herauf- noch herabgesetzten Sinn. Sie liest Bücher und beschränkt sich in der Auswahl ihrer Literatur in letzter Zeit ausschließlich auf ihr „Fachgebiet“. So wälzt sie Bücher in der Hoffnung, mehr über ihre Parasiten zu erfahren. Ihre Briefe sprechen durch korrekte Anlage und saubere Schrift ohne weiteres an, und es besteht gar kein Grund, die Patientin zunächst überkritisch zu untersuchen. Eine auskömmliche Rente erspart ihr Existenzsorgen. Die Wohnung wurde häufig gewechselt. Im ganzen ist sie kontaktfähig, man sieht ihr ein außerordentliches Sauberkeitsbedürfnis an, sie verfügt über absolut durchschnittliche und gute intellektuelle Leistungen und ebenso über ein krasses, häufig aber humorvoll gefärbtes Urteil.

Bei laufenden Untersuchungen wurden keine der angeführten Parasiten wirklich wahrgenommen. Um die Möglichkeit auszuschließen, die aus interner oder neurologischer Ursache gestörte Hautempfindungen bedingen können, prüfte man auch die Frage von Leberaffektionen und Diabetes mellitus, von vasomotorischen Störungen bei Tabes und beginnender Paralyse und nach arteriosklerotischen oder Altersabbauprozessen als Ursachen für die wahnhaften Umdeutungen. Alle Befunde waren normal. Um die Realität ihrer Erlebnisse zu beweisen, wurden nun in der Folgezeit von der Patientin immer aufs neue ganze Sammlungen des verschiedensten Materials angelegt und in die Klinik gebracht. In einzelnen Fläschchen brachte sie Nasensekret, Zungenschleim, Mundwinkelabstriche, Inhalt aus Zahnkavitäten. Gleichzeitig verfaßt die Patientin eine eigene Krankengeschichte, die sie selbst mit „Allerlei Gewürm“ überschreibt und deren Fortsetzungsberichte ständig gewissenhaft übergeben werden.

Schon ein Auszug aus diesem selbstgeschriebenen Krankenbericht macht die Situation der Patientin klar:

6. Februar: Wurm (Pfriemenschwanz).

10. Februar: Chitingepanzerte Parasiten (Infusorien, vielleicht Rädertierchen); außer den Pfriemenschwänzen ca. 5 mm lange gebogene Würmer und einmal einen ca. 3 mm langen Wurm mit schwarzem Kopf gesehen.

14. Februar: Nachmittags ca. 15.30 Uhr Käferdurchbruch mit nachbestehender Fistel.

15. Februar: Nochmaliger Käferdurchbruch.

17. Februar: Bemerke am Zungenrand verschiedenartigste Tiere. Ganz dünne blättchenartige Platt-Tiere, seetangartige, trichterblütenförmige zwei Pärchen, gelbe Rundwürmer, Weibchen spiralförmig aufgerollt mit großen Augen, Männchen wie ein kurzer Stab ohne Augen; verschiedene kleine weiße Rundwürmer, auch spindel- und halbspindelförmige, eine Art der Gattung Pfriemenschwänze (gelblich und etwas gedreht), nur kein gewöhnlicher weißer Pfriemenschwanz, wie sie sich in den Zahnwurzeln festgesetzt haben.

Bereits aus diesen Aufzeichnungen ist deutlich erkennbar, daß bei sonst äußerlich unversehrter Intelligenz die psychische Existenz der Patientin absolut bestimmt wird durch diese einzige Wahnvorstellung. Die Patientin ist in einem solchen Maße in Anspruch genommen, daß die Beobachtung der wahnhaften Erkrankung und die Vernichtung der Parasiten seit Jahr und Tag maßgeblich den Lebensinhalt bestimmt.

Anamnestisch wurde noch in Erfahrung gebracht, daß die Patientin schon vorher viele Ärzte und Institute aufgesucht hatte, um eine Bestätigung ihrer Wahrnehmungen zu erfahren. In der Klinik wurde nun versucht, nachdem man durch begrenztes Eingehen auf die Patientin ihr absolutes Vertrauen gewonnen hatte, sie allmählich so zu beruhigen, daß die empfundenen Erlebnisse langsam schwinden und die Patientin vielleicht mit größeren, zeitlichen Intervallen die Systematik ihrer Wahnidee in der gleichen Reihenfolge wieder abbaut.

Es war nicht schwer, die Patientin an die Klinik innerlich zu binden, denn man hatte hier ihre Erkrankung „erkannt". Man behandelte mit selbstgefertigten Flüssigkeiten und Salben, deren Zutaten angeblich von weit her besorgt wurden und denen man auch lange, komplizierte Namen gab. Mikroskopische Präparate wurden angefertigt und man ließ die Patientin an der mikroskopischen Beurteilung ihrer Parasiten teilnehmen. Man überzeugte sie von der Tendenz des Aussterbens mehrerer virulenter Parasitenstämme und machte sie damit glücklich und zufrieden. Zur Unterstützung der Suggestivkraft zog man einen Ophthalmologen und einen Otologen als Consiliarii hinzu und versuchte, die Patientin durch Beschäftigung mit Schreibarbeiten am Tage abzulenken. Daß trotzdem ihre Krankheit nicht zu kurz kam, veranschaulicht folgende Eintragung in ihrer Krankengeschichte:

7. November: „Wie meistens erst nach 1 Uhr zu Bett. Die Säuberung meines Mundes und der Zähne, wie auch der Nase und Augen dauerte über 4 Std. Um das zu verstehen, muß man so etwas selbst haben."

Da es geglückt war, die etwas rissige Zunge durch Borglycerin zu bessern und Kavitäten zu schließen, schien es eines Tages so, als sollte es gelingen, ihre Wahrnehmungen zu beseitigen. Frau L. erschien freudiger und beruhigter, und eines Tages äußerte sie, sie könne im Mundraum nichts mehr entdecken. Die Nasenmuscheln seien auch wieder abgeschwollen und die ständige Durchbruchsstelle größerer Käfer am linken Mundwinkel habe sich reaktionslos geschlossen.

Später zeigte sich, daß der Verlauf der Erkrankung mit höherem Alter infolge regressiver cerebraler Veränderungen chronisch und damit abschlußunfähig wurde. Der Pseudoparasitismus erlebte nun seine Generalisation, die „Parasitose" befiel den ganzen Körper. Nun entdeckte die Patientin überall Würmer aller Gattungen. Man suchte die Patientin in ihrer kümmerlichen Wohnung auf und wurde vom völligen Mißerfolg der Bemühungen überzeugt. Alles in dem kleinen Stübchen war auf die Krankheit abgestimmt. Die Dielenritzen waren dick mit Bohnerwachs verschmiert, die Bettfüße standen in Blechkästen mit Sol. kal. permang. Mehrere Wattekästen waren neben vielen Fläschchen sichtbar, die entweder Reinigungsflüssigkeiten enthielten oder der Aufnahme von gewonnenem Abstrichmaterial dienten. Ein vielbenutzter Irrigator fehlte ebensowenig wie zwei große Lupen und ein anderes Vergrößerungsglas.

Ein bedenkliches Symptom für den progredienten Verlauf der Wahnvorstellung war für den Verfasser dieses Falles, daß nun auch die primitiven Tiere bei der in ihrer Intelligenz noch immer nicht verminderten Frau eine Rolle spielten. Eine Flohplage war angeblich in ihrem Zimmer ausgebrochen. Da sich die erlebten Wahnideen bei diesen Menschen ständig folgerichtig abspielen, fand sich auch hier natürlich eine Erklärung. Im Krankenbericht liest man:

8. November: „Vor 3 Jahren ist im Hause die Katze durch Flöhe eingegangen, und der Nachfolger hat auch Flöhe, und fünf Schritte hinter der Hofhaustür wohnt ein sich dauernd schubbernder Hund (ebenso lächerlich wie peinlich)."

Da war also auch hier die Aufklärung gefunden, sie wird ebenso scharf wie mokierend vermerkt, und eine sicher nicht der Wahrheit entsprechende Bemerkung der sich belustigenden Umwelt hatte zur Indikation der Flohplage geführt.

Diese Patientin gehört zweifellos in die zweite Gruppe der angeführten Gliederung von Hase. Sie glaubt fest, wirklich von Parasiten befallen zu sein, hat aber nie Angst und Furcht und findet diese Tatsache vielmehr interessant. Darum muß man hier eine Phobie, in diesem Falle eine Parasitenphobie, grundsätzlich ausschließen. Auch die Frage, ob es sich um eine Halluzination und Illusion handelt, muß verneint werden, da die Symptome ausführlich beschrieben werden und das gesagt wird, was gefühlt wird. Außerdem ließ sich die Patientin in der Deutung ihrer Wahrnehmungen ab und an gut beeinflussen. Die Neurologische Klinik der Humboldt-Universität in Berlin, in der die Patientin 14 Tage lang beobachtet wurde, hält die Erscheinungen bei dieser Patientin für „paranoide Formen einer Schizophrenie". „Es hat sich langsam und schleichend ein unerschütterliches und andauerndes Wahnsystem entwickelt, das mit vollkommener Erhaltung der Klarheit und Ordnung im Denken, Fühlen und Wollen einhergeht, das seinen Ursprung in dem Verlust der Heimat und dem Übersiedeln in ein von Ostpreußen gänzlich unterschiedenem Milieu in Mitteldeutschland wohl haben kann" (Haym,

1955). Es liegt dabei als letzte Erklärung natürlich nahe, daß es sich zwar um ein paranoides Bild handelte, das jedoch im Rahmen des cerebralen Altersabbaus zur Ausbildung gelangte.

Als Therapie werden erst Elektro- und Insulinschock empfohlen (Wilson, Miller, Wright).

Bei allen Patienten, bei denen man Wahnvorstellungen vermutet, muß zunächst eine echte Dermatose bzw. Zoonose ausgeschlossen werden. Aus einer Anamnese ergab sich beispielsweise der Verdacht auf einen vorliegenden Dermatozoenwahn. Nach der Untersuchung stellte sich heraus, daß der Patient aber tatsächlich von Kopfläusen befallen war. — Ein Zoologie-Professor glaubte, an einer Kopfhauterkrankung zu leiden. Nach einer gründlichen Untersuchung fand man wirklich eine selten vorkommende Milbe. — Diese Fälle, zumal wenn fehldiagnostiziert und psychotherapeutisch behandelt, werden gern als Argumente gegen die Bedeutung psychogener Krankheiten, vor allem aber, um die Psycho-Medizin selbst dubiös zu machen, propagandistisch verwertet. Ein auffälliges Merkmal beim Dermatozoenwahn ist die Übertragung des Zustandes auf andere Menschen in der Umgebung des Patienten, d.h. die Bereitschaft der Umgebung, sich angesteckt zu fühlen und über gleiche Symptome zu klagen. Sind *zwei* Personen zugleich von den Wahnvorstellungen betroffen, so zeigen sie genau die gleichen Symptome. Die Franzosen nennen diesen Zustand „*folie à deux*". Obermayer hat Wahnvorstellungen bei vier Mitgliedern einer Familie, also „folie à quatre", beobachtet.

Die Mutter, eine 58jährige Mexikanerin, litt seit längerer Zeit an einem Lichen chron. simplex. Ihre Wahnvorstellung wurde durch die Fehldiagnose einer Parotisinfektion ausgelöst. Die Tochter und zwei Söhne, die gelegentlich auch von Hauteruptionen und Pruritus befallen waren, verfielen nach und nach derselben Vorstellung. Der Ehemann war nicht betroffen. Diagnostik führt zum Ausschluß einer Infektion. Eine psychologische Begutachtung der ganzen Familie als Einheit und der einzelnen Familienmitglieder durch Rush offenbarte mehrere wichtige Tatsachen: Obwohl sie nicht an einer Psychose litten und normal zu leben vermochten, konnte keiner von ihnen zu einer vollständigen sexuellen Befriedigung gelangen. Die einzelnen Mitglieder waren sehr aufeinander angewiesen. Die Tochter und die Söhne — alle ungefähr 40 Jahre alt — waren ledig und wohnten bei ihren Eltern. Wie zu erwarten, waren sie innerlich unzufrieden mit ihrer Unfähigkeit, das „Nest" zu verlassen und empfanden unbewußt Scham- und Schuldgefühle. Jeder Versuch, den Zustand zu ändern, mißlang; denn ein Familienmitglied konnte nur kurze Zeit ohne die anderen leben. Einer der Söhne sagte: „Es sind wir selbst, die unter unsere Haut kriechen." Sie waren wie besessen. Dauernd projizierten sie ihre verborgenen aggressiven Impulse und fühlten sich von außen bedroht. Die Pseudo-Wahnvorstellungen verschwanden, nachdem man der Familie die Untergründe ihrer Symptome logisch erklärt hatte (Rush und Obermayer).

Die wesentlichen Phobien in der Dermatologie, nach Klauder Dermatophobien, sind Syphilophobie, Cancerophobie, Bakteriophobie, Bromidrosiphobie, Akarophobie. Klauder nannte noch die Peladephobie, das ist die Angst vor der Glatze, die sich hauptsächlich bei Männern manifestiert, und Rupophobie, die Angst vor Schmutz.

Phobie (Angst) ist ein Symptom, das den Menschen zwingt, gewisse Konstellationen zu vermeiden, die als Symptom für frühere ängstliche Reize oder Strafen gelten (Obermayer). Diese Angst hat ihren Ursprung im frühen Kindesalter, wo das Kind die Strafe der Eltern für seine aggressiven und sexuellen Wünsche fürchtet. Um mit den Eltern ein ungestörtes Verhältnis zu behalten, projiziert das Kind die Angst auf andere Menschen, auf Tiere, anorganische Objekte und Situationen (Obermayer).

Fühlen sich Personen unbeliebt und von Personen ihres Interesses nicht beachtet, so kommt es wieder zu unbewußten Regungen im Sinne der Schreckgespenster der Kindheit. Furcht vor wilden Tieren wird im Erwachsenenalter zu Furcht vor Räubern und Gewaltverbrechern oder vor Krebs, Bakterien, Syphilis usw.; in jedem Fall ist das Endresultat negativ und von ungünstigem Einfluß auf die Persönlichkeit. Neben den Phobien entwickeln sich, den Erlebnissen der

Kindheit entsprechend, Schuldgefühle und Minderwertigkeitskomplexe, Unfähigkeit, Vertrauen zu schenken u. dgl. als Begleiterscheinungen. In Worte gekleidet wäre die Vorstellung auszudrücken wie folgt: „Ich werde ein Opfer dieser Krankheit sein, ich verdiene vielleicht kein besseres Schicksal. Etwas Schlimmes wird mit mir geschehen, um meine Schuld auszugleichen; ich werde für meine bösen Gedanken bestraft werden“ (English, 1949). Bei der Therapie muß man den Patienten dazu erziehen, Kontakt zur Umwelt zu finden. Das Selbstwertgefühl des Kranken muß gesteigert werden. Die Resultate sind meist abhängig von einer langsamen Bereicherung des zunächst leeren seelischen Lebens, ferner von der Einsicht, welcher Grund für die Phobie vorliegt.

Levine (1934) glaubt, daß gewisse Phobien, besonders Syphilophobie und Cancerophobie, komplexhaft sehr tief verankert sind und unveränderlich sein können. Im besten Falle sei mittels tiefer gehender Methoden der Psychotherapie lediglich eine Milderung der Krankheit zu erzielen. Es gibt aber auch leichte Fälle, bei denen es gelingt, mit Hilfe einer Suggestivuntersuchung dem Patienten zu versichern, daß alles bei ihm in Ordnung sei, um eine Heilung herbeizuführen oder zumindest seinen Zustand zu bessern.

Oft steht ein Erlebnis im reifen Alter in kausalem Zusammenhang mit einer Phobie (Obermayer). Ein Freund oder ein Familienmitglied stirbt z. B. durch eine *Krebserkrankung*. Daraus kann sich eine Cancerophobie entwickeln. Ein Coitus mit einer Prostituierten führt zu einer Syphilophobie. Eine Berührung mit einem Kind, das z. B. eine Impetigo hat, zur Bakteriophobie. Eine mißverstandene Bemerkung über Körpergeruch kann Ursache einer Bromidrosiphobie sein. Die Versicherung, daß der Patient gesund sei, hat meist nur vorübergehenden Effekt. Die Psychoneurose der Phobie ist mit der Hysterie und der Zwangsneurose verwandt. Phobien sind vom Dermatozoenwahn zu unterscheiden. Die Tiefenpsychologen in USA führen derartige Wahnvorstellungen auf Störungen im sehr frühen (oralen) Stadium der psycho-sexuellen Entwicklung zurück, während die Konflikte, die zur Phobie tendieren, in späteren Stadien der infantilen Entwicklung beginnen sollen, nach Obermayer im anal-phallischen Stadium. Wahnvorstellungen zeichnen einen geistigen Zustand aus, welcher die Wirklichkeit verleugnet oder falsch interpretiert. Infolgedessen entwickeln sich gefährliche Auseinandersetzungen im Ego, dessen bedeutendste Funktion die Wahrnehmung der Wirklichkeit ist. Da die Objekte der Fixation bei Phobien und Wahn die gleichen sind, ist die Differenzierung nicht immer leicht.

Efflorescenzen im Sinne von Blasen auf der neurotischen Basis einer Phobie werden auch beschrieben:

Bei einer stimmungslabilen, sehr sensitiven Persönlichkeit mit ausgesprochen hysteriformen Zügen (Pemphigusphobie), 67 Jahre alt, Pensionärin, traten seit dem 20. Lebensjahr immer wieder Blasen und Bläschen, insbesondere im Bereich der glutaei, auf. Das erste Mal machte die Dermatose in der Hochzeitsnacht Erscheinungen, 1956 breiteten sich die Blasen auch im Bereich der Hände und Zehen aus. Untersuchungsbefunde ergaben keinerlei pathologische Hinweise. Eine spontane Blasenbildung konnte hervorgerufen werden. Der psychiatrische Befund zeigte eine Konversionshysterie. Würg- und Conjunctivalreflexe waren nicht auslösbar (Niebauer, 1957).

b) Cancerophobie

Cancerophobie kommt am häufigsten bei Personen mittleren oder fortgeschrittenen Alters vor. Sie wird bei Neurotikern durch Radio- und Presseaufklärung und durch Todesfälle Krebskranker hervorgerufen. Die meisten Patienten mit Cancerophobie von Sulzberger zählten zur letzteren Altersgruppe. In vielen Fällen gelang es, durch gründliche Untersuchungen, Beruhigung und wiederholte Versicherungen, die Patienten wenigstens für eine gewisse Zeit von der Angst zu befreien. In seltenen Fällen kann eine Cancerophobie das Symptom einer Psychose, beispielsweise Schizophrenie, oder Depression darstellen. Sie kann auch Symptom einer Neurose sein. Die meisten Patienten von OBERMAYER lokalisierten ihren Krebs im Mund. Viele Autoren, darunter BECKER (1932), KLAUDER (1936), ZISKIND und MOULTON (1946), SULZBERGER und ZAIDENS (1948), OBERMAYER (1955) u.a., erwähnen die Glossodynie immer dann, wenn sie über Cancerophobie schreiben. Frauen sind häufiger betroffen. Nach DANIEL, ZISKIND und MOULTON (1946) waren derartige Patientinnen vor der Menopause sexuell gescheitert und hatten sich nicht richtig angepaßt, nachdem der Eintritt der Menopause bei ihnen zu verstärkter Libido geführt hatte. Das Klimakterium bedeutete für sie eine Bedrohung ihrer Funktion und Möglichkeit als Geschlechtspartnerin. Außerdem litten diese Frauen unter Angst vor dem Tod, Angst vor Krebs, besonders Mundkrebs. Letztere Phobie schien bevorzugt, da Mundkrebs das Organ beeinträchtigt, welches das Essen und damit das Leben ermöglicht.

c) Syphilophobie (Syphilomanie — Venerophobie — Veneromanie)

Syphilophobie folgt in den meisten Fällen auf einen dubiösen sexuellen Kontakt infolge von Schuldgefühlen. Wiederholte serologische Untersuchungen reichen mitunter aus, um den Patienten zu beruhigen. In seltenen Fällen ist der Zustand ein Symptom tiefergehender Psychosen oder Neurosen. Die oft bei Menschen mit völlig normalen Verhältnissen und seelischer Verfassung vorkommende Abscheu und Angst vor Syphilis und Geschlechtskrankheiten überhaupt ist durch Aufklärung der „Halbwahrheiten“ meist abzustellen. Syphilophobie kann sich aber auch bei Menschen entwickeln, deren früher tatsächlich vorhandene Infektion schon längst abgeheilt ist. Jedes an sich beobachtete Symptom gerät bei ihnen sofort in den Verdacht, syphilitischer Natur zu sein, z.B. harmlose Schleimhautstörungen, eine Schuppung am Praeputium, eine Balanitis, ein Herpes progenitalis oder orale Aphten. Auch funktionelle Störungen gastrointestinaler Art usw. werden vielfach als syphilitischer Natur gedeutet. Die Furcht, sich mit einer Geschlechtskrankheit infiziert zu haben, ist auch heute noch in allen Schichten der Bevölkerung überaus groß, obwohl die Geschlechtskrankheiten in unseren Breiten gegenüber früher eindeutig zurückgegangen sind und therapeutisch leicht beherrscht werden können. Für die Mehrzahl der hier gemachten Beobachtungen wird allgemein die Bezeichnung „Phobie“ angewandt. SCHUERMANN (1952) hielt diese Bezeichnung für nicht zutreffend und empfahl die Bezeichnung „Geschlechtskrankheitenwahn“, da die entsprechenden Personen ja nicht fürchten, eine Geschlechtskrankheit zu bekommen; für sie steht vielmehr zunächst fest, daß sie an einer derartigen Krankheit leiden. In jeder Sprechstunde für Haut- und Geschlechtskrankheiten kann man Patienten mit dieser Wahnidee finden. Man wird die Feststellung treffen können, daß ein sehr hoher Prozentsatz auf das 40.—50. Lebensjahr fällt. Auch STERN (1952) weist in diesem Zusammenhang darauf hin, daß junge Menschen sehr wenig mit dieser Wahnvorstellung behaftet sind. Ebenso häufig wie die Patienten, die nach irgendwelchen sexuellen Erlebnissen mit verdächtigen Personen glauben, „sich etwas geholt zu haben“, sind die, die — ohne überhaupt sexuelle Beziehungen gehabt zu haben — von dieser Vorstellung besessen sind.

Die *Venerophobie* steht bei beiden Geschlechtern im umgekehrten Verhältnis zur Häufigkeit tatsächlichen Vorkommens von venerischen Infektionen. Frauen sind häufiger infiziert, neigen aber weniger zur Phobie. Das Durchschnittsalter für das Maximum der Infektion liegt bei 30, für das der Phobie etwa bei 50 Jahren. „Ich schenke diesem Syndrom eine besondere Aufmerksamkeit, da es keinerlei nosologische Selbständigkeit beanspruchen kann. Es ist daher unumgänglich, wenn diesen Kranken geholfen werden soll, daß in jedem einzelnen Fall eine psychiatrische Klärung der Grundkrankheit erfolgen muß" (SCHUERMANN, 1952). Wenn es sich hier auch eigentlich nicht um Störungen von Körperfunktionen psychogenen Ursprungs, sondern direkt Psychoneurosen mit Projektion auf die Haut handelt, so gehört Erörterung dieses Leidens doch unbedingt ausführlich in diese zusammenfassende Darstellung der psychosomatischen Beziehungen. Auf der einen Seite ist die Angst vor der Geschlechtskrankheit nicht selten hauptverantwortlich für das Auftreten anderer somatischer Störungen, auf der anderen Seite klärt eine Erörterung dieses Geschlechtskrankheiten„wahns" manche Zusammenhänge psychosomatischer Störungen.

Die einzige statistische Abhandlung in der Literatur über dieses Syndrom stammt von SCHUERMANN, der in der Nachkriegszeit von 1946—1951 an der Würzburger Universitäts-Hautklinik unter rund 50000 Zugängen bei 67 Kranken (65 Männern, 2 Frauen) *Geschlechtskrankheitenwahn* = „Veneromanie" diagnostizierte, d.h. *auf 750 Zugänge kommt eine derartige Erkrankung*. Der Autor stellt weiter fest, daß Dreiviertel aller dieser Kranken aus östlichen Gebieten geflüchtet waren, aus Oberschlesien, der Ukraine usw. Diese Tatsache, die verschiedensten Erlebnisse auf der Flucht, im Lager, die ständige Sorge um die Ausreisegenehmigung, die auch vom Nichtbehaftetsein mit Geschlechtskrankheiten letzten Endes abhängt, mögen erklärlich machen, daß gerade unter diesen aus dem Osten stammenden Personen ein derartig häufiges Auftreten dieses Syndroms beobachtet wurde. Interessant für die Ätiologie ist aber noch, daß diese 67 Kranken durchweg vom Psychiater entweder als „konstitutionelle Hypochonder, ängstlich-selbstunsichere Psychopathen mit anangkastischen Wesenszügen, Schizophrenie mit hypochondrischer Wahnbildung oder vor allem als endogen Depressive" charakterisiert wurden. Es kann sich demnach um einen besonders konfigurierten Personenkreis gehandelt haben. Es darf vorausgesetzt werden, daß zwar eine besondere seelisch-geistige Disposition vorhanden war, daß aber äußere negative Einwirkungen in einer gewissen Häufung zusammenkommen mußten, um die Persönlichkeit psychisch aus der Bahn zu werfen. Dieses Phänomen findet sich auch in der Schulpsychiatrie oft genug. Beispielsweise dekompensieren *Cerebralsklerotiker* gehäuft nach Ortswechsel, Wohnungswechsel, grundsätzlicher Änderung gewohnter Lebensumstände. Im Krieg war die Dekompensation in Massen bei älteren Personen beobachtbar, die zuvor vollkommen unauffällig gelebt hatten, wenn sie durch Bombenangriffe ihre Wohnung oder gar Angehörige verloren und sich in ein fremdes Milieu hatten eingewöhnen müssen. Die Adaptation mißlang einfach.

Aus der Abteilung für Haut- und Geschlechtskrankheiten des Hospitals Broca in Paris (DE GRACIANSKY, 1956) liegen mehrere interessante Beobachtungen vor, von denen hier der folgende auf „orale Infektion" bezogene Fall dargestellt werden soll:

Es handelt sich um eine Patientin von 52 Jahren, unverheiratet, kaufmännische Angestellte. Die Patientin hat ihre Mutter verloren, als sie selbst $3^1/_2$ Jahre alt war. Der Vater hat sie dann bis zum Alter von 6 Jahren bei sich behalten, anschließend zu Schwestern in Pension gegeben. Die Kranke fühlte sich unglücklich und litt sehr unter dem Mangel an Liebe und Zärtlichkeit. Sie war eine gute Schülerin und besuchte die Schule bis zum Alter von 16 Jahren. Sie hätte gern ihre Ausbildung fortgesetzt, aber es standen dazu nicht die Mittel zur Verfügung. Sie erhielt dann eine Ausbildung für den kaufmännischen Beruf und arbeitete immer in demselben. Nachdem sie im Anfang häufiger die Stellen gewechselt hatte, hat sie jetzt seit 12 Jahren die gleiche Stellung, aber sie ist mit ihrer Arbeit nicht sehr zufrieden. Sie hat ihr Auskommen. Die Kranke hätte gerne geheiratet und Kinder gehabt. Allerdings war sie verlobt, aber der Verlobte bei einem Verkehrsunfall auf der Straße umgekommen. Sie hatte eine Reihe von Beziehungen mit Männern, meist von sehr langer Dauer. Im Alter von 23 Jahren ist sie angeblich von einem Manne infiziert worden, den sie nicht kannte und mit dem sie keinen Geschlechtsverkehr hatte. Er hat sie umarmt und auf den Mund geküßt. Sie behauptete, 3 Wochen danach einen Primäraffekt an der Lippe gehabt zu haben. Sie ist deshalb 13 Jahre hindurch behandelt worden. Seit dem Ende der ersten Behandlungsserie sei die serologische Reaktion immer negativ gewesen. Die Patientin hat 10 Jahre hindurch mit einem Manne zusammengelebt, der 20 Jahre älter war als sie. Sie hat ihn nicht wirklich geliebt. Er war für sie mehr ein Vater. Sie wußte, daß er sie mit einer anderen Frau betrog und war darüber enttäuscht, konnte sich aber nicht von ihm trennen. Der Partner ist später an einem Carcinom gestorben. Nach seinem Tode lebte sie 2 Jahre lang allein, und fand dann einen anderen Partner. Dieser hat sie mit ihrer eigenen Schwester betrogen. Das konnte sie ihrer Schwester nie vergessen, und sie hat sich deswegen mit ihr entzweit. Danach hat die Patientin wiederum eine Zeit hindurch allein gelebt. Aber als sie auch das wieder nicht mehr ertragen konnte, knüpfte sie eine neue Beziehung mit einem Mann an, der verheiratet war. Mit ihm konnte sie deshalb nicht zusammenwohnen. Das sei ihre einzige wirkliche Liebe gewesen. Nach einer Reihe von Jahren hat dieser Mann sich vor 3 Jahren von ihr getrennt mit der Begründung, daß er selbst nun auch älter werde und nicht mehr ein doppeltes Leben führen, sich zwischen seiner Familie und ihr teilen könne. Sie war darüber sehr unglücklich, deprimiert, wollte sich das Leben nehmen. Ein Jahr nach dieser Trennung aber kam der Freund wieder zurück, während seine Familie in den Sommerferien auf dem Lande war, um sie dann nach Schluß der Ferien wieder zu verlassen. Das gleiche wiederholte sich noch einmal ein Jahr später. Als er sich dann abermals von ihr trennte, wiederholte er ihr, daß er sein Leben nicht zwischen ihr und seiner Familie teilen könne. Sie hofft aber trotzdem immer noch, daß er doch wieder zurückkehren werde. Sie ist sich andererseits bewußt, daß diese Hoffnung eine Illusion ist. Die Patientin, bei der die Menarche mit 15 Jahren eintrat, hat seit 2 Jahren keine Regel mehr. Die ganzen letzten Jahre hindurch hatte sie schon immer die Befürchtung, daß die alte Syphilis „sich reaktivieren" könne. Sie hat deshalb alle paar Wochen eine Blutuntersuchung machen lassen und ihren Körper überwacht. Aber Blutuntersuchung und Untersuchungen durch Spezialisten waren stets negativ. Im Anfang ließ sie sich immer einige Zeit damit beruhigen. Jetzt aber nützt ihr das nichts mehr, sie wird den Gedanken nicht los, syphilitisch zu sein. Seit 3 Monaten leidet sie an Alopecie. Sie führt diese, trotz der gegenteiligen Versicherung der Spezialärzte, die sie konsultierte, auf die frühere Syphilis zurück, und sieht darin den Beweis für deren Reaktivierung. Die Patientin meint jetzt, ihr Freund, dem sie nie von der früheren Erkrankung erzählt hat, habe doch davon erfahren und das sei der wahre Grund, daß er sie verlassen habe. Sie wirft sich vor, ihn angesteckt zu haben und damit auch seine Frau und die Kinder. Sie gibt dann zu, daß alle diese Vorstellungen wahrscheinlich falsch seien und nur in ihrer Einbildung existieren. Sie sagt selbst: „das nennt man Syphilophobie". Im Grunde aber ist sie doch nicht so ganz überzeugt, daß es sich nur um eine Einbildung handelt. Sie erwähnt ein anderes Mal, daß sie, wenn man mit ihr spreche und ihr die Dinge auseinandersetze, dies einsehe, aber am folgenden Tag doch wieder meine, krank zu sein. Die Patientin gibt zu, eifersüchtig auf die Frau ihres Freundes zu sein, die „alles habe", während sie selbst doch „eine Fremde in seinem Leben" sei. Sie kann sich mit der Trennung nicht abfinden. Sie wirft sich ihre „sexuelle Unbeständigkeit" vor, gibt sich darüber Rechenschaft, daß es jetzt zu spät ist, ihr Leben in emotioneller Hinsicht neu anzufangen. Sie fühlt sich allein im Leben und einsam. Ihre Brüder und Schwestern sieht sie nie, Freunde oder Freundinnen hat sie nicht. Sie lebt vollkommen isoliert. Sie versucht immer wieder von neuem, die Beziehung mit ihrem Freunde wieder aufzunehmen; aber sie sieht, daß das nicht geht. Sie sagt dann selbst: „ein vollkommen verfehltes Leben". Während man sich mit der Kranken beschäftigt, kommt sie eines Tages vollkommen aufgelöst, daß ihr Wohnungsnachbar unter dem Vorwand, sich etwas zu leihen, am Abend zu ihr gekommen sei, sie an die Wand gedrückt und geküßt habe. Es sei ein „übles Individuum", wahrscheinlich krank, sie habe sich hinterher übergeben müssen. Zu weiterem sei es nicht gekommen, da sie sich verteidigt habe. Sie spricht jetzt von einer „Reinfektion", verlangt, daß man ihr eine Blutprobe mache, beobachtet sich, kommt nach einer Woche wieder mit dem Wunsch, genau untersucht zu werden, sie habe eine Schwellung im Munde und an der Lippe. Sie kommt dann immer wieder mit der Bitte um eine erneute Blutuntersuchung, klagt über Schmerzen und Schwellung im Munde. Alle Untersuchungen sind negativ.

Bei dieser Frau, die trotz wiederholter negativer serologischer Untersuchungen nie die Befürchtungen und Vorstellungen losgeworden ist, kann man geteilter Meinung sein, ob sie überhaupt vor 23 Jahren eine Syphilis hatte.

Grundsätzlich aber steht fest, daß gerade einmal früher Infizierte zu den — *viele Jahre später* — immer wieder regelmäßig Erscheinenden in der Sprechstunde zählen, weil sie Angst vor einer Reaktivierung, gelegentlich auch Reinfektion, haben. Oft hat man dem Liebes- oder Ehepartner die frühere Erkrankung verschwiegen und fürchtet nun, sich dadurch dem Partner gegenüber, seinen Kindern oder seiner Ehefrau gegenüber, schuldig gemacht zu haben, weil man ihn vielleicht angesteckt hat. Das Schuldgefühl ist ja dafür prädestiniert, daß es zu psychischen Phänomenen Anlaß geben kann. Das Auftreten von organischen Symptomen bedeutet in diesem Falle aber nicht, wie meist, eine Erleichterung von den Angst- und Schuldgefühlen, sondern verstärkt diese, weil die betreffenden Personen darin die Bestätigung ihrer Befürchtungen einer Infektion sehen und den Eindruck eines verpfuschten Lebens deutlicher denn je zu spüren bekommen, zumal wenn sich gleichzeitig — wie in dem vorliegenden Fall — der Liebhaber gegen den Willen der „Erkrankten" von diesen trennt, d.h. der „Lebensinhalt" zu einem lebensaltersmäßig besonders einschneidenden Zeitpunkt verlorengeht.

Zur Therapie

Da die Patienten unter einer Venerophobie sehr leiden, soll man die Bedeutung des Symptoms nicht unterbewerten. Läßt sich ein Patient trotz wiederholter negativer serologischer Untersuchungen nicht von seinem Irrglauben abbringen, sollte man ihn in psychiatrische Behandlung schicken (Obermayer). Soweit es sich um echte Wahnvorstellungen handelt, werden auch Elektro- und Insulinschocks empfohlen (Wilson, 1952; Miller, Wright, 1949). Heute hat man natürlich mancherlei Möglichkeiten mit Psychopharmaka.

d) Bakteriophobie (Bakteriomanie)

Bakteriophobie findet ihren Ausdruck oft in einem Waschzwang besonders der Hände, auf dessen Boden sich vielfach sekundär eine chronische Dermatitis der Hände entwickelt. Klauder berichtet einen derartigen Fall von der Tochter einer Luetikerin. Gelegentlich komme Bakteriophobie auch bei Ärzten und Pflegepersonal vor. Ebenso aber auch bei Säufern, Betrügern, Gangstern usw. (Obermayer), bei denen sich als Ausdruck des durch die Phobie (Schuldgefühls-Transversion ?) entwickelten Waschzwangs verschiedentlich mehrere völlig überflüssige Badezimmer vorfanden!

e) Bromidrosiphobie (Bromidrosimanie)

Bromidrosiphobie ist die übertriebene Angst vor Körpergeruch. Bei einer Überbetonung der Ekelhaftigkeit von Exkreten und Exkrementen seitens der Eltern in einem gewissen Kindheitsabschnitt kann es in geeigneten Fällen im Erwachsenenalter zu derartigen Erscheinungen kommen. Der Mechanismus ähnelt dem des Waschzwanges sehr, sofern die Eltern dem Kind die Furcht vor Schmutz und Bakterien übermäßig einimpfen.

II. Psychisch bedingte Reaktionen aus dem pathophysiologischen Bereich

1. Abnormes Erröten

Erröten ist, wie übermäßiges Schwitzen, ein Beispiel für ein psychosomatisches Geschehen. Die Reaktion geht sehr schnell vor sich. Die Haut ist zweifellos wie alle anderen Organe fähig, symbolisch eine innere Einstellung auszudrücken. Das sehr wohl bekannte Phänomen des Errötens deutet auf folgendes: „Ich glaube, du kennst meine Gedanken, und ich fürchte das und schäme mich". Das Erröten symbolisiert also die innere Erregung und die Angst, daß die Gedanken zum Ausdruck kommen. Ein exhibitionistischer Wunsch aber triumphiert über Angst und

Scham, die wieder versuchen, diese Emotionen verborgen zu halten. Man muß sich bemühen, wenn man die Sprache der psychosomatischen Krankheiten verstehen möchte, sich vorzustellen, daß die Haut in einer gewissen Art handelt — oder daß sie ein Problem zu lösen versuchen kann oder einem Inhalt symbolisch Ausdruck verleiht —, genauso wie der ganze übrige Organismus handeln kann. Vielen mögen diese Gedanken phantastisch erscheinen, aber das Praktizieren der psychosomatischen Medizin verlangt eben nicht nur naturwissenschaftliche Aspekte (ENGLISH, 1949).

Erröten wird durch die Dilatation der Capillaren hervorgerufen. Die bevorzugte Lokalisation ist Gesicht und Nacken, bei Frauen und Mädchen interessanterweise außerdem das Dekolleté. Der direkte Mechanismus ist eine vasomotorische Reaktion, die durch autonome nervöse Impulse hervorgerufen wird. KLAUDER (1936) bezeichnet etwas hart das Erröten als eine Labilität des vasomotorischen Systems bei „Psychopathen". Es ist eine der häufigsten Hauterscheinungen. Man kann sie gut durch Suggestion in Hypnose hervorrufen. Pathologisches Erröten hängt häufig mit dem Geschlechtstrieb in gewisser Beziehung zusammen. Es wird von manchen Autoren als Symptom der Umwandlungshysterie aufgefaßt.

ENGLISH und PEARSON (1949) geben folgenden Fall an:

Eine 35jährige Frau wurde schon seit ihrer Pubertät von Erröten des Gesichts und Nackens in äußerst unpassenden Situationen geplagt. Eindeutig errötete sie aber immer dann, wenn etwas gesprochen wurde, was auf ihr sexuelles Leben Bezug haben konnte. Ruhte der Blick eines Mannes auf ihr oder betrachtete sie umgekehrt einen Mann, errötete sie. Sie war sich in solchen Augenblicken der sexuellen Möglichkeiten oder sexuellen Hintergedanken bewußt. War sie selbst sexuell gereizt oder hatte sie auf sexuelle Inhalte gerichtete Vorstellungen, errötete sie ebenfalls.

Hier sehen wir den Mechanismus der Umwandlung sexueller Energien in ein nicht geschlechtliches organisches Symptom, das sowohl den exhibitionistischen wie auch den erotischen Instinkten dient und zugleich dem Bewußtsein der Scham und des Verbotes Ausdruck gibt.

Nach FENICHEL (1945) kann heftiges neurotisches Erröten und Schwitzen mit paranoiden Merkmalen verbunden sein. Diese Menschen fühlen sich ständig von anderen beobachtet. Exhibitionismus spielt ebenfalls eine bedeutende Rolle. Vorwiegend aber ist das Erröten im Adoleszenzalter eine Manifestation der Scham und Verlegenheit. Übermäßige Tendenz zur Verlegenheit kann Ursache der sexuellen Inhibition sein oder Begleitsymptom einer Neurose.

Nach COMBY (1926), SINGER (1926), BECKER (1932), EPPINGER (1931), HESS (1945), SULZBERGER und BAER (1948) u.a. werden Erröten, Dys- und Hyperhydrosis neben neurozirkulatorischer Asthenie, nervöser Instabilität, vasomotorischer Instabilität bzw. Irritation, Vagotonie bzw. Sympathicotonie usw. genannt. Die befallenen Personen zählen nach diesen Autoren zur sog. „funktionellen Gruppe", die mit „konstitutioneller Minderwertigkeit" behaftet sei. Seelischer Druck spiele eine wesentliche Rolle in der Ausbildung der Symptome, die sich in geistiger Erschöpfung, Kopfschmerzen, Hyperaesthesia retinae, pelzigem Gefühl, rascher Muskelschwäche usw. manifestieren soll. Die Bezeichnung der Minderwertigkeit bei diesen Personen ist jedoch keinesfalls berechtigt, zumal sie im täglichen Leben ihre Pflichten mit am gewissenhaftesten erfüllen und dadurch oft verantwrtliche Stellen innehaben.

KLAUDER (1936) und SULZBERGER und ZAIDENS (1948) bewerten das Erröten, das Erblassen und Schwitzen geradezu als seelisches Manometer. Von besonderer Bedeutung ist das hektische Erröten, das fleckige Rotwerden, die wiederholte aufsteigende und abblassende Röte. Das Erythema pudoris des Adoleszenten ist hinsichtlich seines psychischen Gehaltes natürlich gleichwertig. Ernsthaft pathologisch werden diese funktionellen Störungen jedoch erst bei Fixierung im

Erwachsenenalter. Gelegentlich kommt das sog. Erythema palmare vor, also ein Erröten der Hände. Es wird beschrieben, daß die Ursache in vielen solcher Fälle im raschen Temperaturwechsel oder der Vermehrung oestrogener Substanzen in der Schwangerschaft liegt. Es kommt aber auch bei Patienten mit einer Angstneurose vor, also auf rein seelischer Grundlage. Als Beweis gilt das Abklingen bei einer psychotherapeutischen (psychiatrischen) Therapie.

Zusammenfassung

Erröten gehört zu den funktionellen Hautreaktionen, hängt mit der Erotik, „verbotenen" Gedanken, „Tabus" zusammen. Besonders dem jenseits der Pubertäts- und Adoleszenzzeit fixierten, und dann vielleicht noch in bestimmter Weise phänomenologisch konfigurierten Erythema pudoris kommt psychopathologische Bedeutung zu.

2. Hyperhidrosis

Hyperhidrosis kommt lokalisiert oder generalisiert vor. Sie kann angeboren oder erworben sein. Die Ursachen sind verschieden. Generalisierte Hyperhidrosis kann durch eine konstitutionell bedingte Störung im Wärmezentrum verursacht sein, daneben sind sämtliche Systemerkrankungen zu erwägen.

Die Prädilektionsstellen für die lokale Hyperhidrosis sind Hände, Fußsohlen, Achselhöhlen, Brust, Genitalbereich, Stirn und behaarte Kopfhaut. Mit Ausnahme der oben erwähnten Systemerkrankungen kann selten ein organischer Grund gefunden werden. Die angeborene Hyperhidrosis beschränkt sich meist auf kleine Segmente, wie Fußsohlen und Handinnenflächen; die Sekretion erfolgt in diesen Fällen meist ununterbrochen (Obermayer, 1955). Nach English (1949) ist in Frage zu stellen, ob die verstärkte Schweißabsonderung in Achselhöhlen, Handinnenflächen und Füßen als pathologisch zu bewerten ist, oder ob es sich nicht um eine regulierende, seelische, geradezu positiv aufzufassende Manifestation handelt. English glaubt, es könne eventuell für den Körper Situationen geben, in denen diese Schweißabsonderung sogar vorteilhaft ist, z.B. bei heftiger Angst usw. Nun sind in letzter Konsequenz fast alle Funktionen, wenigstens ursprünglich, sinnvoll. Erst durch eine chronische, abnorme Steigerung werden sie „pathologisch".

Findet man in der Psychiatrie als Nebenbefund Hyperhidrosis, verschwindet diese meist bei Besserung der eigentlichen Erkrankung (MacKenna, 1944, 1951). Auch Wittkower (1957) machte an einem Krankengut von 50 Patienten dieselbe Beobachtung. Klauder (1936) führt einige Fälle an, bei denen es bei Neurotikern nicht nur zu einer Hyperhidrosis kam, sondern zu gleichzeitiger Bromoidrosis. Bei einem Kellner wurde allein durch den Ruf des Gastes eine Hyperhidrosis ausgelöst, bei einem anderen Patienten durch die Vorstellung, jemandem die Hand reichen zu müssen. *Schweißabsonderung ist also neben Tremor und erhöhtem Puls ein Symptom der Angst.*

Rado (1952) formuliert seine Auffassung über mögliche Ursachen des Schwitzens in psychologischer Sicht folgendermaßen: Emotionen, welche den Schweißmechanismus ansprechen, könnten in zwei Arten eingeteilt werden. Die einen entstehen durch dringende Not, die anderen, wie er es nennt, infolge „Wohlfahrtsemotionen". Erstere stellen eine Art schmerzhaftes Erlebnis dar, das vermieden werden soll; sie können berechtigt oder unberechtigt, manifest oder latent sein. Angst und Wut sind derartige Emotionen. „Wohlfahrtsemotionen" hätten als Basis Erwarten und Begehren angenehmer Erlebnisse und können erkennbar oder nicht erkennbar sein. Ein Beispiel dafür sei sexuelle Erregung.

Ohne Zweifel geht verschiedentlich Schwitzen, auch Hyperhidrosis palmarum, der Kontaktaufnahme mit einem Menschen anderen Geschlechts voraus. Das kann sein vor oder zu Anfang des Kennenlernens, des Wiedersehens oder speziell vor sexueller Kontaktaufnahme, sei es anläßlich des oder der ersten Male, sei es grundsätzlich. Von einer Wohlfahrtsemotion zu sprechen, scheint unberechtigt, selbst wenn der Sexualkontakt letzlich einen Inhalt mit Lustgewinn darstellt. Das Schwitzen als solches ist jedoch ein Zeichen der Angst und kennzeichnet zumindest das Unsicherheitsgefühl des Schwitzenden gegenüber dem Partner. — Die Art der Schweißsekretion aber, die verschiedentlich während des Geschlechtsaktes auftritt, gehört in unsere Erörterungen kaum hinein; denn sie darf als Folge der körperlichen Anstrengung und der Steigerung aller Körperfunktionen im Verlauf des Geschehens aufgefaßt werden, ist nicht eine isolierte, letztlich nur psychogen ausgelöste Reaktion. — So wird der Begriff „Wohlfahrtsemotion" hier genannt, ohne akzeptiert zu werden.

Klaber (1947) und Wright (1949) sind ebenfalls der Meinung, daß „seelischer Druck" einen physiologischen Effekt auf die Schweißdrüsen ausübt. Auch Sulzberger und Zaidens (1948) nennen seelischen Druck und neurologische Störungen als Ursache für Hyperhidrosis.

Auf dem Boden einer Hyperhidrosis können übrigens alle möglichen Komplikationen entstehen, z.B. eine Tinea. Besonders deutlich wurde diese Möglichkeit während des Krieges beobachtet. Seelische Überlastung zusammen mit veränderten klimatischen Verhältnissen, mäßigen hygienischen Maßnahmen waren auslösende Faktoren. — Harris beschreibt den Fall eines Matrosen, bei dem es auf psychischer Basis — Furcht vor Homosexualität — zu einer Hyperhidrosis mit sekundär aufgepflanzter Tinea kam, die wegen letzterer wiederum sehr therapieresistent war.

Therapie

Bei der milderen Form der Hyperhidrosis genügt gewöhnlich eine dermatologische Behandlung. Manchmal kann die Therapie aber ein rein psychiatrisch-psychotherapeutisches Problem sein. Bei stärkeren Formen, besonders bei Kombination mit therapieresistenten Komplikationen, soll auf alle Fälle eine psychotherapeutische Behandlung eingeleitet werden (English). Verliert ein Patient die Hyperhidrosis, so gewinnt er an Selbstsicherheit. Über eine Stärkung der Selbstsicherheit ist vice versa ein Effekt gegen psychogene Hyperhidrosis zu erzielen.

a) Die Hyperhidrosis manuum[1]

Die Hyperhidrosis manuum ist bei chronischer Existenz meist *eine Crux* für den Kranken wie den Arzt. Da dieses Thema in anderen Abhandlungen und früheren psychodermatologischen Beiträgen nur wenig zur Darstellung gekommen ist, wird es hier ausführlich diskutiert. Bei dem Bild der Hyperhidrosis manuum liegt als äußere Erscheinung eine gesteigerte Aktivität der Schweißdrüsen der Hände vor, während die Schweißsekretion des übrigen Körpers dabei ruht. Meistens ist das intensive Schwitzen an den Händen, obwohl eine allgemeine Störung vorliegt, einziges Symptom der Erkrankung. Dieses allen Formen der Hyperhidrosis manuum gleiche lokale Erscheinungsbild der Schweißbildung an den Händen bietet, wenn es ohne andere Symptome einhergeht, auch bei verschiedener Ätiologie wenig diagnostisch verwendbare Differenzierungsmöglichkeiten. Trotzdem kann man einige Charakteristika finden, auch wenn man nur auf den an und für sich sehr einförmigen Lokalbefund angewiesen ist. Eine grobe Unterteilung in verschiedene Formen ist möglich. Die Art der Ausbreitung der befallenen schwitzenden Partien über die Handfläche und zum anderen der Sekretionsrhythmus sind gewisse Anhaltspunkte, die zur Abgrenzung einzelner Formen beitragen können,

[1] S. Borelli, gemeinsam mit Chr. Gräfin von Lambsdorff, München 1962.

während die Quantität der Sekretion — auch eine Variationsmöglichkeit des Lokalbefundes — nichts über die vorliegende Art der Hyperhidrosis aussagt.

An sich ist eine Unterscheidung verschiedener Hyperhidrosen der Hände *auf Grund des äußeren Erscheinungsbildes* nicht angebracht. Wenn man den Begriff „Hyperhidrosis manuum" charakterisieren will, so kommt — nach der alten Definition — eigentlich nur die als selbständige Erkrankung erkannte Form, aber mit ungeklärtem Ursprung in Frage, die als einziges Symptom eine hartnäckige, kaum durch Medikamente zu beeinflussende Schweißsekretion der Handflächen zeigt. Man verstand unter einer Hyperhidrosis manuum dieses Erscheinungsbild der sog. idiopathischen, von anderen als essentiell oder auch primär bezeichneten Form, die nach den neueren Forschungen natürlich Ursachen, aber nicht so gut faßbarer funktioneller Natur vegetativer, endokriner und psychischer Zentren hat. Bis zur Erkenntnis dieser mannigfaltigen funktionellen Ätiologie stand dieser ungeklärten *idiopathischen* als klarer Gegenpart die *symptomatische Hyperhidrosis manuum* gegenüber, zu der man nur Fälle mit organischer Schädigung nervöser Strukturen rechnete. Eine symptomatische Form der Hyperhidrosis verläuft aber selten unter dem Bild der „Hyperhidrosis manuum", da sie fast immer die ganze Extremität betrifft, und die Schweißabsonderung meist nicht wesentlichstes Zeichen der Erkrankung ist. Sie kann sich aber, wenn auch seltener, auf die Hände, manchmal auch auf die Handflächen allein, erstrecken, und dominierendes Symptom sein, analog den Verhältnissen bei der idiopathischen Hyperhidrosis manuum; das kann z. B. bei einer lokalisierten Irritation peripherer sympathischer Ganglien oder anderer Teile des vegetativen Nervensystems auf organischer Basis der Fall sein. Man findet daher in den älteren Einteilungen wohl eine symptomatische Form berücksichtigt, versteht aber im allgemeinen unter dem Begriff „Hyperhidrosis manuum" die selbständige Erkrankung ungeklärten Ursprungs, die nur mit der hartnäckigen, kaum beeinflußbaren Schweißabsonderung der Handinnenflächen einhergeht. Der Grund, warum die früheren Autoren die symptomatische Hyperhidrosis auch dann, wenn sie sich nur auf die Hand oder sogar auf die Handflächen beschränkte, gern von dem Krankheitsbegriff der „Hyperhidrosis manuum" ausschließen, liegt darin, daß sie meistens doch nur Teilkomponente einer sehr wohl definierten anderen, vorwiegend neurologischen Erkrankung ist, so daß die sonstige Symptomatik verdrängend im Vordergrund stehen kann. Trotzdem ist die Abgrenzung einer symptomatischen Form, wie man sie als Einzelerscheinung auch von früheren Autoren geschildert findet, sicher berechtigt, vor allem als Gegenüberstellung einer durch eine *funktionelle Störung des vegetativen Nervensystems bedingten* und einer *durch organische Irritation bedingten vegetativen nervösen Störung* hervorgerufenen Hyperhidrosis manuum, die beide durchaus das gleiche äußere Bild bieten können.

So ist es wohl angebracht, *nachdem etwas mehr Klarheit über die Genese der idiopathischen Form besteht,* den Begriff der Hyperhidrosis manuum nicht nur auf die idiopathische Erkrankung der Hände zu beschränken, sondern zu dem Krankheitsbegriff, um ein vollständiges Bild über alle möglichen Ursachen zu bekommen, auch die symptomatischen Fälle, soweit sie die Hände betreffen, miteinzugliedern.

Zudem sind aber in den Krankheitsbegriff der „Hyperhidrosis manuum" nicht nur diese beiden Möglichkeiten, sondern auch die beruflich bedingten Hyperhidrosen der Hände einzuschließen. Es hat sich gerade in den letzten Jahren gezeigt, daß in bestimmten Berufen intensive, lästige Schweißsekretion der Hände zu einer häufigen, nicht zu übersehenden beruflichen Erkrankung wurde, die, wenn nicht noch ekzematische Veränderungen der Haut hinzukommen, in ihrer Erscheinung kaum von der idiopathischen Hyperhidrose abzuzweigen braucht. Da es ein Leiden ist, das in den letzten Jahren mehr in den Vordergrund getreten ist — wie die Berufskrankheiten überhaupt —, sind diese großen Gruppierungen einer krankhaften Schweißabsonderung der Hände, die idiopathische Hyperhidrosis manuum, der die

Bezeichnung der essentiellen, der funktionellen, der primären entspricht, die symptomatische Hyperhidrosis manuum und die beruflich bedingte Hyperhidrosis manuum nebeneinanderzustellen.

b) Idiopathische Hyperhidrosis manuum

α) Lokales Erscheinungsbild. Als Charakteristikum der idiopathischen Form der Hyperhidrosis manuum gilt, daß sie sich nur über die Handinnenflächen ausbreitet, den Handrücken und die Dorsalseiten der Finger aber nicht mit einschließt. Auf der Handinnenseite fällt wiederum eine feine Differenzierung zwischen schwitzenden und nicht schwitzenden Flächen auf: Es werden die hervorstehenden Partien der Handinnenseite entweder ausschließlich befallen, oder sie weisen ein stärkeres Ausmaß der Schweißbildung als die nur mäßig schwitzenden, benachbarten Regionen auf. Es sind also vornehmlich Bezirke betroffen, die beim Griff unmittelbar mit dem Gegenstand in Berührung kommen wie der Kleinfingerballen, der Daumenballen und die Fingerbeeren auf ihrer Innenseite. Den Sinn dieser Ausbreitung kann man sich entwicklungsgeschichtlich ableiten, wenn man sich den ursprünglichen Zweck der Handschweißbildung unter physiologischen Bedingungen vor Augen führt. Bei der krankhaften Schweißabsonderung wird das Einhalten dieser an und für sich sinnvollen Grenzen der Ausdehnung zu einem brauchbaren Charakteristikum für die idiopathische Form, da es der symptomatischen Erkrankung nicht zu eigen ist. Bei der beruflich bedingten Hyperhidrosis manuum können ähnliche Ausbreitungsverhältnisse vorliegen, da es in manchen Fällen nicht zu einem Kontakt der ganzen Hand mit dem auslösenden Agens kommt, sondern nur zu einer Benetzung der beim Griff unmittelbar die Materie umschließenden Flächen, den hervorstehenden Partien der Handinnenseite. Man kann also als eine Besonderheit des äußeren Erscheinungsbildes der idiopathischen Hyperhidrosis manuum das Auftreten der Schweißabsonderung an den Handinnenflächen in dieser typischen Weise hervorheben, während der Handrücken und die Dorsalseiten der Finger nicht beteiligt sind. Weiterhin gehört noch zu der idiopathischen Erkrankungsform das symmetrische Vorkommen: Es findet sich stets an beiden Handinnenflächen eine überaus starke Schweißabsonderung. Bei der beruflichen Hyperhidrosis manuum wird es verständlicherweise meistens ebenfalls so sein, während die symptomatische sich hier anders verhalten kann.

Auch der *Sekretionsrhythmus* kann ein besonderes Merkmal des lokalen Erscheinungsbildes idiopathischer Fälle sein. Fast in jeder Krankengeschichte solcher palmarer Hyperhidrosen wird ein intermittierender Sekretionstyp beschrieben. Dieses Verhalten findet man in den Casusbeschreibungen meistens so dargestellt, daß ein intensiver Schweißausbruch an den Handflächen des Patienten unter ganz bestimmten, meist emotionellen Reizen, aber auch nach geistigen und körperlichen Anstrengungen, seltener nach Temperaturerhöhungen aufzutreten pflegt, während zu anderen Zeiten keine abnorme Transpiration an den Händen zu bemerken ist. Man findet aber auch beschrieben, daß der intermittierend auftretende Schweißausbruch sich nur auf die hervorstehenden Partien einer ständig schwach transpirierenden, feuchten Gesamtfläche der Handinnenseite beschränkt. Ob diese Form des Sekretionstyps der ständig etwas feuchten Handfläche und der nur an den Erhebungen intermittierend auftretenden intensiven Schweißbildung die häufigere ist, oder ob genauso oft eine über die ganze Handinnenseite sich ausbreitende Schweißbildung zu finden ist, läßt sich nicht sicher entscheiden, da meist eine ungenaue Beobachtung dieser kleinen Feinheiten des äußeren Erscheinungsbildes in den einzelnen Beschreibungen vorliegt.

Das *quantitative Ausmaß der Sekretion* kann zwar nicht als differentialdiagnostisches Hilfsmittel verwandt werden, ist aber immerhin noch ein weiterer Zug, der den Charakter des lokalen Bildes der Hyperhidrosis manuum vervollständigt.

Die Intensität der Absonderung wird also nicht von der vorliegenden Form der Erkrankung bestimmt, sondern ist je nach dem Irritationsgrad, sei er nun funktioneller oder organischer Natur, von Fall zu Fall verschieden. So kann man in den von den einzelnen Autoren wiedergegebenen Casusbeschreibungen Angaben finden, daß ein ständiger Feuchtigkeitsfilm auf den Handflächen zu finden sei; andere weisen wieder Fälle auf, bei denen die Schweißbildung schon erheblich stärker ist, indem sich ständig kleine Schweißperlen auf der Handinnenseite zeigen. Der bei sehr vielen Kranken vorliegende Fall intensivster Absonderung kann so weit gehen — wie es von vielen Autoren in ähnlichen Formulierungen geschildert wird —, daß der Schweiß in großen Rinnsalen und schweren Tropfen von der Handfläche auf den Boden läuft und dort kleine Pfützen oder Seen bildet.

β) Vorstellungen über die Entstehungsweise der idiopathischen Hyperhidrosis manuum. Wie schon vorangehend angedeutet, beruht die eigentliche Hyperhidrosis manuum nicht auf einer organischen Schädigung oder Irritation vegetativ nervöser Strukturen, sondern auf einer *funktionellen Störung des vegetativen Nervensystems*. Es ist verständlich, daß aus der Spärlichkeit der Symptome, besonders, wenn als einzige Manifestation der Erkrankung nur die abnorme Schweißabsonderung vorliegt, das Vordringen zu der eigentlichen Ursache dieser krankhaften Erscheinung sich schwierig gestaltete. Wie man das bei Krankheiten mit nicht genau festliegender Ursache oder mit zahlreichen Meinungen über diese häufig findet, existieren für diese Erkrankung verschiedene Benennungen wie *idiopathische, essentielle, primäre* und später *funktionelle* Hyperhidrosis manuum.

Die häufigste *Bezeichnung* der früheren Autoren — auch jetzt noch — ist die der idiopathischen Erkrankung. Das bedeutet, daß man sie als selbständige Krankheit ansah, mit einem eigenen Entstehungsmechanismus, der zum mindesten nicht gleich ist mit dem einer symptomatischen Form. Das Wesentliche, was diese Bezeichnung betonen soll, ist vor allem das, daß diese Hyperhidrose der Hände nicht eines von vielen Symptomen einer ganz bestimmten Erkrankung ist, sondern unabhängig von anderen Krankheiten entsteht. So wollten schon die früheren Verfasser mit dieser Definition zum Ausdruck bringen, daß es ein in sich abgeschlossenes, eigenes, neben der symptomatischen Form bestehendes Erkrankungsbild ist, dem eine ganz bestimmte, aber nicht erkennbare Ursache zugrunde liegt. Pirie (1938) gibt die Definition der idiopathischen Hyperhidrosis manuum so, daß „sie Erscheinungen einschließt, bei der der Ursprung unbekannt ist".

Die Bezeichnung „essentielle" oder „primäre" Form, wie sie von manchen Autoren gebraucht wird, betont auch nur die eigene, von einer anderen Erkrankung unabhängige Entstehungsweise.

Andere Verfasser bezeichnen sie als „funktionelle Hyperhidrosis manuum" und bringen damit sowohl die Ursache als auch den Gegensatz zur symptomatischen Form zum Ausdruck. Einige wenige verstehen unter diesem Begriff mehr eine Erkrankung mit peripherer funktioneller Irritation, die man sich hauptsächlich im Rückenmark, auch im Grenzstrang oder im Zwischenhirn vorzustellen hat, unter der Bezeichnung „idiopathische Form" dagegen mehr eine Störung psychischen Ursprungs, also mit einem mehr corticalen Entstehungsort. Wenn man aber bedenkt, daß auch die psychogenen Hyperhidrosen letzten Endes funktionell bedingt sind, dann kann man diese Unterscheidung nicht aufrechterhalten. Abgesehen davon, ist zu der Ansicht einer mehr peripheren, also lokalisierten Irritation zu sagen, daß bei der Hyperhidrosis manuum wohl immer eine Störung des Gesamtvegetativums anzunehmen ist, eine Abgrenzung einer peripheren von einer zentral gelegeneren funktionellen Irritation also nicht möglich ist. Manche Verfasser reservieren die Bezeichnung „funktionelle Hyperhidrosis" gern für solche Fälle, die noch zusätzlich zu der Handschweißbildung eine reiche andere funktionelle Symptomatik aufweisen. So kann man die Bezeichnung „essentiell“, „primär“ sowie „idiopathisch“ als gleich bedeutend gebrauchen und in der zunächst nur als eigenes, selbständiges Krankheitsbild definierten Hyperhidrosis manuum die Erkrankung funktionellen Ursprungs sehen.

Wenn man eine Vorstellung bekommen will, wie die idiopathische oder eigentliche Hyperhidrosis manuum in etwa zustandekommt, dann ist es um der Verständlichkeit willen besser, daß man zunächst einmal von der sekundären Ursache ausgeht, der funktionellen Störung oder der „Verstimmung“ des vegetativen Nervensystems, wie manche Autoren sagen. Diese krankhaft veränderte Tonuslage kann die zunächst feststellbare Ursache der Hyperhidrosis manuum sein. Viel geläufiger ist einem jedoch die Tatsache, daß sich funktionelle Störungen des vegetativen Nervensystems in zahlreiche Sensationen und Krankheiten innerer Organe umsetzen können, wie die bekannten „Herzneurosen“ oder die Motilitäts- und Sensibilitätsstörungen bei „Magen- und Darmneurosen“ oder andere sich in die Visceralorgane projizierende Erkrankungen. Wie die Erfahrungen und Beobachtungen gezeigt haben, braucht sich dieser „Verstimmungszustand“ nicht immer in diesen bekannten und viel besprochenen funktionellen Störungen innerer Organe auszudrücken, sondern kann auch zur Ursache einer Hyperhidrosis manuum ohne hinzukommende andersartige Funktionsstörungen werden. Es ist aber auch möglich, daß die krankhafte Handschweißbildung mit zahlreichen anderen funktionellen Symptomen wie Gefäßstörungen und Labilität anderer Organe zusammen auftritt, so daß die Diagnose einer funktionellen Erkrankung viel offener vor Augen liegt und daher leichter zu stellen ist.

Auf die primären Ursachen einer Hyperhidrosis wird man erst dann eingehen können, wenn man sich die Frage stellt, woraus denn ein solcher „Verstimmungszustand“ des Vegetativums resultiert, der sich in einer solchen erhöhten Schweißsekretion der Hände manifestieren kann. *Zweierlei Störungsquellen des vegetativen Nervensystems kommen in Betracht:* psychogene und somatogene. Wenn man eine Hyperhidrosis auf eine durch somatogene Ursachen hervorgerufene Irritation des Vegetativums zurückführen kann, dann hat man es entweder mit dem Erscheinungsbild einer konstitutionellen vegetativen Labilität oder einer „Neurasthenie“ zu tun. Ist eine psychogene Störung aus der Vorgeschichte zu entnehmen, so kann eine Neurose oder seltener eine „Hysterie“ vorliegen. Diese vier Grundmöglichkeiten können dem Komplex der idiopathischen oder eigentlichen Hyperhidrosis manuum zugrunde liegen.

γ) Die einzelnen idiopathischen Formen mit entsprechenden Fällen

αα) Die psychogenen Funktionsstörungen. Die Feststellung, daß eine Hyperhidrosis psychisch bedingt sein kann, findet man in den Casusbeschreibungen der einzelnen Autoren meistens so wiedergegeben, daß Emotionen, hauptsächlich Angst, Schreck, aber auch Scham und verschiedene seelisch-geistige Belastungen und Vorstellungen auslösend wirken können. Seltener werden fest vorliegende psychische Alterationen als ein ganz bestimmter psychischer Status, der z. B. zum Bilde einer Neurose oder Neurasthenie passen würde, als charakteristisch für diese Erkrankung beschrieben.

Auf diese emotionelle und psychische Ursächlichkeit trifft man nicht nur immer wieder selbst beim Lesen von solchen Beschreibungen, sie wird auch von den einzelnen Autoren als grundsätzliche Tatsache erwähnt und diskutiert.

Für das Schwitzen als Teilkomponente von Erregungsabläufen ergibt sich der Schluß, daß auch seine pathologischen Dysfunktionen, wie die Hyperhidrose, von psychischen Einflüssen abhängig sein dürften. Daß sich psychische Einflüsse in

Schweißsekretion umsetzen können, wird auch durch das psychogalvanische Reflexphänomen bewiesen.

GOLDSTEIN (1952) gibt die Tatsache einer psychisch bedingten Hyperhidrose folgendermaßen wieder: „Vielleicht kann man sie als Dermatose bezeichnen, die den Inhalt einer emotionellen Steigerung wiedergibt (Stigma)". Von ULLMANN (1927, 1932) wurde die Vorstellung über die Entstehungsweise der psychisch bedingten Hyperhidrose noch etwas weiter in dem Sinne ausgebaut, daß die idiopathische Hyperhidrose „Folge einer auf psychischem Wege, also cortical entstandenen und reflektorisch weitergeleiteten Erregung" ist. Bei KLAUDER (1925, 1934, 1947) findet man ebenfalls die Ansicht, daß die „Erkrankung an Hyperhidrosis manuum psychogen sein kann".

Auch die von verschiedenen Verfassern angeführte Tatsache einer *hypnotischen Erzeugung wie einer hypnotischen Heilung der Hyperhidrosis manuum*" kann man als Beweis für eine allein psychische Entstehungsmöglichkeit auswerten (BONJOUR, 1930; KLAUDER, 1925, 1934, 1937; SEITZ, 1949). Diese Beobachtungen und Aussagen von Klinkern — genauso häufig findet man diese Tatsache in Arbeiten über die Physiologie der Schweißsekretion bestätigt —, die entweder ganz allgemein den Einfluß der Psyche auf den Schwitzvorgang oder die psychische Ursächlichkeit bei pathologischen Zuständen der Schweißsekretion bestätigen, könnte man mit noch zahlreicheren weiteren Hinweisen fortführen.

Zum Verständnis, wie eine psychogen bedingte Hyperhidrosis manuum entsteht, gehört die Erfahrung, daß durch die vegetativen Zentren jedem seelischen Vorgang eine Veränderung in der Kette der organischen Geschehnisse zugeordnet ist. Das bewahrheitet sich auch an dem Vorhandensein einer psychisch bedingten Hyperhidrosis manuum.

Der Grund, daß die Haut neben anderen Organen auch in dieser Hinsicht Erfolgsorgan psychophysischer Wechselbeziehung werden kann, liegt darin, daß sie ein „direkter Reizempfänger des Sympathicus ist. "Als Transformator psychischen in physisches Geschehen wirkt also wie bei den psychovisceralen Erscheinungen und Störungen der Sympathicus.

So ist bereits nach STERN (1922) — von STRANDBERG (1925) ebenfalls bestätigt — der Sympathicus für die Haut „die einzig wichtige Leitungsbahn des in physisches Geschehen ‚umgeformten' psychischen Reizes", und zwar sei er „zentral" (psychisch) bis zum Grade pathologischer Irritabilität reizbar. Damit kann man wieder an die anfangs gemachte Feststellung, daß die psychisch bedingte Hyperhidrosis manuum eine funktionelle Störung des vegetativen Nervensystems ist, anschließen. Primär führen bestimmte seelisch-emotionelle Vorgänge und Belastungen zu einer „Verstimmung" bzw. funktionellen Störung des vegetativen Nervensystems, die dann ihrerseits zur sekundären Ursache der Hyperhidrosis wird, indem dieser „Verstimmungszustand" auf das Hautorgan übertragen wird.

So kann man, wenn man eine wenn auch lückenhafte und wahrscheinlich höchst hypothetische Kenntnis von dem Ablauf psychosomatischer Mechanismen hat, doch eine gewisse Vorstellung über das Zustandekommen einer psychogenen Hyperhidrosis manuum bekommen. Die Transformatorenzentren für diese psychosomatischen Vorgänge wie auch für die der Hyperhidrosis manuum stellt man sich in den Regionen des Zwischenhirns vor.

Bei einer *neurotisch* hervorgerufenen Hyperhidrosis manuum aber könnte man sich vorstellen, daß die aus zahlreichen unbewußten Impulsen sich formierenden psychosomatischen Mechanismen noch durch hinzukommende corticale Einflüsse verursacht werden. Bekanntlich werden die somatischen Auswirkungen, die sich aus Impulsen der Zentralstelle für die gesamte unbewußte Lebenstätigkeit bilden, beim Menschen noch feiner abgestuft durch das Eingreifen corticaler und subcorticaler Zentren. Damit würden bei den psychosomatischen bzw. psychocutanen Mechanismen auch Vorstellungen, Bewußtseinsinhalte, Erinnerungen, höhere Gefühle und tiefere Affekte ursächlich entscheidend mitwirken. Die Entstehung der neurotisch bedingten Hyperhidrosis manuum hat man sich dann aus einem gestörten Zusammenwirken von „Tiefenperson“ und „corticaler Person“ vorzustellen. Aus dem Zusammenspiel dieser beiden resultiert an und für sich die psychische Individualität, sowohl die normale harmonische, aber auch die neurotische, welche aus ihrer individuellen Eigenart heraus Konflikte und Komplexe erfährt, die nach Ausgleich verlangen. Ursächlich ergibt sich unter anderem auch die enge Verknüpfung auf dem Wege, daß der Zustand der Haut einen ungeheuren rückwirkenden Einfluß auf die Psyche hat. Klauder drückt diese Beziehung treffend aus. Er sagt, daß man sich der Haut mehr bewußt ist als irgendeines anderen Organes. „Sie beinhaltet nicht nur als eine abstrakte Idee im Bewußtsein einen wichtigen Platz, sondern sie ist der Ort vieler Sensationen“. So kann die Haut, wenn sie nicht in Ordnung ist, das Selbstbewußtsein des Patienten stark beeinträchtigen und Inferioritätsgefühle und andere abnorme Vorstellungen hervorrufen, die ihrerseits wieder zu einer Rückwirkung auf die Haut führen können. Da die Haut im Bewußtsein des Menschen einen so wichtigen Platz einnimmt, ist es nicht verwunderlich, wenn sie umgekehrt auch als Ausdrucksort psychischer Konflikte gewählt wird, und das auch gerade mittels des Schweißapparates. Klauder definiert wieder sehr treffend den wechselseitigen Einfluß, der zwischen Haut und Psyche bestehen kann. Wörtlich wiedergegeben, sagt er: "The skin is one's universum in little. It is the extension of oneself". Auch für ihn übt die Psyche einen größeren Einfluß auf die Haut aus als auf irgendein anderes Organ.

Handschweiß gehört anscheinend zu den psychogenen Hautreaktionen, die in besonderem Maße nach ihrem Auftreten auch wieder reaktiv-psychisch beantwortet werden, woraus eine abermalige psychogene Beeinträchtigung und Verschlimmerung resultiert.

Quantitativ und qualitativ abnorme Erlebnisreaktionen

Wie bekannt, gibt es einmal die quantitativ, zum andern die qualitativ abnormen Erlebnisreaktionen. Die letzteren werden als Neurosen im engeren Sinn bezeichnet.

Die *quantitativ abnormen Erlebnisreaktionen* äußern sich in Störungen der in Abhängigkeit vom Affektleben stehenden und begrenzt belastungsfähigen vegetativen Sphäre. Dabei entspricht die Reizbeantwortung nicht der Reizstärke — indem sie überschießend oder ungenügend ist. Die aus der abnormen Erlebnisreaktion resultierende „Verstimmung“ bedingt die vegetativen Störungen. Was für Emotionen bzw. Affekte kommen zur Auslösung dieser Reaktionsweise in Frage? Wenn man die zur Verfügung stehende Literatur durchsieht, ob man den oder jenen Fall einer Hyperhidrosis manuum auch einer quantitativ abnormen Erlebnisreaktion zuschreiben kann, so findet man eine Diagnosestellung in dieser Richtung nie angegeben. Vielleicht kann man aber die in vielen Casusbeschreibungen angeführten, durch Angst oder Schreck auslösbaren Hyperhidrosen der Handflächen in einigen wenigen Fällen nicht nur auf eine konstitutionelle vegetative Labilität oder eine Neurasthenie zurückführen, sondern auch auf eine vegetativ labile Persönlichkeit mit Neigung zu quantitativ abnormen Erlebnisreaktionen auf bestimmte Emotionen. Leider fehlt in den Beschreibungen oft jegliche Auseinandersetzung mit dem psychischen Status des betreffenden Patienten, so daß eine Klassifizierung oft sehr schwierig ist. Es ist aber anzunehmen, daß der Hyperhidrosis manuum wohl weniger quantitativ abnorme Erlebnisreaktionen zugrunde liegen werden, da sie meistens nur zu vorübergehenden Funktionsstörungen führen, die sich an zeitweilige Affektreaktionen anschließen. Die Hyperhidrosis palmarum ist aber mehr eine Dauererkrankung, die den Patienten über Jahre belästigen kann, also mit mehr chronischen Zügen, so daß ihr sicher häufiger eine qualitativ abnorme Erlebnisreaktion zugrunde liegen wird, die sich nicht aus einem momentan gesteigerten Affektempfinden, sondern aus ursprünglich ständig vorhandenen, zu funktionellen Dauerstörungen führenden Spannungen und Konflikten ergibt. Ob eine quantitativ abnorme Erlebnisreaktion nur diesen episodischen Charakter hat oder auch einen chronischen Verlauf zeigt, hängt einmal von der Intensität und der Einwirkungsdauer, zum anderen von der Reaktionsweise der Persönlichkeit ab. Solche funktionellen Dauerstörungen entstehen, wenn die verursachende Umweltsituation unlösbar ist, so daß eine Affektreaktion sinnlos erscheint; diese sind dann meistens durch Milieuschwierigkeiten, Dissonanzen im Familienleben, soziale Notlage, ständige Aufregungen und Spannungen im Beruf, übertriebene Verantwortungsanforderungen — also Dauerbelastungen — hervorgerufen. Die psychogene Fixierung im Sinne des sekundären Reflexgeschehens folgt dann.

Ab und zu findet man dagegen von manchen Autoren einen Fall beschrieben, der auf eine *qualitativ abnorme Erlebnisreaktion* zurückgeführt wird, also auf eine Neurose im eigentlichen Sinn. Vorwiegend sind es allerdings theoretische Erwägungen über einen ursächlichen Zusammenhang zwischen der Hyperhidrosis manuum und der Neurose.

Diese qualitativ abnormen Erlebnisreaktionen sind durch eine dynamische Fehlverarbeitung von Daseinsforderungen gekennzeichnet, die auch dann noch vorhanden ist, wenn die Belastungen längst vorüber sind. Bei der Neurose liegt also die Ursache der Störung im seelisch-geistigen, existentiellen Bereich. Beim Zustandekommen dieser erworbenen krankhaften Reaktionsweise kann einmal mehr die Persönlichkeitsveranlagung, das andere Mal mehr das Milieu entscheidend sein. Die auslösenden Einflüsse zur neurotischen Entwicklung können schon in der Kindheit liegen, aus der Familienatmosphäre, aus der Ehe, aus dem Beruf oder aus ungelösten weltanschaulichen oder religiösen Problemen kommen. Man würde demnach als „neurotisch“ körperliche und seelische Störungen mit subjektivem Krankheitswert bezeichnen, die aus einer im Zusammenwirken von Konstitution und Erlebniswelt erworbenen krankhaften Dynamik der Lebensbewältigung entstehen, bei der die Freiheit des Handelns verloren ging“ (CLAUSENER, nach v. LAMBSDORFF, 1962). Wenn man die Krankengeschichten der Fälle, bei denen man nichts anderes als eine ständige, unter bestimmten Bedingungen verstärkte Schweißabsonderung erheben konnte, durchsieht, ob sich ein Teil derselben als neurotische Funktionsstörung auffassen läßt, kann man sich wegen der meist zu kurz gehaltenen Anamnesen kein Bild darüber machen, ob ursächlich existentielle Erschütterungen, irgendwelche Konfliktsituationen oder falsch gelöste Daseinsprobleme vorlagen. Auch fehlt meist eine genaue Schilderung des gegenwärtigen, zum Zeitpunkt der Untersuchung vorliegenden psychischen Status, der bei einer bestehenden Neurose zusätzlich aufschlußreich und charakteristisch sein kann. Das psychische Erscheinungsbild zeigt meistens Gehemmtheit, Selbstunsicherheit oder Entscheidungsschwäche, weiterhin Kontaktschwäche, objektlose Angst, „vitale Untergrunddepression“ und Minderwertigkeitsgefühle. Wenn es als eine physiologische bzw. natürliche Reaktion zu betrachten ist, daß bei begründeter intensiver Angst, wie sie jedem einmal begegnet, die Handflächen stets mit Schweißsekretion reagieren, dann ist es verständlich, daß man bei der Neurose, einer Erkrankung, der als eigentlicher Kern die unbegründete Angst zugrunde liegt, das Auftreten einer Hyperhidrosis manuum geradezu erwartet.

Bei BILLIGHEIMER (1921), als einem der frühesten Autoren, findet man einen Hinweis auf diesen Zusammenhang zwischen der Hyperhidrose und Neurose. Er führt das Schwitzen auf eine „neurotische Funktionsstörung“ zu einer Zeit zurück, als man sich mit funktionell bedingten Schweißsekretionsstörungen noch kaum beschäftigte. Der Autor bestätigte damit die Möglichkeit einer psychogenen Störung des vegetativen Gleichgewichts. Seine Vorstellung hierzu war, daß das „neurotische Schwitzen“ durch eine „Funktionsuntüchtigkeit des Hemmungsapparates des Großhirns“ zustande kommt. „Fällt der Hemmungsapparat weg, so kommt es zu der bei der Neurose bekannten, in der Norm gehemmten Vielheit und dem Durcheinander der vegetativen Erscheinungen, so auch zum Schwitzen, wobei die Stärke des Reizes ohne Belang ist.“ Nach seiner Beobachtung kann die Hyperhidrose als Einzelsymptom einer Neurose, aber auch als Begleitsymptom einer Allgemeinneurose vorliegen.

Hyslop (1923) beobachtete, daß Psychoneurosen, besonders Angstneurosen, Gleichgewichtsstörungen des vegetativen Nervensystems verursachen, die dann als physische Manifestation zu kalten, cyanotischen, hyperhidrotischen Händen führen können.

Gillespie (1938) nimmt ebenfalls an, daß die Hyperhidrose auf dem Boden einer Neurose entstehen kann. Er führt nämlich als eine mögliche Ursache der funktionellen Hyperhidrose „Konfliktsituationen auf erotischem oder anderem Gebiet“ an.

Schaltenbrand (1949) weist darauf hin, daß bei den sog. „vegetativen Neurosen“ die Haut allein „als Ausdrucksorgan eines zentral-nervösen Verstimmungszustandes“ gewählt werden kann. Wie er sagt, beobachtete er hierbei „eigenartige Zustände übermäßiger Schweißsekretion, die solches Ausmaß annehmen können, daß die Hände des Kranken ständig mit Tau benetzt sind und eine Tropfenspur hinterlassen, wo der Patient geht oder steht“. Solche Fälle sah der Verfasser nach großen Strapazen, schweren Verwundungen und seelischen Erschütterungen „als Ausdruck eines Verstimmungszustandes des vegetativen Nervensystems“.

Zu den kurzen, bestätigenden Hinweisen der einzelnen Autoren, daß eine Hyperhidrosis der Hände auf Grund einer Neurose entstehen kann, fanden sich zur Abrundung noch einige ausführliche Casusbeschreibungen einer neurotisch bedingten Hyperhidrosis manuum, in denen nähere präzise Angaben über die Konfliktsituationen und den psychischen Status des Patienten enthalten waren.

Neumann (1951) schildert den Fall eines 19jährigen Mädchens, das eine Hyperhidrose der Hände auf Grund eines neurotischen Konfliktes — Angst, nicht ständig im Mittelpunkt zu stehen — aufwies. Die Klagen der Patientin waren, daß sie an den Händen zu schwitzen beginne, wenn sie nur jemand, dem sie die Hand geben müsse, von weitem sehe. Ihre Stelle als Stenotypistin hatte sie aufgeben müssen, da, wie sie es selbst formuliert, ihre „Hände wie ein Wasserhahn getropft“ hätten. Die Hyperhidrosis manuum bei dieser Patientin muß sich aber nicht aus ungelösten Umweltschwierigkeiten erst in diesem Lebensabschnitt ergeben haben, sondern muß schon bis in die Schulzeit zurückgereicht haben. Sie gab an, daß sie beim Schreiben eines Aufsatzes in der Schule so aufgeregt gewesen sei, daß die Hände zu tropfen angefangen hätten. Im 4. Schuljahr, besonders beim Lernen des Strümpfestopfens in der Handarbeitsstunde, fingen die Hände an, intensiv zu schwitzen. Ihre jetzige Stellungnahme beim Arzt hierzu war, daß sie Strümpfestopfen überhaupt nicht könne, und wenn sie auch jetzt nur daran denke, fingen die Hände wieder zu schwitzen an. Bei einer Analyse, welche Daseinsschwierigkeiten wohl zu dieser neurotischen Funktionsstörung geführt haben können, fällt auf, daß das Mädchen sich schon sehr früh in eine gewisse Selbstgefälligkeit hineinsteigerte bzw. in eine gewisse Eitelkeit von Angehörigen hineinversetzt wurde. Aus ihren Aussagen über ihre Kindheit geht hervor, daß sie ein sehr gelenkiges Kind gewesen sein muß. Sie habe — nach ihrer Meinung schom im 2. Lebensjahr — auf dem Sofa über die Lehne Saltos gemacht. Auf einer Schaukel habe sie als kleines Kind mehr Kunststücke vollführt als geschaukelt. Der Hunger nach Befriedigung ihres stark ausgeprägten Selbstgefühls spricht aus folgenden Worten: „Mancher, der mir zusah, hat mich bewundert. Mit Vorliebe drehte ich, auf einer Zehe stehend, den Kreisel, und das mit einer Geschwindigkeit, daß mich meine Mutter oft warnte.“

Es ist verständlich, daß bei dieser Patientin schon im Schulalter der Beginn der Hyperhidrosis manuum liegt, denn kaum in die Schule gekommen, beginnen für das früh mit Eitelkeit und starkem Selbstgefühl behaftete Kind die ersten Konflikte aus Anpassungsschwierigkeiten in die Gemeinschaft der Schule. Sie sagt von ihrer Schulzeit, daß sie der Meinung gewesen sei, sie müsse immer „alles richtig machen“. „Ich wollte immer die Beste sein, das hat mich aufgeregt.“ Bei den Klassenarbeiten habe sie Angst gehabt, Fehler zu machen. Das habe sie nicht gewollt. Bei Aufsätzen und Diktaten sei sie aufgeregt gewesen. Weiterhin erzählt sie von ihren Anpassungsschwierigkeiten: „Ich hatte eine Freundin, die hat mir ins Auge gestochen. Sie hat mich hochmütig behandelt, wenn sie eine bessere Note als ich hatte. Dann habe ich mich furchtbar geärgert.“

Der Konflikt ergab sich aus dem Wunsch, immer an erster Stelle, auch in der Schulzeit, stehen zu wollen, und der Erfahrung des Kindes, welches vorher gewohnt war, immer im Mittelpunkt zu stehen, daß sich dies wider Erwarten nicht immer realisierte. Die Antwort auf diese innerseelischen Spannungen war das Auftreten einer Hyperhidrosis manuum bei allen Situationen, in denen sie Angst hatte, sich nicht hervortun zu können oder die Beste zu sein. Dieser Konflikt erfuhr in den weiteren Jahren neue Nahrung. Der Vater, ein einfacher Handwerker, machte politisch Karriere und kam dadurch zu einem Lebensstandard, der seinen ursprünglichen Verhältnissen nicht entsprach. Sie erzählt hierüber: „Wir wohnten in einem Park mit vielen Zierfischen, mit Zwergen usw. Ich fühlte mich wie im Märchen.“ Nach der Flucht aus dem Osten, nachdem der Vater von seinem hohen politischen Posten in die einfachen Verhältnisse des Handwerkers wieder zurückversetzt wurde und die Familie in die „Anonymität des Flüchtlingsdaseins“ hinabgesunken war, findet sich die Patientin mit ihrem starken Geltungsbedürfnis abermals nicht zurecht. Sie leidet wieder an Hyperhidrose und muß deswegen, wie eingangs geschildert, ihren Beruf aufgeben. Damals flüchtete sie sich in eine Scheinsteigerung ihres stark ausgebildeten Selbstgefühls. Sie wählt als Ersatz für ihren Geltungsanspruch, nachdem ihr durch die Flucht und den gesellschaftlichen Sturz ihres Vaters die Möglichkeit genommen ist, stets als etwas Besseres im Vordergrund zu stehen, den Trost, wie sie beim Arzt erzählt, als das „vernünftigste und anständigste Mädchen des Dorfes“ zu gelten.

Das neurotische Symptom, die Hyperhidrosis der Hände, dieser Patientin ist also, wie Neumann hierzu feststellt, „das Mittel des Rückzuges an jeder Stelle, wo dieses früh in die Eitelkeit hineingesteigerte Mädchen fürchtete, nicht im Mittelpunkt zu stehen“. Neumann sagt noch, daß dem Mädchen gegenüber die Aufdeckung der Zusammenhänge leicht gelang; es kam dazu, daß sie in der 10. Sitzung äußerte, daß sie gar nicht mehr an ihre Hände denken würde. Sie verlor die Hyperhidrosis manuum dann sehr bald.

Dieser Fall wurde so genau geschildert, um darauf hinzuweisen, daß sich hier bei einer ausführlichen, sorgfältig erhobenen Lebensanamnese ein klares Bild ergibt, aus welchen psychischen Ursachen eine Hyperhidrosis manuum entstehen kann und wo sie ätiologisch einzugliedern ist. Da bei den meisten Fällen, wenn keine offensichtliche Ursache gefunden wurde, selten Forschungen nach innerseelischen Spannungen oder Daseinsschwierigkeiten angeschlossen wurden und die Hyperhidrosis manuum dann einfach mit der Bezeichnung „idiopathisch“ belegt wurde, ist diese Krankengeschichte ausführlicher dargestellt worden, um zu zeigen, daß man ausgesprochen dankbare Funde machen kann, die zu einer Aufschlüsselung der Ursache führen können. So ist es sehr wahrscheinlich, daß man einen Teil der Fälle, die als idiopathische Hyperhidrosen laufen, unter die neurotisch bedingten einordnen könnte.

Seitz (1949) berichtet über einen Casus, der zunächst so aussieht, als ob er nicht in diesen Rahmen passen würde, da er keine Hyperhidrosis manuum, sondern eine Chorea auf Grund einer neurotischen Konfliktsituation aufweist. Trotzdem ist dieser Fall von Bedeutung, weil er zum Ausdruck bringt, daß eine Hyperhidrosis manuum genauso Folge einer neurotischen Störung sein kann wie eine Chorea, wenn auch die einzelnen funktionellen somatischen Erscheinungen in der Peripherie in ihrem symbolischen Gehalt einander nicht gleich sind. Die von Seitz beschriebene 49jährige Patientin produzierte nach dem Tode ihres Sohnes choreaartige Störungen, die von psychiatrischer Seite als exhibitionistisches Verhalten mit Tendenz zur Selbstbestrafung erkannt wurden. Er versuchte nun in Hypnose die Chorea durch eine Hyperhidrose der Handteller, Juckreiz und Anaesthesie der Kopfhaut zu ersetzen. Mit diesem Experiment sagt Seitz aus, daß die Hyperhidrosis manuum, da er sie als Ersatz der neurotisch bedingten Chorea gedacht hatte, Folgeerscheinung eines neurotischen Konfliktes sein kann; jedoch schien sie nicht dieselbe symbolische Ausdruckskraft zu besitzen wie die Chorea. Es zeigte sich nämlich, daß die Hypnose einer Hyperhidrose der Handteller, Juckreiz und Anaesthesie der Kopfhaut die Chorea nicht zu unterdrücken vermochte, „da offenbar diese Phänomene“ (Seitz) „dem zu demonstrierenden Selbstbestrafungsbedürfnis nicht genügend entgegenkamen". Erst die Suggestion von starkem Juckreiz und sich daraus ergebende Excoriationen und Lichenifikationen reichte dann aus, die Chorea ganz zu ersetzen. Die choreaartigen Erscheinungen stellten sich allerdings sofort wieder ein, sobald durch Hypnose das lichenifizierte Ekzem beseitigt wurde. Zu entnehmen ist einmal aus diesem Fall, daß eine Hyperhidrosis manuum sehr wohl als Ausdruck eines neurotischen Konfliktes gewählt werden kann. Zugleich ist aber die Wahl der neurotischen Erkrankung keine willkürliche, sondern sie ist in ihrer Art — entsprechend dem Symbolcharakter der Erkrankung — doch in etwa dem Inhalt des Konfliktstoffes angepaßt, sei es nun in der Ortswahl, in der Intensität oder dem Schweregrad.

Hysterische Reaktionen

Als letzte psychogene Störung sei neben der neurotischen die „hysterische, zweckgerichtete" Reaktion genannt, die sich ebenfalls in eine Hyperhidrosis manuum umsetzen kann. Die psychocutanen Ausdrucksmöglichkeiten, die vom Neurotiker, der affektbetonte Erlebnisse nicht normal verarbeiten kann, unbewußt dazu benutzt werden, sein Inneres durch Erscheinungen an der Peripherie zu erleichtern, werden dagegen vom Hysteriker zu zweck- und wunschbedingten Reaktionen mißbraucht. In den Beschreibungen ist eine genaue Trennung in noch neurotische oder schon hysterische Reaktionen oft nicht möglich, da auch hierzu wieder eine kurze Skizzierung der augenblicklichen oder der vergangenen Lebenssituation des Patienten vonnöten wäre. Die Tatsache, daß eine Hyperhidrosis manuum in Zusammenhang mit einer Hysterie auftreten kann, wird von älteren Autoren erwähnt.

Curschmann (1907) und Dieden (1915, 1918) sprachen schon von „hysterischen Schweißen"[1]. Billigheimer (1921) äußert hierzu, daß bei Hysterikern auch eine Hyperhidrosis vorliegen kann, aber mit anderer Entstehungsweise als bei der Neurose. Er sagt, daß der Unterschied darin bestehe, daß es bei der Neurose zu einem „passiven Ausfall" des Hemmungsapparates des Großhirns, beim Hysteriker zu einem „aktiven Ausschalten auf dem Wege über die Vorstellung" kommen würde. Billigheimer setzt hinzu, daß es verständlich ist, daß je „nach Art des Insults und nach dem Grade der Leichtigkeit, mit dem der Weg von der Psyche zum vegetativen bzw. animalischen Apparat für das Individuum begangen werden kann, nach der Leichtigkeit, mit der der jeweilige Hemmungsmechanismus gelöst werden kann, das Symptom (als hysterisch oder als Organneurose) oder die Symptome (als Allgemeinneurose) ausfallen".

Es wird nicht nur von einigen Verfassern rein theoretisch die Möglichkeit erörtert, daß eine Hyperhidrosis manuum auch einmal als eine hysterische Reaktion auftreten kann, sondern es liegen auch hierzu wieder einzelne Beschreibungen von solchen Fällen vor. Nach der geläufigen Definition ist die „hysterische Reaktion" eine zweckgerichtete, meist auf „Krankheitsgewinn" zielende psychogene Störung, im Gegensatz zu der aus unbewußten Spannungen entspringenden Neurose. Es ist anzunehmen, daß eine Hyperhidrosis manuum wohl weniger aus materiellen Absichten — bei hysterischen Reaktionen sonst häufig vorkommend — produziert wird, wie zu Erreichung einer Rente, Entschädigung oder Haftentlassung, da sie zu diesem Zweck wohl zu wenig schwerwiegend und einträglich ist. Häufiger wird man sie vermutlich als Ausweichreaktion vor Lebensschwierigkeiten, in denen die Flucht in die Krankheit ein rettender Ausweg ist, vielleicht auch als Mittel zur Erreichung wohltuenden Mitleids und vermehrter Beachtung finden.

Eine hysterisch bedingte Hyperhidrosis manuum wird wohl auch dann vorliegen, wenn der Patient in der Lage ist, einen Schweißausbruch an den Handflächen willkürlich, je nach eigenem Wunsch, zu produzieren. Diese Form führt dann auch die Bezeichnung emotionell-willkürliche Hyperhidrosis manuum. Dieselbe Ansicht ist aus dem vorhin von Billigheimer zitierten fließenden Übergang, der zwischen einer Neurose und einer hysterischen Reaktion bestehen kann, zu entnehmen; nach dieser kann man Störungen einer Hysterie zusprechen, je bewußter und willentlicher das Innere durch Reaktionen an der Peripherie erleichtert wird oder, mit Worten von Billigheimer ausgedrückt, wenn mit besonderer „Leichtigkeit" der Weg von der Psyche zum vegetativen bzw. animalisch-motorischen Apparat begangen werden kann.

[1] Zu einer Zeit allerdings, in der die Diagnose Hysterie einen anderen Diagnosewert hatte als heute.

Klauder (1925) schildert einen solchen emotionell-willkürlichen Fall. Der Patient hatte überaus stark transspirierende Handteller und Fußsohlen, über die er sehr klagte. Nachdem eine Röntgenbehandlung nicht zum Ziele führte, wurde später ganz zufällig ein gewisser ursächlicher Zusammenhang mit seinem beruflichen Leben beobachtet. Auffallend war, daß der Patient noch auf dem Wege zum Büro vollkommen trockene Hände hatte, während sie an Ort und Stelle innerhalb weniger Sekunden tropfen konnten. Seine Emotionen waren so instabil, wie der Verfasser sagt, daß er die Handflächen trocken oder naß machen konnte, so wie er wollte. Bei der Erforschung dieser auffälligen Erscheinungen kam heraus, daß der Patient verdrehte Ansichten über die Physiologie des Schweißmechanismusses hatte und außerdem ein phobisches Element. Dieses machte sich darin bemerkbar, daß er sich vor einer bestimmten Maschine fürchtete und einen intensiven Schweißausbruch der Handflächen bekam, wenn er mit ihr arbeiten mußte. Der Verfasser sagt nur zur Klärung der Entstehungsursache, daß ein „psychisches und ein phobisches Element" vorliegen. Vielleicht kann man aber erweiternd sagen, daß hier eine hysterische Angstneurose vorgelegen haben muß. Eine sichere Entscheidung, inwieweit man die Hyperhidrosis manuum bei diesem Patienten als zweckgerichtete hysterische Reaktion auswerten kann, ob man aus der Fähigkeit, nach Belieben eine Schweißsekretion an den Handflächen zu erzeugen, schließen kann, daß sie als Ausweichreaktion aus einem nicht geliebten Beruf gedacht war, kann man aus der kurz gefaßten Beschreibung nicht treffen, nur vermuten. Das „phobische Element" läßt hier zu der hysterischen noch eine neurotische Angstreaktion mit annehmen.

Einen weiteren Fall einer Hyperhidrosis manuum findet man bei Scanlon (1952) beschrieben, der von dem Verfasser als hysterische Reaktion — „anxiety-hysterica" — diagnostiziert worden ist und auch als solche bezeichnet wird. Obgleich hier eine klare Diagnose vorliegt, eignet sich dieser Casus auch wieder nicht besonders gut zur Darstellung einer hysterisch bedingten Hyperhidrosis manuum, da aus der sehr kurz gehaltenen Anamnese kein Einblick zu bekommen ist, ob die Erkrankung in irgendeiner Weise zweckgerichtet war oder was von der Patientin verfolgt wurde. Der Fall ist folgendermaßen wiedergegeben:

Eine 25jährige Frau, Mutter von zwei Kindern, gibt als Hauptbeschwerden quälende Angst, Zittern, Übelkeit, Stumpfsinnigkeit, Unfähigkeit sich zu konzentrieren, an. Die schon seit einem Jahr bestehende Erkrankung soll nach den Erzählungen der Patientin 6 Monate nach der Geburt ihres zweiten Kindes aufgetreten sein mit plötzlichen Anfällen von Zittern und Zuckungen, gelegentlichem Brechreiz und einer gewissen Angst, daß sie sich oder andere in ihrer unmittelbaren Nähe schädigen bzw. verletzen könnte. An augenscheinlichen Symptomen fand sich nur Axillar-, Palmar- und Plantarschweiß. Sämtliche physikalischen und Laboruntersuchungen waren normal. Die Depressionen und quälenden phobischen Symptome schwanden schnell nach intensiver psychotherapeutischer Behandlung, die Hyperhidrosis manuum dagegen blieb unbeeinflußt. Besonders bei gesellschaftlichen Ereignissen, bei denen die Patientin unter emotioneller Spannung stand, war sie am ausgeprägtesten. Dabei engte eine gewisse Furcht „of being offensive" ihre Aktivität entscheidend ein. Ein vollbefriedigendes Ergebnis war erst nach einer Behandlung mit Mephobarbital, mit seiner spezifischen Wirkung auf das Zwischenhirn, zu erzielen. Es kam jetzt auch zu einem vollständigen Rückgang der Hyperhidrosis manuum. Bei Unterbrechung der Therapie mit Mephobarbital kam es sofort wieder zu einem exzessiven Schwitzen der Handflächen sowie der Achselhöhlen und zugleich erschienen auch die anderen charakteristischen Beschwerden wie Übelkeit und Abneigung gegen gesellschaftlichen Umgang und andere Erscheinungen.

Bei Berücksichtigung der Pawlow-Literatur finden sich über die Hyperhidrosis ebenfalls Erklärungen bezüglich Ursache und Auslösung:

Bei vielen Menschen tritt unter besonderen gesellschaftlichen Umständen eine Zunahme des *Handschweißes* ein. Durch Angst produzierter Schweiß lokalisiert sich zuerst an Händen und Stirn, der durch Scham zuerst an den Axillen. Alle örtlichen Schweiße können durch psychische Erregung verstärkt werden, wie bei Angstschweiß während unangenehmen Angstträumen. Die nicht koordinierten Prozesse im Cortex veranlassen diese Dysregulation der Haut. Anhidrose und Hyperhidrose kommen vom Cortex aus über das vegetative Nervensystem zustande. Während der Pubertät sowie während des Klimakteriums ist diese Zunahme der Störungen besonders deutlich. Besonders geplagt sind Musiker, Schauspieler, Kellner, Ärzte, also Berufe, die sich gesellschaftlich stark beteiligen. Hier trifft man besonders Neurosen an. Die Schweißsekretion dient der Wärmeregulierung, der Exkretion und auch der Ableitung zentralnervöser Impulse. Die

Zahl derjenigen, die sozusagen als neurotischer Übersprung regelmäßig und im ungeeignetsten Moment zu schwitzen beginnen, ist nicht unerheblich. Bei den erwähnten Störungen handelt es sich um die „Entladung verdrängter Affekte".

ββ) Die somatogenen Funktionsstörungen. Waren es im vergangenen Kapitel die psychogenen funktionellen Störungen, so gibt es noch die aus vorwiegend somatogenen Ursachen zu besprechen, die genauso eine Hyperhidrosis manuum verursachen können. Im wesentlichen wäre hierzu die Neurasthenie und die konstitutionelle Nervosität zu rechnen.

Die Neurasthenie[1] ist also eine durch vorwiegend somatogene Vorgänge ausgelöste Störung: eine erworbene Labilität des vegetativen Nervensystems. Zu diesem Zustand der erworbenen Funktionsschwäche könne es durch somatogene Faktoren wie unphysiologische körperliche Belastungen, Mangelzustände (z.B. Unterernährung), Vergiftungen, auch langdauernde organische Erkrankungen und andere Einwirkungen kommen.

Die konstitutionelle Nervosität, die auch die Voraussetzung für das Angehen einer Neurasthenie sein kann, ist dadurch charakterisiert, daß ihr ein angeboren schwaches vegetatives Nervensystem zugrunde liegt. Dieses kann dann zu den verschiedensten funktionellen Störungen innerer Organe oder auch des Hautorgans, kurz gesagt, jedes sympathisch innervierten Systems führen. Es ist also keine eigentliche Erkrankung, sondern eine Konstitutionsanomalie. Als der konstitutionellen vegetativen Labilität entsprechende Bezeichnung sind die Begriffe der „vegetativen Stigmatisation" (Bergmann, 1936), der „Neuropathie" (Reichardt), der „konstitutionellen Nervosität" (J. H. Schultz, 1949, 1955) und der „vegetativen Dystonie" zu nennen.

Liegt einmal der Zustand einer durch meist somatogene Ursachen erworbenen Funktionsschwäche des vegetativen Nervensystems vor, so kann diese Störung wie auch die der angeborenen Labilität wiederum durch eine Vielzahl von ätiologischen Faktoren in Gang gehalten werden oder auch verstärkt werden. Die Kenntnis der Faktoren, die zur jeweiligen Auslösung der krankhaften Erscheinungen bei schon vorhandener angeborener Funktionsschwäche und der Ursachen, die zu dem Zustand einer erworbenen Labilität oder auch zur Inganghaltung derselben führen können, ist bei einer Erkrankung an einer Hyperhidrosis manuum ungeklärter Herkunft von großer Bedeutung, damit man auch die Vorgeschichte der Patienten auf eine dieser möglichen, oft nicht sehr hervortretenden Ursachen absucht. Es können grundsätzlich die gleichen ätiologischen Faktoren bei einer schon vorhandenen Funktionsschwäche, sei es nun angeborener oder erworbener Art, für eine immer wieder neue Auslösung oder Fixierung der krankhaften Erscheinungen oder erst zu einer Herbeiführung der Funktionsstörung selbst in Frage kommen. Zu ihnen gehören langandauernde körperliche, aber auch seelische Überlastungen, seltener innere Erkrankungen oder chronische Vergiftungen. In erster Linie sind es aber wohl körperliche Überanstrengungen und anhaltende geistige Überarbeitung, besonders bei unzureichendem Nachtschlaf und zu reichlichem Gebrauch von aufpeitschenden Mitteln. Genauso können aber auch seelische Überlastungen durch dauernde Gemütserregungen, gehetzten Betrieb, ständige Furcht vor dem Nichtfertigwerden trotz starker Willensanspannung, quälende Sorgen und drückende Verantwortung oder zermürbende wirtschaftliche Not zu solchen Funktionsstörungen führen. Es ist also wichtig, wenn man nicht weiß, woher eine Hyperhidrosis manuum ihren Ursprung nimmt, auch nach derartigen Vorkommnissen, die eine Neurasthenie oder die Unterhaltung einer konstitutionellen Nervosität zur Folge haben können, in der Vorgeschichte zu fahnden.

[1] Der Terminus wird hier mit der gegebenen Definition zitiert, ist aber heute vielfach auch umstritten.

Findet man in der Anamnese keine solchen körperlichen oder auch seelischen Belastungen, die den Ursprung der Hyperhidrosis manuum erklären, so wird man, besonders wenn eine Handschweißbildung ohne sonstige charakteristische funktionelle Störungen vorliegt, den psychischen oder physischen Status des Patienten abtasten müssen. Meist wird man dann doch gewisse Eigenarten des psychischen wie auch des physischen Erscheinungsbildes des Patienten finden, die beide Formen, selbst wenn andere Hinweise fehlen, doch vielfach an sich haben. Diese feineren charakteristischen Symptome, die man bei sorgfältiger Beobachtung neben der Hyperhidrose der Handflächen ausmachen kann, kommen aus dem labilen seelischen psychischen Zustand des Patienten, wie leichte Erregbarkeit, Reizbarkeit, Affektlabilität oder aus dem labilen physischen Zustand wie rasche Erschöpfbarkeit, Müdigkeits- und Schwächegefühle schon bei geringen körperlichen Belastungen. Man wird sich also auch hier, weil die anderen Symptome oft so wenig hervortreten, einer feineren Untersuchung des psychischen Erscheinungsbildes zuwenden müssen. In der Literatur sind jedoch die einzelnen Fälle meist zu wenig ausführlich wiedergegeben, um eine neurasthenische oder auch neuropathische Hyperhidrosis auf Grund solcher Angaben sicher diagnostizieren zu können. Da sich diese beiden Formen einer Funktionsschwäche in ihren Symptomen bzw. in ihren Erscheinungen, die sie in der Peripherie verursachen, nahezu decken, kann man sie nebeneinander besprechen. Will man aber doch eine Trennung zwischen beiden vornehmen, um eine vollständige Darstellung der verschiedenen Herkunftsmöglichkeiten der Hyperhidrosis manuum zu geben, so kann man als Unterscheidungsmerkmal oft die Tatsache verwenden, daß die konstitutionelle Nervosität schon in der Kindheit ihren Anfang nehmen kann. So wird man die Fälle der sog. „familiären Hyperhidrosen“, die in den Beschreibungen einen sehr frühen Krankheitsbeginn aufweisen, den Hyperhidrosen auf der Basis einer konstitutionellen Nervosität zuordnen können. Dagegen ist für die neurasthenische Störung charakteristisch, daß ihr Auftreten meist zu einem bestimmten Zeitpunkt einer nachweisbaren körperlichen oder seelischen Überbelastung zu finden sein wird.

Wenn man die Literatur hierüber genau durchsieht, ob die einzelnen Verfasser einen Zusammenhang der Hyperhidrosis manuum mit einer konstitutionellen oder erworbenen Labilität des vegetativen Nervensystems anerkennen und in welcher Weise, so findet man bei den älteren Autoren den Hinweis oft so gefaßt, daß eine Hyperhidrosis sehr häufig mit anderen „nervösen Beschwerden“ auftritt. Das würde sicher der heutigen Definition der Neurasthenie oder auch der Neuropathie entsprechen. — Ein Vergleich mit der Norm, quasi einem „Normal-Nervösen“, ist allerdings nicht vorhanden. Die Einteilung also subjektiv-empirisch.

Bei Dieden (1915) werden diese Patienten als „nervöse“ Menschen beschrieben, die neben Schweißausbrüchen, die sich häufig nur als lokale Hyperhidrosen an Hohlhand oder Fußsohle manifestieren, meistens noch an Herzklopfen, nervösen Magenschmerzen, Blutandrang zum Kopf und Kopfschmerzen leiden. Daß die Hyperhidrosis manuum oft als einzige Erscheinung einer neurasthenischen oder konstitutionell nervösen Störung vorliegen kann, geht aus seiner folgenden Beobachtung hervor: „Viele Leute klagen nur über eine lokale Hyperhidrose, die sich meistens auf die Hohlhände und Fußsohlen beschränkt.“ Er stellt fest, daß bei diesen Menschen die Schweißsekretion an den Handflächen oder auch Fußsohlen „hauptsächlich bei seelischen Erregungen, beim Gefühl der Scham und Verlegenheit“ auftritt.

Weiterhin weist von den älteren Verfassern Ullmann (1927, 1932) darauf hin, daß das „idiopathische Schwitzen (ohne äußere Gründe) spontan auf einer neurasthenischen, hysterischen, jedenfalls nervösen Grundlage erfolgt“.

WERTHER (1933) beobachtete häufig bei den vegetativ Labilen nicht nur die typischen feuchten bis nassen Hände, sondern auch noch den gesamten anderen Symptomenkomplex eines funktionell gestörten vegetativen Nervensystems, so daß die Erkrankung an Hyperhidrosis manuum dadurch ein viel charakteristischeres Bild bekommt und die ätiologische Einordnung um vieles erleichtert wird. Die Fehlleistung des vegetativ Stigmatisierten soll nach der Meinung des Verfassers darin bestehen, daß eine Neigung vorhanden ist, mit quantitativ veränderten Funktionen zu reagieren. Die Symptomatik der vegetativ Labilen schildert er folgendermaßen: Zu ihren Stigmata gehört „Glanzauge, Neigung zum Schwitzen, Erröten, Erblassen, Dermographismus, kalte und feuchte Hände".

Aus einer Arbeit von DORSCHEID (1955), die sich allerdings mehr mit der Therapie der übermäßigen Schweißproduktion bei vegetativen Dystonien beschäftigt, nicht so sehr mit dem Nachweis eines kausalen Zusammenhanges zwischen der Hyperhidrosis manuum und der vegetativen Labilität, ist zu entnehmen, daß auch von neueren Autoren die Hyperhidrosis der Hände als häufige Folge einer vegetativen Dystonie angesehen wird. Man darf wohl auch alle diejenigen zu Befürwortern dieses Zusammenhangs zählen, die als therapeutische Möglichkeit eine Behandlung der Hyperhidrosis manuum mit Stammhirnnarkotica vorschlagen, da die Dämpfung der Zwischenhirnzentren als eine Grundtherapie der vegetativen Dystonie gilt (NONNENBRUCH, 1939; MARK, 1951; WETZELS, 1953; HELLER, 1953 u.a.). DORSCHEID (1955) berichtet in seiner Arbeit neben anderen über drei Fälle einer vegetativen Dystonie, deren funktionelle Störung des Vegetativums sich in besonders ausgeprägten und hartnäckigen Hyperhidrosen der Handflächen manifestierte. Er beobachtete an diesen vegetativen Dystonikern, daß nicht dauernd stark feuchte Hände vorzuliegen brauchen, sondern daß nasse mit ausgesprochen trockenen Handflächen abwechseln können, entsprechend der vegetativen Rhythmik. DORSCHEID zog daraus den Schluß, daß der vegetative Dystoniker nicht immer eine Hyperhidrosis hat, aber ganz sicher eine Neigung zu ihr zeigt.

Auch MARK (1951) erwähnt, daß vegetative Dystoniker häufig eine Hyperhidrose haben. Er findet als charakteristisches Merkmal, daß dem „typischen vegetativen Dystoniker feuchte Hände zu eigen" sind.

Wenn man die Zahl der in der Literatur erwähnten Fälle einer Hyperhidrosis manuum als Folge einer vegetativen Nervosität oder die Häufigkeit theoretischer Erörterungen hierüber sich ansieht, so bekommt man den Eindruck, daß diese Möglichkeit zwar anerkannt wird, aber auch wiederum nicht so häufig ist. Das Literaturmaterial über Fälle von Hyperhidrosis manuum bei vegetativer Dystonie würde sich wahrscheinlich aber noch wesentlich erweitern und der kausale Zusammenhang zwischen beiden offensichtlicher in Erscheinung treten, wenn man die Fälle „familiärer Hyperhidrosen", die in der Literatur gewöhnlich unter dieser Bezeichnung einzeln, ohne ätiologische Einordnung abgehandelt werden, hier miteinreihen würde.

Da die konstitutionelle vegetative Labilität bzw. die vegetative Dystonie innerhalb gewisser Grenzen erblich ist, kann auch die Hyperhidrosis manuum, sofern sie auf einer konstitutionellen Nervosität beruht, familiär gehäuft auftreten. Aus diesem Grunde ist es wohl berechtigt und auch übersichtlicher, die familiären Hyperhidrosen nicht als gesonderte Erscheinung für sich herauszustellen, sondern sie als eine Hyperhidrose bei konstitutioneller vegetativer Labilität zu betrachten, da diese die einzige funktionelle Störung des vegetativen Nervensystems sein dürfte, die bis zu einem gewissen Grade ererbt sein kann.

ULLMANN (1927, 1932) betont in einer seiner Arbeiten, daß bei der Hyperhidrose „konstitutionelle, familiäre Veranlagung" eine Hauptrolle spielt. Aus der Aussage des Verfassers wäre demnach zu entnehmen, daß eine Hyperhidrosis manuum vielfach, wenn nicht in nahezu der Mehrzahl der Fälle, einer konstitutionellen Labilität zuzuschreiben ist.

Bei Herxheimer (1958) findet man auch ein gehäuft familiäres Vorkommen der essentiellen Hyperhidrosen erwähnt.

Veal und Shadid (1949) sind der Meinung, daß die Hyperhidrose bei einer funktionellen Störung des vegetativen Nervensystems — sie setzen hierfür den Begriff der „Hypersympatikotonia“ — „kongenital oder erworben“ sein kann. Das würde also dem Vorkommnis bei konstitutioneller vegetativer Labilität auf der einen und dem bei einer Neurasthenie auf der anderen Seite entsprechen.

Man könnte auch das Auftreten einer Hyperhidrosis manuum schon bei Säuglingen — natürlich jeden symptomatischen Ursprung ausgeschlossen — wieder als Bestätigung ansehen, daß die Hyperhidrosis manuum bis zu einem gewissen Grade „ererbt“ sein kann und daß diesen Fällen damit auch eine konstitutionelle vegetative Labilität als Ursache zugrunde liegen muß. Die anderen Formen einer psychogenen oder somatogenen funktionellen Störung des vegetativen Nervensystems, die noch zu einer Hyperhidrosis manuum führen können, schließen sich wohl in diesem Lebensalter aus. Solche schon in frühesten Jahren auftretenden Hyperhidrosen der Handflächen, die in der Literatur meist als Besonderheiten geschildert werden, kann man als eine weitere Bereicherung der Kasuistik palmarer Hyperhidrosen bei konstitutioneller Nervosität sowie als Bekräftigung des kausalen Zusammenhangs zwischen beiden ansehen.

Als jüngsten Patienten einer Hyperhidrose der Hände geben Veal und Shadid (1949) ein 8 Monate altes Kleinkind an, das eine exzessive Hyperhidrose der Stirn, Handflächen und Fußsohlen aufwies, während in einer Therapieanfrage im J. Amer. med. Ass. (Bd. 129, S. 776, 1945) der Fall eines 5 Monate alten Säuglings zu finden war, der eine Hyperhidrosis palmaris und plantaris hatte, dessen Vater dagegen eine generalisierte Hyperhidrose aufwies.

Carson und Montgomery (1953) beobachteten auch bei ihren Fällen, daß eine Hyperhidrosis manuum oft in sehr frühem Lebensalter auftreten kann und daß dann eigentlich fast immer eine positive Familienanamnese zu erheben war. Bei ihnen fand sich der jüngste Fall einer Erkrankung an Hyperhidrosis manuum: Ein Säugling, der mit Beginn seines 3. Lebensmonats exzessives Schwitzen der Hände und der Füße aufwies. Die Familienanamnese ergab hier keine direkte erbliche Beziehung, dagegen fanden die Verfasser heraus, daß ein Onkel väterlicherseits ähnliche Beschwerden seit Kindheit hatte.

Veal und Shadid (1949) können den oftmals familiären Charakter noch mit einigen interessanten Berichten unterstreichen. Sie sahen in einem Fall fünf, in einem anderen drei und in mehreren Fällen zwei Mitglieder ein und derselben Familie an Hyperhidrose erkranken.

Ein letzter, von Franklin (1953) berichteter Fall einer außergewöhnlich starken familiären Hyperhidrose bei einem Erwachsenen sei hier noch abschließend wiedergegeben. Dieser Patient hatte eine so intensive Absonderung an den Händen, daß sich in wenigen Minuten neben ihm auf dem Boden ein kleiner Schweißsee bildete, wenn er nicht fortgesetzt Handschuhe zur Absorption trug. Dabei ergab sich aus der Familienanamnese, daß die Eltern, die beide eine solche Hyperhidrose hatten, Vetter und Cousine waren.

γγ) Formen der Hyperhidrosis manuum mit weiteren Zeichen allgemeiner vegetativer Dysregulation. In den beiden vorangegangenen Kapiteln waren insbesondere Krankheitsfälle zusammengestellt, die als periphere Symptomatik eines funktionell gestörten vegetativen Nervensystems, sei es nun psychogener oder somatogener Art, weitgehend nur die hartnäckige, intensive Schweißabsonderung an den Händen aufwiesen. Die Erkennung der Ursachen überhaupt wie auch die Art der funktionellen Störung war in diesen Fällen verständlicherweise schwierig.

Weit eindrucksvoller in ihrem klinischen Bild und ätiologisch leichter einzuordnen sind die Erkrankungsfälle an Hyperhidrosis manuum, die noch zahlreiche andere deutliche Symptome eines gestörten Vegetativums zeigen, die sich nicht nur in feinen psychischen Fehlhaltungen und Abweichungen des physischen Status des Patienten ausdrücken.

Während also in den vorangehenden Kapiteln Erkrankungen verschiedener Ätiologie erörtert wurden, die nur eine intensive Schweißbildung an den Händen aufweisen, sollen daran anschließend Fälle aufgestellt werden, bei denen neben der Hyperhidrosis manuum noch andere Symptome das Bild einer funktionellen Störung des vegetativen Nervensystems abrunden. In den meisten Fällen findet man an sonstigen dazukommenden Symptomen in den einzelnen Beschreibungen der als idiopathisch, essentiell oder auch funktionell bezeichneten Hyperhidrosis manuum hauptsächlich Erscheinungen des mit in die funktionelle Einheit des vegetativen Systems eingeschlossenen Gefäßapparates geschildert. Diese Reaktionen des Gefäßsystems bei einer Funktionsstörung des vegetativen Nervensystems gibt es natürlich genauso als selbständige Erkrankung; sind sie mit einer Hyperhidrosis der Handflächen kombiniert, so kann als Störung eine reine Vasoconstriction vorliegen. Das ergäbe den vasoconstrictorischen Typ der Hyperhidrosis manuum mit *blassem* bis *weißlichem Hautkolorit der Hände oder Finger*. Es kommt hier zu einer Verengung des arteriellen Anteils der Strombahn. Gleichzeitig muß aber auch eine Constriction der entsprechenden Capillaren und Venen der Haut mitvorliegen, so daß es zu einer Blässe der Hände und Finger kommen kann.

Man findet jedoch wesentlich häufiger — als zweite Möglichkeit einer Mitirritation und Mitbeteiligung des Gefäßapparates an der funktionellen Störung — die *blauroten bis cyanotischen, kalten Finger und Hände*. Diese Veränderungen können bis zu dem Zustand der Akrocyanose ausgebildet sein. Zwei Entstehungsmöglichkeiten wären hierfür denkbar: Es kann eine Vasoconstriction vorliegen ohne venöse Einengung, oder es kann zu dem Arteriolenspasmus noch eine Venenerweiterung hinzukommen. Die Hyperhidrosis manuum mit akrocyanotischen Zeichen ist der häufiger zu beobachtende Typ. JUMON (1921) bezeichnete diese beiden Formen, die vasoconstrictorische und die akrocyanotische, als den „anämischen" und den „asphyktischen" Typ.

Die Art der Mitirritation des Gefäßapparates — Vasoconstriction oder Vasodilatation — war manchen Verfassern, die nach einer genauen Klärung der Entstehungsweise der Hyperhidrosis manuum suchten, ein Indicator, welche Tonuslage nun eigentlich bei dieser Erkrankung vorliegt. Die Bezeichnung der Hyperhidrosis manuum als eine Störung des vegetativen Nervensystems war vielen Autoren zu weit umrissen und zu allgemein. Da sich für eine ganze Reihe von ihnen aus Experimenten ergeben hatte, daß die Schweißsekretion ausschließlich unter sympathischem Reiz erfolgen soll, ist es nicht erstaunlich, daß viele Kliniker diese Ansicht über die Innervationsverhältnisse auch auf die pathologischen Zustände der Schweißabsonderung übertragen wollten. So taucht hier wieder die alte Streitfrage, die schon die Physiologen beschäftigt hat, auch bei den einzelnen Klinikern auf: Liegt eine alleinige Störung der Tonuslage des Sympathicus, des Vagus oder eine Gleichgewichtsstörung beider Systeme vor, die letztlich eng ineinandergreifen? Allerdings darf man hier tatsächlich von einer Relation zweier Systeme sprechen, da das Geschehen sich im Hautorgan abspielt, also auf einer antagonistisch im Vegetativum einheitlichen Basis.

Viele Verfasser nehmen keine Stellung dazu, da ja noch immer keine absolute Einigkeit darüber besteht, wie die Schweißsekretion, d.h. unter welchen Tonusverhältnissen sie bei normalen Verhältnissen und Bedingungen zustande kommt.

Von einigen wenigen Autoren, meistens früherer Jahre, wird eine Neigung zur vagotonischen Reaktionslage, ja sogar bis zu einem ausgeprägten Vagotonus, vertreten.

Hyslop (1923) sagte, daß bei Kindern eine Hyperhidrose oft ein Zeichen von Vagotonie sei.

Artom (1927) legte der Hyperhidrose ohne äußere Gründe einen sympathischen Ursprung zugrunde, da er bei einem Patienten verminderte Reaktivität auf Adrenalin fand. Auf Grund dieses Ergebnisses nahm er eine „Hyperreaktivität des Sympathicus im hyperhidrotischen Gebiet" an. Nach seiner Meinung konnte demnach eine Hyperhidrose auf eine „sympathische Dystonie vom Typ des Hypervagotonismus" zurückgeführt werden. Als zweite Möglichkeit könnte sie aber auch auf dem Vorhandensein „lokaler Modifikationen des Tonus des Sympathicus bei sonst normalem Allgemeinzustand des vegetativen Nervensystems" beruhen.

Mehr vertreten findet man bei den einzelnen Autoren, besonders der neueren Zeit, die verschiedensten graduellen Abstufungen eines Sympathikotonus, und zwar von der Tendenz zur sympathikotonischen Reaktionslage bis zu dem von amerikanischen Autoren vertretenen, übermäßig gesteigerten Sympathikotonus, der „Hypersympatikotonia".

Ullmann (1932) vertritt eine mehr gemäßigte sympathikotonische Reaktionslage bei der Hyperhidrosis manuum. Er sagt, daß der bei Jugendlichen, häufiger bei Mädchen, als „blaurote, klebrig feuchte Hände" vorkommende Handschweiß, also mit Symptomen der Akrocyanose, als „Zeichen sympathikotonischer Konstitution" zu beobachten ist.

Veal und Shadid (1949) gehören dagegen zu den Autoren, die der durch eine funktionelle Störung des vegetativen Nervensystems hervorgerufenen Hyperhidrose eine ausgeprägte Erhöhung des Sympathikotonus, die von ihnen geprägte „Hypersympatikotonia", zugrunde legen. Sie weist nicht nur als einziges Symptom die Hyperhidrose auf, sondern ist in ihren Fällen eigentlich stets von Vasoconstriction oder anderen vascularen Komplikationen begleitet. Dazu sahen die Verfasser häufig auch noch andere Manifestationen einer funktionellen Störung mit der Hyperhidrosis manuum zusammen auftreten wie Tachykardie, vasomotorische Labilität und die von anderen auch schon geschilderte „emotional imbalance" und „innertenseness".

Die Hauptcharakteristika dieser Störung sind also die neben der exzessiven Schweißsekretion, vornehmlich der Handflächen, sehr deutlichen Vasospasmen, die beide intermittierend auftreten und durch „sympathische Stimmungen" wie Angst, Rauchen, Schmerzen ausgelöst oder verstärkt werden können. *Erstaunlich und zugleich charakteristisch ist die Tatsache, daß gerade bei niedrigen Temperaturen, bei denen normalerweise die Schweißabsonderung minimal ist oder ganz aufhört, Personen mit einer „Hypersympatikotonia" profus schwitzen können (21° C) und die Schweißsekretion sogar bei noch weiterem Absinken der Temperatur nicht nachläßt.* Hierzu paßt auch die Erscheinung, daß die Vasoconstriction mehr in kühlerer Umgebung in Erscheinung tritt. Bei einer Raumtemperatur von 20° C zeigen solche Patienten die verschiedensten Grade von Cyanose der Fingerspitzen und der Finger. Dagegen sahen Veal und Shadid bei der Hyperhidrosis manuum, wie manche andere Autoren, niemals vollkommen weiße Finger wie bei der Raynaudschen Erkrankung. Zugleich schwitzen diese Patienten aber auch bei höheren Temperaturen stärker und eher als normale Personen.

Die von Veal und Shadid beschriebene „Hypersympatikotonie" entspricht an und für sich genau der im vorhergehenden Kapitel besprochenen idiopathischen oder essentiellen Hyperhidrosis manuum. Wenn auch die von ihnen geschilderte „Hypersympatikotonia" durch die zahlreicheren, bei ihren Fällen relativ konstant beobachteten anderen Symptome den ausgeprägteren Charakter einer funktionellen Erkrankung aufweist im Kontrast zu den vorausbesprochenen Fällen mit alleiniger Handschweißbildung, so sagt der von ihnen gegebene Begriff wiederum auch nicht mehr aus, als daß eine funktionelle Störung, vornehmlich des Sympathicus, vorliegt. Man findet aber bei ihnen keine Angaben, wie man sich das Zustandekommen dieser funktionellen Störung vorstellen könnte. Aus dem von ihnen geschilderten Verlauf und manchmal aus den Aussagen über den Zeitpunkt des Auftretens der Erkrankung kann man aber doch dieselben Ursprungsmöglichkeiten ableiten. Aus der Angabe der Verfasser, daß sie gewöhnlich „früh im Leben“ beginnt und „kongenital“ sein kann, ist zu entnehmen, daß der „Hypersympatikotonie“ eine konstitutionell nervöse Entstehungsursache in manchen Fällen zugrunde liegen kann. Weiterhin heben sie hervor, daß die „Hypersympatikotonia“ erworben („acquired“) sein kann. Dies würde mit der Ansicht vieler Autoren übereinstimmen, daß sie nicht selten aus einer „Neurasthenie“ ihren Ursprung nimmt. Die *neurotische Entstehungsmöglichkeit* läßt sich nicht so sicher aus ihrer Schilderung entnehmen, *aber jedenfalls doch vermuten.*

Dann weisen sie auch darauf hin, daß die Erkrankung an Hyperhidrose so leicht sein kann, daß ihr jahrelang keine große Aufmerksamkeit geschenkt wird. Erst unter neuen „Stress“- und „Strain“-Bedingungen wird sie als störend empfunden. Einige ihrer Patienten zeigten einen milden Verlauf der „Hypersympatikotonie“ seit ihrer Kindheit und erst nachdem sie sich z. B. dem Militärdienst unterziehen mußten, steigerten sich ihre Symptome — starke Schweißsekretion und vasculäre Komplikationen — so überaus stark, daß sie ärztliche Hilfe in Anspruch nehmen mußten. Bei anderen Patienten trat eine Aggravation der Symptome erst mit erreichter Pubertät ein, während sie vorher kaum von Bedeutung waren. Bei einigen verursachte „the stress of earning and living in a competitive business world“ eine so überaus starke Zunahme der Erscheinungen, daß sie ihren Beruf aufgeben mußten. Diese Schilderung von VEAL und SHADID eines milden Verlaufs der Hyperhidrose und der anderen Symptome in der innerseelischen ausgeglicheneren Epoche der Kindheit und der sofortigen Verstärkung der Symptome, sobald die ersten Konfliktstoffe und damit die ersten Spannungen ein junges, bis dahin ausgeglichenes Leben berührten, wird man wohl als charakteristisch für eine in manchen Fällen neurotisch bedingte Entstehungsweise der „Hypersympatikotonie“ auswerten können. Natürlich schließen diese Aussagen eine neurasthenische Entstehungsmöglichkeit nicht aus, da in diesem Zeitabschnitt wie Pubertät, Militärdienst oder Berufsanfang oft unphysiologische, langdauernde, meist körperliche Belastungen liegen, die genauso die Störung mitbedingen können.

Man kann also die Hyperhidrosis manuum bei einer „Hypersympatikotonia“, wenn auch die begleitende Symptomatik vielfältiger ist, auf die gleichen Ursprungsmöglichkeiten, die schon von anderen Autoren angegeben wurden, zurückführen, obgleich sich VEAL und SHADID nicht dazu äußern. Sie ist der funktionellen Störung des vegetativen Nervensystems, die nur mit Hyperhidrose der Hände einhergeht, gleichzusetzen.

Einige ähnliche Fälle solcher Hyperhidrosen mit begleitender Vasoconstriction findet man noch in der Literatur beschrieben.

Ein sehr eindrucksvoller Fall, der in seinen Symptomen auf das von VEAL und SHADID (1949) geschilderte Erscheinungsbild der „Hypersympatikotonia“ zutrifft, wird früher von PEARL und SHAPIRO (1935) berichtet.

Eine 22jährige Frau leidet seit dem 11. Lebensjahr an starker Schweißabsonderung an Händen und Füßen, die außerdem ständig kalt und von blauer Farbe sind, besonders bei kühlem Wetter. Die Hyperhidrose verstärkte sich, wenn sie nervös war oder in ihrem Beruf, der Zuckerwarenfabrikation, arbeitete. In den letzten Jahren hatte das Schwitzen der Hände ein solches Ausmaß angenommen, daß sie gezwungen war, ihre Beschäftigung zu unterbrechen und ständig Handschuhe zu tragen, um den beständig sich bildenden Schweiß zu absorbieren. Bei genauerer Inspektion konnte man neben der überaus intensiven Schweißbildung beider Hände, die sich vom Handgelenk über die ganze palmare Oberfläche ausbreitete und zu großer Tropfenbildung führte, eine gemäßigte, diffuse Cyanose der Finger, besonders ausgeprägt an den Spitzen, feststellen. Auch hier wieder auffallend, daß bei Eintauchen der Hände in Wasser von 16°C für 10 min eine ausgeprägte Cyanose auftrat, besonders an den Fingerspitzen, die die Verfasser einem präcapillaren Arteriospasmus zuschreiben. Auf Grund dieser beobachteten Erscheinung kamen PEARL und SHAPIRO zu der zusammenfassenden Diagnose einer „sympathetic imbalance, vasoconstriction type, with abnormal hyperhidrosis".

Auch CARSON und MONTGOMERY (1953) berichten über einen Fall von Hyperhidrosis manuum mit vasculären Komplikationen, aber über eine Form, die nicht wie gewöhnlich mit Cyanose, sondern mit blasser Hautfarbe einhergeht. Die beiden Verfasser sind sogar der Meinung, daß der Typ der Hyperhidrosis, der durch psychische Stimuli hervorgerufen wird — sich also meistens als palmare, plantare oder frontale Form manifestiert —, gewöhnlich mit Vasoconstriction verbunden ist. Soweit Fälle von Hyperhidrosis manuum mit vascularen Komplikationen in der Literatur zu finden waren, wird eigentlich fast immer über eine Vasoconstriction, selten über eine Vasodilatation berichtet, so daß also beiden Formen, der „anämischen" wie der „asphyktischen", ein Arteriolenspasmus zugrunde liegt, nur mit jeweils anderem Verhalten des nervösen Gefäßsystems.

Es handelt sich bei den beiden Verfassern um einen Bericht über ein 9jähriges Mädchen, das schon mit 3 Monaten sehr starkes Schwitzen der Hände und Füße hatte. Die Hyperhidrosis ließ sich durch Temperaturveränderungen wenig beeinflussen, war jedoch intensiver bei heißem Wetter und wenn das Kind unter emotioneller Anspannung stand. Erst im 9. Lebensjahr kam zu der Hyperhidrose ein Weißwerden der Finger und ihrer Spitzen, zugleich eine Abnahme der Hauttemperatur der betroffenen Regionen. Der distale Bereich der Finger bis zu den Fingerspitzen war sehr blaß und die Haut in diesem Bereich besonders weich und dünn. Das subcutane Gewebe war so vermindert, daß die Finger an ihren Enden wie atrophiert erschienen. Vasculare Untersuchungen vor der Verabreichung von Medikamenten ergaben, daß der arterielle Puls und die Blutdurchströmung, ebenso die Hauttemperatur herabgesetzt waren. Sowohl die vasculären Störungen wie der verminderte arterielle Puls und die Hautblässe als auch die profuse Schweißabsonderung ließen sich durch eine Behandlung mit dem adrenolytischen Hydergin (Sandoz) beheben. Die Wirksamkeit dieses Mittels würde dafür sprechen, daß dieser Fall von Hyperhidrosis manuum auch in den Formenkreis der „Hypersympaticotonia" gehören muß. Zugleich kann man sich aus der Wirkungsweise des mit Erfolg angewandten Hydergins eine Vorstellung machen, wie die seltenere Form der Hyperhidrosis manuum mit extrem blassem, nicht wie gewöhnlich bläulichem Hautkolorit zustande kommt und wie sich hierbei die Gefäße verhalten. Es muß in diesem Fall — im Gegensatz zu den akrocyanotischen Typen — auch eine Verengung des entsprechenden venösen Kreislaufs vorgelegen haben, da das Hydergin neben einer dilatierenden Wirkung auf die Arteriolen auch eine auf die Venolen hat. Der erweiternde Einfluß auf die Venolen soll sogar viel ausgeprägter sein; zusätzlich soll es den arteriellen Blutdruck senken, den Venolendruck aber heraufsetzen. Ganz klar ist allerdings aus der kurzen Arbeit nicht zu entnehmen, ob durch das Hydergin eine vollständige Kupierung nicht nur der vascularen Erscheinungen, sondern auch der Schweißabsonderung erreicht wurde. Da zusätzlich noch von den Verfassern das parasympatikolytische Banthine gegeben wurde, ist es auch möglich, daß die Hyperhidrose erst durch die Kombination der Mittel sistierte. Wäre dies der Fall, so könnte man keine reine Form der „Hypersympatikotonie" annehmen, sondern müßte, wenn auch in schwächerem Maße, genauso an eine Mitirritation des Parasympathicus denken.

Ein letzter, von PALMER (1947) beschriebener Fall einer Hyperhidrosis manuum mit vasculären Begleitsymptomen sei noch angefügt.

Die 18jährige Patientin wies eine sehr heftige Hyperhidrose, die so stark war, daß beim Klavierspiel der Schweiß auf die Tasten tropfte, Schwellungen, Cyanose und herabgesetzte Hauttemperatur der Hände auf. Die Schweißsekretion des übrigen Körpers zeigte normales Verhalten. Seit dem 12. Lebensjahr hatte die Patientin jeden Winter Frostbeulen. Anfangs schwanden Schwellung und Blauverfärbung der Finger noch mit Beginn der warmen Jahreszeit, später blieben sie auch dann bestehen. Charakteristisch ist auch hier wieder, daß die Hände blau und kalt waren bei Temperaturen, bei denen sie normalerweise warm und rosig sein müßten. Bei 30°C waren sie sogar kälter als die Kontrollen bei 16°C. Auch das Verhalten der Gefäße selbst wich von der Norm ab. Bei niedrigen Temperaturen wurde eine stärkere

Vasoconstriction als bei normalen Vergleichspersonen gefunden, die auch bei weiterer Erwärmung noch anhielt. Nur im heißen Bad trat eine äußerst starke Vasodilation auf. Die Schweißsekretion dagegen zeigte folgende Abhängigkeit von der Temperatur: sie setzte schon bei 24° C ein, während sie in normalen Fällen erst bei 30° C feststellbar ist. Auslösbar war also diese Hyperhidrosis manuum durch Temperaturreize und in stärkerem Maße auch durch psychische Einflüsse. Über die Herkunft der Erkrankung seines Falles sagt der Verfasser nur aus, daß die Störung nicht in der Peripherie gewesen sein kann, nachdem eine präganglionäre Sympathektomie des 3. und 4. Thorakalganglions sowohl ein Sistieren des Handschweißes als auch eine normale rosige, warme Haut ergeben hatte. „Die symmetrische Verteilung der Symptome, die Reaktion auf psychische und thermische Reize, die Neigung zu Adipositas sprechen wohl für eine zentral bedingte Störung." Es bleibt einem überlassen, die Diagnose noch etwas näher zu präzisieren: Die Symptome der Vasoconstriction — vielleicht auch der Erfolg der Sympathektomie — scheinen doch wieder für eine funktionelle Störung vornehmlich des Sympathicus zu sprechen.

Von grundsätzlichem Interesse ist allerdings, daß bei blasser, anämischer Haut mit *Vasoconstriction* diese Kombination mit Hyperhidrosis beobachtet wird. Ähnliche Phänomene ließen sich mitunter bei iontophoretischen, pharmakodynamischen Tests nach ACKERMANN auf Acethylcholin-, Doryl-Elektrophorese finden. Beispielsweise bei anämischer paradoxer Reaktion bei atopischer Neurodermitis sahen wir derartige paradoxe Schwitzreaktionen.

Will man dem Syndrom einen tiefenpsychologischen oder einen reflexeologischen, Pawlowschen Inhalt geben, so könnte man sagen, es handelt sich um ein chronisches Angst-Syndrom, nämlich des Angstausdruckes Blässe mit Vasoconstriction mit dem Angstausdruck Schwitzen, in einer bedingten Reflexkombination als Dauerhaltung.

δδ) Die durch endokrine Störungen hervorgerufene Hyperhidrosis manuum. Endokrine Einflüsse oder Erkrankungen waren noch als letzte Ursprungsmöglichkeit für eine Hyperhidrosis manuum zu denken. In der Literatur werden solche kaum erwähnt, nur JUMON (1921) war einer der wenigen Verfasser — allerdings aus weiter zurückliegender Zeit — mit der Ansicht, daß endokrine Störungen oft eine Rolle spielen.

Wenn man hormonell bedingte Fälle von dem besprochenen großen Komplex der auf eine funktionelle Störung des vegetativen Nervensystems — speziell des Sympathicus — zurückzuführenden Hyperhidrosen absondern will, dann eigentlich nur, weil man streng theoretisch sagen kann, daß ein anderes Irritans — ein gestörtes Endokrinium — zum Ausgangspunkt der funktionellen Störung des vegetativen Nervensystems wird, wenn das Endokrinium nicht selbst bereits sekundär beeinflußt ist.

Tatsächlich ist der primäre verursachende Faktor oft nicht zu isolieren, da Psyche, Endokrinium und vegetatives Nervensystem zu einem sich wechselweise beeinflussenden, engen Funktionskreis zusammengeschlossen sind.

Man nimmt an, daß die endokrinen Drüsen keinen direkten Einfluß haben, sondern jeweils durch Stimulation — in krankhaften Fällen durch Irritation — des vegetativen Nervensystems erst über dieses zu einer Wirkung auf die Schweißsekretion kommen.

Bei den auf endokrinen Störungen beruhenden Fällen an Hyperhidrosis manuum, die in der Literatur zu finden sind, handelt es sich meistens um eine Dysfunktion der Schilddrüse, während man über die Möglichkeit einer Keimdrüsenstörung als Ursache ziemlich unsicher ist. Es zeigte sich, daß auch im Experiment unter den Hormonen eigentlich nur das der Schilddrüse einen eindeutig nachweisbaren Einfluß auf die Schweißsekretion hat, während das von den Keimdrüsen nicht sicher bewiesen ist.

Bei der Hyperthyreose ist nicht nur eine Neigung zum Schwitzen an der gesamten Körperoberfläche vorhanden, sondern häufig findet man auch eine auf die Handflächen beschränkte übermäßige Schweißabsonderung. Zak, Kauf (1927) und Hellwig (1922) bestätigen, daß bei hyperthyreoiden Menschen vielfach eine gesteigerte Schweißsekretion der Fingerbeeren und der hervorstechenden Partien der Handinnenfläche — also das typische lokale Bild einer Hyperhidrosis manuum — zu beobachten ist.

Orfuss (1954) stellt einen Patienten mit einer Hyperhidrosis manuum vor, die nach eingehender Diskussion und nach Ausschluß anderer Ursprungsmöglichkeiten von verschiedenen Verfassern als ein durch Schilddrüsenstörung hervorgerufener Fall anerkannt wurde.

Dieser Patient, ein 49jähriger Mann, bemerkte, daß zunächst die seitlichen Bezirke der Handflächen diffus gerötet waren; 2—3 Jahre später zunehmendes Schwitzen der Handinnenseiten unter nervöser Belastung. Sogenannte „konstituionelle Symptome" sollen nicht vorhanden gewesen sein. Bei genauer Betrachtung der Hände zeigte sich, daß die Rötung symmetrisch war und sich auf den Daumen- und Kleinfingerballen erstreckte. An sonstigen Befunden von seiten der inneren Organe fand sich eine Lebervergrößerung. Auffallend waren noch multiple Teleangiektasien und eine düstere Pigmentierung der Kieferwinkel. Die Laboruntersuchungen ergaben keine Besonderheiten. Urin-, Blut- und Leberfunktionsproben waren unauffällig, nur der Thymoltest war 1,0. Seroreaktionen auf Syphilis waren ebenfalls negativ.

Bei der Diskussion dieses Falles vertritt Herrmann (1952) die Ansicht — von anderen Autoren wurden noch Erkrankungen wie Hodgkin und Sarkoidose der Leber erörtert —, daß doch sehr viele Anzeichen bei diesem Patienten für eine „thyreotoxische Hyperhidrosis" sprechen: der Exophtalmus, die starke Schwellung der Schilddrüse, der Gewichtsverlust. Als weiterer charakteristischer Hinweis für eine Thyreotoxikose sei bei diesem Fall nicht nur die allgemein erhöhte emotionelle Reizbarkeit, sondern insbesondere der gesteigerte Grundumsatz dieses Patienten zu werten, der nach seiner Meinung zu einer übermäßigen Hitzestauung im Körper führen würde, wenn eine kompensatorische Hitzeverteilung durch vermehrtes Schwitzen nicht möglich wäre.

Eine rein emotionelle Hyperhidrose, wie es dem äußeren Aspekt nach den Anschein hat, hält Herrmann für unwahrscheinlich, da das palmare Schwitzen bei diesem Manne erst mit zirka 46 Jahren einsetzte. Das wäre für den Beginn einer emotionellen Hyperhidrose ungewöhnlich spät. Im allgemeinen fallen die rein emotionellen Formen, wie vorher schon ausgeführt, wenn sie nicht konstitutionell sind, in die Zeit der ersten seelischen Spannungen und Belastungen, die gewöhnlich schon in der Pubertät liegen. Allerdings weist die Beteiligung gerade der Handflächen und Axillen auf einen emotionell hervorgerufenen Schwitztypus hin. Andererseits können thermogene Hyperhidrosen nach Ansicht des Verfassers in Ausnahmefällen auch in diesen Bezirken gefunden werden. Die Unterscheidung, ob der seltene Fall einer thermogenen oder doch einer emotionellen Hyperhidrose vorliegt, soll man aus der Tatsache treffen können, daß durch Temperaturreize eine Schweißbildung an den Handflächen beim thermogenen Typus auszulösen ist, beim emotionellen aber nicht. Es ließ sich hier also eine emotionelle Hyperhidrose nicht nur durch den Zeitpunkt des Einsetzens der Erkrankung, sondern auch dadurch ausschließen, daß der Patient eine bemerkenswerte, sonst außergewöhnliche Empfänglichkeit des Achsel- und Palmarschweißes für Hitzestimulation zeigte. Es fiel ihm selbst auf, daß seine Beschwerden im Sommer viel ausgeprägter waren und daß er bei hohen Umgebungstemperaturen nur an den Handflächen und in den Achselhöhlen schwitzte, während die übrige Körperfläche dabei unbeteiligt blieb.

Zusammenfassend kann man also sagen, daß in diesem seltenen Fall das Krankheitsbild mit Exophtalmus, Schwellung der Schilddrüse, Gewichtsverlust, erhöhtem Grundumsatz, gesteigerter emotioneller Reizbarkeit sicher ausreicht, um die

Hyperhidrosis manuum auf eine endokrine Störung — eine Hyperthyreose — zurückzuführen.

Dabei ist der Zusammenhang von Psyche und Endokrinium natürlich wieder ein Komplex, der die Psyche durch diese Folgerung von HERRMANN keineswegs ausschließt, nur zeigt HERRMANN durch seine interessante Diskussion auf, welche verschiedenen Reaktionswege möglich sind!

Eine Dysfunktion der Keimdrüsen als Ursache einer Hyperhidrosis manuum wird viel seltener erörtert. Meist sind es ältere Autoren, die der Ansicht sind, daß neben konstitutionellen oder psychogen nervösen Faktoren, besonders bei jungen Menschen, eine gewisse Unterfunktion der Keimdrüsen stets mitbeteiligt ist. Man nimmt auch hier an, daß die Keimdrüsen wiederum nur über eine Stimulation des vegetativen Nervensystems einen Einfluß auf die Schweißbildung haben, wenn man auch nicht genau weiß, ob durch sie der Sympathicus oder der Parasympathicus beeinflußt wird.

Meist lassen sich aber die einzelnen Verfasser über einen ursächlichen Zusammenhang zwischen einer Keimdrüsenstörung und einer Hyperhidrosis manuum überhaupt nicht aus; oft ist nur aus ihren therapeutisch angewandten Mitteln zu ersehen, daß zumindest eine gewisse Dysfunktion der Keimdrüsen von vielen miteinkalkuliert wird.

So kann man aus dem Therapievorschlag vermuten, den JUMON zur Behandlung der Hyperhidrose angibt, daß auch er als Ursache eine Keimdrüsenbeteiligung bis zu einem gewissen Grad annehmen möchte. Man findet bei dem Verfasser bei Hyperhidrose junger Mädchen zur Zeit der Pubertät „Organotherapie", Schilddrüsen- und Eierstockpräparate, empfohlen.

ULLMANN (1927, 1932) äußert sich in ähnlicher Weise zu der Frage, ob man eine Keimdrüsendysfunktion mit in Erwägung ziehen muß. Bei Jugendlichen, häufiger bei Mädchen, soll der Handschweiß nach seiner Meinung vielfach mit „Zeichen von konstitutionell-sexueller Unterbildung" einhergehen. „Die Annahme reizbarer Schwäche des Parasympathicus durch hormonale Insuffizienz" sieht ULLMANN durch die erfolgreiche Behandlung mit Eierstock- und Follikulinpräparaten und Erzielung einer normalen Menses bestätigt.

δ) Therapie

Der Erfolg der *lokalen Therapie* mit den verschiedenen antihidrotischen Substanzen beruht nach Ansicht der meisten Autoren auf einem mechanischen Verschluß der Schweißdrüsenausführungsgänge durch eiweißfällende Reaktionen; einige halten auch eine Einwirkung auf die Zellfunktion selbst für möglich. Anwendungsformen sind Lösungen, Salben, Puder oder Seifen. Der Nachteil aller lokal angewandter Substanzen liegt in ihren mehr oder minder hautreizenden Eigenschaften; zudem führen sie — selbst bei längerer Anwendung — zu keiner Heilung der Hyperhidrosis manuum, sondern nur zu einer verschieden langen Beschwerdefreiheit.

Quellende Mittel werden in der Praxis kaum angewandt, da sie nur eine nicht ausreichende Sekretionsminderung bewirken. Der Großteil der lokalen antihidrotischen Substanzen gehört zu den *Adstringentien.* Ihre Wirkung beruht auf der Bildung einer Schicht koagulierter Zellen, die die Schweißdrüsenausführungsgänge mechanisch verschließt; durch die gleichzeitige Kontraktion des Gewebes wird dieser Effekt verstärkt. Davon abweichend glauben SCHÜTZ u. WERTHEIM (1932) u.a., daß speziell die sezernierende Funktion der Zellen beeinträchtigt wird.

Das älteste und bewährteste Adstringens ist das *Formaldehyd,* von dem gesagt wurde, daß jedem Arzt die Gedankenassoziation „Hyperhidrosis-Formalin" selbstverständlich sein muß. Er soll die besten gerbenden und austrocknenden Eigenschaften haben, führt daher aber leicht zu Reizerscheinungen, wie Sprödigkeit, Rissigkeit, schmerzhafte Rhagadenbildung u.a. Es wird zu den ekzematogenen Stoffen gerechnet. Weitere Nachteile sind schnelles Verdunsten sowie unangenehm stechender Geruch. Die wäßrige Lösung — das Formalin — wird in einer Konzentration von durchschnittlich 3,5—4%, in schweren Fällen bis zu 10% angewandt, die alkoholische — der Formalinspiritus — als 10%ig empfohlen. Als Salbe wird Formaldehyd 3%ig, als Puder gemischt mit anderen Substanzen verabreicht. Formalinseifen müssen wegen ihrer milden Wirkung täglich benutzt werden.

Im *Urgon* wird Formaldehyd neben anderen schweißhemmenden Substanzen in einer Schüttelmixtur verabreicht; bei gleich guter adstringierender Wirkung ist seine Hautverträglichkeit durch die Kombination mit den Elementen der Trockenpinselung wesentlich gebessert.

Eine gezügelte, milde Formaldehydwirkung läßt sich mit *Hexamethylentetramin* erreichen, infolge einer kontinuierlichen Abspaltung von Formaldehyd durch den sauren Schweiß: Bei starker Sekretion viel, bei mäßiger wenig, so daß es nicht zu einer ständig gerbenden, reizenden Einwirkung kommt. Wird es als Salbe angewandt, so bindet die Salbengrundlage — meistens eine Milcheiweißcreme — ebenfalls noch überschüssiges Formaldehyd. Seltener wird es als Formoformstreupuder mit bis zu 3% und als Formoformseife mit 10% Paraformaldehyd gebraucht. Da die Schweißsekretionshemmung dieser Präparate zirka 3 Wochen anhält, wird die Behandlung, um Beschwerdefreiheit zu erzielen, in diesen Zeitabständen regelmäßig wiederholt.

Andere lokale Antihidrotika sind entweder *Lösungen von Salzen* oder *schwache Säuren*. Von den ersteren werden vor allem Aluminiumchlorid als 25%ige Lösung und das nicht so gut und anhaltend wirkende Aluminiumnitrat empfohlen, sowie das Präparat Hidrofugal. Waschungen mit essigsaurer Tonerde sind nur bei leichten Fällen erfolgversprechend. Die gute Verträglichkeit der Aluminiumverbindungen wird allgemein bestätigt, nur einige Autoren beobachteten Acanthosen mit starker Hyperkeratose. Nach Herrmann soll die Wirkung nicht adstringierend sein, sondern auf einer entzündlichen Reaktion beruhen. Ein weiteres adstringierendes Salz ist das Ammoniumchlorid, das als 20%ige Lösung oder als Salbe verwendet wird. An Säuren ist die Gerbsäure (1%ige wäßrige Tanninsäure, 1—2%ige in Alkohol oder Glycerin gelöste Gerbsäure, Taktokut, 10%iger Tannoformpuder usw.) sowie die Salicylsäure zu nennen. Für die Hyperhidrose der Hand wird eine 5%ige Salicylsäurelösung oder 5%iger Salicylpuder empfohlen. Chromsäurebehandlungen sind wegen der Gefahr der Nierenschädigung und der Hautverfärbung nicht mehr üblich.

Schon vor langer Zeit fand man, daß die Haut nach Röntgenbestrahlung auffallend trocken wurde. Um die Jahrhundertwende wurde diese Erkenntnis erstmalig durch *lokale Röntgenbestrahlung* einer Hyperhidrose erfolgreich ausgenutzt. Da man bei den ersten Bestrahlungen ein Sistieren der Schweißabsonderung ohne ersichtbare Schädigungen des umgebenden Gewebes erzielte, manchmal sogar auch ohne histologische Veränderungen an den sezernierenden Zellen selbst, hielt man die Schweißdrüsenzellen mit gesteigerter Funktion für strahlensensibler als ihre Umgebung. Aus diesem Grund befürworteten viele Autoren die lokale Röntgentherapie und bezeichneten sie als „Methode der Wahl", da sie gute Bestrahlungsergebnisse erzielten. Etwas später warnten aber viele Verfasser vor dieser Behandlung, einige empfehlen nur ihre vorsichtige Anwendung, während andere sie ganz ablehnen. So ergab jüngst eine Umfrage bei 25 amerikanischen Dermatologen über Röntgenbestrahlung bei Hyperhidrosis manuum eine Gegnerschaft von 56%; 12% bezeichneten sie als sehr gut, während 32% eine gewisse Wirksamkeit zugaben. Die ablehnende Haltung früherer Autoren beruhte vornehmlich auf den beobachteten Hautschäden wie Rissigkeit, in schweren Fällen Ulcera, Hyperkeratosen und Sehnenverkürzungen, die jüngeren wenden sich gegen diese Therapie aus der Erkenntnis, daß die Schweißdrüsen doch nicht strahlenempfindlicher sind als ihre Umgebung und Hautschäden deshalb unvermeidlich seien. Verfasser, die nur für eine vorsichtige Anwendung sind, halten es für besser, um Hautreaktionen zu vermeiden, wenn nur eine Sekretionsminderung, keine vollständige Anhidrose herbeigeführt wird. Nach Ansicht der jüngsten Autoren (Borak u. Mitarb., 1949) ist sie doch als Therapie der Hyperhidrosis manuum geeignet, wenn verschiedene Gesichtspunkte berücksichtigt werden. Einer von ihnen ist, daß die Schweißdrüsen die strahlenunempfindlichsten Gebilde der Haut sind. Daraus ergibt sich, daß eine besondere Technik in der Anwendung der Strahlen befolgt werden muß, deren Ziel es ist, keine Schäden an den umgebenden Strukturen zu setzen, gleichzeitig aber die für einen dauernden Sekretionsstillstand erforderliche Atrophie der Schweißdrüsenzelle zu erzeugen. Dies ist nur möglich bei Verwendung hochgefilterter Strahlen: z.B. nach Borak u. Mitarb. 300 r bei Filterung mit 2—4 mm Al; nach jeweils 10tägiger Bestrahlungspause noch zweimal je 150 r. Als zweites ist zu berücksichtigen, daß keine Anhidrose, sondern nur eine Sekretionsminderung — eine Besserung von ca. 75% — erzielt wird.

Weiterhin wird versucht, die palmare Hyperhidrose durch *innerlich angewandte Medikamente* zu beeinflussen oder diese zumindest als Unterstützung zu anderen, meist örtlichen Maßnahmen zu geben. Wenn man dieser Therapie den ursächlichen Grundfaktor der Hyperhidrosis manuum — die Irritation des vegetativen Nervensystems — zugrunde legt, dann werden nur Medikamente, die das vegetative Nervensystem beeinflussen, evtl. Erfolg haben. In Frage kommen Pharmaka, die eine periphere Wirkung haben wie Sympathikolytika, Parasympathikolytika oder Ganglienblocker und solche, die einen zentralen Angriffspunkt am Vegetativum haben.

Legt man nun der Therapie mit peripher angreifenden Pharmaka die von vielen Autoren vertretene Ansicht der ausschließlich durch sympathische Erregung zustandekommenden Schweißsekretion zugrunde, so müßte man mit *Sympathikolytika* allein einen Effekt bekommen.

Es zeigte sich, daß Ergotamin bzw. Gynergen zwar allgemeinen Körperschweiß hemmt, besonders bei erhöhter Adrenalinempfindlichkeit bzw. einem gesteigerten Orthosympathikotonus, eine Beeinflussung der Hyperhidrosis manuum aber war nicht möglich.

Da das pharmakologische Verhalten der Schweißdrüsen im Experiment andere Verfasser wiederum zur Ansicht der vornehmlich parasympathischen Regulation der Schweißsekretion hat neigen lassen, wird man sich speziell für die medikamentöse Therapie mehr von der Anwendung von *Parasympathikolytika* erwarten. Der Einfluß des klassischen Anticholinergicums Atropin sowohl per os als auch per injectionem auf allgemeinen Körperschweiß ist auch hier wiederum eindeutiger. Als Therapeuticum bei Hyperhidrosis manuum zeigt es keine sehr ausgesprochene, oft sogar widersprechende Wirkung: Die Unterdrückung der Schweißabsonderung gelingt entweder äußerst schwer, nicht vollständig oder es kommt zu einer paradoxen Reaktion, zu einer Zunahme der Sekretion. In einigen Fällen „speziell nervöser Hyperhidrosis manuum" soll es sich aber doch bewährt haben ($^1/_2$—1 mg pro die). Über eine Eignung von Scopolamin für eine orale oder Injektionstherapie existieren keine Berichte.

Für den Handschweiß gut brauchbar erwiesen sich von den Parasympathikolytika einige synthetische Präparate: das *Xanthenkarbonsäurediäthylaminoäthylestermethylbromid* (Banthine) und das *Prantal*. Das erstere — in Deutschland als MTB-51 oder Vagantin bezeichnet — ist ein synthetisches Anticholinergikum mit atropinartiger Wirkung: es soll die chemische Reizübertragung durch Acetylcholin am Erfolgsorgan hemmen, bei hoher Dosierung soll es eine blockierende Wirkung an den ganglionären Synapsen des Parasympathicus und Sympathicus zugleich haben. Der Effekt tritt konstant nach 45 min auf und hält ca. 4—5 Std an. Da das Medikament also dauernd gegeben werden muß, stellt man die Dosis — täglich 50—75 mg 4stündlich — so ein, daß es nur zu einer weitgehenden Sekretionsminderung kommt. An Nebenwirkungen hat es atropinähnliche, manchmal treten Schwindel und Schwächegefühle auf. Prantal ist ein synthetisches Vagolytikum, chemisch ein quarternäres Amin. Die tägliche Durchschnittsdosis ist 50—400 mg. Es erweist sich als gleich gut wirksam wie Banthine; die Nebenwirkungen sind etwa die gleichen.

Legt man aber dem therapeutischen Vorgehen die Möglichkeit zugrunde, daß nach Ansicht anderer Autoren zum Zustandekommen einer Schweißsekretion sowohl eine sympathische als auch parasympathische Erregung nötig ist, dann müßte man Parasympathikolytika und Sympathikolytika kombiniert anwenden. In Experimenten hat man sich viel mit dieser Frage beschäftigt, aus der Therapie gibt es wenig Beispiele. In einem Fall wurde bei Handschweiß eine Kombination aus Banthine und Hydergin erfolgreich angewandt.

Zu den peripher wirksamen Mitteln gehören noch die *ganglioplegischen Stoffe* — Hexamethioniumpräparate —, die aber wegen ihrer Giftigkeit beschränkt anwendbar sind. Bei mehreren Fällen, bei denen täglich 250—1250 mg gegeben werden, sollen keine Nebenerscheinungen aufgetreten sein bei einer Wirksamkeitsdauer von 3—4 Std (LAMBSDORFF).

Die Behandlung mit zentral angreifenden *Sedativa* baut sich auf der Vorstellung auf, daß der Hyperhidrosis manuum eine allgemeine zentral-nervöse Dysfunktion diencephaler Zentren zugrunde liegt und auf der Beobachtung von MARK, daß sich die Hyperhidrose bei solchen Regulationsstörungen mit Stammhirnnarkotica behandeln läßt. Von ihm kommt die sog. „Stammhirnnarkose" mit täglich 3mal 2 Luminaletten, durch die es zu einem auffallenden Rückgang der Hyperhidrose, insbesondere der typisch feuchten Hände vegetativer Dystoniker kommen soll. Einige Verfasser berücksichtigen diesen zentral-nervösen Faktor bei Hyperhidrosis manuum ebenfalls durch Verabfolgung von Luminaletten (bis zu 5mal 2 Tabletten täglich), andere durch Prominaletten (3mal 1 Tablette täglich). Ein neueres zentral gut wirksames Mittel ist Mephobarbital (4mal 0,1 mg täglich).

Calcium, das das vegetative Gleichgewicht nach der sympathischen Seite verschiebt, wurde auch bei Hyperhidrosis manuum versucht, besonders von älteren Autoren, die eine Vagotonie annehmen. Tatsächlich ging aus klinischen Untersuchungen hervor, daß bei vegetativer Dystonie ein gestörtes Kalium-Calcium-Verhältnis vorliegt. Es hat aber wegen des geringen Effektes nur als unterstützende therapeutische Maßnahme Zweck.

Bei der *Röntgenbestrahlung des Rückenmarks* unterscheidet man zwei Arten: die indirekte und die direkte Bestrahlung. Dieser Therapie liegt bei der *indirekten*, von GOUIN eingeführten Methode der Gedanke zugrunde, eine unspezifische, ganz allgemeine Umstimmung des Vegetativums durch Bestrahlung sympathischer Zentren in der Medulla oblongata und im oberen Hals- und Brustmark zu erreichen. Man nimmt an, daß die Röntgenstrahlen auf das vegetative Nervensystem und seine Erfolgsorgane regulierend und ausgleichend einwirken, indem sie erhöhte oder verminderte Funktionen in die Mittellage zurückführen. Trotzdem ist bei der Hyperhidrosis manuum nur ein geringes Ausmaß an Besserung, oft gar kein Erfolg zu sehen. Bei der *direkten* Röntgenbestrahlung des Sympathicus kommt es nur zu einer isolierten Ausschaltung oder Herabsetzung der Funktion in den dem Krankheitsprozeß entsprechenden Ganglien, also den Hals- und obersten Brustganglien. Ein Großteil der Autoren verspricht sich nur von dieser gezielten Behandlung einen Erfolg; zudem ist sie wegen der örtlich begrenzten Einwirkung ungefährlicher, technisch aber schwieriger.

Andere Autoren haben wiederum versucht, bei Hyperhidrosis manuum durch *Diathermie* eine Umstimmung des Vegetativums zu erreichen, die durch eine funktionelle Stimulierung der spinalen sympathischen Zentren — etwa im Bereich von C6—D2 — zustande kommen soll. Der Handschweiß soll unter dieser Behandlung tatsächlich ganz zurückgehen; doch kommt es zu keiner Dauerheilung, sondern zu mehr oder weniger langen beschwerdefreien Intervallen. Die Wirksamkeit soll hier auf einer Steigerung des Sympathikotonus und der Wiederherstellung des Gleichgewichts zwischen Parasympathicus und Sympathicus beruhen.

Bei der *Ultraschalltherapie*, die nur sehr kurzfristig bei Hyperhidrosis manuum versucht wurde, werden die Stellarganglien beschallt. Es wurden im Gegensatz zur Hyperhidrosis plantaris keine Erfolge erzielt; zudem kann es zu erheblichen Schädigungen anderer Organe kommen.

Die Annahme, daß durch die *periarterielle Sympathektomie* die Hyperhidrosis manuum zu heilen sei, beruhte auf der ursprünglichen Vorstellung, daß die sympathischen sekretorischen Fasern in langen kontinuierlichen Bahnen die Arterien entlang der ganzen Extremität begleiten und nur jeweils kleine perivasculäre Netzchen zu den unterwegs liegenden autonom zu versorgenden Gebilden abzweigen. Nach dieser Ansicht ließe die Durchtrennung nur an einer Stelle eine einfache Unterbrechung sämtlicher sekretorischer Fasern der Hand zu. Sie wurde anfangs bei Hyperhidrosis palmaris häufig angewandt, ja sogar empfohlen, da man stellenweise „Besserungen“ oder „Heilungen“ beobachtete. Der Nachweis des wahren Verlaufs der sekretorischen Fasern als kontinuierliche Bahn im Spinalnerven machte dann die periarterielle Sympathektomie als Therapie der Hyperhidrosis manuum hinfällig, so bestechend einfach und wenig belastend sie als operativer Eingriff gewesen wäre.

Bei der Behandlung des Handschweißes durch *chemische Sympathektomie* werden bestimmte Ganglien — meist das Stellarganglion — mit Novocain, Novocain-Alkohol oder anderen Substanzen infiltriert. Eine Zeitlang gab es viele Stimmen gegen diese Methode, da Novocainblockaden zahlreiche Gefahren aufweisen sollen. Neben örtlichen Schädigungsmöglichkeiten und Unverträglichkeitsreaktionen soll es — nach Ansicht von Schmitt, Jung u.a. aber nur bei zufälliger, intraduraler Injektion des Anaestheticums mit nachfolgender Anaesthesie der Medulla oblongata — zu gefährlichen Reaktionen des Kreislaufs und des Nervensystems kommen. Schmitt und Jung meinen aber, daß man die Stellatumblockade — im Gegensatz zu der gefährlicheren Halsgrenzstranganaesthesie — bei einwandfreier Beherrschung der Technik ohne weiteres anwenden dürfte. Novocaininfiltrationen des Ganglion stellare bei Hyperhidrosis manuum ergaben übereinstimmend gute Ergebnisse, allerdings führen sie nur zu einer vorübergehenden Heilung. Um den Erfolg dauerhafter zu gestalten, wird vielfach noch 8—10 cm^3 50%iger Alkohol nachgespritzt.

Experimentelle Untersuchungen über die Ausbreitungsverhältnisse der sekretorischen Fasern und über ihre Ausschaltungsmöglichkeiten waren Anregung, eine *ganglionäre Sympathektomie* bei Hyperhidrosis manuum zu versuchen. Die ersten erfolgreich sympathektomierten Fälle werden schon um 1920 veröffentlicht. Da es einmal unterschiedlich starke Hyperhidrosen gibt und zum anderen ein operativer Eingriff immer ein gewisses Risiko sowie eine Belastung für den Patienten ist, wird natürlich auch hier das Für und Wider von den einzelnen Autoren abgewogen. In erster Linie werden bei der Hyperhidrosis manuum berufliche, soziale und wirtschaftliche Gründe zur Indikationsstellung geltend gemacht. Die älteren Autoren sehen nur dann eine Indikation zur Operation gegeben, wenn eine jeder Therapie widerstehende Handschweißbildung vorliegt. Von anderen wird nicht nur eine berufliche, sondern auch eine gesellschaftliche sowie psychische Beeinträchtigung in den Indikationsbereich einbezogen. Die einzelnen Operationsmethoden unterscheiden sich durch Umfang der Resektion und der Wahl des Zugangsweges, nicht zuletzt auch durch den erzielten Erfolg. Eines der frühesten Verfahren war die Entfernung des Ganglion stellare durch die obere Schlüsselbeingrube. Eine weitere Möglichkeit ist die cervico-thorakale Grenzstrangresektion von hinten nach White-Smithwick, bei der meist ganze cervico-thorakale Grenzstrangabschnitte — also Ganglien mit Rr. communicantes — entfernt wurden. Dieser Zugangsweg eignet sich auch für die später hinzugekommene einfache „präganglionäre Durchtrennung“ zwischen dem 2. und 3. Thorakalganglion. Die Methode der offenen Thorakotomie oder der sog. intercostale Weg wurde auch bei Hyperhidrosis manuum angewandt, und zwar zur Entfernung größerer Grenzstrangabschnitte, einzelner Ganglien sowie zur präganglionären Grenzstrangdurchschneidung. Das neueste und schonendste Vorgehen ist die transpleurale, endoskopische Elektrotomie nach Kux, bei der der Brustgrenzstrang etwa in Höhe der 2. Rippe an einer oder zwei Stellen, meistens knapp unterhalb des Ganglion stellare, nur durchtrennt wird; es wird keine Resektion angeschlossen. Der alleinigen präganglionären Durchtrennung zwischen 2. und 3. Thorakalganglion und dem Verfahren von Kux werden die besten Resultate bei Hyperhidrosis manuum zugesprochen. Die Dauerhaftigkeit des operativen Erfolges — ein Punkt, der am meisten interessieren würde, da die anderen Behandlungsmethoden nur zu einer vorübergehenden Beseitigung des Leidens führen — ist aus den Literaturangaben sehr schwer zu beurteilen. Einmal liegt es daran, daß das Ausmaß der Resektionen der einzelnen Autoren sehr unterschiedlich ist, so daß die Operationsergebnisse schwer zu vergleichen sind, zum anderen fehlt meist eine längere postoperative Beobachtungszeit. Im allgemeinen werden die Erfolgsaussichten der chirurgischen Sympathektomie übereinstimmend als gut bezeichnet. Trotzdem findet man Angaben über eine Wiederkehr, über erneutes „leichtes" oder „geringes" Schwitzen sowie einer „teilweisen" Rückkehr der Schweißabsonderung. Nach Aussagen der jüngsten Autoren, die vor allem über eine genügend lange postoperative Beobachtungszeit verfügen, ist anzunehmen, daß Teilerfolge in neuerer Zeit wohl auf einer unbeabsichtigt unvollständig ausgeführten Sympathektomie, während die der früheren Verfasser auf einer noch nicht genauen Kenntnis der Verlaufsverhältnisse der Fasern samt ihrer Variationsmöglichkeiten für die obere Extremität beruht haben. Nach Untersuchungen von GOLDWATER u. Mitarb. hatte sich ergeben, daß ein unvollständiges operatives Vorgehen am Grenzstrang nur eine vorübergehende Ausschaltung der sensorischen und sympathischen Innervation zur Folge hat, so daß ein Wiederkehren der Schweißabsonderung manchmal nach Monaten, manchmal nach Jahren nicht für eine echte Regeneration oder Hypersensibilisierung sprechen soll. So dürfte man aus den Formulierungen der neueren Autoren entnehmen, die z.B. von „gutem Dauerergebnis", von „bestem Erfolg", von „Rezidivfreiheit" sprechen, daß die ganglionäre Sympathektomie zu einer Dauerheilung der Hyperhidrosis manuum führen kann.

In speziellem Hinblick auf die psychogenen, psychogen fixierten, reflexartig nach Art bedingter Reflexe ablaufenden Hyperhidrosen ergibt sich, daß in geeigneten Fällen der Versuch einer Psychotherapie gemacht werden sollte. Hinweise in der Literatur lassen mitunter die Wirksamkeit von Hypnosen erkennen. Hypnotherapie bietet sich zur Durchbrechung eines reflexartigen Ablaufes, ebenso autogenes Training nach J. H. SCHULTZ, an. Soweit diese oder andere psychotherapeutische Maßnahmen eingesetzt werden, ist auf die Stärkung des Selbstbewußtseins, des Selbstwertgefühls, der Selbstsicherheit Wert zu legen. Das ist um so mehr von Bedeutung, als Angstgefühle und Unsicherheit in den das Selbst betreffenden Persönlichkeitszügen für den psychogenen Hintergrund der Hyperhidrosis von maßgeblicher Bedeutung sein dürften.

Diskussion

In dieser Zusammenstellung umfaßt die Krankheitsbezeichnung „Hyperhidrosis manuum" drei Formen: die eigentliche oder idiopathische, die symptomatische und die berufliche Hyperhidrosis palmaris, wobei die jeweils psychogene Gruppe in diesem Rahmen im Vordergrund steht bzw. der Anteil der Psychogenese diskutiert wird. Nach der ursprünglichen Definition ist die „Hyperhidrosis manuum" ein ganz eng gefaßter Begriff. Man verstand darunter nur die idiopathische Form als abgeschlossene, selbständige Erkrankung — auch „primäre" oder „essentielle" Hyperhidrose genannt —, die sich nur in einer intensiven, kaum therapeutisch zu beeinflussenden Schweißabsonderung an beiden Handflächen aus nicht bekannter Ursache äußert. In neuerer Zeit hat sich jedoch die Ansicht durchgesetzt, daß diese idiopathische Hyperhidrosis manuum in funktionellen Störungen des autonomen Nervensystems sowie psychischen und endokrinen Zentren wurzelt.

Demgegenüber liegen den symptomatischen Hyperhidrosen organische Veränderungen zugrunde. Sie können eine auf die Hand beschränkte Hyperhidrose verursachen, wenn auch aus der Verschiedenheit der ätiologischen Faktoren die krankhafte Schweißabsonderung sich häufig nicht auf die Hände beschränkt und nicht einziges charakteristisches Symptom sein muß.

Die bei Angehörigen verschiedener Berufsgruppen auftretenden Hyperhidrosen gewinnen immer mehr an Bedeutung. Ihre Ursachen können im einzelnen weitgehend aufgeklärt werden. Sie wurden hier nicht diskutiert.

Die Einteilung wurde hier nach ätiologischen Gesichtspunkten getroffen, da eine Abgrenzung der verschiedenen Formen der Hyperhidrose nach klinischen Kriterien nicht immer und ohne weiteres möglich ist: Grundsätzlich kann das lokale Erscheinungsbild für alle Formen gleich oder zumindest sehr ähnlich sein, wenn sich auch gewisse Unterscheidungsmöglichkeiten bezüglich der Sekretionsausbreitung und des Sekretionsrhythmus bei genauerer Untersuchung finden. Der Grund für die hier dargestellte Einteilung liegt in dem Bestreben, eine vollständige Darstellung aller möglichen Erscheinungsformen einer Hyperhidrosis manuum zu geben, aber letztlich auch als Gegenüberstellung zweier nahezu gegensätzlicher Entstehungsursachen — einer funktionellen und einer organischen — für ein und dieselbe krankhafte Erscheinung.

Das *lokale Erscheinungsbild der idiopathischen Hyperhidrosis manuum* ist einförmig, da es sich auf die erhöhte Schweißabsonderung beschränkt und ohne wesentliche andere Krankheitszeichen einhergeht. Dennoch sind einige wenige charakteristische Züge hervorzuheben.

Die *Art der Ausbreitung* der Schweißabsonderung: es werden nur die hervorstechenden Partien beider Handinnenseiten entweder ausschließlich befallen oder sie weisen eine stärkere Sekretion als die nur mäßig schwitzenden benachbarten Regionen der Handteller auf. Es sind vornehmlich Daumen- und Kleinfingerballen sowie die Fingerbeeren-Handbezirke, die beim Greifen besonders beansprucht werden; Handrücken und Fingerstreckseiten bleiben frei.

Der intermittierende *Sekretionsrhythmus:* Es findet sich nur nach bestimmten — meist emotionellen — Reizen sowie nach geistigen und körperlichen Belastungen ein intensiver Schweißausbruch, während zu anderen Zeiten keine abnorme Transpiration zu beobachten ist. Manchmal wird auch ein anderer Sekretionstyp beschrieben: der der ständig etwas feuchten gesamten Handfläche und der nur an den Erhebungen intermittierend auftretenden starken Schweißabsonderung.

Die *Sekretionsstärke* ist zwar oft eine eindrucksvolle Erscheinung des klinischen Bildes, für die idiopathische Form jedoch nicht spezifisch verwertbar.

So einfach das klinische Bild anmutet, so schwierig war es, die *Entstehungsweise der idiopathischen Hyperhidrose* zu klären; sie ist auch heute noch nicht restlos geklärt. Fest steht, daß allen idiopathischen Formen eine funktionelle Störung zugrunde liegt, die wiederum durch psychische oder somatische Ursachen ausgelöst werden kann. Die somatogene Irritation des vegetativen Nervensystems kann sich in einer konstitutionellen vegetativen Labilität oder einer Neurasthenie manifestieren, die psychogene in einer Neurose oder seltener in einer Hysterie ausdrücken. Diese vier Formen kommen also als eigentliche Ursache der idiopathischen Hyperhidrosis manuum in Frage, soweit sie wirklich trennbar sind!

Grundlage für die *durch psychogene Funktionsstörungen ausgelöste Hyperhidrosis manuum* ist die innige Verknüpfung zwischen Psyche und Haut (Soma). Es besteht eine enge Wechselbeziehung: So wie der Zustand der Haut einen ungeheuren Einfluß auf die Psyche hat, wird das im Bewußtsein des Menschen einen so wichtigen Platz einnehmende Hautorgan umgekehrt als Ausdrucksort seelischer Vorgänge bevorzugt. "The skin is one's universum in little. It is the extension of oneself". Gleich den inneren Organen kommt also hier die Haut wieder als Erfolgsort normaler und pathologischer Wechselbeziehungen in Betracht. Als Transformator in psychisches Geschehen wirkt auch hier der Sympathicus. Es wäre vorstellbar, daß der psycho-somatische Mechanismus, der der durch eine quantitativ abnorme Erlebnisreaktion ausgelösten Hyperhidrosis manuum zugrunde liegt, aus mehr unbewußten Impulsen wie Trieben, Stimmungen und Affekten formiert wird, die vornehmlich aus Zwischenhirnzentren kommen, während bei der neurotischen Störung zu diesen noch corticale Einflüsse — wie Vorstellungen, Bewußtseinsinhalte, höhere Gefühle und Erinnerungen — sich möglicherweise addieren. Im letzteren Fall liegt ein gestörtes Zusammenspiel von „Tiefenperson“ und „corticaler Person“ vor.

Eine *quantitativ abnorme Erlebnisreaktion wäre als Grund* einer Hyperhidrosis manuum denkbar, besonders bei vegetativ labilen Persönlichkeiten mit Neigung zu gesteigerten Affektreaktionen; in der Literatur fehlen allerdings entsprechende Hinweise.

Daß eine Hyperhidrosis manuum auf dem Boden einer *qualitativ abnormen Erlebnisreaktion* — einer *Neurose* im eigentlichen Sinn — entstehen kann, wird weitgehend anerkannt und ergibt sich auch aus der Möglichkeit ihrer psychotherapeutischen Heilung, selbst wenn man im Schrifttum nur sporadisch solche Fälle ausführlich beschrieben findet. Wahrscheinlich sind die Hyperhidrosen der Hände gar nicht so selten, die in der „im Zusammenwirken von Konstitution und Erlebniswelt erworbenen krankhaften Dynamik der Lebensbewältigung" wurzeln. Wenn sie bisher nicht häufig diagnostiziert worden sind, so liegt das wohl daran, daß bei Fällen ohne erkennbare Ursache die Vorgeschichte nicht genügend sorgfältig nach existenziellen Erschütterungen, Konfliktsituationen oder falsch gelösten Daseinsproblemen durchforscht wurde. Ebenso wird auch bei fehlenden sonstigen Erscheinungen auf den psychischen Status meist wenig geachtet, der Gehemmtheit, Selbstunsicherheit, objektlose Angst, „vitale Untergrunddepression", Minderwertigkeitsgefühle u. a. zeigen kann.

Ursprung einer palmaren Hyperhidrose kann auch die „*Hysterie*" — eine bewußte und zweckgerichtete, meist auf „Krankheitsgewinn zielende" psychogene Störung — sein. Da die psychocutanen Ausdrucksmöglichkeiten zu zweck- und wunschbedingten Reaktionen ausgenutzt werden können, sind solche Patienten in der Lage, eine sog. emotionell-willkürliche Hyperhidrose der Hände je nach Wunsch und Situation zu erzeugen. Motive sind hier häufig Ausweichreaktionen vor Lebens- und Berufsschwierigkeiten, weniger materielle Ziele. Selbstverständlich lassen sich diese Zusammenhänge ebenfalls nur durch eingehende Exploration und Beurteilung der psychischen Persönlichkeit und ihrer Verhaltensweise aufdecken.

Somatogene Funktionsstörungen des vegetativen Nervensystems — *die konstitutionelle vegetative Labilität* und die *Neurasthenie* — gehen vielfach mit einer Hyperhidrosis manuum einher. Neben anderen Symptomen findet sie sich häufig als charakteristisches Zeichen, zumindest sind dem vegetativen Dystoniker die typisch feuchten und kalten Hände zu eigen — entsprechend seiner Neigung zu quantitativ gesteigerten Funktionen. Ursächlich stehen oft unter anderem länger verlaufende innere Erkrankungen, chronische Intoxikationen, in der Regel aber körperliche Überanstrengungen, seelische Überlastungen durch Aufregung, gehetzten Betrieb, zu hohe Verantwortungsanforderungen usw. dahinter. Eine Abgrenzung der auf einer konstitutionellen vegetativen Labilität beruhenden Hyperhidrosis manuum von einer neurasthenischen kann man in manchen Fällen — da die auslösenden Faktoren gleich sind — auf Grund einer positiven Familienanamnese oder aus dem Zeitpunkt des Einsetzens der Erkrankung treffen, der meist schon in der Kindheit liegt. Da die konstitutionelle vegetative Labilität innerhalb gewisser Grenzen erblich ist, kann man auch die „familiären Hyperhidrosen" als eine Folgeerscheinung derselben betrachten. Sie zeichnen sich durch das überaus frühe Einsetzen der Krankheit — einer der jüngsten Fälle war ein 3 Monate alter Säugling — und durch die positive Familienanamnese aus, die z. B. einmal die Erkrankung von fünf Mitgliedern ein und derselben Familie erbrachte.

Neben den Erkrankungsformen, bei denen als hervorstechendes Symptom nur die Schweißabsonderung an den Handflächen vorliegt, sei noch auf jene verwiesen, bei denen *zusätzliche örtliche Symptome* auf den ausgeprägteren Charakter einer funktionellen Störung des vegetativen Nervensystems hinweisen.

In erster Linie sind hier Mitreaktionen des in die funktionelle Einheit des autonomen Systems eingeschlossenen Gefäßapparates zu nennen, da sie das äußere Erscheinungsbild einer Hyperhidrosis manuum augenfällig mitbestimmen. Es lassen sich zwei Formen von begleitenden Gefäßstörungen beschreiben: der „vasoconstrictorische" und der „akrocyanotische" Typ, in der französischen Literatur als „anämischer" und „asphyktischer" bezeichnet.

Beim sog. vasoconstrictorischen Typ der Hyperhidrosis manuum sind Hände und Finger blaß, hervorgerufen durch eine Verengerung von Arterien, Capillaren und Venen. Charakteristisch ist auch, daß Schweißsekretion und Cyanose hier schon bei niedrigen Außentemperaturen (um 20° C) einsetzen und sogar bei einem noch weiteren Temperaturabsinken nicht nachlassen. Im Schrifttum war nur die Beschreibung eines solchen Falles zu finden, der wegen seines ungewöhnlichen Lokalbefundes auffällt: ausgesprochen weiße Finger mit einer Atrophie des subcutanen Gewebes und einer intensiven palmaren Hyperhidrose; zudem war der arterielle Puls, die Blutdurchströmung und die Hauttemperatur herabgesetzt.

Die häufigere akrocyanotische Form zeigt blaurote bis cyanotische, meist kalte Finger und Hände. Es kann sich entweder um einen Arteriolenspasmus mit Venenerweiterung oder um eine Vasoconstriction ohne venöse Einengung handeln. Einzelfälle dieser Art sind von vielen Autoren beschrieben, während VEAL und SHADID (1949) diese Störung als ein ausgeprochen komplexes Krankheitsbild ansehen und es als „Hypersympathicotonia" bezeichnen, bei der noch andere Erscheinungen wie Tachykardie, vasomotorische Labilität, „emotional imbalance" und „innertenseness" u.a. auffallen können.

Die auf einer *Störung der endokrinen Drüsen* basierende geschilderte Hyperhidrosis ist ebenso — obwohl ein anderes Irritans vorliegt — zu den funktionell bedingten Störungen des vegetativen Nervensystems zu zählen, da Psyche, Endocrinium und vegetatives Nervensystem zu einem engen, sich wechselseitig beeinflussenden Funktionskreis zusammengeschlossen sind. Zudem ist es fraglich, inwieweit die innersekretorischen Drüsen direkten Einfluß haben oder durch Stimulation des autonomen Nervensystems erst über dieses zu einer Wirkung auf die Schweißdrüsen kommen. Ein solcher Effekt auf normale und krankhafte Schweißabsonderung ist von der Schilddrüse sicher bekannt. Als Beispiel wurde eine palmare Hyperhidrose beschrieben, bei der die Symptome der Schilddrüsenüberfunktion weitgehend zurücktraten. Es fanden sich auch Literaturhinweise, daß Hyperthyreosen mit Hyperhidrosen einhergehen können, die sich nur auf die Handflächen beschränken. Über einen Einfluß der Keimdrüsen auf die Schweißabsonderung ist nichts Sicheres bekannt. Eine gewisse Mitbeteiligung einer Keimdrüsenunterfunktion bei der Hyperhidrosis manuum wird aber von manchen Autoren vermutet; manchmal ist dies nur aus dem therapeutischen Vorgehen — zusätzliche Gaben von Keimdrüsenpräparaten bei Hyperhidrosis — abzuleiten.

Bei der *symptomatischen Hyperhidrosis manuum* ist man selten gezwungen, das Krankheitsbild nur aus der übermäßigen Schweißabsonderung der Hände zu charakterisieren; vielfach ist sie nur Teilerscheinung einer noch mit anderen ausgeprägteren — meist neurologischen — Zeichen einhergehenden Erkrankung. Ebenso ist das Auftreten einer auf die Hand beschränkten Schweißabsonderung seltener als eine Hyperhidrose der ganzen Extremität. Es gibt aber auch Fälle, bei denen die Hyperhidrose der Hände im Vordergrund steht, besonders, wenn der Ort der Irritation weiter peripher gelegen ist.

Das *lokale Erscheinungsbild* ist dadurch charakterisiert, daß die *Ausdehnung der Schweißabsonderung* an ein oder mehrere Dermatome gebunden ist. Folglich besteht auch nicht die zwangsläufige Beschränkung der Hyperhidrose auf der Handinnenseite, sondern sie kann genauso Handrücken und Streckseiten der Finger befallen. Bei den wenigen Fällen mit extrem peripherer Irritation oder bei einigen wenigen Rückenmarkslokalisationen geht aber der Dermatomcharakter verloren. Es finden sich also bei der symptomatischen Form auffallend abgegrenzte, schwitzende Partien, die in ihrer Größe je nach der Zahl der befallenen Dermatome sehr wechseln können. Auch tritt sie nicht symmetrisch, sondern gewöhnlich einseitig auf. Der *Sekretionsrhythmus* ist kontinuierlich, entsprechend dem durch einen organischen Prozeß hervorgerufenen ständigen Reiz.

Die *Sekretionsstärke* kann wie bei der idiopathischen Form sehr variieren.

Die symptomatischen Hyperhidrosen der Hände lassen sich auf eine Irritation organischer Natur symphatischer nervöser Strukturen des Rückenmarks, rückenmarksnaher Abschnitte oder peripherer gemischter oder sensibler Nerven zurückführen.

Zentralnervöse Prozesse als Ursache einer lokalisierten Hyperhidrose sind selten; in Frage kamen Apoplexe, umschriebene Entzündungen und Tumoren. Böwing (1923) beschrieb allerdings Fälle mit corticalen und capsularen Hemiplegien, bei denen sich spontan vermehrtes Schwitzen nur an den Handflächen der gelähmten Seite fand, während auf thermischen Reiz diese Kranken auch auf der ganzen gelähmten Seite schwitzten. Der häufigste Sitz der Schädigung einer auf die Hand beschränkten Hyperhidrose sind entweder die zutreffenden *Seitenhornsegmente* oder die *entsprechenden Rückenmarksabschnitte mit ihren zu- und ableitenden Fasern des Grenzstranges und seiner Ganglien.* Als Ursache kommen hier umschriebene entzündliche Veränderungen, Neubildungen oder andere raumbeengende Prozesse dieser Strukturen in Frage. Im Schrifttum sind z. B. mehrere Fälle von Halsrippenbildung beschrieben, bei denen die Hyperhidrosis manuum im Vordergrund steht, zum Teil mit einem wechselnd stark ausgebildeten Hornerschen Syndrom, während andere Symptome (Paresen, Sensibilitätsausfälle, vasomotorische Störungen, Reflexanomalien usw.) zurücktreten oder fehlen können. Es kommt hier zu einer gemeinsamen Druckirritation des präganglionären R. communicans des 1. Thorakalsegments, in dem die oculo-pupillaren Fasern verlaufen, und einer Reizung der sekretorischen Fasern aus dem Segment Th. 4 im postganglionären R. communicans, der die 1. Thorakalwurzel als Übertrittsstelle in die Peripherie besitzt.

Als Ursachen, die an *peripheren gemischten Nerven-* oder schon am *sensiblen Endausbreitungsgebiet* auftreten können, sind Tumoren der verschiedenen Gewebe in diesem Bereich, entzündliche Infiltrate, seltener Neuralgien peripherer Nerven zu nennen. Einzelne, durch gewerbliche Substanzen hervorgerufene Hyperhidrosen der Hände wurden schon sehr früh beobachtet, vor allem bei Anilin- und Sodaarbeitern. Mit zunehmender Industrialisierung hat diese Erkrankung jedoch so sehr an Häufigkeit und Bedeutung zugenommen, daß sie in einer eigenen Krankheitsgruppe neben der idiopathischen und symptomatischen als *beruflich bedingte Hyperhidrosis manuum* zusammengefaßt werden kann.

Das lokale Erscheinungsbild zeigt meist eine sich über die ganze Handfläche erstreckende Hyperhidrose, der Sekretionsrhythmus ist *entsprechend dem regelmäßigen täglichen Kontakt mit den auslösenden Stoffen* immer kontinuierlich, die Sekretionsstärke überaus intensiv:

Die Behandlung der Hyperhidrosis manuum — soweit es die idiopathische Form betrifft — zählt zu den schwierigsten Problemen in der dermatologischen Praxis. Als die Herkunft aus psychogenen und somatischen Funktionsstörungen des Vegetativums noch nicht klar erkannt war, kam nur eine rein symptomatische Behandlung, die lokale Therapie mit adstringierenden Substanzen, in Frage, etwas später auch die örtliche Röntgenbestrahlung der Handflächen. Ergebnisse aus zahlreichen Studien über die Innervationsverhältnisse, aber auch die Kenntnis der funktionellen Entstehungsweise der Hyperhidrosis manuum führten zu einer mehr kausalen Therapie. Hierzu gehören einmal die allgemeinen Umstimmungsversuche des vegetativen Nervensystems durch Röntgenstrahlen, Diathermie u. a., auf der anderen Seite therapeutische Maßnahmen, die sich nur auf bestimmte Teilabschnitte des vegetativen Systems beziehen, wie z. B. die orale Behandlung mit Parasympathikolytika und Sympathikolytika, Röntgenbestrahlung nur der zuständigen sympathischen Ganglien, chemische Blockaden, operative Eingriffe am Grenzstrang u. a. Für die idiopathische Form darf die *psychotherapeutische* Behandlung nicht vergessen werden, bei der Hypnose, Autogenes Training und auch, bei psychagogischer und tiefenpsychologischer Behandlung, die Stärkung des Selbstwertgefühles und der inneren Sicherheit der Persönlichkeit im Vordergrund stehen.

Zusammenfassung

Das Problem der Hyperhidrosis manuum wurde ausführlich dargestellt, da es hier besonders verständlich ist, daß psychogene Komponenten von Bedeutung sind, obgleich dazu im Widerspruch die Klärung des Geschehens und der psychogen-nosologische Ablauf eigentlich auch heute noch recht unklar und wenig eindeutig untersucht und dargestellt ist. Die Ursachen sind so vielfältig, daß der Handschweiß als ein Musterbeispiel für das komplizierte Ineinandergreifen psycho-somatischer Faktoren zur Auslösung eines Symptoms gelten darf. Die Darstellung in den Kapiteln Ätiopathogenese und Therapie, auch Somatotherapie ist bei diesem meist kaum behandelten Thema bewußt breit gewählt worden.

3. Bromidrosis

Es handelt sich um geruchsbedingte Folgen der Schweißsekretion für die Umgebung und zurückbezogen auf den Menschen, um dessen Schweißgeruch es geht. Nach Shelley und Hurley (1953, 1954) sowie diesen Autoren und Nichols (1953) ist das Sekret der apokrinen Drüsen geruchlos. Worauf sich die tatsächlichen spezifischen Unterschiede im Geruch dann gründen, ist ungewiß. Es ist auch nach Obermayer (1964)[1] eine offene Frage. Die Zusammensetzung der Bakterienflora auf der Hautoberfläche oder im Schweißsekret kann differieren und Geruchsverschiedenheiten verursachen, oder aber chemische Unterschiede, die noch ungeklärt sind, bewirken im Kontakt mit Bakterien geruchsstarke Stoffe bei bestimmten Personen. Derartige Fragen stellen sich. Jedenfalls kann Achselgeruch eines Menschen für den neutralen Mitmenschen unangenehm sein, während er als affektiv positiv empfunden wird bei psychisch zugewandten Personen, Partnern, und für sie einnimmt bzw. grundsätzlich oder sexuell angenehm stimuliert. Bei neutralen Personen kann gegenüber den gleichen Gerüchen die Ablehung des einzelnen so weit gehen, daß er die Gegenwart des anderen flieht, „ihn nicht riechen kann!“. Das gilt übrigens genauso nicht nur für den Achselgeruch, sondern auch den Geruch der Genitalgegend, der äußerst störend oder bei anderen Personen wieder als sehr angenehm empfunden werden kann. Obermayer (1964)[1] zitiert einen Fall eines sehr attraktiven jungen Mädchens aus kroatischer Aristokratenfamilie, das überall mit dem Beinamen „Skunk“ (Stinktier) verschrien war. Sie heiratete, und ihr Ehemann war sehr glücklich mit ihr, der Geruch störte ihn in keiner Weise.

Das war eine Zeit, bevor Rasieren, Depilieren und Desodorieren in Mode kamen. Man kann sagen, daß natürlicher Axillargeruch und die Haare der sekundären Geschlechtsmerkmale noch geschätzt werden bei den Männern verschiedener Nationen, wie in Spanien oder in Rußland.

In anderen Ländern, Kulturkreisen, auch im Wechsel der Zeiten verschieden, differiert die Einstellung zum Körpergeruch hinsichtlich seiner Erhaltung oder Beseitigung und zur Sekundärbehaarung hinsichtlich ihrer Belassung oder Entfernung. Denken wir daran, daß im alten Griechenland, Rom, Orient der Gebrauch von Duftstoffen und Körperölen gebräuchlich war und später vielfach außer Mode kam, in Vergessenheit geriet. Im alten Griechenland, heute noch verschiedentlich im Orient und z.B. in Japan, war bzw. ist die Entfernung der Pubes beim weiblichen Geschlecht, im fernen Osten sogar in ganz bestimmten Formen, üblich gewesen bzw. noch üblich. In Europa änderte sich seit dem Altertum weitgehend der Brauch in dieser Beziehung, so daß es mitunter beinahe als Prostituierten vorbehalten galt, wenn Frauen die Schamhaare entfernten. Inzwischen hat sich vielfach auch bei europäischen Frauen hier der Brauch wieder geändert. Auch bei Amerikanerinnen und Europäerinnen kommt verschiedentlich die Depilation, nicht nur in den Axillen, sondern auch der Pubes, wieder in Mode, ohne daß damit der Inhalt des „Unmoralischen“ verknüpft bleibt. Hygienische Argumente stehen im Vordergrund der *Motivation*. Ungeachtet dessen dürften *erotische Motive* eine gleichzeitige — hintergründige — Rolle spielen. Diese würden aber auch heute als statthaft gelten, da die moderne Auffassung zur *Anerkennung* der sexuellen Tendenzen neigt und der äußere *Habitus* des weiblichen Geschlechts z.Z. in jeder Hinsicht *sexbetont* propagiert wird. — In gleicher Weise führt, von der Industrie aus kommerziellen Erwägungen bewußt gefördert, die Neigung der Allgemeinheit dazu, stets „körperfrisch“, d.h. ohne Schweißgeruch oder spezifischen Körper-

[1] Persönliche Mitteilung.

geruch zu sein und deshalb geruchsbeseitigende Seifen zu verwenden, Desodorantien aufzutragen und dem Badewasser desodorierende Präparate zuzusetzen.

Der Gebrauch von Desodorantien, wie er in den USA von der Mode diktiert wird, und neuerdings auch in Europa — kann als Feminisierungszeichen aufgefaßt werden. „Wenn die Frauen den normalen Schweißgeruch nicht aushalten, ist etwas nicht in Ordnung mit ihnen" (OBERMAYER). Dasselbe gilt natürlich für beide Geschlechter.

Die Bromidrosis ist eine psychopathologische Auswirkung des besprochenen Phänomens. Sie kann sich beziehen auf das Nichtriechenkönnen gegenüber anderen oder sich selbst, auf eine tatsächliche, unter bestimmten Einflüssen, z.B. sexueller Erregung, verstärkte Geruchsproduktion u.dgl.

III. Dermatosen, bei denen psychische Faktoren eine besondere, bedeutende Rolle spielen können

1. Pruritus[1]

Das Wort Pruritus kommt vom lateinischen prurire = jucken. Es handelt sich um eine Empfindung bzw. psychologisch eine „Gefühlsempfindung", die den Betroffenen zum Kratzen anregt. Die medizinische Wissenschaft ist sich nicht einig, ob Pruritus ein Symptom, ein Syndrom oder eine Krankheit ist. Primärer Pruritus kann oft psychisch bedingt sein. Sekundärer Pruritus kann nach Abheilung der eigentlichen Dermatose ebenfalls psychisch fixiert bleiben (KLAUDER u.a., 1936). Suggestion und Autosuggestion spielen beim Juckreiz eine große Rolle. Um die Möglichkeit der psychogenen Verursachung des Pruritus nachzuweisen, rief SACK (1933) bei einem Patienten, dessen Finger lokal anaesthesiert worden war, durch hypnotische Suggestion einen Juckreiz des Fingers hervor. Dieses Phänomen kann nur als eine zentrale Projektion erklärt werden, da der hypnotisch anaesthesierte Proband einem Patienten mit Paraplegie oder einem Amputierten gleicht, bei dem mitunter Empfindungen des fehlenden Gliedes (Phantomsymptome) auftreten. Eine Vielzahl von dermatologischen Affektionen geht mit Juckreiz einher. Psychogene Momente können ursächlich und hinsichtlich der Unterhaltung der Beschwerden und Hauteffloreszenzen bei allen pruriginösen Leiden von Bedeutung sein, mag es sich nun um einen Pruritus generalisatus, localisatus, analis, genitalis, vulvae, scrotalis — sine materia — um eine konstitutionelle atopische oder circumscripte Neurodermitis, um die subjektive Stärke der Beschwerden bei einem Lichen ruber, Ekzem, einer Dermatitis, einem Diabetes oder einem sonst juckenden Leiden handeln.

Die organischen, physiologischen, chemischen, nervösen oder die psychischen Abläufe beim Juckvorgang sind bislang noch keineswegs endgültig aufgeklärt. Heute wird das Jucken zunächst aufgefaßt als Folge unterschwelliger Schmerzreize, kombiniert mit dem Kitzeln, einer Reizung des Hautdrucksinnes, der Haarbalgberührung. Unter Ablauf verschiedener Organreaktionen wie denen auf das Kratzen, mit Veränderung der peripheren Gefäßfüllungen usw. dürften diese beiden Komponenten zusammenwirken. Das Jucken ist als spezifischer Charakter ohne sichtbare Hauterscheinungen oder als Begleitsymptom der Hautveränderung zu verstehen. Der eigentliche *primäre* Pruritus, von sichtbaren Hautveränderungen unabhängig, ist keine Krankheit, sondern weist auf andere krankhafte Zustände des Körpers oder der Psyche (psychogenes Leiden) hin. Die sichtbaren Hautveränderungen entwickeln sich erst allmählich auf das Kratzen in Form von

[1] Siehe teils noch ausführlichere gemeinsame Darstellungen mit SCHOTT, GELBART, HOOPER anderenorts.

Excoriationen, Infektionen, Pigmentierungen und Licheninfikationen. Der *sekundäre* Pruritus ist dagegen eine Begleiterscheinung vieler Hautkrankheiten wie Lichen ruber planus, Urticaria, Mycosis fungoides, Scabies. Physiologischer oder Minimal-Pruritus sind Ausdrücke, die einen Pruritus von pathologischer Herkunft gegenüber einem Pruritus von schwachem physiologischen Reiz, von geringer Reibung, von Druck- und Temperaturunterschied (z. B. während der Entkleidung) unterscheiden. Impulse als Folge solcher Reize sind von minimaler Intensität und kaum bewußt. Wird beim Minimal-Pruritus von seiten des Erkrankten intensiv an seinen Zustand gedacht, so kommt es notwendigerweise zur Mobilisierung des ganzen Geschehens. Diesen Ablauf finden wir besonders bei Langeweile, Einsamkeit und Ermüdung.

Wahrscheinlich kann keine scharfe Grenze zwischen physiologischem Jucken und Pruritus aus pathologischen Zuständen unter Beteiligung des Nervensystems gezogen werden. 1938 beschrieb Bickford erstmals die Erscheinung der juckenden Haut (itchy skin) und das Auftreten von Juckempfindungen bei leichter Berührung in einer histaminreichen Hautzone. Eine juckende Hautquaddel wie die Urticaria-Quaddel juckt spontan nur im Entwicklungsstadium, wobei reizende Substanzen im Gewebe eingelagert sind oder solche Substanzen aus dem Blute kommen. Zwei verschiedene Möglichkeiten kommen als reizende Substanzen oder Wege in Betracht. Die Quaddel wird anatomisch verursacht durch einen Zellschaden (Verletzung) und Jucken, das auf Grund einer Reizung der Nervenendigungen entsteht. Der Pruritus ist kurzdauernd, wellenförmig, es sei denn, daß laufend hämatogen reizende Substanzen herangebracht werden und dadurch eine erhöhte Sensibilität für viele Stunden oder auch Tage in oder um dieses umschriebene Gebiet entsteht, auch wenn das Jucken aufgehört hat oder die Quaddel schon verschwunden ist. Obgleich diese erhöhte Sensibilisierung manchmal nicht so ausgeprägt erscheint wie bei Urticaria, kann das Jucken durch Berührung oder Reibung ausgelöst werden. Der pathologische Grad des Juckens hypersensibilisiert verschiedene inadäquate Reize, wie Druck- und Temperaturunterschied oder Berührung; es werden heftige Jucksensationen ausgelöst. Obgleich wir von juckender Haut (itchy skin) oder juckender Überempfindlichkeit sprechen, können wir nicht sagen, daß dies spontane Prozesse sind, da der inadäquate Reiz manchmal unbemerkt teilnimmt.

Bishop (1950) setzt den Juckreiz zur Schmerzempfindung in ähnliche Beziehung wie das Kitzelgefühl zur Tastempfindung. Experimentell wird der Juckreiz durch zeitlich anhaltende Reizung eines Schmerzpunktes erzeugt; Schmerz entsteht aber erst durch Kratzen. Er hebt das Juckgefühl auf. Diese Umkehrung erfolgt von Schmerzpunkten und nicht von Tastflächen aus, infolge einer besonderen Reizungsart der Schmerzendigungen. Während der auslösende Reiz konstant an gleichen Punkten anhält, ist für die Erzeugung des Kitzelgefühles ein Wandern des Reizes Grundvoraussetzung. Wir finden auch bei Spier die Ansicht vertreten, daß im Juckreiz eine Vorstufe des Schmerzes zu sehen ist; der zentrale Effekt ist, wie beim Schmerz, kumulativ; im Gegensatz zum Tastgefühl tritt keine Anpassung an den weiter anhaltenden Reiz ein. Nach Spier (1949) kommt, unter Berücksichtigung der ausschlaggebenden Bedeutung des Kaliums als Erregungsleiter, der Juckreiz zustande durch Änderung des intravasalen Druckes und des Ionenmilieus. Obengenannter Autor weist dabei auf die Wirkung einer medikamentösen Membranabdichtung hin, welche den Kaliumdurchtritt ins Gewebe verhindert.

Durch wissenschaftliche Experimente mit Juckpulver versuchten Goodwell, Graham und Wolff (1951) die *nervösen Mechanismen* näher zu bestimmen, welche beim Kitzelgefühl und beim Jucken bei der „spontanen Haut“ von Bedeutung sind. Die Haut normaler Probanden wurde wenige Minuten nach einer derartigen Applikation auf 1 cm² der Haut rings um die juckende Zone hyperalgetisch für Nadelstiche; eine anschließende, etwa 0,5 cm breite Zone wurde gleichermaßen hyperalgetisch, wobei Schmerz nicht von intensivem Jucken zu unterscheiden war. Lediglich ein Jucken, jedoch ohne brennende Sensationen, bewirkte das Juckpulver nach Blockade eines cutanen Nervs des Unterarms durch Lokalanaesthesie, wodurch bewirkt wurde, daß der langsame, diffuse, brennende Schmerz persistierte, während der initiale, primäre, schnelle oder prickelnde Schmerz aufgehoben wurde. Keinerlei juckende Sensationen wurden empfunden nach dem völligen Verschwinden der Schmerzempfindung. Herabgesetzt ist die Schmerzschwelle im Bereich des juckenden Gebietes, in den Peripherien erscheint sie dagegen gleich stark oder etwas erhöht. Das Jucken wird beseitigt durch mehrere Nadelstiche in oder rings um das juckende Gebiet; nach 10—15 sec verschwanden die Schmerzsensationen; ebenfalls zum Verschwinden gebracht wurde das Jucken durch Nadelstiche im Bezirk des gleichen Dermatoms in größeren Abständen. Eine hyperalgetische Zone wurde erzeugt durch schmerzhafte elektrische Reizung eines cutanen Nervs; Juckpulver, auf diese Zone gebracht, verursachte entweder Schmerz oder keine Sensationen, aber kein Jucken. Eine partielle Anaesthesierung, wodurch die Hyperalgesie verschwand, bewirkte, daß durch Juckpulver wieder Jucken hervorzurufen war. Die Autoren vertreten die Ansicht, daß eine leichte Reizung der Schmerzendorgane in der Haut das Jucken hervorruft. Das brennende Jucken wird durch die marklosen, der sekundären Schmerzempfindung dienenden Fasern weitergeleitet. Das eigentliche kitzelnde Jucken wird weitergeleitet durch die markhaltigen Fasern, welche für die primären Schmerzempfindungen zuständig sind. Impulse, welche im Stromkreis von Neuronen zweiter Ordnung zirkulieren und sich über den Tractus spinothalamicus entladen in die sensible Rinde, lassen im Rückenmark die juckende Sensation entstehen. Eine Milderung ergibt sich durch Kratzen und Schmerz, im Bereich des gleichen Dermatoms, wobei der Stromkreis aufgehoben wird.

Man suchte nach weiteren Methoden, einen eindeutigen Juckreiz zu produzieren, da durch Juckpulver kein reiner Juckreiz, sondern gleichzeitig auch ein brennender und kitzelnder Schmerz hervorgerufen wird. Entscheidend für die pathologische Reizung taktiler Nerven durch endogene oder exogene Ursachen ist die *persönliche oder erworbene Überempfindlichkeit*. Bei Identität der juck- und schmerzvermittelnden Nerven wird die Annahme juckvermittelnder Receptoren im Corium dadurch unterstützt, daß nach einzelnen Autoren die Schmerzreceptoren zum größten Teil in der Wandung der kleinen Gefäße bzw. im Stratum papillare liegen. SCHREUS (1954) nimmt als primäre Ausgangsstelle des Juckens ebenfalls eine Irritation im Stratum papillare bzw. an den Blutgefäßendothelien an. Andere vermuten den Sitz in den die Blutgefäße umspinnenden sympathischen Fasern.

Für die Entstehung des Juck-Impulses im Corium sprechen schon ältere histologische Untersuchungen. Die urticarielle Entzündung verschiedensten Ursprunges bezieht sich auch auf die Morphium-Quaddel. Sie ist charakterisiert durch eine ödematöse Durchtränkung und Auflockerung des Bindegewebes im Corium, Leukocytenansammlung in den Gefäßen und frühzeitige perivasculäre Lymphocyten- bzw. Leukocyteninfiltration; dazu kommt eine Anreicherung mit Eosinophilen. Das Epithel verhält sich normal (TÖRÖCK, 1928). Ebenso findet sich bei der Histamin-Quaddel im oberen Teil des Coriums ein Ödem, geringfügige Gefäßerweiterung und Endothelschwellung, stellenweise Erythrocyten-Diapedesis und perivasculäre Lymphocytenansammlungen; im Epithel keine Veränderung (CORMIA, 1952, 1957).

Auf Grund nervenblockierender Versuche nahmen die Autoren an, daß an der Auslösung des Juckreflexes gleichzeitig mit der Entstehung der Primärerscheinungen der urticariellen Entzündung ebenfalls vegetative Nervenfasern teilnehmen, wahrscheinlich schon primär, evtl. auch erst sekundär.

Die unter vegetativer Regulation stehenden, an der Stelle der unmittelbaren Einwirkung einsetzenden Primärerscheinungen sind bekanntlich eine vasoparetische Hyperämie, ein Ödem, d.h. eiweißreiches Exsudat infolge gesteigerter Capillarwanddurchlässigkeit und axonreflektorische Hyperämie.

Jucken entsteht, wenn an den Blutgefäßen des Stratums papillare Reaktionen wie Vasoconstriction, Vasodilatation, Quaddelbildung usw. auftreten. Von den primären Gefäßreaktionen ist die unsichtbare Permeabilitätssteigerung die wichtigste (BRACK, 1934, 1936, 1937, 1946). Die Wichtigkeit der Vasomotoren-Reaktion bei der Auslösung des Juckens heben auch andere Autoren hervor. Nach ROTHMAN (1954) besteht kein ursächlicher Zusammenhang zwischen Jucken und Gefäßreaktionen, nach ihm sind die beiden Zustände nur als koordinierende Erscheinungen zu betrachten. Schließlich haben die Autoren betont, daß nur nach einer intracutanen Morphin-Injektion eine beginnende exsudative Entzündung sekundärerweise das Jucken auslöse, vermutlich durch Reizung der sensiblen Nervenendigungen. An dieser Entzündung nehmen sowohl Histamin als Acetylcholin teil; Histamin durch Steigerung der Gefäßwandpermeabilität und Einleitung der Exsudation; Acetylcholin durch Auslösung des hyperämischen Axonreflexes. Ob Histamin unmittelbar oder durch Vermittlung von Acetylcholin auf reflektorischem Wege freigesetzt wird, ist noch eine offene Frage.

SHELLEY und ARTHUR (1958) erklären zusammenfassend, daß das pruritogene Agens ein Enzym des Proteinabbaues ist. Ein solches findet sich bei einer großen Zahl von Bakterien, Pilzen, Pflanzen und tierischen Proteinasen, die eine juckreizende Wirkung haben. Die Intensität des Juckens ändert sich je nach der Art der Proteinase und der Konzentration des betreffenden Enzyms. Sammelt sich dieses Enzym in der Haut, so entsteht das Jucken nach einer Latenzzeit von mehreren Sekunden. Ist die Menge der Proteinase gering, dann tritt Jucken ohne begleitende Hauteruption auf, bei größeren Mengen hingegen entstehen Erytheme und Urticaria. Enzyme, die hier in Betracht kommen, sind vor allem Endopeptidasen, aber nicht alle Endopeptidasen sind wirksam. Solche, die — wie z.B. Pepsin — bei neutralem pH inaktiv sind, verursachen keinen Juckreiz. Antigen-Antikörper-Reaktionen und Zellschädigungen machen eine aktive Proteinase frei. Dasselbe geschieht durch Histamin und sog. Histamin freisetzende Substanzen. Diese Vorgänge sind direkt oder indirekt für den Juckreiz verantwortlich (SHELLEY und ARTHUR, 1958). Auf Grund ihrer Beobachtungen behaupten die beiden Autoren, daß die Proteinasen das wesentliche pruritogene Agens seien, und das klinische Jucken werde durch die in der Epidermis freiwerdenden Gewebe- oder Serumproteinasen verursacht.

Mit dem Problem des Juckens und vor allem der *Beteiligung des Nervenapparates und der Nervenendigungen* hat sich STIGTER (1956) ausführlich beschäftigt. Er berücksichtigt besonders die Reizperzeption und die Reizleitung und hebt hervor, daß es an Stellen, an denen die Epidermis entfernt wurde, nicht mehr möglich sei, noch Jucken zu erzeugen.

RAJKA, KOROSSY und GOZONY (1957) sind der Meinung, daß der Juckreiz nicht nur im Epithel entstehe, sondern auch im Corium, zumindest im Stratum papillare. *Ferner nehmen auch vegetative Nervenfasern, wahrscheinlich schon primär, evtl. auch erst sekundär, an der Auslösung des Juckreflexes teil.* Schließlich erklären die Autoren, daß nur die nach einer intracutanen Morphiuminjektion beginnende exsudative Entzündung sekundärerweise, vermutlich durch Reizung der sensiblen Nervenendigungen, das Jucken auslöse.

Zur Entscheidung, ob die Exsudation eine Rolle spielt, wurden zur Ausschaltung dieser Exsudation Umschnürungsversuche am Oberarm mit vollständiger Unterbrechung der Blutströmung durchgeführt. Es ergab sich, daß in 65% dieser Versuche das Jucken während der Ausschaltung der Blutzirkulation nicht nur an der Injektionsstelle, sondern auch an weiter entfernten Stellen entstand. Die Autoren meinen, daß durch Vermittlung eines Axonreflexes eine endogene prurigene Substanz freigesetzt wird. Dies wäre die erste Phase des zweiphasigen Juckmechanismus; in der zweiten Phase würde der durch die freigemachte prurigene Substanz ausgelöste Reizeffekt zu den höheren Zentren geleitet. Nach dieser Hypothese müssen also im juckerregenden Mechanismus sowohl sensible wie vegetative Nervenfasern zusammenwirken.

In einer weiteren Arbeit weist RAJKA (1960) nach, daß die erste Phase des zweiphasigen Mechanismus des Hautjuckens, gleich wie der durch urticariogene Substanzen erzeugte hyperämische Stoff, ebenfalls reflektorisch erzeugt wird, und zwar auf dem Wege eines Axonreflexes; d.h. die Vasodilatation, die Schweißbildung und die Piloarrektion erzeugenden Reflexe sind aller Wahrscheinlichkeit nach auch in der ersten Phase des Juckmechanismus voneinander unabhängig und verhalten sich in bezug auf ihre Latenzzeit, Ausdehnung, Reizbarkeit und gewissermaßen auch im Hinblick auf ihren Verlauf und ihre Lokalisation sehr verschieden. Der Juckaxonreflex zeigt mit den übrigen Hautaxonreflexen insofern Übereinstimmung, als er sich durch Arzneimittel beeinflussen läßt. Die vorgenommenen Prüfungen verschiedener Pharmaka ergaben, daß sich das Jucken an der Effectorstelle hemmen ließ. Der Autor befaßte sich besonders mit der Frage des Verlaufs des Axonreflexes, über den in der Literatur sehr verschiedene Ansichten vertreten werden. Seiner Meinung nach kann auf Grund von Literaturangaben sowie nach den Ergebnissen seiner eigenen Untersuchungen und pharmakologischen Prüfung die Ausbreitung der Reflexe am besten durch die Annahme des Vorhandenseins eines vegetativen Endnetzes erklärt werden. Ganglienzellenartige Zellen eines solchen vegetativen Endnetzes machen gleichzeitig die Übertragung der Impulse verständlich.

Von besonderem Interesse für die *psychogenetische Sicht* ist die Auffassung, die OBERMAYER (1961) über die biochemische Forschungsarbeit und ihre Bedeutung für die Psychodermatologie zum Ausdruck bringt.

Neue Erkenntnisse allgemein-psychopathologischer Art sind von besonderer Bedeutung für das Verständnis der Schizophrenie. Die zur Zeit im Gange befindlichen Untersuchungen über den Serotonin- und Aminosäurestoffwechsel sowie die experimentelle Anwendung chemischer Verbindungen vom Typ der Lysergsäure (LSD), womit sich von echten Krankheitssymptomen nicht zu unterscheidende Symptome hervorrufen lassen, werden vielleicht zum Nachweis eines biochemischen Prozesses im Mechanismus der Schizophrenie führen. Eine solche Entdeckung wäre natürlich revolutionär. Es besteht die Versuchung, nach einer rein physiologisch-chemischen Ätiologie der Schizophrenie zu fahnden. Wir sind jedoch geneigt, die Veränderung chemischer Prozesse beim Schizophrenen als ein sekundäres Phänomen aufzufassen, das durch gewisse Gemütsbewegungen hervorgerufen wird und seinerseits wiederum physische und psychische Abläufe beeinflußt. In ähnlicher Weise können wir auch die Freisetzung von Acetylcholin bei Neurodermitikern als sekundäres Phänomen betrachten, das dann seinerseits die Hautreaktion beeinflußt.

In der Dermatologie hat sich die biochemische Forschung auf das Symptom des Juckreizes konzentriert. Führend in den Vereinigten Staaten sind SHELLEY u. Mitarb. (s. oben). Doch auch hier müssen wir uns weiter fragen, ob die von ihnen gefundenen biochemischen Veränderungen nicht nur sekundär, d.h. als Glied zwischen irgendwelchen zentralen Vorgängen und veränderten Funktionen auftreten.

In England hat WHITLOCK auf die Beziehungen zwischen zentralnervösen Vorgängen und Hautsymptomen hingedeutet. Juckreiz tritt bei drei scheinbar voneinander unabhängigen Gegebenheiten auf, bei subcutaner oder intracisternaler Verabreichung von Morphium, bei Lebererkrankungen (mit oder ohne Ikterus) und bei intravenöser Injektion von Anticholinesterase. Vielleicht bietet die bekannte Anticholinesteraseaktivität des Morphiums einen Anhaltspunkt für die Beziehungen zwischen zweien dieser Erscheinungen, während die cholinesterasehemmende Eigenschaft von Ammoniumsalzen, die ja bei Lebererkrankungen vermehrt auftreten, eine weitere Beziehung herstellt. WHITLOCK stellte die Frage, ob zentral ausgelöstes Jucken möglicherweise auf Anhäufung von Acetylcholin zurückzuführen sei. Der Autor wies darauf hin, daß Acetylcholin (ebenso wie Anticholinesterase) Veränderungen im Elektrencephalogramm hervorruft. Dieser Effekt wird durch Atropin blockiert.

In den Vereinigten Staaten führen LOBITZ u. Mitarb. (1953) ihre physiologischen Studien auf dem Gebiet der disseminierten Neurodermatitis fort, und in Kanada beschäftigen sich KALZ (1947) und WITTKOWER (1953) mit Gefäßreaktionen.

Die Wirkung „phenotroper“ Pharmaka (Chlorpromazin und Imipramin, ein Antidepressivum) wurde ebenfalls von den genannten kanadischen Forschern untersucht. Als Versuchspersonen dienten Patienten mit Dermatosen, bei denen emotionelle Faktoren generell eine wesentliche Rolle spielten. Dem Bericht von WITTKOWER und KALZ zufolge war die bei diesen Patienten beobachtete klinische Besserung auf eine günstige Beeinflussung depressiver Symptome zurückzuführen, die zwar häufig auftreten, jedoch oft nicht erkannt werden. Diese Reaktion auf Antidepressiva verweist auf die häufig formulierte Hypothese, daß Jucken in manchen Fällen ein depressives Äquivalent darstelle und Kratzen ein Akt der Selbstzerstörung sei. Mit dieser Ansicht stimmt OBERMAYER völlig überein. Die Wirkung der Antidepressiva scheint darauf zu beruhen, daß die auf das eigene Ich gerichtete Energie freigesetzt und in neue Bahnen, d.h. auf die Außenwelt, gelenkt wird. Weiter berichten WITTKOWER und KALZ, daß die Wirksamkeit der phrenotropen Substanzen bei Hautsymptomen von der Schwere der emotionellen Symptome abhängig sei. Patienten mit schweren Angst- und Spannungssymptomen oder tiefen Depressionen sprachen am besten an, während solche mit unerheblichen psychopathologischen Symptomen den geringsten Grad der Beeinflussung aufwiesen. Diese Arbeit veranschaulicht gut die Bedeutung der biochemischen Forschung für die Psychodermatologie.

Unter rein psychologischer Sicht beinhaltet der Juckreiz in erster Linie drei Komplexe:

1. den der Erotik,
2. den der Aggression,
3. den der Sauberkeit.

Zu 1. Die Haut zählt im weiteren Sinne zu den erogenen Zonen und läßt damit bereits den Zusammenhang zwischen Vita sexualis und Juckreiz vermuten. Etymologisch ist interessant, daß z.B. kitzeln und Kitzler auf einen Wortstamm zurückgehen. Im Volksmund finden sich auch bei uns Hinweise auf den Zusammenhang zwischen Kitzligkeit und sexueller Unerfahrenheit bzw. ihren Gegenteilen („mal sehen, ob du noch kitzlig bist", „der — oder die — ist schon ausgekitzelt"). — Die mögliche sexuelle Bedeutung des Juck-Kratz-Ablaufes war vielen Dermatologen auffällig. Kaposi, Sack (1953) schilderten die Analogie zwischen Juckattacken und Orgasmus, Jaquet sprach von Onanisme pruritique. Ein an Analpruritus leidender Akademiker berichtete beispielsweise von der ihn beunruhigenden, ihm eigenartigen Feststellung, daß er sich während bzw. nach nächtlichen Pruritus-Attacken fühlte, wie während oder nach einem exzessiven Coitus. — Wie oft mögen Patienten ähnliche Empfindungen haben, ohne in der Lage zu sein, sie wörtlich wiederzugeben bzw. ohne diese Beobachtung ihrem Arzt mitzuteilen, weil sie sich, vor allem Frauen, ganz einfach schämen. Manche Autoren erfuhren von Patienten, daß es bei ihnen infolge Kratzens und Reibens zum echten Orgasmus kam. Bedeutungsvoll dürfte es auch sein, daß die meisten umschriebenen Pruritusformen sich auf erogene Spezialzonen beschränken. Natürlich ist zwischen normaler Hauterotik und ihrer psychischen Überdetermination zu unterscheiden (Winkler, 1911). Es liegen zahlreiche Fallbeschreibungen vor, die einen beträchtlichen Gültigkeitswert aufweisen und besagen, daß Pruritus Ausdruck einer nicht normalen oder nicht adäquaten Vita sexualis war, eines Onanieäquivalents, verdrängter Sexualtendenzen, homosexueller Wünsche (Sack, 1933; Kemper, 1940; Gay Prieto, 1951, 1952; Meyer, 1952, u.a.). Weiblicher Genitalpruritus ist nach Kemper als Dauerirritation der Nervenendkörperchen infolge genitaler Dauererregung im Sinne eines physiologischen Bereitschaftsreflexes bei gleichzeitiger psychogener Hemmung aufzufassen. Wittkower wies darauf hin, daß die Haut emotionelle Affekte und sexuelle Reize stark empfinde; *doch könnten bestimmte Hautsensationen ihren sinnlichen, angenehmen, erotischen Gehalt verlieren, so daß die Betroffenen die angenehme Empfindung, die bei ihnen das Kratzen auslöst, bewußt nicht mehr wahrnehmen.* — Selten trifft man auf ein so naives Eingeständnis der wohligen Empfindung beim Jucken und Kratzen wie bei dem Patienten von Hopf[1], der seine Scabies behandeln lassen wollte, aber zugleich die Frage und Bitte äußerte, ob es wohl möglich sei, das Leiden als solches zu beseitigen, aber den angenehmen Juckreiz bestehen zu lassen.

Zu 2. Doch beschränkt sich die psychische Bedeutung des Pruritus nicht auf sexuelle Komponenten. Das Kratzen kann auch Ausdruck der Aggressivität sein. Die des Ausweges beraubte Aggressivität, die flüchtige oder dauernde Empfindung der Frustration kann das Kratzen hervorrufen. Der Antrieb zu feindlichen Impulsen kann auf diesem Wege auf die Person selbst zurückfallen und sich gegen die leicht erreichbare Haut richten, auch wenn die Umgebung gemeint ist. Sack (1933) sah hier die Gemeinsamkeit zwischen Aggression und Fluchtreflex, wie Tiere bei Unmöglichkeit der Realisation der Fluchttendenz z.B. auch zum Angriff übergehen. — Warum kratzt sich ein Mensch oft am Kopf, wenn er etwas tun soll, was er nicht tun möchte oder nicht kann?

---

[1] Persönliche Mitteilung, Vorlesung, Hamburg 1946/47.

Zu 3. Des weiteren kann der Sauberkeitskomplex, wörtlich und im übertragenen Sinn, eine Rolle spielen. Unreine Haut kann im Volksglauben Ausdruck wirklicher Schmutzigkeit, aber auch schmutziger Gewohnheiten sein. Personen, die sich körperlich oder seelisch unsauber fühlen, haben häufig Jucksensationen, wie auch die Tendenz zum Waschen (Waschzwang; Lady Macbeth. — Die symbolische Waschung von Pontius Pilatus).

Die Zahl der Möglichkeiten, die sich aus den genannten drei psychologischen Bedeutungen ableiten läßt, ist vielfältig, wie die Fallbeschreibungen im Schrifttum erweisen. Es möge zusammenfassend hierzu der Satz von SACK (1933) genügen: Psychogener Pruritus — und jedem Pruritus können psychogene Komponenten zugehören — ist eine rein sensorische Neurose. Man kann jederzeit Juckempfindungen auslösen, wenn man sein Augenmerk auf das Jucken richtet oder mit Gewalt abwendet. Der Gedanke genügt, Juckreiz auszulösen.

Nach NEISSER ist die „Kratzmanie neurotisch anzusehen wie das Nägelbeißen und ähnliche Phänomene". Die psychologische, agressive, autoaggressive Bedeutung des Nägelbeißens liegt der des Kratzens sehr nahe.

Das Begehren zu kratzen ist ansteckend. Ein psychischer Eindruck allein kann genügen, das Empfinden des Juckreizes hervorzurufen. Das beweist z.B. das Empfinden von Juckreiz beim Beobachten eines Kratzenden oder beim Erwähnen von Worten wie Laus, Wanze (KLAUDER, SACK u.a.). Pruritus kann auch Ausdruck einer Überanstrengung, geistiger Konflikte oder einer Angstneurose sein.

Viele Autoren sehen in der Empfindung und der Befriedigung des Juckreizes — nicht nur im Genitalbereich — eine Beziehung zur Lust, zur sexuellen Hingabe. Schon DEMOCRITUS von ABDERA schrieb im 5. Jahrhundert vor Christus: „Das Kratzen beim Jucken schafft eine Empfindung der Lust, welche zum Orgasmus führen kann." Demgegenüber meint KLAUDER, daß vielfach dieser Zusammenhang überbewertet werde.

Zur Pruritusfrage wäre außerdem zu sagen, daß die entsprechende corticale Bedingung gegeben sein muß, damit die auf Intero- und Exteroreceptoren einwirkenden Pathergene den Zustand auslösen können (HESSE, 1955, 1959).

Der *Pruritus vulvae* ist aber ohne Zweifel libidinösen Tendenzen mit Erzielung von orgastischen Zuständen vergleichbar. Er ist im Gebiet der Clitoris sowie der Labien am stärksten. Es liegt gewissermaßen ein Bereitschaftskomplex mit der Dominante einer sexuellen Dauererregung mit gleichzeitiger Hemmung vor. Der Pruritus vulvae wird Anlaß zur Ipsation, die zu Vaginitis sowie Fluor vaginalis führt.

Der *Pruritus senilis* ist häufig ein psychoneurotisches Symptom. Das Jucken wird vielfach zur Besessenheit.

LYNCH (1952) beschreibt den *Zusammenhang zwischen Pruritus und geistiger Spannung*. Die Meinungen weichen bezüglich der Reihenfolge voneinander ab. So werden zerstörte Ehen, unbefriedigter Geschlechtstrieb, Frigidität, Nymphomanie, Masturbation, Onanie usw. angeführt. Kratzen kann auch als Substitution eines sadistischen, aggressiven Aktes gelten. Bei echten Geisteskranken hat LYNCH nur sehr selten Pruritus beobachtet. Er schließt daraus, daß somatische Funktionen der funktionellen Störungen im umgekehrten Verhältnis zu tiefen seelischen Erkrankungen stehen, eine Meinung, die allgemein nicht vertreten wird.

ENGLISH (1949) und OBERMAYER (1961) suchen die Ursache des Pruritus hauptsächlich im Sexualbereich, wobei sie ebenfalls den Schwerpunkt in der Befriedigung sehen, die den Patienten beim Kratzen erfüllt.

Für HESSE (1955, 1959) scheint das *Jucken* ein Entgleisen im Cortex zu sein, da man es z.B. bei Depressionen im Alter oft findet. Daß Jucken *bedingt reflektorisch* zustande kommt, gehe schon daraus hervor, daß es bei bestimmten Tageszeiten wie eine Assoziation auftritt[1]. Beim Jucken handelt es sich nicht um eine

[1] Hierfür lassen sich allerdings auch Veränderungen im physiologischen Status anführen, wie Entkleiden am Abend, Anziehen am Morgen. Es gibt allerdings auch den abendlichen Ruhe- und Beruhigungs-Pruritus" ohne äußere Änderungen (s. oben!).

reine Empfindung, sondern um einen Vorgang, der mit vegetativen und motorischen Reflexen gekoppelt ist. Auch dort, wo diese Reflexe willkürlich unterdrückt werden, bleiben sie gewissermaßen überreif liegen (Ebbecke, 1953). Bei feinster Konzentration auf die Haut kann man jeden feinsten Juckpunkt an sich feststellen. Das Jucken läßt sich nach Hesse mit folgendem Schema erklären:

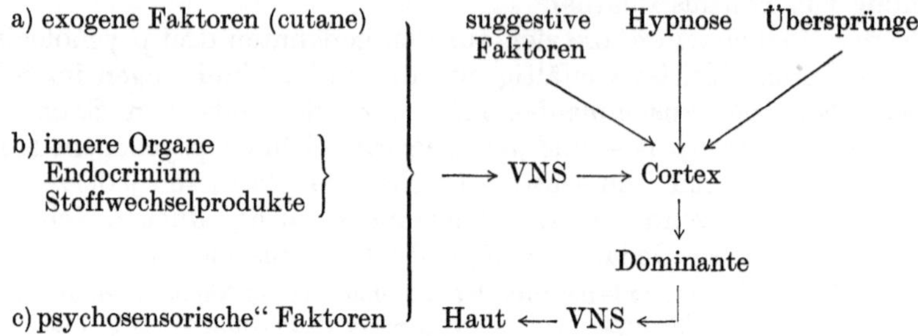

Bei sämtlichen Anlässen kann es zur Fixierung kommen. Damit ist die Möglichkeit einer Neurose gegeben. Für den nervalen Weg über das vegetative Nervensystem sprechen unter anderem Behandlungserfolge mit Schocktherapie, Ergotamintartrat und Pilocarpin. Bei Eintreten von Schmerz, Wärme, Druck usw. schwindet das Jucken. Man beobachtet das Eintreten und die Zunahme von Jucken bei Aufregungen, Konfliktsituationen und Überanstrengungen. Pruritus tritt aber auch bei Langeweile sowie Ermüdung auf, so daß man die zentrale Bedingtheit desselben nicht abstreiten kann (Hesse).

Psychogenese und Psychotherapie, Fallbeschreibungen und allgemeine Auffassung bei Pruritus

Goldmann (1958) beschreibt an Hand zweier Patienten, daß bei chronisch juckenden Dermatosen trotz Excision im gesunden Gewebe und anschließender Transplantation der Juckreiz bestehen blieb. Das wird als zentrale Fixierung aufgefaßt. Panconesi und Mantellassi (1959) stellten bei Untersuchungen von 25 Patienten — hauptsächlich Männern — mit anogenitalem Pruritus ohne lokale Erscheinungen fest, daß es sich vornehmlich um egozentrische und ambitionierte Individuen handelte, die an Konflikten zwischen ihrem tiefen Wunsch, soziale Kontakte zu finden, eine intensive Aktivität nach außen hin an den Tag legten, aber an einem Komplex von Inhibition, Unentschlossenheit und Apathie litten, der sie an der Ausführung und Realisierung ihrer Wünsche und Ziele hinderte. Sie waren äußerst kritisch in der Beurteilung der Gesellschaft ihres Freundeskreises, intolerant, depressiv pessimistisch, unverständig und unverträglich. Es zeigte sich, daß die Pruritusanfälle mit den anschließenden Kratzkrisen nicht immer ein Leiden, sondern oft eine Art masochistischen Vergnügens oder ein Masturbationsersatz sind. Die psychosexuelle Disharmonie kann als Zeichen eines Infantilismus oder einer psychosexuellen Regression interpretiert werden.

Bien (1950) deutete unter Schilderung der Fälle zweier Patientinnen mit Pruritus vulvae in enger Anlehnung an Sack den Pruritus als Begleitsymptom einer endogenen Psychose, wobei er die Frage der endokrinen Beziehung offen ließ. In dem einen Fall konnte er den Juckreiz als echtes Onanieäquivalent aufdecken. — Pruritus vulvae als Folge eines Schocks nach Erleben einer Bombenexplosion bei einer 76jährigen Frau seit 16 Jahren beobachtete Levy (1932). — Meyer (1933) gab die Kasuistik eines Falles einer organisch gesunden Frau mit seit 21 Jahren bestehendem Pruritus vulvae. Durch das Kratzen fand die Patientin autoerotische Befriedigung, während sie ihre sonstigen latent homosexuellen, inzestuösen, sadistischen und sodomitischen Tendenzen nicht zur Geltung kommen lassen konnte. Der Pruritus war aufgetreten im Anschluß an ein homosexuell zu wertendes Erlebnis mit nachfolgendem starkem Schuldbewußtsein. Einen anderen Einzelfall veröffentlichte Mittelmann (1940). Meyer behandelte einen Fall von Pruritus vulvae, der sich als eine larvierte Onanie klären ließ. — Psychogener Pruritus als Ausdruck des Ekels lag bei einem 12jährigen Knaben im Anschluß an einen Traum vor; er träumte, daß ihm während der Defäkation die Fäkalien bis über die Nates an die Unterbauchgegend gestiegen seien (Bretschneider, 1932, 1933). Als Erklärung für den psychogenen Pruritus einer Frau fand Popoff (1934) eine früher gestellte Fehldiganose „Lues" mit nachfolgender Syphilidophobie. Der Beweis der Diagnose ergab sich aus der Heilung nach Psychotherapie. Wenn psychologische Momente vorliegen, sollte man den Patienten unbedingt eine entsprechende Behandlung verschaffen.

Einen Beitrag lieferte VIGNES (1937), der unter 1800 graviden Patientinnen 91 mit Pruritus vulvae und 14 mit sonstigem Pruritus zählte. Neben verschiedenen anderen Ursachen bestand in mehreren Fällen zugleich Vaginismus bereits vor der Schwangerschaft. Vaginismus ist fast immer psychogen zu deuten (KEMPER, 1940), so daß eine psychische Verursachung naheliegt. — Eine Frau gab an, bei sexueller Erregung nicht zum Orgasmus zu gelangen. — KREIS (1957) brachte einen Bericht über vier Fälle von Pruritus vulvae und Psychoanalyse. Bei den Kranken lagen affektive Vorgänge zugrunde, deren Aufdeckung Besserung bewirkte. Bei einer 40jährigen, in sexuell unbefriedigender Ehe lebenden Frau war der Pruritus Ausdruck allgemeiner Hypersexualität und gab Anlaß zu masturbatorischen Akten. Er kehrte zu gewissen Jahreszeiten regelmäßig wieder. Die Analyse ergab, daß sich in diesem saisonmäßigen Auftreten des Pruritus Eingehen und Lösung einer vorehelichen sexuellen Beziehung widerspiegelte. Die Aufdeckung der Zusammenhänge brachte die Heilung, wenn man das Ausbleiben des Pruritus nach Eingehen eines neuen außerehelichen, die Patientin sexuell befriedigenden Verhältnisses so nennen will. — Einen Hinweis auf Psychogenese gab SAUL (1939) mit der Schilderung des Krankheitsbildes eines jungen Mannes, der sich früher aktiv und passiv päderastisch betätigt hatte und bei dem Pruritusattacken als Ausdruck entsprechender Wünsche auftraten, sowie er von einem älteren, an ihm interessierten Mann eingeladen und ausgeführt wurde. Die Kasuistik von RASTELLI (1940) behandelt eine 34jährige Frau, die immer zugleich mit Anfällen von Reynaudscher Krankheit unter Pruritus an den äußeren Genitalien litt, ohne daß äußerlich ein Befund zu erheben war. Die Veröffentlichung wird in diesem Rahmen genannt, weil bei Reynaudscher Erkrankung vielfach psychogene Kompenenten mitverantwortlich gemacht werden (Vasoneurose). — GONZALEZ MEDINA (1941) fand unter 25 Dermatosen nach psychischen Traumen viermal Pruritus essentialis. — In seelischen Kindheitstraumen sah RULISON (1941) die Ursache eines seit frühester Jugend bei einem Manne bestehenden einseitigen Pruritus. RAMEL (1942) beschrieb einen Fall von postemotionellem Pruritus nach vermeintlicher Gasvergiftung und bei Rentenwünschen. — HEYER (1952) erwähnte einen Fall BETTMANNs, bei dem bei einer Patientin unstillbarer Juckreiz, ähnlich einem orgastischen Geschehen (s. auch KAPOSI), bestand, seitdem sie von einem Freund ihres Mannes, mit dem sie schuldbewußt ein intimes Verhältnis gehabt hatte, unbekleidet auf einem Bett liegend mit Blumen bestreut worden war, sowie einen eigenen Fall einer Patientin mit Pruritus ani — es handelte sich um eine sexuell vernachlässigte Frau — die durch Jucken und Kratzen am Anus Lustgefühle bekam. — SCHULTZ (1952) berichtete über den Fall eines Mädchens, das allabendlich jeweils eine längere Onanie durchführte, durch die Vulvitis und Fluor entstand. Nach Abstellung der Masturbation (Hypnose) verschwand der Juckreiz. — BORELLI und SCHOTT (1952) beobachteten einen ähnlichen Fall bei einer verheirateten Frau, die durch Reiben an der Türklinke masturbierte und unter Pruritus vulvae litt. Nach psychagogischer Beratung und Aufhören mit dieser Art von Selbstbefriedigung bei stärkerem Eingehen auf Coitus normalis klangen die Beschwerden ab.

ARNDT und POLANO (1951) beschrieben eine Patientin, die seit 22 Jahren an Pruritus vulvae litt und zweimal operiert worden war. Sie genas nach einigen analytischen psychotherapeutischen Sitzungen. Der Juckreiz-Kratzablauf wurde erklärt als eine unbewußte Form von Onanie. Verursachend hatte ein Aussetzen der Orgasmusfähigkeit aus Konzeptionsfurcht zugrunde gelegen. Nach analytischer Klärung und Einsetzen normaler Hingabefähigkeit mit Orgasmus beim Coitus hörten die Pruritusbeschwerden auf.

In gewisser Hinsicht läßt sich die Erklärung des Ablaufs beim Pruritus von POUEY (1931) (s. oben) für die Auffassung der Psychogenese anführen. JADASSOHN (1932) *schrieb, „gewiß gibt es Krankheiten, die rein psychogen sind, wie viele Fälle von Pruritus; dann Fälle, die psychosomatogen sind und solche, in denen eine, wie immer bedingte, Dermatose psychisch bis zur Unkenntlichkeit überlagert ist*". — Am Beispiel von BONJOURs (1931) Ekzemtherapie wies auch GOTTRON (1937) auf die Wechselwirkung zwischen Psyche und Haut, zwischen Seelischem und körperlichen Hautreaktionen hin.

NEUMANN (1932) unterschied zwischen exogenem und endogenem Pruritus. Ein Kausalfaktor für letzteren sind schwere seeliche Erschütterungen. Neben anderen Entstehungsweisen sind nervöse Ursachen von größter Bedeutung, meistens aber schwer nachzuweisen (HORDER, 1935). HOPKINS (1938) wies auf Grund eigener Erfahrungen auf die Bedeutung hin, die seelische Erlebnisse mannigfaltiger Art auf das Zustandekommen mancher Hautkrankheiten, ihren Fortbestand und die Behandlung haben, wie Pruritus, Erythem und ekzematöse Veränderungen.

Pruritus senilis et vulvae haben gemeinsame neurotische Ursachen (ELSON, 1937). COTTE (1937) wendete sich zwar mit Recht gegen die Auffassung, daß die alleinige Ursache des Pruritus psychogen sei, wies aber darauf hin, daß es gut sei, vorliegende psychische Anomalien soweit wie möglich zu behandeln. — Der postscabiöse Pruritus, der Juckreiz der Hysterischen, die Tatsache, daß es bei vielen Menschen genügt, das Gespräch, wie absichtslos, auf Jucken zu bringen, um einen Juckreiz zu erzeugen, stellt einen Beweis dar, daß der Psyche beim Zustandekommen des Juckreizes eine Rolle zukommt (Sprafke, 1938). Montgomery (1940) hatte den Eindruck, daß die meisten Pruritusfälle in die neurogene Gruppe fallen. Crindon (1940) brachte als Beispiel für die neurogene Ursache ein Geschwisterpaar, von dem der Bruder in Zeiten der Aufregung und Schwierigkeiten Pruritus aufwies, der, als es ihm materiell besser ging, verschwand. Bei der Schwester besserte sich der Pruritus ebenfalls nach Klärung eine bedrückenden Situation. Kelman und Field (1938) betonten, daß auch Hautkrankheiten nicht unabhängig von der Gesamtpersönlichkeit betrachtet werden dürfen. Sie berichteten über einen Kranken vom Typ Prurigo Besnier und verwiesen allgemein auf die psychosomatischen Beziehungen bei pruriginösen Leiden, wie auch Klaber (1948) auf die Bedeutung psychosexueller Faktoren für die Pathogenese des Pruritus ani et vulvae. — Nach Watt (1948) findet sich Genitalpruritus gehäuft bei Junggesellen, Homosexuellen, Impotenten und unbefriedigten Frauen. — MacCormac, Sandifer und Jellife (1946) betrachteten die pruriginösen Dermatosen als typische Beispiele von psychogenen Leiden. — Canizares (1948) machte bei Fliegern neben der nervösen Spannung das stundenlange Sitzen verantwortlich. Jaffé (1947) zitierte auch nervöse Symptome. Auf die Bedeutung psychogener Faktoren verwiesen Salerno (1951), Arndt und Polano (1951), Anderson (1951). — Ein psychiatrischer Fall von psychogenem Pruritus seit 20 Jahren wurde durch Psychotherapie bei Berücksichtigung der symptomatischen und psychischen Umstände geheilt (Mittelmann, 1943). — Ein Fall von Wright (1952) belegt, daß auch immer an psychische Faktoren gedacht werden muß, wenn keine organischen Ursachen gefunden werden können (Elektroschock).

Bei Pruritus vulvae halten Studdiford und MacLean (1950) spezielle psychische Störungen für verantwortlich, dabei wird die Aufmerksamkeit durch nebensächliche Reize auf diese Gegend gelenkt. Kochs äußerte hinsichtlich des chronischen essentiellen Pruritus, daß es sich häufig um „reaktive Neurosen" der Haut — analog dem Begriff „reaktive Psychosen" —, häufig aber auch um echte Neurosen im Sinne der Psychotherapie handelte. — Marcussen (1952) meinte, daß dermographische Prurigo mit leichtem Jucken erst durch eine Neurose in den Bereich des Bewußtseins gebracht werde. — Tucker (1951) zitierte als erste von fünf ursächlichen Gruppen Nervosität und Neurosen, Piper (1940) den zusammen mit allgemeiner Reizbarkeit bei starker Übermüdung auftretenden Erschöpfungspruritus. Robledo-Ramon (1950) nahm nach therapeutischen Versuchen an vier Personen mit funktionellem Pruritus an, daß der wichtigste Ursprungsfaktor des Pruritus im vegetativen Nervensystem liege, das vom Zentrum aus gereizt werden kann, nämlich durch psychische Einflüsse, endokrine Sekretionen und Stoffwechselprodukte. — Nach Ansicht von Hämel rufen auch zentralnervöse Einflüsse Pruritus hervor, wie den psychogenen, der durch gewisse Vorstellungen entsteht oder auch suggestiv erzielbar ist. 1. Nur der rein psychogen entstandene Juckreiz sei unmittelbar psychotherapeutisch angehbar. Hämel (1953) nannte die in solchen Fällen wirkungslose örtliche Novocainspritzung als differentialdiagnostisches Kriterium. 2. Ein ursprünglich durch Organveränderungen ausgelöster Pruritus kann sich nach Beseitigung der Ursachen so fest verankern, daß er nunmehr zum psychogenen Pruritus wird. 3. Auch bei organisch bedingtem Juckreiz besteht die Möglichkeit der Psychotherapie. — Nach Sweet (1952) bedingt nichts als das Kratzen den Pruritus. Es bildet sich schließlich ein Spinalreflex. Die ursächlichen Traumen psychischer Art, Diabetes, Vermes, spielen dann praktisch keine Rolle mehr. (Diese Auffassung ist mehr neurologisch etwa im Sinne Pawlows gedacht, darf aber wohl unter den „erworbenen Vollzugszwang" eingeordnet werden.)

Dracoulides (1932) stellte theoretische Betrachtungen über die affektive Grundlage gewisser allergischer Phänomene an. Der emotionelle Schock wirkt als Antigen, bald aus einer überstarken Affektsituation heraus, bald auf Grund einer psychopathischen Konstitution. Die Hauteruptionen entstehen durch die affektive Beeinflußbarkeit des endokrinen Systems wie der neurovegetativen Sphäre. — Zur Ursachenklärung hinsichtlich des Problems psychophysischer Zusammenhänge auch bezüglich Psyche und Haut, verwies Barinbaum (1935) auf die von Freud aufgestellte Lehre von der somatischen Libidostauung. Man müsse bedenken, daß die Haut neben ihrer exophylaktischen auch eine esophylaktische Wirkung zu entfachen vermag und daß gerade bei einem zu Neurosen neigenden Patienten derartiges der Fall sein kann. — Nach Schilder (1936) gibt es nur einen Organismus, und das ist ein psychophysischer. Es gibt auch keine Veränderung im Körper, die nicht auf die psychischen Einstellungen rückwirkt. „Die Beziehungen zwischen den verschiedenen Hautleiden und der Psyche des Kranken besteht darin, daß außer der Lokalisation auch der Charakter der Manifestation eine spezifische Bedeutung hat. Hierher gehört unter anderem das Jucken. Eine allgemeine Formel, die verschiedenen psychogenen Hauterscheinungen betreffend, kann jedoch nicht erwartet werden, da Lokalisation und Typus, z.B. beim Jucken, beachtet werden müssen, und das Symptom daher nicht immer die gleiche Bedeutung haben kann. — Es ist wahrscheinlich, daß mit jedem Organ eine bestimmte Reihe von psychischen Einstellungen verknüpft ist. So rufen organische Leiden Einstellungen gleich denen hervor, die auf psychogenem Wege eine Änderung der organischen Funktion erzeugen können. Das organische

Leiden geht dabei von der Peripherie (vom Organ) zum Zentrum (Persönlichkeit des Subjekts), das psychogene Leiden vom Zentrum zur Peripherie.

Ackermann (1945, 1949) begrüßte, daß sich neuerdings verschiedene Autoren mit den psychischen und somatischen Bedingungen beschäftigt haben, welche zum Jucken führen können. Verschiedentlich werde festgestellt, daß gewisse äußere Umstände und die seelische Belastung bei Fronttruppen eine wesentliche Zunahme der pruriginösen Dermatosen bedingt haben. Nach Ansicht des Verfassers ist hier jedoch als wesentlicher somatischer Faktor die erzwungene Unsauberkeit, der Befall mit Läusen usw. nicht außer acht zu lassen! — (Zudem ist es durchaus nicht notwendig, daß besonders intensive seelische Beanspruchungen, wie der Krieg, eine summenmäßige Zunahme derartiger Organneurosen zur Folge haben. *Denn erfahrungsgemäß verliert unter außergewöhnlichen Umständen ein Teil derjenigen Neurotiker, die unter normalen Umständen zu Hause ein psychogenes Leiden aufweisen, dieses unter den seelisch stark absorbierenden veränderten Kriegsverhältnissen.*)

Seitz (1951) sah als primär das Kratzen an, das erst sekundär den Juckreiz nach sich ziehe. Seine psychiatrischen Studien an 120 Prurituserkrankten erbrachten als Tendenz eine „tatsächliche unbewußte Selbstbestrafung mit partial-suicidaler Bedeutung". Dabei erinnerte der teils destruktive, teils erotische Inhalt des Kratzens an Masochismus. — Weizsäcker (1951) deutete Jucken, auch bei Diabetes, im Sinne des Freudschen Todestriebes = *Schmerzlust*, d.h. als destruktive Tendenz, die sich gegen den eigenen Körper wendet. — Mayer (1950) meinte, daß Menschen, die in hohem Maße unter dem Einfluß autosuggestiver Spannungen stehen, die körperliche und seelische Ursachen haben, sich vor allem einer hochgradigen Selbstbeobachtung widmen und auch jedes medizinische Symptom, von dem sie hören, auf sich beziehen. — Nach Haas (1949) kann neben verschiedensten anderen Ursachen ein zentral ausgelöster Pruritus bestehen, bei dem nach längerer Einwirkungszeit der Hautreiz im Nervensystem derart fixiert wird, daß der Juckreiz auch nach Aufhören des Hautreizes noch weite zu bestehen scheint. Nach Hopf (1949) werden seelische Spannungsmomente besonders über die Gefäßreaktionen, Juckreiz usw., störend wirksam. — Schaltenbrand (1948) wies darauf hin, daß sich viele Gemeinsamkeiten zwischen Haut- und Nervenerkrankungen durch die Tatsache der gemeinsamen Entwicklung aus dem Ektoderm erklären lassen, daß vielleicht besondere charakterologische Eigentümlichkeiten daher mit einer erhöhten Reizbarkeit und Erregbarkeit der Haut einhergehen können; das ist auch eine Erklärung für psychogenen Juckreiz.

Zusammenfassung

Der Juckreiz gehört zu den Symptomen, die nachgewiesenermaßen rein psychogen ausgelöst werden können. Auch bei somatischer Verursachung des Pruritus ist die psychische Beteiligung an dem Phänomen bedeutsam. Die Überlagerungsmöglichkeit kommt hier in besonderem Ausmaß zur Geltung. Es gibt zudem einen nur „zentralen" Juckreiz, bei dem die Pruritusmöglichkeit am Erfolgsorgan Haut nicht existiert (nach Nervenbahnunterbrechung oder dergleichen), d.h. einen „Phantom-Pruritus". Umgekehrt findet sich pruritus sine pruritu, d.h. Kratzen als Vollzugszwang am Erfolgsorgan, ohne daß tatsächlich Juckreiz vorhanden wäre.

2. Konstitutionelle atopische Neurodermitis *

Meist empfindet der Patient einen Juckreiz, ehe die Haut sich äußerlich verändert. Das ist ein wichtiges Moment, da bei den meisten anderen Hauterkrankungen der Ablauf entgegengesetzt ist. Hieraus läßt sich auch ein Anhalt für die Prävalenz des Pruritus und damit unter Umständen bei dem Syndrom ableiten. Rosenthal (1952) berichtete über psychosomatische Studien an der infantilen Neurodermitis. Er stellt die Behauptung auf, daß disponierte Säuglinge bei ungenügendem physischem Kontakt mit der Mutter, d.h. Berührung durch Streicheln usw., von den Symptomen befallen werden können. Spitz (1951) entspricht dieser Auffassung. Sein Krankengut waren Säuglinge zwischen 6 und 12 Monaten, die von der Mutter getrennt in Waisenhäusern lebten. Das bedeutete nachweislich eine Minderung der für das einzelne Kind aufgebrachten Liebe und Aufmerksam-

* Zur Nomenklatur s. Schnyder, U., und S. Borelli, Bd. II/1, S. 229ff. dieses Handbuch-Ergänzungswerkes.

keit. Bekanntlich lassen sich weinende Säuglinge meist durch Änderung ihrer Lage, z.B. durch Herumtragen, beruhigen. Das Kind mag aus verschiedenen Gründen weinen, immer ist es aber als Bitte an die Mutter gerichtet, eine „Unbequemlichkeit" zu ändern oder sich ihm zuzuwenden. Spitz folgert nun aus einem Nichtbeachten des kindlichen Weinens durch die Mutter eine mangelnde, ja geradezu ungenügende seelisch-körperliche Betreuung des Säuglings. Nicht immer entspringt dieser Konflikt aus mangelnder Mutterliebe. Krankheit, erneute Schwangerschaft usw. können Ursachen sein. Rosenthal testete durch entsprechend unauffällige Fragen 25 Mütter von an Ekzem erkrankten Säuglingen. Als Kontrollgut dienten Säuglinge aus der gleichen Klinik, die an angeborenen Defekten, Infektionskrankheiten usw. erkrankt waren, bei denen also eine psychische Komponente in der Genese ausgeschlossen werden konnte. Die Fragestellung lautete sinngemäß: „Beruhigen Sie Ihr weinendes Kind oder halten Sie dies für unnötig ?"

Das Ergebnis verhielt sich wie folgt:

	Beim Weinen beruhigt		Nicht beruhigt
	plus	*plus/minus*	*minus*
„Ekzem"	12%	28%	60%
Kontrollgut	66,6%	16,6%	16,6%

Aus dieser Statistik wurde geschlossen, daß die Säuglinge mit Neurodermitis eine geringere Zuwendung fanden als die anderen.

Williams (1951) macht beim Ekzem des Kleinkindesalters ähnliche Beobachtungen. Das Problem wurde gesehen in einer selektiven Zurückweisung durch die eigenen Mütter der Kinder. Die Zuneigung der Mutter zum Kind war leicht gestört. Williams teilte ein Krankengut von 59 Patienten therapeutisch in zwei Gruppen ein. Die einen behandelte er hauptsächlich durch die „seelische Einstellung der Mütter" bei minimaler symptomatischer Therapie. Die anderen wurden rein symptomatisch dermatologisch behandelt. Ein sehr wichtiger Faktor bei Hauterkrankungen wie der konstitutionellen Neurodermatitis mit neurotischem Hintergrund ist die Eltern-Kind-Beziehung (Goldmann, 1958). Kinder, die bald nach der Heirat geboren wurden, ehe sich eine echte Beziehung zwischen den Eltern entwickeln konnte, Kinder aus schwierigen, unausgeglichenen Familienverhältnissen oder unerwünschte Kinder, die kompensatorisch gesteigerte Gefühlszuwendung genießen, zeigen häufig eine cutane Symptomatologie, mit welcher sie Aufmerksamkeit erregen und die Situation meistern. Sie leiden alle an der elterlichen Haltung.

Ein 15jähriger Schüler leidet seit seiner Kindheit an einem exsudativen Ekzematoid und konstitutioneller Neurodermitis und nicht anfallsweise auftretendem Asthma. Durch diese Behinderung hat er keine Freunde. Er ist nicht unintelligent, weist aber durch häufiges Fehlen in der Schule lückenhafte Kenntnisse auf. Er ist ein freundlicher Bursche mit Sinn für Humor. Zu seinem um 2 Jahre jüngeren Bruder besteht ein gutes Verhältnis. Der Vater hat die gleichen Symptome wie der Patient. Er ist ein Zwangsneurotiker, der die Ehe nur als Unterkunftsgemeinschaft ansieht und völlig abgekapselt von der Familie lebt. Die sehr vitale Mutter betrachtet die Ehe als Gefängnis, sie lebt mit dem Jungen in guter Gemeinschaft und schirmt ihn vor der feindselig-lähmenden Atmosphäre um den Vater herum ab, so daß der Patient trotz der Schwere, Optik und Dauer seines Gebrechens kein Kopfhänger ist, sondern Selbstvertrauen hat. In der Pubertät verschlimmerten sich die Anfälle (Asthma). In der ambulanten Behandlung übernimmt der Therapeut die Vaterrolle. Der Patient ist glücklich darüber, sich einem männlichen Berater anvertrauen zu können, da auch zu den Lehrern kein Vertrauensverhältnis besteht. Träume geben Aufschluß über die Entfaltungsmöglichkeiten seiner Persönlichkeit. Zur Vertiefung der Therapie kam es nicht, da die Mutter nach der Trennung vom Vater mit den Kindern zu den Großeltern zog. Das Ekzem blieb refraktär.

Das Beispiel zeigt, daß das Bedürfnis des Kindes nach Kontakt mit dem Vater sich bei fortgesetztem Versagenserlebnis steigerte. Das ist auch der Gund dafür, daß die angeborene Neurodermitis alle ärztlichen Bemühungen vereitelte, da ambivalente Affekte die Beziehungen des Patienten zu derjenigen Person bestimmten, die den Erbfaktor lieferte. „Die Erbkrankheit erfährt in diesem Fall eine Metamorphose ihres Wesens und ihrer Bedeutung und Weitergabe: physiogenetische Wiederholung wird zu psychogenerischer Identifizierung“ (SCHACHT, 1958).

Die Schlüsselstellung der Mutter oder des Mutterbildes bei der infantilen Neurodermitits wird von amerikanischer und französischer Seite erneut betont. STORKAN u. Mitarb. (1956) stellten fest, daß in etwa der Hälfte der Fall die Mütter emotionell unterentwickelt waren. In allen Fällen wurden die Kinder bewußt oder unbewußt vernachlässigt oder zu rauh angefaßt, oder man beschäftigte sich nicht genügend mit ihnen. Bei den von DE GRACIANSKY und STERN (1950) dargestellten Fällen waren 17 von 25 Kindern unerwünscht, bei zweien hätte die Mutter lieber ein Kind anderen Geschlechtes gehabt, und nur drei waren mehr als 3 Monate gestillt worden. In der Regel war die psychische Entwicklung zur Gattin und Mutter nur unvollständig gelungen, oder es lagen andere neurotische Elemente vor. Diese Beobachtungen, im Zusammenhang mit den bereits veröffentlichten Untersuchungen zu diesem Thema, bestätigen nach OBERMAYER die „schuldhafte“ Rolle der Mutter bei Neurodermitis. Aus der psychoanalytischen Bildsprache übersetzt, bedeuten diese Folgerungen, daß physiologische Abläufe im Rahmen der kindlichen Entwicklung vorgeformt werden können. Unter der Annahme dieser Voraussetzung wäre als einflußreichster „bedingter“ Faktor derjenige Mensch zu betrachten, der sich am unmittelbarsten mit dem Kinde beschäftigt, d.h. in den meisten Fällen die Mutter (OBERMAYER, 1962).

Eine recht wichtige Erkenntnis betrifft nach OBERMAYER und seinen Mitarbeitern die eigenartige Reaktion dieser Patienten auf emotionelle Belastungen. Die Autoren, wie auch andere, darunter wir selbst, haben beobachtet, daß gewisse Stress-Situationen oft Exacerbationen der Krankheit nach sich ziehen. Allerdings sind die Patienten meist nicht in der Lage, irgendwelche Aussagen über diese belastenden Erlebnisse zu machen — zum Teil wohl deshalb, weil sie ihre Aufmerksamkeit von den realen Anreizen ab und auf die Haut hinlenken. Der Neurodermiker reagiert auf gewisse Situationen emotionell und physisch in primitiv-kindlicher Manier. In dieser Hinsicht ist seine Reaktion der des psychotischen Patienten vergleichbar — mit dem Unterschied, daß sie sich hauptsächlich auf die Haut erstreckt, ohne daß dabei der Kontakt mit der Realität ernstlich verlorenginge. Die Erkenntnis, daß den Rezidiven und Exacerbationen der Erkrankung kein psychoneurotischer, sondern ein psychotischer Mechanismus zugrunde liegt, bedeutet einen entscheidenden Schritt vorwärts. Allerdings erbrachten unsere 1950 publizierten Erhebungen[1], daß gewisse Grunderlebnisse von existentieller Bedeutung häufig in zeitlicher Koinzidenz zum Krankheitsgeschehen vorkommen. Es handelt sich um Verlobung, Hochzeit, Geburten von Kindern, Liebe, Untreue des Partners, wirtschaftliche, aktuelle oder dauerhafte, aber akut aufgetretene Sorgen und dergleichen mehr. Diese Geschehnisse sind aber zeitlicher Markierungspunkt nicht nur für Verschlechterungen des Krankheitsbildes, sondern auch für Besserung und Heilung! Außer den charakteristischen Merkmalen der mangelnden Mutterliebe war für die Neurodermitiskinder ein ruheloses und widerspenstiges Wesen kennzeichnend. Bei einem trotzigen Willen waren sie äußerst intelligent. Ferner waren sie außerordentlich liebebedürftig und gerieten in Angst und Agressivität, wenn sie sich unverstanden fühlten. MILLER (1942, 1948), BARUCH (1948),

[1] Wir konnten diese Befunde bestätigen durch die statistische Auswertung von zwei großen Befragungsaktionen bei Neurodermitikern, bei denen zusammen ca. 1400 Fragebogen von 1400 Neurodermitiskranken mit Fragen zu diesem Komplex ausgewertet wurden (1965 bis 1967).

BECKER (1949), SPITZ (1950, 1951) u. a. beobachteten ebenfalls diese Eigenschaften bei neurodermitischen Kindern. Auch sie betonen die Wichtigkeit der Mutter-Kind-Beziehung. PEARSON (1940), WALSH und KIERLAND (1947) verweisen ebenfalls auf die Förderung von Rückfällen durch seelischen Druck und Belastung.

Nach WALSH und KIERLAND überwiegt der psychologische Faktor, der als „Trigger-Mechanismus" den Patienten über die Schwelle der Reaktivität in den Bereich der klinischen Symptome zwingt, die ihrerseits deshalb letztlich auf psychologische Therapie ansprechen müßten. Die Haut wird als Ausdrucksorgan starker, unbewußter Konflikte benutzt, welche auf exhibitionistische Tendenzen, wie auch auf „vereiteltes Begehren nach Liebe" zurückzuführen sind. Kratzen und Excoriieren bedeuten gegen sich selbst gerichtete Handlungen aus einem Schuldgefühl heraus, das aus Aggressivität entspringt. Nach den beiden Autoren geht mehr oder minder jedem Neurodermitisschub im Erwachsenenalter ein unmittelbares psychisches Trauma voraus. Nach KEPECS, RABIN und ROBIN (1951) ist der Zusammenhang mit der allergischen Komponente ätiologisch bei der Neurodermitis sehr zweifelhaft. Eine wirkliche Reproduktion der Neurodermitis in ihrer kennzeichnenden Form ist bis heute mit Hilfe von Allergenen nicht nachgewiesen worden. Die Rolle der konstitutionellen und vererbbaren Faktoren konnte durch die moderne Theorie einer allergischen und psychischen Genese nicht ausgeschlossen werden. Sie dürfte mit ihr jedoch zumindest konform gehen.

GREENHILL, FINESINGER (1942) und KEPECS erfaßten 32 Fälle von Neurodermitikern durch Fragebogen. Als Kontrolle dienten Patienten mit Erythematodes, Psychoneurotiker und Gesunde. Die Untersuchungen ergaben, daß bei den Neurodermitikern *aggressive Emotionen* viel häufiger als bei den Kontrollpersonen vorhanden waren. Aggressivität und beherrschte Aggressivität verschlimmerten die Hautsymptome. MILLER (1942, 1948) erfaßte drei Neurodermitiskranke psychoanalytisch. Masochistische Selbstabsorption und sexuelle Konflikte drückten ihre Spannung durch Hautmanipulationen aus. Exhibitionismus war ein bedeutendes Merkmal.

Bei einem Studium von 20 Neurodermitikern, 16 weiblichen und 4 männlichen im Alter von 18—38 Jahren sind KEPECS, RABIN u. Mitarb. (1951) zu folgendem Ergebnis gekommen. Die Patienten konnten klinisch in zwei Gruppen geteilt werden, eine emotionell-labile (hysterische) Gruppe und eine „Zwangsgruppe". Eine gleichzeitige Testung durch den Rorschach-Test ergab unabhängig das gleiche Resultat. Die klinischen Kriterien, welche zu dieser Einteilung führten, sind folgende: Die emotionell-labile (hysterische) Gruppe neigt dazu, ihre fundamentale Psychodynamik beim ersten Interview aufzuzeigen. Sie offenbart einen charakteristichen Ödipuskomplex, der sehr oberflächlich liegt und bemerkenswerte Feindseligkeiten zeigt. Sie ist relativ leicht hypnotisierbar und zeigt starke seelische Triebe, besonders in bezug auf Libido und Aggression, die sie zum Ausdruck bringen will. Ihre Hauterscheinungen sind mehr chronisch.

Die Zwangsgruppe offenbart das Wesen ihrer Konflikte nicht leicht, ihre Haltung ist hauptsächlich abwehrend und nicht aggressiv. Sie ist — mit Ausnahmen — schlecht hypnotisierbar. Sie verbirgt ihre Gefühle; die Patienten sind für längere Zeit symptomfrei.

Folgende Merkmale stehen sich also gegenüber:

A. Hysterische Gruppe:

1. Große Zahl von Antworten, die ungenau sind.
2. Niedriger Stereotypus.
3. Besonders starke Reaktion auf farbige Karten.
4. Egozentrische Affektionen überwiegen.

B. Die Zwangsgruppe:
1. Gleiche Zahl von Antworten, übermäßige Genauigkeit der Begriffe.
2. Übermäßige stereotypische Tendenzen.
3. Affektive Unberührtheit oder sehr gut beherrschte Reaktionen auf Farben.

14 Patienten zeigten klinisch überwiegend hysterische Merkmale. Fünf gehörten hauptsächlich der Zwangsgruppe an; einer war neutral. Der Unterschied zwischen den beiden Gruppen ist kein absoluter. Obwohl KEPECS und Mitarbeiter vertraten, daß die hysterische Gruppe überwiegt, glauben GREENHILL und FINESINGER (1942), DEUTSCH (1952), WALSH und KIERLAND (1947), daß die Mehrheit der Neurodermitiker zur Zwangsgruppe gehört. Der hysterischen Gruppe gehören hauptsächlich Mädchen von etwa 16—25 Jahren an. Die hysterische Gruppe neigt mehr zu chronischen Erkrankungen als die Zwangsgruppe. So waren z.B. zwölf von 13 Hysterikern ihr ganzes Leben von Ekzem befallen, während fünf Patienten der Zwangsgruppe mehr oder weniger lange Zeit symptomfrei waren.

GREENHILL und FINESINGER (1942), KEPECS (1951) und LYNCH (1952) behaupten, daß das weibliche Geschlecht häufiger von Neurodermitis befallen sei. MITCHEL, CURRAN und MEYERS (1947) geben an, daß in den ersten 10 Lebensjahren die Neurodermitis zwischen männlichem und weiblichem Geschlecht gleichmäßig verteilt ist, während vom 10. bis zum 29. Lebensjahr die Frauen viel häufiger befallen sind. WALSH und KIERLANDs (1947) Untersuchungen zeigten gegenteilige Resultate. Wie schon erwähnt, wird ein gestörtes Mutter-Kind-Verhältnis die am häufigsten genannte psychologische Grundlage der Neurodermitis. Daneben erwähnt KEPECS (1951) die Bedeutung sexueller Konflikte. Von 15 Patientinnen waren neun verheiratet, nur drei von diesen gaben an, mit ihren Männern in einem einigermaßen zufriedenen Verhältnis zu leben. Alle drei gehörten der Zwangsgruppe an.

Eine der Patientinnen war zweimal mit demselben Mann verheiratet und bekam ihren Hautausschlag jeweils einen Monat nach der Hochzeit. Ihr Gatte war verhältnismäßig impotent, sie selbst war fähig, einen clitorischen Orgasmus zu empfinden. Eine andere träumte häufig, daß sie von ihrem Gatten getrennt mit ihren Freundinnen zusammen wäre und ihren Ehemann zum Bett hinauswürfe. Eine weitere lebte von ihrem trunksüchtigen Manne getrennt; die vierte war zweimal geschieden. Die fünfte verabscheute, ein Verhältnis mit ihrem Mann zu haben, der Alkoholiker war und an Ejaculatio praecox litt. Nach dem sexuellen Kontakt entspannt sie sich, indem sie durch Kratzen die Befriedigung erlebte. Die letzte Patientin ließ sich scheiden, da ihr Gatte, der sie „mißbrauchte", ihrem Vater ähnelte..

Als weiteres Beispiel beschreibt KEPECS eine zweimal verheiratete und zweimal geschiedene Frau. Das erste Mal heiratete sie, um ihre Mutter zu kränken, die sie ohne Grund wegen eines sexuellen Verhältnisses anklagte. Nach dem ersten Kind begann sie zu trinken, schließlich heiratete sie einen anderen Mann, der sie sehr „mißbrauchte" und von dem sie sich deshalb wieder scheiden ließ. Nach der ersten Heirat, die sie ja, um ihre Mutter zu kränken, vorgenommen hatte, beschäftigte sie sich viel mit ihrer Mutter, um sie zu besänftigen. Nach deren Tod übernahm die ältere Schwester die Mutterrolle. Das Motto der Patientin war: „Ich streite mit meinem Mann, lebe eine Weile mit meiner Schwester und kehre dann zum Mann zurück". KEPECS erschienen einige dieser Fälle masochistisch.

Auch die unverheirateten Patientinnen zeigten große Konflikte in ihrem Verhältnis zu Männern. Beispiel Miß K. sagte: „Ich komme mit Männern sehr schlecht aus; wenn ich mit meinem Verehrer allein bin, denke ich, er würde mir etwas antun. Als ich einmal mit ihm spazieren ging, fürchtete ich mich so sehr vor seiner eventuellen Frage, ob ich ihn heiraten wolle, daß ich mit ihm zu streiten begann und unsere Freundschaft zerstörte." Nach KEPECS wird solch eine Patientin aufgeregt, ängstlich und aggressiv, wenn sie verliebt ist. Sie denkt unbewußt, daß sie von ihrem Partner soviel Liebe erwarte, daß sie bestimmt enttäuscht würde. Sie fürchtet, der Freund könne wegen ihrer Krankheit einmal aufhören sie zu lieben. Es sind gute Verhältnisse zwischen Invaliden und solchen Mädchen beschrieben.

Neben dem gestörten Mutter-Kind-Verhältnis und den sexuellen Konflikten findet man starke sexuelle Triebhaftigkeit. Die oben erwähnte Zwangsgruppe war angepaßter. Bestehende Spannungen waren auf ihre verantwortungsvolle Arbeit zurückzuführen.

Juckreiz und Kratzen sind Manifestationen der „Aggression“ gegen die Konfliktstoffe. Der Patient fühlt sich schuldig und bringt die Angst masochistisch durch „selbstvernichtendes“ Kratzen zum Ausdruck. Gewöhnlich sind sich die Patienten zwar aggressiver Gefühle bewußt; letztlich brachten aber Traumanalysen und Rorschach-Test eine in Wirklichkeit meist noch viel stärkere Aggressivität zum Ausdruck. Objektiv gesehen schienen die Patienten oft schüchtern und schamhaft. Oberflächlich betrachtet erscheinen sie gesellschaftsfähig, sind aber starr in ihrem Ehrgeiz, zeigen heftige Zwangsneigungen; trotzdem haben sie ein außerordentlich gutes Benehmen. Ferner neigen sie zur Abhängigkeit und sind von starkem Unsicherheitsgefühl. Infolgedessen behalten sie ihre Sorgen für sich und tragen sie grollend mit sich herum. In dieser Abhängigkeit können liebende *und* hassende Empfindungen gegenüber der Mutter beobachtet werden; dieses Merkmal treffen wir ausnahmslos. In Gegenwart dieser Faktoren scheint eine echte Umwandlungsreaktion vor sich zu gehen, wobei die Haut zum Fixationspunkt wird. Die Funktion der Haut wird als Ausführungsmechanismus benützt, der Patient kratzt und verstärkt die Läsionen auf einer sado-masochistischen Basis. Dieser Umwandlungsmechanismus dient unbewußt zwei Zwecken: Der neurotischen Anpassung und der Fortsetzung der Hautkrankheit, die Befriedigung, Aufmerksamkeit und damit sekundären Nutzen bringen. Dieser „Nutzen“ führt zur Erhaltung der Hautläsionen und zur Hinderung der Heilung.

Hall, Smith und Norton (1952) untersuchten 150 Patienten mit verschiedenen Hauterkrankungen unter folgenden Gesichtspunkten:

a) Wieviele zeigen anormale persönliche Merkmale und beziehen ihre Erkrankungen auf seelischen Druck und Spannung?

b) Wieviele sind anormale Persönlichkeiten, ohne dabei selbst Nervosität bzw. seelische Spannung als Grund der Erkrankung anzugeben?

c) Wieviele sind normale Persönlichkeiten und erkrankten ohne seelischen Druck usw.?

Das Resultat dieser Untersuchung ergab, daß 78,5% zur Gruppe a) und b) gehörten. Darunter waren 19 Neurodermitiker, von denen keiner in Gruppe c) eingereiht wurde. Von diesen gehörten zehn der Gruppe a) und neun der Gruppe b) an. Bei allen Neurodermitikern spielte der seelische Faktor eine sehr bedeutende Rolle. Sie wurden als ängstlich und gehemmt, einige als sehr hilflos, unreif und hysterisch beschrieben.

Die atopische Neurodermitis ist eine der psychologisch, psychiatrisch und physiologisch am gründlichsten erforschten Krankheiten. Das besagt allerdings in keiner Weise, daß sie verbindlich ätiopathogenetisch aufgeklärt wäre! Sie ist eines der offenen dermatologischen Forschungsprobleme geblieben. In besonderem Maße hat man sich mit den Gefäßreaktionen dieser Krankheit befaßt. Derartige Untersuchungen laufen auch mit psychologischen Fragestellungen derzeitig in unserer Abteilung in Davos[1]. Nach Obermayer ist auf dem Gebiet der psychodynamischen Grundlagen ein erfreulicher Zuwachs an Erkenntnissen zu verzeichnen.

Zum Thema *Psyche, Körperbau, Neurodermitiker-„Typ“*, Charakter und charakterologische Studien haben sich unter anderem ausführlich geäußert Drake (1928), Müller (1920), Marchionini und Marchionini-Soetbeer (1932), Oriel (1931, 1932), van de Erve (1935), Brunsting (1936), Stokes (1940 u.a.), Sulzberger und Goodman (1936), Brill (1941), Pirilä (1950), Polano (1938, 1946, 1950), Borelli (1950), Wittkower und Edgell (1951), Hachez (1951), Seitz und Gosman (1952), Lynch (1952), Gay-Prieto (1950, 1953), Kepecs, Rabin und Robin (1951), McLaughlin, Shoemaker und Guy (1953), Jagtman (1951),

[1] Borelli, S., u. B. Kopecká: Z. Haut- u. Geschl.-Kr. **41**, 274, 305 (1966); Ther. Umschau **23**, 411 (1966); Dermatologica (Basel) **133**, 507 (1966); Derm. Wschr. **152**, 1365 (1966) u. a. o.

Carton, Claude, Fiske und Obermayer (1954), Becker (1931, 1934, 1957), Marmor, Ashley, Tabachnik, Storkan und McDonald (1956), Nexmand (1949, 1958) u.a. Es kann bezüglich dieser Autoren hier auf die Ausführungen von Borelli und Schnyder, Handbuch von J. Jadassohn, dieses Ergänzungswerk von A. Marchionini, Bd. II/1, Heidelberg 1962, S. 256—260, verwiesen werden. Es sei nur kurz vermerkt, daß hinsichtlich der These „*Körperbau und Charakter*" in Anlehnung an Kretschmer (1951) die durch anthropologische Messungen erhärtete Annahme bestand, daß es sich bei den Atopikern um Personen mit leptosom-asthenisch-muskulärem Habitus, nicht um Pykniker, handelt. Die *seelische Konfiguration* dürfte *jedenfalls* entsprechend den Ergebnissen zahlreicher Autoren diesem Erscheinungsbild im Sinne von Kretschmer gerecht werden.

Von Statistikern (Wagner, 1959) wurde der von Kretschmer (1960) zurückgewiesene Einwand vorgebracht, daß sich das anthropologische Einzel- und Durchschnittsergebnis der Messungen durch die Tatsache erkläre, daß die Neurodermitis eine Krankheit der ersten Lebenshälfte, also der „schlanken Lebenshälfte" sei. Obgleich zumindest skeletmäßig der Konstitutionstyp lebenslänglich festgelegt sein sollte, kann dieser Einwand erfahrener Medizinstatistiker nicht ohne Nachprüfung übergangen werden. Es laufen dementsprechend Erhebungen sowohl zur Anthropologie der Neurodermitiskranken in der ersten und zweiten Lebenshälfte, sowie zu der Frage, ob die Annahme zutrifft, daß die atopische Neurodermitis tatsächlich eine Krankheit der ersten Lebenshälfte ist und im zweiten Abschnitt zur spontanen Abheilung neigt bzw. führt.

In psychologischer Hinsicht kamen wir selbst (Borelli, 1950) in einer früheren Untersuchungsreihe zu Ergebnissen, die denen anderer, unabhängig von uns arbeitenden Autoren, zudem in anderen Nationen, inhaltlich entsprechen. In der damaligen Arbeit wurde der Versuch unternommen, die seelischen Teilstrukturen und das charakterliche Gefüge des Neurodermitikers mit Hilfe relativ umfassender psychologischer Testmethoden zu untersuchen und darzustellen. Es fand sich, daß die *72 untersuchten Personen* durchweg eine *mittlere Strukturiertheit* (im Sinne von Bönisch) aufwiesen. Niedere oder hohe Grade wurden nicht festgestellt.

In allen Fällen bestand eine *Bipolarität der Struktur* im Sinne des *Gegeneinanderstehens seelischer Teilstrukturen*, nämlich auf der einen Seite der *introvertierten Gefühlsstruktur*, auf der anderen Seite zumeist der *Verstandes-* oder auch der *extravertierten Willensstruktur*. Somit wiesen die Charaktere sämtlich die *Gefügtheitsweise Spannung* auf.

Es ließ sich dabei in keinem Falle eine Überwindung der Spannung zu einer Durchformung aufweisen. Das mag daran liegen, daß die begrifflich-abstrakte Komponente des Denkens zumeist im Sinne der *Zergliederung* tendierte, d.h. sie war *negativ* und wirkte destruierend auf das Gefüge. Ferner zeigte die *introvertierte Willensseite* (Festigkeit) und die *extravertierte Gefühlskomponente* (Aufgeschlossenheit) im ganzen niedrigste Entwicklung oder fehlte gar. Das bedeutet *Fehlen oder mangelhafte Entwicklung* gerade der *beiden Strukturen*, die für die Erhaltung des gefügehaften *Zusammenhangs der Teilstrukturen als bindende Momente von besonderer Wichtigkeit* gewesen wären, nämlich durch Bindung und Festigung! In diesem Zusammenhang sei darauf hingewiesen, daß gerade diese beiden Teilstrukturen z.B. bei Einzelkindern oder besonders bevorzugten Kindern zuweilen geringste Anregung zur Ausbildung finden, quasi verkümmern können und daß wir unter 70 Versuchspersonen für 65 eine derartige rein positionsmäßige Besonderheit innerhalb der Geschwisterreihe fanden! — Der *Spannungszustand* im seelischen Gefüge kennzeichnete sich häufig durch eine deutliche Beunruhigung der *introvertierten einfallsreichen Phantasie* und sehr oft durch eine Aufwühlbarkeit des *vitalen Grundes*.

Die infolge der gespannten Bipolarität bestehende *Unfähigkeit* zur *Zentrierung* in einer Teilstruktur bewirkte zuweilen einerseits *Verdrängung der „empfindsamen" Gefühlsseite durch die Verstandesstruktur*, die andererseits selbst oftmals überkompensiert wurde.

Überkompensation zeigten in vielen Fällen die *extravertierte Phantasie-* und — sofern überhaupt ausgebildet — die *introvertierte Willensseite.* Zu einer echten Zentrierung kam es auf Grund des *Fehlens bzw. der zu niedrigen Entwicklung* bindender, strukturierender Teilstrukturen *nie.* Die Überkompensation fand ihren Ausdruck in zergliedernder Begrifflichkeit, *Konvention und Verfestigung,* als einer *Unechtheit.*

Der seelische Spannungszustand, das *Fehlen* der warmen *Umweltaufgeschlossenheit* mit dem Ergebnis einer gewissen Isolierung, der *Mangel an festem Willen* mit der daraus resultierenden geringen *Durchsetzungskraft,* die Aufwühlbarkeit der Phantasie und *vitalen Sphäre* bewirken letztlich die *Beunruhigung,* vielleicht eine unbewußte *Lebensangst.*

Die beschriebene innere Struktur der Versuchspersonen unseres spezifischen Krankheitskreises ließe eine *seelische Disposition* für Erkrankungen glaubhaft erscheinen. Sei es nun, daß infolge Beunruhigung der betonten Leiblichkeit und vitalen Sphäre eine Neigung besteht, das Augenmerk besonders leicht auf eigenkörperliche Vorgänge zu richten und somatische Erscheinungen in stärkerem Maße zu beantworten (z.B. Juckreiz mit exzessivem Kratzen), als anders strukturierte Charaktere es vielleicht tun würden; sei es, daß hier eher eine Tendenz zu der oft zitierten „Flucht in die Krankheit" vorhanden ist, zumal in Zeiten besonderer persönlicher Belastung mit möglicher Verschärfung der innerseelischen Spannung.

Eine u.E. nach zugleich bestehende bestimmte körperliche Konstitution, über die aus der Literatur berichtet wurde und die eigenen Eindrücken entspricht, käme der charakterlichen Disposition entgegen. Man denke auch an die Verhältnisse im Tonus des vegetativen Nervensystems mit den entsprechenden Befunden hinsichtlich der Schweißsekretion, der Magenacidität, der Gefäßreaktionen und der trockenen Haut.

Ein Hauptmerkmal des psychotischen Reaktionstypus [wie Obermayer (1962) es ausdrückt] ist das Vorherrschen *primitiv-infantiler Reaktionsformen sowohl im psychologischen als auch im physiologischen Bereich.*

Die Russen würden, wenn ihnen der Gedanke käme, das wohl folgendermaßen ausdrücken: das ZNS ist nicht in der Lage, unangemessen primitive bedingte Reflexe zu hemmen und die potentiellen höher entwickelten Reaktionsabläufe anzuregen, wenn sie auch nur in beschreibender Form ausgedrückt sind.

In ihrer zuletzt veröffentlichten umfassenden Arbeit, die auf einer Kombination von psychiatrischer Auswertung, individueller und Gruppen-Psychotherapie aufgebaut ist, haben Guy u. Mitarb. (1952) eine Beobachtung gemacht: *Schwere Exacerbationen der Krankheit gehen einher mit Depression, sozialer Zurückgezogenheit, masochistischen Attacken auf die Haut und einem Zustand relativer Immobilisierung. Remissionen gehen einher mit verstärkter Aggressivität und körperlichem Betätigungsdrang, Streben nach stärkerer persönlicher Unabhängigkeit und Wiederaufnahme adäquater Formen der Persönlichkeitsverteidigung und des Persönlichkeitsverhaltens.* Verhaltensmäßige Übergänge zwischen diesen beiden Polaritäten geben Aufschluß über die Verlaufstendenz der Krankheit und die Wirksamkeit der Behandlung.

Dieses Phänomen ist uns selbst ebenfalls als Erfahrungstatsache evident geworden. Man könnte denken, diese Polaritäten des exogenen Verhaltenshabitus seien eine sekundäre Reaktion im Sinne des schlechten, psychosomatisch „konsumierenden" Hautstatus. Diese Deutung erscheint nicht richtig. Bestenfalls gehen die Exacerbationen am Hautorgan und die psychischen Veränderungen konform. Eher ist der zeitliche Ablauf eine Reihenfolge von Verhaltensänderungen zur depressiv-melancholisch-gedrückten oder depressiv-unruhigen Tendenz bis zur Äußerung von Juckreiz, Hautbeschwerden und Exacerbation der atopischen Neurodermitis.

Kalz (1945), Wittkower u. Mitarb. (1953) haben versucht, abnorme Reaktionen auf intradermale Histamininjektionen zu emotionellen Störungen in Beziehung zu setzen. Das Fehlen des Histaminerythems bei atopischen Patienten wird recht häufig beobachtet, wenn auch die statistischen Angaben schwanken. Dieser Mangel wird nicht auf Vasoconstriction, sondern auf eine durch Freisetzung von Acetylcholin verursachte Erhöhung der Gefäßpermeabilität zurückgeführt, die Ödembildung zur Folge hat. Man stellte fest, daß diejenigen Patienten, die kein Histaminerythem entwickelten, dazu neigten, ihr Gefühlsleben nicht zur Schau zu stellen, während solche mit normaler Histaminreaktion ihren Gemütsbewegungen und ihrer Aggressivität freien Lauf ließen. Die normale Reaktion wies erhebliche Intensitätsunterschiede auf, die von Veränderungen in der Gemütsverfassung des Kranken abhängig waren. Die abnorme Reaktion ließ sich ausschalten, d.h. bei erneuter Testung wurde eine normale Hautreaktion erzielt, nachdem man in einem Interview versucht hatte, die gehemmte Aggressivität zu lösen und zur Entladung zu bringen. Es besteht also die Möglichkeit, mit Hilfe dieses einfachen Tests den Schweregrad der emotionellen Störung und des Status der Erkrankung zu bestimmen (OBERMAYER, 1962).

Unsere statistischen Untersuchungen über den Einfluß der Verstädterung auf die konstitutionelle Neurodermitis weisen darauf hin, daß die Stadtbevölkerung einen höheren Prozentsatz von Neurodermitikern stellt (61,7%) als die Landbevölkerung (38,3%) (MARCHIONINI, BORELLI, EICHHOFF, 1958; BORELLI, 1962, BORELLI und BLÖSL, BORELLI und BERNECKER, 1967). Diese Tatsache läßt sich insoweit ergänzen, als anscheinend auch im Verhältnis zur nicht an atopischer Neurodermitis kranken Normalbevölkerung eine relative Mehrbeteiligung von Neurodermitikern an der Stadtbevölkerung zu verzeichnen ist. Man könnte den Gedankengang weiter verfolgen in dem Sinne, daß das in der Arbeit oft schwere aber sonst im täglichen Leben mehr gleichförmige und weniger stressreiche, dabei vielleicht grundsätzlich existentiell „gesichertere" Leben des Menschen auf dem Lande besonders konfigurierte „psycholabile" Menschen, wie den Atopiker mehr im Gleichgewicht beläßt, während die Großstadt mit ihren Anforderungen der Atopie psychosomatisch Vorschub leistet. — Wir vergessen dabei nicht, daß auch andere Faktoren noch gefördert werden können, die wir als „somatisch" bezeichnen. Aber letztlich, um es zu wiederholen, ist der Mensch eine psycho-physische Einheit. So treffen auch hier die Reize der Verstädterung auf die „Gesamtperson", nicht nur einen Teil derselben (s. dieses Handbuch II/1, 260ff. 1962).

Nach OBERMAYER (1962) ist diese Beobachtung von der Neurodermitiker-Bevölkerungsverteilung in den USA bislang der Aufmerksamkeit entgangen, — obgleich sie auch dort zutreffen dürfte, — wohl weil in der amerikanischen Zivilisationsform der Kontrast zwischen Stadt- und Landleben nicht so ausgeprägt ist wie in Europa. Für diesen Unterschied sind verschiedene Faktoren verantwortlich. Die Bevölkerung ist weniger stark verwurzelt, und der Gebrauch des Automobils ist hier schon viel länger als in Europa Selbstverständlichkeit. Darüber hinaus verfügt die amerikanische Farmerfamilie (den Typ des „Bauern" gibt es nur in einigen abgelegenen Gebirgsgegenden oder bestimmten religiösen Gemeinden, wie in Pennsylvanien) über Radio und Fernsehen, und die jungen Leute machen sich nichts daraus, 100 oder 200 Meilen zur nächsten Stadt zu fahren, um sich dort zu amüsieren. Die Kinder und Jugendlichen in Landgemeinden leben also keineswegs isoliert von den negativen Einflüssen, die auf die Stadtbevölkerung einwirken.

Ein statistischer Vergleich des Bildungsniveaus von Neurodermitikerfamilien mit dem der Durchschnittsbevölkerung ergab, daß die Väter von Neurodermitispatienten zu einem wesentlich höheren Prozentsatz Berufe ausübten, die einen gehobenen Bildungsstand erforderten (MARCHIONINI, BORELLI und EICHHOFF, 1858; BORELLI und BLÖSL bzw. und BERNECKER, 1967).

Diese Befunde können zu zweierlei Schlußfolgerungen führen. Der Neurodermitiker trägt in seinem Chromosomensatz die Fähigkeit zu höherer geistiger Tätigkeit, und er ist häufig in einem spannungsgeladenen städtischen Milieu aufgewachsen. Das Ergebnis ist ein emotionell verkrampfter Mensch mit der deutlichen Neigung, sich eine überdurchschnittliche Schul- und Berufserziehung anzueignen. Auch hierüber geben die Statistiken Auskunft. Der Prozentsatz von

Leuten, die eine höhere Schulbildung erfahren haben, ist bedeutend höher bei den Neurodermitikern als bei der Durchschnittsbevölkerung — und das trotz der Beschränkungen, die die Krankheit in ihrer schweren klinischen Form dem Patienten auferlegt.

Obermayer schließt hier einige spekulative Betrachtungen an. Vielleicht ist es auf Erbanlagen wie Intelligenz, Aufnahmefähigkeit und Empfindsamkeit zurückzuführen, daß ein Kind durch frühe Umwelteinflüsse leicht formbar, d.h. psychologisch und physiologisch leicht erziehbar ist. Zu den Umwelteinflüssen als bedingenden Faktoren wäre folgendes zu sagen: Im städtischen Milieu ist die Mutter mehr von ihren Eltern und Verwandten isoliert und häufiger von ihrem Mann getrennt als auf dem Land, sie wird daher ihre Gefühle in konzentrierter und ungeteilter Form auf das Kind richten. Dadurch wird aber bei einem aufgeweckten leicht beeinflußbaren und leicht lenkbaren Kind die Grundlage gelegt für ein lebenslänglich wirksames System übertriebener physiologischer Reaktionen.

Die von dem amerikanischen Psychiater Seitz eingeführte Methode der Symptomensubstitution wurde von Scott erfolgreich bei einem Patienten mit disseminierter Neurodermitis angewandt. Es gelang ihm mit Hilfe der Hypnose, den generalisierten Pruritus in einem stufenweise vorangetriebenen Suggestionsprozeß zunächst auf die obere linke Extremität, dann auf den linken Unterarm und schließlich auf die linke Hand zu lokalisieren. Gleichzeitig wurde der Gebrauch eines mechanischen Rückenkratzers an Stelle der Fingernägel suggeriert; und schließlich wurde der Patient angewiesen, den Rückenkratzer wie auch die eigene Haut durch Pinsel und Leinwand zu ersetzen. Im Laufe der Nachbeobachtungszeit von 7 Monaten[1], während der der Patient seine aggressiven Triebe regelmäßig auf die Leinwand übertrug, trat kein Rezidiv auf — ein bemerkenswerter Erfolg. Darüber läßt sich mit Genugtuung sehen, wie sich in diesem Fall die bildende Kunst mit den verschiedenen Zweigen der Wissenschaft harmonisch vereinigt" (Obermayer, 1962).

Obermayer (1962) und seine Mitarbeiter haben weitere Untersuchungen an Patienten mit disseminierter Neurodermitis fortgeführt und versucht, die spezifische Gemütsverfassung, die bei Exacerbation dieser Dermatose eine bedeutende Rolle spielt, im einzelnen zu definieren. Sie glauben, mit ihrer Methode die Art der emotionellen Erkrankung, an der diese Patienten leiden, weitgehend aufgeklärt zu haben.

Es handelt sich um eine *psychosis sine psychosi* oder — anders ausgedrückt — eine hochdifferenzierte psychoseähnliche Reaktion; die Krisen werden in der Haut ausgetragen, ohne daß der Kontakt mit der Realität verlorengeht. Das bedeutet nicht, daß der Patient geistesgestört ist. Es bedeutet vielmehr, daß er auf die Umwelt mit inadäquaten Reaktionsabläufen physiologischer und psychologischer Art reagiert. Diese Reaktionsabläufe, die sich der Patient während der kindlichen Entwicklungsphase zu eigen gemacht hat, durchkreuzen normale Reaktionen. Mit dem Nachweis dieser Autoren eines der psychocutanen Reaktionen zugrunde liegenden Mechanismus, der sich mehr der Psychose als der Psychoneurose nähert, stehen sie nicht allein da. Die Arbeiten von MacAlpine (1952, 1953) in England und von Guy u. Mitarb. (1952, 1954) in den Vereinigten Staaten weisen in die gleiche Richtung. Es würde sich wahrscheinlich lohnen, detaillierte Untersuchungen ähnlicher Art auch bei anderen Dermatosen anzustellen (Obermayer, 1962).

Es ist erstaunlich, wie die Grundauffassung dieser Erfahrungen von Obermayer, Guy, MacAlpine dem Eindruck ähnelt, den wir (Marchionini und Borelli, sowie Borelli u. Mitarb. in München und Davos) an den Kranken mit atopischer Neurodermitis gewonnen haben. Mit mehr psychiatrischen Termini, entsprechend unserem deutschen medizinischen Hintergrund, kommt man auf Symptome bei den Atopikern, die in die der unruhigen Depressionen einzuordnen sind. Dabei ist es außerordentlich schwer, den Status der depressiven Verklemmung von dem schizophrener Züge zu differenzieren. Vielleicht sind diese schizophren anmutenden Merkmale auch nur ein Teilsymptom der Abgeschlossenheit, durch die sich auch die depressive Phase bemerkbar macht und ihren Träger von seinen Mitmenschen abschließt. Mitunter sind es depressiv-ängstliche Züge. Aber es sind Übergänge zwischen depressiv-ängstlich-unruhigen Symptomen und schizothymen

[1] 7 Monate ist bei der atopischen Neurodermitis natürlich ein relativ kurzer Zeitraum für Angabe von Rezidivfreiheit!

vorhanden, die die Abgrenzung schwer werden lassen. — Das Aufblühen bei der Symptombehandlung der Haut ist auffällig. Eigen bleibt dem Atopiker jedoch seine etwas infantile Empfindlichkeit, seine übertriebene Kritikneigung, eine latente Verdrossenheit, vielfach auch dann wieder eine gewisse Enthemmbarkeit bzw. sexuell sogar Hemmungslosigkeit, wie man sie beobachtet, wenn man viele Neurodermitiskranke ständig sieht. Psychologisch würde naheliegen, daß die lustbetonte (und das ist sie letztlich ohne Zweifel und von vielen Atopikern zugegeben!) Kratzsucht und auf die Haut gerichtete Autoaggressivität mit „masochistischen und sadistischen" Zügen auch ihr Analogon und Ventil im Sexuellen und im Sexualkontakt finden kann. Geschlechtskontakt ist auch ein Weg der „Hautbefriedigung", zumal im Verein mit einem Hauterotik-befriedigenden Liebesspiel, und vermittelt eine lustbetonte Entspannung. Das vielfach nach überstandenen Neurodermitisschüben aktivierte, vielfach allerdings auch bereits während des Schubes, jedenfalls in seiner zweiten Hälfte, sichtbare erhebliche Sexualinteresse mit vermehrter Aktivität, falls die Gegebenheiten es erlauben, ist hinsichtlich der Krankheitsart eo ipso und ebenso psychologisch verständlich.

Die *Therapie* sollte psychotherapeutische Möglichkeiten einbegreifen; wo immer es geht. Die seelische Betreuung durch jeden behandelnden Arzt im Sinne des guten, alten Hausarztes wäre bereits eine wesentliche Maßnahme.

WALSH und KIERLAND (1947), GOTTESMANN und MENNINGER (1949) äußern, daß eine kombinierte medizinische und psychologische Therapie in den meisten Fällen dem Dermatologen selbst zu überlassen sei. Es ist jedoch von größter Bedeutung (MICHELSON, 1945), den ganzen Patienten zu behandeln und nicht nur die atopische Neurodermitis.

Zusammenfassung

Die Auffassungen der verschiedenen Autoren unterscheiden sich hinsichtlich der Bedeutung der Psyche als ursächlicher (kausaler) oder verschlimmernder (gravierender) oder beteiligter (konditionaler) oder nur sekundär betroffener Faktor der konstitutionellen atopischen Neurodermitis.

Einigkeit besteht dagegen über den Einfluß der Psyche an sich auf den Verlauf der Neurodermitissymptome. Seit der Abgrenzung der Dermatose als eigenes Krankheitsbild gibt es zumindest in der Hinsicht keinen Zweifel, daß das Leiden bezüglich Besserung oder Verschlechterung sehr oft deutlich von seelischen Einflüssen abhängig ist. Fraglich bleibt zunächst, ob es eine genetisch-bedingte Psychodermatose ist, die obligat zum Ausbruch kommt, ob äußere Faktoren erst einen Schwellenwert überschreiten müssen, um die Krankheitssymptome zu aktivieren, ob die seelisch-charakterliche Besonderheiten in den genetischen Rahmen gehören, oder in gewissem Maße Folge des Geschehens, in Anbetracht ihrer Existenz Krankheitsursache, Kondition, oder Co-Faktor darstellen. Umgebungskomponenten, die Verstädterung und Stressfolgen, genau wie Dauermikrotraumen, sind auch wesentlich als psychogeneseverdächtig diskutabel. Mitunter entsteht der Eindruck, daß es sich um eine Psychodermatose im Sinne einer Psychosis sine psychosi oder vielleicht doch sogar um eine Psychosis cum parvo psychosi handelt, wobei sowohl genetische Faktoren, wie Stoffwechselanomalitäten (nicht nachgewiesen!) dem psychosomatischen Verursachungskomplex nicht im Wege stehen.

Das *Syndrom Sulzberger-Garbe* (exsudative, discoide, lichenoide chronische Dermatose) sei hier am Rande erwähnt. Die psychogene Beteiligung dürfte meines Erachtens hierbei zumindest dieselbe Rolle spielen wie bei der atopischen Neurodermitis, wenn nicht in Anbetracht des umschriebenen Personenkreises noch weit mehr. Es könnten noch zusätzliche weitere Konkordanzen vermutet werden!

3. Urticaria

Psychische Faktoren können ohne Zweifel eine erhebliche Rolle beim Auftreten und Schwinden von Quaddeln spielen. Auf den vorangehenden Seiten wurde bereits eine Reihe von Beispielen dargestellt. Die Urticaria ist nicht nur zu den häufig psychogen ausgelösten, mitbedingten, unterhaltenen cutanvasculären Hautreaktionen zu zählen. Sie wurde darüber hinaus als Musterbeispiel zum experimentellen Beweis für psychische Reaktivierbarkeit herangezogen (s. oben). Bei der Urticaria wird oft keine spezifische Ursache gefunden, weil eine Ursachenvielheit besteht. Die Hauptursache wird jeweils nur durch die Analyse des Einzelfalles gefunden werden können (van Balen und Bois-Le-Duc, 1956), wenn überhaupt!

Das allergische Krankheitsbild ist sekundäre Ausdrucksbewegung der Seele, wie der Allergologe Hansen (1943) es ausgedrückt hat. Der Autor hält für das Zustandekommen allergischer Erscheinungen folgende Voraussetzungen für unerläßlich:

a) zeitliche Koinzidenz eines allergischen Anfalles mit psychischen Traumen, wobei sich ein bedingter Reflex ausbildet.

b) Senkung der Reizschwelle mit Wirksamwerden sonst unterschwelliger Antigenreize infolge psychischer Reize über das autonome System.

c) Erleichterung der Resorption des Antigens, hervorgerufen durch psychische Einflüsse der peripheren Durchblutung.

d) eine unspezifische Gewohnheitsreaktion.

Liebner (1937) ist der Ansicht, daß seelische Vorgänge die Urticaria beeinflussen können, jedoch eine Nesselsucht nicht nur rein seelische Ursachen haben kann.

Etwa 35 Patienten, die an chronischer Urticaria litten, untersuchten Ceranke-Höfermayer und Lindemayr (1954). Dabei zeigte sich, daß es fast in allen Fällen, unter der Voraussetzung einer schon in der Kindheit neurotischen Persönlichkeit bei geringer oder mangelnder Abreaktion von „aggressiven Emotionen“ nach außen, bei einer neuen psychischen Belastung zum Auftreten der Hauterscheinungen kam.

Mehrere Autoren beschreiben Fälle, bei denen eine Urticaria nach Anstrengung oder Gemütsbewegung auftrat. Meist gehe dem ersten Anfall ein schweres psychisches Trauma voraus, während die folgenden schon durch geringe Anlässe, ja sogar nur durch die Erinnerung an das erste Erscheinen der Urticaria, ausgelöst werden können. Samek (1942) berichtet in diesem Sinne über eine 28jährige Patientin. Menninger und Kemp (1935) behandelten einen 25jährigen Mann, bei dem sich eine Urticaria zur Zeit der ersten Liebe aus Furcht vor geschlechtlichen Beziehungen einstellte. Der Anlaß seiner zweiten Erkrankung war die Angst, daß er die Familie seiner Schwester ernähren müsse. Der Hautausschlag zwang ihn, die sportliche Betätigung aufgeben zu müssen, was offenbar psychologisch seinen Wünschen diente, sich des Beweises seines männlichen Charakters zu entheben. Urbach (1937) hatte eine 27jährige Patientin, die seit 3 Jahren vor jeder Menstruation eine Urticaria mit intensivem Jucken bekam, das mit Ende der Periode abklang. Auch diese Erkrankung war psychisch bedingt. Die Patientin hatte Angst vor einer Gravidität. May (1940), F. Wagner (1951) u.a. beschrieben ähnliche Fälle. Radebrecht (1950) konnte einen Fall von psychogen-vegetativ bedingter Urticaria bei eineiigen Zwillingen beobachten, wobei bei beiden Kindern die ersten Erscheinungen gleichzeitig bemerkt wurden, obwohl sie sich in verschiedenen Gefangenenlagern Amerikas befanden.

Einen anderen interessanten Fall zur psychogenen Beeinflußbarkeit der Urticaria sah Kartamischew (1937) bei einer 41jährigen Ärztin. Sie erkrankte an einer

Malaria tertiana und bekam nach der sechsten Chinininjektion eine Urticaria. 0,015 g Morphium koupierte den Anfall in 10—15 min. Später genügte schon die Vorstellung, Morphium genommen zu haben, um die Urticaria zum Schwinden zu bringen. Nach Gabe von Zucker mit dem Bemerken, es sei Chinin, traten die Quaddeln wieder auf.

Die Krankheit konnte also erzeugt werden, ohne daß ein Allergen vorhanden war, und das spezifische Allergen war anscheinend auch gegenwärtig, ohne eine Urticaria zu erzeugen. Annäherungsweise findet sich eine derartige Reaktion oft. Beispielsweise äußert sich bei Nahrungsmittel-Allergikern (Eiweiß, Fisch u. a.) das Gefühl einer angedeuteten Schleimhautschwellung vielfach schon bei Betrachten oder sogar nur beim Denken an die genannten Lebensmittel. Durch Hitze und psychische Reize gelang es, Quaddeln hervorzurufen.

Hopkins u. Mitarb. (1938) haben folgende Versuche durchgeführt:

1. Ein Bein eines Patienten, bei dem es unter Hitze zum Urticariaschub kommt (calorische Urticaria), wurde in heißes Wasser gesteckt. Es entwickelte sich eine generalisierte Urticaria, also auch an Körperteilen, die mit dem heißen Wasser überhaupt nicht in Berührung kamen. Quaddeln entstehen also nicht allein durch unmittelbare Hitzeeinwirkung.

2. Wurde der Blutkreislauf des Beines unterbrochen und der Test wiederholt, so bildeten sich keine Quaddeln an den übrigen Stellen des Körpers; stellte man die Zirkulation wieder her, enstanden Quaddeln. Dies zeigte, daß die Substanz, welche für die Quaddelbildung verantwortlich war, auf dem Blutweg und nicht nerval fortgeleitet wird.

3. Wenn man außer dem Bein auch einen Arm ischämisch macht, wird er zwar quaddelfrei, jedoch erscheinen Stellen von Vasodilatation. Das deutet darauf hin, daß auch nervöse Reize fortgeleitet werden.

4. Bei allen Patienten konnte man urticarielle Anfälle mit Acetylcholin hervorrufen.

Die Resultate dieses Experimentes lassen übertragen auch darauf schließen, daß Urticaria in gleichem Sinne durch nervöse Impulse hervorgerufen werden kann, welche die Haut über ein zentrales Zentrum erreichen. Es kann ein psychischer Reiz „nervös“ Quaddeln hervorrufen.

Im Hinblick auf die Psychogenese ist vor allem die chronische Urticaria bedeutsam.

Der seelische „Spannungszustand“ des Patienten ist maßgebend und soll im Zusammenhang gesehen werden, wenn er nicht sogar als hauptsächlich ursächlicher Faktor verstanden werden muß (Obermayer, 1955). Der seelische Zustand kann die Schwelle der allergischen Reaktion heben oder senken. Zum Beispiel ein Patient, der in der Urlaubszeit gewisse Lebensmittel essen konnte, bekam zu Hause urticarielle Erscheinungen, als er die gleichen Lebensmittel zu sich nahm. Der Zusammenhang zwischen Urticaria und emotioneller Spannung wurde im Sinne des Schwellenmechanismus, der Abhängigkeit von der Schwellenhöhe von vielen Autoren beobachtet.

Bei einem Patienten mit Urticaria handelte es sich um einen Zuchthäusler. Jeden Abend, wenn man ihn in seine Zelle brachte, erlitt er einen schweren Anfall. Klauder (1936) machte ihm den psychischen Grund für seine Urticariaanfälle bewußt: Die Angst vor der Zelle. Der Patient wurde durch Psychoanalyse erscheinungsfrei.

Aus einer Untersuchungsreihe von 100 Patienten mit chronischer Urticaria wurde geschlossen, daß die Patienten von triebhafter, hochgespannter Natur waren, daß sie in allem, was sie unternahmen, zum Wettbewerb neigten und daß sie dauernd ein Ziel vor Augen hatten, das sie erreichen wollten, koste es, was es wolle (Stokes, Kulchar und Pillsbury, 1935; English, 1949).

Saul und Bernstein (1941) halten als spezifische Emotion das Begehren nach Liebe, grundsätzlich nach Mutterliebe, für wesentlich. Die infantile Art des Begehrens im negativen Fall ist durch allergische Empfindlichkeit und das Erscheinen der Symptome ausgedrückt. Die von Saul analysierten Fälle zeigen, daß ein Zusammenhang zwischen den Symptomen und unterdrückten Sexualbestrebungen besteht; viele Patienten seien nicht fähig, ihre genitale Libido zum Ausdruck zu bringen. Dieses unterdrückte Begehren zusammen mit einer hochgradigen Irritabilität der Haut, seien verantwortlich für die Urticariaanfälle gewesen. Bedenken wir, daß es viele triebhafte Menschen gibt, die heftig begehren, ohne Urticaria zu entwickeln, daß also ein gewisser Typ den finalen Faktor darstellt, der zum Symptomenkomplex

Urticaria führen kann, und daß dieser Faktor behandelt werden kann, haben wir schon sehr viel für die Erleichterung der Symptome getan (English, 1949).

Drei Fälle chronischer Urticaria, die psychisch bedingt waren, seien erwähnt. In jedem Fall trat die Urticaria plötzlich auf bei einem Patienten, der vorher keine allergischen Manifestationen zeigte; in jedem Fall wurde der urticarielle Anfall durch ein spezifisches vereiteltes (frustriertes) Erlebnis beschleunigt. Interessant waren die Grundcharakteristika bei diesen Patienten. Sie waren alle schüchtern, lebten zurückgezogen und waren leicht in Verlegenheit zu bringen; sie konnten als passiv, abhängig und als relativ unreife Individuen gekennzeichnet werden. In den ersten beiden Fällen fand man vage, defensive Antworten über persönliche und sexuelle Probleme, und jeder von ihnen offenbarte Unsicherheit und Unbeständigkeit. In allen Fällen wurde die Zeit, die dem Anfall vorangegangen war, von den Patienten als unangenehm, unbefriedigend, unglücklich, enttäuschend beschrieben. Ferner stellten die urticariellen Läsionen in jedem Fall einen Versuch dar, sich aus einer unangenehmen Wirklichkeitssituation zurückzuziehen, die Verantwortlichkeit forderte. Nach den oben genannten Beobachtungen scheint es, daß alle diese Patienten einem unreifen, abhängigen Typus angehören, in welchem „Vereitelung“ (Frustration) eine wichtige Rolle in der Erscheinung der Symptome spielte[1].

Viele Autoren (Saul, 1941; Fenichel, 1947; Obermayer, 1955 u.a.) stehen heute auf dem Standpunkt, daß es eine rein seelisch und eine rein allergisch verursachte Urticaria gibt, daneben eine Mischung aus beiden Faktoren. Die große Schwierigkeit in der Behandlung vieler Fälle liegt in der Abgrenzung seelischer von allergischen Faktoren, vor allem in späteren Zeiträumen. Vom praktischen Standpunkt aus gesehen gilt diese Differenzierung als sehr schwierig, ist jedoch an sich nicht notwendig. Der Patient soll auch hier als Ganzes betrachtet und behandelt werden. Von Bedeutung ist die Frage, wann die seelischen Probleme des Patienten mit Urticaria so groß sind, daß sie die Aufmerksamkeit des Psychiaters verlangen. Amerikanische Autoren halten folgende anamnestische Angaben für wesentlich:

1. Den Bericht über eine unglückliche und angsterfüllte Zeit vor dem Beginn der Symptome.
2. Ein plötzliches Auftreten der Symptome, das durch enttäuschende Erlebnisse beschleunigt wurde.
3. Das Fehlen einer allergischen Anamnese oder Manifestation.
4. Das Vorhandensein von subjektiven und objektiven Zeichen von Ängstlichkeit (neurotischer Ängstlichkeit!).
5. Die Chronizität der Symptome.
6. Eine Persönlichkeit, die schüchtern, leicht verlegen ist, die rasch errötet, verhältnismäßig passiv und unreif ist und Neigung zum Exhibitionismus zeigt.

Folgende Kauistik soll das Thema erläutern: Ein 27jähriger US-Offizier kam wegen Hämorrhoiden in die Klinik. Der Chirurg hatte dem Patienten gesagt, daß sein Zustand erlaube, für kurze Zeit nach Hause zu fahren. Einige Tage später wurde der Patient für dienstfähig erklärt. Der Patient wurde sogleich unruhig und erregt; *am Tag darauf brach bei ihm eine schwere generalisierte Urticaria aus.* Die Hautirritation erhöhte seine Nervosität, und eine Schlaflosigkeit machte den Zustand unerträglich. Lediglich Morphine brachten eine vorübergehende Erleichterung. Einige Tage blieb der Zustand unverändert, und man übergab den Patienten den Psychiatern. Bei der Untersuchung war der Patient ängstlich und nervös, mit einem bemerkenswerten Tremor der Hände. Er bat verzweifelt um eine Behandlung. Die Anamnese ergab keinerlei allergische Komponente; auch die Familienanamnese war unauffällig. Der Patient konnte sich für seine jetzigen Symptome keine Rechenschaft geben. Er war schüchtern und konnte leicht in Verlegenheit gebracht werden, wußte dies auch selbst. Seine Gesichtsfarbe war frisch, er errötete leicht. Das Verhältnis zu seinem Vorgesetzten war schlecht. Der Patient beschrieb ihn als einen unverständigen, scharfen und herrschsüchtigen Mann, der in der gesamten Einheit keinen Freund hatte. Diese Information wurde amtlicherseits bestätigt. Der Patient war auf keinen Fall gewillt, in seine Einheit zurückzukehren. Er freute sich schon auf die Heimfahrt. Als man ihm sagte, daß das nicht möglich sei, war er sehr enttäuscht. Man unterhielt sich eine Stunde mit dem Patienten, brachte ihm Sympathie und

[1] Naturgemäß ist die immer wieder auftauchende, hier geschilderte Charakterstruktur diejenige, die am ehesten zur Psychogenese eines Leidens führen kann.

Verständnis entgegen und versuchte, ihm den unglücklichen Umstand zu erklären, welcher zur Revision des Entschlusses, ihn nach Hause zu schicken, geführt hatte. Man zeigte ihm ferner, wie sein Anfall durch die Kumulation der Geschehnisse beschleunigt worden war. Er schien alles gut zu verstehen. Zuletzt weinte er sehr; man ließ ihn sich ausweinen, sagte ihm dann, daß er der Wirklichkeit und seinem Vorgesetzten gegenüber seinen Mann stehen müsse und später versuchen sollte, in ein anderes Bataillon überzutreten. Der Patient erkannte sehr rasch, daß er eigentlich versuchte, eine unangenehme Situation zu vermeiden. Es folgte suggestive Behandlung der Urticaria mit anschließendem Schlaf. Als der Patient nach mehreren Stunden erwachte, fühlte er sich zum ersten Mal wieder ausgeruht. Die Urticaria hatte sich sehr gebessert; obwohl noch einige Quaddeln vorhanden waren, störten sie ihn nicht. Am selben Abend wurde noch ein Sedativum verabreicht. Am nächsten Tag war der Patient weniger ängstlich, fühlte sich wohl und sagte, daß er die ganze Nacht sehr gut geschlafen habe. Seine Urticaria war praktisch verschwunden. Nach einigen Tagen wurde er als geheilt entlassen.

O'Donovan (1955) beschrieb vier Krankengeschichten, Wright (1949) 25 mit chronischer Urticaria auf psychogener Basis, deren angenommene Ursache am besten mit dem Begriff „seelischer Druck" zu kennzeichnen ist.

Sulzberger (1955) ist einer der wenigen angelsächsischen Forscher, der die psychischen und emotionellen Faktoren als Ursachen der Urticaria nicht betont. Zwar können sie nach ihm vielleicht urticarielle Anfälle heraufbeschwören und unter verschiedenen Umständen die Entwicklung von allergischen Zuständen fördern, die das Auftreten allergischer Reaktionen begünstigen; doch habe er nie Gelegenheit gehabt, einen *rein* psychogenetischen Fall der Urticaria zu beobachten, wie sie von Jadassohn, Sack (1933), Stokes, Pillsbury, Kulchar (1935) beschrieben wurden.

Stokes und Beerman (1940) berichten über Fälle von Urticaria, die durch auto- und hypnotische Suggestion hervorgerufen wurden.

Menninger (1947) und Kemp (1935) beschreiben einen Mann, dessen Urticaria erschien, nachdem er das Verhältnis mit seiner Freundin abbrach, mit der er vorher intim befreundet war, ohne jedoch ein sexuelles Erlebnis gefunden zu haben. Der Patient verband seine Erkrankung mit dieser Situation. Gleichzeitig erkrankte sein Bruder aus Angst vor der Heirat und der Last der kommenden Verantwortung für eine Familie.

Borelli (1953) gelang die Heilung eines Patienten mit einer 5 Jahre dauernden chronisch rezidivierenden Urticaria. Die Basis für die Erkrankung war eine Ejaculatio praecox. Nach deren Beseitigung klang die Urticaria schlagartig ab.

Saul und Bernstein (1941) beschreiben sehr ausführlich zwei Fälle rein psychogener Urticaria. Die Beschwerden und die Anamnese beider Patienten sind sehr ähnlich. Aus der Anamnese, gründlicher Untersuchung und zwölf psychoanalytischen Sitzungen ergaben sich folgende Tatsachen: Spannung, Masochismus, unterdrückter Exhibitionismus, vereiteltes Begehren, gehemmte sexuelle Wünsche. Ohne Ausnahme brach jeder urticarielle Anfall unter der gleichen emotionellen Situation aus, und zwar, wenn eine besondere Dynamik geweckt worden war, die im gleichen Augenblick verhindert wurde. Der Anfall begann immer, wenn die Patientin sich kurz vor der Enttäuschung über alle menschlichen Verhältnisse fühlte. Auch ihre Träume deuteten darauf. Darin war immer das Hauptthema: „Beinahe aber nicht ganz", oder „so nahe und doch so ferne", „Vater kam, aber nur um auf Wiedersehen zu sagen", usw. Starke Libidowünsche waren geweckt, die vereitelt wurden. „Verhinderte Tränen" wurden als maßgeblich bezeichnet.

Man könnte fragen, warum sich hier z.B. die Urticaria erst im Erwachsenenalter entwickelte, obwohl bereits in der Kindheit das psychische Trauma gesetzt wurde. *Nach* Saul *ist der Ausbruch aller funktionellen Erkrankungen abhängig vom quantitativen Faktor*[1]. Die Spannung muß einen bestimmten Punkt erreicht haben,

[1] Die Allergologen denken bezüglich des Auftretens von Allergiesymptomen übrigens ähnlich (Schwellenwert!).

bevor die Symptome auftreten. Im obigen Fall war z. B. eine schwere, erschöpfende Arbeit das auslösende Moment. Diese Ursache wurde in vielen Fällen von beginnender Urticaria beobachtet und in der Literatur angegeben. Zweifellos besteht ein Zusammenhang mit der Urticaria, aber der sicher schwerwiegendste Faktor ist ein gehemmtes Begehren. Unterdrücktes Weinen nimmt einen besonderen reziproken Wert im Verhalten zur Urticaria an, es erleichtert die Enttäuschungen und Bosheiten der Patienten. Weinten sie, hatten sie keine Urticaria.

Diese Beobachtung führte zu einem klinischen Experiment. Eine 26jährige Patientin hatte wegen eines unehelichen, 3 Monate alten Kindes Angst, nach Hause zurückzukehren. Sie sehnte sich allerdings sehr danach. Sie weinte seit 3 Monaten. SAUL u. Mitarb. versuchten, die Patientin zur Unterdrückung des Weinens zu bringen. Der Versuch gelang. Es entwickelte sich darauf eine Urticaria. Als man die Patientin nun wiederum beeinflußte, sich gehen zu lassen und zu weinen, wollte sie nicht mehr. Tage darauf war die Urticaria verschwunden. SAUL beschreibt fünf weitere derartige Fälle.

Nach MUSAPH (1956) zeigten alle urticariakranken Neurodermitiker deutliche Passivität im Kontakt. Im Vordergrund stand Angstgefühl. Meistens ging den Urticariaschüben heftiger Ärger voraus. KLEINSORGE (1953) konnte Urticaria durch Hypnose suggestiv erzeugen und durch ein Antihistaminicum zum Abklingen bringen. HABERLANDT und PEER (1953) schildern einen Fall, dessen Quinckesches Ödem und Urticaria ursprünglich durch Leder ausgelöst wurden, dann aber von der Vorstellung unterhalten wurden, durch unangenehmen Ledergeruch aufzufallen. Trotzdem konnte sich der Patient nicht von seinem Ledermantel trennen. Schließlich genügte schon die Vorstellung des Leders, um Urticariaschübe auszulösen. Der bedingte Reflex hatte sich fixiert. Der krankhafte Reflexablauf wurde durch Antihistaminica unterbrochen und führte zu einer „psychogenen Desensibilisierung". Eine suggestive Nachbehandlung wurde angeschlossen und führte zur endgültigen Heilung. Ein halbes Jahr später trug der Patient den Ledermantel einige Tage, ohne eine Urticaria zu bekommen. — Gerade bei den Urticariakranken tut sich noch ein weites Feld auf, die zugrunde liegenden Neurosen aufzudecken. — DORNBUSCH (1954) berichtet über eine Patientin mit urticariellem Exanthem nach Erdbeergenuß, das mit den üblichen Antihistaminica zum Abklingen gebracht werden konnte. *Der in Hypnose suggerierte Erdbeergenuß verursachte die gleichen Hauterscheinungen, die ebenfalls durch Antihistaminica gut therapeutisch beeinflußbar waren.* Der Casus zeigt also das psychogene Ingangbringen von Reaktionen, die mit Antihistaminica zu beseitigen waren. Man könnte auch zusätzlich annehmen, daß die Antihistaminwirkung ebenfalls psychisch war. Denn die Erfolgsaussichten der Antihistaminica nehmen in demselben Maße ab, wie der allergische Faktor in den Hintergrund tritt. Ein anderer Fall zeigt deutlich den maßgeblichen Einfluß der Großhirnrinde auf ein echtes allergisches Geschehen. Bei einem Patienten stellte sich erstmalig nach erheblicher psychischer Belastung und seither immer nach unangenehmen Aufregungen ein angineurotisches Ödem ein. HÄFNER (1955) berichtet von gleichen klinischen Beobachtungen. Zweifellos wird hier durch einen Gehirnimpuls über den Weg eines bedingten Reflexes die Disposition zur allergischen Reaktion für ein sonst nicht wirksames Allergen erst geschaffen. Andererseits können bedingte Reize über das erste und zweite Signalsystem die Organfunktionen, die ehemals mit einer Antigen-Antikörperreaktion zentral-nerval gebahnt wurden, induzieren; so kann z. B. der gegen Rosenduft sensible Asthmatiker beim Riechen an einer Papierrose reagieren. Ein weiterer Versuch deckt ein wesentliches Problem des Mechanismus der beeinflussenden Großhirnimpulse bei allergischen Reaktionen auf (KLEINSORGE und KLUMBIES, 1959). Ein junger Mann ohne allergische Disposition wurde mit Homoseran sensibilisiert. Nach Reinjektion kam es zum anaphylaktischen Schock. Eine zweite Reinjektion wurde bei vorhandener Sensibilisierung in tiefer Hypnose vorgenommen. Es gab keinerlei allergische Reaktionen. Weitere Versuche zeigten das gleiche Ergebnis. Das Ergebnis ist also, daß nach begonnener oder sogar abgeschlossener Antikörperbildung sowohl durch Hemmung über das Großhirn in Hypnose als auch durch die bekannte Hemmung der intravenösen Stammhirnnarkose, der im eigentlichen Sinne erst pathische Ablauf einer allergischen Reaktion beeinflußbar ist.

Zusammenfassung

Urticarielle Reaktionen lassen sich experimentell auslösen und zum Abklingen bringen. Die Urticaria wurde deshalb verschiedentlich herangezogen, um im Sinne des naturwissenschaftlichen Beweises die Bedeutung psychogener Einwirkungen, im Sinne der „psychogenen Exposition" offenkundig zu machen (s. oben S. 444 ff.). Auch die Allergologen haben der Psyche wesentliche Bedeutung zugemessen (Hansen, 1943). Besonders die chronische Urticaria wird als psychogen (mit-)bedingt angesehen, obgleich sicher an der akuten die Psyche in gleichem Maße beteiligt sein kann. Das ist bei derartigen cutan-vasculären Reaktionen ohne weiteres verständlich. Die Allergologen halten die psychische Einwirkung bei vorhandener Allergie für wichtig, um damit die notwendige Reizschwelle zu beeinflussen, damit das Allergen zur Auswirkung kommt. Auch kann die Überempfindlichkeit sich unter Umständen entwickeln, indem der psychische Effekt ihr Entstehen überhaupt durch Veränderung des Terrains fördert. Psychologisch werden frustrierte Emotionen, Aggressionen, „zurückgehaltene Tränen" — d.h. ebenfalls „nicht ausgelebte" Gefühlsregungen und Strebungen — genannt. Zahlreiche Kasuistiken existieren auch aus den letzten Jahrzehnten zu der Thematik „Psyche und Urticaria".

4. Rosacea

Die Rosacea ist ein entzündlicher Prozeß, der gewöhnlich die errötbaren Stellen der Gesichtsmitte, zugleich die seborrhoischen Bezirke, manchmal die Brust und andere Regionen betrifft. Klaber (1947) und Obermayer (1955) fassen die Rosacea als ein immer wieder *rezidivierendes Erröten* auf, das früher oder später zur chronischen Dilatation der Capillaren führt. — Die erhebliche psychogene Beeinflußbarkeit des Errötens wurde bereits oben ausführlich durchgesprochen. Eine seborrhoische Konstitution wird im allgemeinen bei den Rosaceapatienten vorausgesetzt (Wittkower und Russell, 1953). Eines Tages fällt ihnen auf, daß eine Rötung bleibt, und zwar an bestimmten Stellen wie zentralem Stirnteil, Nase, Wange, Kinn. Es bildet sich das sog. Rosaceaoval. Dazu kommen die weiteren Symptome der Rosacea und des Rhinophyms.

Daß die Rosacea einen neurotischen Faktor in sich trägt, wird von vielen Autoren vermutet. Schon im Jahre 1926 hatte O'Donovan zwei Patienten behandelt, die ihren Zustand häuslich unglücklichen Verhältnissen zuschrieben. Seit damals haben Davis (1946), Stokes (1935), Beerman (1932, 1948), Ingram (1933—1951), Klaber (1947), Wittkower (1953), Becker (1941, 1947) u.v.a. sich für diese Beobachtung ausgesprochen, Obermayer (1955) teilt die Ansicht ebenfalls.

Wittkower hat den Durchschnittspatienten mit Rosacea folgendermaßen gekennzeichnet: Eine Frau von 30 Jahren, sauber aber anspruchslos gekleidet, schüchtern und zu Beginn des Interviews sehr zurückhaltend. Sie ist besorgt, kritisch gegenüber allem, was geschieht, und zögert zu sprechen. Sie sitzt am Rande des Sessels und hält ihre Handtasche sehr fest. Bei der ersten Frage, die sie für bedeutend hält, *röten sich ihre Wangen.* Wiederholt unterbricht sie ihre Aussagen, um zu fragen, ob sie nicht zuviel Mühe bereite. Allmählich wird sie zutraulicher, spricht immer mehr und mehr, gewöhnlich mit viel Tränen und gibt schließlich einen Vorfall als Grund für die jetzige Erkrankung an. — Wittkower und Russell (1953) berichten über 50 Patienten, deren Persönlichkeit und seelische Störungen für das Krankheitsbild den Autoren wesentlich erschien.

Sontag (1945) hatte eine Patientin mit einer 17 Jahre alten Rosacea behandelt und fand, daß der Beginn und die wiederholten Rezidive immer mit schwerem seelischem Druck in bezug auf sexuelle Probleme übereinstimmten. — Cormia (1935—1953) erwähnt neun Patienten mit Rosacea, bei denen die Anamnese auf emotionale Faktoren deutet.

Therapie. Nach Cormia hat die Psychotherapie bei Rosacea viel Erfolg, dagegen meinen Wright (1949), Becker (1942) und Obermayer (1955), daß oberflächliche Psychotherapie in Kombination mit einer systematischen Lokalbehandlung angezeigt wäre.

Tonutti, eine Mitarbeiterin von Manganotti (1954), hat zwei Patienten mit Rosacea nach vergeblicher dermatologischer Therapie psychotherapeutisch „geheilt". Es sei nach den ersten Sitzungen zu erheblichen affektgeladenen Entspannungen mit Weinen usw. gekommen.

Zusammenfassung

Die „seborrhoische Konstitution" und Bereitschaft sind wohl vorauszusetzen. Hinsichtlich der Beteiligung der Psyche an der Entwicklung und Unterhaltung der Rosacea wird der Gefäßapparat und dessen Reagibilität für wesentlich gehalten, natürlich auch eine Talgdrüsenfunktionsbeeinflussung. Rosacea kann als Folge eines *konstanten Errötens* aufgefaßt werden. Die Psychotherapie kann bislang die Organtherapie nur unterstützen.

5. Lichen ruber planus

Beim Lichen ruber planus ist im allgemeinen starker Juckreiz vorhanden, bebesonders bei der akuten Form. Je generalisierter die Aussaat der Erscheinungen ist, desto leichter sind sie zu beseitigen. Alles was unter Pruritus oben behandelt wurde, ist soweit hier zu berücksichtigen.

Nach Sulzberger und Zaidens (1948) spielen psychische Faktoren eine Rolle. Das erscheint im Hinblick auf den Juckreiz denkbar. Die spezifische Dynamik ist aber ungeklärt. Einige Fälle deuten allerdings an, daß es auf Grund von seelischem Druck zu Rezidiven kommen kann.

Hall, Smith und Norton (1952) führen folgendes erläuternde Beispiel an: Eine hypochondrische Frau hatte 5 Jahre lang multiple Symptome, einschließlich Kopfschmerzen und rezidivierender Urticaria. Während dieser Zeit erfolgten wiederholte Sterilitätsuntersuchungen. Danach entwickelte sich ein Lichen ruber planus, zur gleichen Zeit verschwand die Urticaria und umgekehrt. Psychodynamische Erklärung: Das Verhältnis zu ihrem Gatten war schlecht. Sie benutzte die Hauterkrankung, um sich vor ihm sexuell zu schützen.

Nach Klauder (1936) sowie Becker u. Mitarb. spielt der psychogene Faktor eine große Rolle beim Lichen ruber planus. Degos, Gougerot und Le Sourd (1946), Levin und Behrman (1940, 1948) berichten über Fälle, die nach psychischen Traumen auftraten. Obermayer (1955) gibt anhaltenden seelischen Druck als Ursache in der Entstehung der Erkrankung an. Lynch (1950) beobachtete bei derartigen Patienten gehäuft vasculäre Hypertension und deutet dies als bedeutenden Beweis für den psycho-somatischen Vorgang.

Deutsch (1939, 1952) berichtet psychoanalytisch über zwei Patienten mit Lichen ruber planus und deren Reaktionen bei plethysmographischen Studien. Es gelang ihm, Veränderungen in den Hautgefäßen, sowie Variationen in Geschwindigkeitsrhythmus und Pulsvolumenhöhe zu entdecken. Er bemerkte auch Wellen, die synchron mit der Respiration waren und durch rhythmische Variationen der Herzaktion hervorgerufen waren. Ferner Wellen, die keinen Zusammenhang mit der Respiration hatten, die in keinem bestimmten rhythmischen Verhältnis waren. Diese Wellen nannte er „psychogene Wellen", und er meinte, daß unbewußte Affekte diese Wellen beeinflussen.

DEUTSCH kam in diesem Zusammenhang zu dem Schluß, daß die Wahl der Haut für die Lösung der pathologischen Konflikte von 14 Faktoren abhängig ist; die wichtigsten davon waren: Das Vorhandensein von organischen Fehlfunktionen in dem neonatalen und infantilen Lebensalter, ferner das Zusammenfallen dieser Fehlfunktionen mit instinktiven Konflikten in einem spezifischen Niveau der psychischen Entwicklung, dazu die Häufigkeit der sich zur gleichen Zeit wiederholenden Fehlfunktionen mit den spezifischen Konflikten.

Die kurzgefaßten Krankengeschichten der Psychoanalyse von DEUTSCH lauten folgendermaßen: Ein Mann, Ende dreißig, kam zur Behandlung einer milden Depression, hauptsächlich weil er sich nicht erfolgreich fühlte. Er sah in seinem Vater den „Erfolgreichen", dessen überlegene Eigenschaften eine Konkurrenz ausschlossen. Verschlimmernd war die große Bewunderung und Achtung, die seine Mutter für den Vater hatte und die ihm diesen als leuchtendes Beispiel anpries. Der Patient, unfähig, das gesteckte Ziel zu erreichen, wurde zum Träumer, empfindlich und romantisch. Das Leben wurde für ihn zur Pseudorealität. Obwohl er starke feminine Merkmale zeigte, entging er offener Homosexualität, besaß jedoch passive anale Neigungen. Außer einem Hautausschlag in der Kindheit war er niemals erkrankt. Seinen Penis hielt er für deformiert infolge Masturbation. Statt daß er seine Selbstbehauptung seinem Vater gegenüber auf ein Erwachsenenniveau gebracht hätte, entwickelte er Organneurosen, Paraesthesien mit verschiedener Lokalisation. Trat die Notwendigkeit für den Nachweis seiner Männlichkeit auf, wurde also die weibliche Identifikation mit seiner Mutter bedroht, erschien am rechten Arm ein unerträglicher Juckreiz. Dieser wurde dann mit Gefühlen der Minderwertigkeit, Mißerfolg und Unfähigkeit verbunden. Gleichzeitig beschäftigte er sich wieder vermehrt mit seiner Penisdeformation. Der unbezwingbare Wunsch, sein Vater möge sterben, erfüllte seine Gedanken. Nach einigen Tagen beobachtete man einen Hautausschlag an seinem rechten Arm, der als Lichen ruber planus diagnostiziert wurde. Anfänglich suchte er die Erkrankung zu verbergen. „Nur Schwächlinge haben so einen Ausschlag", oder, „nur Frauen neigen zu derartigem" usw., sagte er. Er dachte, daß der Hautausschlag ein Protest gegen seine Männlichkeit sei, gegen seinen Wunsch, „ein Mann zu sein", und daß dies eine Verstümmelung sei, welche durch das Gefühl des Hasses und durch den Wunsch nach dem Tod seines Vaters hervorgerufen wurde. Als seine aggressiven Tendenzen stärker wurden, verbreitete sich der Hautausschlag auf die Brust. Immer, wenn er wütend wurde und diese Wut mit Worten nicht zum Ausdruck brachte, begann es zu jucken. Und immer, wenn er seine Aggression zum Ausdruck brachte, verschwand der Juckreiz. Als er nach einigen Wochen seine Konflikte eingesehen hatte, heilte der Lichen ruber planus völlig ab ohne Rezidiv.

BORELLI beobachtete in Hamburg (St. Georg, 1950) eine Frau mit Lichen ruber planus bzw. verrucosus, dessen Efflorescenzen den Unterschenkel bis zum Knie bedeckten. Die Dermatose war schlagartig aufgetreten, nachdem bei einem Bombenangriff im Krieg dem Ehemann der Patientin der Unterschenkel abgerissen worden und dieser an den Folgen gestorben war. — Der zeitliche Zusammenhang mit dem stresshaften Geschehen legt den Verdacht für die *Möglichkeit* einer psychogenen Auslösung des Lichen ruber nahe.

OBERMAYER (1955) gaben seine Beobachtungen Anlaß zu glauben, daß akuter Lichen ruber planus oft auf Zeiten mit seelischem Druck folgt und daß kein Zweifel mehr besteht, daß seelische Spannung eine bedeutende Rolle im Aufflackern dieser Erkrankung spielt.

Zusammenfassung

Lichen ruber planus bietet infolge seines Pruritus bereits Anhalt für einen psychogenen Inhalt zumindest im Sinne der Unterhaltung dieses Leidens. Die dargestellten psychischen Befunde bieten keine unmittelbare Erklärung für den Zusammenhang mit der Psyche. Zeitliche Konkordanz ist mitunter auffällig und spricht dafür, daß die Auslösung oder der Auslösungstermin der Dermatose psychogen bestimmt sein könnte; ähnliche Folgerungen lassen sich verschiedentlich für die Lokalisation ableiten. Seelischer „Druck“ als Faktor für die Exacerbation ist bei jeder Dermatose vorstellbar.

6. Alopecia areata

Die Ursache der Alopecia areata ist unbekannt. Möglicherweise besteht ein Zusammenhang mit endokrinen Veränderungen. Zuweilen tritt die Erkrankung in der Schwangerschaft auf oder bildet sich dann zurück.

Nach Koltes (1952) u.a. zählt die Alopecia areata zu den Krankheiten, bei denen in vielen Fällen ein Zusammenhang mit seelischen Störungen besteht. Es ist bekannt, daß schwere seelische Krisen, lang dauernde Angst, hysterische Anfälle, plötzliche Angsterlebnisse, Schocks usw. häufig dieser Erkrankung vorangehen. Rogers (1929) berichtet von einem Fall, bei dem der Patient jedesmal die Haare verlor, wenn seine Frau entband. MacCarthy (1940) schreibt, daß er häufig neu aufgetretene Fälle von Alopecia areata nach einem plötzlichen schweren seelischen Schock beobachtete; viele Fälle seien bei Leuten zu beobachten, deren Leben durch Sorgen und fortgesetzte nervöse Spannung gekennzeichnet sei.

Hall, Smith sowie Norton (1952) vermuten, daß die Alopecia areata bei ihren Patienten mindestens teilweise von seelischen Faktoren abhing.

Zahlreiche Berichte sind über die psychische Genese der Alopecia areata in der Literatur erschienen. Während und nach dem ersten Weltkrieg wurde über Patienten berichtet, die besondere Angstzustände an der Front durchmachten und anschließend an kreisrundem Haarausfall erkrankten. Bei einem französischen Soldaten trat nach einer Schlacht eine Alopecia totalis auf; während zwei weiterer Wochen entstand eine Alopecia universalis, die noch nach 2 Jahren unverändert geblieben war (Obermayer, 1955).

Bedeutende Autoren (u.a. Behrmann, Hodgkins, Ingram, Montgomery, Petri, Pusey, Robinson, Smith, Trepat und Wright, Wittkower und Russell) vertreten ebenfalls die Ansicht, daß seelische Spannung, Zustände von Erschöpfung und Schock eine Rolle bei der Entstehung der Alopecia areata spielen. O'Donovan (1927) beschreibt 14 Fälle von Alopecia areata, bei denen „die Mehrheit als psychogenetisch zu betrachten war“. Becker und Obermayer geben an, daß die Mehrheit ihrer Patienten mit dieser Erkrankung eine seelische Instabilität zeigte. Anderson (1951), der 114 Fälle studierte, kam zu dem Ergebnis, daß die häufigste begünstigende Ursache für Alopecia areata seelischer Schock oder akute Angsterlebnisse seien.

Lévy-Franckel (1931) bezeichnete die durch Schock hervorgerufene Alopecie als endokrin-sympathische Form. Sabouraud (1929, 1931) war der Ansicht, daß man Alopecia areata, verursacht durch Schock, weder leugnen noch zugestehen könne. Schmidt (1953) berichtet, daß bei 46% die Alopecie einem psychischen oder physischen oder kombinierten Trauma folgte. Es ist jedoch nicht gesagt, daß unbedingt ein Schock nur das ursächliche Moment sein kann. Auch Abschwächungen dieser Gemütserschütterungen, wie emotionelle, psychogene und neurotische Störungen dürften in der Ätiopathogenese der Alopecia areata eine Rolle spielen. Arnold (1953) baut auf der Hypothese, daß die Area celsi Folge emotioneller Störungen sei und, indem er sich auf seine mitgeteilten Erfahrungen stützt, eine Therapie auf, die in einer optimistisch gehaltenen Prognose und in einer eingehenden, beruhigenden Aussprache besteht. Greenberg (1956) führte in einer Beobachtungsreihe von 44 jugendlichen und erwachsenen Kranken, die wegen einer „Pelade“ im Bereich des behaarten Kopfes die dermatologische Behandlung aufsuchten, psychiatrische Untersuchungen durch und fand bei 73% psychoneurotische Veränderungen und bei 20% Grenzfälle oder offene Psychosen. Es handelte sich meistens um zurückgezogene und passive Patienten. Häufig standen Angstzustände, Depressionen oder beides im Vordergrund der seelischen Veränderungen. Geistige oder emotionelle Störungen gingen meistens dem Haarverlust voraus. Ein emotioneller Stress (GREENBERG) sei als vorausgehender Faktor in der Ätiologie der Alopecia areata schwer auszuschließen. PANCONESI und MANTELLASSI (1957) prüften 38 Patienten mit dem Kochschen Baumtest, dem Rorschachtest und dem Test von SZONDI und fanden in 90,5% psychogene Anomalien, neurotische Störungen und Unregelmäßigkeiten in den Antworten auf psychische Stressversuche. Auch hier waren es in der Mehrzahl nervöse, träge Patienten oder Patienten von asthenischem Typ. OGAWA (1937) bezeichnete bei klinischer Beobachtung als auslösende Momente inkretorische Störungen, psychische und somatische Schockwirkung, geistige und körperliche Überanstrengung und Schlaflosigkeit. Dabei konnte er in den untersuchten Fällen Störungen im vegetativen Gleichgewicht nachweisen. Die elektroencephalographischen Untersuchungen von FIVAZ (1954) an sechs Patienten ergaben in vier Fällen eine leichte bis schwere Störung, bei der es sich aber nicht um eine corticale, sondern vegetative Störung handelte. Auf Grund dieser Tatsachen und der vorgefundenen Lymphocytose nimmt FIVAZ an, daß die Ursache der Alopecia areata im Gebiet der vegetativen Störungen zu suchen sei oder nach ROBERTS zu den vegetativen Neurosen gerechnet werden müsse. Auch ROBINSON und TASKER (1954) halten eine „konstitutionelle, emotionelle Instabilität" für einen entscheidenden Faktor in der Pathogenese der Alopecia areata.

Gegenteiliger Meinung ist MACALPINE (1958), wenn sie zu dem Schluß kommt, daß psychologische Faktoren keinen signifikanten Einfluß auf die Entstehung und Ausbreitung der Alopecia areata ausüben. Bei den Untersuchungen MACALPINEs wiesen 22% der Kranken Zeichen einer Neurose auf und nur 11% wurden als Psychosen mit schweren psychiatrischen Verwirrungszuständen diagnostiziert. Keine der 25 Kranken sprach auf Psychotherapie an.

Viele Autoren haben sich in den letzten 30 Jahren mit der Ätiologie der Alopecia areata befaßt. Sie kommen zu dem Schluß, daß die „Pelade" „sympathico-endokrinen" Ursprungs sei. CHEVAL (1930) glaubte bereits an eine Behinderung der Funktion der Haar- und Pigmentbildung durch Störungen in der inneren Sekretion. Für die sympathico-endokrine Theorie sprachen sich auch WEINBERGER (1930), der an eine innersekretorische Koordinationsstörung dachte, und später VAMOS, MARTON und SZENDEI (1952) aus, die nach Beobachtung von Patienten, nach gründlicher Anamnese, Bestimmung des Grundumsatzes bzw. der spezifisch dynamischen Wirkung der Ka-, Na- und Cl-Werte im Serum, Blutzuckerbstimmung und Röntgenaufnahmen, endokrine Störungen annehmen. MAŠKILLEISON und FELDMAN (1934) sehen in der erfolgreichen Röntgentherapie eine Bestätigung für das Vorhandensein einer engen Beziehung zwischen Alopecia areata und Dysfunktion des sympathischen und endokrinen Systems. Zu dieser Schlußfolgerung kommen auch MASTROJANNI (1937) und BONICELLI (1940). WINKLER (1947) nimmt eine Störung der vegetativen Nervenzentren als Ursache der Alopecia areata maligna an. Andernteils konnten verschiedene Autoren, wie etwa JANNARONE (1956) sowie WAISMAN und KEPPLER (1941) selbst bei schwerster, zum Totalverlust aller Haare führender Alopecia areata keinen Anhaltspunkt dafür finden, daß Störungen der inneren Sekretion die Ursache der Erkrankung sind.

Für solche Fälle von Alopecia areata, die keine innersekretorischen Störungen und keinen veränderten Grundumsatz erkennen ließen, haben LÉVY-FRANCKEL und JUSTER bereits 1931 eine *vasculosympathische* Ätiologie angenommen. Zu der vasculo-sympathischen Form der Area Celsi gehören auch die traumatischen Alopecien nach Kopfverletzungen, die Extremitäten, Gefäße und Nerven trafen, und nach ascendierender Neuritis der sympathischen Fasern mit Auswirkungen auf die Capillaren (Lévy-Franckel, 1931). Das Gleichgewicht zwischen sympathischem und parasympathischem System ist gestört. Die traumatische Alopecia umfaßt auch die Jaquetschen Fälle und die Fälle mit Augenerscheinungen.

Lévy-Franckel (1937) berichtete, wie bereits dargelegt, in den Alpecieherden über einen *Angiospasmus* und ein Verschwinden der Capillaren. Das gleiche stellte Feit (1931) ebenfalls fest, der außerdem als wichtigsten Befund auf eine Metallretention hinwies. Unter 198 Fällen zeigten 89 eine Retention von As, 38 eine Retention von Pb und 23 retinierten As und Pb. Die Retention von Metallen könnte, nach Meinung des Verfassers, die Ursache der Angiospasmen sein. Vielleicht aber sind die angiospastischen Zustände selbst die Ursache, ebenso wie sie eine Folge psychogener Einflüsse sein können.

Klingmüller (1958) gelangte an Hand eines Beispieles zu dem Schluß, daß eine *Alopecia areata* plötzlich ohne Schreckursachen einsetzen könne. Da die pigmentierten Haare schneller als die weißen ausfielen, werde somit ein Weißwerden der Haare vorgetäuscht. Diese Bemerkung erscheint sehr wichtig. Dann könnte plötzliches Weißwerden bei Vorhandensein weißer Haare durch akuten Verlust der pigmentierten erklärt werden, wäre also letztlich, wenn auch funktionell erklärbar, wahr.

Es handelt sich um einen 62jährigen Filmvorführer, Junggeselle, mit unbedeutender Familienvorgeschichte. 1957 hatte der Patient einen Schwindelanfall, wenige Tage später am rechten Nacken einen kreisrunden Haarausfall. Danach verlor er in 3 Tagen büschelweise schwarzes Haar, desgleichen fielen die dunklen Barthaare und Augenbrauen aus. Die weißen Haare verlor er langsamer. Die allgemeine und neurologische Untersuchung ergab keinen krankhaften Befund. Im Laufe der nächsten Zeit bildete sich eine Alopecia areata mit Verlust aller Körperhaare heraus, die ohne psychische Störung und Schreck erfolgte. Der Verfasser betont jedoch, daß man „die Beziehung Schreck—Haarausfall nach usserer heutigen theoretischen Auffassung durchaus verstehen könnte, wenn sie vorkäme“ (Klingmüller, 1958).

Das Auftreten einer Alopecia areata im Anschluß an eine heftige Gemütserregung zu gleicher Zeit und an der gleichen Stelle in der Frontoparietalgegend bei Mutter und Tochter wird von Lutz beschrieben (1958).

Sack war auch schon der Meinung, daß dauernde seelische Erregungen wie sie im bzw. nach dem ersten Weltkrieg auftraten, eine Alopecia areata auslösen, sowie Einfluß auf die Nagelbildung haben können (1933).

Es finden sich immer wieder Angaben von Laien, daß plötzlicher Haarausfall, totaler Haarverlust, infolge von Schocks beobachtet wurde. Aus der eigenen Familie kann ich den folgenden Beitrag liefern: Im Ersten Weltkrieg wurde meine Großmutter mütterlicherseits (Reichel, ca. 1915) von einem gleichaltrigen Freund des einen im Alter von 25 Jahren im Felde stehenden Sohnes besucht. Als der betreffende junge Mann die Uniformmütze abnahm, wurde ersichtlich, daß er kahl war. Seiner Angabe nach war die Alopecie schlagartig nach einem Schreckerlebnis aufgetreten. Der betreffende junge Leutnant befand sich in Frankreich mit einer Aufklärungspatrouille im sog. Niemandsland. Er kontrollierte ein anscheinend leeres Bauernhaus. Als er sich allein im Keller befand, wurde über ihm plötzlich von einer vorher nicht im Hause bemerkten Person die Kellerluke zugeworfen, verriegelt und damit für den Deutschen das Verlassen des Kellers unmöglich gemacht. Der junge Deutsche verblieb nun über viele Stunden in dem Keller, allein mit seinen Gedanken und der Befürchtung, über lange Zeit nicht, vielleicht überhaupt nicht gefunden und befreit zu werden. — Zufällig wurde der Ort am nächsten Tag wider Erwarten doch von deutschen Truppen besetzt. Es gelang dem Eingeschlossenen, sich durch Klopfzeichen endlich bemerkbar zu machen und befreit zu werden. Schlagartig mit diesem Zeitpunkt begann ein büschelweiser Haarausfall.

Eine an den Nägeln beginnende Alopecia areata wird von MIESCHER (1957) beschrieben:

Alois W., 54 Jahre, hatte vor 17 Jahren Störungen des Nagelwachstums an Händen und Füßen mit Brüchigkeit bis zur völligen Aplasie. Die Nägel waren verschieden stark befallen. Nach 7 Jahren trat eine fleckförmige Alopecia arata des Kopfes auf, von wechselndem Verlauf. Jedoch fielen stets Perioden vermehrter Aktivität der Alopecia areata und Wachstumsstörungen der Nägel mit seelischen Depressionen zusammen (MIESCHER, 1957).

Unter den verschiedenen psychopathologischen Merkmalen, die eine bedeutende Rolle in der Ursache der Alopecia areata spielen, bezeichneten WITTKOWER und RUSSELL (1953) als am wichtigsten: Bei den Männern sei der Verlust der Haare ein unbewußtes Verlassen des Symbols der männlichen Aktivität und bedeute eine defensive Reaktion gegen unterdrückte, frustrierte Tendenzen. Bei Frauen sei der Haarverlust ein unbewußtes Verlassen ihrer „crowing glory“ und bedeute eine Verteidigung gegen sexuelle Verlockungen und unbewußte „blutschänderische“ Impulse. Bei beiden Geschlechtern seien pathologische Emotionen von Gram und Kummer vorhanden.

Zusammenfassung

Die plötzliche Alopecia areata, überhaupt die plötzlichen Veränderungen am Haar, sei es des Haarwachstums oder der Haarfarbe, gehören in die Gruppe der allbekannten, dem Volksmund geläufigen „Psychodermatosen“. Um so umstrittener ist verschiedentlich medizinisch ihre Existenz. Die seelischen Faktoren wirken sich nach Meinung der Autoren auf dem endokrin-sympathischen Wege, d.h. endokrinologisch und über das Vegetativum bzw. vasculo-sympathisch, vielleicht als Folge eines Angiospasmus, aus. Psychodynamische und Symbolcharakter tragende Inhalte lassen sich gerade hinsichtlich des Haupthaares genügend finden, beginnend mit dem alttestamentarischen Absalom.

IV. Dermatosen mit unsicheren psychogenen Komponenten

1. Seborrhoe

Die Seborrhoe, mehr oder minder verbunden mit einer Hyperaktivität der Talgdrüsen, tritt vor allem an der Kopfhaut, in den „Errötungszonen“ des Gesichtes, an der Brust, am Rücken, in den Achselhöhlen sowie in der Schamgegend auf. Nach OBERMAYER (1955) weisen etwa 60% aller Mädchen und etwa 70% aller Knaben in der Pubertät Seborrhoe auf. Es besteht die Arbeitshypothese, daß die Talgdrüsen einer zentral-nervösen Kontrolle unterliegen und endokrinen Einflüssen sowie Veränderungen im Vitaminhaushalt ausgesetzt sind. Eine Veränderung der Relation dürfte bedeutsam sein. Die Neigung zur Seborrhoe scheint vererbbar. Die Haut von Seborrhoikern ist gegenüber äußeren Reizen empfindlicher, Die Betreffenden neigen zum Schwitzen. Von INGRAM (1935) stammt die Bezeichnung *seborrhoische Diathese.*

Nach LORENZ, GRAHAM und WOLF (1953) findet eine verstärkte Talgabsonderung der Haut statt, wenn seborrhoische Personen unter starker, nervöser oder emotioneller Belastung stehen.

Da die Seborrhoe meist gemeinsam mit Hyperhidrosis auftritt, die wahrscheinlich von einer Sympathicusreizung herrührt, könnte man annehmen, daß beide Erkrankungen auf eine Störung des vegetativen Nervensystems zurückzuführen seien. So hielt es STEIN (1949) für sicher, daß die Talgdrüsensekretion vom

Sympathicus abhänge. Er bezieht sich dabei auf ältere Untersuchungen von TIGERSTEDT, METZNER, JOSEPH, BAB, BUSCHKE, MARSCHALKO und SAALFELD. Demnach soll die Seborrhoe auf asphyktische Zustände und hormonale Störungen, exzessive Seborrhoe ohne Haarausfall auf Reizung des Globus pallidus zurückzuführen sein, während die senile Form durch arteriosklerotische Zustände des Lenticulum verursacht wird. Auch SERRATI (1938) nimmt eine Regulation der Talgdrüsenfunktion auf vegetativem Wege an, hält aber den Parasympathicus für die sekretionsfördernde Komponente. Diese Meinung wird von JAUSION (1949) und BERNARD bestätigt, die einen Antagonismus zwischen Talg und Keratin sehen, wobei das letztere durch den Sympathicus, der Talg durch den Parasympathicus gesteuert sein soll. Neuere Untersuchungen von FARBER (1953) und LOBITZ jr. zeigten, daß die Talgsekretion nicht in gleicher Weise vom autonomen Nervensystem abhängt wie die Schweißsekretion. Eine einfache Ausschaltung von bestimmten Nervenästen kann daher nicht zu einer Besserung der Seborrhoe führen, wie dies bei der Hyperhidrose beobachtet wird.

Von mancher Seite wurde versucht, die Seborrhoe als die Folge einer psychischen Fehlhaltung zu erklären. So schildern LORENZ, GRAHAM und WOLF (1953) das Auftreten von Acnepusteln und eine plötzliche, vermehrte Talgproduktion beim Status seborrhoicus nach psychischen Konflikten. Diesen Sachverhalt glaubten auch wir selbst häufig beobachten zu können. Interessant sind in diesem Zusammenhang auch die Versuche von ROBIN und KEPECS (1953). Sie verglichen die Talgsekretionsmengen während verschiedener seelischer Erregungszustände. Bei Angst und beim Weinen ergab sich ein erkennbarer Anstieg, während der Erholung ein deutlicher Abfall der Talgquote. WITTKOWER (1947) findet, daß der Seborrhoiker stark zu Konflikten neigt und alles sehr schwer nimmt. Ein seborrhoischer Schub sei als eine Reaktion auf diesen Konflikt zu bewerten. Auch INGRAM (1939) sieht in der psychischen Übererregbarkeit einen ätiologisch wichtigen Punkt, der auch bei der Therapie berücksichtigt werden muß. HERRMANN (1953) macht die Aussage, daß die verstärkte Talgabsonderung bei Personen mit nervöser oder emotioneller Belastung möglicherweise mit einem Ansteigen der Hauttemperatur konform geht. Die Menge von ätherlöslichen Stoffen auf der Haut steige an, wenn sich die Hauttemperatur erhöht. Die Verfahren von HERRMANN wurden allerdings z.B. von SULZBERGER und BAER (1951) kritisiert. — Der Nachweis, daß die Seborrhoe emotionell beeinflußt sein kann, wäre bedeutsam, da die Seborrhoe den Ausgangspunkt für andere Dermatosen wie Acne, Rosacea, seborrhoisches Ekzem und andere Hautkrankheiten darstellt.

2. Seborrhoisches Ekzem

OBERMAYER (1955) gibt eindrucksvolle Hinweise dafür, daß eine Verschlimmerung des seborrhoischen Ekzems (wenn nicht sogar ihre Verursachung) durch emotionelle Spannungen hervorgerufen werden kann. WITTKOWER (1948) glaubt an einen besonderen Typ des Patienten mit seborrhoischem Ekzem. OBERMAYER dagegen äußert: „Ich habe niemals den Eindruck gehabt, daß Patienten mit unkomplizierter seborrhoischer Dermatitis[1] Wesensverschiedenheiten aufweisen. Wenn sich diese cutane Störung ausbreitet und akuter wird, stellt diese plötzliche Verschlimmerung eher eine viruspyogene Empfindlichkeitssequenz dar, als daß sie ein somatischer Ausdruck einer verborgenen Neurose wäre. Ich bin der Ansicht, daß die Literatur über psychosomatische Erscheinungsbilder an Personen mit seborrhoischer Dermatitis ebenso verwirrend ist wie die klinischen Berichte über diese Krankheit."

[1] Terminus im amerikanischen Schrifttum = seborrhoisches Ekzem.

Da eine Abhängigkeit der Entwicklung und Erhaltung der Geschlechtsdrüsenfunktion von der Funktion des Hypophysenvorderlappens besteht, kann selbstverständlich das gestörte Gleichgewicht der Sexualhormone die Folge einer entsprechenden zentralen Störung der hypophysären gonadotropen Hormone sein. — Eine direkte Innervation der Talgdrüsen ist bis heute noch nicht eindeutig erwiesen; dementsprechend kann auch eine Talgdrüsenfunktionsstörung nicht unbedingt durch nervöse Faktoren hervorgerufen werden. *Man macht jedoch immer wieder die Beobachtung, daß bei Encephalitis lethargica und Parkinsonismus Störungen im Mechanismus der Fettsekretion auftreten. Man könnte also seborrhoische Erkrankungen auf eine Schädigung der vegetativen Hirnzentren zurückführen* (DIERNBERGER, 1962; SCHUBERT, 1956) oder sie über Einfluß auf dieselben erklären. Bei seiner Untersuchung von 100 Patienten stellte WITTKOWER (1948) fest, daß zwei Drittel dieser Personen sozial schlecht adaptiert waren. 30% waren Nägelbeißer. 7% hatten Sprachschwierigkeiten und 4% waren Nägelzupfer. Für gewöhnlich ging der Verschlimmerung direkt ein emotional bedeutsames Ereignis voraus. WITTKOWERs Auffassung wird zum Teil durch HALL, SMITH und NORTON (1952) unterstützt. STOKES und STERNBERG (1939) glaubten an einen nervösen Einfluß auf die Fettabscheidung und berichteten über ein starkes Auftreten von Seborrhoe bei Depressionen bei jungen Frauen. INGRAM (1935) berichtet über eine Häufung von Instabilität des Temperaments bei Seborrhoikern, sowie eine verminderte Durchhaltefähigkeit.

Zusammenfassung

Die Auffassungen in der Literatur sind nicht gleichsinnig, auch ist die Frage nicht verbindlich geprüft, ob Stress und Emotionen die Talgsekretion fördern und von Auswirkung auf die Talgdrüsen sind. Bei Parkinsonismus und Encephalitis lethargica sieht man Veränderungen der Fettsekretion zur vermehrten Ausscheidung, die als Folge cerebraler und vegetativer Zentrenschädigung aufgefaßt werden. Insofern wäre hier ein Ansatz gegeben, daß emotionelle Einflüsse bei bestimmter Disposition auf den Talgapparat übertragen werden könnten. Auswirkungen auf die Seborrhoe und das seborrhoische Ekzem, sofern dieses wirklich auch mit den Sebumdrüsen zu tun hat, wären als Arbeitshypothese zu unterstellen. In der Literatur finden sich keine Angaben einhelliger Art über „seborrhoische Typen". Der einzige unwidersprochene Hinweis diesbezüglich wäre in der Darstellung des Pyknikers von KRETSCHMER (1921, 1951) in „Körperbau und Charakter" gegeben. Denn unter den von KRETSCHMER charakterisierten Typen ist der des Pyknikers grundsätzlich unwidersprochen geblieben bei aller Kritik an den anderen Konstitutionstypen. Der Pykniker aber hat Glatze, etwas fettglänzende seborrhoische Zonen, neigt zur Rosacea und zum Rhinophym — ob zur Acne vulgaris bleibt offen! — und ist charakterlich auch relativ gut zu umschreiben.

LORENZ, GRAHAM und WOLF (1953) fanden bei 30 unausgewählten Acnepatienten zwischen dem 15. und 30. Lebensjahr cyclische Stimmungsschwankungen zwischen cholerischen und depressiven Tendenzen. Unter emotionell unruhigen Umständen nahm die Sebumabscheidung deutlich zu. — Die Zahl der Beobachtungen ist etwas zu klein für Verallgemeinerungen, obgleich die zum Ausdruck gebrachte Tendenz akzeptabel ist.

Viele psychische Veränderungen bei Acne vulgaris sind übrigens auch sekundär. Sie werden später (s. unten) behandelt.

3. Acne vulgaris

Die psychosomatischen Aspekte der Acne bei Jugendlichen sind untersucht worden. Hinsichtlich der Jugend müssen dynamische Wechsel durch die Pubertät sowie die damit verbundenen starken psychologischen Geschehnisse entsprechend gewürdigt werden (Sulzberger und Zaidens, 1948):

„Da die meisten Fälle von Acne während des kritischen Jugendalters auftreten, in dem Haltung und psychische Erscheinung für den Betreffenden von entscheidender Bedeutung sind und weil die meisten der verunstaltenden Störungen genau an den Stellen auftreten, die weder verdeckt noch verborgen werden können, hat die Acne selbst einen ungeheuren Einfluß auf die Persönlichkeit dieser jungen Leute. Sie schämen sich und sind verlegen wegen dieser Störungen. Sie neigen dazu, sich zurückzuziehen und zu introvertieren. Sie vermeiden gesellschaftliche und geschlechtliche Beziehungen, geben ihre sportliche Betätigung auf und gehen ganz auf in ihrer Person und ihren Hautsorgen. Dabei excoriieren sie häufig die betroffenen Stellen, entfernen Comedonen, drücken Pusteln aus und verschlimmern damit die bereits bestehende Acne. Hier beginnt der schädliche Kreis von neuem. Es ist häufig schwierig, Ursache und Wirkung auseinanderzuhalten. Es ist unsere feste Ansicht, daß es wahrscheinlich keine einzige Krankheit gibt, die in größerem Ausmaß ein psychisches Trauma, Disharmonie zwischen Eltern und Kindern, ein Gefühl allgemeiner Unsicherheit und Unterlegenheit, eine Zusammenballung von psychischen Leiden schafft, als die Acne bei Jugendlichen."

Diese Auffassung kennzeichnet die Acne iuvenilis vor allem als Dermatose mit *psychologischer Rückwirkung* auf den Kranken. Stokes (1940) sieht die psychologische Situation bei jungen Patienten mit Acne mehr als Folge eines durch die Erziehung bedingten Sauberkeitskomplexes an, aus dem heraus die Kranken ständig an Knötchen und Hautunreinheiten herumdrücken, bis die Krankheit reaktiv aufflammt.

Lorenz, Graham und Wolf (1953) führten eine Reihe von Versuchen an Acnepatienten durch. Sie untersuchten den Zusammenhang von angespannten Lebenssituationen, Talgabsonderung und Krankheitsablauf. Danach ist

1. die „Kontroll"-Menge von im Gesicht abgesondertem Talg bei unter Acne leidenden Patienten und anderen Personen praktisch analog (?).

2. Die Absonderung von Talg im Gesicht während Ruheperioden, d.h. wenn sich beide Personengruppen entspannten, ist bemerkenswert konstant.

3. Es sind ziemlich betonte tägliche Schwankungen bei der Absonderung von Talg im Gesicht festzustellen. Aber die Größe dieses Wechsels ist praktisch bei beiden Versuchsgruppen identisch.

Als gemeinsames Merkmal der Talgdrüsenfunktion wurde bei Acnepatienten eine Labilität festgestellt, die eine prompte Schwankung in der Absonderung von Talg im Gesicht bei Auftreten von Spannungszuständen ergibt. Acnepatienten reagierten zu Zeiten emotioneller Anspannungen abrupt entweder mit einem Anstieg oder einer Abnahme der Ausscheidungstätigkeit von Talg im Gesicht, während gesunde Personen ohne Acne diese Erscheinung nicht aufweisen.

Für den engen Zusammenhang zwischen „Ärger" und Seborrhoe einerseits und „Zerknirschung" mit Abnahme der Talgabsonderung andererseits sprach, daß derartige emotionelle Reaktionen in engem Zusammenhang mit der Aktivität der Talgdrüsen bei den Acnepatienten standen. Aufzeichnungen über die episodischen emotionellen Reaktionen bei Acnepatienten dieser Versuchsreihe sowie die Zahl der in ihrem Gesicht jeweils vorhandenen Pusteln, die über einen Zeitraum von 6 Wochen gemacht wurden, deuteten auf einen engen Zusammenhang zwischen diesen beiden Erscheinungen.

Obermayer (1955) stimmt darin mit Stokes und Sternberg (1939) überein, daß psychogene Komponenten eine ätiologische Bedeutung für Acne besitzen bzw. besitzen können.

Zusammenfassung

Für die Acne vulgaris gilt hinsichtlich der Schwankungen der Talgsekretion das, was unter Seborrhoe ausgeführt wurde. Mit eventuellen Talsabscheidungsschwankungen auf emotioneller Basis allein scheint mir das Problem nicht erklärt, obleich die Zunahme der Acnepusteln und -knötchen nach emotionellen und sonstigen „Veränderungen" evident sein dürfte.

Die vorliegende Literatur, auch soweit hier nicht detailliert aufgeführt, — es gibt verhältnismäßig viel, — befriedigt nicht ganz. Somit müssen wir uns mit der Grundtendenz zufriedengeben, daß Sebumabscheidungsschwankungen und wohl auch die Bildung entzündlicher Knötchen, Pusteln, Acneefflorescenzen, sich unter Statusänderungen von allgemeinem und psychodynamischem Gehalt vermehren.

4. Vorzeitige, männliche Alopecie

Eine Durchsicht der Literatur, welche sich mit dem Problem der menschlichen Kahlköpfigkeit befaßt, zeigt, daß die Ansichten über die Ursache der Kahlköpfigkeit weitgehend differieren. Am ehesten erklärt man die männliche Alopecie als sexuell gebundene keimplasmatisch bedingte Minusvariante.

Die *Spannung der Kopfhaut* wurde in der älteren Literatur im Sinne einer mechanischen Schädigung der Durchblutung ursächlich verantwortlich gemacht. Die psychosomatische Forschung hat sich dieser Auffassung bemächtigt und sieht in der Provokation von Spannungszuständen der Galea einen möglichen zusätzlichen konditionellen Faktor. SCHEIN (1903) und später wieder YOUNG (1947) begründeten diese Auffassung:

„Bei Rhesusaffen wurden auf experimentellem Wege nach Herausschneiden elliptischer Segmente die freien Kanten der Kopfhaut zugenäht und durch Verminderung des Umfanges Spannungsgebiete geschaffen. Diese Operationen führten zu andauernder Kahlköpfigkeit, welche den bei Menschen auftretenden Arten von Kahlköpfigkeit stark ähnelten" (YOUNG, 1947).

SZASZ und ROBERTSON (1950) beschrieben, daß viele kahlköpfige Männer, insbesondere solche, bei denen die Haare bereits im frühen Alter auszufallen begannen, einen Gesichtsausdruck besitzen, der auf eine betonte und chronische Anspannung der Gesichtsmuskeln hindeutet. Vielfach fanden sich verschiedene Typen von „fixiertem Lächeln" und bei einigen wenigen ein charakteristischer Ausdruck, der am besten mit „stereotypes Lächeln" beschrieben werden kann. Aus diesem erstarrten Gesichtsausdruck bzw. dieser fixierten Bereitschaftshaltung läßt sich nach Meinung der Autoren psychologisch ableiten, daß er Ausdruck einer defensiven Haltung ist. Nach REICH (1945) ist das, was dieser Autor als „muskulär gewappnet" bezeichnet, eine häufig zu beobachtende Reflexion von „Charakterwappnung". Der Ausdruck „Charakterwappnung" bezieht sich auf die von einer neurotischen Person angewendete Defensivhaltung auf psychologischem Wege zum Schutz vor Unsicherheits- und Angstgefühlen. Die Quellen der Angst werden als außerhalb der Person liegend empfunden und die Angst selbst wird als „Angriff" auf die personelle Integrität angesehen. Die somatische Antwort ist eine allgemeine Anspannung der Skeletmuskulatur in der Weise, als ob die Person ständig auf der Hut vor einem tatsächlichen physischen Angriff sei. Bei Tieren ist der Hauptbewegungsgrund das biologische Überleben, beim Menschen das soziale Überleben.

SZASZ und ROBERTSON (1950) wiesen auf die obengenannte Verbindung zwischen dem Gesichtsausdruck und der Kahlköpfigkeit durch Skalpmuskelspannungen hin. Der siebente Schläfennerv innerviert die für den Gesichtsausdruck maßgeblichen Muskeln und auch die Muskeln der Kopfhaut und der Ohren. Der Occipitalmuskel sei der einzige Muskel der Kopfhaut mit einem Knochenansatz. Darauf sei zurückzuführen, daß entsprechend der Kontraktion des Occipitalmuskels die vorherrschende Bewegung der Kopfhaut nach hinten gerichtet ist. Der gleiche Nervenzweig, welcher den Occipitalmuskel versorgt, innerviere ebenso sowohl die hinteren als die oberen Bereiche der Ohrmuskeln. Darauf sei die nach rückwärts gerichtete Bewegung der Ohren in Verbindung mit der nach hinten gerichteten Bewegung der Galea zurückzuführen. Nach Darwin können nur solche Tiere, die mit den Zähnen kämpfen, ihre Ohren nach rückwärts stellen. Diese Tatsache führte für Darwin zu der Annahme, daß diese Bewegung ursprünglich defensiv ist. Da die Anspannung der Galea durch Erzeugung einer chronischen Ischämie zur Alopecie führen kann, glauben Szasz und Robertson (1950), daß diese Spannung von einer dauernden Aktivität der Galeamuskeln herrührt, einem entwicklungsgeschichtlich alten physiologischen Begleiter einer defensiven Grundeinstellung. Biologisch gesehen könnte deshalb Kahlköpfigkeit auch als ein zufälliges Endergebnis der oben beschriebenen Phänomene in psychologischer Deutung angesehen werden.

Zusammenfassend fußt die Theorie über die psychogenen Ursachen des vorzeitigen Haarausfalles auf der Darwinschen Vorstellung. Die konstitutionelle Alopecie des Kopfhaares wird als Folge der Muskelkontraktionen infolge einer dauernden Verteidigungsstellung angesehen. Die Haare würden demnach infolge einer phylogenetisch erklärbaren chronischen Pilomotorenreaktion ausfallen. Kienle und Wagner (nach Berlis) führen sowohl Alopecia diffusa als auch areata auf eine Dekompensation durch affektive Überlastung zurück.

Im Gegensatz zur Alopecia areata ist der *diffuse Haarausfall* unbekannter Ursache bisher nur sporadisch unter psychosomatischen Gesichtspunkten analysiert worden. Da über die Ätiologie so gut wie nichts bekannt war, müßte natürlich die Annahme eines ursächlichen emotionellen Faktors reine Spekulation bleiben. Indessen haben sich jedoch in den letzten Jahren durch neue grundlegende Erkenntnisse über den Wachstumscyclus des Haares neue Perspektiven eröffnet, so daß der *durch Stress ausgelöste Haarausfall* nun keineswegs mehr reine Vermutung ist. Obermayer (1962) bezieht sich hier auf die Arbeiten von Kligman u. Mitarb. (1963). Diese Untersuchungen ergaben, daß bei den reversiblen Formen des Haarausfalles der menschliche Haarfollikel in stereotyper Weise durch Übergang in das Ruhestadium (Telogenphase) reagiert, was schließlich den Ausfall vollkommen normaler Kolbenhaare aus normalen, in der Telogenphase befindlichen Follikeln zur Folge hat. Die beschriebene Reaktion, die eine vorzeitige Beendigung des normalen Lebenscyclus darstellt, wird als „Telogeneffluvium“ bezeichnet. Klinisch äußert sich dieser Vorgang in verstärktem Haarausfall, jedoch ohne deutlich sichtbare Alopecie. Um Telogeneffluvium handelt es sich z.B. beim Haarausfall nach fieberhaften Erkrankungen, Entbindungen und nach Heparinverabreichung, um nur einige Beispiele zu nennen. Es besteht jedoch durchaus die Möglichkeit, daß der gleiche Vorgang als direkte Folge von außergewöhnlichen Angstepisoden auftritt. Kligman und Obermayer führen den Fall eines Mannes an, der dreimal unter Mordanklage vor Gericht stand und jedesmal auf Grund technischer Mängel im Gerichtsverfahren der Todesstrafe entging. Beim vierten Verfahren wurde er dann tatsächlich des Mordes überführt. Etwa 1 Monat später wies er im proximalen Abschnitt sämtlicher Fingernägel Querrillen (Beausche Linien) auf; 10 Wochen nach dem Urteilsspruch fing er an, über Haarausfall zu klagen, der 3 Wochen später auch klinisch deutlich erkennbar war. Etwa 8 Wochen darauf wuchsen die Haare langsam wieder nach. Als er schließlich begnadigt und entlassen wurde, war die Kopfbehaarung vollständig wiederhergestellt.

Ein weiterer dramatischer Fall von Telogeneffluvium mit gleichzeitigem Verlust der Nägel wurde bei einer Frau beobachtet, die 3 Monate zuvor wegen einer Brustoperation an akuten Angstzuständen gelitten hatte. Die übrigen von KLIGMAN angeführten Fälle sind weniger dramatisch. Die Patienten waren überwiegend Frauen; fast alle wiesen die bei Neurotikern häufige Polysymptomatik auf. Wahrscheinlich war der Haarausfall hier auf chronische Angst zurückzuführen. Einige Patienten berichteten über eine cyclische Form des Haarausfalls. Diese Beobachtung deckt sich mit Angaben eigener Patienten von OBERMAYER. Der diffuse cyclische Haarausfall bei Frauen, über den GUY und EDMUNDSON berichten, fällt vermutlich in die gleiche Kategorie. Der Gedanke eines psychogenen Telogeneffluviums ist außerordentlich interessant und einer weiteren systematischen Nachprüfung würdig (OBERMAYER, 1962).

Zusammenfassung

Als Ursachen „psychogener" Beteiligung am männlichen Haarausfall findet sich zunächst die alte Theorie von der „Anspannung" der Galea, die psychosomatisch als Defensiv- und Aggresions-Muskelhaltung erklärt wird. Die wissenschaftliche Meinung zweifelt nicht an, daß die Galea-Spannungstheorie zu mechanistisch ist und den männlichen Haarausfall nicht begründet. Bei hormoneller Umstellung in antiandrogener, androgendefizitärer oder femininer Richtung kommt es bekanntlich nicht zur männlichen Glatze, oder sie verschwindet sogar wieder. Immerhin ist die Galeaspannung als förderlicher Faktor zu unterstellen und damit auch psychodynamisch verwertbar. Das weiterhin diskutierte interessante Problem eines emotionellen bedingten Telogeneffluviums hat mit der alten Galeaspannungstheorie nichts zu tun. Es handelt sich um Beobachtungen aus der neueren Zeit, denen in Zukunft ernste Aufmerksamkeit zugewendet werden sollte. Die Neigung zum männlichen Haarausfall als solche beruht nach unserer, wie der geltenden, — Auffassung primär auf einer somatisch-konstitutionellen, dem männlichen Geschlecht eigenen Basis. Die Bedeutung psychischer Einflußnahme ist sehr gut denkbar, aber schwer zu ermessen.

5. Vitiligo

Nach OBERMAYER ist es theoretisch durchaus möglich, daß Nervenimpulse die Ursache bilden, obwohl ein Beweis hierfür noch fehlt. Immerhin habe die Mehrzahl der Patienten eine „Neigung zur Neurose" besessen (BECKER und OBERMAYER, 1947). SCHULTZ und WILLIAMSON (1951) vermuten auf Grund der Beobachtung eines Falles von unilateraler Vitiligo, die ihrer Form nach einem thorakalen Transplantationsmesser entsprach, daß das Zentralnervensystem bei Vitiligo eine wichtige Rolle spielt.

Vitiligo und atopische Neurodermitis stellen fast stets eine Pseudokombination dar. Die sog. Vitiligo der Neurodermitiskranken ist ohne Zweifel nahezu ausschließlich Folge des Kratzens und ein *Narbensymptom*. Die verschiedentlich in der amerikanischen Literatur gefundenen Hinweise auf das gemeinsame Auftreten der beiden Dermatosen, Vitiligo und Atopie, müssen im allgemeinen als Fehlinterpretation gelten. *Echte Vitiligo* bei atopischer Neurodermitis haben wir (in Davos z.B.) unter bislang ca. 1250 Neurodermitikern fast nie gesehen.

Von anderer Folgerung wären Vitiligo und Alopecia areata, die sicher mitunter zusammen auftreten. Allerdings sind auch Fehlschlüsse in der morphologischen Diagnose möglich, indem z.B. oft die Folge einer Alopecia areata des Kopfes eine Pseudopoliosis ist, die längere Zeit nach dem Nachwachsen der Haare wieder verschwindet und auch nicht das Hautareal mit Depigmentierungen betrifft.

Zusammenfassung

Vitiligo-Depigmentierungen werden als möglich psychogen-nervös beeinflußt genannt. Kombinationen mit atopischer Neurodermitis lassen keine Folgerungen zu, da es sich fast nie um echte Vitiligo handelt, sondern um Narbendepigmentierungen.

Alopecia areata und Vitiligo sind zusammen möglich, erlauben Schlüsse für unser Thema, beruhen aber häufig, jedenfalls soweit durch scheinbare Poliosis gekennzeichnet, ebenfalls auf Fehldiagnosen, da es sich um nur zunächst depigmentiert nachwachsende Haare im kreisrunden Bezirk handelt.

6. Canities

Da im Zusammenhang mit der Haut auch ihre Anhangsgebilde (wie Haare, Nägel, Schweißdrüsen) betrachtet werden müssen, wird an dieser Stelle auch das umstrittene Kapitel der *Canities subita psychogenica* behandelt.

Zu den bekanntesten psycho-physischen Abläufen gehören die pilomotorischen Reaktionen. Diese sind an taktile und akustische Reize gebunden. Es genügt schon die Vorstellung des spezifischen Reizes, um einen Vorgang ablaufen zu lassen (Sack, 1933). Beispiele plötzlichen Weißwerdens lassen sich in der Geschichte finden. So soll z.B. Marie Antoinette einen Tag vor ihrer Hinrichtung weiß geworden sein (Galewsky, 1933). Verschiedene Autoren sprechen sich für die Tatsache des plötzlichen Ergrauens durch heftigen Schreck aus. Seien es akzidentell-endogene Ursachen (Lutz, 1957) oder infolge plötzlicher Lebensgefahr (Blitz, Unfall, Katastrophen usw.) (Friedrich, 1958).

Hoffmann (1957) beschreibt die Erscheinung des plötzlichen Ergrauens an Hand eines 40jährigen Bergmannes.

Beim Antritt der Mittagsschicht fühlte er sich noch wohl, gegen 16 Uhr setzten leichte Kopfschmerzen ein. Bei einem Streckenbruch um 18 Uhr wurde ein Kollege eingeklemmt, und er hatte als Aufsichtshauer die Befreiung des Mannes zu leiten. Um 18 Uhr 10 min bekam er einen Schüttelfrost und wurde bewußtlos. Mehrere Schüttelfröste folgten. Der Arzt nahm Grippe an und verordnete Bettruhe. In der darauffolgenden Nacht wurde sein vorher dunkelblondes Haar weiß und ging büschelweise aus. Den Befund soll sein Arzt bestätigt haben. Nach 7 Monaten setzte der totale Pigmentverlust aller Körperhaare ein, sowie eine universelle Vitiligo neben blau gewordenen Augen (früher war die Iris dunkel). Die mikroskopische Untersuchung des Haares zeigte einen völligen Pigmentverlust.

Eine Angabe Hoffmanns mit Zeugenangaben (Mediziner) ist folgende:

Ein Fabrikbesitzer wurde plötzlich auf einer Kopfseite grau-weiß als er hörte, daß das Kesselhaus seiner Fabrik in Flammen stehe. Im ersten furchtbaren Schreck faßte er mit der Hand ins Haar und bekam bald danach an der erfaßten Stelle eine Entfärbung, die bis zum Tode bestand.

Etwas ähnliches ereignete sich bei einem 40 Jahre alten Mann, der über Nacht graues Haar bekam. Als er, spät nachts aus froher Gesellschaft heimkehrend, seine scheinbar schlafende Frau küssen wollte, bemerkte er an ihren erkalteten Lippen — sie war tot (Löhe, ref. nach Hoffmann).

Während des ersten Weltkrieges flog in der Nähe von Wien eine Munitionsfabrik in die Luft, wobei 25 Menschen getötet wurden. Ein Opfer, das wie durch ein Wunder mit dem Leben davonkam, berichtete, daß sein Vater, der noch tiefschwarzes Haar besaß, am nächsten Morgen weiß geworden war. Von dem Wiener Nervenarzt Menninger-Lerchenthal wurde die Frage eingehend bearbeitet und vom neurologischen Standpunkt im positiven Sinne beantwortet. Er beschrieb schon 1919 ein Ereignis, bei dem ein Patient wenige Stunden nach seiner Rettung weiß geworden war. Die Mutter dieses Patienten war durch eine Bombe in Stücke gerissen worden, während er (der einzige Überlebende von 27 Personen) so eingeklemmt stand, daß er sich nicht rühren konnte. Nach $3^1/_2$ Jahren war er wieder mehr grau als weiß (grau war er vorher schon) (Rille, ref. nach Hoffmann).

Zum plötzlichen Weißwerden der Haare äußert Obermayer:

„Dem Psychodermatologen wird von Zeit zu Zeit eine heilsame Lehre erteilt, wenn lang gehegte Anschauungen über emotionell ausgelöste Phänomene sich plötzlich als auf völlig anderer Grundlage rationell erklärbar erweisen. Von einer solchen Entwicklung ist das ‚plötzliche Weißwerden der Haare' betroffen worden. Meine Skepsis bezüglich der psychogenen Canities war offenbar wohlbegründet. Zwei voneinander unabhängige und gleichermaßen einleuchtende Erklärungen bieten sich an: Canities als Teil einer akuten Vitiligo der Kopfhaut oder als Folgeerscheinung einer akuten Alopecia areata, die zum rapiden Ausfall der pigmentierten Haare führt, während die weißen Haare erhalten bleiben (KLINGMÜLLER). Dabei bleibt es uns immer noch überlassen, eine Erklärung für Vitiligo und Alopecia areata zu finden."

Nach unserer eigenen Auffassung ist das viel zitierte Symptom der psychogenen Canities, die nach den meisten Erzählungen „in einer Nacht" einsetzte, in dieser Form mehr als dubiös und entspricht wohl mehr dem Sensationswunsch des jeweiligen Erzählers. Dann erscheint eher „plötzlicher Haarverlust nach Trauma" glaubwürdig; denn ebenso wie nach somatischen Traumen die Haare ausfallen können, ist das nach psychischen Traumen vorstellbar. Das Grau- oder Weißwerden kann stets nur als langsamer Prozeß unterstellt werden. Allerdings bietet sich die Klingmüller-These (1958) in einer durchaus verständlichen Weise an. Sie würde im übertragenen Sinne lauten, daß bereits graue oder weiße Haare vorhanden waren, und die verbliebenen, vielleicht wegen größeren Alters und größerer Länge als „Deckhaare" imponierenden, pigmentierten Haare nunmehr „plötzlich" ausgefallen sind, so daß daraus der Eindruck der plötzlichen Canities resultiert.

Zusammenfassung

Es werden nur einige der zahlreichen Kasuistiken über plötzliche Canities wiedergegeben. Es handelt sich um Berichte anerkannter Autoren und zuverlässiger Dermatologen. Trotzdem bleibt der für emotionellen Stress sprechende Effekt zweifelhaft. Derartig nachdrückliche, sogar in Sprichworte übergeleitete, im Volksmund Allgemeingut gewordene Inhalte pflegen allerdings meist eine Substanz zu haben. Das Problem wäre weiter zu bearbeiten. Als Erklärung bietet sich zunächst Weißwerden der Haare als Teilsymptom plötzlicher Alopecia areata oder totalis mit Nachwachsen an, oder rapider Ausfall normal gefärbten Kopfhaares, während die vorher weniger bemerkten, vielleicht kürzeren, weil jüngeren, depigmentierten Haare stehen bleiben und nunmehr nur noch depigmentierte nachwachsen. Insgesamt ist der Umweg über den traumatisch emotionell bedingten Ausfall vorstellbar.

7. Dermatitis herpetiformis Duhring

Zumal im Hinblick auf die Bedeutung des Juckreizes für den Beschwerdekomplex des Morbus Duhring wurde an die Bedeutung der Psyche gedacht. Die Morphologie allerdings macht zugleich deutlich, daß ein somatisches Substrat im Vordergrund steht und die psychische Beteiligung sich mehr auf den subjektiven Beschwerdenkomplex erstrecken dürfte. Männer sind übrigens dreimal so oft von der Dermatose betroffen wie Frauen (BECKER und OBERMAYER, 1947; OBERMAYER, 1955). Diese Autoren sind der Ansicht, daß nervöse Spannung einen wichtigen primären ursächlichen Faktor bildet. BETTMANN berichtete bereits 1928, daß Depressionen, Angstgefühle sowie Minderwertigkeitskomplexe seit langer Zeit als die Krankheit rasch fördernde Faktoren bekannt sind. DUHRING selbst äußerte *1885*, daß die Krankheit verschiedene Ursachen hätte, daß aber das Nervensystem direkt für das cutane Auftreten der Symptome verantwortlich sei.

EYSTER und KIERLAND (1951) untersuchten an der Mayo-Klinik die Krankheitsfälle von 381 Patienten mit Dermatitis herpetiformis. Die Autoren glauben bei einem Drittel der Probanden konstitutionell eine deutlich erkennbare psychogene Komponente nachgewiesen zu haben.

Der Casus von Davis (1951) ist geradezu spannend zu lesen: Ein Mann verbrachte wegen der Schwere seiner Dermatitis herpetiformis Duhring den größten Teil seines Daseins im heißen Bad. (Ähnliches wird von verschiedenen Autoren über den französischen Revolutionsführer Marat berichtet, dessen Ermordung im Bad durch eine politische Gegnerin, Charlotte Corday, geschichtliches Allgemeingut geworden ist.) Dieser Patient gelangte zu vollständiger Heilung, als er in den zweiten Weltkrieg zog und *damit den ständigen Nörgeleien seiner Frau entging!* (Natürlich lassen sich unspezifische Reize, wie Klimawechsel usw. hier ebenfalls als weitere Ursachen für die Besserung anführen).

Ob übrigens, wozu manche Autoren ebenfalls neigen, *Napoleon* auch unter einer Dermatitis herpetiformis Duhring litt, bleibe dahingestellt. Es gibt andere wissenschaftliche Auffassungen, die aus seiner ständig in die Weste gesteckten und dort angeblich mit den Fingern auf der Brust kratzenden Hand schlossen, daß bei Napoleon eine verschleppte Scabies bestanden habe.

Da das Symptom Juckreiz den Morbus Duhring subjektiv beherrscht, sei auf das unter „Pruritus" Gesagte zurückverwiesen. Natürlich ist hieraus einiges an Möglichkeiten abzulesen, einschließlich der Extremdeutung, daß die gleiche blasenbildende Dermatose ihren starken Juckreiz vielleicht nur bei einer psychosomatisch besonders gelagerten Gruppe aufweisen könne, während andere mit denselben massiven Blaseneruptionen keinen Juckreiz verspüren, wie die meisten Pemphiguskranken und „Alterspemphigoidkranken" auch nicht.

Die Rückwirkung sekundärer Art auf die Gesamtperson darf bei einer derart juckenden Dermatose nicht vergessen werden. Sie kann ohne Zweifel bedeutend sein.

Obermayer (1955) hält eine Vielzahl von Kranken mit dieser Dermatose für neurotisch, doch nicht für latent schizophren, wie Seitz und Gosmann (1953) aus dem Fall eines psychotherapeutisch behandelten und hebephren gewordenen Patienten ableiten wollten.

Zusammenfassung

Hinweise auf psychische Beteiligung, vor allem hinsichtlich des Juckreizes, finden sich bei M. Duhring. Auch personale Faktoren werden genannt. Die sekundäre Wirkung (Rückwirkung) dürfte von Bedeutung sein. Im übrigen scheint die Symptomatik psychosomatisch noch unklar.

8. Psoriasis vulgaris

Die Ansicht, daß die Psoriasis auch einen nervösen Ursprung hat, wurde von Polotebnoff bereits 1891 vertreten und von Ormsby und Montgomery 1948 wiederholt. Die Psoriasis ist nach diesen Autoren eines der vielen Symptome für eine vasomotorische Neurose, bei der sich Zirkulationsstörungen, wie sie in den verschiedenen Körperorganen auftreten, manchmal auch auf die Haut auswirken. Psoriasispatienten zeigten oft die Merkmale einer emotionellen Instabilität, jedoch findet sich kein Aufschluß über die Prävalenz (Becker und Obermayer, 1947).

In Frankreich haben Bolgert und Soulé (1958) ihre psychodynamischen Studien besonders auf dem Gebiet der Psoriasis weiter fortgeführt. Im Hinblick auf die Psoriasis scheinen die französischen Forscher ihre in früheren Arbeiten geäußerten Ansichten geändert zu haben. An Stelle der früheren Hypothese, daß psychologische Konflikte die eigentliche Ursache der Psoriasis darstellen, vertreten sie nun die Auffassung, *der Zeitpunkt der Entwicklung dieser Dermatose werde von emotionellen Störungen bestimmt*, unter denen Verwirrung und Verlegenheit, Aggressivität und aus vergeblicher Bemühung erwachsene Enttäuschung die Hauptrolle spielen. Diese Rolle des Emotionalen als zeitlich auslösenden Faktor bei einer im übrigen erblich bedingten Krankheit stimmt etwa mit den Anschauungen von Obermayer (1962) überein.

Sulzberger und Zaidens (1948) berichteten nach umfangreichen Untersuchungen, daß „bei einer geringen Zahl von Fällen eine Verschlimmerung der

Psoriasis zweifellos in unmittelbarer Folge von traumatischen emotionellen Erlebnissen auftrat. Ziemlich oft konnte eine Verschlimmerung der Psoriasis chronologisch mit einer emotionellen Anspannung in Zusammenhang gebracht werden. So mag der Schluß zulässig sein, daß in einigen Fällen psychogene und emotionelle Situationen die Rolle eines auslösenden Faktors für den Ausbruch und die Lokalisierung einer Psoriasis spielen können, ebenso wie es viele Beispiele gibt, bei denen bekannte interkurrente Infektionen, physische oder chemische Traumata und allergische Hautreaktionen die psoriatische cutane Reaktion hervorrufen oder lokalisieren".

Bunnemann (1922) berichtete seinerzeit über den gelungenen Versuch, auf hypnotischem Wege eine Psoriasis zu erzeugen bzw. zu beseitigen. Wright beschreibt 1955 einen Rechtsanwalt, der für gewöhnlich vor jeder wichtigen Verhandlung einen Psoriasisschub bekam und deshalb diesen Teil seiner Tätigkeit aufgeben mußte. Es ist eine endlose Zahl von derartigen Fällen beschrieben worden.

Wittkower (1946) teilt das Ergebnis einer Analyse von 66 Patienten mit und kommt dabei zu dem Schluß, daß Psoriasis an keinen bestimmten Personentyp, weder physisch noch psychisch, gebunden ist. 80% der Patienten mit Psoriasis besaßen eine emotionelle Dysadaptation, in einem Prozentsatz also, der weit über dem normalerweise Erwarteten liegt. Es wurde jedoch keine Spezifität in der Art der Fehleinstellung oder Übereinstimmung in den grundlegenden Konflikten festgestellt. Wittkower kommt zu dem Schluß, daß das Vorhandensein eines starken Erbfaktors schon allein die Entwicklung der Psoriasis anzuregen vermag, wohingegen eine latente Prädisposition einen zusätzlichen Faktor als Katalysator benötigt. Die katalytische Funktion könne durch eine emotionelle Krise übernommen werden, die für das Einzelindividuum zwar spezifisch ist, jedoch bei verschiedenen Personen unterschiedlich sein kann. Mit anderen Worten kann — jedoch muß nicht — eine emotionelle Fehleinstellung, soweit sie auf einer anderen Ursache als der einer psoriatischen Erkrankung beruht, den Verlauf der Psoriasis beherrschen, indem sie den Anfang, die Dauer und die Wiederkehr der Krankheit bestimmt. — de Gracianski und Stern (1951) sind in den letzten Jahren ebenfalls zu der Überzeugung gekommen, daß die Psoriasis vulgaris emotionell ausgelöst werden kann. Sie haben ausgedehnte und zugleich psychologische Untersuchungen durchgeführt, die darauf hindeuten, daß die Psoriasis vulgaris unter die affektiv beeinflußten Dermatosen gerechnet werden muß.

Auf dem Wege über die innere Sekretion wäre die Psychogenese verständlich. Die Untersuchungen von Santori und Valenti (1952) über die Rindenfunktion (Verdacht auf Unterfunktion der Nebennierenrinde!) erbrachten kein eindeutiges Ergebnis. Auch Scarpa (1953), sowie Caccialanza, Levy und Gianotti (1955), ferner Gianotti und Cordero fanden keine besonderen Anhaltspunkte. — Charpy (1953) faßte die Psoriasis als Adaptationskrankheit im Sinne von Selye auf und hob die Bedeutung seelischer Faktoren hervor. Fabre u. Mitarb. sind überzeugt, daß die Entwicklung der Dermatose auf emotioneller Grundlage beruht. Das Elektroencephalogramm ergab in 80% der Fälle Veränderungen der subcortalen Zentren, der subthalamischen Region, der Gegend des Infundibulum, des Tuber cinereum. Zwischenhirnstörungen wurden auch von Lohel und Streitman (1951) in Betracht gezogen. Graham (1954) stellte bei Psoriasis Besonderheiten der cutanen Gefäßreaktionen unter psychischer Belastung fest, Szodoray (1954) neurovasculäre Funktionsstörungen (Erhöhung der Cholinesteraseaktivität des Serums und Vermehrung des Acetylcholins in der Psoriasispapel). Diese Untersuchungen fanden eine Ergänzung bei Helmeczi u. Mitarb. (1956).

Das Auftreten von Psoriasisschüben ist unseres Erachtens durchaus psychogen beeinflußbar, wie letztlich das Exacerbieren der meisten Dermatosen. Eine psychogene Mitbedingtheit ist also zuzusprechen. Zu weiteren Folgerungen sollte man sich entsprechend dem Stand der Forschung zunächst nicht versteigen.

Zusammenfassung

Bei der Psoriasis vulgaris liegen von bedeutenden Dermatologen Befunde vor, die zur Anerkennung psychogener Komponenten Anlaß gaben. Es existieren spezielle psychologische Untersuchungen, Vermutungen bezüglich einer endokrinologischen und einer nervösen Beteiligung, auch Häufungen von emotionellen Inhalten und Hinweise auf affektive Verursachung, unseres Erachtens *in bezug auf den Psoriasisschub*. Die Psoriasis als solche als „psychogen" zu charakterisieren, überschreitet das bislang vorliegende wissenschafliche Substrat.

9. Erythematodes

Becker und Obermayer (1947) geben an, daß eine Neigung zum plötzlichen Ausbruch der Krankheit infolge von emotionellen bzw. umgebungsgebundenen Konflikten besteht. Die meisten Personen mit dieser Krankheit waren emotionell „abgestumpft". Eine Reihenuntersuchung von Becker und Obermayer ergab, daß ein prädisponierender Einfluß durch eine emotionell ungünstige Umgebung ausgeübt wurde. Engman (1937) fand einen Einfluß nervöser Erschöpfung. Auf die therapeutische Wirksamkeit von geistiger und körperlicher Entspannung wiesen die Autoren hin.

„Der akute disseminierte Lupus erythematodes wird erst seit kurzer Zeit im Zusammenhang mit psychodermatologischen Problemen erwähnt. Obwohl man seit langem eine ätiologische Beteiligung emotioneller Faktoren bei Kollagenkrankheiten angenommen hatte, gab es bisher nur wenig Veröffentlichungen, die diese Anschauung mit methodischen Untersuchungen belegen konnten. Die meisten Arbeiten beschäftigten sich mit der Raynaudschen Krankheit, die sich zu psychocutanen Studien geradezu anbietet, da emotionell bedingte Gefäßkonstrictionen eine allgemein bekannte Erscheinung sind. Meine eigenen Anschauungen bezüglich der psychiatrischen Bedeutung des Lupus erythematodes galten mehr der durch die chronische Form der Krankheit hervorgerufenen Verunstaltung als den ihr innewohnenden psychosomatischen Komponenten. Ich erwähne jedoch die postmortalen Untersuchungen von Glaser (1952) an Patienten, die an der akuten disseminierten Form der Erkrankung gestorben waren und bei denen ausgedehnte pathologische Veränderungen im Zentralnervensystem festgestellt wurden. Man versuchte, diese Veränderungen zu klinischen Symptomen in Beziehung zu setzen, die sich in den Krankengeschichten verzeichnet fanden. Vor kurzem erst wurde auch eine systematische Arbeit über Psychosen und akuten disseminierten Lupus erythematodes veröffentlicht.

Die Amerikaner Fessel und Solomon bearbeiteten die Literatur der vergangenen 60 Jahre unter diesem Aspekt und fanden, daß der Prozentsatz der Psychosen innerhalb der verschiedenen Gruppen von Lupus erythematodes-Fällen 22% betrug; eine Reihe eigener Beobachtungen ergänzten ihre Untersuchungen. Die Autoren kamen zu der Schlußfolgerung, daß die Psychose dem Auftreten der charakteristischen Lupusmerkmale um viele Jahre vorausgehen kann. Weiterhin betonten sie die Veränderlichkeit der psychiatrischen Symptome, die möglicherweise auf neurologische Störungen hindeuten. Die Bedeutung dieser Arbeit im Hinblick auf die obenerwähnten Befunde Glaser's ist offensichtlich. Gründliche neurophysiologische und biochemische Erforschung dieser oder einer verwandten Krankheit könnte sicher wichtige Aufschlüsse bringen, von denen die Psychodermatologie in ihrer Gesamtheit profitieren würde" (Obermayer, 1962).

Die Autoimmuntheorie würde im Falle ihres tatsächlichen Zutreffens psychodynamisch eine gewisse Erklärung gestatten. Allerdings soll das hier nur am Rande erwähnt werden und als tiefenpsychologisch-theoretische Überlegung gelten. Im übrigen ist in diesem Zusammenhang auf das Kapitel Allergie zu verweisen.

Zusammenfassung

Der Erythematodes, jedenfalls soweit es sich um die akute Form handelt, wird verschiedentlich als emotionell beeinflußt besprochen. Die Autoimmunthese würde theoretisch hierzu eine gewisse Erklärungsbrücke bieten. Allderdings muß man bei einem Geschehen vom Typus einer Allgemeinkrankheit daran denken, daß die Gesamtperson, ganz konkordant in Psyche und Soma, in Ursache, Befinden und Erscheinen der Symptome, davon betroffen sein dürfte.

V. Psychische Einflüsse und allergische Reaktionen

Das allergische Geschehen des Organismus ist sicherlich durch zentralnervöse Regulationen beeinflußbar. So können corticale Impulse über das Zwischenhirn und die vegetativen Regulationen die Durchlässigkeit der natürlichen Schutzflächen des Organismus (Haut und Schleimhäute, „Barrieren"), als auch die Permeabilität der Capillar- und Zellwände beeinflussen und damit das Eindringen bzw. Vordringen allergener Stoffe zu den Antikörperbildungsstätten erst ermöglichen oder erleichtern. Unter dem Wechselspiel des vegetativen Nervensystems wird je nach herrschender Reaktionslage die Angriffsmöglichkeit und somit der Effekt des Wirkstoffes variiert sein. So ist es verständlich, warum der Allergenkontakt nicht selten in Abhängigkeit zum jeweiligen nervösen Erregungszustand steht. Auch der Zusammenhang zwischen dem ersten Ausbruch einer allergischen Krankheit und einem psychischen Trauma findet durch eine solche Berücksichtigung nervaler Regulationen am ehesten seine Erklärung. Man darf annehmen, daß bereits bei früherem Antigenkontakt eine Antikörperbildung gegen das aktuelle Allergen stattgefunden hat und somit eine latente Allergie bestand. Erst durch den akuten Konflikt könnte dann auf dem Wege über das Großhirn und Diencephalon sowie vegetative Organfunktionen eine lokale Reaktionslage entstanden sein, bei der die Wirkstoffe der Antigen-Antikörperbildung zur ausgeprägten Dysfunktion führen (Kleinsorge und Klumbies, 1959).

Die genannten Autoren haben im Experiment zeigen können, daß sich die mit einer Antigen-Antikörperreaktion in Zusammenhang stehenden lokalen vasomotorischen Dysregulationen über das Zentralnervensystem alterieren lassen.

Bei einer gesunden, mit Fremdeiweiß spezifisch sensibilisierten Versuchsperson wurde durch eine intracutane Reinjektion des entsprechenden Allergens an der Haut des rechten Oberarms ein typisches Arthusphänomen ausgelöst. Unmittelbar darauf wurde die gleiche Reinjektion am linken Arm in tiefer Hypnose vorgenommen, wobei die typischen Erscheinungen mit Quaddel und Ringbildung ausblieben. Unter Einfluß der Hypnose kam es jedoch augenblicklich an dem typischen Arthusphänomen des rechten Arms zu einer absoluten Umkehr der vasomotorischen Verhältnisse.

Mason (1955) und Black konnten — im Gegensatz zu ähnlichen Versuchen von Bernstein (1952) — eine 27jährige Patientin, die an Heufieber und Heuasthma litt, durch Suggestion vollkommen beschwerdefrei bekommen. Erstaunlicherweise wurden — laut Bericht — auch die gegen bestimmte Pollenextrakte positiven Hautreaktionen mit jeder Behandlungswoche schwächer und schließlich am ganzen Körper negativ. Der bei völliger Beschwerdefreiheit und negativen Hauttesten unternommene Prausnitz-Küstner-Versuch nach der 10. Behandlungswoche führte zu positiven Reaktionen. Daraus geht hervor, daß nach wie vor bei der Patientin spezifische Antikörper vorhanden waren und daß durch die Hypnosetherapie lediglich die Organreaktionen beeinflußt werden. Obermayer (1961) nimmt die Kasuistik zum Anlaß der nachfolgenden Diskussion:

„Auch die Allergieforschung hat bedeutende Ergebnisse hervorgebracht. In England wandten Mason und Black bei einer Patientin mit Asthma und Heufieber Hypnose an. Scratchtests hatten ergeben, daß die Patientin überempfindlich gegen Pollen von Gras,

Bäumen und Frühlingsblumen war; sie hatte sich 11 Jahre lang Jahr für Jahr einer Pollendesensibilisierungsbehandlung unterzogen; der Erfolg war jedoch nur mäßig. Im Frühjahr 1957 wurde sie erstmalig und mit beachtlichem Erfolg mit posthypnotischer Suggestion behandelt. Man suggerierte ihr, die Hauttests würden bei der nächsten Wiederholung negativ ausfallen, was auch in der Tat eintraf. Gleichzeitig ausgeführte passive Übertragungen blieben positiv für Gras- und Baumpollen, waren jedoch wie die direkten Tests negativ für Blumenpollen. Dieses Experiment ist von weittragender Bedeutung. Wenn auch den meisten Forschern bekannt war, daß die allergische Reaktionsschwelle parallel zur emotionalen Spannung steigt und fällt, was durch zahlreiche experimentelle Gefäßuntersuchungen bestätigt wurde, so ist doch die Eliminierung positiver Scratchtestreaktionen mittels einer rein psychologischen Methode bisher ohne Beispiel."

Die physikalische Allergie wird neuerdings ebenfalls zu den emotionell beeinflußten Dermatosen gerechnet. Obermayer hält die von Berlis beobachtete Wechselbeziehung zwischen emotionell beeinflußten Dermatosen und Fotosensibilität für ein gutes Beispiel latenter allergischer Prädisposition, die durch starke emotionelle Belastung manifest wird. Es ist nicht ausgeschlossen, daß einige seiner Patienten an polymorphen Lichteruptionen litten. Allergie auf Sonnenlicht entwickelte sich als Folge des gestörten emotionellen Gleichgewichts. Obermayer äußert: „Aus der Tatsache, daß ich hier unter der Überschrift ‚Allergie' über psychologische Forschungen gesprochen habe, geht wohl am besten hervor, wie schmal die Grenzen zwischen den einzelnen Fachgebieten werden."

Bei Auftreten eines Asthmaanfalles steht den Patienten häufig die auslösende Ursache klar vor Augen. Diese Tatsache ist außerordentlich günstig für das Einschleichen bedingt-reflektorischer Mechanismen. So genügt oft eine Teilsituation des Asthmakomplexes zur Auslösung des bedingt-reflektorischen Geschehens. Die kasuistischen Beiträge sind laut Meiners (1961) zahlreich.

Den bedingt-reflektorischen Charakter des Erscheinungsbildes einer Allergie demonstrierte eine Hypnose wie folgt:

Eine 23jährige Patientin reagierte jedesmal nach dem Genuß von Erdbeeren mit einem generalisierten urticariellen Exanthem. In Hypnose gaben Kleinsorge und Klumbies die Suggestion des Genusses von Erdbeeren. Es traten die gleichen Hauterscheinungen auf wie bei der *Nahrungsmittelallergie*, die auch in gleicher Weise gut auf Antihistaminica reagierten. Letzteres beweist ex iuvantibus die Gleichartigkeit beider Reaktionen auch von dieser Seite her.

Diehl und Heinichen stellten sich bereits 1931 ebenfalls die Frage, ob es möglich sei, eine allergische Reaktion in ihrem Ablauf auf psychischem Wege zu beeinflussen. Sie benutzten als sichtbare und quantitativ gut beurteilbare Reaktion eine intracutane Hautquaddel. Alle Vorsichtsmaßnahmen wie symmetrische Hautstellen, gleicher Extrakt und die gleiche Menge wurden genau eingehalten. Die Quaddel schwankte bei Einhaltung dieser Maßnahmen um ca. 15% nach der Plus- oder Minusseite. Die Versuche wurden an drei Versuchspersonen, zwei Asthmatikern und einer klinisch gesunden, aber hautempfindlichen Person durchgeführt. Die Versuche verliefen im einzelnen so, daß erst im wachen Zustand Quaddeln angelegt wurden. Die Größe der Quaddeln und des roten Hofes wurden auf der Höhe der Reaktion nach 30 min gemessen. In tiefer Hypnose wurden an den den Quaddeln genau symmetrischen Stellen die gleichen Extraktmengen eingespritzt mit der Suggestion, daß die Quaddeln jetzt mehr oder weniger jucken und brennen, überhaupt mehr oder weniger zur Entwicklung kommen würden. Nach 30 min wurde die Quaddelgröße auf Pauspapier übertragen und ausgemessen.

Ergebnisse. Die bei den Versuchspersonen durch Hypnose mehrmals erreichte Abweichung der Quaddelgröße übertraf stets die übliche Schwankungsbreite. Es fanden sich Differenzen im Mittel um 40%. Es war möglich, die Reaktion durch hypnotische Beeinflussung stärker und schwächer ablaufen zu lassen. Den Grund, daß bei diesen Versuchen kein qualitativer, sondern nur ein quantitativer Einfluß auf die Größe der Quaddeln erfolgte, sehen die Autoren darin, daß keine Schlüsselvorstellung mit affektiver Betonung verwandt wurde.

Die Möglichkeit, eine allergische Blasenreaktion zu variieren, wurde von Marcus und Sahlgren (1925) gezeigt. Sie konnten bei einer Patientin, die gegen einen Linoleumbestandteil hyperergisch reagierte, die Reaktion praktisch ganz unterdrücken, indem sie suggerierten, daß das injizierte Allergen eine andere Substanz sei.

Mierzecki u. Mitarb. (1959) haben versucht, experimentell festzustellen, wie eine Tätigkeitshemmung bestimmter Zentren des vegetativen Systems sich auf allergische Prozesse beim Meerschweinchen auswirkt. Außerdem sollte die Beeinflussung solcher Prozesse durch Reizungen des gesamten Nervensystems, besonders der Hirnrinde, mittels elektrischer Schocks studiert werden. Durch Anwendung von auf die Subcortex wirkenden neuroplegischen Mitteln hoffte man, Veränderungen in der Verlaufsweise allergischer Prozesse hervorzurufen. Die Autoren nahmen an, daß Elektroschocks, die ein histologisch, encephalographisch und klinisch nachweisbares Trauma des Nervensystems hervorrufen, auch einen Einfluß auf die Reaktionsfähigkeit der Haut ausüben.

Untersuchungen. 30 Meerschweinchen (15 mit Anilin und 15 mit Dinitrochlorbenzol allergisiert) wurden mit je zehn vollen Elektroschocks gereizt. Schockstrom 200 mA, 200 V, ein Stromstoß dauerte 0,01 sec. Danach wurde den Tieren am Rücken ein Feld von 4×4 cm mit einer Dinitrochlorbenzollösung in Aceton von 1:10000 bzw. mit Anilin 2,5% täglich bepinselt. Nach dem Hervortreten einer Rötung wurden Kontrollproben vorgenommen, indem cranial Felder von 1×1 cm mit einer identischen Lösung von Dinitrochlorbenzol 1:100000 bzw. 1% Anilin bepinselt wurden.

Allergische Reaktionen zeigten sich bei den elektrisch behandelten Meerschweinchen durchschnittlich schon nach 4—6 Pinselungen mit Dinitrochlorbenzol, sowie nach 4—5 Pinselungen mit Anilin in Form von Rötungen und papulösem Ausschlag auf den gepinselten Feldern. Auf den Feldern des Kontrolltests, die nach 24 Std und 48 Std geprüft wurden, traten Rötungen auf (Tabelle 6).

Tabelle 6. [Nach H. Mierzecki u. Demiansky et al: Hautarzt **10**, 115 (1959)]

Anzahl der *Tage*, nach denen *Reaktionen* auftraten	*Dinitrochlorbenzol*		*Anilin*	
	Tiere nach Elektroschocks	*Kontrolltiere*	*Tiere* nach Elektroschocks	*Kontrolltiere*
4	4		5	
5	5		5	
6	2		2	
7	1			
8	1			
9	1			1
10		3		2
11		2		2
12				
13	1			
über 14				

Abgesehen von Untersuchungen über den Einfluß des Zentralnervensystems auf die Sensibilisierung gegen chemische Verbindungen versuchten die Autoren, die Auswirkung des Nervensystems auf den Verlauf bei bakteriellen Infektionen zu prüfen.

Nach einer Serie von Elektroschocks wurde Meerschweinchen Streptococcus aureus subcutan eingespritzt (3000000000 Mill. Keime/cm^3). Es zeigte sich, daß die geschockten Tiere nur sehr geringe Entzündungen aufwiesen, während die Kontrolltiere starke Gewebszerstörungen zeigten und an einer Sepsis eingingen.

Beobachtungen an Geisteskranken ergaben, daß Hemmungen in der Hirnrinde, hervorgerufen durch katatone Zustände, das Entstehen von allergischen Reaktionen aufhalten (Widerstandsfähigkeit gegen Erkältungen, keine Komplikationen nach Seruminjektionen). Die bei stuporösen Kranken durchgeführten Tuberkulinproben gaben nicht so eindeutig positive Reaktionen wie gewöhnlich, ein großer Teil der Reaktionen fiel gewöhnlich sogar negativ aus, und zwar auch bei Kranken mit klinisch festgestellter Tuberkulose. Daraus geht hervor, daß trotz bestehender Krankheit keine oder nur schwache Abwehrreaktionen auftraten. Aus diesen Beobachtungen wird geschlossen, daß bei Pathogenese von allergischen Erkrankungen wahrscheinlich ein bedingter Reflex eine Rolle spielt, dessen Bogen durch die Hirnrinde bzw. das Zentralnervensystem läuft. Für diese Annahme sprechen auch die Fälle, wo das bloße Nennen oder der Anblick des Allergens genügt, um starke allergische Reaktionen hervorzurufen. MIERZECKI DEMIANSKY, WASIK und WOYTON (1959) gelangen also zu dem Ergebnis, daß sie bei Kranken mit festgestellten Hirnrindenhemmungen (katatonischen Formen der Schizophrenie) *Hemmungen im Ablauf allergischer Reaktionen* feststellten. — Im gleichen Sinne ordnen sich Befunde ein, die Störungen des Nervensystems, mindestens aber der Entzündungsfähigkeit der Haut bei Meerschweinchen betrafen. Dieses Ergebnis sei durch Beobachtungen an Geisteskranken der Psychiatrischen Klinik bestätigt worden.

In seiner Arbeit: „Psychosomatische Aspekte der Allergie" zitiert MITSCHERLICH 1950 VAUGHAN: „Wir haben Theorien über den Mechanismus der Allergien und Beschreibungen über die Phänomene der Krankheit, aber tatsächlich wissen wir sehr wenig, warum einzelne Leute allergisch werden." Ebenso wie R. L. MAYER (1930, 1954, 1957), vertritt STAEHELIN (1961) die Ansicht, daß ungeachtet ihrer Bedeutung für diesen Fragenkomplex eine Unterscheidung der Emotionalität bei Neurodermitiden, Asthma und anderen topischen und allergischen Krankheiten nicht möglich ist, ohne sich in „bodenlose Spekulationen" zu verlieren.

Nach DOERR (ref. nach SCHUPPLI, 1957) gibt es drei verschiedene Theorien zur Entstehung anaphylaktischer Reaktionen, von denen die drittgenannte zur Frage Allergie und Psychogenese derzeitig besonders hinweisend ist.

1. Die physikalisch-chemische Theorie, wonach durch Zusammentritt von Antigen und Antikörper eine *Zustandsänderung* der *Eiweißmoleküle* eintritt, die genügt, um die meisten allergischen Symptome erklären zu können.

2. Die sog. *Reizstoffhypothese* — d.h. bei der Antigen-Antikörperreaktion werden pharmakologisch aktive Stoffe freigesetzt und lösen im Organismus anaphylaktische Symptome des Schocks aus.

3. Die Theorie, nach der das *vegetative Nervensystem eine Hauptrolle spielt.*

Übrigens soll die Allergie bei Knaben im frühen Lebensalter, bei Mädchen um die Pubertät herum, manifest werden, d.h. zu Zeitpunkten, die psychodynamisch und emotionell besonders betroffen sind.

Es scheint eine enge Verbindung zwischen den sog. hysterischen Symptomen und den Organneurosen zu bestehen (MILLER und BARUCH, 1959). Da auch Placebopräparate imstande sind, das Bild eines Ekzems oder einer Allergie hervorzurufen, handelt es sich nicht allein um eine Überempfindlichkeitsreaktion schlechthin, sondern andere Faktoren müssen mit im Spiel sein (CLAUSER, 1956).

Als einen wesentlichen Faktor betrachtet STAEHELIN die Emotionalität des einzelnen Menschen. „Die individuelle Anlage und die genetischen Bedingungen der Allergien" sind vom Gesichtspunkt der Emotionalität zu erforschen (1961). Die in den ersten 10—15 Jahren durch eine täglich bestimmt gefärbte Atmosphäre des umgebenden Milieus erworbene *Grundstimmung* prägt die Erlebnisbereitschaft des einzelnen in spezifischer Weise. Dem Auftreten einer Krankheit in einer jeweiligen Epoche liegt meist eine individuelle emotionale Bereitschaft zugrunde, die sich nicht nur anlagemäßig, chemisch, alimentär, klimatisch, meteorologisch usw. erklärt. Fehlt diese Bereitschaft, kann es zu keiner allergischen Erkrankung kommen. Das kann eine Erklärung dafür sein, daß andere Menschen, die unter annähernd den gleichen Bedingungen leben und gleichen Einwirkungen ausgesetzt sind, nicht erkranken. Es darf somit auch keine absolute Heredität angenommen werden.

Im Tierversuch mit Meerschweinchen beobachteten NOELPP und NOELPP-ESCHENHAGEN (ref. nach STAEHELIN, 1961) die Bedeutung der Stimmungslage, indem sie Tiere mit Pferdeserum sensibilisierten, die Reinjektion mit akustischen Reizen begleiteten und die Tiere einem „mildstress“ d.h. einer monatelangen Lichtbestrahlung aussetzten. Die Tiere wurden, da sie lichtscheu sind, in eine angstvoll unruhige Stimmungslage versetzt. Sie lebten in einem Zustand „ständiger Bedrohung“. Als nach einiger Zeit nur die akustischen Reize ohne Serumreinjektion gesetzt wurden, trat auch ein Schock auf, da auf dem Boden des ständigen Bedrohtseins die Allergieanfälligkeit sehr groß war (STAEHELIN, 1961). Oft wird in der Literatur auf die besondere Anfälligkeit der weißen Rasse hingewiesen. Unterschiede sind weniger in rassischen und zivilisatorischen als vielmehr in emotionalen und soziologischen Faktoren zu suchen. Die Allergiemorbidität steht weder in direkter Abhängigkeit von äußeren zivilisatorischen Einflüssen noch gibt es eine konstitutionell fixierte Rassendisposition. Die Ursachen der unterschiedlichen Allergiemorbidität liegen in der emotionalen Lebenshaltung des einzelnen, die jedoch von der Mentalität einer jeweiligen Rasse oder vom zivilisatorischen Umbruch mitbestimmt wird. Dieser zivilisatorische Umbruch (mit den Begleiterscheinungen der Kühlschränke, dem konservierten Essen, dem Verbrauch größerer Mengen Kosmetika, der Hast des Alltagslebens in den Großstädten usw.), liegt auch im Emotionalen, in der „Not des einzelnen, in einer Zunahme innerer Entwurzelung, Vermassung, Entheimatung, Unsicherheit, im steigenden Gefühl innerer Bedrohung, Desorientierung, im Abnehmen emotionaler Geborgenheit, im Umbruch oder Zusammenbruch von bisher den einzelnen tragenden Kollektivstrukturen (Kirche, Tradition, ethische und moralische Wertung) und im individuellen Überfordertwerden“. Der einzelne ist gezwungen, eine größere Individualität zu entfalten, als es ihm seine wesensmäßigen Möglichkeiten erlauben. *Es kann jedoch nie ein von der Außenwelt kommendes Ereignis eine emotionale Erschütterung herbeiführen, wenn nicht schon eine stimmungsmäßige Bereitschaft des Erschütterten zum Erschüttertsein besteht.* „Es gibt keine psychischen Faktoren, die von außen her wirken können, wie es Allergenfaktoren gibt“. Chemische Allergene können oft erst dann das Entstehen einer Antigen-Antikörperreaktion verursachen, wenn sie auf den Boden einer bestimmt getönten, durch individuelles Erleben geprägten Emotionalität fallen. „Jeder Patient hat eine andere Stimmungslage. In der psychotherapeutischen Behandlung zeigt diese oft erst nach 50—150 Std, indem bisher nicht gekannte Gefühle wie Angst, Unsicherheit, Bedrohtsein, Überforderung und Überreiztheit, Hilflosigkeit, Ausgeliefertsein und Aggression usw. sichtbar werden. Sackt die „existentielle Problematik in die Bewußtlosigkeit des Leibes ab“, wird der Patient von seiner Krankheit völlig in Anspruch genommen, zeigt er kaum mehr psychoneurotische Züge, und erst im Laufe der Behandlung bricht die Grundstimmung aus der Versenkung „ins bewußte und spürbare faßbare Erleben der Kranken durch“.

Bei einer 22jährigen Frau kam es im Gesicht und an den Armen zu einer Allergose. Außer einer Erdbeerallergie fanden sich keine anamnestischen Besonderheiten. Die glücklich verheiratete Frau war im dritten Schwangerschaftsmonat. Die in einem Säuglingspflegekurs erworbene Allergose ging zurück und trat plötzlich ohne feststellbaren Anlaß wieder auf. Die Patientin war 2 Monate in stationärer Behandlung. Nach der Entbindung verschlimmerte sich das Leiden. Ein Psychotherapeut wurde hinzugezogen. Obwohl eine konstitutionelle Empfindlichkeit der Haut vorlag (auch in der Nachpubertät waren ähnliche Beschwerden aufgetreten — wahrscheinlich eine atopische Neurodermitis —), ließ sich der jetzige Krankheitsausbruch nicht erklären. Die Patientin entstammte einem hochgebildeten, harmonischen Elternhaus. Nach der Heirat lebte sie weiter bei den Eltern. Da sie völlig von der Mutter abhängig war, sich „zu nichts nutze“ fühlte, war sie ihren Hausfrauenpflichten noch nicht gewachsen. Sie fühlte sich in jeder Hinsicht ihrer Mutter unterlegen. Aufschluß über ihre Unreife gaben ihre Träume. Da das eigene Mutterwerden von der Patientin eine lebensnotwendige psychische Ablösung von der Mutter verlangte, sie diese aber nicht vollziehen konnte, stellten sich im dritten Schwangerschaftsmonat die Beschwerden ein, die sich nach Beginn der Mutterpflichten verstärkten. Nachdem durch autogenes Training das innere Reifungsgeschehen vorangetrieben worden war, verschwanden die Hauterscheinungen. Auch beim plötzlichen unerwarteten Tode der Mutter stellten sie sich nicht wieder ein.

An dieser Patientin ist die Problematik des kindlichen Vertrauensverhältnisses zu den Eltern ersichtlich; als die Patientin eine Lebensaufgabe hatte, konnte sie die kindhafte Bindung an die Mutter mit den vorwärtsdrängenden psychischen Lebensenergien nicht vereinbaren. Erst durch ein „noch einmal Geborenwerden“ wird ein inneres Loslassen der Eltern und die Herstellung eines neuen Vertrauensverhältnisses möglich, das dann kein kindliches mehr ist.

STAEHELIN ist der Meinung, daß *bei Umwandlung der Grundstimmung in innere Sicherheit und Verwurzelung die „Allergiesymptome auch bei noch so starker Allergenposition zum Verschwinden gebracht werden.* Allgemein ist bekannt, daß Allergiesymptome nicht zu allen Zeiten gleich stark auftreten, sondern besonders in Zeiten innerer Zerrissenheit, Unsicherheit und Unzufriedenheit.

Bei einem 35jährigen Kaufmann, Antiquar und Stofflieferanten, trat eine Rhinitis pollinosis auf. Das Verhalten des Patienten war höflich, scheu, gepflegt, reserviert, empfindsam. Er zeigte eine ausgeprägte Individualität, die Züge der Vereinsamung, Isoliertheit, Verhaltenheit und angstvoller Abwehr erkennen ließ. Seine Individualität war mit Unsicherheit gepaart. Staehelin ist der Meinung, daß Allergiker meist wertvolle, ethisch hochstehende, pflichtbewußte und nach ethischen Zielen strebende Menschen sind. Gleichzeitig stünden sie unter dem Zeichen einer gewissen Wehr- und Hilflosigkeit und Zwangshaltung. In Zeiten des Bedrohtseins träten allergische Manifestationen bedeutend stärker als Antigen-Antikörperreaktion auf, als in Zeiten von Sicherheit. Bei dem Patienten machte sich der Heuschnupfen erstmals im Sommer bemerkbar; Heustaub und Blütenpollen waren auslösende Faktoren. Mutter und Bruder sind Asthmatiker. Der Patient hatte bisher vier schwere Pollinosisanfälle. Den ersten im Jahre 1945, als er das wohlbehütete Leben im Elternhaus gegen das Großstadtleben in Paris eintauschte. Hier verliebte er sich in eine Pariserin und erlebte zum erstenmal Liebe, Erotik und Leidenschaft am eigenen Leibe. Obwohl seine Eltern verlangten, er solle zurückkommen, blieb er in Paris; die Folge war seine Erkrankung. Als der Vater schwer erkrankte, gab er die Opposition und den Versuch, nach den Wünschen seines Herzens zu leben, auf und kehrte ins Elternhaus zurück. Kurz danach verschwand die Erkrankung. Den zweiten schweren Anfall erlitt er als 25jähriger 1950. Kurz nach der Eheschließung wurde seine Frau schwanger. Da das für einen pflichtbewußten Menschen Verantwortung und Belastung bedeutet, er sich dieser jedoch nicht gewachsen fühlte, erkrankte er wiederum. Ein drittes Mal erkrankte der Patient, als der Geschäftsführer, der dem Geschäft 50 Jahre lang vorgestanden hatte, plötzlich starb. Das bedeutete die Notwendigkeit, die Stelle neu zu besetzen. Ferner mußte, um im Konkurrenzkampf bestehen zu können, das Geschäft modernisiert werden — alles Umstände, die eine Änderung des Althergebrachten bedeuteten. Als seine Frau gegen seinen Willen zum dritten Mal schwanger wurde, fühlte er sich den auf ihn zukommenden Lasten nicht gewachsen und erkrankte. 1955 war es ähnlich, als auch hier wieder Existenz und Weiterführung des Betriebes in Frage gestellt waren.

Bei einem Allergiker besteht ein Zug nach innerer Individualität, er will sich aus der Anonymität erheben. Krankheit und Schicksalsschläge führen zur Erschütterung des inneren Urvertrauens. Es besteht das Gefühl des Geborgenheitsverlustes und der Existenzbedrohung. Da dieser Zwang nach persönlicher Bewußtseinshöhe und Indivualität vorhanden ist, tritt die Allergie bei Intellektuellen, Künstlern, Kopfarbeitern usw. etwa 20mal häufiger als z.B. bei der Landbevölkerung auf; denn erstere müssen sich aus dem Kollektivschutz und dem sichernden Boden naturgemäßen Befindens und Erlebens erheben. Bei den sog. „primitiven" Völkern, die in einem dumpfen, naturnahen Kollektivbewußtsein leben, tritt die Allergie recht selten auf. Während der Allergiker trotz des Empfindens seiner Unsicherheit, Unzulänglichkeit und der Gefahr, von der erstrebten Bewußtseinshöhe in eine amorphe Anonymität zu fallen, sich behaupten kann, ist der schwer Depressive aus dieser „dem Menschen wesensmäßig zukommenden Auseinandersetzung ausgetreten. Der schwer Depressive fühlt sich besiegt, der Allergiker kämpft, um nicht besiegt zu werden." Das ist auch der Grund, warum beim Erkranken und Absinken in eine geistige Umnachtung die Allergieanfälligkeit abnimmt (Staehelin, 1961).

Handelt es sich um einen psychosthenischen, mitleidsbedürftigen, schwächlichen Menschen mit hohem Lebens- und Leistungsanspruch, der über das Maß des Erreichbaren bei weitem hinausgeht, kann es nach Jores (1950) als Ausdruck höchster Daseins- und Existenzangst zum Asthma kommen.

„Der Asthmatiker ist in seiner Reaktionshaltung, in seiner Ganzheit sensibilisiert oder disponiert". Die emotionelle Atmosphäre des Kindheitsmilieus (nicht so sehr die äußeren Taten und Ereignisse) bestimmt, ob das Kleinkind die ihm angestammten Möglichkeiten entwickeln, erleben und gestalten kann, oder ob es zur Verbiegung, Verhemmung oder einseitiger Verstiegenheit kommt. Diese alles spezifisch erlebende Gestimmtheit trägt sich ganzheitlich aus, entweder in seelischer und körperlicher Gesundheit oder in Verzerrung. In vielen körperlichen Krankheiten lebt sich nur eben im somatischen Bereich eine solche ganzheitliche Verbiegung aus. Das ist auch bei der Allergie und besonders beim Asthma bronchiale der Fall. „ Die wichtigsten psychologischen Befunde des Asthmatikers gehen dahin, daß es sich bei ihnen um Menschen handelt, die in ihrer Kindheit als meist unerwünschte Kinder den Grund des Seins im mütterlichen Prinzip und schließlich in sich selbst nie erfahren haben. Die Welt müssen solche Menschen als extrem gefährlich und sich selbst als gefährdet erleben".

Von Alexander (1950) wird die besondere Bedeutung des Weinens beim Asthmatiker betont: „Mit dem exsudativen Weinen ruft das Kind in seiner Hilflosigkeit die Mutter herbei. Später richtet sich der Wunsch nach menschlicher

Nähe und Geborgenheit auf die sprachliche Kommunikation und bezieht die Beteiligung der Atmung mit ein" (GOLDMANN, 1958).

Auf einen sehr ausführlichen Bericht über einen Ekzem- und Asthmakranken von GRABER (1957) sei an dieser Stelle hingewiesen; jedoch geht dieser über den Rahmen dieser Darstellung hinaus.

Über einige gute Erfolge bei Allergiekranken berichtet STAEHELIN:

1. Patient. Ein 25jähriger verheirateter Mathematiker leidet seit dem 15. Lebensjahr an einem typischen, saisonbedingten Sommer-Herbst-Asthma. Er ist allergisch auf Pollen, Heu, Hausstaub, Nebel und Feuchtigkeit. Es besteht eine starke Rhinitis pollinosa. Das Asthma hatte schon zu Herzerweiterung und Emphysemen geführt.

Seine Wesenshaltung: Einseitigkeit ins Rational-Intellektuelle, Vereinsamung, Gefühlshemmung, Überforderung durch eigenes einseitiges Streben nach ethischer Höhe und Leistung. Im Behandlungsverlauf brach aus dem Patienten eine ungeheure Angst hervor, je mehr die somatische Symptomatik abnahm. Seit 2 Jahren ist die 5 Jahre mit ca. 450 Std dauernde psychotherapeutische Behandlung abgeschlossen. Rhinitis und asthmatische Krankheitssymptome sind seit 4 Jahren nicht mehr aufgetreten. Die frühere Wesenshaltung wurde geändert, der Patient fühlt sich jetzt sicher und wird mit dem Leben gut fertig.

2. Patient. Ein 25jähriger Physikstudent hat seit dem 15. Lebensjahr eine allergieähnliche rezidivierende Sinusopathie, Rhinitis vasomotorica, Migräneanfälle, ein Gesichtsekzem, einen schizophrenieähnlichen Autismus sowie Angstzustände, die jedes Arbeiten unmöglich machen. Es besteht eine Kontakt- und Liebesunfähigkeit. Den Patienten konnten auch nicht mehr seine bis dahin einseitig geführten geistigen und intellektuellen Interessen beleben. Er befand sich in einem depressiv-apathischen, stuporös-ängstlichen Zustand. Im Laufe der Behandlung, die 14 Monate mit 250 Therapiestunden dauerte, machte sich eine Wesensänderung bemerkbar. Der Patient wandte sich der Arbeit und dem eigenen emotionellen Bereich zu. Das Abschlußexamen wurde mit Erfolg bestanden. Depression, Stupor und Angst verschwanden völlig. Der ehemalige Patient verliebte und verheiratete sich und ist heute Vater von zwei Kindern. Die allergieähnlichen Symptome traten nicht mehr auf. Die Alltagsprobleme werden in geordneter, zielgerichteter und selbständiger Weise bewältigt.

3. Patient. Bei einem 40jährigen, in geordneten Verhältnissen lebenden Grafiker traten nach einer forcierten Skitour paroxysmale Tachykardien auf und erweckten in dem Patienten die Angst, an einem plötzlichen Herztod sterben zu müssen. Vier konsultierte Ärzte stellten ein völlig gesundes Herz fest. Obwohl der Patient Nacht für Nacht seine Anfälle hatte, wurde er nicht als krank betrachtet. Jeder Arzt sah nur das Organ Herz und nicht die geängstigte Emotionalität, die sich in dem Herzsymptom in organischer Körpersprache manifestierte.

Der Patient war 1916 geboren und in geordneten Verhältnissen aufgewachsen. Der heute noch lebende Vater war ein strenger, autoritärer Mann. Die Mutter, an der der Patient sehr hing, starb 1953. Bis zum 16. Lebensjahr besuchte der Patient das Gymnasium, danach die Gewerbeschule. Er war ein verschlossener, überaus pflichtbewußter, scheuer Einzelgänger. Mit 35 Jahren heiratete er und lebt in geordneter Ehe. Seit Januar 1958 weiß er, daß seine Frau ein Kind erwartet, obwohl auch ärztlicherseits angenommen wurde, daß die Frau an Sterilität leidet. Die Kinderkrankheiten machte der Patient besonders heftig durch. Seit seiner Kindheit litt der Patient an Erbrechen, Migräne, Rhinitis und Conjunctivitis. Ferner seit 1955 an Nahrungsmittelüberempfindlichkeit (besonders Honig und Meerestiere konnten pathergische Schockfragmente auslösen). Bekommt der Patient durch ein Gespräch das Gefühl des bergenden Verstandenseins, kommt also aus seinem Gefühl der unbeschützten Wehrlosigkeit heraus, verträgt er jedoch anstandslos Honig. Der Patient beschreibt den Anfall der nächtlichen Atemnot, der ein Angsttraum vorangeht, als Empfindung einer Hoffnungslosigkeit. Der tägliche Lebenskampf hat keine Aussicht auf Erfolg. Diesem Wesenskern der allergischen Disposition, mit dem Gefühl des dauernden Überfordertseins und der Wehrlosigkeit, steht das Bedürfnis, in fürsorglicher Geborgenheit zu leben, gegenüber. Die Empfindsamkeit und Unselbständigkeit des Patienten zeigte sich in der Liebe-Angst-Bindung an die Mutter und an einer überdurchschnittlichen Anfälligkeit für alle Kinder- und Erkältungskrankheiten. Es kam nie zu innerer Reife. Der Patient war stets ein sich minderwertig fühlender, ängstlicher, verschlossener, schnell weinender Mensch. Da er einen sich immer wehrlos und bedroht fühlenden Wesenskern hat, ist das somatische Befinden ebenfalls von allergisch-pathergischer Grundhaltung. Als sich der Patient selbständig machte, wurde seine emotionelle Tragfähigkeit überlastet. Eine Störung des labilen Gleichgewichts trat ein, als er wußte, daß seine Frau schwanger war. Die Angst, unter den Lasten unterzugehen, bricht als Todesangst ins bewußte Erleben. Jedesmal brachten Aussprachen eine Besserung.

STAEHELIN wirft die Frage auf, ob es sich bei Nahrungsmittel-Allergien, die durch Allergene der Proteine von Tieren, die in der zoologischen Phylo- und

Ontogenese auf der untersten Stufe chronologischer Zeit- und Entwicklungsberechnung stehen, verursacht werden, um die Angst handelt, mit dem allzu Naturgebundenen in Berührung zu kommen. (Aale, Schnecken, Austern usw. sind für das menschliche Empfinden oft von einem ursprünglich-ungeformten, archaisch-dumpfen und unbehaglich fremdartigen Wesensinhalt, die auch in den Träumen unsicherer Menschen als Ausdruck archaisch-dumpfer Gefährdung auftreten!)

Der ängstlich-einseitigen Verstiegenheit des Allergikers ins Intellektuelle und Gefühlsverklemmte entspricht es, sich vor einem Absturz ins Gefühlsbetonte, Naturnahe, Vitale und Dumpf-Vegetierende ängstigen zu müssen. Ähnlich ist es bei der Pollenallergie. „Der Pollen von geschlechtsreifen, blühenden Pflanzen ist wesensmäßig ein Exponent vitalen Naturgeschehens, eines Geschehens also, gegen das sich der Allergiker aus seiner unverwurzelten Struktur heraus zwangsläufig sensibilisieren und zur Abwehr einstellen muß."

Die Wandelbarkeit der allergischen Symptome hängt von dem jeweiligen Auf und Ab der ganzheitlichen Gestimmtheit eines „Idiosynkrasikers" ab — zur Zeit des Gefühls der Geborgenheit ist die allergische Erkrankung wesentlich geringer als zu Zeiten der Angst vor Überforderung und zu Zeiten des Sicherheitsverlustes. Unter dem Thema: „Allergie in psychologischer und soziologischer Sicht" beschreibt Staehelin nicht nur erfolgreiche Heilungen auf Grund psychotherapeutischer Gespräche, sondern auch drei vergebliche Therapieversuche. Durch diese Offenheit und Kritik gewinnen die Ausführungen des Autors an zusätzlichem Wert.

Es erschien angebracht, Staehelin (1961) zum Allergieproblem entwas ausführlicher zu zitieren, ohne daß deshalb damit eine Identifikation zum Ausdruck gebracht wird. Die übertragenen, aus der biographischen Anamnese verstandenen Inhalte der Allergiebedeutung werden den Naturwissenschaftler vielfach nicht überzeugen. Es ist hier ohne Zweifel noch erheblich am Allergieproblem weiterzuarbeiten. Staehelin hat das Verdienst, den Allergiekomplex in psychosomatischer Sicht dargestellt zu haben. Einige seiner Argumente und Anamnesen berühren bekannte Themen der atopischen Krankheiten aus anderer Sicht, nämlich der des psychologisch-psychiatrisch arbeitenden Allergologen. Die Heranziehung von Rhinitis allergica, Asthma bronchiale und atopischer Neurodermitis kann allergologische Fragestellungen nur zum Teil demonstrieren. Es gibt aber eine Vielzahl anderer Allergien, die nicht so leicht psychologisch angegangen werden können und bei denen die Zusammenhänge mit Emotionen weder auf Anhieb noch nach längerer Bemühung zutage treten wollen.

Zusammenfassung

Ein Zusammenhang zwischen der Ätiopathogenese allergischer Phänomene und psychischen Einflüssen ist absolut im Bereich des Möglichen auf dem Wege über die psychogene Terrainänderung. Diese Anschauung tastet in keiner Weise die sonst in der Allergologie vordergründig stehenden Zusammenhänge zwischen Antigen-Antikörperreaktion u.dgl. an. — Kleinsorge und Klumbies (1959), Staehelin (1961), Obermayer (1955, 1962) haben in der neueren Literatur wesentliche Aussagen hierzu gemacht, wenngleich vorzugsweise Asthma bronchiale und Rhinitis allergica als Beispiele herangezogen wurden, deren vielfältige Bedingtheit und Ansprechbarkeit oft nicht ganz eindeutige Schlüsse zulassen.

Von besonderer Bedeutung sind die wissenschaftlichen Versuche, die unter Hypnose Veränderungen im Sinne von Abschwächung, Verstärkung, Provokation usw. allergischer Phänomene zum Inhalt haben. Diese Versuchsergebnisse beweisen, daß die Reaktion als solche psychisch beeinflußbar ist bzw. daß gleichartige Erfolgsreaktionen von allergischem Phänotypus auch allein psychogen provoziert werden können. Der Analogieschluß ist erlaubt, zu vermuten, daß unter bestimmten Bedingungen der gesamte Allergievorgang eines geeigneten psychischen Terrains bedarf.

1. Kontakt-Dermatitis und -Ekzem

Epicutane Läppchentests sind mitunter nicht von derselben Reaktion gefolgt. Der individuelle Grad der Überempfindlichkeit der Haut gegenüber dem Reizmittel ist nicht konstant. Guy und Migonet (1952) machten in dieser Beziehung folgende Angaben:

„Zunächst fanden wir, daß die Empfindlichkeit der Haut gegenüber Allergenen äußerst unstabil ist. Die Reaktionen auf einen bestimmten Stoff in der gleichen Konzentration konnten bei der gleichen Person von 4+ bis zu negativen Werten variieren, und zwar innerhalb von nur 3 Wochen. Wir schlossen daraus, daß unvorhersehbares Ansteigen und Abnehmen der Kontaktempfindlichkeit allgemein ist.

Wir gewannen weiterhin den Eindruck, daß bei einigen Personen die erhöhte Empfindlichkeit mit Ermüdung, emotioneller Anspannung, Spannungen zu Hause und anderen widrigen Verhältnissen in Zusammenhang gebracht werden konnte. Bei diesen Personen war gradmäßige Abnahme der Reaktionen auf Läppchen-Tests zu schwächeren positiven oder sogar negativen Werten festzustellen, sobald die äußeren Schwierigkeiten und die emotionelle Unruhe abnahmen."

Obermayer u.a. stimmen den Behauptungen von Guy u. Migonet (1952) nicht ganz zu. Hellier (1944, 1948) bezeichnet die Überempfindlichkeit der Haut von Patienten mit Ekzem nur als einen Aspekt ihrer allgemeinen Überempfindlichkeit. Bei der Betrachtung der Beziehung zwischen emotionellen Störungen und lang anhaltenden chronischen Ekzemen darf man ihre gegenseitigen Rückwirkungen nicht außer acht lassen. Ein solcher Ausschlag, insbesondere, wenn er sichtbare Regionen betrifft, wird sich auf die ganze Persönlichkeit des Patienten auswirken, vor allem, wenn es sich um eine neurotisch disponierte Person handelt.

Zur Entstehung des Ekzems gibt es nach Hesse (1960) verschiedene Theorien:

1. Die allergische Theorie,
2. die neurozirkuläre Theorie,
3. die Adaptionstheorie,
4. die nervistische Theorie.

Die *nervistische Theorie* befaßt sich als erste mit den Vorgängen der höchsten Nerventätigkeit, wo Schließung, Verbindung und Überspringen der Reize und ihre Regulierung erfolgen. Starke Reize, der Zusammenprall starker Erregungen und Hemmungen und Verletzungen des dynamischen Stereotyps, bringen eine Entgleisung der Cortexzellen. Es folgt daraus eine Störung der Beziehungen Cortex und Subcortex, der vom Cortex reguliert wird, wodurch auch der Zustand des vegetativen Nervensystems geändert wird. Die passive Hemmung, die negative Induktion, kann im gesamten Nervensystem erfolgen. Während die aktive Hemmung durch Reize nur der Rinde erfolgt. Es wird von Hemmreizen gesprochen, wenn der unbedingte Reiz nicht dem bedingten folgt. Die Überbelastungshemmung, die beim Übergang auf den Subcortex bis zum Schlaf übergehen kann, hat offensichtliche Schutzfunktion. Bei Entgleisung in Richtung Hemmung kommt es zu Phasenzuständen:

1. Zu einem fast völligen Verschwinden der bedingten Verbindungen,
2. zu einer paradoxen Phase, in der schwache Reize große Effekte und starke Reize kleine Effekte ergeben, und
3. zur Ausgleichsphase, in welcher verschieden starke Reize gleiche Effekte ergeben.

Guy (1952) konnte durch Lärm und Elektroschock Meerschweinchen „bestressen" und erhöhte Bereitschaft zu Kontaktekzem feststellen. Chirurgische Eingriffe am vegetativen Nervensystem führen zu Entgleisungen im Cortex. So konnte Storck (1962) am Meerschweinchen eine Aufhebung der Sensibilisierung beobachten. Petrowa „bestresste" die Gehirne von Hunden und erhielt als Antwortreaktion Ekzeme und Pyodermien. Es trat Abheilung bei Wiederherstellung der normalen Cortexfunktion ein; Rückfälle bei neuen nervalen Zerrüttungen. Petrowa behandelte Hunde mit *Steinkohlenteer* und Mäuse mit 1,2,3,4-*Dibenzpyren* (schwach cancerogen wirksam) und brachte je eine Gruppe von diesen Tieren zur nervalen Zerrüttung. Die *nerval entgleisten* entarteten *maligne*, während die Kontrolltiere nur rückbildungsfähige Papillome bekamen. Es ist bekannt, daß verschiedene Berufsekzeme, die durch Arsen, Pech und Teer ausgelöst wurden, in Neoplasmen übergehen können. Hieraus wird geschlossen, daß die *Wirkung* derartiger Noxen bei Entgleisung der Rinde des ZNS besonders stark erhöht ist. (Die Ausführungen sind von Interesse. Sie scheinen uns jedoch zunächst vor allem würdig, andernorts korrekt nachgeprüft zu werden.)

Der vom *Pathergen* ausgehende Impulsstrom geht über die Hautreceptoren und hemmt die Cortexzellen, was zu einer Dominante im Diencephalon führt; darauf folgen direkte trophische Störungen sowie Vasoconstrictionen. Den funktionellen Störungen folgen die morphologischen. Es erhebt sich die Frage, welche Einflüsse beim Menschen zur Entgleisung im Cortex führen. Es seien vorwiegend die des *zweiten Signalsystems* (s. oben).

Es sind hauptsächlich die Einflüsse der modernen sozialen Umwelt, unter denen sich die Menschen angetrieben fühlen. Im allgemeinen besteht eine berufliche und gesellschaftliche Überforderung, deren Reize zu Hemmungs- und Phasenzuständen führen. Wenn jetzt noch geringe toxische und infektiöse Prozesse hinzukommen, ist die krankmachende Situation denkbar. Besonders bedeutungsvoll scheinen auch die „unnatürlichen Stoffe" in unserer Umwelt zu sein. Daher ist auch eine spezifische Auslösung des Ekzems durchaus möglich. Besonders betroffen sind die erregbaren Typen, was eine Übereinstimmung mit der Lehre des Nervismus bedeutet. Zusammenfassend kann man sagen, daß die pathologische Reaktion des Cortex zur positiven Induktion des Subcortex führt. Es entwickelt sich eine Dominante, die den Boden für das Ekzem vorbereitet. Dabei sind noch zwei Dinge zu berücksichtigen:

1. Die „zurückliegenden Erfahrungen", die bereitliegenden Verbindungen im Zentralnervensystem.
2. Die Ausschaltung der Exteroreceptoren der Haut, die bei fortschreitender Entzündung durch den Untergang der nervalen Substanz stattfinden kann.

Dieser Vorgang bedingt die Auslösung von Hemmungsprozessen und kann dazu führen, daß die Zellen der Haut allein mit dem Pathergen fertig werden müssen. Man weiß ja auch, daß eine Nervendurchschneidung zur Herabsetzung der Antikörperbildung führt. Die Sensibilisierung erklärt sich aus der Summierung latenter Erregungen, in einer Überlaufsreaktion mit sinkendem Schwellenwert. Bei der Morphologie und Histologie des Ekzems handelt es sich um Effektzustände, also bereits um etwas Sekundäres. Das Jucken geht aus bedingten Reflexen hervor, die von einer Dominante unterhalten werden. Deshalb juckt es, wenn auch anscheinend keine Möglichkeit zum Juckreiz mehr existiert (Hesse). Auch die segmentweise Anordnung und die bilaterale Symmetrie sprächen für die Lenkung durch das zentrale Nervensystem. Es handelt sich um Übersprungsvorgänge durch die teils chaotische Funktion im Subcortex. „Die alte Theorie, das Ekzem als eine Allergose zu betrachten, ist noch weit verbreitet. Sollte uns aber nicht das Versagen der therapeutischen Mittel wie Antihistamine und spezifischer Behandlung mit größter Skepsis gegenüber der allergischen Theorie erfüllen?" (Hesse, 1960).

Die Haut findet sich durch die nervale Fehlsteuerung, die letzten Endes durch Entgleisungen der Erregungs- und Hemmungsprozesse im Cortex veranlaßt wird, in „falscher Bereitschaft", wodurch es zu den überschießenden ekzematösen Reaktionen kommt. Der Cortex wird hauptsächlich durch die soziale Umwelt affiziert, aber auch durch Exteroreceptoren (Verbindung von Haut nach SK und von dort nach KO) sowie Interoreceptoren (Verbindung von ST und SA nach VNS, SK und KO) zu andauernden Anpassungsvorgängen gezwungen. Die nervale Efferenz erfolgt über das VNS, welches letzten Endes an der Haut die Effekte hervorruft. Die Polymorphie des Ekzems scheint ein Ausdruck der dysregulierenden Vorgänge im zentralen Nervensystem zu sein.

Das Ekzem als entzündlicher Vorgang ist histologisch nicht rein nervistisch zu verstehen. Hesse unterscheidet vier Komponenten:

1. die mesenchymale,
2. die neurovasculäre,
3. die nervale,
4. die hormonale Komponente.

Als Ansatzpunkt des histologischen Geschehens sieht der Autor die Epidermiszelle.

2. Pathergen—Epidermiszelle—Innervation

In dieser dreifachen Beziehung ist theoretisch alles enthalten. Entweder steht das *Pathergen* im Vordergrund; von ihm aus werden Impulse nach innen abgesondert. Darauf folgen die pathologischen Verbindungen. Das Pathergen wirkt an den äußeren Nervenbahnen oder an der Epidermiszelle ein. Unter Pathergen ist in Anlehnung an Urbach eine stoffliche Noxe zu verstehen, die das Ekzem zur Auslösung bringt. Hierbei kann der Boden schon vorbereitet sein, oder das Pathergen bereitet ihn selbst vor. Der Begriff der schädlichen Noxe ist dabei weiter zu fassen: ein Reiz, der über Exteroreceptoren oder Interoreceptoren oder über das zweite Signalsystem einwirkt und Krankheit, in unserem Falle das Ekzem, auslöst. Die Auslösung ist aber nicht gleich dem Begriff Ursache zu setzen (Hesse, 1966). Oder im anderen

Fall: steht die *Innervation* im Vordergrund, insofern sie durch ihre zentralbedingte, dysregulatorische Fehlregulation die Zelle in „falscher Bereitschaft" hält und dadurch die Zelle auf unspezifische Reize reagieren läßt — im Sinne eines Ekzems. In beiden Fällen ist der Effekt derselbe. Für das Primat des Nervalen spricht die Tatsache, daß die Forschung bei vielen Kranken trotz jahrelanger Untersuchungen überhaupt keine exogenen und endogenen Noxen ausfindig machen konnte (Hesse).

Im ersten Fall (Pathergen im Vordergrund) verändern die vom Pathergen affizierten Epidermiszellen das Pathergen so, daß sie es in einen für sie indifferenten Zustand überführen; humorale und nervale Signale werden dabei nach innen abgegeben. Das geschieht selbst, wenn die Zellen infolge der Eigenart des Pathergens zugrunde gehen. Es kommt zu Vasodilatationen, denen die perivasculären Infiltrate folgen. Bizzozero, Charpy und Stahl (1955) und andere konnten experimentell histopathologisch beweisen, daß diese korialen Prozesse allen anderen vorausgehen (Civatte, 1930). Bizzozero erkennt daher auch das Primordialbläschen nicht an. Das Pathergen kann weiter nach innen gelangen. In der Epidermis erfolgen humorale

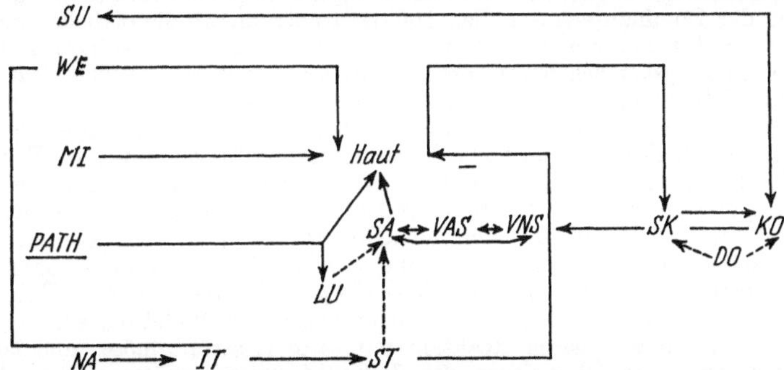

Abb. 26. Schematische Darstellung der nervistischen Theorie des Ekzems nach Hesse. *DO* Dominante, *IT* Intestinaltrakt, *KO* Cortex cerebri, *MI* Mikroben, *LU* Lunge, *NA* Nahrung, *PATH* Pathergene, *SA* Blut und Lymphe, *ST* intermediärer Stoffwechsel, *SU* soziale Umwelt, *VNS* vegetatives Nervensystem, *VAS* Gefäße, *WE* Wetter, *SK* Subcortex. Die Haut findet sich durch die nervale Fehlsteuerung, die letzten Endes durch Entgleisungen der Erregungs- und Hemmungsprozesse im Cortex veranlaßt wird, in „falscher Bereitschaft", wodurch es zu den überschießenden ekzematösen Reaktionen kommt. Der Cortex wird hauptsächlich durch die soziale Umwelt affiziert, aber auch durch Exteroreceptoren (Verbindung von Haut nach *SK* und von dort nach *KO*) sowie Interoreceptoren (Verbindung von *ST* und *SA* nach *VNS*, *SK* und *KO*) zu andauernden Anpassungsvorgängen gezwungen. Die nervale Efferenz erfolgt über das *VNS*, welches letzten Endes an der Haut die Effekte hervorruft. Die Polymorphie des Ekzems scheint ein Ausdruck der dysregulierenden Vorgänge im zentralen Nervensystem zu sein. (Hesse, P. G.: Nervismus und das Ekzem. Dermat. Studien, Bd. 28. Leipzig 1955)

Reaktionen: Ödem und Spongiose. Das Fermentsystem der betroffenen Zellen erleidet Störungen, Rund- und Bindegewebszellen steigen auf. Es ist jedoch nicht zu entscheiden, ob dieses durch nervale Vermittlung oder durch Verminderung der Oberflächenspannung geschieht. Wenn das Pathergen noch weiter einwirkt, kommt es zu weiteren Reaktionen des vegetativen Nervensystems. Selbst unterschwellige Pathergendosen können zu einer Erregung der nervalen Substanz führen. Zuerst tritt die sympathische, dann die parasympathische Phase ein; durch die pathologischen Stoffe wird der Stoffwechsel erhöht, woraus eine entzündliche Kreislaufstörung im Stratum papillare erfolgt. Da die Gefäße prall gefüllt sind, wird aus einer normalen rhythmischen eine kontinuierliche Transsudation. Spongiose und Ödem werden größer. Im serösen Exsudat finden sich peptische Fermente, welche Leukocyten anziehen und zugleich auch capillarerweiternd wirken. Die Spongiose trägt dazu bei, daß die pathologischen Stoffe zur Lösung und Ausbreitung gelangen. Die Epidermiszellen gehen so mit ihren Nachbarzellen zugrunde, da ihre Funktionsgemeinschaft gestört ist. Selbstverständlich werden auch die osmotischen Verhältnisse geändert. Die Mikroexsudation in alle Intercellularräume nimmt zu durch erhöhte Permeabilität. Das führt zu Auflockerung und Aufquellung des Epithelverbandes und über eine Vesicularisierung zur Sprengung der Oberfläche (Nässen). In der Regel wird der durch den Quellungsdruck des eiweißreichen Gewebes und durch die behinderten örtlichen Kreislaufverhältnisse bewirkten Stauung damit keine erhebliche Abhilfe geschaffen. Die Parakeratose ist nach Ansicht von Hesse als Folge der „Fehlernährung" der Epidermiszellen anzusehen infolge der Entzündung im Corium. Im Corium imponieren perivasculäre Infiltrate und die Quellung der Bindegewebsfasern. — Es ist klar, daß alle diese Geschehnisse auch in den Cortex gelangen. Bei Ekzemen durch chemische oder mechanische Reizung werden periphere Nervenfasern getroffen; manche gehen zugrunde, andere führen die afferenten Impulse zu den entsprechenden Ganglien des Truncus sympathicus, der ersten großen Umschaltstelle. Nach dem Zerfall des örtlichen nervalen Gewebes sind längst efferente Impulse in die Nachbarschaft der betroffenen Bezirke abgegangen. Unter Umständen werden motorische Zentren miterregt. Es folgt das Kratzen als reflektorische Handlung. Aus der Nachbarschaft sieht man nun neue Reaktionen, seien sie im Sinne einer Chronifizierung, d.h. Acanthose neben Parakeratose und Hyperkeratose als Zellverdichtung, oder im Sinne der Heilung, die vom Rande her erfolgt. Lokal kann seitens des vegetativen Nervensystems nach Abklingen der ersten Dermatitis nach Herrmann (1952) nicht mehr reguliert werden, wohl aber von dem nervalen Plexus der Subcutis, wobei der Innervation der dortigen Gefäße eine besondere Bedeutung zugemessen wird. Regulative Vorgänge sind beim Heilungsprozeß zu erkennen. Letterer (1959), der sich besonders mit dem Wesen der Entzündung beschäftigt hat, sagt: *Der Teil reagiert, das Ganze reguliert.* Die Steuerung des Ganzen ist nur durch das zentrale Nervensystem denkbar. Bei den zugrunde liegenden Störungen der Gefäße kommt dem Cortex, den wir nach der nervistischen Theorie primär in seiner regulatorischen Tätigkeit als gestört ansehen, eine bedeutende Rolle zu. Das vegetative Nervensystem hat keine führende Rolle. Bei Nichtheilung gehen diese dysregulatorischen Vorgänge weiter. Acanthose und die perivasculären Infiltrate im Corium bauen die Ekzemknötchen auf: Der Juckreiz wird stärker. Die Herde werden aufgekratzt. Es gibt Krusten. Bei wiederholtem Kontakt mit dem Antigen erfolgen neue Reaktionen, ebenfalls, wenn neue Erregungsimpulse vom Cortex ausgehen oder ein Ansprechen der Dominante stattfindet. Im Herdzentrum, wo die örtlichen nervalen Gebilde degeneriert sind, treten die mesenchymalen Mechanismen wieder stärker in den Vordergrund. Der Entzündungstyp schwankt vom *Anaphylaxietyp mehr zum Tuberkulintyp.* (Anaphylaxie ist eine Überempfindlichkeit nach parenteraler Zufuhr von Eiweiß. Das Arthus-Phänomen beginnt *kurz* nach der Erfolgsreaktion mit starkem entzündlichen Ödem. *Tuberkulinreaktion* ist eine Reaktion an der Stelle der tuberkulösen Erkrankung nach Verabreichung von Tuberkulinen und beruht auf Überempfindlichkeit des tuberkulösen Organismus. Je nach der nervalen Regulation wechselt das Bild der Entzündung von der exsudativen mehr zur proliferativen Form. Viel hängt auch von der „Reizstärke" des Pathergens ab. Auf Grund der verschiedenartigen Morphe und des vom angewandten Pathergen abhängigen Ausfallens der Reaktion unterscheidet man den *Anaphylaxie-Typ* als *Frühreaktion* vom *Tuberkulin-Typ* als *Spätreaktion.*) Von den zeitlichen Unterschieden abgesehen, findet der erste sein Wesensmerkmal in der starken vasculären Reaktion mit seröser, serofibrinöser und leukocytärer Exsudation, der zweite im Überwiegen der Zellproliferation von vorwiegend histomonocytärem Charakter.

Schließlich erfolgt Restitution durch Abfluß des Ödems und Wiederherstellung normaler Durchblutungsverhältnisse durch die Nachbarschaft, wobei Wanderzellen besondere Funktionen zukommen. *Was wir morphologisch als Ekzem vor uns haben, ist also eine Spätform der Krankheit.* Es wäre demnach verkehrt, wenn man den Blick allein auf die isolierte Zelle richten würde. Fruchtbringender ist die Blickrichtung auf das Histion (Letterer) als kleinste morphologische und funktionelle Reaktionseinheit. (Epidermiszellen, freie Zellen, Intercellularsubstanz, Anhangsspezialitäten und im Corium fixe und bewegliche Zellen, Fasern, Capillaren, Lymphbahnen! In beiden letzteren befindet sich das Terminalreticulum, welches sie erst zur Reaktionseinheit macht.) Es ist nun naheliegend, nach Einflüssen zu suchen, die im Cortex zu Entgleisungen führen und so den prämorbiden Zustand beim Ekzem schaffen (Hesse, 1959).

Es folgt das Beispiel eines Falles von Ekzem in graphischer Übersicht nach Hesse (1959): „Nervale Belastungen führen zu Ekzemschäden (junger Mann)"

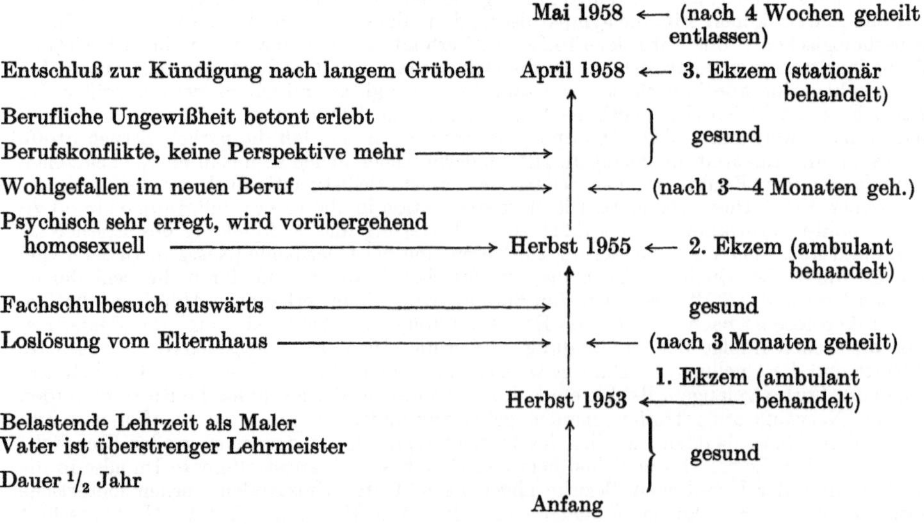

In erster Linie seien es Einflüsse des zweiten Signalsystems, die nerval den Boden für das Ekzem vorbereiten. Es seien also hauptsächlich die Einflüsse der sozialen Umwelt. Immer wieder stoße man auch auf permanente berufliche und gesellschaftliche Überforderungen, die die präneurotischen Zustände bestimmt begünstigen. Die dauernde Zunahme der Neurosen scheine hier ihre Wurzel zu haben. Wenn dazu noch der geringste toxische oder infektiöse Prozeß hinzukomme, genüge das, um die Krankheit ausbrechen zu lassen.

Die ausführliche Darstellung der nervistischen Theorien ist im Rahmen dieses Beitrages notwendig, da man immer wieder im östlichen Schrifttum auf diese Sicht trifft, deren Kenntnis wenigstens im großen Rahmen erforderlich ist und im westlichen Schrifttum vielfach fehlt. Es läßt sich dabei nicht vermeiden, auch die Nomenklatur zu verwenden und sich ungeachtet der Ungewohnheit derselben in diese Terminologie und ihre Art der Darstellung einzudenken.

3. Berufs-Ekzeme

Die Existenz sowohl emotioneller als auch ätiologischer anderer Faktoren als reiner Berufsnoxen bei Berufsdermatosen wird zu Recht vermutet. Abgesehen von häufigen Hinweisen auf Kompensationsneurosen bei Berufskrankheiten und anderen beruflichen Schädigungen existieren jedoch wenige beweiskräftige Hinweise. HEWITT (1951) beschreibt bei wenigstens der Hälfte aller Patienten mit Berufsdermatitis[1] besonders psychologische Stigmen. Während es unmöglich ist, das Berufsekzem grundsätzlich bestimmten Personengruppen typologischer Konfiguration zuzuschreiben, ist es wohl möglich, zwischen einzelnen Sozial- und Berufsgruppen zu unterscheiden, *die jeweils eine verschiedene — psychogen erklärbare — Prognose* besitzen. HEWITT (1951) ordnet diese vier Gruppen ein, wie folgt:

I. Die „hervorragenden Arbeiter“:

Nur wenige von ihnen gehen zum Arzt. Wenn sie es tun, so ist ihre Krankheit für gewöhnlich ausschließlich konstitutionell bedingt; oder es bestehen Hinweise für das Vorhandensein von sozialen oder seelischen Spannungen oder physischer Untauglichkeit, welche ihren Beitrag zu der Krankheit liefern. Der hervorragende Arbeiter bleibt selten der Arbeit für lange Zeit fern. Es ist gewöhnlich schwierig, ihn davon zu überzeugen, daß seine Krankheit berufsbedingt ist. Es ist ihm unangenehm, längere Zeit auf der Krankenliste zu stehen. Er kehrt gerne zur Arbeit zurück.

II. Die „untaugliche Person“:

Die zweite und wahrscheinlich größte Gruppe besteht aus solchen Personen, die man als arbeitslustlosen, untauglichen Personentyp ansprechen kann. Sie sind temperamentsmäßig unbeständig und vielfach irgendwie insuffizient. Oft kann man einen häufigen Arbeitsplatzwechsel feststellen oder das Fehlen eines Arbeitsverhältnisses. Die Vorgeschichte zeigt lange Perioden von Krankheit, vielfach psychosomatischer Natur. Die Persönlichkeiten sind nicht ausgewogen, ihnen scheint oft das Verantwortungsgefühl zu fehlen, mitunter derart, daß sie nicht imstande sind, einen festen Platz innerhalb der sozialen oder beruflichen Gemeinschaft einzunehmen. Sie weisen nur zögernd ihren bisherigen Arbeitsausweis vor und neigen dazu, ein einseitig negatives Bild von den Arbeitsbedingungen zu geben. Ihre Haltung in der Arbeitsstätte ist häufig von einem unbefriedigenden häuslichen Verhalten begleitet. Wenn sie ein Ekzem bekommen, richten sie ihre Aggression gegen ihren Arbeitsplatz und dessen Noxen. Eine Krankheitsbescheinigung gibt ihren Klagen den offiziellen Rückhalt, und sie verstecken sich gerne dahinter.

III. „Unstet — stet — unstet“:

Personen dieser Gruppe scheinen eine augenfällige Periode von Unstetigkeit während der ersten 5—10 Jahre nach ihrer Schulentlassung durchzumachen. Trotzdem kann es ihnen gelingen, einige Fertigkeiten zu erwerben. Dann arbeiten sie für die Dauer von 15—25 Jahren an einem festen Arbeitsplatz. Nach diesem Zeitraum setzen Symptome an der Haut ein.

[1] Die Termini Dermatitis und Ekzem gehen im Schrifttum durcheinander und sind hier weitgehend synonym zu verstehen. Nach unserer Nomenklatur ist an sich aber die Berufsdermatitis eine Folge obligat toxischer Noxen, das Berufsekzem im Sinne des allergischen Kontakt-Ekzems eine Überempfindlichkeitsreaktion auf berufliche Kontaktstoffe.

Unter der Existenz der Dermatose entwickelt sich wieder eine Periode der Unstetheit, Arbeitslosigkeit oder chronischen Krankheit. Während der Stetigkeitsperiode leiden viele von ihnen schwer an psychosomatischen oder tatsächlich neurotischen Störungen. Die Bestätigung der Krankheit durch den Arzt ist das Signal für die Rückkehr zu der ursprünglichen Unstetheit und führt danach zu protrahierter Krankheit.

IV. Der „ältere (oder frühzeitig gealterte) Arbeiter“:

Es sind dies Männer von 50—65 Jahren im Alter des Leistungsnachlasses und der beruflichen wie allgemeinen Resignation. Sie waren zuvor im vollen Besitz ihrer Kräfte. Häufig treten außer der Behinderung durch die Dermatose andere Fälle von physischem Versagen bei ihnen hinzu. Ebenso ergibt sich oft die Kombination mit familiären Problemen, Tod oder Krankheit von nahen Verwandten, die zu der Entwicklung, Verschlimmerung oder Unterhaltung der Hauterkrankung beitragen.

Klauder (1952) nennt einige psychische Einflüsse, die bei Berufsdermatosen eine besondere Rolle spielen können, nämlich:

Autosuggestion,
Furcht vor Ansteckung,
Objektivation der Haut.

Autosuggestion kann ein „epidemisches“ Auftreten von „Ausschlägen“ hervorrufen. Eine derartige Situation entsteht, wenn ein Angestellter auf der Auffassung besteht, daß seine Beschwerden berufsbedingt sein müssen. Durch Gerede und Angst vor „Ansteckung“ treten als Folgen cutane Beschwerden, vielleicht sogar mit auffälligem Juckreiz auch bei Kollegen, auf, ferner daneben vielleicht angst- und panikähnliche Zustände. Medizinische Nachprüfungen ergeben kein organisches Substrat.

Die *Angst vor Ansteckung*, die letztlich immer noch auf mittelalterlicher Unwissenheit und Aberglauben beruht, brandmarkt nicht nur einen Arbeiter mit einer Hautkrankheit an sichtbaren Hautstellen, sondern kann ebenso auch seine Kollegen dazu veranlassen, übertriebene Reinigungsmaßnahmen anzuwenden, um eine Ansteckung zu vermeiden. Durch diese Mittel hervorgerufene Kontaktdermatitiden oder -ekzeme werden dann als „Beweis“ für den ansteckenden Charakter angesehen.

Objektivation der Haut ist die Bezeichnung Klauders für den großen Wert, welcher von Männern auf reine, unbefleckte Haut besonders bei ihren eigenen Frauen gelegt wird; diese Haltung ist durch die Vorstellung von einem Idealbild des Körpers motiviert.

Ziskind (1957) vertritt die Auffassung, daß Berufsdermatosen sehr oft Ausdruck einer emotionellen Nichtangepaßtheit darstellen. Da auch die Entwicklung von Allergien zweifellos psychogen gefördert werden kann — noch mehr halbbewußte Mechanismen, die zu toxischen Erscheinungen führen — ist diese Auffassung durchaus begründet. Zu dem Symposium über Berufsdermatosen 1957 leistete auch Klauder an Hand von 2741 Fällen einen maßgeblichen Beitrag für die Bedeutung psychischer Einflüsse auf die Entwicklung und Förderung von Berufsdermatosen.

Zusammenfassung

Auf dem Gebiet der Berufsdermatosen ist der Psychodermatologie ein wesentlicher Platz einzuräumen. Diese Forschungsfragen sind trotz zahlreicher Publikationen aber noch wenig bearbeitet. Bei rein funktionellen Dermatosen ist vielfach die beruflich-psychogene Genese evident. Wahrscheinlich geht jedoch das tatsächliche Ausmaß der Bedeutung psychogener Faktoren weit über diesen Rahmen hinaus.

4. Raynaudsche Krankheit und Sklerodermie

Emotionelle Faktoren sind besonders häufig bei symmetrischer Gangrän der Extremitäten, einem fortgeschrittenen Stadium der Raynaudschen Krankheit, beobachtet worden. Die Ursache beider Krankheiten ist unbekannt, jedoch weiß man einiges über den Mechanismus der Raynaudschen Krankheit. Es handelt sich um einen Gefäßkrampf, der allmählich an Stärke zunimmt und eventuell zu Gangrän führt. Studien über die Emotionalität von Patienten mit Morbus Raynaud liegen vor. Vier Patienten von Grace und Graham (1952) zeigten gleichsinnige aggressive Tendenzen, aus denen auf eine Bedeutung für die Erkrankung geschlossen wurde. INGVARSSON (1952) zitiert die früheren Beobachtungen von CASSIERER und HIRSCHFELD, die auf eine psychische Genese hinweisen:

„Auch psychische Erregungen und Erschütterungen können den Anstoß zum Ausbruch der Krankheit geben. Auffallend häufig wurde ein jäher Schreck angeschuldigt."

In dem gleichen Artikel berichtet der Autor auch über die Ergebnisse von eigenen Untersuchungen an einer psycho-neurotischen jungen Frau mit Raynaudscher Krankheit:

„Bei der Patientin handelt es sich um eine unverheiratete Frau, geb. 1920. Außer einer maxillaren Sinusitis im Jahre 1935 und Scharlach mit Otitis im Jahre 1940 hatte sie sich guter Gesundheit erfreut. Im September 1942 erlitt sie Anfälle von Morbus Raynaud an beiden Händen mit Parästhesien an den Fingern und Gefäßverkrampfung mit Blässe und Cyanose, gefolgt von Erythem und Hitzegefühl. Auf die Frage, ob sie jemals Erfrierungen erlitten habe, antwortete sie, daß dies möglicherweise während einer Autobusreise im Jahre 1942 hätte sein können. Sie wies jedoch ausdrücklich darauf hin, daß sie vor dem September 1942 an keinerlei Beschwerden gelitten habe. Es ging ihr dann im Frühjahr 1943 schlechter. Die Symptome entwickelten sich auch an den Füßen. In den folgenden Jahren verschlimmerte sich ihr Zustand bis zur Arbeitsunfähigkeit. Behandlungen mit gefäßerweiternden Medikamenten (Priskol oder dergleichen) und Ganglion stellatum-Blockaden blieben erfolglos. Eine schließlich durchgeführte Operation im Herbst 1946 (Präganglionäre thorakale Gangliendurchtrennung und lumbale Gangliendurchtrennung an einer Neurochirurgischen Klinik in Stockholm) führte zur vorübergehenden Besserung. Es ging der Patientin jedoch bald wieder schlechter. Schließlich hatte sie anfallsweise Kopfschmerzen zusammen mit Anfällen von Morbus Raynaud.

Vom 9. Juli bis 4. November wurde sie in einer Klinik für Psychoneurosen behandelt, und war dann für $1^1/_2$ Jahre in poliklinischer Behandlung. Während der Untersuchungen hatte sie wiederholt Anfälle von Blässe, Cyanose und Erythemen an Händen und Füßen, und zwar mehrmals während einer Stunde. An den Fingerspitzen und den Nägeln zeigten sich leicht trophische Veränderungen. Die vasculären Anfälle traten oft sogar im Gesicht, besonders an der Nase, auf. Unter Tränen beklagte sie sich gleichzeitig über krampfartige Schmerzen im Kopf, so daß man den Eindruck gewann, daß im Gehirn und der Gehirnhaut vasculäre Störungen vorhanden sein könnten. Jedoch zeigte der Augengrund nichts besonderes bezüglich der Gefäße.

Die Anfälle traten auf:

1. sobald die Hände kalt wurden,
2. wenn die Patientin sich im Bett aufrichtete, nachdem sie gelegen hatte,
3. sobald die Patientin versuchte, mit ihren Händen zu arbeiten, und
4. bei der geringsten emotionellen Störung.

Sie konnte weder mit den anderen Patienten in den Eßraum noch in den Arbeitsraum gehen, ohne daß sie Anfälle erlitt. Wenn man versuchte, ihr Handarbeit zu geben, traten schwere Anfälle kombiniert mit Kopfschmerzen auf. Sie gab selbst als Erklärung an, daß der Grund für diese Anfälle Angst davor wäre, daß die Arbeit nicht zur Zufriedenheit ausfallen würde. Man konnte mit ihr nur über neutrale Themen sprechen, andernfalls traten Anfälle auf. Vor der Menstruation verschlechterte sich der Zustand. Die emotionelle Verfassung wurde durch einen betonten Erschöpfungszustand mit Depressionen charakterisiert. Tagsüber war die Kranke die meiste Zeit im Bett und nicht arbeitsfähig. Während beträchtlicher Zeitspannen lag sie in erschöpftem Halbschlaf. Nach Erwachen aus diesem Schlaf weinte sie verzweifelt unter neuen Anfällen, bis sie völlig erschöpft war und wieder in einen apathischen Schlummer verfiel. Nachts hatte sie Träume, wachte auf und schrie um Hilfe.

Eine *körperliche Untersuchung* ergab nichts besonderes. Sie zeigte normalen Habitus und normale Entwicklung. Nichts wies auf endokrine Störungen hin. Untersuchungen von Herz, Lunge, Urin und Blut ergaben nichts Bemerkenswertes. Die serologischen Reaktionen waren negativ. Es wurden keinerlei Reflexänderungen gefunden, noch Veränderungen in der Sensibilität, in der Bewegungsfähigkeit der Muskeln oder in der Koordination.

Nachdem sie durch Verabreichung von Beruhigungsmitteln und Unterstützungstherapie in einen ruhigeren Gemütszustand gebracht worden war, war sie imstande, sich von der Erschöpfung zu erholen und war besser ansprechbar.

Ihre Familiengeschichte bot nichts Nennenswertes. Ihrem allgemeinen Temperament nach war sie betont synton, wie BLEULER diesen Typ genannt hat. Sie war eine warmherzige, sentimentale Frau, leichtbewegt und erregt, von zarter und etwas unreif-romantischer Art, jedoch zurückhaltend gegenüber allen Freunden bei der Besprechung ihrer eigenen persönlichen Angelegenheiten. Sie hatte fest umrissene Ansichten, war besorgt um ihre Selbstachtung, hatte sich im Leben gut zurechtgefunden. Sie war religiös eingestellt, jedoch nicht übertrieben. 1941 lernte sie einen Mann kennen, der in die Stadt, in der sie arbeitete, zum Militärdienst einberufen worden war. Sie verliebte sich in ihn und hatte ein intimes Verhältnis mit ihm. Nach einem Jahr, im August 1942, endete jedoch seine Dienstzeit. Als sie entschlossen war, ihn zu heiraten, gestand er ihr, daß er bereits verheiratet sei und reiste ab. Das war für sie, besonders wenn man ihre Einstellung berücksichtigt, ein schwerer Schlag. Mit dem Zusammenbruch ihrer Träume verfiel sie in Verzweiflung mit schlaflosen und tränenreichen Nächten. Sie fühlte sich entehrt und der Verachtung und dem Spott ausgesetzt.

Außerdem war sie nunmehr den Hänseleien ihrer Mitarbeiter ausgesetzt. Sie arbeitete in einem großen Krankenhaus, in dem viele von dieser Affäre erfahren hatten. Es kam heraus, daß die Frau des Mannes sie unerwartet an ihrem Arbeitsplatz aufsuchte und sie mit all den Beschuldigungen überschüttete, die eine betrogene Frau in solcher Lage vorbringt. Als Ergebnis dieser unerquicklichen Szene nahm die Verzweiflung und Schlaflosigkeit zu bis zu einem Zustand, in dem die Patientin das Leben als sinnlos betrachtete.

Zu dieser Zeit (September 1942) erlitt sie ihren ersten Anfall an Raynaudscher Krankheit. Schließlich war sie von den Kränkungen, dem Kummer und der Schlaflosigkeit so sehr erschöpft, daß sie ihre Arbeit nicht länger ordentlich ausführen konnte und mit einer Überdosis eines Schlafmittels einen Selbstmordversuch beging. Sie wurde im Koma-Zustand in eine Klinik gebracht und gerettet.

Sie vertraute sich der Oberin an, die versuchte, sie zu beeinflussen, ihr leichte Arbeit zu geben. Die Bemühungen blieben jedoch erfolglos. Ihre Bekannten erfuhren von ihrem Aufenthalt im Krankenhaus. Sie verbreiteten das Gerücht von einer gesetzeswidrigen Abtreibung, was ihr große Aufregung bereitete. Sie konnte seitdem mit keinem ihrer Mitarbeiter mehr zusammen sein, ohne das Gefühl zu haben, verachtet oder verspottet zu sein. Ihre Anfälle von Raynaudscher Krankheit verschlimmerten sich. Der Krankenhausaufenthalt wurde ihr unerträglich, so daß sie entlassen werden mußte und in ihr Elternhaus in einem etwa 20 Meilen entfernten Dorf zurückkehrte. Dort wurde sie unglücklicherweise alles andere als freundlich empfangen. Sie vertraute ihrer Mutter ihren Kummer an und durfte zu Hause bleiben, wurde jedoch als Ausgestoßene behandelt. Während der Jahre ihres Aufenthaltes zu Hause isolierte sie sich selbst und wagte es nicht, normalen Umgang zu pflegen. Sie glaubte, daß das Gerücht über ihre „Vergangenheit" bereits bis zu ihrem Heimatort gedrungen sei. Da sie ständig meinte, man wolle sie beleidigen und verspotten, lebte sie in einer verzweifelten und bedrückten Einsamkeit. Es kam Angst hinzu, weil sich ihre Krankheit ständig verschlimmerte. Emotionell bedeutete es 1946 eine gewisse Erleichterung, als sie einen anderen Mann kennenlernte und sich mit diesem anfreundete. Sie verlobte sich mit ihm und es gelang ihr, sich ihm mit ihren Problemen anzuvertrauen. Als sie jedoch schließlich bei seinen Eltern eingeführt wurde, war das Gerücht über ihr Vorleben dort bereits bekannt geworden und sie war nicht willkommen. Daraus folgte eine Verschärfung der Depressionen mit vermehrter Verzweiflung, Zerknirschung, Gram und schlaflosen Nächten.

Sie wurde sich darüber klar, daß ein weiteres Festhalten an diesem Mann zum Bruch zwischen ihm und seinen Eltern führen würde und kam sich sehr elend vor. Sie hatte schon vorher ein Schuldgefühl wegen Verletzung der Glaubensregeln empfunden. Jetzt jedoch wuchs dieses Schuldgefühl rasch an. Sie betrachtete sich selbst als Verlorene. Sie hatte ihr Konfirmationsgelübde gebrochen und war deshalb einer Bestrafung Gottes ausgesetzt.

Zu diesem Zeitpunkt wurde eine Sympathicusdurchtrennung vorgenommen, ohne daß eine Besserung der Symptome eintrat. Während der nachfolgenden 6 Monate begann sie zusätzlich an ihren Gefühlen gegenüber ihrem Verlobten zu zweifeln. Schließlich gewann sie Klarheit darüber, daß ihre Gefühle für ihn nicht Liebe waren, sondern daß sie einfach von ihrem Verlangen beherrscht worden war, jemanden zu besitzen, dem sie sich anvertrauen konnte. Diese Erkenntnis überzeugte sie davon, daß die 1942 von der Frau ihres ersten Freundes gegen sie erhobenen Anschuldigungen gerechtfertigt waren. Eine Unterhaltung mit ihrem Geistlichen, der ihr zur Reue riet, brachte keine Besserung. Die Therapie bestand in der Verabreichung kleiner Dosen von Beruhigungsmitteln. Große Dosen bekamen der Patientin schlecht, da sie Angst vor dem narkotischen Effekt hatte. Eine Behandlung mit Priscol, welche schon früher als wirkungslos wieder aufgegeben worden war, wurde erneut versucht, und zwar zunächst durch Injektion, dann durch perorales Einnehmen. Die Psychotherapie bestand nur in der Verordnung von Ruhe, so daß die Kranke sich wirklich von ihrem Erschöpfungszustand erholen konnte. *Danach wurde eine mehr aktive Therapie begonnen, der die Absicht zugrunde lag, die Intensität und Labilität der emotionellen Reaktionen zu beseitigen.* Man wollte der Frau neuen Glauben und neues Vertrauen zu sich selbst sowie Hoffnung für die Zukunft geben, und ihr so einen größeren Gleichmut gegenüber den Erfordernissen des Lebens verschaffen. Eine Beschäftigungstherapie wurde vorsichtig mit der gleichen Absicht eingeleitet und nach und nach verstärkt. Die religiösen Aspekte wurden in Übereinstimmung mit der übrigen Therapie von dem Geistlichen des Krankenhauses angesprochen.

Als die Patientin dann aus dem Krankenhaus entlassen wurde, hatte sie ihr Gleichgewicht recht gut wiedergewonnen. Die Anfälle Raynaudscher Krankheit hatten an Häufigkeit und Intensität merklich abgenommen. Die Priscol-Verabreichung war von Injektionen zur oralen Gabe umgestellt worden. Der angeborene Pessimismus und ängstliche Charakter der Kranken verursachten jedoch einen Rückfall.

Auch nach der Entlassung aus dem Krankenhaus blieb sie unter Kontrolle. Sie bekam eine Halbtagsbeschäftigung als Verkäuferin und gewöhnte sich allmählich an ihre neue Arbeit. Zur Zeit des Berichtes war die Frau ganztägig an der gleichen Arbeitsstätte beschäftigt und konnte damit ihren Lebensunterhalt selbst bestreiten. Sie besaß außerdem ihr volles psychisches Gleichgewicht wieder und litt nur noch unter leichten Anfällen von Morbus Raynaud an den Händen, wenn diese mit kaltem Wasser in Kontakt kamen oder der Winterkälte ausgesetzt waren. Seit einem Jahr brauchte sie keine Priscol-Tabletten mehr einzunehmen.

Es ist möglich, daß die Kälte während der Omnibusfahrt im Jahre 1942 Folgen gehabt haben mag. Die Krankheit kam jedoch erst im September des gleichen Jahres zum Ausbruch, obwohl die Patientin im Februar und im März auch unter Kälteeinwirkung gestanden hatte. Der Bericht über die Kälteeinwirkung während der Omnibusreise ist zudem ziemlich unklar. *Auch die Verflechtung der psychischen Vorkommnisse muß als augenfällig angesehen werden. Die individuellen Raynaudschen Anfälle wurden meistens durch unbedeutende psychische Erregung provoziert. Der erste Anfall trat auf, als die Frau ihren ersten psychischen Schock erlitt. Die Anfälle verschlimmerten sich trotz Priscol, Ganglion stellatum-Blockaden und Durchtrennung des Sympathicus, solange sich die seelische Verfassung verschlechterte. Erst als sich der psychische Zustand besserte und das seelische Gleichgewicht wieder hergestellt war, traten die Symptome zurück.* Allerdings dauerte das ein Jahr.“

Mufson (1944) untersuchte sieben Patienten. Die Schlußfolgerungen waren ähnlich denen von Ingvarsson. Zusätzlich jedoch schien ihm ein bestimmter *Personentyp* charakteristisch für Sklerodermie und Raynaudsche Krankheit. Die Auffassung von der Krankheitseinheit des Morbus Raynaud und der Sklerodermie schien sich dem Autor auch psychisch zu bestätigen. Dieser spezifische Personentyp beim Morbus Raynaud und bei Sklerodermie stehen in enger, einander verstärkender Wechselbeziehung, ähnlich der, die im Zusammenhang mit der Raynaudschen Krankheit beschrieben ist, nur nicht ganz so eng wie dort. Es besteht ein definitiver zeitlicher Zusammenhang zwischen dem Beginn einer Sklerodermie und einem Vorkommnis im Leben des Patienten, welches eine Bedrohung der persönlichen Sicherheit bedeutet. Schon eine Wiederherstellung dieser Sicherheit könne ein Ende der aktiven Phase der Krankheit bringen und ermöglicht, daß eine Therapie zur Wirkung kommt bzw. unnötig wird. Die Patienten zeigten als psychosomatische Symptome eine Persönlichkeit, die empfänglich für Todesfurcht, Armut oder den Verlust eines bedeutenden schutzbildenden Liebesobjektes macht, von dem der Patient schon lange Zeit in überstarkem Maß seelisch abhängig war. Die konkrete Erfüllung einer solchen Sicherheitsbedrohung trat in jedem Falle auf. Ihr folgte sofort der Anfang und die Fortdauer der Anzeichen von Gefäßkrampf und dessen Folgen. Das emotionelle Syndrom kennzeichnet alle Fälle Raynaudscher Krankheit und Sklerodermie. Die Intensität und der introvertierte Charakter der Angst, der den Patienten innewohnte, sind ein schlagendes Kennzeichen für diese klinischen Störungen, obwohl sie jedoch nicht spezifisch hierfür sein mögen. Die Abweichungen in der Persönlichkeit variieren zwischen leichter Furcht bis zu psychotischer Angst. Man kann sich vorstellen, daß das Ansprechen auf Therapie von dem Ausmaß und der Festigkeit bzw. Festigung der Persönlichkeit des Patienten abhängt, sowie von dem Ausmaß der Intelligenz. Krankheitsgeschichte und psychodiagnostische Untersuchungen, z.B. Rorschachtest, zeigen, daß die Patienten in ihren Furchtzustand nicht durch Zufall geraten sind. Sie waren zu allen Zeiten verletzlich und leicht bedrückt. Es handelt sich um eine Angsterwartung. Bei Menschen ohne entsprechende Voraussetzungen und Disposition kann sich dieses Symptom nicht entwickeln. Das Symptom wird zum Bestandteil der Persönlichkeit und ein bestimmender Faktor seines Verhaltens in Situationen, in denen seine Persönlichkeit und sein Wohlbefinden bedroht sind.

Solange der Tenor des Lebens ohne Beunruhigung verläuft, lebt der betreffende Mensch nur mit wenigen oder überhaupt ohne Symptome weiter. Dieser Zustand verhältnismäßig ausgeglichener Ruhe hält jedoch nur so lange an, bis der Patient eine gewisse Bedrohung seiner persönlichen Sicherheit oder deren vollständigen Verlust erlebt. Das vorher unbewußt Erwartete ist nun Wirklichkeit geworden und eine Bestätigung der latenten neurotischen Angst. Die Fähigkeit des Patienten, diesen Zustand in den gewöhnlichen Lebenslauf einzuordnen, ist unterschiedlich. Der Anstoß, welcher die Kontrolle über diesen verborgen existenten, unstabilen Zustand schwächt und löst, kommt von einem plötzlichen, aber dauerhaften Wechsel in der Lebenssituation. Seine volle Wirkung bleibt erhalten, weil dem Betreffenden die Fähigkeit fehlt, den Stoß, den sein Gleichgewicht erlitten hat, zu absorbieren, zu ignorieren oder zu überwinden. Die Krankengeschichten sollen nach Mufson (1944) zeigen, daß alle Patienten mit Sklerodermie diese Fähigkeit vor der Behandlung nicht besaßen. Die volle Auswirkung dieses psychischen Phänomens erstreckt sich nach Ansicht des Autors auf die sympathischen Nervenbahnen und die kleinen Gefäße und wird damit kausalgenetisch für das Krankheitsgeschehen mit maßgeblich. Die Beschwerden, die durch die Krankheit hervorgerufen sind, bestätigen und verstärken die Lebensangst des Kranken (Ingvarsson, 1952).

Zusammenfassung

Eine Krankheit wie die des Morbus Raynaud weckt natürlich den Verdacht der psychogenen Beteiligung an dem Gefäßkrampfgeschehen. Bestimmte Einflüsse, Mikrotraumen, vermögen ohne Zweifel das Bild exacerbierend zu bestimmen. Hinsichtlich der diffusen Sklerodermie gelingt es dagegen nicht, bei dem derzeitigen Wissensstand eine psychogene Ätiopathogenese glaubwürdig zu untermauern. Eine derartige Annahme ließe sich höchstens dann per analogiam schließen, wenn Morbus Raynaud und Sclerodermia diffusa grundsätzlich verwandte bzw. ineinander übergehende Krankheiten darstellen und nicht wenn etwa raynaudartige Bilder auf der Basis einer diffusen Sklerodermie als Pseudo-Raynaud-Symptome vom eigentlichen M. Raynaud abgetrennt betrachtet werden müssen. Bei Krampfsymptomen einen bestimmten Persönlichkeitstyp zu unterstellen, liegt natürlich nahe.

VI. Psychosomatische Faktoren bei erblich bedingten Dermatosen

Ichthyosis. Übersteigerte Nervosität, Überempfindlichkeit und eine Neigung zur Melancholie werden von Smith (1951) als nicht selten bei derartigen Patienten angegeben. Obermayer (1955) glaubt jedoch, daß diese Symptome eine einfache sekundäre seelische Reaktion einer relativ kleinen Gruppe unter den an Ichthyosis leidenden Personen ist, bei deren Veranlagung der nötige Gleichmut zum „Tragen eines solchen Kreuzes“ wie das schlechte Aussehen der Haut und die Unannehmlichkeit als Folge der Trockenheit es bedeuten, fehlt.

Bei Patienten mit *Morbus Darier* wird von Smith (1951) ebenfalls eine *Koexistenz* mit psychischen Schwierigkeiten berichtet. Ähnliche Zusammenhänge wurden von diesem Autor auch bei Hydroa und Xeroderma pigmentosum festgestellt.

Die „familiäre autonome Dysfunktion (Dysautonomie)“ oder „*Riley-Day-Syndrom*“ ist hier ebenfalls zu nennen. Das Syndrom weist eine Reihe mehr oder weniger beschränkter Merkmale auf.

1. Leitsymptom: Fehlende oder mangelhafte Tränensekretion.
2. Fleckförmige, scharf begrenzte, meist symmetrische Erytheme (nach psychischen Erregungen und Einnahme des Essens). Pustulöse Hautveränderungen.
3. Stärkstes Schwitzen, besonders bei psychischer Erregung.
4. Speichelfluß auch noch jenseits des Säuglingsalters.
5. Psychische Labilität bis zur Affektinkontinenz.
6. Störungen der Bewegungskoordination.
7. Hyporeflexie oder Areflexie.
8. Herabgesetzte Schmerzempfindlichkeit.
9. Patienten sind fast immer jüdischer Abstammung.

Inkonstante Symptome. 1. Arterielle Hypertension oder Blutdrucklabilität, Kreislauflabilität.
2. Periodisches Erbrechen.
3. Anfälligkeit gegenüber infektiösen Erkrankungen, besonders des Respirationstraktes.
4. Häufig periodisches Fieber ungeklärter Ursache.
5. Anfälle von Apnoe im ersten Lebensjahr.
6. Pollakisurie.
7. Meist überdurchschnittliche intellektuelle Leistungen, selten Schwachsinn.
8. Krampfanfälle.
9. Rezidivierende Hornhautgeschwüre (An- oder Hypaesthesie der Hornhaut!) meist guter Heilungstendenz.
10. Orthopädische Veränderungen (Skoliose, Pes cavus u.a.), Minderwuchs.
11. Anamnese: Trinkschwierigkeiten im Säuglingsalter.

Mintzer und Rubin (1953) berichten über einen typischen Fall mit allen oben angegebenen Merkmalen. Versuche einer Psychotherapie waren ohne Erfolg, weil mit dem Patienten kein Kontakt hergestellt werden konnte.

Zusammenfassung

Die letztgenannten Dermatosen, Ichthyosis, M. Darier, Hydroa, Xeroderma pigmentosum, Riley-Day-Syndrom könnten, wie noch manch andere, z.B. Morbus Recklinghausen, konkordante psychische Stigmata aufweisen, aber unseres Erachtens ohne pathogenetische Bedeutung. Da Zentralnervensystem und Hautorgan sich weitgehend aus der gemeinsamen Anlage des Ektoderms ableiten, sind natürlich viele *nebeneinander*laufende Auffälligkeiten in beiden Systemen vorhanden und vorstellbar, ohne daß der heutige Stand unseres Wissens erlaubt, aus dem Nebeneinander psychischer und somatischer Besonderheiten eine übergeordnete Funktion der einen oder anderen Seite abzuleiten.

VII. Hauterkrankungen bei anderen Störungen mit psychischem Hintergrund

Affektionen der Haut infolge „Umwegreaktion“

Viele cutane Veränderungen sind Erscheinungen von Erkrankungen anderer Systeme als der Oberhaut. Illustrative Beispiele sind Hauteffloreseenzen bei Typhus, Pruritus in Anwesenheit von Diabetes sowie Ikterus (Hepatitis). Wenn die primären organischen Störungen mehr psychosomatischen als pathologisch organischen Ursprungs sind, müßten notwendigerweise per analogiam die cutanen Erscheinungen ebenfalls auf psychische Störungen zurückgeführt werden. Organische und psychosomatische Faktoren können weiterhin über eine „Umwegreaktion“

miteinander ursächlich in Verbindung stehen, z.B. Erythem und Urticaria bei chronischer ulcerativer funktioneller Colitis.

BRANDT (1950) berichtet über den Fall einer jungen Schauspielerin, die immer während der Proben vor einer Premiere an Diarrhoe litt, auf die in der Regel nach 1—2 Tagen eine Urticaria folgte. Außer in diesen Zeiten hoher Anspannung litt sie niemals an derartigen Erscheinungen.

STOKES und PILLSBURY erörterten bereits 1930 das plötzliche Auftreten einer entzündlichen Dermatose als Folge einer psychosomatischen Darmkanalstörung. Die nachweisbare Existenz von emotionellen Einflüssen auf die Sekretion des Magen-Darmtrakts sowie auf dessen Tonus und Beweglichkeit ist fraglos von Wichtigkeit bei einer Anzahl von Dermatosen, wie Urticaria, atopischer Neurodermitis, Pruritus, Rosacea und Acne vulgaris. Die Ursache für einige Dermatosen kann in einigen Fällen auf noch indirekteren Bahnen verfolgt werden. Beispielsweise können die cutanen Symptome einer Avitaminose auf Ernährungsmangel, auf eine chronische Diarrhoe zurückgeführt werden. Die Diarrhoe selbst besitzt unter Umständen emotionelle Ursachen.

Mit Diabetes verbundene Dermatosen treten möglicherweise dann auf, wenn die Krankheit durch emotionelle Spannungen verschlimmert wird. Da die verschlimmernde Wirkung emotioneller Spannungen im Fall von Hyperthyreosen weitgehend zugegeben wird, können Veränderungen der Haut bei dieser Krankheit in die gleiche Kategorie eingeordnet werden. Der Einfluß einer psychogenen Hyperhidrosis auf die Entwicklung von Hautpilzkrankheiten ist ebenfalls ein illustratives Beispiel für eine „Umwegreaktion". Dasselbe würde für Sekundärinfektionen, oberflächliche Pyodermien gelten, die als Folge von psychogenem Pruritus und Kratzen auftreten. Diese Umwegreaktionen, die auch in die Reihe mittelbar psychogener oder konstitutioneller psychogener Effekte zu rechnen wären, wurden 1955 von OBERMAYER speziell erwähnt.

Zusammenfassung

Kurz werden bestimmte körperliche Symptome besprochen, die sich an der Haut äußern, aber erst sekundäre Folge anderer psychisch beeinflußter Symptome oder Krankheiten sind, die ihrerseits psychogenen Ursprung haben. Man kann hier von einer „Umwegreaktion" sprechen.

VIII. Störungen der Mundschleimhaut und der Lippen

Mundschleimhauterkrankungen und -veränderungen, die psychogen bedingt oder verursacht sind

Betrachtet man das Krankheitsgeschehen im Bereich der Mundhöhle, so kann es nicht verwundern, daß sich gerade die Mundregion, die mit ihren über 30 einfachen und gekoppelten Reflexen ein eindrucksvolles und empfindliches Organ des Körpers ist, für psychosomatische Erkrankungen eignet. Es lassen sich folgende psychologischen Gründe anführen, warum die Mundhöhle eine Rolle bei der neurotischen Symptombildung spielt:

Der Mund ist Eingangspforte für Nahrung und Atemluft, zwei absolut lebensnotwendige Faktoren.

Der Mund ist weiter Bildungsorgan von Lauten und Sprache, fast ebenso lebensnotwendig; denn ohne Laute und Sprache gibt es keine Verständigung, praktisch keine „gehobene" menschliche Gemeinschaft.

Der Mund ist von Anbeginn des Lebens an im tiefsten Sinne affektbesetzt: Lust des Lutschens, der Nahrungsaufnahme, aber auch bereits Lutschen ohne

Nahrungsaufnahme und Unlust über das Ausbleiben der Nahrung. Also die frühesten Regungen des menschlichen Gemüts- und Trieblebens sind an den Mund und an den Kiefer gebunden. So wird er für viele der Ort der ersten Lebensenttäuschungen, einmal wegen des Absetzens von der Mutterbrust, dann aber auch, weil gerade der Mund oft der Ort der ersten Schmerzen, der Zahnungsschmerzen ist. Die Verwandlung der Lustquelle in eine Schmerzensquelle durch die Dentition bildet eine so schwere Enttäuschung für den Säugling, daß der Mund und das Gebiß ein locus minoris resistentiae für die Konversion psychischer Konflikte in körperliche Symptome werden kann.

Der Mund wird, gerade wegen seiner Reizempfindsamkeit und seiner Affektbesetztheit, im weiteren Lebensverlauf auch ein Zentrum sexuellen Inhalts und erotischer Empfindungen. Insofern stellt der Mund abermals einen Ort besonderer Art dar, der für eine psychogene Symptombildung bereit ist.

1. Mundtrockenheit und Speichelsekretion

Außer organischen Ursachen, z.B. langem fortgesetztem Sprechen, Mundatmen, können einfache emotionelle Reaktionen eine vorübergehende Trockenheit verursachen. Klinische und experimentelle Anzeichen deuten darauf hin, daß ein abnormaler seelischer Zustand, neuro-psychiatrische Störungen sowie Psychosen die Ursache für eine länger währende Speichelretention sein können (ALLINGTON, 1950). Brennen und Parästhesie der Mundschleimhaut, insbesondere der Zunge, können manchmal dem erkennbaren Anfang von Speichelmangel vorangehen. Bei drei bis fünf Patienten, welche von ALLINGTON untersucht worden sind, wurden „deutliche Anzeichen einer emotionellen Störung" festgestellt. LEWIS (1950) gibt der Meinung Ausdruck, daß sich psychosomatische Faktoren bei einer großen Anzahl von Patienten mit diesem Syndrom als bedeutungsvoll erweisen.

Daß einem beim Gedanken an leckere Dinge „das Wasser im Munde zusammenläuft", beweist schon die Möglichkeit psychischer Bestimmbarkeit der Speichelsekretion. Bei Schreck und Staunen dagegen bleibt — wenigstens dem Berliner — „die Spucke weg". Auf dieser Erscheinung beruht auch eine altindische Sitte: Um einen Verbrecher seiner Schuld zu überführen, gab man ihm trockenen Reis in den Mund. Blieb der Reis trocken, versagte also der Speichelfluß infolge des schlechten Gewissens und der Angst, so galt er als schuldig; wurde der Reis vom Speichel des Angeklagten feucht, ließ man ihn frei. In der älteren medizinischen Literatur vertrat man auch die Auffassung, daß im Zorn der Speichel giftig werde. Zum Beispiel warnte gegen Ende des 18. Jahrhunderts GESENIUS (ref. nach WITTKOWER, 1936) deshalb Zornige, ihren Speichel hinunterzuschlucken. Der Physiologe EBERLE beobachtete, daß Bißwunden erboster Tiere eine größere „Bösartigkeit" annehmen. So unwahrscheinlich zunächst diese Ansichten klingen, bestätigen doch die modernen Experimente zumindest, daß im Speichel bei Gemütserregungen ganz deutliche Veränderungen vorkommen, sowohl in bezug auf die Menge als auch in der chemischen Zusammensetzung. Die exakte experimentelle Erforschung der seelischen Einflüsse auf die Speichelsekretion setzte bekanntlich mit PAWLOW ein. Er bewies in seinen klassischen Untersuchungen über die bedingt-reflektorische Speichelabsonderung bei Hunden, daß Sekretion von Speichel nicht nur durch mechanische und chemische Reize und auf hämatogenem Wege, sondern auch auf nervösem Wege ausgelöst wird. Daß sich bei Emotionen die Speichelsekretion nicht immer vermindern muß, erbrachten bereits die Untersuchungen von ALKAN (1932), später HEYER (1950), und besonders von WITTKOWER und PILZ (1932) über den Einfluß psychischer Erregungen auf die Quantität und Qualität des Speichels. Es kann nämlich unabhängig von der Art des

Affektes zu einer Sekretvermehrung oder auch -verminderung kommen. Wittkower und Pilz glaubten, daß diese Reaktionsweise für den einzelnen „typisch" festgelegt sei. Sicher ist aber die auch bei einzelnen wechselnde vegetative Ausgangslage, also der nervöse Tonus des innervierten Organs, ausschlaggebender für die Reaktion, die auf die Irradiation eines Affektes hin erfolgt (Kleinsorge und Klumbies, 1959). Ihre qualitativen Untersuchungen bezogen sich auf den Rhodan- und Stickstoffgehalt, der nach psychischen Erregungen unabhängig von der Menge des sezernierten Speichels variieren kann.

Blonsky ging 1930 sogar so weit und benutzte die Alkalescenz des Speichels als Indicator der Intelligenz und der psychischen Spannung. Er stellte bei 412 Kindern mittels des Binet-Burt-Testes den Intelligenzquotienten fest und maß dann den pH. Ein hoher pH geht dabei einer hohen Intelligenz parallel. Weiterhin beschrieb Blonsky, daß die Alkalescenz bei geistiger Anstrengung zunehme und dort, wo zur Aufgabenlösung keine Mühe angewandt wird, die pH-Werte gleichbleiben!?

Bleiben wir aber bei dem sog. Aptyalismus bzw. Subptyalismus, also dem mehr oder minder starken Sistieren des Speichelflusses bei akuten psychischen Traumen.

Einer der ersten, der über Trockenheit des Mundes kurz nach schweren Gemütserregungen berichtete, war Hutchinson. Viele Autoren haben seither dann über den Zusammenhang von Trockenheit des Mundes mit dem nervalen Geschehen, Depressionen, Hysterie und Gemütserkrankungen geschrieben (Hadden, Rowlands, Fraser und Mracek (ref. nach Allington, 1950). Curschmann berichtete 1929 von einem Sänger, der vor Freunden und kleiner Zuhörerschaft mit Erfolg etwas vorführen konnte, sobald er aber einem größeren und schwierigerem Auditorium seine Künste zeigen sollte, wurde ihm der Mund so trocken, daß er nicht im Vortrag fortfahren konnte. Derartige Patienten wiesen auch noch andere Anzeichen autonomer Unbeständigkeiten auf, wie nervöse Tachykardie und Arrhythmie, trophische Ödeme, Dermographismusveränderungen, Erröten, sexual-neurasthenische Beschwerden, Obstipation und Depressionszustände. Curschmann war überzeugt, daß diese Patienten psychogen bedingt einen trockenen Mund bekamen. Er bezeichnete den Zustand als Xerophobie, die fast stets auf dem Boden der vegetativen Mißerregbarkeit und der sie begleitenden psychischen Reizbarkeitssteigerung erwächst. Auffällig ist noch, daß wir es hier — wie in den meisten Fällen — mit einer dissoziierten Speichelstockung zu tun haben, die ausschließlich beim Sprechen und sonstigen Lauterzeugen und auch ohne solche auftritt, den Kau- und Schluckakt aber nicht beteiligt. Es sind dies stets Fälle, bei denen auf der Höhe des „dystrophischen Affektes" (Schreck, Entsetzen, Todesangst, Lampenfieber, Trauer), also zu Beginn der betreffenden Leistung und nicht etwa erst nach langer Anstrengung der lauterregenden Organe, Aptyalismus auftritt. *Bei Sängern z. B., die oft regelmäßig von der Speichelstockung, die in geringem Maße ja ein nahezu physiologisch-vegetativer Reflex auf dystrophische Reize ist, heimgesucht werden, ist bekannt, daß sich aus der Furcht vor der scheinbar unvermeidlichen Störung eben diese Störung nun ganz konstant bei jeder besonders exponierten Gelegenheit einstellt.* Der unbedingte Reflex wird so zum pathologischen Bedingungsreflex.

Daß auch allgemeine Xerostomie auf psychogener Basis bestehen kann, darüber hat schon Kraus (nach Curschmann, 1929) seine Beobachtungen gemacht:

Eine 42jährige Witwe erkrankte während der Trauer um ihren verstorbenen Mann an Xerostomie. Bei ihr blieb die Speichelsekretion auch während des Kauens und Schluckens aufgehoben, so daß sie trockene Speisen nur durch das Mitschlucken von Wasser oder Luft hinunterwürgen konnte. Die Speichelsekretionsorgane und -vorgänge waren intakt.

Ähnliche Beobachtungen hat Allington (1950) mitgeteilt. Er führt in drei seiner fünf veröffentlichten Fälle über „Dryness of the mouth" psychische Affekte mitbeteiligt an der Ursache für diese Erkrankungen an, die oft mit Brennen der Mundschleimhäute und der Zunge einhergehen.

KLEINSORGE und KLUMBIES (1959) veröffentlichten folgenden Fall und wiesen auf die Gefahr hin, alle derartigen Zustände, die für eine vegetative Labilität sprechen, mit Mischpräparaten aus Belladonna und Barbituraten zu behandeln:

Von einem Facharzt für HNO-Krankheiten wurde eine 42jährige Frau überwiesen, die über ständige Trockenheit im Munde klagte. Objektiv war ein Sistieren der Speichelsekretion feststellbar. Die Patientin nahm seit Wochen stündlich Mundspülungen vor, um jedesmal für kurze Zeit das Gefühl der Trockenheit zu beheben. Da ein örtlicher organischer Befund nicht vorlag, vermutete man zunächst ein inneres Leiden (wie Sjögren-Syndrom, Diabetes mellitus, Nierenerkrankungen). Dafür wurde aber keinerlei Anhalt gefunden. Man zog nach dem Gebaren der Patientin eine psychogene Erkrankung in Erwägung und führte eine eingehende Exploration durch.

Die Patientin war bis zum 40. Lebensjahr nicht defloriert, was sie mit einer gewissen Genugtuung betrachtete. In diesem Alter lernte sie als Gärtnerin einen Mitarbeiter kennen, durch den es zu einem vergeblichen Deflorationsversuch kam. In ihrer Hilflosigkeit und um den Mann nicht zu verlieren, suchte sie einen Frauenarzt auf. Der Arzt zeigte ihr den Hymen in einem „Mutterspiegel“ und beseitigte das Hindernis operativ. Als sie aus der Klinik entlassen wurde, hatte sich der neugefundene Freund inzwischen eines anderen besonnen und verzichtete auf weitere Beziehungen.

Die doppelt getroffene Frau erlebte einen völligen Zusammenbruch ihres Selbstgefühls. Eine Aussprache zwischen beiden fand während der Arbeit im Garten bei größter sommerlicher Hitze statt. Der Zwang, in der Nähe des Bekannten weiterzuarbeiten, brachte die Patientin in einen Erregungszustand, der mit Trockenheit des Mundes einherging, die durch die Sommerhitze noch verstärkt wurde. Diese Trockenheit im Munde blieb bei Fortexistenz der Erregung und außerhalb des Dienstes bestehen. In der folgenden Nacht konnte die Patientin nicht schlafen. Wegen der Schlafstörung suchte sie am nächsten Tag einen Arzt auf, der ihr *zur Behandlung ihrer vegetativen Erregungslage* Bellergal verschrieb. Sie nahm, weil sie sich nach Ruhe sehnte, mehr Tabletten ein, als verordnet. Die Trockenheit im Munde nahm weiter zu, bis schließlich nach 14 Tagen, als auch nach Absetzen der Medikamente keine Besserung eintrat, der HNO-Arzt konsultiert wurde.

Die Emotion und zusätzliche Belladonna-haltige Medikamente schafften schließlich eine psychisch fixierte Hemmung des Speichelflusses. Zwar ließ sich die Speichelsekretion durch Pilocarpin zeitweise in Gang bringen, ein endgültiger Erfolg war jedoch erst durch Psychotherapie zu erzielen. In zehn Sitzungen wurde mit der Patientin die Konfliktsituation geklärt. Dabei wurde sie bezüglich der Defloration von der selbstverständlichen Natürlichkeit des Vorganges überzeugt. Langdauernde Ruhehypnosen sorgten für eine Dämpfung der vegetativen Erregungslage.

Auch für den *Subptyalismus* als Folge neurologischer Störungen und psychischer Fehlverarbeitungen bzw. -haltungen lassen sich aus der Literatur Beispiele angeben. Auf Grund psycho-somatischer Exploration hat man die *vermehrte Speichelabsonderung* als ein unbewußtes Verlangen nach Ernährung an der Mutterbrust gedeutet und angenommen, die *Hypersalivation* beruhe mehr auf oralsadistischen als auf oralrezeptiven Störungen (GLATZEL, nach J. H. SCHULTZ, 1959).

Folgendes Beispiel, bei dem KLEINSORGE und KLUMBIES (1959) für den vermehrten Speichelfluß das Überspanntsein in der heutigen Zeit verantwortlich sehen, würde dieser Auffassung nicht widersprechen:

Ein 56jähriger Stricker kam wegen übergroßen Speichelflusses neben Schwindelgefühl, innerer Unruhe, Druckgefühl auf der linken Brustseite und Schlaflosigkeit in die Sprechstunde obengenannter Autoren. Er verlor mit 7 Jahren den Vater; die Mutter war oft leidend. Der Patient schildert sich selbst während seiner Kindheit als scheu, ängstlich und verschüchtert. Er hielt sich abseits, war weich und verträumt. Die sonst guten schulischen Leistungen ließen unter rauheren und schrofferen Lehrern sofort nach. Von seinen Mitschülern wurde er seiner besonderen Kopfform wegen ständig gehänselt. Harte Lehrzeit als Stricker. Später gutes berufliches Fortkommen. Während der Pubertät onanierte der Patient viel und fürchtete gleichzeitig, sich damit körperlich zu schädigen. Bei großer Selbstunsicherheit gelingt es ihm erst mit dem 28. Lebensjahr, Kontakt zu Frauen zu gewinnen. Der Patient heiratet das erste Mädchen, das er näher kennenlernt. Vor einem Jahr wurde bei seiner Frau, die bereits seit längerer Zeit wegen schwerster Arthrosis deformans bewegungsunfähig war, ein Bronchialcarcinom diagnostiziert. Da der Patient zuvor selbst Schmerzen in der Brust verspürt hatte und weiß, daß das Leiden seiner Frau lange als Bronchitis behandelt worden war, fürchtet er gegenwärtig, selbst an einem Bronchialcarcinom zu leiden. Seit fast 2 Jahren ist der Patient gezwungen, neben seiner Berufsarbeit weitgehend auch den Haushalt und die Pflege der schwerkranken Frau mitzubesorgen. Dabei hilft ihm eine Arbeitskollegin, mit der es im Verlauf des Zusammenlebens mehrfach zu Kohabitationen kam, deretwegen sich der Patient erhebliche Vorwürfe macht. Diese Frau habe ihn „verführt", seiner kranken Ehefrau untreu zu werden. Seitdem lag ein vermehrter Speichelfluß im Rahmen einer vegetativen Symptomatik vor.

Kann es nicht sein, daß dieser so selbstunsichere Mann die einstmals vielleicht „führende Hand" seiner Frau vermißt und in Sorge um Schutz und Geborgenheit angstvoll der Zukunft entgegensieht? Ausdruck dessen ist eine Hypersalivation!

Stern will den Speichelfluß auch in der Pubertät, während der eine psychische Labilität besonders auffallend ist, verändert wissen und zeichnet einen Fall auf, der insofern an Bedeutung gewinnt, als bei dem Patienten jedesmal reichlicher Speichelzufluß auftrat, wenn er sich sexuell erregte oder Verkehr mit Prostituierten versuchte. Bei diesen erwies er sich aber stets als impotent. (Stern (1952) gibt dazu — rein tiefenpsychologisch! — als Deutung an, daß die erhöhte Salivation vielleicht die Ejaculation symbolisch ersetzen könne.)

Zusammenfassung

Im einzelnen wird aufgezeigt, daß psychische Affekte auf die Qualität und Quantität des Speichels nach Ansicht zahlreicher Autoren entscheidenden Einfluß haben können. Es werden Krankheitsfälle beschrieben, bei denen es unter Einwirkung akuter psychischer Traumen sowohl zur vermehrten Speichelsekretion als auch einem völligen Versiegen kommt. Diese Zusammenhänge scheinen im Augenblick verblüffend. Dabei gehören sie zu den am ehesten verständlichen funktionellen Störungen, die sich unter anderem zwanglos in die bedingten Reflexe von Pawlow einreihen lassen, dessen erste Versuchsreihen sich überhaupt bevorzugt mit der Reaktion der Speichelsekretion (am Tier) und deren Beeinflussung befaßten.

2. Cheilitis glandularis

Die Cheilitis glandularis zählt gemäß moderner Literatur zu den angeborenen Hyperplasien der Schleimdrüsen der Lippen und der mit diesen verbundenen Schleimhäute.

Brocq berichtete schon 1921, daß einige entzündliche Erkrankungen der Lippen Erscheinungen einer nervösen Instabilität sind, verbunden mit einer Überfunktion aller Schleimdrüsen der Rachen- und Mundhöhlen. Nach Wise und Sulzberger (1935) kann „nur wenig Zweifel darüber bestehen, daß bei einigen Fällen ein vorangehendes und begleitendes neuropathisches Leiden eine Rolle spielt". Woodburne und Philpott (1950) geben drei Fälle an, um die Theorie von einer angeborenen Anomalie als Ursache dieser Störungen zu widerlegen.

Obermayer (1955) hält aber weitere Untersuchungen hinsichtlich der psychosomatischen Zusammenhänge für notwendig, um die Theorie zu beweisen, daß die Cheilitis glandularis auch eine Erscheinung emotioneller Genese sein kann.

3. Cheilitis granulomatosa

English (1949), McKenna (1944, 1948, 1950) und Wittkower (1932, 1936, 1953) behaupteten, genügend Beweise für einen neurotischen Entstehungsmechanismus der Cheilitis granulomatosa geben zu können. Obgleich Schuermann (1958) in „Krankheiten der Mundschleimhaut und der Lippen" schrieb, daß die Ätiologie der Cheilitis granulomatosa unbekannt sei, es aber keinen Mangel an unbewiesenen Theorien gebe, scheint es durch die neuerlichen Veröffentlichungen der

Amerikaner Woodburne und Philpott (1950) so, als ob die Meinung dieser Autoren hinsichtlich der Cheilitis granulomatosa vielfach für die Psychopathogenese der Cheilitis granulomatosa übernommen wird.

Woodburne und Philpott glauben auf Grund von Probeexcisionen und der über 7 Jahre dauernden Behandlung bei zwei Probanden, in der „alle Behandlungsmethoden ausgeschöpft wurden", daß Gemütserkrankungen als Gründe für die Entstehung dieser Krankheit angenommen werden dürfen. Psychotherapie soll in beiden Fällen Abheilung und praktische Rezidivfreiheit bewirkt haben.

4. Proptosis labialis

Hier sei auch eine Krankheit des Lippenschleimhautgewebes erwähnt, auf deren Erscheinungen ursprünglich Jadassohn (1930) und Sutton hingewiesen haben, die dann kürzlich durch Schuermann (1958) unter dem Namen „Proptosis labialis" bekannt wurde.

In der französischen Literatur erscheint diese Krankheit unter dem Namen „Diapneusis buccalis" und ist von Degos und Lorta-Jacob, Delarne und Housset (ref. Bick, 1960) als vorwiegend an der Unterlippenschleimhaut, Zunge, Wangenschleimhaut und am Gaumensegel bei Prothesenträgern lokalisiert beschrieben. Nach Schuermann (1958) handelt es sich dabei um hernienartige, schmerzlose Vorwölbungen, die der Lokalisation einer Zahnlücke entsprechen. Die bedeckende Schleimhaut kann der normalen Umgebung entsprechen, kann aber auch getrübt, leukoplakisch oder gekörnt-warzig papillomatös erscheinen.

Für die Entstehung nimmt Schuermann eine Saugwirkung an, die beim Sprechen, Einatmen usw. an Zahn- oder Prothesenlücken entsteht. Folgender Fall — von Bick (1960) aus der Düsseldorfer Klinik mitgeteilt — könnte von Interesse sein:

Es handelt sich hier um eine defekt geheilte Paralytikerin, die eine ausgedehnte Proptosis der gesamten Unterlippe aufwies. Bei der 43jährigen Patientin, die sich in einem reduzierten Allgemeinzustand befand, wurde auf der Lippenschleimhaut rechts eine etwa zehnpfennigstückgroße Erhebung festgestellt, in deren Mitte eine Einziehung zu erkennen war, die genau in die distale Schneidezahnlücke des unteren Zweiers rechts hineinpaßte. In der Tiefe dieser Einziehung zeigte sich eitriges Sekret. Die Schleimhautveränderung erhob sich lappig fibrös aus dem Niveau des Lippenrotes, war von weißlicher Farbe und derber Konsistenz. Die kontralaterale Seite der Unterlippe zeigte dieselbe weißliche, tumorartige Vorwölbung, etwas kleiner und ohne mediane Einziehung. Die gesamte hypertrophische Schleimhaut wurde streifenförmig excidiert, wobei es gelang, alle narbigen Veränderungen aus der Unterlippe zu beseitigen. Die histologische Diagnose ergab ein Schleimhautgeschwür.

Weil die Patientin vor der Operation in der Klinik durch Unruhe und merkwürdiges psychisches Verhalten aufgefallen war, wurde sie neurologisch untersucht. Die Anamnese ergab, daß sie sich gegen Ende des Krieges eine luische Infektion zugezogen hatte. Im Zusammenhang mit häuslichen Szenen habe sie eine Depression 1954 bekommen und sei in eine Heil- und Pflegeanstalt eingewiesen worden. Die Blutreaktion und die Suboccipitalpunktion seien positiv ausgefallen. Die Behandlung habe in Elektro-Schocks, Penicillin und einer Malariakur bestanden. Die Penicillin-Injektionen seien noch 2 Jahre nach ihrer Entlassung ambulant erfolgt. Im einzelnen wurden folgende neurologische Ausfälle festgestellt: beide Pupillen entrundet; sehr schlechte Lichtreaktion, bei sehr guter Reaktion auf Naheinstellung, mimisches Beben. Sehr lebhafte Bauchdeckenreflexe, verzögerte Schmerzempfindung am Rumpf und den unteren Extremitäten, hypotonische Muskulatur, besonders an den Beinen. Eine gestörte Sensibilität im Gesichtsbereich bestand jedoch nicht.

Über die Angewohnheit des Lippenkauens sagte die Patientin, daß sie diese Eigenart einfach nicht lassen könne, sie würde die Angelegenheit aber auch nicht ernst nehmen.

Die Erscheinungen der Proptosis labialis wurden also in diesem einen Fall im Gefolge einer psychischen Veränderung bei Paralyse und im Sinne einer Zwangsbewegung verursacht gefunden. Es liegt nahe, psychogene Zwangsbewegungen im allgemeinen als pathogenetisch wichtig zu vermuten.

Zusammenfassung

Veränderungen an der Schleimhaut der Lippen, der Wangen, an der Zunge, dem Aussehen nach an papillomatöse, bindegewebig-granulationsgewebeartige überschießende Wucherungen erinnernd, können, auf einen allgemeinen Nenner zurückgeführt, Folge eines chronischen Reizes, verbunden mit ständigen Zwangs- oder Angewohnheitsbewegungen, Saugen, Ziehen u. dgl., sein. Es kann sich um einen tatsächlichen Reiz (Prothese, Zahnlücke) handeln, dem nachgegeben wird. Es kann sich auch um eine Angewohnheit ohne erkennbaren lokalen Grund handeln. Die dazu notwendigen Bewegungen und Funktionen sind vielfach psychisch unterlagert, wenn nicht ausgelöst. Der Vorgang ist verständlich. Außer der Bedeutung der Psyche für die Entstehung der Proptosis labialis ist eine Psychogenese bei Speichelretention und „Mundtrockenheit“ glaubwürdig. Daß Cheilitis glandularis und granulomatosa einen psychischen Untergrund haben, bzw. psychische Komponenten, ist unbewiesen.

5. Ödeme

Das akute Quinckesche Ödem, der Urticaria nahestehend, auch an der Mund- und Lippenschleimhaut beobachtet, zeichnet sich besonders in der Mundhöhle durch eine enorme Heftigkeit und Gefährlichkeit aus, da es zum plötzlichen Erstickungstod führen kann. Schuermann (1958) nahm ebenso wie für die *Lippenneurodermitis* an, daß emotionale Faktoren bei der Entstehung mit eine Rolle spielen.

Boss (1940) berichtet von einem Fall, wo ein kleiner Junge Angst und Wut so intensiv erlebte, daß vasomotorische Reaktionen an der Lippe hervorgerufen werden:

Ein 7jähriger Junge, der leidenschaftlich gerne Schokolade naschte, wurde wegen der Nutzlosigkeit aller Verbote von seiner Mutter auf folgende Weise bestraft: Mit gefesselten Händen stellte ihn die Mutter auf den Küchentisch, gerade vor die Schokolade, die er nun ständig sehen mußte, aber nicht greifen konnte. Jedesmal erschien eine Viertelstunde nach Antritt einer solchen Strafe, die nun bei den verschiedensten Delikten über ihn verhängt wurde, eine starke Schwellung der Lippen und ein masernartiger Ausschlag am ganzen Körper. Das Symptom verschwand endgültig, nachdem diese seltsame Erziehungsmaßnahme auf Veranlassung des behandelnden Arztes unterblieb.

Nach Boss haben wir hier das typische Bild einer sog. „Aktualneurose“, bei der der Abfluß der psychischen Energie durch äußere Umstände behindert wird und sich in anderer Form Bahn bricht.

Zusammenfassung

Urticaria und Quinckesche Ödeme im Mundbereich können psychogen bedingt auftreten (Boss, 1940; Schuermann, 1958 u.a.).

6. Zungenbelag

Normalerweise hat die gesunde Zunge eine rosige Farbe und sieht gleichmäßig frisch aus. Das samtartige Aussehen ist in erster Linie von dem Zustand der Hornschicht der Papillae filiformes abhängig, die während des Kauvorganges fortwährend abgestoßen und wieder ergänzt werden. Anatomisch ist also das Kennzeichen für eine belegte Zunge eine Wucherung und Verdickung der verhornten Sekundärpapillen. Darum ist nach Henning (1949, 1952) die Zunge bezüglich des Belages ein Spiegel der Ernährung und nicht des Magens. Zweifellos werden aber nicht alle Fälle von belegter Zunge durch den ungenügenden Kauakt erklärt.

Schuermann (1958) erinnerte z.B. an die belegte Zunge bei Nicotinsäuremangel trotz sorgfältigen Kauens fester Nahrung.

Schon die alten Autoren sprachen von neurotischen Zungenveränderungen. Jeder Arzt kennt Hypochonder, die allmorgendlich voller Furcht vor dem Spiegel ihre Zunge betrachten, die auch prompt derartige Beläge aufweist. Nach Gombert (1949) soll die Stärke des Zungenbelages vom Grad der Störung des vegetativen Gleichgewichtes sowie von der Konstitution des einzelnen Menschen abhängen. So sollen Pykniker, bei denen eine vagotone Komponente überwiegt, stark weiße, graue oder gelbweiße Beläge von ziemlich großer Beständigkeit aufweisen, während die Zungenerscheinungen bei Asthenikern viel flüchtiger seien. Eine Neigung zu Zungenbelägen soll fernerhin bei Vasoneurotikern bestehen, bei denen diese Erscheinung durch psychische Einflüsse hervorgerufen werden soll. Auch Katsch und Lasegue (ref. Curschbaum, 1929) behaupteten bereits, daß Beläge durch „psychische Reize dystrophischer Art" hervorgerufen werden können. Schuermann (1958) sprach vom „transitorischen Zungenbelag" während heftiger seelischer Erregungen und erklärt ihn als Folge nerval gesteuerter Durchblutungsstörungen.

Nach Kleinsorge und Klumbies (1959) sind die Zusammenhänge zwischen Veränderung der Zunge und psychischen Alterationen recht unsicher.

7. Landkartenzunge (Lingua geographica)

Diese Erkrankung der Zunge besteht in einem kontrastierenden Bild, hervorgerufen durch unregelmäßige Verdickungen der Epithelschicht und einer Hyperämie der normalen Schleimhaut. Charakteristisch ist der ständige Wechsel im Oberflächenbild und die *völlige Schmerzlosigkeit*. Hinsichtlich der Landkartenzunge sind Becker und Obermayer (1947) der gemeinsamen Ansicht, daß die Krankheit bzw. das Krankheitsgefühl in der Hauptsache auf einer psychischen Störung beruht. Sie werten die Lingua geographica als Ausdruck einer neurotischen Persönlichkeitsstruktur. Auch andere Forscher erwähnen die Gegenwart von emotionellen Faktoren bei Patienten mit Landkartenzunge. Von entsprechenden Untersuchungen über einen derartigen Zusammenhang ist jedoch noch nicht berichtet worden. Die Bedeutung der Landkartenzunge ist überhaupt vielfach fraglich.

Obwohl Kleinsorge und Klumbies (1959) in bezug auf den psychischen Hintergrund dieses eigenartigen Zungenbildes zu keinem Entschluß kommen, geben sie doch als einzig erfolgversprechende Therapie die psychische Entspannung des Patienten an.

Zusammenfassung

Lingua geographica kommt häufig als Symptom ohne erkennbaren Hintergrund vor. An ihre Existenz können sich Überlegungen und Neurosen sekundär knüpfen. Primär ätiopathogenetisch ist es wahrscheinlich zunächst nur eine Erfahrungsunterstellung ohne Beweis, die Landkartenzunge als psychisch verursacht zu betrachten. Die neurotische Persönlichkeit findet sich bei denen, die chronisch wegen harmloser Zungenbeläge zum Arzt laufen (Becker und Obermayer, 1947). Der Hinweis von Klumbies und Kleinsorge trifft zu, daß Psychotherapie angezeigt sein kann. Bei jeder Fixierung und überwertigen Behandlung eines Symptoms wie hier der Lingua geographica, ist die Einflußnahme über die Psyche, gleich auf welchem Wege, gegebenenfalls durch verständnisvolle Erklärung und Zureden zu fördern, um den Kranken von seiner Fixierung zu lösen.

8. Zungenbrennen, Zungenschmerzen, Zungenkrebswahn, Leukoplakie, Zwangsbewegungen

Über das Symptom des *Zungenbrennens, Zungenschmerzes* und der *Parästhesien* scheint man sich in der Literatur einig zu sein. Wenn sie nicht als Frühsymptome der Möller-Hunter-Zunge bzw. der *Anaemia perniciosa* Erklärung finden, so ist nach Greither (1955), Schuermann (1958) u.a. auf neurotische Bedingtheit zu achten. Die Glossodynie liebt es, der somatische Ausdruck einer Neurose zu sein! (Obermayer, 1955).

Alajouanine (ref. nach Mork, 1937) schilderte in der „Pariser Stomatologischen Gesellschaft" vier Fälle mit idiopathischer Glossodynie. Beschwerden sollen in Form von Kribbeln, Brennen und Stechen bestanden haben. Bei trokkener Zunge soll Verschlimmerung eingetreten sein.

Andelova, Skach, Chvojkova und Flusser (1954) haben 75 Kranke mit dem Symptom des Zungenbrennens, das häufig auch mit brennendem Gefühl am Gaumen verbunden war, untersucht. Bei 22 Fällen ließ sich weder eine örtliche noch eine innere Ursache finden. Die Verfasser bezeichnen sie als Glossodynie nervöser Herkunft.

Nicht selten haben diese Erscheinungen an der Zunge ihre Ursache in der Furcht, an Krebs erkranken zu können. Die Literatur spricht dann vom Zungenkrebswahn bzw. von Carcinophobie. Überwiegend leiden Frauen im mittleren Alter (häufig schnell gealterte Frauen) die erfahrungsgemäß selten an Zungenkrebs erkranken, unter dieser Phobie, die in Form von „monosymptomatischen hypochondrischen Depressionen" auftritt (Schuermann, 1958). Die Patientinnen kommen meist sehr niedergeschlagen in die Sprechstunde, antworten auf Fragen im Flüsterton. Es ergibt sich häufig auf Befragen, daß in der Familie oder im Bekanntenkreis kürzlich eine Krebserkrankung diagnostiziert wurde. Die Angst, nun bald sterben zu müssen, hat sie in diesen depressiven Zustand gebracht. Die Patienten sind so vollkommen von der Angst und Furcht beherrscht, daß der Mechanismus des klaren Denkens versagt.

Heinrich (1935) sah zwei Fälle mit Zungenbrennen, bei denen das Symptom Ausdruck der psychischen Ablehnung des Zahnersatzes war.

Man ersieht daraus, daß auch eine harmlose Erscheinung, wie derartige Symptome an der Zunge, oft nicht ohne genaue Anamnese klargestellt sind. Bei Frauen kommen unter Umständen auch Ablehnungstendenzen gegenüber erotischen Gepflogenheiten in Betracht (Coitus oralis), worüber es bei J. H. Schultz (1955, 1959), Ziskind und Moulton (1946) an beweiskräftigem Material nicht fehlt.

9. Psychogen bedingte Zungenbewegungen und deren Folgen auf die Mundschleimhaut

Balters (1949) vertrat die Meinung, es gebe nichts, das nicht von der Zunge begleitet wird. Das, was vorher über den Zungenbelag und das Zungenbrennen gesagt ist, kann diese Meinung bestätigen. Daß die Zunge bei der Ätiologie der Paradentosen (Parodontosen) durch Preß- und Druckbewegungen beteiligt ist, wurde an anderer Stelle erwähnt. Jede Störung der inneren Harmonie wird auch eine Disharmonie durch die formgebende Zunge im empfindlichen Mund-, Zahn- und Kieferbereich hervorrufen. Dazu folgende zwei Fälle:

Fall 1. Eine tatkräftige, etwa 40jährige Patientin klagt über Entzündungserscheinungen des Zahnfleisches im linken Bereich der unteren Schneidezähne. Das sonst gesund aussehende Zahnfleisch weist im Bereich von 1, 2, 3 links eine Gingivitis auf, und zwar zungenwärts, welche bei 1 besonders stark ausgeprägt ist; außerdem zeigt sich eine beginnende Lückenbildung zwischen 1 und 2. Der 2er ist etwas gedreht und geneigt.

Die Patientin, seit einigen Jahren bekannt, tatkräftig und haushälterisch, hat im Krieg ihren Mann verloren und lebt ihrer Aufgabe, ihrem Kind die rechte Mutter zu sein und sich durchzubringen. Sie ist genötigt, bei ihren Geschwistern zu leben, was wegen der verschiedener. Auffassung der Lebensrichtungen und Erfahrungen oft zu Unstimmigkeiten führt. Der Wunsch nach Änderung, auf Auflösung des Verhältnisses, wie auch die bestehenden Schwierigkeiten zu beseitigen, lassen die Patientin Zungendrücke ausüben, welche bei ihr bisher nicht zu erkennen waren. Während die Zunge selbst nur erhöhte Abnutzung erkennen läßt, weist der Alveolarfortsatz die Druckspuren in Form einer Gingivitis und einer Lückenbildung aus.

Fall 2. Patientin, 26jährig, sucht, von ihrer Ärztin überwiesen, wegen einer chronischen Gingivitis im Frontzahnbereich des Oberkiefers und Unterkiefers die Sprechstunde auf. Eine bei ihr durchgeführte Behandlung war erfolglos geblieben.

Eine Gingivitis erstreckte sich über den Bereich der oberen Frontzähne und den Angaben nach in letzter Zeit auch bei 2 und 3 oben rechts. Die Oberkiefer-Frontzähne standen in leichter Protrusionsstellung. Der Kontakt der Schneidezähne war aufgehoben.

Die Patientin, Flüchtling aus dem Osten, lebt in ziemlich ärmlichen Verhältnissen. Sie erwartet ein Kind und ist im 6. Monat der Gravidität. Die Unterhaltung mit ihr läßt erkennen, daß sie nun darunter leidet, daß sie ihr Kind einer gleich schweren Zukunft entgegenträgt. Wie die Konfiguration der Zunge erkennen läßt, preßt sie unbewußt die Zunge gegen die Schneidezähne, welche unter dem Preßdruck das anliegende Zahnfleisch und seine Knochenstütze in den Zustand chronischer Reizung versetzten.

In beiden Fällen wird bewiesen, daß psychogen Zungenbewegungen zustande kommen können, die dann Entzündungen und Veränderungen am Zahnhalteapparat und der Schleimhaut bewirken.

10. Leukoplakien

Cramer (1956) vertritt in seiner Veröffentlichung über rezidivierende Zungenleukoplakie die Auffassung, daß vegetative und psychische Affekte auf die Kernteilung und das Wachstum von präcancerösen und carcinomatösen Zuständen Einfluß nehmen, und zeigt zugleich Wege für die Therapie auf.

Hier die Krankengeschichte einer Frau M., geb. 8. 6. 1881:

Vater wurde bereits mit 30 Jahren wegen chronischer Entzündungen der Zunge mit Höllensteinstift behandelt, später mit 45 Jahren an Zungencarcinom operiert und starb im Alter von 70 Jahren. Die Mutter starb mit 49 Jahren an Darmkrebs. Die Tochter der Patientin hat seit dem 25. Lebensjahr eine Leukoplakie der Portio. Bei unserer Patientin traten im Alter von 40 Jahren die ersten leukoplakischen Bezirke an der Zunge auf, die excidiert wurden. Menarche: 16 Jahre, Menopause: 55 Jahre, 3 Geburten, keine Fehlgeburten, ausreichender Ernährungszustand, guter Allgemeinzustand, neurologisch keine pathologischen Befunde. 1933, d.h. 10 Jahre nach der Excision, traten erneut Zungenbeschwerden mit brennendem Gefühl auf, offenbar ausgelöst durch erregende Erlebnisse der damaligen Zeit. In der Charité wurde eine Perniciosa festgestellt. Leberspritzenbehandlung besserte den Befund. Im Frühjahr 1951 wurde die Patientin in der Geschwulstklinik der Deutschen Akademie der Wissenschaften in Berlin vorgestellt. Sie zeigte schwerste leukoplakische Veränderungen, die — wie Explorierung ergab — auch diesmal wieder nach seelischen Alterationen aufgetreten waren. Eine intensive Nahbestrahlung der Zunge löste eine unerwartet starke Reaktion der Zunge aus.

Am 8. 2. 52, rund $1^1/_2$ Jahre später, stellte sich wiederum ein weiteres, sehr schmerzhaftes Rezidiv mit einer dolenten Halsdrüsenschwellung links ein, im Gefolge zeitbedingter Aufregungen. Nach Behandlung mit Vitamin B-Komplex, Vitamin A und E und Frenantol reinigte sich die Zunge fast vollkommen. 6 Monate später, am 26. 2. 53, aus demselben Grund geringfügiger Rückfall. Vollständige Besserung nach Behandlung mit Frenantol, Melcain und Impletol i.v. Anfang August 1953 schwerstes Rezidiv mit ausgedehnten leukoplakischen Auflagerungen auf der ganzen Zunge, entzündlichen Veränderungen und Geschwürsbildungen an den Rändern, wie auf der Unterseite der Zunge. Vorausgegangen waren Angst und Erregungszustände infolge großer Sorge um eine Tochter. Die Patientin konnte weder essen noch sprechen und hatte außerordentlich starke Schmerzen. Auf Melcain und Impletol i.v. nach einigen Tagen erhebliche Besserung.

Auf Grund eines röntgenologisch erhobenen Zahnstatus wurden im Oktober 1953 sämtliche Zähne des Unterkiefers mit zahlreichen Granulomen entfernt. Danach war die Patientin beschwerdefrei. Anfang September 1955, also nach fast 2 Jahren, traten plötzlich tiefe Risse, Geschwüre und dicke leukoplakische Auflagerungen an der Zunge auf. Es entwickelte sich ein so starker Krankheitszustand, daß die Patientin nicht mehr gehen konnte und stationär aufgenommen werden mußte. Wegen ihrer Beschwerden hatte sie 14 Tage lang keine Nahrung zu sich nehmen können. Die Schwere des Krankheitsbildes wird auch dadurch beleuchtet, daß die Schwestern die Patientin ohne Anweisung in das Sterbezimmer gebracht hatten. Auch dieses Rezidiv war psychogen affektiv ausgelöst. Nach den günstigen Erfahrungen mit Sedativis in den vorangegangenen Jahren schien der Versuch mit einer Dämmerschlafbehandlung eine vielleicht aussichtsreiche Therapie. So begann am 29. 9. 55 eine Dolantin-Megaphen-Behandlung, und zwar mit 100 mg Dolantin und 50 mg Megaphen, die am 30. 9. mit der Hälfte der Dosis fortgesetzt wurde. Zusätzlich erhielt die Patientin 300000 Einheiten Vitamin A (Polybion, Evion und Cebion). Allerdings hatte diese Behandlung keinen ausreichenden Erfolg, denn es gelang weder den Erregungszustand zum Abklingen zu bringen, noch konnten die unerträglichen Schmerzen befriedigend ausgeschaltet werden. Man mußte daher zu einem stärkeren Narkoticum greifen, nämlich Dilaudid forte cum Atropino. Vom 1.—9. 10. 55 erhielt die Patientin 2—4mal täglich diese Medikation. Der Zungenbefund besserte sich deutlich und die Schmerzen begannen nachzulassen, so daß die Patientin am 11. 10. 55 wieder auf Dolantin-Megaphen-Atosil-Therapie umgestellt werden konnte; ab 19. 10. 55 nach Rückbildung der leukoplakischen Erscheinungen wurde zweimal täglich eine Tablette Megaphen verordnet. Entlassung aus dem Krankenhaus am 29. 10. 55. Eine Probeexcision ergab 1951 histologisch ein hyperplastisches Plattenepithel und eine unspezifisch granulierende Entzündung. Die Plattenepithelleisten waren in dem stark entzündlichen und infiltrierten Bindegewebe unscharf begrenzt. Trotz des fehlenden Basalsaumes kein Anhaltspunkt für Carcinom (Anders-Buchaly).

Häufig wiederholte Blutbildkontrollen ergaben stets einen normalen Befund, so daß es sich also in keinem Fall bei den Zungenerscheinungen um ein Perniciosa-Rezidiv gehandelt hat. Die BSG war etwas erhöht.

Eine Focus-Suche an Nebenhöhlen, Magen-Darmtrakt und Gallenblase verlief negativ, so daß also nach der Extraktion der beherdeten Zähne im Januar 1953 jetzt eine Fokalinfektion nicht mehr als Ursache der immer erneuten Rückfälle angesehen werden kann. Auch die Leberfunktionsproben ergaben keinen pathologischen Befund. Bei diesem außergewöhnlich komplexen Krankheitsbild liegt zunächst eine vererbte, anlagebedingte Neigung zur Zungenleukoplakie vor, die sich von dem Vater auf die Patientin übertragen hat. Auf der Grundlage eines perniziösen Krankheitsbildes und schließlich toxischer Zahnfoci wurde die Zungenleukoplakie manifest im Anschluß an einen psychischen Schock, so daß das auslösende Moment bei der Mehrzahl der Rezidive psychisch bedingt war (Schock, Angst, Aufregung).

Eine 4wöchige Dauerschlafbehandlung, die zunächst erst durch Dilaudid forte cum Atropino ermöglicht werden mußte, brachte mit zusätzlichen Vitamingaben von A—E eine Besserung und schließliche Heilung der schweren organischen Veränderungen der Zunge. Natürlich handelt es sich hierbei jedoch nur um einen symptomatischen und labilen Effekt, da die Patientin nach wie vor auf psychische Belastungen sofort mit einer Verschlechterung des Zungenbefundes reagierte.

Verfasser konnte dies bei einer plötzlichen Aufregung der Patientin (Operation an der Tochter) genau beobachten. Auch bei dieser seelischen Beanspruchung manifestierten sich organisch am locus minoris resistantiae der Zunge Rhagaden, die allerdings bald abheilten. Immerhin hat die Behandlung die schweren organischen und sehr schmerzhaften Veränderungen sowie die erhebliche motorische Unruhe grundsätzlich gebessert.

Obwohl die schwersten Zungenerscheinungen bald abklangen und die Nahrungsaufnahme sich dann ermöglichen ließ, trat die Heilung der Epitheldefekte und der leukoplakischen Auflagerungen erst nach längerer Zeit ein. Nach 3 Monaten konnte die Patientin ihr Gebiß wieder tragen und hat bis heute durch die Zahnprothese keine Beschwerden. Eine kleine knopfförmige Leukoplakie im Zentrum der Zunge als letzter Restzustand konnte mit Cytobionmedikation behoben werden.

Man hat sich also auf die Dämpfung des Cortex, des Zwischenhirns und der Peripherie im Sinne eines parasympathischen, spasmolytischen und gefäßerweiternden Effektes beschränkt. Eine vielleicht kausale psychotherapeutische Behandlung war in diesem Rahmen nicht gegeben und wird vom Verfasser zur Diskussion gestellt.

Daß auch an eine hypochondrische Einstellung der Patientin bei leukoplakieähnlichen Veränderungen an der Mundschleimhaut zu denken ist, daran erinnern Kleinsorge und Klumbies mit einem Fall: „Im nachstehend aufgeführten Fall ist es schwer zu entscheiden, wie weit die geschilderten Beschwerden und die Leukoplakie durch psychische Faktoren zumindest mitbedingt sind oder aus einem hypochondrischen Kausalitätsbedürfnis auf die sexuellen Erlebnisse bezogen werden“:

Ein 42jähriger Facharbeiter suchte die Sprechstunde auf, der über Schmerzen im Mund, Zungenbrennen und pappigen Geschmack klagte. Diese Beschwerden bestanden mit Unterbrechungen seit ca. 20 Jahren. Seit 2 Jahren traten weiße Flecken in der Mundschleimhaut auf, die ihn stark beunruhigten. Der Patient gibt an, schätzungsweise schon 50 Ärzte aufgesucht zu haben. Es seien, da er den Verdacht auf eine venerische Erkrankung habe, Dutzende von Wa.R.-Untersuchungen angestellt worden, die alle negativ ausgefallen seien. Patient ist das letzte von fünf Kindern. Unauffällige schulische Entwicklung. Kohabitarche 19jährig mit gleichaltriger Partnerin. Das Verhältnis bestand 4 Jahre, während welcher er ausschließlich mit diesem Mädchen verkehrte. Im 3. Jahr der Bekanntschaft versuchte der Patient, angeregt durch eine entsprechende Lektüre, nach Alkoholgenuß unter äußerst ungünstigen Umständen in einem Hausflur die Ausübung des Cunnilingus bei seiner Partnerin. Es sei dabei nur zu einer einmaligen, ganz oberflächlichen, flüchtigen Berührung gekommen. *Er habe aber sofort ein starkes Brennen auf der Zunge verspürt* und wurde von einer „irrsinnigen Angst" befallen, sich angesteckt zu haben. Trotzdem dauerte das Verhältnis zu diesem Mädchen noch 1 Jahr ungestört an. 1938 Eheschluß mit einer anderen Partnerin, von der er jedoch 1939—1947 durch Militärdienst und Gefangenschaft getrennt wurde. Während dieser Zeit, die ihn vom weiblichen Geschlecht isolierte, war er beschwerdefrei.

Er kehrte als Dystrophiker zu seiner Frau zurück, die sich vor seinem elenden Zustand ekelte und die Wiederaufnahme genitaler ehelicher Beziehungen ablehnte. Ehescheidung. 1949 Wiederverheiratung aus rein rationalen Überlegungen. Die zweite Ehefrau, eine Witwe, verfügte über Barvermögen und ein eigenes Haus. „Die Frau herrscht über mich, sie versucht mich wie ihren Dienstboten zu halten. Sie kontrolliert mein Einkommen, schreibt mir vor, was ich ausgeben darf." An genitalen Begegnungen hat der Patient kein Interesse. Infolgedessen ist die unbefriedigte Frau eifersüchtig und wirft dem Patienten seine geringe sexuelle Leistungsfähigkeit vor. „Ihr erster Mann sei viel besser gewesen." Bei jedem Kohabitationsversuch kommt dem Patienten die Erinnerung an den erwähnten versuchten Cunnilingus und die vermeintliche venerische Infektion. Diese Vorstellung bewirkt sofortige nervöse Demuteszenz und führt bestenfalls unmittelbar post immissionem zur Ejaculatio praecox.

Dieselben Autoren machen noch auf die Leukoplakie neuroarthritique irritative (Brocq) aufmerksam. Diese Art der Leukoplakie sei eine Erkrankung junger Menschen beiderlei Geschlechts, deren besondere Auffälligkeit darin besteht, daß sie immer mit Arthritis, Dyspepsien und Enterocolitiden vergesellschaftet vorkommt und sich in psychisch bedrückenden Situationen verschlechtert.

Zusammenfassung zu 8., 9. 10.

Die Ausschaltung von Schmerzen u.dgl. aus anderer Ursache, wie Perniciosa, Lichen ruber planus u.a., hat im Vordergrund zu stehen. Psychogene Glossodynie verschiedenster Verursachung bis zur monosymptomatischen Schizophrenie ist bekannt und anzuerkennen.

Hinsichtlich der Leukoplakie gibt es Meinungen mit der Tendenz, daß Zungenleukoplakien zumindest unter psychischen Einflüssen exacerbieren können. Aus der Bewegungsfunktion und ihren Folgen lassen sich Anhaltspunkte dafür gewinnen. Ob man sich nach dem heutigen Stand noch weiter exponieren darf, bleibt offen.

11. Stomatitis prothetica

Unter dem Sammelbegriff *Prothesenstomatitis* bezeichnet man in der Zahnheilkunde sowohl einen objektiv entzündlichen Befund der Mundschleimhaut als auch Erscheinungen, bei denen der Patient nur von Gefühlssymptomen = Sensationen wie Schmerzen, Brennen, Hitzegefühl, Speichelfluß geplagt wird, sofern sie mit dem Zahnersatz in einem ursächlichen Zusammenhang stehen. Neuerdings zählt man auch die sog. Schleimhautirritationen, die nach Eingliederung neuer Prothesen, besonders bei Prothesenneulingen, auftreten, dazu. Die Patienten klagen immer wieder über Druckstellen, ohne daß objektive Erscheinungen der Mundschleimhaut zu finden sind. Sobald der Mensch nämlich seine Zähne verliert, und ihn die Notwendigkeit zwingt, sie durch künstliche zu ersetzen, treten eine Reihe psycho-somatischer Probleme auf.

Für den primitiven Menschen waren die Zähne einst Waffen, Werkzeug und Schmuck zugleich: Waffe zur Verteidigung gegenüber Feinden, Werkzeug bei der Nahrungszerkleinerung und Schmuck, da sie zusammen mit den Lippen als

Umrahmung der unteren Gesichtshälfte ein individuelles Gepräge geben. Die Zivilisation hat die vielgestaltigen Möglichkeiten des Gebisses weitgehend beschränkt, doch die symbolhafte Bedeutung als Ausdruck von Kraft und Schönheit ist geblieben. Schönheit ist ein Symbol für Kraft und Potenz. Schöne Zähne gelten allgemein als gesunde Zähne und können zweifellos einen sinnlich-erotischen Reizwert haben. Das ist eine so bekannte Tatsache, daß wir z.B. kaum ein Reklameplakat finden werden für irgend etwas — Mode, insbesondere Unterwäsche, Strümpfe, für Waschmittel, für Schönheit schlechthin —, ohne daß nicht zugleich eine Perlenkette schöner, großer, und vor allem gut sichtbarer Zähne mit einem hübschen, jugendlichen Träger gezeigt werden, aber auch nie, ohne daß sich dann sofort erotische Assoziationen entwickeln. In Amerika ist einem ganzen Volk das „keep smiling" als Symbol aufsuggeriert: Zähne, große Zähne, gesunde Zähne: Allgemeine Gesundheit, Jugendkraft, Herrschaftswille, wirtschaftliche Kraft und Sicherheit. Man betrachte unter diesem Aspekt die vielen Bilder unserer Politiker, die sich bei ihren Konferenzen stets mit strahlendem Lächeln und damit sichtbaren und blitzenden Zähnen den Fotografen zeigen.

Kommt es nun im Laufe der Zeit zum Verlust eines oder mehrerer Zähne, besonders im sichtbaren Frontzahnbereich, so weist das ständig auf das Fehlen von Vitalität hin. Völlige Zahnlosigkeit erzeugt den Eindruck des Greisenhaften oder Infantilen, der Wehr- und Hilflosigkeit und des Mangels an jeglichem ästhetischem Reiz, und nicht selten wird eine Zahnextraktion sogar als Kastration empfunden (Dolder, 1965). Der Verlust der Zähne zwingt den Menschen zur Auseinandersetzung mit den Tatsachen. Das Verhalten der Umgebung des Patienten spielt hier eine nicht zu unterschätzende Rolle; denn der gesunde Mensch distanziert sich im allgemeinen instinktiv von allen Gebrechen. Häufig kommt es zur Sichselbstüberlassung, zur Verachtung oder sogar zur Verspottung des zahnlosen Menschen. Es ist dies eine Defensivreaktion, mit welcher der Gesunde seine eigenen Minderwertigkeitsgefühle auf den Körpergeschädigten projiziert (Meng, 1952, 1953).

Die individuelle Reaktionsweise des Leidtragenden hängt natürlich von vielerlei Faktoren ab, wie Alter, Geschlecht, psychischer Konstitution, sozialer Schicht, Milieu usw. Oft fühlt sich der Patient im Hinblick auf die Außenwelt unterlegen, woraus sich bei seelisch wenig robusten Menschen Depressionen und Resignationen als Ausdruck der aktuellen Resonanz der Seele entwickeln können. Durch Vergleichen mit dem Idealzustand in früheren Zeiten wird eindeutig eine Wertminderung der Persönlichkeit empfunden. Das ist z.B. besonders auffällig bei Frauen zwischen dem 35. und 45. Lebensjahr. Hier bedeutet der Zahnverlust oft eine Verminderung ihrer sexuellen Anziehungskraft. Wenn ihre Sublimierungsfähigkeit versagt, kann eine Torschlußpanik entstehen und aus dieser Angst, bei Älterwerden die Libido zu verlieren, resultieren oft nervöse Störungen. Dagegen nehmen junge Menschen den Zahnverlust weit weniger tragisch, sie werten ihn mehr als Unfall. Auch vermögen die Erfolge dieses Lebensabschnittes die Schwäche der Zahnlosigkeit zu kompensieren. Ich zitiere dazu Peterhans:

> „Der Mechanismus Zahnverlust — Organverlust — Minderwertigkeitsgefühl spielt sehr oft, meist in äußerst sichtbarer Form und in den verschiedensten Äußerungen, eine Rolle. Bei einer hypochondrischen Reaktionsweise kann durch psychische Verarbeitung des Zahnverlustes eine latente Neurose aktiviert werden. In dieser krankhaften psychischen Verarbeitung löst das Trauma bestehende latente Schuldgefühle aus, und der Zahnverlust wird als Bestrafung gewertet."

Bereits bei Freud findet sich der Hinweis, daß z.B. der Traum vom Verlust eines Zahnes den symbolhaften Ausdruck für die dahinterliegende unbewußte Furcht vor dem Altwerden, dem Verlust der Jugendfrische, der Sexualkraft oder einem für den Betreffenden überhaupt wesentlichen Verlust darstellt bzw. darstellen kann.

Übrigens scheint es in diesem Zusammenhang erwähnenswert, daß die heutige Jugend, jedenfalls in unserem Sprachkreis, in dem *derzeitigen Idiom der Teenager*, den Begriff des „Zahns“ eingeführt hat. Ein steiler Zahn ist z.B. ein attraktives Mädchen. In diesem Sinne verkörpern zahlreiche verschiedene Adjektive, jeweils zum Hauptwort „Zahn“ dadurch in bestimmter Weise charakterisierte junge Menschen. Es ist möglich, daß die Herkunft des Terminus „Zahn“ sich in diesem Fall gar nicht ethymologisch von dem deutschen Wort „Zahn“ ableitet. Aber inhaltlich ergibt sich bei Einbürgerung des Begriffes daraus ungeachtet dessen der psychologische Gehalt.

Die psychische Reaktion auf den Zahnverlust läßt die Frage aufwerfen, wie reagiert die Psyche auf die therapeutischen Maßnahmen, d.h. auf die Prothese?

Bei der Adaptation der abnehmbaren Prothesen haben wir zwischen einem mechanischen und psychischen Anteil zu unterscheiden. Die mechanische Adaption hat die physiologische Wiederherstellung des Kauorgans zum Ziele; das Kauen muß mit der Prothese wieder neu erlernt werden. „Der Kauvorgang nämlich ist ein koordinierter Bewegungskomplex, der normalerweise unbewußt reflektorisch abläuft. Nun muß unter Leitung des Bewußtseins versucht werden, mit der alten, gebahnten Motorik zu kauen, wobei die Tiefensensibilität der Kau- und Wangenmuskulatur verstärkt herangezogen wird, um langsam zu einem neuen, reflektorischen Ablauf der Kaubewegungen zu gelangen“ (Wild, ref. nach Balters, 1956). Das ist bei relativ jungen Prothesenträgern meist bald der Fall, wird um so schwieriger, je älter die Patienten zum Zeitpunkt der Protheseneingliederung sind.

Heyer (1950) berichtet von einem Fall, in dem ein Patient mit seinem Ersatz nicht zurechtkam, und die Prothese erst paßte, als er sich mit sich selbst und seinem Alter abgefunden hatte. Der Patient hatte sich gegen die Tatsache des Alterns aufgebäumt und kam somit mit seinem Ersatz nicht zu Rande, weil er ihn als Symbol für das Altern ansah.

Die psychische Adaptation der abnehmbaren Prothese erfaßt meistens die Gesamtpersönlichkeit des Patienten (Peterhans, 1948). Wie beim Zahnverlust kommt es hier auf die seelische Einstellung der betreffenden Person sehr an. Daß der Zahnersatz notwendig ist, wird von den meisten Patienten verstandesgemäß eingesehen. Gefühlsmäßig allerdings lehnt man ihn ab, da sie jedesmal beim Abnehmen und Einsetzen der Prothese an deren Existenz erinnert werden; und es kommen die durch den Zahnverlust erzeugten Minderwertigkeits- und Schuldgefühle wieder zum Bewußtsein. Wird dabei der Zahnersatz obendrein im Unterbewußtsein negativ bewertet, so können Übelkeit, Ekel und Brechreiz als Ausdruck der Ablehnung entstehen, so daß es nicht zur psychischen Adaptation kommen kann. „Gegen dieses Schuldgefühl wehrt sich der Prothesenträger bewußt oder unbewußt, und je nachdem sein Wille zu leben stark oder schwach ist, kommt es zum Kompromiß (Adaptation) oder zur neurotischen Verarbeitung (Nichtadaptation)“ (Peterhans, 1948).

Andererseits kommt es auch oft vor, daß bereits *bestehende latente Konflikte sekundär anläßlich der Angewöhnung einer Zahnprothese wieder aktiviert werden.* Bei dieser psychoneurotischen Reaktionsweise wird die Prothese für den Patienten zum Hindernis für die Lösung der aktuell psychischen Schwierigkeiten.

Die Prothese wird zum Sündenbock und kann die psychischen Funktionen weitgehend beherrschen, indem nun die Ursachen der unverarbeiteten Konflikte in sie hineinprojiziert werden. Wenn diese verschiedenen seelischen Schwierigkeiten vom Patienten nicht überwunden werden, kommt es auch nicht zur psychischen Adaptation der Prothese. Diese Patienten sind — wenn die Heilkunde auch den Begriff nicht kennt — wegen der Prothesen krank und suchen dauernd wegen angeblicher Druckstellen ihren Zahnarzt auf.

Balters (1956) schreibt von einer Patientin, die über *Brennen im Munde beim Tragen ihrer Prothese* klagte. Als sie noch eigene Zähne besaß, litt sie oft unter heftigen Zahnschmerzen. So forderte sie etwas voreilig vom Zahnarzt die Entfernung aller ihrer noch gesunden Zähne, weil sie sich von den oft quälenden Zahnschmerzen so zu befreien glaubte. Als die Extraktion ausgeführt war, wurde ihr erst die Bedeutung ihres voreiligen Beschlusses klar. Mit der Prothese wurde sie fertig, mit sich selbst aber insbesondere deswegen nicht, weil der Verlust ihrer Zähne in eine Zeit fiel, als man gerade ihrem Mann eine gute Stellung gekündigt hatte. Diese Situation hatte die Patientin noch nicht überwunden. Es trafen also mehrere Komplikationen zusammen.

Von nicht zu unterschätzendem Einfluß auf die Adaptation sind Affektlabilität, Neigung zu Ekelgefühlen, Introversion, Müdigkeit, hohe geistige Differenziertheit und eine prothesen-negative Einstellung der Umgebung, ebenso die Forderungen betreffend häufiges Reinigen der Prothesen und Aufbewahrung im Wasserglas während der Nacht. Gerade diese letztgenannte Notwendigkeit kann sich adaptationshemmend auswirken, weil der Patient dadurch oft an seine Organminderwertigkeit erinnert wird. Vom psychologischen Standpunkt aus ist es durchaus einzusehen, daß die Frau ihre Prothesen auch während der Nachtruhe nicht ablegt und diese heimlich ohne irgendwelchen Zuschauer reinigt, um ja nicht vor der Umwelt als Zahnprothesenträger zu gelten. In dieser Hinsicht hat also die Psychohygiene vor der Prothesenhygiene den Vorrang (Dolder, 1956).

Aus derartigen psychischen Ursachen werden aber viele Prothesen von zahnlosen Patienten in der Nachttischlade aufbewahrt und nicht etwa, weil Konstruktionsfehler am Zahnersatz vorliegen. Aber es wäre verfehlt, nun alle diese Patienten, die wegen Beschwerden an der Mundschleimhaut — verursacht durch ihren Zahnersatz — in der Sprechstunde ihres Zahnarztes erscheinen, als ausgesprochene Neurotiker zu bezeichnen. In der Mehrzahl der Fälle sind es intakte Persönlichkeiten. Doch kann die Reaktionsweise mehr oder weniger ausgeprägt neurotisch werden und sich in dieser Hinsicht auf ganz bestimmte Objekte, z.B. die Prothese, konzentrieren.

Peterhans (1948) schildert einen Fall, wie ihn wohl schon jeder praktische Zahnarzt ähnlich erlebt hat:

Frau, Anfang 40, Beginn der Menopause, hysteriforme Reaktionen. Dieser Fall ist in ähnlicher Form relativ häufig. Die Patientin besitzt seit einigen Jahren eine totale obere und eine partielle untere Prothese. Die Kauadaptation ist trotz schlechter prothetischer Kieferverhältnisse sehr gut. Psychisch wurde die Prothese nicht adaptiert, da die Patientin nichts unterläßt, alle Gedanken, die mit der Prothese in Zusammenhang stehen, bewußt wegzuschieben. Die Prothese als solche wird nicht negiert, es besteht nur eine Auflehnung gegen den psychologischen und physiologischen Ablauf ihres Lebens. Doch gelingt ihr deren seelische Bewältigung nicht. Sie beobachtet alle Erscheinungen ihres Alters. Die starke Tendenz, die entschwindende Schönheit festzuhalten, bringt sie in Konflikt mit der Realität. Die Bewältigung ihrer übergroßen Angst vor dem Altern würde ihr vielleicht gelingen, wenn die Prothese sie nicht fortwährend darauf aufmerksam machen würde, daß es sich anders verhält, als sie sich glauben machen möchte. Die Prothese wird durch die Verdrängungsversuche immer mehr zum Mittelpunkt ihrer ganzen psychischen Verfassung, da sie in zunehmendem Maße mit verdrängten affektiven Vorstellungen beladen wurde. Durch die Verdrängung einerseits und die Fixierung an die Prothese andererseits kam es zu einem Circulus vitiosus. Es ist daher gut zu verstehen, daß sie eine unglaubliche Angst vor der Lüftung ihres Prothesengeheimnisses, vor dem Ertapptwerden, hatte. Die Kompensation dieser Angst und der Minderwertigkeitsgefühle bestand im Haß gegen alle Frauen ihres Alters, die beim männlichen Geschlecht noch einen gewissen Erfolg buchen konnten. Prothesengespräche verstärkten die Minderwertigkeitskomplexe augenscheinlich, aber auch die Gegenanstrengungen im Sinne einer Kompensation

Daß Schuldgefühle an den Reaktionsbildungen beteiligt sind, zeigte sich in dem Drang zu Erklärungen. Sie suchte sich ihr geeignet erscheinende Menschen aus, denen sie ihren Lebensweg bis zum Prothesentragen in sehr affektiven Worten schilderte, wobei aber das Thema „Prothese" bald verlassen wurde, denn im Mittelpunkt ihrer Ausführungen stand ihr eigenes Schicksal (d.h. sie selbst).

Der Patientin wurde die Prothese durch die neurotische Verarbeitung des Prothesenerlebnisses zur Basis des Minderwertigkeitskomplexes. Sie litt nur deshalb an ihrer Prothese, weil diese mit zu vielen, ihr unlösbaren Komplexen gekoppelt war. Die Schuldgefühle hatten zum größten Teil andere und tiefere Ursachen, doch entstanden Superpositionen. In der Mehrzahl der Fälle werden vom Patienten alle Schwierigkeiten mechanischer und psychischer Natur langsam überwunden. Der Kauvorgang spielt sich dann mit Sicherheit und mit gutem Effekt automatisch wieder ab. Die Prothese wird schließlich zum treuen Helfer, der die Persönlichkeit aufwertet, so daß der Patient sie als einen Teil seines Körpers betrachtet, den er nicht mehr entbehren kann.

Wir sehen also, daß die Eingliederung einer Prothese nicht eine rein technische Angelegenheit ist, sondern weit eher eine klinische Aufgabe. „Kein klinisches Problem entbehrt des psychologischen Inhalts, und die Prothetik steht hier an einer besonders interessanten Stelle, weil ihr gleichzeitig von der anderen Seite her das Technische in die psychologische Problematik eingeht" (RITTER, ref. nach MENG, 1953).

Die eventuelle psychische Nichtadaptation der Prothese ist dermatologisch insofern von Bedeutung, als der Prothesenträger mit verschiedensten diffusen Beschwerden im Bereiche des Mundes und der Schleimhaut die dermatologische Sprechstunde frequentieren kann.

Zusammenfassung

Die Nichtadaptation an die Prothese mit ihrem verständlichen psychologischen Hintergrund kann zu dem Symptomenkomplex führen, der vor allem im zahnärztlichen Bereich als Stomatitis prothetica bekannt ist. Die rein psychische Stomatitis prothetica erklärt sich folgerichtig. Dem Dermatologen sollten die Symptome ebenfalls geläufig werden.

12. Paradentosen

Unter dem Sammelbegriff der Paradentose (Parodontose) haben wir es sowohl mit reinen Abbauvorgängen wie auch Umbauvorgängen und zum Teil Aufbauerscheinungen zu tun, sowohl Vorgängen, welche frei von Entzündungen sind, als auch Vorgängen, bei denen Entzündungen am Zahnhalteapparat vorherrschen, ob sichtbar beginnend vom Zahnfleischrand ausgehend, oder durch Abschliffe beim Schmelz, endend in Veränderungen des Zahnmarks, des Peridontiums, dem Pulpentod oder der infektiösen Entzündung der Pulpa. Es gibt keinen Teil des Organon dentale, welcher nicht an den Paradentoseerscheinungen beteiligt wäre. Welches sind nun die Ursachen dieser so unheilvollen Erkrankung? Trotz Schaffung des sog. „großen Pa-Status", der der Ursachenforschung der Paradentose dienen sollte, ist man mit diesen Bemühungen bislang noch nicht sehr weit gekommen.

Mehr und mehr kommt man zu der Einsicht, daß auch psychische Störungen zu den Ursachen gezählt werden müssen, bzw. *psychogene Überlagerungen eine wesentliche Rolle spielen.* Obwohl hierauf schon um die dreißiger Jahre durch die Autoren SACHS (1931), FROHMANN (1931, 1932), HEINRICH (1935) und später J. H. SCHULTZ durch Veröffentlichungen hingewiesen wurde, macht sich auch heute noch unter den Zahnärzten eine allgemeine Skepsis gegenüber dieser psychosomatischen Denkart breit. Dabei wird — nach Ansicht von Zahnmedizinern — jeder dieser Zahnärzte zugeben müssen, die Gelegenheit hatten, über längere Zeit Paradentosekranke zu behandeln, daß Exacerbationen im Gefolge von Kummer und Sorge und nach nervenerregenden Vorfällen und Remissionen bei Eintreten ruhiger, sorgenloser Verhältnisse sehr häufig sind. Man muß danach van Cleef (1932, 1933) verstehen, wenn er die Paradentose für eine somatische Manifestation des depressiven Typs hielt. Wieweit man Heinrich (1935) zustimmen kann, daß kein Paradentosekranker seelisch intakt sei, muß die Zukunft erbringen. „Nicht leibliche, sondern seelische Diätfehler sind die Ursache der Paradentose." — Die Äußerung dürfte jedoch zu weit gehen!

Auffällig ist gerade während und nach dem letzten Kriege das Ansteigen der paradentalen Krankheiten aller Grade unter den Kriegsteilnehmern und deren Angehörigen gewesen. Ebenso wurde das unter den politischen Flüchtlingen aller Länder festgestellt (Prosser, 1957). Daß diese Gruppen ganz besonders Gemütsstörungen ausgesetzt sind, steht außer Zweifel, ebenso natürlich die Gegenüberlegung, daß heftige somatische Belastungen hier vorliegen. Auch die Heranwachsenden beiderlei Geschlechts mit ihren Seelenkonflikten in Liebesangelegenheiten, überhaupt Ehe- und Scheidungskrisen gehören hierher. Enges Zusammenleben für lange Zeit mit anderen Menschen, z.B. in Internaten, auf Kriegsschiffen, in Gefängnissen usw. hatte mitunter Gemütsstörungen wie sexuelle Konflikte zur Folge, die sich in einer Verschlimmerung der Paradentose äußern. Der Mund und besonders der Zahnhalteapparat werden mit Affekten belastet oder, psychoanalytisch ausgedrückt, libidinös besetzt.

Dazu folgender Fall:

Ein junges Mädchen litt jedesmal unter Paradentose-Beschwerden, wenn das Verhältnis zu ihrem Geliebten nicht reibungslos verlief. Die paradentalen Erscheinungen verschwanden, sobald diese kritischen Situationen bereinigt waren, indem sie durch liebevolle Zuneigung von seiten ihres Partners in ihrem Glauben an ihn gestärkt wurde.

Beim Fortschreiten des Krankheitsprozesses kann sich dann überhaupt die Gesamteinstellung des Patienten ändern. Er fühlt sich krank; er weiß trotz Beobachtung seiner Zähne nicht so recht, was ihm fehlt. Schließlich kommt es dann so weit, daß der psychisch erwirkte Krankheitszuwachs behandlungsbedürftiger wird als die Paradentose selbst. Meng (1952, 1953) gibt dazu vier Krankengeschichten:

Krankengeschichte Nr. 1. Mann von 40 Jahren, Astheniker, wurde wegen eines Ehekonfliktes und einer damals seit 5 Jahren bestehenden Impotenz vom Hausarzt zur psychologischen Behandlung überwiesen. Aus der Anamnese interessieren folgende Einzelheiten: Der Patient hatte neben rezidivierenden, chronisch ulcerösen Magen-Darmaffektionen innerhalb von 12 Jahren zehn Unfälle, vor allem beim Sport und gelegentlich in seiner kaufmännischen Berufstätigkeit. In der analytischen Arbeit entpuppten sie sich zum größten Teil als Äquivalent seiner Angst und seelischen Unsicherheit. Stigmata einer „vegetativen Neurose" waren nachzuweisen. Es bestand eine Zwangsneurose, welche als Angstneurose begonnen hatte. In der gleichen Zeit, in welcher die Impotenz eingesetzt hatte, war der Patient wegen einer schweren Paradentose in zahnärztliche Behandlung getreten. Eine durch längere Zeit fortgesetzte hormonale Behandlung der Impotenz hatte keinen Erfolg gebracht. Dagegen war sie — wie andere Zwangssymptome — einer seelischen Behandlung zugänglich. Die tiefenpsychologische Behandlung ergab, daß die Impotenz mehrfach determiert war: Abwehr gegen die männliche Frau, Angst vor den Folgen jugendlicher Onanie und Rache — als zwangsneurotisches Symptom — für Abweisungen durch Frauen. Das in der psychologischen Behandlung zutage geförderte Material legt den Verdacht nahe, daß die Zähne, wie auch der Magen-Darmtrakt, „Erfolgsorgane" seiner Neurose waren. Es waren also offenbar physiologische Voraussetzungen für den Ausbruch einer Paradentose in den Dienst der Neurose gestellt worden. Es war ein Circulus vitiosus entstanden, in dem die neurotische, seelische Zerrissenheit des Patienten zur Bildung von Angstäquivalenten geführt hatte, wie Impotenz, lokale Spasmen im Magen-Darmtrakt und paradentotisches Vorstadium mit atrophischen Störungen.

Krankengeschichte Nr. 2. Frau B., 42 Jahre, Pynikerin, wird wegen Pruritus vulvae mit Leukorrhoe zur psychologischen Behandlung überwiesen, da starker Verdacht auf Neurotisierung vorliegt.

Zeitweise, vor allem vor der Menstruation, besteht eine heftige Steigerung der Symptome bis zur Unerträglichkeit des Juckens, besonders nach Ehekonflikten und Eifersuchtsszenen mit dem Ehemann. Es handelt sich um Attacken psychogen bedingter Depressionen. Es bestanden keine Anzeichen einer Menopause. Nachweis einer (nach WESKI) partiell atrophischen Paradentose (vom dystrophischen Typ), die kurz nach der gynäkologischen Erkrankung ausgebrochen war.

Die seelische Analyse, vor allem die des unbewußten Sinnes der Symptombildung und die Struktur der Phantasien und Träume, verrieten, daß die Patientin halb bewußt, halb unbewußt Selbstmordphantasien und Tötungswünsche ihrem Manne gegenüber somatisierte. Unter diesen Somatisierungen waren Leukorrhoe, Pruritus vulvae und Erkrankungen des Paradentiums Begleiterscheinungen und gelegentlich Äquivalente ihrer Depression. Während der seelischen Behandlung klangen die neurotischen Symptome ab. Die gynäkologische Affektion heilte ohne lokale oder hormonelle Behandlung, die früher ohne länger dauernden Erfolg durchgeführt worden war. Die Paradentose konnte während der seelischen Behandlung zahnärztlich weitgehend gebessert werden, ohne voll auszuheilen.

Krankengeschichte Nr. 3. Mann, 32 Jahre, konstitutioneller Mischtyp mit stärkerem Durchschlag des pyknischen Körperbaues, soll wegen „neurotischer Depressionen" psychologisch behandelt werden. Patient leidet an Magen-Darmbeschwerden, die als organneurotische Symptome diagnostiziert wurden. Seit mindestens 10 Jahren bestehe eine Gingivitis chronica, die sich nach Angaben eines Zahnarztes allmählich in eine Paradentose verwandelt hatte. Der Patient hatte die verordnete tägliche Lokalbehandlung sehr mangelhaft durchgeführt.

Zuerst wurde — wie üblich — eine psychologische Probebeobachtung durchgeführt. Nun ereignete es sich in der Probezeit, daß der Vater des Patienten unerwartet durch einen Unfall starb. In den darauffolgenden Tagen rascher Rückgang der organneurotischen Beschwerden. Der Patient ist mit dem Vorschlag einverstanden, mit der seelischen Behandlung auszusetzen und abzuwarten. Das wenige zutage geförderte psychologische Material und die Tatsache der bewußten paradoxen Verarbeitung des Todes vom Vater verrieten, daß sich der Patient befreit fühlte vom väterlichen Druck. Dieser Druck war ihm früher nur selten bewußt geworden, gelegentlich in den Ferien. Dazu kam, daß der Patient offenkundig bisher nicht gewagt hatte, als Mann auszureifen. Er blieb seelisch im Pubertätsalter stecken. Eine Psychotherapie fand nach dem Tode des Vaters nicht mehr statt. Der Patient reifte relativ schnell nach; er wurde im Laufe der nächsten 2 Jahre selbst Vater, nachdem er bereits zu Lebzeiten des Vaters eine Ehe eingegangen war, die früher öfters durch Störungen im Liebesleben beider Eheleute erschwert war.

Die zahnärztliche Behandlung der Paradentose wurde nach dem Tode des Vaters mit den früher auch schon angewandten Mitteln fortgesetzt, und zwar mit besserem Erfolg. Der Patient schien mit weit größerem Interesse und Geschick die lokale tägliche Zahnpflege durchzuführen (Reinlichkeit ist vor allem auch ein seelisches Problem). Vielleicht äußerte sich in diesem „gesunden Leistungssymptom" eine neue positive Einstellung zum Leben. Man ist berechtigt, auch auf Grund paralleler Beobachtungen an anderen Patienten nach dem Tode von Familienmitgliedern, an die eine krankhafte Bindung bestand, den Schluß zu ziehen: bei dem Patienten hat sehr wahrscheinlich der Tod des Vaters eine seelische Katharsis der aufgestauten Affekte und Komplexe in Gang gebracht. Die Stärke seines Ich wuchs, nachdem zuvor die unproduktive Bindung teilweise das Ich absorbiert hatte.

Krankengeschichte Nr. 4. Mann, 28 Jahre, kommt wegen Zweifelsucht und gelegentlichen Depressionen zur psychologischen Beobachtung.

Die Anamnese ergab unter anderem folgendes:

In der Nachpubertätszeit (1922) Verstimmungen und zwangsneurotische Zweifel. Beide Symptome treten besonders intensiv auf nach einer, wie der Patient sagt, „schweren Enttäuschung an der Mutter". Sie hatte 1922, nach 2jähriger Witwenschaft, wieder geheiratet. In dieselbe Zeit fällt eine explosionsartige Verschlechterung seiner Zähne. Nach der Schilderung handelte es sich 1922 um eine schwere Gingivitis mit paradentotischen Symptomen. Bei der späteren Depression im 18. Lebensjahr wird die Diagnose der Paradentose zahnärztlich gesichert. Wegen raschen Wegzuges des Patienten wird im selben Jahr die seelische Behandlung abgebrochen. Die Daten aus der Vorgeschichte der Pubertät machen es sehr wahrscheinlich, daß ein „Äquivalent der Mutterenttäuschung" Hauptanlaß zur Mobilisierung von neurotischem Material aus der Kindheit war. Die Originalauflage der Neurose im 5. Lebensjahr hat eine zweite Auflage in der Pubertät und Nachpubertät, eine dritte im 28. Lebensjahr erlebt.

In diesem Zusammenhang muß auch noch auf das *nächtliche Zähneknirschen und -pressen*, eine der wenig bekannten Ursachen der Paradentose, eingegangen werden. Wir wissen, daß Angstaffekte, Sorgen wirtschaftlicher, gesundheitlicher oder erotischer Art, sowie ablehnende Willensimpulse mit der Verlagerung auf das Kauorgan abreagiert werden. Dabei kommt es zu einer Dauerüberbelastung des Kauorgans; die Zähne werden in die Alveole hineingepreßt, die innerhalb des Periodontalspaltes laufenden Gefäße werden für die Dauer eingeengt bzw. abgepreßt, und der Blutstrom der Capillaren verlangsamt oder gar zum Stillstand gebracht. Die Folgen werden entweder eine Hyperämie bei Abklemmung nur des venösen Abflusses oder gar eine vollständige Anämie bei Abklemmung auch des arteriellen Zustromes sein. In beiden Fällen aber ist eine ernstliche Störung in der Ernährung des Zahnhalteapparates zu erwarten, die sich auf die Dauer begünstigend auf die Erkrankung im Sinne der Paradentose auswirken wird.

Wir sehen z.B. eine rapide Verschlechterung der bestehenden Paradentosen bei Frauen zwischen 40—50 Jahren, die in der Erwartung des Klimakteriums stehen. Sie spüren das Altern genau berechenbar auf sich zukommen, glauben dadurch ihre erotische Anziehungskraft bei ihren Ehemännern einzubüßen und „reagieren durch Knirschen mit den Zähnen ihre inneren Nöte ab". Aber auch überlastete Geschäftsleute, Politiker, Angestellte, Soldaten und auch Kinder mit ihren vielfachen Seelenstörungen gehören zur Schar der Knirscher. Auch die dauernd gestörte Nachtruhe durch den immer größer werdenden Lärm kann in unbewußter Abwehr für die Gesundheit als schädlich empfundene Störung mit Zähneknirschen beantwortet werden und der Paradentoseerkrankung förderlich sein.

Die paradentotischen Veränderungen an einem Organ, das wegen seiner Wichtigkeit schon normalerweise für das Bewußtsein als auch für das Unbewußte im Vordergrund des Interesses steht (Sprache, Nahrung, Aberglauben, Symbolik der gesunden Zähne), führen dann zu einer affektiven Belastung. Dadurch wird die *Paradentose zu einer Organneurose.* Frohman gibt bereits 1931/1932 dafür einige Beispiele. Er war auch der Ansicht, daä die Paradentose mehr als ein Symptom denn als eine primäre Erkrankung anzusehen sei. Folgender Fall zeigt, wie zuerst unbewußt und dann bewußt die Paradentose im Seelenleben einer Patientin sich abspielt:

Bei einer 32jährigen, verheirateten Portugiesin war vor 3 Jahren als „letzte Maßnahme" eine chirurgische Paradentosebehandlung durchgeführt worden. Die Patientin war bis dahin mehrere Jahre hindurch in Behandlung eines Zahnarztes gewesen. Starke andauernde Blutungen des Zahnfleisches, Lockerung der Zähne sowie allgemeine Überempfindlichkeit des Mundes hatten eben diesen sie behandelnden Zahnarzt veranlaßt, der Patientin einen radikalen chirurgischen Eingriff zu empfehlen. Wie die Kranke erzählt, dachte sie vor Beginn ihres Leidens niemals an ihre Zähne. Der Erfolg der Operation war scheinbar ausgezeichnet. Bald erholte sie sich vom postoperativen Schock, ihr Zahnfleisch wies einen guten Zustand auf, und der unmittelbare chirurgische Effekt konnte durchaus als befriedigend angesehen werden. Die seelische Haltung der Patientin änderte sich aber trotzdem. Der bisher unbewußte Krankheitswert wurde ebenso wie der Symbolwert der Zähne infolge des postoperativen Traumas bewußt. Von dieser Zeit an begann die Patientin, sich ihrer Zähne „bewußt" zu werden. Sie suchte und fand bald Leidensgefährten, die ähnliches erlebt hatten. Die Patientin produzierte nun alle möglichen Krankheitssymptome, die nur im Bereich des Mundes gelegen waren.

Der behandelnde Zahnarzt schickte die Patientin zum Psychotherapeuten, der folgendes feststellte:

„Auch in diesem Fall sehen wir die beiden Traumen: Das chirurgische und das psychische Trauma. Patientin litt unter der Zwangsvorstellung, alle ihre Zähne zu verlieren. Des nachts, im Traum, verstärkte sich diese Angst in ihrem unbewußten Fühlen derart, daß sie, laut knirschend und die Zähne aneinanderpressend, sich in ihren Träumen immer wieder zahnlos sah, welchem Zustand sie, ihren eigenen Worten nach, den Tod bei weitem vorziehen würde.

Am Tage preßte sie die Finger gegen die Zähne, eine Gewohnheit, die sie selbst — ohne auch nur im geringsten von mir beeinflußt zu sein — als ‚unbewußt' bezeichnete, als von dem Wunsche geleitet, ihre Zähne, die doch ‚im Herausfallen' waren, wieder in den Kiefer hineinzupressen. Patientin sah den Tag kommen, an dem ihre Zähne so locker geworden waren, daß ihr einer nach dem anderen gezogen werden mußte.

Alle ihre Träume und Phantasien beinhalteten diesen Konflikt. Immer wieder kamen Angstträume, die das Zahnmotiv in zahllosen Varianten symbolisch darstellten. Die Grundstimmung der Patientin war wohl außerordentlich heiter. Sie schien eine gesunde, robuste, in ihrer Art geradezu ‚draufgängerische' Natur zu sein, ein Mensch, der auf den ersten Blick den Eindruck völliger Sorglosigkeit macht.

Als sie bei ihrem ersten Besuch in meiner Ordination klagte, daß ihre Zähne sie noch ‚verrückt' machen würden, legte ich diesem Ausspruch nicht sonderlich viel Bedeutung bei. Erst als sich im weiteren Verlauf der analytischen Behandlung Wichtigkeit und Einfluß ihrer Zahnkrankheit für die gesamte Lebensführung der Patientin offenbarte, konnte ich den vollen Ernst dieses Zahnproblems ermessen."

Aus der Zwangsvorstellung heraus, alle ihre Zähne verlieren zu müssen, manifestierte sich bei der Patientin ein Angstkomplex, der sie auch nachts nicht losläßt. Ausdruck dieser Tatsache ist das nächtliche Knirschen und Aneinanderpressen der Zähne. So bestätigen auch hier wieder die Affektbesetzung des Paradentiums, der Symbolwert der Zähne, die vorzeitige Lockerung der Zähne, symbolisch gedeutet für die Furcht vor dem sich nähernden Ende der Jugend bzw. dem nahenden Lebensende psycho-somatische Zusammenhänge beim Zustandekommen der Paradentose. Die Paradentose kann teils in ihrem Zustandekommen als Affektfolge, dann vor allem nach ihrem Auftreten als sekundär affektbesetzt aufgefaßt, zum Inhalt einer psychischen Erkrankung werden.

Zusammenfassung

Einige Theorien und Beispiele für die seelisch bedingte Verursachung der Paradentose erscheinen etwas konstruiert und weit hergeholt. Andere dagegen haben den Gehalt der Glaubwürdigkeit und Verstehbarkeit. Besonders für das psychogene Kauen, Knirschen, Pressen und Drücken mit und an den Zähnen gilt das. Aus derartigen Mechanismen kann sich eine Paradentose — psychogen — ableiten bzw. zumindest bei geeigneter Disposition — bedingt psychogen — verschlimmern.

IX. Durch Erreger verursachte Dermatosen, bei denen emotionelle Faktoren eine konditionelle Bedeutung haben können

Bestimmte, durch Erreger verursachte Krankheiten können durch emotionelle Faktoren provoziert oder verlängert werden. Es bestehen bisher jedoch nur Hypothesen für eine Erklärung des Mechanismus, durch den emotionelle Einflüsse die Grenze der allgemeinen oder örtlichen Resistenz herabsetzen, so daß die Anfälligkeit gegenüber Infektionen größer wird.

Eine Anzahl von *virusbedingten* Dermatosen bzw. solchen mit pyogenem und fungösem Ursprung reagieren auf Emotionen. Verrucae iuveniles, vulgares, Herpes simplex, auch Stomatitis aphthosa sind Beispiele für derartige Dermatosen.

Die *pyogene* Gruppe ist weniger eindeutig zu kennzeichnen. Die Stokessche pyogene Empfindlichkeitskomponente gilt als Begriff und kann bei verschiedenen Dermatosen von Bedeutung sein. Tinea, besonders Tinea pedum, wird durch einen emotionell bedingten Anstieg der Schweißsekretion gefördert. Eine emotinelle Stimulation der apokrinen Ausscheidung kann z. B. die Entwicklung mykotischer Dermatosen in der Inguinalregion oder in Beugen und intertriginösen Partien begünstigen (Kalz, 1950). Der indirekte Einfluß von Emotionen ist deshalb ein wichtiger Faktor.

Bakterielle Infektionen: Stokes hat sich mit dem Problem der viruspyogenen Sensibilisationssequenz befaßt. Der Autor erörtert den Effekt emotioneller Faktoren unter bestimmten Gegebenheiten. Diese Fragestellung ist sehr komplex und mitunter dubiös. Deshalb sei die Problematik nur erwähnt. KLABER will Patienten mit chronischer Sycosis gelegentlich mehr durch die Beseitigung emotioneller Konflikte als durch jede andere Art von Therapie geholfen haben.

1. Warzen

Es ist anerkannt, daß Warzen sich spontan zurückbilden können. MEMMESHEIMER und EISENLOHR (1931) beobachteten 70 Patienten, die als Kontrollen zu einem *Experiment von psychotherapeutischer Warzenbehandlung* herangezogen wurden, und kamen zu dem Ergebnis, daß 20 Patienten oder 28,9% ihre Warzen am Ende einer 6 Monate währenden Beobachtungszeit spontan verloren. Die Gründe für eine spontane Abheilung der Warzen sind nicht bekannt. Zahlen, die von RULISON (1942) angegeben sind, legen nahe, daß übrigens familiäre Unterschiede in der Bereitschaft zu Warzen bestehen können. Verschiedentlich wurde die Frage diskutiert, auf welchem Wege die Psychotherapie wirken könne. BONJOUR äußerte 1929, daß die Suggestionswirkung zur Erniedrigung des Blutdrucks führt und dadurch die Blutversorgung der Haut vermindert. Das führe zu einer Atrophie der Warzen.

BONJOUR (1929) war einer der ersten Vertreter der Suggestionstherapie bei Warzen. Er begann bereits im Jahre 1888 systematisch mit der Suggestionsbehandlung.

GRUMACH (1927) verwendete Injektionen von 0,5—1 cm^3 isotonischer Natriumchloridlösung in den Arm, und zwar unter wiederholter Anwendung im Abstand von 8—14 Tagen im Sinne einer larvierten Suggestion. Den Patienten wurde gesagt, daß ihnen ein neues wirkungsvolles Heilmittel für Warzen verabreicht werde und daß sie in der Körpergegend, wo die Warzen sitzen, ein leichtes Brennen oder Schmerzgefühl als Zeichen für die Wirkung der Behandlung verspüren würden. Von 18 auf diese Weise behandelten Patienten wurden 16 innerhalb von 4 Monaten erscheinungsfrei. Die ersten Anzeichen der Rückbildung wurden in der Regel nach 2—3 Wochen festgestellt. SAMEK (1931) fand eine entzündliche Reaktion histologisch und klinisch nach Abheilung von Warzen durch Suggestionstherapie. In dem Corium und den Papillarkörperchen treten Hyperämie, Ödeme und Infiltration von Leukocyten und Rundzellen auf. Die Epidermis zeigt degenerative Veränderungen, die in der Regel bei Warzen in der Stachelzell- und in der Keratohyalinschicht festgestellt wird. Mitosen traten weniger häufig in den unteren Schichten des Stratum spinosum auf. Schließlich wurde die Stachelzellschicht schmaler. Es bildete sich eine neue Keratohyalinschicht aus. Es kam zur stärkeren Desquamation. Die entzündliche Reaktion hielt hier 2 Wochen nach der Rückbildung der Warzen an. SAMEK führt diese Veränderungen auf eine psychische Reflexstimulation der Gefäße der Papillarzone zurück, die zu einem gesteigerten Reaktionsvermögen der Cutis führt.

VOLLMER (1946) glaubt, daß die Heilung durch Suggestion und die Spontanheilung Folgen ein und desselben Prozesses seien. Psychotherapie beschleunige die Spontanheilung nur. Das deckt sich mit der Ansicht von GOLDSMITH (1936), daß Warzen auf psychogene Einflüsse reagieren, da sie unstabile Gebilde sind, welche von vornherein eine Neigung zur spontanen Rückbildung besitzen. HALL (1949) nimmt an, daß Thrombokinase, die in dem umgebenden Gewebe vorhanden ist, aber in den Warzen fehle, eine schädliche Wirkung auf die Lebensfähigkeit der Warzen ausübt und eine Rolle bei den Veränderungen spielen kann, die durch die Psychotherapie hervorgerufen werden. Einige der Methoden, die bei Warzen angewendet wurden, können bei strenger Auffassung nicht als psychotherapeutische Maßnahmen allein betrachtet werden. ZWICK (1932) nimmt an, daß ein Trauma, wie Kratzen, Drücken, einen Faden um die Warze binden oder Injizieren einer Substanz auch im Sinne einer Organtherapie aufgefaßt werden könne. GOODMAN und GREENWOOD (1934) behandelten acht Patienten mit Plantarwarzen mit wöchentlichen intramuskulären Injektionen von isotonischer Natriumchloridlösung. Eine Heilung trat bei sechs von acht Patienten innerhalb von 3—6 Wochen auf.

OBERMAYER (1955) berichtet von einem Kranken, bei dem eine auf die Suggestion folgende Hypnose einen offensichtlichen Erfolg in der Heilung resistenter juveniler Verrucae zeitigte. McDOWELL (1949) berichtet von einem ähnlichen Fall, in dem zahlreiche juvenile Warzen an den Händen und dem Gesicht einer jungen Frau unter Hypnose abheilten.

Allein die Beobachtung des Patienten durch den Arzt kann einen psychotherapeutischen Effekt zeitigen. ALLINGTON (1942) hat Patienten gesehen, bei denen Warzen während des Zeitraumes zwischen der ersten Untersuchung und dem Termin der 1—2 Wochen später beabsichtigten Entfernung der Warzen verschwanden.

Der Erfolg jeder Behandlung von Warzen variiert stark von Person zu Person. Ein Verfahren, welches bei der Anwendung durch eine Person erfolgreich ist, verfehlt oft in den Händen eines anderen seine Wirkung. Die Autoren sehen darin ein Anzeichen, daß *die Methode weniger wichtig ist als die Person, welche sie anwendet.*

BLOCH (1927), BONJOUR (1929), SULZBERGER und WOLF (1934) sowie VOLLMER (1946) u.a. betonen, daß die Haltung des Therapeuten von Bedeutung ist und daß der Glaube an die Methode und an seine Fähigkeit, sie erfolgreich anzuwenden, besonders wesentlich sei. Sie unterstreichen weiterhin, daß in der Psychotherapie die Umgebung von Wichtigkeit ist und daß Vermeidung von Eile, Lärm, Ablenkung und Mißtrauen zu den Voraussetzungen für den Erfolg gehört.

Um eine therapeutische Behandlung der Warzen richtig abzuschätzen, sind weitere Beobachtungen hinsichtlich der Epidemiologie und des natürlichen Verlaufs unbehandelter Warzen erforderlich. Neue Erkenntnisse der Immunitätslehre müssen herangezogen werden, um das Verhalten von Warzen mit besonderer Berücksichtigung der Spontanheilung erklären zu helfen. Die Behandlungsergebnisse müssen in Zukunft noch genauer festgehalten und kontrolliert werden.

„Die eindeutig belegte Ansprechbarkeit dieses nachweislich infektiösen Prozesses durch Suggestion ist zweifellos ein erstaunliches Phänomen. Bezüglich des Wirkungsmechanismus tappen wir noch immer im dunklen, wenn auch die verschiedensten Theorien zur Erklärung herangezogen worden sind. Die einzige Bereicherung unserer spärlichen Kenntnisse auf diesem Gebiet stellen die von SINCLAIR, GIEBEN und CHALMERS (nach OBERMAYER, 1961) veröffentlichten Beobachtungen dar, die auf einer wesentlich verfeinerten Anwendung hypnotischer Suggestion bei der Untersuchung dieses Fragenkomplexes beruhen. Man suggerierte den Patienten, daß die Warzen der einen Körperhälfte verschwinden würden. Bei neun von insgesamt zehn Patienten verschwanden tatsächlich die Warzen auf der ‚behandelten' Seite, während sie auf der Kontrollseite unbeeinflußt blieben. Dieses Verfahren könnte zweifellos auch bei der Untersuchung anderer Dermatosen mit Erfolg angewandt werden" (OBERMAYER, 1962).

Zusammenfassung

Verrucae vulgares stellen ein Musterbeispiel für psychogene Beeinflußbarkeit dar. Die seit altersher im Volk üblichen Volksheilmittel deuten sämtlich auf Erfolg im Sinne der Psychotherapie. Auch bei Unterstellung einer Neigung zur Spontanabheilung, die evident ist, scheint die psychotherapeutische Einflußnahme und deren Effekt außerhalb des Verlaufes der Zufallskurve zu liegen. Bedeutende Dermatologen sind dem Warzenproblem nachgegangen. Der psychotherapeutische Erfolg hängt von der Persönlichkeit des Arztes und seiner „Glaubwürdigkeit" ab. Neuere Experimente erweisen auch bei Anlegung naturwissenschaftlicher Kriterien den psychogenen Erfolg. Das hat natürlich nichts mit der Ätiopathogenese der Verrucae zu tun und kann so diesbezüglich nicht zu Falldeutungen führen. Der Therapieeffekt ist im einzelnen Gang ungeklärt. Es dürfte sich, allgemein ausgedrückt, um eine Terrainänderung handeln.

Terrainänderungen psychogener Herkunft sind überhaupt grundsätzlich als bedeutend zu unterstellen, soweit durch Erreger verursachte — seien es nun pyogene oder virusbedingte — Dermatosen vorliegen.

2. Herpes simplex

Bei Herpes simplex ist ein filtrierbares Virus pathogen. Eine Impfung der Cornea von Kaninchen mit diesem Virus zog eine Encephalitis nach sich, die von Tier zu Tier übertragen werden kann. Die Übertragung des Virus beim Menschen ist ebenfalls auf experimentellem Wege nachgewiesen worden. Es wird angenommen, daß das Virus auf der Haut der meisten Menschen vorhanden ist, aber in einem latenten Zustand verbleibt, bis es aktiviert wird. *Trotzdem erweist die Praxis, daß psychische Vorgänge ebenfalls von Bedeutung sind,* wahrscheinlich konditional. Das Auftreten von Herpes im Gefolge emotioneller Ursachen ist bekannt. Insbesondere wurde beobachtet, daß bei verheirateten Personen rezidivierend nach außerehelichem Geschlechtsverkehr Herpes progenitalis oder genitalis auftrat. Diese Beobachtung deutete an, daß schuldbewußte Emotionen konditional bedeutsam sein können.

Heilig und Hoff (1928), Polland (1928, 1933), Ullman (1947) und anderen Autoren gelang es, nach hypnotischer Suggestion von bestimmten affektiven Situationen, zugleich unter Suggestion des Mißgefühls eines beginnenden Herpes, bei mehreren Personen innerhalb von 1—2 Tagen das Bild eines normalen Herpes simplex zu erzielen. Die Autoren sind nach verschiedenen Versuchen der Ansicht, es müsse ein Affekt vorhanden sein, der die Abwehrmechanismen genügend hemmt — der z. B. hypnotisch in Gang gebracht wurde —, damit sich das Herpesvirus pathogen entwickeln kann. Für das tägliche Leben wäre die Folgerung so umzudenken, daß bestimmte Affekte bei Gegenwart von Herpesviren oder Infektionserregern geeignet sein könnten, die Krankheitsbildung in Gang kommen zu lassen. Die Nennung des Herpes simplex als fakultativ psychogen induzierte Dermatose erfolgt hier nicht im Hinblick auf therapeutische Möglichkeiten, sondern zur Demonstration *psychischer Konditionalität.* Man muß hinsichtlich des Krankheitsgeschehens trennen zwischen kausal und konditional. Bezüglich des soeben ausgeführten Beispiels wären die *Viren als kausal für den Herpes,* die *affektiven Momente jedoch als konditional für die Auslösung* oder die Lokalisation anzusehen. Zudem scheint die gleichzeitige Reproduktion einer negativen (unangenehmen) Gefühlserfahrung wesentlich zu sein. Die Autoren kamen zu dem Schluß, daß das Auftreten der Schäden nicht allein von der Gegenwart oder Virulenz des Herpesvirus abhängt, sondern auch von einem emotional negativen Affekt, der den Abwehrmechanismus des Patienten hemmt und von primärer Bedeutung ist. Heilig und Hoff stellten schon 1928 fest, daß bei gewissen Personen *unlustbetonte Affekte* regelmäßig von dem Ausbruch eines Herpes labialis begleitet waren. Sie machten Untersuchungen an drei Patienten, deren Krankengeschichten hier folgen:

Fall 1. Fräulein T. H., 60 Jahre alt, leidet an zwangsneurotischen Symptomen, Platzfurcht und Angst, Personen, die ihr besonders nahestehen, etwas antun zu müssen; sie kann keine spitzen Gegenstände sehen, da sie glaubt, jemanden damit stechen zu müssen. Bei näherer Analyse ergibt sich ein psychisches Trauma. Sie verlor ihren Verlobten, fühlt sich jetzt einsam, hat niemand, der ihr nahesteht und glaubt, daß sie nichts vom Leben gehabt habe, da sie niemals sexuelle Befriedigung erfahren hat. Schließlich fühlt sie sich manchmal schuldig am Tode ihres Verlobten; denn da sie es — nach ihrer Angabe — nicht ertragen hätte, von ihm defloriert zu werden, hätte sie ihn in der ersten Nacht töten müssen. Unmittelbar nach dem Tode ihres Verlobten traten bei der damals 18jährigen zum ersten Male zwangsneurotische

Symptome der geschilderten Art auf, die nunmehr seit 42 Jahren andauern. Die Patientin gibt ferner an, daß nach Aufregungen, starken Angstgefühlen, regelmäßig ein Herpes labialis auftrat. Die Patientin wurde einer systematischen Hypnosetherapie unterzogen; nach jedesmaliger Hypnose, in der versucht wird, die Zwangsideen abzuschwächen, fühlt sie sich deutlich erleichtert. Am 10. Februar 1928 werden ihr in Hypnose die Erlebnisse, die sie hatte, als sie die Todesnachricht ihres Verlobten erfuhr, ins Gedächtnis zurückgerufen. Die Patientin zeigt Zeichen großer Erregung, wird rot im Gesicht, wälzt sich hin und her, stöhnt ängstlich und versucht schließlich, mit den Händen ihre Augen zu öffnen. Nun wird ihr über die Unterlippe gestrichen und ein juckendes Gefühl, wie sie es häufig bei Beginn der Herpes-Entstehung zu empfinden angegeben hat, suggeriert. Dann werden therapeutische, beruhigende Suggestionen erteilt und die Patientin wird geweckt.

In der folgenden Nacht erlebt die Patientin den ihr unbewußt gebliebenen Hypnoseinhalt als Traum, wobei aber die Empfindung des Juckens an der Unterlippe blieb. In Wirklichkeit aber merkte sie 24 Std nach der geschilderten Hypnose Schwellung und Kribbeln an der rechten Unterlippenhälfte; es zeigt sich daselbst, wie auch an der rechten Oberlippenhälfte, Schwellung des Lippenrotes, die an der Oberlippe auf die Gesichtshaut übergreift. 48 Std nach der Angst- und Erregungssuggestion in Hypnose sind Herpes-Bläschen nachzuweisen, die zu je einer größeren Blase an Ober- und Unterlippe abheilen; in kurzen Abständen kam es bei der Patientin noch zu weiteren Herpes-Eruptionen. Inhalt eines frischen Herpes-Bläschens der ersten Eruption erzeugte — auf Kaninchen-Cornea übertragen — am 3. Tage einen Herpes. Die Opsonine für Staphylokokken und B. coli zeigten 2 Std nach Beendigung der Hypnose eine deutliche Herabsetzung.

Fall 2. Depressionszustand bei einer reizbaren Psychopathin, 38 Jahre alt. Auch bei dieser Patientin tritt nach Aufregungen häufig ein Herpes labialis auf. Sie ist eine ausgesprochene Vasoneurotikerin, die auf jede Erregung mit Erröten und Erblassen reagiert. Auch bei ihr läßt sich am Beginn ihrer psychischen Beschwerden ein Trauma nachweisen, das in der unschuldig verbüßten Haft ihres Lieblingsbruders zu suchen ist. Nach Durchführung einer ganzen Reihe therapeutischer Hypnosen wurde auch ihr in Hypnose der Inhalt eines Traumas in Erinnerung gebracht. Sie reagiert mit starker Erregung, keuchender Atmung, Erröten, Zusammenkrampfen der Hände usw. In der bei Fall 1 geschilderten Weise wird ihr das Gefühl des beginnenden Herpes suggeriert. Nach erfolgter Beruhigung wird sie geweckt. Am übernächsten Tag erklärt sie, in der der Hypnose folgenden Nacht sehr lebhafte Träume gehabt zu haben, das Gesicht des hypnotisierenden Arztes hatte sich ihr — zu einer zähnefletschenden Fratze verzerrt — immer mehr genähert, sie konnte sich nicht rühren, bis sie von den gräßlichen Zähnen in die Unterlippe gebissen worden sei; gleichzeitig hätte sie einen schmerzhaften Druck in der Scheide gefühlt. Am nächsten Morgen sei sie sehr deprimiert gewesen und habe sich nicht zum Arzt getraut. Zur Zeit, als sie dies erzählte — 48 Std nach stattgefundener Hypnose — waren zahlreiche Herpes-Bläschen an der rechten Unterlippenhälfte nachweisbar, deren Inhalt auf der Kaninchen-Cornea Herpes erzeugte. Auch bei dieser Patientin waren Staphylokokken- und Coli-Opsonine 3 Std nach der Angstsuggestion herabgesetzt.

Fall 3. Eine Zwangsneurose bei einer 43jährigen Frau, die schon viele Jahre dauert, sich besonders durch heimliche, gegen den eigenen Gatten gerichtete Ideen äußert. Einige Wochen vor dem Versuch erlebt die Patientin einen Streit mit ihrem Ehemann, der sich zu brutalen Äußerungen hinreißen läßt. Die bloße Wiederholung dieser Szene, mit Suggestion des den Herpes einleitenden Juckens in der rechten Unterlippenhälfte in Hypnose, genügte, um einen übertragbaren Herpes, aber nicht an der in Hypnose bezeichneten Stelle, sondern im linken Mundwinkel und am Filtrum hervorzubringen, der in 7 Tagen abheilte. Prüfung der Opsonine ergab das gleiche Resultat wie in den beiden vorangegangenen Fällen.

Bei denselben Patientinnen gelang es nicht, durch bloße Suggestion der Herpes-Entstehung, auch wenn diese sehr detailliert und eindringlich war, Herpes hervorzurufen, wenn nicht gleichzeitig Unlustsuggestionen der geschilderten Art erteilt wurden. Es genügte also das Vorhandensein von Herpes-Viren und die Suggestion der Herpes-Entstehung zusammen noch nicht, um Herpes entstehen zu lassen. Die vorhandenen Abwehrkräfte waren in den untersuchten Fällen anscheinend stark genug, um das Angehen der Herpes-Infektion zu verhindern.

Bei diesen drei Fällen ist nach der Hypnose der Opsonineindex für B. coli, Strepto- und Staphylokokken mit dem vor den Versuchen verglichen worden, und man stellte eine deutliche Herabsetzung fest. Heilig und Hoff schließen daraus, daß die natürlichen Abwehrkräfte des Körpers durch den depressiven Akt vermindert werden, so daß das Herpes-Virus aktiv werden kann. Verfasser zeigen den Mechanismus auf, wie es jedesmal bei psychisch-belastenden Situationen zum Auftreten eines ausgedehnten Herpes der Lippen- und Mundschleimhäute kommen kann.

Schuermann (1958) gibt an, daß dieses Krankheitsbild prämenstruell in Abhängigkeit von Traumen (Kuß, Kohabitation), von psychischen Erregungen und dadurch bedingter Hyperämie besonders häufig anzutreffen ist.

J. H. Schultz (1949) weist mit Recht darauf hin, daß z. B. der Herpes labialis gar nicht selten während einer zahnärztlichen Behandlung auftritt, ohne daß mechanische Irritation, Ansteckung oder Unsauberkeit der Instrumente vorliegt. Die Kranken entwickeln diese Eruptionen aus allgemein neurotischen Gründen, „entweder weil sich bei ihnen die falsche Vorstellung festgesetzt hat, sie müßten auf jede Mundbehandlung mit einem ‚ausgefahrenen Mund‘ reagieren, oder weil innerlich starke Widerstände der Angst, des Ekels oder anderer Art vorliegen."

Schneck (1947) berichtet über einen Soldaten mit chronisch wiederkehrendem Herpes labialis, der sich eines Zusammenhangs zwischen dem Ausbruch seiner Schädigungen und einem bestimmten Gefühl von Abneigung bewußt war.

Kleinsorge und Klumbies (1959) zitieren folgenden Fall:

Im Alter von 24 Jahren kam der Patient wegen eines chronisch rezidivierenden Herpes an Haut und Schleimhaut in unsere Behandlung. Schon als 10jähriger Abscheu vor Drill, Rohheit und Befehlsgewalt. Gern allein gelesen. Machte gern kleine grotesk-satirische Dichtungen. 16jährig erste geschlechtliche Phantasien, ca. einmal wöchentlich onaniert. Damals erstmaliges Auftreten kleiner Geschwüre im Rachen in mehrwöchentlichem Abstand. Während der ihn seelisch belastenden Militärzeit als Luftwaffenhelfer häufiger Geschwüre. Als er nach Kriegsende zunächst als Landwirtschaftslehrling tätig war, fühlte er sich „glücklich und sorgenfrei". Damals kam es in einem Zeitraum von über einem Jahr nicht mehr zum Auftreten des Herpes. Mit Beginn des Hochschulstudiums und einer verantwortungsvollen gesellschaftlichen Tätigkeit wieder Auftreten der Hautaffektionen. In dieser Zeit auch Untreue der Verlobten. Patient gibt an, häufig sexuelle Träume und Pollutionen zu haben. Er hat beobachtet, daß er jedesmal bei Verstärkung der Geschwüre weniger esse, sich dann schwach fühle, wobei auch die sexuellen Bedürfnisse nachlassen und es dann zu einer Ausheilung der Geschwüre komme. Bei Nahrungsaufnahme und Kräftigung würde er sich arbeitsmäßig zunehmend belasten und wieder sexuelle Bedürfnisse verspüren. Es sei dann eine Zunahme der Geschwüre zu beobachten. Nach Onanie würden die Geschwüre regelmäßig schlimmer, so „als ob es zurückschlägt".

Die Untersuchung des Inhalts der Herpes-Bläschen ergaben das Vorliegen einer Virusinfektion.

Die Therapie strebte psychotherapeutisch eine allgemeine Entspannung und daneben medikamentös durch Umstimmung und Antibiotika eine direkte Beeinflussung der Erkrankung an. Es kam jedoch später bei persönlichen und beruflichen Belastungssituationen mehrfach zu Rezidiven.

Obermayer (1955), Sulzberger und Baer (1951) konnten trotz vieler Versuche von Analytikern und Psychiatern, ihren Patienten Erleichterung zu verschaffen, niemals einen Fall beobachten, bei dem eine endgültige Heilung von Herpes simplex-Rezidiven erreicht wurde, auch nicht bei zusätzlicher Einschaltung von psychotherapeutischen Methoden.

Zusammenfassung

Für die Auslösung des Herpes simplex gilt das, was bereits oben über die psychogene Terrainänderung ausgeführt wurde.

3. Stomatitis aphthosa

Becker und Obermayer (1947) beschrieben, daß die meisten ihrer Patienten, die an der chronisch wiederkehrenden Art der Stomatitis aphthosa erkrankt waren, einen „emotional unstabilen" Charakter besaßen. Obermayer (1947) meint, daß emotionelle Spannungen einen disponierenden Einfluß auf Stomatitis aphthosa besitzen, ähnlich wie beim Herpes simplex.

Sircus (1959) berichtet über interessante Ergebnisse in der Behandlung chronisch rezidivierender Aphthen:

In 13 Fällen wurden nach bloßer ärztlicher Beratung ohne jede medikamentöse Therapie doppelte Blindversuche gemacht. Zuerst erhielten die Kranken Leerpastillen ohne jede medikamentöse Beigabe, dann in gleicher Form mit Antibioticis, dann in der Kombination Steroide-Antibiotica, dann mit Hydrocortison allein und schließlich ausschließlich in einem Sedativum (Abkömmling der Barbitursäure). Bemerkenswert ist, daß 6 von den 13 Patienten 28 Tage nach ärztlicher Beratung ohne medikamentöse Therapie bereits eine deutliche Besserung spürten und bei 3 im Laufe der nächsten 9 Monate kein Rezidiv nach der definitiven Abheilung mehr eintrat. Die drei anderen rezidivierten nach 1—2 Monaten und erwiesen sich dann resistent gegenüber jeder Therapie, auch Hydrocortison. Bemerkenswert ist weiterhin, daß die Leerpastillen in rund 50% der Fälle zu einer deutlichen Besserung, wenn auch nicht Abheilung der aphthösen Geschwüre führten. Bei den übrigen Mitteln erwiesen sich die Antibiotica als ziemlich wertlos, die Kombination von Antibiotica und Prednisolon war etwas besser als die bloße Verabreichung von Hydrocortison. Aber auch bei den acht nur mit Sedativa behandelten Kranken trat bei drei eine Heilung und in einem Fall eine Besserung ein.

Der Verfasser schließt aus den Ergebnissen, daß bei den chronisch rezidivierenden Aphthen viel wichtiger als jede medikamentöse Therapie die Aussprache mit dem Arzt ist, die Beruhigung des Patienten und die Beseitigung der bei den Patienten typischen Ängstlichkeit.

Auch SCHUERMANN (1958), KLEINSORGE und KLUMBIES (1959) halten nervöse Reize ähnlich wie bei der Colitis ulcerosa bei der Auslösung akuter Erscheinungen der Aphthosis und Stomatitis aphthosa für mitbeteiligt.

Eine besondere Form der Stomatitis aphthosa, bei der die entzündlichen Prozesse von weit größerem Ausmaße sind, ist das Krankheitsbild in der amerikanischen und englischen Literatur (JACOBI), der „neurotic ulcer", beschrieben. In Deutschland hatte LÖBLOWITZ (1910) Gelegenheit, bei mehreren Mitgliedern einer Familie über Jahrzehnte hinweg dieses Krankheitsbild zu beobachten, das heute in der Literatur als *Ulcus neuroticum mucosae oris* bezeichnet wird (OBERMAYER, 1955). — Diese Mitteilungen werden der Vollständigkeit halber, jedoch mit äußerster Zurückhaltung, hier referiert:

Die Mutter der Familie zeigte in Rede stehende Affektion niemals und starb an den Folgen einer Otitis media (Sinusthrombose, Diabetes). Der Vater hingegen soll seit seiner Kindheit zeitweise an Geschwürsprozessen im Munde gelitten haben, die erst im Alter zwischen 30 und 40 Jahren vollständig verschwunden sind. Dieser Patient wurde LÖBLOWITZ im Alter von 50 Jahren vorgestellt und litt an einem ziemlich starken nervösen Magen-Darmleiden. Dasselbe dauerte schon an die 20 Jahre. Ob dieses Leiden von Beginn an nervöser Natur war oder sich, was wahrscheinlich ist, erst im Anschluß an einen akuten Magenkatarrh angeschlossen hatte, ließ sich nach so langer Zeit natürlich nicht mehr sicherstellen; daß es sich tatsächlich um ein Leiden auf nervöser Grundlage, wenigstens später, gehandelt hat, beweist die Tatsache, daß er nach jedem Kuraufenthalt in Karlsbad in schlechterem Zustand nach Hause kam, sich dagegen nach Kaltwasserbehandlung in Gräfenberg wohler fühlte. Er starb im Alter von 56 Jahren an Herzschlag (Arteriosklerose der Coronargefäße).

Von den sieben Kindern (kein Abortus) starb eines im 2. Lebensjahr an Scharlach, das älteste (eine Frau) mit 30 Jahren an den Folgen eines Vitum cordis (Gehirnembolie mit Jacksonscher Epilepsie, Gelenkrheumatismus im Alter von 12 Jahren); ein Mädchen zeigt seit seiner Kindheit (13. Lebensjahr) Zeichen einer schweren Neurasthenie, die sich in mehrjährigen Intervallen mit starken, oft monatelang andauernden Depressionszuständen (Melancholie) vergesellschaftet; für gewöhnlich ist die Neurasthenie mehr auf gewisse Organe beschränkt; Magen und Darm, ferner Kopfdruck, Druck auf die Augen mit einseitigem Tränenträufeln, Druckschmerzhaftigkeit an den Austrittsstellen der Nn. (infra- und supraorbitalis). Die übrigen Geschwister zeigen bis auf die Zeichen eines zeitweise erregbaren Temperamentes keinerlei hervorstechende nervöse Erscheinungen. Die Frauen der Familie leiden an sehr profusen, eine Woche und länger dauernden Menorrhagien und bis auf eine auch an starken Dysmenorrhoen, welche sie körperlich oft so herunterbringen, daß sie sich in der Zwischenzeit kaum erholen können.

Was nun die bei den Mitgliedern der Familie zu beobachtende Mundaffektion betrifft, so tritt dieselbe bei allen Geschwistern, sowohl männlichen als auch weiblichen, auf, bei letzteren allerdings in weitaus stärkerem Grade. Während die Männer nur hie und da diese Geschwüre zeigen (ein- bis zweimal jährlich), leiden die weiblichen Familienmitglieder, und unter diesen wieder die jüngsten, besonders stark unter dieser Affektion.

Diese letzteren bekommen fast das ganze Jahr über derartige Mundgeschwüre; sie häufen sich namentlich zur Zeit der Menstruation in einem solchen Maße und sind so groß und schmerzhaft, daß das Kauen und Sprechen außerordentlich behindert ist. Es leidet die Nahrungsaufnahme, und die Patienten zeigen nach einer solchen Attacke Zeichen von großer körperlicher Schwäche und nervöser Reizbarkeit. Die Affektionen scheinen vornehmlich dem jugendlichen Alter eigen zu sein, um nach Erlangung des 30. Lebensjahres von selbst zu verschwinden.

Unter den Geschwistern des Vaters konnte LÖBLOWITZ eine Schwester eruieren, die angeblich ebenfalls in ihrer Jugend von zeitweise auftretenden ulcerösen Prozessen auf der Mundschleimhaut heimgesucht wurde. Bei zwei von ihren Töchtern hat LÖBLOWITZ diese selbst gesehen und mit den bei den Mitgliedern der erstgenannten Familie vorkommenden Fällen identifizieren können, doch traten die Anfälle nur selten und in geringerem Grade auf, so daß sie sich erst auf Befragen daran erinnerten.

In bezug auf den Sitz der Affektionen läßt sich sagen, daß die Ulcera an allen Stellen der Mundschleimhaut auftreten können, zumeist sah man sie aber auf den Lippen-, Wangen- und Zungenschleimhäuten. Ob die auf den Tonsillen zuweilen beobachteten Geschwüre auch in dieselbe Kategorie zu rechnen sind wie die eben beschriebenen, läßt sich in den Fällen, wo sie gleichzeitig mit den letzteren vorhanden waren, als wahrscheinlich annehmen. Der Sitz der Geschwüre ist für den Verlauf derselben nicht ohne Bedeutung, denn die bösartigsten und schmerzhaftesten befanden sich an den Stellen, wo die entzündeten Schleimhäute dem Druck der Nachbarorgane ausgesetzt sind, z.B. an den Kieferwinkeln, hinten und außen vom letzten Molaren, an den Zungenrändern, besonders im hinteren Anteil.

Die mikroskopische Untersuchung des Belages in bezug auf die Bakterienflora ergab keinen Anhaltspunkt für einen etwaigen spezifischen Erreger: Es fanden sich nur gewöhnliche Eitererreger, Staphylokokken und Streptokokken, kurze dicke Stäbchen, selten längere, etwas gebogene Stäbchen, und vereinzelte große Spirochäten mit wenigen unregelmäßigen Windungen. In den Fällen, wo der Belag morsch und übelriechend befunden wurde, ließen sich die von PLAUT und später von VINCENT genauer beschriebenen Bacillen und Spirillen fast in Reinkultur nachweisen. Es machte nicht den Eindruck, als ob diese genannten Bakterienbefunde irgendeine ätiologische Bedeutung für die Entstehung dieser Ulcerationen haben würden, vielmehr scheinen die Mikroben erst sekundär eingewandert zu sein.

Wir haben es hier mit einer ulcerativen Affektion der Mundschleimhaut zu tun, die familiär und hereditär auftritt. Im Sinne der damals (1910) vorherrschenden Kreibichschen Auffassung über neurotische Hautgangrän erklärte LÖBLOWITZ das *Ulcus neuroticum mucosae oris* als eine neurotische Schleimhautgangrän, indem er das Vasodilatatorenzentrum durch funktionelle (Hysterie) oder organische Erkrankungen des zentralen Nervensystems in seiner Labilität gestört bzw. gesteigert erregbar annimmt. Da im vorliegenden Falle eine angeborene Labilität des Vasomotorenzentrums vorliege, könnten die verschiedensten Reize von der Peripherie des Körpers oder vom Gehirn aus, die bei normalem Zustand des Nervensystems weiter keine Wirkung ergeben würden, nun mehr oder minder starke pathologische Veränderungen an der Schleimhaut hervorrufen.

Der Verlauf eines solchen Geschwüres nach LÖBLOWITZ ist ein typischer gleichmäßiger, nur in der Intensität wechselnder. Der Patient fühlt, sofern die Stelle mit der Zunge erreichbar ist, ein Knötchen auf oder vielmehr unter den Schleimhäuten von Wange und Lippe, das ohne eine ihm bekannte Ursache und schmerzlos auftritt. Dasselbe vergrößert sich in 1—2 Tagen und meist unter leichten Fiebererscheinungen zu einem sich rasch vergrößernden Geschwür. LÖBLOWITZ hatte des öfteren Gelegenheit, diesen Übergang aus entzündlicher Infiltration in Ulceration zu beobachten; letztere stellt sich dar als ein unregelmäßig, aber scharf begrenzter Substanzverlust von Linsen- bis Bohnengröße, der mit einem grau-weißlichen und abwischbaren, speckigen Belag bedeckt ist. Es besteht ein ziemlich hoher Infiltrationswall mit mehr oder minder breitem Entzündungshof. So ist der Befund bei einem mittelschweren Anfall; bei einer schweren Attacke können die äußerst schmerzhaften Geschwüre bis kreuzergroß werden und kraterförmige Vertiefungen aufweisen. Infiltrationswall und Entzündungshof erreichen eine ungewöhnliche Größe. Der dicke Belag verwandelt sich durch sekundäre Infektion mit Fäulnisbakterien in eine bräunliche, morsche, äußerst stinkende Masse. Die Temperatur steigt auf 40°, die entsprechenden Lymphdrüsen sind entzündlich vergrößert und druckschmerzhaft. Es besteht Speichelfluß, desquamativer Katarrh der Schleimhäute und Ödem. In jedem Fall, ob leicht oder schwer, ist die Schmerzhaftigkeit eine außerordentlich große. Bei schweren Anfällen ist der Zustand der betreffenden Kranken ein nahezu qualvoller: jede Bewegung beim Essen, Sprechen, Lachen verursacht solche Beschwerden, daß die Patienten es vorziehen, gar nichts zu essen und zu trinken.

Nach 2—5 Tagen, in schweren Fällen erst in 1—2 Wochen, stößt sich der eitrige bzw. gangränöse Belag ab und hinterläßt einen mehr oder minder tiefen Substanzverlust, der sich bald mit gesunden Granulationen ausfüllt. Die Narben sind meist nur kurze Zeit sichtbar. Der ganze Prozeß dauert also in toto 1—3 Wochen.

Was die Zahl der Geschwürsefflorescenzen betrifft, so beobachtete LÖBLOWITZ meist nur ein Ulcus, selten zwei oder mehrere (bis zu sechs gleichzeitig), was immer Zeichen eines schweren Anfalles und mit großen subjektiven Beschwerden verbunden ist.

STRANDBERG hat 1911 eine analoge Beobachtung beschrieben:

Eine Mutter, ein Sohn und zwei erwachsene Töchter erkrankten seit etwa ihrem 15. Lebensjahr an rezidivierenden Mundgeschwüren. Es handelte sich ebenfalls um nervöse Belastungen.

Ferner liegen von GRAY (1924) und SIBLEY (ref. nach JADASSOHN, 1930) ähnliche Krankheitsbilder vor. Auch JADASSOHN (1930) reiht sich unter die Beobachter dieses Krankheitsbildes ein:

Bei einem jungen Mann bestanden über mehrere Jahre, ohne jede nachweisbare Ursache, sehr schmerzhafte Ulcerationen an Gaumen- und Wangenschleimhäuten, für die der Verfasser nach langer Beobachtungszeit ebenfalls die Diagnose *Ulcus neuroticum mucosae oris* stellte.

Vielleicht liegt bei dieser Form der Stomatitis aphthosa kein Krankheitsbild sui generis vor, sondern es handelt sich um ein Syndrom bei allgemeiner vegetativer, besonders bei Vasolabilität. Daraus ergibt sich die Auffassung, daß es sich ätiologisch analog dem Ulcus ventriculi nach der Auffassung von v. BERGMANN zumindest mit um spasmogen-neurogene Vorgänge handeln muß. KOCH (ref. nach WOLFF, 1962) äußert sich ähnlich: „Möglicherweise sind pathogenetische Beziehungen zu den akuten Schleimhauterosionen des Magens vorhanden". Da es sich bei der Mundregion um einen epithelbekleideten Teil des vorderen Verdauungstraktes handelt, ist der Vergleich eigentllch sehr naheliegend.

Da die Colitis ulcerosa vergleichsweise in Analogie zu ziehen ist, hätte man heute auch zur Diskussion zu stellen, daß ein Autoimmunmechanismus ursächlich in Betracht kommt. Autoimmun- bzw. Autoaggressionskrankheiten erlauben, wie schon anderenorts erwähnt, ihrerseits die Vermutung eines psychogenen Hintergrundes, sei es kausalgenetisch oder konditional (Terrainänderung!).

Zusammenfassung

„Nervöse Reize" gleich welcher Art gelten als zumindest unterstützende Agentien in Berichten zur chronisch-rezidivierenden Aphthosis und verwandten Krankheiten.

4. Angina-Erkrankungen[1]

v. WEIZSÄCKER (1935—1951), BILZ (1936), BOSS (1940) und GRODDECK sind die ersten, die vor gut 2 Jahrzehnten durch ihre Veröffentlichungen über eine „gewisse Gruppe von Anginaerkrankungen" auf psychosomatische Zusammenhänge bei Infektionskrankheiten mit Nachdruck hinwiesen. Daß neurotisch gestaute psychische Energie die allgemeine Entzündungsbereitschaft körperlicher Gewebe beeinflussen kann, läßt sich als Arbeitshypothese annehmen, wenn man sich an die experimentellen Untersuchungen über Gemütserregungen auf den Körper erinnert. Trieb- und Affekterregungen sind imstande, eine verstärkte Blutgefäßzusammenziehung zu erwirken, die die Ernährung und damit die Widerstandskraft der Gewebe herabsetzt. Die veränderte Durchblutung und Reaktionslage würde dann erst das Virulentwerden der Bakterien ermöglichen.

Gestützt auf seine Untersuchungsergebnisse bekräftigt SCHELLACK (1955 bis 1958) die Auffassung, die auch JORES (1956)vertritt, „daß die Tonsillitis von einer Neurosenstruktur ist, in der die in den ersten Lebensjahren erworbenen prägenitalen, bevorzugt oral-retentiven Gehemmtheiten die Faktoren sind, die in der Ätiologie der Tonsillitis ein zentrales Gewicht haben. Die auslösenden Faktoren sind meist überdeterminierte Besitz- und Geltungskonflikte, die oft gekoppelt sind".

Danach würde z.B. unter anderem einem Wärmeentzug des Körpers nicht mehr die eigentliche Ursachenwirkung im bisher angenommenen Sinne zuerkannt,

[1] Siehe Anmerkung S. 312: SCHÄFER, H.: Vortrag vor der Akademie für Arbeitsmedizin, III. Münchener Kurs für Arbeitsmedizin am 10. 10. 1966.

sondern „nur die Rolle eines konditionalen Faktors“: denn ein psychischer Stress wird nicht nur die örtlichen Abwehrkräfte schwächen, sondern auch die allgemeine Imunitätslage über das Zwischenhirn-Hypophysen- und humorale System verändern können. Vermutlich wird auch das Wärmeregulierungszentrum miteinbezogen.

Häfner und Freyberger (1955/1956):

Patient, 28 Jahre alt, Lokomotivführer, litt trotz längerem Aufenthalt in den verschiedensten Fachkliniken seit einem Jahr an schwerer Urticaria wechselnder Lokalisation. Der Kranke war das Kind eines fleißigen, aber strengen und sparsamen Vaters und einer ausdrucksgehemmten Mutter. Er hatte von beiden Eltern kaum jemals Zärtlichkeiten erfahren und war auch später nicht in der Lage, eine vertrauensvolle, herzliche Beziehung zu ihnen aufzubauen. So kam es bei ihm schon frühzeitig zu einer tiefgehenden Störung der mitmenschlichen Beziehung. Er war auch nicht imstande, sich gegen seine Altersgenossen aggressiv zu behaupten oder überhaupt aktiv durchzusetzen. Als 6jähriger sonderte er sich bereits von ihnen ab und verbrachte die schulfreien Nachmittage mit dem Sammeln von Pferdekot auf den Straßen seines Heimatdorfes, um mit dem Verkauf Geld zu verdienen. Damit folgte der Patient dem Vorbild seines Vaters und verwirklichte an Stelle der liebenden Hingabe Werte des Besitzes. Daß er dabei ausgerechnet mit Kotsammeln begann, ist charakteristisch für den engen Zusammenhang zwischen retentivem Verhalten und den Vorgängen der analen Ausscheidungsfunktion bzw. Reinlichkeitserziehung (Schultz-Hencke, 1947, 1951). Später konnte es der Patient nie verstehen, wenn seine Kameraden ihren Mädchen Blumen oder Schokolade schenkten. Zu dieser Überbetonung des Erwerbens und Besitzens kam in zunehmendem Maße ein ausgeprägtes Geltungsstreben, das dem Patienten auch dazu diente, sein Versagen in anderen Lebensbereichen zu kompensieren. Mit 11 Jahren kam es zu einer ersten bedeutsamen Krise. Der Vater hatte ihm mehrfach angeboten, ihn auf die höhere Schule zu schicken. Der Patient fürchtete jedoch, dort zu versagen und so an Geltung erheblich einzubüßen. Dennoch wollte er nicht auf die höhere Schule verzichten. Aus den „langen, inneren Kämpfen“ heraus, die keine Entscheidung brachten, erkrankte er an einer *Angina tonsillaris* und blieb auf der Volksschule.

Die zweite Angina trat mit 16 Jahren auf. Er hatte zu dieser Zeit erstmals bemerkt, daß es in seinem zunächst erwählten Beruf noch tüchtigere Lehrlinge gab als ihn. Dann kam es zur dritten Angina, als sich der Patient während des Krieges zu einer Flugzeugführerschule gemeldet hatte, um hervorzuragen und zu Hause als Held gelten zu können. Er wurde aber trotz bestandener Prüfung nicht angenommen, weil man nur die Fähigsten auswählte. Nach dem Krieg suchte er einen neuen Beruf, von dem er sich eine Bestätigung seiner Geltungsansprüche erhoffen konnte. Da ihm andere Möglichkeiten nicht offenstanden, wurde er Schnellzugführer. Er hoffte, so als ein „ganzer, draufgängerischer Kerl“ Bewunderung zu finden. Die harte Ausbildung aber belastete seine illusionären Vorstellungen sehr, und als er einmal wegen unzureichender Leistungen ernstlich getadelt wurde, erkrankte er an seiner vierten Angina.

Wenige Zeit später heiratete der Patient eine stille, gehemmte und mütterliche Frau. Ihr gegenüber fühlte er sich in seinem Selbstwertempfinden nicht gefährdet. Aus seiner eigenen schwerwiegenden Hingabeunfähigkeit heraus aber blieb die infantile Geborgenheitssehnsucht, die er bei dieser mütterlichen Frau zu verwirklichen suchte, unerfüllt. Er fühlte immer mehr, daß er sich unterwerfen müßte, um seine kindhaften Beziehungswünsche zu befriedigen. Aber er vermochte seinen Entwurf der Selbstverteidigung durch Überlegenheit nicht aufzugeben. Es kam zu ständigen Spannungen zwischen ihm und seiner Frau. Er forderte mehr Aktivität von ihr und fürchtete sich zugleich davor. In dieser Zeit litt der Patient bereits unter Magenbeschwerden. Er hatte das Gefühl, als ob „ein Stein im Magen liege“.

Schließlich kam es zu einer schweren Krise im Beruf. Der Patient wurde zu Unrecht einer Fahrlässigkeit verdächtigt und aus dem Schnellzugdienst suspendiert. Obwohl er in Ruhe der Klärung hätte entgegensehen können, brach er völlig zusammen. Sein krampfhaft hochgehaltenes Ziel, bester Zugführer zu sein und dafür bewundert zu werden, geriet ins Wanken. In dem erzwungenen Urlaub trat dann erstmals eine schwere Urticaria auf und rezidivierte fortan, wenn es zu Spannungen mit seiner Frau kam.

Längere psychotherapeutische Behandlung brachte dem Patienten Heilung. Angina wie Urticaria traten nach bisher 2jähriger Beobachtungszeit nicht mehr in Erscheinung.

Bevor es zum Ausbruch der Urticaria an der Haut kommt, erkrankt der Patient also zu Zeiten typischer Selbstwertkonflikte mehrere Male an *Angina*. Er gerät also durch äußere Anlässe in Krisen. Eine Krise ist ein Aufruf zur Entscheidung, der der Patient aber immer ausweicht. Statt dessen kommt es zur Manifestation der Anginaerkrankungen mit den bekannten objektiven Befunden. Daß sich diese Erkrankung gerade hier lokalisiert, „steht wohl in bezug mit dem neurotischen Daseinsentwurf unseres Kranken. Mit dem Ausweichen vor der Entscheidung war er nämlich aus der Krise wieder zurückgefallen in die oralen Weltbezüge des Ergreifens und Bewältigens. Mit der Krankheit hatte sich im Leiblichen die Rückkehr in seine engen Seinsbezüge des Geltens und Besitzens vollzogen, die er aus eigenem Entschluß nicht anzutreten wagte" (M. Boss, 1940, 1954).

Immer wieder berichtet die Literatur auch von psychogen bedingten Anginaerkrankungen durch Examensnöte, die jeweils am Vorabend eines Examenstermins beobachtet werden. Teils um sich durch die Krankheit vor der Prüfung zu drücken, teils stehen auch übertriebener Ergeiz — hervorgerufen durch Frustrationen in der oralen Phase — in bezug auf ein Prädikatsexamen, zu dem der Betreffende gar nicht fähig ist, als Gründe an.

Beschließen möchte ich dieses Kapitel mit den Worten von v. Weizsäcker, die am Ende seines Berichtes über die Pathogenese einer gewissen Gruppe von Anginen zu lesen sind, daß es nämlich nötig sei, „die Frage nach dem Umfang und der Bedeutung der Psychogenese für organische Krankheiten um einen, wenn auch nur kleinen Beitrag, weiter vorzuschieben". In diesem Sinne sind diese Ausführungen zu werten, deren Diskussion zu unterlassen, bei der Vielzahl von Literatur namhafter Autoren zu diesem Fragenkomplex nicht berechtigt schien.

Zusammenfassung

Die am Rande unserem Fachgebiet zugehörigen Anginaerkrankungen werden hinsichtlich Psychogenese und psychischer Konditionalität an Hand der Literatur diskutiert. v. Weizsäcker vertritt als bedeutendster Exponent die Psychogenesetheorie. Eine psychisch bedingte Förderung des Krankheitsgeschehens zur Exacerbation oder Heilung wie eine Terrainänderung mit daraus abzuleitender Basis für die Erkrankung überhaupt ist durchaus zu unterstellen. Die Frage nach der Ätiopathogenese von Infektionskrankheiten ist bei ganzheitlicher Betrachtung sowieso unbefriedigend beantwortet mit dem Auffinden des Erregers allein. Die personalen Faktoren gehören hinzu. Wie üblich, ist es eine Frage der Determinierung, wo man die Grenze zieht und die Frage nach der Pathogenese damit befriedigend beantwortet sieht.

5. Geschlechtskrankheiten und nicht spezifische Erkrankungen

Die venerischen Infektionen sind eindeutig durch Erreger verursacht. Die Bedeutung psychischer Faktoren bei ihnen sind ausschließlich fördernder Natur im ganz bestimmten Sinne. Beispielsweise bringt jede das Gefüge der herrschenden Gesellschaftsordnung grundsätzlich antastende Umbruchzeit, jeder Ausnahmezustand, wie Revolution, Krieg, gesellschaftliche Umschichtung, eine Zunahme der Promiskuität mit sich. Die sexuelle Enthemmung vieler Menschen in Krisenzeiten stellt ein eigenes psychologisches Problem dar, ebenso wie es zu den Auffälligkeiten dieses Syndroms gehört, daß das weibliche Geschlecht zumindest in Notfallsituationen zur Prostitution oder wenigstens in größerem Ausmaß im speziellen Einzelfall zur Hingabe zwecks Erlangung von Vorteilen neigt. Darüber hinaus gibt es sexuell haltlose und in ihrer Partnerwahl hemmungslose Personen, die unter normalen Gegebenheiten ihre Partner wahllos wechseln und sich immer wieder erneut venerisch infizieren. *Insofern sind auch psychologisch faßbare Gegebenheiten von Einfluß für die Übertragung von Geschlechtskrankheiten und damit deren Morbiditätsziffer.* Andererseits resultieren aus der Existenz und Kenntnis der venerischen Infektion bei psychologisch entsprechend konfigurierten Persönlichkeiten Neurosen, Venerophobien und Veneromanien. (Diese Fragen werden in den entsprechenden Abschnitten abgehandelt.)

Ich möchte mich in diesem Rahmen einem Krankheitsbild zuwenden, das in der Dermatologie und Urologie als „unspezifische Urethritis" bekannt ist.

Dieses Leiden besteht an sich, wie sein Name ausdrückt, in einer Harnröhrenentzündung, meist mit Brennen und Ausfluß von unterschiedlichem Ausmaß. Es liegt dabei jedoch nicht eine spezifische Erscheinung vor wie bei einer Geschlechtskrankheit. In ihrer chronischen Form ist die unspezifische Urethritis eine Crux für die behandelnden Ärzte, da in vielen Fällen eine Ausheilung nicht zu erreichen ist. Die *subjektiven* Beschwerden pflegen unverändert fortzubestehen und veranlassen die Patienten, von Arzt zu Arzt zu wandern.

Wir haben nun versucht, auf psychodiagnostischem und analytischem Wege in derartigen besonders hartnäckigen Fällen ohne faßbares organisches Substrat eine Aufhellung zu erreichen. Über die Ergebnisse, soweit sie sich verallgemeinern ließen, soll hier berichtet werden. Es ließ sich zunächst einmal feststellen, daß die Art der Beschwerden sehr verschieden war. Es handelt sich um folgende Gruppen: Patienten mit

1. Schmerzen im Bereich der Genitalien, im Penis, der Prostata, den Hoden, den Samenleitern, der Leiste, im Analbezirk, stets sine materia, oft zugleich unter Bestehen von Potenzeinschränkungen.

2. Brennen in der Harnröhre sine materia.

3. Unspezifischen Erkrankungen mit Ausfluß nach ursprünglich durchgemachten venerischen Infektionen, die jedoch geheilt waren, und von denen irgendwelche Beschwerden fixiert (psychogen fixiert) zurückgeblieben waren oder überbewertet wurden, ohne daß noch ein organisches Substrat vorlag.

4. Einer zeitweiligen Sekretion aus der Harnröhrenmündung, die aber auf Reaktionen der Prostata oder akzessorischen Drüsen ohne bakterielle Entzündung derselben beruhte. Derartige Erscheinungen traten häufig nach vorzeitig abgebrochenen Masturbationen oder oftmaligem Coitus interruptus auf.

5. Zeitweiligem, morgendlichem Nässen aus der Harnröhre, das sich als falsch bewertete Pollutionen erklärte.

6. Klagen über Ausfluß oder Feuchtigkeit im Harnröhrenmündungsbereich, während objektiv nichts vorlag. Es handelte sich also um Selbsttäuschung und Einbildung oder Überwertung bzw. falsche Bewertung normaler Zustände.

Es sei ausdrücklich vermerkt, daß zunächst in jedem untersuchten Falle eine eingehende organische, lokale und bakteriologische Untersuchung von uns vorgenommen worden ist. Ebenfalls wurde zunächst eine Therapie ex iuvantibus mit Antibioticis durchgeführt, um möglichst weitgehend organische Ursachen auszuschließen. Zunächst seien einige Krankengeschichten wiedergegeben, die jeweils für ähnliche Fälle als Charakteristika stehen:

a) Ein Patient war der Auffassung, daß jedes Geschlechtsleiden auch nach angeblicher Ausheilung um das 50.—60. Lebensjahr Spätfolgen bewirke. In dieses Alter eingetreten, legte er alle Beschwerden ausnahmslos einer in der Jugend durchgemachten Gonorrhoe zur Last, deren Auswirkungen ihm zeitlich selbstverständlich schienen.

b) Den Widerstreit zwischen Sexualtrieb und Masturbations- bzw. Coitusverbot glauben manche Jugendliche dadurch zu überwinden, daß sie die Reizung kurz vor der Acme abbrechen, d.h. also Orgasmus und Ejaculation damit verhindern. Sie meinen auf diese Weise die Schädlichkeit, bestehend im Verlust des Samens und die eigentliche „Selbstbefleckung", vermieden zu haben. Ungeachtet dessen bleibt auch diese abgebrochene Masturbation mit dem Verbotsgefühl belastet. Zuweilen nunmehr auftretende Pollutionsvermehrung und nach dem Abbrechen der masturbatorischen Reizung vermehrt auftretende Sekretabsonderung erscheinen den Betreffenden dann als dubiös und krankheitsverdächtig. So glaubte sich ein 17jähriger Oberschüler z.B. infolge „Säfteverlustes" schwerkrank. Er trat in Sportvereine ein, ging freiwillig zur Infanterie, als körperlich anstrengendster Truppe, wagte auch später keinen Verkehr, keine Heirat, fühlte sich immer kränker und führte schließlich Herzklopfen, Kurzsichtigkeit, Zungenbeläge u.a. mehr auf die als „Prostataleiden" aufgefaßten Folgen dieser „Jugendsünden" noch mit 34 Jahren zurück.

c) Ein Patient erinnerte sich an insgesamt 45 verschiedene Geschlechtspartnerinnen. Immer war und blieb er gesund. Nach dem letzten Verkehr jedoch, bei dem es sich erstmals um eine Prostituierte handelte, packte ihn die Angst, sich venerisch infiziert zu haben. —

Seither bestanden Beschwerden im Sinne einer Prostatorrhoe ohne echte Prostatitis. Das Leiden war aufzufassen als Folge der Erwartungsangst nach Aktualtrauma, letztlich bei Auftreffen auf eine bestimmte Persönlichkeitsstruktur und fokale Komplexe.

d) Ein Patient war verlobt. Er führte kurz vor seinem Heiratstermin Geschlechtsverkehr mit einer Frau durch, der er persönlich immer eine negative Übertragung entgegengebracht hatte, obwohl ihr moralisch nichts Negatives nachzusagen war. Er hatte sich an ihr immer „vorbeigedrückt“. Sie war ihm als Mensch in ihrer Art fremd, verdächtig, verurteilenswert erschienen. Kurz nach dem Verkehr fühlte er einen Ausfluß und ließ sich untersuchen. Es wurde die Diagnose Gonorrhoe gestellt. Eine Penicillinbehandlung blieb erfolglos. Der Arzt sprach von penicillinresistenter Gonorrhoe und wies den Patienten in die Klinik ein. Die dort durchgeführte Untersuchung ergab, daß die irrtümlich als Gonokokken angesehenen Erreger einfache Diplokokken waren. Da bei der als Infektionspartnerin angegebenen Partnerin keine Anzeichen für Gonorrhoe nachzuweisen waren, weiterer Fremdverkehr nicht stattgefunden hatte, konnte von vorneherein ein „unspezifisches“ Leiden angenommen werden. Trotzdem war der Patient zunächst nicht zu heilen und von seiner Gesundheit zu überzeugen. Er brachte seine Verlobte, in der Furcht, sie angesteckt zu haben, zu zahlreichen Ärzten, verschob den Heiratstermin, stellte den Geschlechtsverkehr ein und gab schließlich seinen Beruf auf, um sich vor Nachforschungen seitens der Kollegen bezüglich seiner Erkrankung zu sichern. Er fühlte sich schwerkrank, litt unter Depressionen, bis er in psychotherapeutische Behandlung kam. (Dabei sei der interessante Komplex hier nicht näher berücksichtigt, warum der sonst immer treue, sexuell unerfahrene Patient kurz vor seiner Hochzeit noch einen Fremdverkehr durchführte und gerade eine bestimmte Frau, auf die sich seine negative Übertragung richtete, als Partnerin wählte!)

e) Ein Student, bäuerlicher Herkunft, katholisch, verlobt, besuchte eine Faschingsveranstaltung. Dort lernte er eine junge, 25jährige, sehr gut aussehende, attraktive Frau kennen, die verheiratet war, deren Ehemann sich jedoch derzeitig einige Monate im Ausland befand. Gegen Ende des Festes begleitete er die junge Dame in ihre Wohnung. Er fand sie sehr ansprechend, hatte jedoch ein etwas schlechtes Gewissen, da sie verheiratet und er verlobt war. Beide unterhielten sich angeregt miteinander, wie schon den ganzen Abend. Dabei kam auch das Gespräch auf intime Dinge. Zu dieser Thematik äußerte die junge Frau, die etwa 2—3 Jahre älter war als er und sich als zwar praktisch gleichaltrig, aber erfahrener ansah, er solle als junger, ansehnlicher Mann, der für das weibliche Geschlecht recht ansprechend aussehe, bei Sexualkontakten vorsichtig sein, damit er nicht etwa einmal an eine Partnerin gerate, bei der er sich eine Geschlechtskrankheit holen könne. Der Student vermerkte, sicher aus schlechtem Gewissen, diesen Gesprächspunkt besonders.

Im weiteren Verlaufe kam es dazu, daß beide sich entkleideten und im ehelichen Schlafzimmer zu Bett gingen. Die der Schilderung nach sehr temperamentvolle Frau ließ ihm keine Zeit zu zögern, sondern zog ihn umgehend auf sich, erfaßte mit der Hand sein Geschlechtsglied und führte es in die Vagina ein. Ihm blieb also keine Zeit zum überlegen. Der Coitus verlief sehr heftig und unter außerordentlich hemmungsloser Hingabe und Aktivität seitens der Partnerin.

Nach dem Erlebnis kamen bei dem Studenten Skrupel auf. Die Äußerung über die Gefahren der venerischen Infektion und die ihm ungewohnte sexuelle Aktivität der Faschingsbekannten erweckten seinen nachträglichen Verdacht, es habe sich bei ihr um eine sehr zweifelhafte und wahrscheinlich geschlechtskranke Frau gehandelt. Aus dieser Vorstellung heraus kontrollierte er sich nunmehr täglich auf Anzeichen einer Infektion. Schließlich vermeinte er einen Ausfluß zu bemerken, ging zum Arzt, und wurde sogar behandelt, obgleich keine spezifischen Anzeichen vorlagen. — Die Idee wurde fixiert. Der junge Mann traute sich nicht mehr, seiner Verlobten nahezutreten, und ging von Arzt zu Arzt.

Die Untersuchung bei uns ergab, daß außer einem manuell mechanisch produzierten „Morgentropfen“ ohne bakteriellen Hintergrund keine Symptome vorlagen. Es handelte sich nur um eine auf dem Erlebnis, dem schlechten Gewissen, der religiösen Einstellung und dem Schuldgefühl gegenüber der Verlobten basierende psychogene Pseudo-Urethritis, die nach einigen psychotherapeutischen, mehr psychagogischen Behandlungen „abklang“.

Aus den angeführten Beispielen ersehen wir, daß sich die *fokalen Konflikte* immer wieder konzentrieren, um

1. Masturbation,

2. venerische Infektionen,

3. zweifelhaftem Geschlechts-Verkehr mit der Furcht vor eventueller venerischer Infektion, wenn nämlich die Partnerin als „verdächtig“ gegenüber anderen, also als „auffällig“ empfunden wurde.

Die Basis stellten dar:

elterliche Erziehung, umweltbedingte, religiös-ethische Auffassung und Moral;

mit Folge der Furcht vor Geschlechtskrankheiten;

mit Folge der Angst, die Ehefrau oder Partnerin zu infizieren (unter Umständen daraus resultierend die Behinderung der Potenz);

mit Folge der Angst, daß die Nachkommen krank werden könnten oder gar müßten („bis ins dritte oder vierte Glied"!);

mit der Folge, selbst in fortgeschrittenem Alter unter Spätfolgen leiden zu müssen (infolge „verkapselter" Geschlechtskrankheiten);

gestörter Umweltkontakt, gestörte Beziehung zur Frau, zum Du. Natürlich lag jeweils eine persönlichkeitseigene Individualität vor.

Nebenbei sei hier noch zur Art des Leidens erwähnt:

Die Beschwerden können sich ausschließlich psychisch oder aber psychosomatisch äußern. Das heißt, die Folgen der Erwartungsangst von der Venerophobie bis zur Veneromanie können als Psychoneurose ohne jede körperliche Erscheinung auftreten. Oder aber es kann zusätzlich zu körperlichen Beschwerden kommen, wie sie als Schmerzen, Brennen, Krämpfe geschildert werden oder als Sekretabsonderung der Prostata und Nebendrüsen, die wir im Sinne einer Dauerirritation etwa im Sinne von Kemper (1940, 1950) auffassen möchten und die bereits Organneurosen darstellen dürften. Hinter der unspezifischen Urethritis wird zunächst immer eine venerische Infektion vermutet. Dabei ist es interessant, welche Bedeutung gerade die Geschlechtskrankheit einnehmen kann:

a) Sie erscheint zunächst einmal als ein Makel in den Augen der Mitmenschen. Wenn die Tatsache der Erkrankung bekannt wird, können die Folgen derart sein, daß der Betreffende im Kreise seiner Familie und seiner Umgebung gebrandmarkt ist. Unter Umständen begegnet man ihm dann so negativ, daß er es vorzieht, zeitweise seinen Lebenskreis zu verlassen, bis „Gras über die Sache gewachsen ist".

b) Ebenso empfindet der Patient selbst seine Krankheit als einen „dunklen Punkt auf seiner Lebensbahn".

c) Für die Umgebung des Kranken ist die Geschlechtskrankheit ein Zeichen, daß er „seinen Trieben haltlos frönt und mit zweifelhaften Subjekten umgeht". Und der Kranke selbst glaubt, daß seine Mitmenschen so denken müssen.

d) Die Geschlechtskrankheit wird verschiedentlich als eine Art Gottesstrafe aufgefaßt.

Dabei trifft man auf eine eigenartige *Pseudomoral.* Es ist nämlich nicht der unerlaubte und nun offenbar gewordene Geschlechtsverkehr als solcher, der moralisch so verwerflich ist und verurteilt wird. Ein unspezifisches, nicht venerisches Leiden besitzt beispielsweise nicht eine derartige, negative Bedeutung. Sondern es ist ausschließlich erst die Tatsache des Behaftetwerdens mit einer wirklichen Geschlechtskrankheit, die als Strafe, als Kennzeichen für Unmoral u.dgl. aufgefaßt wird. Erst dann ist der Erkrankte wie „aussätzig" und steht außerhalb der Gemeinschaft. Wahrscheinlich steht dahinter unter anderem die unbewußte Angst vor der Ansteckung und einem lebenslangem Siechtum. Diese Moral erinnert an die häufig zu beobachtende unterschiedliche Einstellung, die man Mädchen mit unehelichen Beziehungen mit und ohne unehelichem Kind entgegenbringt. Die Frauen mit unehehlichem Kind werden meist als auf dauernd negativ gekennzeichnet empfunden. Bei einem Mädchen mit folgenlos gebliebenen vorehelichem Sexualkontakt wird über das Faktum hinweggesehen, bzw. wird heute die Tatsache bereits als „normal" angesehen. Diese unbewußt, teils sogar aber auch ganz bewußt vorliegenden Inhalte von der Makelhaftigkeit, Kennzeichnung, Gottesstrafe als Bedeutung einer Geschlechtskrankheit, sowie die Furcht vor den Folgen der verbotenen Onanie, fanden wir in besonders eklatanter Weise bei

Patienten aus dem bayerischen Landraum, wo die ganze Lebens- und Weltauffassung sowie die ethische und moralische Haltung besonders weitgehend auf dem religiösen Einfluß basiert. In weniger bewußter, flacherer Form kommen sie jedoch auch sonst zum Ausdruck bei Kranken, für die entsprechend ihrem Umweltraum diese Einflüsse nicht mehr so prägnant sind. Wir möchten hier gewisse, allgemein anzutreffende urtümliche Inhalte sehen, wie sie bereits im Alten Testament zum Ausdruck kommen.

Da die Patienten zunächst ihre Beschwerden ganz eindeutig als Folgen einer Geschlechtskrankheit auffassen, sind sie durchweg sehr fixiert an den Gedanken einer organischen Erkrankung. Entsprechend dieser tief verankerten Überzeugung, die dem psychischen Inhalt des ganzen Syndroms entspricht, und fernerhin resultierend aus der gestörten Du-Beziehung hat der Therapeut insofern nahezu stets mit einer negativen Übertragung zu rechnen, als der Patient die Negierung des spezifischen, venerischen Charakters und sogar der Organgenese überhaupt seitens des Arztes nicht annehmen mag. Dabei pflegt die negative Übertragung sich zumeist trotz zunächst vorhandenen positiven Kontaktes dahingehend zu äußern, daß der Arzt verdächtigt wird, nichts zu können oder das Leiden doch nicht in seiner wahren Gestalt diagnostiziert zu haben. Schließlich, die Person des ärztlichen Therapeuten scheinbar aus dem Spiel lassend, gibt der Kranke seiner Überzeugung Ausdruck, daß die ganze medizinische Forschung anscheinend eben doch noch nicht soweit fortgeschritten sei, daß das vorliegende Leiden erkannt und behandelt werden könne. — Für die Therapie erweist es sich als günstig, von vornherein mit derartigen Äußerungen negativer Übertragung zu rechnen.

Zusammenfassung

Es wurde im vorstehenden ein sehr spezielles Krankheitssyndrom geschildert, nämlich das der unspezifischen Urethritis bzw. besser deklariert, der psychogenen, unspezifischen Pseudourethritis. Natürlich gibt es die echten, bakteriell verursachten, durch Trichomonaden hervorgerufenen und dergleichen unspezifische Harnröhreninfektionen. Aber eine große Gruppe Patienten mit sog. unspezifischer Urethritis leidet unter dem hier behandelten komplexhaften Geschehen. Um nicht mißverstanden zu werden, sei hinzugefügt, daß die analytische Aufklärung im Individualfall sehr viel umfangreicheres, aber persönlichkeitsspezifischeres Inhaltsmaterial hierzu erbringt, bzw. erbracht hat. Es sollten in diesem Zusammenhang jedoch die allgemein verbindenden Befunde zur angemessenen Erfassung der psychischen Faktoren bei diesem „Urethritissyndrom" im Vordergrund stehen.

Schlußwort zu Teil B I — IX

Wenn man die richtigen Chemikalien in bestimmten Mengen und bestimmter Folge zusammenbringt, so erhält man ein explosives Gemisch. Bereits ein geringfügiger Anstoß kann dieses Gemisch zum Explodieren bringen. In ähnlicher Weise verhält es sich im übertragenen Sinn mit den Ursachen verschiedener Krankheiten, in unserem Fall Hautkrankheiten. Wenn die entsprechenden Ursachen zusammentreffen, entsteht ein mit dem explosiven Gemisch vergleichbarer Zustand, der bereits bei einem kleinen Anstoß zum Ausbruch der Krankheit führen kann.

Es läßt sich feststellen, daß viele Krankheiten nicht allein von *einer* Ursache herrühren, sondern auf dem Zusammentreffen verschiedener Ursachen beruhen. Es wurde hier der Versuch unternommen, psychogene Faktoren der diskutierten Krankheiten auf Grund der existierenden Literatur aufzuzeigen. Diese psychogenen Faktoren können sich in verschiedenen Formen äußern und an der Dermatose in verschieden starkem Ausmaß beteiligt sein. Vielfach muß — ungeachtet psychologischer „Verstehbarkeit" und Beweiskraft — naturwissenschaftlich betrachtet — der Beweis erst noch erbracht werden, inwieweit die Psyche mit dem Ausbruch der Krankheit zu tun hat.

X. Die Haut als reaktiver Erlebnisinhalt

Rückwirkungen der Haut auf die Psyche

Der Antagonismus der wissenschaftlichen Theorien über die Bedeutung von Psyche oder Soma auf die Entstehung und Förderung von Krankheiten hat in erster Linie dazu geführt, Beiträge und Beweise für die Prävalenz und Bedeutung körperlicher oder seelischer Faktoren zu sammeln. Psychologen und andere Naturwissenschaftler haben aber auch daran gearbeitet, die Rückwirkung organischer Krankheiten auf das Seelenleben und die Persönlichkeit zu erfassen. In der einschlägigen Literatur sind derartige Gedankengänge allerdings kaum weiter ausgeführt worden. Im allgemeinen genügte es den Vertretern der somatischen Genese summarisch zu behaupten, daß langdauernde körperliche Beschwerden, gleich welcher Art, jeweils die eventuell hervortretenden psychischen Besonderheiten verursacht hätten. Zumal das dermatologische Schrifttum ist reich an derartigen großzügig gebrauchten Äußerungen, die als Erfahrungstatsache ohne weitere Beweisführung gegeben wurden.

Die Darstellung von Schmidt (1962) über die „Bedeutung der Haut" und der Versuch des Autors zur Erhellung ihrer Sinnbezüge im menchlichen Dasein erscheint mir in diesem Zusammenhang besonders eindrucksvoll:

„An allen Stätten, an denen Dermatologie gelehrt wird, gilt das Goethe-Zitat von dem ‚Sehen, was vor den Augen liegt'. Es hat seinen Sinn in dem immer erneuten Hinweis auf den Wert der Morphologie. Wer nach den Einzelerscheinungen sucht, hat dabei selbstverständlich das Ganze im Blickfeld und wertet im Vergleich mit dem bekannten Normalen. Beobachtete Veränderungen passen in eine Vorstellung, die der Beschauer in der Erinnerung findetoder neu gewinnt.

Für den Beschauer *ist* also die Haut so oder anders. Dieses So Sein erweist sich zugänglich der wissenschaftlichen Denk- und Arbeitsweise und, gleich ob gesundes oder krankes Integument, auf dem optisch mechanisch faßbaren Sein gründen Forschung, Diagnose und Behandlung. Die Frage nach der *Bedeutung des Hautorgans für das Individuum wurde nur am Rande gestreift.* Machten sich Autoren Gedanken über den Sinngehalt der Haut, so resignierten sie in naturwissenschaftlich-mechanistischer Betrachtungsweise meist. Nicht ausschließlich im ärztlichen Alltag begegnet dem Aufmerkenden der Symbolcharakter des Hautorgans. Es erweist sich in vielfältigen Abwandlungen, daß die Haut einen starken persönlichkeitsgebundenen, d.h. ich-bezogenen Charakter hat. *Damit bedeutet die Haut dem Individuum etwas, unbewußt jedem, bewußter dann, wenn es an ihr mit ihr leidet:*

Jeder sieht sich so, wie er meint, daß der andere ihn ansehe. Die Antwort auf des Patienten Frage nach der möglichen Ansteckungsgefahr soll oft weniger ihn selber beruhigen, als jene, die ihn offensichtlich meiden. Am Strande könne er sich (z.B. mit einzelnen Psoriasisherden) doch unmöglich entkleiden, und auf die Erkundigung, ob auch noch andere Körperteile verändert seien, wird oft geantwortet: dort sei er ‚sauber' ... Jeder andere Kranke kann sich der Gemeinschaft ohne Bedenken stellen und von seinen Beschwerden an z.B. Herz, Lunge oder Magen ausführlich berichten, er kann der Teilnahme gewiß sein. Die Erwähnung von Hauterscheinungen dagegen wird häufig geradezu als anstößig empfunden. Derlei Leiden sind nicht gesellschaftsfähig — und das sicher nicht erst, seitdem die Erkrankungen der Geschlechtsorgane im gleichen Hause behandelt werden. In diesem und anderen Bezügen steht die Haut im individuellen Bewußtsein — oder mehr Unterbewußtsein — einmal begrifflich für das Subjekt, als zu dem Ich gehörig, ich-seiend. Daneben wird die Haut erlebt als Objekt, als zur Umwelt gehörig.

Die Wurzeln der Ich-Nähe und die daraus sich ableitende Ich-Bezogenheit der Veränderung an ihr reichen sicher tief hinab an die Grundlagen des Seins und Scheinens des Menschen, beeinflussen nachhaltig sein Selbstbild nach innen und die Form, in der er sich der Umwelt darbietet. Zur Deutung dieser Zusammenhänge seien naturwissenschaftliche Erkenntnisse neben psychologisch-philosophischen Ableitungen herangezogen. Des weiteren wird einzugehen sein auf die enge Verflechtung von Hautbefall und Schuldbewußtsein.

Was zum Ich werden soll, liegt anfänglich im bloßen Da-sein, dabei kann vielleicht eine eingeborene Zielsetzung (Entelechie) angenommen werden. Die Entstehung des Ich erweist R. A. SPITZ an Hand ontogenetischer Forschungen. Seine Ergebnisse lauten dahingehend, daß beim Neugeborenen, dem cephalo-caudalen Weg der Reifung entsprechend, erst die Mundhöhle, dann das Labyrinth und als drittes die Haut sich mit primären Wahrnehmungsqualitäten besetzt. Das heißt, der Begriff des Subjektes erwächst, nachdem vom Durstgefühl ausgehende erste stärkste Bedürfnisspannungen sich in der Mundhöhle des Individuums zentrieren, und zwar auf dem Wege des Zusammenwirkens eines Innen und eines Außen — nämlich der Mundhöhle einerseits und der fremden durstlöschenden Substanz andererseits. Erst dann, wenn so in Spuren das Ich angelegt ist, lerne das Einzelwesen äußere Reize zu unterscheiden. Dazu trägt die Haut als Feld der Wahrnehmung einen großen Teil bei, vielleicht schon mit dem plötzlichen Wechsel vom feucht-warmen Fruchtwassermilieu zu dem des rauhen, trockenen Textilgewebes. Tritt diese starke Reizung zurück, dann werden feinere Wahrnehmungen möglich, wobei in den ersten Lebensmonaten vor allem die Temperaturunterschiede eine führende Rolle spielen. Aus der anfänglichen Kontaktwahrnehmung entwickelt sich vermittels visueller Perzepte die Distanzwahrnehmung. Weiter entdeckt das Individuum mit Auge und Hand sich und die Umwelt. Es betastet und begreift sich dabei, Eindrücke werden verarbeitet und zum Selbst in Beziehung gebracht, die Haut dabei mehr und mehr mit Ich-Qualitäten besetzt. Sie wird zum Leiter mit gleich stark fließenden Strömen von innen nach außen und umgekehrt. Aus dem Berührtwerden resultiert das emotionelle Angerührtsein, über die Haut wird das Individuum in Stimmungen bereitgestellt zu Ausdruck und Verhalten, fühlt sich und fügt sich als Teil einer höheren Ordnung.

Gaben die Beobachtungen und Folgerungen von SPITZ eine Sicht der Entstehung des Ich im menschlichen Wesen, so versuchte der Anthropologe SCHEIDT in ‚Die menschlichen Inbilder' mit Hilfe der Lehre vom Leitwerk und seinen Verrichtungen ein organisches Substrat nachzuweisen, welches von der einen ersten Zelle an schließlich den komplizierten Organapparat des Menschen durchwirkt und bestimmt. Eine kurze Darstellung seiner Betrachtungsweise ist nötig, wenn seine Ergebnisse mit unserer Fragestellung sinnvoll verbunden werden sollen.

SCHEIDT spricht vom Inbild als dem derzeitigen Zustandsgesamt des Leitwerks. Dabei bezeichnet Leitwerk das Gespinst aus Leitfadenringketten, das jeweils in den Nervenfasermaschen des Nervensystems enthalten ist. Das Leibleitwerk im Leibnervensystem ist vom Körperleitwerk im Körpernervensystem zu unterscheiden (Längenverhältnisse 10:1; s. Original). Letztere Bezeichnung umgreift den Teil des Nervensystems, welcher aus den Nervenendgeflechten der Sinnesorgane, den Langbahnen des Rückenmarkes, den Hirnstamm-Endhirnverbindungen und dem Endhirn besteht. Leibnervensystem heißt der dem inneren Verrichtungszusammenhalt dienende Teil des Nervensystems: das sog. vegetative Nervensystem und das Medullarorgan mit Ausnahme der Hinterstränge, der Hirnstamm-Endhirnverbindungen und der Pyramiden-Vorderstränge.

Anschlußmöglichkeiten vom äußeren zum medullären Leibnervensystem bestehen einerseits auf dem Gefäßwege, und zwar via Wandnervensystem — Grenzstrang — rami communicantes — Rückenmarksegment, andererseits auf dem Spinalnervenweg zu den wurzelzugehörigen Segmenten des Rückenmarks und Hirnstammes. Nachdem ‚Leib' als ‚Ganzes des Organismus, sofern es inwendig zu einem lebendigen Ganzen zusammenhält', definiert wird und ‚Körper' als ‚Ganzes des Organismus im Unterschied zu seiner Umwelt und in den Wechselbeziehungen zu seiner Umwelt', ist mit SCHEIDT nach dem oben genannten verständlich, was unter Leibinbild gemeint ist: aus Leibleitwerk und dem Leibaltschichtbild (liegengebliebene verwendbare Leitfadenringketten) bestehend, ist Leibinbild die ganze Beschaffenheit des Leibes in seiner augenblicklichen ‚Verfassung', die von seiner ganzen Lebensvergangenheit mitgeprägt wird. Ihre, die leibinbildlichen, Anteile an Lebensvorgängen werden ‚Lebnisse' genannt, während als ‚Erlebnisse' körperinbildliche Lebensvorgänge bezeichnet werden, da das Körperinbild das Ganze der im Körpernervensystem liegenden Leitfadenringketten ist. Daraus ergibt sich nun, daß (leibliche' nach SCHEIDT) Lebnisse möglich sind ohne ‚körperliche' Erlebnisse; Erlebnisse aber mit Lebnissen Hand in Hand gehen müssen. Erlebnisse bedürfen zuvor noch einer Inbildentfaltung, d.h. der Anlage eines Wachinbildes, damit der Anlage von Leitfadenringketten zwischen Hirnstamm und Endhirn. Eine Reizüberfülle verursacht dabei im Leibleitwerk nicht nur Abfuhrdränge in die Atmungs-, Gefäß- und Skeletmuskulatur, sondern eben auch den Entfaltungsdrang des Leibinbildes. Nach SCHMIDT sind als Hauptursache für die Inbildentfaltung vor allem die sinnesreizwirksamen Umwelteinflüsse verantwortlich zu machen. Diese führen also zu einer Wandlung des ganzen, mit einem entfalteten Teil versehenen Inbildes. Das entfaltete Inbild ‚verinbildlicht' die Umweltbeziehungen des Leibes; oder: von außen einwirkendes, körperliches Erlebnis verändert unmittelbar den Leib.

Von innen, leiblich betrachtet, heißt das, daß man erst in bezug auf diese Veränderungen die Umweltbeziehungen, den Leib als Körper ansehen kann.

Solange im ‚Organaggregat' Keimling nur das Leibleitwerk funktionierte, während der Keimling noch keine ‚eigene' Umwelt hatte, war nur die leibliche Betrachtungsweise möglich. Mit der unmittelbar einwirkenden ‚eigenen Fremdwelt' wird die körperliche neben der leiblichen Betrachtungsweise nötig. Inwendig zusammenhaltende leibinbildliche Lebensvorgänge wirken neben- und ineinander mit den die Umweltbeziehungen steuernden körperinbildlichen Erlebensvorgängen. Das Individuum ist nach der Geburt Leib *und* Körper. Sinnesreizwirksame Umwelteinflüsse machen das entfaltete Inbild nicht nur zu einem Inbild des von außen auf den Körper Einwirkenden, sondern auch zu einem Inbild des Körpers selbst. Das Körperbild, als ein Teil des entfalteten Inbildes, ist also etwas anderes als das Leibinbild.

Der Mensch fängt mit der Inbildentfaltung an, seinen Körper zu erleben. Seinen Leib, den inneren Zusammenhang seiner Organe, lebt er bloß. Sowie aber ein entfaltetes Inbild auftritt, er-lebt der Mensch seinen durch äußere Einflüsse modifizierten Körper, d.h. das Aggregat seiner Organe im Unterschied zur Umwelt. Dadurch wird der Körper (nicht der Leib!) selbst ein Teil der erlebten Umwelt. Versteht man doch unter Umwelt letztlich die Summe alles dessen, was um das entfaltete Inbild herum ist.

Diesem Umweltinbild ist freilich das „Hemd" des Körpers näher als der Rock der Außenwelt. Aber der Körper gehört fraglos ebenso zur Umwelt des erlebten Subjektes, wie der Leib diesem erlebenden Subjekt zuzurechnen ist. Das Erlebnisgesamt beginnt mit der Inbildentfaltung wirklich, d.h. in Wirkung auf das Individuum, da zu sein; es hat seine Existenz im Körperinbild des Menschen.

Gleichlautend formulierte P. Schilder in seinem ‚body image' vor 25 Jahren: ‚Jeder trägt in sich ein — meist befriedigendes — Bild seiner äußeren Erscheinung.' —

Will man den Scheidtschen Deduktionen folgen — sie sind z.T. wörtlich wiedergegeben —, dann ergäbe sich auch auf diesem Wege, wie die Haut, ‚Hemd' einerseits, ‚Rock' der Außenwelt andererseits, als Kommunikationselement seine Bedeutung für das Individuum im Leben und Erleben erhält und behält.

In Anerkennung der vorgenannten ontogenetischen sowie anthropologischen Schlußfolgerungen läßt sich die im Sein und Werden des Menschen verhaftete engste Verbindung aufzeigen zwischen dem *Ich* und dem Integument, seine Ich-Nähe, ja Identität. Dann erscheint auch verständlich, wenn man bei Veränderungen der Haut, besonders wenn sie farblich oder plastisch deutlich sind, geradezu von einer Substanzbedrohung sprechen muß, von einem Ich-Schock, den das Individuum erleidet.

Da der Mensch wesensgebunden nach Vervollkommnung bzw. Erhaltung der Ganzheit strebt, beeinträchtigt jeder drohende oder stattgehabte Substanzverlust das originäre Lebens- und Selbstwertgefühl. Für die Haut hieße das aus somatischer Sicht, aus der Sicht des Ich im Sein: Wenn das Innere integer bleiben soll, muß auch das Schützende, Umhüllende unverletzt sein. Ebenso richtig ist auch die Verkehrung des letzten Satzes im zentrifugalen Sinne: das intakte Äußere symbolisiert ein intaktes Innen. Die Ableitung dazu sei nun dargelegt in dem Versuch, die Verknüpfung der Haut mit dem ‚Ich im Scheinen' zu erweisen, den unter anderen C. G. Jung gewiesen hat.

Mit Scheinen ist gemeint das nicht allein körperliche Erscheinungsbild des Individuums, das Jung als ‚Persona' begriff. Persona bezeichnete ursprünglich die frühgriechische Theatermaske. Hinter ihr versteckte der Schauspieler sein wahres Gesicht, das eigentliche Sein. Die Maske selbst symbolisierte das Nachgemachte, Gespielte, Erdichtete und Vorgetäuschte. Persona meint auch die äußere Erscheinungsform der Psyche, in der sich ein Mensch gibt (zit. nach Claussen). Als das Bewegende und Bewegte ist sie sozusagen die Art, in der das Individuum der Umwelt erscheinen will. Die Persona tritt um so mehr in den Vordergrund, je schwächer die Individualität des Menschen ausgeprägt ist.

Man darf nun in der Persona und der Haut insofern eine Gleichheit sehen, als beide eine Verbindung darstellen, beide mit dem Ich in engem Zusammenhang stehen. Als Persona strebt der Mensch mit allen Kräften nach Harmonie, nach innerlicher und äußerlicher Übereinstimmung zur Mitwelt, nach Anpassung an die jeweilig gültigen Normen der vorherrschenden Gesellschaftsschicht, die das Leitbild der Epoche prägen. Diese Normen bestimmen, weniger als vernunftbegründete denn gemüts-, gefühls- und vorurteilsverhaftete Meinung, was am Einzelwesen anomal, asozial und unmoralisch zu sein hat.

Einem steten Wechsel öffentlicher Wertung waren z.B. Leibesfülle, die blasse oder farblich künstliche oder natürlich veränderte Haut, Haartracht, Finger- und Fuß-Nagellänge u.v.a.m. unterworfen. Im wesentlichen gleichgeblieben ist als Leitbild das ungeteilte Ganze, das Heile, welches auch bei der Definition von Gesundheit und Schönheit erstrangig genannt wird.

Von der Gesellschaft geformte und postulierte Normen fordern zu Werturteilen heraus, deren Basis der Grundmechanismus des menschlichen Denkens überhaupt ist — der Vergleich. Durch das visuelle und taktile Erleben seines Hautorgans ist dem Menschen der Vergleich, und damit ein Selbstminderwertserlebnis, weit eher möglich als jedem anderen Kranken. Er wird un-ansehnlich, ist un-scheinbar, was wörtlich heißt: keinen oder doch nur verletzten Schein tragend.

Begrifflich eng nebeneinander stehen im Vorbild das Heile und das Reine. Beides drückt, im weiteren Sinne sich sogar stellvertretend, neben dem physisch Intakten auch gleichzeitig das seelisch Unberührte aus. Symbole wie Schneewittchen, Reiner Tor, Engel u.a. stellen dies für unseren Lebenskreis dar.

Da Schuld und Sühne zu allen Zeiten als feinstoffliche Qualitäten aufgefaßt wurden, beschmutzen sie den Fehlenden, verunreinigen und beflecken. Deshalb forderten auch viele Religionen heilige Waschungen zu dem Zweck, durch äußere Sauberkeit innere Reinheit zu erlangen[1].

Die Sünde als Gesondertheit vom Leitbild, als vergessene Rücksicht unter dem Ansturm animalischer Bedürfnisse, ist wie das Schuldbewußtsein so alt wie der denkende Mensch überhaupt und beruht auf der zwischenmenschlichen Antinomie. Die Koppelung dieser Wertung mit dem Religiösen entstand erst, als das Individuum sich als im Gegensatz zu den von der Priesterschaft gefaßten Ordnungsprinzipien sah.

Die Summe aller Schuldgefühle wird als ‚Schatten‘ unter dem Einfluß des autoritären Gewissens aus dem Bewußtseinsfeld verdrängt. Das Ich kann in dem Reflex der Selbstrechtfertigung den Schatten nach außen verlegen und ihn statt als eigenes Drinnen als fremdes Draußen erleben.

Daher fühlt sich nur selten der einzelne schuldig, sondern es sind schuld die Umstände, die Zeit, die anderen.

Unter der Identifikation von Persona und Haut werden im Augenblick des Hautbefalles, der Veränderung gegen das Leitbild, die verdrängten Schuldgefühle bewußt. Das Anhaftende wirkt als Ausdruck, Ausschlag. Das schlechte Gewissen scheint dem Betroffenen nun sichtbar geworden, es bleibt etwas hängen am Wesen als merkbare Verunreinigung, als selbstgefühltes und vor allem den anderen offen-sichtliches Defizit der Persona.

Mit dem Kinde erst langsam wachsend und wirksam, zeigen sich diese Verknüpfungen zwischen Hautorgan und Psyche am deutlichsten bei den im Seins- und Geltungsstreben befaßten Individuen der mittleren Jahrgänge. Für den Älteren ordnet sich die Hautveränderung eher als reine Substanzbedrohung in die Nähe des Todes, geht doch mit der allgemeinen Rückbildung des Seelenlebens auch eine Vereinfachung der Sinnbezüge im Dasein einher.

Zu dem psychischen und somatischen Anteil, wie sie jeder Veränderung eines Organs oder Organsystems eigen ist, tritt bei der Erkrankung des Kommunikationselementes Haut noch eine besonders geartete Wertminderung des Individuums in der Gesellschaft hinzu. Durch die Übernahme der Krankenrolle gewinnt der anderweitig Kranke auf neuer Ebene wieder Anschluß an die Gemeinschaft, da er des Mitleids für wert erachtet wird. Das Gegenteil ist oft bei Hautkranken der Fall. *Die Ent-stellung, das Aussätzig-sein bezeichnet doppelsinnig auch die seelische Distanzierung vom Betroffenen. Wie die Geschichte der Medizin zeigt, steht dieser moralisch-soziologische Aspekt sicher in keinem primären Zusammenhang mit der gefürchteten Ansteckungsgefahr.*

Aus dem oben Gesagten wird verständlich, warum z.B. sich ein von einer Kontaktdermatitis oder einer anderen Dermatose Ergriffener bei der Aufnahme der Anamnese oft so sehr sperrt. Abgesehen davon, daß Kranke in erster Linie Heilung suchen und nicht Erkenntnis, ist bei psychisch Kranken diese Hemmung wesensbedingt, beim Hautleidenden erscheint sie krankheitsgebunden. Der Patient befürchtet, cum grano salis, bei der Befragung die Demaskierung des wahren Ich, weniger die ins einzelne gehende Erwähnung z.B. seiner Intimsphäre.

Das gemeinsame Auffinden der wirksam gewesenen Noxe läßt ihn sichtlich aufatmen, weil er sich durch die Benennung der Substanz entschuldigt fühlt, hat sich doch ergeben, daß das zur krankhaften Veränderung führende Ursachengefälle sich von außen nach innen richtete; nicht von innen nach außen: es ist nicht seine ‚Schuld‘. Nicht herausgestellt hat es sich, sondern ist an ihn ohne sein Zutun herangetragen worden. Oft scheint es gerade so, als sei mit der Noxe ein Bindeglied, eine Brücke zur verloren geglaubten Umwelt gefunden. Der so vom Schuldkomplex Befreite betrachtet sich als ‚normaler Kranker‘ und gewinnt mit wachsendem Genesungswillen neuen Anschluß an die Gemeinschaft wieder.

Die Regel: ‚Wie man aussieht, so wird man angesehen‘ (oder kürzer: ‚Aussehen = Ansehen‘) wurde im Vorhergehenden zu begründen versucht. Ihr entspringt der Wunsch nach dekorativer

[1] Sauberkeit, Unschuld und reine, weiße Farbe des Erscheinungsbildes hängen zusammen. So erschien der Jungfrau Maria der Heilige Geist als *weiße Taube* mit der Mitteilung von der Unbefleckten Empfängnis. Inhaltlich analog steigt Buddha als *weißer Elefant* vom Himmel herab und geht als fünffacher *Lichtstrahl* in den Leib der Königin von Kapilavastu ein, die 10 Monate nach dieser unbefleckten Empfängnis dem Prinzen Siddharta, den späteren Gautamo Buddha, das Leben schenkt.

Kosmetik sowie das Streben nach Wiederherstellung des verunstalteten Ganzen bei veränderter Haut. Die Kenntnis der Bedeutung des Hautorgans für das Einzelwesen erlaubt dem Behandelnden, nicht nur der Krankheit, sondern auch dem Kranksein wirkungsvoll zu begegnen" (B. B. Schmidt, 1962).

Bei Menschen, die sich ohne eigenes Zutun von der Masse der Umweltmenschen, in diesem Falle durch Dermatosen, unterscheiden, ist natürlich mit psychologischen Rückwirkungen zu rechnen. Zu denken wäre z.B. an folgende Sachverhalte:

1. Beeinflussung der Psyche durch die Haut infolge subjektiver (Jucken, Nässen, Schmerzen), oder objektiver (kosmetische Defekte, foetor ex ore usw.) Belästigungen (Renemann, 1955).
2. Angeborene Mißbildungen.
3. Störungen, die sich auf Haut und Psyche gleichzeitig auswirken (dyshormonelle Störungen, bei Myxödem und Acne, avitaminotische Zustände bei Pellagra usw.).

Gerade durch Gesichtsdermatosen kommt es zur Menschenscheu und zu Minderwertigkeitskomplexen, da das Denken, Fühlen und Wollen auf die Krankheit abgestimmt wird (Renemann).

Durch das entstellte Gesicht entwickelt sich ein Minderwertigkeitskomplex viel häufiger als z.B. nach Amputationen von Gliedmaßen (Panse, 1959). Es kommt häufig zu psychischen Ich- und Kontaktstörungen, besonders da, wo die Berufs- und Partnerwahl noch nicht konsolidiert ist. Diese Störungen werden von der Präformation der Persönlichkeit bestimmt, von der Dauer der Erkrankung (Pakesch und Kresbach, 1959). Obwohl zwar oft keine direkte Arbeitsunfähigkeit besteht, sind die neurotischen Konflikte und die Lebensnot oft so groß, daß der Arzt die Pflicht hat, einzugreifen. Die Problematik liegt primär im Menschlichen und sekundär im Sozialen (Panse, 1959).

Von Freytag (1960) wurde die Entstellung „ als das die harmonischen Beziehungen zwischen Subjekt und Umweltobjekten störende Erlebnis von visuell, olfaktorisch, taktil oder gustatorisch gewonnenen Wahrnehmungsbildern vor und nach der Veränderung des ‚Exterieurs' definiert. Damit ist nicht gesagt, daß otwa jeder nicht entstellte Mensch schön sei. — Ferner aber ebensowenig, daß der entstellte Mensch krank sei. Er leidet vielmehr in unterschiedlichem Maße an den Entstellungen, in Relation zur Umwelt. Den Zustand, in dem sich der phänomorbide Mensch befindet, also den Zustand des sozialbedingt psychisch leidenden Menschen, bezeichnet Freytag als ,'Phänomorbosität."

Ein solcher Mensch befindet sich im sozial bedingten Stress Nach Selye ist der Stressor eine Ursache, die unspezifische Veränderungen, den Stress, bedingt. Das Zustandekommen des Stressors ist: „Exterieurentstellung — ihre mit der Wahrnehmungsnorm vergleichende akute Wahrnehmung — die von diesem Vergleichserlebnis ausgehenden Reaktionen der Umweltobjekte in bezug auf das Subjekt bzw. des Subjektes in bezug auf sich selbst" (von Freytag als „perzeptibel-reflexiver resp. perzeptibel-autistischer Stressor" bezeichnet). „Unter dem unterschiedlichen Einfluß der Stressoren (relative Eindringlichkeit, Bedeutungsbeimessung), vermag das Subjekt in Stress zu geraten, der alle Abstufungen, vom leichten Unbehagen bis zum schweren krankhaften Konflikt umfassen kann. — Ein zur Wahrnehmung befähigtes Subjekt in wahrnehmungsunfähiger Umwelt wäre gegen solchen Stress gefeit".

Den an seiner Entstellung im Verhältnis zur Umwelt sozialbedingt-psychisch leidenden Menschen nannte Freytag *phänomorbid*, wobei er ihn nicht grundsätzlich als krank ansieht, der Betreffende es aber wohl werden kann. „Phänomorbid kann der häßliche und der schöne Mensch werden. Die Phänomorbosität erscheint unabhängig von Alter, Geschlecht, Rasse und Gesundheitszustand, Intelligenz und Charakter sowohl des Subjektes als auch der Umweltobjekte".

Zunächst alarmieren die von der Entstellung verursachten perzeptiblen Stressoren des Subjekts. Da bei zunehmender Intensität der Stressoren die rationalen Überlegungen, die zur Nichtbeachtung der Umwelt und zur Gleichgültigkeit ihr gegenüber führen, nicht mehr genügen, setzen emotionale Verteidigungsreaktionen ein. Da die Phänomorbosität nicht durch persönliche Widerstandskraft abgewehrt werden konnte, müssen die perzeptiblen Stressoren durch „Beseitigung der Exterieurentstellungen" ausgeschaltet werden. „Das Subjekt paßt sein aktuelles Exterieur der Wahrnehmungsnorm der Umweltobjekte durch Entstellungsbeseitigung an, die Störung seines Verhältnisses zur Umwelt wird behoben, das Individuum harmoniert wieder mit seiner Umwelt".

Durch Beseitigung oder Verhinderung der Exterieurentstellung mit chemischen Mitteln, unabhängig von der Art ihrer Applikation, vollzieht das Subjekt seine Adaptation an seine Umwelt. Kosmetika sind phänotrop, d.h. in ihrer Wirkung auf das wahrnehmbare Exterieur gerichtete chemische Mittel. Es gibt jedoch Entstellungen, denen die „adaptiven Maßnahmen und Mittel nicht gewachsen sind", wo die Entstellungen oder Reste von ihnen bestehen bleiben. Hier kann die Phänomorbosität zur Erkrankung im üblichen Sinn werden.

Wie bereits erwähnt, sind Entstellungsentstehung und -beseitigung adäquat, d.h. daß der Mensch instinktiv prophylaktische Adaptation vollzieht, da sich ein ungepflegter Mensch in gepflegter Umgebung „nicht wohl fühlt". „Die Umweltobjekte erleben das fehlende Geordnetsein der Haare, Nägel usw. als unangenehm", als Entstellung im weitesten Sinne. „Die Frau fürchtet Blicke, Getuschel, spitze Bemerkungen, das den anderen Unangenehm-Sein". Ähnlich ist es beim Anwenden des Lippenstiftes. Ist die Frau „keine starke, ihres Wertes bewußte, aus rationalen Überlegungen des psychischen Stress überwindende oder neutralisierende Persönlichkeit "*muß* sie zum Lippenstift greifen, wenn die anderen Frauen der ihr zugeordneten Umwelt geschminkt sind. Es darf jedoch nie zu einer Superadaptation kommen (etwa bei alternden Frauen) oder zu einer Hypoadaptation (z.B. wenn ein Neger seine krausen Haare strecken läßt, um sich des nach seiner Meinung „diffarmierenden Entstellungscharakters" dadurch zu entledigen). Hier ist es nur Eitelkeit und Geltungsbedürfnis.

Bei einer echten Entstellung kann die Kosmetik sehr helfend wirken. FREYTAG wendet sich vor allem gegen die Auffassung, in der Kosmetik nur „eine Möglichkeit zur Befriedigung der Eitelkeit und des Schmuckbedürfnisses" zu sehen. Vielmehr haben Kosmetik und ästhetische Medizin ein gemeinsames Ziel: „Um- und Zurechtformen der verunstalteten, d.h. von der erfahrungsgemäßen Norm abweichenden oder ungestalt gewordenen Kontur des menschlichen Körpers". Sie unterscheiden sich nur im „Moment der notwendigen Verletzungen" d.h. im „Ein- und Anbau von Ersatzteilen".

„Im gegenwärtigen Zustand ihrer Entwicklung ist die Kosmetik noch nicht völlig vergleichbar mit anderen wissenschaftlichen und technischen Gebieten. Sie befindet sich vielmehr in einer Phase des Übergangs vom ungeordneten zum geordneten Wissen". Es fehlt eine klare Begriffsbestimmung und Abgrenzung ihrer Kompetenzen gegen die Medizin. Als Voraussetzung der praktischen oder angewandten Kosmetik sieht FREYTAG die „wissenschaftliche Kosmetik" an, die zu strengeren Maßstäben der Beurteilung von Medicis führen müßte — denn „ein Kosmetikum ist letzten Endes immer ein Psychotherapeuticum, ein kosmetisches, in diesem Sinne ein psychotherapeutisches Verfahren".

Oft sind es jedoch nicht ins Auge fallende Entstellungen, sondern harmlose Dermatosen, die gar nicht die Bezeichnung einer Hautkrankheit verdienen, aber für den Patienten die einschneidendsten Folgen nach sich ziehen können. „Es darf behauptet werden, daß im Mißverhältnis zu ihrer objektiven Geringfügigkeit solche Befunde weit mehr als schwere Erkrankungen anderer Organe die Wechselbeziehungen zwischen dem Individuum und seiner Umgebung im ungünstigen Sinne beeinflussen und unter Umständen schicksalbestimmend werden können.“ (Sack, 1933). Gerade Hautkrankheiten ziehen die Neugier und die Aufmerksamkeit der Umwelt auf sich; sie erscheinen als etwas Abstoßendes, Ekelerregendes, Unästhetisches, obwohl sie oft nicht einmal ansteckend sind.

Besonders deutlich zeigte sich dies bei einer Befragung von Unternehmern. Sie wurde 1941 von Marshall durchgeführt, um festzustellen, ob Leute mit Acne beruflich eingestellt würden. Die meisten Bewerber mit Acne wurden von den Unternehmern aus folgenden Gründen abgelehnt:

Viele hielten die Acne für eine Allgemeinerkrankung, andere für eine Milieuerkrankung. Wieder andere fürchteten sich vor Ansteckung (Kaden, 1958). Thielicke (1960) hat nicht Unrecht, wenn er die Feststellung trifft: „Amerika lebt heute so, wie wir morgen leben“. Auch bei uns wird Menschen mit „ästhetischem Äußeren“ der Vorzug gegeben; denn „ein angenehmes Äußeres ist die beste Visitenkarte auf dem Arbeitsmarkt“.

Gerade der Acne begegnen die Menschen mit Ekel und Abscheu. Sie ist mehr gefürchtet als die Managerkrankheit. Diese ist in der bewußten und unbewußten Volksmeinung an wirtschaftliches Wohlergehen und führende Positionen, jene aber an Schmutz, Armut und Krankheit gebunden. Oft wird sie auf ein unausgeglichenes Geschlechtsleben zurückgeführt. Eine große Bedeutung hat nach Olansky das Lebensalter. Jugendliche werden besonders schwer mit der Acne fertig. Die Auswirkungen der Acne auf die Psyche werden von Sorel (1957) am Beispiel eines jungen Mädchens, das sich mit Suicidgedanken trug, weil es durch das Hautleiden stark deprimiert wurde, beschrieben.

Zwei ausführliche Beispiele mögen das Krankheitsbild umreißen:

Bei einem 18jährigen Mädchen besteht seit 4 Jahren eine Acne excoriée des jeunes filles. Im Gesichtsbereich, hauptsächlich an Stirn und Wangen, treten unregelmäßig verteilte, stecknadelkopf- bis linsengroße Erosionen, bedeckt mit blutigem Schorf, auf. Die Ränder wirken wellenförmig eingezogen. Vereinzelt treten geringgradig vertiefte Närbchen als Folge der Beschädigung des Papillarkörpers auf. Als Zeichen abgeheilter Erscheinungen linsengroße, hyperpigmentierte Flecken. Starke Seborrhoe. Kleine striemenartige Kratzeffekte. Außerdem Comedonenacne. Die Patientin exprimierte anfangs die Comedonen und kratzte sie auf, um ein schnelleres Abheilen zu erzielen. Dieses tägliche Manipulieren im Gesicht wurde dann zu einer unbewußt gesteuerten Handlung.

Das Auftreten von Fettglanz im Gesicht bei seborrhoischen Naturen, im Anschluß an Erregungen, besonders sexueller Art, wurde von Sack (1933) beschrieben. Außerdem das Auftreten von „Pickeln“ bei jungen Mädchen mit Acne „gerade zum Ball“.

Bei einer 25jährigen besteht seit $1^1/_2$ Jahren eine Acne urticata. Im Gesicht treten zahlreiche zerkratzte, blutende und zum Teil verschorfte Efflorescenzen auf. Daneben finden sich unzerkratzte Erscheinungen in Form von hirsekorngroßen, intensiv roten, an der Spitze zum Teil ein kaum merkliches Bläschen oder Pustelchen tragenden urticariellen Papeln, die teils von einem entzündlichen Hof, teils von normaler Haut umgeben sind. Außerdem bestehen linsengroße, scharfumrissene, geringgradig unter dem Hautniveau liegende und von einem Pigmentsaum umgebene Narben. Die Patientin klagte über einen starken Juckreiz. An der Haut ist von außen nichts zu sehen und nichts zu tasten. Erst auf Reiben und Kratzen dieser Hautpartien treten urticarielle Efflorescenzen auf. Der nach wie vor bestehende Juckreiz lokalisiert sich auf die Papeln und geht in Brennen über, wenn die Hauterscheinungen bis zum Nässen und Bluten aufgekratzt sind. Werden die Primärefflorescenzen nicht beschädigt, klingen sie nach wenigen Tagen, ohne eine Spur zu hinterlassen, ab. Die Patientin leidet seit längerer Zeit an chronischer Obstipation.

In der oben dargestellten Weise hat sich Freytag bemüht, die Bedeutung der *psychischen Rückwirkung* auf den Menschen im Kosmetikbereich verständlich zu machen. Es geht dabei nicht einmal um Hautkrankheiten und Entstellungen oder chronische kosmetische „Schäden“, die von deutlicher Rückwirkung auf den Menschen sind. Seborrhoe des Kopfes, fettglänzende Haut, strähnige Haare sind objektiv an sich meist keine Entstellungen. FREYTAG vertritt die Ansicht, daß diese Erscheinungen unbedingt Entstellungsbilder darstellen, da sie auf Krankheiten zurückgehen. Durch alle deren wahrnehmbare Symptome wird Phänomorbosität erzeugt bzw. kann erzeugt werden. Trotzdem beschäftigen sie den betreffenden Menschen unter Umständen bis zur neurotischen Veränderung. Allein die Unmöglichkeit, bestimmte Moden mitzumachen, vermag bereits „krankmachend“ zu wirken. Das kann der Fall sein, wenn es Mode ist, lange Haare zu tragen, bei denjenigen Frauen, deren Haare nicht lang wachsen. Es kann eintreten, wenn es Mode wird, sich im allgemeinen die Haare färben oder tönen zu lassen, bei Frauen, deren Haarstruktur ständige chemische Eingriffe des Färbens und Tönens nicht gestatte. Es kann vorkommen, wenn die weibliche Mode es üblich werden läßt, die Fingernägel sehr lang zu halten, um nach Lackierung die gewünschte Wirkung zu erzielen, bei denjenigen, deren Nägel dazu neigen, sich aufzusplittern, kurz abzubrechen, oder denen, die vielleicht Nagellack oder Nagellackentferner oder dergleichen nicht vertragen. Stets werden Personen, deren Persönlichkeit danach strebt, nicht von der Mode der Mehrheit abzuweichen, vielmehr diese eher im Extrem mitzumachen, bis zur Neurose sekundär verändert werden. Durch Einführung des Begriffs Phäniatrie erteilt FREYTAG (1965) der Kosmetikaindustrie den Standort der (Phäno-) Pharmakotherapie. Zur Phäniatrie gehören nach seiner Ansicht ästhetische Medizin, Massage, Diätetik, Prothetik und Dermatologie, soweit die Erkrankungen „wahrnehmbar entstellen“. FREYTAG strebte mit seinen sehr tiefgehenden Darstellungen zugleich danach, die Ziele der Kosmetikindustrie, der Kosmetika-Industrie, ernsthafter zu machen, anzuregen, zu vertiefen und ihre Basis wissenschaftlicher zu gestalten, auch was den tatsächlich erzielbaren oder angestrebten Erolg betrifft.

Das Verdienst von GOTTRON ist es, im Jahre 1955 eine wissenschaftliche Arbeit inauguriert zu haben, die ausschließlich *das Problem der — sekundären — psychischen Veränderungen bei Hautkranken bzw. Hautkrankheiten* zum Inhalt hatte.

RENEMANN verweist auf die Bedeutung der Haut als *subjektiven psychischen Erlebnisinhalt*, nämlich als unmittelbar empfundenen Reiz von verschiedenen Empfindungsqualitäten — und als *objektiv gewonnenen Erlebnisinhalt*, als mit höheren Sinnesorganen wahrgenommenen Teil des Körpers. Diese Gedanken (DRIESCH, 1926; SACK, 1933) entsprechen älteren psychologischen bzw. tiefenpsychologischen Erkenntnissen, nach denen jede Deutung und Definition auf der Subjekt- und der Objektstufe erfolgen kann. Bei Vertiefung in diese Überlegungen ist die Schwierigkeit evident, jeweils am Einzelindividuum Subjekt- und Objektstufe der Hautbedeutung auseinander zu halten. In der Analysierung der Begriffe ist die Trennung weitaus leichter möglich, ebenso wie die Vernachlässigung des Problems: primär—sekundär. In der Praxis kann oft kaum getrennt werden, ob das somatische Symptom einer psychogenen Veränderung vorlag oder die psychische Reaktion auf ein somatisches Geschehen. Denn es kommt letztlich zur psychosomatischen Zirkelwirkung, die RENEMANN bildlich recht instruktiv darstellt.

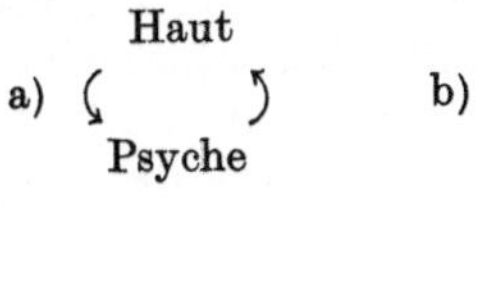

Haut
a) ⤹ ⤸ b)
Psyche

a) Somatische Verursachung einer psychischen Veränderung

b) Psychogen (mit)ausgelöste Dermatose

a) + b) Psychosomatische Zirkelwirkung

1. Die Bedeutung der Haut als subjektives Erlebnis.

a) Pruritus

Seitens der Dermatologen wurde besonders von Kaposi der Juckreiz in seiner subjektiven Auswirkung auf Emotion und Empfinden des Kranken ausführlich beschrieben.

In diesem Rahmen sei nochmals darauf aufmerksam gemacht, daß Juckreiz und Schmerz physiologisch und psychologisch nahe beieinander liegen. Der Juckreiz ist nach der geltenden Auffassung zusammengesetzt aus den Komponenten der Juck- und der Kitzelempfindung, deren Unterscheidung qualitativ subjektiv kaum möglich ist, und auch sich objektiv kaum differenzieren läßt. Das Jucken, psychologisch eine „Gefühlsempfindung", soll die Folge einer Reizung der Schmerzreceptoren sein. Demgegenüber beinhaltet das Kitzeln mehr eine erotische Färbung. Jucken hängt mit der Haarbalgberührung zusammen und soll durch Summation unterschwelliger Reize der Schmerz- und Berührungs- (Hautdruck-) Receptoren hervorgerufen werden — Jucken und Kitzeln stehen in Verbindung miteinander. Es ist kaum erklärbar, ob ein spontaner Pruritus vorliegt, der zunächst kein organisch-objektivierbares Substrat bieten sollte, oder ob in der Cutis beispielsweise schon microurticariell-entzündliche Erscheinungen vorliegen, die bereits den Hautdrucksinn beeinflussen. Sobald auf „spontanes" Jucken Kratzen eingesetzt hat, werden cutanvasculäre Veränderungen ausgelöst. Nach Ablauf einer Juck-Kratzreaktion können die weiteren Empfindungen bereits aus der Kombination Jucken—Kitzeln resultieren. Ebenso kann dann bereits eine psychosomatische „Zirkelwirkung" vorliegen.

Diese Probleme soll man sich vor Augen halten, wenn man die Frage primärer und sekundärer Vorgänge im Juck-Schmerzsektor angeht. Ganz im Gegensatz zur gedanklichen Aufgliederung hat der experimentelle Nachweis m. E. mit nahezu unüberwindlichen Schwierigkeiten zu kämpfen.

Renemann gelangt hinsichtlich der *sekundären Wirkung von Juckreiz und Schmerzen* zu der Zusammenfassung, Depression, Verzweiflung, Lebensüberdrüssigkeit, Nachlassen der geistigen Konzentrationsfähigkeit und damit Minderung der Intellektfähigkeiten im äußeren Erscheinungsbild, sowie Angstneurosen, Abmagerung und Entkräftung infolge Schlaflosigkeit stellten die Folge dar. Je nach Charakterlage und Umweltbedingungen, man muß sagen, nach psychosomatischer Konstitution und umgebungsbedingter Entwicklung, sei das Erleben ins Hyperpathische gesteigert oder ins Hypopathische abgeschwächt. — Diese Erkenntnisse sind unbedingt zu akzeptieren, wenn man zugleich dieselben Folgerungen z. B. eines primär psychogen (mit) bedingten Juckreizes anerkennt oder sie als konformgehende Reaktion einer überempfindsamen Persönlichkeit in der Beantwortung „normalerweise" nicht so stark empfundener Reize ansieht.

Die Angabe von Winkler (1911) widerspricht der Behauptung von der Suicidgefahr beim chronischen Pruritus. Winkler bezweifelt, daß der Entschluß zum Suicid vom Kranken durchgeführt wird, obgleich die Patienten körperlich geschwächt, seelisch deprimiert und lebensüberdrüssig werden. — Einen gewissermaßen „geistigen Verfall" bei Pruritusgequälten erwähnt Moeller (1950). Zugleich führt dieser Autor einen großen Anteil an der unbewußten Angst, die den Kranken oft zu beherrschen scheint, auf die Angst vor dem erneuten Juckanfall zurück.

Sehr interessant sind die Ausführungen von Renemann hinsichtlich der unterschiedlichen Auswirkungen des Juckreizes infolge seiner möglichen unterschiedlichen Qualität. Das typische Jucken sei quälend. Besser vertragen werde das Brenngefühl, das z. B. bei der Dermatitis herpetiformis Duhring oft die Empfindung beherrsche. Als weitere Hinweise für diese Auffassung werden Sätze von SCHÖNFELD (1947) und KRANTZ (1949) zitiert. Danach wird das Allgemeinbefinden bei Morbus Duhring trotz der Beschwerden nicht so unmäßig beeinträchtigt. — Für die Auffassung von RENEMANN läßt sich unterstützend sagen, daß alle Patienten mit quälendem, chronischem Pruritus, gleich welcher Lokalisation und Genese, immer wieder angeben, das Brenn- und Schmerzgefühl nach exzessivem Kratzen sei erträglicher und führe eher zur Beruhigung als das Juckgefühl vor dem Kratzen. Andererseits bleibt für den Psychologen natürlich zu bedenken, für wie vielerlei psychologische oder tiefenpsychologische „Mechanismen" natürlich der Kratzeffekt mit all seinen Folgen auftritt. Beispielsweise sprechen die amerikanischen Autoren in dieser Hinsicht oft von der auf den Kranken selbst konvertierten Aggression, den masochistischen Tendenzen usw.

Sehr zu Überlegungen Anlaß gibt die Erkenntnis von KELLER (1942), daß Menschen mit Juckreiz bei ihrer Umgebung weniger Mitgefühl finden als Menschen mit Schmerzen, Wunden oder dergleichen. Der Pruritus mit seinem Juck-Kratzablauf, vor allem der Juckanfall wirken auf den Beschauer in erster Linie abstoßend. Die Umgebung ist nicht so leicht geneigt, den Juckreiz des anderen ernst zu nehmen. Die Aufforderung zur Selbstbeherrschung und die abschätzige Verurteilung des „Weichlings", der sein Kratzen „nicht lassen kann", liegen viel näher. Dieses Verhalten beruht vielleicht darauf, daß man Juckreiz unter Umständen unterdrücken kann — jedenfalls Juckformen, die normalerweise vorkommen. Von Schmerzen dagegen ist bekannt, daß sie so übermächtig werden können, daß sie den Menschen beherrschen und von einer zu erwartenden Beherrschung des Schmerzes durch den Kranken nicht mehr die Rede sein kann. Weiterhin mag als Faktor bedeutsam sein, daß beim Anblick eines Menschen mit Juckreiz dessen Unruhe sich auch dem Beschauer mitteilt und zu Unlustgefühlen bei diesem führt. Die Reaktion auf Schmerzäußerungen ist demgegenüber völlig anders geartet.

Hinsichtlich des äußeren Eindruckes, den die Persönlichkeit eines Menschen mit chronischem „unbeherrschbarem" Pruritus macht, ist die Beobachtung eindrucksvoll, daß auf die Dauer Konzentrationsfähigkeit, Merkfähigkeit, mit einem Wort die Intelligenz und ihre Leistungen niedriger werden, als nachweislich den intellektuellen Fähigkeiten des Patienten entspräche. — Patienten mit Juckreiz, z.B. bei konstitutioneller atopischer Neurodermitis klagen oft darüber, daß sie zerfahren seien, nicht denken könnten, mitunter auch gar nicht erst anfangen dürften zu denken und sich zu konzentrieren, da es dann sofort zu einem Juckanfall komme.

b) Schmerz

Es ist durchaus berechtigt, den Schmerz als Erlebnis subjektiven Charakters neben den Pruritus zu stellen. Die Unterscheidung des Schmerzes, „den der Mensch hat" gegenüber dem Schmerz, „der den Menschen hat", ist sehr wichtig. Die objektiv analysierende Einteilung kennzeichnet natürlich wiederum nicht die Grenze, obgleich man vermeint, sie subjektiv erahnen zu können. Hier wirken sich jedoch wieder die psychologischen Kategorien der Reizempfindlichkeit und Reizempfänglichkeit aus, genauso wie beim Juckreiz. Nicht jeder reagiert gleich und verfügt über die gleiche „Abwehrkraft" bzw. über das gleiche Durchsetzungsvermögen gegenüber sich selbst. Dementsprechend fluktuiert auch die Definition der zeitlichen Begrenzung, wann Schmerzen beherrschbaren Charakters (die „der Mensch hat") soweit ins Hyperpathische übersteigert worden sind, daß sie ihren Träger beherrschen. Es dürfte hier wieder aus einer konstitutionellen und per sönlichkeitseigenen Individualität folgern, wann die Schmerzen noch als „ich fern" zu gelten haben.

Schmerzen übergroßen Ausmaßes kommen in der Dermatologie nicht sehr oft vor. Es sind in erster Linie zu nennen die neuralgischen Schmerzen bei Herpes zoster, gegebenenfalls die Schmerzen bei neoplastischen Veränderungen in fortgeschrittenen Stadien und bei Tabes dorsalis. Die meisten anderen Dermatosen pflegen keine unbeherrschbaren Schmerzen mit sich zu bringen.

2. Die Bedeutung der Haut als objektives Erlebnis

Von den Erfahrungen des einzelnen und den aus ihnen gezogenen Schlüssen — und Fehlschlüssen — hängt es ab, welche Rolle der einzelne diesen objektiven Erlebnisinhalten in seinem psychischen Erleben zuteilt (Sack, 1933; Renemann, 1955). Entsprechend seiner Persönlichkeit und Individualität reagiert der einzelne natürlich auch auf seine Haut. Im Mißverhältnis zur tatsächlichen Bedeutung eines Befundes, einer unbedeutenden Efflorescenz an der Haut, kann das Individuum schicksalsbestimmende Folgerungen ableiten. Dementsprechend gilt in der Psychotherapie auch ganz allgemien der Satz: *Es kommt ausschließlich darauf an, was das Symptom für den Patienten selbst bedeutet, nicht für den objektiven Beschauer, der das gleiche Symptom — mit innerlichem Abstand und völlig unpathetisch — betrachtet.* Es ist immer wieder erstaunlich, wie weitgehend es bei Ärzten verbreitet ist, die Beschwerden des Patienten an dem eigenen Vorstellungsvermögen zu messen, ohne sich in den Kranken hineinzuversetzen oder überhaupt hineinversetzen zu wollen. In abgemilderter Form hat man es bei vielen Ärzten, die sich für „gute Ärzte“ halten — und davon gibt es mehr als solche, die Selbstkritik üben —, mit einer Einstellung gerade gegenüber psychogen mitbelasteten Kranken zu tun, die Vorbild für die bekannte makabre Anekdote geboten haben könnte: „Der Arzt erscheint zur Visite und fragt, ob sich etwas Besonderes ereignet habe. Darauf meldet der Krankenpfleger: Ja, Herr Doktor. Es hat sich etwas Unverwartetes ereignet. Der Simulant von Zimmer 7 kam heute früh plötzlich zum Exitus.“

Gerade bei Hautkrankheiten und allem, was irgendwie mit der Haut zusammenhängt, hat der Arzt mit bewußten und unbewußten Vorstellungen zu rechnen, die in geradezu urtümlicher Weise bis auf das frühe Altertum zurückgehen und in bewußter und unbewußter Überlieferung weitergegeben worden sind. Außerdem ist jedes Symptom an der Hautoberfläche jederzeit für andere Personen sichtbar, gibt zu Fragen und Deutungen Anlaß, die in gleicher Weise von urtümlichen Inhalten beeinflußt sind. Die Hautkrankheit erregt vorwiegend Furcht vor Ansteckung, Ablehnung, Widerwillen, ja sogar Vorwurf (Unsauberkeit, in waschhygienischem Sinne und übertragen auf die Lebensform). Hier spielen noch die altertümlichen Probleme der Lepra, des Aussatzes in der Bibel und des Mittelalters eine Rolle, wo man die Betroffenen aussetzte, isolierte und aus der menschlichen Gemeinschaft verbannte. Interessant ist in diesem Zusammenhang die Forderung der Bibel, der Priester solle ohne Fehl sein. Er solle keine seltsame Nase, keinen Fehler am Auge, keinen Grind und keine Flechten haben (3. Moses 21, 18—20; Gumpert, 1931). Im Mittelalter trat das Syndrom der Syphilis hinzu, das sich damals vor allem als Hautkrankheit mit widerlichen Symptomen bzw. als Seuche vorwiegend mit Hautsymptomen, in das Gedächtnis der Menschheit einprägte. Die Einstellung zur Syphilis war bereits überlagert von der Furcht vor dem leprösen Aussatz. Zusätzlich zu den Hauterscheinungen wies die neue Krankheit noch weitergehende Symptome des körperlichen und geistigen Verfalls, ganz abgesehen von einer viel offensichtlicheren und massiveren Ansteckungstendenz auf. Die Erkenntnis von der Übertragung durch den Geschlechtsverkehr trug zu weiteren negativen Effekten bei. Sexuelle Probleme scheinen bei der Menschheit immer mit besonderen Affekten, vor allem im Sinne von Tabus, einhergegangen zu sein, jedenfalls soweit es den abendländischen Kulturkreis betrifft. Das Christentum hat weitere Verbote für das Sexualgebiet erlassen. Der Inhalt lag in einer Heiligung in Anbetracht des Zweckes, nämlich in der ehelichen Erzeugung von Kindern, aber in einer Verneinung des sexuellen Kontaktes als Mittel zur Lustgewinnung. Sogar die geschlechtliche eheliche Gemeinschaft wurde zunächst an sich mehr als Notbehelf und Kompromiß gegenüber der Schwachheit des Fleisches signiert. Das Auftreten der Syphilisseuche wurde nahezu 1500 Jahre später als lange fällige Strafe für weltliches, unmoralisches Leben, als signum mali ominis, als Strafe an dem Glied, mit dem gesündigt wurde, und den Menschen, die gesündigt hatten, aufgefaßt. Inzwischen ist die Syphilis im Laufe der Jahrhunderte in ihrem Verlauf anscheinend milder, das Ausmaß ihrer Hautsymptome harmloser und die Einstellung der Menschheit zur Sexualität wieder etwas großzügiger geworden. Ungeachtet dessen wirken die jahrhundertealten Tabus für den von entsprechenden Hautkrankheiten befallenen Menschen in nachteiligen und ihn letztlich wenigstens zeitweise aus der Gemeinschaft eliminierenden Auffassungen nach. Der eine ist mehr, der andere ist weniger betroffen. Der gradmäßige Unterschied richtet sich nach der Stärke der auf den einzelnen überkommenen Überlieferung, nach seiner geistigen Freiheit, nach seiner subjektiven und objektiven Abhängigkeit von der mitmenschlichen Gemeinschaft und den üblichen Grundsätzen der Psychologie, z.B. der Bereitschaft des Überempfindsamen, sei er nun durch Veranlagung oder Umwelt dazu geworden, zur hyperergischen Reaktion.

Aber jedes beliebige Symptom an der Haut kann den geschilderten Komplex wachrufen. Der Betroffene kann von sich aus unter dem Geschehen leiden, ohne daß seine Umgebung, vielleicht infolge Unterschwelligkeit der Symptome, davon Kenntnis nimmt. Aber der betroffene Mensch wird von der Furcht beherrscht, daß eines Tages die Reaktion der anderen einsetzen könnte. Oder die menschliche Umgebung fühlt sich zuerst gestört, reagiert vielleicht ihrerseits hyperergisch. Dann wird der Komplex von außen herjbei dem Betroffenen wachgerufen.

Renemann verweist mit Recht darauf, daß der Gedanke an den Hautbefund schließlich überwertig den Kranken beherrschen könne. Es treten Beeinträchtigungs- und Minderwertigkeitsgefühle in Erscheinung, über die sich das Individuum nicht hinwegzusetzen vermag. Auf diesem Wege können harmlose kosmetische Nachteile sich zu überwertigen seelischen Leiden auswachsen. *Gerade bei übertriebenen Eitelkeitsäußerungen handelt es sich oft um tiefe Erschütterungen und Beeinträchtigungen des Selbstwertgefühls, Selbstgefühls und Geltungsstrebens.* Diese Beobachtungen können in der dermatologischen und kosmetischen Praxis immer wieder gemacht werden (Ceranke-Höfermayer und Ettl, 1955; Renemann, 1955; Freytag, 1960). Natürlich ist auch hier wieder zubedenken, daß die Störbarkeit bei dem Individuum primär vorgelegen haben kann und vielleicht nur in dem unterschwelligen Symptom ihren Konzentrationspunkt gefunden hat, also doch persönlichkeitseigen ist. Aber die Möglichkeit der ausschließlichen Rückwirkung von außen nach innen, also der sekundär-psychischen Beeinflussung, ist durchaus gegeben.

Nach der herrschenden psychologisch-charakterologischen Klassifikation von Klages (1937), Lersch (1954) und anderen Autoren sind bestimmt konfigurierte Persönlichkeiten bevorzugt prädisponiert, in der beschriebenen Weise zu reagieren. Im Rahmen des Selbstgefühls ist vorwiegend attackierbar das Selbstwertgefühl mit seinem nach außen gerichteten Geltungsbewußtsein und dem nach innen gerichteten Eigenwertefühl, soweit diese Gefühle von der Umgebungsreaktion abhängen und nicht endogene Gestimmtheit des endothymen Grundes aus sich heraus so positiv ist, daß das Urteil anderer unwichtig ist. Das ist bei „störbaren" Personen jedoch gerade *nicht* der Fall. Ähnliche Überlegungen gelten für das Eigenmachtgefühl. Es läßt sich also grundsätzlich zum Ausdruck bringen, daß Menschen besonders leicht im hier behandelten Sinne verletzbar sein werden, wenn sie in ihrer Lebensgrundstimmung und ihren Lebensäußerungen von anderen Menschen, d.h. von der menschlichen Gemeinschaft abhängen bzw. sich unbewußt oder bewußt abhängig fühlen.

In Anlehnung an CLAUSS (1936) verweist RENEMANN z.B. auf die Angehörigen der sog. mediterranen Rasse, die ihren Selbstwert immer mehr im Urteil anderer erleben, weil er sich im Geltungsbewußtsein erschöpfe. Wahrscheinlich ist es nicht berechtigt, sog. Rassenbesonderheiten herauszustellen. Natürlich gibt es im Rahmen jedes engeren Kulturkreises mehr oder minder wesentliche Wertmaßstäbe, die beim einzelnen von außen nach innen wirkend verarbeitet werden. Grundsätzlich kommt es jedoch darauf an, ob die Einzelperson autochthon oder entgegengesetzt in irgendeiner Weise umweltabhängig ist. *Daß natürlich entsprechend den Lebensaltern Veränderungen in der Reaktionsbereitschaft auftreten oder Häufungen bemerkbar werden, gehört zu den Erkenntnissen der Psychologie der Lebensalter.* Beispielsweise in der Pubertät ist die Persönlichkeit sehr verletzlich und labil. Die Reaktionen des anderen Geschlechts und die Einstellung auf das andere Geschlecht bedingen unter Umständen Überwertungen. Ebenso kann es gehäuft in Lebensphasen zu — quasi — exogenen Depressionen kommen, in denen eine gewisse Rückbildung, eine Bescheidung in den weiteren Lebenserwartungen, ein Zurückstecken der Ziele, eine gewisse Skepsis gegenüber den eigenen weiteren Aussichten des Daseins einsetzt (Klimakterium, Zeitraum, in dem anerkannt wird, daß es hinsichtlich der Lebenserwartung nun abwärts geht). Schon 1912 sah JOSEPH eine wesentliche Aufgabe der operativen Kosmetik darin, die psychische Depression des Patienten zu überwinden. Seiner Einteilung nach sind vier Gruppen von Personen zu unterscheiden:

1. Ästhetisch subnormal empfindende Menschen (hypästhetische);
2. ästhetisch normal empfindende Menschen (orthoästhetische);
3. ästhetisch übernormal empfindende Menschen (hyperästhetische);
4. ästhetisch pervers empfindende Menschen (parästehtische).

Die ersten drei Kategorien entsprechen dem, was wir in der psychologischen Einteilung immer wieder finden. Bei der vierten fragt es sich, ob nicht nur eine Übersteigerung der Hyperästhesie vorliegt. JOSEPH (1951) deklarierte diese Personen als pervers, weil sie beispielsweise ihre gutgeformten Gesichtszüge verändern lassen wollten. Die Bezeichnung „pervers" ist an sich jedoch einem anderen psychologischen Inhalt vorbehalten. Es steht mehr im Vordergrund eine von dem Beschauer mit der Note „pervers"erteilte Wertung, nicht jedoch die notwendige Beurteilung aus der subjektiven Sicht des Betreffenden, die allein herangezogen werden dürfte. (Echt „perverse" Inhalte sind auch den zu Perversionen neigenden Personen evident. Sie wissen um die Perversion, können sie jedoch nicht beherrschen).

Wichtig für die Betrachtung der sekundären psychischen Wirkung ist die Angabe, daß *die seelische Reaktion konform z.B. der Ausdehnung einer sichtbaren Verletzung zu gehen pflegt, nicht jedoch der Schwere entspricht* (PERWITZSCHKY, 1951). Dieser Zustand kann anhalten. Es kann zur neuen Normaleinstellung kommen, nachdem der Verletzte sich wieder adaptiert hat. Nach einer kosmetischen Operation gibt es unter Umständen neue Depressionen. Aus der Erfahrung an Millionen von Kriegsbeschädigten zweier Weltkriege kann man allerdings wohl ableiten, daß die Mehrzahl der kosmetisch Geschädigten sich doch relativ gut anpaßt und mit ihrem Zustand abfindet. Eine gewisse latente Störbarkeit mag oft erhalten bleiben, Folgen im Sinne einer Dauerdepression oder Neurose gehören zu den selteneren Fällen. Es ist anzunehmen, daß sie entweder durch besonders gelagerte exogene Einflüsse oder auf der Basis endogener Bereitschaft entstanden sind. Zumeist vermögen die Betroffenen sich auch beruflich wieder anzupassen. Dabei wird jedoch berücksichtigt, daß die Betroffenen unter Umständen neue Berufe ergreifen, weil sie in den alten (Kellner, Friseur, Verkäufer) nicht mehr konkurrenzfähig sind. Seelische Traumen sind immer zu unterstellen. Sie führen jedoch nicht im gleichen Ausmaß zur Dauerhaltung, ebensowenig wie jeder Beschädigte zum Neurotiker wird.

Soweit kosmetische Eingriffe gut gelungen sind, kommt es reaktiv unter Umständen zu einer Euphorie (Wodak, 1938; Wiedemann, 1954).

3. Die Bedeutung der weiblichen Brust

Die Auswirkung einer Mamma hypertrophicans oder pendulans bei jungen Mädchen ist auffällig übersteigert. Es gibt viele Mädchen, die trotz relativ gut geformter Brüste einen kosmetischen Eingriff verlangen, weil die Form nicht *ihrem* Ideal, vielleicht auch nicht dem ihres Partners, entspricht. Andere wagen vielleicht nicht den Gang zum Arzt, leiden subjektiv jedoch erheblich. Die Erklärung liegt in der subjektiv größeren Abhängigkeit des weiblichen Selbstwertgefühls vom Urteil der anderen, im Prinzip natürlich des anderen Geschlechts. Der Mann fühlt sich weitaus weniger berührt von der Kritik anderer Männer und Frauen. Bekanntlich führt die Tendenz, eine schlanke, gute Figur zu bewahren und vor allem eine hängende Brust zu vermeiden, sogar zur neurotischen Furcht vor Schwangerschaften, unter Umständen zur Frigidität und Vermeidung von Geschlechtsverkehr. Eine andere Reaktion auf der gleichen Ebene ist die Weigerung mancher Frauen, ihre Kinder selbst zu nähren, in der Furcht, die Steilstellung der Brustwarzen und die aufrechte Form der Mammae, überhaupt die Restitutio der Brust zum früheren Zustand werde dadurch verlorengehen. Letztlich beruhen manche Fälle von Sistieren der Lactation auf derartigen Angstkomplexen.

4. Haarwuchs

Damenbart und Hypertrichosis, z.B. an den Beinen, kann bei Frauen bis zur Trichotillomanie führen (Joseph, 1912; Darier, 1949). Umgekehrt bedingt dünner Wuchs des Kopfhaares, Kürze der Haare (wenn die Mode langes Haar verlangt) oder gar Haarausfall bei Frauen und Mädchen heftige Angstreaktionen bis zur Neurose gegenüber viel geringeren Reaktionen bei dem weitaus mehr Haarverlustgefährdeten männlichen Geschlecht.

Die Alopecia praematura bzw. der männliche Haarausfall im allgemeinen läßt auch bei Männern, vor allem jüngerer Altersklassen, depressive und neurotische Verstimmungen meist natürlich nur geringeren Ausmaßes zur Beobachtung gelangen. Je jünger der Patient, desto größer ist der Schock der Erkenntnis, daß sich eine Glatze bildet. Die Empfindungen, die den glatzköpfig werdenden Mann bewegen, hat Wilhelm Busch treffend durch seinen Tobias Knopp geschildert. Da aber die männliche Glatze häufig vorkommt und meist keine nachhaltigen Folgen für den Betroffenen, auch nicht in der Reaktion des weiblichen Geschlechts — cum grano salis — mit sich bringt, pflegen die psychischen Symptome des Beeinträchtigungsgefühls wieder abzuklingen. Um so auffälliger ist es, daß gerade Männer vom Typ des „schönen Mannes" mit dichtem Haarwuchs, bei denen meist gar keine Neigung zum Haarausfall besonderen Ausmaßes, vor allem nicht bis zur Glatzenbildung erkennbar ist, auf ihrem vermeintlichen Haarausfall eine Neurose aufbauen und zum Dauerpatienten zahlreicher Ärzte werden!

5. Acne vulgaris

Die sichtbaren Efflorescenzen der Acne vulgaris und ihrer Formen verursachen bei Jugendlichen oft Rückwirkungen im Sinne der Menschenscheu und Hemmung. Andererseits hat man verschiedentlich den Eindruck, daß auch Kranke mit ausgeprägterer, unschöner Acne relativ nachlässig in der Therapie sind, obgleich sie bei regelmäßiger Bemühung wahrscheinlich äußerlich nahezu erscheinungsfrei sein könnten. Sicher bewirkt auch die Acne auf die Dauer eine Abstumpfung und ein Sich-Abfinden mit den Gegebenheiten. — Die mehr psychogenen Bilder der Acne excoriée gehen merkwürdigerweise ja kaum auf eine echte Acne vulgaris zurück. (Im übrigen wird auf die Behandlung der Acne vulgaris oben verwiesen.)

6. Hyperhidrosis

Bei der übermäßigen Handschweißsekretion z.B. liegen sehr oft psychische Ursachen zugrunde. Umgekehrt kennt man beispielsweise beruflich bedingte Hyperhidrosen, z.B. bei Pelzfärbern, Ölkontakt und vor allem im Friseurgewerbe. Manchmal fühlen sich die Besitzer und Besitzerinnen schwitzender Hände geniert. Doch ist die Zahl deutlich faßbarer Überbewertungen anscheinend sehr gering. Die Möglichkeit zur neurotischen Verarbeitung ist natürlich immer gegeben.

7. Lupus vulgaris

Renemann diskutiert ausführlich die Wirkung der Hauttuberkulose auf den Kranken. Die sehr weitgehenden Veränderungen der Narbenbildung und Atrophie nach Lupus vulgaris würden vermuten lassen, daß extreme Reaktionen im psychischen Bereich auftreten können. Keller (1942) glaubt, daß das Entstellungsbewußtsein geringer sei als bei der Acne vulgaris. Die Äußerungen von Waldecker (1938) und Stühmer sprechen nicht gegen ein pathisches Empfinden. Denn daß die Kranken früher mitunter die Geduld verloren und in Anbetracht der geringen therapeutischen Fortschritte der alten Therapie einige Zeit nicht mehr zum Arzt gingen, spricht nicht gegen das Gefühl der subjektiven Beeinträchtigung. Von unseren eigenen Lupussprechtagen in Bayern wissen wir allerdings, daß manche Lupöse auch unter den modernen Möglichkeiten einer guten Behandlungsprognose vielfach die Therapie verweigern. Man darf jedoch hiervon keine Verallgemeinerungen ableiten, da gerade die auffällig Negativen relativ intensiv in Erinnerung bleiben. Indolente Menschen gibt es in jedem Bereich.

Renemann hat mit Hilfe psychologischer Testmethoden und Exploration gefunden, daß das Entstellungsbewußtsein der Lupuskranken und das Fehlen eines „Aussätzigenkomplexes“ mehr äußerlicher Art ist. Hinter der scheinbaren Unempfindlichkeit könne sich vielmehr eine abnorme Reaktionsweise, eine Neurose, eine Depression verbergen. Renemann demonstriert diese Angabe an drei charakteristischen Krankengeschichten.

8. Chronische Hautkrankheiten nicht entstellender Art

(Atopische Neurodermitis, seborrhoisches Ekzem, Psoriasis vulgaris)

Bei der konstitutionellen atopischen Neurodermitis lassen sich mancherlei Theorien diskutieren. Kretschmer (1954) bezeichnete bereits die Rhinitis allergica (Heuschnupfen)[1] als ein somatisches Merkmal, das beim Schizothymen vor-

[1] Hier erwähnt in Anbetracht des Syndroms Konstitutionelle Neurodermitis, Asthma bronchiale, Heuschnupfen.

kommen kann. Die Beobachtung körperlicher und psychischer schizothymer (usw.) Wesenszüge (SPIETHOFF, 1908; BRANDT, 1932, 1933; MARCHIONINI-SOETBEER und MYSLIWIECZ, 1932; BRILL, 1941; KOCHS, 1951; RABIN, ROBIN, 1951; KORTING, 1954; BORELLI, 1950, 1962; SCHNYDER und KLUNKER 1957, 1962 usw.) können ebenfalls im gleichen Sinne verstanden werden. Der Gedanke liegt nahe, die psychosomatische „Konstitution" als konkordant primär zu sehen. Aus der Konstitution — eventuell unter Primat der Psyche — könnte das Hautleiden sekundär resultieren oder als weiteres Stigma gleichzeitig primär sein. Die weitere Möglichkeit liegt in der Anschauung, die seelischen Besonderheiten seien die reaktive Folge der jahre- oder jahrzehntelangen juckenden und behindernden Dermatose. Zu dieser letzten Ansicht ermutigen allerdings die Untersuchungsergebnisse nicht. Außer Zweifel dürfte jedoch stehen, daß bei der konstitutionellen Neurodermitis der psychosomatische Circulus vitiosus einen besonders diabolischen Einfluß entfaltet. In gleicher Richtung lassen sich die Erörterungen von RENEMANN (1955), auch unter Bezug auf ADLER (1927) und KELLER (1942) ausdeuten.

Sekundär psychische Auswirkungen bei Kranken mit seborrhoischen Ekzemen vermeint man in der Praxis kaum zu spüren. RENEMANN läßt die Frage offen.

Die von RENEMANN bei Kranken mit *Psoriasis vulgaris* in diesem Zusammenhang erwähnten psychischen Befunde von WITTKOWER und RUSSEL oder BOLGERT et al. lassen sich jedenfalls in der Sprechstunde nicht als auffälliges Symptom diagnostizieren. Letztlich kommen WITTKOWER u. Mitarb. zu dem Ergebnis, daß die Psoriasis an keinen faßbaren Konstitutions- oder Charaktertyp gebunden sei (weitere Ausführungen oben).

9. Verhornungen, Phakomatosen, Erbsyndrome mit dermatologischer Manifestation und psychischen Merkmalen

Auch anerkannt hereditär beeinflußte Dermatosen sind in den Kreis der Betrachtung einzubeziehen. So soll nach LAUBENTHAL (1939) (aber auch HENRIKSEN, BREDMORE, CACCHIONE, PISANI, nach RENEMANN, 1955) eine Häufung von zirkulären Erkrankungen und Schwachsinn im Formenkreis der Ichthyosis vulgaris vorkommen. Die Probandenzahl von LAUBENTHAL betrug 458 Kranke. RENEMANN konnte diese Feststellung an dem Krankengut mit Dyskeratosis follicularis bestätigen. Für Morbus Recklinghausen ist eine gewisse vermehrte Neigung zu Debilität und Demenz anerkannt. Auch bei Morbus Pringle und anderen Phakomatosen gehört die Kenntnis hirnorganischer Besonderheiten mit dem Ausdruck der Demenz zur Lehrbuchkenntnis.

Eine andere Frage ist es, ob man diese weniger psychisch-charakterlichen als nahezu ausschließlich psychisch-geistigen, intellektuellen Defekte mit allen ihren Symptomen in die Folgen der Dermatose einbeziehen darf, wie RENEMANN (1955) es macht. An sich kann man bei dieser Konkordanz hier an ein Erbsyndrom denken und sich dabei erinnern, daß Zentralnervensystem und Hautorgan entwicklungsgeschichtlich einer gemeinsamen Basis entstammen. Wir wollen hier ausschließlich die zentralen Veränderungen als Folgen der ektodermalen Fehlanlage und Fehlfunktionen diskutieren. Nur insofern ist eine Überlegung im weiteren Sinne statthaft, als man ableiten könnte, psychische Veränderungen könnten mit ektodermalen grundsätzlich genetisch konform gehen. Aber das würde uns wieder zu der Fehldeutung zurückführen, daß alles Anlage ist, dagegen Umwelt, Umgebung, Erziehung praktisch nichts. Für das Kapitel „Haut als reaktiver Erlebnisinhalt" bringt diese Erörterung jedenfalls nichts. Denn derartige psychische und sogar den Intellekt betreffende Reaktionen ergeben sich aus chronischen Genodermatosen *reaktiv nicht*.

10. Psychische Auffälligkeiten bei Pellagra, Acne conglobata und verlängerter Acne vulgaris, d.h. bei Vitaminmangel- und endokrin verursachten Dermatosen

Als psychische Symptome werden bei der *Pellagra* genannt herabgesetzte Konzentrations- und Merkfähigkeit, labile Stimmungslage, unter Umständen Desorientiertheit und Verworrenheit, Halluzinationen, Dämmerzustände, amentiaartige Bilder und epileptiforme Anfälle, Katatonie, Depressionen, luzide und delirante Phasen, ästhetisch-emotionelle Schwächezustände (Sack, 1933; Bonhöffer, Szarvas, Stief, Dancz, Georg und Bayer, Funzi, Tanzi, Pentschew, nach Renemann, 1955). Gottron und Schmitz (1955) beschrieben derartige exogene Psychosen bei vier von sechs Kranken mit Pellagra. Die depressive Note überwog.

In gleicher Weise soll die *Perniciosa* das amentielle Syndrom mit Gesichts- und Gefühlsstörungen, Wahnbildungen, Verfolgungsideen usw. zeigen können.

Bei der *Acne vulgaris* der verlängerten Form, z.B. auch der conglobata, erwähnt Renemann auf Grund der Äußerungen von Schreus (1954), auch von Wittkower und Russel (1953), daß man eine verzögert ablaufende Pubertät und

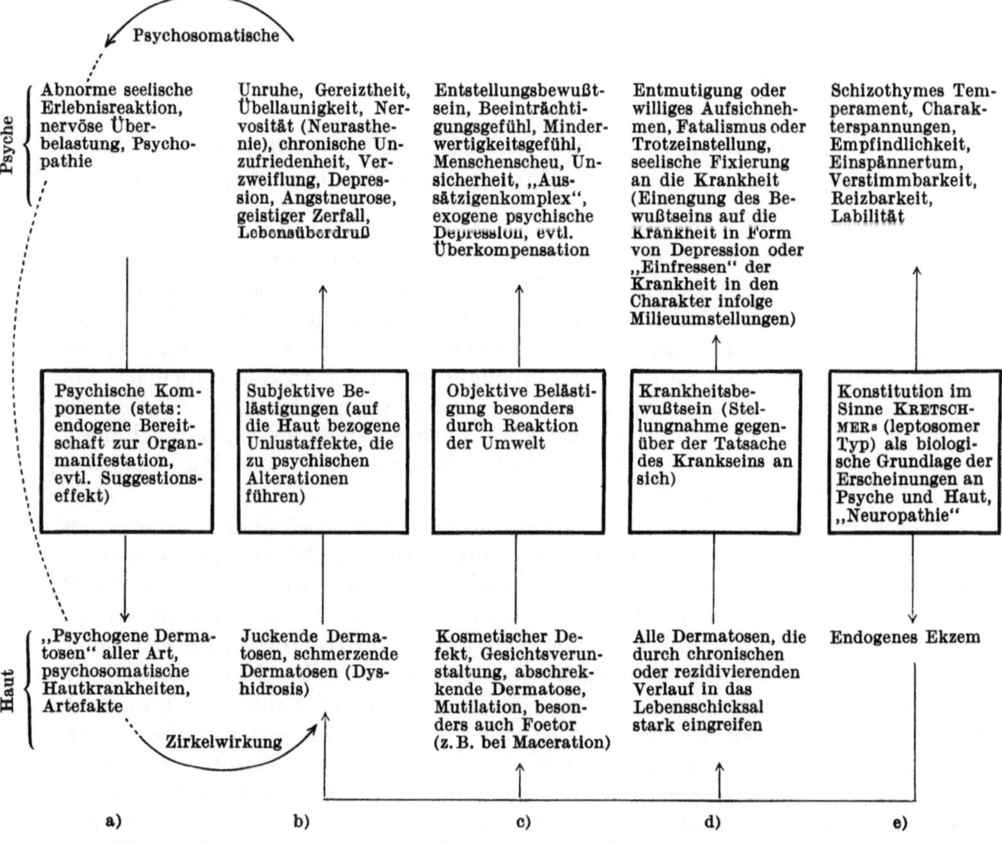

Abb. 27a—l. Schematische Darstellung zum Thema Rückwirkung chronischer Hautkrankheiten auf die

verzögerte Keimdrüsenfunktion bzw. eine Keimdrüsenunterfunktion vermuten könne. Eine entsprechende seelische Verhaltensweise sei zu erwarten. RENEMANN (1953) diskutiert die von WITTKOWER und RUSSELL beschriebenen Besonderheiten der Persönlichkeit (Experimente an 64 Probanden) als persistierende Durchgangsphasen der — retardierenden — Pubertät! Die Ursache sei in einer Störung des Endocriniums zu sehen. Der Autor stützt sich zugleich auf Befunde von SCHNAPKA an 100 Probanden mit Acne vulgaris chronica. Alle sollen eine puberale Reifungsstörung aufgewiesen haben.

Selbst wenn diese, teilweise sehr gewagt erscheinenden Vermutungen zutreffen sollten, könnte man nicht von echten psychischen Sekundärerscheinungen infolge einer Dermatose sprechen. Avitaminose oder endokrine Dysfunktion stehen am Anfang des Geschehens. Dermatologische und psychologisch faßbare Besonderheiten beruhen auf dieser gemeinsamen Basis. Sie stellen bei Mangelsyndromen den nicht nur auf das Hautorgan Einfluß habenden Mangel dar, sind aber keine reaktiven Folgen der Hautsymptome im Erlebnissinne.

Zusammenfassung

In der Abhandlung über die „Haut als reaktiven Erlebnisinhalt", d.h. über die Rückwirkungen der Haut auf die Psyche und auch über das Nebeneinander von Hautkrankheit und psychischen bzw. auch geistigen Störungen wurden nochmals, bzw. unter dieser speziellen Sicht, die Gegebenheiten psychologischer Art behandelt, die im Hinblick auf die Wirkung des Hautorgans nach außen reaktiv — rückwirkend — von Einfluß sind. Es geht hier um die Bedeutung der Haut, um die Entstellung des Exterieurs in subjektiver Sicht mit der Folge der „Phäno-

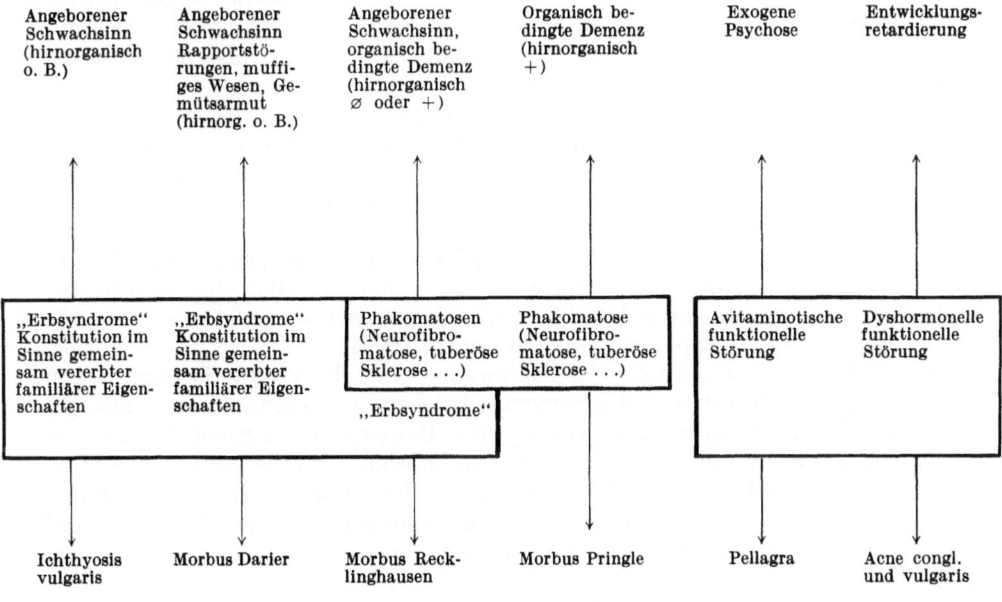

Psyche. (Nach RENEMANN, H.: Psychische Veränderungen bei Hautkrankheiten. Tübingen 1955)

morbosität" (Freytag, 1960 u.a.). In diesem Zusammenhang lassen sich besprechen Pruritus und alle chronisch juckenden Dermatosen, sowie Schmerz und chronisch schmerzende Dermatosen als subjektive Erlebnisinhalte mit Rückwirkung, ferner kosmetische Nachteile, Beispiel: Mamma pendulans; schließlich Haarausfall, Acne vulgaris (conglobata usw.), Hyperhidrosis, Lupus vulgaris als „Entstellungen" mit objektivem Erlebnisinhalt. Weiterhin gelangten zur Diskussion die atopische Neurodermitis, Erbsyndrome wie Phakomatosen, Verhornungsanomalien, „Mangelsyndrome" wie Pellagra, oder „Relationssyndrome" endokriner Art.

Es läßt sich feststellen, daß bei üblichen Dermatosen verschiedenster, in heutiger Auffassung mehr somatischer Herkunft, die Kranken durchaus abnormal unter dem Krankheitsbewußtsein leiden und ein gesteigertes Erleben der Krankheit erkennen lassen können. Ungeachtet dessen brauchen sie von der Haut her gar keine subjektiven und objektiven Störungen oder Belästigungen zu erleben, soweit man es objektiv betrachtet. Derartige Kautelen können zu Hemmungen, Entmutigung, Depression, neurotischer Fehlhaltung führen. Diese Beobachtungen lassen sich unter den Komplex der sekundären psychischen Reaktionen einordnen. Andererseits bleibt die Frage offen, ob nicht konstitutionelle oder entwicklungsgeschichtliche Faktoren der Persönlichkeit dieser Fehlhaltung primär Vorschub leisten. Eher kann man vom Effekt *auf* die Psyche sprechen, wenn die Krankheit als ein berufs- oder existenz- bzw. lebensbedrohendes Ereignis erlebt wird (Perutz, 1935; Keller, 1942; Marx und Riedel, 1951; Renemann, 1955). Psychische Veränderungen infolge — chronischer — Hautkrankheiten können aus dem Gefühl subjektiver Beeinträchtigung oder objektiver Belästigung resultieren. Pruritus und Schmerzen als subjektive Beeinträchtigungswahrnehmungen haben Unruhe, Nervosität, Verzweiflung, Melancholie, Depression, neurotische Angst, Angstneurose, Nachlassen der geistigen Leistungsfähigkeit, Minderung der Konzentrationsfähigkeit und der Zentrierung der Persönlichkeit, unter Umständen Lebensmüdigkeit zur Folge. Kosmetische Defekte, häßliches, abschreckendes Aussehen, Foetor als objektive Belästigungen bedeuten Beeinträchtigung des Selbstgefühls, Minderwertigkeitsgefühl, Verlust des Selbstvertrauens, Befangenheit, Unsicherheit, Gehemmtheit, Menschenscheu, Aussätzigenkomplex (Renemann, 1955), exogene Depressionen. Denkbar sind auch Überkompensation und Überspielungen mit entsprechenden, als Enthemmungen wirkenden Erscheinungsbildern. — Subjektive Beeinträchtigungsgefühle können hyperpathisch oder hypopathisch (Renemann, 1955), aber natürlich auch normopathisch, objektive Belästigungen hyperästhetisch oder hypoästhetisch, aber auch normästhetisch erlebt werden. Sie können reaktiv zur Phänomorbosität (Freytag, 1960) führen.

Bei nicht ins Gewicht fallenden Dermatosen und Hautveränderungen kann trotzdem für den Betroffenen das personale Erleben des Geschehens zu einem gesteigerten Krankheitsbewußtsein Anlaß geben. Der persönliche psychologisch verstehbare Hintergrund erklärt sich aus der spezifischen Überlieferung der Bedeutung von Hautkrankheiten. Andererseits ist hier der personale Faktor sehr in den Vordergrund zu rücken, so daß von einem sekundären Erfolg einer Dermatose auf die Psyche eines Kranken eigentlich nicht gesprochen werden kann. Konstitutionelle, psycho-somatische Syndrome, hereditäre, zentrale und dermatologische Syndrome lassen mehr oder minder die Frage des Primats, der sekundären Entstehung und der gemeinsamen Herkunft mit vielleicht nunmehr sekundärer Rückwirkung auf die Psyche im heutigen Stand der Forschung offen. Dasselbe gilt für Avitaminosen und endokrine Dysfunktionen mit Symptomen am Hautorgan, der Psyche bzw. dem Zentralnervensystem. Stellt man die Möglichkeiten nebeneinander, so ergibt sich die Darstellung in Abb. 27.

C. Psychotherapie

I. Die Psychotherapie im allgemeinen und in der Dermatologie

Als psychotherapeutische Methoden sind vorstellbar:

1. Die eingehende Anamnese mit psychologisch geführtem Gespräch.
2. Die Kurztherapie mit psychagogischer Führung.
3. Die Hypnose, gegebenenfalls in Kombination mit der Elektronarkose (SHELTAKOV).
4. Das autogene Training.
5. Die Narkoanalyse, gegebenenfalls mit Hypnose und autogenem Training, gegebenenfalls mit Überleitung zur Psychoanalyse.
6. Die Psychoanalyse (in ihren verschiedenen Abarten).

Was die einzelnen Formen der möglicherweise in der Dermatologie anzuwendenden *Psychotherapie* betrifft, so entsprechen sie den gebräuchlichsten Methoden. Bei juckenden Dermatosen steht allgemeine Beruhigung, sei es durch sedative oder zudeckende Methoden, im Vordergrund. Bei Neurosen, Phobien, sexuellen Funktionsstörungen, vielen Pruritusformen erweisen sich eingehende Explorationen als wertvoll. In der Dermatologie ist es meistens nicht möglich, über eine Kurztherapie hinauszugehen. Nur im Einzelfalle kann der entsprechend spezialisierte Dermatologe psychoanalytische Behandlungen übernehmen. Leider stehen nur wenige geeignete Spezialisten für die „große" Therapie unter der Gruppe der Psychotherapeuten zur Verfügung, an die entsprechende Kranke mit Dermatosen verwiesen werden können. Eine sehr wesentliche Schwierigkeit in der Behandlung Hautkranker mit psychotherapeutischen Methoden ist in der modernen rationalen bzw. materialistischen Denkweise der meisten Patienten zu erblicken. Der Kranke ist eher geneigt, an eine Störung kompliziert ablaufender chemisch-physiologischer Vorgänge zu denken, als diese Störungen auf übergeordnete psychische Einflüsse zurückzuführen. Entsprechend erwartet er vom Arzt die Verordnung von Medikamenten zur Normalisierung der chemisch-physiologischen Störungen. Es erschwert eine Psychotherapie erheblich, wenn man einen Kranken, der sich an seine körperlichen Symptome klammert, zunächst gegen seinen Willen von der Psychogenese überzeugen soll. Deshalb läßt sich sehr oft die kombinierte Psychotherapie und Organtherapie nicht umgehen.

Zur Therapie der Dermatosen ist die Auffassung von PERUTZ (1935) und ALLERS wert, angeführt zu werden. Zur „*naiven Psychotherapie*" gerade der Hautkrankheiten gehören besonders wirksam die Maßnahmen der „Ablenkung und Zerstreuung". In diese Gruppe fallen die *Arbeitstherapie* und die durch *Milieuwechsel* bedingten Erfolge durch einfachen Aufenthalt in einer Krankenanstalt oder Kuranstalt, gegebenenfalls an einem Bade- oder Heilklimaort (Abb. 28 und 29). KELLER riet bereits 1924, man solle sich vor einer unnötig langen Schonung des Patienten hüten, da hierdurch die Hautkrankheit eine unnötig übertriebene Bedeutung bekomme und sich in das Wesen des Kranken „einfresse". Arbeit sei die geeignetste Ablenkung. Diese These soll ergänzt werden durch den Leitsatz, daß man überlagerte, noch dazu juckende Dermatosen nicht zur Bettruhe verurteilen soll. Die Patienten sollen sich am Tage beschäftigen und müde werden. Es ist nur von Nachteil, wenn sie ohne Ablenkung im Bett liegend ihren Symptomen nachhängen und das auch noch nachts tun können, weil sie zu ausgeruht sind, um zu schlafen.

Beschäftigungstherapie ist gegenüber der Bettruhe und dem Nichtstun von ausgezeichnetem Effekt.

Über *Hypnosetherapie* und *autogenes Training* erübrigt es sich, hier nähere Ausführungen zu machen. Es sei auf J. H. Schultz und seine sowie anderer Autoren einschlägige Veröffentlichungen und Lehrbücher verwiesen.

Die *Narkoanalyse* (Fervers) ist unter bestimmten Umständen ein ausgezeichnetes Hilfsmittel. Sie eignet sich auch als Kombinationsmethode. Nur ein Hinweis:

Forman (1947) berichtet über Beobachtungen in Narkoanalyse an 20 Soldaten mit resistenten Dermatosen. Hier spielten psychische Faktoren eine bedeutende Rolle bei der Fortdauer der Hauterkrankung. Obgleich eine kurze Analyse eines Patienten, der unter dem Einfluß von Evipan steht, nicht das sorgfältige Beobachten eines geschulten Psychoanalytikers ersetzen kann, ermöglicht doch diese Art der Untersuchung durch den Dermatologen eine schnelle Erfassung der Persönlichkeit des Patienten ebenso wie eine Entscheidung darüber, ob Psychagogik, Persuasion oder tiefgehende Psychotherapie angebracht sind.

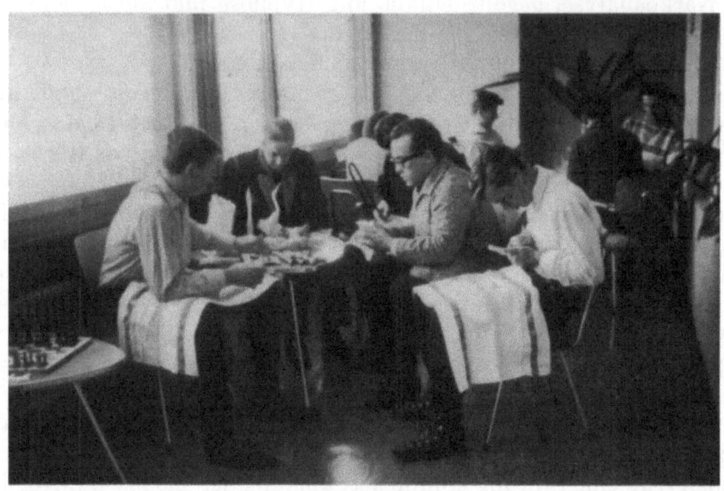

Abb. 28. Kranke mit konstitutioneller atopischer Neurodermitis in der Dermatologischen Abteilung (im Sanatorium Valbella) Davos (1560 m) während der Beschäftigungstherapie. Manuelle Ablenkung mit Holzarbeiten (S. Borelli)

Gruppentherapie

Bei der Gruppentherapie wird die emotionelle Einstellung der anderen, d.h. das „kollektive Andere“ innerhalb einer bestimmten Gruppe, zur Unterstützung des Patienten und seiner Entwicklung in Richtung einer gesünderen inner- und zwischenmenschlichen Existenzform eingesetzt. Die Gruppentherapie schafft einen Mikrokosmos, in dem der emotionell gestörte Patient lernt, sich mit der Haltung seiner Mitmenschen auseinanderzusetzen, die ihn vielleicht anders beurteilen als sein Ehepartner oder Verwandte, mit denen er in gespanntem Verhältnis lebt. Damit ist die Gruppentherapie gewissermaßen Sozialpsychiatrie en miniature. Obermayer (1962) u. Mitarb. haben diese Methode zwar hauptsächlich zu ätiologischen Untersuchungen herangezogen, halten ihren psychotherapeutischen Wert jedoch für beachtlich. Guy u. Mitarb. (1954) haben sie mit beachtlichem Erfolg als Therapeuticum bei ihren Arbeiten über atop. Neurodermitis angewandt. Ebenfalls wurden gruppentherapeutische Methoden in Europa angewandt. Hier ist besonders die Schule von Carp und Stokvis in Leyden zu nennen, die als Sonderform der Gruppentherapie das „Psychodrama“ entwickelt bzw. jedenfalls außerordentlich forciert hat.

In die Frage der Gruppentherapie ordnen sich die nachfolgenden Überlegungen kontinuierlich ein:

Die Therapiefrage betrifft ohne Zweifel nicht nur den einzelnen Patienten. Unsere Erfahrungen berechtigen vielmehr dazu, gerade auf dem Gebiet der psychogenetischen und psychokonditionalen Faktoren des Krankheitsgeschehens eine Aufgabe der allgemeinen Gesundheitspflege (Aufklärung, Propaganda, Beeinflussung) zu sehen, durch die mancherlei Faktoren ab ovo ausgeschaltet werden könnten. Die *kommunistische Gesellschaftslehre* vertritt, um es hier etwas verein-

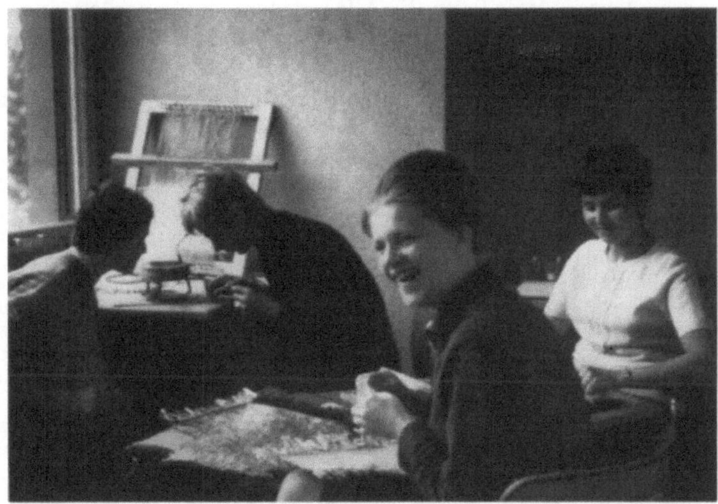

Abb. 29

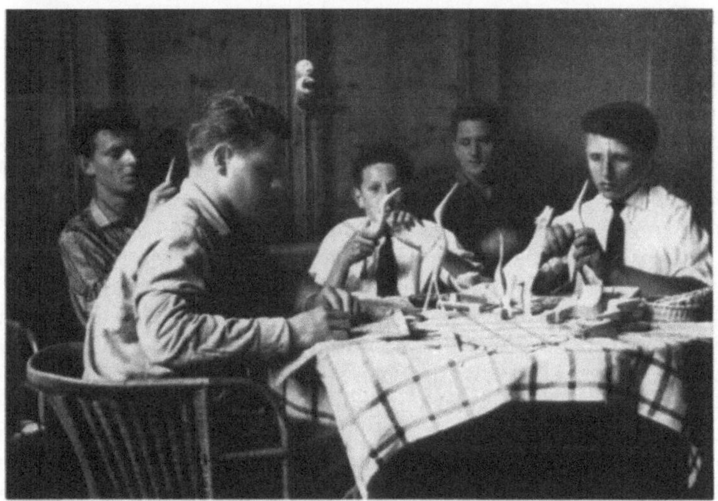

Abb. 30

Abb. 29 u. 30. Wie in Abb. 27 Beschäftigungstherapie durch manuelle Ablenkung mit Flechtarbeiten (S. BORELLI)

facht lapidar auszudrücken, den Standpunkt, daß Neurosen unter einem (ihrem) System weitgehend auszuschließen seien, daß der einzelne sich ganz nach seinen Möglichkeiten (im Idealfall) entwickeln könne und damit nicht mehr neurotisch zu werden brauche (ROMBERG)[1]. Diese These berücksichtigt aber nicht die Individualität des einzelnen, die nach dieser Anschauung durch die Kollektiverziehung auf die Dauer bedeutungslos werden soll. Denn für jedes Individuum werden sich naturgemäß stets *persönliche* Probleme und Konflikte ergeben, die ihm keine — noch

[1] Persönliche Mitteilung 1954 von E. ROMBERG.

so ideale — Gesellschaftsordnung ersparen kann, weshalb die Neurotisierung und Psychogenese im ganz persönlichen Raum ganz im Gegenteil niemals ausgeschlossen bleibt, wenngleich vielleicht nunmehr ein *anderer* Personenkreis betroffen wird.

Anders ist es mit allgemeinen Tabus, Folgen der Gesellschaftsordnung, soziologischer Gegebenheiten. Hier kann die Allgemeinerziehung analog einer Therapie bzw. einer Gruppentherapie Erfolge erzielen. *Eigenartigerweise stammt das Pendant zu der geschilderten sozialistischen Anschauung gerade aus den als antipodisch geltenden Vereinigten Staaten.* Die Folgerungen sind jedoch überall in gewissem Ausmaße gültig.

Nach Obermayer (1960) lassen sich z.B. viele belastende Faktoren gerade in der amerikanischen Kultur auffinden. Das Endergebnis sind übertriebene soziologische Angstsituationen bei einem großen Teil der Bevölkerung. Enttäuschungen entfesseln feindliche und depressive Gefühle. Es steht fest, daß bei Überhandnahme dieser Faktoren ein erhöhtes Verlangen nach Verständnis und Führung eintritt. Möglicherweise führen sie auch zu einer stärkeren Ausbreitung emotioneller Störungen, einschließlich der hier in Frage kommenden Dermatosen. Über Dermatosen in sozialbiologischer Sicht ist jedoch bisher nur wenig veröffentlicht worden. Einige Bemerkungen in einem dermatologischen Lehrbuch (Becker und Obermayer, 1947) und einige allgemeine Betrachtungen in einer Abhandlung über psychocutane Medizin (Obermayer, 1955) sind die magere Ausbeute. Die tatsächliche Bedeutung der vielfältigen verwirrenden Eigentümlichkeiten des amerikanischen Lebens auf Häufigkeit und Form der Gemütskrankheiten ist noch nicht genügend untersucht worden. Ein vor kurzem erschienenes umfangreiches soziologisches Werk (Hollingshead und Redlich, 1958) über die Beziehungen zwischen Gesellschaftsschicht und Geisteskrankheit stellt einen guten Anfang dar.

Mit zunehmender Erfassung von *Gruppenbedingungen* in den einzelnen Nationen oder Kulturkreisen wird die *Gruppentherapie* noch anwendbarer werden und weitere Berechtigung finden.

Psychoanalyse

Hinsichtlich der *Psychotherapie*[1] pflegt man die Unterteilung in die beiden Kategorien der *zudeckenden* und der *aufdeckenden Methoden* einzuteilen. Alexander glaubt jedoch, daß diese Zweiteilung der Komplexität des wirklichen Geschehens nicht gerecht wird. Grundsätzlich zielen die analytischen Methoden darauf hin, die Fähigkeit des Individuums zur selbständigen Behandlung unterdrückter und unbewußter emotionaler Konfliktsituationen zu steigern. Die Konflikte sind zumeist in der Säuglings- oder Kleinkinderzeit entstanden, werden aber später durch momentane Lebenssituationen (*Schlüsselerlebnisse*) zur Manifestation gebracht. Bei der Behandlung versucht der Therapeut, das Ego der ursprünglichen Konfliktsituation erneut auszusetzen, mit der es als Kind nicht fertig werden konnte und die es deshalb zu verdrängen suchte. Die Unterdrückung unterbricht den natürlichen Prozeß des Dazulernens und erlaubt keine korrigierende Anpassung der unterdrückten Tendenzen. Das Ziel der Therapie ist es, den *alten,* ungelösten oder neurotisch gelösten Konflikten die Lösung zu geben, die ihnen damals gemäß gewesen wäre. Wesentlich ist die *Übertragung,* in welcher der Patient seine frühen Konflikte mit der Umwelt, mit dem Therapeuten, in Verbindung bringt. Das Zurückweichen in die abhängige Haltung der Kindheit und Jugend ist eine ständige Begleiterscheinung dieser Übertragung. In der Mehrzahl der Fälle scheint sie die zentrale zu sein. Dieses Zurückweichen hat eine unterstützende Wirkung. Es erlaubt dem Patienten, seine eigenen Entschlüsse zu verschieben und die Verantwortlichkeit seiner Erwachsenenexistenz auf den Therapeuten abzuwälzen. Das entspricht der Einstellung eines Kindes gegenüber seinen Eltern. Der Nachteil

[1] Da es sich nicht vermeiden ließ, und sogar zudem beabsichtigt war, in diesem Abschnitt weitgehend psychologische Termini zu gebrauchen, empfiehlt sich für den Leser, um das an dieser Stelle noch einmal zu betonen, zur Vermeidung von Mißverständnissen, eine Terminologie zur Hand zu nehmen. Beispielsweise: „Kleines psychologisches Lexikon" von M. Berka, L. Bolterauer, E. Mittenecker, A. Nepersenу, W. Toman. Wien: A. Sexl 1949.

dieser Behandlungsmethode ist die Tatsache, daß der Patient einen Rückfall erleidet, sobald sie unterbrochen wird. Primär ist unterstützende Behandlung am Platze, wenn der funktionelle Schaden des Ego temporärer Natur ist und durch emotionalen Stress hervorgerufen wurde. Hier besteht die therapeutische Aufgabe in der Befriedigung von Abhängigkeitsbedürfnissen während Stress-Situationen und so in der Entspannung der Angst. Eine andere Form der emotionalen Entspannung besteht darin, dem Patienten eine Gelegenheit zu geben, sich emotional abzureagieren. Die objektive Betrachtung der Konfliktsituation des Patienten und die Unterstützung seines Urteils ist wieder eine andere Methode. Hier bekommt der Patient eine bessere Perspektive, von der aus er seine Gesamtsituation überschauen kann. Eine weitere Unterstützungsmethode bedeutet die Aktivierung der eigenen neurotischen Verteidigungsmaßnahmen des Ego. Diese Methode ist am Platze, wenn die Fähigkeit des Individuums, mit dem unbewußten Material in der richtigen Weise umzugehen, angezweifelt werden muß, so daß es durch die geschwächte Verteidigungsstellung ins Bewußtsein einzubrechen droht. Letztlich, wenn der neurotische Zustand das Resultat einer chronischen Verwicklung des Patienten in eine besonders schwierige, äußere Lebenssituation ausdrückt, mit der er nicht fertig werden kann; dann kann mit der Therapie nur bei dieser Lebenssituation selbst angesetzt werden.

Die genaue *Dauer einer Behandlung* kann man in keinem Falle voraussagen. Alle Formen der Psychotherapie müssen auf dem Wissen über die Persönlichkeitsentwicklung und die psychodynamischen Verhältnisse des Patienten beruhen. Sonst würde die Behandlung unwirksam und möglicherweise eher schädlich sein.

Die aufdeckenden Methoden sind am Platze, wenn funktionelle Störungen des Ego — ausgelöst durch ungelöste Konflikte der Kindheit — chronische Dysfunktionen hervorgebracht haben. Eine systematische und verlängerte Behandlungsform ist nötig, während der das Ego den früheren pathogenetischen Erfahrungen erneut ausgesetzt wird. Auch hier kann man unmöglich vorherwissen, wie lange die Behandlung dauern wird. Zu diesen beiden Behandlungsformen hat die Chicagoer Gruppe (ALEXANDER, 1953) noch einen weiteren therapeutischen Faktor hinzugefügt. Sie ist der Ansicht, daß die Übertragung, wenn sie einen korrigierenden Wert haben soll, unter äußerst spezifischen Bedingungen vor sich gehen muß. Wie diese Bedingungen zu schaffen sind, ist ihres Erachtens das wichtigste technische Problem der psychoanalytischen Behandlung. Die Tatsache, daß die Reaktion des Therapeuten verschieden ist von der desjenigen Elternteils, an dessen Verhalten sich der Patient als Kind durch seine eingenen neurotischen Reaktionen so gut wie möglich angepaßt hat, schafft für den Patienten die Notwendigkeit, diese alten emotionalen Verhaltensweisen aufzugeben und zu korrigieren. Das hat weitreichende Folgen für die Technik der Behandlung. Sie berücksichtigt nicht nur die Übertragung, sondern auch die Einstellung des Analytikers zu seinem Patienten, sozusagen die Gegenübertragung. Die originelle Anschauung von FREUD war, daß der Analytiker infolge der Neutralität seiner Einstellung wie eine leere Leinwand fungiert, auf die der Patient seine emotionalen Reaktionen projiziert. Die heutige Ansicht z.B. von ALEXANDER geht jedoch dahin, die Beziehung zwischen dem Patienten und dem Analytiker mit einer Zweibahnstraße zu vergleichen. Es besteht kein Zweifel darüber, daß auch der Analytiker dem Patienten gegenüber eine emotionale Einstellung besitzt, die durch seine eigene Persönlichkeitsstruktur bestimmt ist. Diese Gegenübertragung wird vielleicht nicht offen ausgedrückt, aber sie trägt dennoch bei zu dem, was ALEXANDER „das emotionale Klima des Interviews" nennt. Das wichtigste therapeutische Element ist die Tatsache, daß die Reaktionen des Therapeuten sich von pathogenetischen Reaktionen der Eltern unterscheiden, ja, der ganze selbstenthüllende Prozeß in der Psychoanalyse wird nur durch dieses Prinzip überhaupt möglich gemacht. Auf der Basis mehrjähriger Experimente wurde gefunden, daß die spontane Gegenübertragungseinstellung des Analytikers nicht nur kontrolliert, sondern durch einen Antwortstyp ersetzt werden sollte, der am besten dazu geeignet sei, die Irrationalität des neurotischen Benehmens des Patienten aufzuklären. Wenn z.B. die Selbstsicherheit des Patienten schwer unter einem tyrannischen Vater zu leiden gehabt hat, sollte das Klima während der Analyse ausgesprochen nachgiebig sein.

In einer späteren Arbeit unterstellt Alexander, daß das Auftauchen prägenitalen Materials nicht immer bedeutet, daß der Analytiker tief in die unbewußten Quellen der Neurose eingedrungen ist. Oftmals hätten wir es zu tun mit einem regressiven Ausweichen ungelöster Konflikte, meist solcher, die um den Ödipuskomplex kreisen. Ein Beispiel dafür ist der Patient mit peptischem Ulcus. Hier wäre an sich zu erwarten, daß die entscheidenden Faktoren primär in oralen Konflikten zu finden wären. Bei der Behandlung solcher Fälle entwickelt der Patient, sobald er einmal seine Schuldreaktionen und seine narzistische Sensitivität gegenüber oral-abhängigen Bedürfnissen losgeworden ist, eine bequeme abhängige Übertragungsbindung und erfährt rasche, symptomatische Besserung. Tiefere Analysen solcher Patienten zeigen jedoch, daß die orale Regression lediglich ein Sich-Zurückziehen von der Ödipusrivalität ist. Zuerst überkompensiert der Patient seine Rivalität mit einer passiven, homosexuellen Einstellung gegenüber dem Vater. Dann versucht er diese drohende Lösung des originalen Konfliktes zu vermeiden, indem er orale Rezeptivität gegenüber der Mutter — als eine ungefährlichere und narzistisch weniger schädliche Lösung — an die Stelle der passiven Homosexualität setzt. Es muß bewiesen werden, daß das in chronologischer Hinsicht zutiefstliegende Material nicht immer das früheste ist. Mit anderen Worten: nicht *ein Faktor* (orale Konflikte), sondern *zwei Gruppen von Faktoren* werden gebraucht, um diese Krankheit zu erklären. Hier kann das ödipale Material nur mobilisiert werden, wenn es gelingt, die relativ bequeme orale Regression zu durchkreuzen, d.h. die abhängige Übertragung, und so den Patienten gegen die ödipale Barriere zu treiben. Das ist nicht einfach. Die meisten Vorteile scheinen sich zu ergeben, wenn man die Häufigkeit der Kontakte reduziert. Die Interpretation der Übertragungssituation wird erleichtert, wenn man die Abhängigkeitsbefriedigungen der Übertragung beschränkt. Wohlausgewogene Reduktion der Häufigkeit der Interviews ist eines der stärksten Mittel, die Abhängigkeitsbedürfnisse lebhaft ins Bewußtsein zu bringen. Das allgemeine Prinzip ist, daß der Analytiker eine maximale Häufigkeit ansetzen soll, bis er soweit ist, daß er die Rolle der ursprünglichen in den Konflikt verwickelten Person übernehmen kann, mit anderen Worten, bevor die innterpsychischen Konflikte in die originalen Kindheitssituationen zurückverwandelt werden. Das ist weiterhin am Platze, wenn der Patient einen starken anfänglichen Widerstand gegen ein Abhängigkeitsverhältnis geleistet hat, und auch bei akuten Angstzuständen. Diese Maßnahmen sollen verbunden sein mit Ratschlägen für diejenigen Lebensbedingungen des Patienten, die der Analyse am förderlichsten sein können, z.B. eine Entfernung des Patienten von seiner Familie. Mit solchen Maßnahmen kann man die Intensität der Übertragung nach beiden Seiten hin so regulieren, was wiederum über Erfolg oder Mißerfolg der Behandlung entscheiden kann.

Wie das Abhängigkeitsbedürfnis des Patienten gehandhabt werden soll, ist ein zentrales Problem der psychoanalytischen Behandlung. Gewisse Zugeständnisse an eine Regression in einem infantilen Status müssen gemacht werden. Jedenfalls hat man sich auch über die Gefahren, die aus den therapeutischen Maßnahmen entstehen können, im klaren zu sein und muß sich damit abfinden, keinen genauen Zeitpunkt für die Heilung bestimmen zu können.

In der Therapie der psychosomatischen Erkrankungen verdient das Problem der enthüllenden Methoden gegenüber den stützenden bzw. zudeckenden Methoden Aufmerksamkeit. Bei der aufdeckenden Methode gibt es einen Zug zur genauen Differenzierung zwischen richtiger psychoanalytischer Behandlung und anderen enthüllenden Prozeduren, die sich die Prinzipien der Psychoanalyse nutzbar machen. Diese letzteren unterscheiden sich von der klassischen Methode hauptsächlich in quantitativer Hinsicht. Die Anzahl der Interviews, ihre Häufigkeit und die ganze Behandlungsdauer hängen ab von mehreren Faktoren, die beim gegenwärtigen Wissensstand nicht abgeschätzt werden können. Der Behandelnde muß sich in jedem individuellen Fall einen Weg suchen und die optimale Behandlungsintensität finden. Viele Therapeuten wurden der Notwendigkeit inne, von Anfang an die regressiv-abhängige Komponente der Übertragung zu bremsen. So wertvoll sie auch als Faktor sein mag, so muß sie doch auf einer optimalen Ebene gehalten werden dadurch, daß sie ins Bewußtsein gebracht und dort festgehalten wird. Das kann nur durch Hemmung geschehen. Eine der wirkungsvollsten Hemmungsmethoden ist die ausgewogene Reduzierung der Häufigkeit der psychoanalytischen Interviews und die Einschaltung überlegter Zwischenräume. Die routinemäßige Fortsetzung der Behandlung in täglichen Interviews kann die regressiven Tendenzen in einem solchen Maße begünstigen, daß mancher Patient sie nie mehr loswerden kann. Das Problem einer angemessenen Übertragungsbindung bei optimaler Intensität muß gelöst werden. Die Übertragungserfahrung ist bei der heutigen Behandlungsweise miteinbezogen. Sie ist nicht nur wirksam weil sie dem Ego eine neue Möglichkeit gibt, mit alten Konflikten fertig zu werden sondern auch, weil diese Begegnung des Ego mit seinen ungelösten oder schlecht gelösten Konflikten unter neuen Umständen stattfindet. FREUD betonte zwei günstige Faktoren bei der Therapie, beide ihrer Natur nach quantitativ: 1. daß die Übertragungssituationen abgemilderte und unwirkliche Wiederholungen der ursprünglichen pathogenen Situation sind, 2. daß der gleiche Konflikttyp nunmehr einem erwachsenen Ego anstelle eines schwachen, infantilen, vorgelegt wird. — ALEXANDER fügt noch einen dritten Faktor hinzu, nämlich 3. daß die Reaktionen des Analytikers selbst auf das Übertragungsverhalten des Patienten sich von den originalen väterlichen Reaktionen auf das instinktive Verhalten des Kindes unterscheiden. Auf der Basis dieser Studien schlug der Autor das „Prinzip des Kontrastes" vor, das darin besteht, daß die Einstellung des Analytikers objektiv, nicht wertend ist. Im Rahmen dieser grundlegenden Einstellung sollte das subtilere interpersonale Klima in jeder Phase der Behandlung möglichst das Gegenteil davon darstellen, wie es in der — nunmehr in der Behandlung wiederholten — ursprünglichen Situation (z.B. Kind: Eltern-Situation) vorherrschte.

Die psychosomatische Medizin als Forschungsmethode besteht im wesentlichen in der Kombination der Forschungstechniken der Medizin und der Psychoanalyse.

Es gibt auch keine spezifische Technik der psychosomatischen Therapie. Die Annäherung zwischen Arzt und Patient auf psychosomatischem Wege muß als ein universales Prinzip der Medizin aufgefaßt werden und mit Hilfe der Psychosomatik als einer medizinischen „Weltanschauung" erreicht werden. Das gilt im Prinzip für jeden Patienten; denn jeder Patient ist — außer Träger eines erkrankten Organs — auch noch ein individuelles menschliches Wesen mit emotionalen Reaktionen, die in diese spezifische Krankheit verwickelt sind. Bei einigen Fällen kann der psychologische (interpersonale) Stress ätiologisch verbunden sein mit der entstandenen Krankheit, bei anderen ist die emotionale Störung vielleicht eine Reaktion auf den primär somatischen Krankheitsprozeß. Damit wäre etwa die Ansicht von ALEXANDER (1954) wiedergegeben.

II. Psychotherapie unter Berücksichtigung der Auffassung des Nervismus, d. h. als Pathophysiologie der höheren Nerventätigkeit

Das Eindringen der Ideen des Nervismus, im besonderen Sinne der Reflexpathologie bzw. -physiologie, in die Klinik folgte zunächst den Gedanken von Szetschenoff und Pawlow. Die russischen Dermatologen — Polotebnow (1948), Parobow, Nikolski — sahen die pathologischen Veränderungen der Haut letztlich als Erkrankungen des gesamten Organismus. In der Dermatologie versteht man unter Nervismus die Lehre vom funktionellen Zustand der verschiedenen Teile des Nervensystems mit dem Ziel, daraus die Erklärung der Entstehung und der Behebung von Hautkrankheiten abzuleiten. Vom praktischen Standpunkt aus betrachtet, heißt das (nach Archangelski, 1952) zwei Aufgaben lösen:

1. Aufdeckung der Veränderungen des Nervensystems, die zu den pathologischen Veränderungen der Haut geführt haben.
2. Ausarbeitung neuer Methoden der Einwirkung auf das Nervensystem zur Behebung der pathologischen Veränderungen der Haut.

Besondere Bedeutung hinsichtlich der Pathogenese der Hautkrankheiten kommt dem Studium der höheren Nerventätigkeit der Kranken zu, die an pathologischen Veränderungen am Hautorgan leiden.

Bei psychischen Dermatosen ist zu beachten, daß eine Änderung der höheren Nerventätigkeit beim Menschen im allgemeinen nicht plötzlich, sondern allmählich im Laufe mehrerer Monate vor sich geht. Der umfassende Begriff der Überbeanspruchung der höheren Nerventätigkeit, die in einem Fall plötzlich entsteht, in einem anderen Fall sich allmählich entwickelt, schließt nicht nur die Fälle der akuten und chronischen Traumen ein, sondern auch die Fälle, in denen häufig von geistiger oder emotioneller Übermüdung gesprochen wird (Iwanow-Smolenskij, 1952). Derartige Störungen an der höheren Nerventätigkeit beim Menschen ebenso wie Veränderungen nach langdauernder experimenteller Schädigung des Nervensystems bei Tieren sind reversibel und müssen den Neurosen zugeordnet werden. Aus den häufig anzutreffenden Schlafstörungen wird das Auftreten dynamischer Veränderungen in der Hirnrinde bei Hautkranken abgeleitet. Deshalb sei in der Hautklinik dem Studium der Änderung in der Funktion des Schlafes große Bedeutung zugemessen. Bei der Ausarbeitung der Methode zur Heilung eines Hautkranken muß der Dermatologe von Pawlows „dynamischem Stereotyp" ausgehen, unter dem die komplizierte Relation innerer Prozesse zu verstehen ist, die als Resultat der Gleichgewichtseinstellung zwischen den Einwirkungen der Außenwelt und der inneren Person des Menschen entsteht.

Bei der Behandlung hat man der Ganzheit des Organismus und dem einheitlichen Funktionieren der höheren und niederen Nerventätigkeit Rechnung zu tragen.

Die beabsichtigte therapeutische Schaffung eines neuen dynamischen Stereotyps, d.h. einer Zustandsänderung des Nervensystems, wird angestrebt durch

1. pharmakologische (äußerliche und innerliche) Einwirkungen,
2. physikalische Einwirkungen,
3. psychotherapeutische Einwirkung und Hypnose, einschließlich Elektronarkose plus Hypnose.

Die Therapie Hautkranker muß kombiniert sein in der

1. Einwirkung auf die *Ursache* (z.B. Ausschaltung von Pathergenen),
2. Einwirkung auf die *Reaktivität* des Organismus, in erster Linie durch Mobilisierung der Schutzhemmung.

ARCHANGELSKI (1952) hält für erforderlich, die Röntgentherapie nach NEMENOW (1956) in diesem Zusammenhang in der Dermatologie anzuwenden. Nach ARCHANGELSKI, NEMENOW und MAIOROW werden durch Röntgentherapie im Bereich der oberen sympathischen Halsganglien des Grenzstranges auch die Hemmungen der Hirnrinde verstärkt. Die Patienten würden ruhiger und Schlafstörungen verschwänden. Dieser Vorschlag wird von HESSE abgelehnt.

Von erheblicher Bedeutung sei auch die Psycho- und Hypnosetherapie: Hypnose könne in vielen Fällen Dauernarkotika ersetzen, wodurch die toxische Wirkung auf den Organismus vermieden wird. Störungen der höheren Nerventätigkeit könnten im übrigen bekanntermaßen unter Einfluß von Ruhe oder bei Fehlen des Reizes, der diese Störungen hervorrief, allmählich verschwinden. Der Elektronarkose plus Hypnose kommt (laut OBERMAYER, 1946) daher besondere Erwähnung zu.

Wenn auch vieles nur durch andere Worte ausgedrückt erscheint, so beruhen doch maßgebliche Erkenntnisse und Therapiemaßnahmen durch Suggestion und Heilschlaf auf Beobachtungen von PAWLOW und seinen Mitarbeitern.

Man hat, wenn man die Pawlow-Literatur studiert, den Eindruck, daß man die gesamte Medizin mit Pawlowscher Reflexologie erklären und behandeln könnte. Das führt unseres Erachtens zu weit und bedeutet mitunter auch nur den Ersatz eines Begriffes unserer Terminologie durch einen anderen. Aber es gibt viele Krankheiten, bei denen psychische Faktoren Ursache oder Teilursache sind, und im gleichen Sinne nach der Pawlowschen Nomenklatur erklärt werden können.

III. Die Psychotherapie in der Dermatologischen Praxis

Die *Psychotherapie in der Dermatologie* läßt sich in praxi tatsächlich aber am ehesten so durchführen, wie wir es in Anlehnung und konform gehend mit der Auffassung von OBERMAYER (1962) darstellen möchten. Die Beurteilung der einzelnen Möglichkeiten entspricht unseren persönlichen Erfahrungen.

Die *Psychoanalyse* hat sich als wertvolles Hilfsmittel der Forschung erwiesen. Als Behandlungsmethode hat sie jedoch nur teilweise zum Erfolg geführt:

1. hat nur eine begrenzte Anzahl der Patienten Zugang zu psychoanalytischer Beratung — teils wegen der langen Dauer der Behandlung, teils wegen der relativ geringen Zahl von Psychoanalytikern (obwohl man einen völlig anderen Eindruck gewinnt, wenn man in der Gegend von New York oder Los Angeles wohnt!);

2. gibt es nicht viele Patienten, die sich diese Behandlung finanziell leisten können. Folglich ist ein Großteil der ohnehin schon knappen Spezialisten für die wohlhabende Schicht reserviert;

3. hat die Methode keine eindeutigen Ergebnisse hervorgebracht.

Während bei manchen Patienten, die zur Psychoanalyse überwiesen wurden, gute Erfolge zu sehen waren (auch in der Literatur finden sich zahlreiche positive Beispiele), gab es andererseits eine größere Reihe von Kranken, bei denen keine wesentliche Besserung zu verzeichnen war. Selbstverständlich kann man nicht erwarten, daß multifaktoriell bedingte Krankheiten, z.B. die atopische Neurodermitis plötzlich verschwinden — vor allem nicht die lebenslänglich bestehenden, klinisch schweren Formen. Kann man aber andererseits in Anbetracht der zweifelhaften Prognose dem Patienten überhaupt zumuten, sich einem so langwierigen und kostspieligen Verfahren zu unterziehen?

Die *individuelle Psychotherapie* kann zu ausgezeichneten Ergebnissen führen, sofern sie in kompetenten Händen liegt. OBERMAYER arbeitet mit einem klinischen Psychologen zusammen, dessen außerordentliches Verständnis für psychocutane

Probleme eine Reduzierung der Behandlungsdauer auf ein Minimum erlaubt. Dennoch ist die individuelle Psychotherapie ein kostspieliges Verfahren und kann daher leider nur einem kleinen Teil der Patienten zugute kommen.

Die *Gruppenpsychotherapie* wird manchenorts in letzter Zeit immer häufiger angewandt, teilweise wegen der anderenorts erwähnten Vorzüge der Methode, teils auch wegen der vergleichsweise geringen Kosten. Sie wird an Bedeutung gewinnen.

Hypnose, autogenes Training und *Narkoanalyse* haben ihren Platz in der Behandlung von Dermatosen. Die Beherrschung der Methoden liegt nicht jedem. Der Erfahrene kann aber mit ihnen viel erreichen.

Die allgemeine Tendenz in den USA bezüglich der Wahl der Mittel geht jedoch mehr und mehr dahin, *unterstützende Psychotherapie im Verein mit dermatologischer Fachbehandlung* durchzuführen. Diese Richtung wird vor allem von GUY vertreten. — Sie stellt auch unseres Erachtens die Methode der Wahl dar!

OBERMAYER entscheidet die Therapiefrage nach zwei Kriterien: dem Grad der emotionellen Störung und der Eignung des Patienten zu psychiatrischer Behandlung. Wenn Anzeichen zunehmender Depression oder psychotische Symptome vorliegen, wird der Patient an den Psychiater überwiesen.

Leicht psychotische Patienten sprechen oft vorteilhaft auf gute Psychotherapie an, nicht jedoch auf klassische Psychoanalyse. Die Behandlung ist aber kompliziert und anspruchsvoll. Sie liegt zudem auf einer zu persönlichen Ebene, um im Rahmen der dermatologischen Praxis in Frage zu kommen.

Wenn der Patient an einer ausgesprochenen Gemütsstörung ohne offensichtliche psychotische Symptome leidet, ist die Überweisung von seiner Eignung zu psychotherapeutischer Behandlung abhängig zu machen. *Ein zur Psychotherapie geeigneter Patient muß die ursprüngliche Rolle emotioneller Störungen anerkennen und akzeptieren.* Wenn er sie verneint und eine negative Einstellung zur Psychogenese an den Tag legt, würde der Versuch seiner Überweisung nur zum Verlust des Patienten führen. — Damit bleibt also die Mehrzahl der Patienten in dermatologisch-psychotherapeutischer Kombinationsbehandlung.

Die Hauptaufgabe des psychotherapeutisch nicht ausgebildeten Dermatologen besteht letztlich darin, dem Patienten klarzumachen, daß er ihn versteht und an seinen Schwierigkeiten Anteil nimmt. Wenn beim ersten Besuch eine gute Beziehung hergestellt werden konnte — der erste Besuch ist entscheidend —, dann macht OBERMAYER dem Patienten gegenüber meist einige abschließende, beruhigende Bemerkungen, etwa folgendermaßen bei einer psychoneurotischen Patientin mit neurotischen Excoriationen: „Wir beide wissen daß Sie sich die Kratzwunden selbst zufügen; wir wissen zwar noch nicht, warum Sie das tun. Aber wir wollen versuchen, den Grund dafür herauszufinden. Ich glaube, ich habe Ihnen heute genügend Stoff zum Nachdenken gegeben. Überdenken Sie unsere heutige Unterredung noch einmal in Ruhe und sagen Sie mir beim nächsten Mal, was Ihnen sonst noch dazu eingefallen ist. Es wäre natürlich schön, wenn Sie es fertigbrächten, nicht zu kratzen. — Wenn das aber nicht möglich ist, kratzen Sie ruhig! Sie wissen ja jetzt, daß Sie das tun, um Spannungen loszuwerden. Vielleicht kann ich Ihnen helfen, diese Spannungen zu beheben, ohne daß Sie Ihre Haut dabei zugrunde richten."

Der nächste Besuch besteht für den Arzt in geduldigem Zuhören ohne Unterbrechung und im Eingehen auf die emotionellen Probleme. Dabei ist darauf zu verzichten, Angstkomplexe psychiatrisch zu interpretieren. Die Hilfe besteht darin, das Ego zu stärken, indem der Arzt seinem Vertrauen in die Fähigkeit der Kranken, sich selbst zu helfen, Ausdruck gibt und sie anleitet, sich bewußt mit Spannungen auseinanderzusetzen, die bisher durch einen der Patientin nicht bewußten Verhaltensmechanismus abreagiert worden waren.

Es ist eine Frage, ob genau festgesetzte Zeiten eingehalten werden sollen. Für den ersten wichtigsten Besuch ist mindestens eine halbe Stunde anzusetzen. Für Patienten, bei denen die Wahrscheinlichkeit psychischer Komplikationen naheliegt, ist eine ganze Stunde anzusetzen. Die zeitliche Ausdehnung der folgenden Besuche hängt vom Arbeitsprogramm ab. Es sollten jedoch immer mindestens 15 min für die Unterredung bleiben. Man muß sich vor Augen halten, daß die meisten dieser Patienten außerordentlich empfindsam sind. Sie erwarten zwar Hilfe und Anleitung, sind jedoch über jedes Anzeichen einer herablassenden Haltung eher aufgebracht.

In vielen Fällen ist es ratsam, auch mit dem Ehepartner oder den Eltern zu sprechen, um sie über die Probleme des Patienten zu orientieren.

Bei der Behandlung von Patienten mit selbstinduzierten Hautveränderungen unterscheidet OBERMAYER zwischen solchen mit relativ gut entwickelter Intelligenz, angemessener Schulbildung und Einsichtsvermögen und solchen, die diese Eigenschaften nicht oder nur in geringem Maße besitzen. Bei ersteren werden keine dermatologischen Maßnahmen angewandt, da das dem Patienten nur das Erkennen der rein emotionellen Natur seiner Probleme erschweren würde. Bei der zweiten Gruppe geht es nicht ohne irgendeine Form der dermatologischen Behandlung; andernfalls kommen die Patienten nicht wieder. Der Placebocharakter dieser Behandlungsform ist jedoch durchaus vertretbar, solange der Nachdruck nicht auf die dermatologischen Maßnahmen, sondern auf die damit verbundene, auf die Hebung des Selbstbewußtseins gerichtete Unterredung gelegt wird. Das gilt vor allem für ältere Patienten mit Parasitenwahn, soweit deren Überweisung an einen Psychiater aus medizinischen Gründen nicht in Frage kommt.

Von Sedativa und Psychopharmaka soll man ohne Zögern Gebrauch machen, den Patienten dabei jedoch nicht zu sehr dämpfen.

Was den Wert der Ruhe (einschließlich Krankenhausaufenthalt) angeht, so stimme ich mit OBERMAYER weitgehend überein, der wie SEITZ nervöse Ermüdung als Ursache psychocutaner Störungen ausschließt. Überarbeitung ist ein *Symptom* chronisch ungelöster emotioneller Spannungen — nicht deren Ursache. Arbeit hat einen heilsamen Effekt, weil sie zur Lösung von Verkrampfungen beiträgt, während *aufgezwungene* Tatenlosigkeit den entgegengesetzten Erfolg hat. Anders ist es bei vorhandenem Wunsch nach Ruhe und Ausspannung. Natürlich ist es ratsam, den Patienten zu einer vernünftigen Zeiteinteilung anzuhalten, die ihm genügend Nachtruhe und nach Möglichkeit einen Mittagsschlaf sowie ein ausgewogenes Verhältnis von Arbeit und Erholung sichert. Freizeitbeschäftigungen sollen aktiv-manuell orientiert sein, nicht passiv-intellektuell (wie z.B. Lesen).

Bei Selbstbeschädigungen im Sinne von Unruhe und Kratzen, Excoriieren, sind taktil bedingte Reflexe zu vermuten. Diese sollten logischerweise durch Beschäftigungstherapie ersetzt werden.

Die Behandlungserfolge sind natürlich unterschiedlich. Die Therapie von Patienten mit psychocutanen Problemen erfordert Intuition und viel Zeit. Fehlschläge sind unvermeidlich. Oft führen die Bemühungen jedoch zum Ziel. Und es gibt nichts Befriedigenderes als ein positives Ergebnis, dessen Erreichung allerdings OBERMAYER (1962) berechtigt mit der Einschränkung versieht: „Andererseits sollte man diesen Augenblick narzißtischer Befriedigung nicht in seine Erwartungen einschließen."

Literatur

ACKERMANN, A.: Studien zur Physiologie der Schweißdrüsen. I. Mitt. Zur Pharmakologie und Funktionsweise der Schweißdrüsen. Dermatologica (Basel) **79**, 151, 219 (1939). — ADLER, A.: Praxis und Theorie der Individualpsychologie, 3. Aufl. München 1927. — Zähneknirschen. Zahnärztl. Rdsch. **9** (1933). — AIGNER, E.: Ärztliches Gutachten über Therese

Neumann. Münch. med. Wschr. **1927**, 1735. — Die Stigmatisierte von Konnersreuth. Zbl. Psychotherap. (Lpz.) **1929**, 337. — ALAJOUNANINE: Ref. nach O. MORK, Frankfurt 1937. — ALEXANDER, F.: The medical value of psychoanalysis. New York 1938. — Emotional factors in essential hypertension. Psychosom. Med. **1**, 173 (1939). — Treatment of a case of peptic ulcer and personality disorder. Psychosom. Med. **9**, 320 (1947). — Fundamentals of psychoanalysis. New York 1948. — Psychosomatische Medizin. Berlin 1951. — ALEXANDER, F., and W. C. MENNINGER: Relation of persecutory delusions to the functioning of the gastrointestinal tract. J. nerv. ment. Dis. **84**, 541 (1936). — ALEXANDER, F., and M. ROSS: 20 years of psychoanalysis by T. SZASZ. Psychosom. Res. **1953**, 268. — ALKAN, L.: Anatomische Organerkrankungen aus seelischer Ursache. Stuttgart 1932. — ALLERS, R.: Begriff und Methodik der Deutung. In: Psychogenese und Psychotherapie körperlicher Symptome, hrsg. v. O. SCHWARZ. Wien 1925. — Grundformen der Psychotherapie. In: Psychogenese und Psychotherapie körperlicher Symptome, hrsg. v. O. SCHWARZ. Wien 1925. — ALLINGTON, H. V.: Dryness of the mouth. Arch. Derm. Syph. (Chic.) **62**, 829 (1950). — Review of the psychotherapy of warts. Arch. Derm. Syph. (Chic.) **66**, 316 (1952). — ANDELOVA, E., M. SKACH, VL. CHVOJKOVA et H. FLUSSER: Glossodynie. Contribution à la question des sensations de brûlure dans la cavité orale. Rev. Stomat. **1954**, 136. — ANDERSON, I.: Alopecia areata — a clinical study. Brit. med. J. 4691, 1250 (1950). Ref. Excerpta med. (Amst.) **5**, 301 (1951). — ARCHANGELSKI, G.: Die Rolle des Nervensystems in der Therapie und Behandlung von Ekzemen. Mitt.bl. Derm. Venerol. **1959**, 5. — Die physiologischen Grundlagen der Lehre vom Zustand des Nervensystems bei Patienten in der dermatologischen Klinik. Pawlow-Z. höhere Nerventätigk. (dtsch. Ausgabe) **1952**, 2. — ARNOLD jr., H. L.: Alopecia areata. Zbl. Haut- u. Geschl.-Kr. **82**, 84 (1953). — Psychologische Aspekte der Allergie. Arch. Derm. Syph. (Chic.) **79**, 684 (1959). — ARON-BRUNETIÈRE, R.: Dermatoses diathésiques et système nerveux parasympathique. Ann. Derm. Syph. (Paris) **83**, 5 (1956). — ARTOM, M.: Su l'iperidrose sistematizzata. G. ital. Derm. **68**, 982 (1928). Ref. Zbl. Haut- u. Geschl.-Kr. **25**, 202 (1928). — ARZT-ZIELER, L.: Die Haut- und Geschlechtskrankheiten, Bd. I bis V. Berlin 1934.

BAER, R. L.: Atopic dermatitis with unilateral cataract. Arch. Derm. Syph. (Chic.) **35**, 368 (1937). — The development of the concept of atopic dermatitis. Philadelphia and Montreal 1955. — BALEN, VAN, BOIS-LE-DUC: Ergebnisse der psychosomatischen Untersuchungen bei Urticariakranken. Allergie u. Asthma **2**, 256 (1956). — BALTERS, W.: Die Bedeutung der psychischen Komponente in der Zahnheilkunde. Vortr. Tagg Zahnärztekammer Rheinl.-Pfalz, Bad Ems 1949. — Paradentose als Ausdruck gestörten seelischen Gleichgewichts. Zahnärztl. Z. **1955**, 455. — BARBEE, J. N., and F. C. SUMMER: Psychological aspects of vitiligo in negroes. J. soc. Psychol. **34**, 125 (1951). Ref. nach M. E. OBERMAYER. Springfield 1955. — BARBER, H. W.: The psychological factor in dermatology. Guy's Hosp. Gaz. **44**, 399 (1930). — BARCHILLON, J., and G. L. ENGEL: Dermatitis. An hysterical conversion symptom in a young woman. Psychosom. Med. **14**, 295 (1952). — BARINBAUM, M.: Eine vorläufige Mitteilung über die Bedeutung der Freud'schen Psychoanalyse für die Dermatologie. Derm. Wschr. **95**, 1066 (1932). — Eine kurze Mitteilung über zwei psychotherapeutisch beeinflußte Ekzeme. Z. Psychother. med. Psychol. **5**, 106 (1932). Ref. Zbl. Haut- u. Geschl.-Kr. **49**, 224 (1935). — BARUCH, D. W., and H. MILLER: Psychosomatic studies of children with allergic manifestations. I. Maternal rejection. A study of sixty-three cases. Psychosom. Med. **10**, 274 (1948). — BATEMAN, T.: A practical synopsis of cutaneous diseases. London 1829. — BAUER, J.: Principles of psychotherapy in general practice. Int. Med. Annual **39**, 81 (1953). — BAYER, E.: Die Lichtsensibilisierung der Haut durch Teerderivate. Arch. Derm. Syph. (Berl.) **183**, 142 (1942). — BECHTEREW, W. v.: Über unwillkürlichen Harnabgang beim Lachen. Neurol. Zbl. (Lpz.) **18**, 447 (1899). — BECKER, S. W.: Dermatoses associated with neurocirculatory instability. Arch. Derm. Syph. (Chic.) **25**, 655 (1932). — Neurodermatitis and pruritus. Med. Clin. N. Amer. 3 (1949). — BECKER, S. W., and M. E. OBERMAYER: Modern dermatology and syphilology. 2. ed. Philadelphia 1947. — BEERMAN, H.: A Re-evaluation of the Rosacea complex. Amer. J. Med. Sci. **232**, 4, 458 (1956). — BEHRMAN, H. T.: The scalp in health and disease. St. Louis 1952. — BENEDIK, T., and B. B. RUBINSTEIN: The sexual cycle in women. Nation. Res. Council Washington 1942, Psychosom. Med. Monogr. Vil. III, Nos. I and II (1942). — BERGMANN, G. v.: Funktionelle Pathologie, 3. Aufl. Berlin 1936. — Internat. Fortb.kurs Berliner Akademie ärztl. Fortb. 1936, Jena 1937. — Die „vegetativ Stigmatisierten“. Med. Klin. **22**, 844 (1939). — BERLIN, C.: Psycho-photo-relationship. Brit. J. Derm. **70**, 245 (1958). — BERLIS, D.: Die Bedeutung des Pawlow'schen Reflexes für die Psychodermatologie. Med. Diss. München 1963. — BERNARD, M.: Die Heilung der Kranken als Dienst der Kirche. Basel 1954. — BERNSTEIN, E.: Skin diseases from emotional standpoint. Int. Clin. **1**, 154 (1938). — BEROWA, N.: Pers. Mitt. — BESNIER, E.: Première note et observations préliminaires pour servir d'introduction à l'étude des pruriges diathésiques. Ann. Derm. Syph. (Paris) **3**, 634 (1892). — BETHUNE, H. C., and C. B. KIDD: Psychophysiological mechanisms in skin diseases. Lancet **1961**, 1419. — BETTMANN, S.: Zur Frage der psychogenen

Hauterkrankungen. Nervenarzt 1, 513 (1928). — BICK, W.: Proptosis labialis. Zahnärztl. Z. **1960**, 1163. — BICKFORD, R. G.: Ref. Zbl. ges. Neurol. Psychiat. **93**, 593 (1939) und Dermatologica (Basel) **100**, 176 (1950). — BIEN, E.: Zur klinischen Stellung des psychogenen Pruritus vulvae. Zbl. ges. Neurol. Psychiat. **126**, 384 (1950). — BILLIGHEIMER, E.: Das Problem der Schweißdrüseninnervation und seine Bedeutung für die Klinik. Münch. med. Wschr. **68**, 325 (1921). — BILZ, R.: Über einen Fall von Globus bei Magenneurose. Int. Z. ärztl. Psychoanal. **16**, 261 (1930). — Psychogene Angina. Zbl. Psychotherap. **1936**, 49. — BINSWANGER, L. W.: Psychotherapie als Beruf. Nervenarzt **1**, 138, 206 (1928). — BIRKMAYER, W., u. W. WINKLER: Klinik und Therapie der vegetativen Funktionsstörungen. Wien 1951. — BISHOP, G. H.: Physiol. Rev. **21**, 357 (1941). — J. invest. Derm. **11**, 143 (1948). — BIZZOZERO, E.: Ref. nach G. MANGANOTTI, Heidelberg 1955. — BLAICH, W., u. H. NIERMANN: Pathophysiologische Untersuchungen bei der Neurodermitis. Hautarzt **7**, 368 (1956). — BLANK, H., and M. W. BRODY: Recurrent herpes simplex. A psychiatric and laboratory study. Psychosom. Med. **12**, 254 (1950). — BLEULER, E.: Lehrbuch der Psychiatrie, hrsg. v. M. BLEULER, 10. Aufl. Berlin 1960. — BLOCH, B.: Über die Heilung von Warzen durch Suggestion. Klin. Wschr. **6**, 2271 (1927). — BLONSKY, P.: Die Alkaleszenz des Speichels als Indikator für Intelligenz und psychische Spannung. Dtsch. Mschr. Zahnheilk. **1930**, 755. — BLUMENTHAL, F., and K. JAFFÉ: Yearbook of dermatology and syphilology. New York 1933. — BLUMHARDT, J. C.: Dein Glaube hat dir geholfen. Lorch 1930. — BLUMHARDT's Kampf. Mit Einführung von Prof. KOLLER, 5. Aufl. Stuttgart: Verl. Plakatmission o. J. — BÖLLING, S.: Aussprache zu S. BÖLLING, Vegetative Dystonie einmal anders gesehen. Ärztl. Mitt. (Köln) **40**, 2286 (1961); **14**, 776 (1962). — BÖWING, H.: Zur Pathologie der vegetativen Funktionen der Haut. Dtsch. Z. Nervenheilk. **76**, 91 (1923). — BOLGERT, M.: Sur l'origine psychogenese du psoriasis. Arch. belges Derm. **13**, 4, 441 (o. J.). — BOLGERT, M., et G. GAUTRON: Prurit d'origine psychique évoluant depuis trois ans chez une ancienne infirmière. Bull. Soc. franç. Derm Syph. **65**, 5, 582 (1958). — BOLGERT, M., R. POISSON, S. VEYNE et D. GARTENLAUB: Sur. la légitimité du diagnostic d'eczéma à la streptomycine. Bull. Soc. franç. Derm. Syph. **65**, 5, 588 (1958). — BOLGERT, M., et M. SOULÉ: Les facteurs psychiques dans les dermatoses. Arch. belges Derm. **14**, 4, 454 (1958). — Sur l'importance de l'enquête psychosomatique dans les dermatoses et sur les difficultés d'ordre pratique qu'elle soulève, en raison de l'organisation actuelle des services hospitaliers. Ann. Derm. Syph. (Paris) **86**, 3, 241 (1959). — Rôle des facteurs psychologiques dans les affections vénériennes. Vie méd. **40**, 77 (1959). — BOLTEN, H.: Subcutane Blutungen bei vasomot.-troph. Neurosen. Ned. T. Geneesk. **68**, 22 (1924). — BON, H.: Précis de médicine catholique, Paris 1935. Ref. nach F. SCHLEYER. Hannover 1948. — BONHOEFFER, K.: Die Psychosen im Gefolge von akuten Infektionen, allgemeinen Erkrankungen und inneren Erkrankungen. In: Handbuch der Psychiatrie, Abt. 3. Leipzig u. Wien 1912. — Abhandlungen aus der Neurologie, Psychiatrie, Psychologie und ihren Grenzgebieten. Berlin 1918. — BONICELLI, U.: Klinische und experimentelle Untersuchungen über die Alopecia areata decalvans. Zbl. Haut- u. Geschl.-Kr. **65**, 490 (1940). — BONJOUR, J.: Le psychisme et l'eczème. Rev. méd. Suisse rom. **51**, 148 (1931). — Influence of the mind on the skin. Brit. J. Derm. **41**, 324 (1929). Ref. nach H. V. ALLINGTON, Arch. Derm. Syph. (Chic.) **46**, 66 (1942). — BORAK, I., I. ELLER, and W. ELLER: Röntgentherapy for hyperhidrosis. Arch. Derm. Syph. (Chic.) **59**, 644 (1949). — BORELLI, S.: Untersuchungen zur Psychosomatik des Neurodermitikers. Hautarzt **1**, 250 (1950). — Störungen der männlichen Geschlechtsfunktion. Augsburger Fortb.tage prakt. Med., 9. Vortr.-Reihe, 30 (1952). — Die psychologischen Voraussetzungen für die Entstehung der Impotentia coeundi. Hautarzt **4**, 309 (1953). — Beitrag zum Hermaphroditismus verus (gemeins. mit F. PIRNER). Hautarzt **4**, 525 (1953). — Psychische Einflüsse und reaktive Hauterscheinungen (gemeins. mit U. GEERTZ). Münch. med. Wschr. **95**, 1078 (1953). — Pruritus. Teil II: Therapie. Teil III: Psychogenese und Psychotherapie (gemeins. mit ST. SCHOTT). Hautarzt **5**, 433 (1954). — Die Psychosomatik der Hauterkrankungen. Med. Klin. **49**, 1806 (1954). — Beitrag zum Formenkreis „chronische, unspezifische Urethritis". Acta psychother. (Basel-New York) **3**, 316 (1955).— Die Bedeutung der Psychosomatik für die praktische Dermatologie. In: Fortschritte der praktischen Dermatologie, hrsg. v. A. MARCHIONINI, Bd. II. Heidelberg 1955. — Psicosomatica e dermatologia. Dermatologia (Napoli) **7**, Fasc. 8 (1956). — Psychogen unterhaltene Pseudourethritis. 11th Internat. Congr. Dermat. Stockholm 1957. Acta derm.-venereol. (Stockh.) **13**, 1023 (1957). — Hautjucken. Z. ärztl. Fortbild. **3**, 110 (1958). — Über Artefakte, Hysterie und die Bewertung des Corneal- und Pharyngealreflexes (gemeins. mit SPÄTH). Hautarzt **9**, 241 (1958). — Konstitutions-, Umwelt- und Klimafaktoren bei der konstitutionellen Neurodermitis (gemeins. mit A. MARCHIONINI and D. EICHHOFF). 3. Congr. Internat. d'Allergologie, S. 609. Paris: Masson & Cie. 1958. — Die Prostitution — eine soziologische Untersuchung über Moral und Sexualität. Kultur **7**, Nr 139/3 (1959). — Psyche und Haut. Wien. med. Wschr. **109**, 246 (1959). — Das Problem des Reisens und der Erholung. Acta psychother. (Basel-New York) **7**, 311 (1959). — Zivilisation und Krankheit. Untergang oder Übergang. München-Gräfelfing 1959. — Die Stigmatisation — das extreme Beispiel einer psychogenen Dermatose (gemeins.

mit R. FÜRST). Praxis **1960**, 389. — Über psychosexuelle Fragen und Aphrodisiaca. In: Fortschritte der praktischen Dermatologie, hrsg. v. A. MARCHIONINI, Bd. III. Heidelberg 1960. — Dermatologie (als Grenzgebiet). In: Handbuch der Neurosenlehre und Psychotherapie, Bd. V, hrsg. v. V. E. FRANKL, V. E. v. GEBSATTEL u. J. H. SCHULTZ. München u. Berlin 1960. — Die psychogenen Fertilitäts- und Sexualstörungen beim Manne. In: Handbuch der Haut- und Geschlechtskrankheiten, Erg.-Werk, Bd. VI/3, hrsg. v. A. MARCHIONINI u. H. SCHUERMANN. Berlin-Göttingen-Heidelberg: Springer 1960. — Umweltfaktoren in der Pathogenese der konstitutionellen Neurodermitis (gemeins. mit A. MARCHIONINI u. D. EICHHOFF). Arch. klin. exp. Derm. **211**, 356 (1960). — Haut und Psyche. Kosmet. Chemie **2**, 48 (1961). — Das psychische Verhalten der an konstitutioneller Neurodermitis Erkrankten und die volkswirtschaftliche Bedeutung des Leidens. Dtsch. Gesundh.-Wes. **16**, 122 (1961). — Neurodermitis constitutionalis sive atopica. I. Teil: Nomenklatur, klinische Symptomatologie (gemeins. mit U. SCHNYDER). In: Handbuch der Haut- und Geschlechtskrankheiten, Erg.-Werk, Bd. II/1, hrsg. v. A. MARCHIONINI. Heidelberg 1962. — Neurodermitis constitutionalis sive atopica. II. Teil: Ätiologie, Pathophysiologie, Pathogenese, Therapie (gemeins. mit U. SCHNYDER). In: Handbuch der Haut- und Geschlechtskrankheiten, Erg.-Werk, Bd. II/1, hrsg. v. A. MARCHIONINI. Heidelberg 1962. — Die Anwendung der Psychotherapie in der Dermatologie. Praxis Psychotherap. **5**, 213 (1964). — BOSS, M.: In welchen Fällen ist der Versuch einer Psychotherapie des Ekzems angezeigt? Dtsch. med. Wschr. **82**, 2205 (1957). — Körperliches Kranksein als Folge seelischer Gleichgewichtsstörungen. Bern 1940. — Einführung in die psychosomatische Medizin. Bern 1954. — BRACK, W.: Klin. Wschr. **307**, 108 (1931). — Zbl. ges. Neurol. Psychiat. **71**, 662 (1934); **80**, 53 (1936); **82**, 587 (1936). — Kongr.-Zbl. ges. inn. Med. **61**, 310 (1936). — Zbl. Haut- u. Geschl.-Kr. **55**, 346 (1937). — Schweiz. med. Wschr. **1946**, 316. Ref. Dermatologica (Basel) **96**, 303 (1948). — BRANDT, R.: A tentative classification of psychological factors in the etiology of skin diseases. J. invest. Derm. **14**, 81 (1950). — BRAZIER, M. A. B.: Electroencephalogram in psychoneurosis. Amer. J. Psychiat. **101**, 443 (1945). — BRETSCHNEIDER, A.: Psychogene (oneirogene) Krankheitsbilder. Ref. Zbl. Haut- u. Geschl.-Kr. **45**, 470 (1933). — BRENDGEN: Vegetative Stigmatisation und Neurose. Zbl. Psychotherap. (Lpz.) **11**, 84 (1939). — BRILL, E.: Die experimentellen und klinischen Grundlagen zum neuropathischen Typ des Ekzems. Arch. Derm. Syph. (Berl.) **150**, 529 (1926). — Photometrische Cholesterinbestimmung im Serum bei Dermatosen. Arch. Derm. Syph. (Berl.) **163**, 654 (1931). — Zur Frage des konstitutionellen Ekzems. Derm. Wschr. **112**, 261 (1941). — BRILL, E., u. K. GOYERT: Blutjodanalysen bei Hautkrankheiten und ihre Beziehung zum vegetativen Nervensystem. Arch. Derm. Syph. (Berl.) **180**, 63 (1940). — BROCQ, L.: Traité elementaire de dermatologie practique. Paris 1907. Ref. nach A. R. WOODBURNE and O. S. PHILPOTT. Arch. Derm. Syph. (Chic.) **62**, 820 (1950). — BRUNSTING, L. A.: Atopic dermatitis (disseminata neurodermatitis) in young adults. Arch. Derm. Syph. (Chic.) **34**, 935 (1936). — BÜRKER, K.: Ref. nach E. AIGNER, Zbl. Psychotherap. (Lpz.) 1929. — BUNNEMANN, O.: Über psychogene Dermatosen. Zbl. ges. Neurol. Psychiat. **78**, 115 (1922). — Neue Beiträge zur Frage der Psychogenese von Hautsymptomen. Zbl. ges. Neurol. Psychiat. **88**, 589 (1924). — BUSCHKE, A.: Med. Klin. **27**, 1042 (1928). — BUTTERWORTH, T., and L. P. STREAN: Behavior disorders of interest to dermatologists. Arch. Derm. Syph. (Chic.) **88**, 859 (1963). — BUTTERWORTH, T., and M. WILSON jr.: Incidence of disease of the skin in feebleminded persons. Arch. Derm. Syph. (Chic.) **38**, 203 (1938). — BYKOM, K. M.: Die Entwicklung der Ideen I. P. PAWLOW's. Z. ärztl. Fortbild. **44**, 618 (1950). — Großhirnrinde und innere Organe. Berlin 1952.

CACCIALANZA: Ref. nach G. MANGANOTTI, Heidelberg 1955. — CANIZARES, O., F. C. COMBES, H. SHATIN, and C. KAUFMAN: Streptomycin in dermatology, its value and limitations. N.Y. St. J. Med. **48**, 2024 (1948). — CANNON, A. B.: White sponge naevus of the mucosa. Arch. Derm. Syph. (Chic.) **31**, 365 (1935). — CANNON, W. B.: Bodily changes in pain, hunger, fear and rage. 2. ed. New York 1920. — CANTOR, A. J.: Psychosomatic aspects of pruritus ani. Rev. Gastroent. **16**, 778 (1949). — CARSON, M. J., and T. A. MONTGOMERY: Congenital hyperhidrosis. Therapy with hydergin and banthine. J. Pediat. **43**, 274 (1953). — CASALA, A. M.: Allgemeinbehandlung der Seborrhoe. Arch. argent. Derm. **1956**, 211. Ref. nach Zbl. Haut- u. Geschl.-Kr. **97**, 258 (1957). — CERANKE-HÖFERMAYER, S.: Chronische Urticaria und Psyche. Hautarzt **5**, 460 (1954). — CERANKE-HÖFERMAYER, S., u. H. ETTL: Wien. med. Wschr. **103**, 309 (1955). — CHALMERS, T. M., and C. A. KEELE: The nervous and chemical control of sweating. Brit. J. Derm. **64**, 43 (1952). — CHARGIN, L.: Dermatitis factitia. Arch. Derm. Syph. (Chic.) **1939**, 740. — CHARPY, J.: Pathogenesis of psoriasis. Excerpta med. (Amst.) **6**, 310 (1952). — CHARPY, J., u. STAHL: Ref. nach P. G. HESSE, Berlin 1959. — CHEVAL, V.: Bericht der Kommission zur Prüfung der Arbeit des Herrn LESPINNE in Brüssel: Das Problem der Störungen der Sekretion bei der Haar- und Pigmentbildung der Alopecia areata. Bull. Acad. roy. Méd. Belg. **10**, 111 (1930). Ref. Zbl. Haut- u. Geschl.-Kr. **35**, 101 (1931). — CIVATTE, A.: Die klinischen Formen und die Pathogenese des Prurigo. Ref. Zbl. Haut- u. Geschl.-Kr. **34**, 54 (1930). — CLAUDE, E., C. E. FISKE u. M. E. OBERMAYER: Personale und emotionelle Faktoren. Endogenes Ekzem. Arch. Derm. Syph. (Chic.) **70**, 261 (1954). — CLAUSER, G.: Über seelische Wirkungen der Arznei. Dtsch. med. Wschr. **2**, 370 (1956). — Notwendigkeit, Schwierigkeiten und Aufgaben der Psychotherapie an der internen Klinik. Med. Mschr. **25**, 930 (1957). — CLEEF, M. VAN: Untersuchungen über Paradentose bei depressiven Geisteskranken. Paradentium **1932**, 8; **1933**, 1. — CLENDON, M.: Amer. J. Physiol. **94**, 77 (1936). — CLEVELAND, D. E. H.: The psychogenetic aspects of dermatologic therapy. Canad. J. med. Sci. **62**, 122 (1950). — COHEN, E. L.: Psychogenetic factors in acne. Brit. J. Derm. **57**, 48 (1945). Ref. Excerpta med. (Amst.) **1**, 43 (1947). — COLBY, R. A. et al.: Color atlas of oral pathology. Philadelphia 1956. — COMBY, J.: Merkworte über das kindliche Asthma. Arch. Méd. Enf., Paris **28**, 729 (1925). Ref. Zbl. Kinderheilk. **19**, 461 (1926). — COOKE, B. E.: Leucoplakia buccalis and oral epithelial naevi. A clinical and histological study. Brit. J. Derm. **68**, 151 (1956). — CORDERO, A. A.: Ref. nach G. MANGANOTTI, Heidelberg 1955. — CORMIA, F. E.: Psychosomatic factors in dermatoses. Arch. Derm. Syph. (Chic.) **55**, 601 (1947). — Basic concepts in the production and management of the psychosomatic dermatoses. J. invest. Derm. **19**, 21 (1952). Ref. Dermatologica (Basel) **106**, 322 (1953). — CORMIA, F. E., and D. SLIGHT: Psychogenetic factors in dermatoses. Canad. med. Ass. J. **33**, 527 (1935). — COSYNS-DURET, S., et G. MORIAMÉ: Étude psychosomatique de 30 cas de Prurigo de Besnier. Bruxelles, o. J. (ca. 1962). — COTTE, G.: Ann. Gynéc. Obstét. **36**, 257 (1937). Ref. Zbl. Haut- u. Geschl.-Kr. **54**, 420 (1937). — CRAMER, H.: Über den Einfluß von Affekten auf das Röntgenbild des Herzens, Magens und Darmes. Verh. dtsch. Röntg.-Ges. **24**, 138 (1932). — CRAMER, H., u. E. WITTKOWER: Über affektiv-somatische Veränderungen, Klin. Wschr. **9**, 1296 (1930). — CURRAN, J. A.: Horizons, widening, in medical education. o. O. 1948. — CURSCHMANN, H.: Über Xerostomie. Münch. med. Wschr. **1929**, 269.

DANIEL, R. K.: Allergy and Cataracts. J. Amer. med. Ass. **105**, 481 (1935). — DARIER, J.: Grundriß der Dermatologie. Leipzig 1936. — DARIER, J., A. CIVATTE et A. TZANCK: Précis de dermatologie. 5e ed. Paris 1947. — DAVIS, J. H. T.: Psychosomatic factors in dermatology. Brit. J. med. Phys. **14**, 155 (1951). — DAWIDJENKOW, S. N.: Die Lehre PAWLOW's von den höheren Nervenfunktionen und die aktuellen Aufgaben der klinischen Neuropathologie. In: Probleme der Neurologie und der Neuropathologie im Lichte der Lehre I. P. PAWLOWs. Berlin, o. J. (ca. 1952). — Über den Mechanismus der hysterischen Erscheinungen vom Gesichtspunkt der psychosomatischen Korrelationen. Dtsch. Gesundh.-Wes. **2**, 45 (1953). — DEES, S. C., and H. LOEWENBACK: The electroencephalograms of allergic children. Ann. Allergy **6**, 99 (1948). — DEGOS, R.: Mélanose de Riehl et lichen plan — rôle du choc émotif. Bull. Soc. franç. Dermat. Syph. **53**, 672 (1946). — DEICH, F.: Für Allergien gibt es keinen Facharzt. Bericht vom Kongr. Ges. Allergieforschung, Lippspringe 1959. Süddtsch. Ztg v. 15. 10. 1959.— DEUTSCH, F.: Some psychodynamic considerations of psychosomatic skin disorders. Psychosom. Med. **14**, 287 (1952). — DIEDEN, H.: Klinische und experimentelle Studien über die Innervation der Schweißdrüsen. Dtsch. Arch. klin. Med. **117**, 180 (1915). — DIEHL, F., u. W. HEINICHEN: Münch. med. Wschr. **78**, 1008 (1931). — DIEHL, F., u. E. G. SCHENK: Allergie und Säurebasenhaushalt. Ref. Zbl. Haut- u. Geschl.-Kr. **37**, 801 (1931). — DIERNBERGER, F.: Die Talgdrüsenfunktion, die Ursachen der Talgsekretionssteigerung und therapeutische Maßnahmen zur Talgsekretionsverminderung. Med. Diss. München 1962. — DIESING, U.: Über Indikationen des autogenen Trainings bei Schulversagern. Praxis Psychotherap. **4**, 158 (1959). — DOERR, F. F., u. H. J. HEITE: Farbe und Wärme der Haut nach Einwirkung von Nikotinsäurebenzylester, insbesondere bei Neurodermitikern. Arch. Derm. Syph. (Berl.) **575**, 1 (1957). — DOLDER, E.: Zur Psychologie des Zahnverlustes und Zahnersatzes. Zahnärztl. Z. **1956**, 469. — DORNBUSCH, S.: Klinische und experimentelle Untersuchungen über die Rolle des Großhirns bei Ablauf allergischer Reaktionen. Arbeitstagg. Kortikoviscerale Regulationen, Leipzig 1954, S. 344 (1954). — Über die Beziehungen zwischen Nervensystem und Allergie. Allergie u. Asthma 3 (1957). — DORSCHEID, H. O.: Nachweis der Schweiß-Sekretion bei vegetativer Dystonie. Acta neuroveg. (Wien) **10**, 444 (1955). — DOSWALD, D., u. C. KREIBICH: Mh. prakt. Derm. **43**, 634 (1906). — DOYLE, T. L.: Psychiatric aspects of neurodermitis. Bull. N.Y. Acad. Med. **29**, 570 (1953). — DRACOULIDÈS, N.: Considerations sur la valeur biologique de la période présérologique, la valeur curative du traitment abortif dans la syphilis. Bull. Soc. franç. Derm. Syph. **38**, 1370 (1931); **39**, 1415 (1932). — DRAKE, J. A.: Urticaria evoked by emotion. Brit. J. Derm. **43**, 184 (1931). — DRIESCH, H.: Grundprobleme der Psychologie. Leipzig 1926. — DUHRING, L. A.: A case of dermatitis herpetiformis caused by nervous shock. Amer. J. med. Sci. **89**, 94 (1885). — DUNBAR, F. H.: Physical-mental relationships in illness. Amer. J. Psychiat. **91**, 541 (1934). — Emotions and bodily changes. 3. ed. New York 1947. — Psychosomatic diagnosis. New York and London 1948. — DUVERNE, J., and J. GATÉ: Psychosomatic medicine and eczema. Excerpta med. (Amst.) **6**, **304**, **1447** (1952).

EBBECKE, U.: Schmerz. Acta neuroveg. (Wien) **7**, 40 (1953). — EDGELL, P. G., and E. WITTKOWER: Eczema. A psychosomatic study. Arch. Derm. Syph. (Chic.) **63**, 207 (1951). —

Edmund, J.: A case of veneral conjunctivitis combined with prurigo Besnier. Acta ophthal. (Kbh.) **28**, 215 (1950). — Eicke, D.: Einige Bemerkungen zu Begriffsbildungen in der psychosomatischen Forschung. Cesra-Säule **5—8**, 110 (1964). — Eidinoff, H.: Preliminary and short reports. Effects of environment on chronic, severe and extensive itching dermatoses. J. invest. Derm. **14**, 319 (1950). — Elson, L.: Treatment of pruritus vulvae and pruritus senilis in male and female. Urol. cutan. Rev. **41**, 713 (1937). — Engels, R.: Angewandte Physiologie am Krankenbett. Berlin u. München 1949. — English, O. S.: The role of emotion in disorders of the skin. Arch. Derm. Syph. (Chic.) **60**, 1062 (1949). — English, O. S., and G. H. J. Pearson: Common neuroses of children and adults. New York 1937. — Engman jr., M. F.: Early acute lupus erythematosus. Arch. Derm. Syph. (Chic.) **35**, 685 (1937). — Ephraim, A. J.: On sudden or rapid whitening of the hair. Arch. Derm. Syph. (Chic.) **79**, 228 (1959). — Eppinger u. W. R. Hess: Handbuch der normalen und pathologischen Physiologie, Bd. 16. 1931. — Erve, J. M. van de, and S. W. Becker: Functional studies in patients with neurodermatoses. J. Amer. med. Ass. **105**, 1098 (1935). — Euler, U. S. v.: Zur Kenntnis der pharmakologischen Wirkung von Nativsekreten und Extrakten der männlichen Geschlechtsdrüsen. Naunyn-Schmiedebergs exp. Path. Pharmak. **175**, 78 (1934). — Euler-Chelpin, v.: Sympos. Funktionsabläufe unter emotioneller Belastung. Wien 1963. — Ewald, G.: Die Stigmatisierte von Konnersreuth — Untersuchungsbericht und ärztliches Gutachten. Münch. med. Wschr. **46**, 1981 (1927). — Neurologie und Psychiatrie. München u. Berlin 1954. — Eyster jr., W. H., and R. R. Kierland: Prognosis of dermatitis herpetiformis treated and untreated. Arch. Derm. Syph. (Chic.) **64**, 1 (1951).

Farber, E. M., u. W. C. Lobitz jr.: Physiologie der Haut. Ann. Rev. Physiol. **14**, 519 (1953). Ref. Zbl. Haut- u. Geschl.-Kr. **1953**, 228. — Feit, H., u. C. N. Myers: Alopecia areata und ihre Beziehung zur Metallretention. Zbl. Haut- u. Geschl.-Kr. **37**, 699 (1931). — Fellinger: Sympos. Funktionsabläufe unter emotioneller Belastung. Wien 1963. — Fenichel, O.: The psychoanalytic theory of neurosis. New York 1945. — Emotional factors in Urticaria. Psychosom. Med. **9**, 2 (1947). — Féré, C.: Chapter on hysteria in twentieth century practice. New York 1897. — Fervers, C.: Der Ausdruck des Kranken. Einführung in die pathologische Physiognomik. München 1935. — Zur Psychologie der Suggestion. Münch. med. Wschr. **83**, 850 (1936). — Fessel, M. R., and G. F. Solomon: Psychosis and systemic Lupus erythematosus. Calif. Med. **92**, 266 (1960). — Fessler, L.: Psychogene Potenzstörungen nach urologischen Operationen. Internat. Z. ärztl. Psychoanal. **17**, 125 (1932). — Field, M. G.: Doctor and patient in Soviet Russia. Cambridge 1957. — Fiske, C. E., u. M. E. Obermayer: Personale und emotionelle Faktoren bei endogenem Ekzem. Arch. Derm. Syph. (Chic.) **70**, 261 (1954). Ref. nach M. E. Obermayer, Springfield 1955. — Fivaz, L.: Untersuchungen zur Ätiologie der Alopecia areata. Zbl. Haut- u. Geschl.-Kr. **90**, 370 (1954/55). — Forman, L.: Evipan used in the investigation of some chronic dermatoses. Brit. J. Derm. **59**, 45 (1947). — Foster, P. D.: A new concept in the etiology and treatment of neurodermatitis. Mississippi V. med. J. **76**, 180 (1954). — Frank: Ref. nach A. Perutz, Neurosen der Haut, in: Haut- und Geschlechtskrankheiten, Bd. 2, hrsg. v. L. Arzt u. K. Zieler. Berlin 1934. — Frankl, V. E., V. E. v. Gebsattel u. J. H. Schultz (Hrsg.): Handbuch der Neurosenlehre und Psychotherapie, Bd. 5. Wien u. Innsbruck 1959/60. — French, T. M., and F. Alexander: Psychogenetic factors in bronchial asthma. Psychosom. Med. Monogr. IV, Nos. I and II (1941). — French, T. M., and A. M. Johnson: Brief psychotherapy in bronchial asthma. In: Proceedings of the Second Brief Psychotherap. Council, Chicago 1944 (Inst. Psychoanal.). — Freyberger, H.: Zur Beurteilung der Erfolge eines Kurpfuschers. Dtsch. med. Wschr. **82** (2), 386 (1957). — Freyberger, H., u. H. Häfner: Ikterus als psychosomatisches Krankheitsbild. Z. Psychother. med. Psychol. **5**, 107 (1955). — Freytag, H.: Zur Begriffserklärung in der Kosmetik. I. Mitt. Über Pflege, Unversehrtheit und Schädigung. Parfüm. Kosmet. **41**, 313 (1960); II. Mitt. A: Über Kosmetik als Adaptation des Menschen an seine Umwelt. Parfüm. Kosmet. **41**, 486 (1960); II. Mitt. B: Instinktverhalten, Standort der Kosmetik, die kosmetischen Mittel. Parfüm. Kosmet. **42**, 1 (1961). — Über Phäniatrie. Parfüm. Kosmet. **46**, 369 (1965). — Freud, S.: Zur Technik der Psychoanalyse und zur Metapsychologie. Wien 1924. — Neue Folge der Vorlesungen zur Einführung in die Psychoanalyse. Wien 1933. — Abriß der Psychoanalyse. Hamburg 1953. — Friedrich, H.: Das psychische und somatische Syndrom des Juckreizes im Rahmen der Dermatologie. Medizinische **1**, 289 (1956). — Friederich, H. C.: Dtsch. med. Wschr. **83** (2), 1794 (1958). — Indikationen zum operativen Eingriff in der Dermatotherapie. Landarzt **41**, 325 (1965). — Rehabilitation durch korrektive Dermatologie. Rehabil. 2/3, Schr.reihe med.-pharm. Studienges. Frankf. a. M., 157 (1965). — Frick, E., u. H. Häfner: Zur Nosologie der sogenannten vegetativen Dystonie. Dtsch. med. Wschr. **31**, 1231 (1956). — Frohman, B.: The application of psychotherapy to dental problems. Dent. Cosmos **1931**, 117. — Über die psychogenen Wurzeln der Okklusionsstörungen. Psychoanal. Praxis **1932**. — Fuchs, F., u. G. Hentschel: Höhenklimatherapeutische Möglichkeiten und Erfahrungen bei Neurodermitis constitutionalis-Kranken auf dem Fichtelberg. Derm. Wschr. **140**, 42 (1959). — Fuchs, M.: Atemtherapie oder rhythmisierende Entspannungstherapie ? Praxis Psychotherap.

4, 173 (1959). — FÜRST, R.: Das Problem der Stigmatisation und der psychogenen Hautblutungen. Med. Diss. München 1960.

GATÉ, J.: Psychosomatik reactions in dermatology. J. méd. Lyon **32**, 655 (1951). Ref. Excerpta med. (Amst.), Sect. **6**, 403 (1952). — GAY-PRIETO, J.: Beitrag zur psychosomatischen Dermatologie. Hautarzt **2**, 31 (1951). — Dermatologia psicosomatica. Vortr. X. Internat. Congr. Dermat. London 1952. Ref. Excerpta med. (Amst.), Sect. **7**, 402 (1953). — GEHUCHTEN, P. VAN: Études medicales des stigmates de Louise Lateau. Étud. Carmélitain. **21**, 2, 81 (1926). — GEIGY, J. R. (Firma): Die Pharmakotherapie der Depressionen. Firmenber. Symposion Schloß Hugenpoet, Kettwig/Ruhr, 1959. — GELBART, O. A.: Dermatoneurosen, psychisch bedingte Hautreaktionen und Dermatosen (im englischen Schrifttum). Med. Diss. München 1959. — GEORG, J.: Kliniske lungefuntionsundersøgelser. Kopenhagen 1952. — GIANOTTI: Ref. nach G. MANGANOTTI, Heidelberg 1955. — GILLESPIE, R. D.: Psychological factors in asthma. Brit. med. J. **1936**, 1285. — Psychological aspects of skin diseases. Brit. J. Derm. **50**, 1 (1938). — Artefacta dermatitis. Guy's Hosp. Gaz. **18**, 172 (1938). — GILLMEISTER, H.: Die Bedeutung des leukoplenischen Index für den Allergienachweis und die Therapie. Dtsch. med. Wschr. **1948**, 332. — GOLDMANN, E.: Forschungsmethoden und Untersuchungen bei psychisch verursachten Dermatosen. Med. Diss. München 1959. — GOLDMANN, L.: Das Phänomen der zentralen Fixierung. Ein Faktor für die Vorbeugung psychosomatischer Hauterkrankungen. Zbl. Haut- u. Geschl.-Kr. **101**, 188 (1958). — GOLDMANN, P.: Zur Frage der psychischen Faktoren bei Hauterkrankungen. Hautarzt **9**, 12, 528 (1958). — GOLDSMITH, W. H.: Recent advances in dermatology. Philadelphia 1936. — Significance of itching. Practitioner **142**, 36 (1939). — GOMBERT, H. J.: Dtsch. Gesundh.-Wes. **1949**, 762. — GOODMAN, J., and A. M. GREENWOOD: Verrucae. A review. Arch. Derm. Syph. (Chic.) **30**, 659 (1934). — GOTTESMAN, A. H., and K. MENNINGER: The dermatologist and the psychiatrist. Arch. Derm. Syph. (Chic.) **59**, 367 (1949). Ref. Bull. Menninger Clin. **13**, 119 (1949). — GOTTRON, H. A.: Wechselwirkungen zwischen Haut und inneren Organen. Vortr. Internat. Fortbild.kurs Berliner Akad.ärztl. Forschung, Berlin 1936, in: Normale und krankhafte Steuerung im menschlichen Organismus, 25 Vorträge, Jena 1937. — GOTTRON, H. A. u. W. NIKOLOWSKI: Karzinom der Haut. In: GOTTRON-SCHÖNFELD (Hrsg.), Dermatologie und Venerologie, Bd. IV. Stuttgart 1960. — GOTTRON, H. A., u. W. SCHÖNFELD (Hrsg.): Dermatologie und Venerologie einschließlich Berufskrankheiten, dermatologischer Kosmetik und Andrologie. 5 Bde. Stuttgart 1959/60. — GOUGEROT, H., et H. LE SOURD: L'immunité locale dans le lichen plan. Récidive en couronne autour du centre pigmenté guéri. Bull. Soc. franç. Derm. Syph. **53**, 515 (1946). — GRABER, G. H.: Zur Psychoanalyse eines Ekzem- und Asthmakranken. Psyche (Stuttgart) **10**, 647 (1957). — GRACE, W. J., and D. T. GRAHAM: Relationship of specific attitudes and emotions to certain bodily diseases. Psychosom. Med. **14**, 253 (1952). — GRACIANSKY, P. DE, and E. STERN: Psychosomatic analyses of certain skin diseases and in particular of eczema. Bull. Soc. méd. Hôp. Paris. Ref. Excerpta med. (Amst.), Sect. XIII, **5**, 151 (1951). — L'eczema des nourrisons. Considerations psycho-somatiques. Sem. Hôp. Paris **31**, 254 (1955). — GRAHAM, D. T.: Experimental study of life situations, emotions and cutaneous vascular reactions. In: Life stress and bodily disease. Baltimore 1950. — The reaction of psoriasis to attitude and to vascular reactions of the human skin. J. invest. Derm. **22**, 379 (1954). — GRAHAM, D. T., H. GOODWELL, and H. G. WOLFF: Neural mechanisms involved in itch, itchy skin and tickle sensations. Excerpta med. (Amst.), Sect. XIII **6**, 93 (1952). — GRAHAM, D. T., and S. WOLF: Pathogenesis of urticaria. Experimental study of life situations, emotions and cutaneous vascular reactions. J. Amer. med. Ass. **143**, 396 (1950). — GRAHAM-LITTLE, E.: Pruritus. Practioner **128**, 224 (1932). Ref. Zbl. Haut- u. Geschl.-Kr. **42**, 83 (1932). — GRAUER, F. H.: Dermatological experiences. Arch. Derm. Syph. (Chic.) **1955**. — GREENBERG, S.: Alopecia areata. Ein Bericht über psychiatrische Untersuchungen. Zbl. Haut- u. Geschl.-Kr. **95**, 146 (1956). — GREENHILL, M. A., and J. E. FINESINGER: Neurotic symptoms and functional factors in atopic dermatitis. Arch. Derm. Syph. (Chic.) **46**, 187 (1942). — GREITHER, A.: Dermatologie der Mundhöhle. Stuttgart 1955. — GRODDECK: Ref. nach R. BILZ, Zbl. Psychotherap. **1936**, 49. — GROEN, A.: De pathogenese van het congenitale adrenogenitaal-syndrom. Gravenhage 1956. — GROSCH, H.: Die Pharmakotherapie der psychischen Erkrankungen. Med. Mschr. **10**, 622 (1959). — GRÜNTHAL, M.: Ärztliche Homiletik. Berlin 1927. — GRUMACH, L.: Über Suggestivbehandlungen von Warzen. Münch. med. Wschr. **74**, 1093 (1927). — GUMPERT, M.: Die gesamte Kosmetik. (Entstellungsbekämpfung.) Ein Grundriß für Ärzte und Studierende. Leipzig 1931. — GUY, W. B., and W. F. EDMUNDSON: Diffuse cyclic hair loss in women. Arch. Derm. Syph. (Chic.) 81, 205 (1960). — GUY, W. G., and R. MINGONET: Neurogenic factors in contact dermatitis. Arch. Derm. Syph. (Chic.) **66**, 1 (1952). — GUY, W. B., R. J. SHOEMAKER, and J. T. MACLAUGHLIN: Group Psychotherapie in adult atopic eczema. Arch. Derm. Syph. (Chic.) **70**, 767 (1954).

HAAS, H. T. A.: Über die Beeinflussung des Histamingehalts der Haut durch Reizstoffe. Naunyn-Schmiedebergs Arch. exp. Path. Pharmak. **197**, 161 (1941). — Klin. Wschr. **1947**, 353. Ref. Zbl. Haut- u. Geschl.-Kr. **73**, 72 (1949). — HABERLANDT, W., u. H. PEER: Urticaria und Allergie als psychosomatisches Problem. Z. Psychother. med. Psychol. **3**, 117 (1953). — Hachez, E.: Psychotherapie des Hautarztes. Zbl. Haut- u. Geschl.-Kr. **9**, 4 (1950). — Haut und Seele. Zbl. Haut- u. Geschl.-Kr. **10**, 377 (1951). — Physics and dermatology. Excerpta med. (Amst.), Sect. XIII **6**, 377 (1952). — Häberlin, K.: Ref. nach E. Aigner, Zbl. Psychotherap. **1929**, 337. — Häfner, H., u. H. Freyberger: Psychosomatische Zusammenhänge bei Hautallergosen. Z. psychosom. Med. **1955**, 178. — Hämel, J.: Der Juckreiz und seine Behandlung. Med. Klin. **1952**, 1120. — Derm. Wschr. **125**, 397 (1953). — Hall, A. F., S. P. Smith, and A. Norton: Psychiatric survey of a random sample of skin outpatients. Brit. med. J. **1952 II**, 427. — Hammer, F.: Hämorrhagische Hautkrankheiten. Zbl. Haut- u. Geschl.-Kr. **27**, 449 (1928). — Hansen, K.: Allergie, 2. Aufl. Leipzig 1943. — Hardy, J., H. Wolff, and H. Goodwell: Studies on pain. A new method for measuring pain threshold. J. clin. Invest. **19**, 649 (1940). — Harris, H. J.: Fungeous infection of feet. A case report illustrating a psychosomatic problem. Psychosom. Med. **6**, 336 (1944). — Hase: Ref. nach J. Haym, Zahnärztl. Z. **1955**, 664. — Haym, J.: Der wahnhafte Ungezieferbefall der Mundhöhle. Zahnärztl. Z. **1955**, 664. — Hecht, H.: Hereditary trends in Acne vulgaris. Dermatologica (Basel) **121**, 297 (1960). — Heilig, R., u. H. Hoff: Über psychogene Entstehung des Herpes labialis. Med. Klin. **24**, 1472 (1928). — Heimerer, L.: Pathogenese und Therapie der Alopecia areata und ihrer Nebenformen (1930 bis 1960). Med. Diss. München 1961. — Heinrich, E.: Zur Psychogenese der Paradentose. Dtsch. Mschr. Zahnheilk. **11**, 481 (1932). — Biologische Therapie in der Zahnheilkunde. Berlin 1935. — Heller, F., u. J. H. Schultz: Über einen Fall hypnotisch erzeugter Blasenbildung. Münch. med. Wschr. **56**, 2112 (1909). — Heller, H.: Therapieresistente Hyperhidrosis. Med. Klin. **48**, 95 (1953). — Hellier, F. F.: The relation of dermatology to psychiatry. Brit. med. J. **1944 I**, 583. — Readaptation in dermatology. Arch. belges Derm. **4**, 112 (1948). — The treatment of warts with x-rays. Is their action physical or psychological? Brit. J. Derm. **63**, 193 (1951). — Hellwig, A.: Die Hyperthyreosen leichteren Grades. Bruns' Beitr. klin. Chir. **125**, 75 (1922). — Helmeczi, et al.: Ref. nach G. Manganotti, Heidelberg 1955. — Henning, N.: Zungen- und Mundbrennen. Med. Klin. **1949**, 96. — Henriksen, E.: Asthma bronchiale. Eine Nachuntersuchung, bes. zur Würdigung des Erfolges der spezifischen Desensibilisierung. Med. Diss. Kopenhagen 1951. — Herrmann, F.: In discussion of Robin and Kepecs. J. invest. Derm. **20**, 381 (1953). — Herrmann, F., and M. B. Sulzberger: Some aspects of therapy of sweat disturbances. Arch. Derm. Syph. (Chic.) **66**, 162 (1952). — Herxheimer, K.: Excessive sweating — a review. St. John's Hosp. Derm. Soc. **40**, 20 (1958). Ref. Zbl. Haut- u. Geschl.-Kr. **103**, 204 (1959). — Hess, W. R.: Das Zwischenhirn. Basel 1945. — Die Organisation des vegetativen Nervensystems. Basel 198. — Vortr. Sympos. Funktionsabläufe unter emotineller Belastung, Wien 1963. — Hesse, P. G.: Nervismus und das Ekzem. In: Dermat. Studien, Bd. 28. Leipzig 1955. — Neurose und Dermatologie. In: Neurosenprobleme in Klinik und Experiment, hrsg. v. D. Müller-Hegemann. Berlin: VEB-Verlag 1959. — Hewitt, M.: Social and emotional aspects of industrial dermatitis. Brit. J. phys. Med. **14**, 202 (1951). — Heyer, G. R.: Das körperlich-seelische Zusammenwirken in den Lebensvorgängen. Grenzfrag. Nerven-, Seelenleb. **121**, 65 (1925). — Hypnose und Hypnotherapie. In: Die psychischen Heilmethoden, hrsg. v. K. Birnbaum. Leipzig 1927. — Vom Kraftfeld der Seele. Stuttgart 1949. — Hiltmann, H.: Die Bedeutung der Test-Psychologie für Klinik und Praxis. Dtsch. med. Wschr. **38**, 1742 (1959). — Hirschfeld, M.: Geschlechtsumwandlungen. 6 Fälle aus der forensischen Praxis. Berlin 1912. — Geschlechtsanomalien und Perversionen. Frankfurt a. M. u. Stockholm 1952. — Hoche, A. G.: Das Mirakel von Konnersreuth. Berliner Tagbl. Nr 455 v. 26. 9. 1927. — Dtsch. med. Wschr. **1932**, 1. — Hochrein, M. J., u. H. Becker: Schlaf, Schlaflosigkeit und körperliche Arbeit in ihrem Einfluß auf den Blutchemismus. Pflügers Arch. ges. Physiol. **226**, 224, 738 (1930/31). — Hochrein, M. J., u. I. Schleicher: Ärztl. Prax. **4**, 13 (1952). — Hodgson, G. A.: Consideration of psychosomatic factors in etiology of some skin diseases. Brit. J. Derm. **57**, 125 (1945). — Psychosomatic aspects of dermatology. Excerpta med. (Amst.), Sect. XIII **6**, 404 (1952). — Hoff, H., u. E. Ringel: Hauterkrankungen als Ausdruck psychosomatischen Geschehens. Acta neuroveg. (Wien) **18**, 1 (1958). — Hoffmann, E.: Die Behandlung der Haut- und Geschlechtskrankheiten mit kurzer Diagnostik, 10. Aufl. Berlin 1948. — Über plötzliches Ergrauen durch heftigen Schreck. Canities subita psychogenica. Zbl. Haut- u. Geschl.-Kr. **22**, 74 (1957). — Hofschneider, P. H.: Die Klimatherapie der Neurodermitis disseminata. Vortr. Athen Mai 1956. — Hollingshead, A. B., and F. C. Redlich: Social class and mental illness. New York 1958. — Hollmann, W.: Über Wandlungen des zweiten Signalsystems und ihre Bedeutung für die kortiko-visceralen Regulationen. Vortr. 1. Arbeitstagg, Zentrale Regulationen der Funktionen des Organismus, Berlin 1956. — Hooper, M.: Die Ursachen für die Entstehung des Pruritus bzw. der verschiedenen Formen von Pruritus. (Unter Bevorzugung der Literatur aus dem englisch-amerikanischen Schrifttum von 1939 bis 1961.) Med. Diss. München 1961. — Hopf, G.: Pers. Mitt. 1947. — Zbl. Haut- u. Geschl.-Kr. **72**, 249 (1949). — Hopkins, H. J.: Arch. Derm. Syph. (Chic.) **34**, 1035 (1938). Ref. Zbl. Haut- u. Geschl.-Kr. **60**, 423 (1938). — Hop-

KINS, H. J., B. M. KESTEN, and O. G. HAZEL: Urticaria provoked by heat or psychic stimuli. Arch. Derm. Syph. (Chic.) **38**, 679 (1938). — HORDER, L.: Clinical medicine. Lancet **1936 I**, 179. Ref. Zbl. Haut- u. Geschl.-Kr. **52**, 585 (1936). — HORNEY, K.: Unsere inneren Konflikte. Stuttgart 1954. — HYSLOP, G. H.: Dermatology and the nervous system. N.Y. med. J. **116**, 7; 402 (1922). Ref. Zbl. Haut- u. Geschl.-Kr. **8**, 36 (1923).

IMBERT-GOUBEYRE: Ref. nach R. FÜRST, München 1960. — INGRAM, J. T.: The personality of the skin. Lancet **1933 I**, 889. — The seborrheic diathesis. Brit. med. J. **1935 I**, 877. — Baldness, causes and treatment. Med. Press **209**, 41 (1943). — Some aspects of the treatment of skin diseases. Brit. med. J. **1948**, 187. — Modern treatment of psoriasis. Med. Press **224**, 5 (1950). — INGVARSSON, G.: A case of psychoneurosis and Raynaud's disease. Psychosom. Med. **14**, 50 (1952). — IWANOW-SMOLENSKIJ, A. G.: Entwicklungswege der Ideen I. P. PAWLOWS auf dem Gebiet der Pathophysiologie der Funktionen des höheren Nervensystems. Vortr. Tagg Akad. Med. Wiss. UdSSR, 29. Juni 1950. In: Sonderdruck anläßl. des Monats der Dtsch.-Sowjet. Freundschaft, Dezember 1952, Naumburg 1953.

JACOBI, W.: Die Stigmatisierten. Beiträge zur Psychologie der Mystik. München 1923. — Spontane psychogene Hautblutungen. Arch. Psychiat. Nervenkr. **88**, 631 (1929). — JADASSOHN, J. (Hrsg.): Handbuch der Haut- und Geschlechtskrankheiten. Berlin 1930—1933. — Sind die Verrucae vulgares übertragbar? Verh. dtsch. derm. Ges. **5**, 497 (1896). Ref. nach H. V. ALLINGTON, Arch. Derm. Syph. (Chic.) **66**, 316 (1952). — JAFFÉ, N. B.: Kongr.-Zbl. ges. inn. Med. **118**, 121 (1943). — Amer. J. dig. Dis. **14**, 202 (1947). — JAFFREY, W. R.: Dermatologic neuroses. J. C. Med. Ass. 1937. — JAGTMAN, G. G.: Symptomatische en experimenteel-therapeutische onderzoekingen over het eczema pruriginosum faciei flexurarum. Med. Diss. Leyden 1951. Ref. Excerpta med. (Amst.), Sect. XIII, 8, 110 (1954). — JANNARONE, G.: Die Alopecia areata (statistische und therapeutische Betrachtungen). Zbl. Haut- u. Geschl.-Kr. **95**, 354 (1956). — JANSON, P.: Artefakte. Hippokrates (Stuttg.) **29**, 698 (1958). — Gibt es eine Acne vulgaris bei kleinen Kindern? Hippokrates (Stuttg.) **29**, 376 (1959). — JAQUET, L.: Ref. nach H. F. DUNBAR, New York 1947. — JASKIN, J. C.: Influence of love in some dermatoses. J. Amer. med. Ass. **152**, 1417 (1953). — JAUSION, H., et P. BENARD: Sebum, keratine et facteurs lipotropiques. Bull. Soc. franç. Derm. Syph. **56**, 462 (1949). — JAUSION, H., u. A. PECKER: Alopecia areata und photodynamische Behandlung. Zbl. Haut- u. Geschl.-Kr. **39**, 541 (1932). — JELIFFE, S. E., and E. EVANS: Psoriasis as a hysterical conversion symbolization. N.Y. med. J. **104**, 1077 (1916). — JORDAN, A.: Erfahrungen über Alopecia areata. Wien. med. Wschr. **1936 I**, 662. Ref. Zbl. Haut- u. Geschl.-Kr. **54**, 588 (1937). — JORES, A.: Psychosomatische Medizin und Hautkrankheiten. Hautarzt **1950**, 248. — Magie und Zauber in der modernen Medizin. Dtsch. med. Wschr. **24**, 915 (1955). — Psychotherapie als Behandlungsmethode in der internen Klinik. Klin. Wschr. **35**, 786 (1957). — JOSEPH, M.: Nasenplastik und sonstige Gesichtsplastik nebst einem Anhang über Mammaplastik und einige weitere Operationen aus dem Gebiet der äußeren Körperplastik. Leipzig 1915. — Die Behandlung der Hyperhidrose. Dtsch. med. Wschr. **48**, 557 (1922). — JÜRGENSEN, E.: Der Mechanismus der blutig verfärbten Hautabscheidungen. Dtsch. Arch. klin. Med. **5/6**, 161 (1928). — Blutungen der kleinsten Gefäße der Blutstrombahn. Münch. med. Wschr. **1**, 737 (1938). — JUMON, H.: Les hyperhidroses chez l'enfant. Progr. méd. (Paris) **48**, No 11, 114 (1921). Ref. Zbl. Haut- u. Geschl.-Kr. **1**, 493 (1921). — JUNG, C. G.: Über psychische Energetik und das Wesen der Träume. Zürich 1948. — Bewußtes und Unbewußtes. Frankfurt a. M. 1957. — JUON, M.: Les pelades psychosomatiques. Monograph. méd. scient. (grafica monumentae Lisboa) Paris 1965. — JUSTER, E.: Endokrinologische Untersuchungen bei Alopecie. Zbl. Haut- u. Geschl.-Kr. **52**, 77 (1951).

KADEN, R.: Psychologische und therapeutische Gesichtspunkte bei der Akne vulgaris. Zbl. Haut- u. Geschl.-Kr. **23**, 59 (1957). — Die Akne vulgaris in der Praxis. Medizinische **2**, 1283 (1958). — KALKOFF, K. W., u. E. MACHER: Über das Nachwachsen der Haare bei der Alopecia areata und maligna. Hautarzt **9**, 441 (1958). — KALZ, F.: Psychological factors in skin disease. Canad. med. Ass. J. **53**, 247 (1945). — KALZ, F., E. O. WITTKOWER, and G. W. VARRUSKA: Studies on vascular skin responses in atopic dermatitis. J. invest. Derm. **29**, 67 (1957). — KAPLAN, S. M., and M. ROSENBAUM: Thyrotoxicosis. Psychosomat. conference Cincinatti General Hospital. Psychosom. Med. **16**, 148 (1954). — KARTAMISCHEW, A. I.: Über das Wesen der psychischen Urticaria. Arch. Derm. Syph. (Berl.) **173**, 531 (1937). — KAUF, E., u. E. ZAK: Störungen des Wasserhaushalts, insbesondere der Schweißsekretion bei Kreislaufkranken. Wien. klin. Wschr. **40**, 1405 (1927). — KELLER, PH.: Die Behandlung der Haut- und Geschlechtskrankheiten in der Sprechstunde. Arch. Derm. Syph. (Berl.) **148**, 82 (1924). — KELLER, PH., u. A. MARCHIONINI: Beitrag zu den Beziehungen von Asthma und Ekzem. Arch. Derm. Syph. (Berl.) **150**, 41 (1926). — KELLER, R.: Heilung durch den Geist. Münch. med. Wschr. **27**, 1540 (1956). — KELMAN, H., and G. FIELD: Psychosomatic relationships in pruriginous lesions. J. nerv. ment. Dis. **88**, 627 (1938). — KEMPER, W.: Die Störungen der Liebesfähigkeit. Leipzig 1940. — Praxis der therapeutischen Traumdeutung. Z. Psychother. med. Psychol. **6**, 233 (1956). — KEPECS, J. G., A. RABIN, and M. ROBIN: Atopic dermatitis, a clinical psychiatric study. Psychosom. Med. **13**, 1 (1951). — Kepecs, J. G., M. Robin, and M. J. Brunner: The relationship of certain emotional states and transudation into the skin. Vortr. Ann. Meeting Amer. Psychosomat. Soc., Atlantic City, April 1949. — Relationship between certain emotional states and exudation into the skin. Psychosom. Med. **13**, 10 (1951). — Kierland, R. R., and M. M. Walsh: Correlation of the dermatologic and psychiatric approaches to the treatment of neurodermatitis. Med. Clin. N. Amer. **34**, 1009 (1950). — Klaber, R.: Psychological factors in the etiology of certain skin diseases. Brit. J. Derm. **59**, 1 (1947). — Klaber, R., and E. Wittkower: Pathogenesis of rosacea. A review with special reference to emotional factors. Brit. J. Derm. **51**, 501 (1939). — Klages, I.: Reifungsprobleme und Persönlichkeitsentwicklung. Ein Beitrag zur Bedeutung Ernst Kretschmers für die medizinische Psychologie. Fortschr. Med. **24**, 925 (1963). — Klages, L.: Vorschule der Charakterkunde, 2. Aufl. Leipzig 1937. Klassen, F. J.: Bedeutung psychischer Hygiene für die ärztliche Praxis. Ärztl. Prax. **46**, 1674 (1959). — Klauder, J. V.: Psychic hyperhydrosis of the palms and soles. Arch. Derm. Syph. (Chic.) **11**, 694 (1925). — The cutaneous neuroses. J. Amer. med. Ass. **85**, 1683 (1925). — Etiology and pathogenesis of pruritus. Penns. med. J. **37**, 729 (1934). — Psychogenic aspects of diseases of the skin of industrial workers, with discussion of "red hands" of occupational origin. Industr. Med. Surg. **21**, 413 (1952). — Kleinsorge, H.: Psychosomatik und innere Medizin. Psychiatrie (Lpz.) **4**, 361 (1952). — Kleinsorge, H., u. G. Klumbies: Psychotherapie in einer Medizinischen Univ.-Poliklinik. Ärztl. Wschr. **5**, 665 (1950). — Psychogene Hautreaktionen. Wiss. Z. Univ. Jena **4**(1955). — Psychotherapie in Klinik und Praxis. München u. Berlin 1959. — Kligman, A. M., and W. B. Shelley: An investigation of the biology of the human sebaceous gland. J. invest. Derm. **30**, 99 (1958). — Klinge, F.: Allergie und Entzündung. Vortr. Internat. Fortb.kurs ärztl. Fortb., Oktober 1936, Jena 1937. — Klingmüller, G.: Morphologische Veränderungen beim Abbau kranker Haarwurzeln. Excerpta med. (Amst.) **9**, 386 (1955). — Über plötzliches Weißwerden und psychische Traumen bei der Alopecia areata. Dermatologica (Basel) **117**, 84 (1958). — Klösl, J.: Biographischer Beitrag zur Stigmatisation. Med. Diss. Hamburg MSCR 2451. — Klunker, W.: Pers. Mitt. 1959. — Zur Frage der Solitärfälle. Arch. Klaus-Stift. Vererb.-Forsch. **1960**. — Klunker, W., u. U. W. Schnyder: Über die Bedeutung der Genetik für die Klassifizierung der Allergien. Int. Arch. Allergy **15**, 360 (1959). — Kochs, A. G.: Investigations into constitutional and hereditary factors in atopic dermatitis (Neurodermatitis). Arch. Derm. Syph. **193**, 363 (1951). — Koelsch, F.: Die meldepflichtigen Berufskrankheiten. München u. Berlin 1952. — Kohlrauch, W.: Autogenes Training und Gymnastik. Praxis Psychotherap. **4**, 1717 (1959). — Kohnstamm, O., u. Pinner: Blasenbildung durch hypnotische Suggestion. 10. Kongr. Dtsch. Dermat. Ges. Frankfurt 1908, S. 342. — Kocsard.: E. Morsicatio buccarum. Brit. J. Derm. **74**, 454 (1962). — Kolle, K.: Probleme der ärztlichen Ausbildung. Mschr. Psychiat. Neurol. **125**, 555 (1953). — Pathologie des sozialen Kontaktes. Medizinische **21**, 261 (1953). — Koltes, J. A.: Alopecia areata in husband and wife. A psychiatric case study. U.S. armed Forces med. J. **3**, 917 (1952). — Korting, G. W.: Gibt es ein spezifisches „Psychom des Ekzems"? Berufsdermatosen **2**, H. 3 (1953). — Kranz, H.: Die Entwicklung des Hysterie-Begriffs. Fortschr. Neurol. Psychiat. **21**, 223 (1953). — Zahnverlust und Zahnersatz als psychologisches Problem. Zahnärztl. Z. **1956**, 105. — Krantz, W.: Einführung in die Dermatologie, 4. Aufl. Berlin 1949. — Krehl, L.: Pathologische Physiologie. Ein Lehrbuch für Ärzte und Studierende, 10. Aufl. 1920. — Kreibich, C.: Angioneurotische Entzündungen. Wien 1905. — Vasomotorische Phänomene durch hypnotischen Auftrag. Verh. dtsch. derm. Ges. **1906**, 508. — Experimentelle Beiträge zur psychischen Urtikaria. Arch. Derm. Syph. (Berl.) **1919**, 241. — Zur Angioneurosenfrage. Klin. Wschr. **1923**, 337. — Ätiologie und Pathogenese des Ekzems. Arch. Derm. Syph. (Berl.) **145**, 127 (1924). — Kreis, J.: Traitement chirurgical de la mastite puerpérale suppuré. Ann. Gynéc. Obstét. **36**, 499 (1937). Ref. Zbl. Haut- u. Geschl.-Kr. **59**, 170 (1938). — Kretschmer, E.: Körperbau und Charakter, 19. Aufl. Berlin-Göttingen-Heidelberg: Springer 1948. — Hysterie, Reflex und Instinkt. Stuttgart 1948. — Medizinische Psychologie, 10. Aufl. Stuttgart 1950. — Pers. briefl. Stellungnahme 1960. — Kube, G.: Mundschleimhauterkrankungen und -veränderungen, die psychogen bedingt oder verursacht sind. Med. Diss. München 1962.

Labenzke, H.: Signalisieren Träume unsere Krankheiten? Welt am Sonntag, Nr 11, 3 (1960). — Lambsdorff, Chr. v.: Das Wesen der Hyperhidrosis manuum und ihre Bedeutung. Med. Diss. München 1962. — Landis, C., and R. Gulette: Studies of emotional reactions. J. clin. Psychol. **5**, 221 (1925). — Landis, C., and de Wick: Psychol. Bull. **26**, 64 (1930). — Langier: Ref. nach M. E. Obermayer, Heidelberg 1961. — Laubenthal, F.: Über den Erbkreis der Ichthyosis vulgaris. Arch. Derm. Syph. (Berl.) **1939**, 179. — Lechler, A.: Was sagt die Bibel über die Krankheit und ihre Heilung? Verlag Goldene Worte, o. J. — Das Rätsel von Konnersreuth im Lichte eines neuen Falles von Stigmatisation. Elberfeld 1933. — Leighton, A. H.: An introduction to social psychiatry. Springfield 1960. — Lersch, Ph.: Aufbau der Person, 6. Aufl. München 1954. — Letterer, E.: Ref. nach Kleinsorge-Klumbies, München u. Berlin 1959. — Levin, O. L., and H. T. Behrman: Elusive manifestations and internal relations. Arch. Derm. Syph. (Chic.) **41**, 480 (1940). — Neurodermatitis and occupational dermatitis. Excerpta med. (Amst.), Sect. XIII **2**, 570 (1948). — LEVINE, I. M.: The influence of psychologic factors upon gastrointestinal disturbances. Psychoanal. Quart. **3**, 583 (1934). — LEVINE, I. M., and O. J. HARRIS: Chemical sympathectomy. New approach to treatment of localized hyperhidrosis. Arch. Derm. Syph. (Chic.) **71**, 226 (1955). — LÉVY, R. J.: The Rorschach pattern in neurodermatitis. Psychosom. Med. **14**, 41 (1952). — LÉVY, S., R. SOUPAULT et R. GUTMANN: Bull. Soc. Obstét. Gynéc. Paris **21**, 443 (1932). — LÉVY-FRANCKEL, A.: Untersuchungen über die Pathogenese des kreisförmigen Haarausfalls. Zbl. Haut- u. Geschl.-Kr. **40**, 337 (1932). — Kritische Studien der Behandlungsmethode der umschriebenen Alopecie. Zbl. Haut- u. Geschl.-Kr. **56**, 384 (1937). — LEWIS, G. M.: In discussion of WOODBURNE and PHILPOTT. Arch. Derm. Syph. (Chic.) **62**, 828 (1950). — LEWIS, G. M., and F. E. CORMIA: Office management of the neurodermatoses. N.Y. St. J. Med. **47**, 1889 (1947). — LHERMITTE, J.: Le problème médical de la stigmatisation. Étud. Carmélitain. **21**, 2, 60 (1936). — LIEBNER, E.: Zur Frage der psychischen Urtikaria. Zbl. Haut- u. Geschl.-Kr. **55**, 423 (1937). — Pilzinfektionen bei Ekzemen des Säuglings- und Kindesalters. Tagg Ungar. Dermat. Ges., Budapest, Oktober 1938. Ref. Zbl. Haut- u. Geschl.-Kr. **63**, 99 (1940). — LINDEMANN, E.: Beobachtungen über Krankheiten und psychische Reaktionen in verschiedenen Gesellschaftsschichten und Kulturen. Internist (Berl.) **2**, 72 (1962). — LINDEMAYR, W.: Tagg Österr. Dermat. Ges., Wien, Juni 1953. Ref. Zbl. Haut- u. Geschl.-Kr. **78**, 394 (1952). — LINKE, H.: Therapie über das Vegetativum mit Ganglienblockern. Ärztl. Prax. **47**, 1749 (1959). — Psychotrope Substanzen. Münch. med. Wschr. **20**, 1069 (1960). — LISO, O. DE: Padre Pio. The priest who bears the wounds of Christ. New York-Toronto-London 1960. — LOBITZ, W. C.: The physiologic approach to skin disorders. N.Y. St. J. Med. **52**, 2143 (1952). — LOBITZ, W. C., and C. J. CAMPBELL: Physiologic studies in atopic dermatitis. Arch. Derm. Syph. (Chic.) **67**, 575 (1953). — LOBITZ, W. C., and O. F. JILLSON: The physiologic approach to the management of itching. Excerpta med. (Amst.), Sect. XIII **7**, 423 (1952). — LÖBLOWITZ, B.: Arch. Derm. Syph. (Berl.) **1910**, 190. — LOHEL u. STREITMANN: Ref. nach G. MANGANOTTI, Heidelberg 1955. — LONG, C. N. H.: Conditions associated with secretion of adrenal cortex. Fed. Proc. **6**, 461 (1947). — LORENZ, T. H., D. T. GRAHAM, and S. WOLF: Relation of life stress and emotions to human sebum secretion and to the mechanism of acne vulgaris. J. Lab. clin. Med. **41**, 11 (1953). — LORINCZ, A. L., N. LASKER, and S. ROTHMAN: The effect of the pituitary-adrenal axis. J. invest. Derm. **22**, 25 (1954). — LUTZ, W.: Stoffwechsel. In: Handbuch der Haut- und Geschlechtskrankheiten, hrsg. v. J. JADASSOHN, Bd. III. Berlin 1929. — Die auf das Auge übergreifenden Hautkrankheiten. Kurzes Handbuch der Ophthalmologie, Bd. 7, S. 320. 1932. — Über Ekzem und ekzemartige Dermatiden. Dtsch. med. Wschr. **1942**, 21. — Neurodermitis. Dermatologica (Basel) **98**, 1 (1949). — Haut- und Geschlechtskrankheiten. Basel 1957. — LANCH, F. W.: Suboccipital dermatitis. Arch. Derm. Syph. (Chic.) **60**, 1184 (1949). — Pruritus vulvae as seen in dermatologic practice. J. Amer. med. Ass. **150**, 14 (1952).

MACALPINE, I.: Psychotherapeutic principles in the treatment of cutaneous disease. Excerpta med. (Amst.), Sect. XIII **6**, 362 (1952). — Pruritus ani — a psychiatric study. Psychosom. Med. **15**, 499 (1953). — MACCARTHY, L.: Diagnosis and treatment of diseases of the hair. St. Louis 1940. — MACCORMAC, H.: Self-inflicted hysterical lesions (artefacta). Brit. J. Derm. **38**, 371 (1926). — MACCORMAC, H., P. SANDIFER, and A. M. JELIFFE: The itch patient. Brit. med. J. **114**, 48 (1946). — MACDONALD, C. E.: Neurodermatitis with Cataract. Amer. J. Ophthal. **30**, 767 (1942). — MACDOWELL, M.: Juvenile warts removed with the use of hypnotic suggestion. Bull. Menninger Clin. **13**, 124 (1949). Ref. Excerpta med. (Amst.), Sect. XIII **4**, 60 (1950). — Hypnosis in dermatology. In: Hypnosis in modern medicine, hrsg. v. SCHNECK. Springfield 1953. — MACKENNA, R. M. B.: Psychosomatic factors in cutaneous disease. Lancet **2**, 679 (1944). — Psoriasis. Aetiology and treatment. Practitioner **158**, 364 (1947). — Psychiatry and the skin. Proc. roy. Soc. Med. **43**, 797 (1950). — MCLAUGHLIN, J. T., R. J. SHOEMAKER, and W. B. GUY: Personality factors in adult atopic eczema. Arch. Derm. Syph. (Chic.) **68**, 506 (1953). — MANGANOTTI, G.: Psychosomatische Medizin und Dermatologie. In: Fortschritte der praktischen Dermatologie und Venerologie, hrsg. v. A. MARCHIONINI, Bd. II. Berlin-Göttingen-Heidelberg: Springer 1955. — MARCHIONINI, A.: Neuere Gesichtspunkte in der Pathogenese und Therapie des seborrhoischen Ekzems. Med. Welt **1937**, 1769, 1806. — Neuere Wege und Ergebnisse der Neurodermitisforschung. Vortr. Japan. Ärztekongr., Tokio 19899. Med. Japan **2**, 164 (1959). — MARCHIONINI, A., u. S. BORELLI: Klimabehandlung der Neurodermitis disseminata. Dtsch. med. Wschr. **21**, 811 (1956). — MARCHIONINI, A., S. BORELLI u. D. EICHHOFF: Konstitutions-, Umwelt- und Klimafaktoren bei der konstitutionellen Neurodermitis. 3. Congr. Internat. Allergologie, Paris 1958. — MARCHIONINI-SOETBEER, T.: Ref. nach G. A. ROST u. A. MARCHIONINI, Asthma-Ekzem, Asthma-Prurigo und Neurodermitis als allergische Hautkrankheiten. Würzb. Abh. **27**, 337 (1932). — MARCUS, H., u. E. SAHLGREN: Untersuchungen über die Einwirkung der hypnotischen Suggestion auf die Funktion des vegetativen Systems. Münch. med. Wschr. **72**, 381 (1925). —

Marcuse, J.: Konnersreuth. Ther. d. Gegenw. **12**, 567 (1927). — Marcussen, P. V.: Dermographic prurigo. A syndrome with constitutional, psychic and mechanical aetiology. Acta derm.-venereol. (Stockh.) **30**, 95 (1950). Ref. in M. E. Obermayer, Springfield 1955. — Marcussen, R. M., and H. G. Wolff: Therapy of Migrain. J. Amer. med. Ass. **198**, 1939 (1949). — Margolin, S. G.: The psychosomatic approach to neurocirculatory asthenia. J. Mt Sinai Hosp. **17**, 930 (1951). — The behavior of the stomach during psychoanalysis. Psychoanal. Quart. **20**, 349 (1951). — The psychosomatic concept in psychoanalysis. Internat. Univ. Press **1953**, 4. — Mark, R. E.: Die Klinik der vegetativen Dystonie. Wien. klin. Wschr. **63**, 25, 40 (1951). — Markowitz, A. R.: Die Psychosomatik von F. Alexander und dem Chikago-Institute of Psychoanalysis. Med. Diss. München 1958. — Marmor, J., M. Ashley, N. Tabachnick, M. Storkan, and M. MacDonald: The mother-child relationship in the genesis of neurodermatitis. Arch. Derm. Syph. (Chic.) **74**, 599 (1956). — Marshall, P. G.: Further purification of gonadotropic hormones. Nature (Lond.) **1932**, 30. — Marx, R., u. G. Riedel: Personale Betrachtung des Krankheitsgeschehens in der Dermatologie. Med. Welt **2**, 1097 (1951). — Maskilleison, E., u. L. Feldman: Die indirekte Röntgentherapie bei Alopecia areata. Zbl. Haut- u. Geschl.-Kr. **48**, 559 (1934). — Mason, A. A.: A case of congenital ichthyosiform erythrodermia of Brocq treated by hypnosis. Brit. med. J. **2**, 422 (1952). — Surgery under hypnosis. Anaesthesia **10**, 295 (1955). — Mason, A. A., and S. Black: Allergic skin responses abolished under treatment of asthma and hay fever by hypnosis. Lancet **1**, 877 (1958). — Mastrojanni, D.: Klinische Untersuchungen über eine Gruppe von Fällen von Alopecia areata. Zbl. Haut- u. Geschl.-Kr. **56**, 384 (1937). — Matko, J.: Die Stigmatisierten Jugoslawiens. Wien. med. Wschr. **83**, 613 (1933). — May, E.: Urticaire émotive avec sensibilisation à l'émotion. Bull. Soc. méd. Hôp. Paris **3**, 56 (1940). — Mayer, H.: Hautarzt **1**, 473 (1950). — Mayer, R. L.: Exposure as the determining factor for the type of sensitization. Int. Arch. Allergy **6**, 270 (1955). — The signi- ficance of cross-links in the formation of Hapten-carrier complexes. Int. Arch. Allergy **8**, 115 (1956). — Is neurodermitis a special form of allergy ? Dermatologica (Basel) **115**, 607 (1957). — Contact dermatitis versus atopic dermatitis. Int. Arch. Allergy **11**, 1 (1957). — On the immunity in atopic dermatitis. III. Congr. Internat. d'Allergologie, Paris, Oktober 1958, Paris 1958. — Mayr, J.: Artefakte. Jena 1937. — Mazkewicz u. Ksenofantow: Ref. nach K. M. Bykow, Berlin 1952. — Medina-Gonzáles: Dermatosen psychogenen Ursprungs. Act. dermo-sifiliogr. (Madr.) **33**, 229 (1941). Ref. Zbl. Haut- u. Geschl.-Kr. **69**, 150 (1943). — Meiners, G.: Über die Objektivierung psychisch verursachter Haut-Reaktionen. Med. Diss. München 1961. — Memmesheimer, A. M., u. E. Eisenlohr: Untersuchungen über die Suggestivbehandlung der Warzen. Derm. Z. **62**, 63 (1931). — Meng, H.: Psychologie in der zahnärztlichen Praxis. Bern u. Stuttgart 1952. — Paradentose als psychosomatisches Problem. Zahnärztl. Welt **1953**, 275. — Psyche und Hormon. Einführung in die endokrine Psychosomatik, psychoanalytische Klinik und Lehre vom Stress. Bern u. Stuttgart 1960. — Menninger, K.: Emotional factors in hypertension. Bull. Menninger Clin. **2**, 74 (1938). — Observations of a psychiatrist in a dermat. clinic. Bull. Menninger Clin. **1**, 141 (1947). — Menninger, K., and W. C. Menninger: Psychoanalytic observations in cardiac disorders. Amer. Heart J. **11**, 10 (1936). — Menninger, W. C., and J. Kemp: Psychogenic urticaria. J. Allergy**6**, 467 (1935). — Meyer, B. C., F. Brown, and A. Levine: Observations on the house-treeperson drawing test before and after surgery. Psychosom. Med. **17**, 428 (1955). — Meyer, E.: Psychosomatische Medizin. Hippokrates (Stuttg.) **29**, 10 (1958). — Meyer, Kl., J. F. Prudden, W. L. Lehman, and A. Steinberg: Lysozyme activity in ulcerative alimentary disease. I: Lysozyme in peptic ulcer. Amer. J. Med. **5**, 482 (1948). II: Lysozyme activity in chronic ulcerative colitis. Amer. J. Med. **5**, 496 (1948). — Meyer, P. S.: Graphological analysis as a diagnostic aid in dermatology and venerology. Excerpta med. (Amst.), Sect. XIII **6**, 366 (1952). — Michel, G.: Bull. Soc. franç. Derm. Syph. **46**, 7 (1953). — Michelson, H. E.: Psychosomatic studies in dermatology. The motivation of self induced eruptions. Arch. Derm. Syph. (Chic.) **51**, 245 (1945). — Mierzecki, H.: Alopecia areata bei Geschwistern. Zbl. Haut- u. Geschl.-Kr. **4**, 49 (1935). — Mierzecki, H., Demiansky et al.: Hautarzt **10**, 115 (1959).
Miescher, G.: Die Bedeutung der Testproben für die Haut. Arch. Derm. Syph. (Berl.) **177**, 8 (1938). — Betrachtungen zur Ekzemfrage: Die Bedeutung der Mikrobenbesiedlung. Arch. Derm. Syph. (Berl.) 188, 36 (1949). — Alopecia areata mit Beginn an den Nägeln. Dermatologica (Basel) **414**, 280 (1957). — Miescher, G., H. Lincke u. H. Storck: Schweiz. Z. Path. **10**, 566 (1947). — Milberg, I. L.: The reactive hyperemia response of the uninvolved skin of patients with psoriasis. J. invest. Derm. **9**, 31 (1947). — Miller, M. L.: A psychological study of a case of eczema and a case of neurodermatitis. Psychosom. Med. **4**, 82 (1942). — Psychodynamic mechanism in a case of neurodermatitis. Psychosom. Med. **10**, 309 (1948). — Mintzer, I. J., and Z. Rubin: Dermatological manifestations of familial autonomic disfunction (Riley-Day-Syndrom). Arch. Derm. Syph. (Chic.) **67**, 561 (1953). — Mitchel, J. H., C. A. Curran, and R. M. Meyers: Some psychosomatic aspects of allergic diseases. Psychosom. Med. **8**, 184 (1947). — Mitscherlich, A.: Über die Reichweite psychosomatischen

Denkens in der Medizin. Verh. dtsch. Ges. inn. Med. **1949**, 24. — Die Psychosomatik in der Allergie. 1. Internat. All.-Kongr. Zürich 1951, Basel 1952. — Das Leib-Seele-Problem in der modernen Medizin. Stuttgart 1952. — MITTELMANN, B.: Euphoric reactions in course of psychoanalytic treatment. Psychoanal. Rev. **27**, 27 (1940). — MODLIN, H.: The hypothalamus and psychosomatic medicine. Bull. Menninger Clin. **15**, 16 (1951). — MOHR, F.: Die Verwendung der Bildung bedingter Reflexe in der Psychotherapie. Medizinische **1952**, 45. — Die Rolle der Psychotherapie in der Dermatologie. Z. Psychotherap. **2**, 86 (1956). — MOLLER, P.: Psychosomatische Dermatologie. Hautarzt **1**, 256 (1950). — Psychotherapy for pruritus. Acta derm.-venereol. (Stockh.) **31**, 267 (1951). — MONTGOMERY, F. H.: Diseases of the skin. Philadelphia 1948. — MONTGOMERY, L.: Psychoanalysis of a case of acne vulgaris. Psychoanal. Rev. **26**, 155 (1939). — MORK, O.: Zungenbrennen. Med. Diss. Frankfurt a. M. 1937. — MOSES, L.: Psychodynamic and electroencephalographic factors in duodenal ulcers. Psychosom. Med. 8, 405 (1946). — MÜLLER, R.: Das vegetative Nervensystem. Berlin 1920. — MÜLLER-HEGEMANN, D.: Psychotherapie. Berlin 1957. — MÜLLER-KAMMERHUIS, TH.: Äußere Form und Wesen des Menschen. Bericht über den 8. Kongr. der Dtsch. Ges. f. ästhetische Medizin in Frankfurt 1963. Ärztl. Prax. **46**, 2562 (1963). — MUFSON, I.: The mechanism and treatment of Raynaud's disease, a psychosomatic disturbance. Arch. intern. Med. **20**, 228 (1944). — MUNZ, E.: Die Reaktion des Pyknikers im Rorschach'schen psychodiagnostischen Versuch. Ref. nach E. KRETSCHMER. Berlin-Göttingen-Heidelberg: Springer 1947. — MUSAPH, H.: Psychiatric study of chronic urticaria patients. Ned. T. Geneesk. **1956**, 3169. — MYSLIWIECZ: Ref. nach G. A. ROST u. A. MARCHIONINI. Würzb. Abh. **27**, 337 (1932).

NADEL, A.: Störungen des Wasser- und Zuckerstoffwechsels im Verlauf einiger Hautkrankheiten. Arch. Derm. Syph. (Berl.) **159**, 194 (1930). — NEISSER, A.: Über den gegenwärtigen Stand der Lichenfrage. Arch. Derm. Syph. (Berl.) **28**, 75 (1894). — NEMENOW, M. D.: Die Aussichten der Beeinflussung des vegetativen Nervensystems durch Röntgen-Radium-Bestrahlung. Strahlentherapie **53**, 473 (1935). — Röntgentherapie durch Einwirkung auf das Nervensystem. Medgin 1950. — NEUMANN, A. G.: Sobre plastias del pene. Zbl. Haut- u. Geschl.-Kr. **45**, 448 (1933). — NEXMAUD, P. H.: Clinical studies of Besnier's Prurigo. Kopenhagen 1948. Ref. Excerpta med. (Amst.) **3**, 320, 1548 (1949). — NIEBAUER, G.: Arch. klin. exp. Derm. **206**, 789 (1957). — NIKOLOWSKI, W.: Über die differentielle Morphogenese des sog. seborrhoischen Ekzems. Arch. Derm. Syph. (Berl.) **196**, 501 (1953). — NOELPP u. NOELPP-ESCHENHAGEN: Ref. nach B. STAEHELIN, Stuttgart 1961. — NONNENBRUCH, W.: Therapieresistente Hyperhidrosis. Med. Klin. **47**, 1444 (1952).

OBERMAYER, M. E.: Functional factors in common dermatoses. J. Amer. med. Ass. **122**, 862 (1943). — Psychocutaneous medicine. Springfield (Ill.) 1955. — Psychokutane Medizin und Sozialstruktur. Hautarzt **1960**, 3. — Probleme der Psychodermatologie und ihre Bedeutung für die Praxis. In: Fortschritte der praktischen Dermatologie und Venerologie, hrsg. v. A. MARCHIONINI, Bd. IV. Heidelberg 1961. — Cheekbiting (Morsicatio Buccarum). Arch. Derm. **90**, 186 (1964). — OBERMAYER, M. E., and S. W. BECKER: Functional studies on patients with neurodermatoses. 9. Congr. Dermat. Internat., Budapest 1936, vol 2, 1936. — Modern dermatology and syph., ed. 2. Philadelphia 1947. — OBERMAYER, M. E., and E. T. FOX: Superficial cutaneous inflammation in the region of the eyes and ears. Ann. Surg. **4**, 583 (1950). — ODDOZE, L.: Note statistique sur l'étiologie du prurigo de Besnier en Françe. Vortr. Marseille, o. J. — O'DONOVAN, W. J.: Dermatological neuroses. London 1927. — OEDEGAARD, K.: Lokalbehandeling av kloe. Erfaringer med et nytt kloestillende middel (Pruralgin). (Local treatment of pruritus. Experiences with a new antiprurit drug.) Norwegian text. Summary in Englisch. T. norske Laegeforen. **75**, 6, 199 (1951). — OGAWA, M.: Alopecia areata. Jap. J. Derm. Urol. **42**, 205 (1937). Ref. Zbl. Haut- u. Geschl.-Kr. **58**, 447 (1938). — OHNSORGE, K.: Über einen vasomotorischen psychischen Symptomenkomplex. Z. ges. Neurol. Psychiat. **167**, 180 (1939). — OPPENHEIM, H.: Lehrbuch der Nervenkrankheiten für Ärzte und Studierende, 7. Aufl., Bd. I/II. Berlin 1923. — ORFUSS, A. J.: Palmar erythema with hyperhidrosis. Arch. Derm. Syph. (Chic.) **69**, 110 (1954). — ORIEL, G. H., W. STORM v. LEEUWEN, R. S. BRUCE-PEARSON, J. FREEMAN u. G. BRAY: Allergische Krankheiten. Pathogenese des durch innere Ursachen hervorgerufenen Ekzems und anderer allergischer Krankheiten. Proc. roy. Soc. Med. **24**, 1171 (1931). — ORMSBY, O. S., and H. MONTGOMERY: Diseases of the skin, Philadelphia 1948. — OSTOW, M., and MIRIAM OSTOW: Bilaterale synchronous paroxysmal slow activity of non-epileptics. J. nerv. ment. Dis. **103**, 345 (1946). — OTTENSTEIN, B., u. A. BÖHM: Über den Nachweis von Acetylcholin- und Histaminartigen Stoffen im Hautdialysat. Klin. Wschr. **1935**, 275.

PAKESCH, E., u. H. KRESBACH: Der Einfluß entstellender Hauterkrankungen des Gesichtes auf die Psyche. Hautarzt **2**, 493 (1959). — PALMA, J. R. DI, S. R. M. REYNOLDS, and F. S. FOSTER: Quantitative measurement of reactive hyperemia in human skin. Amer. Heart J. **23**, 377 (1942). — PALMER, A. J.: Hyperhidrosis. Study of a case. Arch. Neurol. Psychiat. **58**, 582 (1947). — PANCONESI, E., u. G. MANTELLASSI: Weitere Befunde mit psychodiagnostischen Untersuchungen in Fällen von Alopecia areata. Ref. Zbl. Haut- u. Geschl.-Kr.

98, 299 (1957); **103**, 188 (1959). — Panse, F.: Pathopsychologie der Entstellung. Zbl. Haut- u. Geschl.-Kr. **103**, 252 (1959). — Parobow: Ref. nach P. G. Hesse, Leipzig 1955. — Pattie, F.: The production of blisters by hypnotic suggestion: a review. J. abnorm. soc. Psychol. **36**, 62 (1948). — Pawlow, I. P.: Naturwissenschaft und Gehirn. Vortr. Allg. Versamml. XII. Kongr. Naturforsch. Ärzte, Dezember 1909. Sonderdr. anläßl. des Monats d. Dtsch.-Sowjet. Freundschaft vom 7. 11.—5. 12. 1952, Naumburg 1953. — Gesammelte Werke. Moskau 1949. — Anwendung der Ergebnisse unserer Tierexperimente auf den Menschen. Dtsch. Gesundh.-Wes. **2**, 32 (1953). — Resolution der gemeinsamen wissenschaftl. Tagg der Akad. der Wiss. und der Med. Akad. der UdSSR, die dem Problem der physiologischen Lehre I. P. Pawlows gewidmet war. In: Sonderdr. anläßl. des Monats d. Dtsch.-Sowjet. Freundschaft vom 7. 11.—5. 12. 1952, Naumburg 1953. — Pearl, F. L., and N. H. Shapiro: Ganglionectomy for hyperhidrosis. Ann. Surg. **102**, 16 (1935). — Pearson, G. H. J.: Some psychological aspects of inflammatory skin lesions. Psychosom. Med. **2**, 22 (1940). — Penta, G.: L'idrazide dell'acido isonicotinico nella lebbra. Minerva derm. **28**, 48 (1953). — Perutz, A.: Neurosen der Haut. In: Die Haut- und Geschlechtskrankheiten, hrsg. v. Arzt-Zieler. Berlin 1934. — Perwitzscky, R.: Wiederherstellungschirurgie des Gesichts. Berlin 1951. — Peterhans, P.: Zur Psychologie und Psychohygiene in der Prothetik. Med. Diss. Zürich 1948. — Peters, J.: Psychogene Stigmatisie. Rotterdam 1934. — Peterson, F.: Brit. med. J. **1907**, 804. — Petri, Th.: Über künstlich herbeigeführte und natürlich vorkommende Bedingungen zur Erzeugung der Abderhalten'schen Reaktion. München 1913. — Petrowa, M. K.: Die Rolle der funktionell geschwächten Hirnrinde bei der Wiederherstellung verschiedener pathologischer Prozesse im Organismus. Ref. nach K. M. Bykow, Berlin 1952. — Arbeiten aus dem physiologischen Pawlow-Labor 1945. Ref. nach Davidenkow, S. N. Dtsch. Gesundh.-Wes. **45**, 851 (1953). — Pillsbury, D. M.: The pathogenesis of eczema. X. Internat. Congr. Dermat. London 1953. J. Brit. med. Ass. 64 u. 74 (1953). — Pinner, M., u. O. Kohnstamm: Hypnotische Blasenbildung und Gesichtspunkte zu ihrer Erklärung. Arch. Derm. Syph. (Berl.) **91**, 379 (1908). — Piper, H. G.: Magensekretionsstörung und Haut. Derm. Wschr. **110**, 317 (1940). — Pirie, G.: Contributi alla chirurgia del sistema nervoso vegetativo. La cura della iperidrosi. Arch. ital. Chir. **31**, 117 (1932). Ref. Zbl. Haut- u. Geschl.-Kr. **42**, 473 (1932). — Pirilä, V.: Prurigo Besnier. Acta derm.-venereol. (Stockh.) **30**, 114 (1950). — Pisani, G.: Nuova madalità di ricerca della velocita de eritrosedimentatione. Minerva med. **1**, 1673 (1953). — Platonow, K. T.: Suggestion und Hypnose im Lichte der Lehre I. P. Pawlows. Teil I. Z. ärztl. Fortbild. **46**, H. 24 (1952). Teil II. Z. ärztl. Fortbild. **47**, H. 1 (1953). — Pletscher, A., R. Schuppli u. R. Reipert: Z. Unfallmed. Berufskr. **47**, 163 (1954). — Polano, M.: De Behandeling van Huidaandoeningen van nerveusen aard. Ned. T. Geneesk. **1938**, 1001. — Dermatologie en venerologie. Mschr. Kindergeneesk. **7**, 268 (1950). — Importance fo ointment basis in dermatotherapy. Ned. T. Geneesk. **95**, 1901 (1951). — Polano, M., en Arndt: Ned. T. Geneesk. **94**, 2673 (1051). Ref. Dermatologica (Basel) **102**, 165 (1951). — Pollak, F.: Zur Klinik der Stigmatisationen. Z. ges. Neurol. Psychiat. **162**, 606 (1938). — Polland, R.: „Catamin Riedel" bei Hautkrankheiten seborrhoischer Natur. Ther. d. Gegenw. **71**, 89 (1930). — Polotebnoff, A. G.: Psoriasis. Dermatologische Studien. Hamburg u. Leipzig 1891. Ref. in O. S. Ormsby and H. Montgomery, Philadelphia 1948. — Popoff, L.: Resultats obtenus par le bleu de trypan en injections intraveneuses dans certains affections bulleuses. Vortr. Bulgar. Dermat. Ges., Sitzg 12. April 1933 in Sofia. Ref. Zbl. Haut- u. Geschl.-Kr. **47**, 119 (1934). — Pouey, H.: Prurit vulvaire. Ann. Gynéc. Obstét. **28**, 711 (1929). Ref. Zbl. Haut- u. Geschl.-Kr. **35**, 682 (1931). — Poworinskij, I. A.: Probleme der kortiko-viszeralen Pathologie. Leningrad 1949. Ref. nach K. I. Platonow, Z. ärztl. Fortbild. **1952**, 453. — Prosser, M.: Paradentose. Dent. Dig. **1957**, 11. — Pschonik, A. T.: Über die Bedeutung der Großhirnrinde für die Schmerzrezeption der Haut. Psychiat. Neurol. med. Psychol. (Lpz.) **4**, H. 9, 257. — Hirnrinde und rezeptorische Funktion des Organismus. Berlin 1956. — Pusey, W. A.: Alopecia areata and emotional stress. Arch. Derm. Syph. (Chic.) **17**, 701 (1928). — Pusey, W. A., and F. Senear: Neurotic excoriations with report of cases. Arch. Derm. Syph. (Chic.) **1**, 270 (1920).

Rabin, A., and J. G. Kepecs: Personality structure in atopic dermatitis. J. genet. Psychol. (Worcester) **1954**, 50. — Radebrecht: Urticaria (psychogen-vegetativ) bei eineiigen Zwillingen. Hautarzt **1**, 191 (1950). — Rado, S.: In discussion of a symposium on the sweat apparatus. Arch. Derm. Syph. (Chic.) **66**, 31 (1952). — Raginski, B. B.: Psychosomatic medicine. Its history, development and teaching. Amer. J. Med. **5**, 857 (1948). — Raijka, E. G.: Prurigo Besnier (atopic dermatitis) with special reference to the role of allergic factors in the influence of atopic hereditary factors. Acta derm.-venereol. (Stockh.) **40**, 285 (1960). — Raijka, E. G., A. Korossy u. M. Gozony: Dermatologica (Basel) **107**, 38 (1953). — Ramel, E.: Neuropathic eczema. Brit. J. Derm. **49**, 307 (1937). — Schweiz. Arch. Neurol. Psychiat. **49**, 211 (1942). Ref. Kongr.-Zbl. ges. inn. Med. **113**, 704 (1943). — Rastelli, E.: Contributio alle studio dell'etiopatogenesi del prurito vulvare. G. Ostet. Ginec. **12**, 627 (1940).

Ref. Zbl. Haut- u. Geschl.-Kr. **66**, 663 (1941). — REICH, W.: Character analysis, 2. ed. New York 1945. — RENEMANN, H.: Psychische Veränderungen bei Hautkrankheiten. Med. Diss. Tübingen 1955. — RESSMANN, A. C., and T. BUTTERWORTH: Localized acquired hypertrichosis. Arch. Derm. Syph. (Chic.) **65**, 458 (1952). — REYNOLDS, W. H., W. BAUER, and CH. L. SHORT: Rheumatoid arthritis. Cambridge 1957. — RICHTER, C. P.: Pathological sleep and similar conditions studied by electrical skin resistance method. Arch. Neurol. Psychiat. (Chic.) **21**, 363 (1929). — RIEDEL-Archiv. Sonderhefte. Berlin-Britz 1925. — ROBERT, H.: Zum Aufsatz SCHLEGELS „Was heißt psychisch im ärztlichen Sprachgebrauch?" Hippokrates (Stuttg.) **6**, 165 (1958). — ROBERT, P.: Beiträge zur Ekzemfrage. Arch. Derm. Syph. (Berl.) **173**, 267 (1935); **175**, 539 (1937). — ROBIN, M., and J. G. KEPECS: The relationship between certain emotional states and the rate of secretion of sebum. J. invest. Derm. **20**, 373 (1953). — ROBINSON, G. G.: The patient as a person. New York 1939. — ROBINSON, S., and S. TASKER: Alopecia areata associated with neurodermatitis. Report of 2 cases with a discussion of the relationship of alopecia areata to the nervous system dysfunction. Urol. cutan. Rev. **52**, 467 (1948). — ROBLEDO-RAMON, A.: Medicamenta (Madr.) **14**, 140 (1950). Ref. Kongr.-Zbl. ges. inn. Med. **134**, 396 (1955). — ROGERS, R. B.: Alopecia areata with particular reference to etiology. J. Amer. med. Ass. **93**, 919 (1929). Ref. Zbl. Haut- u. Geschl.-Kr. **32**, 717 (1930). — ROGERSON, C. H.: The psychological factors in asthma-prurigo. Quart. J. Med. **6**, 367 (1937).— Psychological factors in skin disorders. Brit. J. Derm. **59**, 6 (1947). — ROLLIER, A.: Die Heliotherapie. 45jährige Erfahrungen mit der Sonnenkur. München u. Berlin 1951. — ROMBERG E. H.: Pawlow-Tagung in Leipzig. Med. Mschr. **10**, 687 (1953). — ROSENTHAL, M. J.: Psychosomatic study of infantile eczema. Pediatrics **10**, 581 (1952). — ROST, G. A.: The eczema question from the causal genetic standpoint. Dtsch. med. Wschr. **56**, 211, 308 (1930). — Allergic skin diseases and constitutional types. Zbl. Haut- u. Geschl.-Kr. **9**, 46 (1950). — ROST, G. A., u. A. MARCHIONINI: Asthma-Ekzem, Asthma-Prurigo und Neurodermitis als allergische Hautkrankheiten. Würzb. Abh. **27**, 337 (1932). — ROTHMAN, S.: The physiology of itching. Physiol. Rev. **21**, 357 (1941). — In discussion of Cormia. J. invest. Derm. **19**, 33 (1952). — In discussion of ROBIN and KEPECS. J. invest. Derm. **20**, 381 (1953). — ROTHMAN, S., and J. M. COON: Axon reflex responses to acetylcholine in the skin. J. invest. Derm. **3**, 79 (1940). — ROTHMAN, S., and S. A. WALKER: The problem of emotional factors in the allergies. Int. Arch. Allergy **1**, 306 (1951). — RUBIN, S., and L. MOSES: Electroencephalographic studies in asthma with some personality correlates. Psychosom. Med. **6**, 31 (1944). — RULISON, R. H.: Warts. A statistical study of 921 cases. Arch. Derm. Syph. (Chic.) **46**, 66 (1942). — RUSH, ST., M. A. STORKAN, and M. E. OBERMAYER: Specific emotional states in patients with neurodermatitis. Ref. nach M. E. OBERMAYER, Springfield 1955. — RUSSEL, B.: Zbl. Haut- u. Geschl.-Kr. **95**, 307 (1956). — RUSSEL, J. D.: Psychosomatic aspects of dermatology. Med. J. Aust. **1**, 478 (1951).

SCHACHT, J.: Psyche und Haut. Hippokrates (Stuttg.) **29**, 105 (1958). — SCHADE, H., u. A. MARCHIONINI: Die physikalische Chemie der Hautoberfläche. Arch. Derm. Syph. (Berl.) **154**, 690 (1928). — SCHÄTZ, H. L.: Untersuchungen über den Hautgefäßtonus bei Neurodermitis und seine Beeinflussung durch vegetativ wirksame Pharmaka. Med. Diss. München 1954. — SCHALTENBRAND, G.: Die Beziehungen zwischen Haut- und Nervenerkrankungen. Arch. Derm. Syph. (Berl.) **187**, 506 (1949). — Krankheiten des Nervensystems. Lehrbuch der inneren Medizin, Bd. II. Stuttgart 1950. — SCHEIDT, W.: Die menschlichen Inbilder. München 1954. — SCHEIN, M.: Über die Entstehung der Glatze. Wien. klin. Wschr. **16**, 611 (1903). — SCHELLACK, D.: Neurosenpsychologische Faktoren in der Ätiologie und Pathogenese der Tonsillitis. Psychosom. Med. **1955**, 178; **1956**, 265; **1957**, 15. — SCHILDER, P.: Remarks on the psychophysiology of the skin. Psychoanal. Rev. **23**, 274 (1936). — SCHILDER, P., and H. BEERMANN: Psychosomatic correlations in allergic conditions. Psychosom. Med. **2**, 438 (1940). — SCHINDLER, R.: Nervensystem und spontane Blutungen mit besonderer Berücksichtigung der hysterischen Diathesen. Berlin 1929. — SCHLEGEL, L.: Was heißt psychisch im ärztlichen Sprachgebrauch? Hippokrates (Stuttg.) **29**, 6, 165 (1958). — SCHLEGEL, W. S.: Ein klinisch-erbbiologischer Beitrag zur Frage der Asthenie. Z. Morph. Anthrop. **38**, 175 (1939). — SCHLEYER, F.: Die Stigmatisation mit den Blutmalen. Hannover 1948. — SCHMIDT, B. B.: Zur Bedeutung der Haut. Z. psycho-som. Med. 8, 268 (1962). — SCHMITT, W., u. H. D. JUNG: Zur Frage der Todesfälle nach Novocainblockade des Grenzstranges. Derm. Wschr. **123**, 582 (1951). — SCHMITZ, R., u. G. W. KORTING: Beitrag zur perkutanen Einflußnahme auf autonome Reflexabläufe in der Haut. Derm. Wschr. **125**, 292 (1952). — SCHNECK, J. M.: The psychological components in a case of herpes simplex. Psychosom. Med. **9**, 62 (1947). — SCHNEIDT: Artefakte der Mundschleimhaut. Med. Diss. Würzburg 1952. — SCHNYDER, U. W.: Neurodermitis und Allergien des Respirationstractus. Dermatologica (Basel) **110**, 289 (1955). — The importance of intracutaneous tests in various types of constitutional neurodermatitis. Int. Arch. Allergy **11**, 64 (1957). — Zur Allergologie und Familienpathologie der Atopien. Dermatologica (Basel) **116**, 283 (1958). — SCHNYDER, U. W., u. H. W. SPIER: Zur Diagnostik allergischer Dermatosen. Allergie u. Asthma **3**, 88 (1957). — SCHOCH, M.: Neue

Ergebnisse in Klinik und Pathologie der Hautblutungen. Schweiz. med. Wschr. **1**, 29 (1940). — Schönfeld, W.: Lehrbuch der Haut- und Geschlechtskrankheiten, 8. Aufl. Stuttgart 1959. — Scholl, R.: Z. Psychol. Physiol. Sinnesorg. **1927**, 101. Ref. nach E. Kretschmer, Berlin 1948. — Scholtz, J. R., and C. Williamson: Vitiligo in (apparent) dermatomal distribution. Arch. Derm. Syph. (Chic.) **64**, 366 (1951). — Scholtz, M.: Psychogenic and neurogenic factors in skin diseases. Med. Rec. **100**, 234 (1921). — Schott, L.: Les coures atmosphériques et de régime dans les maladies chroniques (bains d'air, de lumière et de soleil, régimes naturistes). Paris 1910. — Schreus, H. Th.: Zur Pathogenese und Therapie der Akne conglobata. Zbl. Haut- u. Geschl.-Kr. **16**, 1 (1954). — Schubert, E.: Orale Seborrhoe-Therapie mit Vitamin B_{12}. J. med. Kosmet. **1956**, 295. — Schuermann, H.: Krankheiten der Mundschleimhaut und der Lippen. München u. Berlin 1947 u. 1958. — Über das Syndrom des „Geschlechtskrankheitenwahns". Hautarzt **3**, 296 (1952). — Schultz, J. H.: Stigmatisation und Organneurose. Dtsch. med. Wschr. **38**, 1584 (1927). — Psyche und Allergie. Dtsch. med. Wschr. **60**, 1907 (1934). — Innere Sekretion und Psyche. Med. Klin. **31**, 965 (1935). — Organische Erkrankungen auf seelischer Grundlage. Berlin 1949. — Das autogene Training. Stuttgart 1950. — Die seelische Krankenbehandlung. Stuttgart 1952. — Grundfragen der Neurosenlehre. Stuttgart 1955. — Zur Kasuistik des autogenen Trainings. Praxis Psychotherap. **4**, 167 (1959). — Heutiger Stand der Psychotherapie. Vortr. Berliner Med. Ges. 1959. Ärztl. Wschr. **46**, 877 (1959). — Schultz-Hencke, H.: Lehrbuch der Traumanalyse. Stuttgart 1949. — Lehrbuch der analytischen Psychotherapie. Stuttgart 1951. — Schulze, E. W.: Z. ges. exp. Med. **116**, 522 (1951). — Schumacher, J.: Über die Notwendigkeit philosophischen Denkens in der Medizin. Med. Klin. **45**, 2045 (1959). — Schuppli, R.: Acne vulgaris und Seborrhoe. Zbl. Haut- u. Geschl.-Kr. **72**, 350 (1949). — Neuere Ergebnisse der Allergieforschung. Dtsch. med. Wschr. **82**, 2, 2059 (1957). — Über den Pruritus vulvae. Schweiz. med. Wschr. **89**, 425 (1959). — Saalfeld, E.: Cosmetics and psychology. Urol. cutan. Rev. **31**, 11 (1927). — Du traitment de la séborrhé. Arch. derm.-syph. (Paris) **3**, 185 (1931). — Saalfeld, E., u. U. W. Schnyder: Zur Frage der Abgrenzung von Acne urticata, acne excoriée des jeunes filles (Brocq) and „neurotic excoriations". Hautarzt **12**, 546 (1957). — Sachs: Ref. nach G. Kube, München 1962. — Sack, W. T.: Psychotherapie und Hautkrankheiten. Derm. Wschr. **84**, 16 (1927). — Psyche und Haut. In: Handbuch für Haut- und Geschlechtskrankheiten, hrsg. v. J. Jadassohn, Bd. IV/2. Berlin 1933. — Sahlgren, E.: Hypnose und Harnsekretion. Svenska Läk.-Tidn. **1929**, 258. — Salerno, E. V.: A case of pruritus vulvae treated by psychotherapy. Pren. méd. argent. **37**, 150 (1950). Ref. Excerpta med. (Amst.) **4**, 368 (1950). — Samek, J.: Zum Wesen der suggestiven Warzenbehandlung. Derm. Wschr. **93**, 1853 (1931). — Psychische Urticaria. Ref. Zbl. Haut- u. Geschl.-Kr. **54**, 391 (1942). — Santori: Ref. nach G. Manganotti, Heidelberg 1955. — Saul, L. J.: Hostility in cases of essential hypertension. Psychosom. Med. **1**, 153 (1939). — Some observations on the relation of emotions and allergy. Psychosom. Med. **3**, 66 (1941). — Saul, L. J., and C. Bernstein: The emotional settings of some attacks of urticaria. Psychosom. Med. **3**, 249 (1941). — Sawyer, C. H., J. E. Markee, and B. F. Townsend: Cholinergic and adrenergic components in the neurohumoral control of the release of LH in the rabbit. Endocrinology **44**, 18 (1949). — Scanlon, W. G.: Successful treatment of hyperhidrosis with mephobarbital. J. Amer. med. Ass. **150**, 28 (1952). — Scarpa, C., e G. Vella: Tentativo di interpretazione psicosomatica di alcuni casi de eczema. Dermatologia (Napoli) **9**, 9 (1958). — Scöllösys, G.: Ref. nach E. Schindler, Berlin 1927. — Scott, J.: Seborrhoeic skin eruptions. Brit. J. Derm. **1944**, 8. — Scott, O.: Alopecia areata, behandelt mit Hydrocortison. Zbl. Haut- u. Geschl.-Kr. **98**, 155 (1957). — Segulin, S. E.: Introduction to psychosomatic medicine. New York 1950. — Seitz, L.: Die Wirkungseinheit des Lebens. München u. Berlin 1950. — Seitz, P. F. D.: An experimental approach to psychocutaneous problems. J. invest. Derm. **13**, 199 (1949). — Symbolism and organ choice in conversion reactions. Psychosom. Med. **13**, 255 (1951). — Psychocutaneous aspects of persistent pruritus and excessive excoriations. Arch. Derm. Syph. (Chic.) **63**, 136 (1951). — Seitz, P. F. D., and J. S. Gosman: Can the dermatologist do psychotherapy? Arch. Derm. Syph. (Chic.) **66**, 180 (1952). — Selye, H.: The alarm reaction and general adaptation syndrome. J. clin. Endocr. **6**, 117 (1947). — Serrati, B.: Einfluß des Nervensystems auf die Talgsekretion. Ref. Zbl. Haut- u. Geschl.-Kr. **63**, 261 (1940). — Shapiro, A. P., R. H. Crede, and N. C. Chivers: Electrocardiographic abnormalities associated with emotional disturbances. Psychosom. Med. **13**, 277 (1951). — Shapiro, A. P., M. Rosenbaum, and E. B. Ferris: Relationship therapy in essential hypertension. Psychosom. Med. **13**, 140 (1951). — Shelley, W., and R. P. Arthur: Arch. Derm. **78** 214 (1958). — Shelley, W., and H. J. Hurley: The physiology of the human axillary apocrine sweat gland. J. invest. Derm. **20**, 285 (1953). — Shelley, W., and F. Melton: Relative effect of local anesthetics on experimental histamine pruritus in man. J. invest. Derm. **15**, 299 (1950). — Sheltakov, M. M., U. K. Skripin, and B. A. Comov: Electronarcosis and hypnosis in dermatology. Moskau 1963. — Shipley, A. M., and N. Winslow: Pericardiatomy for pyopericardium. Chicago 1927. — Siebeck, R.: Vom geistigen Standort der modernen

Medizin. Zu Vorträgen von F. BÜCHNER mit einigen grundsätzlichen Bemerkungen zum Problem der psychosomatischen Medizin. Dtsch. med. Wschr. **84**, 1469 (1959). — SILVER, H.: Ungewöhnliche Hauterscheinungen bei einer psychopathischen Kranken. Arch. Derm. Syph. (Berl.) **1938**, 505. — SIMON, C.: Les stigmates cutanés des mystiques. Ref. Zbl. Haut- u. Geschl.-Kr. **82**, 178 (1953). — SINCLAIR, A. J. M., GIEBEN u. T. M. CHALMERS: Ref. nach M. E. OBERMAYER, Heidelberg 1961. — SINGER, K.: Leitfaden der Neurologischen Diagnostik, 2. Aufl. Berlin u. Wien 1926. — SIRCUS, W.: The management of recurrent aphtosus stomatitis. Brit. med. J. **1959**, 804. — SMITH, H.: The psychosomatic factor in dermatology. Un. méd. Can. **80**, 1399 (1951). Ref. Excerpta med. (Amst.), Sect. XIII **6**, 488 (1952). — SOMMER, B.: Die Pubertätsmagersucht als leib-seelische Störung einer Reifungskrise. Psyche (Stuttgart) **9**, 307 (1955). — SONTAG, L. W.: The purpose and fate of skin disorder. Psychosom. Med. **7**, 306 (1945). — A psychiatrist's view of allergy. Int. Arch. Allergy **1**, 50 (1950). — SOREL, R. V.: Psychosomatik in der Dermatologie. Zbl. Haut- u. Geschl.-Kr. **58**, 258 (1957). — SPÄTH, E.: Über die Bewertung des negativen Corneal- und Pharyngealreflexes bei gesunden und psychisch abnormen Persönlichkeiten. Med. Diss. München 1957. — SPEER, E.: Die Diagnose in der ärztlichen Psychotherapie. Praxis Psychotherap. **4**, 179 (1959). — SPIER, H. W.: Allergie der Haut. In: Dermatologie und Venerologie, hrsg. v. H. A. GOTTRON u. W. SCHÖNFELD, Bd. I, Teil 1. Stuttgart 1961. — SPIER, H. W., RUMMEL u. A. SCHINDLER: Arch. Derm. Syph. (Berl.) **194**, 230 (1952). — SPIETHOFF, B.: Ref. nach H. RENEMANN, Tübingen 1955. — SPITZ, R. A.: Hospitalism: a follow-up report. Psychoanal. Stud. Child. **5**, 66 (1950). — Discussion of psychosomatic problems. Bull. Amer. Psychoanal. **7**, 244 (1951). — SPRAFKE, H.: Med. Welt **2**, 1066 (1938). Ref. Zbl. Haut- u. Geschl.-Kr. **60**, 542 (1938). — Dermato-ophthalmologische Beziehungen und Probleme. Derm. Wschr. **134**, 1350 (1956). — STAEHELIN, B.: Einige Gedanken zum psychosomatischen Problem des Asthma bronchiale. Schweiz. med. Wschr. **89**, 21, 560 (1959). — Allergie in psychosomatischer und soziologischer Sicht. Stuttgart 1961. — STEENBERGEN, E. P. v.: Réactions cutanées. Dermatologica (Basel) **119**, 121 (1959). — STEIN, R. O.: Neuere Untersuchungen über die Funktion der Talgdrüsen. Wien. klin. Wschr. **1949**, 917. — STERLING, W.: Die Stimatisation und die Psychogenese trophischer Hautstörungen. Zbl. ges. Neurol. Psychiat. **55**, 312 (1929). — STERN, F.: Zur Frage der psychogenen Dermatosen. Zbl. ges. Neurol. Psychiat. **79**, 218 (1922). — STERN, J. E.: The effect of climate and environment upon atopic and certain other dermatoses. Excerpta med. (Amst.), Sect. XIII **6**, 363 (1952). — STERNBERG, M., and G. D. BALDRIDGE: J. invest. Derm. **11**, 40 (1948). — STERNBERG, M., u. Z. FORSCHNER: Ergotamin als schweißhemmendes Mittel. Wien. klin. Wschr. **44**, 1550 (1932). — STIGTER: Dermatologica (Basel) **113**, 40 (1956). — STOKES, J. H.: Effect on the skin of emotional and nervous states. Masochism and other sex complexes in the background of neurogenous dermatitis. Arch. Derm. Syph. (Chic.) **22**, 8 (1930). — The complex of eczema, a diagnostic and etiologic analysis. J. Amer. med. Ass. **98**, 1127 (1932). — The nervous and mental component in cutaneous disease. Penns. med. J. **35**, 229 (1932). — The personality factor in psychoneurogenous reactions of the skin. Arch. Derm. Syph. (Chic.) **42**, 780 (1940). — STOKES, J. H., G. V. KULCHAR, and D. M. PILLSBURY: Effects on the skin of emotional and nervous states. Theoretical and practical consideration of a gastro-intestinal mechanism. Arch. Derm. Syph. (Chic.) **31**, 470 (1935). — STOKES, J. H., and T. H. STERNBERG: A factor analysis of the acne complex with therapeutic comment. Arch. Derm. Syph. (Chic.) **40**, 345 (1939). — STOKVIS, B.: Psychologie de Suggestie en Autosuggestie. Lochem 1948. — Hypnose in de Geneeskundige Practijk. Lochem 1953. — Psychosomatik. In: Handbuch der Neurosenlehre und Psychotherapie, Bd. III. München u. Berlin 1959. — STOKVIS, B., u. S. H. ROBLES: Experimentelle Untersuchungen über Katharsis in Hypnose. Hippokrates (Stuttg.) **34**, 209 (1963). — STORCK, H.: Immunbiologie der Haut. In: Dermatologie und Venerologie, hrsg. v. H. A. GOTTRON u. W. SCHÖNFELD, Bd. III, Teil 1, Stuttgart 1959. — Das experimentelle Ekzem. In: Handbuch der Haut- und Geschlechtskrankheiten, Erg.-Werk, Bd. II, Teil 1. Berlin-Göttingen-Heidelberg: Springer 1962. — STRANDBERG, J.: Familiär auftretende rezidivierende Schleimhautulcerationen in Mund und Rachen. Derm. Z. **1911**, 833. — Prurigo Besnier plus Röntgenverbrennung. Zbl. Haut- u. Geschl.-Kr. **38**, 40 (1931). — STRAUS, E.: Psychologie der menschlichen Welt. Berlin-Göttingen-Heidelberg: Springer 1960. — STÜHMER, A.: Zur Behandlung des Stars bei Neurodermitis. Cataracta dermatogenes, Ekzemstar. Med. Welt **1951**, 261. — Spätfolgen nach operativen Eingriffen am Trigeminus. Hautarzt **3**, 54 (1952). — STUDDIFORD, M. T. VAN: Effect of hormones of the sex glands on acne. Arch. Derm. Syph. (Chic.) **31**, 333 (1935). — STUDDIFORD, M. T. VAN, and L. D. MACLEAN: Pruritus ani and vulvae. New Orleans med. J. **100**, 445 (1948). Ref. Excerpta med. (Amst.), Sect. XIII **3**, 2 (1949). — STURM, A.: Vegetativ endokrine Folgestörungen nach extremen Lebensbedingungen. Med. Mschr. **1**, 9 (1962). — SULZBERGER, M. B., and R. L. BAER: Some common errors in the management of skin diseases. Year Book Derm. Syph. 1951. — SULZBERGER, M. B., W. C. SPAIN, F. SAMMIS, and H. I. SHANON: Studies in hypersensitiveness in certain dermatoses. J. Allergy **3**, 423 (1932). — SULZBERGER, M. B., and J. WOLF: The treatment of warts by suggestion. Med. Rec. **140**, 553 (1934). —

Sulzberger, M. B., and S. H. Zaidens: Psychogenic factors in dermatologic disorders. Med. Clin. N. Amer. **32**, 669 (1948). — Sweet, R. D.: On the treatment of anogenital pruritus. Lancet **1952 II**, 258. — Sydenham, T.: The works of Thomas Sydenham. London 1788. — Szasz, T. S.: Psychiatric aspects of vagotomy. Psychosom. Med. **11**, 187 (1949). — Physiologie and psychodynamic mechanisms in constipation and diarrhea. Psychosom. Med. **13**, 112 (1951). — Oral mechanisms in constipation and diarrhea. Int. J. Psycho-Anal. **32**, 146 (1951). — Psychoanalysis and the autonomic nervous system. Psychoanal. Rev. **39**, 115 (1952). — Szasz, T. S., J. B. Kirsner, E. Levine, and W. L. Palmer: The role of hostility in the pathogenesis peptic ulcer. Theoretical considerations with the report of a case. Psychosom. Med. **9**, 331 (1947). — Szasz, T. S., and A. M. Robertson: A theory of the pathogenesis of ordinary human baldness. Arch. Derm. Syph. (Chic.) **61**, 34 (1950). — Szodoray, L.: Ref. nach G. Manganotti, Heidelberg 1955.

Tanzi, A.: Traitment par le radium de l'eczéma et des dermatoses prurigineuses. Paris 1909. — Thibierge: Ref. nach K. Winkler, Zbl. Haut- u. Geschl.-Kr. **1957**. — Thielicke, H.: In Amerika ist alles anders. Furche-Verlag 1960. — Thies, W.: Über die Morphologie des vegetativen Nervensystems in der menschlichen Haut nebst Untersuchungen über neuropathologische Veränderungen bei verschiedenen Hautkrankheiten. Zbl. Haut- u. Geschl.-Kr. **10**, 287 (1959); **3**, 101 (1960). — Thomas, K.: Wege zum Menschen. Göttingen 1954. — Thorn, N. A.: Antidiuretiske hormoner og deres analoge. En oversigt. Med. Diss. Kopenhagen 1960. — Thurston, H.: Die körperlichen Begleiterscheinungen der Mystik. psychotherapeutische Behandlung eines Pruritus vulvae in der Sprechstunde.) Dtsch. Ärzte-Luzern 1956. — Tiedemann, B.: Behandlung psychosomatischer Erkrankungen. (Die Ztg **4**, 203 (1964). — Tinel, J.: Essai d'interprétation psychologique des stigmates. Étud. Carmélitain. **21**, 293 (1936). — Tips, R. L.: A study of the inheritance of atopic hypersensitivity in man. Amer. J. hum. Genet. **6**, 328 (1954). — Tochtermann, W.: Wo steht die Psychotherapie heute in ihrem Verhältnis zur Gesamtmedizin? Ärztl. Mitt. (Köln) **14**, 673 (1960). — Toepfer, H.: Die Seborrhoe. Med. Diss. München 1961. — Töröck, L.: Urticaria. In: Handbuch für Haut- und Geschlechtskrankheiten, hrsg. v. J. Jadassohn, Bd. VI, Teil 2. Berlin 1927. — Tonutti, E.: Das System der Hypophyse-Nebennierenrinde beim infektiös toxischen Geschehen. Neue med. Welt **1950**, 111. — Die Keimdrüsen. In: Lehrbuch der speziellen pathologischen Anatomie, hrsg. v. E. Kaufmann. Berlin 1955. — Die männliche Keimdrüse. Stuttgart 1960. — Torre, M., and D. Torre: The affective contact. Amsterdam 1952. — Trachanoff, J.: Pflügers Arch. ges. Physiol. **1890**, 46. — Trepot, L., and A. J. Petre: Generalized alopecia from emotional shock. Sem. méd. (Paris) **49**, 65 (1942). — Truitt, E. B.: Pharmakologische Wirkungen bei psychischen Erkrankungen. Klin. Wschr. **11**, 577 (1959). — Tschermak-Seysenegg, A.: Physiologische Grundlagen der Stigmatisation. Pontificia acad. sci. Comment. **2**, 13 (1938). Ref. Zbl. Haut- u. Geschl.-Kr. **63**, 620 (1940). — Tucker, C. C.: Cause and treatment of pruritus ani. Arch. Surg. **62**, 428 (1951). Ref. Dermatologica (Basel) **104**, 190 (1952). — Tucker, C. C., and C. A. Hellwig: Arch. Surg. **34**, 929 (1937). Ref. Zbl. Haut- u. Geschl.-Kr. **57**, 608 (1937). — Tucker, W.: Psychosomatic study of ulcerative colitis. Lahey Clin. Bull. **7**, 72 (1951). — Tucker, W., R. E. Trussel, and E. D. Plass: Latent gonorrhea in obstetric patients. Zbl. Haut- u. Geschl.-Kr. **65**, 646 (1940). — Turner, D.: A treatise of diseases incident to the skin. London 1726.

Uhlmann, W. J.: Beitrag zur Anwendung psychologischer und psychosomatischer Erkenntnisse im Gebiet der Dermatologie. Zbl. Haut- u. Geschl.-Kr. **5**, 137 (1964); **6**, 186 (1964). — Ullman, M.: Herpes simplex and second degree burns induced under hypnosis. Amer. J. Psychiat. **103**, 828, 6 (1947). — Ullmann, K.: Hyperhidrosis manuum. Wien. Derm. Ges. 1927. Ref. Zbl. Haut- u. Geschl.-Kr. **24**, 747 (1927). — Welche funktionellen Hautveränderungen haben gesicherte Beziehungen zur Schweißbildung? Wien. klin. Wschr. **44**, 62 (1932). — Urbach, E.: Hautkrankheiten und Ernährung. — Klinik und Therapie der allergischen Erkrankungen. Wien 1932. — Psychisch bedingte Urticaria unter dem Bilde einer Menstruationsurticaria. Zbl. Haut- u. Geschl.-Kr. **55**, 181 (1937). — Urban, H. J.: Übernatur und Medizin. Vortr. Innsbruck 1946. Ref. nach F. Schleyer, Hannover 1948. — Theresa Neumann. My experience in Konnersreuth. Gac. méd. Méx. **26**, 51 (1951).

Valenti: Ref. nach G. Manganotti, Heidelberg 1955. — Valk, J. M. van der, and J. Green: Investigation of electrical resistance of skin during induced emotional stress in normal individuals and patients. Psychosom. Med. **12**, 303 (1950). — Vamos, L.: Versuche zur hormonalen Beeinflussung ausgedehnter Alopecia und Beurteilung der bisherigen Ergebnisse. Zbl. Haut- u. Geschl.-Kr. **95**, 330 (1956). — Vamos, L., M. Kálmán u. A. Szendei: Die Rolle der Faktoren der inneren Sekretion bei der Entwicklung der Alopecien. Zbl. Haut- u. Geschl.-Kr. **80**, 199 (1952). — Veal, J., and J. N. Shadid: Hyperhidrosis. Observations on the study of sixty-one cases. Surgery **26**, 89 (1949). — Veith, I.: Betrachtungen über den Wechsel der Krankheitsauffassungen. Medizinische **40**, 1881 (1959). — Veraguth, O.: Das psychogalvanische Reflexphänomen. Berlin 1906. — Kennzeichen der Heilung durch Psychotherapie. Schweiz. med. Wschr. **55**, 797 (1925). — Verschuer, O. v.: Lehrbuch der Humangenetik.

München u. Berlin 1959. — VETTER, A.: Ausdruckskundliche Psychodiagnostik. In: Vortr. d. 4. Lindauer Psychotherapiewoche 1953, hrsg. v. E. SPEER. Stuttgart 1954. — VIGNES, H.: Prurit chez les femmes enceintes. Bull. Soc. franç. Derm. Syph. **43**, 1648 (1936). Ref. Zbl. Haut- u. Geschl.-Kr. **57**, 609 (1937). — VINCHON, J.: Délires des enfants. Paris 1911. — VIRCHOW, R.: Vorlesungen über Allgemeine pathologische Anatomie aus dem Wintersemester 1855/56 in Würzburg. Jena 1930. — VOGELSANG, K.: Psychohygienische Maßnahmen bei der Rehabilitation zivilisationsgeschädigter Menschen. Karlsruhe 1963. — VOLK, J. M. VAN DER: Psychosom. Med. **12**, 303 (1950). — VOLLMER, H.: Treatment of warts by suggestion. Psychosom. Med. 8, 138 (1946).

WACHHOLDER, K.: „Vegetative Dystonie" — Randglossen eines Physiologen zu ihrem „Wesen" und zu ihrer Therapie. Med. Mspiegel **7**, 1 (1952). — WAGNER, FREDERIK: Gemütsprobleme bei einer Patientin mit Urtikaria. Ugeskr. Laeg. 425 (1951). — WAGNER jr., H. N.: Electrical skin resistance studies in two persons with congenital absence of sweat glands. Arch. Derm. Syph. (Chic.) **65**, 543 (1952). — WAISMAN, M., u. E. J. KEPPLER: Die Rolle endokriner Einflüsse bei Alopecia areata. Zbl. Haut- u. Geschl.-Kr. **67**, 606 (1941). — WALDBOTT, G. L.: Contact dermatitis. Springfield (Ill.) 1953. — WALDECKER, K.: Lupusfragen an Hand von statistischen Erhebungen. Beitr. Klin. Tuberk. **91**, 457 (1958). — Pers. Mitt. 1962. — WALSH, M., and R. KIERLAND: Psychotherapy in the treatment of neurodermatitis. Proc. Mayo Clin. **22**, 578 (1947). — WALTHARD, M.: Die Beziehungen des Nervensystems zu den normalen Betriebsabläufen und zu den funktionellen Störungen im weiblichen Genitale. In: Handbuch der Gynäkologie. München 1937. — WARTEGG, E.: Gefühl: Ganzheit und Struktur. Neue psychol. Stud. **12**, 1 (1934). — Gestaltung und Charakter. München 1939. — Der Zeichentest (WZT). In: Handbuch der klinischen Psychologie, Bd. II, hrsg. v. E. STERN. Zürich 1955. — WATT, A.: The psychological factors in the aetiology of certain skin diseases. Brit. J. Derm. **59**, 13 (1947). Ref. Dermatologica (Basel) **96**, 303 (1948). — WAYNE: Ref. nach M. E. OBERMAYER, Heidelberg 1961. — WEATHERHEAD, L. D.: Glauben und Heilen. Koblenz 1961. — WECHSLER, D., H. G. WOLFF: A method of quickly assaying personality and psychosomatic disturbances. Psychosom. Med. 8, 411 (1946). — WEIDMAN, A. I.: Seborrhoic dermatitis in a series of cases of postepedemic encephalitis. Arch. Derm. Syph. (Chic.) **21**, 690 (1930). — WEIDMAN, A. I., S. L. ZION u. A. MAMELOK: Gleichzeitiges Vorkommen von Alopecia areata bei eineiigen Zwillingen. Zbl. Haut- u. Geschl.-Kr. **98**, 69 (1957). — WEINBERGER, J.: Sklerodermie und Alopecie. Zbl. Haut- u. Geschl.-Kr. **32**, 676 (1930). — WEISS, E.: The cardiospasm. A psychosomatic disorder. Psychosom. Med. **6**, 58 (1944). — WEISS, E., and O. S. ENGLISH: Psychosomatic medicine. Philadelphia 1943. — WEIZSÄCKER, V. VON: Der kranke Mensch. Stuttgart 1951. — Psychosomatische Medizin. Psyche (Stuttgart) **81**, 331 (1951). — Pathosophie. Göttingen 1956. — WERTHEIM, L.: Über die Verwendung des Urgons bei Hyperhidrosis, Ekzemen, Dermatomykosen und Gewerbedermatosen. Med. Klin. **2**, 1468 (1932). — WERTHER, J.: Die psychogenen Dermatosen. Z. ärztl. Fortbild. **11**, 341 (1929). — Die neurotischen und hysterischen Dermatosen. Derm. Wschr. **1933**, 461. — WEST, R., R. R. KIERLAND, and E. M. LITIN: Atopic dermatitis and hypnosis. Arch. Derm. **84**, 579 (1961). — WETZELS, E.: Therapieresistente Hyperhidrosis. Med. Klin. 48, 95 (1955). — WHITLOCK: Ref.-nach M. HOOPER, München 1961. — WICK: Vortr. Sympos. Funktionsabläufe unter emotioneller Belastung. Wien 1963. — WIEDMANN, A.: Die psychische Auswirkung ärztlich-kosmetischer Eingriffe. J. med. Kosmet. **1954**, 4. — WILD: Ref. nach W. BALTERS, Vortr. Zahnärztekammer Rhld.-Pfalz, Bad Ems 1949. — WILD, O. E.: Zur Behandlung der Hyperhidrosis. Hautarzt **4**, 439 (1953). — WILLIAMS, D. H.: Skin temperatur reaction to histamine in atopic dermatitis (disseminated neurodermatitis). J. invest. Derm. **1**, 119 (1938). — Management of atopic dermatitis in children. Control of the maternal rejection factor. Arch. Derm. Syph. (Chic.) **63**, 545 (1951). — WILSON, J. W.: The influence of psychological factors upon Gastrointestinal disturbances. A Symposium: Typical personality trends and conflicts in cases of spastic colitis. Psychoanal. Quart. **3**, 558 (1934). — Delusion of parasitosis (acaraphobia). Arch. Derm. Syph. (Chic.) **66**, 577 (1952). — WILSON, J. W., and H. E. MILLER: Delusions of parasitosis. Arch. Derm. Syph. (Chic.) **54**, 39 (1946). — WINKLER, F.: Über den Pruritus cutaneous universalis. Mh. prakt. Derm. **52**, 223 (1911). — WINKLER, K.: Der wahnhafte Ungezieferbefall. Zbl. Haut- u. Geschl.-Kr. **22**, 47 (1957). — WISE, F., and M. D. SULZBERGER: Editorial comment on cheilitis, exfoliation and glandularis. Year Book of Dermatology and Syph. 1935. — WITKOP jr., C. J., and R. J. GORLIN: Four hereditary mucosal syndromes. Arch. Derm. Syph. (Chic.) 84, 762 (1961). — WITTKOWER, E.: Einfluß der Gemütsbewegungen auf den Körper. Wien 1937. — Psychological aspects of psoriasis. Lancet **1946 I**, 566. — Psychological aspects of dermatology. In: MACKENNAS Modern trends in dermatology. New York and London 1948. — Psychiatry and the skin. Proc. roy. Soc. Med. **43**, 799 (1950). — Acne vulgaris, a psychosomatic study. Brit. J. Derm. **63**, 214 (1951). — Psychological aspects of skin diseases. Bull. Menninger Clin. **11**, 148 (1957). — WITTKOWER, E., and B. RUSSELL: Emotional factors in skin disease. New York 1953. — WODAK, E.: Die ästhetischen und psychologischen Grundlagen der Nasen-, Ohren- und Gesichtsplastik. Mschr. Ohrenheilk. **72**,

288 (1938). — Wohlfahrt, H.: Autoexperimentelle Versuche bei akuten Infektionen im AT. Z. Psychother. med. Psychol. **1**, 40 (1958). — Heilungsfaktor und autogenes Training. Z. Psychother. med. Psychol. **2**, 96 (1958). — Wolff, H. G., and B. Mittelmann: Experimental observations on changes in skin temperature associated with unduced emotional states. Amer. J. Neurol. **63**, 136 (1937). — Wolff, H. G., and S. Wolff: Studies on a subject with a large gastric fistula. Changes in the function of the stomach in association with varying emotional states. Amer. J. phys. Ther. **57**, 115 (1942). — Wolff, T.: Dynamic aspects of cardiovascular symptomatology. Amer. J. Psychiat. **91**, 563 (1934). — Woodburne, A. R., and O. S. Philpott: Cheilitis glandularis. A manifestation of emotional disturbance. Arch. Derm. Syph. (Chic.) **62**, 820 (1950). — Wright, C. S.: Therapy in psychosomatic dermatoses. Arch. Derm. Syph. (Chic.) **60**, 303 (1949). — In discussion of Woodburne and Philpott: Arch. Derm. Syph. (Chic.) **62**, 827 (1950). — Psychosomatic aspects of dermatoses. J. Clin. med. **3**, 711 (1944). Ref. nach M. E. Obermayer, Springfield 1955. — Wundt, W.: Grundriß der Psychologie. Stuttgart 1902. — Wyss, N.: Die Wut, die Angst und die Hormondrüsen. Erkenntnisse über die Wirkungen des Emotionalen auf die Körperfunktionen. Süddtsch. Ztg **161**, 9 (1963). — Wyss, W. H.: Grundsätzliches zur psychosomatischen Medizin. Schweiz. med. Wschr. **82**, 40 (1952). — Aufgaben und Grenzen der psychosomatischen Medizin. Berlin 1955.

Yamamoto, J.: Untersuchungen über den Einfluß des Sympathikus auf die Permeabilität der Gefäße. Biochem. Z. **145**, 201 (1924). — Young, M. W.: Anatomical factors in senile alopecia. Experimental production of baldness. Anat. Rev. **97**, 378 (1947).

Zach, S. S.: The action of ultrasonic energy on the autonomic nervous system. Brit. J. phys. Med. **15**, 256 (1952). — Zach, S. S., K. Fellinger, J. Schmid Bedingte Reflexe als Krankheitsursache. Acute neuroveg. (Wien) **8**, 372 (1954). — Zaidens, S. H.: Self inflicted dermatoses and their psychodynamics. J. nerv. ment. Dis. **113**, 395 (1951). — Three cases illustrative of emotional factors in dermatology. Psoriasis, infectous eczematoid dermatitis and chronic eczema of the hands. Psychoanal. Rev. **37**, 221 (1950). — Dermatologic hypochondriasis. A form of schizophrenia. Psychosom. Med. **12**, 250 (1950). — The skin: Psychodynamic and psychopathologic consepts. J. nerv. ment. Dis. **113**, 388 (1951). — Ziskind, D. E.: Vortr. XI. Internat. Dermat.-Congr. Stockholm 1957, Congr. Bd. II, p. 203, 1958. — Ziskind, D. E., and R. Moulton: Glossodynia. A study of idiopathic oral-lingual pain. J. Amer. dent. Ass. **33**, 1422 (1946). — Zwick, K. G.: Hygiogenesis of warts disappearing without topical medication. Arch. Derm. Syph. (Chic.) **25**, 508 (1932).

Hautveränderungen bei inneren Erkrankungen

Von

Carl Schirren, Hamburg

Mit 10 Abbildungen

Einleitung

Wenn man sich mit dem Gebiet der Hauterscheinungen bei inneren Krankheiten auseinandersetzt, dann stellt man immer wieder fest, wie gering unsere exakten Kenntnisse eines echten Zusammenhanges sind. Wir begegnen vor allem in der älteren, aber auch in der neueren Literatur zahlreichen Mitteilungen über mögliche Beziehungen und pathogenetische Betrachtungen — exakte Unterlagen liegen jedoch nur in einem verschwindend geringen Anteil vor. Es versteht sich daher, daß der Komplex, den man im Rahmen eines Handbuches über die bei inneren Erkrankungen auftretenden Hauterscheinungen kritisch darstellen und werten kann, sehr viel enger umgrenzt wird, als es auf den ersten Blick scheinen mochte.

Es kann nicht der Sinn dieses Spezialkapitels sein, eine Aufstellung all jener Beziehungen zu geben, wie sie sich aus gemeinsamen Symptomen von bestimmten Dermatosen und inneren Erkrankungen ergeben. Der besondere Aspekt wird vielmehr darin erblickt, die internen Leiden zum Ausgangspunkt zu machen und von dort her eine kritische Gesamtschau der dabei möglichen dermatologischen Symptome zu geben. Trotzdem wird gelegentlich auf verschiedene, klar umrissene dermatologische Krankheitsbilder zurückzugreifen sein. Entsprechend der thematischen Formulierung dieses Kapitels wird das Schwergewicht jedoch auf die internen Erkrankungen gelegt.

In den Vordergrund der eigenen Ausführungen soll die Ätiologie und Pathogenese der verschiedenen Hauterscheinungen gestellt werden. Es wird dabei offenbar werden, daß diese Idealforderung des Autors sich nicht in jedem Einzelfall durchsetzen lassen wird, weil viele hierfür erforderliche Untersuchungen fehlen. Von dieser Generalkonzeption wird jedoch nach Möglichkeit nicht abgegangen werden. Es soll damit gezeigt werden, daß auch für den Bereich der Dermatologie die rein deskriptive Nosologie einer funktionellen Deutung gewichen ist. Denn nur auf diesem Wege wird eine fruchtbare Auslegung der Hautveränderungen mit Rückwirkungen auf die inneren Organe im Interesse des erkrankten Menschen möglich sein.

In der Nomenklatur ist der Ausdruck „Stoffwechselkrankheiten“ bewußt im Hinblick auf die Worte von Gottron u. Tendeloo vermieden worden. Tendeloo hat hierzu die bemerkenswerte Feststellung gemacht: „Wer von Stoffwechselkrankheiten redet, bedient sich eines unrichtigen Ausdruckes, weil der Stoffwechsel wohl gestört, nicht aber krank sein kann.“

Bei einem Vergleich des vorliegenden Beitrages mit den Ausführungen von JESSNER u. LUTZ im alten Jadassohnschen Handbuch (1930) darf nicht außer acht gelassen werden, daß dort manche Kapitel relativ kurz abgehandelt wurden, weil man seinerzeit nicht mehr über die Pathogenese der betreffenden Erscheinungen aussagen konnte. Wir sind heute in vielen Fällen gerade durch die Ergebnisse der modernen Laboratoriumsdiagnostik in der Lage, sehr viel eingehendere Darstellungen zu geben. Trotzdem gibt es immer noch manches Gebiet, in dem auch wir keine exakte, fundierte Erklärung für bestimmte Phänomene geben können. Auf der anderen Seite sind im eigenen Beitrag für den unbefangenen Leser einige Abschnitte wohl sehr kurz dargestellt worden. Das liegt begründet in der Grundkonzeption, die nur Hautveränderungen bei inneren Krankheiten berücksichtigt, nicht dagegen Symptome an inneren Organen bei bestimmten Dermatosen zu erfassen hat.

I. Erkrankungen des Herzens

1. Angeborene Mißbildungen des Herzens

Unter den angeborenen Mißbildungen des Herzens sind vor allem der Ductus arteriosus persistens, das Eisenmenger-Syndrom und die nach FALLOT benannte Tetralogie mit bestimmten charakteristischen Hautveränderungen behaftet.

a) Ductus arteriosus persistens

Der Ductus arteriosus persistens erhält im allgemeinen Sprachgebrauch den Zusatz „Botalli“, obwohl BOTALLI selbst weder mit der Entdeckung noch mit der Erforschung dieser Anomalie etwas zu tun gehabt hat (LANGE). Nach KNEBEL ist die Erstmitteilung GALEN zuzuschreiben. Beim Neugeborenen schließt der Ductus arteriosus sich am Ende der dritten Lebenswoche, nachdem vorher durch die Atmung ein Druckausgleich zwischen den beiden Vorhöfen hergestellt, das Foramen ovale geschlossen ist und ein Klappen- bzw. Ventilverschluß die Verbindung des Blutes von Aorta und Arteria pulmonalis unterbrochen hat.

Der offene Ductus arteriosus wird vor allem beim weiblichen Geschlecht (SCHERF u. BOYD; BJÖRK) angetroffen und ist wohl als die häufigste angeborene Angiokardiopathie anzusehen (REINDELL u. KLEPZIG). Infolge höheren Druckes in der Aorta gegenüber der A. pulmonalis besteht anfangs ein Links-Rechts-Shunt, die Richtung des Blutstromes ist dementsprechend arteriell-venös (JACOBI, LOEWENECK u. NORDHOFF). In diesem Stadium fehlt daher die Cyanose (FRIEDBERG; KÖTTGEN; ROSSI); es wird lediglich eine auffallende Blässe beobachtet (FREY u. KUETGENS; HOCHREIN u. SCHLEICHER), die aber gerade bei Kindern noch fehlen kann und nach SCHMIDT-VOIGT im Erwachsenenalter den Verdacht auf eine Aorteninsuffizienz aufkommen läßt. In der Regel sind die körperliche Entwicklung und die Leistungsbreite der Patienten normal (GROSSE-BROCKHOFF, LOOGEN u. SCHAEDE); in seltenen Fällen wird eine Wachstumsstörung (SCHMID) oder eine Störung der Atemfunktion (BAYER; FRIEDBERG) beobachtet. Zu den charakteristischen Hautveränderungen kommt es erst, wenn die Lungengefäße aufgrund des ständig vermehrten Blutdurchflusses sklerotisch geworden sind und daraus dann eine pulmonale Hypertonie mit einer Shunt-Umkehr resultiert (SCHERF u. BOYD). Im Vordergrund steht dabei die aus anatomischen Gründen vor allem an Rumpf und unteren Extremitäten lokalisierte (KONCZ; REINDELL u. KLEPZIG) Cyanose der Haut (BÜRGER; FREY u. KUETGENS; FRIEDBERG; HEGGLIN; HIRSCH u. RUST; HOCHREIN u. SCHLEICHER; KNIPPING, BOLT, VALENTIN u. VENRATH; UHLENBRUCK). Bei der Umkehr des Shunts wird jetzt der linke Arm mit Mischblut versorgt, da die A. subclavia sinistra unmittelbar oberhalb des Ductus arteriosus ihren Abgang hat; auf diese Weise ist das einseitige (linksseitige) Auftreten von Uhrglasnägeln (HEGGLIN) und von Trommelschlegelfingern (BÜRGER; HIRSCH u. RUST; UHLENBRUCK) zu erklären. FREY u. KUETGENS lehnen diese Auffassung jedoch ab. FRIEDBERG stellt vor allem die unterschiedliche Farbtönung von linker und rechter Hand in den Vordergrund.

b) Eisenmenger-Syndrom

Das Eisenmenger-Syndrom stellt eine Kombination von hohem Ventrikelseptumdefekt und Dextroposition der Aorta und Hypertrophie des rechten Ventrikels dar. Auch hier fehlt im Kindesalter die Cyanose der Haut (BRUGSCH; FREY u. KUETGENS; KNIPPING, BOLT, VALENTIN u. VENRATH); die Kinder sind in ihrer körperlichen Entwicklung nicht gestört (REINDELL u. KLEPZIG; ROSSI). Bei Auftreten sekundärer Lungenveränderungen kommt es über die pulmonale Hypertonie (KELLER u. WISKOTT) und die zunehmende Hypertrophie des rechten Ventrikels (ROSSI) zu einer Umkehr des Shunts und zur Cyanose der Betroffenen (FRIEDBERG; HIRSCH u. RUST; KNEBEL; SCHMID). In der Pubertät beobachtet man nach LANGE diese sog. Spätcyanose regelmäßig (FISCHBACH); KELLER und WISKOTT meinen dagegen, daß sie häufig auch erst bei Erwachsenen festzustellen ist. Nur bei Dextroposition der Aorta ist die Cyanose bereits bei der Geburt vorhanden. Diese Cyanose ist eine Mischcyanose (FISCHBACH; HIRSCH u. RUST; JACOBI u. LOEWENECK), die in einer blau-lividen Verfärbung des Gesichtes und sehr ausgeprägter Lippencyanose (SCHMIDT-VOIGT) zum Ausdruck kommt. An Intensität tritt sie hinter der Cyanose bei der Fallotschen Tetralogie zurück (FRIEDBERG; FREY u. KUETGENS; PASTINSZKY u. RACZ), Uhrglasnägel, Trommelschlegelfinger und -zehen sind sehr selten (TH. BRUGSCH; JACOBI u. LOEWENECK; SCHMID). HALE, PHILIPS u. BURCH haben festgestellt, daß bei den angeborenen Herzfehlern im Gegensatz zu den erworbenen Vitien bestimmte Hypothenarmuster (distale Verschiebung; multiple axiale Triradii) sehr viel häufiger vorkommen.

c) Fallot-Tetralogie

Die nach FALLOT *benannte Tetralogie* stellt eine Herzmißbildung dar, die in einer angeborenen Kombination von Ventrikelseptumdefekt, Dextroposition der Aorta, Pulmonalstenose und Hypertrophie des rechten Ventrikels besteht. Diese Anomalie wurde von FALLOT 1888 gewissermaßen wiederentdeckt; denn vor ihm haben bereits PEACOCK (1866) sowie SANDIFORT (1777) entsprechende Mitteilungen an insgesamt zehn Fällen gemacht. Keiner von ihnen kannte jedoch die Erstbeschreibung aus der Feder von NIELS STENSEN (1664), dem berühmten Dänen (vgl. SCHIRREN, 1965).

In etwa 74—75% aller Patienten mit angeborenen cyanotischen Vitien wird die Fallotsche Tetralogie nachgewiesen (FALLOT; KONCZ). Die dabei beobachtete Cyanose ist bereits vom Säuglingsalter an vorhanden (BEUREN; FREY u. KUETGENS; GROSSE-BROCKHOFF, LOOGEN u. SCHAEDE; HIRSCH u. RUST; JACOBI u. LOEWENECK; KELLER u. WISKOTT; KNEBEL; KNIPPING, BOLT, VALENTIN u. VENRATH; KONCZ; KÖTTGEN; LANGE; MANNHEIMER; MEHRIZI u. DRASH; PASTINSZIKY u. RACZ; ROSS; REINDELL u. KLEPZIG; SCHERF u. BOYD; SCHMID). Die Intensität der Cyanose ist abhängig von dem Ausmaß der Pulmonalstenose und der Aortendextroposition; sie verstärkt sich bei körperlichen Belastungen (KNEBEL) und Witterungsextremen (SCHMID). Es liegt ein Rechts-Links-Shunt vor, aus dem eine Mischungscyanose resultiert, die eine sog. Spätcyanose (FISCHBACH) ist, weil das blaue Hautkolorit noch fehlt, solange der Ductus arteriosus noch offen ist (FRIEDBERG; REINDELL u. KLEPZIG; SCHMIDT-VOIGT). Von der Cyanose sind an Haut und Schleimhaut vor allem die Finger, die Nase, die Lippen („veilchenblau") und die Zunge befallen. Kompensatorisch kann es zu einer Polyglobulie kommen (FREY u. KUETGENS; KNIPPING, BOLT, VALENTIN u. VENRATH; LANGE), bei der Erythrocytenwerte bis zu 6—8 Mill. festgestellt werden (KONCZ); PASTINSZKY hebt hervor, daß hierdurch die Lilafärbung der Cyanose beeinflußt werden kann. Jahrelang nach Bestehen der Cyanose kommt es zunächst zur Ausbildung von Uhrglasnägeln (BRUGSCH) und im weiteren Verlauf der Erkrankung zu Trommelschlegelfingern und -zehen (90%) in unterschiedlicher Ausprägung (JACOBI, LOEWENECK u. NORTHOFF; BEUREN; FISCHBACH; GROSSE-BROCKHOFF, LOOGEN u. SCHAEDE; KELLER u. WISKOTT; KNEBEL; KNIPPING, BOLT, VALENTIN u. VENRATH; KÖTTGEN; KONCZ; LANGE; MANNHEIMER; PASTINSZKY; REINDELL u. KLEPZIG; ROSSI; SCHERF u. BOYD; SCHAUB u. UEHLINGER; SCHMID). Vor den ossären Veränderungen an den Fingern tritt ein Weichteilödem mit Vermehrung der Capillaren auf (KOPEC, SENDYS u. KOWALSKI); die Steigerung der örtlichen Durchblutung ist also nicht nerval bedingt (WILSON). Trommelschlegelfinger sind zwar charakteristisch, jedoch nicht pathognomonisch für die Fallotsche Tetralogie; sie entwickeln sich auf dem Boden der chronischen Hypoxämie (KONCZ; PASTINSZKY u. RACZ) und entstehen auch bei längerem Aufenthalt im Höhenklima, um bei Rückkehr in die Tiefebene nach einiger Zeit wieder zu verschwinden (FISCHBACH). MEYER hat über eine Beobachtung der Entstehung eines Trommelschlegelfingers bei einem 30jährigen Mann berichtet; ein isoliertes Trauma führte zu örtlichen Durchblutungsstörungen als Vorbedingung für das Jahre später eintretende Phänomen des Trommelschlegelfingers. Daneben sollen nach Untersuchungen von KOPEC, SENDYS u. KOWALSKI aber auch toxische, mechanische, nervöse und endokrine Faktoren eine maßgebende Rolle spielen. Ein weiteres sehr wichtiges Allgemeinsymptom ist das bei der Fallot-Tetralogie zu beobachtende Zurückbleiben der körperlichen Entwicklung und eine herabgesetzte Leistungsfähigkeit (BRUGSCH; GROSSE-BROCKHOFF, LOOGEN u. SCHAEDE; JACOBI u. LOEWENECK; KÖTTGEN; KONCZ; MERHIZI u. DRASH; ROSSI). Die Lingua geographica wird selten gesehen (FREY u. KUETGENS; LANGE); ihre Ursache ist unbekannt (HAMPERL).

2. Die Herzklappenfehler

a) Mitralklappenfehler

In etwa 60% aller Herzfehler ist nach KONCZ die Mitralklappe beteiligt. Fast regelmäßig geht die Ätiologie auf rheumatische Erkrankungen zurück; in 40% stellt der akute Gelenkrheumatismus einen wichtigen ätiologischen Faktor dar. Das weibliche Geschlecht wird häufiger befallen (BÜRGER; v. JAGIC; SCHAUB u. UEHLINGER); im Kindesalter ist sie ein sehr oft anzutreffender Klappenfehler (KELLER u. WISKOTT; SCHMID), die reine Mitralstenose wird selten beobachtet, meistens liegt eine Kombination von Mitralstenose und -insuffizienz vor.

Bei der *Mitralstenose* sind die Hautveränderungen sehr vom Grad der Stenose abhängig. Man unterscheidet im allgemeinen einen roten, einen cyanotischen, einen blauen und einen gelben Typus. Beim *roten* Typ ist die kardiale Lungenstauung noch nicht sehr stark ausgebildet; man beobachtet in diesem Stadium eine clownartige Rötung der Wangen von etwa Fünfmarkstückgröße und streng umschriebenem Charakter (PASTINSZKY; SCHMIDT-VOIGT; REINDELL u. KLEPZIG). Mit Verstärkung der Stauungssymptome in den Lungen kommt es zum *cyanotischen* Typ und weiterhin zum *blauen* Typ; diese beiden Typen sind offenbar identisch mit der in der Literatur beschriebenen „Facies mitralis", die durch Rötung der

Wangen (LANGE; UHLENBRUCK), Cyanose der Lippen (FRIEDBERG; HEGGLIN), der Ohrläppchen (SPÖRMER) bei einem subikterischen Hautkolorit (HIRSCH u. RUST) gekennzeichnet ist. Weitere Angaben hierzu bei FRIEDBERG; GROSSE-BROCKHOFF, KAISER u. LOOGEN; HIRSCH u. RUST; JACOBI u. LOEWENECK; KNIPPING, BOLT, VALENTIN u. VENRATH; LANGE; REINDELL u. KLEPZIG; STÖRMER). Der gelbe Typ ist als Vorstufe gewissermaßen im gelblichen Kolorit bei der Facies mitralis schon vorhanden; er geht auf eine Stauung zurück. Infolge der Leberstauung üben die erweiterten Lebervenen einen Druck auf die Gallencapillaren aus und behindern deren Abfluß (SCHMIDT-VOIGT); weiterhin kommt es zu Venenstauungen an den Händen und Unterarmen (BÜRGER) und am Halse (v. JAGIC u. NAGEL), zur Einschränkung der körperlichen Leistungsfähigkeit (KONCZ), zu Ödemen (HIRSCH u. RUST), zur Dyspnoe (FRIEDBERG; SCHAUB u. UEHLINGER), Hämoptoe (KNIPPING, BOLT, VALENTIN u. VENRATH; WHITE), pectanginösen Beschwerden (JACOBI u. LOEWENECK) und Ohnmachtsanfällen (HADORN). Die Thrombusbildung im Vorhof kann zeitweise zu einem Verschluß des Ostiums führen, woraus dann eine Hautblässe (BORNEMANN), Hypotension (CATEL), kalte cyanotische Extremitäten (HOCHREIN u. SCHLEICHER) sowie gangränöse Erscheinungen an den Acren (SCHERF u. BOYD) resultieren können.

Bei der *Mitralinsuffizienz* finden sich im Kompensationsstadium keinerlei besonders charakteristische Hautveränderungen (REINDELL u. KLEPZIG; SCHERF u. BOYD; SCHMIDT-VOIGT). Erst mit der Dekompensation tritt die oben bereits beschriebene Facies mitralis mit Cyanose der Wangen und Lippen sowie gelblichem Hautkolorit auf. In fortgeschrittenen Stadien hat BÜRGER Trommelschlegelfinger beobachtet. Daneben übt die Stauung auch unangenehme Begleiterscheinungen auf die Geschlechtsorgane aus, die sich bei der Frau in Menorrhagien, Metrorrhagien und Abortus imminens bei der Gravidität äußern; beim Manne kommt es nach BRUGSCH zu einer für den Herzkranken unvorteilhaften Steigerung von Potentia coeundi und Libido.

b) Aortenklappenfehler

Bei den Aortenklappenfehlern sind Aortenstenose und -insuffizienz meistens miteinander kombiniert. Das männliche Geschlecht wird häufiger befallen (BLUMBERGER; REINDELL u. KLEPZIG; SCHERF u. BOYD; UHLENBROCK). Ursächlich werden Rheumatismus (HEGGLIN), Arteriosklerose und Syphilis angeschuldigt (BRUGSCH; HAMPERL; KONCZ; SCHMIDT-VOIGT; WHITE).

Die *Aortenstenose* weist im kompensierten Zustand lediglich eine Gesichtsblässe auf (JACOBI u. LOEWENECK; PASTINSZKY; UHLENBRUCK). Mit der Dekompensation wird das Schlagvolumen herabgesetzt; dementsprechend kommt es zu einem geringeren Blutangebot für die Coronararterien, so daß hieraus Angina pectoris-Anfälle resultieren können (BLUMBERGER; FREY u. KUETGENS; FRIEDBERG; KONCZ; REINDELL u. KLEPZIG; SCHERF u. BOYD; SCHAUB u. UEHLINGER). Aufgrund des herabgesetzten Blutvolumens kann nur eine Minderdurchblutung der Kreislaufperipherie erfolgen (HOCHREIN u. SCHLEICHER), so daß man klinisch den Pulsus parvus et tardus feststellt. Cyanose und Gangrän der Acren sind die Folgen dieser Erscheinungen. Bei der *Aorteninsuffizienz* finden wir einen Anstieg des systolischen Druckes durch Vergrößerung des Schlagvolumens und ein Absinken des diastolischen Druckes durch Rückfluß der zusätzlichen Blutmenge; es folgt daraus eine Vergrößerung der Blutdruckamplitude, ein Pulsus celer et altus sowie ein Capillarpuls, der allerdings auch bei Mitralklappenfehlern und bei der Hyperthyreose zu beobachten ist (SCHERF u. BOYD). Die Pulsationen können so ausgeprägt sein, daß sie rhythmische, nickende Schwankungen des Kopfes = Mussetsches Zeichen (BRUGSCH; SCHMIDT-VOIGT) und Zucken der Hände zur

Folge haben (UHLENBRUCK). Hautveränderungen sind sehr selten zu beobachten. Auf der mangelhaften Füllung der Hautgefäße beruht die Hautblässe, deren Intensität vom Grade der Schließunfähigkeit der Aortenklappe abhängig ist (BRUGSCH; BÜRGER; HIRSCH u. RUST; PASTINSZKY u. RACZ; REINDELL u. KLEPZIG; SCHERF u. BOYD; SCHMID). In fortgeschrittenen Stadien treten Cyanose und Oedeme auf (BLUMBERGER; HOCHREIN u. SCHLEICHER; PASTINSZKY).

c) Tricuspidalinsuffizienz

Die Tricuspidalinsuffizienz ist meistens mit einem Mitralklappenfehler kombiniert, so daß hier ähnliche Veränderungen auftreten, wie sie dort bereits beschrieben wurden. In fortgeschrittenen Stadien kommt es zur Hepatomegalie (FRIEDBERG), Stauungsinduration der Leber (REINDELL u. KLEPZIG), kardialer Cirrhose (v. JAGIC) und zu einem *Oliven-Ikterus* (FRIEDBERG; GROSSE-BROCKHOFF, KAISER u. LOOGEN; PASTINSZKY u. RACZ), der durch eine Überlagerung der cyanotischen Hautfarbe mit der Farbkomponente des Ikterus entsteht; PASTINSZKY u. RACZ sprechen von „Icterocyanosis". Weiterhin sind Unterschenkelödeme und Anasarka möglich (JACOBI u. LOEWENECK; REINDELL u. KLEPZIG; SCHERF u. BOYD; STÖRMER; UHLENBRUCK).

3. Die Endokarditis

Bei der Endokarditis liegt ein Entzündungsvorgang am Endokard vor, bei dem die Herzklappen mitbeteiligt sind. Infolgedessen beruhen die erworbenen Herzklappenfehler stets auf einer entsprechenden Entzündung des Endokards.

a) Endocarditis rheumatica

Im Vordergrund steht bei der Endocarditis rheumatica das „rheumatische Fieber"; die Endokarditis zeigt dabei lediglich den Befall der Herzinnenhaut an — es können auch noch weitere Organe befallen sein: so findet sich nicht selten eine Pankarditis (HOCHREIN u. SCHLEICHER; KUNDRATITZ; SCHMID) und auch die Beteiligung der Gelenke mit periartikulärem Ödem gehört hierzu (HEILMEYER u. MÜLLER; OPPERMANN u. DERLAM; SCHÖLMERICH). In 10—20% aller Fälle werden die sog. Noduli rheumatici beobachtet (BOHNSTEDT; SCHÖLMERICH), die sich vornehmlich in der Galea aponeurotica, in Sehnen, Gelenken und in der Haut mit cutaner bzw. subcutaner Lokalisation finden (BOHNSTEDT; FRIEDBERG; GOMEZ ORBANEJA; HAMPERL, HEILMEYER u. MÜLLER; KELLER u. WISKOTT; KUNDRATITZ; LANGE; VILANOVA, PINOL u. ROTES RUEROL). Nach übereinstimmender Ansicht aller Autoren treten sie zu einer Zeit auf, in der bereits eine Manifestierung der Endokarditis erfolgt ist (LOWNEY u. SIMONS). Man kann also in gewisser Weise aus dem Erscheinen dieser Knötchen Rückschlüsse auf die ernste Prognose der Erkrankung ziehen. Die Noduli rheumatici sind im allgemeinen rundlich-oval und etwa kirsch- bis walnußgroß (FRIEDBERG; FRÜHWALD; HAMPERL; SCHÖLMERICH; VAUBEL); sie sind nur schmerzhaft, wenn sie auf einer harten Unterlage (z.B. Knochen) aufliegen (FRÜHWALD). So schnell wie sie aufgetreten sind, verschwinden sie auch wieder — gelegentlich mit leichter Pigmentierung der Haut (SHTEINBERG u. CHERIKOVER; VAUBEL). Eine Perforation nach außen (BOHNSTEDT) bzw. eine Verkalkung (FRÜHWALD) treten selten ein. Histologisch ergibt sich eine „fibrinoide Nekrose" (HAMPERL) der gequollenen, fibrinoid degenerierten kollagenen Bindegewebsfasern (BONNET, CALAS u. GERARD; BURNS, BOYER u. FINE; BYWATERS, GLYNN u. ZELDIS; KUNDRATITZ; WOOD u. BEERMAN). Mitunter tritt gleichzeitig mit den Noduli rheumatici das Erythema anulare rheumaticum auf, das als pathognomonisch für das rheumatische Fieber angesehen wird und in etwa 10% der Fälle vorhanden ist; seine Lokalisation ist vorwiegend am Stamm und Gesäß, weniger an den Extremitäten (SHTEINBERG u. CHERIKOVER), niemals dagegen im Gesicht (SCHÖLMERICH). LEHNDORFF u. LEINER, die beiden Erstbeschreiber dieses dermatologischen Symptoms einer Allgemeinerkrankung — sie waren Wiener Pädiater — haben die Auffassung vertreten, daß das Auftreten des Erythema anulare rheumaticum stets als Zeichen einer Endokarditis zu werten sei. Klinisch imponiert das Erythema anulare rheumaticum als halbkreis- bzw. kreisförmiges, im Niveau der Haut liegendes Erythem von blaßroter bzw. livider Färbung mit Neigung zu Rezidiven.

An *uncharakteristischen Hautveränderungen* finden sich außerdem bei der Endocarditis rheumatica das Erythema nodosum (FRIEDBERG; FRÜHWALD; GOTTRON; HEILMEYER u. MÜLLER; SCHERF u. BOYD; SHTEINBERG u. CHERIKOVER), das man auch als „Hautrheumatoid" (BOHNSTEDT) bezeichnet und das als unspezifische Reaktion der Haut auf Antigenzufuhr angesehen wird (STÖRMER). Weiterhin werden das Erythema exsudativum multiforme, die Urticaria und Purpuraerscheinungen (als Folge eines toxischen Capillarschadens) beobachtet (CANIZARES; FRIEDBERG; FRÜHWALD; HEILMEYER u. MÜLLER; HEGGLIN; KUNDRATITZ; NAVA; SCHERF u. BOYD; VAUBEL). Schließlich kommen als Begleitsymptome des rheumatischen Fiebers an der Haut profuse Schweißausbrüche mit feucht-kalten Handtellern und Fußsohlen (KELLER u. WISKOTT; SCHERF u. BOYD) sowie blasse, cyanotische Gesichtsfarbe (KÖTTGEN; VAUBEL) vor.

b) Endocarditis lenta

Die Bezeichnung „Endocarditis lenta" geht auf SCHOTTMÜLLER zurück, der dieser Erkrankung aufgrund ihres schleichenden Verlaufs außerdem ihre Sonderstellung eingeräumt hat. Man versteht darunter eine bakterielle Erkrankung, die mit einer Bildung polypenartiger Granulationen an den Herzklappen einhergeht, sich durch Bösartigkeit auszeichnet und vornehmlich das männliche Geschlecht befällt (BOCK; LANGE). Ätiologisch spielt in etwa 90% der von LENHARTZ u. SCHOTTMÜLLER beschriebene Streptococcus viridans eine Rolle; daneben findet man Enterokokken (BRUGSCH; STÖRMER). Klinisch steht bei dieser Erkrankung die schleichende Sepsis mit der Ausbildung eines Herzklappenfehlers und der Neigung zu multiplen Embolien im Vordergrund. Die Haut weist ein fahl-graues gelbliches Cafe au lait-Kolorit auf, das auf die toxische Anämie, den Ikterus und eine Cyanose zurückgeht (FRIEDBERG; HEGGLIN; HIRSCH u. RUST; KÖTTGEN; KÜSTER; PASTINSZKY u. RACZ; REINDELL u. KLEPZIG). Als Folge der genannten Embolien kann es an der Haut zu petechialen Blutungen kommen (DENNIG; GOTTRON u. NIKOLOWSKI; SCHÖLMERICH; WHITE), die gelegentlich eine zentrale Nekrosebildung aufweisen (PASTINSZKY u. RACZ; SCHERF u. BOYD); bei subungualem Auftreten (BÜRGER; PLATTS u. GRAEVES; WHITE) hat man den Eindruck, „als ob ein Fremdkörper unter den Nagel gelangt sei" (LANGE). KÜSTER vertritt den Standpunkt, daß die petechialen Hämorrhagien nicht nur durch bakterielle Embolien, sondern auch durch allergische Gefäßschäden bedingt sind. An den Handtellern und Fußsohlen bezeichnet man sie als Janewaysche Flecke (SCHÖLMERICH); sie sind streng zu trennen von den symmetrischen Hautblutungen an den Unterschenkeln, die von STURM als eine Folge der nervalen Erregung des segmentalen Hautgefäßsystems angesehen werden. Pathognomonisch für die Endocarditis lenta (FRIEDBERG) sind die vor allem an den Handflächen, Fingern und Zehen ganz plötzlich aufschießenden Osler-Knötchen, die auf Embolien (STÖRMER) bzw. auf eine proliferative Endarteriitis (SCHERF u. BOYD; RUITER

u. MANDEMA) zurückgehen. Es handelt sich dabei um stecknadelkopf- bis erbsgroße Knötchen, die eine blaurote Farbe aufweisen, schmerzhaft sind (BÜRGER; BRUGSCH; SCHERF u. BOYD; STÖRMER) und zu Rezidiven neigen (SCHÖLMERICH). PASTINSZKY beschreibt außerdem ein papulöses Exanthem, SULDBERG teilt ein generalisiertes knötchenförmiges Exanthem mit und SCHÖLDGEN weist auf Hauterscheinungen unter dem Bilde eines spätexsudativen Ekzems bei der Endocarditis lenta hin. Bei längerem Bestehen der Erkrankung entwickeln sich häufig Uhrglasnägel und Trommelschlegelfinger (FISCHBACH; HIRSCH u. RUST; KELLER u. WISKOTT; PASTINSZKY u. RACZ; REINDELL u. KLEPZIG; SCHERF u. BOYD; SCHÖLMERICH; STÖRMER; WETZEL; WHITE). PASTINSZKY weist außerdem auf die Leukonychie im Anschluß an die Endocarditis lenta hin. Daneben kommt es aufgrund der schweren septischen Krankheit zu verschiedenen uncharakteristischen Symptomen an der Haut wie Schweißausbrüchen und Frösteln, die auf die Allgemeinerkrankung zurückgehen.

4. Die Myokarditis

Die Myokarditis stellt eine vorwiegend durch Bakterien (SCHMID) oder Viren (SEIFERT) verursachte Herzmuskelentzündung dar, der fast regelmäßig ein Infekt vorausgeht (LANGE) und bei der auch eine Polyarthritis rheumatica beteiligt sein kann (v. JAGIC). Auch heute sieht man bei der Diphtherie besonders schwere Krankheitsbilder, falls nicht rechtzeitig von der modernen Therapie Gebrauch gemacht wird. Über die bei einigen Dermatosen (Erythematodes visceralis, progressive Sklerodermie, Dermatomyositis) möglichen Beziehungen zwischen Haut und Herz haben DENK u. KORTING im Rahmen einer Übersicht berichtet.

Hauterscheinungen sind hier nicht charakteristisch. Man findet eine Blaßverfärbung der Haut aufgrund der toxischen Anämie (FRIEDBERG; KÖTTGEN; v. JAGIC; ROSSI; SCHMIDT-VOIGT). Im weiteren Verlauf der Erkrankung kann es bei Eintritt einer Lungenstauung infolge der zunehmenden Dilatation des Herzmuskels zu einer Cyanose kommen. An den Nägeln wird als Folge der gestörten Durchblutung Querrillenbildung beobachtet (PASTINSZKY u. RACZ).

5. Coronarinsuffizienz

Aufgrund eines Mißverhältnisses zwischen Blutangebot und -nachfrage (FRIEDBERG; HUEBER) kommt es zur Insuffizienz der Coronarien, da die Durchströmung des Coronarsystems mit dem Blutbedarf des Herzmuskels nicht Schritt hält (PARADE u. BOCKEL). Männer werden häufiger als Frauen betroffen (MECHELKE); es bestehen weiterhin Beziehungen zum Zigarettenrauchen (DOYLE, DAWBER, KANNEL, HESLIN u. KAHN; HIRSCH u. RUST) und zum Cholesterinspiegel im Serum (GOFMAN, STRISOWER, DE LALLA, GLAZIER u. TAMPLIN; KANNEL, KAGAN, DAWBER u. REVOTSKI; KIERLAND; EPSTEIN, BLOCK, HAND u. FRANCIS). Das klinische Kardinalsymptom der Coronarinsuffizienz ist der Angina pectoris-Anfall mit Ausstrahlung in die linke Schulter und in den linken Arm und einem Myokardinfarkt.

Die Hautveränderungen betreffen ausnahmslos jene Bezirke, in denen die Schmerzattacken zum Ausdruck kommen sowie das Gesicht. Man beobachtet während eines Anfalls eine Blässe des Gesichtes (BÜRGER; FRIEDBERG; SCHIRMERT, SCHIMMLER, SCHWALB u. EBERL; SCHMIDT-VOIGT) und ebenso des linken Armes (HOCHREIN u. SCHLEICHER) als Ausdruck der Vasocanstriction. Daneben ist auf der linken Wange gelegentlich eine Rötung (HAUSS), eine Cyanose (SCHIMERT, SCHIMMLER, SCHWALB u. EBERL) und eine leichte Gedunsenheit (PASTINSZKY) zu sehen; auf der Stirn bildet sich ein kalter, zäher Schweiß (BRUGSCH; BÜRGER; LANGE; PASTINSZKY; REINDELL u. KLEPZIG). An den Nägeln kann eine Leukonychia striata auftreten (PASTINSZKY). GERLIS berichtet außerdem über Hautveränderungen in Gestalt von petechialen Blutungen bei tödlich verlaufenem Angina pectoris-Anfall an den Stellen, an denen Schmerzen kardialen Ursprungs angegeben werden.

Im Anschluß an den Herzinfarkt kommt es nach HAUSS zu einer Gefäßinsuffizienz; hierdurch lassen sich die gelegentlich auftretenden Ödeme an Hand- und Fußrücken erklären (WETZEL).

6. Pericarditis constrictiva

Im Anschluß an eine Pericarditis exsudativa bildet sich nicht in jedem Falle das seröse Exsudat zurück, so daß es zu Adhäsionen, Verschwartungen und Verschwielungen kommen kann, die das Herz in seiner Funktion beeinträchtigen. Es tritt eine Einengung der Venen mit Einflußstauung (KELLER u. WISKOTT) auf, die ihrerseits zu einer vermehrten Füllung der Halsvenen und zur Dyspnoe führt. Im Gesicht fällt als Folge der Stauung eine Cyanose auf, bei der gelegentlich ein ikterischer Farbton aufgrund von Leberschwellung mit Induration bzw. Cirrhose hinzutritt. Weiterhin sind die morgendliche Säckchenbildung unter den Augen (SCHMID-VOIGT) und das gedunsene pastöse Aussehen des Gesichts (v. JAGIC; KONCZ; PASTINSZKY) Ausdruck der Ödemneigung bei Einflußstauung. Durch die Störung der Leberfunktion können sich allerdings ebenfalls Ödeme entwickeln, die auf eine Hypoproteinämie zurückgehen (SCHÖLMERICH).

II. Gefäße

Gefäßerkrankungen sind fast regelmäßig Systemerkrankungen; dementsprechend werden alle blutleitenden Organe in den jeweiligen Krankheitsprozeß einbezogen. Auswirkungen von Durchblutungsstörungen an der Haut finden sich in großer Anzahl. Man rechnet dazu nicht etwa nur die Erkrankungen des Kreislaufsystems und deren Folgen, sondern bezieht auch die Störungen der peripheren Durchströmung in diesen Problemkreis mit ein. Diese gemeinsame Betrachtung hat zweifellos sehr wesentlich dazu beigetragen, unser Wissen um die Durchblutungsstörungen zu bereichern. Es sei an die grundlegenden Arbeiten von GOTTRON sowie an HOPF und auch an P. LINSER erinnert; gerade P. LINSER hat der Dermatologie mit seiner „therapeutischen Großtat... der Verödung von Varicen" (GOTTRON) entscheidende Impulse für die Erforschung der Durchblutungskrankheiten gegeben. Im Rahmen dieses Beitrages wird ausschließlich den Erkrankungen des Kreislaufsystems und ihren entsprechenden Rückwirkungen auf die Haut Rechnung getragen werden. Hinsichtlich der Einteilung der Gefäßkrankheiten folgen wir im wesentlichen M. RATSCHOW (1959), fügen als Gruppe IV die Hypertonie an und unterscheiden demnach:

1. Angiolopathien
   a) Akrocyanotische Zustandsbilder
   b) Cutis reticularis
   c) Livedo racemosa
   d) Erythromelalgie
2. Angioneuropathien
   a) Digitus mortuus
   b) Morbus Raynaud
   c) Raynaud-Syndrom
3. Angioorganopathien
   a) Endangiitis obliterans
   b) Endangiosis arteriosklerotica
   c) Angiopathia diabetica
4. Hypertonie

Die Varicen und der varicöse Symptomenkomplex werden aus dem Rahmen dieses Beitrages herausgenommen, weil beide keine internen bzw. Allgemeinerkrankungen in dem Sinne darstellen, wie es die eigene Thematik umschreibt. Über die Häufigkeit und die Alterszusammensetzung der verschiedenen genannten Krankheitsformen unterrichtet die nachstehende Tabelle anhand des Krankengutes der Univ.-Hautklinik Hamburg-Eppendorf (stationäre Fälle).

Tabelle 1. *Übersicht der verschiedenen Durchblutungsstörungen anhand des Krankengutes der Univ.-Hautklinik Hamburg-Eppendorf unter Beröcksichtigung des Geschlechtes und der Altersgruppen*

		Alter in Jahren							Summe
		<20	21—30	31—40	41—50	51—60	61—70	>70	
Angiolopathien	♂	2	1	—	—	1	1	1	6
	♀	5	5	2	1	4	—	—	17
Angioneuropathien	♂	—	—	—	1	2	—	2	5
	♀	2	2	—	—	2	1	—	7
Angioorganopathien	♂	—	5	16	24	37	32	23	137
	♀	—	—	1	3	7	13	24	48
Ulcus cruris varicosum.	♂	3	7	10	11	9	15	13	68
	♀	1	4	20	53	95	68	61	302
Summe		13	24	49	93	157	130	124	590

Bei dieser Aufstellung ist jeder Patient nur einmal gezählt worden, auch dann, wenn er gegebenenfalls nach der Erstbehandlung noch mehrmals stationär aufgenommen werden mußte. Wollte man unter diesem Aspekt die stationären Aufnahmen auswerten, dann ergibt sich eine zusätzliche Zahl von 135, so daß insgesamt 725 stationäre Aufnahmen in den Jahren 1951—1964 wegen Gefäßerkrankungen mit Durchblutungsstörungen bei einer Gesamtzahl von 23025 stationär behandelten Patienten erfolgt sind. Aus Tabelle 1 ergibt sich, daß bei den Angiolopathien eine Bevorzugung des weiblichen Geschlechtes bei gleichzeitiger Häufung in den Altersgruppen unter 30 Jahren vorhanden ist. Die Angioneuropathien lassen aus unserer Übersicht weder eine Besonderheit der Geschlechts- bzw. Altersverteilung erkennen; allerdings ist die Zahl der Patienten in dieser Gruppe sehr niedrig. Bei den Angioorganopathien läßt sich beim männlichen Geschlecht die bevorzugte Beteiligung jenseits des 30. Lebensjahres sehr deutlich ersehen, während beim weiblichen Geschlecht erst vom 60. Lebensjahr an eine Häufung festzustellen ist. Das Ulcus cruris varicosum zeigt demgegenüber eine dominierende Stellung beim weiblichen Geschlecht vom 30. Lebensjahr an mit insgesamt etwa fünfmal größerer Häufigkeit im Vergleich zu den Männern.

1. Angiolopathien

Unter Angiolopathien versteht man Durchblutungsstörungen im Bereich der Endstrombahn. Sehr häufig sind sie rein funktioneller Art.

a) Akrocyanotische Zustandsbilder

Bei der Akrocyanose liegt ein atonisch-hypertoner Krankheitszustand vor; die Arteriolen sind kontrahiert, während die Venolen dilatiert sind (Blaich u. Gerlach; Block; Bohnstedt; Kappert; Reindell u. Klepzig; Schirren; Schoop). Die Erkrankung wird zwar durch thermische Reize ausgelöst, Voraussetzung ist jedoch die fehlerhafte Reaktionsfähigkeit der Endstrombahn: aufgrund der primären Kontraktionsschwäche der Venolen (SCHOOP u. MARX) kommt es über eine Stase des Blutstromes (BAUMANN) zu einer reflektorischen Kontraktion der Arteriolen (KLÜKEN). In etwa 70% der Fälle ist das weibliche Geschlecht befallen (HUE; REINDELL u. KLEPZIG; SCHERF u. BOYD; SCHOOP; SPÜHLER; SUNDER-PLASSMANN); nach KLÜKEN tritt die Erkrankung zum Zeitpunkt der Pubertät bei beiden Geschlechtern etwa gleich häufig auf. Die Akrocyanose tritt gehäuft in den „hormonellen Krisenphasen" auf; man hat sie daher immer wieder mit Störungen des Endocriniums in Zusammenhang gebracht, ohne daß es im Einzelfall gelungen wäre, derartige Beziehungen exakt zu belegen (KLÜKEN; SCHIRREN). Ungeachtet dessen ergibt sich gerade bei jungen Mädchen gelegentlich das Zusammentreffen mit Menstruationanomalien, deren Normalisierung eine Besserung des akrocyanotischen Zustandsbildes mit sich bringt. Die Hautveränderungen beruhen auf veränderten Durchblutungsverhältnissen (BAUMANN; RASPOLI u. GIGLI). Im Vordergrund steht die rötlichblaue/dunkelblaue Cyanose im Bereich der oberen und unteren Extremitäten (BAUMANN; BLOCK; BRUGSCH; BÜRGER; HIRSCH u. RUST; HOCHREIN u. SCHLEICHER; KAPPERT; KLÜKEN; KRIEG; RICHTER; SCHERF u. BOYD; SCHOOP, SPÜHLER; UHLMANN), so daß diese „wie in Tinte getaucht" aussehen (SUNDER-PLASSMANN). Nach HUE sind die Hände allein zu etwa 90% beim männlichen Geschlecht befallen, während beim weiblichen Geschlecht ca. 80% Hände *und* Füße gleichzeitig befallen sind. Die Acren fühlen sich ausgesprochen kühl an und zeigen eine vermehrte Schweißbildung (BOHNSTEDT; HUE; KLÜKEN; LAUDA), während Schmerzen in der Regel nicht zur Beobachtung gelangen. Gelegentlich werden Nagelveränderungen (BRUGSCH), Hautrhagaden (SCHERF u. BOYD) und örtliche Nekrosen (BÜRGER) gesehen. GERTLER hat darauf aufmerksam gemacht, daß die Akrocyanose im Kindesalter eine wesentliche Prädisposition für das Angehen des Warzenvirus auf der Haut darstellt; er konnte weiterhin nachweisen, daß es mit Beseitigung der Akrocyanose zu einem Verschwinden bzw. zur Rückbildung der Warzen kommt. Der Zusammenhang mit der gestörten Durchblutung wird hier ebenso deutlich wie in den Beobachtungen von GOTTRON, der eine Hemmung des Pilzwachstums auf akrocyanotischer Haut nachweisen konnte.

Die *Erythrocyanosis crurum puellarum* Klingmüller ist eine klinische Variante der Akrocyanosis; pathogenetisch handelt es sich ebenfalls um den atonisch-hypertonen Symptomenkomplex im Endstrombahngebiet der Hautgefäße.

b) Cutis reticularis

Bei der Cutis reticularis liegt ein Krankheitszustand der Haut vor, der durch eine gesteigerte Reaktionsweise gegenüber Temperaturdifferenzen gekennzeichnet ist. KLÜKEN weist auf eine bei diesen Patienten sehr ausgeprägte Kälteempfindlichkeit hin. Bei der lokalisierten Cutis reticularis liegen regelmäßig exogene Ursachen vor, unter denen sowohl Hitzeeinwirkung (Pigmentierung) als auch Kälteeinflüsse (fehlende Pigmentierung) zu nennen sind. Über das Auftreten einer Cutis reticularis nach Infekten liegt lediglich eine Mitteilung von DOJMI vor.

c) Livedo racemosa

Die Livedo racemosa beinhaltet organische Gefäßveränderungen an den kleinen und kleinsten Arterien und Venen im Subcutisgebiet. KWIATKOWSKI hat für die feingeweblichen Veränderungen an den Gefäßen die Begriffe *Endophlebitis* und *Endoarteriolitis* geprägt (vgl. KLÜKEN). GOTTRON spricht von granulomatösen Veränderungen zwischen Endothel und Elastica, die zum völligen Gefäßverschluß führen können. Die Erkrankung ist teilweise idiopathisch (KLÜKEN) und wird von DEGOS auf eine angeborene Disposition zurückgeführt. In der Regel tritt die Livedo racemosa dagegen als Symptom bei der Periarteriitis nodosa, Endangiitis obliterans, Arteriosklerose, Syphilis, Tuberkulose, Hypertonie, Gelenkrheumatismus, Dermatomyositis, Erythema induratum Bazin auf (BÜRGER; HALTER; HERZBERG u. SCHULZ; GOUGEROT, BLUM u. DUPERRAT; KAPPERT; KLÜKEN; KEINING u. WEBER). Dabei ist besonders bemerkenswert, daß die klinischen Erscheinungen bei Kälteeinwirkungen stärker hervortreten. Das Verschwinden nach Abklingen des Grundleidens ist von CROSTI bei Periarteriitis nodosa mitgeteilt worden.

Die Hauterscheinungen bestehen in zahlreichen verästelten Gefäßfiguren von Dentriten-, Baum- oder Rankencharakter, sie unterscheiden sich dadurch von der Cutis reticularis, bei welcher die Netzbildung im Vordergrund steht. Die Lokalisation findet sich vornehmlich an den Streckseiten der Extremitäten, jedoch kann auch der Stamm befallen sein. Strangförmige Verhärtungen sind von KAPPERT, Spontannekrosen von KLÜKEN beschrieben.

d) Erythromelalgie

Die Bezeichnung Erythromelalgie geht auf W. MITCHEL (1878) zurück und leitet sich aus dem Griechischen ab (*ἄλγος*-Schmerz, *ἐρυθρός*-rot, *μέλος*-Glied). KLÜKEN (1959) ist im Gottron-Schönfeld ausführlich auf die Nomenklaturfragen und die sich daraus ergebenden Konsequenzen eingegangen; er hat dabei auch die Begriffe „Erythralgie“ und „Erythermalgie“ mit dem Für und Wider angeführt, um sich für Erythermalgie zu entscheiden, weil zum Krankheitsbild Rötung, Schmerzhaftigkeit und Temperaturerhöhung gehören. Zum Problem der Nomenklaturen hat JORDAN den Standpunkt vertreten, daß derartige Fragen etwas mit Abrüstungsproblemen gemeinsam haben; wir glauben, daß man auch in diesem Falle die Begriffsbestimmung des Erstbeschreibers beibehalten soll, die ihren Eingang in die medizinische Literatur gefunden hat. Man wird z.B. auch die Bezeichnung „Fallotsche Tetralogie“ nicht mehr ändern, obwohl nachgewiesen wurde, daß die Erstbeschreibung dieser Anomalie bereits 200 Jahre vor FALLOT von NIELS STENSEN erfolgt ist (SCHIRREN, 1965).

Es handelt sich bei der Erythromelalgie um eine pathologische Reaktionsbreitschaft der Haut auf Wärmeeinflüsse, worunter es zu einer Erweiterung aller Gefäßstrecken der Endstrombahn kommt; zu den Symptomen Rötung und Befall der Extremitäten treten Schmerzhaftigkeit und Temperaturanstieg im befallenen Bereich. KLÜKEN mißt gerade letzterer als differentialdiagnostischem Kriterium besondere Bedeutung bei: Die Erkrankung kann idiopathisch oder sekundärer Natur sein. Für den vorliegenden Beitrag ist nur die sekundäre, symptomatische Form von Interesse, die z.B. bei der Polycythämie, der Hypertonie, bei Diabetes mellitus und bei Endangiitis obliterans (BOHNSTEDT; CATEL; KAPPERT; LANGE) beobachtet wird. Die Erkrankung tritt dementsprechend erst im mittleren Lebensalter auf und richtet sich in ihrer Geschlechtsverteilung nach der jeweiligen Grundkrankheit. Über das Auftreten einer Erythromelalgie bereits im Kindesalter liegt eine Mitteilung von DEGOS, TOURAINE, TINTHOIN u. BUZACOUX vor. Befallen sind vor allem die Füße (BRUGSCH; BÜRGER; GERTLER; HOCHREIN u. SCHLEICHER; KLÜKEN; KRIEG; SCHERF u. BOYD; SUNDER-PLASSMANN), in geringerem Ausmaß auch die Hände; unter brennenden Schmerzen kommt es zu einer rötlichen, später bläulich-cyanotischen Verfärbung der befallenen Hautbezirke. Daneben macht sich gleichzeitig eine leichte Schwellung und eine verstärkte Schweißsekretion im Zusammenhang mit einer Erhöhung der örtlichen Hauttemperatur bemerkbar. Über die Pathogenese der Störung ist eine verbindliche Aussage nicht möglich, da die neurochemische Theorie nach Ansicht von KLÜKEN experimentell noch nicht ausreichend gesichert ist; histaminähnliche Stoffe sollen im Gewebe freigesetzt werden, dabei die Reizschwelle der schmerzvermittelnden Nervenendigungen herabsetzen und gleichzeitig eine lokale Gefäßdilatation bewirken (LEWIS). Echte trophische Störungen und Nekrosen sind bei der Erythromelalgie selten.

2. Angioneuropathien

Unter Angioneuropathien werden Krankheitserscheinungen verstanden, die — zunächst ohne morphologische Gefäßwandveränderungen — durch eine übermäßige Antwort an sich physiologischer Reize auf die Gefäße charakterisiert sind.

a) Digitus mortuus

Dem Digitus mortuus liegt nach BÜRGER eine vasoconstrictorische Neurose zugrunde; andere Autoren halten die Ätiologie für den Spasmus der Fingerarterien noch ungeklärt (KLÜKEN). Die Erkrankung ist dem Morbus Raynaud zuzurechnen (WOLLHEIM u. ZISSLER) und stellt nach BOHNSTEDT dessen abortive Form dar. Infolge Übererregbarkeit der peripheren Blutgefäße kommt es zu einem Gefäßkrampf der Digitalarterien aufgrund von Kälteeinflüssen oder seelischer Erregung, wobei die Nacht oder der frühe Morgen bevorzugt sind. Nach BERNSMEIER u. GOTTSTEIN ist das weibliche Geschlecht vornehmlich betroffen; die Pubertätsjahre dominieren hier (BLOCK; BÜRGER; KAPPERT). Mit zunehmendem Lebensalter werden die Anfälle weniger, um im Klimakterium wieder eine Zunahme zu erfahren. Pathologisch-anatomische Befunde sind weder an den Gefäßen noch an den Nerven nachzuweisen gewesen. Der Gefäßkrampf kann wenige Minuten (SCHERF u. BOYD; SCHNEIDER u. COPPENRATH) bis mehrere Stunden andauern (HOCHREIN u. SCHLEICHER). Er ist auf einzelne Finger beschränkt (REINDELL u. KLEPZIG; WOLLHEIM u. ZISSLER); während BLOCK den 2. und 4. Finger als Lieblingslokalisation angibt, nennt BÜRGER den 4. und 5. Finger. Daumen und Zehen sind niemals befallen (HOCHREIN u. SCHLEICHER; SCHERF u. BOYD; SCHNEIDER u. COPPENRATH). Das bemerkenswerteste klinische Symptom ist die völlige Schmerzlosigkeit des im Anfall leichenblassen Fingers, der teilweise auch cyanotisch verfärbt sein kann und nach dem Anfall eine reaktive Hyperämie mit Rötung, Erwärmung und Schwitzen zeigt. LANGE hat außerdem den Digitus mortuus als Vorboten von stenokardischen Anfallen beobachtet; dadurch ist die Lokalisationsangabe der meisten Autoren durchbrochen.

b) Morbus Raynaud

Der Morbus Raynaud ist gekennzeichnet durch ein anfallweises Auftreten einer Vasoconstriction mit Symmetrie, Bevorzugung des weiblichen Geschlechtes und bei Fehlen einer bestimmten Grundkrankheit mit Auswirkung auf vorübergehende Gefäßverschlüsse im Bereich der Fingerarterien. Ursächlich werden für die Gefäßkrämpfe verantwortlich gemacht: vegetativ-nervöse Faktoren (STURM), neurovegetative Schäden (MAURER), gestörte endokrine Drüsentätigkeit (PIRNER; RATSCHOW u. HASSE) sowie arteriovenöse Fisteln mit Unterentwicklung bestimmter Gefäßbezirke (KAPPERT u. SENN; MALAN u. PUGLIONISI). Vor allem Kälte und Nässe wirken anfallsauslösend (BERNSMEIER u. GOTTSTEIN; BÜRGER; HANSEN; KAPPERT; KONCZ; LAUDA; REINDELL u. KLEPZIG; SCHMITT; SCHOOP; WHITE); aber auch psychische Erregungen werden diskutiert (BLOCK; BOHNSTEDT; SPÜHLER; SUNDER-PLASSMANN). LEWIS stellt in den Vordergrund seiner

Überlegungen eine abnorme Empfindlichkeit der Fingerarterien gegenüber einer Herabsetzung der Temperaturen, gleichgültig ob der Körper selbst erwärmt wird und nur die Acren eine Abkühlung erfahren.

Im Beginn des Anfalls kommt es an den Acren zu einer leichenblassen Verfärbung der Haut, die mit Schmerzen und Paraesthesien einhergeht, dem Betroffenen ein deutliches Kältegefühl vermittelt (vgl. Bernsmeier u. Gottstein; Bürger; Gebauer u. Schneider; Gigante, Cajano u. Guarino; de Medeiros; Ratschow); etwa 15 min später weicht dieser Zustand einer Cyanose, die ihrerseits schließlich in eine reaktive Hyperämie mit Rötung übergeht — damit hat sich dann der Krampf gelöst. Mit einer Häufung der Raynaud-Anfälle entwickeln sich an den Spitzen der Finger trophische Störungen: es stellt sich eine Atrophie der Haut ein (Bohnstedt; Koncz; Scherf u. Boyd), die Nägel werden brüchig (Ratschow); es kommt zu Panaritien mit Auftreten von serös-blutigen Bläschen an den Fingerkuppen (Block; Bürger; Hirsch u. Rust; Lange; Wollheim u. Zissler), aus denen sich dann Nekrosen und Ulcerationen sowie eine Gangrän entwickeln kann. Nach Kappert werden in etwa 15% der Fälle Nekrosen an den Fingerkuppen beobachtet. Pezold weist darauf hin, daß die Gangrän immer nur auf Teile der Hand oder des Fußes beschränkt ist und diese Körperteile niemals insgesamt ergreift. Gefäßschädigungen sind erst bei Fortbestand der Erkrankung sekundär zu erwarten (Block; Matthes; Ratschow; Schoop); es kann damit aufgrund der Permeabilitätsstörungen auch zu sekundärer Kalkeinlagerung in das Gewebe kommen, worüber von Gougerot, Duperrat u. Hartmann, Garnier sowie Rosenauer, Buckgeher u. Loidl u. Sander berichtet worden ist.

c) Raynaud-Syndrom

Von der Raynaudschen Krankheit muß man das sog. Raynaud-Syndrom abgrenzen. Die klinische Symptomatik beider Zustandsbilder ist weitgehend gleich, lediglich der symmetrische Befall (charakteristisch für die Raynaudsche Krankheit) fehlt beim Raynaud-Syndrom. Daneben ist zu berücksichtigen, daß die Differentialdiagnose zwischen den beiden Krankheitsbildern unter allen Umständen im Sinne einer Ausschlußdiagnostik zu stellen ist; fehlen Begleiterkrankungen, von denen ein Zusammenhang mit dem Raynaud-Syndrom bekannt ist, dann ist im allgemeinen eine Raynaudsche Krankheit anzunehmen, z.B. Endangiitis obliterans, Endangiosis arteriosklerotica, Vergiftungen, neurologische Affektionen, Traumen, Änderung der Blutzusammensetzung, Kälteagglutination u.a. (vgl. auch Allen, Barker u. Hines sowie Klüken). Auf Einzelheiten hierzu wird im Rahmen der jeweiligen Krankheitsbilder einzugehen sein; zumal die Pathogenese des Raynaud-Syndroms sich nach der betreffenden Grundkrankheit richtet.

3. Angioorganopathien

Bei den Angioorganopathien liegen echte organische Veränderungen der Gefäßwände vor, aus denen sich dann sekundär über eine zunehmende Einengung des Gefäßlumens weitere dermatologische Affektionen entwickeln. Die organische Komponente steht also ganz eindeutig im Vordergrund.

a) Endangiitis obliterans

Die Endangiitis obliterans ist eine entzündliche Erkrankung der Arterien (Gebauer u. Schneider; Kappert; Klüken), bei der es durch Subintima-Proliferationen (Morone u. Tinozzi) und Thrombosen (Bürger; Reindell u. Klepzig) zu einer Einengung und später zu einem Verschluß der Gefäße kommt.

Im Bereich des venösen Gefäßanteiles tritt darüber hinaus in etwa 20% (KAPPERT) ebenfalls ein Gefäßwandprozeß hinzu (PÄSSLER u. BERGHAUS). Unabhängig davon muß die Thrombophlebitis migrans gesehen werden, die in 20% (LANGE) bzw. 28—40% (HERZBERG) als Prodromalsymptom einer Endangiitis obliterans zur Beobachtung gelangt (BOCK; ISHIKAWA, KAWASE u. MISHIMA; KAPPERT; RICHTER; SPÜHLER). In den Spätstadien pfropft sich auf die Endangiitis eine Arteriosklerose auf (KAPPERT) bzw. die Endangiitis geht in diese über (BLOCK). Bevorzugt ist das männliche Geschlecht befallen (BLOCK; BRUGSCH; FRIED; GEBAUER u. SCHNEIDER; HIRSCH u. RUST; EMPTER; KONCZ; LANGE; RAU; GIESSLER u. HEBERER; PIRNER; RICHTER; SUNDER-PLASSMANN; STREMPEL). Die Manifestation der Erkrankung erfolgt im mittleren Lebensalter; nach KONCZ sowie PIRNER handelt es sich um das 20.—45. Lebensjahr, BLOCK nennt das 30.—45. Lebensjahr und BÜRGER das 20.—50. Lebensjahr.

Über die Ätiologie der Endangiitis obliterans herrschten bzw. herrschen in der Literatur divergierende Meinungen (vgl. KLÜKEN). Als gesichert darf angenommen werden, daß eine allergisch-hyperergische Entzündung vorliegt (v. ALBERTINI; LETTERER; RANDERATH; RATSCHOW u. PETZOLD; STEINMANN). Ein wichtiger pathogenetischer Faktor ist das Nicotin (HERZBERG; KLÜKEN). Daneben spielen chronische Infekte und unter bestimmten Voraussetzungen auch die Kälte eine Rolle bei der Auslösung des Leidens (EMPTER; HOCHREIN u. SCHLEICHER; REINDELL u. KLEPZIG; SCHEDEL; PEZOLD; SCHOOP; SCHRADER; VOSSSCHULTE; WOLF). SCHMID teilte zwei Beobachtungen von Endangiitis obliterans nach Penicillin- bzw. Sulfonamidtherapie mit. Vorwiegend die unteren Extremitäten sind befallen. Im allgemeinen unterscheidet man drei Formen der Endangiitis obliterans:

1. periphere Endangiitis obliterans
2. intestinale Endangiitis obliterans
3. zentrale Endangiitis obliterans

(vgl. HILLENBRAND; SAIPT; SCHULTE u. HARLFINGER). Die Lokalisation des Leidens primär auch an der oberen Extremität geht aus einer entsprechenden Mitteilung von FARBER und MCLAIN über zwei Beobachtungen mit Befall der Finger hervor.

Klinisch steht das Symptom der *Claudicatio intermittens* im Vordergrund, das bei Belastung der erkrankten Beines, aber auch als sog. Ruheschmerz (GJERTZ; HERZBERG; KAPPERT; LAUDA; MAURER) beobachtet wird. Daneben kommt es zum Kribbeln, „Ameisenlaufen“ und zum Taubheitsgefühl im Bereich der gestörten Durchblutung (BÜRGER; EMPTER; LANGE; WOLLHEIM u. ZISSLER). Die Haut weist an Folgeerscheinungen zahlreiche Veränderungen auf: im Stehen zeigt die befallene Extremität eine eigenartige Farbe (GJERTZ), die bei Hochlagerung des Beines und im akuten Anfall in eine extreme Blässe mit roten Flecken übergeht (EMPTER; KAPPERT; LANGE; LAUDA). Oft kann man eine ödematöse Schwellung der Haut nachweisen; im Anfangsstadium der Erkrankung ist die Schweißsekretion gesteigert, während in den fortgeschrittenen Stadien dieses Symptom fehlt (RICHTER; SCHOOP). Je stärker die Durchblutungsstörung ist, desto mehr treten die trophischen Störungen in den Vordergrund: hämorrhagische Blasen unter dem Nagel bzw. an der Zehenspitze (LANGE), Nekrosen (EMPTER; GOTTRON u. SCHMITZ; HERZBERG; KONCZ; LANGE; LAUDA; WOLLHEIM u. ZISSLER). Bevorzugt ist der Nagelfalz betroffen (BLOCK; KAPPERT; MAURER) mit einer Häufung des Befalls von Klein- und Großzehe; hier spielt die mechanische Traumatisierungsmöglichkeit eine besondere Rolle, die nach HERZBERG auch für die seltener auftretenden Ulcerationen unter anderem im Interdigitalbereich verantwortlich zu machen sind und mit ihrem schmierig belegten Ulcusgrund bis auf die Muscularis reichen können (SAIPT). Ein Übergang in eine Gangrän ist jederzeit möglich; dieses Stadium kündigt sich durch eine purpurrote Verfärbung an und kann größere Extremitätenabschnitte umfassen. An den Nägeln werden Beausche Linien (BÜRGER) und Deformitäten (WOLLHEIM u. ZISSLER) beobachtet. Wichtige klinische diagnostische Kriterien sind die sog. Unterschenkelglatze, das Fehlen der Schweißsekretion, Dermatomykosen (hier vor allem Interdigitalmykosen) (KLÜKEN).

b) Endangiosis arteriosclerotica

Bei der Endangiosis arteriosclerotica liegt eine degenerative Erkrankung der Arterien infolge Ernährungsstörung der Gefäßwand vor; polyätiologische Faktoren mit Stoffwechselstörungen spielen weiterhin eine bedeutende Rolle (vgl. HOCHREIN u. SCHLEICHER; KAPPERT; SCHETTLER). Pathologisch-anatomisch kommt es zu einem Ödem der Intima (RÖSSLE), zu einem herdförmigen Umbau der Intima (ROTTER) und zu degenerativen Vorgängen in der Media (MORONE u. TINOZZI). Eine differentialdiagnostische Abtrennung zwischen Endangiosis arteriosclerotica und Endangiitis obliterans ist außerordentlich schwierig und wohl nur in ganz seltenen Fällen exakt möglich. Früher hat man das Manifestationsalter als ein sehr wesentliches Kriterium angesehen; da in zunehmendem Maße auch jüngere Menschen an einer Arteriosklerose erkranken, kann dieses Moment nicht mehr herangezogen werden. Begünstigt wird das Auftreten einer Arteriosklerose durch eine Hypothyreose (KAPPERT), cholesterinreiche Ernährung (HERRMANN; REINDELL u. KLEPZIG), Nicotinabusus (BERNASCONI; BERNSMEIER u. GOTTSTEIN; BLOCK; BRUGSCH; BÜRGER; LANGE; LAUDA; PIRNER; ROTTER; SCHOOP; WAIBEL) und Hypertonie (KAPPERT; REINDELL u. KLEPZIG; WAIBEL); man muß allerdings berücksichtigen, daß die Arteriosklerose zu einem erheblichen Elastizitätsverlust der Arterien und folglich zu den Symptomen einer Hypertonie führt — es liegt also gewissermaßen ein circulus vitiosus vor. Konstitutionelle Momente sind ebenfalls nicht zu unterschätzen (BLOCK); HOCHREIN u. SCHLEICHER sprechen von „Kreislauffamilien", ohne daß damit einer solchen Feststellung, die sich wie z.B. die Beobachtungen von MESSAROS auf Einzelfälle stützen, einer Verallgemeinerung das Wort geredet werden soll. Befallen werden vornehmlich Männer jenseits des 50.—60. Lebensjahres. Bevorzugt sind die unteren Extremitäten (REINDELL u. KLEPZIG; MAURER; SCHERF u. BOYD), hierdurch erklärt sich das häufige Symptom der Claudicatio intermittens, das als Folge der Gewebshypoxie auftritt. An der Haut führt die Durchblutungsstörung zur Blässe (BRUGSCH; LAUDA) oder zur Cyanose (BÜRGER; HERZBERG; KAPPERT); die mangelhafte Durchblutung bedingt eine Atrophie der Haut mit pergamentdünnem, glänzendem, haarlosem Charakter (HERZBERG). Im weiteren Verlauf kommt es mit Fortschreiten der Durchblutungsstörung zu Ulcerationen am Unterschenkel mit antero-lateraler Lokalisation (HERZBERG; LANGE; AGUADOCHAO; ZUBIRI-VIDAL u. UCAR-SANCHEZ; KONCZ; PIRNER; REINDELL u. KLEPZIG; SCHERF u. BOYD; SHAPIRO u. NOMLAND). Begünstigend wirken Traumen (STREMPEL) für die Entstehung der sehr schlecht heilenden, schmerzhaften Ulcerationen (CARRERAS; PIULACHS u. VIDAL-BARRAQUER). In den meisten Fällen liegt der Gefäßverschluß hochsitzend im Beckenbereich, während der periphere Typus relativ selten in Erscheinung tritt. Die Gangrän ist meistens trocken, befällt eine oder mehrere Zehen und beginnt im Bereich des Nagels bzw. an der Ferse; ihre Ausbreitung bis zum Knie ist möglich, wie von HERZBERG gezeigt werden konnte.

Der Verlauf und damit die Prognose ist streng abhängig vom Charakter der Systemerkrankung, um die es sich ja auch bei der Arteriosklerose handelt.

c) Angiopathia diabetica

Die Angiopathia diabetica — als charakteristische Gefäßerkrankung des Diabetikers — kann man nach folgenden Gesichtspunkten aufgliedern:

1. Makroangiopathie mit Veränderungen an den großen Gefäßen.
2. Mikroangiopathie mit Veränderungen an der terminalen Strombahn. Unabhängig von dieser Einteilung besteht z.B. nach BÜRGER sowie LUNDBAEK der Oberbegriff „Angiopathia diabetica" insofern zu Recht, als mit ihm das Mitbetroffensein des gesamten Gefäßsystems beim Diabetes mellitus herausgestellt wird. Es wird damit die Zunahme der arteriosklerotischen Gefäßprozesse beim Diabetesmellitus in keiner Weise berührt, wobei zu berücksichtigen ist, daß gerade für die Mikroangiopathie Besonderheiten der Entstehung und des Verlaufes vorliegen. Die Makroangiopathie ist im Gegensatz zur Mikroangiopathie von der Dauer des Diabetes mellitus weitgehend unabhängig; sie zeigt aber eine deutliche Beziehung zum Lebensalter des Patienten (BERTRAM; LASCH u. MATTHES; SEMPLE). Eine Zunahme arteriosklerotischer Komplikationen sahen dagegen LUNDBAEK sowie MELLINGHOFF u. KRAMER im Zusammenhng mit der Diabetesdauer. Für das Auftreten der Mikroangiopathie ist die jeweilige Stoffwechselführung von entscheidendem Wert: bei guter Stoffwechselführung kann die Mikroangiopathie verzögert werden. Für die Makroangiopathie dagegen ist eine Abhängigkeit von der Stoffwechsellage nicht herzustellen. Hinsichtlich der Beziehungen zwischen Manifestationsalter und Auftreten der Gefäßkomplikationen ergibt sich für die Mikroangiopathie eine schnellere Entwicklung bei frühem Manifestationsalter; für die Makroangiopathie ist ein Auftreten erst mit spätem Manifestationsalter anzunehmen.

Tabelle 2. *Übersicht der verschiedenen charakteristischen Begleiterkrankungen bei 272 Patienten mit Diabetes mellitus*

Zahl	Diagnose	(berechnet auf 272 Pat.) %
58	Vulgäres Ekzem	21
32	Balanitis, Phimose	11,8
31	Pyodermien	11,4
33	Angiopathia diabetica	12,2
15	Pruritus	5,5
8	Nekrobiosis lipoidica	2,9
7	Xanthomatose	2,6
2	Rubeosis diabetica	0,7
5	Candidamykose	1,8
191	Summe der charakteristischen Begleiterkrankungen	
(196	Summe der uncharakteristischen Begleiterkrankungen)	

Nach HARDERS findet man beim Diabetiker im Bereich der unteren Extremitäten etwa 30mal häufiger obliterierende Gefäßerkrankungen als bei Nichtdiabetikern. KRAMER gibt an, daß etwa jeder 17. Diabetespatient mit der Gangrän zu rechnen hat. Bei einer Betrachtung der Geschlechtsverteilung fällt für die Nicht-Diabetiker auf, daß bis zum 60. Lebensjahr periphere Durchblutungsstörungen bei Männern etwa sechsmal häufiger sind als bei Frauen; von da an erfolgt dann ein gewisser Ausgleich. Diabetespatienten gegenüber ist die Häufigkeit peripherer Gefäßstörungen fast gleichmäßig verteilt; das männliche Geschlecht überwiegt hier nur unwesentlich (vgl. BÜRGER; DRY u. HINES; LUNDBAEK). Von DRY und HINES wird ferner berichtet, daß arteriosklerotische Gefäßveränderungen bei Männern mit Diabetes mellitus im Durchschnitt 10 Jahre, bei Frauen mit Diabetes mellitus im Durchschnitt sogar 20 Jahre eher auftreten als bei Patienten ohne Diabetes (s. auch LASCH u. MATTHES). Über die Häufigkeit der Arteriosklerose bei Diabetes mellitus liegen weiterhin Mitteilungen von BERNSMEIER u. GOTTSTEIN; CSAPO u. SZUES; HOCHREIN u. SCHLEICHER; LIESIECKA-ADAMSKA, PIOTROWICZ-KASPRZAKOWA u. SZENDZIKOWSKI; PATARO; SCHETTLER u. BRÜCKEL; ZSCHOCH vor.

Da bei der Angiopathia diabetica vorwiegend eine periphere Lokalisation der Gefäßveränderungen vorliegt, tritt das Phänomen der Claudicatio intermittens relativ selten in Erscheinung (BÜRGER; HARDERS; SEMPLE). Mit diesen Feststellungen, die eine eindeutige Abhängigkeit der Gefäßveränderungen beim Diabetes mellitus von der Grundkrankheit erkennen lassen, ist allerdings noch keine Aussage über die Pathogenese gemacht. Diese ist auch heute noch weitgehend ungeklärt. BÜRGER berichtet über Befunde von LINZBACH, nach denen die vorzeitig arteriosklerotisch veränderten Gefäße der Beine bei Diabetes mellitus lipidreiche Herde in der Intima, sowie eine Verkalkungsneigung von Intima und Media aufweisen.

Tabelle 3. *Aufstellung über die Zusammenhänge von Geschlecht, Lebensalter und Diabetesdauer bei Patienten mit Angiopathia diabetica*

Geschlecht	männlich	19
	weiblich	12
Lebensalter	50—60 Jahre	5
	61—70 Jahre	11
	71—80 Jahre	12
	81—90 Jahre	3
Diabetesdauer	0—1 Jahr	17
	2—5 Jahre	5
	6—10 Jahre	3
	11—20 Jahre	3
	21—30 Jahre	3

HEVELKE hat bei angiochemischen Untersuchungen deutlich erhöhte Werte für Cholesterin, Calcium und Aschesubstanz bei Diabetikern feststellen können. Hinsichtlich weiterer Arbeiten über die Zusammenhänge zwischen Lipidstoffwechsel und Diabetes mellitus-Gefäßveränderungen sei auf entsprechende Arbeiten von SCHETTLER; MELLINGHOFF; ALBRINK, LAVIETES u. MAU; GERTLER; GARN u. LERMAN; HARDERS; VOIGT u. SCHRADER; MOHNIKE, JANERT u. RICHTER verwiesen. Von Bedeutung sind die Befunde von RANDERATH u. DIEZEL, die in den sklerotischen Plaques der muskulären Arterien bei Diabetikern einen außerordentlich hohen Anteil an sauren Mucopolysacchariden mit histochemischen Methoden nachweisen konnten. Da sich diese Mucopolysaccharide genau so verhielten wie die Einlagerungen an den Retinagefäßen und den Glomeruluscapillaren, glauben RANDERATH u. DIEZEL in ihnen das dritte morphologische Kriterium — neben Veränderungen an Auge und Niere — für eine Systemerkrankung bei der Angiopathia diabetica vor sich zu haben. Sie vermuten, daß der Insulinmangel beim Diabetes mellitus mit einer Erhöhung proteingebundener Hexosen und Hexosamine im Blutserum zu einer Häufung der niederpolymeren und später hochpolymerisierten Mucopolysaccharide führt (WALTER). Diese Veränderungen findet man jedoch nicht bei der Arteriolosklerose (Mikroangiopathie) des Diabetespatienten (RANDERATH u. DIEZEL). Aufgrund der Untersuchungen von HANDELSMANN et al., MEGIBOW et al. und MENDLOWITZ et al. darf man es aber als gesichert ansehen, daß bereits beim jugendlichen Diabetespatienten eine organisch nachweisbare Störung der peripheren Zirkulation in den kleinsten Gefäßen der Großzehe vorhanden ist, die klinisch ohne jegliche Symptomatik ist. Es ist daher zu diskutieren, ob hier ähnliche spezifische Befunde vorliegen, wie sie aus der Retina und von der Niere bekannt sind. HARDERS vertritt den Standpunkt, daß bei der Angiopathia diabetica eine Kombination von spezifischen Gefäßveränderungen und einer zeitlich vorgelagerten und verstärkten Arteriosklerose der großen und mittleren Gefäße vorliegt.

Das klinische Bild der Makroangiopathia diabetica entspricht dem der Arteriosklerose und den dabei auftretenden Durchblutungsstörungen (vgl. 584). Bei der Mikroangiopathia diabetica steht die Gangrän im Vordergrund. BÜRGER hat für die Mikroform ursächlich eine Capillartoxikose angenommen. In sehr vielen Fällen geht der Entwicklung einer Gangrän ein Trauma voraus; es entsteht dann in einem umschriebenen Bezirk eine Blase, die hämorrhagisch wird und nach einigen Tagen in eine Gangrän mit Ulceration übergeht. Infolge des erhöhten Zuckergehaltes im Gewebe (BRUGSCH; HAMPERL) breitet sich eine Sekundärinfektion sehr schnell aus, bei der mikrobiologisch sowohl Bakterien jeder Provenienz als auch Hefepilze nachweisbar sind. Um die Gangrän findet sich ein sog. breiter Brandhof zwischen dem normalen und bereits nekrotischen Gewebe (HERZBERG); er geht auf die Bakterieninvasion und die daraus folgenden Entzündungserscheinungen zurück. Unter Umständen können sich die Ulcerationen sehr schnell ausbreiten; es besteht erhöhte Gefahr für eine Allgemeininfektion. Eine Besonderheit bei diabetischer Mikroangiopathie beobachteten BRUNI, CROZZOLI u. FIORIO bei Diabetikern in Form von Entkalkungen an Tarsus, Metatarsus und Phalangen.

4. Essentielle Hypertonie

Nach VOLHARD unterscheidet man vom klinischen Gesichtspunkt bei der Hypertonie die *nichtrenalen Hypertonien* und die *renalen Hypertonien.* Für den eigenen Beitrag in diesem Handbuch kommt aus beiden Gruppen lediglich die *essentielle benigne Hypertonie* („roter Hochdruck" nach VOLHARD) in Betracht, die außerdem den weitaus größten Anteil der Hypertoniefälle ausmacht. Man muß sich allerdings dabei klar sein, daß die Einteilung von VOLHARD nur als klinisch wertvolle Arbeitshypothese aufgefaßt werden sollte, da das Hypertonieproblem von der Pathogenese her noch nicht geklärt ist (HEGGLIN). Unter der *essentiellen benignen Hypertonie* versteht man eine vorübergehende (labile H.) oder ständige (fixierte H.) Erhöhung der Blutdruckwerte. Eine Angabe über die Ursache dieses Phänomens, bei dem ätiologisch keine faßbare pathologisch-anatomischen Befunde an den Organen und an den Blutgefäßen zu erheben sind, ist nicht möglich. Diskutiert werden unter anderem vor allem eine familiär-konstitutionelle Belastung mit Depressoreffektermüdung durch Veränderung der Gefäßwände (VOLHARD), sowie Störungen von seiten der basophilen Hypophysenzellen, von seiten der Nebennierenrinde und von seiten der Niere. GOLDBLATT hat soeben (1965) mitgeteilt, daß als Ursache der essentiellen Hypertonie eine renale Minderdurchblutung anzusehen sei; als Stütze für diese Auffassung führt er Untersuchungen über die humorale Steuerung von Renin, Angiotensinogen und Angiotensin an; auch die Blutdrucksenkung infolge von Antireninbildung wird als Anhalt für die Theorie der renal-ischämischen Ursache gesehen. Im Vordergrund der klinischen Symptomatik steht die auffallend rote Gesichtsfarbe; die rote Farbe geht in einen cyanotisch-blauen Farbton über, sobald es zu einer Linksinsuffizienz des Herzens mit kardialer Lungenstauung kommt (SCHMIDT-VOIGT). An Allgemeinsymptomen bestehen außerdem Herzbeklemmungen, Unruhe, gesteigerte Reizbarkeit, Schlaflosigkeit, Sehstörungen (SCHMITT), Müdigkeit und Kopfschmerzen. Vorwiegend sind Pykniker befallen.

Neben dem bereits genannten Symptom der roten Gesichtsfarbe aufgrund des erhöhten Blutdruckes findet man bei Patienten mit essentieller Hypertonie nach mehrjährigem Bestand der Erkrankung und Fixierung des Hochdruckes das von MARTORELL beschriebene Ulcus hypertonicum. Charakteristisch bzw. sogar pathognomonisch für dieses Ulcus sind die Schmerzhaftigkeit, fast ausschließlicher Befall von Frauen zwischen 40 und 60 Jahren sowie die Symmetrie bei Lokalisation über den vorderen Außenflächen der Unterschenkel. Im deutschen Schrifttum haben vor allem STREMPEL u. SCHMITZ auf die Sonderstellung dieser Erkrankung hingewiesen. Im einzelnen liegen kasuistische Mitteilungen bzw. Übersichten vor aus der Feder von AZUA-DOCHOA, ZUBIRI-VIDAL u. UCAR-SANCHEZ; GARZON, GARZON u. PELLANDA; GOMEZ ORBANEJA, RIVERA LOPEZ u. IGLESIAS; JONPUIERAS u. GOLDEMBERG; GOTTRON u. SCHMITZ; GEERTS; KLUGE; ORBACH; SHAPOSNIKOV u. KRUPKO; GOTTRON. Die Ulcerationen gehen offenbar auf eine Ischämie infolge sklerotischer Obliteration der Arteriolen zurück (vgl. MARTORELL; GARZON, GARZON u. PELLANDA; STREMPEL; KLÜKEN). SCHMITZ hat gleichzeitig auch eine Beteiligung der Venen festgestellt; demgegenüber lehnen GOMEZ ORBANEJA, RIVERA LOPEZ u. IGLESIAS, DA AZUA-DOCHOA, ZUBIRI-VIDAL u. UCAR SANCHEZ, GEERTS sowie WOLLHEIM u. ZISSLER aufgrund ihrer eigenen Beobachtungen einen derartigen Zusammenhang ab. Die Ulcerationen beginnen in den meisten Fällen mit bläschenförmigen Hämorrhagien, es können auch Sugillationen vorausgehen. Oft löst ein Trauma die Nekrosenbildung und anschließende Ulceration aus (GEERTS; KLÜKEN). Die Größe des Ulcus ist sehr unterschiedlich; HERZBERG gibt an, daß die Geschwüre nicht allzu groß seien, während WOLLHEIM u. ZISSLER Ulcusdurchmesser bis zu 11 cm mitteilen. Das Ulcus ist flach, zeigt wenige Granulationen und hat gelegentlich eine Häutchenbildung wie bei der Diphtherie (GARZON, GARZON u. PELLANDA)! Der Rand ist purpurrot gefärbt, callös und geht in die Umgebung mit einer cyanotischen bzw. gelbbraunen Farbe über (JONPUIERES u. GOLDEMBERG). Nach PASTINSZKY und RACZ muß man im Verlauf des Hypertoniegeschwüres drei Phasen unterscheiden: a) gruppierte Punktblutungen, b) Massenblutung und c) Geschwür. Die Punktblutungen sind oft nur flüchtig; auch KLÜKEN hebt hervor, daß die Symmetrie der Erscheinungen oft nur in einem Ulcus am einen Bein und symmetrisch dazu auf dem anderen Bein in einer petechialen Blutung bestehen würde. Histologisch imponieren Hyalineinlagerungen zwischen Endothel und Elastica interna, eine Verdickung der Media mit Kernvermehrung und eine Wucherung der Endothelien.

III. Blutkrankheiten

Hauterscheinungen bei Erkrankungen des Blutes sind außerordentlich zahlreich vertreten. Das hängt unter anderem mit den Folgerungen zusammen, die sich z.B. aus den Auswirkungen einer Anämie auf den gesamten Stoffwechsel, insbesondere aber auf die Haut ergeben. Im folgenden wird nach Erkrankungen des roten Blutbildes, des weißen Blutbildes, nach Koagulopathien, nach Thrombocytopathien und nach Vasopathien unterschieden.

1. Erkrankungen des roten Blutbildes

Hier spielen vor allem die Anämien eine große Rolle.

a) Hämolytische Anämien

Die hämolytischen Anämien zeigen an der Haut als ein charakteristisches Symptom einen Ikterus bzw. einen Subikterus sowie einen Farbstoffreichtum von Galle, Stuhl und Harn. Beim kongenital hämolytischen Ikterus liegt ein dominant vererbbares Leiden vor, bei dem ein erhöhter Abbau der Erythrocyten und damit auch ein erhöhter Abbau von Hämoglobin vorliegt. Diese Krankheit ist mit zahlreichen Anomalien kombiniert (Debilitas, Sprachstörungen, Turmschädel, Spitzgaumen); vgl. hierzu die Mitteilungen von BOETTCHER u. LINDEMAYR; GÄNSSLEN u. TOBIASCH; GASSER; MAIER; BEGEMANN u. HARWERTH. Bei dem Ikterus kommen alle Übergänge vom blaß-gelben Kolorit (MAIER; SEELIG u. JAFFE; SCHULTEN; JOULIA, SERRAT, TEXIER u. REGNIER) bis zu einem mehr braunrötlich-gelben Farbton vor (BEGEMANN u. HARWERTH; GÄNSSLEN u. TOBIASCH).

Pruritus wird nur sehr selten beobachtet, wie HEILMEYER u. BEGEMANN mitteilen. Während man im Kindesalter vornehmlich die anämische Blässe feststellen kann (GASSER; SCHÄFER), der Ikterus fehlt oft vollständig (FANCONI), kann man im Erwachsenenstadium Unterschenkelgeschwüre mit sehr schlechter Heilungstendenz bei den Patienten sehen. Diese Ulcera weisen einen schmierig belegten Grund und unterminierte Ränder auf (BLUEFARB; SANCHEZ CABALLERO; LASCH; BOETTCHER u. LINDEMAYR; SAN MARTIN, MACCHI u. REY; SEELIG u. JAFFE; TRUNINGER u. SCHMID; SCHOEN u. TISCHENDORF; BEGEMANN u. HARWERTH; MAIER; GASSER; GREPPI u. DI GUGLIELMO; JOULIA, TEXIER, SARRAT u. MALEVILLE). Bei besonders schwerem Befall kann es im Bereich der Fußgelenke auch zu ankylosierenden Prozessen und Kontrakturen kommen (GÄNSSLEN u. TOBIASCH).

b) Thalassämie

Bei der Thalassämie handelt es sich um eine angeborene, mehr oder weniger schwere Anämie aufgrund einer Erythrocytenminderwertigkeit. Morphologisch finden sich Anisocytose, Poikilocytose, Anisochromie und „target cells" (kokardenartige Veränderungen an den Erythrocyten). Die Erkrankung tritt vornehmlich bei den Mittelmeervölkern auf; nach INTROZZI gilt sie aufgrund der mangelhaften Eisenverwertung als Prototyp der sidero-achrestischen Anämien. Man unterscheidet eine Thalassaemia maior (homozygoter Genträger) *mit* klinischen Symptomen von einer Thalassaemia minor (heterozygoter Genträger) *ohne* wesentliche klinische Symptomatik. Die Haut weist eine schmutzig-gelbbraune Farbtönung auf, die bei den mediterranen Völkern aber kaum auffällt, weil deren Haut schon von Natur dunkel gefärbt ist (BETKE; FANCONI; BLUEFARB; GASSER). Weiterhin finden sich aufgrund der chronischen Anämie trophische Störungen mit therapieresistenten Ulcerationen an den Unterschenkeln (BEGEMANN u. HARWERTH; CALMINOPETROS; MAIER; RIBUFFO, CARLESIMO, FELICI; SCHUERMANN u. BINDER; TRUNIGER u. SCHMID). Die betroffenen Patienten fallen außerdem durch Skeletveränderungen des knöchernen Schädels auf, die ihnen das „mongoloide Aussehen" (FANCONI), „Facies asiatica" (SCHUBOTHE), „Facies microcythaemica" (GREPPI u. DI GUGLIELMO) verleihen.

c) Sichelzellenanämie

Die Sichelzellenanämie — eine dominant vererbbare chronische hämolytische Anämie, die fast ausschließlich bei Negern auftritt — weist ähnliche klinische Symptome an der Haut sowie am knöchernen Gesichtsschädel (Bürstenschädel) auf. Außerdem findet man bei Männern nicht so selten einen Priapismus (HASEN u. RAINES; ROSENBAUM u. PALEY; SOUSA, CATOE u. SCOTT), der ganz offensichtlich die Folge einer Thrombosierung in den kleinen Gefäßen sein dürfte; derartige Prozesse sind für die Sichelzellblockade sehr charakteristisch (BAUER). Daneben findet man in 30—50% (CHERNOFF, SHAPLEIGH und MOORE) bzw. in 75% (SCHUERMANN u. BINDER) chronische Ulcera cruris, die ebenfalls auf die genannten Thrombosierungen zurückgeführt werden (BETKE; BOHNSTEDT; BEGEMANN u. HARWERTH; BLUEFARB; WALK und GECHT; BLUEFARB, GOLDBERG u. MITCHELL; GREPPI und DI GUGLIELMO; CALMINOPETROS; TRUNIGER u. SCHMID; BAUER; SCHOEN u. TISCHENDORF; MORSE u. REINER).

d) Elliptocytose

Bei der Elliptocytose sind Hauterscheinungen sehr selten. Wenn überhaupt, dann kommt es zu einem Subikterus aufgrund der leichten Hämolyse (HEILMEYER u. BEGEMANN; SCHULTEN).

e) Perniziöse Anämie

Die perniziöse Anämie ist gekennzeichnet durch einen Vitamin B_{12}-Mangel infolge Fehlens des sog. „intrinsic factors". Charakteristisch ist an der Haut das strohgelbe Kolorit, das in einigen Fällen auch einen braunen Unterton haben kann (HEILMEYER u. BEGEMANN). Hiervon muß man streng die gelegentlich bei Perniciosa-Kranken auftretenden Pigmentierungen abtrennen, die mit dem Hautkolorit in keinem Zusammenhang stehen. Dagegen ist es möglich, daß auch hier Ulcerationen zur Beobachtung gelangen (SCHUERMANN u. BINDER; TORCHI). Aufgrund der durch den Vitamin B_{12}-Mangel bedingten allgemeinen Stoffwechselstörung kommt es zu dystrophischen Erscheinungen an den Nägeln, zur Sprödigkeit der Haare und zum Haarausfall (BEGEMANN).

Im Zusammenhang hiermit sei auf die medikamentös-toxisch bedingten Hemmungen der Blutzellbildung im Gefolge von Tumoren, chronischen Infekten, Intoxikationen usw. hingewiesen, bei denen allerdings zusätzlich die Granulopoese und die Thrombocytopoese mitbeteiligt sind. An der Haut sieht man alle Stadien von der einfachen Hautblässe bis zur hämorrhagischen Diathese (BEGEMANN u. HARWERTH).

f) Eisenmangelanämie

Die Eisenmangelanämie ist ein Symptom der Eisenmangelkrankheit (BINGOLD u. STICH). Die Ursachen des Eisenmangels können außerordentlich vielfältig sein: ungenügende Eisenzufuhr, ungenügende Eisenresorption, vermehrter Eisenbedarf des Organismus und schließlich ein sog. „innerer Eisenmangel" bei Tumoren und bei Infektionen (BEGEMANN u. HARWERTH).

Ein sehr wichtiges Zeichen der Eisenmangelanämie kann die Koilonychie sein, bei der die Nägel löffelartig konkav gekrümmt sind und teilweise auch eine Aufsplitterung zeigen (BOHNSTEDT; FRIEDRICH; SIEMENS). Man kann darüber hinaus auch einen struppigen Haarwuchs (BEGEMANN u. HARWERTH; HEILMEYER; HARD; FERRANDIZ ARJOILLA), Mundwinkelrhagaden (BINGOLD, STICH u. HEILMEYER; HARD; HEGGLIN; SCHÄFER) und Pruritus nachweisen. Nach OEHME sind diese Veränderungen bei Kindern sehr viel seltener als bei Erwachsenen anzutreffen. Am Oesophagus findet sich eine Spasmusneigung. Diese Erscheinungen beruhen auf einem Eisenmangel, der unter Umständen nur Werte aufweist, die 50% des Normalen betragen. HEILMEYER gibt an, daß er in manchen Fällen nur einige Gamma Eisen nachgewiesen habe. Der gesamte Organismus ist also an Eisen verarmt, so daß eine sog. „Gewebs-Anämie" vorhanden ist. Eisen — als Baustein des Atmungsfermentes — ist aber erforderlich für jede einzelne Zelle. Es wird sich daher vor allem in jenen Organteilen ein Eisenmangel stark bemerkbar machen, die eine sehr ausgeprägte Zellmauserung besitzen: Blutbildende Organe, Haut, Schleimhaut. Dementsprechend muß die Hautfarbe ausgesprochen blaß erscheinen. M. B. SCHMIDT hat zeigen können, daß bei jugendlichen Mäusen, die eisenarm ernährt wurden, das Körperwachstum erheblich zurückblieb. Nach WALDENSTRÖM ist es dabei nicht immer erforderlich, daß in jedem Falle eine starke Anämie vorliegt; auch geringgradige Veränderungen können bereits ausreichend sein, um Haut- und Schleimhauterscheinungen auszulösen. Mit Recht weist HEILMEYER daher darauf hin, daß der Beweis für die Richtigkeit dieser Pathogenese immer in einem schlagartigen Behandlungserfolg nach Zufuhr großer Dosen von Eisen erblickt werden könne. Man muß allerdings das Eisen in einer gut resorbierbaren Form applizieren, da mit der Eisenmangelanämie meistens eine Achylie gekoppelt ist, die ihrerseits eine Eisenresorptionsstörung bedingt.

Auch ein Vitamin B_2-Mangel kann ähnliche Nagelerscheinungen hervorrufen; dieses Vitamin wird ebenfalls als Zellkatalysator benötigt. Es verbirgt sich hinter dem Symptom „Koilonychie“ oft ein komplexer Vorgang, der einer genauen Diagnose bedarf.

g) Sidero-achrestische Anämie

Unter den sidero-achrestischen Anämien versteht HEILMEYER Störungen der Hämoglobinsynthese, bei der trotz hohen Eisenangebotes dieses nicht in das Häm-molekül eingebaut werden kann. Man unterscheidet eine Anaemia hypochromica sidero-achrestica hereditaria mit fahlgelbem Aussehen und eine erworbene Anaemia refractoria sideroblastica, wie sie z.B. bei der Bleianämie und der Infektanämie vorliegt und bei der gelegentlich ein Ikterus beobachtet wird (BEGEMANN u. HARWERTH).

h) Polycythaemia vera rubra

Schließlich gehört zu den Erkrankungen des roten Blutbildes auch die Polycythaemia vera rubra, die vornehmlich das männliche Geschlecht zwischen dem 4. und 7. Lebensjahrzehnt befällt und für die man bisher keine Ursache aufdecken konnte. Es handelt sich um eine Vermehrung der Blutmenge, der Erythrocyten und um einen Milztumor. Die Patienten sind an der Plethora sofort zu erkennen; sie bieten an klinischen Symptomen außerdem Juckreiz (MAGNIN u. MOLINA DE PEREZ; SCHOEN; DOERING u. SCHÖNFELD), Schweißausbruch, Herzklopfen, Schlaflosigkeit, Schwindelanfälle, Angstgefühle, erhöhten Blutdruck, die sämtlich durch die Polycythämie hervorgerufen sind. Im Knochenmark kommt es zu einer Ausdehnung in die Diaphysen der Röhrenknochen. Im weiteren Verlauf der Erkrankung tritt eine kardiale Dekompensation mit dunkelblauer Cyanose vor allem an den Acren in den Vordergrund (HEILMEYER u. BEGEMANN; SCHOEN u. DOERING; WOLFERS; WARREN; SCHÖNFELD; HOLLE u. SONNTAG; MAGNIN u. MOLINA DE PEREZ). An der Haut beobachtet man vor allem auf urticariellem Grund acneiforme Efflorescenzen, die zu der Bezeichnung „Acne urticata polycythaemica“ geführt haben (PICK u. KAPNELSON; BINAZZI; BAXTER u. LOCKWOOD; KIERLAND) und klinisch den Veränderungen der Rosacea gleichzusetzen sind. Allerdings finden sich diese akneiformen Efflorescenzen neben den Prädilektionsstellen der Rosacea (Gesicht) auch auf dem behaarten Kopf, an den Ohren, Hals und oberer Stammpartie; sie können in ausgedehnten Fällen auch weitere Körperpartien befallen (KLOSTERMANN, SÜDHOF u. TISCHENDORF; BOHNSTEDT; BINAZZI). Die Farbe der Acne urticata polycythaemica ist mehr himbeerrot. An Komplikationen mit Lokalisation an der Haut sind hämorrhagische Phänomene (SCHOEN u. DOERING; SCHULTEN; MAGNIN u. MOLINA DE PEREZ), Thrombosen (BLUEFARB, GOLDBERG u. HOLT; BEGEMANN u. HARWERTH; HOLLE u. SONNTAG), Unterschenkelgeschwüre (SCHUERMANN u. BINDER) beschrieben worden. MOORE, BLAISDELL u. HALL glauben vermehrt bei der Polycythämie das Auftreten einer Arteriosklerose beobachtet zu haben, und führen die Extremitätengangrän darauf zurück; SCHULTEN hat sich dieser Auffassung nicht anschließen können.

2. Erkrankungen des weißen Blutbildes

Zu den Störungen der Leukopoiese gehören die Leukämien und die sog. „Pseudo-Leukämien“ (SCHULTEN). Wenn man den Begriff des Trialismus in der Hämatologie anerkennt, dann gehört zu den Leukosen des myeloischen und lymphatischen Systems nach GOTTRON auch die Gruppe der Retikulosen. GOTTRON hat unter diesen Gesichtspunkten die Bezeichnung *Dermoleukohämoblastosen* geprägt, worunter er Proliferationen des hämopoetischen Gewebes der leukocytären Reihe, d.h. irreversible Wucherungen des hämatopoetischen Gewebes im Bereich der Haut verstanden wissen wollte. Die Dermoleukohämoblastosen können Teilmanifestationen einer Leukose in der Haut sein; es kann sich bei ihnen aber auch um eine auf die Haut beschränkte Manifestation einer Leukose handeln — das wäre z. B. bei der Retikulose der Fall. Bei dieser letzteren Form kann das Blut aleukämisch sein; dementsprechend kann von den Blutbildungsstätten der Haut eine Einschwemmung der Blutzellen in das Blut erfolgen. GOTTRON hat im Verlauf derartiger Studien als erster eine zunächst auf die Haut beschränkte aleukämische Paramyeloblastenleukämie beschrieben und sehr eingehend zu dem Problem Stellung genommen, ob die leukämischen Hautinfiltrate autochthon in der Haut oder durch Einschwemmung sich entwickeln. Er hat die außerordentlich bedeutsame Frage der autochthonen Entstehung bejaht. Durch die Ergebnisse der Retikulosenforschung der Haut sind seine Feststellungen bestätigt worden. Im Rahmen dieses Beitrages wird auf die Pseudo-Leukämien, unter denen man die Lymphogranulomatose, das Lymphosarkom, das Retothelsarkom, das großfollikuläre Lymphoblastom und das Plasmocytom zusammenfassen kann, verzichtet; ihre Darstellung ist bereits in anderen Beiträgen (vgl. Bd. III, Teil 2) erfolgt.

a) Chronisch myeloische Leukämie

Die chronisch myeloische Leukämie ist die häufigste Form der Leukämien. Sie ist charakterisiert durch einen schleichenden Beginn, eine Beeinträchtigung des Allgemeinbefindes, einen Milztumor und einen typischen Blutbefund. Die Erkrankung führt meistens innerhalb weniger Jahre zum Tode.

Hautveränderungen mit *spezifischem Charakter* (Nachweis von Myeloblasten im Infiltrat) werden in etwa 5% gefunden. Es handelt sich dabei um echte leukämische Infiltrate (FAZZINI; HEILMEYER u. BEGEMANN), die sehr variabel auftreten. WOLFRAM sowie GERTLER beschrieben bis haselnußgroße Knoten, die zum Teil alleinstehend, zum Teil in Gruppen vorhanden sind (MATRAS), teilweise konfluieren (MUSSLER) und auch ulcerieren können (LUTZ). Die Lokalisation dieser Hautveränderungen ist in den meisten Fällen am Stamm und an den Außenseiten der Extremitäten zu finden (COSTELLO, CANIZARES, MONTAGUE u. BUNCKE; GERTLER; DUPONT, BOURLOND, VAN ROEY, LACHAPELLE u. VAN HERLE); sie können jedoch auch im Gesicht auftreten (HEILMEYER u. BEGEMANN; KORINTHENBERG), ohne dort etwa zu einer „Facies leontina“ zu führen (BOHNSTEDT; MATRAS; MICHELSON). Nach TRUBOWITZ u. SIMS entstehen die spezifischen Infiltrate in der Haut durch hämatogene Ausbreitung; als Beweis hierfür wird von ihnen das primäre Auftreten pericapillärer leukämischer Infiltrate angesehen (vgl. auch SAPUPPO). *Unspezifische Symptome* der chronisch myeloischen Leukämie sind der bei dieser Erkrankung zu beobachtende Pruritus (HEILMEYER u. BEGEMANN; HITTMAIR), Urticaria-Efflorescenzen (CASTELLO, CANIZARES, MONTAGUE u. BUNCKE), erythrodermische Erscheinungen (KEINING u. BRAUN-FALCO; WOLFRAM), petechiale Blutungen aufgrund der gleichzeitig bestehenden Thrombopenie (BOHNSTEDT; LUTZ; MATRAS), Nachtschweiß (HEILMEYER u. BEGEMANN). In 3% aller Fälle findet man nach BEGEMANN u. HARWERTH einen Priapismus, der auf thrombosierende Prozesse zurückzuführen ist (HITTMAIR). KNOTH u. BETHGE konnten bei einem 34jährigen Mann eine Apoplexia cutis aufgrund einer „Geschwulstthrombose“ mit zelligem, myeloisch-leukämischen Infiltrat der Haut nachweisen. Sie sind der Auffassung, daß die Pathogenese derartiger Infarkte in Analogie zum Auftreten des Priapismus bei der myeloischen Leukämie gesehen werden müsse. SCHULMACHER, GINNS u. WARREN haben bei den von ihnen beobachteten Patienten in 13,7% eine Pilzinfektion gesehen und bringen diese Befunde ursächlich mit der Leukämie in Zusammenhang.

b) Chronisch lymphatische Leukämie

Die chronisch lymphatische Leukämie ist seltener als die chronisch myeloische Leukämie, sie kommt meistens erst in höherem Lebensalter vor; die Prognose ist ebenfalls etwas günstiger, das Allgemeinbefinden ist in der Regel nicht so stark gestört, die Erkrankung kann sich über viele Jahre hinziehen. Im peripheren Blut findet man eine starke Vermehrung der reifen Lymphocyten, eine normochrome Anämie und eine Thrombopenie.

Die *spezifischen Hautveränderungen* teilt man unter anderem nach folgenden Gesichtspunkten ein:

a) Leukämisches Exanthem.
b) Leukämische Tumoren.
c) Leukämische Erythrodermie.

Das lymphatisch leukämische Infiltrat imponiert durch blaß-gelbliche bis blau-braunrötliche Knötchen von Hanfkern- bis Linsengröße, die über den ganzen Körper verteilt auftreten, zum Teil konfluieren, aber auch nur den Stamm, die Extremitäten oder beides gemeinsam befallen (ARZT; BOHNSTEDT; BORDA u. CELANI; GERTLER; GRUPPER u. COMMISSIONAT; HURIEZ, DESMONS, AGACHE, BENOIT u. BONBART; IOFRIDA; IMAMURA u. NAKAKUKI; KUSKE; LUTZ; LINDEMAYR; MATRAS; SCHNEIDER; THIERS, COLOMB, FAYOLLE, ARCADIO u. NOVE-IOSSERAND; WOLFRAM; KREBS u. SCHWARZ). GRUPPER u. COMMISSIONAT beobachteten einen ulcerösen Zerfall.

Die lymphatisch-leukämischen Tumoren sind strang-, knoten- und plattenartige Infiltrationen mit vornehmlicher Lokalisation am Orbitaldach, an Nase, Wangen und Ohren (BOHNSTEDT, DEGOS, OSSIPOWSKI, MILLE u. MORELL; GERTLER; GABRIEL; HEILMEYER u. BEGEMANN; IOFRIDA; KELLER; KLOSTERMANN, SÜDHOF u. TISCHENDORF; KUSKE; PIRILÄ; SCHNEIDER; SCHULTEN; SCUTT). Diese Veränderungen verleihen den Patienten das charakteristische Aussehen der „Facies leontina". WOLFRAM sowie GABRIEL beobachteten auch einen Befall von Armen und Händen; BEGEMANN u. HARWERTH, GERTLER sowie MATRAS beschrieben beim Mann entsprechende Infiltrate an den Mamillen, die ebenfalls als typisch für dieses Krankheitsbild angesehen werden. LEVIN u. JOHNSTON berichteten über einen außerordentlich seltenen Befund, eine leukämische Ulceration am Penisschaft.

Die lymphatisch-leukämische Erythrodermie (Leukaemia cutis diffusa Pinkus; universelle Lymphomatose Arndt) ist gekennzeichnet durch eine generalisierte düster-braunrote Verfärbung der Haut, eine allgemeine Schwellung der Lymphknoten und eine starke Infiltration der Haut mit Vergröberung der oberflächlichen Hautfelderung und Rhagaden (ALVAREZ-LOVELL u. SOTO-MELO; BECK; BEGEMANN u. HARWERTH; BORDA u. CELANI; BURCKHARDT; DEGOS, GARNIER, OSSIPOWSKI u. LABET; GRACIANSKY, BOULLE u. HARDOUIN; HEILMEYER u. BEGEMANN; HERZBERG; KEINING u. BRAUN-FALCO; MARGUES u. BASEX; W. MÜLLER; NIZET; SCHNEIDER; SCHULTEN; WOLFRAM). Fast regelmäßig ist ein ausgeprägter Juckreiz vorhanden, die Haut selbst ist trocken und schuppt (BECK; BEGEMANN u. HARWERTH; MATRAS; NIZET; WOLFRAM); auf dem behaarten Kopf ist eine diffuse Alopecie zu erkennen, die auch die Sekundärbehaarung erfaßt (BOHNSTEDT; MATRAS; NIZET).

Zu den *unspezifischen Hautveränderungen* gehören z.B. ein sehr quälender Juckreiz (DEGOS, OSSIPOWSKI, MILLE u. MORELL; HEILMEYER u. BEGEMANN; MARGUES u. BASEX; MATRAS; MEYERS; VAN STEENACKER), Purpura und Ekchymosen (SCHULTEN; WOLFRAM) mit Neigung zu oberflächlichen Nekrosen (SARKANY u. RANSOM). LOPEZ GONZALES u. ZIZZIAS; MEYERS, GRIMMER sowie DEGOS,

Ossipowski, Mille u. Morell berichten über das Auftreten von erythematösen Efflorescenzen. Ekzemähnliche Erscheinungen teilten Heilmeyer u. Begemann, Margues u. Basex, Matras sowie Schulten mit, während Bureau, Jarry u. Barriere, Degos, Lortat-Jacob u. Durand, Huriez, Desmons, Agache, Benoit u. Bonbart sowie Krause u. Lutz über bullöse, zum Teil hämorrhagische Erscheinungen berichtet haben. Schneider u. Wagner beobachteten Hautveränderungen, die unter dem klinischen Bild einer Acrodermatitis atrophicans vascularis chronica Herxheimer abliefen. Bohnstedt weist darauf hin, daß die genannten sekundären, unspezifischen Veränderungen bei der chronisch lymphatischen Leukämie höchstwahrscheinlich auf die Bildung von Autoantigenen zurückgeführt werden müssen. Eine Art von Zwischenstellung zwischen den spezifischen und unspezifischen Hauterscheinungen nehmen die Prurigoknötchen bei der chronisch-lymphatischen Leukämie ein (Bohnstedt; Lopez Gonzales u. Zippias; Wolfram), von denen Keining sowie Matras annehmen, daß sie als anfänglich unspezifisch aufgebaute Knötchen etwa im Sinne einer „Prurigo lymphatica" im weiteren Verlauf der Krankheit in echte spezifisch leukämische Prozesse umgewandelt werden können. Gomez Orbaneja u. Martinez Torres haben bei einer Patientin die Transformation eines Lymphocytoms in eine lymphatische Leukämie beobachtet.

c) Akute Leukämie

Die akute Leukämie zeichnet sich durch ein akutes foudroyantes Geschehen aus, bei dem als klinische Symptome Kopfschmerzen, Mattigkeit, Atemnot, Neigung zu Blutungen, Schlaflosigkeit, nekrotisierende Tonsillitis, Stomatitis, Zahnfleischnekrosen sowie Gangrän der Wange und des harten Gaumens vorkommen. Die massive Leukocytose mit Auftreten von unreifen Zellen (Paramyeloblasten, Paralymphoblasten) ist begleitet von einer normochromen Anämie und einer Thrombocytopenie, auf der die Neigung zur hämorrhagischen Diathese beruht.

Zu den *unspezifischen Hautveränderungen* gehören die außerordentlich charakteristischen petechialen Blutungen, die von papulösen Ekchymosen begleitet sein können (Arrhigi u. Stahl; Gaudrat, Ruercy u. Ribet; Gebhardi; Heilmeyer u. Begemann; Herzberg u. Schuppener; Huriez, Desmons, Agache u. Thery; Matras; Müller; Lutz; Opitz u. Weicker; Remy; Wolfram); diese Erscheinungen treten sowohl nach traumatischer Schädigung der Haut als auch spontan auf (Schulten) und erinnern gelegentlich in ihrer morphologischen Qualität an eine Werlhofsche Purpura (Gertler). Im weiteren Verlauf der Erkrankung kommt es oft zu Nekrosen und Ulcerationen im Bereich der Blutungen, wie von Bohnstedt, Matras, Remy, Schneider sowie Thewes betont wird; man muß dieses Phänomen als Auswirkung der begleitenden Agranulocytose ansehen (Herzberg u. Schuppener; Keining). Weiterhin werden Erythrodermien (Remy), pustulöse und hämorrhagische maculo-papulöse Exantheme, Prurigo und urticarielle Erscheinungen beobachtet (Ivan, Danila u. Jon; Lutz; Opitz u. Weicker; Thewes); die häufig dabei auftretenden Kratzeffekte und Pigmentverschiebungen verleihen der Haut das Bild der sog. „Cutis vagantium" (Schneider). Auch ein Priapismus kann auftreten (Bohnstedt; Matras; Wolfram). Hasselmann u. Johne glauben darüber hinaus, daß ein Erythema exsudativum multiforme als mögliches Initialsymptom der akuten Leukämie angesehen werden könne.

Spezifische Hauterscheinungen sind bei der akuten Leukämie selten (Gaudrat, Ruercy u. Ribet; Herzberg u. Schuppener; Remy; Schulten; Thewes). Sie werden meistens am Stamm und an den Extremitäten (Beek u. Wyers; Joulia, Le Coulant, Texier, Maleville u. Labat-Labourdette), in geringerem Umfange im Gesicht (Herzberg u. Schuppener) gesehen, wobei sie dann als kleine, etwa erbsgroße, teilweise konfluierte Infiltrate auf der Stirn erscheinen. Morphologisch findet man an den Prädilektionsstellen unscharf begrenzte, nicht erhabene Infiltrate der Haut (Beek u. Wyers), deren Größe etwa einer Erbse bis Bohne entspricht, deren Farbe bläulich bis braunrot ist (Arrhigi u. Stahl; Dittrich; Goudrat u. Ruercy; Joulia, Le Coulant, Texier, Maleville u. Labat-Labourdette; Lutz; Matras; Wolfram) und die eine im allgemeinen feste Konsistenz aufweisen (Herzberg u. Schuppener; Thewes). Nach Dittrich sind die Knoten schmerzhaft; sie neigen zudem zu Nekrosenbildung und zu ulcerösem Zerfall (Arrhigi u. Stahl; Gebhardi; Lutz). Pinski u. Stansifer beobachteten bei einer 57jährigen Patientin als Initialsymptom einer akuten Leukämie Erythema nodosum-Knoten an den Streckseiten der Unterschenkel, die sich später auf die übrigen Körperpartien ausbreiteten.

d) Reaktive Hypereosinophilie

In diesen Formenkreis gehört auch ein von Heilmeyer beschriebenes Krankheitsbild der reaktiven Hypereosinophilie (Eosinophilia persistens) mit Elephanthiasis und Nahrungsmittelallergie. Aufgrund einer extremen Nahrungsmittelallergie kommt es hierbei zu einem enormen Anstieg der Leukocyten mit massiver Vermehrung der Eosinophilen (90%). Ursächlich wirkt dabei die Nahrungsmittelallergie, die zur Eosinophilie und auch zur elephantiastischen Ödembildung an beiden Beinen mit Milz- und Lebervergrößerung führt. Sämtliche Erscheinungen klangen schlagartig ab, nachdem die Patientin anläßlich eines chirurgischen Eingriffes längere Zeit hungern mußte.

3. Koagulopathien

Störung der Blutgerinnung

a) Erbliche Koagulopathien

Bei der *Hämophilie* liegt eine recessiv geschlechtsgebundene Blutungskrankheit vor, bei der man a) einen Faktor VIII-Mangel (Hämophilie A) und b) einen Faktor IX-Mangel (Hämophilie B) unterscheidet. Klinisch kommt es zu traumatisch bedingten, aber auch zu spontanen Blutungen an Haut und Schleimhäuten, in die Weichteile, Nierenlager, Schleimbeutel, in die Nervenbahnen und in die Gelenke. An der Haut werden vor allem Suffusionen und Sugillationen beobachtet (Schneider u. Coppenrath; Storck), deren Lokalisation oberflächlich bzw. subcutan gelegen sein kann (Blaich). Petechiale Blutungen und Ekchymosen fehlen. Storck hat mitgeteilt, daß es nach Schnepperstich für einen Blutstatus zu Blutungen unter die Haut des Fingers mit hämorrhagischen Blasen kam. Schmidt berichtete über eine Nekrose der rechten Hand nach vorausgegangenem stumpfen Trauma. Nach Blaich imponiert vor allem die Dauer der Blutung, weniger ihre Intensität. Mit zunehmendem Lebensalter soll es zu einer Abnahme der Blutungsneigung kommen (Wolf u. Remy). Bei der *Parahämophilie* (recessiv-autosomal, Faktor V-Mangel), dem *Stuart-Prower-Faktormangel* (recessiv-autosomal, Faktor X-Mangel) und der *P.T.A.-Mangelkrankheit* (dominant-autosomal, PTA-Mangel) kommt es nur zu geringgradigen Hämorrhagien (Schneider u. Coppenrath; Blaich).

b) Erworbene Koagulopathien

Zu dieser Gruppe gehört der *Morbus haemorrhagicus neonatorum*, der auf einem kombinierten Mangel der Gerinnungsfaktoren II, VII, IX und X sowie auf einer zusätzlich vorhandenen Gefäßfragilität erheblichen Grades beruht. Neben Blutungen in und aus verschiedenen inneren Organen werden sehr selten Haut- und Nabelblutungen (BLAICH) sowie das Kephalhämatom (SCHULTEN) beobachtet. Bei *Schädigungen der Leberfunktion* der unterschiedlichsten Provenienz kann es ebenfalls zu einem Mangel der Gerinnungsfaktoren II, VII, IX, X kommen. Beim Kleinkind beobachtete man dann Ekchymosen und Sugillationen (SALOMONSEN) mit einer deutlichen Tendenz zu verlängerten und verstärkten Verletzungsblutungen. Man kann hierbei weiterhin berücksichtigen, daß auch nach Dicumarol-Anwendung entsprechende Hauterscheinungen zur Beobachtung gelangen können. Dicumarol greift in den Gerinnungsvorgang dadurch ein, daß es Vitamin K aus seiner Apofermentbindung verdrängt (SCHÜTZ); dementsprechend kann es bei einer Überdosierung von Dicumarol zur hämorrhagischen Diathese kommen mit Beteiligung von Haut und Schleimhaut (SCHULTEN), Muskulatur und Magen-Darmtrakt (BJERKELUND; DALGAARD). JORDAN hat über nekrotisierende Hämorrhagien im Gefolge einer Dicumaroltherapie berichtet; WOLF u. REMY machten darauf aufmerksam, daß die Erscheinungen noch längere Zeit nach Absetzen des Dicumarols bestehen bleiben können.

4. Thrombocytopathien

Bei den Thrombocytopathien handelt es sich um Blutungskrankheiten aufgrund einer zahlenmäßigen Verminderung bzw. einer gleichzeitig oder unabhängig davon bestehenden qualitativen Minderwertigkeit der Thrombocyten.

a) Thrombopathie — Thrombasthenie

Eine *normale Thrombocytenzahl* mit gestörter Funktion liegt in der konstitutionellen Thrombopathie v. Willebrand-Jürgens und der Thrombasthenie Glanzmann vor; in beiden Fällen handelt es sich um hereditäre Leiden. Die an der Haut auftretende klinische Symptomatik ist bei der konstitutionellen Thrombopathie durch Blutungen in die Schleimhäute (SCHULTEN) petechiale Hämorrhagien an den Extremitäten (JÜRGENS u. FORSIUS), flächenhafte Hautblutungen (JÜRGENS u. FORSIUS; KÜSEL u. LÖHR) sowie Nachblutungen nach Injektionen (KÜSEL u. LÖHR) und anderweitigen Verletzungen (SCHULTEN; OPITZ u. WEICKER) gekennzeichnet. Daneben kommen auch Gelenkblutungen und Hämorrhagien in innere Organe vor. Bei der *Thrombasthenie* ähneln die Hauterscheinungen denen beim Morbus Werlhof (SCHULTEN; OPITZ u. WEICKER; STORCK).

b) Thrombocytopenien

Bei den Thrombocytopenien unterscheidet man zusätzlich nach normaler und gestörter Funktion der Thrombocyten. Das Fanconi-Syndrom stellt eine hereditäre Panmyelopathie dar mit aplastischem Knochenmark und zahlreichen Wachstums- und Entwicklungsstörungen; als Endzustand resultiert eine Markfibrose. Es kommt zur Hämaturie, Hämoptoe und blutigen Stuhlentleerungen sowie zu großflächigen Blutungen in die Haut (KEINING u. BRAUN-FALCO; LENG-LEVY u. DAVID-CHAUSSEE). Als besonders auffallend wird weiterhin eine extreme Pigmentierung der Haut beschrieben (BA TA u. TOSZEGI; BODALSKI, DEFECINSKA, JUDKIEWICZ u. PACANOWSKA; TEXIER u. MALEVILLE; LENG-LEVY u. DAVID-CHAUSSEE; LENG-LEVY, DAVID-CHAUSSEE, MALEVILLE, BATTIN u. GIBEAU) mit NNR-Insuffizienz (MARCACCI).

Beim *Morbus maculosus Werlhof* liegt eine erworbene Thrombocytopenie vor, die auf Auto-Antikörper im Gefolge einer Immunsierung gegen die eigenen Thrombocyten und Megakaryocyten zurückgeht (SPRAGUE, HARRINGTON, LANGE u. SHAPLEIGH); der Antikörpernachweis gelingt mit Hilfe des Coombs-Tests. Der

Erkrankung liegt eine Thrombocytopenie und ein Versagen ihrer „Geschwisterzellen“ (HEILMEYER), der Capillarendothelien, zugrunde. An der Haut kommt es vorwiegend zu petechialen Blutungen, die sich aus Gründen der Orthostatik vornehmlich an den unteren Extremitäten zeigen, jedoch auch den gesamten Körper befallen können (BLAICH; BENKÖ; HAMMER; OPITZ u. WEICKER; SALOMON; SCHULTEN; SCHÄFER; STORCK; SCHNEIDER; SEGAL). Bei älteren disseminierten Blutungen kann die Haut ein Leopardenfellaussehen annehmen (HAMMER). SCHNEIDER sowie SCHÄFER sehen das Nebeneinander von Petechien und Ekchymosen als pathognomonisch für die Werlhofsche Erkrankung an.

Dem Morbus Werlhof steht eine Thrombocytopenie aufgrund von allergischen Reaktionen gegen Arzneimittel und bei Infekten gegenüber (vgl. z.B. OHLER, FRIEDERICI u. CASTENHOLZ sowie TEITELBAUM u. SANCHEZ AVALOS). Der Coombs-Test ist dementsprechend negativ. Im einzelnen sind derartige Phänomene beschrieben worden bei *Masern* (OPITZ u. WEICKER), *Scharlach* (BLAICH), *Tuberkulose* (SCHULTEN), *Malaria* (OOSTERHUIS), *Mumps* (FAMA, PATON u. BOSTOCK), *Röteln* (ACKROYD; FERGUSON; OPITZ u. WEICKER; WALLACE), *Katzenkratzkrankheit* (BELBER, DAVIS u. EPSTEIN; BILLO u. WOLFF), sowie bei der *infektiösen Mononucleose* (ANGLE u. ALT; ANTHONISEN, STEINICKE u. THOMSEN; BLOOM, CANALES u. FAIRCHILD; KEDROWA u. ERBELOWA; LINDEN; PADER u. GROSSEMANN; VERHEY u. VERLOOP; VOLPE; SPARKS u. MAUTNER). Unter den Medikamenten seien genannt: Chinidin (BOLTEN u. DAMESHEK; GARCIA u. SAINZ DE LA MAZA; HIRSCH; NORCROSS; SPIELMANN. GATHOF, FRITSCHE u. PFEIFFER), *Chinin* (HABERLAND; MAUER, DE VAUX u. LAHEY), *Centalun* (LÜBBERS), *Sedormid* (BLAICH; CALO u. DIACONO; HABERLAND; SCHNEIDER), *Penicillin* (MEYHÖFER), *Marbadal* (KIEP), *Neosalvarsan* (JUNG), *Oxytetracyclin* (BECKET u. FOXELL), *Propylthiouracil* (FEWELL, ENGEL u. ZIMMERMANN), *Pyramidon* (D'ESHOUGES u. GRIGUER; KIEP), *Goldpräparate* (THOMPSON, SINCLAIR u. DUTHIE), *Isonicotinsäurehydrazid* (LIBERO u. FORTI), *Phenyl-dimethyl-isopropylpyrazolon* (DAUSSET, MALINRAUD u. LAYANI), *Trinitrin* (SHMUSKOVIDE u. DAVIS), *Sulfisoxazol* (GREEN u. EARLY), *Optalidon* (DITSCHUNEIT. PFEIFFER, SPIELMANN u. GATHOF), *Hydrochlorthiazid* (GESINK u. BRADFORD; BALL) und *Sulfamethoxypyridazin* (JANOVSKI). Die klinischen Erscheinungen an der Haut bei diesen allergischen bzw. infektallergischen Thrombocytopenien gehen von rein petechialen Blutungsherden bis zu großflächigen Hämorrhagien (BLAICH; JUNG; KEINING u. BRAUN-FALCO; MEYHÖFER). Schließlich können Thrombocytopenien ohne Störung der Thrombocytenfunktion auftreten bei *Vitamin B_{12}-Mangel* (SCHÄFER), bei Einwirkung *ionisierender Strahlen* (BÖHME u. OBERSTE-BERGHAUS; HOBITZ; KOYAMA, KUMATORI, STRIBUYA, NIITAMI, FUKUDA, IMAMURA, SANO, SHIGIYA u. KOYA), bei Einfluß von *Cytostatica* (SCHÄFER), von *Benzol* (HAMMER; SCHATZMANN), von *Lost und Urethan* (STORCK), bei *Infektionen* (v. BUJNIEWICZ) und bei Verdrängung der Thrombocytopoese durch *Tumoren* (ARRHIGI u. STAHL; BLAICH; HAMMER). Die hierbei auftretenden Hautblutungen entsprechen denen der Werlhofschen Erkrankung (SCHATZMANN; STORCK).

5. Vasopathien

Hier sollen nur die Krankheitszustände besprochen werden, bei denen es zu Blutungen in die Haut und andere Organe aufgrund einer Gefäßschädigung kommt. In allen genannten Fällen handelt es sich dementsprechend um *erworbene Vasopathien*. Die erbliche Vasopathie (Morbus Osler) ist bereits in Bd. VII dieses Handbuchs besprochen worden.

Bei *Vitamin C-Mangel* liegt an den Gefäßen ein biochemischer Defekt vor (WITTE), in dessen Gefolge die Kittsubstanz zwischen den einzelnen Zellen der

Gefäßwände nur mangelhaft ausgebildet wird. Dementsprechend kommt es zu petechialen bis flächenhaften Blutungen vor allem an den unteren Extremitäten (BLAICH; HAMMER; HÖVDS; SCHULTEN; STORCK), deren Anordnung dort in der Regel follikulär erfolgt. v. BUJNIEWIECZ sieht gerade die Rückseite der Beine und die Kniekehle als prädisponiert an. STORCK beobachtete flächenhafte Blutungen auch am Nasenrücken; doch bleibt das Gesicht meistens frei (BLAICH). Das Vollbild des Vitamin C-Mangels findet man heute sehr selten. Gelegentlich kommen atypische Symptome in Gestalt von Koilonychie, Pigmentierungen (DEGOS; ROLLIER, BERTRAND, PELBOIS, CHRAIBI u. JOUET) sowie schlechte Wundheilung (PENNY u. BALFOUR) zur Beobachtung.

Infektiös-toxische Schädigungen können ohne Einfluß auf die Thrombocytopoiese auch direkt zu Capillarblutungen führen (SCHULTEN; WITTE). Es sei an die dabei auftretenden hämorrhagischen Exantheme erinnert bei *Masern* (DEGEN; KLEINSCHMIDT; STORCK), bei *Scharlach* (SCHULTEN), bei *Sepsis lenta* (TAMPONI), bei *Pocken* (HAAS; LEROY, BIZAIS, RICHIER-CHEVREL u. RICHIER) und bei *Fleckfieber* (HAMMER; WEYER). Purpurablutungen werden beobachtet bei *Meningokokkensepsis* (MARTY u. GALINDO) mit Gangräncharakter (DUNN; GERBAUT, PIERSON, LORRAIN u. WAUTHIER), bei *Sepsis* (KRAUSE; OPITZ u. WEICKER; WITTE; WOLF u. REMY), bei *Pocken* (HAMMER; HAVILAND; STÜTTGEN; WITTE; WOLMAN) sowie bei *Diphtherie* und *Typhus* (HAMMER; SCHULTEN).

Bei der *Purpura rheumatica* Schönlein-Henoch liegt eine anaphylaktoide Purpura vor; die Antigen-Antikörperreaktion spielt sich an den Gefäßendothelien ab und schädigt durch dabei freiwerdende Toxine die Capillarmembran (DIECKHOFF u. THEILE; BILALOGLU; GIETKA; WARD u. HOLLAND). Als Allergene kommen unter anderem in Betracht: Infekte (CLEMENT u. DIAMOND; RUITER; MENZI) unter ihnen vor allem Scharlach (ADAMS) und Tuberkulose (POHLEN), weiterhin Nahrungsmittel: Eier (PIRAINO; RUITER), Fisch (JENSEN), Fleisch (CONRAD u. LECLUYSE; STEPPERT) sowie Impfungen (ADAMS), Tuberkulinprobe (KALOND u. MEYER), Penicillin (HADIDA, TIMSIT u. BIJACUI; JENSEN; MACGIBBON; TÉMIME u. CARLIN), Dihydrostreptomycin (KELTSCH), Sulfonamide (WINKELMANN), Tetracyclin (CALNAN u. LISTER), Leberextrakt (DEVECERSKI), Rauwolfiapräparate (KORTING), Schlafmittel (KUTZIM u. LÜTZENKIRCHEN), Barbiturate (WINKELMANN).

Das klinische Bild setzt akut ein, ist durch einen schubweisen Verlauf charakterisiert und beginnt in der Regel mit einem Exanthem, das alle Stadien durchlaufen kann über urticarielle Erscheinungen bis zu bullösen Hautveränderungen (DIECKHOFF u. THEILE; BLAICH; JACOBY; MASSINI, STAUB, THÖLEN u. ENGELHART; OPITZ u. WEICKER; PRIBILLA; STEPPERT). Sekundäre Blutungen in allen Hautveränderungen sind möglich (VERNIER, WORTHEN, PETERSON, COLLE u. GOOD) Die Erscheinungen sind symmetrisch und bevorzugen in den Anfangsstadien eine gewisse Abhängigkeit von statischen Bedingungen (PRIBILLA; TENCHIO); sie haben anfangs ein hellrotes Aussehen und verfärben sich dann über blau/braunrot bis zu einem braunen Pigmentfleck. Die zunächst petechialen Blutungen können sich im Verlauf der Erkrankung zu größeren Hämorrhagien (JACOBY; ZAKON u. JOHNSTON; STORCK) und auch zu Ulcerationen entwickeln (BLAICH). Daneben treten zahlreiche interne Symptome (Gelenkschwellungen, abdominelle Koliken, Blutstühle, Hämaturie u.a.) hinzu, die einen Anhalt für die Schwere des Status vermitteln. Bei jüngeren Patienten beobachtet man oft Ödeme an dem behaarten Kopf, an den Augenlidern sowie Händen und Füßen (ALLEN, DIAMOND u. HOWELL), die in der Regel von Blutungen frei bleiben. Sehr gering ausgeprägte Hauterscheinungen finden sich bei der *Purpura abdominalis* Henoch (BERG; CONRAD u. LECLUYSE; SANCHEZ-MEDAL u. RAYNOSO), bei der die abdominellen Symptome im Vordergrund stehen. BILALOGLU hat die auch von anderen Autoren beobachtete Zunahme der Purpura Schönlein-Henoch bestätigen können.

Die schwerste Form der anaphylaktoiden Purpura liegt in Gestalt der sog. *Purpura fulminans* vor, die innerhalb weniger Tage zum Tode führen kann. Klinisch entwickeln sich ganz akut blauschwarze Blutungen (GUTHEIL; LINDNER; WEINZIERL), die teilweise Blasenbildung zeigen können (BLAICH; OPITZ u. WEICKER) oder zu Riesenhämatomen führen (SCHULTEN), und die den Stamm oder die Extremitäten befallen (RADL u. HEKELE). Im weiteren Verlauf kann es zu z.B. tiefgehenden Nekrosen kommen (LITTLE; SIEGL u. VONDRACEK; STÜTTGEN; WEINZIERL). Das Gesicht und die Schleimhäute bleiben in den meisten Fällen frei (GUTHEIL; KOLLER, GASSER, KRÜSI u. DE MURALT). Ursächlich kommen *alimentäre Allergene* (KOST), *Infekte* (ELEFANT, JEKLEROVA u. TRAPL; RADL u. HEKELE; CHAMBERS, HOLYOKE u. WILSON; STORCK; BLAICH; STÜTTGEN), Puerperalsepsis (LINDNER) und Medikamente in Betracht (SIEGL u. VONDRACEK). Außer einem reinen Gefäßschaden wird gelegentlich auch ein Fehlen von Faktor V (RADL u. HEKELE) sowie ein Antithrombinüberschuß beobachtet (SCHÄFER). Zu den Blutungen aufgrund von einer Vasopathie muß man auch das *Waterhouse-Friderichsen-Syndrom* rechnen, bei dem es sich um eine schwere Verlaufsform der Meningokokkensepsis mit allgemeiner toxischer Gefäßschädigung handelt. Neben den Allgemeinsymptomen (Krämpfe, Fieber, Kollaps, Erbrechen, Hypoglykämie, Durchfälle) treten an der Haut Petechien (SCHULTEN), aber auch ausgedehnte Ekchymosen von blauschwarzer Farbe auf (OPITZ u. WEICKER), die den Erscheinungen bei der Purpura fulminans ähneln. STORCK hat über eine Beobachtung berichtet, bei der hämorrhagische, zentral nekrotische Papeln vorhanden waren. Nach GERBAUT, PIERSON, LORRAIN u. WAUTHIER sind die Hämorrhagien nicht nur durch die toxische Gefäßschädigung, sondern auch durch eine Begünstigung der Diapedese infolge passiv-paralytischer capillarer Vasodilatation bedingt.

6. Blutveränderungen

Unter diesem Begriff werden im Rahmen dieses Beitrages Störungen zusammengefaßt, die auf eine abnorme Zusammensetzung bzw. besondere Reaktionen des Blutes mit nachfolgenden Strömungsveränderungen unter Einschaltung bestimmter Hauterscheinungen zurückgehen.

An erster Stelle ist hier PAUL EHRLICH (1899) zu nennen, der die Bluterkrankung auf einen autopathogenen Immunmechanismus zurückführte. Heute faßt man als Autoimmunerkrankungen die Blutkrankheitsbilder auf, bei denen körpereigene Erythrocyten, Leukocyten oder Thrombocyten bzw. deren Vorstufen im Knochenmark durch Antikörper-Serumsubstanzen direkt oder indirekt so geschädigt werden, daß sie vorzeitig zugrunde gehen. In diesen Formenkreis gehören auch die *Kälteagglutininkrankheit* und die paroxysmale Kältehämoglobinurie mit Donath-Landsteinerschen Kältehämolysinen.

Bei der Kälteagglutininkrankheit wird eine akute, benigne, passagere Verlaufsform von einer primär-chronischen, malignen Form unterschieden. Immunelektrophoretisch verhalten sich die Kälteagglutinine wie beim Morbus Waldenström. Die Kältehämoglobinurie kommt bei Syphilis in den Spätstadien und als vorübergehende Erkrankung bei Virusinfektionen vor. Als dermatologisches Symptom wird dabei die Akrocyanose beobachtet (BAUMGARTNER; GROSS). Die Erscheinungen treten dann allerdings ausschließlich in der Kälte auf und verschwinden bei wärmeren Temperaturen sofort wieder. Eine reine Störung der Vasomotorik kann nicht vorliegen, weil es unter starker Kälteeinwirkung (z. B.

Einbringen eines Armes in Eiswasser) zu Kältehämoglobinurie-Anfällen und zur hämolytischen Anämie kommen kann. Bei der Capillarmikroskopie erkennt man in einem solchen Fall, daß die normale Capillardurchblutung unter Kälteeinfluß „körnig" unterbrochen wird und bei längerer Kälteeinwirkungsmöglichkeit große Strecken sog. Durchblutungslücken aufweist. In vivo erkennt man dabei, daß das Blut in Eiswasser ausflockt und schließlich zu einem Klumpen wird; der ganze Vorgang ist reversibel und löst sich bei 37° C wieder vollkommen auf. Serologisch läßt sich ein Agglutinin in einer Verdünnung von ca. 1:100000 nachweisen. Die Anämie geht auf eine Membranschädigung der Erythrocyten zurück, die mit dem Kälteagglutinin beladen sind (HEILMEYER). Über die Ursache der

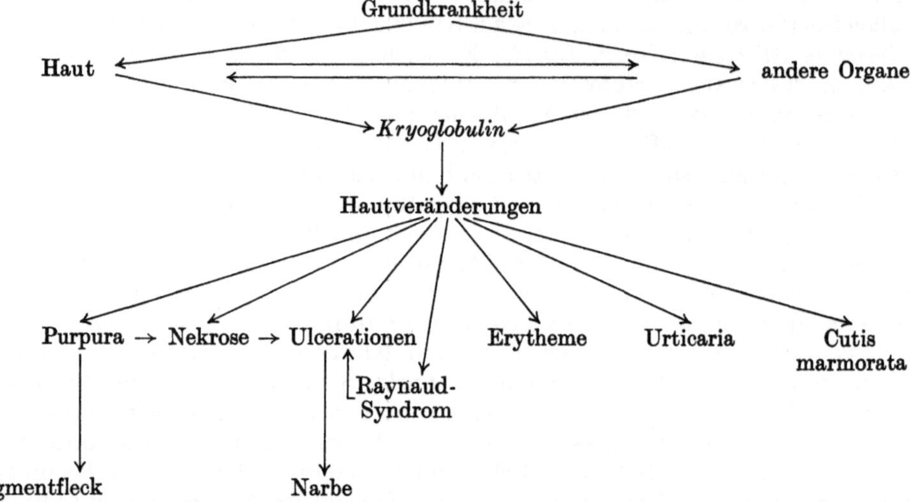

Abb. 1. Schema der Zusammenhänge zwischen Hautsymptomen bei Kryoglobulinämie. (Nach KALDOR, TÖRÖK u. BIRO) (Arch. klin. exp. Dermat. **223**, 300 (1965))

Kälteagglutininbildung selbst ist man sich nicht ganz im klaren. Man vermutet eine heterotrope Antikörperbildung, wie sie z.B. nach verschiedenen Infektionskrankheiten beobachtet wird (Viruskrankheiten, Syphilis). Differentialdiagnostisch ist in erster Linie immer ein Morbus Raynaud auszuschließen. Die Unterscheidung gelingt relativ einfach mit Hilfe des Parisiusschen Symptoms: bei Druck auf den cyanotischen Finger wird dieser nicht weiß, sondern verändert sich nicht, während bei der Raynaudschen Erkrankung eine Blaßfärbung eintritt.

Eine abnorme Zusammensetzung des Blutplasmas liegt bei den Hyper-, Dys- und Paraproteinämien vor. Die *Purpura hyperglobulinaemica* (WALDENSTRÖM) stellt eine Hyperproteinämie mit relativer Vermehrung der γ-Globulinfraktion dar (WALDENSTRÖM; DÖRKEN). Ob es sich hierbei um eine selbständige Krankheit handelt, ist eine noch nicht geklärte Frage (vgl. STORCK u. JUNG). An der Haut imponieren gewissermaßen als Leitsymptom petechiale, zum Teil großfleckige Blutungen vor allem an der unteren Extremität bei Fehlen jeglicher Schleimhautblutungen; diese Veränderungen heilen unter charakteristischen Pigmentbildungen ab.

Die *Makroglobulinämie* Waldenström ist demgegenüber ein wohldefiniertes Krankheitsbild mit Makroglobulinen und Blutungen vor allem an den Schleimhäuten neben Allgemeinsymptomen (Blässe, Ödeme, Lymphknotenschwellungen, Infektneigungen und Zirkulationsstörungen des ZNS).

Die *Kryoglobulinämie* wiederum ist mehr ein nicht einheitliches Syndrom mit verschiedenen thermolabilen Globulinen (GROSS). Unter einem Kryoglobulin versteht man ein Protein, das sich bei verschiedenen Krankheiten im Serum des Kranken findet, bei Kälteeinwirkung präcipitiert und sich bei Erwärmen auf 37° C wieder auflöst. Oft kann man nicht klar entscheiden, ob die Grundkrankheit zum Fachgebiet des Dermatologen oder des Internisten gehört. Das häufigste Anfangssymptom ist die an den Unterschenkeln sich symmetrisch manifestierende Purpura mit Einzelherden, die später konfluieren können und zu Nekrosen sowie Ulcerationen führen.

Tabelle 4. *Mit inneren Krankheiten verbundene kryoglobulinämische Hautsymptome.* (Nach KALDOR, TÖRÖK u. BIRO)

Grundkrankheit	Fallzahl	Purpura	Nekrose und Ulceration	Erythem	Urticaria	Schleimhautblutungen	Kälteempfindlichkeit
Lebercirrhose, Chronische Hepatitis	14	5	—	1	—	—	1
Cholelithiasis, Cholecystitis	4	1	—	—	1	—	—
Maligne Tumoren	3	1	1	—	—	—	—
Nervenerkrankungen	7	2	—	1	—	—	1
Hämatologische Krankheiten	10	5	2	1	1	1	—
	38	14	3	3	2	1	2

Tabelle 5. *Differentialdiagnose der Kryoglobulinämie.* (Nach RATSCHOW, 1959)

	Kälteaggl.	Kryoglob.	BSG	Ergänzende Untersuchungen	Klinik
Kälteagglutininkrankheit (chronisch)	+ >1:32	—	++	intravitaler Hämolyse- und Phagocytosetest	Akrocyanose, mäßige Anämie, evt. Hämoglobinurie
Kryoglobulinämie	—	++	+++	Elektrophorese, Ultrazentrifuge, Grundkrankheit!	keine klinischen Erscheinungen oder Akrocyanose, Hautnekrose, Gangrän, Purpura

Außer der Kälte spielt offenbar auch eine Gefäßinnervationsstörung und mangelhafte Durchblutung eine Rolle. Die Hautsymptome sind demnach wohl Folge der gemeinsamen Wirkung verschiedener Faktoren. Man unterscheidet *zwei Formen von Kryoglobulinämie:*

a) Essentielle Kryoglobulinämie (ohne Begleitkrankheit).

b) Sekundäre Kryoglobulinämie (mit nachweisbarer Grundkrankheit).

Zu diesem Fragenkomplex haben KÁLDOR, TÖRÖK und BIRÓ umfangreiche eigene Untersuchungen vorgelegt, die sich auf den Nachweis von Kryoglobulinen bei verschiedenen Krankheitsbildern beziehen. So fanden sie bei Erythematodes acutus in 14 von 26 Fällen Kryoglobuline. Beim Erythematodes chronicus disseminatus dagegen ergab sich nur in 10% das Vorhandensein von Kryoglobulinen. Von sechs Patienten mit Kälteurticaria fand sich ein einziges Mal ein Kryoglobulinbefund im Serum; diese Feststellung steht in gewissem Widerspruch zu den Literaturangaben, die nach NICOLAU et al. *stets* Kryoglobuline und nach LONGHIN *niemals* Kryoglobuline ausweisen bei der Kälteurticaria. Für die Porphyria cutanea tarda geben KÁLDOR u. Mitarb. einen Prozentsatz von annähernd 50% (11 von 25 Patienten) für Kryoglobuline an. Sie nehmen für das Auftreten der Kryoglobuline bei Porphyria cutanea tarda einen Zusammenhang mit der Leberschädigung an, die ihrerseits auf einem chronischen Stoffwechseldefekt beruhen dürfte. So glauben sie, daß es sich bei den Kryoglobulinen der Porphyria cutanea tarda um den Ausdruck zweier Manifestationen einer Stoffwechselstörung handeln könnte:

a) Porphyrinsynthesestörung,

b) Paraproteinämie.

Für die Pemphigusgruppe und die Erythrodermien wird als Erklärung für das Vorhandensein der Kryoglobuline (12 Fälle von 50 bei Pemphigus — 4 Fälle von 13 bei Erythrodermien) angegeben, daß derartige chronische Hauterkrankungen zu einer schweren Allgemeinerkrankung des Patienten mit entsprechender Reizung des RES führen, wodurch es dann schließlich zu einer Paraproteinämie kommen würde.

IV. Atmungsorgane

Die klinischen Beziehungen zwischen bestimmten Hautveränderungen und Erkrankungen der Atmungsorgane sind außerordentlich vielfältig. Es sei daher nachdrücklich auf die ausführlichen Darstellungen zu diesem Problemkreis aus der Feder von H. FISCHER-Tübingen im Gottron-Schönfeld hingewiesen. Im Rahmen des vorliegenden Beitrages muß auf eine Bearbeitung unter dem Gesichtspunkt korrelativer Koppelungen gleichlaufender Symptome eines übergeordneten pathogenetischen Prinzips an Haut und Lungen verzichtet werden, da hierdurch der Umfang des eigenen Beitrages gesprengt würde. Der an diesen Fragen interessierte Leser wird das Entsprechende bei FISCHER finden.

1. Cyanose

Unter Cyanose versteht man eine bläuliche Verfärbung der Haut, der Schleimhäute, der Lippen und der Nägel. Dieses Symptom wird im allgemeinen als ein wichtiges Kriterium für das Vorliegen einer Lungenbeteiligung angesehen. Nach FISCHER ist die Cyanose zwar für eine Atmungsinsuffizienz in hohem Grade kennzeichnend, jedoch keineswegs spezifisch. Die Erscheinungen selbst gehen auf einen allgemeinen Sauerstoffmangel (Hypoxydose) zurück, der an Haut und Schleimhaut auftretend den befallenen Patienten ein sehr charakteristisches fahlgraues Aussehen verleiht (WOLLHEIM). Die Aussagen FISCHERS gewinnen dadurch an Bedeutung, daß es bisher auch mittels kreislaufphysiologischer und atemphysiologischer Untersuchungen nicht möglich geworden ist, eine pulmonal bedingte von einer kardial bedingten Cyanose zu unterscheiden (vgl. BARTELS, BÜCHERL, HERTZ, RODEWALD u. SCHWAB). Unabhängig davon besitzt das Phänomen der Cyanose gerade für den Kliniker eine große Bedeutung, da er aus ihm Rückschlüsse auf die Art der Ateminsuffizienz und den Verlauf der Erkrankung ziehen kann. So sprechen FANCONI und HEGGLIN davon, daß man beim Kind den Verdacht auf eine syphilitische Bronchopneumonie haben müsse, wenn das Hautkolorit blaßgrau und die Extremitäten cyanotisch und unterkühlt seien. Nach SCHMIDT-VOIGT ist das Ausmaß der Cyanose von der pulmonalen Grundkrankheit abhängig.

2. Gefäßerweiterungen

Gefäßerweiterungen von Venen und Capillaren weisen auf bestimmte Beziehungen zu organischen Thoraxerkrankungen hin. Bei raumfordernden Prozessen des vorderen Mediastinums kommt es z.B. zu größeren Phlebektasien an der vorderen Thoraxwand als Folge einer Kompression der V. cava superior. Das trifft für das Symptom des Stokesschen Kragens zu. — Der Sahlische Venenkranz, der sich über die vordere Thoraxwand zwischen den Axillarlinien in Höhe der unteren Lungengrenzen erstreckt, ist in seiner diagnostischen Bedeutung umstritten (KAHLER); im allgemeinen wird jedoch die Meinung vertreten, daß er als Folge einer venösen Stauung aufgrund von starkem Husten, Pleuraprozessen, Bronchialtumoren und Metastasierung in das Mediastinum anzusehen ist. Schließlich findet man gelegentlich die Franckeschen Teleangiektasien, die im Bereich der unteren Hals- und der beiden oberen Brustwirbel als bläulich bzw. bläulichrote Venen imponieren; sie sollen pathognomonisch für eine Affektion der Lungenspitzen sein. PASTZINSKY und RACZ betonen jedoch die umstrittene Bedeutung dieser Erweiterungen.

3. Ödem

Ein Ödem der Haut und des Unterhautgewebes wird vor allem bei Erkrankungen des parietalen Pleuraanteiles beobachtet; hier kommt es zu einer Behinderung der Lymphströmung z.B. bei der Pleuritis exsudativa mit Anstieg des Flüssigkeitsgehaltes von Corium und Subcutis, so daß die Haut verdickt ist und das sog. Sorgosche Sukkulationsphänomen zeigt. Bei Übergang zum chronischen Stadium mit Pleuraschwartenbildung geht die Flüssigkeitsansammlung in einen sklerosierenden Prozeß über; die Haut ist jetzt schwerer abhebbar, sie ist schwerer zu falten und wird dünner als vorher — man spricht jetzt vom sog. Sorgoschen Adhärenzphänomen (vgl. auch PASTINSZKY u. RACZ). Die inspiratorisch zu beobachtende Einziehung der Intercostalräume fehlt bei allen Pleuraprozessen und beim Pneumothorax; dieser Befund geht unter anderem auch auf die gestörte Lymphzirkulation und die dadurch bedingten Erscheinungen der Sorgoschen Phänomene zurück.

4. Weitere Krankheitsbilder

a) Hautemphysem

Bei Eintritt von Luft in das subcutane Gewebe kommt es zum Hautemphysem, das durch eine ballonartige Auftreibung z.B. bei Auftreten im Bereich von Hals und Kopf („Ballonmensch") und durch ein knisterndes Geräusch bei der Palpation charakterisiert ist. Man unterscheidet das mediastinale vom amediastinalen Hautemphysem, je nachdem, auf welchem Wege die Luft in die Haut gelangt ist.

b) Trommelschlegelfinger und Uhrglasnägel

Die Trommelschlegelfinger sind ein Symptom, das ebenfalls häufig bei Lungenaffektionen beobachtet wird — aber nicht unbedingt als pathognomonisch angesehen werden darf, da es auch isoliert und im Zusammenhang mit anderen Krankheitszuständen auftreten kann (vgl. Tabelle 6). Die klinische Bedeutung

Tabelle 6. *Übersicht des Auftretens von Trommelschlegelfingern bei verschiedenen Krankheitszuständen*

Krankheit	Autoren
Akromegaloide Osteose	ARNOLD, OEHME
Akropachie	DIAMOND; ENGEL, FREEMAN; GIMLETTE; GINSBURG; GREENE; THOMAS
familiär	BUREAU; COURY; EBSTEIN; FRIEDREICH; UEHLINGER; GATE; DEGOS; LACROUX; MARILL; TÖRNBLOM; BUCHMANN; GILBERT
Herzfehler, isoliert	GERMER; HEDINGER; ROMBERG; WISSLER
Kältehämoglobinurie	THEORIN
Pachydermoperiostose	BUREAU; DEGOS; HERPERS; VAGUE
Progerie	GILFORD
Polycythämie	HEILMEYER; BEGEMANN
Xanthomatose	H. FISCHER

der Trommelschlegelfinger wird dadurch erheblich eingeschränkt. Andererseits geht gerade aus Tabelle 7 hervor, daß die Trommelschlegelfinger bei Lungenaffektionen besonders häufig vertreten sind. Man versteht unter Trommelschlegelfingern und -zehen eine kolbige Auftreibung der Finger- und Zehenendglieder mit starker Querwölbung der Nägel im Sinne der sog. Uhrglasnägel und lividblauer Verfärbung der Haut. BÜRGER (1956) hat beobachtet, daß in einigen Fällen die Entwicklung der Uhrglasnägel der von Trommelschlegelfingern vorauseilte; er hält das Auftreten von Nagelveränderungen vom klinischen Standpunkt daher für bedeutungsvoller. Bei *einseitigem* Vorkommen der Uhrglasnägel und Trommelschlegelfinger sind diese Veränderungen Hinweis auf ein Aortenaneurysma bzw. ein Aneurysma der A. subclavia; vorübergehend kann man dieses Phänomen auch bei Neugeborenen feststellen, bei denen es als Umstellung auf die veränderten Kreislaufverhältnisse nach der Geburt gedeutet wird (BOHNSTEDT).

Tabelle 7. *Häufigkeit des Symptoms Trommelschlegelfinger bei verschiedenen Krankheitszuständen.* (Nach LIPMAN u. MASSIE)

	Häufigkeit
Lungenerkrankungen	78%
Herzerkrankungen	10—15%
Lebererkrankungen Magen-Darmstörungen	5—10%
Idiopathisch/hereditär	5—10%

Pathogenetisch kommen für das Auftreten der Trommelschlegelfinger in erster Linie die bei Herz- und Lungenerkrankungen veränderten Durchblutungsverhältnisse mit den daraus resultierenden allgemeinen Stauungserscheinungen in Betracht. Daneben sollen nach BOHNSTEDT aber auch Stoffe eine Rolle spielen können, die an den Acren spezielle Wachstumsförderung auszulösen vermögen. Das Vorhandensein von konstitutionellen und dispositionellen Faktoren geht aus Tabelle 7 hervor. Weiterhin muß man aber auch wohl bakterielle Stoffwechselprodukte in diese Erörterung miteinbeziehen. In diesem Zusammenhang sind die Mitteilungen von LOCKE besonders interessant, der in 70% seiner Patienten mit Trommelschlegelfingern gleichzeitig eitrige Lungenprozesse nachweisen konnte; die Trommelschlegelfinger werden daher von vielen Autoren nicht nur als Hinweis auf Absceß oder Empyem der Lunge angesehen, sondern auch als Zeichen für eine bakterielle Superinfektion bei sonst nicht zu Trommelschlegelfingern prädisponierenden Lungenerkrankungen (FARBER u. BATT; HALL; LIPMAN u. MASSIE; LOGAN, MARSHALL, SHEPHERD u. WHELAN; SCHLEPPER u. PRIES; SCHOENMACKERS; SCHMID; SCHUBERT u. JAHN; WILSON). Darüber hinaus sollen auch hormonale und nervale Faktoren von Bedeutung sein, wie HANSEN; HUCKSTEP u. BODKIN, FLAVELL u.a. annehmen. Trommelschlegelfinger können weiterhin ein Hinweis auf die erfolgte Metastasierung eines Osteosarkoms in die Lunge sein (GIBBS; SCHILLER u. STOVIN).

c) Cilienverlängerung

Über eine Verlängerung der Cilien bei männlichen und weiblichen Patienten mit Lungentuberkulose und bei skrophulösen Kindern hat SHOJI berichtet. Irgendwelche Rückschlüsse werden aus diesen Befunden allerdings nicht gezogen.

d) Striae

Striae atrophicae et distensae sind ein bemerkenswertes dermatologisches Symptom bei der Pneumonie. Es handelt sich bei ihnen um streifenförmig auftretende, querverlaufende Narben, die beiderseits der Wirbelsäule auf dem Rücken bzw. an den seitlichen Partien des Thorax auftreten und deren Beginn nach Eintritt der Pneumoniekrisis beobachtet wird (KOEPPE u. WALTHER;

PFEIFFER; WILDHACK; WIRZ). Sie sind offenbar die Folge eines verstärkten intrapleuralen Druckes mit entsprechender Spannung der Haut (ELIASCHEFF).

e) Lichen scrophulosorum, Papulo-nekrotisches Tuberkulid

Aus dem Formenkreis der Tuberkulide seien lediglich zwei dermatologische Erkrankungen genannt, bei denen fast regelmäßig eine Lungentuberkulose bzw. ein alter tuberkulöser Lungenherd vorliegt und bei denen die Lungenaffektion häufig erst aufgrund des Hautbefundes entdeckt wird: Lichen scrophulosorum und papulo-nekrotisches Tuberkulid. Beim Lichen scrophulosorum handelt es sich um knötchenförmige, flächenhafte Hauterscheinungen bei Kindern und Jugendlichen mit vornehmlicher Lokalisation am Stamm. Das papulo-nekrotische Tuberkulid tritt auch bei Erwachsenen auf und ist an Stamm und Extremitäten lokalisiert.

V. Leber-Pankreas

1. Leber — Einleitung

Besonders sorgfältig sind die bei Erkrankungen der Leber auftretenden Hauterscheinungen erforscht worden. Es sei hier vor allem an die Arbeiten von G.A. MARTINI, W. B. BEAN und P. ZIERZ erinnert. Unsere guten Kenntnisse auf diesem Gebiet hängen zweifellos — im Gegensatz zu den Magen-Darmaffektionen — mit der diagnostisch besseren Zugänglichkeit der Leber zusammen. Weiterhin bieten bestimmte Lebererkrankungen (z.B. Ikterus) so charakteristische dermatologische Symptome, die zur internistischen Diagnosestellung führen, daß auch von hier aus die bessere Bearbeitung der Fragen verständlich wird. Man muß allerdings berücksichtigen, daß viele der Hautveränderungen bei Lebererkrankungen nicht unbedingt pathognomonisch sein müssen. Diese Einschränkung ist erforderlich, da z.B. die Erytheme auch bei Gesunden (Schwangeren) in einem zum Teil nicht unerheblichen Prozentsatz auftreten können. Trotzdem besteht kein Zweifel darüber, daß die Zusammenhänge zwischen den Lebererkrankungen und den dabei zur Beobachtung gelangenden Hautgefäßveränderungen als gesichert angesehen werden dürfen (MARTINI). Es besteht also grundsätzlich die Möglichkeit, aus bestimmten Hautveränderungen den Verdacht und zum Teil den Rückschluß auf eine Erkrankung der Leber abzuleiten.

Überlegungen der Einteilung von Hautveränderungen bei Lebererkrankungen können unter zwei großen Aspekten erfolgen.

1. Voranstellung der Hautveränderungen und dabei Berücksichtigung der internen Befunde.

2. Vorausstellung der jeweiligen internen Diagnose und Ableitung der dabei möglichen dermatologischen Befunde. Beide Gesichtspunkte haben viele Argumente für sich. Im Gegensatz zur sonstigen Praxis im Rahmen meines Beitrages glaube ich bei Besprechung der Beziehungen von Hautveränderungen zu Leberkrankheiten eine Vorausstellung der dermatologischen Befunde verantworten und von ihnen ausgehend die entsprechenden internen Diagnosen behandeln zu können. Maßgebend ist dabei nicht zuletzt die eingangs gemachte Feststellung, daß die Hautveränderungen bei Lebererkrankungen relativ gut erforscht worden sind. Ausgeklammert werden alle jene Hautkrankheiten bei denen häufig Störungen der Leberfunktion nachgewiesen werden können sowie die durch Hautkrankheiten hervorgerufenen Leberschädigungen. Hierzu sei auf den Beitrag von ZIERZ im Gottron-Schönfeld verwiesen.

Eine sehr detaillierte Darstellung der historischen Entwicklung einer Erkennung der Zusammenhänge von Hautgefäßveränderungen und Erkrankungen der Leber gibt MARTINI (1955) in seiner bekannten Arbeit „Über Gefäßveränderungen der Haut bei Leberkranken". Es ist sein besonderes Verdienst, auch späterhin immer wieder diese besondere Situation herausgestellt und damit von seiten der inneren Medizin einen wesentlichen Beitrag für die Erforschung der Beziehungen zwischen Innerer Medizin und Dermatologie geleistet zu haben so wie später BOHNSTEDT von dermatologischer Seite mit seiner Monographie „Krankheitssymptome an der Haut in der Beziehung zu Störungen anderer Organe" zum gegenseitigen Verständnis beitrug. GREITHER hat diesen Gedankengängen in einem Festvortrag zum 70. Geburtstag J. HÄMELS Ausdruck verliehen (1965).

2. Haut- und Schleimhautzeichen

a) Pruritus

Bereits vor der Möglichkeit, mit Hilfe der üblichen Laboratoriumstests eine chronisch verlaufende Lebererkrankung diagnostizieren zu können, kann man mit entsprechend geschulter, klinischer Beobachtung *unter Umständen Jahre vorher* anhand bestimmter dermatologischer Symptome den Verdacht auf das Vorliegen einer Lebercirrhose aussprechen. Während die Leberfunktionsproben zu diesem Zeitpunkt, gelegentlich auch noch später (vgl. KALK u. WILDHIRT; OTTOLENGHI-LODIGIANI) negativ ausfallen, vermag allein die histologische Untersuchung des Lebergewebes (Leberbiopsie) eine Klärung herbeizuführen (KALK u. WILDHIRT; LINDNER, 1964; SCHÖN, 1964; KORTING, 1962). An dermatologischen Erscheinungen sei vor allem auf die Beobachtungen von LUKIDIS bei der Sekundärbehaarung (s. S. 610), von MORIAME, MOSSIAT u. PIRARD bei Spinnennaevi (s. S. 612) und von HICKS u. MULLINS sowie SALLET, DUPERRAT u. GUILAINE bei Pruritus hingewiesen.

Der *Pruritus* kann 1—2 Jahre vor Erkennung der Lebercirrhose vorhanden sein und den davon befallenen Patienten außerordentlich quälen. Der Pruritus bei Lebererkrankungen ist stets generalisiert und kann auch erst auf der Höhe der Erkrankung z.B. einer Hepatitis in Erscheinung treten, wenn gleichzeitig ein Ikterus vorhanden ist. Über die Häufigkeit des Pruritus bei verschiedenen inneren Krankheiten gibt WÜST aufgrund einer Untersuchung bei 1000 Patienten der Med. Univ.-Klinik Erlangen-Nürnberg an, daß in etwa 40% bei Leberkrankheiten Pruritus festzustellen war. Besonders eindrucksvoll sind seine Befunde über einen Zusammenhang zwischen Pruritushäufigkeit und dem histologischen Leberbefund; es ist nicht möglich gewesen, bestimmte histologische Kriterien herauszuarbeiten und von hieraus Beziehungen beispielsweise zur Pruritusintensität herzustellen. Es gelang aber der Nachweis, daß bei Vorhandensein von Zellnekrosen und Rundzellinfiltraten in der Leber bis zu 80% ein Pruritus zum Teil erheblichen Ausmaßes vorlag (WÜST).

Die Pathogenese des Pruritus bei Lebererkrankungen ist immer noch weitgehend unklar. Es sind bisher verschiedene Theorien hierzu entwickelt worden; einmal soll das vermehrte Auftreten von Gallensäuren im Blut und in der Haut z.B. beim Verschlußikterus verantwortlich sein. OSTER, RACHMILEWITZ, MORAU u. STEIN haben erneut in sehr eingehenden Untersuchungen die Bedeutung der Gallensäuren hervorgehoben und dabei betont, daß diese beim Pruritus und Lebererkrankungen ganz eindeutig erhöht sind gegenüber der Norm (CAZEY; BRULE u. COTTET; ROWNTREE, GREENE u. ALDRICH). Orale Zufuhr von Ochsengalle führt nach AHRENS, PAINE, KUNKEL, EISENMENGER u. BLONDHEIM bei Patienten mit biliärer Cirrhose zu einer Verstärkung des bereits vorhandenen Pruritus, während Drainage der Galle nach außen bei derartigen Patienten eine Besserung des Pruritus bewirkt. Auch medikamentös gelang mit Cholecystramin eine Senkung der Gallensäuren im Zusammenhang mit einem Rückgang des Pruritus. Dagegen spricht allerdings, daß bei der Hepatitis nach den Untersuchungsbefunden von JENKE, LICHTMANN u. ROTH der Gallensäurespiegel im Blut nicht vermehrt, sondern herabgesetzt ist. Schließlich ist zu berücksichtigen, daß Pruritus bei Lebererkrankungen auch ohne Ikterus möglich ist. BECKMANN hat aufgrund der Therapieerfolge mit Antihistaminica die Möglichkeit allergischer Vorgänge diskutiert. ROTH konnte es demgegenüber in seinen Studien wahrscheinlich machen, daß der Pruritus auf einer Histaminfreisetzung infolge einer Leberfunktionsstörung beruht; die Histaminfreisetzung im Organismus würde dann zu einem verstärkten Angebot von Histamin in der Haut führen, wo es jedoch nicht sehr schnell abgebaut werden kann, weil die dafür erforderlichen Mengen von Histaminase in der Haut fehlen. BOHNSTEDT meint, daß die Histaminkörper offenbar an den Nervenendigungen der Haut reizauslösend für den Juckreiz wirken. Das massive Histaminangebot ist nach ROTH vor allem beim sog. Verschlußikterus und beim chronischen Ikterus vorhanden. Die Angaben von BECKMANN bedeuten in diesem Zusammenhang eine gewisse Bestätigung der Ansichten von ROTH. Schließlich wird auch ein Freiwerden unbestimmter, „toxischer" Substanzen in der erkrankten Leber sowie eine allgemein heraufgesetzte vegetative Erregbarkeit angeschuldigt (WÜST). Man muß bei allen Theorien festhalten, daß keine von ihnen bisher allgemeine Anerkennung gefunden hat, daß aber auch andererseits kaum eine alleinige Noxe beteiligt sein dürfte. Im allgemeinen ist der Pruritus ein vorübergehendes Symptom; er kann allerdings auch immer wieder rezidivieren. WÜST weist darauf hin, daß es bei Nichtausheilung einer Hepatitis stets mit Einsetzen neuer Schübe der Grundkrankheit zu neuerlichen Schüben des Pruritus kommt.

Bei Lebererkrankungen sind außerdem auch *Exantheme* bekannt, die maculös, papulös, maculo-papulös und auch urtikariell ablaufen können. Bei längerem Bestand eines hepatogen bedingten Pruritus kann es zu großflächigen Lichenifikationen der Haut kommen, die teilweise auf das intensive Kratzen des Betroffenen zurückgehen.

b) Farbänderungen der Haut

α) Ikterus. Bereits HIPPOKRATES und GALENOS kannten das Symptom des Ikterus und haben es auf den Einstrom von Galle in das Blut zurückgeführt. Es handelt sich beim Ikterus um ein Mißverhältnis zwischen Bilirubinbildung und Bilirubinausscheidung, wobei die Ausscheidung hinter der Bildung zurückbleibt (HOFF). Nicht bei jeder Lebererkrankung kommt es zum Auftreten des Symptoms „Ikterus". Im Einzelfall geht der Ikterus immer auf die Leberzelle zurück, falls nicht ein Verschluß vorliegt. Man unterscheidet verschiedene Formen des Ikterus, je nachdem welche Farbtönungen der Ikterus aufweist.

Verschlußikterus — *Verdin*-Ikterus.
Parenchymikterus — *Rubin*-Ikterus.
Hämolytischer Ikterus — *Flavin*-Ikterus.

Zwischen diesen Gruppen bestehen teilweise Übergänge, teilweise bestehen innerhalb der Gruppen Varianten. So trennt man den Flavin-Ikterus mit dem bekannten strohgelben Kolorit bei hämolytischer Anämie von dem *Safran*-Ikterus bei der von KALK beschriebenen posthepatischen Hyperbilirubinämie; der Safran-Ikterus tritt besonders intensiv in den Handinnenflächen, an den Fußsohlen und in den Hautfalten der Achselhöhlen auf. Möglicherweise entsteht das hierbei auftretende Bilirubin direkt aus dem Protoporphyrin IX; diese Kenntnis ist außerordentlich wichtig, weil die Erkrankung gutartig ist und eine günstige Prognose besitzt.

Über das Phänomen der unterschiedlichen Färbung der Haut bei den verschiedenen Ikterusformen liegen unter anderem capillarmikroskopische Untersuchungen von Horsters u. Rust vor, die keinerlei Zusammenhang zwischen den Farbtönungen und der Capillarmikroskopie ergaben; Horsters u. Rust nehmen an, daß der erhöhte Gallensäurespiegel ein bedeutsamer Faktor für das Auftreten der Veränderungen am Schaltstück der Capillarschlingen sei (vgl. S. 611).

Nach Kalk (1957) kann man die Anfangszeichen bzw. die Restzustände eines Ikterus sehr viel besser als an der Konjunktivalschleimhaut an der Mundschleimhaut beim Übergang vom harten zum weichen Gaumen beobachten; dabei ist allerdings zu berücksichtigen, daß an dieser Stelle auch beim Gesunden gelbliche (Cholesterin-)Ablagerungen vorhanden sein können (Neuda).

β) Pigmentierungen. Neben den durch einen Ikterus verursachten Hautkoloritveränderungen findet man bei Lebererkrankungen auch Störungen der Pigmentierung. Es sei an die schmutziggraue Hautfarbe bei Lebercirrhose (Beckmann; Degos), an die *melanodermie biliaire* (Gilbert u. Lereboullet), an umschriebene Pigmentierungen der Mundschleimhaut und an das sog. Chloasma faciei s. hepaticum (Jordan) erinnert. Wir glauben, daß es sich bei diesen Störungen um unterschiedliche Farbnuancen bei unterschiedlichem Schweregrad der Lebererkrankung handeln dürfte. Bemerkenswert sind in diesem Zusammenhang die offensichtlichen Beziehungen zwischen den Pigmentierungen bei Lebererkrankungen und einer erhöhten Indolkörperausscheidung im Organismus. Ippen hat von dermatologischer Seite auf diese Befunde aufmerksam gemacht, nachdem er bei Patienten mit einer Lebercirrhose und Hyperpigmentierungen der Haut eine erhöhte Indolausscheidung beobachtet hatte (vgl. auch Kühnau, 1964). Bei Leberschädigungen ist die Bildung von N-Acetylserotonin — einem in der Leber gebildeten Abbauprodukt des Serotonins (Weissbach, Redfield u. Axelrod) — nur in geringem Umfang möglich; diese Substanz ist aber als Vorstufe des in der Zirbeldrüse gebildeten Melatonins (Axelrod u. Weissbach) dringend erforderlich, um dem Organismus ausreichende Mengen des pigmentierungshemmenden Zirbeldrüsenhormons anzubieten. Infolgedessen kommt es gewissermaßen zu einer „enthemmten" Pigmentierung der Haut. Das vermehrte Auftreten von 5-Hydroxyindolessigsäure bei Leberschäden (Schmid at al.) ist vor allem darauf zurückzuführen, daß der Abbau des Serotonins aufgrund der Blockade der N-Acetylierung nicht mehr über das N-Acetylserotonin, sondern vermehrt in Richtung der 5-Hydroxyindolessigsäure erfolgt. Inwieweit darüber hinaus die von Gisinger u. Neumayr festgestellte Störung des Kupferstoffwechsels im Sinne einer katalytischen Steigerung der Melaninbildung durch das vermehrt retinierte Kupfer für die bei Lebererkrankungen beobachteten Hyperpigmentierungen verantwortlich zu machen sind, muß bei Berücksichtigung der zitierten neueren Befunde von Weissbach et al. sowie Axelrod et al. offen bleiben. Auf die von Fiebig angenommene Störung der Steroidhormoninaktivierung in der erkrankten Leber z.B. im Sinne eines vermehrten Oestrogenangebotes mit Auswirkung auf den Pigmentierungsgrad der Haut wird weiter unten im Abschnitt „Pathogenese" eingegangen (S. 618), da auch andere Krankheitssymptome auf etwaige Beziehungen hierzu zurückgeführt werden.

Schließlich muß in den Komplex der Farbänderungen der Haut auch der *Bronzediabetes = Hämochromatose* kurz besprochen werden. Es handelt sich hier um das Zusammentreffen eines Diabetes mellitus mit Pankreassklerose, einer Lebercirrhose und diffusen Haut-Schleimhautpigmentierungen, die der Erkrankung den Namen gegeben haben. Pathognomonisch für eine Hämochromatose ist der Eisen- und Lipofuscinnachweis in excidierter Haut unter dem Mikroskop; daneben findet sich stets eine reichliche Melaninablagerung. Die Geschlechtsverteilung ergibt ein deutliches Überwiegen des männlichen Geschlechtes. Pathogenetisch liegt der Hämochromatose nach HEILMEYER eine Störung des Eisenstoffwechsels zugrunde. Es handelt sich um eine echte Speicherung des Eisens und nicht etwa um eine intermediäre Verschiebung des Eisens wie bei den hämolytischen Anämien mit einer konsekutiven Hämosiderose der Organe ohne Änderung des Gesamteisenvolumens im Körper; bei der Hämochromatose erfolgt demgegenüber eine enorme Vermehrung des Gesamteisengehaltes. HEILMEYER hat nachweisen können, daß bei der Hämochromatose eine „Durchlöcherung der Eiseneinfuhrsperre" vorliegt bei gleichzeitig vorhandener konstitutioneller Anlage. Unter normalen Bedingungen antwortet der Organismus auf jedes vermehrte Eisenangebot mit einer Eiseneinfuhrsperre; diese Sperre entsteht dadurch, daß infolge ungenügender Bildung von Ferritin keine Resorption von Eisen aus der Nahrung erfolgen kann. Bei der Hämochromatose fällt die Sperre weg; infolgedessen wird laufend und in verstärktem Ausmaß Eisen aus der Nahrung aufgenommen: die Folge sind eine Siderämie und eine Siderose aller Organe. HEILMEYER nimmt darüber hinaus als Ursache für die gesteigerte Eisenreportion aus dem Darm eine primäre Schädigung der exokrinen Pankreasfunktion in Anspruch, betont allerdings, daß diese Ansicht auch nur eine noch nicht bewiesene Hypothese sei.

Hautpigmentierungen werden in etwa 90—96% aller Fälle von Hämochromatose beobachtet. Hinsichtlich weiterer Einzelheiten zum Komplex der Hämochromatose sei auf den Beitrag von W. F. LEVER „Ablagerungskrankheiten körpereigener Stoffwechselprodukte" S. 221—231 in Bd. III/1 dieses Handbuches verwiesen.

c) Nagel- und Fingerveränderungen

Die Veränderungen an den Fingern im Sinne der *Trommelschlegelfinger* sind nicht so sehr pathognomonisch wie bei Lungen- und Herzaffektionen. Sie kommen bei Lebererkrankungen auch vor, darunter offenbar gehäuft bei Lebercirrhose. Nach den Untersuchungen von MARTINI und HAGEMANN (1956) besteht in den Fingerendgliedern bei Lungenerkrankungen, bei Cirrhose und in der Gravidität eine vermehrte Durchblutung. Daneben fand MARTINI eine auffällige Übereinstimmung mit den Befunden bei Schwangeren; in dem Zusammenhang mit den Befunden von MAURER muß man auch die bei Lebererkrankungen gegebene Dysproteinämie als schädigendes Agens in Erwägung ziehen.

Nagelveränderungen besitzen demgegenüber bei Lebererkrankungen eine sehr viel größere diagnostische Bedeutung, wenngleich sie auch hinter den vorher genannten Zeichen (Erytheme, Spinnennaevi usw.) stark in den Hintergrund treten. In fortgeschrittenen Fällen findet man Uhrglasnägel. KLEEBERG hat bei Lebercirrhose Flachnägel beschrieben, die nach KALK allerdings sehr selten und nicht charakteristisch sind. Die Weißfärbung der Nägel ist ebenfalls als Spätsymptom einer Lebercirrhose anzusehen (vgl. TERRY); diese opake Weißfärbung ergreift den gesamten Nagel bis zum distalen Ende einschließlich der Lunula. Erst am distalen Rande kann man eine zarte Rötung wieder feststellen. KALK hat besonders auf die Betrachtung der Nagelpartie um den Nagelfalz aufmerksam gemacht und zeigen können, daß z.B. bei den Hämochromatosen die Braunfärbung als feiner brauner Ring in unmittelbarer Nähe der dem Nagelfalz angelagerten Hautpartie beginnt und sich bis zu den Nagelecken fortsetzt. Dieses Phänomen ist bereits vorhanden, wenn in der Leber zwar schon eine Eisenablagerung, aber noch keine Fibrose und keine Cirrhose vorhanden sind. Das trifft auch für die sekundären Siderophilien zu.

d) Haarveränderungen

Bei chronischen Lebererkrankungen sind Veränderungen am Haarkleid in Form der verminderten Axillar- und Schambehaarung bei beiden Geschlechtern sowie eines femininen Behaarungstyps der Genitalbehaarung bekannt. Daneben wird gelegentlich ein Verlust der Haarkräuselung an den Pubes beobachtet. Diese Symptome sind als sog. Chvosteksches Zeichen in die Literatur eingegangen; das Zeichen kann den sonstigen Symptomen einer Lebercirrhose lange vorausgehen und dient damit nach ZIERZ als wichtiges Differentialdiagnosticum. Nach LUKIDIS hat man in etwa 70% bei Cirrhosepatienten mit derartigen Abweichungen von der Norm zu rechnen. HORNBOSTEL, SCHULZ u. JÄNNER geben an, daß man in 10% bei 65—75jährigen und in 25% bei 76—95jährigen mit diesen Veränderungen rechnen müsse, ohne daß etwa Lebererkrankungen vorliegen bzw. vorgelegen haben; sie sprechen jedoch ausdrücklich davon, daß eine „echte Wertigkeit dieses Zeichens bei Lebercirrhose vorhanden" sei, weil das Maximum der Cirrhosehäufigkeit zwischen dem 45. und 65. Lebensjahr liegt.

In eigenen Untersuchungen unter dem speziellen Gesichtspunkt der Hormonausscheidung bei 26 Lebercirrhosepatienten fanden wir in 70% eine deutliche Verminderung der Behaarung, dagegen nicht die aus der Literatur bekannte Häufung des femininen Typs, sondern diesen lediglich in 26% (vgl. SCHIRREN, SZARVAS u. BECKER). Ein Hyperoestrogenismus ließ sich ebenfalls nicht nachweisen, was eine Übereinstimmung mit neueren Ergebnissen anderer Autoren bedeutet (BROWN, CREAU u. GINSBURG; CAMERON; PINCUS, RAKOFF, COHN u. TUMEN). Dagegen fanden wir eindeutig herabgesetzte 17-Ketosteroidwerte im Urin dieser Patienten (SZARVAS, SCHIRREN u. BECKER); gerade dieser Befund kann als Erklärung für die Lichtung der Sekundärbehaarung herangezogen werden (Tabelle 8).

Tabelle 8. *Gegenüberstellung der Klinik andrologischer Befunde in Abhängigkeit zur Hormonausscheidung.* (Nach SCHIRREN, SZARVAS u. BECKER)

Altersgruppe	Libidoverlust	Potenzverlust	Behaarungsverlust	Hodenatrophie	Herabgesetzte Hormonwerte		
					17-Ketosteroide	Gonadotropine	Oestrogene
20—45 Jahre 11 Fälle	18%	18%	55%	27%	95%	20%	5%
46—60 Jahre 22 Fälle	23%	77%	77%	64%			

e) Veränderungen der Zunge

Die Bemerkung VONKENNELs „Der Dermatologe muß ein besserer Internist sein als der Internist Dermatologe" trifft ganz besonders für die Zungenveränderungen bei internen Leiden zu, da der Dermatologe die Mundschleimhaut mit zu seinem Fachgebiet rechnet. Hinsichtlich umfassender Orientierung zu diesem Problem sei auf die Monographie von SCHUERMANN und auf die Schrift von JACOBY verwiesen.

Im Stadium der akuten Hepatitis z.B. mit Ikterus findet man an der Zunge einen Normalbefund: Farbe und Volumen bleiben zunächst unverändert. Die Rötung der Zunge steht in auffallendem Gegensatz zum Ikterus der Haut. Der gleichzeitig vorhandene Zungenbelag stellt kein pathognomonisch zu verwertendes Symptom dar. Mit Fortschreiten der Erkrankung und Übergang in ein chronisches Stadium bei fehlender Ausheilung der Hepatitis kommt es dann jedoch zu außerordentlich charakteristischen Veränderungen an der Zunge, die im wesentlichen Folge der durch eine Rechtsinsuffizienz des Herzens bedingten venösen Stauung sind. JACOBY erblickt in den sich langsam zeigenden Zungensymptomen ein ernstes Warnzeichen des Organismus, die medikamentöse und diätetische Therapie zu intensivieren, da zu diesem Zeitpunkt Gefahr dafür besteht, daß der Leberschaden irreparabel wird bzw. bereits geworden ist. Die Zunge verfärbt sich unter dem Einfluß der Stauungserscheinungen violett-cyanotisch, sie wird dicker und voluminöser; schließlich zeigt sie die von JACOBY bei 84% der Lebererkrankungen beschriebene vertikale Furche auf der Oberseite — gerade dieses Symptom hat VONKENNEL immer wieder zur Prüfung der Leberfunktion mit positivem Resultat veranlaßt (s. auch MEYER-ROHN). Weiterhin beobachtet man an der Zunge bei der akuten Lebernekrose und bei der Lebercirrhose die glatte, rote Zungenoberfläche und die sog. Lacklippen (AXENFELD u. NONNENBRUCH; JACOBY; KALK; PANNHORST u. HOFFMANN; SCHICK). Die Oberfläche der Zunge macht einen ausgesprochen glatten, dabei aber feuchten, atrophischen Eindruck; die Farbe ist rot soweit keine Zungenbeläge vorhanden sind. Es ist eine deutliche Parallelität der klinischen Erscheinungen von seiten des Krankheitsbildes und des Symptoms an Zunge und Lippen zu beobachten: mit einer Besserung der Lebererkrankung kommt es zu einer deutlich fortschreitenden Besserung der Zungen- und Lippenveränderungen. KALK hatte früher angenommen, daß die genannten Zungen- und Lippenveränderungen auf einen Mangel an Vitamin B_2 zurückzuführen seien; klinisch bestehen die gleichen Haut- und Schleimhautsymptome. Er hat diese Auffassung dann allerdings korrigiert, da die Schleimhautzeichen sich relativ schnell einstellen und auch ebenso schnell zurückbilden, so daß die Veränderungen mehr im Sinne einer gestörten Durchblutung gesehen werden, wie es bereits vorher diskutiert wurde (PANNHORST u. HOFFMANN). JACOBY glaubt demgegenüber, daß diese „Leberzunge" nicht auf den Weg rein mechanischer Stauungsvorgänge zurückgeht, sondern daß die Störungen des Leberstoffwechsels und des Vitaminstoffwechsels mehr im Vordergrund zu stehen scheinen. Die himbeerrote Farbe der Zunge bei Lebercirrhose führt JACOBY im Zusammenhang mit den Befunden von GUTMAN auf ein Überwiegen allergischer Vorgänge mit peripherer Kreislaufinsuffizienz zurück. Bemerkenswert ist bei den Zungenveränderungen immer wieder, daß die Zungenfarbe mit der graubraunen Hautfarbe des Lebercirrhosekranken und mit dem gelblichen Kolorit bei gleichzeitig vorhandenem Ikterus kontrastiert.

f) Gefäßveränderungen der Haut

Nach MARTINI findet sich zum ersten Male im deutschen Schrifttum bei EPPINGER ein Hinweis auf die Bedeutung der Sternchenangiome im Zusammenhang mit einer Lebercirrhose, während die französische Schule nach den Angaben von BOUCHARD bereits seit 1886 über diese Beziehungen orientiert war. Die Kenntnis der sog. *Gefäßspinnen* als Erscheinungsbild auf der Haut geht allerdings sehr viel weiter zurück. W. HARVEY soll im Jahre 1634 Frauen mit vasculären Merkmalen von dem Hexenverdacht befreit haben. Die Bezeichnung „spider" = Gefäßspinne soll nach MARTINI aus der New Yorker Unterwelt stammen, in welcher die Bardamen anhand dieses Symptoms die fortgeschrittene Lebercirrhose diagnostizierten.

α) Erythem — Exanthem. Der allgemein beim Rubin-Ikterus zu beobachtende rötliche Farbton der Haut geht nach den Untersuchungen von HORSTERS u. RUST auf eine Erweiterung der zwischen den arteriellen und venösen Capillarabschnitten liegenden Schaltstücke zurück. Auch das bei akuter Hepatitis und frischen Schüben chronischer Lebererkrankungen auftretende, vorwiegend im

Gesicht lokalisierte (Nasenwurzel, Stirnhöcker, Nasenrücken, aber auch im Bereich des Manubrium sterni und über den Jochbögen) Erythem geht auf die gleichen anatomischen Veränderungen zurück. Kalk hält dieses Symptom, bei dem oft zusätzlich rote Punkte innerhalb des Erythems zur Beobachtung gelangen, für ein wichtiges differentialdiagnostisches Kriterium, das *für* einen Parenchymikterus und *gegen* einen Verschlußikterus spricht. Mit Abblassen des Erythems kommt es zum stärkeren Hervortreten der punktförmigen Rötungen, aus denen sich dann allmählich arterielle Gefäßerweiterungen entwickeln, die der Haut den Charakter der sog. ,,Geldscheinhaut" = ,,Dollarpapierzeichnung" (Beau) geben. Unter Glasspateldruck lassen sich diese Gefäßveränderungen anämisieren; Martini meint, daß es sich in den meisten Fällen bei diesen Gefäßfäserchen vorwiegend um Venektasien handeln dürfte. Das bedeutet keine Einschränkung der Tatsache, daß die für chronisch leberkranke Patienten charakteristischen Gefäßerweiterungen arteriellen Ursprungs sind. Der Begriff der Dollarpapierzeichnung der Haut kommt aus dem amerikanischen Schrifttum; man findet bei Betrachtung der Dollarnoten gegen das Licht eine feine Zeichnung des Papiers, wie sie in gleicher Weise auch in der Haut des Lebercirrhosepatienten gegeben ist. Die Gefäßreiser selbst sind nur haardünn und weisen eine Länge von wenigen Millimetern auf; Martini hat angegeben, daß sie bei der Betrachtung mit der Lupe ,,nicht selten über einen Zentimeter unter der Epidermis verfolgt" werden können.

β) Palmarerythem — Plantarerythem. Das Palmarerythem wurde offenbar erstmals von Chalmers (1899) beschrieben (vgl. Martini). Es handelt sich hierbei um eine flächenhafte bzw. fleckförmige Rötung der Haut des Daumenballens und des Kleinfingerballens der Haut zwischen den Fingergrundgelenken und den Endgliedern der Finger an der Handinnenfläche. Das Palmarerythem tritt besonders deutlich hervor, wenn man den Patienten die Hand überstrecken läßt; der eigentliche Handteller bleibt dabei in der Regel frei. Das Palmarerythem wird bei chronischen Leberkrankheiten sehr oft beobachtet, fehlt in manchen Fällen jedoch und ist in etwa 50% auch bei Schwangeren festzustellen (Beau; Martini); in letzterem Falle verschwindet es mit dem Ende der Gravidität allerdings wieder. Man muß hierbei berücksichtigen, daß bereits unter normalen Bedingungen die genannten Regionen der Handinnenfläche bei Überstreckung im Farbton stärker rot hervortreten: das hängt damit zusammen, daß hier die Anzahl der arteriovenösen Anastomosen besonders hoch ist, wie aus capillarmikroskopischen Untersuchungen hervorgeht (vgl. Meirowsky; Perera; Walsh u. Becker). Kalk sah ein solches Erythem bei schwer Leberkranken auch an den Fußsohlen als Plantarerythem, gibt aber an, daß dieser Befund sehr selten sei. Das Palmar- und Plantarerythem bessert sich mit fortschreitender Besserung bzw. Heilung der Lebererkrankung, worauf Kalk nachdrücklich verweist. Wahrscheinlich liegt die Ursache des Palmarerythems in einer Weitstellung der Arteriolen und Capillaren; die Lokalisation geht auf die gehäuft in diesen Bezirken des Palmarerythems vorhandenen arteriovenösen Anastomosen zurück (Grant; Grosser; Popoff). Einzelheiten zur Pathogenese werden weiter unten im Zusammenhang zu besprechen sein.

γ) Gefäßspinnen. Die Gefäßspinnen = Spinnennaevi (Naevus araneus, Spider) sind dem Dermatologen sehr gut bekannt. Sie sind ein wichtiger Hinweis auf das Vorliegen einer Lebererkrankung, kommen in seltenen Fällen — dann vor allem einzeln — aber auch ohne interne Erkrankung vor (Meythaler u. Hagemüller). So fand Martini bei 16% der Kinder im Alter bis zu 6 Jahren derartige Anomalien, die später spontan zurückgingen. Es handelt sich bei den Gefäßspinnen um Gefäßneubildungen, die von dem zentral gelegenen, aus der Tiefe hochstoßenden

Gefäß ihren Ausgang und ihre Ausbreitung in die Umgebung nehmen. Das zentrale Gefäß kann dabei kolbig aufgetrieben sein; es überragt das Hautniveau etwas und von ihm gehen die feinen, haardünnen Gefäßreiser strahlen- (spinnen-)förmig in die Umgebung. Das Zentralgefäß zeigt bei vorsichtiger Palpation mit dem Glasspatel eine feine Pulsation. Die Größe der Gefäßspinne schwankt von Linsen- bis Pfenniggröße; das Zentralgefäß ist nach den Untersuchungen von MARTINI und STAUBESAND eine Arterie aus dem subcutanen Arteriennetz. Ihre anatomischen Studien, denen die nachfolgenden Abb. 2 und 3 entnommen sind, konnten

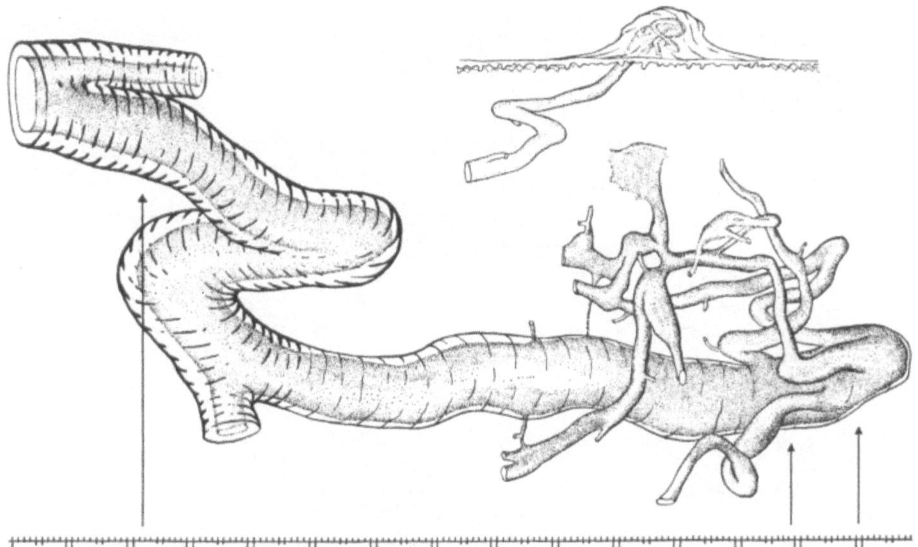

Abb. 2. Graphische Rekonstruktion einer Gefäßspinne vom linken Unterarm eines 16jährigen Mädchens. Gezeichnet bei 200facher Vergrößerung. Schnittdicke der Serie 10 μ. Photographisch auf etwa $^1/_2$ verkleinert. Gefäßstrecken mit arteriellem Wandbau stark, mit venösem Wandbau schwach konturiert. Endothelschicht punktiert. Auf der Leiste unten im Bild sind Schnittmarkierungen angebracht. Oben eine graphische Rekonstruktion des gleichen Gefäßkonvolutes, die — unter Verzicht auf alle Einzelheiten — die topographischen Beziehungen zwischen Epidermis und zentraler Spinnenarterie bzw. subepidermaler Spinnenampulle anschaulich machen soll. [Entnommen bei G. A. MARTINI u. J. STAUBESAND, Virchows Arch. path. Anat. **324**, 152 (1953)]

überzeugend nachweisen, daß die zentrale Spinnenarterie sich im weiteren Verlauf zu einer subepidermalen Spinnenampulle erweitert, deren sternförmig verlaufende Äste den makroskopisch sichtbaren „Spinnenbeinen" entsprechen. Ein Übergang der Spinnenarterien in Venen ergab sich niemals, so daß die Gefäßspinne nicht als arteriovenöse Anastomose aufgefaßt werden kann. Epitheloidzellen waren in der Gefäßwand der „Spinne" nicht vorhanden. Sog. Brückenanostomosen fanden sich nach MARTINI u. STAUBESAND in der Nähe der Gefäßspinnen; ihre Gegenwart wird von ihnen mit veränderten Strömungsbedingungen und einer Regulationsvorrichtung in Zusammenhang gebracht.

Die Gefäßspinnen finden sich häufig symmetrisch mit Lieblingslokalisation an den unter „Erythem" beschriebenen Partien des Gesichts und außerdem am Handrücken, am Hals, an den Armen und den oberen Partien des Stammes (vgl. Abb. 4/6). Die Lokalisation weist offensichtlich auf die Zusammenhänge mit einer Einflußnahme des Lichtes hin. MARTINI hat hierzu eine eigene Beobachtung mitgeteilt, bei der nach Abdeckung einer Gefäßspinne über einen Zeitraum von 4 Wochen diese sich vollständig zurückbildete, um bei erneuter Lichtexposition wieder aufzuschießen. Unklar ist allerdings, was bei der Rückbildung der Gefäßspinne tatsächlich vor sich geht. MARTINI diskutiert die Frage, ob die Zentralarterie obliteriert oder ob diese nicht mehr gefüllt wird, weil der Füllungsdruck nicht mehr ausreichend ist. Die Sonnen- und Wetterexposition soll nach BURGESS zu einer vermehrten Dilatation und einem Tonusverlust der Gefäße führen.

In nahezu 50% aller Schwangeren werden die Gefäßspinnen ebenfalls beobachtet, um im Wochenbett langsam zurückzugehen. Auf gleiche Zusammenhänge wurde bereits beim Palmarerythem hingewiesen (BEAN; MARTINI). Bei Leberkranken können diese Gefäßanomalien „gewissermaßen über Nacht aufschießen" (KALK), wenn es sich z.B. um eine akute Lebernekrose oder um einen Übergang

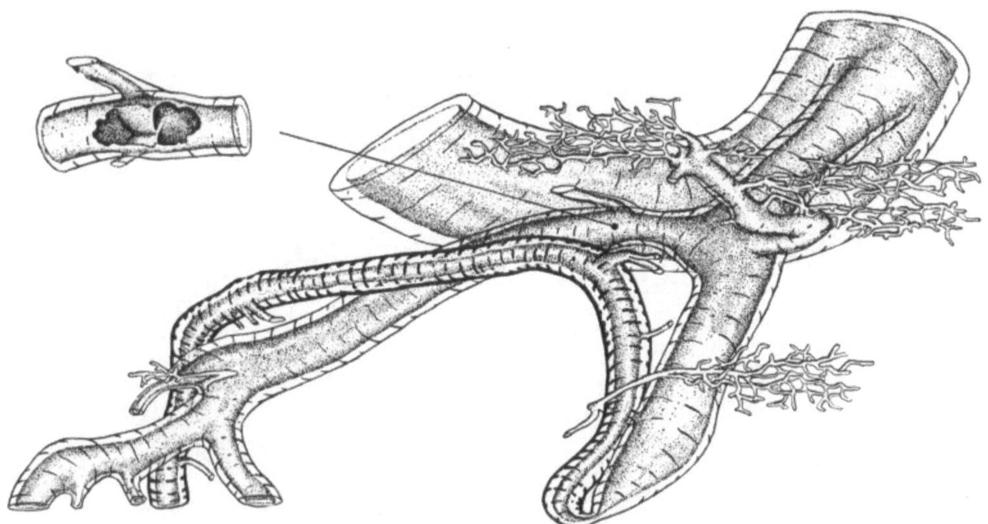

Abb. 3. Graphische Rekonstruktion einer arteriovenösen Anastomose aus der Subcutis einer Gefäßspinne vom Oberarm eines 50jährigen Mannes. Gezeichnet bei 110facher Vergrößerung. Schnittdicke der Serie 10 μ. Photographisch auf etwa $^1/_2$ verkleinert. Arterie stark. Venen schwach konturiert. Endothelschicht punktiert. Die dargestellten Capillarnetze sind nicht rekonstruiert, sondern den jeweiligen Schnitten entsprechend frei eingezeichnet. Links oben ist der durch einen Punkt markierte Abschnitt einer Vene in stärkerer Vergrößerung so dargestellt, daß die hier eingebauten Klappen sichtbar werden. [Entnommen bei G. A. MARTINI u. J. STAUBESAND, Virchows Arch. path. Anat. **324**, 157 (1953)]

in das Leberkoma handelt. Eine Parallelität zum Allgemeinkrankheitsbild ist auch hier festzustellen: Mit einer Besserung der Leberfunktion zeigen sie einen Rückgang und umgekehrt (SCHÜPBACH). Bei der akuten Hepatitis ist das Auftreten der Spinnennaevi ein prognostisch sehr ernstes Zeichen, das auf einen Leberzerfall hindeutet.

δ) Weißfleckung. Neben den Gefäßspinnen findet man bei den gleichen Patienten fast regelmäßig die sog. Weißfleckung der Haut, die nach den Untersuchungen von MARTINI in engster Bezeihung zu den Spinnennaevi steht (BEAN; PAUTRIER u. ULLMO). Es handelt sich dabei um eine fleckförmige Weißfärbung der Haut, die bei Abkühlung besonders deutlich hervortritt (MARTINI; RATSCHOW u. BÖDECKER). Die Weißfleckung selbst ist kein ernst zu nehmender Befund. Wenn sie dagegen an den Prädilektionsstellen der Gefäßspinnen und um diese auftritt, bedeutet sie einen wichtigen Hinweis auf das Vorliegen einer Lebererkrankung. Hinsichtlich der Entstehung dieses Phänomens sei auf AUGUST BIER, EBBECKE, KROGH, LEWIS sowie O. MÜLLER verwiesen. EBBECKE hat sich mit der Weißfleckung der Innenhand bei Gesunden auseinander gesetzt, von der MARTINI annimmt, daß sie teilweise mit den gleichen Erscheinungen bei Cirrhosepatienten und bei Graviden identisch sei. Im Gegensatz zu EBBECKE, der eine Wanderung und Gestaltänderung der einzelnen Flecken beobachtet hatte, konnte

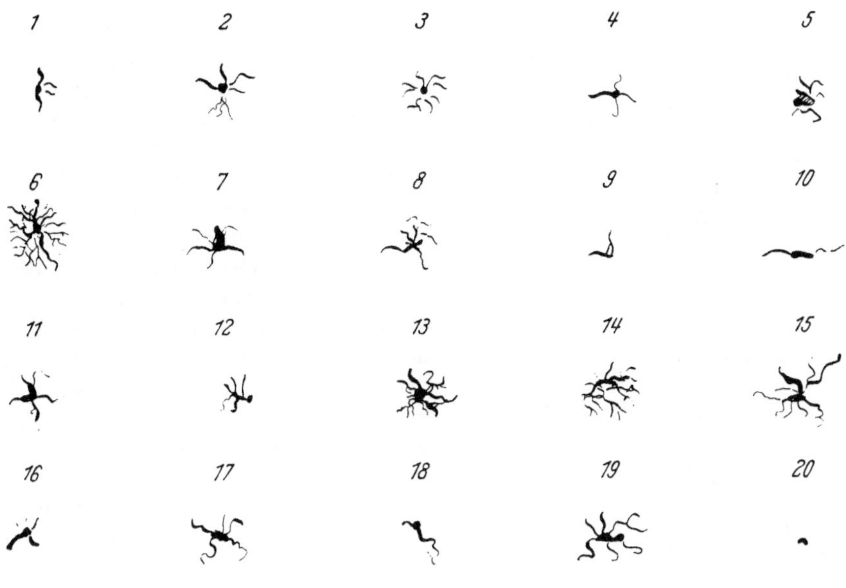

Abb. 4. Variationsmöglichkeiten der Spinnennaevi bei einem Patienten. [Entnommen bei G. A. MARTINI: Z. klin. Med. **153**, 477 (1955)]

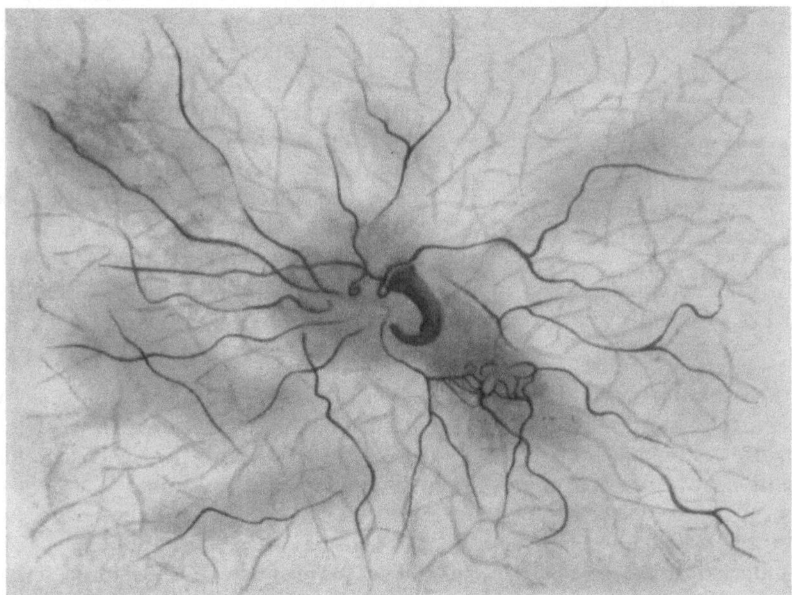

Abb. 5. Zentralgefäß eines Spinnennaevus etwa 30mal vergrößert (Aquarell). [Entnommen bei G. A. MARTINI: Z. klin. Med. **153**, 480 (1955)]

MARTINI in Übereinstimmung mit den Beobachtungen von LEWIS eine gewisse Konstanz der Flecken feststellen, die sich auch durch photographische Aufnahmen bestätigen ließ. Er hat weiterhin nachweisen können, daß die Weißfleckung nicht mit der sog. Bierschen Flecken identisch ist.

Die Lokalisation der Weißfleckung entspricht weitgehend dem arteriellen Versorgungsgebiet der Haut. Dementsprechend gelangt sie vorwiegend an den Unterarmen, den Oberschenkeln der angrenzenden Rückenpartie und über Gesäß und Kreuzbein zur Beobachtung. Die Größe der einzelnen Flecken schwankt von Stecknadelkopf- bis Linsen- bzw. Erbsengröße. Im Zentrum der Einzelefflorescenzen sind sehr häufig die bereits beschriebenen Zentralgefäße der Gefäßspinne anzutreffen. Die Zusammenhänge zwischen Weißfleckung und Gefäßspinne kommen dadurch sichtbar zum Ausdruck, daß zwischen diesen beiden Extremen alle fließenden Übergänge einschließlich des gemeinsamen Vorkommens von Gefäßspinnen in Weißfleckung möglich sind. Differentialdiagnostisch ist die Weißfleckung von der Cutis marmorata abzugrenzen, bei der eine wesentlich andere morphologische Erscheinungsform mit netzförmiger Anordnung und Fehlen der Zentralgefäße vorliegt.

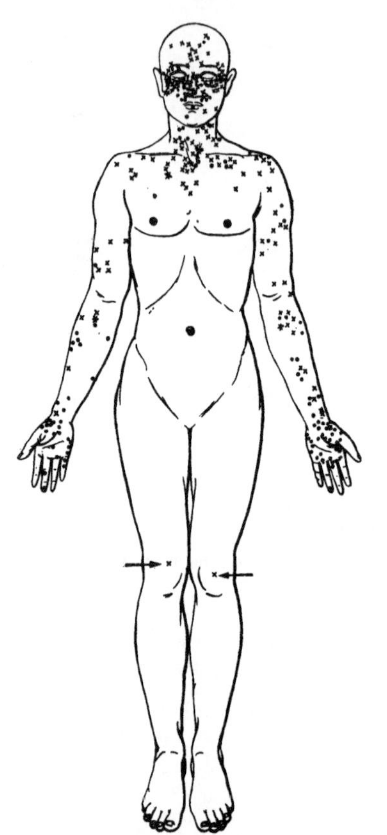

Abb. 6. Lokalisation von Gefäßspinnen auf der Körpervorderseite von 173 Patienten. [Aus G. A. MARTINI u. J. STAUBESAND, Virchows Arch. path. Anat. **324**, 151 1953)]

Bei Patienten mit Lebercirrhose und bei Schwangeren ist die Weißfleckung abhängig von einer gewissen venösen Stauung und von der Außentemperatur. MARTINI glaubt, daß die Weißfleckung und die Gefäßspinnen verwandte Phänomene sind, die als ein sinnvoller Regulationsmechanismus für die Körpertemperatur anzusehen sind. Die Weißfleckung soll nach MARTINI über terminale Reize und den Effekt vasoaktiver Substanzen aufgrund einer maximalen Kontraktion der peripher von der Zentralarterie gelegenen Strombahn ausgelöst werden.

g) Purpura

Bei fortgeschrittenen Leberkrankheiten und in akuten Stadien schwerer Hepatitisformen kann man Hautblutungen beobachten, die unter Umständen nur auf die Unterschenkel, aber auch auf das Zahnfleisch und die Nasenschleimhaut ausgedehnt sein können. Auf die Möglichkeit der Blutung aus der Nase ist von PATEK u. POST sowie RATNOFF u. PATEK aufmerksam gemacht worden. Sie fanden unter 440 Lebercirrhosepatienten 114mal dieses Phänomen (ca. 25%). MARTINI berichtet über 30% Epistaxis bei seinen eigenen Patienten; fachärztliche Kontrolle der Nasenschleimhaut ergab eine vermehrte Teleangiektasiebildung in dem Bereich des Locus Kieselbachi, jedoch keine Gefäßspinnen wie an der Haut. Überhaupt ist das Auftreten von Gefäßspinnen an der Schleimhaut als außerordentlich seltenes Ereignis zu werten. MARTINI verweist hierzu auf zwei Beobachtungen von BOUCHARD sowie CARNOT, hat selbst aber weder an der Schleimhaut von Mund oder Nase, noch in der Harnblase oder auf dem Peritoneum einen derartigen Befund erheben können. BEAN sah nur Teleangiektasien. Womit das Fehlen der Spinnen an der Schleimhaut zusammenhängt, ist noch unklar, da man keine histologischen Studien machen konnte wie MARTINI u. STAUBESAND sie an der Haut vornahmen. Die Blutungen bei Lebercirrhose aus der Schleimhaut erfolgen damit aus Teleangiektasien. Generalisierte Purpuraformen sind seltener. Morphologisch ist eine bunte Skala von rein petechialen bis zu großflächigen Blutungen möglich, wobei sich die zu beobachtende Variabilität nach der Schwere des jeweiligen Krankheitsbildes richtet. In Spätstadien imponiert eine Braunfärbung der Haut aufgrund von massiven Hämosiderineinlagerungen

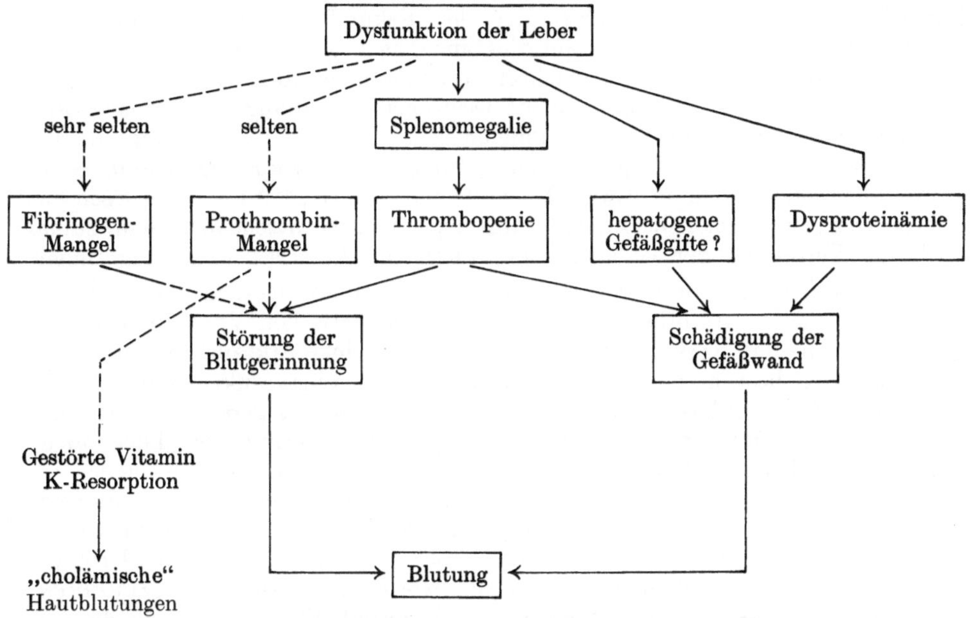

Abb. 7. Ursachen der Blutungsneigung bei Leberkrankheiten. [Nach Angaben von MARTINI und ENGELKAMP, zusammengestellt von H. IPPEN, H. GOERZ u. H. BRÜSTER: Arch. klin. exp. Derm. **223**, 128 (1965)]

neben frischeren Purpurablutungen. Auf das gemeinsame Auftreten einer Schönleinschen Purpura und von Lebererkrankungen haben im dermatologischen Schrifttum vor allem GOTTRON (1935) und später KORTING u. ADAM aufmerksam gemacht.

Die Blutungen bei Lebererkrankungen können auf vielfältige Ursachen zurückgehen. IPPEN, GOERZ u. BRÜSTER haben aufgrund der Angaben von MARTINI u. ENGELKAMP über die Ursache der Blutungsneigung bei Leberkrankheiten eine schematische, graphische Darstellung entwickelt, in der die Zusammenhänge sehr deutlich zum Ausdruck kommen. Dieses Schema findet sich in vorstehender Abb. 7. Danach können die Blutungen einmal Folge einer erhöhten Gefäßfragilität sein, wie sie im Gefolge einer durch die Lebercirrhose bedingten Dysproteinämie aufzutreten pflegt. Der Zusammenhang zwischen Dysproteinämie und vermehrter Gefäßbrüchigkeit ist in den Untersuchungen von MARTINI u. ENGELKAMP nachgewiesen worden. Hierzu sei außerdem auf HENNEMANN; LASCH, HARTERT, SCHIMPF u. SESSNER; LINKE verwiesen. Weiterhin kommen ursächlich Störungen der Blutgerinnung mit Mangel an einzelnen Gerinnungsfaktoren (z. B. Faktor V und Faktor VII) sowie Vitamin K-Mangel in Betracht; es ist zu berücksichtigen, daß bereits vom morphologischen Gesichtspunkt her eine Abgrenzung der durch Vitamin K-Mangel bedingten Purpura möglich ist, da diese mehr flächenhaft und nicht nur auf die abhängigen Körperpartien beschränkt ist.

3. Pathogenese

Frühere Untersucher sahen die Ursache der bei chronisch Leberkranken auftretenden Hautsymptome unter anderem in einer Einwirkung der oestrogenen Hormone begründet, von denen man annahm, daß sie in der erkrankten Leber nicht ausreichend abgebaut werden konnten, so daß der sog. Hyperoestrogenismus resultieren sollte. Eine wichtige Stütze hierbei war, daß sich die bei Lebercirrhose festgestellten Hauterscheinungen zum Teil auch bei schwangeren Frauen fanden (Weißfleckung, Gefäßspinnen, Palmarerythem). Hierzu kam weiterhin, daß die klinischen Symptome (Spärlichwerden der Sekundärbehaarung, Impotentia coeundi, Hodenatrophie, Gynäkomastie) auch nach exogener, medikamentöser Oestrogenzufuhr beim Manne beobachtet werden können. Es sei an die Oestrogentherapie des Prostatacarcinoms, an die Oestrogenbehandlung des Transvestiten und die dabei möglichen Nebenwirkungen erinnert. Es muß allerdings darauf hingewiesen werden, daß die genannten andrologischen Symptome nicht in jedem Einzelfalle, sondern nur in etwa 30% eintreten, wie MARTINI nachgewiesen hat (1959). Der rein hormonelle Faktor kann also nicht so entscheidend sein, zumal auch die Verteilung der Gefäßspinnen durch ihn keinerlei Erklärung findet.

Die Überbetonung einer Störung des endokrinen Gefüges, insbesondere des Hormonhaushaltes, ist offensichtlich von rein theoretischen Vorstellungen ausgegangen, ohne daß exakte Befunde vorlagen. Aus einer Erkrankung der Leber, dem Auftreten bestimmter Hautveränderungen bei Leberkranken und Schwangeren und aus dem Anstieg der Oestrogene in der Schwangerschaft wurde der Schluß gezogen, daß die Oestrogene beim Mann in der erkrankten Leber nicht abgebaut werden könnten und folglich hier die casusa peccans zu suchen sei (vgl. BEAN). Diese Hypothesen sind mit den modernen biochemischen Steroidhormonbestimmungsmethoden eindeutig widerlegt worden. In eigenen Untersuchungen haben wir feststellen können, daß der Oestrogengehalt im Urin bei Patienten mit Lebercirrhose gegenüber der Norm nicht erhöht ist (SCHIRREN, SZARVAS u. BECKER; SZARVAS, SCHIRREN u. BECKER). Wir haben damit die von anderen Autoren gemachten Feststellungen bestätigt (vgl. auch PINCUS, RAKOFF, COHN u. TUMEN; DOHAN, RICHARDSON, BLUEMLE u. GYÖRGY; CAMERON; BROWN, CREAU u. GINSBURG). In Tabelle 8 sind unsere klinischen Befunde zusammengestellt; Tabelle 9 gibt eine Übersicht der durchschnittlichen Hormonwerte bei 26 Patienten mit Lebercirrhose; in allen Fällen waren ebenfalls eingehende Leberbefunde erhoben worden, die eindeutig eine Cirrhose ergeben haben. Beide Tabellen zeigen, daß die Hormonproduktion bei Lebercirrhose — gemessen an der Ausscheidung im Urin — keinen Anhalt für den bisher angenommenen Hyperoestrogenismus erkennen läßt. Es muß in diesem Zusammenhang auf die Untersuchungen von BROWN, CREAU u. GINSBURG sowie CAMERON hingewiesen werden, wonach auch die geschädigte Leber immer noch eine erhebliche Kapazität zum Abbau von Oestradiol und Oestron zu Oestriol besitzt. PINCUS et al. haben mittels einer Oestrogen-Clearance zeigen können, daß nur in etwa 30% aller leberkranken Patienten mit einem pathologischen Ausfall dieses Tests gerechnet werden darf. Nachdem weiterhin DICZFALUSY, FRANKSSON, LISBOA u. MARTINSEN die Fähigkeit der Darmschleimhaut zur Konjugation von Oestrogenen nachweisen konnten, besteht damit die Möglichkeit einer Kompensation des Oestrogenstoffwechsels bei Erkrankung der Leber. Alle diese Befunde machen deutlich, daß die Theorie des Hyperoestrogenismus für das Auftreten von Hauterscheinungen bei Leberkrankheiten nicht mehr aktuell ist. Auch die sonstigen Begleitsymptome der Lebercirrhose (Hodenatrophie, 35% unserer Fälle; Gynäkomastie, 13%) lassen sich nicht mehr auf den Hyperoestrogenismus zurückführen. Wir haben hierzu die

Auffassung vertreten, daß der Hypogonadismus des Mannes bei Lebercirrhose in erster Linie als *primäre* Form angesehen werden muß und sich beim gegenwärtigen Stand der Forschungen nicht als Folge einer HVL-Insuffizienz infolge Hyperoestrogenismus erklären läßt. Das bedeutet allerdings nicht, daß die Relation Androgene-Oestrogene aufgrund der herabgesetzten Hormonproduktion (vgl. Tabelle 9) zugunsten der Oestrogene verschoben ist. Ob auf diesem Weg eine Beeinflussung des Hypothalamus-Hypophysensystems möglich sein kann, ist zur Zeit nicht zu entscheiden; aus der Bestimmung der Gonadotropinausscheidung im Urin läßt sich diese Möglichkeit jedenfalls nicht verifizieren, da die Gonadotropinwerte weitgehend normal ausgefallen waren (Tabelle 8). Als letzte Vergleichsmöglichkeit seien die Befunde bei Frauen mit Lebercirrhose aufgeführt: Danach finden sich bei Frauen in der Menopause keinerlei Symptome für einen Hyperoestrogenismus. Leberkranke Frauen in der Menopause weisen keinerlei Manifestationserscheinungen eines Hyperoestrogenismus auf; bei ihnen zeigen sich ebenso wie bei den Gesunden die Symptome der Oligo- und Amenorrhoe, Mammaatrophie usw. Schließlich liegen die Gonadotropinwerte im Urin genau auf dem gleichen Niveau bei gesunden Frauen und Lebercirrhosepatientinnen in der Menopause wie VIELHAUER u. DÖLLE mitgeteilt haben. MARTINI hat bei Diskussion der Diskrepanz der Oestrogenwerte zwischen den Befunden mit biologischen und biochemischen Methoden ausgeführt, daß sich eine gewisse Erklärungsmöglichkeit für einen dennoch bestehenden Zusammenhang im Auftreten von Epioestriol bzw. 16-α-Hydroxyoestron anbieten würde; beide Hormone sollen angeblich nur mittels biologischer Tests eine Oestrogenaktivität zeigen, sich jedoch nicht mittels biochemischer Verfahren nachweisen lassen (vgl. BROWN). Eigene Erfahrungen hierzu liegen nicht vor.

Gemeinsam ist den bei Lebererkrankungen auftretenden Hauterscheinungen, daß es sich wenigstens zum Teil um Änderungen der Durchblutung handelt, die auf bestimmte Hautareale beschränkt sind.

Für das Auftreten der Gefäßerweiterungen kann aufgrund der Untersuchungen von HORSTERS u. RUST unter Umständen eine vermehrte Wirksamkeit der im Blut vorhandenen Gallensäuren verantwortlich gemacht werden. KALK meint demgegenüber, daß die Gallensäuren sicher gefäßwirksame Substanzen seien; sie würden allerdings gerade beim Verschlußikterus besonders reichhaltig auftreten, *ohne* daß die entsprechenden Hauterscheinungen daraus resultieren. Am ehesten glaubt KALK an einen Zusammenhang mit einem Zerfall des Lebergewebes und

Tabelle 9. *Übersicht der Gesamtoestrogen- und der 17-Ketosteroidausscheidung im Urin von männlichen Patienten mit Lebercirrhose und entsprechenden Kontrollfällen von gleicher Altersverteilung (Aufgliederung nach Lebensaltergruppen).* (Entnommen bei SZARVAS, SCHIRREN u. BECKER, 1966)

Gruppe (Alter in Jahren)	Gesamt-Oestrogene (μg/24 Std)	17-Ketosteroide (mg/24 Std)	Zahl der Fälle
Lebercirrhose-Patienten			
<40	24,1	5,8	4
41—50	19,5	6,4	7
51—60	20,5	4,9	13
>60	14,7	6,1	2
Summe	20,8 ± 1,4[1]	5,6 ± 0,5	26
Kontrolle	27,8 ± 3,1	10,5 ± 0,9	30
Statistische Analyse mit „t“-Test	$p < 0,05$	$p < 0,001$	

[1] Mittelwert ± Mittelfehler ($\bar{x} \pm s_{\bar{x}}$)

an ein dadurch bedingtes Freiwerden von gefäßaktiven Stoffen. Beim Leberzerfall wird unter anderem auch Eisen in Form des sehr gefäßaktiven Ferritins frei; es wäre also auf diesem Wege eher an Beziehungen zu denken.

MARTINI vertritt den Standpunkt, daß man für das Auftreten der bei Lebererkrankungen vorhandenen Hauterscheinungen mit eindeutigem Gefäßcharakter das Vorhandensein eines vasoaktiven Prinzips verantwortlich machen müsse, wie es von SHORR nachgewiesen worden ist: Gemeint sind damit das VEM(vaso-excitor-mechanism)- und das VDM(vaso-depressor-mechanism)-Prinzip; während das VEM-Prinzip nach SHORR in der gesunden Niere gebildet wird, erfolgt die Produktion des VDM-Prinzips in der gesunden Leber, in der Milz und in der Skeletmuskulatur. Unter Normalbedingungen befinden sich beide Prinzipien in Ausgleich miteinander. Bei Schädigung der Leber kommt es zu einem Überwiegen des VDM-Prinzips, das in der Leber nicht ausreichend abgebaut werden kann; es kommt infolgedessen zu einer allgemeinen Erweiterung der terminalen Strombahn. Nach MAZUR und SHORR ist das VDM-Prinzip mit Ferritin identisch. Es konnte weiterhin gezeigt werden, daß bei endogener Eiweißverarmung des leberkranken Organismus die Niere nur noch in geringem Maße das VEM-Prinzip bilden kann. Schließlich geht nach SHORR die Zunahme des Blutvolumens bei der Lebercirrhose ebenfalls auf die Erweiterung der peripheren Strombahn aufgrund der Wirkung des VDM-Prinzips zurück. MARTINI führt den niedrigen Blutdruck des Lebercirrhosekranken auf diese Gegebenheit zurück, wobei das VDM-Prinzip offensichtlich die Vasodilatation, die Hypotonie und auch das vermehrte Blutvolumen verursacht hat.

Es ergibt sich aus den bisherigen Ausführungen zur Pathogenese der bei Leberkrankheiten möglichen Hauterscheinungen, daß nur wenige Fakten als beweisend angesehen werden können. Viele Befunde, die erwähnt worden sind, müssen unter dem Gesichtspunkt einer Ausschlußdiagnostik verstanden werden; sie haben ihre volle Berechtigung, auch wenn sie keine positive Aussage über pathogenetische Zusammenhänge zwischen Hauterscheinungen und Lebererkrankungen zulassen, sondern nur überkommene Vorstellungen und Hypothesen ausräumen.

4. Porphyria cutanea tarda

In den Kreis der Hauterscheinungen bei Lebererkrankungen wird außerdem auch die Porphyria cutanea tarda einbezogen, weil sich hier im Laufe der Jahre doch so wesentlich neue Ergebnisse gezeigt haben, daß eine Zuordnung zu den Leberkrankheiten gerechtfertigt ist. Allerdings wird ausschließlich auf pathogenetische Zusammenhänge eingegangen. Eine ausführliche klinische Zusammenstellung findet sich bei W. F. LEVER in seinem Beitrag „Ablagerungskrankheiten körpereigener Stoffwechselprodukte“ in Bd. III/1 dieses Handbuches (S. 210 bis 215).

Pathogenetisch liegt der Porphyria cutanea tarda wahrscheinlich ein hereditärer, latenter Fermentdefekt zugrunde; unter dem Einfluß des Sonnenlichtes kommt es weiterhin zu einer verstärkten Umwandlung von δ-Aminolaevulinsäure in Urophyrin und zu einer vermehrten Neubildung von Phorphyrinvorstufen in der Leber (BURNETT u. PATHAK). Schließlich besitzt auch die im Verlauf einer Lebercirrhose sehr ausgeprägte Siderose der Leber eine besondere pathogenetische Bedeutung (HEILMEYER; IPPEN; SCHIRREN, STROHMEYER, WEHRMANN u. WISKEMANN). In eigenen Untersuchungen mit Fe^{59} haben wir eine erhöhte Eisenresorption bei Patienten mit Porphyria cutanea tarda nachweisen können (STROHMEYER, HEINRICH u. SCHIRREN). Ferrokinetische Untersuchungen gaben Hinweise auf einen erhöhten Eisenumsatz und eine verstärkte Hämolyse. Von KALKOFF wurde in diesem Zusammenhang über eine gesteigerte Empfindlichkeit der Erythrocyten von Tardapatienten gegenüber langwelligem, sichtbaren Licht berichtet; dieser Befund äußert sich in Gestalt der sog. „Lichthämolyse" — er kann damit zur Siderose der Leber beitragen. Aufgrund der ausgeprägten Eiseneinlagerungen in die Leberzellen selbst kommt es zu einer Blockierung der dort an den Mitochondrien lokalisierten Enzymen, so daß die oben beschriebene Fermentfunktionsstörung auch auf diese Weise ihre hinreichende Erklärung findet (HEILMEYER). Der Einfluß des Alkohols, den man bei den anamnestischen Angaben der Tardapatienten weitaus am häufigsten antrifft, muß wohl unter dem Blickwinkel des latent vorhandenen Fermentdefektes gesehen werden. Sicher ist nach den übereinstimmenden Aussagen der meisten Autoren,daß eine alleinige Ursache für die Manifestation der Porphyria cutanea tarda ausscheiden muß (vgl. HEILMEYER; IPPEN; SCHIRREN et al.). Alle Autoren sind sich dagegen darin einig, daß bei der Porphyria cutanea tarda eine Stoffwechselstörung mit maßgeblicher Beteiligung des Eisenstoffwechsels bei gleichzeitig vorhandener Lebererkrankung vorliegt. Von daher gesehen gewinnt die Betrachtung der therapeutischen Resultate mit der Aderlaßbehandlung nach IPPEN ein besonderes Gesicht, da diese Therapieform entscheidend zur Eliminierung des Eisens aus der Leber beiträgt (CREUTZFELD; CREUTZFELD u. BECK; GRÜNEBERG; HEILMEYER; IPPEN; KÜHN; SCHIRREN; SCHIRREN, STROHMEYER, WEHRMANN u. WISKEMANN; SCHREUS; STICH; STROHMEYER u. SCHIRREN; WÜST). Die Diagnostik der Eisenstoffwechselstörung gelingt im klinischen Betrieb leicht mit Hilfe des Serumeisens; bei der Porphyria cutanea tarda sind die Serumeisenwerte regelmäßig erhöht bzw. stark erhöht. Unter der Aderlaßtherapie (2—4 Liter innerhalb von 2—4 Monaten) gingen die Serumeisenwerte zurück, die Porphyrinurie zeigte eine rückläufige Tendenz und auch die Lichtempfindlichkeit besserte sich: klinisch imponierte der Rückgang der Blasenbildung und der Vulnerabilität der Haut bei gleichzeitiger Möglichkeit, mehrstündige Sonnenbäder ohne irgendwelche Komplikationen nehmen zu können. Diese Befunde sind nur verständlich, wenn man die zentrale Stellung der Leber im Stoffwechselgeschehen bei der Porphyria cutanea tarda voll berücksichtigt: Die Siderose der Leber befällt nicht etwa die Kupfferschen Sternzellen, sondern die Leberzelle selbst (HEILMEYER). Das an dieser Stelle gespeicherte Eisen kann dementsprechend nicht zur Hämsynthese verwendet werden; es blockiert an den Mitochondrienleisten den sonst von den Fermenten (z.B. Decarboxylase, Dehydrogenase) eingenommenen Platz und führt auf diese Weise dazu, daß die Enzyme ihre Wirkungstätigkeit nicht ausüben können. Mit Entzug des Eisens durch die Aderlaßtherapie entfällt die negative Einflußmöglichkeit auf die Fermente; diese können nunmehr wieder voll in Aktion treten (WÖHLER). Daß diese Vorstellung sich durch exakte Untersuchungsbefunde belegen läßt, ist in eigenen Studien nachgewiesen worden (SCHIRREN, STROHMEYER, WEHRMANN u. WISKEMANN). Darüber hinaus kommt es auch noch zu einem weiteren wichtigen Phänomen: die Lichtempfindlichkeit der Haut bei Porphyria cutanea tarda wurde unter der Aderlaßbehandlung deutlich geringer; bei Anfangswerten von ca. 2 min betrug die Lichtempfindlichkeit noch 2 Jahre nach Abschluß der Aderlaßkur 16 min bzw. 32 min. Dieser Befund geht ganz zweifellos auf den Entzug der in der Haut lichtsensibilisierend wirkenden Porphyrine zurück, die als Folge des Aderlasses und der damit gebesserten Leberfunktion in der Leber wieder einen normalen Aufbau zum Zellhämin durchlaufen können. Lediglich in zwei Fällen wurde die Lichtempfindlichkeit nicht geringer; hier war der Serumwert nach Ablauf eines behandlungsfreien Intervalls von 1—$1^1/_2$ Jahren wieder in den stark pathologischen Bereich angestiegen. Wir glauben, daß im Zusammenhang mit dem gleichzeitig beobachteten

Leistungsabfall dieser Patienten, ohne daß eine neuerliche Blasenbildung zu beobachten war, hier ein Anfangssymptom für ein sich anbahnendes Rezidiv und für das Auftreten einer Porphyria cutanea tarda vor uns zu haben.

Der Eisenentzug bei der Porphyria cutanea tarda mit Desoxyferramin (Desferal®), über den unter anderem CREUTZFELD; GROSS; HOLZMANN; STICH; STROHMEYER u. SCHIRREN sowie WÖHLER berichtet haben, gelingt nicht in dem Ausmaße wie es von der Hämochromatose bekannt ist und wie es für die klinische Besserung des Krankheitsbildes erforderlich ist.

5. Pankreaserkrankungen

Die Pankreaserkrankungen werden nach Störungen der endokrinen und der exokrinen Pankreasfunktion unterschieden. Störungen der endokrinen Pankreasfunktion werden im Beitrag CABRÉ u. E. SCHEICHER-GOTTRON ausführlich

Tabelle 10. *Übersicht der verschiedenen endokrinen Störungen im stationären Krankengut der Universitäts-Hautklinik Hamburg-Eppendorf (1. 4. 51—31. 3. 65; 18787 Patienten)*

	Zahl der Patienten	% aller stationärer Patienten
Gesamtzahl der Patienten mit endokriner Dysfunktion	376	2,01
Pankreasinselsystem	272	1,45
Thyreoidea	37	0,2
Gravidität	32	0,17
Ovar	13	0,07
Testis	12	0,07
Nebennierenrinde	8	0,04
Parathyreoidea	1	0,005
Hypophyse	1	0,005

behandelt. Die eigene Thematik wendet sich daher den exokrinen Funktionsstörungen zu. Es sei dennoch an dieser Stelle auf die besondere Bedeutung einer Kenntnis von endokrinen Stoffwechselstörungen für den Arzt und insbesondere den Dermatologen hingewiesen, wie sie sich aus den Zahlen ergibt, die im Verlauf von 15 Jahren an der Hamburger Dermatologischen Universitätsklinik ermittelt wurden; bei ihnen bestand bereits ein Diabetes mellitus bzw. wurde aufgrund der Hautveränderungen im Zusammenhang mit dem klinischen Laboratorium diese Diagnose gestellt. Unter 18787 stationär behandelten Patienten beiderlei Geschlechts fand sich in 376 Fällen eine Störung der Drüsen mit innerer Sekretion (Tabelle 10). Hiervon entfallen 272 Patienten auf den Diabetes mellitus; in 110 Fällen = 40,4% führten die Hauterscheinungen erst zur Diagnosestellung (Tabelle 11). Dabei entfallen auf die sog. charakteristischen Begleiterkrankungen 68 Patienten und auf die uncharakteristische Begleiterkrankung 42 Patienten. Die Tabelle 11 zeigt sehr deutlich den prozentualen Anteil der einzelnen dermatologischen Affektionen, die den Patienten primär zum Dermatologen führten; erst von diesem wurde dann die Diagnose des zum Teil jahrelang bestehenden Diabetes mellitus gestellt. Auch der Dermatologe ist damit in der Lage, allein aufgrund der Morphologie einen wichtigen Beitrag zur Früherkennung interner Leiden zu leisten.

Die anatomisch sehr engen Beziehungen zwischen Pankreas, Galle, Leber und Magen erschweren es außerordentlich, eine alleinige Erkrankung des Pankreas zu diagnostizieren bei sicherem Ausschluß von Erkrankungen bzw. Mitbeteiligung der Nachbarorgane, um von daher dann einen Zusammenhang zwischen einer Pankreasaffektion und bestimmten Hautveränderungen herzustellen. Die diagnostischen Methoden sind zwar in den letzten Jahren sehr verfeinert worden, trotzdem kann man an der von RICHMAN getroffenen Formulierung nicht vorbeisehen, daß es für die akute Pankreatitis kein typisches, klinisches Symptomenbild gibt. Nach HEINKEL ist man daher gezwungen, mit Hilfe biochemischer Methoden die Diagnose einer akuten Pankreatitis unwahrscheinlich zu machen. Das gilt in gleicher Weise auch für die chronische Pankreatitis (vgl. hierzu BARTELHEIMER; CREUTZFELD; HEINKEL u. SCHÖN; HENNING u. BERG; RITTER).

Hautveränderungen sind bei den Pankreatopathien nicht sehr häufig. Das Cullen-Zeichen beobachtet man gelegentlich bei der akuten Pankreatitis; SILER u. WULSIN sahen unter 111 derartigen Patienten, die ihnen zur Operation eingewiesen wurden, ein einziges Mal dieses Phänomen. Man versteht darunter eine

Tabelle 11. *Übersicht der Hauterkrankungen, die zur Diagnosestellung eines Diabetes mellitus führten (110 Patienten)*

Hauterkrankung	Zahl der Patienten
Vulgäres Ekzem	19
Entzündliche Phimose	13
Angiopathia diabetica	9
Pyodermien	7
Necrobiosis diabetica	7
Xanthomatose	6
Pruritus	6
Candidamykose	1
Charakteristische Begleiterkrankungen	68
Uncharakteristische Begleiterkrankungen	42
	110

periumbilikale, lokalisierte livedo-reticularisartige, cyanotische Verfärbung der Haut (HEINSEN). Dieses Erscheinungsbild ist ganz offensichtlich mit der sog. „Gittercyanose" identisch (vgl. SIGMUND; WALZEL; ZIERZ), die ebenfalls um den Nabel herum und außerdem an Thorax ,Abdomen und über den Hüften auftritt. Nach SIEGMUND muß man annehmen, daß hier eine typische Schädigung der Gefäßwände vorliegt; das aus dem Pankreas stammende Trypsin soll dabei über eine Ausbreitung auf dem Peritoneum in das subcutane Fettgewebe der Bauchhaut gelangen und von dort in die Gefäßwände.

Außerdem wird bei Pankreascarcinomen gehäuft das Auftreten von Thrombosen, Thromboembolien und auch der Phlebitis migrans s. saltans beobachtet, über deren Pathogenese im Zusammenhang mit der Pankreasaffektion eine Aussage aber nicht möglich ist (DREILING, BLUM u. SANDERS; SPROUL; EICKHOFF; HORNBOSTEL, SCHULZ u. JÄNNER). Die bei Pankreatitis vorkommende Hyperlipämie und deren Folgen an der Haut (Xanthomata) ist im Beitrag LEVER besprochen.

Die Bedeutung der Thrombophlebitis beim Pankreascarcinom geht aus einer von CREUTZFELDT nach Literaturangaben zusammengestellten Tabelle hervor. Danach kann die Thrombophlebitis bis zu 20% durchaus ein wichtiger diagnostischer Hinweis sein, der wegen der ernsten Prognose und der Notwendigkeit einer Frühoperation unbedingte Voraussetzung für ein erfolgreiches chirurgisches Vorgehen ist (CREUTZFELDT). Die Tabelle 12 zeigt weiterhin die differentialdiagnostischen Unterschiede beim Pankreaskopf- und Pankreasschwanz- bzw. Körpercarcinom, wenn man das Symptom des Ikterus betrachtet. Neben den genannten Symptomen kann es außerdem auch zu Hautblutungen, Hämatemesis, Melaena und blutigem Pleuraexsudat kommen (vgl. Bressel u. Witte). In dem von Frick mitgeteilten Fall ergab sich bei der Gerinnungsanalyse eine erhebliche Hypofibrinogenämie, Mangel an Prothrombin, Faktor V und antihämophilem Globulin. Es muß daher im Zusammenhang mit Pankreaserkrankungen an ein Auftreten von proteolytischen Fermenten im Blut gdedacht werden, die im Experiment in höheren Konzentrationen einen negativen Effekt auf die Blutgerinnung ausüben (vgl. auch Witte u. Heinkel).

Tabelle 12. *Klinische Symptome des Pankreas-Carcinoms.* (Nach W. Creutzfeldt, 1964)

Symptome	Pankreas-Carcinom Kopfbefall %	Körper- und Schwanzbefall %
Schmerzen	50—80	80—90
Gewichtsverlust	80—90	80—90
Diarrhoe	10—25	selten
Obstipation	20—50	15—50
Diabetes	10—25	20—30
Thrombophlebitis	3—10	3—20
Gelbsucht	50—100	10
Courvoisier	30—60	selten

VI. Haut und Magen-Darm-Störungen

1. Einleitung

Mit der Abkehr des Dermatologen von der rein deskriptiven Wissenschaft zur mehr funktionellen Deutung der Hautkrankheiten ergab sich eine neue Sicht für viele Dermatosen und es begann eine neue Phase mit verstärkter Betonung der Beziehungen zwischen Hautkrankheiten und Funktionsstörungen innerer Organe. Es ist verständlich, daß aus dieser Sicht viele Einzelmitteilungen erschienen sind, die besondere Beobachtungen an der Haut bei Erkrankungen innerer Organe zum Inhalt hatten. Unter diesem Gesichtspunkt muß auch der Hinweis von Schridde (1922) gesehen werden, der über „Krebshaare“ aus seiner Sicht als pathologischer Anatom berichtet hatte. Diese heute allgemein als „Schridde-Haare“ in der Literatur bekannten Haare bei Patienten mit einem Carcinom an den inneren Organen (vor allem Magen) zeichnen sich durch eine intensive Schwarzfärbung aus; sie sind außerdem stumpf, glanzlos, dicker als normal, glatt und finden sich vor allem an den Schläfen, an den Augenbrauen und im Bartbereich. Sie stehen auch inmitten von bereits ergrauten Haaren und fallen dort besonders ins Auge. Rothaarige machen eine Ausnahme. Schridde weist darauf hin, daß er diese besonderen Haare nur bei einem Krebs innerer Organe des Magen-Darmtraktes gefunden habe; er hat entgegen der Einlieferungsdiagnose des Patienten — allein aus dem Befund dieser Haare die Diagnose eines Carcinoms gestellt und diese Diagnose dann durch die Autopsie bestätigt gefunden. Die Intensität der Schwarzfärbung soll abhängig sein von der Ausdehnung des Carcinoms. Eine Erkrankung, die gehäuft bei Pankreas- und Magencarcinom auftritt, ist die Thrombophlebitis migrans (Durham). Eine Beurteilung des Zusammenhanges ist nicht möglich, aber das Symptom Thrombophlebitis migrans bei schlechtem Allgemeinbefund sollte die Suche nach einem Carcinom einleiten. Durham berichtet ausdrücklich darüber, daß in einigen Fällen die Thrombophlebitis zur Klärung der Diagnose eines Carcinoms beigetragen habe.

Für Zusammenhänge mit Störungen der Magen-Darmfunktion insbesondere Anomalien der Säureproduktion des Magens liegen eine große Anzahl von Literaturmitteilungen vor, von denen die Angaben von BOHNSTEDT; GAUDIG; GOTTRON; JESSNER u. LUTZ; KORTING u. VIALKOWITSCH; PIPER; SPIETHOFF stellvertretend für alle an dieser Stelle gennant seien. GOTTRON hat in seinem Beitrag „Wechselwirkungen zwischen Haut und inneren Organen" ausgeführt, daß es noch unklar sei, ob die Anomalie der Magensaftproduktion „Folge oder Ursache der Hautreaktion" sei. Daraus geht klar hervor, daß man sich immer sehr eingehend mit der Frage „Folge oder Ursache" auseinandergesetzt hat, um von hier aus dem Problemkreis näher zu kommen. Daß sich darüber hinaus auf dem Boden derartiger Vorstellungen auch spekulative Tendenzen bemerkbar machen, ist ohne weiteres verständlich; sie werden — wenn überhaupt — nur am Rande Erwähnung finden können, weil sie nicht zu einer Klärung, sondern zu verstärkter Verwirrung und Unsicherheit beitragen. Weitgehend ausgeklammert sind im vorliegenden Abschnitt die sehr oft von verschiedenen Autoren aufgeführten Krankheitsbilder mit gleichen pathologischen Veränderungen an der Haut und im Magen-Darmtrakt.

In wechselndem Ausmaß bestehen bei zahlreichen Hauterkrankungen Störungen der Magen-Darmfunktion, der Säure- und Fermentproduktion, der Morphologie des Magens und des Darmes sowie der Bakterienflora. Diese Vielfalt an Symptomen im Bereich des Magen-Darmtraktes bringt es mit sich, daß eine einheitliche pathogenetische Deutung bestimmter Beziehungen zwischen gestörter Magen-Darmfunktion und bestimmten Hautveränderungen, gerade unter Berücksichtigung der berechtigten kritischen Forderungen von HORNBOSTEL, in vielen Fällen kaum möglich ist. Für diesen Bereich gelten daher auch die im Eingangskapitel gemachten Äußerungen. BÖHM hat für die Möglichkeit einer Rückwirkung der erkrankten Haut auf die Verdauungsorgane und für die Verantwortlichkeit innerer Störungen für bestimmte Hautveränderungen von den sog. *fakultativen Stoffwechseldermatosen* gesprochen. Da die Literaturangaben auch zu diesem Problemkreis sehr widerspruchsvoll sind, soll versucht werden, nur exakte Befunde auszuwerten, soweit diese vorhanden sind.

2. Magenfunktionsstörungen

Es ist bekannt, daß die fraktionierte Magensaftbestimmung mit einer gewissen Fehlerbreite belastet ist, die vielen Autoren nicht mehr vertretbar erscheint. Unter diesen Gesichtspunkten wurde die sog. „Heidelberger Kapsel", eine Endoradiosonde, zur Magenfunktionsprüfung entwickelt, über die vor allem von SCHLOTTHAUER u. NÖLLER sowie HOCHBERG, NÖLLER u. KELLEY und im dermatologischen Schrifttum von ZAUN u. HALBAUER berichtet worden ist. Der Vorteil der Heidelberger Kapsel, bei der es sich um einen verschluckbaren Kleinstsender zur Übermittlung der verschiedenen Meßwerte aus dem Magen handelt, beruht darin, daß die ermittelten Werte sehr viel genauer sein sollen und daß dem Patienten die Unannehmlichkeiten des Schlauchschluckens erspart bleiben. Inwieweit tatsächlich eine Verfeinerung der diagnostischen Methoden für eine Zusammenhangsbeurteilung zwischen Hautaffektionen und internen Leiden gerade bei Berücksichtigung der fraktionierten Magensaftbestimmung ihre Berechtigung besitzt, muß nach eigener Auffassung offen bleiben. Denn wenn man auf der einen Seite der Schlauchtechnik die Möglichkeit von „sog. bedingten Aciditätssteigerungen" anlastet, dann muß man andererseits für die Endosonde auch die Möglichkeit der „Aciditätsminderung durch Anwesenheit im Magen" zubilligen, die ebenfalls dem Schlauch zur Last gelegt wird (SCHLOTTHAUER u. NÖLLER). Es soll damit den modernen Methoden nicht etwa ein negatives Moment a priori unterschoben werden; vielmehr erfolgt die ausführliche Diskussion dieser Fragestellung unter dem speziellen Blickwinkel einer Korrektur in der Beurteilung der erhobenen Befunde. Mit anderen Worten: Wesentlichster Gesichtspunkt bei der Ermittlung von Zusammenhängen zwischen Hautveränderungen und inneren Krankheiten ist die Zurückhaltung des Untersuchers bei der Beurteilung der Aussagekraft seiner Ergebnisse. Erst wenn es uns gelingt, eine größere Kritik des Einzelnen bei der Bewertung der eigenen Untersuchungsbefunde zu erreichen, werden wir zu neuen Erkenntnissen auf diesem wichtigen und so überaus interessanten Gebiet kommen.

Tabelle 13. *Ergebnis der fraktionierten Magensaftbestimmung bei 614 Patienten mit chronischer Urticaria, Rosacea und chronisch polymorpher Lichtdermatose*

Diagnose	Zahl der Fälle	Magensaftwerte				Pathologische Befunde
		hyperacide	normacide	subacide	anacide	
Chronische Urticaria	479	33 (6,9%)	154 (32,1%)	183 (38,2%)	109 (22,8%)	325 (67,9%)
				subacide + anacide: 292 (61,0%)		
Rosacea	66	3 (4,6%)	16 (24,2%)	20 (30,3%)	27 (40,9%)	50 (75,8%)
				subacide + anacide: 47 (71,2%)		
Chronisch polymorphe Licht-dermatose	69	5 (7,2%)	18 (26,1%)	26 (37,7%)	20 (29,0%)	51 (73,9%)
				subacide + anacide: 46 (66,7%)		
Summe	614	41	188	229	156	426
				subacide + anacide: 385		

Die eigenen Befunde zur Fragestellung einer gestörten Magensaftfunktion bei drei großen Krankheitsgruppen (chronische Urticaria, Rosacea, chronisch polymorphe Lichtdermatose) gehen aus Tabelle 13 hervor. Danach findet sich in 61—71% der Fälle von 614 Patienten eine Sub- bzw. Anacidität. Die Hyperacidität ist an dieser Stelle bewußt ausgeklammert worden; sie zählt zwar auch zu den pathologischen Werten und ist dort auch voll berücksichtigt worden, es erscheint aber nicht ratsam, sie bei der Besprechung einer Unterfunktion der Magensaftproduktion mit einzubeziehen. Aus der Aufstellung geht weiterhin hervor, daß — mittels der fraktionierten Magensaftbestimmung — bei der chronischen Urticaria ein erheblicher Prozentsatz eindeutig gestörter Magensaftproduktion festgestellt werden kann. Hornbostel hat in seiner Kritik an der Magen-Darmdiagnostik unter besonderer Berücksichtigung pathogenetischer Beziehungen zwischen Hautkrankheiten und inneren Erkrankungen ausgeführt, daß der Internist derartigen Fragestellungen mit Zurückhaltung gegenübertreten muß; er fordert weiterhin einen Ersatz der fraktionierten Magensaftbestimmung durch Totalstimulierung mit Histamin zur sekretorischen Funktionsanalyse der Magenschleimhaut (Krentz) sowie Kathepsin- und Pepsinbestimmung und Magenschleimhautbiopsie. So berechtigt diese Feststellungen auch sein mögen, für die praktische Dermatologie und auch für die Klinik stellen sie schier unerfüllbare Idealforderungen dar, die sich aus vielerlei Gründen kaum realisieren lassen. Eines der wesentlichen Hindernisse — abgesehen vom Fehlen einer entsprechenden personellen Besetzung und apparativen Einrichtung — ist die Tatsache, daß Patienten mit einer chronischen Urticaria nur ausgesprochen selten ein Krankheitsgefühl haben, von dem aus sich die obengenannten Untersuchungen einschließlich stationärer Aufnahme durchführen ließen. Das bedeutet andererseits nicht, daß man deshalb auf jede Erörterung dieser Fragen verzichten muß; man *kann* auf sie auch nicht verzichten, wenn man dem Berufe des Arztes gerecht werden will. Die gebotene Zurückhaltung muß aber ihren festen Platz bei der Beurteilung pathogenetischer Zusammenhänge finden.

Tabelle 14. *Das Verhalten des Harnindican bei chronischer Urticaria*

Befund	Zahl der Fälle	%
Ohne Befund	328	61,5
Indican-positiv	205	38,5
Summe	533	100,0

Ohne Zweifel bedeuten die eigenen Befunde, wie sie in den Tabellen 13 bis 15 niedergelegt sind, daß bei der chronischen Urticaria, bei der Rosacea und bei der chronisch polymorphen Lichtdermatose mehr als zufällig eine Magensaftunterfunktion in erheblichem Ausmaß vorliegt. Wenn es nun gelingt, bei diesem Personenkreis durch eine entsprechende Substitution die bestehenden Hauterscheinungen zum Verschwinden zu bringen und den Patienten beschwerdefrei

Tabelle 15. *Ergebnis der Röntgenuntersuchung des Magen-Darmtraktes bei 229 Patienten mit chronischer Urticaria*

Befund	Zahl der Fälle	%
Ohne Befund	103	47,0
Pathologischer Befund	116	53,0
Gastroduodenitis, Enteritis, Colitis	78	35,6
Ulcus ventriculi et duodeni	10	4,6
Magenresektion	10	4,6
Hiatushernie, Divertikel	10	4,6
Verdacht auf Pankreaskopfprozeß	8	3,6

zu machen, so ist das sicher ein beachtlicher therapeutischer Erfolg. Es ist allerdings kein exakter wissenschaftlicher Beweis für das Vorhandensein pathogenetischer Zusammenhänge dergestalt, daß durch die Magenfunktionsstörung eine Auslösung der Hauterscheinungen bewirkt wurde. Neben diesen Untersuchungsbefunden — gewissermaßen als morphologische Ergänzung — spielen die Ergebnisse einer subtilen Röntgendiagnostik des Magen-Darmtraktes eine nicht zu unterschätzende Rolle. Da die chronische Urticaria auch hier am besten untersucht ist, sei anhand dieses Krankheitsbildes auf die Problematik eingegangen. LINDEMAYR fand bei röntgenologischen Untersuchungen des Magens an 148 Patienten mit Urticaria in 81 Fällen pathologische Befunde (Gastritis, Enteritis, Magenulcus, Duodenalulcus); 17mal wurde eine Cholecystitis nachgewiesen. HORNBOSTEL, SCHULZ u. JÄNNER wiesen am Krankengut der Hamburger Dermatologischen Klinik einen ähnlichen Prozentsatz nach: von 45 röntgenologisch untersuchten Urticariapatienten ergab sich in 23 Fällen eine Gastroduodenitis, Enteritis, ein Magenulcus bzw. ein Duodenalulcus. Eigene Erhebungen gemeinsam mit KNORR ergaben bei chronischer Urticaria in 35,6% röntgenologisch faßbare Veränderungen im Sinne einer Gastroduodenitis, Enteritis und Colitis (vgl. Tabelle 15); in 53% ließen sich pathologische Befunde feststellen. Dabei ist es klar, daß die Diagnostik entzündlicher Schleimhautveränderungen des Magens, des Duodenums und des Dünndarmes außerordentlich problematisch sein kann; es sei nur an die Diskrepanz zwischen röntgenologischem Befund, Säureverhältnissen des Magens und dem histologisch-bioptischen Befund erinnert. Auch die subjektiven Beschwerden des einzelnen Patienten müssen mit diesen Befunden nicht unbedingt konform gehen (vgl. HORNBOSTEL, SCHULZ u. JÄNNER). ZAUN u. HALBAUER haben zu dieser Fragestellung bei dem von ihnen untersuchten Personenkreis die Säurewerte des Magens zu den anamnestischen Angaben der Patienten mit Hinweis auf gastrointestinale Beschwerden gesetzt und dabei (vgl. Tabelle 16) festgestellt, daß die anamnestischen Angaben nur bedingt zu verwerten sind; sie vermögen zwar gewisse Hinweise zu geben, aber bei der chronischen Urticaria z.B. sind bei 47% mit Sub- bzw. Anacidität nur in 20% entsprechende Angaben über Magen-Darmstörungen vorhanden. Sie haben darüber hinaus noch eine Reihe anderer klinischer Diagnosen in dieser Richtung überprüft, wobei sich nur bei der Rosacea ähnliche Prozentzahlen ergaben.

Tabelle 16. *Magensaftwerte in Beziehung gesetzt zu anamnestischen Angaben über gastro-intestinale Störungen (() = Zahl der entsprechenden Patienten).* (Nach ZAUN u. HALBAUER)

Diagnosen	Zahl der Fälle	Hyperacide	Normacide	Subacide	Anacide
Chronische Urticaria	118 (28)	21 (7)	50 (11)	45 (9)	2 (1)
Rosacea	35 (13)	7 (1)	13 (5)	15 (7)	—
Prurigo simplex	21 (3)	1	10 (1)	10 (2)	—
Acne vulgaris	20 (4)	2 (1)	11 (2)	7 (1)	—
Acne necroticans	10 (4)	2	3 (2)	4 (2)	1
Polymorphe Lichtdermatose	8 (4)	—	2 (1)	5 (3)	1
Seborrhoisches Ekzem	6 (2)	—	2 (1)	4 (1)	—

Gastroskopische Untersuchungen bei Patienten mit verschiedenen Diagnosen wurden von DATOVO, CELLI, ARMUZZI u. MIRELLI sowie H. R. FISCHER durchgeführt. DATOVO u. Mitarb. haben 80 Patienten mit endogenem Ekzem, Urticaria, Prurigo, Rosacea, Erythematodes, Acanthosis nigricans und Morbus Darier untersucht und dabei die Feststellung machen können, daß beim endogenen Ekzem des Gesichtes und bei der Rosacea gastroskopische Schleimhautentzündungen sowie sekretorische und motorische Funktionstörungen qualitativ und quantitativ sehr viel stärker auftraten. FISCHER hat ähnliche Untersuchungen durchgeführt und vor allem bei der chronischen Urticaria und dem endogenen Ekzem mit Sub- bzw. Anacidität eine atrophische Gastritis feststellen können (vgl. auch LIBERMANN). MORETTI u. CHELI haben demgegenüber bei einer Gegenüberstellung von Magensaftuntersuchungen und Magenschleimhautbiopsien bei den gleichen Patienten keinerlei Zusammenhang der Befunde mit bestimmten Dermatosen herzustellen vermocht. Bemerkenswert ist allerdings an den Befunden FISCHERs die Beobachtung, daß bei akuten Hauterkrankungen bzw. bei Schüben an der Haut meistens auch akute Magenschleimhautreizungen und bei mehr chronischen Hautkrankheiten vermehrt chronisch entzündliche Zustände am Magen vorlagen; man ist versucht, hier eine gewisse Rückwirkung von der Haut aus auf den Magen zu diskutieren. ISHIDA hat hierzu dargelegt, daß es durch die Hautveränderung zu einer allgemeinen und lokalen Verschiebung im Chlorhaushalt kommen kann; er führt damit das abnorme Verhalten des Magensaftes (Sub- und Anacidität) sekundär auf die Hauterscheinungen zurück. Eine umgekehrte Beziehung vom Magen-Darmkanal auf die Haut erblicken OPPERMANN u. MEIER in einer verlängerten Latenzzeit des Dermographismus, die sie bei Oberbauchkrankheiten feststellen konnten.

Es sind vor allem vier große Krankheitsbilder, bei denen Störungen der Magen-Darmfunktion beobachtet werden: Urticaria, Prurigo, Rosacea und Acne. Diese Krankheitsbilder sollen gesondert besprochen werden, um den Besonderheiten der bei ihnen festgestellten Störungen voll gerecht zu werden. Die thematische Einordnung ist unter den Magenfunktionsstörungen erfolgt, obwohl von diesen Krankheiten eine Beteiligung des Darmes durchaus bekannt ist; die Beziehungen werden geschlossen unter den einzelnen Krankheitsbildern abgehandelt.

a) Urticaria chronica

Die chronische Urticaria kann zweifach in Beziehung zum gesamten Organismus treten:

1. Urtikarielle Efflorescenzen treten an der Haut und an den Schleimhäuten des Magen-Darmtraktes in gleicher Weise auf.

2. Eine chronische Urticaria läßt sich in der Mehrzahl der Fälle mit Störungen der Magen-Darmfunktion in Zusammenhang bringen.

LINDEMAYR, dem wir besonders sorgfältige Studien über die Ätiologie und Pathogenese der chronischen Urticaria verdanken, sah lediglich in 13 von 212 einschlägigen Patienten keinerlei Hinweis auf eine Störung der Magen-Darmfunktion. In einer anderen Arbeit gibt er einen Prozentsatz von 66% für anamnestische Hinweise auf das Vorliegen einer Gastritis, Ulcus ventriculi et duodeni, Cholecystitis, Colitis, Ikterus und Obstipation an. Nach SCHMIDL u. KERN, die in 60% entsprechende Hinweise ermittelten, stehen bei Frauen Affektionen der Galle (Gallenkoliken und Gallenblasenentzündungen) und chronische Obstipation im Vordergrund, während bei Männern Gastritis, Magenulcera und Lebererkrankungen vorherrschen. Hinsichtlich von Einzelangaben über das Beschwerdebild von seiten des Magen-Darmtraktes bei der chronischen Urticaria: Magenschmerzen, Erbrechen, Blähungen, Völlegefühl, Obstipation, Verdauungsstörungen sei auf die Angaben von FISCHER; GÖBEL; PETZOLDT; RAWLS u. ANCONA; SCHULZ; WERNSDÖRFER hingewiesen. Aus allen Mitteilungen (vgl. auch Tabelle 17)

Tabelle 17. *Übersicht des Aciditätsgrades bei chronischer Urticaria (nach Literaturangaben)*

Autoren	Zahl der Fälle	Aciditätsgrade (in %)		
		hyperacide	normacide	an- und hypacide
RAWLS u. ANCONA (1951)	40	—	25,0	75,0
FISCHER (1954)	12	—	25,0	75,0
LINDEMAYR (1954)	110	6,5	27,5	66,0
LINDEMAYR (1961)	146	7,0	25,0	68,0
SCHMIDL u. KERN (1964)	163	13,0	24,5	62,5
SCHULZ (1965)	117	9,0	23,0	68,0
ZAUN u. HALBAUER (1965)	118	18,0	42,0	40,0
SCHIRREN u. KNORR (1967)	479	6,9	32,1	61,0

geht überzeugend der große Anteil der Magensekretionsstörungen und abdomineller Beschwerden vorwiegend im Oberbauch hervor.

Der Nachweis eines gleichzeitigen Auftretens von urtikariellen Efflorescenzen an der Haut und Schleimhaut haben PRÉVÔT, HAUG u. LASSRICH bei röntgenologischen Studien führen können; sie sahen Schwellungen der Schleimhautfalten, Einengung des Darmlumens in einzelnen Dünndarmschlingen von passagerem Charakter als Ausdruck einer ödematösen Durchtränkung der Schleimhaut, der Submucosa und des Mesenteriums. Daß derartige Schwellungen der Schleimhaut vom Charakter eines Quincke-Ödems zu Ileussymptomen führen können, leuchtet ohne weiteres ein; es ist daher verständlich, wenn diese Patienten dem Chirurgen zur Laparatomie zugeführt werden (vgl. BLAMOUTIER; KAYSER; KORTING; ROWE). Bei gleichzeitig bestehenden Hauterscheinungen unter dem Bilde einer Urticaria sollte daher auch an die Möglichkeit eines Schleimhaut-Quincke-Ödems gedacht werden, wenn akute Darmsymptome sich einstellen. Auf die Bedeutung der Darmflora wird im Abschnitt 3./d) eingegangen. Auch eine im Darm vorhandene Verwurmung ist bei der chronischen Urticaria zu berücksichtigen. So sah GÖBEL in 14 von 73 Patienten einen Wurmbefall; fünf Patienten waren nach einer Wurmkur beschwerdefrei. PETZOLDT teilt ähnliche Befunde mit; allerdings scheint der Befall mit Oxyuren nach seiner Auffassung hinter Ascariden an Bedeutung zurückzustehen. Er meint, daß die große Anzahl der Menschen mit einer Oxyuriasis ohne Urticaria ein Beweis dafür sei, um Zusammenhänge zwischen Wurmbefall und chronischer Urticaria ausschließen zu können. Ich kann diesen Gedankengängen nicht folgen, weil sich auf diese Weise kaum eine Ausschlußdiagnostik durchführen läßt. Im Rahmen der Pathogenese wird näher darauf einzugehen sein.

Eine Klärung der Pathogenese der chronischen Urticaria unter besonderer Berücksichtigung von Magen-Darmstörungen ist in vielen Fällen nicht möglich. KANOF nimmt an, daß man in etwa 50% aller Patienten mit einer chronischen Urticaria keine ätiologisch-diagnostische Klärung herbeiführen könne. Aus den eigenen Untersuchungen sowie aus den Literaturmitteilungen geht hervor, daß gastro-intestinale Störungen in einem erheblichen Prozentsatz vorhanden sind. Sie sind sicher nicht der einzige Faktor, aber sie stellen ein beachtliches Kontingent dar. Deshalb kann in anderen Fällen eine andere Ursache vorliegen. Gerade diese Gegebenheiten muß man in den Vordergrund stellen, wenn man das Phänomen „Urticaria chronica“ gerecht beurteilen will. Es zeigt sich an diesem Beispiel sehr deutlich, daß wir es mit einem komplexen Geschehen zu tun haben und daß nicht für jeden Einzelfall eine alleinige Ursache ermittelt und dementsprechend angeschuldigt werden kann. Eine gleiche Einstellung habe ich bei der Betrachtung der hormonalen und biochemischen Zusammenhänge für die Acne vulgaris eingenommen (SCHIRREN, 1964). SULZBERGER hat hier das Wort von den „multiplen Faktoren in der Verursachung von Krankheiten“ geprägt und damit zu erkennen gegeben, daß die verschiedenen Interpretationen z. B. für die Pathogenese der chronischen Urticaria alle berechtigt sind, weil es offensichtliche jedem Interpreten gelingt, diese Erkrankung nach den eigenen Vorstellungen erfolgreich zu behandeln; der Endokrinologe löst das endokrinologische Glied, der Chemotherapeut beseitigt die Mikroorganismen usw. „Und in jedem Fall mag es ausreichen, ein Glied zu brechen, um die ganze Kette zu lösen“, sagt SULZBERGER, ohne damit einer Polypragmasie das Wort reden zu wollen (vgl. auch CASTELAIN, BESSON u. SCHRÖDER; LINDEMAYR). Allerdings darf man diese Äußerungen nicht verallgemeinern — auch nicht für den Bereich der chronischen Urticaria — die Grundkonzeption von SULZBERGER ist zweifellos richtig, gerade am Beispiel der Beziehungen zwischen Störungen des Gastro-Intestinaltraktes und der chronischen Urticaria läßt sich jedoch sehr überzeugend darlegen, welche besondere Bedeutung dem internen Leiden zukommt (vgl. GOTTRON; KORTING u. VIALKOWITSCH; LINDEMAYR; HORNBOSTEL, SCHULZ u. JÄNNER; BOUFFARD; BÖHM; RAWLS u. ANCONA; VOLAVSEK; WERNSDÖRFER u.a.). Die Befunde von SCHMIDL u. KERN an einer Gruppe von 110 Patienten mit einer chronischen Urticaria und einer gleich großen Kontrollgruppe stehen diesen Feststellungen gegenüber; SCHMIDL u. KERN glauben nämlich, daß ein signifikanter Zusammenhang zwischen Magen-Darmstörungen und chronischer Urticaria deshalb nicht bestehe, weil in beiden Gruppen hautgesunder Personen ein in etwa gleich großer Prozentsatz von Magen-Darmstörungen gefunden wurde. Leider geben sie nicht an, ob die Urticariaerscheinungen bei den von ihnen untersuchten Patienten mit einer Hypacidität auf eine Salzsäuresubstitution zurückgingen.

Einzelheiten der Pathogenese sind immer noch weitgehend unbekannt. Bei dem gleichzeitigen Vorhandensein einer Magen-Darmstörung vermutet man, daß aufgrund der herabgesetzten Säure- und Fermentproduktion des Magens im Zusammenhang mit dem Wirken pathogener Darmkeime Stoffwechselprodukte aus dem Eiweißabbau entstehen, die aus dem Darm resorbiert werden und in der Haut direkt *urticariogen* oder als sog. Co-Faktor eine Auslösung der Erkrankung begünstigen (vgl. FISCHER; LINDEMAYR; PETZOLDT; SCHULZ). Die bei entzündlichen Darmerkrankungen verstärkte Durchlässigkeit der Darmwand könnte diesen Vorgang unterstützen; gedacht ist dabei z.B. an eine Gastroenteritis mit chronischer Urticaria. Auf die weiteren Ursachen wie z.B. Focus, Nahrungsmittelallergie, Medikamentenallergie und auch psychische Ursachen sei nur ergänzend hingewiesen (vgl. den Beitrag von F. KOGOJ: „Urticaria, Strophulus, Prurigo, Pruritus“ in Bd. II/1 dieses Handbuches).

b) Prurigo simplex subacuta

s. temporanea s. Lichen urticatus. Lichen Vidal urticatus s. Urticaria papulosa

Unter dieser Erkrankung versteht man eine mit starkem Juckreiz unter Bildung von stecknadelkopfgroßen Knötchen mit einem urtikariellen Randsaum einhergehende Dermatose bei Abheilung unter Narbenbildung und Pigmentierung. Die Erkrankung findet sich vornehmlich an den Streckseiten der Extremitäten, am Rumpf, am Gesäß und auch im Gesicht (vgl. BOHNSTEDT; KOGOJ). Histologisch ist die sog. Seropapel mit einer subcornealen Bläschenbildung charakteristisch (BOHNSTEDT; BRAUN-FALCO u. v. EICKSTEDT; GREITHER u. TRITSCH). In Analogie zu den Befunden bei der chronischen Urticaria fand BOHNSTEDT unter 93 Fällen mit Prurigo simplex subacuta in 53% Magen-Darmstörungen; PETZOLDT hat sich in späteren Untersuchungen mit dem gesamten Krankengut der Gießener Hautklinik auseinandergesetzt. Er fand eine Häufung zwischen dem 40. und 60. Lebensjahr bei gleichmäßigem Befall beider Geschlechter. Es ergaben sich vorwiegend (70%) Anacidität des Magensaftes und bei weiteren 20% eine Leberparenchymschädigung. ZAUN u. HALBAUER konnten diese Angaben in etwa bestätigen. BOHNSTEDT hebt in seiner Arbeit „Prurigo simplex subacuta“, der er den Zusatz „ein Stiefkind der Dermatologie“ gegeben hat, besonders hervor, daß nach seinen Erfahrungen die Störungen der Magen-Darmfunktion weitaus im Übergewicht vorhanden sind, woraus „in hohem Maße ein pathogenetischer Zusammenhang“ resultiert. Er betont allerdings gleichzeitig, daß auch Störungen anderer Organe z.B. der Sexualorgane (vgl. auch BRAUN-FALCO u. v. EICKSTEDT) und der Leber (GREITHER u. TRITSCH) eine nicht unbedeutende Rolle zu spielen scheinen (vgl. auch GERTLER; GOTTRON; URBACH). Bemerkenswert ist bei allen Autoren immer wieder die Feststellung, daß es nach Ausschaltung der

Magenfunktionsstörung z. B. durch Säuresubstitution zu einer erheblichen Besserung bzw. Heilung der Prurigo simplex subacuta kam. Eine wohlbegründete Aussage über die Pathogenese dieser Erkrankung ist dennoch nicht möglich. Bohnstedt nimmt an, daß im Zusammenhang mit Magen-Darmstörungen enterale Allergene/Autoantigene entstehen; dieser Modus scheint ihm auch bei hormonellen Dysregulationen möglich.

c) Rosacea

Bei der Rosacea handelt es sich um eine Dermatose des Gesichtes, die vorzugsweise im mittleren Lebensalter auftritt und zu deren Begleitkrankheiten mit großer Häufigkeit Magen-Darmstörungen gehören. Daneben geht die Rosacea sehr häufig mit einem Status seborrhoicus einher, der allerdings nicht die unbedingte Voraussetzung der Erkrankung ist. Klinisch stehen die Gefäßveränderungen im Vordergrund. So hat man capillarmikroskopisch in den Rosaceaherden eine Antonie des venösen Anteils der Gefäße z. B. mit Aneurysmabildung finden können; außerdem soll bei den Rosaceapatienten die Fähigkeit abgeschwächt sein, die kleinsten Gefäße des Gesichtes zur Kontraktion zu bringen (vgl. Braun). Funk u. Walther haben auf eine konstitutionelle Labilität des Gefäßnervensystems in dem vom N. Trigeminus versorgten Gebiet hingewiesen. Offenbar kann diese pathologische Reaktionslage durch unspezifische Reize beeinflußt werden, so daß es zum Auftreten der Rosacea kommt: Innere Erkrankungen, Genußgifte, hormonale Einflüsse und exogene Faktoren können dabei alleine und auch gemeinsam einwirken (Braun; Funk; Funk u. Walther; Panconesi; Panconesi u. Vallecchi).

Vielfach geht die Rosacea mit einer Subacidität einher, es muß jedoch kein obligates Symptom sein (Korting). Braun fand in 20% seiner Patienten (meistens Frauen) eine Sub- bzw. Anacidität; klinisch boten diese Patienten Gastritis, Völlegefühl, Blähungen und Obstipation. Epstein u. Susnow stellten 163 Fälle aus der Literatur zusammen und sahen in 57,6% eine Subacidität; bei ihren eigenen 84 Fällen fanden sie in 87,5% (21mal) eine derartige Störung der Magensaftproduktion. Epstein u. Susnow betonen, daß zwischen dem Schweregrad der Rosacea und der Subacidität keinerlei Zusammenhang bestand. Demgegenüber beobachtete Tulipan nur in 30% eine Anacidität und bemerkt dazu ausdrücklich, daß bei seinen Patienten die Salzsäuresubstitution ohne jeglichen Effekt geblieben sei. Zaun u. Halbauer (vgl. Tabelle 16) ermittelten unter ihrem Krankengut von 35 Patienten mit Rosacea in 62,9% Säureanomalien, wobei unter den 21 entsprechenden Patienten in einem Drittel eine Hyperacidität vorlag. Bei dem Krankengut der Hamburger Dermatologischen Klinik fanden sich unter 66 Patienten mit einer Rosacea, die einer Magensaftuntersuchung unterzogen worden waren, 47mal (71,2%) eine Sub- bzw. Anacidität und dreimal (4,6%) eine Hyperacidität, so daß in 75,8% pathologische Befunde vorlagen (vgl. Tabelle 13). Diesen Befunden mit nachweisbaren Magensaftfunktionsstörungen stehen die Auffassungen anderer Autoren gegenüber, die keinerlei Zusammenhänge feststellen konnten. So haben Shone u. Whitwell in älteren Untersuchungen jegliche Beziehungen zwischen Sub- bzw. Anacidität und Rosacea angelehnt, weil sie bei gesunden Kontrollpersonen in den entsprechenden Altersgruppen in gleicher Häufigkeit Säureanomalien fanden wie bei der Rosacea. Søbye steht einer Zusammenhangsfrage ebenfalls ablehnend gegenüber. Alice Reyn schließlich hat aufgrund von Untersuchungen an 595 Patienten mit Magen-Darmkrankheiten, von denen nur zwei Patienten eine Rosacea aufwiesen, gleichfalls eine Beziehung zwischen Magen-Darmkrankheiten und Rosacea abgelehnt. Funk u.

Walther erklären diese Befunde von Alice Reyn damit, daß bei diesem Krankenkollektiv die spezielle Rosacea-Disposition nicht vorhanden gewesen sei.

Neben Magen-Darmstörungen werden bei der Rosacea gelegentlich auch Leberfunktionsstörungen beobachtet, auf die in diesem Rahmen kurz eingegangen werden soll, da die Lebererkrankungen sehr oft in unmittelbarem Zusammenhang zur Funktion des Magen-Darmtraktes stehen. Auf diese Gegebenheiten ist vor allem von Funk hingewiesen worden, der die Besonderheiten der pathogenetischen Bedeutung einer gekoppelten Organstörung von Magen und Leber betonte; die nur einseitige therapeutische Beeinflussung des Magens bzw. und der Leber ohne Berücksichtigung des gleichfalls gestörten anderen Organs sei stets von Mißerfolgen der Behandlung begleitet. Auch Auer sowie Amorati, Rasponi u. Roversi; Rasponi haben sich mit einer Beteiligung der Leber auseinandergesetzt und auf die dabei zu beobachtende Verschiebung der Serumeiweißrelation im Sinne einer Hypoproteinämie, Hypalbuminämie und Hyperglobulinämie aufmerksam gemacht. Entsprechende Therapie der Lebererkrankung führte in einem Teil der Fälle auch zur Besserung der Rosacea.

Schließlich spielen auch verschiedene Genußmittel und Nahrungsmittel (Kaffee, Tee, Alkohol, stark gewürzte Speisen) eine nicht zu unterschätzende Rolle bei einer Verschlimmerung einer bestehenden Rosacea. Braun stellte die reaktive Hyperämie des Gesichtes besonders heraus, die durch diese Noxen ausgelöst werden kann. Søbye glaubt demgegenüber, die genannten Stoffe als Ursache bei der Entstehung der Rosacea nicht anerkennen zu können, und erblickt ein wesentlicheres Moment in der ständigen Einwirkung klimatischer Faktoren.

So gilt auch bei der Rosacea ein komplexes Geschehen bei einer konstitutionellen Basis mit deutlichen Akzenten auf eine Mitbeteiligung von Faktoren aus dem Magen-Darmtrakt für Auslösung und auch für Verschlimmerung dieser Erkrankung. Die klinischen Beobachtungen einer Besserung der Rosacea allein aufgrund einer Therapie der Magen-Darmstörungen sprechen überzeugend in diesem Sinne, auch wenn eindeutige Belege einer experimentellen Forschung zur Untermauerung dieser Auffassung noch fehlen.

d) Acne vulgaris

Im Gegensatz zur Rosacea, bei der gehäuft Magensaftstörungen nachzuweisen sind, können für die Acne vulgaris derartige Beziehungen nur in einem kleinen Teil der Fälle hergestellt werden. Zu diesem Fragenkomplex liegen eine Reihe von Mitteilungen vor, die im einzelnen besprochen werden sollen.

Das entscheidende Organ bei der Acne ist die Talgdrüse mit dem Haarfollikel und dem Ausführungsgang der Talgdrüse. Alle Untersuchungen über die Zusammensetzung des in den Talgdrüsen befindlichen Sekretes scheitern daran, daß immer nur das Hautoberflächenfett erfaßt werden kann, welches ein Gemisch aus Talg, Schweiß und abgeschilferten Epidermiszellen darstellt. In erster Linie sind hormonale Faktoren für die Auslösung und Verschlimmerung einer Acne maßgebend (Barber; Braun; Hamilton; Polchi, Strauss u. Mescon; Ebling; Schreus; Schreus u. Schulten; Schöldgen; Schirren; Holzegel; Lorincz; Szymanski). Zaun u. Halbauer haben in ihren Studien über die Magensaftproduktion bei verschiedenen Dermatosen (vgl. Tabelle 16) unter 20 Fällen einer Acne vulgaris in sieben Fällen eine Subacidität feststellen können. Es ist verständlich, daß aus einem derartigen Befunde bei einem Drittel der Patienten kein weitgehender Rückschluß möglich ist. Andererseits kann dieser Befund auch nicht beiseite geschoben werden. Im eigenen Krankengut der Hamburger Hautklinik hat sich bei Vorhandensein einer Sub- bzw. Anacidität und entsprechender Substitution regelmäßig eine Besserung der Acne erreichen lassen. Zum Teil lag bei diesen Patienten gleichzeitig eine Obstipation vor, auf die unter anderem JESSNER u. LUTZ; LANGHOF; HOLZEGEL; MEYER u. FIESCHI hingewiesen haben. LANGHOF legte im Zusammenhang mit der Obstipation besonderen Wert auf die Dysbakterie (fermentschwache Colistämme); er glaubt, daß diese Colistämme das Redoxpotential des Darmes im oxydativen Sinne beeinflussen werden, so daß die sauerstoffempfindlichen Vitamine A, B, C, F bereits im Darm inaktiviert würden. MEYER u. FIESCHI konnten demgegenüber bei einem Vergleich der Häufigkeit verschiedener Verdauungsstörungen einschließlich Obstipation bei 65 Gesunden und 65 Acnepatienten keine Häufung der Verdauungsstörungen bei der Acne beobachten. Zu gleichen Resultaten kamen auch LOVEMAN, NOOJIN u. WINKLER, allerdings bei jeweils nur zehn Patienten.

Es läßt sich damit feststellen, daß sich aus den bisher mitgeteilten Untersuchungsbefunden nur schwer eine allgemein gültige Auffassung ableiten läßt, die eindeutige Zusammenhänge zwischen Acne vulgaris und bestimmten Magen-Darmstörungen ergibt. In den meisten Fällen sind es Einzelbeobachtungen. Hinzu kommt, daß die z.B. von MEYER u. FIESCHI sowie LOVEMAN, NOOJIN u. WINKLER zugrunde gelegten Voraussetzungen in dieser Form sicher nicht zutreffend sein können, weil sie zu weitgehend sind. So bilden auch die diätetischen Fragen einen weiteren Problemkreis (vgl. HAGERMAN), der nicht außer Acht gelassen werden sollte. Im Zusammenhang mit den hormonalen Faktoren stellt sich also bei der Acne vulgaris ein sehr komplexes Geschehen dar, das auf dem Zusammentreffen mehrerer Faktoren beruht und wobei diese verschiedenen Faktoren auch den Schweregrad der Acne sehr wesentlich beeinflussen können (vgl. SCHIRREN).

3. Darmstörungen

a) Funktionelle Störungen des Darmes

α) Das Malabsorptionssyndrom. Man versteht unter dem sog. Malabsorptionssyndrom eine Gruppe verschiedenartiger Erkrankungen, die als gemeinsames Prinzip eine Beeinträchtigung der Resorption aus dem Darm besitzen. Wenn man die einzelnen Symptome und Krankheiten in ein Schema zusammenfassen will, dann bietet hierfür die von REINWEIN angegebene Zusammenstellung eine gute Übersicht (Tabelle 18). Aus ihr geht hervor, daß eine Vielzahl von Erkrankungen der verschiedensten Provenienz zu den Symptomen des Malabsorptionssyndroms führen können. Ein Teil dieser Krankheiten ist in anderen Abschnitten dieses Beitrages, ein weiterer Teil in anderen Beiträgen dieses Bandes besprochen worden. Hinsichtlich der Einzelheiten der internistischen Grundkrankheiten sei auf die entsprechenden Lehr- und Handbücher der inneren Medizin verwiesen. An dieser Stelle soll vor allem unter dem Gesichtspunkt der Gesamtschau nur auf Zusammenhangsfragen zwischen Malabsorptionssyndrom und den entsprechenden Hautkrankheiten eingegangen werden.

Bei den Krankheitsbildern, die unter dem Begriff des *primären Malabsorptionssyndrom* zusammengefaßt sind, handelt es sich möglicherweise um eine Krankheitseinheit. In allen drei Fällen (Cöliakie, tropische Sprue und nichttropische Sprue) liegt eine chronische Erkrankung vor, bei der es aus unbekannten Gründen zu einer mangelhaften Resorption der Nahrung aus dem Darm kommt. REINWEIN hat darauf hingewiesen, daß das primäre Malabsorptionssyndrom endogen durch eine biochemische Dysfunktion der Mucosa verursacht würde. Die Cöliakie tritt im Kleinkindalter auf; in der Pathogenese ist die Intoleranz gegen das Gliadin, ein Protein aus der Kleberschicht des Weizens, von Bedeutung. Cöliakie und Sprue weisen im übrigen die gleichen Allgemeinsymptome auf, die in einer funktionellen, motorischen Störung der Dünndarmfunktion bestehen mit Abmagerung, Kachexie und Anämie bei stark gärenden Fettstühlen und reichlicher sowie zahlreicher Stuhlentleerung.

Die pathologisch-anatomischen Darmveränderungen bei der idiopathischen Sprue sind durch die Befunde von SHINER u. DONIACH sowie RUBIN, BRANDBORG, PHELPS u. TAYLOR festgestellt worden, nachdem man früher allgemein keine charakteristischen Veränderungen gefunden hatte. SHINER u. DONIACH sahen eine subtotale Atrophie der abnorm veränderten Darmzotten und stellten histochemisch in Größe und Form veränderte Epithelzellen mit geringeren Mengen an Bernsteinsäure-Dehydrogenase nach der Gastrektomie fest, während RUBIN et al. die histologisch faßbaren Darmveränderungen primär als beweisend für das primäre Malabsorptionssyndrom ansehen, auch dann, wenn z.B. die Steatorrhoe noch fehlt.

Demgegenüber sind unter dem Begriff des *sekundären Malabsorptionssyndroms* Krankheiten zusammengefaßt, bei denen die gestörte Resorption Symptom bzw.

Tabelle 18. *Das Malabsorptionssyndrom.* (Nach VOLWILER, modif. von REINWEIN)

A. Primäres Malabsorptionssyndrom

I. Cöliakie
II. Idiopathische Sprue
III. Tropische Sprue

B. Sekundäres Malabsorptionssyndrom

I. Unzureichende Durchmischung der Nahrung mit Galle und Fermenten (Lipasen, Trypsin, Diastase)
1. Totale Magenresektion
2. Teilresektion des Magens

II. Unvollständige Fettspaltung durch Lipasemangel
1. Kongenitale cystische Pankreasfibrose
2. Akute und chronische Pankreatitis
3. Tumor des Pankreas oder der Papilla Vateri
4. Pankreasfistel
5. Eiweißmangel bei Hungerdystrophie und Kachexie

III. Unzureichende Fettemulsion durch Mangel an Galle
1. Verschlußikterus
2. Schwerer Leberschaden

IV. Veränderte Resorption im Dünndarm
1. Verkleinerung und Veränderung der normalen Resorptionsfläche
   a) Darmresektion
   b) Anastomosen
   c) Enterostomien
   d) Fistel
   e) Strikturen
   f) Divertikel
   g) Blindsäcke
2. Veränderung der Resorptionsfläche infolge von Schleimhauterkrankungen
   a) entzündlich (tuberkulös, Ileitis terminalis)
   b) infiltrierendes Neoplasma
   c) Amyloidose
   d) Sklerodermie
   e) toxisch (Arsen, Thallium, Sulfonamide, Antibiotica)
3. Behinderung des mesenterialen Lymphabflusses
   a) Tabes mesaraica
   b) Morbus Hodgkin
   c) Lymphosarkomatose
   d) Carcinose
   e) Whipple-Syndrom und Whipple-Erkrankung
4. Gestörte Dünndarmdurchblutung

Folge einer bekannten Grundkrankheit sein dürfte. Die Nahrung kann aufgrund der verschiedenen Störungen, die im einzelnen aus Tabelle 18, B I—IV, hervorgehen, nur sehr mangelhaft ausgenutzt werden, weil wegen totaler oder subtotaler Magenresektion z. B. Fermente nicht ausreichend sezerniert werden können; gleichzeitig kommt es zu einer Entleerung von Stuhl, der mit nichtverdauten Nahrungsbestandteilen durchsetzt ist. Je nach Ausmaß und Lokalisation der Störung können Kohlenhydrate, Fette und Eiweiß (z. B. Muskelfasern) im Stuhl nachgewiesen werden. Ein besonders hoher Fettgehalt des Stuhles liegt bei Cöliakie und Sprue vor; man spricht deshalb von der sog. idiopathischen Steatorrhoe; WELLS hat bei einem derartigen Patienten im Stuhl 72% Fettgehalt bezogen auf das Trockengewicht gefunden. Butterstuhl = Neutralfettsteatorrhoe ist für eine Pankreasinsuffizienz beweisend. DRUBE weist darauf hin, daß eine hochgradige Fettsäuresteatorrhoe die pankreatogene Steatorrhoe nicht auszuschließen vermag, weil die Darmbakterien zur Spaltung der Neutralfette in der Lage sind. Bei einer Magen-Colonfistel wird die zugeführte Nahrung in weitgehend unveränderter Form wieder ausgeschieden; man spricht in diesen Fällen von Lienterie (HAMPERL).

Die Mangelerscheinungen des Malabsorptionssyndroms führen an der Haut und an den inneren Organen zu vielfältigen Veränderungen. *An der Haut* steht der extreme Wasserverlust im Vordergrund. Es kommt zu einem fast vollständigen Verschwinden des Unterhautfettgewebes und zu einer Herabsetzung des Hautturgors. Die Haut ist blaß, trocken, schuppend und zeigt eine verstärkte Schuppenbildung. Außerdem kann es auch zu einer Atrophie der Haut mit pergamentener Fältelung und einem Durchscheinen der darunter liegenden Venen kommen. Fast regelmäßig beobachtet man eine schmutzig-graue Pigmentierung der Haut mit Lieblingslokalisation im Gesicht, an den Unterarmen, an den Unterschenkeln und am Scrotum (HENNING). Die Pigmentierung ist also nicht nur auf die belichteten Körperpartien beschränkt, wie es bei der Pellagra der Fall ist. Im Gegensatz zum Morbus Addison findet sich beim Malabsorptionssyndrom meistens keine Pigmentierung der Mundschleimhaut; lediglich in sehr schweren Fällen wird eine generalisierte Melanose gesehen, die dann auch die Wangenschleimhaut ergreifen kann (LEES). Am Übergang von Haut zur Schleimhaut werden Rhagaden und Fissuren sowohl am Mund wie auch am Anus beobachtet. An der Mundschleimhaut und an der Zunge können entzündliche Veränderungen im Sinne einer Cheilitis und einer Glossitis sowie aphthöse Ulcerationen auftreten; die Zunge kann wie rohes Fleisch aussehen (WELLS). Daneben findet sich ein Befall dieser Schleimhautveränderungen mit Hefepilzen, vornehmlich Candida albicans. Ebenfalls an den Hautanhangsorganen (Haare und Nägel) sind pathologische Veränderungen festzustellen; das Kopfhaar ist frühzeitig ergraut und gelichtet, die Sekundärbehaarung ist außerordentlich spärlich (COOKE, PEENEY u. HAWKINS; HORNBOSTEL, SCHULZ u. JÄNNER). Die Nägel weisen trophische Störungen auf, sind häufig brüchig und können mit Candida albicans-Infektionen durchsetzt sein. Außerdem wird beim primären Malabsorptionssyndrom eine Ekzembildung beobachtet, die bei der sekundären Form fehlt. Teilweise besitzt das Ekzem ausgesprochen psoriasiformen Charakter. WELLS hat sich sehr eingehend mit dem Auftreten des Ekzems beim Malabsorptionssyndrom beschäftigt und eine Reihe von eigenen Beobachtungen mitgeteilt; er sah unter anderem schwere generalisierte Formen, die teilweise in eine exfoliative Erythrodermie übergingen. Als besonderes Stigma ist herauszustellen, daß die ekzematisierten Hautpartien in jedem Fall eine starke Pigmentierung zeigten. Weiterhin verdient die Mitteilung Beachtung, daß in den meisten Fällen die ekzematischen Hautveränderungen bereits 2—10 Jahre lang vor Auftreten der Darmstörungen bestanden haben und nur selten gleichzeitig mit den Darmstörungen begannen. Die starke Abhängigkeit der Hautveränderungen von den Veränderungen der Darmfunktion wird weiterhin sehr deutlich aus der klinischen Beobachtung einer Besserung der ekzematischen Hauterscheinungen bei erfolgreicher Behandlung der Darmstörung (WELLS). In schweren Fällen kann es beim Malabsorptionssyndrom auch zum Auftreten von Ödemen an den Extremitäten kommen. MOORE, STRICKLAND u. PRICHARD weisen auf eine allgemeine Blutungsneigung mit Petechien, Ekchymosen, Nasenbluten, Zahnfleischbluten und Blutungen in die Gelenke hin. Schließlich ist von WELLS über eine Patientin berichtet worden, die bereits 7 Jahre an einer Prurigo nodularis Hyde litt, als bei ihr eine Sprue festgestellt wurde; unter diätetischer Behandlung verschwand die Prurigo nodularis vollständig und die Patientin blieb erscheinungsfrei bei einer Nachbeobachtungszeit von 11 Jahren. Wenn eine solche Beobachtung auch einen Einzelfall darstellt, so verdient sie doch Beachtung; gerade unter dem Gesichtspunkt der Abheilung nach Beseitigung der Steatorrhoe.

Das Malabsorptionssyndrom äußert sich außerdem auch an den inneren Organen. Es sei dabei an die dabei auftretende hyper- bzw. hypochrome Anämie, an den Wachstumsstillstand bei Kindern, verzögerte Skeletentwicklung, Tetanie und sekundären Hyperparathyreoidismus erinnert. SCHIRREN u. NEUNER haben kürzlich über eine sehr eindrucksvolle Beobachtung von sekundärem Malabsorptionssyndrom bei einer 39jährigen Frau berichten können, die klinisch unter dem Bilde einer sog. gastrogenen Pellagra auffällig geworden war. 2 Jahre zurückliegend war eine Magenresektion erfolgt. Neben den klassischen Symptomen mit reduziertem Allgemeinzustand und Depressionen lagen an der Haut Blasen- und Pigmentbildungen vor; zudem bestand eine erhebliche Anämie und ein akroparaesthetisches Syndrom.

Pathogenetisch beruhen die gesamten Hauterscheinungen auf der gestörten Resorption aus dem Darm und damit auf dem Fehlen verschiedener wichtiger Aufbaustoffe. Es ist bei einem derartig komplexen Geschehen, wie es das Malabsorptionssyndrom darstellt, nicht möglich, für den Einzelfall jeweils eine bestimmte Noxe zu eruieren. So führt der Mangel an Eiweiß zu einer allgemeinen Kachexie und Dystrophie an den Knochen, an der Muskulatur und an der Haut. Die Eiweißverarmung bedingt auch die Ödemneigung der Extremitäten. GUY bringt die Ekzembereitschaft der Haut ebenfalls mit dem Eiweißmangel in Zusammenhang. Demgegenüber weist WELLS darauf hin, daß die Folsäure für die Zellkernreifung eine besondere Bedeutung habe; ihr Mangel beim Malabsorptionssyndrom — in 83% seiner Fälle mit Steatorrhoe festgestellt — soll dementsprechend eine mögliche Ursache für die Ekzembereitschaft sein. Allerdings dürfte der Mangel an Vitamin A und Carotin nicht ohne Bedeutung für die Hyperkeratosen der Haut sein. Die Schleimhautveränderungen beruhen offenbar vornehmlich auf einem Vitamin- und Eisenmangel. Die Blutungsneigung beruht weitgehend auf einem Fehlen von Vitamin K und einer Hypoprothrombinämie ebenso wie auf ungenügendem Angebot an Vitamin C. Die Hypocalcämie will WELLS für Störungen des Haar- und Nagelwachstums verantwortlich machen; allerdings spielt auch der Eiweiß- und Eisenmangel eine nicht unbedeutende Rolle. Der Wasserentzug im Gefolge der profusen Diarrhoen führt an der Haut zu einem Verlust des Turgors im Zusammenhang mit einer allgemeinen Dehydration. — Über den Pathomechanismus der Pigmentierung beim Malabsorptionssyndrom ist keine eindeutige Klarheit zu gewinnen. Eine Nebennierenunterfunktion war von WELLS nicht nachzuweisen. Ein Nicotinsäureamidmangel liegt in der Regel ebenfalls nicht vor. Dagegen ist in Analogie zur Pigmentierung bei der echten Pellagra auch für das Malabsorptionssyndrom eine Störung im Gleichgewicht der einzelnen Aminosäuren anzunehmen. LERNER u. FITZPATRICK sehen hierin die

Ursache, da die schwefelhaltigen Aminosäuren stärker als die Muttersubstanz des Melanins, Phenylalanin und Tyrosin vermindert sind.

β) Exsudative Enteropathie. Ein Krankheitsbild besonderer Art, bei dem an der Haut ausschließlich eine starke Ödembildung unter Umständen im Zusammenhang mit Ulcerationen imponiert, ist die exsudative Gastroenteropathie (Gordon). Es handelt sich dabei um einen erheblichen Eiweißverlust durch den Magen-Darmtrakt. Das bedeutet, daß eine Hypoproteinämie in diesem Fall nicht etwa auf eine herabgesetzte Resorption zurückgeht, sondern auf einem Verlust vornehmlich großmolekularen Eiweißes beruht. Martini, Dölle, Petersen, Treske u. Strohmeyer haben darauf hingewiesen, daß mit Ausnahme des Oesophagus alle Abschnitte des Magen-Darmtraktes für den Eiweißverlust in Betracht kommen können. Die ersten Beobachtungen zur Aufklärung dieser Erkrankung stammen von Citrin, Sterling u. Halstedt, die bei einem Patienten mit hypertrophischer Gastritis und Hypoproteinämie den Nachweis einer Ausscheidung von intravenös zugeführtem Albumin, das mit J^{131} markiert war, in die Magenlichtung führen konnten. Gordon hat das von Citrin u. Mitarb. angegebene Verfahren modifiziert und anstelle von Albumin das Polyvinylpyrrolidin in die Diagnostik der exsudativen Gastroenteropathie eingeführt; der besondere Vorteil der Verwendung von Polyvinylpyrrolidin liegt darin, daß eine Markierung mit J^{131} möglich und ein Abbau durch die Darmbakterien nicht möglich ist, so daß eine exakte Bestimmung im Stuhl erfolgen kann. Martini, Dölle, Petersen, Treske u. Strohmeyer konnten zeigen, daß ein Eiweißverlust durch den Darm auch bereits unter physiologischen Bedingungen erfolgt, allerdings ist der Albuminverlust dann außerordentlich gering, während er bei der exsudativen Gastroenteropathie eine erhebliche Steigerung erfährt.

Unter dem Begriff der exsudativen Gastroenteropathie können unter anderem folgende Krankheitsbilder erfaßt werden, bei denen jeweils ein Eiweißverlust über den Darm nachzuweisen ist: Menetier-Syndrom, Magencarcinom, Gastritis, Dünndarmdivertikulose, akute und chronische Gastroenteritis, Sprue, Cöliakie, Ileitis regionalis, Colitis ulcerosa, Morbus Whipple, Hirschsprungsche Krankheit mit Enterocolitis. Daneben stellt die Enteropathia lymphangiectatica eine Besonderheit dar, da bei ihr Veränderungen des Lymphsystems im Bereich des Darmtraktes nachzuweisen sind; Märki u. Wuhrmann rechnen außerdem die Fälle von essentieller Hypoproteinämie ohne Nachweis einer manifesten Organerkrankung ebenfalls zum Formenkreis der exsudativen Gastroenteropathie. Die gleichzeitig im Blutserum festzustellende Herabsetzung der Eisen- und Calciumwerte wird nach Martini, Dölle, Petersen, Treske u. Strohmeyer als Folge eines Schwundes spezifischer Eiweißvehikel angesehen.

Die an der Haut auftretenden Ödeme und Ulcerationen beruhen auf der Eiweißverarmung (Hypoproteinämie), der Verschiebung des Albumin/Globulin-Quotienten zu ungunsten des Albumins und der dadurch bedingten Herabsetzung des kolloidosmotischen Druckes im Gewebe.

b) Tumoren

α) Carcinoid. Zu den Erkrankungen des Intestinaltraktes, bei denen gehäuft Hauterscheinungen mit besonderem diagnostischen Werte für die Innere Medizin auftreten, gehört das sog. *Carcinoid-Syndrom.* Man muß zwischen einem echten Carcinoid-Syndrom und dem sog. funktionellen Carcinoid-Syndrom unterscheiden; die Differenzierung ist allerdings nur möglich aus der klinischen Symptomatik und dem Ergebnis der histologischen Untersuchung anläßlich einer Autopsie.

Man versteht unter Carcinoid eine Geschwulstbildung vorwiegend im Bereich des Magen-Darmtraktes, die in der Regel gutartigen Charakter besitzt, gelegentlich jedoch auch bösartig sein kann. Nach WEREIDE u. NESET sind 20% der Carcinoide maligne, nach SALZER sind 1% der enteralen und 10% der bronchialen Formen als maligne anzusprechen. Charakteristisch dabei ist, daß auch die „malignen" Carcinoide nur sehr langsam wachsen und die Lebensdauer des Befallenen selbst bei ausgedehnter Metastasierung nicht in dem Maße einschränken, wie es maligne Tumoren sonst regelmäßig tun. Nach HEILMEYER kann ein Patient mit malignem Carcinoid unter Umständen jahrzehntelang überleben. Beide Geschlechter werden gleich häufig befallen; in den meisten Fällen wird die Diagnose vor dem 30. Lebensjahr gestellt (NESE).

Tabelle 19. *Übersicht der Lokalisation der Carcinoide im Bereich des Magen-Darmtraktes.* (Nach HEILMEYER)

Lokalisation	Häufigkeit (in %) im	
	chirurgischen Kollektiv	autoptischen Kollektiv
Magen	2,8	sehr selten
Duodenum	1,4	0,6
Jejunum und Ileum	13,3	59,8
Appendix	63,0	30,0
Coecum	1,1	1,3
Colon	3,1	2,5
Rectum	14,0	5,1
Gallenblase	sehr selten	sehr selten
Meckelsches Divertikel	sehr selten	sehr selten
Unbekannt	1,8	0,6

Die Masse der Carcinoide ist im Bereich des Magen-Darmtraktes lokalisiert, wie aus Tabelle 19 hervorgeht, die bei HEILMEYER entnommen wurde. Im Bronchusbereich gehören die Carcinoide zu den häufigsten gutartigen Bronchustumoren (SALZER). An der Appendix ist das Carcinoid der häufigste Tumor. NESE fand unter 55 Fällen mit Carcinoid 37mal einen Befall der Appendix mit 36mal Gutartigkeit. Von 138 Literaturmitteilungen über maligne Carcinoide ermittelte HEILMEYER in 72,6% einen Befall von Jejunum und Ileum, während bei allen anderen Lokalisationen ausgesprochen niedrige Werte festgestellt wurden. Die Appendix war nur in 1,5% dieser Fälle beteiligt. Die Diagnostik ist deswegen so sehr erschwert, weil auch die maligne Form sich in der Regel stumm verhält und daher mehr zufällig entdeckt wird. Erst nach der erfolgten Metastasierung kommt es zu dem sog. *Carcinoid-Syndrom,* das verschiedene klinische Symptome aufweist: 1. Abdominelle Zeichen, 2. Pulmonal-Kardialzeichen, 3. Hauterscheinungen. Die *abdominellen Symptome* bestehen in Durchfällen, die drei Viertel aller Fälle beobachtet werden (HORNBOSTEL) und häufig das einzige klinische Symptom über Jahre sein können. Diese Diarrhoen sind mit Darmspasmen und Koliken kombiniert und treten periodisch auf (HORNBOSTEL; HEILMEYER; WEREIDE u. NESET). HEILMEYER hat auf die überaus schnelle Dünndarmpassage hingewiesen, die röntgenologisch faßbar ist. Eine in Spätstadien auftretende Fibrosis der Leber und Beckenorgane kann man unter Umständen durch die Bauchdecken palpatorisch erfassen. In fortgeschrittenen Fällen kommt es auch zu *Kardial-Pulmonalerscheinungen,* wobei Atemstörungen mit Tachypnoe, Hyperpnoe, asthmatischen Attacken u. ä. im Vordergrund stehen. Aufgrund von fibrösen Verdickungen der Wandung und der Klappen in der V. cava caudalis und des rechten Herzens kommt es zu kardialen Dekompensationserscheinungen mit Pulmonalstenose und Tricuspidalinsuffizienz (HEILMEYER). Weiterhin werden auch Oligurie und Ödemneigung beobachtet. Die *Hauterscheinungen* imponieren als Rötung, Cyanose, Teleangiektasien und pellagraähnliche Veränderungen (KIERLAND, SAUER u. DEARING). Es besteht allerdings auch die Möglichkeit, daß derartige Hautsymptome fehlen. Eine entsprechende Mitteilung liegt von RUDNER, LENTZ u. BROWN vor, die eine 45jährige Negerin beobachten konnten, bei der die Hautsymptomatik fehlte; die Patientin wies lediglich eine massive subcutane Knotenbildung auf, die letztlich zur Diagnosestellung führte. Nach HEILMEYER werden in 93,5% aller Fälle die sog. „flush"-Attacken gesehen. Es kommt dabei unter Brennen und Hitzegefühl innerhalb weniger Sekunden zu einer flammenden Rötung mit Ausbreitung auf Hals, Gesicht, Oberkörper; weitere Körperpartien sind selten ergriffen. Man kann diese Fälle in etwa mit den klimakterischen Wallungen vergleichen. Sie können relativ schnell wieder vorübergehen, sie können aber auch für mehrere Stunden Bestand haben. Es ist möglich, daß mehrere dieser „flush" innerhalb kurzer Zeit aufeinander folgen. In dem vom flush betroffenen Hautareal findet man eine Erweiterung der Gefäße, eine Steigerung der Durchblutung und eine geringe Ödemneigung (WEREIDE u. NESET). Im Beginn des Anfalls ist die Haut flammend gerötet, um mit fortschreitender Zeit einen immer mehr violetten, cyanotischen Farbton anzunehmen. Daneben können auch bleibende Hauterscheinungen auftreten, wozu die Teleangiektasien und pellagraähnliche Hautveränderungen im Bereich der „flush"-Bezirke zählen. Nach dem flush tritt fast regelmäßig eine Hypotonie auf.

Die Carcinoidanfälle können durch exogene Einflüsse provoziert werden (Speisen, Medikamente, Alkohol, Palpation der Metastasenleber, körperliche Anstrengungen, physische Alterationen u.a.; HORNBOSTEL; KÄHLER u. HEILMEYER; WEREIDE u. NESET). MENGEL hat bei einem 75jährigen Mann mit Carcinoid-Syndrom außerdem das Auftreten eines generalisierten Pruritus neben vorwiegend durch Kratzen und Jucken provozierten rundlichen Flecken von 1—5 cm Durchmesser beschrieben; als besonders bemerkenswert wird mitgeteilt, daß im Bereich der Flecken *kein* Juckreiz bestand. Nach Rückgang der geröteten Herde blieb ein anämischer Bezirk zurück. ASBOE-HANSEN hat bei einem 75jährigen Mann mit malignem Carcinoid Sklerodermieherde an den Unterschenkeln neben Fibroseherden in Leber und Herz nachweisen können und hier einen Zusammenhang gesehen.

Die Pathogenese der beim Carcinoid auftretenden Erscheinungen an inneren Organen und an der Haut wird bei kurzer Betrachtung der biochemischen Gegebenheiten deutlich, die beim Carcinoid eine Rolle spielen. Die Grundsubstanz des Carcinoids sind die chromaffinen Zellen, die im Bereich des Darmes an der Basis der Lieberkühnschen Krypten liegen (WEREIDE u. NESET). Diese Zellen produzieren das 5-Hydroxytryptamin (Serotonin, Enteramin), welches pharmakologisch außerordentlich aktiv ist. Bei Metastasierung werden überall im Organismus neue Produktionsstätten für Serotonin gebildet, so daß hieraus resultierend unter Umständen gewaltige Mengen von Serotonin anfallen. HEILMEYER hat angegeben, daß Carcinoide und ihre Metastasen bis zu 7000 γ/g Frischgewicht enthalten können. Dementsprechend ist die im Blut zirkulierende Menge an Serotonin ebenfalls sehr groß. Für die Klinik ist die erhöhte Serotoninproduktion am einfachsten mittels der Ausscheidung des wichtigsten Metaboliten des Serotonins, der 5-Hydroxyindolessigsäure, möglich. Die vermehrte Ausscheidung dieser Substanz ist geradezu als pathognomonisch für das Carcinoid-Syndrom anzusehen. Während unter Normalbedingungen maximal 10 mg/die ausgeschieden werden, beträgt die Ausscheidung beim Carcinoid-Syndrom 100 mg/die und mehr. Daneben wird außerdem ein Zwischenprodukt, das 5-Hydroxytryptophan, vermehrt ausgeschieden (LEMBECK). Nach HEILMEYER wird auch die Vanillin-

Mandelsäure beim Carcinoid-Syndrom ausgeschieden; er führt das auf eine gleichzeitige Steigerung des Katecholaminstoffwechsels zurück. Das Serotonin wird im Organismus aus Tryptophan gebildet. Infolge der gesteigerten Serotoninproduktion beim Carcinoid-Syndrom („flush") werden erhebliche Mengen von Tryptophan verbraucht, die dem übrigen Organismus verlorengehen für die Eiweißsynthese und Nicotinsäureamidbildung. In der Regel werden 1% des Tryptophans für die Serotoninbildung benötigt; unter pathologischen Bedingungen, wie sie beim Carcinoid-Syndrom vorliegen, werden etwa 60% des Tryptophans zu Serotonin abgebaut (Fleischmajer u. Hymann; Sjoerdsma, Terry u. Udenfriend). Es kann daher in fortgeschrittenen Fällen auf diesem Weg und über einen Nahrungsverlust im Intestinaltrakt (Durchfälle!) zu den geschilderten pellagraähnlichen Hauterscheinungen kommen. Serotonin wirkt weiterhin stimulierend auf die Darmperistaltik und kontrahierend auf die glatte Muskulatur der Bronchien. Es wirkt diuresehemmend und ist somit für die beim Carcinoid beobachtete Oligurie verantwortlich. An den Gefäßen der Haut wirkt Serotonin kontrahierend auf die kleinen Venen und Capillaren und erweiternd auf die Arterien. Offenbar ist der Effekt des Serotonins aber stark dosisabhängig, vor allem, wenn man es lokal von außen durch Salben bzw. Iontophorese appliziert, wie Stüttgen u. Schippel es nachweisen konnten. Es gelang ihnen zu zeigen, daß der Farbumschlag des Blutes von Blau nach Rot im Bereich der Teleangiektasien unter der Einwirkung von Serotonin für eine Intensivierung der Durchströmung spricht. Von Roddie, Shepherd u. Whelan wurden sehr eingehend anhand von plethysmographischen Untersuchungen die pharmakologischen Einflußmöglichkeiten auf die Gefäße der Haut studiert. Sie konnten zeigen, daß bei intraarteriellen Injektion von $<1\,\gamma$ Serotonin pro min lediglich eine Gefäßdilatation eintritt, während bei einer Dosis von $>1\,\gamma$/min eine Minderung der Gesamtdurchblutung mit Dilatation der kleinen Hautgefäße und Auftreten eines lividblauen Exanthems eintrat (Demis, Davis u. Lawler; Stüttgen u. Schippel). Serotonin verursacht schließlich auch eine Ödembildung mit Freisetzung von mucopolysaccharidhaltigen Granula und nachfolgender Fibrosierung (Asboe-Hansen). Da das Serotonin durch Monoaminooxydasen in der Lunge abgebaut wird, bleibt das linke Herz in den allermeisten Fällen frei von derartigen fibrotischen Veränderungen beim Carcinoid.

Serotonin ist in der Haut nur in Spuren nachzuweisen. Nach West u. Parrat (1957) findet man 0,01 γ/g Haut. Eine Speicherung dieses biogenen Amins erfolgt in den Mastzellen. Die Mastzellen werden durch Histaminliberatoren aufgelöst und auf diese Weise soll neben Heparin und Histamin auch Serotonin in den freigesetzten Granula zur Wirkung kommen (Niebauer u. Wiedmann; West u. Parrat). Serotonin wird im Blute vornehmlich in den Thrombocyten gefunden.

Aufgrund der Untersuchungen von Oates und Sjoerdsma (1962) neigen die Carcinoide des Magens besonders zur Bildung von Histamin. Hierfür ist allerdings ein anderes Fermentsystem erforderlich (Waldenström, Pernow u. Silwer). Außerdem enthalten die Carcinoide offenbar auch das Ferment Kallikrein und geben dieses an das strömende Blut ab, wo unter seinem Einfluß aus Globulinen kininartige Peptide entstehen (Oates, Melmon, Sjoerdsma, Gillespie u. Mason). Die Identität von dem aus Lebervenenblut von Carcinoid-Patienten isolierten Kinins mit dem Bradykinin wurde von Oates, Pettinger u. Doctor nachgewiesen. Das Bradykinin kommt beim Carcinoid-Syndrom in einer Dosis vor, die beim gesunden Menschen eine cutane Vasodilatation hervorzurufen vermag. Es besteht demnach grundsätzlich die Möglichkeit, daß das Bradykinin für die vasodilatatorischen Phänomene jener Patienten verantwortlich zu machen ist, bei denen das Serotonin mengenmäßig nicht ausreichend vorhanden ist. Ein Zusammenhang mit den kardialen Symptomen, z. B. in Gestalt der Endokardfibrose, läßt sich allerdings auch durch den Bradykinin-Nachweis nicht erbringen.

β) Darmcarcinom. Das Darmcarcinom wird in diesem Rahmen nicht näher besprochen, weil die dabei auftretenden Hautveränderungen absolut uncharakteristisch sind. Man beobachtet eine klinische Symptomatik, die der von Carcinompatienten entspricht. Die Metastasierung erfolgt in den meisten Fällen lymphogen mit vornehmlicher Lokalisation in der vorderen Bauchwand und hier in der Umgebung des Nabels (Pastinszky u. Racz). Eine Ausnahme hiervon macht lediglich das Rectumcarcinom, das in die Steißbein- und Kreuzbeingegend metastasiert. Im übrigen kann beim Darmcarcinom auch die Vollsymptomatik des sekundären Malabsorptionssyndroms z. B. aufgrund einer Veränderung der Resorptionsfläche oder einer Behinderung des mesenterialen Lymphabflusses bei Carcinose bestehen (vgl. Tabelle 18).

γ) Peutz-Jeghers-Syndrom. Diese Anomalie ist charakterisiert durch eine Pigmentfleckenpolypose und Heredität. Da sich für den eigenen Beitrag keine besonderen Zusammenhangsfragen ergeben, sei auf die Darstellung in Bd. VII dieses Handbuches und auf die Monographie von Klostermann verwiesen.

δ) Gardner-Syndrom. Unter der Bezeichnung Gardner-Syndrom wird eine Erkrankung verstanden, die durch eine Darmpolyposis, cystische Hautläsionen und eine Osteomatosis gekennzeichnet ist. Die Erkrankung ist familiär gehäuft, zeigt einen dominanten Erbgang und ist als selbständiges Syndrom erstmals von Gardner u. Richards (1953) beschrieben worden. Zusammenfassende Mitteilungen mit Erfassung von 118 Literaturmitteilungen finden sich bei Bosch; Millares u. Bosch; Hernandez; Fader, Kline, Spatz u. Zubrow; Yaffee; Weary, Linthicum, Cawley, Coleman jr. u. Graham. Im einzelnen ist bei diesem Syndrom zu berücksichtigen: 1. Die Hauterscheinungen bestehen aus gutartigen Tumoren und Cysten (Lipome, weiche Fibrome, epidermale Cysten und Talgdrüsencysten) mit Lokalisation im Gesicht, auf dem behaarten Kopf und an den Streckseiten der Extremitäten bei cutaner und subcutaner Lagerung. Diese multipel auftretenden Neubildungen und Cysten bilden für den Internisten ein wichtiges Leitsymptom für die Darmpolyposis, da die Hauterscheinungen regelmäßig lange vor den Darmveränderungen vorhanden sind; die Diagnosestellung ist außerordentlich wichtig, da die Polyposis symptomenarm verläuft, aber eine starke Neigung zur malignen Entartung besitzt. 2. Die Polyposis ist meistens erst vom 20. Lebensjahr an festzustellen. Die Malignitätsneigung ist sehr viel größer als beim Peutz-Jeghers-Syndrom und liegt nach Weary, Linthicum, Cawley, Coleman jr. u. Graham bei etwa 45% der in der Weltliteratur mitgeteilten Beobachtungen. 3. Eine Osteomatosis findet sich in 50% aller Fälle (Weary et al.). Befallen sind hiervon vornehmlich die Maxilla, die Mandibula, der Schädel und die Extremitäten. Fader, Kline, Spatz u. Zubrow haben zusätzlich zu den Symptomen des Gardner-Syndroms Zahnanomalien und überzählige Zahnanlagen beschrieben. Das Syndrom wird dominant vererbt; es ist allerdings unsicher, ob ein einzelnes Gen oder mehrere Gene dabei beteiligt sind. Nach Bosch, Millares u. Bosch, Hernandez wird jede einzelne Krankheitsmanifestation an der Haut, am Darm und an den Knochen durch ein jeweils speziell verantwortliches Gen weitervererbt.

c) Entzündliche Darmerkrankungen

α) Colitis ulcerosa. Bei der Colitis ulcerosa handelt es sich um eine chronische Darmerkrankung, die in ihrem Verlauf durch verschiedene Begleiterkrankungen und Komplikationen charakterisiert ist. Klinisch handelt es sich um eine Durchfallserkrankung mit Schleim-, Eiter- und Blutbeimengungen. Erreger werden niemals nachgewiesen. Die Erkrankung beginnt plötzlich, zeigt gelegentlich Fieberschübe und ist für den Betroffenen vor allem wegen der heftigen Tenesmen bei den Stuhlentleerungen außerordentlich unangenehm. HEGGLIN weist darauf hin, daß bei der Diagnosestellung auch die besondere psychische Konstitution der Patienten Berücksichtigung finden könnte. Nach KLESSE u. KUNERT kann die Erkrankung in seltenen Fällen als foudroyante Entzündung mit einer Letalität von 20—50% verlaufen; in 25% besteht ein chronischer kontinuierlicher Verlauf ohne Remissionen, während man in etwa 68% mit einem chronisch intermittierenden Ablauf und einer Neigung zu Rezidiven auch nach jahrelangem, erscheinungsfreien Intervall zu rechnen hat. Das gesamte Colon ist in etwa 50% aller Fälle erkrankt, in 35—45% sind Rectum, Sigmoid und Colon desc. befallen und in ca. 10% findet man einen rechtsseitigen oder segmentalen Befall bzw. eine Enterocolitis (KLESSE u. KUNERT).

Tabelle 20. *Aufstellung über die Häufigkeit von Hauterscheinungen bei Colitis ulcerosa (Angaben in %).* (Nach KLESSE u. KUNERT)

Autor	Zahl der Fälle	Pyoderma gangraenosum	Erythema nodosum	Perirectale Infektionen (Abscesse und Fisteln)
SLOAN (1950)	2000	1,4	0,85	6,0
BOCKUS (1956)	125	6,4	5,0	18,4
EDWARDS (1964)	624	16,5	2,2	10,6
SPENCER (1962)	340	1,5	5,0	7,1
KORELITZ (1964)	245	7,8	4,9	22,8

Die Komplikationen der Colitis ulcerosa treten entweder lokal am Orte der Erkrankung auf oder als sog. Fernkomplikationen; sie laufen parallel mit der Erkrankung des Darmes. Im Vordergrund der lokalen Komplikationen stehen Perforation, Blutungen, Abscesse, Strikturen, Polyposisbildung und schließlich das Carcinom, das aufgrund der Beschwerden bei der Colitis ulcerosa (Tenesmen usw.) leicht zu übersehen ist (vgl. GRANET). Nach SOERGEL kann man in 50% aller Fälle mit Fernkomplikationen rechnen; hierbei handelt es sich um Entzündungen der großen Gelenke, Uveitis, Iritis, Coombs-positive hämolytische Anämie und ankylosierende Spondylitis.

Die *Hauterscheinungen* gehören zu den Fernkomplikationen. Nach KELLEY u. LOGAN schwanken die Literaturangaben über die Häufigkeit von Hautkomplikationen bei der Colitis ulcerosa zwischen 2 und 34%. Sie ermittelten unter 1387 Literaturbeobachtungen in 2,5% ein Erythema nodosum und stellten bei 119 eigenen Fällen (KELLEY) in 32,7% Hauterscheinungen fest (Erythema nodosum, Erythema exsudativum multiforme, papulo-pustulöse Dermatitis, Stomatitis aphthosa, Ekzem, Zoster, Trommelschlegelfinger). HARTMANN, von der chirurgischen Universitätsklinik Jena, fand demgegenüber bei 94 Patienten mit einer Colitis ulcerosa nur in 4,2% Hautkomplikationen (Pyoderma gangraenosum, Erythema nodosum, Ekzem, Pyodermophytie). Bei KLESSE u. KUNERT ist die Tabelle 20 entnommen worden, die sich aus Literaturangaben von fünf Autoren zusammensetzt; hier werden außerdem detaillierte Einzelangaben über drei große Gruppen von dermatologischen Affektionen gemacht.

An dieser Tabelle 20 ist besonders bemerkenswert, daß z.B. EDWARDS in 16,5% ein Pyoderma gangraenosum beobachtete, während SLOAN unter mehr als dreimal soviel Fällen nur in 1,4% das Pyoderma gangraenosum sah. Die Zahl der Beobachtungen kann für die Diskrepanz kaum verantwortlich gemacht werden, wenn man die großen Fallzahlen gerade von SLOAN und EDWARDS berücksichtigt. Ob regionale, geographische Unterschiede eine Rolle spielen können, ist unklar. Stellt man demgegenüber das Pyoderma gangraenosum s. Pyodermia ulcerosa serpiginosa in den Vordergrund und versucht die Häufigkeit einer Colitis ulcerosa dabei zu ermitteln, dann ergibt sich ein Prozentsatz von 36% (RÖCKL) bis zu 60% (PERRY u. BRUNSTING). Von dermatologischer Seite ist RÖCKL in seinem Beitrag „Pyodermien", Bd. IV/1-A dieses Handbuches ausführlich auf die Pyodermia ulcerosa serpiginosa eingegangen, so daß weitere diesbezügliche Erörterungen an dieser Stelle übergangen werden können.

Das klinische Bild der Pyodermia ulcero-serpiginosa imponiert durch solitär bis multipel auftretende Infiltrate, die geschwürig zerfallen, saubere Granulationen und unterminierte Randbezirke aufweisen. Während Hände und Füße frei bleiben, die Extremitäten gelegentlich befallen sind, tritt die Erkrankung vornehmlich am Stamm auf. Kleinere Herde fließen zu größeren Plaques zusammen. Immer wieder kommt es zu Rezidiven auch in bereits narbig abgeheilten Herden. Charakteristisch für die Abheilung ist die sog. Zipfelbildung (vgl. SCHIRREN u. WALTHER).

Kasuistische Mitteilungen über Fälle von Colitis ulcerosa, die durch eine Pyodermia ulcero-serpiginosa kompliziert sind, liegen von folgenden Autoren vor: ( ) = Zahl der Beobachtungen: FARKAS (1); D. WALTHER (1); CALDWELL (1); HASSELMANN (1); PERRY u. BRUNSTING (11); PERCIVAL (1); PILLSBURY u. AARONSON (1); HENNING u. WÜST (2); MESCON (1); DUPREZ, JACOBS u. ACHTEN (1); LORINCZ u. PEARSON (1); SOLOMAYER (1); HARTMANN (1); RÖCKL, KNEDEL u. SCHRÖPL (1); KREYSEL u. GERLACH (2). Im allgemeinen wird die Auffassung vertreten, daß sich die Pyodermia ulcero-serpiginosa als Komplikation der Colitis ulcerosa erst nach jahrelangem Bestand der Colitis ulcerosa bei schlechtem Allgemeinzustand einstellt. HENNING u. WÜST stellten ein Maximum innerhalb der ersten 4 Jahre und eine weitere gleichmäßige Verteilung vom 4.—10. Jahr nach Beginn der Colitiserkrankung fest. Lediglich HASSELMANN sowie PERRY u. BRUNSTING gaben den gleichzeitigen Beginn von Pyodermia ulcero-serpiginosa und Colitis ulcerosa bei den beiden von ihnen beobachteten Patienten an; DUPREZ, JACOBS u. ACHTEN sahen mit 17 Jahren Zeitintervall zwischen Beginn der Colitis ulcerosa und Auftreten der Hautkomplikationen den größten zeitlichen Abstand.

Ätiologie und Pathogenese der Colitis ulcerosa und ihrer Begleiterkrankungen bzw. Komplikationen sind immer noch unklar. Auf Grund vieler gemeinsamer Gesichtspunkte haben die Autoren sehr häufig versucht, ein gemeinsames Prinzip herauszuarbeiten, ohne daß ihnen hier ein Erfolg beschieden wäre. An gemeinsamen Aspekten ergeben sich z.B.: 1. Paralleler Verlauf mit gleichzeitigen Schüben bei Colitis und Pyodermie (vgl. HARTMANN; LORINCZ u. PEARSON). 2. Ähnlichkeit im histologischen Bild der Colitis ulcerosa und Pyodermia ulcerosa-serpiginosa vor allem in den Primärläsionen. 3. Auftreten von polyarthritischen Schüben bei Colitis ulcerosa (CACHIN u. ANTEBI; HENNING u. WÜST) und Auftreten einer Pyodermia ulcero-serpiginosa bei Patienten mit chronischer, rheumatoider Arthritis ohne Colitis ulcerosa (AYRES u. AYRES). Ein Erreger ist bisher weder für die Colitis ulcerosa noch für die Pyodermia ulcero-serpiginosa nachgewiesen worden. PERCIVAL hat die Möglichkeit einer Virusätiologie in den Vordergrund gestellt, wobei er sich vor allem auf die histologischen Kriterien stützte: er fand in den Primärläsionen des Darmes und der Haut Zellelemente, die den Ballonzellen beim Zoster sehr ähnlich waren. KLESSE u. KUNERT diskutieren Störungen der Immunkörperbildung und psychosomatische Faktoren (vgl. auch SOERGEL). Aber nicht in jedem Fall hat sich der Nachweis der Autoantikörper z.B. gegen menschliches Colongewebe führen lassen. Im Serum von Colitis ulcerosa-Kranken wird außerdem eine Allergie gegenüber Milcheiweiß gefunden, und zwar in einem höheren Prozentsatz als bei Gesunden.

Man muß bei der Beurteilung der Ätiologie der Colitis ulcerosa wohl alle Erörterungen außer acht lassen, die von der Pyodermie ulcero-serpiginosa ihren Ausgang genommen haben und auf die RÖCKL eingehend hingewiesen hat. Neuere Mitteilungen finden sich bei JABLONSKA sowie SCHIRREN u. WALTHER, KREYSEL u. GERLACH. Aus allen Publikationen geht — abgesehen von einer einheitlichen Abheilung der Hautaffektionen unter Cortisontherapie — eindeutig hervor, daß immer noch über die Frage diskutiert wird, ob die Hautaffektionen der Pyodermia ulcero-serpiginosa tatsächlich nur Komplikationen der Colitis ulcerosa sind, oder ob beiden Veränderungen der gleiche ätio-pathogenetische Mechanismus zugrunde liegt.

β) Enteritis regionalis. Die Enteritis regionalis (Morbus Crohn) ist eine entzündliche Erkrankung jeweils eines bestimmten Darmabschnittes mit ausgesprochen chronischem Verlauf und charakteristischer Fistelbildung der Haut.

Tabelle 21. *Die Häufigkeit der klinischen Symptome bei Enteritis regionalis nach Schrifttumsangaben (1127 Patienten).* (Entnommen bei THIELE, 1965)

Symptome	CROHN %	VAN PATTER %	DAFFNER %
Koliken, Leibschmerzen	99	88	66
Diarrhoen	91	81	74
Gewichtsverlust	26	77	62
Fieber	33	32	37
Fisteln	42	48	64

Die Krankheit ist vornehmlich im letzten Abschnitt des Ileum lokalisiert — man spricht daher auch von Ileitis regionalis —, seltener findet man sie im Jejunum und im Colon. Im Verlauf der Erkrankung unterscheidet man ein serös-entzündliches, ein ulceröses, ein stenosierendes und ein fistulöses Stadium. Das klinische Bild ist sehr wechselhaft; im akuten Schub kann aufgrund der Serosabeteiligung und der Lokalisation im unteren Ileum eine Appendicitis vorgetäuscht werden. Der morphologische Befund ist jedoch sehr charakteristisch: die Darmschlinge ist starrwandig, verdickt, von düster-roter Farbe und wird von CROHN mit einem „glitschigen Gartenschlauch“ verglichen (THIELE); das Mesenterium ist verdickt, die Lymphknoten sind geschwollen; pathologisch-anatomisch findet sich in der Submucosa und in der Subserosa ein Ödem und eine Fibrose; man sieht eine celluläre Infiltration mit Plasmazellen, Lymphocyten und Eosinophilen, Epitheloidzellgranulome und Wucherung des lymphatischen Gewebes (KRAUSPE). In etwa 10% der Fälle werden sog. „skip-lesions“ beobachtet, worunter man segmentär erkrankte Darmabschnitte versteht, die bis zu 75 cm vom Hauptherd entfernt sind und völlig gesunde Darmpartien gewissermaßen übersprungen haben. Über die klinische Symptomatik orientiert Tabelle 21. Danach sollen Koliken und Diarrhoen im Vordergrund stehen; in etwa der Hälfte der Fälle sind die als Komplikationen beschriebenen Fisteln der Haut vorhanden, die vor allem im Bereich der vorderen Bauchwand lokalisiert sind und hier alte Operationsnarben bevorzugen. Außerdem können sie aber auch rectal und perianal auftreten. Gerade die rectalen und perianalen Fisteln können den übrigen klinischen, abdominellen Symptomen unter Umständen viele Jahre vorausgehen; sie sind damit ein wichtiges Initialsymptom, das eine Frühdiagnose z.B. mit Unterstützung der charakteristischen röntgenologisch faßbaren Darmveränderungen ermöglichen kann (STELZNER). Die frühzeitige Erkennung dieser Erkrankung bietet die Möglichkeit einer konservativen Behandlung und einer eventuellen Operation zu einem vom Kliniker festgesetzten Termin (vgl. THIELE).

Über die Pathogenese der Enteritis regionalis und ihre Ätiologie kann keinerlei Aussage gemacht werden; ein Erreger ist ebenfalls niemals nachgewiesen worden (KRAUSPE). Es liegen allerdings einige kasuistische Mitteilungen vor, bei denen aus der Verlaufsbeobachtung Rückschlüsse auf die Beziehungen zwischen den Hauterscheinungen und der Enteritis regionalis gezogen werden. So berichten BISHOPRIC u. BRACKEN über eine 42jährige Patientin, bei der die operative Entfernung eines erkrankten Darmabschnittes bei histologisch gesicherter Ileitis terminalis zur Abheilung eines gleichzeitig bestehenden Pyoderma gangraenosum führte; da die Hauterscheinungen histologische Veränderungen der Ileitis terminalis aufwiesen, nehmen die Verfasser entsprechende Beziehungen an. Ähnliche Beobachtungen werden von VAN PATTER, BARGEN, DOCKERTY, FELDMAN, MAYO u. WAUGH mitgeteilt, die unter 600 einschlägigen Fällen fünfmal ein Erythema nodosum und einmal ein Pyoderma gangränosum sahen. EISSNER teilte eine Beobachtung bei einem 25jährigen Mann mit, der ein Jahr nach Auftreten der Enteritis regionalis eine Elephantiasis des äußeren Genitale bekam. Die Zusammenhangsfrage wird auch hier diskutiert; EISSNER glaubt, daß das wesentliche Moment in den gleichartigen pathologisch-anatomischen Veränderungen des lymphatischen Systems liege. Einen letzten Beweis muß jedoch auch er schuldig bleiben. Wenn man sich die Auffassung von JABLONSKA über die Pathogenese des Pyoderma gangraenosum zu eigen machen will, dann könnte für die Enteritis regionalis auch eine Sensibilisierung gegen die Toxine der gramnegativen Darmbakterien — wie sie für die Colitis ulcerosa angenommen wird — in Erwägung gezogen werden.

γ) Acrodermatitis enteropathica. Die Erstbeschreibung dieser seltenen Krankheit ist offenbar im Jahre 1935 durch TH. BRANDT auf dem nordischen Dermatologenkongreß unter der Bezeichnung „Dermatitis in children with disturbances of the general condition and absorption of food elements“ erfolgt. DANBOLT u. CLOSS haben dann aufgrund ihrer klinischen Studien für dieses Leiden den Namen „Acrodermatitis enteropathica“ vorgeschlagen, der sich in der Literatur durchgesetzt hat; sie erkannten sehr klar, daß bei dieser Erkrankung die Störung der Magen-Darmfunktion mit dem Auftreten bestimmter Hautveränderungen eng verbunden sein müsse. Es handelt sich hier also um ein primär dermatologisch fixiertes Leiden, bei dem gewissermaßen als Begleiterscheinung auch ein Befall des Magen-Darmtraktes vorliegt. Die Diagnosestellung erfolgt daher stets durch den Dermatologen.

Von seiten des Intestinums werden vor allem Diarrhoen mit schubweisem Verlauf und Entleerung von fötidem, graugelbem, schaumigem, fetthaltigem Stuhlgang beobachtet. Gleichzeitig besteht Übelkeit, Appetitlosigkeit und Erbrechen; Leibschmerzen und auch kolikartige Zustände treten auf. Histologisch sieht man am Darm eine Verdickung der Falten des Jejunums (VILANOVA, DE MORAGAS u. PRANDI). DANBOLT berichtete nach Autopsie eines ad exitum gekommenen Kindes über Erosionen und ein unspezifisches Granulationsgewebe im Colon. An Allgemeinsymptomen tritt vor allem eine Retardierung der körperlichen und geistigen Entwicklung in Erscheinung (DANBOLT; GRUPPER, ATTAL u. METAIS; ILIČ u. LALEVIC; MONTAGNANI u. ROMAGNOLI; STEVENSON, FIDONE u. LELAND). Am hervorstechendsten läßt sich die retardierte körperliche Reifung an den Metatarsalknochen und an der Patella nachweisen (GRUPPER et al., ILIČ et al.).

An der Haut finden sich symmetrisch angeordnete erythemato-bullöse, pemphigoide bzw. pustulöse Veränderungen mit starken entzündlichen Reaktionen. Nach VILANOVA, DE MORAGAS u. PRANDI können die mit serösem Inhalt gefüllten Blasen einen Durchmesser bis zu 5 cm aufweisen. Die Hauterscheinungen sind an den Acren, an den Extremitäten sowie an der Umgebung der Körperöffnungen und in den Hautfalten lokalisiert. Der Befall der Acren ist besonders ins Auge fallend und für die Funktion sehr gravierend, da es hier aufgrund der schweren Paronychien zu Nageldystrophien und auch zum Verlust der Nägel kommen kann (EPSTEIN u. VEDDER) sowie zu Beugekontrakturen der Finger und Zehen (WITTELS). Die Ausdehnung der Hautveränderungen kann nach ROHDE u. JÄNNER bis zu 60—90% der Hautoberfläche ausmachen. Als regelmäßiges Symptom wird eine Alopecia totalis bei der Acrodermatitis enteropathica beobachtet (vgl. BLOOM; BLOOM u. SOBEL; DANBOLT; DANBOLT u. CLOSS u.a.).

Außer an der Haut sind auch Schleimhautveränderungen vorhanden, die sich als Blepharitis, Stomatitis und Glossitis manifestieren, wobei weißliche Beläge, aber auch Ulcerationen im Vordergrund stehen können. Histologisch imponiert ein relativ buntes Bild bei den Hautläsionen mit Hyperkeratose, Parakeratose, Acanthose, Lösung der Epidermis von der Dermis, Acantholyse mit subepidermaler und intraepidermaler Blasenbildung, Erweiterung der Gefäße und Endothelwucherungen sowie cellulären Infiltraten aus Histiocyten, Lymphocyten und neutrophilen Leukocyten (BELTRANI; DANBOLT; NASTASE, MUNTEAU, CARNIOL, DOUBRESC, LLIES u. BALNAN; ROHDE u. JÄNNER; VILANOVA, DE MORAGAS u. PRANDI). Bakteriologisch fällt der gehäufte Nachweis von Candida albicans in Haut- und Schleimhautveränderungen sowie im Darm und in der Blase auf (FANDEEV u. SERDUKOVA; LEVER). Dieser Befund besitzt jedoch keine pathogenetische Bedeutung, sondern muß als Sekundärbesiedelung angesehen werden (BLOOM; CICILIANI; DANBOLT; FANDEEV et al., ILIČ et al.; MIRZOEVA; MONTAGNANI et al.; ROHDE u. JÄNNER; WITTELS).

Differentialdiagnostisch ist stets an Psoriasis und Psoriasis pustulosa sowie an Acrodermatitis continua Hallopeau und Epidermolysis bullosa dystrophica zu denken. Die Acrodermatitis enteropathica ist eine Erkrankung des frühen Kindesalters; sie kommt häufig in der Abstillperiode mit Umsetzen des Kindes auf Kuhmilchnahrung zum Ausbruch, um am Ende des ersten Lebensjahres voll ausgebildet vorhanden zu sein. Die Erkrankung zeigt in der Regel einen gutartigen Verlauf, wenn sie erst in späteren Jahren auftritt. Die Therapie der Wahl erfolgt mit Dijodoquin, einem zweifach jodierten Oxychinolinderivat (5,7-dijod-8-OH-Chinolin), das aus der Behandlung der Amöbenruhr bekannt ist (DILLAHA, LORINCZ u. AAVIK; DANBOLT; LAPIÈRE u. CASTERMANS-ELIAS). Allerdings muß eine Dauermedikation gegeben werden. Die Behandlungserfolge mit Dijodoquin sind so charakteristisch, daß diesem Medikament eine gewisse differentialdiagnostische Bedeutung zukommt.

Ätiologie und Pathogenese sind unbekannt. Die anfänglichen Vermutungen von DANBOLT und CLOSS, wonach die Erkrankung primär durch eine „Alkalosis intestini" mit nachfolgender Änderung des Stoffwechsels zurückgeht, haben sich nicht bestätigt. ROMEO u. MATTINA führten dann die Acrodermatitis enteropathica auf chronische Darmfunktionsstörungen zurück, wodurch die Eiweißverdauung mangelhaft, infolgedessen sekundär die Darmflora verändert und somit das Auftreten toxischer Substanzen an den Hauterscheinungen wesentlich beteiligt sei (vgl. MONTAGNANI u. ROMAGNOLI). DANBOLT (1956) vertritt aufgrund neuerer Studien im Zusammenhang mit den Ergebnissen der Dijodoquintherapie die Auffassung, daß es sich bei der Acrodermatitis enteropathica um eine familiär gehäuft auftretende Erkrankung handelt, die auf einer angeborenen Disposition zur Entstehung eines subakuten, ausgebreiteten, entzündungsartigen Prozesses im Darm mit erheblicher Störung der Darmfunktion zu beruhen scheint. Die günstige Wirkung des Dijodoquin wird einmal darauf zurückgeführt, daß es sich bei dieser Substanz um ein nichtresorbierbares Darmdesinficiens handelt, das nicht pharmakodynamisch auf die Entzündung der Darmwand einwirkt; zum anderen wird angenommen, daß ein sog. „intrinsic factor“ mit Bedeutung für eine Aufrechterhaltung von Hautresistenz und Haarwuchstum auf diese Weise eine Aktivierung erfährt. HANSSON (1963) versucht eine Erklärung der Patho-

Tabelle 22. *Der Stoffwechsel des Tryptophans*

Tryptophan
↓
Formyl-kynurenin
↓
Kynurenin
↓
3-hydroxy-Kynurenin → Xanthurensäure
↓
3-hydroxy-Anthranilsäure
↓
Nicotinsäure
↓
Nicotinamid

genese über eine Störung des Tryptophanstoffwechsels zu geben; er erinnert dabei an die von DANBOLT u. CLOSS beschriebene Indicanurie. Seine Hypothese, die allerdings noch nicht bewiesen werden konnte, geht von der Annahme eines Enzymdefektes im Intermediärstoffwechsel mit Bildung eines pathologischen Stoffwechselproduktes im Tryptophanabbau aus, wobei der normale Abbau am 3-Hydroxy-Kynurenin eine Abweichung zur Xanthurensäure erfahren soll (Tabelle 22). Dieses pathologische Stoffwechselprodukt übt nach HANSSON eine

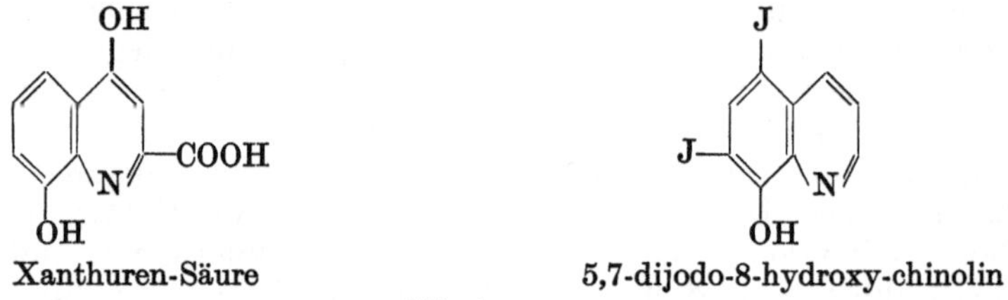

Xanthuren-Säure 5,7-dijodo-8-hydroxy-chinolin

Abb. 8

toxische Wirkung auf die Haut und auf die Darmschleimhaut aus. Die Wirkung des Dijodoquin wird mit der Strukturähnlichkeit des toxischen Metaboliten in Zusammenhang gebracht: es soll durch das Chinolinderivat zu einer Verdrängung des Metaboliten und zu einer Enzymblockade mit Verhinderung der Metabolitenbildung kommen (Abb. 8). Auf diese Weise soll nach HANSSON auch die Rezidivhäufigkeit bei einer Unterdosierung des Chinolinderivates zurückgehen. Die gegen die Hypothese HANSSONs angeführten Gründe der fehlenden Wirksamkeit des Dijodchinolins im Organismus, weil dieses nicht resorbiert werden würde, werden zum Teil durch die Beobachtungen von DANBOLT bei einem 17jährigen Mädchen widerlegt, bei der es nach jahrelanger Chinolinbehandlung zu einer Erhöhung des proteingebundenen Jods und zur Ausbildung einer Struma kam. Schließlich sei auch noch darauf hingewiesen, daß die Acrodermatitis enteropathica in der

Abstillperiode auftritt: während die Frauenmilch etwa 20 mg-% Tryptophan enthält, beträgt der Tryptophangehalt der Kuhmilch ca. 60 mg-%; hier könnte im hohen Tryptophangehalt der Kuhmilch bei genetisch fixiertem Enzymdefekt eine Erklärung für das Auftreten der Erkrankung in der frühen Kindheit gesehen werden.

Den Nachweis eines Enzymdefektes haben MOYNAHAN, JOHNSEN u. MCKINN in Form herabgesetzter Aktivität von proteolytischen Fermenten in der Darmschleimhaut mit biochemischen Methoden nachgewiesen. Sie fanden gleichfalls bei elektronenmikroskopischen Untersuchungen Cytoplasmavacuolen und verbreiterte Intercellularräume der Darmmucosa. MOYNAHAN et al. glauben, daß es infolge des Enzymdefektes durch den hierdurch bedingten unvollständigen Nahrungsabbau zur Bildung von toxischen Substanzen kommen würde, die für die Hautveränderungen maßgebend seien; die Oxychinolinwirkung beruht nach ihrer Auffassung darauf, daß das Chinolin mit der toxischen Substanz eine Chelatbildung eingeht, die deren Resorption verhindert.

FANDEEV u. SERDYOKOVA nehmen demgegenüber an, daß eine toxisch-allergische Grundlage gegeben sei, die durch eine unbekannte Darminfektion — möglicherweise über eine Autoinfektion mit enteropathogenen Colibakterien — verursacht würde.

Alle modernen Deutungsversuche berücksichtigen im Gegensatz zu den Hypothesen der früheren Jahre vor allem den erblichen Faktor. Die vorher besprochenen Auffassungen, bei denen teilweise einige Befunde vorhanden sind, aus denen Vermutungen abgeleitet werden können, stimmen insofern überein, als allen die primäre Bedeutung der Darmerkrankung gemeinsam ist. Wenn sich dann die weiteren Wege der Hypothesen teilen, so liegt das in der jeweiligen Spezialrichtung der einzelnen Verfasser und ihren Spezialbefunden begründet (vgl. auch GIANOTTI; MONTAGNANI; WITTELS; PREKOP u. DEMKOVOVA-PETROVA; BLOOM; LINDSTRÖM; MANZUR u. CASTANEDO; PIPER; DEGOS; WELLS u. WINKELMANN; EPSTEIN u. VEDDER).

δ) Morbus Whipple. Eine ausgesprochen seltene Erkrankung mit Erscheinungen an der Haut und im Darmbereich ist der Morbus Whipple s. *Lipodystrophia intestinalis*. Bevorzugt werden Männer zwischen 40 und 60 Jahren befallen. Im Vordergrund der klinischen Symptomatik stehen die internen Symptome: intermittierendes Fieber, Meteorismus, Leibschmerzen, Durchfälle, Steatorrhoe, Hepato-Splenomegalie, Darmblutungen und rheumatische Gelenkschmerzen, die in Schüben auftreten. Pathologisch-anatomisch sieht man in der Darmschleimhaut Makrophagen, die Cholesterin und Glykoproteide gespeichert haben; diese führen zu einer Verlegung der mesenterialen Lymphgefäße, so daß hieraus eine Erweiterung dieser Lymphgefäße und eine Vergrößerung der Lymphknoten resultiert. In den Lymphgefäßen selbst findet sich eine Vermehrung des intra- und extracellulären Fettes. Der Abfluß der Lymphe aus dem Dünndarmbereich ist erheblich gestört, so daß eine allgemeine Resorptionsstörung vorliegt.

An der Haut finden sich selten Erscheinungen. Unspezifisch sind die auch beim Malabsorptionssyndrom zu beobachtenden Hautveränderungen, die auf eine ungenügende Resorption von Fett, Eiweiß, Wasser, Mineralien und Vitaminen zurückgehen (vgl. S. 634). Das klinische Erscheinungsbild erinnert bei manchen Patienten aufgrund einer bei ihnen vorhandenen starken Hyperpigmentierung an einen Morbus Addison; es ist allerdings unbekannt, worauf diese Hyperpigmentierung beruht. BOCKUS vertritt den Standpunkt, daß möglicherweise eine Nebennierenrindeninsuffizienz einer von verschiedenen Faktoren sein könnte.

Charakteristisch sind demgegenüber die knötchenförmigen Veränderungen im Bereich des Fettgewebes, über die unter anderem von RUTISHAUSER u. DE WECK berichtet worden ist. Es handelt sich dabei um eine reticulo-histiocytäre und endotheliale Proliferation, die eine Sklerose und knotige Hyalinose des Unterhautbindegewebes verursacht. Auch die Capillaren und Gefäße sind von diesen Veränderungen befallen (vgl. FARNAN).

Die Pathogenese der Hautveränderungen ist weitgehend unklar. Nach HENNING spricht der erhöhte Glykoproteidspiegel im Blutserum der Patienten dafür, daß die reticulo-endotheliale Proliferation einen sekundären, „reaktiven" Prozeß darstellt, der eine Folge der Mucopolysaccharid- bzw. Glykoproteidablagerung im Gewebe ist.

d) Störungen der Bakterienflora des Darmes

Auch die Bakterienflora ist immer wieder bei den einzelnen Dermatosen eingehend untersucht worden, um von hier aus zur Lösung der Probleme eines Zusammenhanges zwischen Haut und Intestinum beizutragen. JOHNE u. STRASSER haben bei 225 Patienten mit diversen Dermatosen (Neurodermitis, endogener Pruritus, akutes mikrobielles Ekzem, akutes seborrhoisches Ekzem, akutes Kontaktekzem, Acne, Rosacea, Furunkulose, Urticaria, Erythema exsudativum multiforme, polymorphe Lichtdermatose und Psoriasis vulgaris) in 87,5% der Fälle eine Dysbakterie im Darm nachweisen können; die Dermatosen waren in etwa gleichmäßig beteiligt. Der Dysbakterieprozentsatz liegt damit eindeutig über dem bei Gesunden (27—30% nach KOLLATH, NISOLK u. HAHNEFELD). JOHNE u. STRASSER ziehen aus ihren Befunden die Schlußfolgerung, daß die Dysbakterie einen negativen Einfluß auf die Allergielage des Organismus ausübe und sehen hierin die Voraussetzung für mögliche Beziehungen zwischen Hauterkrankungen und anormaler Darmflora. Sie weisen ferner daraufhin, daß durch medikamentöse Gaben eine Normalisierung der Darmflora und gleichzeitig eine günstige Beeinflussung der Hauterkrankungen zu erreichen ist. BÖHM ist diesen Gedankengängen in einer Mitteilung nachgegangen, in der das generalisierte akute Ekzem und die chronische Urticaria im Vordergrund standen. Von 276 Patienten mit generalisiertem akuten Ekzem hatten 64,4% und von 68 Patienten mit chronischer Urticaria hatten 66,1% eine Dysbakterie, bei der die Besiedlung mit Proteus vulgaris deutlich hervorstach. Diese Angaben konnten durch NAGELL u. BACHMANN bei Untersuchungen an 523 (davon 421 Hautkranke) Personen bestätigt werden. Bemerkenswert ist, daß bei in vitro-Untersuchungen die gleichzeitig aus dem Stuhl gezüchteten E. coli-Stämme in ihrem Wachstum durch Proteus vulgaris negativ beeinflußt werden; BÖHM glaubt daher, daß dieser in vitro-Befund sich auch in vivo in einer erheblich reduzierten Fermentaktivität von E. coli äußern würde, da E. coli durch Proteus vulgaris geschädigt sei. LINDEMAYR sah bei einer Untersuchung des Duodenalsaftes von Patienten mit chronischer Urticaria in 43,6% (17 von 39 Patienten) eine pathologische Zusammensetzung der Darmflora mit Überwiegen von E. coli. SCHMIDL u. KERN fanden in 35,1% (27 von 77 Patienten) ebenfalls eine Dysbakterie des Duodenums mit vorwiegendem Auftreten von Strepto- und Staphylokokken. Einen ähnlichen Befund erhob NISHIZAKI. Aufgrund der gesteigerten Fäulnisvorgänge im Darm kommt es vermehrt zu einer Indicanurie; MEYER-ROHN ging diesen Fragen nach und stellte in 74% bei Patienten mit Obstipation eine erhöhte Indicanausscheidung im Urin gegenüber 30% bei gesunden, nicht obstipierten Personen fest. Er beobachtete weiterhin bei den Patienten mit einer Indicanurie, daß die Anzahl der Indolbildner im Stuhl und die Stärke der Indolbildung deutlich größer war; durch Normalisierung der Darmflora gelang eine weitgehende Normalisierung der Indicanurie, ohne daß etwa auch die Grundkrankheit, z. B. eine chronische Urticaria überzeugend zu beeinflussen war.

Die Angaben über eine günstige Beeinflussung der Hauterkrankungen durch Colizufuhr sind unterschiedlich (vgl. NAGELL u. BACHMANN). Während JOHNE u. STRASSER damit ein befriedigendes Resultat erzielen konnten, sahen NAGELL u. BACHMANN weniger günstige Ergebnisse; sie beobachteten nach Aletobiose bessere Befunde, die sich vor allem auch in einem günstigen Ansprechen der Hautveränderungen bemerkbar machten. Hiermit im Zusammenhang stehen Betrachtungen über die Pathogenese der Darm-Dysbakterien und Beziehungen zu den Hauterkrankungen (vgl. NIKOLOWSKI). Nach BECHER steht die intestinale Autointoxikation durch die im Darm gebildeten Toxine an erster Stelle, wobei es durch diese Autointoxikation zu einer Rückwirkung auf den gesamten Organismus kommt. Die pharmakologisch bedeutsame Wirkung der Stoffwechselprodukte von Colistämmen (Lyse der Histaminkontraktion am isolierten Meerschweinchendarm, Hemmung der Atmung von Hefezellen, Steigerung des Sauerstoffverbrauchs menschlicher Epidermiszellen) wurde in experimentellen Studien von BEYERHAUS, LIENHOP u. STÜTTGEN gezeigt. WEILAND hat bei Störungen der Magen-Darmfunktion (z.B. Dyspepsien, Colitis, Obstipation) regelmäßig eine Dysbakterie nachgewiesen; er zieht ebenfalls die Fernwirkung der intestinalen Autointoxikation als Erklärung heran. Eine pathogenetische Deutung aufgrund der bisher vorgelegten Untersuchungsbefunde ist nicht möglich, da die eigentliche causa peccans für die jeweiligen Hauterscheinungen nicht gefunden wurde. Die therapeutischen Erfahrungen nach Normalisierung der Darmflora unter gleichzeitiger Besserung bzw. Abheilung der Hauterscheinungen sind mit Zurückhaltung zu verwerten, da sich aus ihnen keine klare Aussage über den ursächlichen Zusammenhang zwischen den Verdauungsstörungen und bestimmten Hautkrankheiten ableiten läßt. Einen ganz anderen Weg ging LINDEMAYR bei Patienten mit chronischer Urticaria und Colibesiedlung des Duodenums: Er behandelte diese Patienten mit einer aus den gezüchteten Keimen hergestellten Vaccine und sah in 9 von 12 Fällen ein gutes therapeutisches Resultat.

VII. Haut und Nieren

Eine Betrachtung der Hautveränderungen bei den verschiedenen Nierenkrankheiten kann nur unter ganz speziellen Gesichtspunkten erfolgen. KORTING hat zu dieser Fragestellung sehr treffend die Formulierung gefunden, daß „spezifische Hautreaktionen nicht einmal für den Zustand extremer Niereninsuffizienz bekannt“ sind (1959). Im Rahmen dieses Beitrages werde ich mich daher besonders dem Phänomen des Ödems sowie der Hauterscheinungen bei Nephritis, bei Nephrosen und bei der Urämie zuwenden; es soll mit der isolierten Darstellung des Ödems seiner besonderen Stellung Rechnung getragen werden, da es sowohl bei der Nephritis als auch bei der Nephrose auftritt.

1. Ödem

Unter *Ödem* versteht man eine Vermehrung der interstitiellen Flüssigkeit über das physiologische Maß hinaus (SCHNEIDER). Es ist dabei gleichgültig, ob diese Flüssigkeitszunahme rein lokal beschränkt bleibt, oder sich auf größere Areale ausdehnt. Es ist zweckmäßig, sich für diese Retention von Wasser, die im übrigen ebenfalls von einer Salzretention begleitet ist, Einzelheiten der Pathogenese vor Augen zu führen, wie sie nachstehend zusammengefaßt sind. Danach sind folgende zwei Mechnismen zu berücksichtigen:

1. *Renaler Mechanismus* (WIDAL u. Mitarb.).

a) Verminderung des Glomerulusfiltrats.

b) Verstärkte Rückresorption.

c) Störung im Gleichgewicht zwischen a) und b) „glomerular-tubular-imbalance".

2. *Extrarenaler Mechanismus* (Volhard und die deutsche Schule) generalisierte, periphere Capillaritis mit nachfolgenden initialen Ödemen der akuten Glomerulonephritis und daraufhin Wasser- und Salzretention.

Nach Reubi u. Cottier spielen für die Entstehung der Ödeme folgende Faktoren eine Rolle:

1. Hypoproteinämie.
2. Verminderung des Blutvolumens (Folge von 1.).
3. Herabsetzung des Glomerulusfiltrates (Folge organischer Veränderungen der Basalmembran — „glomerular-tubular-imbalance").
4. Überfunktion der Nebennierenrinde (Aldosteron).
5. Tubuläre Schädigungen.

Ein Ödem entsteht, wenn das Volumen der extracellulären Flüssigkeit außerhalb des Kreislaufs erhöht ist; es ist also Folge, nicht Ursache einer Krankheit. Der Eiweißverlust im Urin — zurückgehend auf eine vermehrte Durchlässigkeit der Glomeruli — ist ein wichtiger Faktor der Ödembildung der Nephrosekranken. Die dabei entstehende Hypalbuminämie und Hypoproteinämie führen zu einer Herabsetzung des kolloidosmotischen Druckes im Plasma; entsprechend dem osmotischen Gesetz kommt es zu einem Übertritt von Wasser in die Gewebsspalten und in die Körperhöhlen. Der wesentliche Unterschied zum kardialen Ödem beruht darauf, daß das Parenchym von Lunge, Leber und anderer Eingeweide beim nephrotischen Ödem verschont bleibt. Eine zusätzliche Verstärkung des nephrotischen Ödems wird durch verstärkte Rückresorption von Wasser, Natrium und Chlorid gefördert. Während bei der Nephrose die Hypalbuminämie mit einem relativen Überwiegen der grobdispersen Globuline den Anlaß für das Liegenbleiben des transsudierten Wassers bietet, besteht der entscheidende Faktor bei den nephritischen Ödemen in einer krankhaft gesteigerten Tendenz zur Hydratation der Gewebskolloide. Bei der Nephrose ist das Gewebe der Wasserdepots gewissermaßen passiv, bei der Nephritis dagegen liegt eine aktive Phase vor, in der das Wasser von den abnorm quellungsbereiten hydrophilen Kolloiden festgehalten wird. Der normale Stoffaustausch ist bei der Nephritis gestört, das Ausscheidungsvermögen der Niere herabgesetzt, die harnfähigen Substanzen werden unter Umständen bis in den Intermediärraum gestaut und die toxisch geschädigten Kolloide des intermediär liegenden Bindegewebes zeigen eine verstärkte Quellungstendenz. Die Kolloide des Intermediärraumes stapeln aber lediglich Elektrolyte, nicht dagegen stickstoffhaltiges Material. Damit steht z.B. die Urämie zur Ödembildung in keinerlei Zusammenhang. *Histologisch* ist die Lokalisation des nephritischen Ödems in den Intercellularräumen des Gewebes. Nach Hueck ist das Ödem kein einfacher Erguß von Flüssigkeit in vorher leere Gewebsspalten, sondern eine pathologische Vermehrung des solartigen Anteils der Grundsubstanz. Daher findet man die Flüssigkeit nicht nur zwischen den Faser- und Zellkomplexen, sondern auch innerhalb des Protoplamas und sogar im Zellkern.

Da die Haut unter normalen Bedingungen bereits als das Hauptdepot für Wasser anzusehen ist, kommt die Wasserrentetion z.B. bei der Nephritis unter dem Bilde einer sog. Hautwassersucht zum Ausdruck. Um die Ödembereitschaft der Haut bei Nierenerkrankungen möglichst frühzeitig zu erkennen, hat man verschiedene *Hauttests* entwickelt, die darauf beruhen, physiologische Kochsalzlösung intracutan bzw. subcutan zu injizieren und das Verschwinden der so gesetzten Quaddel zeitlich in Beziehung zu setzen zum Verschwinden derselben unter Normalbedingungen (vgl. W. Frey).

Die Rückresorption von Natrium in die Nieren steht zu einem wesentlichen Teil unter der Kontrolle des *Aldosterons*. Nach REUBI findet man z.B. bei deutlich erhöhter Natriumrückresorption auch eine vermehrte Ausscheidung von Aldosteron im Urin. ACTH kann bei der Ödemneigung z.B. einer Lipoidnephrose die Proteinurie zum Verschwinden bringen; die Bluteiweiße normalisieren sich dann langsam: das sind die Fälle, in denen eine Dauerheilung erreicht wird. In den meisten Fällen kommt es unter ACTH zu einer flüchtigen Korrektur des endokrinen Faktors (Aldosteron), es tritt eine massive Harnflut ein, die Ödeme verschwinden ebenfalls sehr schnell, aber nach kürzerer Zeit ist der alte Zustand wieder eingetreten, weil die Proteinurie und die Hypoproteinurie unbeeinflußt worden sind. LUETSCHER u. JOHNSON haben bei Kindern mit einer Nephrose im Urin Aldosteron nachgewiesen, das man möglicherweise als Reaktion auf ein vermehrtes Plasmavolumen auffassen kann, welche als Folge der Flüssigkeitsverschiebung auftritt (vgl. EDER, LAUSON, CHINARD, GREIF, COTZIAS u. VAN SLYKE). Man nimmt an, daß die Natriumretention eine Reaktion der Niere auf eine prärenale Elektrolytstörung ist, die unter Umständen auf eine fehlende Kaliumretention in den Zellen zurückgeht. MOLL u. DAUGHERTY glauben, daß der intracelluläre Eiweißmangel Kalium für die Harnausscheidung freigibt; die Natriumretention könnte dann als homöostatischer Mechanismus angesehen werden, der eine Herabsetzung des osmotischen Druckes in den Körperflüssigkeiten verhindert (METCOFF, NAKASONE u. RANCE).

2. Nephrose

Die für die Nephrose charakteristische Hypo- und Dysproteinämie führt neben dem Phänomen des Ödems außerdem zu trophischen Störungen der Haut und der Hautanhangsgebilde. Dabei muß erneut betont werden, daß keine der nachfolgend mitgeteilten Hautveränderungen als pathognomonisch für die Nephrose anzusehen sind. Die Haut des Nephrosekranken zeichnet sich durch Trockenheit und fehlende Elastizität aus, sie ist spröde und sie weist z.B. an den Nägeln umfangreiche Trübungserscheinungen auf.

Auch die sog. *Striae transversae albae hypalbuminaemicae* werden bei der Nephrose — ebenfalls als Ausdruck der Eiweißverarmung des Organismus — beobachtet (vgl. KIRALY; PASTINSZKY); sie bilden sich nach PASTINSZKY vollständig zurück, wenn man den nephrotischen Patienten mit Serumalbumin, Cortison und ACTH behandelt (MUEHRCKE). ALDRICH u. BOYLE haben darüber hinaus über erysipelartige Hautveränderungen berichtet, die allerdings nur an den unteren Extremitäten auftreten sollen und von ihnen als Erysipel angesehen werden. Bemerkenswert ist die Beobachtung von FANCONI, KOUSMINE u. FRISCHKNECHT über das gehäufte Auftreten allergischer Erscheinungen bei Kindern mit Nephrose; bei 62 derartigen Kindern fanden sich 27mal = 43,5% Bluteosinophilie, Asthma bronchiale, Urticaria und Heufieber. Inwieweit dieses Phänomen auch für die Erwachsenen mit Nephrose zutreffend ist, muß offen bleiben; KORTING hat hierzu eine eigene Beobachtung von Lipoidnephrose bei endogenem Ekzem mitgeteilt — der Vater dieses Patienten hatte an Asthma bronchiale gelitten und war an einer Nephropathie verstorben.

Bei der *Lipoidnephrose* sind an Hauterscheinungen die diffus auftretenden Xanthome bekannt (vgl. EDELSTEIN, BEERMANN u. GREENE; FANCONI, KOUSMINE u. FRISCHKNECHT; FRIEDMANN, NELSON, STRITZLER u. ROXBY; KORTING; LEVER; SCHUERMANN u. HAUSER; TAYLOR u. CURTIS). Ihr Erscheinen beruht auf einer für dieses Krankheitsbild charakteristischen Hyperlipämie im Zusammenhang mit einer Störung der örtlichen Durchblutung, wie sie in den Fällen von Nephrose zur Beobachtung gelangen. Die Xanthome sind allerdings selten. Auch die gelegentlich beobachtete Aurantiasis der Haut bei Patienten mit Lipoidnephrose ist sehr selten (vgl. CLAUSEN u. McCOORD; KORTING u. DENK; LEVER). Man findet hier stark erhöhte Serumwerte für Vitamin A und für dessen Vorstufe, das Carotin, während die Konzentration dieser Stoffe in der Leber eher herabgesetzt ist (CLAUSEN u. McCOORD); es ist unklar, ob die Leber nicht in der Lage ist, das Vitamin A zu speichern oder ob die hohen Lipoidwerte im Serum durch ihre feste Bindung von Vitamin A eine Abgabe an die Leber verhindern (JOSEPHS).

3. Nephritis

Bei der Nephritis werden gelegentlich ekzematöse und urticarielle Veränderungen gesehen, die mit einer Besserung der Nierenaffektion deutliche Neigung zur Rückbildung zeigen. Es sei dabei an die Mitteilung von A. JORDAN über Hautveränderungen bei Nephritis erinnert (vgl. auch BAUMANN; LORTAT-JACOB; MERK; RAVITSCH u. STEINBERG; THURSFIELD). Auffällig ist an den dermatologischen Erscheinungen lediglich, daß sie in ihrer Intensität eine deutliche Abhängigkeit vom Stadium der Nephritis zeigen (LORTAT-JACOB; RAVITSCH u. STEINBERG). MERK hat den Begriff des „Eczema albuminuricum" im Rahmen der Krankheitsgruppe „Dermatoses albuminuricae" aufgestellt und damit die besondere Stellung derartiger Veränderungen hervorgehoben; er glaubte ein charakteristisches, streng umschriebenes, papulöses, stark juckendes Ekzem bei Nephritis an den Unterschenkeln gefunden zu haben, das außerordentlich therapieresistent sei und gelegentlich spontane Heilungstendenz zeige (COWELL; GLASERFELD; JADASSOHN; JORDAN; SCHERBER; SCOTT; THIBIERGE). Inwieweit die sog. albuminurische Acne bei Nephritis (BAUMANN; JORDAN) ihre Berechtigung hat, ist umstritten; es muß allerdings darauf hingewiesen werden, daß beide Autoren ihre Mitteilungen um 1900 gemacht haben — seither ist zu diesem Fragenkomplex unter Berücksichtigung eines Zusammenhanges mit einer Nephritis nicht mehr Stellung genommen worden.

4. Urämie

Eine langdauernde Erkrankung der Niere kann unter Umständen über viele Jahre durch verschiedene Regulationsmechanismen im Stadium der Kompensation gehalten werden. Nach FREY spielt bei der renalen Selbsthilfe der Zeitfaktor eine dominierende Rolle; daneben sind unter anderem die Steigerung der Konzentration des Glomerulumfiltrates und der Rückgang der tubulären Rückresorption zu nennen. Die übermäßige Belastung dieser Faktoren führt zur Retention harnfähiger Substanzen; damit geht die Nierenfunktion in das Stadium der Dekompensation = *Urämie* über. Wesentlich ist dabei, daß zu der ischämischen Organschädigung die Einwirkung der retinierten Substanzen auf die verschiedenen Organe tritt. FREY unterscheidet bei der renalen Insuffizienz folgende drei Symptomenkomplexe, die eine gewisse Eigenständigkeit trotz der bestehenden Verbindung untereinander besitzen:

a) Azotämische Gewebsreizung.
b) Acidotische Kachexie.
c) Vasoconstrictorisch-ischämische Eklampsie.

Im Bereich der Haut findet man mannigfache Veränderungen unterschiedlicher Ausprägung; alle diese Erscheinungen weisen auf Beziehungen zur dekompensierten Nierenfunktion hin. So stellt die sog. urämische Dermatitis eine fast regelmäßige Begleiterscheinung der Urämie dar, bei der man nach RÖSSLE alle fließenden Übergänge von der Coriumentzündung mit perivasculären Zellinfiltrationen und Endothelschwellungen bis zur nekrotisierenden und herpesartigen

Pandermatitis finden kann. Diese Befunde werden auch von ROSENTHAL in einer Mitteilung über makroskopische und mikroskopische Daten bei der urämischen Dermatitis angegeben; er beschreibt außerdem eine Atrophie der Epidermis, die in direkter Proportion zur Dauer der Nephritis stand, sowie Schwellung der Zellen, Kernpyknose und Vacuolisierung des Cytoplasmas mit Auftreten von freien Basalzellen in den oberen Schichten der Cutis. In der Cutis fand sich weiterhin ein Kollaps der Blut- und Lymphgefäße sowie der Schweiß- und Talgdrüsen. ROSENTHAL hat auch dafür den Gehalt des Harnstoffes der Haut zum Vergleich zum Harnstoffgehalt des Blutes untersucht und proportional mit Erhöhung des Blut-Harnstoffes entsprechend erhöhte Hautharnstoffwerte nachweisen können. Es handelt sich bei diesem Anstieg des Harnstoffes in der Haut und der daraus zwangsläufig resultierenden sog. *Urhidrosis* um ein außerordentlich ernstes klinisches Zeichen (BÜTTNER u. ROBBERS). Auf der Haut erkennt man in Gestalt von stecknadelkopfgroßen, stumpf erscheinenden „Rauhreifkristallen" die auskristallisierten Harnstoff- und Salzausscheidungen, deren Intensität ganz eindeutig von dem Harnstoffgehalt des Blutserums abhängig ist, wie es von ROSENTHAL gezeigt werden konnte. Die Urhidrosis wird oft erst sub finem bzw. post finem beobachtet; das hängt nach FREY damit zusammen, daß die Schweißsekretion im Spätstadium der Urämie fast vollständig zum Erliegen gekommen ist. Dagegen kann die Anschoppung des gesamten Organismus mit harnpflichtigen Substanzen dann auf jeden Fall am typischen Uringeruch der Atemluft festgestellt werden.

Ein sehr häufiges Symptom bei der Urämie ist der Pruritus, der als Pruritus uraemicus Eingang in die Literatur gefunden hat (vgl. BORELLI; u. SCHOTT; CSILLAG; FREY; OLMSTEAD u. LUNSETZ; PASTINSZKY; WIENER). Seine Lokalisation findet sich am Hals, an den Schultern, an den Extremitäten und auch an den äußeren Genitalien. Man beobachtet den urämischen Pruritus vor allem beim weiblichen Geschlecht. In den Spätstadien der Urämie findet man stellenweise herdförmige bzw. diffuse exsudative Prozesse der Haut; die Haut erscheint dann blaß, trocken, schuppend und weist neben den Erythemen mit Jucken, Ekzem und infiltrativen Veränderungen auch flächenhafte nekrotisierende Erscheinungen auf, die nach WALTHARD nicht etwa ischämisch bedingt, sondern Folge einer azotämischen Gewebsreizung sind. Die dabei auftretenden Hautblutungen sind nach SUTER wohl ausschließlich auf die Urämie (Folge der Acidose und Vasoconstriction) zurückzuführen. GROSS, NIETH u. MAMMEN gaben an, daß 18 Patienten von 90 diese Veränderungen aufweisen mit dem Vollbild der Uraemia cutanea. KORTING rechnet zu diesen Befunden auch die im subcutanen Fettgewebe von GOTTRON beobachtete Ausbildung von kleinen Fettzellen und Mediaverdickungen der kleinen Arterien hinzu.

Die *Hautfarbe* der Urämiepatienten weist entweder chloasmaartige Pigmentierungen im Gesicht auf (HENSLER; THIERS, RAVAULT, COLOMB u. LEJEUNE) oder aber eine diffuse gelblich-wachsartige Verfärbung; letztere geht auf eine Einlagerung von Urochromogen bzw. dessen Oxydationsprodukt Urochrom zurück. Das Urochromogen wird nach den Untersuchungen von BECKER im Darm gebildet, von dort aus resorbiert, bei Nierenisuffizienz retiniert und im Blut bzw. Gewebe angehäuft. FREY weist darauf hin, daß bei übermäßigem Gehalt des Blutes oder der Lymphe an Urochromogen auch die Haut in der Lage ist, Urochromogen zu Urochrom zu oxydieren.

Die auch bei der Urämie zur Beobachtung gelangende Trockenheit der Haut ist zunächst nicht auf die Retention von harnpflichtigen Substanzen, sondern vor allem auf den extremen Wasserverlust aufgrund der kompensatorischen Polyurie zurückzuführen. Sekundärerscheinungen der ausgetrockneten und ekzematisierten Haut sind sehr hartnäckige Pyodermien. Hinsichtlich der Hauterscheinungen bei Nierenerkrankungen geben die Zahlen von Chargin u. Keil (1932) aufgrund der Untersuchung von 1100 Nephritispatienten Aufschluß. Sie fanden in 340 Fällen dermatologische Affektionen, von denen allerdings 115 Fälle keinerlei Beziehungen zum Grundleiden aufwiesen; es resultieren demnach 225 Patienten = 20%, bei denen ein derartiger Zusammenhang zwischen Hauterscheinungen und Nephritis angenommen wird. Den weitaus größten Teil nimmt hierbei die Gruppe der Hämorrhagien ein; es folgen Pruritus, Urhidrosis und erysipelartige Erscheinungen. Die sog. *nephrogene Urticaria* (Glaserfeld; Lutz; Thursfield; Wiener) ist in ihrer Bedeutung sehr umstritten. Vor allem die ältere Literatur bezieht sie in den Kreis der Beziehungen zwischen Dermatologie und Nephrologie ein. Pastinszky u. Racz sahen bei Patienten mit Urämie häufiger einen verstärkten Dermographismus und auch Fälle von Urticaria; sie meinen, daß damit entsprechende Zusammenhänge gegeben seien.

VIII. Stütz- und Bewegungsapparat

1. Einleitung

Auch zum Stütz- und Bewegungsapparat bestehen zahlreiche Beziehungen von seiten der Haut, die im nachfolgenden Abschnitt behandelt werden sollen. Es werden dabei allerdings alle jene Krankheiten bewußt ausgeklammert, bei denen es sich um echte dermatologische Affektionen bzw. weitgehend in den Bereich des Dermatologen gehörige Erkrankungen handelt. Diese Krankheiten sind zudem in selbständigen Beiträgen abgehandelt, so daß auch aus diesen Gründen auf sie verzichtet werden kann. Eine Ausnahme bildet lediglich die Dermatomyositis, die in diesen Beitrag mit aufgenommen wurde. Besondere Aufmerksamkeit soll wiederum den pathogenetischen Beziehungen zwischen den Erkrankungen des Stütz- und Bewegungsapparates und den jeweiligen Hautveränderungen geschenkt werden, soweit hier bereits klare Vorstellungen vorhanden sind. Es muß allerdings besonders betont werden, daß die Beziehungen zwischen Hauterscheinungen und Krankheiten des Stütz- und Bewegungsapparates nicht so offensichtlich sind, wie es in den vorhergehenden Abschnitten dieses Beitrages, z.B. bei den Lebererkrankungen, zum Ausdruck gekommen ist. Es handelt sich mehr um Begleitsymptome und Begleiterkrankungen, die dem untersuchenden Arzt zwar auch gewisse Hinweise zu geben vermögen, nur in seltenen Fällen handelt es sich aber um pathognomonische Zeichen, geschweige denn um echte ätiopathogenetische Zusammenhänge.

Das Skeletsystem setzt sich aus Knorpel, Knochen und Bindegewebe zusammen; hierzu tritt die Verbindung mit dem Muskelsystem. Außer einigen Teilen des Schädels sind sämtliche Knochen im Knorpelgewebe präformiert; das bedingt einen sehr komplizierten Entwicklungsgang. Beim Bindegewebsknochen liegen dagegen sehr viel einfachere Entwicklungsverhältnisse vor. Der Knochen ist im übrigen eine sehr spät in der Entwicklung des Organismus auftretende Bildung. Es besteht die Möglichkeit, daß es in der Haut zur Knochenbildung kommt, wie eingehend von Musger bei einer eigenen Beobachtung unter Berücksichtigung vorheriger Publikationen gezeigt werden konnte. Während in der Regel kein Zusammenhang mit den Blutgefäßen bestand, ließ sich dieser bei Musger nachweisen. Er spricht ausdrücklich von *Osteosis cutis multiplex* und meint, daß sie heteroplastischer bzw. metaplastischer Natur sei. Histologisch ergab sich echtes Knochengewebe.

Der Kalkstoffwechsel des erwachsenen Menschen ist nach Hofmeister in mehr als 99% Knochenstoffwechsel. Wenn die Nahrung z.B. zu wenig Kalk enthält, dann werden die Weichteile mit dem für ihre Funktion erforderlichen Calcium aus dem Skelet gespeist; das bedeutet dementsprechend, daß ausreichend Calcium exogen zugeführt werden muß, wenn bereits Calcium-Mangelerscheinungen zutage getreten sind. Das Knochensystem ist das zentrale Regulationsorgan für den gesamten Mineralstoffwechsel des Organismus. Es ist daher erforderlich, daß der Körper in ausreichender Menge Calcium mit der Nahrung erhält (s. auch bei BÜRGER, 1953). Störungen des Knochenwachstums und der Knochenentwicklung werden mit Hilfe der Röntgenuntersuchung erfaßt; wesentliche Faktoren sind dabei das Auftreten der Knochenkerne und der Eintritt der Synostose, die beim weiblichen Geschlecht eher auftritt.

2. Hereditäre und anlagebedingte Störungen in der Entwicklung des Skelets

a) Chondrodystrophie

Bei der Chondrodystrophie handelt es sich um eine anlagebedingte Systemanomalie, die aufgrund einer anormalen Knorpelwucherung und einer vorzeitigen Minderung des Knochenwachstums, vor allem der langen Röhrenknochen, zu einer Störung in der Relation Knorpel : Knochen führt. Die Erkrankung manifestiert sich bereits im 2./3. Embryonalmonat in utero und ist verbunden mit einem disproportionierten Zwergwuchs. Die Mitbeteiligung der Wirbelsäule bedingt eine Kyphose. Außerdem besteht eine Mikromelie an Händen und Füßen. An der Haut kommt es zu einer ausgeprägten Faltenbildung, die zu einer Hyperpigmentierung und zu einer Hypertrichosis an den Extremitäten führt. Die Resistenz der Haut gegenüber Infekten ist stark herabgesetzt.

Eine Sonderform stellt die *Chondrodystrophia calcificans congenita* dar, bei welcher der Skeletknorpel vor allem im Bereich der Epiphysen Kalkeinlagerungen und Störungen der Ossifikation zeigt (vgl. auch SWOBODA). Man beobachtet hierbei zahlreiche weitere Fehlbildungen (z. B. Wolfsrachen, Herzfehler, Ichthyosis congenita, Syndaktylie, Klumpfuß). Der bei dieser Sonderform auftretende Zwergwuchs ist disproportioniert und nicht symmetrisch. An Hauterscheinungen werden vor allem die Ichthyosis congenita, Asteatosis, Hypertrichosis und auch Palmarkeratosen festgestellt.

Die *Chondrodystrophia tarda* (Morquio-Syndrom) manifestiert sich erst nach der Geburt. Man unterscheidet hierbei einen epiphysären Typ (Sitzzwerg), einen metaphysären Typ (Sitzriese) und einen Mischtypus; ausschlaggebend ist die Lokalisation der Ossifikationsstörungen. Die Intelligenz dieser Patienten ist gegenüber einer durchschnittlichen normalen Intelligenz bei den vorgenannten Formen der Chondrodystrophie deutlich retardiert. Hauterscheinungen werden nicht beschrieben.

b) Kaschin-Beck-Erkrankung

Bei der Kaschin-Beck-Erkrankung liegt nach SCHOEN und TISCHENDORF mit Wahrscheinlichkeit eine Variation der anlagebedingten Chondrodystrophie vor. Die Erkrankung wurde 1861 durch KASCHIN als endemisch auftretende Krankheit bei Menschen im Transbaikalgebiet beschrieben, wobei ursächlich pflanzliche und tierische Fäulnisstoffe des Urowflusses angenommen wurden. Die Eigenständigkeit des Krankheitsbildes ist heute allerdings nicht mehr umstritten. Man beobachtet polyartikuläre und symmetrische Deformierungen der Extremitätengelenke mit Störungen des Skeletwachstums und Minderwuchs. Die Erkrankung wird in der Regel bis zum 5. Lebensjahr manifest; es sind auch schon bei Embryonen pathologisch-anatomische Veränderungen festgestellt worden. An der Haut kommt es vornehmlich zu hämorrhagischen Exanthemen.

c) Osteogenesis imperfecta

Bei der Osteogenesis imperfecta handelt es sich um eine dominant-hereditär angeborene Erkrankung des Skelets. Man unterscheidet je nach dem Auftreten der Erkrankung (d.h. nach dem Zeitpunkt der ersten Spontanfrakturen) zwei Formen:

1. Osteogenesis imperfecta congenita (Vrolik-Syndrom).
2. Osteogenesis imperfecta tarda (Lobstein-Syndrom).

Nach Jesserer liegt beiden Typen wahrscheinlich das gleiche pathogenetische Geschehen zugrunde, eine Auffassung, die vor ihm bereits K. H. Bauer, Bornebusch sowie Hellner vertreten haben. Demgegenüber meinen Lenz und auch Voegelin sowie Wieland, daß es sich um zwei Krankheitsbilder handelt, die in ihrem Wesen und ihrem pathologisch-anatomischen Substrat deutlich voneinander verschieden seien. Es kommt bei den Patienten aus ungeklärten Gründen zu einer mangelhaften Bildung von Knochengewebe, wodurch die Knochen außerordentlich zart und brüchig werden, zu Verwachsungen neigen und dementsprechend den befallenen Patienten frühzeitig zum Krüppel machen. Man nimmt an, daß Henri Toulouse-Lautrec an dieser Erkrankung gelitten hat. Neben den Erscheinungen am Knochen kann man bei der Osteogenesis imperfecta auch noch andere Symptome einer allgemeinen Mesenchymschwäche beobachten (z.B. Zahndefekte, leichte Vulnerabilität der Sehnen und der Gelenkbänder). Zu den wichtigsten klinischen Kriterien, die den Verdacht auf eine Osteogenesis imperfecta nahelegen, gehört das Phänomen der dünnen, bläulich durchscheinenden Skleren, das jedoch auch isoliert zur Beobachtung gelangt (Dighton, Harman, Hirschmann, Schnee). Im Alter von etwa 40 Jahren kann sich außerdem eine Schwerhörigkeit einstellen, die auf einer Otosklerose beruht. Die Erkrankung wird im allgemeinen als hereditär aufgefaßt; es sind jedoch auch Mitteilungen erfolgt, in denen die Erkrankung sich erstmals bei sonst gesunden Sippen manifestierte. Unabhängig davon nimmt man eine genetische Ursache mit Mutation eines Gens bzw. eines Genkomplexes an.

Bei der *Osteogenesis imperfecta congenita* kommt es bereits intrauterin zu Frakturen. In einzelnen Fällen sind gemeinsam mit denen unter der Geburt und post partum aufgetretenen Frakturen bis zu 200 Knochenbrüche gezählt worden. Der Periostschlauch ist dabei mit Knochenfragmenten gefüllt. Man findet bei diesen Patienten eine *Mikromelie;* die Extremitäten erscheinen kurz und deformiert — da die Proportionen der nicht frakturierten Knochen aber vollkommen normal ausgebildet sind, besteht eine sog. *Pseudomikrie,* die gewissermaßen durch die frakturgeschädigten Knochen hervorgerufen ist.

An der Haut beobachtet man — bedingt durch die starken Extremitätendeformierungen — ausgedehnte Querfältelungen. Die Kinder sterben früh — meistens bis zum 2. Lebensjahr.

Bei der *Osteogenesis imperfecta tarda* (Osteopsathyrosis) kommt es erst einige Jahre nach der Geburt zu Manifestationen der klinischen Erscheinungen, die im wesentlichen denen der congenita-Form entsprechen. Es fehlt allerdings die oben beschriebene Pseudomikromelie. Die Neigung zu Knochenfrakturen beginnt sich erst nach einigen Lebensjahren zu zeigen. Im Erwachsenenalter kommt es nach Schoen und Tischendorf zu einem allmählichen Sistieren der Frakturneigung. Auch hier zeigt sich die allgemeine Mesenchymschwäche in Form der blauen Skleren, der Schwerhörigkeit, der Gelenküberstreckbarkeit, der Neigung zu Luxationen und Subluxationen sowie in Form der vielfältigen *Hautveränderungen.* Grimalt und Korting haben hierzu umfangreiche makroskopische und mikroskopische Befunde vorgelegt. Danach finden sich histologisch vor allem Veränderungen im Corium, während die Epidermis nur etwas verschmälert erscheint.

Der Papillarkörper ist sehr stark gefältelt, das Stratum reticulare weist eine Homogenisierung und unregelmäßige Lagerung der gequollenen Kollagenfaserbündel auf. Das Netz der elastischen Fasern ist im Zentrum der Hauterscheinungen frakturiert und grobmaschig aufgelockert; zur Peripherie der Einzelherde sind die elastischen Fasern dann verklumpt. Die Gefäße sind erweitert und weisen perivasculäre Rundzellinfiltrate auf. Biebl u. Streitmann, Reed, Pidgeon weisen besonders auf eine „Elastosis perforans", deren Ursache sie in einer keimplasmatischen Schädigung erblicken, wie sie außerdem auch beim Mongolismus, beim Ehlers-Danlos-Syndrom und beim Rothmund-Syndrom beobachtet wird. Gonzáles beschrieb Skeletveränderungen bei einer 52 Jahre alten Patientin mit Hautatrophien bei fehlender Talg- und Schweißsekretion an den Unterschenkeln und deutet die Erscheinungen im Sinne einer Osteogenesis imperfecta. Fromm, Parisier, Roca u. Novoa beschrieben eine Osteogenesis imperfecta mit Hautpigmentation und anderen Mißbildungen bei einem 3jährigen Mädchen, das bereits mit 18 Monaten die Menarche hatte (Hypertrophie der großen Labien).

d) Hyperostosis generalisata mit Pachydermie

(Pachydermoperiostosis, Akropachydermie, Megalia cutis et ossium, Touraine-Solente-Golé-Syndrom, Osteodermatia hypertrophicans)

Der *angeborene allgemeine Riesenwuchs* kann sich unter bestimmten Voraussetzungen auch nur als *partieller Riesenwuchs* zeigen; er verläuft nach Schmid in seiner Differenzierung absolut seitengleich. Eine Abhängigkeit von Funktionsänderungen der Hypophyse ist nicht nachzuweisen gewesen. Als Sonderform muß die *Pachydermoperiostosis* angesehen werden, die in dieser Art erstmals durch Uehlinger beschrieben worden ist. Es handelt sich dabei um eine starke Verdickung der langen Röhrenknochen, eine mäßige Sklerose der Schädeldachknochen und einen Umbau der Spongiosa mit sklerotischer Atrophie. Dementsprechend beobachtet man eine Volumenzunahme der Extremitäten (Knochen *und* Weichteile) und eine Einschränkung der Gelenkmotilität aufgrund der *Pachydermie*, die das dermatologische Kardinalsymptom darstellt. Der Erbgang dieser Erkrankung ist recessiv bzw. unregelmäßig dominant (vgl. Bayer u. Merkel; Huriez, Francois u. Agache; Huriez, Francois, Desmons u. Agache; Koch u. Tiwisina; Schoen u. Tischendorf). Vague hat darüber hinaus auch auf das Auftreten von Solitärfällen hingewiesen. Zu der Pathogenese der Pachydermie meint Uehlinger, daß sie „ein der Hyperostose zeitlich und pathogenetisch gleichgeordneter Vorgang" sei. Die Pachydermie findet sich in Gestalt von großfaltiger, verdickter Haut auf der Stirn, auf dem behaarten Kopf, im Nacken und an den Unterarmen/Händen sowie Unterschenkeln/Füßen. Das Aussehen der betroffenen Patienten imponiert aufgrund einer Ptosis (Verdickung und knorpelhaften Versteifung der Augenlider) als sog. „Dackelgesicht" mit traurig-schmerzvollem Ausdruck. Das Kopfhaar ist kräftig entwickelt und borstig. An den Extremitäten macht die verdickte Haut den Eindruck, als ob sie „säulenartig" den Unterarm bzw. Unterschenkel umgeben würde. Die Haut ist kalt und feucht; infolge der gleichzeitigen Vergrößerung der Talgdrüsen und der damit konform gehenden vermehrten Talgproduktion ist die Gesichtshaut fettig und glänzend. Das Relief der Haut ist stark vergröbert; es besteht eine Hyperkeratosenbildung (Casté; Dudova; Golé; Huriez). An den Nägeln beobachtet man das Uhrglasphänomen. *Histologisch* findet sich eine Verdickung der Cutis im Bereich von Corium, Stratum germinativum und Stratum corneum. Die Retezapfen weisen eine Verlängerung auf, die Talgdrüsen sind vermehrt und vergrößert, die Follikel jedoch zahlenmäßig unverändert. In der Cutis ist eine ödematöse Schwellung vorhanden, perivasculär eine Rundzelleninfiltration mit leichter Acanthose und Parakeratose (vgl. DUDOVA; UEHLINGER); die von MARMELZAT mitgeteilte kasuistische Publikation einer Pachydermoperiostosis mit Acanthosis nigricans — die einzige dieser Art — bedarf hinsichtlich eines etwaigen Zusammenhanges noch weiterer Klärung. KAFFARNIK, HUSMANN, LONGIN u. JUCHEMS aus der Medizinischen Poliklinik der Universität Würzburg (1966) haben erstmalig über hormonanalytische Befunde bei einem 22jährigen Mädchen mit Pachydermoperiostose berichtet und dazu mitgeteilt, daß bei den bisher in der Weltliteratur beobachteten zehn Frauen noch niemals endokrinologische Untersuchungen vorgenommen worden sind. Sie fanden eine Erhöhung der Cortisol-Ausscheidung bei einer Einschränkung der Ätiocholanolon-Ausscheidung im Urin; die 17-Ketosteroide waren mit 18,3 mg/24 Std deutlich erhöht, allo-Tetrahydrocortisol war deutlich vermindert. Dehydroepiandrosteron lag an der oberen Normgrenze, während Androsteron deutlich herabgesetzt war. Sie weisen ausdrücklich darauf hin, daß alle diese Befunde als Ausdruck einer Insuffizienz der 5α-Steroid-Reductase angesehen werden müssen. Zur Pathogenese ergeben sich aus diesen Befunden keine Gesichtspunkte.

e) Arachnodaktylie

(Marfan-Syndrom; *Dystrophia mesodermia congenita*)

Die Arachnodaktylie stellt ein kongenitales Systemleiden dar, das durch Skelet-, Augen- und kardiovasculäre Anomalien gekennzeichnet ist (vgl. VERSÉ). Die *Skeletanomalien* umfassen die Arachnodaktylie, eine dolichocephale Schädelform, Trichterbrust, Asthenie; an den *Augen* finden sich Linsenektopie, Iridodonesis, Miosis und Myopie; *kardiovasculär* ergeben sich ein Vorhof-Septumdefekt, Herzhypertrophie, Myokardfibrose, Klappenalterationen und Aneurysmabildungen.

Die *Hauterscheinungen* sind charakterisiert durch eine trockene Haut, eine fehlende Körperbehaarung, follikuläre Hyperkeratosen und Glatzenbildung. Kasuistische Mitteilungen liegen hierzu von STORCK und von VERSÉ vor. Danach sind die Hauterscheinungen ätio-pathogenetisch nicht mit den mesodermal bedingten Symptomen des Marfan-Syndroms in Einklang zu bringen (vgl. VERSÉ). Man muß sie daher wohl als zufälliges Zusammentreffen werten, während für die klassischen Marfan-Symptome eine mesodermale Systemstörung infolge eines biochemischen Defektes der Bindegewebsgrundsubstanz diskutiert wird. STORCK sah eine circinäre Anordnung der follikulär angeordneten Knötchen, die zentral eine Atrophie aufwiesen; histologisch ergab sich das Bild des Morbus Kyrle (Hyperkeratosis follicularis et perifollicularis in cutem penetrans).

f) Melorheostose

(*Osteosis eburnisans monomelica;* LÉRI I)

Bei dieser Erkrankung liegen streng lokalisierte Verkalkungen vor allem im Bereich der oberen Extremitäten vor, die weder an den Verlauf von Nerven oder Gefäßen gebunden sind. Nach ASSMANN erinnert das Röntgenbild der streifigen Sklerose z.B. im Oberarm an das „bei brennender Kerze herunterfließende Wachs". Man nimmt nach SCHOEN u. TISCHENDORF ein recessiv-erbliches Leiden mit geringer Penetranz an. Der Mineralstoffwechsel ist normal.

An der Haut finden sich sklerodermatische Veränderungen, Pachydermie, Trophödem, Sklerose der Weichteile und der Muskulatur. Die Sklerodermie ist dabei streifenförmig-segmental angeordnet. Nach MÜLLER u. HENDERSON sind nosologische Zusammenhänge zwischen den Haut- und Knochenerscheinungen anzunehmen, da die bandförmige Sklerodermie ein primär mesenchymaler Defekt sei, der in diesen Fällen auch am Knochen in Erscheinung tritt (vgl. auch PASTINSZKY).

Die *Pleonosteosis familiaris* (LÉRI II) stellt demgegenüber eine kongenitale Osteodystrophie dar, bei der es zu einer Verbreiterung und Verdickung der Dia- und Epiphysen kommt. Die Erkrankung tritt vornehmlich bei jugendlichen Personen mit mongoloidem Einschlag und Minderwuchs auf; dementsprechend kommt es zu Fehlstellungen der kleinen und großen Gelenke unter dem Bilde der sog. „Henkelstellung".

Hauterscheinungen imponieren als Faltenbildung der Hohlhand, sklerodermiforme Veränderungen im Gesicht und an den Unterarmen (vgl. ARENDT u. SPERLING),.

3. Innersekretorische Störungen

Akromegalie

Die Akromegalie ist durch ein übermäßiges Wachstum an den Acren charakterisiert. Dieses Wachstum an den Acren beruht auf einem vermehrten Einfluß des in der Hypophyse (z.B. eosinophiles Adenom oder Vermehrung der eosinophilen Zellen des Hypophysenvorderlappens) gebildeten somatotropen Hormons, das an den Epiphysen der Extremitäten nicht angreifen kann, da hier das Wachstum bereits zum Abschluß gekommen ist. Das verstärkte Acrenwachstum beschränkt sich dabei nicht nur auf die knöchernen Anteile, sonderen erfaßt auch die Weichteile der Acren, allerdings auch die Eingeweide, so daß man dann mit Recht von einer Splanchnomegalie spricht. Der häufig beobachtete Diabetes mellitus (10 bis 20%) beruht auf der diabetogenen Wirkung des STH beim Erwachsenen (BIERICH),

Neben den organisch faßbaren Veränderungen werden die Patienten durch ihr psychisches Verhalten auffällig: Apathie, Antriebsarmut, depressive Situationen, affektive Gehemmtheit charakterisieren sie. Es ist allerdings noch offen, ob diese Symptome Folge der Akromegalie sind. JORES u. NOWAKOWSKI weisen darauf hin, daß tiefenpsychologische Untersuchungen den Nachweis der Manifestation bereits vor Auftreten der Akromegaliezeichen erbracht hätten.

Tabelle 23. *Häufigkeit der Hautsymptome bei Akromegalie.* (Nach JORES und NOWAKOWSKI)

Hyperhidrosis	60%
Hypertrichosis	53%
Pigmentierungen	46%
Libidoschwund	38%
Fibrome	27%
Paraesthesien	30%

Die *an der Haut beobachteten Erscheinungen*, deren Häufigkeit aus Tabelle 23 hervorgeht, zeigen eine allgemeine Verdickung der Haut, sowie ein verstärktes Wachstum der Lanugohaare und der Talgdrüsen. Daneben können in begrenztem Ausmaß auch Hyperpigmentierungen auftreten. Alle diese Symptome gehen auf die vermehrte STH-Produktion der Hypophyse zurück.

Kasuistische Mitteilungen neueren Datums liegen von DUPERRAT u. PRINGUET, HUNG-CHIUNG sowie MACH, FALLET, JADASSOHN u. PAILLARD vor. Dabei werden einmal Kombinationen mit einer *Cutis verticis gyrata* (DUPERRAT u. PRINGUET, HUNG-CHIUNG) und mit einer *Acanthosis nigricans benigna* beschrieben (MACH u. Mitarb.). Während bei der Cutis verticis gyrata der Zusammenhang mit einem eosinophilen Adenom der Hypophyse nachzuweisen war und sich die Hauterscheinungen nach Entfernung der Tumors zurückbildeten, ist bei der Acanthosis nigricans die Möglichkeit eines Zusammenhanges mit einer endokrinen Störung (vgl. SCHIRREN, 1963) nur zu diskutieren, da in dem Fallbericht keine entsprechenden Befunde verzeichnet sind. Der Rückgang der Libido muß wohl im Zusammenhang mit den obigen Äußerungen von JORES u. NOWAKOWSKI gesehen werden, soweit nicht etwa durch ein Hypophysenadenom die gonadotrope Partialfunktion des Hypophysenvorderlappens in Mitleidenschaft gezogen wurde.

4. Rheumatische Erkrankungen

a) Primär chronische Polyarthritis

(Rheumatoide Arthritis)

Die primär chronische Polyarthritis tritt in der Regel im 3./4. Lebensjahrzehnt auf und befällt vornehmlich das weibliche Geschlecht. Sie ist eine schwere Allgemeinerkrankung mit Auswirkung auf das mesenchymale Gewebe. Zu dem Hauptsymptom dieser Erkrankung gehört eine abakterielle, progredient verlaufende, mit starken Deformierungen einhergehende Entzündung. Im allgemeinen beginnt die Krankheit an den kleinen Gelenken der Extremitäten und breitet sich von hier proximal aus. Differentialdiagnostisch können gewisse Schwierigkeiten zur Psoriasis arthropathica bestehen; zu den wichtigsten Kriterien für die Psoriasis arthropathica gehören die weitgehend normale Blutkörperchensenkungsgeschwindigkeit und die gelegentlich nur an den Nägeln nachweisbaren Psoriasisveränderungen. Hinsichtlich der Differentialdiagnose zwischen Rheumatoid und Rheumatismus sei auf GOTTRON (1955) verweisen. Die Pathogenese der primär chronischen Polyarthritis ist unbekannt, Ätiologisch denkt man u.a. an Beziehungen zu vorausgegangenen Infekten und auch zu Fokalinfekten, ohne daß allerdings sichere Beziehungen erwiesen sind. Nach GOTTRON kommt es beim Rheumatismus infolge von Durchblutungsstörungen zu Eiweißablagerungen in das Gewebe. Der Erguß in das Gewebe ist beim Rheumatismus eiweißreicher als beim Rheumatoid; als Folge der Eiweißinsudation kommt es weiterhin zur Nekrose und zur Granulombildung.

Die *Hauterscheinungen* sind vielfältig. Sie sind sehr eingehend von COPEMAN studiert worden, der z. B. im Prodromalstadium erythematöse Exantheme an der Haut sowie eine gesteigerte Neigung zu Schweißausbrüchen beobachten konnte. Eine monographische Darstellung jüngsten Datums unter dem Titel „Hautmanifestationen rheumatischer Krankheiten“ stammt aus der Feder von HORNSTEIN (1965) und findet sich in Bd. II/2 dieses Ergänzungswerkes. Da in ihr alle Hauterscheinungen ausführlich dargestellt sind, sei auf sie nachdrücklich verwiesen. Es sollen damit Wiederholungen vermieden werden; im Rahmen dieses Beitrages wird nur insofern auf die Probleme der Hauterscheinungen bei primär chronischer Polyarthritis eingegangen, als es für die Gesamtdarstellung erforderlich erscheint. LEINWAND, DURYEE und RICHTER sowie BLAND, O'BRIEN und BOUCHARD fanden bei einer größeren Anzahl derartiger Patienten in 61% ein Erythema palmare und in 7,7% das Vorhandensein von Naevi aranei. Über den befallenen Gelenken weist die Haut im akuten Stadium eine intensive Rötung und eine deutliche Spannung auf; sie kann in eine Atrophie u.a. aufgrund der Inaktivität übergehen. COPEMAN, GRINSPAN sowie PITZEN u. LINDEMANN weisen darauf hin, daß die Rötung der Haut fehlen kann, und daß die Haut eine eigenartig glänzende, lackähnliche Qualität aufweisen soll. SHORT, BAUER u. REYNOLDS betonen demgegenüber das Fehlen der rheumatoiden Exantheme bei den von ihnen untersuchten 293 Patienten, während ISDALE u. BYWATERS unter 500 Patienten in 7 Fällen ein „rash“-Erythem beobachten konnten.

Daneben treten bei den Patienten Pigmentstoffwechselstörungen im Sinne von De- und Hyperpigmentierungen auf, die — von PASTINSZKY als recht charakteristisch betrachtet — von WOHLSTEIN mit einer intermediären Stoffwechselstörung beim Abbau des Tyrosins erklärt werden (vgl. auch COPEMAN sowie RUITER). Die von COPEMAN als Vitiligo angesprochenen Depigmentierungen des Gesichtes dürften mit den vorher genannten Pigmentverschiebungen identisch sein. Wenn sich die Hyperpigmentationen auf der Dorsalseite der Fingergelenke lokalisiert haben, so bedeutet das nach PASTINSZKY Progredienz und Therapieresistenz der rheumatoiden Arthritis (vgl. auch SCHMID u. WARUM).

Von Interesse sind auch die ischämischen Finger- und Zehennekrosen, die bei der primär chronischen Polyarthritis zur Beobachtung gelangen (vgl. BYWATERS, 1957). HORNSTEIN weist mit Recht darauf hin, daß es von besonderer Bedeutung ist, den „vermeintlichen Paronychien bei primär chronischer Polyarthritis erhöhte Aufmerksamkeit zu schenken", damit man nicht den Beginn einer vasculären Generalisation übersieht. Neben diesen echten Läsionen sind allerdings auch funktionelle Störungen der Gefäße vorhanden, die sich mit der entsprechenden Methodik nachweisen lassen.

Die subcutanen Rheumaknoten = Meynetsche Knötchen = noduli rheumatici (s. bei HORNSTEIN) treten nach PASTINSZKY nur in schweren Krankheitsfällen auf und bevorzugen die einer mechanischen Alteration ausgesetzten Partien (Ellenbogen, Schulterblätter, Knie, Sehnenscheiden). In der Regel sind sie indolent. Sie weisen histologisch eine zentrale Nekrose auf, die in ihrer Umgebung Granulationsgewebe mit Histiocyten, Plasmazellen, Leukocyten und geringgradig ausgeprägten fibrinoiden Veränderungen zeigen; die Zellelemente sind meistens palisadenartig angeordnet (COLLINS; COPEMAN; RUITER). Ihre Pathogenese ist unklar; sie ist nur im Zusammenhang mit der Pathogenese der primär chronischen Polyarthritis zu sehen. Aufgrund der Versuche von HUMPHREY u. PAGEL sowie MOT, MASSEL und JONES, die derartige Knötchen durch Eigenblut- und intracutane Streptokokkenvaccineinjektionen erzeugen konnten, ist eine infektbedingte, immunologische Pathogenese zu diskutieren, wobei das Trauma im Sinne der Durchblutungsstörung (GOTTRON) eine nicht unbedeutende Rolle zu spielen scheint. Diese Knoten sind bei der primär chronischen Polyarthritis in etwa 7,2% vorhanden (ANDREWS; CHATEL; COPEMAN; GRINSPAN), während sie in etwa 30% beim rheumatischen Fieber (dort kleiner, schmerzhafter) gesehen werden.

In diesem Zusammenhang sind auch die schmerzhaften Unterschenkelgeschwüre zu nennen, bei denen Durchblutungsstörungen der größeren Gefäße nicht nachzuweisen sind (vgl. BENINSON u. ENSIGN; BETTLEY; GRANIER). SWINBURNE stellt in den Vordergrund seiner pathogenetischen Betrachtungen das regelmäßig zu beobachtende Ödem und meint, daß es venösen Ursprungs sei; die Ödeme seien einseitig, aber auch doppelseitig innerhalb weniger Stunden aufgetreten.

Klinische Sonderformen der primär chronischen Polyarthritis sind das Still-Syndrom bei Kindern und das Felty-Syndrom des Erwachsenen.

b) Still-Syndrom

Das Still-Syndrom tritt bei Kindern bereits im Alter von 2—3 Jahren, spätestens jedoch vor dem Zahnwechsel auf. Neben den Symptomen der chronischen Polyarthritis bietet dieses Syndrom folgende Symptomatik: Splenomegalie, Perikarditis, Lymphknotenschwellung vor allem der Axillen, Fieber, Anämie mit Leukopenie und Neutrophilie; außerdem Kleinwuchs. Das Wachstum und die Skeletentwicklung werden erheblich dergestalt beeinflußt, daß es durch eine Beschleunigung des Epiphysenwachstums zu einem vorzeitigen Epiphysenschluß kommt, woraus dann eine Herabsetzung der Körpergröße resultiert (MIDDLEMISS).

Pathogenetisch spielen Gefäßkrankheiten, Virusinfektionen, Toxinschädigungen bei Fokalinfektionen sowie Gewebsüberempfindlichkeit eine Rolle (v. ALBERTINI). SELYE wies auf den endokrinen Faktor hin, der sich aus einer Störung der Nebennierenrindenfunktion ergibt.

Die *Hauterscheinungen* sind nicht sehr charakteristisch. PASTINSZKY sowie SCHOEN u. TISCHENDORF weisen auf ein generalisiertes Exanthem mit teils urticariellen, teils maculösen Herden hin. Es ist allerdings zu diskutieren, ob dieses gleichzeitig mit Fieberschüben auftretende Exanthem nicht auf das akute Fieber im Zusammenhang mit einer Intoxikation zurückgeführt werden muß. BYWATERS, GLYNN u. ZELDIS beschreiben bei zwölf Patienten mit Still-Syndrom das Auftreten von subcutanen Knoten, bei denen es sich histologisch um ein rheumatisches Granulom mit zentraler fibrinoider Degeneration handelt. PASTINSZKY erwähnt diese Knotenbildung ebenfalls, meint jedoch, daß sie bei der chronisch rheumatoiden Arthritis sehr viel häufiger sei. Außerdem beobachtet man beim Still-Syndrom Ulcerationen an den Unterschenkeln; RIDLEY beschäftigt sich aufgrund einer eigenen Demonstration damit und kommt zu dem Schluß, daß es sich hierbei wohl mehr um die Folge lokaler Durchblutungsstörungen infolge langdauernder Ruhigstellung handeln dürfte. Auch die Möglichkeit eines Zusammenhanges mit der regelmäßig vorhandenen Leukopenie ist zu diskutieren (vgl. auch ARENDT und SPERLING).

c) Felty-Syndrom

Bei dem Felty-Syndrom handelt es sich um eine Erkrankung des Erwachsenenalters, die weitgehend dem Still-Syndrom — als einer Erkrankung des Kindesalters — entspricht: zu den Symptomen der chronisch rheumatischen Polyarthritis treten außerdem Hepatosplenomegalie, Lymphknotenschwellungen, Leukopenie, Lymphocytose, Panmyelopathie, hypochrome Anämie und starke Gewichtsabnahme.

Pathogenetisch besteht keine Klarheit, da ein spezifischer Erreger bisher nicht gefunden werden konnte; allerdings werden relativ häufig Streptokokken der Viridansgruppe gezüchtet (vgl. SCHOEN u. TISCHENDORF). Nach BUSER stellen Still- und Felty-Syndrom verschiedene Krankheitsstadien einer einheitlichen Krankheitsursache dar, die eine Mittelstellung zwischen Rheuma- und Lenta-Syndrom einnimmt.

Unter den *Hauterscheinungen* stellt die gelblich-braune Pigmentation an den belichteten Körperpartien eine sehr charakteristische Veränderung dar, die von COPEMAN in 60% beim Felty-Syndrom nachgewiesen wurde; ihre Entstehung ist unklar. Die Pigmentierungen können schuppen (HJORTH), auf dem Fußrücken kleine ovale, depigmentierte Herde darstellen (PASTINSZKY) und mit schmutzigbrauner Verfärbung und Atrophie zur Abheilung kommen (KORTING u. HOLZMANN). An den Unterschenkeln finden sich Ulcerationen, die allerdings auch an den Armen und über den Fingerknöcheln zur Beobachtung gelangen. SCHOCH nimmt hierfür pathogenetisch die Leukopenie in Anspruch; aber auch Durchblutungsstörungen werden diskutiert (HJORTH; SCHOCH; STOLTE). Bei den Ulcerationen ist die Therapieresistenz sehr bemerkenswert. Mit Nebennierenrindensteroiden kann man jedoch einen günstigen Verlauf herbeiführen. KORTING und HOLZMANN beschreiben beim Felty-Syndrom ein Erythem, das dem Erythema anulare centrifugum Darier in seiner morphologischen Ausdrucksform sehr ähnlich war und am Rumpf zu größeren Netzfiguren zusammengeflossen war. Insgesamt weist die Haut beim Felty-Syndrom eine mehr oder weniger stark ausgeprägte Atrophie der Epidermis und eine Fibrose des Coriums auf.

d) Spondylarthritis ankylopoetica

Bechterew-Strümpell-Marie-Krankheit

Unter der Bechterewschen Erkrankung versteht man eine chronische Entzündung der Kreuzbein-Darmbeingelenke, der kleinen Wirbelgelenke, des Bandapparates der Wirbelsäule und unter Umständen auch der großen stammnahen Gelenke mit ausgesprochener Tendenz zur knöchernen Versteifung. Die Erkrankung beginnt ohne charakteristische Symptome bereits im 20. Lebensjahr und befällt vorwiegend das männliche Geschlecht; SCHOEN und TISCHENDORF geben eine Verhältniszahl von 10:1 für männlich zu weiblich an. Eine erhöhte Blutkörperchensenkungsgeschwindigkeit vermag bereits im Anfangsstadium wichtige Hinweise zu geben. Ätiologie und Pathogenese sind unklar. Konstitution im Zusammenhang mit einem Geschlechtsfaktor scheint begünstigend zu wirken. HERSH, STECHER, SOLOMON, WOLPAW und HAUSER ermittelten bei ihren genetischen Studien folgende wichtige Gesichtspunkte.

1. Die Bechterewsche Erkrankung wird durch ein einfach autosomes Gen mit 70% Penetranz bei Männern, dagegen nur mit 10% Penetranz bei Frauen, übertragen.

2. Die Erkrankungshäufigkeit ist in Familien mit Spondylarthritis ankylopoetica mindestens 35mal so groß wie in der Durchschnittsbevölkerung.

Hauterscheinungen sind außerordentlich selten. Abgesehen von Decubitalgeschwüren bei bettlägerigen Patienten (OTT und WURM) beschreibt lediglich PASTINSZKY bei extremer Kyphose der Wirbelsäule einen sog. „Zebrarücken“ mit Striae transversae, bei denen histologisch ein Zerfall der elastischen Fasern nachzuweisen war. Diese Striae sind wohl auf die starke mechanische Alteration der Haut zurückzuführen; pathogenetische Zusammenhänge mit der Grundkrankheit lassen sich jedenfalls nicht herstellen. Der von ANDERSCH beschriebene Fall von gleichzeitigem Auftreten einer Psoriasis arthropathica und einem Morbus Bechterew stellt nach seinen Angaben die erste derartige Mitteilung dar. Seine Beobachtung ist insofern bemerkenswert, als die Beziehungen der Spondylarthritis ankylopoetica zur primär chronischen Polyarthritis sehr umstritten sind (vgl. JESSERER).

5. Störungen des Zentralnervensystems

a) Sudeck-Syndrom

Das Sudeck-Syndrom tritt meistens im Anschluß an traumatische oder entzündliche Gewebsschäden auf und führt dann zu schmerzhaften, trophischen Störungen an den Extremitäten mit Ödembildung, Muskelatrophie, Beteiligung der Gelenke und mit einer Osteoporose der in Mitleidenschaft gezogenen Knochen. Es kommt also nicht nur etwa zu Knochenveränderungen, sondern auch Weichteilschäden gelangen gleichzeitig zur Beobachtung. Man unterscheidet verschiedene Stadien des Sudeck-Syndroms: I. Hyperthermie und Rötung der Haut im Bereich des befallenen Extremität mit dem Ödem der Weichteile; Muskelatonie. Das Wachstum der Haare und Nägel ist ebenfalls stärker, als an den nicht betroffenen Extremitäten, II. Die Haut wird cyanotisch und atrophisch; Knochenbelastungsschmerz mit Übergang in Versteifung der Gelenke. Muskelatrophie, Dystrophie der Nägel. Röntgenologisch findet man eine fleckförmige Entschattung des Knochens. III. Schrumpfungsvorgänge an den Gelenken; Aufhebung der Schmerzhaftigkeit; röntgenologisch gleichmäßige Entschattung bei sonst normaler, scharfer Knochenstruktur (vgl. SUDECK; BROGLIE; SCHRÖTER).

Die *Ätiopathogenese* dieses Syndroms ist immer noch weitgehend ungeklärt. Nach SCHOEN und TISCHENDORF weisen die vielfältigen Symptome an der Haut (Hyperthermie, verstärkte Schweißsekretion, Hypertrichosis) darauf hin, daß hier „zweifellos neurogen gesteuerte, pathogenetisch bedeutsame Zirkulationsstörungen“ eine wichtige Rolle spielen (vgl. auch NONNE sowie REMÉ). So hat beispielsweise SCHRÖTER eine einseitige berufliche Überbelastung besonders herausgestellt und entsprechende Beobachtungen bei Patienten mit monotoner beruflicher Handhabung (z.B. Preßlufthammerarbeiter) mitgeteilt. Nach BROGLIE jedoch ist dem Individualfaktor (GOTTRON) eine nicht zu unterschätzende Bedeutung beizumessen. BROGLIE spricht geradezu von dem Sudeck-Syndrom als „Folge einer neurozirkulatorischen Dystonie, bei der es auf dem Boden einer konstitutionellen Disposition (Herabsetzung der Reizschwelle) unter dem Einfluß peripherer oder zentraler Reizimpulse zu örtlichen Korrelationsstörungen des vegetativen Vasomotorenreflexes kommt, wobei auch humoral-hormonelle Fehlregulationen mitspielen können".

Pathologisch-anatomisch handelt es sich nach JESSERER um einen Knochengewebsumbau (Dystrophie) mit ödematöser Durchtränkung des Knochenmarkes und einer Stase des capillar-venösen Gefäßbereiches. Das neugebildete Knochengewebe bleibt unverkalkt und imponiert daher im Röntgenbild weichteildicht.

Die *Hautveränderungen* beim Sudeck-Syndrom sind vor allem im I. (Anfangs-) Stadium als beinahe pathognomonisch anzusprechen; sie werden leider nur zu leicht übersehen, weil die Möglichkeit der Erkrankung zu selten in Erwägung gezogen wird. Man beobachtet im Beginn der Krankheit eine Hyperthermie, ein Ödem und eine Verstärkung der Schweißsekretion; in manchen Fällen kann es darüber hinaus auch zu einem gesteigerten Wachstum der Nägel und der Haare kommen. Diese Symptomatik weist auf eine Störung der vegetativen Regulation hin. Im II. Stadium entwickelte sich an der Haut eine allgemeine Atrophie auch der Hautanhangsorgane, so daß die Haut dünn und glänzend ist und eine gestörtes Nagelwachstum aufweist.

b) Albright-Syndrom

Das Albright-Syndrom — im Jahre 1937 durch ALBRIGHT, BUTLER, HAMPTON u. SMITH erstmals beschrieben — zeichnet sich durch cystische Knochenveränderungen unter dem Bilde einer Ostitis fibrosa cystica localisata aus, denen sich außerdem eine Pubertas praecox und bräunliche Hautpigmentierungen zugesellen. Die eigentlichen Knochenveränderungen werden als *fibröse Knochendysplasie* nach JAFFE-LICHTENSTEIN bezeichnet. Die Knochenveränderungen betreffen im wesentlichen einander segmental zugehörige Knochen; daher kann die Lokalisation unter Umständen nur eine Extremität erfassen, wobei besonders bemerkenswert ist, daß sich die Pigmentverschiebungen in dem gleichen Segmentbezirk befinden. Pathologisch-anatomisch kann man in den befallenen Bezirken einen Ersatz des Knochengewebes durch Bindegewebe feststellen: Zeichen einer aggressiven Knochendestruktion sind jedoch nicht vorhanden. Röntgenologisch ist sehr charakteristisch der sog. „Hirtenstab" im Bereich des proximalen Femuranteils; am Schädel bietet sich das Bild der sog. Leontiasis ossea. Über die Ursache ist eine Aussage nicht möglich.

Die *Hautveränderungen* stellen sich in Gestalt von umschriebenen, segmental angeordneten, polycyclisch begrenzten Hyperpigmentierungen dar, die den Café au lait-Flecken der Recklinghausenschen Erkrankung sehr ähnlich sind und dementsprechend in ihrer Farbintensität sehr variieren können (vgl. DELACRÉTAZ u. CHAPIUS; DELACRÉTAZ u. RUTSCHMANN; DEUXCHAINES, FANCONI, ALBERTO, RUDLER u. MACH; FITZPATRICK; FRIEZ, DUPERRAT u. RICHARD; MÁRTON u. SOMOGYI). Im Zusammenhang mit den gleichfalls segmental angeordneten Knochenveränderungen und der Pubertas praecox muß man wohl eine zentrale Störung annehmen, die sich bereits embryonal manifestiert hat, da die Kinder frühzeitig erkranken und in der Regel durch die Pubertas praecox auffällig werden. Die Spontanfrakturen auch bei nur geringfügigen Traumen stellen eine ernste Komplikationsmöglichkeit dar, die eine ständige orthopädische Behandlung erforderlich machen. Mit Eintritt in die Reifezeit kommt es bei gleichzeitigem Wachstumsstillstand zu einem Sistieren des bis dahin progredienten Prozesses; als Residuen bleiben am Knochen die Verkrümmungen.

6. Osteoporose und Osteomalacie

a) Osteoporose

Unter einer Osteoporose versteht man eine umschriebene oder generalisierte Knochenveränderung, die sich durch einen Mangel an Knochengewebe innerhalb der knöchernen Organe auszeichnet. Die Osteoporose ist keine selbständige Erkrankung, sondern darf nur als Endresultat verschiedener ätiologisch und pathogenetisch voneinander differierender Prozesse auf das Knochengewebe gesehen werden. Dementsprechend müssen wir verschiedene Formen der Osteoporose unterscheiden: z.B. die präsenile und senile Involutionsosteoporose, die Osteoporose beim Morbus Cushing, Osteoporose beim Hypogonadismus, bei entzündlichen Knochen- und Gelenkkrankheiten, die Osteoporose bei Kollagenosen und schließlich die Osteoporose bei langdauernder Nebennierenrindenhormontherapie, unter anderem auch bei dermatologischen Erkrankungen (Pemphigus vulgaris, Erythematodes subacutus, Psoriasis arthropathica). Der osteoporotische Knochen — JESSERER spricht ausdrücklich davon, daß der Knochen nicht „calcipenisch", sondern vielmehr „ossopenisch" sei, da die knöchernen Organe zu wenig Knochengewebe enthalten — ist einer mechanischen Beanspruchung gegenüber nur geringgradig widerstandsfähig; es kommt daher sehr leicht zu Frakturen. Pathogenetisch ist ein ungenügender Knochengewebsneubau bei unvermindertem Verschleiß zu diskutieren; außerdem ein vermehrter Knochengewebsabbau, z.B. zum Ausgleich einer langwierigen negativen Calciumbilanz, wenn das Vitamin D-Angebot in der Nahrung gleichzeitig ausreichend ist. BARTELHEIMER und DROESE sind der Auffassung, daß sich ein Vitamin D-Mangel mehr in Form einer Osteoporose als in einer Osteomalacie äußert.

Die Osteoporose läßt sich von der Osteomalacie klinisch nur schwer abgrenzen. Während bei der Osteomalacie ein Mangel an Calciumsalzen vorliegt, bei dem das überreichlich gebildete Osteoid nicht verklaken kann, sind bei der Osteoporose die Osteoblasten insuffizient, so daß trotz ausreichenden Calciumangebotes keine ausreichende Knochenbildung erfolgen kann. Bei der Osteomalacie liegt der Phosphatasegehalt des Blutes hoch, bei der Osteoporose liegt er niedrig. Ursächlich kommen für die Osteoporose verschiedene Faktoren in Betracht. Inaktivitätsatrophie, Unter- und Mangelernährung, Vitamin C-Mangel, präklimakterische Osteoporose, Morbus Cushing, idiopathische Osteoporose, Osteogenesis imperfecta, hämatopoetische Reaktion und hämatogene Osteoporose.

Bei der *Involutionsosteoporose* (postmenopausische Osteoporose) handelt es sich um eine beide Geschlechter etwa gleichmäßig befallende Knochenveränderung. Man trennt die *präsenile Form* (um das 50. Lebensjahr beginnend, vorwiegend das Stammskelet befallend, schmerzhafte Wirbeldestruktion) von der *senilen Form* (langsame Ausbreitung, das gesamte Skelet befallend; weitgehend symptomlos).

Die *Hauterscheinungen* bei der Osteoporose sind wenig charakteristisch. Man beobachtet im allgemeinen atrophische Veränderungen. MCCONKEY, FRASER, BLIGH u. WHITELEY fanden bei statistischen Untersuchungen an Personen im Alter über 60 Jahre, daß die Haut bei röntgenologisch nachweisbarer Osteoporose ausgesprochen dünn und durchsichtig war. Im einzelnen ließen sich derartige Zusammenhänge bei 42% der Männer und 83% der Frauen mit Osteoporose erheben; die Kontrollpersonen mit einem normalen Hautbefund zeigten demgegenüber in 9,5% bei den Männern und in 12,5% bei den Frauen eine Osteoporose der Knochen. MCCONKEY u. Mitarb. nehmen an, daß für beide Erscheinungen eine gemeinsame Ursache bestehen müsse: eine Herabsetzung und Strukturänderung des kollagenen Bindegewebes im Corium und in der Knochenmatrix.

b) Osteomalacie

Milkman-Looser-Syndrom

Bei der Osteomalacie (auch Rachitis des Erwachsenen genannt) liegt ein Mangel an Calciumsalzen vor; das in reichlicher Menge gebildete Osteoid kann also nicht verkalken. Ursächlich kommen ein Vitamin D-Mangel, eine chronische Steatorrhoe, eine renale Acidose, eine Schwangerschaft, Geschwulsterkrankungen, Lichtmangel sowie Mangel- und Unterernährung in Betracht. Es ist also durchaus möglich, daß mit der Nahrung ausreichend Calcium angeboten wird — dieses aufgrund einer chronischen Steatorrhoe nicht ausreichend zur Resorption gelangen kann. Klinisch imponieren bei diesen Patienten abnorme Formveränderungen des Skelets (z.B. Kartenherz-Becken), die sich durch eine Schmerzhaftigkeit bei Berührung und Belastung auszeichnen; dementsprechend sind die Patienten weitgehend inaktiv. Röntgenologisch erkennt man die Milkman-Looserschen Umbauzonen.

An *Hauterscheinungen* werden vor allem die starken Faltenbildungen der Haut mitgeteilt, deren Ursache aber ausschließlich in den abnormen Verbiegungen der Wirbelsäule und der langen Röhrenknochen zu sehen ist. Von PASTINSZKY wird außerdem auf den schläfrig-monotonen, Parkinson-ähnlichen Gesichtsausdruck im Zusammenhang mit seltenem Lidschlag hingewiesen.

7. Spondylose

Spondylosis deformans

Die häufigste Erkrankung der Wirbelsäule ist die Spondylosis deformans. Man versteht darunter eine nicht entzündliche Veränderung der Wirbelsäule, die ihren Ausgangspunkt in degenerativen Erscheinungen der Bandscheiben nimmt (vgl. auch SCHMORL und JUNGHANNS). Im Vordergrund der subjektiven Beschwerden stehen a) die Bewegungseinschränkung der Wirbelsäule und b) als Folge der Einengung der Foramina intervertebralia sowie eines Bandscheibenprolapses usw. muskuläre und neurologische Symptome verschiedenster Art (Kopfschmerzen. Lumbago-Ischias-Syndrom, cerebrale Durchblutungsstörungen u.a.m.). Röntgenologisch steht die Randzackenbildung im Vordergrund.

Die *Hautveränderungen* bei der Spondylosis deformans kann man nach folgenden Gesichtspunkten aufgliedern.

1. Die Spondylosis deformans ist alleinige Ursache der Hauterscheinungen.
2. Die Spondylosis deformans wird als Begleitsymptom anderer dermatologischer Erkrankungen festgestellt und ihrem Auftreten wird wesentliche Bedeutung beigemessen.

1. Die Spondylosis deformans ist als Ursache bestimmter Hauterscheinungen bei allen atrophischen Prozessen im Bereich von Haut und Muskulatur mit Sicherheit anzunehmen, wenn sich die Atrophie isoliert im Ausbreitungsgebiet z.B. eines durch die Spondylose irritierten Nerven einstellt.

2. Zur Gruppe der nicht sicheren Beziehungen zwischen Spondylosis deformans und bestimmten Hauterscheinungen sind Beobachtungen bei Zoster, palmoplantaren Keratosen, Sklerodermie und Acrodermatitis atrophicans Herxheimer anzusehen.

BROGLIE, HOFFMEISTER sowie KRIEGK haben Hinweise auf das Auftreten von „*rezidivierenden Herpes zoster-Erkrankungen*" im Gefolge von osteochondrotischen

Veränderungen bei Spondylosis deformans gegeben; die entsprechenden Zusammenhänge werden mit einer neurovegetativen Irritation erklärt. Diese Erklärung kann nicht befriedigen, wenn man bedenkt, daß der Zoster eine Virusinfektion ist und fast stets vollständige Immunität zu hinterlassen pflegt.

In Betracht kommen kann daher lediglich ein gewisser Lokalisationsfaktor, z.B. bei Spondylosis deformans. Die Rezidivneigung derartiger Herpes Zoster-Erkrankungen muß offenbar darauf beruhen, daß es sich möglicherweise um einen *Herpes simplex in loco recidivans* gehandelt hat, bei dem zufällig auch osteochondrotische Veränderungen im Ausbreitungsgebiet des Nerven vorhanden waren — ein Zusammenhang ist hierfür jedoch nicht möglich, da der Herpes simplex *keine* Erkrankung des zugehörigen Nerven darstellt.

Beobachtungen von *Palmo-Plantar-Keratosen*, bei denen die hereditären Formen sicher ausgeschlossen waren, wurden im Zusammenhang mit Spondylosis deformans von ARRIGHI; MARGOT, RIMBAUD u. RAVOIRE; RIMBAUD, RAVOIRE u. DUNTZE mitgeteilt. Es gelang den Autoren, entsprechende degenerative Veränderungen im Sinne einer Spondolysis deformans jeweils nachzuweisen. Besondere Beachtung verdient weiterhin die klinische Feststellung, daß nach Röntgentiefentherapie der betreffenden Wirbelsäulenabschnitte eine prompte Abheilung der Keratosen ohne Lokalmaßnahmen resultierte.

Bei der *circumscripten Sklerodermie* sind ebenfalls immer wieder Zusammenhangsfragen mit einer Spondylosis deformans in der wissenschaftlichen Diskussion gewesen. So teilt STONE eine eigene Beobachtung bei einer 56 Jahre alten Patientin mit, die seit 20 Jahren über intermittierende Schmerzen im Bereich der Brustwirbelsäule geklagt hatte und bei der sich im rechten Brust- und Rückenanteil circumscripte Sklerodermieherde entwickelten; STONE nimmt eine Wurzelirritation durch die Spondylosis deformans als Ursache an. FLORENTIN, LOUYOT, MACINOT und PERSON berichten über histologische Studien an der Haut im Bereich von Spondylosis deformans-Veränderungen der Wirbelsäule. Dabei ergab sich, daß die Epidermis selbst unverändert war, während der Papillarkörper von feinen Kollagenfibrillen durchsetzt und der tiefe cutane Anteil beträchtlich verdickt war; dort fanden sich auch Kollagenbündel mit einzelnen Fibrocyten. Histochemisch ergaben sich Veränderungen, die auf eine Skleroproteinbildung der Mucopolysaccharide hinweisen. FLORENTIN u. Mitarb. deuten diese Befunde im Sinne einer sich langsam entwickelnden Sklerodermie. Allerdings fehlt diesen Feststellungen, die in 12 von 20 Fällen bei sonst dermatologisch bisher nicht aufgefallenen Patienten getroffen wurde, der tatsächliche Nachweis einer Sklerodermia circumscripta aufgrund einer Wurzelirritation, wie er beispielsweise in einer eigenen Beobachtung mit Fremdkörperreizwirkung in unmittelbarer Nachbarschaft von Nervenwurzeln nach Granatsplitterverletzung geführt werden konnte (SCHIRREN).

Das Zusammentreffen von Wirbelsäulenveränderungen und der *Acrodermatitis atrophicans Pick-Herxheimer* bedarf ebenfalls einer ausführlichen Darstellung. Es sei hierzu vor allem auf die Mitteilungen von BOMMER u. STOLP; HAUSER; HÖVELBORN; JESSNER u. LÖWENSTAMM; KRÖBER; POHL; C. G. SCHIRREN; SWEITZER u. LAYMON hingewiesen. Anhand von 19 eigenen Beobachtungen diskutiert KRÖBER, inwieweit den Spondylosis deformans-Veränderungen eine pathogenetische Bedeutung für die Acrodermatitis atrophicans zugemessen werden könne. Die Wirbelsäulenveränderungen sieht er in der Funktion eines Irritationszentrums mit der besonderen Bedeutung des Lokalisationsfaktors. Der Segmentbezug zeigte mit den vertebralen Veränderungen eine auffällige Übereinstimmung. Für die Manifestation der Acrodermatitis atrophicans bedarf es schließlich nach KRÖBER des Zusammentreffens von *Lokalisation* und *Realisations-*

faktor. C. G. SCHIRREN hat zu diesem Fragenkomplex in einer Diskussionsbemerkung bei der Falldemonstration einer Acrodermatitis atrophicans (Wirbelsäule als Lokalisationsfaktor) durch FUNK Bedenken angemeldet, da röntgenologische Veränderungen der Wirbelsäule in mittlerem und höherem Lebensalter fast bei jedem Menschen nachzuweisen sein dürften. KRÖBER widersprach unter besonderem Hinweis auf die jugendlichen Patienten mit Acrodermatitis atrophicans und Wirbelsäulenveränderungen. Es ist daher von großem Wert, daß POHL aus der Tellerschen Klinik in Berlin-Britz röntgenologische Untersuchungen bei 34 Patienten mit Acrodermatitis atrophicans und bei einem gleichgroßen, gleichalten Kontrollkollektiv durchführte; er stellte fest, daß bei den Acrodermatitis-Patienten gegenüber dem nichterkrankten Vergleichskollektiv keine Besonderheiten hinsichtlich der Spondylosis deformans-Schäden vorhanden waren. Bereits im Alter von 30/40 Jahren ergaben sich in beiden Gruppen erhebliche Veränderungen, ohne daß irgendeine subjektive Symptomatik bestand. Auch HAUSER äußerte sich sehr zurückhaltend. Die von BOMMER und STOLP aus ihren günstigen Behandlungsresultaten nach Novocainumspritzung der betreffenden peripheren Nerven und der Spinalwurzeln abgeleiteten Schlußfolgerungen können nicht als beweisend für Zusammenhänge zwischen Wirbelsäulenschäden und dem Auftreten der Acrodermatitis atrophicans anerkannt werden.

Es ergibt sich aus diesen wenigen Krankheitsbildern, daß echte Beziehungen zwischen Spondylosis deformans und bestimmten Hauterscheinungen exakt nur in ganz seltenen Fällen nachzuweisen sind. Gleichzeitig bestehende Knochenveränderungen können nur dann als pathogenetisch bedeutsam betrachtet werden, wenn sich der theoretisch konstruierte Zusammenhang auch durch einwandfreie klinische Befunde bestätigen läßt.

8. Ostitis deformans Paget

(*Osteodystrophia deformans Paget*)

Unter dieser Bezeichnung versteht man eine herdförmig beginnende und später in Schüben ablaufende, progrediente Knochenerkrankung mit einem erheblichen Umbau des Knochens, durch den es zu einer Periostose und Pachyostose kommt. Röntgenologisch imponiert die Knochenrinde wie „aufgeblättert“; die Spongiosa ist sklerotisch atrophiert. Dadurch kommt es zu Verkrümmungserscheinungen und auch zu Spontanfrakturen. Besonders charakteristisch sind die wolkigen Strukturumwandlungen, die man z. B. an der Tibia, am Femur, am Becken, am Humerus, an der Wirbelsäule und am Schädel beobachten kann. Gelegentlich geben die Patienten im Zusammenhang mit den auch am Kopf auftretenden Knochenschmerzen an, daß „der Hut zu klein geworden“ sei. Im Gefolge der Knochenverkrümmungen ändert sich die Körperhaltung der Betroffenen, so daß man z. B. von der sog. „Affenhaltung“ spricht. Die Erkrankung kann monostotisch und polyostotisch auftreten. Über die Ursache ist bisher eine exakte Aussage nicht möglich gewesen. Bei LEIBER/OLBRICH finden sich insgesamt 15 verschiedene Theorien aufgeführt, von denen folgende aufgeführt seien:

1. Knochenentzündung (PAGET);

2. chronische, mechanische, bakterielle oder chemische Reize als auslösende Faktoren (LOOSER);

3. chronische Ostitis mit abgeschwächten Entzündungserscheinungen bei primärer Osteomyelitis (RÖSSLE);

4. zirkulatorische Veränderungen sind pathogenetisch von Bedeutung und führen über eine exzessive Steigerung der normalen Ab- und Anbauvorgänge am Knochen zum Verlust der regelrechten Struktur (JESSERER).

Schließlich hat GROSS in einer vergleichenden Studie über die Osteodystrophia deformans (PAGET), das Pseudoxanthoma elasticum und die Angioid streakes nachzuweisen versucht, daß allen drei Krankheitsbildern der Befall des Stützgewebes und die Lokalisation an funktionell belasteten Körperpartien gemeinsam sei; eine gemeinsame Genese wird daraus allerdings nicht abgeleitet. In etwa 10—14% entartet die Pagetsche Krankheit sarkomatös (vgl. SCHOEN u. TISCHENDORF).

Die *Veränderungen der Haut* sind nicht sehr charakteristisch bei dieser um das 40. Lebensjahr auftretenden Erkrankung. Infolge der Skeletveränderungen können Hautfalten auftreten. Die von PASTINSZKY angegebenen Beobachtungen von RIESZ sowie MORDANT, KOHN u. MEYERSON, CAPUSON u. Mitarb. können vorerst nicht als zum Morbus Paget zugehörig betrachtet werden, sondern müssen wohl als zufälliges Zusammentreffen bewertet werden.

9. Akroosteolyse

Man unterscheidet eine primäre (selten!) von einer sekundären Akroosteolyse und eine familiäre von einer sporadischen Form. PASTINSZKY nennt bei der sporadischen Form eine *neurogene* Akroosteolyse bei Myelodysplasie, Poliomyelitis, Tabes dorsalis, Spina bifida und Trophangiosen sowie eine *dermatogene* Akroosteolyse bei Akrodermatitis atrophicans vascularis Herxheimer, Acrodermatitis continua suppurativa Hallopeau, Epidermolysis hereditaria dystrophica, Porphyria congenita und Psoriasis arthropathica.

Die osteolytischen Veränderungen gelangen vor allem an den Endphalangen und weniger an den Mittelphalangen bei Erhaltenbleiben der Nagelendplatte zur Beobachtung. Nach HARNASCH sollen zentralnervöse Einflüsse für die regelmäßig symmetrischen Veränderungen verantwortlich sein; im Zusammenhang mit der Auffassung von JORES, der bei der Hypophysenvorderlappeninsuffizienz (Simmonds-Kachexie) den primären Alveolarfortsatzschwund mit sekundärem Zahnausfall für bedeutsam hält, glaubt HARNASCH, daß die Akroosteolyse in gewisser Weise als Gegenstück zur Akromegalie anzusehen sei. Die Akroosteolyse soll demnach auf eine Minderfunktion der eosinophilen Zellen des Hypophysenvorderlappens zurückgehen. KLEINSORGE meint allerdings, daß eine Fehlleistung des Inkretoriums zu diskutieren sei, daß aber andererseits noch weitere Faktoren pathogenetisch von Bedeutung sein könnten. Die Akroosteolyse tritt beim männlichen Geschlecht etwa dreimal häufiger als beim weiblichen Geschlecht auf. Sie manifestiert sich in der Regel zwischen dem 10.—30. Lebensjahr mit Lieblingslokalisation an den Füßen und Händen, seltener an den Alveolarfortsätzen von Ober- und Unterkiefer. Der Verlauf ist charakterisiert durch das Auftreten von indolenten Geschwüren mit primärer Blasenbildung; aus diesen Ulcerationen stoßen sich unter Fieberanstieg immer wieder Knochensequester ab. Rezidive sind vorherrschend. Die Diagnose kann bereits aus der Lokalisation im Zusammenhang mit dem klinischen Verlauf gestellt werden. Oft gibt jedoch erst das Röntgenbild Aufklärung über die Erkrankung.

Die an der Haut zu beobachtenden Erscheinungen zeichnen sich neben den bereits beschriebenen Symptomen durch Ulcera, Atrophie, Hyperkeratosenbildung, Hypertrichosis, Pigmentstörungen im befallenen Bezirk und Nageldystrophie aus, die sämtlich auf die Grundkrankheit zurückgehen; gelegentlich werden auch Sensibilitätsstörungen bzw. -ausfälle festgestellt (vgl. auch JÄNNER, ROHDE u. JANNASCH; LEIBER u. OLBRICH; RASCHKE). Außerdem tritt an den betroffenen Extremitäten eine extreme Hautfaltenbildung auf, die im weiteren Verlauf der Erkrankung zum sog. Fernrohrsymptom der Haut führt.

10. Dermatomyositis

Über die Dermatomyositis findet sich bereits in Bd. II/2 dieses Handbuches ein Beitrag aus der Feder von F. Pascher. Auf besonderen Wunsch des Herausgebers soll unter dem Thema der Erkrankungen des Stütz- und Bindegewebsapparates auch die Problematik der Dermatomyositis behandelt werden. Im übrigen sei auf Gottron; Pascher; Schuermann; Schuermann u. Hornstein verwiesen.

Die *Dermatomyositis* ist eine schwere Allgemeinerkrankung, die sich in verschiedenen klinischen Symptomen auch an der Haut äußert. Es ist das besondere Verdienst von Gottron (1930) und später von seinem Schüler Schuermann, die Stellung der Dermatomyositis im Rahmen der Gesamtmedizin als zur Dermatologie gehörend herausgestellt zu haben. Das ist um so mehr bemerkenswert, als die Erstbeschreibung dieser Erkrankung bereits im Jahre 1863 erfolgt war. Es war damit aufgrund der von Gottron gegebenen morphologischen Definitionen möglich geworden, allein „vom äußeren Erscheinungsbild her die Polymyositis diagnostisch zu erfassen“ (Schuermann u. Hornstein). Gottron (1930) hat mit seinen Ausführungen auf dem VIII. Internationalen Dermatologen-Kongreß 1930 in Stockholm zum ersten Male von dermatologischer Seite auf die Hautveränderungen bei der Dermatomyositis hingewiesen und das außerordentlich „Wechselvolle im Erscheinungsbild dieser Krankheit“ herausgestellt. Diese Beobachtungen führten ihn zu der bemerkenswerten Feststellung, daß „ein Fall nicht für viele gelten“ kann, worunter er die bunte Vielfalt der Erscheinungsform beim einzelnen Patienten wie auch beim gesamten Kollektiv verstanden wissen wollte. Nach Schuermann betrifft das dermatologische Krankengut der Dermatomyositis etwa vier Fünftel aller Fälle. Maligne Tumoren kommen bei dieser Erkrankung mindestens fünfmal so häufig wie innerhalb der Normalbevölkerung vor (Portwich).

An der Haut sind zahlreiche morphologische Symptome festzustellen: Teleangiektasien, Erythem, Ödem, Leukoderm, Atrophie, Hyperkeratosenbildung, Purpura, hämorrhagische Phänomene, Nekrosen, Erosionen, Papeln, Ulcerationen. Lieblingslokalisationen der Erytheme sind die Oberlider, Orbitalumgebung, Nasenrücken und benachbarte Wangenpartien sowie die Acren. Bei längerem Bestand kann es zu dem von Heuck und Gottron beschriebenen Phänomen der fleckigen, porzellanfarbenen atrophischen Bezirke über den Streckseiten der Fingergelenke kommen; dieses Zeichen ist gewissermaßen als pathognomonisch anzusehen. Im übrigen kann man aber aus einem Einzelsymptom an der Haut die Diagnose einer Dermatomyositis *nicht* stellen; es ist vielmehr nach Schuermann so, daß das *Gesamtbild der Hauterscheinungen* sich aus der bevorzugten Lokalisation, der weitgehend festgelegten Zeitfolge der Einzelmorphen und aus ihrer Verkettung untereinander ergibt (vgl. hierzu auch Gottron; Korting; Pascher; Schuermann und Hornstein).

Die *Beteiligung des Stütz- und Bindegewebsapparates* bei der Dermatomyositis betrifft die Muskulatur und die Gelenke. Die *Gelenke* sind nach Schuermann in etwa 12—18% mitbefallen; er glaubt, daß der Beginn der Gelenkveränderungen vornehmlich vor und im Anfang der Dermatomyositis gesehen wird. Im Vordergrund stehen Gelenkschmerzen, die von Schwellungen, Gelenkergüssen und Rötung der darüber liegenden Haut begleitet sind. Hiermit in Zusammenhang steht eine Einschränkung der Beweglichkeit, die bis zur Ankylosis führen kann (vgl. Frenger und Schütz). Bei schubweisem Verlauf der Erkrankung kann es immer wieder zu arthritischen Schüben kommen; Schuermann u. Hornstein meinen entgegen der von Frenger u. Schütz vertretenen Ansicht, daß die sog. *Polyarthritis rheumatica* anscheinend nur *vor* dem Auftreten der Dermatomyositis beobachtet wird. Spühler u. Morandi halten diese polyarthritischen Schübe für besonders charakteristisch (vgl. auch ARENDT und SPERLING). SCHOEN u. TISCHENDORF deuten die Gelenkerscheinungen im Sinne einer dysproteinämischen Arthropathie. Die *Knochen* sind vor allem in Form einer Osteoporose erkrankt. Es ist unklar, ob die Osteoporose allein auf eine allgemeine Inaktivität im Zusammenhang mit den schmerzhaften Muskulaturveränderungen zurückgeführt werden kann. Die *Muskulatur* ist entsprechend der bei FRENGER u. SCHÜTZ entnommenen Tabelle 24 in einem sehr viel höheren Prozentsatz als die Haut befallen. Ihre Beteiligung steht bei manchen Patienten bereits zu Beginn der Erkrankung an hervorragender Stelle, bei anderen Patienten dagegen tritt ihre Erkrankung erst sehr viel später in Erscheinung. Die grobe Kraft ist dann herabgesetzt, es kommt zu Schwäche- und Schmerzzuständen, die unter dem Bild der „Myasthenia dolorosa" bekannt sind. Die erkrankten Muskeln sind geschwollen, ihr Befall kann *zeitlich* und *räumlich* völlig unabhängig von dem Befall bestimmter Hautareale sein, so daß SCHUERMANN sogar von einem zweiphasigen Verlauf der Dermatomyositis spricht, worunter er ein Vorausgehen der Hauterscheinungen gegenüber den histologisch faßbaren Muskelveränderungen verstanden haben will. Zu diesem Problemkreis liegen neuere Stoffwechseluntersuchungen vor, die an der Hamburger Dermatologischen Universitätsklinik von KREYSEL und JÄNNER durchgeführt wurden und die eine Bestätigung der aufgrund klinischer Befunde getroffenen Feststellungen SCHUERMANNs darstellen. KREYSEL u. JÄNNER konnten in Fortführung der von KREYSEL u. SCHANDELMAIER begonnenen Kreatin-Kreatininstudien nachweisen, daß erst nach einer peroralen Kreatinbelastung unter standardisierten Bedingungen eine signifikante, verstärkte Kreatinausscheidung und eine verminderte Kreatininurie als Folge einer verzögerten bzw. gestörten Kreatinaufnahme zum Ausdruck kommt; das dermatomyositisch veränderte bzw. zerstörte Muskelgewebe ist nur noch in begrenztem Umfang zur Anhydritbildung nach Aufnahme des exogen zugeführten Kreatins in der Lage. Hierzu sei außerdem auf die Mitteilungen von GOTTRON sowie GERTLER verwiesen.

Tabelle 24. *Die Häufigkeit von Organbeteiligungen bei der Dermatomyositis* (nach FRENGER u. SCHÜTZ)

Organ	Häufigkeit (in %)
Skeletmuskulatur	90—100
Herzmuskulatur	80—90
Schlundmuskulatur	70—80
Haut	50—80
Magen-Darmtrakt	30—70
Leber	ca. 50
Knochen und Gelenke	ca. 20
Zentralnervensystem	15—20
Inkretorium	10—20
Augen	ca. 20

Die Beteiligung des Herzmuskels ist schweren Komplikationen gleichzuordnen. Hinsichtlich der Beteiligung weiterer innerer Organe sei auf SCHUERMANN und HORNSTEIN verwiesen.

Die *Ätiologie* der Dermatomyositis ist nach wie vor ungewiß. SCHUERMANN und HORNSTEIN weisen nachdrücklich darauf hin, daß ein einheitlicher Faktor mit Gültigkeit für alle Beobachtungen nicht wahrscheinlich gemacht werden konnte. SCHUERMANN vertritt die Auffassung, daß die Dermatomyositis eine sog. „zweite Krankheit" sei.

Die *Pathogenese* dieser Erkrankung muß vor allem unter dem Aspekt betrachtet werden, daß es sich bei der Dermatomyositis um eine Allgemeinerkrankung handelt, die sich an mehreren Organen manifestieren kann. SCHUERMANN und HORNSTEIN erblicken das wesentliche Moment in kreislaufbedingten, kollapsartigen Permeabilitätsstörungen und meinen, daß alle anderen Fakten nur Folge der Permeabilitätsstörungen seien. SCHUERMANN sieht sich in dieser Auffassung durch zahlreiche Arbeiten anderer Autoren voll bestätigt (vgl. GOTTRON; SCHIMPF und CLAUSNITZER; P. SCHÜRMANN u. MCMAHON).

Die bei der Dermatomyositis immer wieder zur Beobachtung gelangenden Kalkablagerungen im Unterhautgewebe und auch in der Muskulatur sowie anderen Organen, sind nicht als Ausdruck einer allgemeinen Calciumstoffwechselstörung anzusehen, sondern müssen nach Schuermann unter dem Gesichtspunkt der Kreislaufstörung betrachtet werden, die für das Grundleiden verantwortlich ist; danach kommt die Kalkablagerung aufgrund der verlangsamten Bewegung von Blut und Gewebeflüssigkeit zustande. Einen gleichartigen Vorgang nimmt er auch für Schleimablagerungen und auch für die Osteoporose an, wobei die Entkalkung des Knochens auf eine Verschiebung der Kalkdepots zurückgeführt wird.

In diesem Zusammenhang sei auch noch auf die Laboratoriumsbefunde bei der Dermatomyositis hingewiesen, die in mehreren neueren Arbeiten Berücksichtigung finden (Gertler, v. Helldorf, Sönnichsen u. Thormann; Kreysel u. Schandelmaier; Kreysel; Kreysel u. Jänner; Walker und Benditt; Dreyfus u. Schapira; Christianson, O'Leary u. Power; De Moragas, Perry u. Fleischer; Moore, Birchall, Horack u. Bateson; Wüst, Langrehr u. Horn; Tickner, Mier u. McCabe; Vickers; Korting, Weber u. Werle; Pilgaard; Winkler). Unter ihnen besitzen besonders jene Ergebnisse aktuelle Bedeutung, die sich mit pathogenetischen Fragen beschäftigen und diesen Problemen nachgehen. Die Kreatin-Kreatininbestimmungen nehmen hier einen bevorzugten Platz ein, da man mit ihnen Funktionsstörungen der Muskulatur erfassen kann (vgl. Dreyfus u. Schapira; Gertler, v. Helldorf, Sönnichsen u. Thormann; Christianson, O'Leary u. Power; Korting, Weber u. Werle; Kreysel u. Schandelmaier; Kreysel u. Jänner; Kreysel; Ziprkowski u. Shewach-Millet). Das Verständnis dieser Aussage wird durch die Kenntnis der Physiologie des Kreatin-Kreatininstoffwechsels erleichtert: Bei fleischfreier Kost ist beim Erwachsenen die im 24 Std-Urin ausgeschiedene Menge an Harnkreatinin eine Funktion der Muskelmasse. Mit steigendem Körpergewicht steigt dementsprechend die Kreatinintagesmenge an. Kreatin kommt demgegenüber bei Erwachsenen nicht im Urin vor; eine Ausnahme bilden Frauen in der Gravidität und während der Menstruation. Kinder scheiden physiologisch bis zur Pubertät Kreatin im Urin aus. Bei allen Störungen des Kreatinin-Stoffwechsels kommt es zu einer Veränderung der Kreatininmenge und zum Auftreten von Kreatin im Urin. Bürger hat in diesem Zusammenhang betont, daß die dauernde Überschwemmung der Muskulatur mit krankhaften Stoffwechselprodukten eine Schädigung bedeutet, die sich in einer weitgehenden Hemmung der Resynthese von Kreatin und Phosphorsäure zu Phosphagen auswirkt und damit zur Kreatinurie führt. Etwas derartiges ist auch für die Dermatomyositis anzunehmen. Korting, Weber und Werle haben anhand einer einjährigen Beobachtung einer Dermatomyositis mit konsekutiver Calcinosis cutis in enzympathologischen Untersuchungen zeigen können, daß die Serum-Kreatin-Phosphokinase ein wichtiger Indicator für den Akuitätsgrad einer Dermatomyositis ist. Es gelang ihnen weiterhin nachzuweisen, daß die Blutserumenzyme GOT, GBT und Aldolase eine strenge Abhängigkeit vom Krankheitsverlauf und einen deutlichen Zusammenhang mit der Blutsenkungsgeschwindigkeit zeigten (Abb. 9/10).

Diese Anreicherung der genannten Fermente im Blutserum bei Patienten mit Dermatomyositis deuten Korting, Weber und Werle vor allem als Ausdruck der Muskelprozesse, weniger der Dermatitis. Besonders hervorzuheben ist dabei die Feststellung, daß auch unter 4—12 mg Dexamethason pro Tag, das in Kombination mit dem Antibioticum Reverin gegeben wurde, ein Anstieg der Serumfermente in eindeutig pathologische Bereiche beobachtet werden konnte; daraus wird ein pathognomonisches Verhalten der Fermente abgeleitet.

GERTLER, v. HELLDORF, SÖNNICHSEN u. THORMANN ziehen aus ihren umfangreichen enzymologischen Untersuchungen bei Dermatomyositis-Patienten folgende Schlußfolgerungen:

a) Transaminasen und Aldolase zeigen bei Dermatomyositis Veränderungen im Sinne einer Muskelkonstellation, wobei meist eine Abhängigkeit von der Aktivität des Krankheitsbildes besteht.

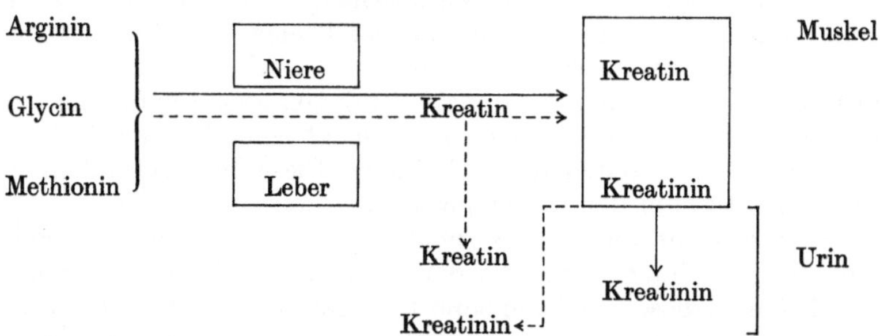

Abb. 9. Mechanismus der Kreatin- und Kreatinurie. (Nach GERTLER, v. HELLDORF, SÖNNICHSEN u. THORMANN: Derm. Wschr. **150**, 227 [1964])

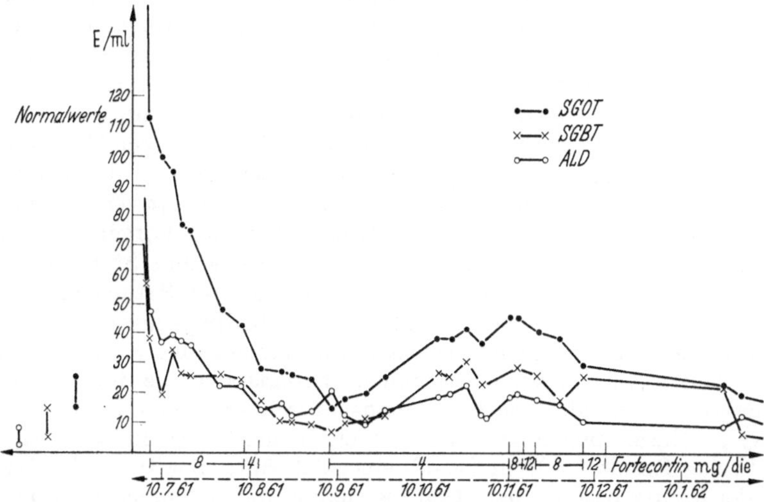

Abb. 10. Das Verhalten der Serumenzyme bei Dermatomyositis (Verlaufsbeobachtung). [Nach KORTING, WEBER, u. WERLE: Hautarzt **13**, 487 (1962)]

b) Die enzymologischen Veränderungen bei Dermatomyositis sind im Vergleich zu den Befunden bei anderen muskulären Prozessen quantitativ wesentlich geringer.

c) Die enzymologischen Veränderungen sind bei besonders leichtem klinischen Verlauf nicht immer faßbar.

Sie vertreten weiterhin den Standpunkt, daß die morphologisch faßbaren Befunde bei Dermatomyositis immer im Zusammenhang mit den biochemischen Untersuchungsergebnissen betrachtet und bewertet werden müßten. Damit stellen ihre Aussagen eine Bestätigung der von GOTTRON vertretenen Auffassung dar, wonach die Dermatomyositis durch Permeabilitätsstörungen der terminalen Strombahn bei einem höheren Grad von peristatischer Hyperämie im Zusammenhang mit örtlichen Ernährungsstörungen hervorgerufen wird; in dem bevorzugten Befall bestimmter Organe und dem herdförmigen Auftreten der Schädigungen wird ein Hinweis auf eine Allergie (Autoantikörper) erblickt.

IX. Schlußbetrachtung

Der Nachweis von Beziehungen zwischen inneren Erkrankungen und den bei ihnen auftretenden Hautveränderungen ist außerordentlich schwer zu führen. Bei manchen Krankheitsbildern im Zusammenhang mit Erkrankungen der Leber kann das leichter gelingen als z. B. bei Krankheiten des Magen-Darmtraktes, bei den Nierenkrankheiten dagegen bestehen überhaupt keine spezifischen Hautveränderungen. So muß der eigene Beitrag mit der Thematik, „Hautveränderungen bei inneren Erkrankungen", weniger unter dem Gesichtspunkt einer umfassenden neuen Darstellung seit dem Handbuchbeitrag von JESSNER und LUTZ gesehen werden als vielmehr unter dem besonderen Aspekt einer Bestandsaufnahme der in der Zwischenzeit ermittelten neuen Befunde. Diese Bestandsaufnahme sollte Anlaß sein, dem Studium der Beziehungen zwischen Innerer Medizin und Dermatologie in der Zukunft vermehrt Aufmerksamkeit zu widmen und die klinisch-dermatologische Forschung sowie die dermatologische Grundlagenforschung in verstärktem Maße an diese Probleme heranzuführen. Das Zeitalter der Spezialisierung geht auch an der Medizin nicht spurlos vorüber. Es ist daher um so notwendiger, im Zusammenwirken mit verfeinerten, speziellen Untersuchungsmethoden zu einer Gesamtschau der Beziehungen zwischen der Dermatologie und der Inneren Medizin zu kommen. F. HOFF hat in seinem großen Referat „Haut und vegetative Steuerung" auf der Würzburger Tagung der Deutschen Dermatologischen Gesellschaft (1942) zu diesen Fragen ausgeführt, daß wir „bei der *Ursachenforschung* der Hautkrankheiten die Wechselwirkungen und zwangsläufige Verknüpfung zahlreicher Einzelfaktoren immer vor Augen" haben müssen, um dann fortzufahren: „Erst bei gemeinsamer Betrachtung der lokalen Veränderungen an der Haut, der Bedeutung zahlreicher vegetativer Einzelfaktoren wie Einfluß einzelner innersekretorischer Drüsen, nervöser Vorgänge, Elektrolytveränderungen, Veränderungen im Säurebasenhaushalt und Stoffwechsel, wird sich eine befriedigende Betrachtung der Physiologie und Pathologie des Hautorgans gewinnen lasssen." Diese Gesamtschau ist allerdings nur dann erfolgreich, wenn sich für die Ermittlung entsprechender Zusammenhänge Forschungsgruppen bilden, in denen verschiedene Disziplinen miteinander die ihnen vertrauten Spezialmethoden anwenden; darüber hinaus müssen wir lernen, in unserem Urteil über etwaige Zusammenhänge sehr viel zurückhaltender zu sein. Ein gutes therapeutisches Resultat z. B. in Gestalt einer Salzsäuresubstitution bei Hypacidität und gleichzeitig bestehender Hauterkrankung mit entsprechender Besserung der Hauterscheinungen muß nicht unbedingt für einen Zusammenhang zwischen den Hauterscheinungen und einer internen Störung beweisend sein. Das therapeutische Resultat ist zwar äußerst befriedigend für Patient und Arzt, eine weitere Auskunft vermag es jedoch nicht zu geben.

Wenn wir unter diesen Gesichtspunkten die hochinteressanten Ausführungen von MAX BÜRGER auf der XXI. Tagung der Deutschen Dermatologischen Gesellschaft in Heidelberg 1949 lesen, dann erkennen wir, welche besondere Bedeutung seine Arbeiten auch für uns Dermatologen gehabt haben. Er hat sich dort sehr nachdrücklich gegen die dialektische Relationspathologie gewandt, unter der er die Alleinverantwortung der terminalen Strombahn für die Entstehung von cutanen Stoffwechseldermatosen verstand; nach seiner Meinung ist die „Strombahn nur Vermittlerin, nicht aber Ursache von krankhaften Stoffwechselvorgängen an der Haut". GOTTRON hatte bereits 10 Jahre vorher für das Myxoedema circumscriptum praetibiale symmetricum in einem Fortbildungsvortrag ausgeführt, daß die Ursache des lokalisierten Myxödems in der Peripherie und außerhalb der Schilddrüse zu suchen sei. Auf den ersten Blick scheint hier ein Widerspruch zwischen GOTTRON und BÜRGER bestehen zu können; man muß aber berücksichtigen, daß die Ansicht von BÜRGER als generelle Äußerung galt und daß er einer Überbetonung der Bedeutung der Blutgefäße entgegenwirken wollte, während GOTTRON sich ganz speziell an ein bestimmtes Krankheitsbild wandte. Im Grunde genommen wird sowohl bei GOTTRON wie bei BÜRGER sehr deutlich, daß dem Gefäßsystem eine nicht zu unterschätzende Rolle zugemessen werden muß. So dürfen wir es heute als gesichert ansehen, daß das lokalisierte Myxödem nur deshalb an den Unterschenkeln auftreten kann, weil aufgrund der Schilddrüsenunterfunktion im Zusammenhang mit der ungünstigen Kreislaufversorgung dieser Körperregion bei schweren örtlichen Gefäßveränderungen und -anomalien (Sperrarterien von GOTTRON) vermehrt Mucopolysaccharide angeboten und an diesen schlechter gefäßversorgten Gebieten abgelagert werden können.

Diese Voraussetzungen müssen in jedem Falle gekannt werden, bevor man an eine Wertung von Zusammenhangsfragen herantritt. Das kritische Urteilsvermögen des Arztes ist zwar bei allen anderen Problemen auch einer besonderen Beanspruchung ausgesetzt; bei der Beurteilung gerade der Beziehungen zwischen Dermatosen und inneren Erkrankungen müssen jedoch erhöhte Anforderungen gestellt werden. So weist GOTTRON (1940) auf einen Ausspruch GUSTAV RICKERs hin, der sich den eigenen Gedanken gut anfügt: „Man kann oft eher durch Denken als durch Autopsie und wissenschaftliche Demonstrationen hinter Geheimnisse kommen.“

Literatur

I. Erkrankungen des Herzens

ABAOGLU, C., R. BERKMEN u. A. TASCI: Zur klinischen Diagnostik der Pericarditis constrictiva. Münch. med. Wschr. **104**, 1716 (1962). — AZUA-DOCHAO, L. DE, A. ZUBIRI-VIDAL y S. UCAR-SANCHEZ: Ulceras hipertensivas de las piernas. Act. dermo-sifiliogr. (Madr.) **42**, 238 (1950).

BÄR, C.: Herzinfarkt in jugendlichem Alter. Dtsch. med. Wschr. **79**, 1486 (1954). — BAUMANN, R.: Die peripheren Durchblutungsstörungen. Z. Haut- u. Geschl.-Kr. **17**, 113 (1954). — BAYER, O.: Prä- und postoperative Befunde beim Ductus arteriosus apertus (Botalli). Münch. med. Wschr. **1881**, 1951. — BEGG, T., J. KERR, and B. KNOWELS: Rheumatic fever in adolescents and adults. Brit. med. J. **1962 II**, 223—227. — BEUREN, J.: Die Fallotsche Tetralogie und Trilogie. Pathologie, Pathophysiologie und Klinik. Ergebn. inn. Med. Kinderheilk., N.F. **21**, 1 (1964). — BIÖRCK, G.: Herzbeschwerden. In: W. HADORN, Vom Symptom zur Diagnose. Lehrbuch der medizinischen Symptomatologie. Basel u. New York: S. Karger 1960. — BLUMBERGER, K.: Die Diagnose der Aortenklappenfehler. In: Die Herzfehler, hrsg. von Ver.igg Bad Nauheimer Ärzte. Darmstadt: Dr. Dietrich Steinkopff 1957. — BOCK, H.: Allergische Erkrankungen des Herzens und des Gefäßsystems. In: K. HANSEN, Allergie, 3. Aufl. Stuttgart: Georg Thieme 1957. — BOHNSTEDT, H.: Krankheitssymptome an der Haut in Beziehung zu Störungen anderer Organe. Stuttgart: Georg Thieme 1963. — BONNET, J., E. CALAS et R. GERARD: Hypodermite nodulaire des membres superieurs et rhumatisme articulaire aigu. Bull. Soc. franç. Derm. Syph. **66**, 585 (1959). — BORNEMANN, K.: Komplikationen bei der Mitralstenose. Med. Klin. **52**, 433 (1957). — BRUGSCH, TH.: Lehrbuch der Herz- und Gefäßkrankheiten, 3. Aufl. Stuttgart: S. Hirzel 1948. — Kardiologie. Lehrbuch der Herz- und Gefäßkrankheiten, 4. Aufl. Leipzig: S. Hirzel 1955. — BÜRGER, M.: Einführung in die Innere Medizin. Berlin: W. de Gruyter & Co. 1952. — Die Hand des Kranken. München: J. F. Lehmann 1956. — BURNS, R., P. BOYER, and G. FINE: Cutaneous papules heralding rheumatic carditis (Rosenberg). Arch. Derm. **89**, 334 (1964). — BYWATERS, E., L. GLYNN, and A. ZELDIS: Subcutaneous nodules of Still's disease. Ann. rheum. Dis. **17**, 278 (1958).

CANIZARES, O.: Cutaneous lesions of rheumatic fever. A clinical study in young adults. Arch. Derm. **76**, 702 (1957). — CATEL, W.: Differentialdiagnostische Symptomatologie von Krankheiten im Kindesalter, 2. Aufl. Stuttgart: Georg Thieme 1951.

DENK, R., u. G. KORTING: Aspekte der Beziehungen von Haut und Herz bei den sog. Kollagenosen. Hautarzt **15**, 147 (1964). — DENNIG, H.: Die nichtrheumatischen entzündlichen Herzerkrankungen. In: Herz und Rheumatismus, hrsg. von Ver.igg Bad Nauheimer Ärzte. Darmstadt: Dr. Dietrich Steinkopff 1964. — DIETRICH, S., u. G. SCHIMERT: Zit. nach W. HAUSS. — DÖRKEN, H.: Koronarverschluß. Klinische Beiträge zur Ätiologie und Pathogenese. Stuttgart: Georg Thieme 1961. — DOYLE, J., T. DAWBER, W. KANNEL, A. HESLIN, and H. Kahn: Cigarette smoking and coronary heart disease. Combines experience of the Albany and Framingham studies. New Engl. J. Med. **226**, 796 (1962).

Edström, G.: Zit. nach P. Schölmerich, Erkrankungen des Endocard. In: von Bergmann, Frey u. Schwiegk, Handbuch der inneren Medizin, 4. Aufl., Bd. 9, Teil 2. Berlin-Göttingen-Heidelberg: Springer 1960. — Epstein, F., W. Block, E. Hand, and Th. Francis jr.: Familial hypercholesterinemia, xanthomatosis and coronary heart disease. Amer. J. Med. **26**, 39 (1959).

Fischbach, E.: Zur Pathogenese und Differentialdiagnose der Cyanose. Med. Klin. **1953**, 1133—1136. — Franke, H.: Diagnose, Indikationstellung und operative Behandlung der Pericarditis constrictiva. Jb. ärztl. Fortbild. **10**, 104 (1962). — Frey, E., u. G. Kuetgens: Die Chirurgie des Herzens und der großen Gefäße, 2. Aufl. Stuttgart: Ferdinand Enke 1956. — Friedberg, C.: Erkrankungen des Herzens. Stuttgart: Georg Thieme 1959. — Zit. nach A. Moll u. F. Hamacher. — Zit. nach P. Schölmerich, Erkrankungen des Endocard. — Frühwald, R.: Dermatologie und Rheumatismus. Dresden u. Leipzig: Theodor Steinkopff 1938.

Gädeke, R., H. Reinwein u. C. Zimmer: Zur Häufigkeit, zum Verlauf und zur Therapie der Carditis rheumatica bei Kindern. Dtsch. med. Wschr. **87**, 1492 (1962). — Garzon, R., F. Garzon y R. Pellandra: Ulcera isquemica hipertensiva de la pierna. Arch. argent. Derm. **10**, 103 (1960). — Geerts, C.: A propos d'un cas de „syndrome de Matorelli". Arch. belges Derm. **12**, 283 (1956). — Gerlis, L.: Cutaneous petechiae in fatal coronary artery disease. J. clin. Path. **11**, 391 (1958). — Germer, W.: Zit. nach P. Schölmerich, Erkrankungen des Endocard. In: von Bergmann, Frey u. Schwiegk, Handbuch der inneren Medizin, 4. Aufl., Bd. 9, Teil 2. Berlin-Göttingen-Heidelberg: Springer 1960. — Goerttler, K.: Mißbildungen des Herzens und der großen Gefäße. In: W. Bergmann u. W. Doerr, Das Herz des Menschen, Bd. 1. Stuttgart: Georg Thieme 1963. — Gofman, J., B. Strisower, O. de Lalla, F. Glazier u. A. Tamplin: Eine neue Auffassung über die Entstehung koronarer Herzerkrankungen. Medizinische **1955**, 639—642. — Gomez Orbaneja, J.: Afecciones cutaneas reumatoides (clinica). Act. dermosifiliogr. (Madr.) **45**, 719 (1954). — Gomez Orbaneja, J., R. Rivera Lopez y L. Iglesias: Ulcera hipertensiva. Act. dermo-sifiliogr. (Madr.) **52**, 169 (1961). — Gore, I., T. Nakashima, T. Imai, and P. White: Coronary arteriosclerosis and myocardial infarction in Kyushu, Japan and Boston, Massachusetts. Amer. J. Cardiol. **10**, 400 (1962). — Gottron, H.: Zur Pathogenese rheumatischer Hautreaktionen. Derm. Wschr. **132**, 1007 (1955). — Gottron, H., u. W. Nikolowski: Extrarenale Löhlein-Herdnephritis der Haut bei Endocarditis. Arch. klin. exp. Derm. **207**, 156 (1958). — Gottron, H., u. R. Schmitz: Hauterkrankungen in ihrer Abhängigkeit von Durchblutungsstörungen. In: Durchblutungsstörungen der Organe, ihre Diagnose und Therapie, hrsg. von Ver.igg Bad Nauheimer Ärzte. Darmstadt: Dr. Dietrich Steinkopff 1953. — Grosse-Brockhoff, F., K. Kaiser u. F. Loogen: Erworbene Herzklappenfehler. In: v. Bergmann, Frey u. Schwiegk, Handbuch der inneren Medizin, 4. Aufl., 9. Bd., Teil 3. Berlin-Göttingen-Heidelberg: Springer 1960. — Grosse-Brockhoff, F., F. Loogen u. A. Schaede: Angeborene Herz- und Gefäßmißbildungen. In: v. Bergmann, Frey u. Schwiegk, Handbuch der inneren Medizin, 4. Aufl., Bd. 9, Teil 3. Berlin-Göttingen-Heidelberg: Springer 1960.

Hadorn, W.: Ohnmacht. In: W. Hadorn, Vom Symptom zur Diagnose. Lehrbuch der medizinischen Symptomatologie. Basel u. New York: S. Karger 1960. — Hale, A., J. Phillips, and G. Burch: Features of palmar dermatoglyphics in congenital heart disease. A report on the variants frequently associated with congenital lesions of the heart. J. Amer. med. Ass. **176**, 41 (1961). — Hamperl, H.: Lehrbuch der allgemeinen Pathologie und der pathologischen Anatomie, 24./25. Aufl. Berlin-Göttingen-Heidelberg: Springer 1960. — Hansen, K., u. H. Schliak: Segmentale Innervation. Ihre Bedeutung für Klinik und Praxis. Stuttgart: Georg Thieme 1962. — Hauss, W.: Angina pectoris. Entstehung, Erkennung, Beurteilung und Behandlung der Herzschmerzanfälle. Stuttgart: Georg Thieme 1954. — Hegglin, R.: Differentialdiagnose Innerer Krankheiten, 9. Aufl. Stuttgart: Georg Thieme 1963. — Heilmeyer, L., u. W. Müller: Die rheumatischen Erkrankungen. In: L. Heilmeyer, Lehrbuch der inneren Medizin, 2. Aufl. Berlin-Göttingen-Heidelberg: Springer 1961. — Herzberg, J.: Chronisch entzündliche Gefäßerkrankungen und deren Auswirkung auf die Haut. Arch. Derm. **206**, 150 (1957). — Hirsch, W., u. K. Rust: Praktische Diagnostik ohne klinische Hilfsmittel. München: Johann Ambrosius Barth 1958. — Hochrein, M.: Zur Frühdiagnose des Herzinfarktes. Med. Klin. **57**, 430 (1962). — Hochrein, M., u. I. Schleicher: Herz-Kreislauferkrankungen. Angewandte Physiologie und funktionelle Therapie, Bd. 2. Darmstadt: Dr. Dietrich Steinkopff 1959. — Höring, F.: Infektionskrankheiten und Allergie. In: K. Hansen, Allergie, 3. Aufl. Stuttgart: Georg Thieme 1957. — Hofer, E., u. F. Müller: Wetter und Herzinfarkt. Arch. Hyg. (Berl.) **146**, 586 (1963). — Holzmann, M.: Klinischer Verlauf der Angina pectoris. In: Angina pectoris, hrsg. von Ver.igg Bad Nauheimer Ärzte. Darmstadt: Dr. Dietrich Steinkopff 1962. — Hueber, F.: Zur Problematik der Koronarerkrankungen. Wien. klin. Wschr. **74**, 817 (1962).

JACOBI, J., u. M. LOEWENECK: Operable Herzleiden. Einführung in Klinik, Diagnostik und Operationsmöglichkeiten. Stuttgart: Georg Thieme 1958. — JACOBI, J., M. LOEWENECK u. F. NORTHOFF: Die Diagnostik und Therapie der kongenitalen Angio-Kardiopathien. Dtsch. med. Wschr. **77**, 193 (1952). — JAGIC, N. v.: Klinik der Herzkrankheiten für praktische Ärzte und Studierende, 3. Aufl. Berlin u. Wien: Urban & Schwarzenberg 1944. — JAGIC, N. v., u. F. NAGL: Störungen und Erkrankungen der weiblichen Geschlechtsorgane in ihrer Beziehung zum Zirkulationsapparat. In: L. SEITZ u. A. AMREICH, Biologie und Pathologie des Weibes. Ein Handbuch der Frauenheilkunde und Geburtshilfe, 2. Aufl., Bd. 6. München u. Berlin: Urban & Schwarzenberg 1954. — JONPUIERES, E., y B. GOLDEMBERG: Ulcera hypertensiva isquemica. Rev. argent. Dermatosif. **36**, 60 (1952).

KAMERMANN, J.: Erythema anulare in adults with acute rheumatism. Ann. rheum. Dis. **21**, 59 (1962). — KAMIL, M., M. MILLER, C. MESSELOFF, and H. LEPOW: Cardiac rupture in mycardial infarction. N.Y. St. J. Med. **62**, 2327 (1962). — KANNEL, W., A. KAGEN, T. DAWBER, and N. REVOTSKIE: Epidemiology of coronary heart disease. Implications for the practicing physician. Geriatrics **17**, 675 (1962). — KAPPERT, A.: Leitfaden und Atlas der angiologischen Diagnostik. Erkrankungen von Arterien, Venen, Kapillaren und Lymphgefäßen der Gliedmaßen. Allgemeine und spezielle Diagnostik, Kasuistik und Therapiehinweise. Bern u. Stuttgart: H. Huber 1964. — KELLER, W., u. A. WISKOTT: Lehrbuch der Kinderheilkunde. Stuttgart: Georg Thieme 1961. — KIERLAND, R.: Current practices in general medicine. (XVI). Cutaneous manifestations of systemic disease. Proc. Mayo Clin. **35**, 451 (1960). — KLÜKEN, N.: Angiolopathien. In: M. RATSCHOW, Angiologie. Pathologie, Klinik und Therapie peripherer Durchblutungsstörungen. Stuttgart: Georg Thieme 1959. — KLUGE, K.: Ulcus Martorell. Derm. Wschr. **151**, 569 (1965). — KNEBEL, B.: Diagnostik der häufigsten angeborenen Herzfehler. In: Herzfehler, hrsg. von Ver.igg Bad Nauheimer Ärzte. Darmstadt: Dr. Dietrich Steinkopff 1957. — KNIPPING, H., W. BOLT, H. VALENTIN u. H. VENRATH: Untersuchung und Beurteilung des Herzkranken. Präoperative Herzdiagnostik. Praktische Routineuntersuchung. Funktionsanalyse für die Herzprophylaxe und Sporttherapie. Cor pulmonale. Stuttgart: Ferdinand Enke 1955. — KÖTTGEN, H.: Krankheiten des Herz-Kreislaufsystems. In: FEER u. KLEINSCHMIDT, Lehrbuch der Kinderheilkunde, 20. Aufl. Stuttgart: Gustav Fischer 1962. — KONCZ, J.: Herz, Perikard und große thorakale Gefäße. In: HELLNER, NISSEN u. VOSSSCHULTE, Lehrbuch der Chirurgie, 3. Aufl. Stuttgart: Georg Thieme 1962. — KOPEC, M., N. SENDYS, and E. KOWALSKI: A contribution to the etiology of drumstick fingers. Pol. Tyg. lek. **5**, 1766 (1950). Ref. Zbl. Haut- u. Geschl.-Kr. **80**, 269 (1952). — KRIEG, G.: Die Behandlung der sog. Beinleiden in der Praxis. Stuttgart: Schattauer 1963. — KÜSTER, F.: Rheumatosen. In: H. OPITZ u. B. DE RUDDER, Pädiatrie. Berlin-Göttingen-Heidelberg: Springer 1957. — KUNDRATITZ, K.: Bedeutung der Allergie für die Erkrankungen des Kindesalters. In: K. HANSEN, Allergie, 3. Aufl. Stuttgart: Georg Thieme 1957.

LANGE, F.: Lehrbuch der Krankheiten des Herzens und der Blutstrombahn. Stuttgart: Ferdinand Enke 1953. — LEHNDORFF, H.: Zit. nach K. KUNDRATITZ. — LINDHOLM, H.: On the variation of the time of onset and of death of myocardial infarction. Acta med. scand. **173**, 223 (1963). — LOWNEY, E., and H. SIMONS: „Rheumatoid" nodules of the skin. Their significance as an isolated finding. Arch. Derm. **88**, 853 (1963). — LUDWIG, H.: Störungen des Pulses. In: W. HADORN, Vom Symptom zur Diagnose. Lehrbuch der medizinischen Symptomatologie. Basel u. New York: S. Karger 1960.

MANNHEIMER, E.: Die klinischen Untersuchungsmethoden bei Fallotscher Tetralogie. Berl. med. Z. **1950**, 238—242. — MARTORELL, F.: Hypertensive ulcer of the leg. Angiology **1**, 133 (1950). — MECHELKE, K.: Differentialdiagnose der Koronarerkrankungen. In: Angina pectoris, hrsg. von Ver.igg Bad Nauheimer Ärzte. Darmstadt: Dr. Dietrich Steinkopff 1962. — MEHRIZI, A., and A. DRASH: Growth disturbance in congenital heart disease. J. Pediat. **61**, 418 (1962). — MEIER, C.: Erythema anulare rheumaticum. Acta derm.-venereol. (Stockh.) **40**, 424 (1960). — MEYER, K.: Zur Genese der Trommelschlegelfinger. Dtsch. med. Wschr. **86**, 1186 (1961). — MOLL, A., u. F. HAMACHER: Der Herzinfarkt im jüngeren Lebensalter. In: Beiträge zur praktischen Medizin, Nr 44. Stuttgart: Ferdinand Enke 1962.

NAVA, P.: Hauterscheinungen beim akuten Gelenkrheumatismus. Brasil-méd. **69**, 697 (1955). Ref. Zbl. Haut- u. Geschl.-Kr. **96**, 136 (1956).

OPPERMANN, H., u. G. DERLAM: Leitsymptom: Fuß- und Beinödeme. Münch. med. Wschr. **104**, 2551 (1962). — ORBACH, E.: Hypertensive ischemic ulcer. Angiology **6**, 153 (1955).

PARADE, G., u. P. BOCKEL: Angina pectoris und Herzinfarkt. In: Beiträge zur praktischen Medizin, Nr 34. Stuttgart: Ferdinand Enke 1954. — PASTINSZKY, I.: Die Hautsymptome bei Herz- und Gefäßerkrankungen. In: I. PASTINSZKY u. I. RACZ, Hautveränderungen bei inneren Krankheiten. Berlin u. Jena: VEB Verlag Volk u. Gesundheit 1965. — PASTINSZKY, I., u. I. RACZ: Die Einteilung der wichtigsten, bei verschiedenen Erkrankungen auftretenden Hautsymptome. In: I. PASTINSZKY u. I. RACZ, Hautveränderungen bei inneren Krankheiten. Berlin u. Jena: VEB Verlag Volk u. Gesundheit 1965. — PEARSON, H.: Zit. nach W. HAUSS. — PLATTS, M., and M. GREAVES: Splinter haemorrhages. Brit. med. J. **1958 II**, No 5089, 143.

Ragaini, L., G. Lazzari, G. Facconi e R. Rossi: L'infarts del miocardio, nella valutazione statistica dei suoi rapporti intrinseci ed estrinseci, statistici e dinamici dal 1930 al 1959, sopra un numero di 15637 reperti autoptici dell'Instituto di Anatomia Patologica dell'Universita di Parma. Riv. Anat. pat. **20**, 1 (1961). Ref. Kongr.-Zbl. ges. inn. Med. **251**, 298 (1963). — Reindell, H., u. H. Klepzig: Krankheiten des Herzens und der Gefäße. In: L. Heilmeyer, Lehrbuch der inneren Medizin, 2. Aufl. Berlin-Göttingen-Heidelberg: Springer 1961. — Richardson, D.: A history of the morbus caeruleus. Bull. Hist. Med. **36**, 193 (1962). — Rossi, E.: Herzkrankheiten im Säuglingsalter. Stuttgart: Georg Thieme 1954. — Ruiter, M., u. E. Mandema: Hochgradige, mit ungewöhnlichen Hautmanifestationen einhergehende Gefäßendothelwucherung bei subakuter bakterieller Endokarditis. Hautarzt **16**, 205 (1965).

Sarre, H., u. K. Rother: Allergische Erkrankungen der Niere und der ableitenden Harnwege. In: K. Hansen, Allergie, 3. Aufl. Stuttgart: Georg Thieme 1957. — Schaub, F., u. A. Uehlinger: Die Diagnostik der wichtigsten operablen Kardiopathien. Schweiz. med. Wschr. **92**, 703 (1962). — Scherf, D., u. L. Boyd: Klinik und Therapie der Herzkrankheiten und der Gefäßerkrankungen, 5. Aufl. Wien: Springer 1951. — Schimert, G., W. Schimmler, H. Schwalb u. J. Eberl: Die Coronarerkrankungen. In: v. Bergmann, Frey u. Schwiegk, Handbuch der inneren Medizin, 4. Aufl., Bd. 9, Teil 3. Berlin-Göttingen-Heidelberg: Springer 1960. — Schirren, C.: Niels Stensen entdeckte vor 300 Jahren die später nach Fallot benannte Tetralogie. Med. Welt **1965**, 278—280. — Schmid, F.: Erkrankungen des Herzens. In: Opitz u. de Rudder, Pädiatrie. Berlin-Göttingen-Heidelberg: Springer 1957. — Schmidt-Voigt, J.: Das Gesicht des Herzkranken. Aulendorf (Württ.): Editio Cantor 1958. — Schmitt, W.: Zur chirurgischen und Anästhesiebehandlung von Kreislaufregulationsstörungen. In: Regulationsstörungen des Kreislaufs, hrsg. von Ver.igg Bad Nauheimer Ärzte. Darmstadt: Dr. Dietrich Steinkopff 1955. — Schmitz, R.: Zur Klinik der Hypertoniegeschwüre. Derm. Wschr. **131**, 271 (1955). — Schneider, W.: Lehrbuch der Haut- und Geschlechtskrankheiten, 9. Aufl. Stuttgart: Georg Thieme 1965. — Schneider, W., u. R. Coppenrath: Kreislaufstörungen der Haut und Hautgefäßkrankheiten. In: E. Riecke, Lehrbuch der Haut- und Geschlechtskrankheiten, 9. Aufl. Stuttgart: Gustav Fischer 1962. — Schöldgen, W.: Hauterscheinungen in der Art des spätexsudativen Ekzems bei Endocarditis lenta. Z. Haut- u. Geschl.-Kr. **23**, 235 (1957). — Schölmerich, P.: Erkrankungen des Endokard. In: v. Bergmann, Frey u. Schwiegk, Handbuch der inneren Medizin, 4. Aufl., Bd. 9, Teil 2. Berlin-Göttingen-Heidelberg: Springer 1960. — Schottmüller, H.: Endocarditis lenta. Münch. med. Wschr. **75**, 617 (1910). — Schulz, F., u. H. Knobloch: Periphere Gangrän nach Herzinfarkt. Z. ärztl. Fortbild. **47**, 503 (1953). — Seifert, G.: Die zytomegale Virusmyokarditis. Dtsch. med. Wschr. **90**, 149 (1965). — Selzer, A.: Zit. nach W. Hauss. — Shaposhnokov, O., and M. Krupko: Hypertonic ulcers of the skin (Martorella's syndrome). Vestn. Derm. Vener. **37**, 28 (1963). Ref. Zbl. Haut- u. Geschl.-Kr. **115**, 123 (1963) — Shteinberg, M., and Y. Cherikover: Rheumatism and the skin. Vestn. Derm. Vener. **38**, Nr. 1, 22 (1964). Ref. Zbl. Haut- u. Geschl.-Kr. **116**, 216 (1964). — Sievers, J., and G. Blomquist: Continued studies on myocardial infarction in Malmö. Our 1935 to 1954 material completed for the years 1955—59. Acta med. scand. **172**, 187 (1962). — Sigg, K.: Varizen, Ulcus cruris und Thrombose. Neue Wege zur nichtoperativen Behandlung. Berlin-Göttingen-Heidelberg: Springer 1958. — Störmer, A.: Rheumatische und bakterielle Endokarditis. Vorträge aus der praktischen Medizin, H. 32. Stuttgart: Ferdinand Enke 1954. — Die erworbenen Herzklappenfehler. Klin. d. Gegenw. **1**, 405 (1955). — Straube, K.-H.: Der Herzinfarkt im jüngeren Erwachsenenalter. Z. ges. inn. Med. **17**, 285 (1962). — Strempel, R.: Unterschenkelgeschwüre und Deutung ihrer Genese. Hautarzt **6**, 55 (1955). — Sturm, A.: Die Haut als vegetativ-nervöses Organ in Beziehung zu inneren Krankheiten. Hautarzt **2**, 481 (1951). — Rippenusuren bei Fallotscher Tetralogie und Pentalogie. Verh. dtsch. Ges. Kreisl.-Forsch. **27**, 406 (1963). — Suldberg, F.: Ein Fall von Hauterkrankung bei Endokarditis. Venerol. 8, Nr 2/3, 51—53 (1931). Ref. Zbl. Haut- u. Geschl.-Kr. **41**, 78 (1932). — Swan, W., u. C. Henderson: Zit. nach W. Hauss.

Tabor, S., and E. Zaino: Sex differences in acute myocardial infarction. N.Y. St. J. Med. **62**, 2336 (1962).

Uhlenbruck, P.: Die Herzkrankheiten. Klinik, Röntgenbild und Elektrokardiogramm, 3. Aufl. Leipzig: Johann Ambrosius Barth 1943.

Vaubel, E.: Der akute Gelenkrheumatismus. (Das rheumatische Fieber.) Dresden u. Leipzig: Theodor Steinkopff 1938. — Vilanova, X., J. Pinol y J. Rotes Querol: Affectiones cutaneas reumatoides. Comentarios a nuestras casuistica. Act. dermo-sifiliogr. (Madr.) **46**, 106 (1954).

Waibel, P.: Früherfassung und Behandlung peripherer Durchblutungsstörungen. Ther. d. Gegenw. Nr 104, H. 4, 440 (1965). — Weber, A.: Klinik der Überlastungs- und Aufbrauchschäden beim Geistesarbeiter. In: Überlastungs- und Aufbrauchschäden an Herz und Kreislauf, hrsg. von Ver.igg Bad Nauheimer Ärzte. Darmstadt: Dr. Dietrich Steinkopff 1952. — Wetzel, H.: Cardial bedingte Veränderungen an der Hand. Med. Klin. **51**, 1526 (1956). —

Besondere Verlaufsformen beim Herzinfarkt. Münch. med. Wschr. **104**, 1749 (1962). — White, P.: Die Schlüssel zur Diagnose und Therapie der Herzkrankheiten. Darmstadt: Dr. Dietrich Steinkopff 1957. — Wiedmann, A.: Der varicöse Symptomenkomplex. Bericht über die Literatur aus den Jahren 1950—1952. Hautarzt **4**, 193 (1953). — Wilson, G.: Local circulatory changes associated with clubbing of the fingers and toes. Quart. J. Med., N.S. **21**, 201 (1952). — Wollheim, E., u. J. Zissler: Krankheiten der Gefäße. In: v. Bergmann, Frey u. Schwiegk, Handbuch der inneren Medizin, 4. Aufl., Bd. 9, Teil 6. Berlin-Göttingen-Heidelberg: Springer 1960. — Wood, M., and H. Beerman: Necrobiosis lipoidica, granuloma anulare and rheumatoid nodule. J. invest. Derm. **34**, 139 (1960).

Zierz, P.: Akute Erytheme. In: E. Riecke, Lehrbuch der Haut- und Geschlechtskrankheiten, 9. Aufl. Stuttgart: Gustav Fischer 1962. — Zwinggi, F.: Beingeschwüre, Varizen und Thrombosen. Ein Beitrag zu ihrer Behandlung unter besonderer Berücksichtigung einer einfachen Methode freier Hautübertragung, S. 60. Bern u. Stuttgart: H. Huber 1964.

II. Gefäße

Agneta, J.: Necrobiosis lipoidica diabeticorum. Rev. argent. Dermatosif. **33**, 161 (1949). Ref. Zbl. Haut- u. Geschl.-Kr. **76**, 253 (1951). — Albertini, A. v.: Diskussionsbemerkung in Verh. dtsch. Ges. inn. Med. **60**, 714 (1954). — Albrink, M. J., P. H. Lavietes, and B. M. Man: Vascular disease and serum lipids in diabetes mellitus. Ann. intern. Med. **58**, 305 (1963). — Alkiewicz: Zit. nach G. Hübner u. H. Koch. — Allen, E. V., N. W. Barker, and E. A. Hines: Peripheral vascular diseases, II. ed. Philadelphia and London: W. B. Saunders Co. 1956. — Anhegger, E.: Beobachtungen zur Periarteriitis nodosa. Z. ärztl. Fortbild. **45**, 407 (1951). — Anning, S.: The cause and treatment of leg ulcers. Lancet **1952 II**, 789. — Aplas, V.: Über das Wesen der sog. Necrobiosis lipoidica diabeticorum. Z. Haut- u. Geschl.-Kr. **28**, 84 (1960). — Askerkhanov, R.: Quelques questions de pathogenie et d'étude de l'ectasie veineuse des membres inferieurs. Phlébologie **14**, 71 (1961). — Azua-Dochao, L. de, A. Zubiri-Vidal y S. Ucar-Sanchez: Ulceras vasculares de las extremidades inferiores. Estudio anatomopatologica, clinico y terapeutico. Act. dermo-sifiliogr. (Madr.) **42**, 213 (1950a). — Ulceras hipertensivas de las piernas. Act. dermo-sifiliogr. (Madr.) **42**, 238 (1950b).

Bachmann, K.: Die photometrische Untersuchung der peripheren Durchblutung und ihrer pharmakodynamischen Beeinflussung durch Complamin. Med. Klin. **1965**, 1413. — Baggenstoss, A., R. Shick, and H. Polley: The effect of cortison on the lesions of periarteriitis nodosa. Amer. J. Path. **27**, 537 (1951). — Bandmann, F.: Variköser Symptomenkomplex und regionäre Stoffwechselstörungen. Zbl. Chir. **86**, 2063 (1961). — Bange, F., K. Fritz u. W. Dinter: Akutes Nierenversagen durch Periarteriitis nodosa. Münch. med. Wschr. **107**, 375 (1965). — Bauer, M., P. Hirsch, W. Bullock, and S. Abul-Haj: Necrobiosis lipoidica diabeticorum. A cutaneous manifestation of diabetic microangiopathy. Arch. Derm. **90**, 558 (1964). — Baumann, R.: Die peripheren Durchblutungsstörungen. Z. Haut- u. Geschl.-Kr. **13**, 370 (1952); **17**, 113 (1954). — Bejarano, J.: Necrobiosis lipoidica. III. Congr. ib. lat. amer. Derm., Mem., 1959, p. 109. Ref. Zbl. Haut- u. Geschl.-Kr. **106**, 138 (1960). — Bernasconi, P.: Tabagisme et arterite des membres inferieurs. Algérie méd. **61**, 1297 (1957). — Berndt, H., u. W. Lührs: Die Bedeutung der Thrombophlebitis migrans als Hinweis auf latente Karzinome. Z. ges. inn. Med. **12**, 822 (1957). — Bernsmeier, A., u. U. Gottstein: Periphere arterielle Gefäßstenosen und -verschlüsse. Internist (Berl.) **6**, 207 (1965). — Bertram, F.: Die Zuckerkrankheit. Stuttgart: Georg Thieme 1963. — Beurey, J., J. M. Mougeolle, R. Rousselot et P. Philbert: Dyslipoidose faciale chez une diabetique. Bull. Soc. franç. Derm. Syph. **68**, 649 (1961). — Beurier, F.: Recherches statistiques sur l'etiology de 2000 phlebites superficielles traitées a la station Aix-en-Provence. Bull. Soc. franç. Derm. Syph. **70**, 564 (1963). — Black, W.: Neoplastic disease occuring in varicose ulcers or eczema: a report of six cases. Brit. J. Cancer **6**, 120 (1952). — Blaich, W., u. U. Gerlach: Plethysmaographische Untersuchungen über die Funktionsfähigkeit der peripheren Blutbahnen bei Akrocyanose. Arch. Derm. Syph. (Berl.) **196**, 473 (1953). — Block, W.: Die Durchblutungsstörungen der Gliedmaßen. Berlin: W. de Gruyter & Co. 1951. — Bock, H.: Allergische Erkrankungen des Herzens und des Gefäßsystems. In: K. Hansen, Allergie, 3. Aufl. Stuttgart: Georg Thieme 1957. — Die hyperergischen Gefäßerkrankungen. In: M. Ratschow, Angiologie. Pathologie, Klinik und Therapie der peripheren Durchblutungsstörungen. Stuttgart: Georg Thieme 1959. — Bohnstedt, M.: Krankheitssymptome an der Haut in Beziehung zu Störungen anderer Organe. Stuttgart: Georg Thieme 1963. — Bolgert, M., M. Hodara et O. Pagliuchi: Importance de certains facteurs etiologiques trop meconnus des ulceres de jambe. Bull. Soc. franç. Derm. Syph. **68**, 540 (1961). — Borda, J.: Ulcera de pierna. Arch. argent. Derm. **3**, 387 (1953). — Brezhenko, A.: On lipoid necrobiosis. Vestn. Derm. Vener. **37**, No 2, 17 (1963). Ref. Zbl. Haut- u. Geschl.-Kr. **114**, 292 (1963). — Brugsch, Th.: Kardiologie. Lehrbuch der Herz- und Gefäßkrankheiten, 4. Aufl. Leipzig: S. Hirzel 1955. — Bruni, B., N. Crozzoli e E. Fiorio: Diagnosi e trattamento delle lesioni necrotiche del piede diabetico.

Minerva med. 53, 3971 (1962). — BÜHLER, F.: Zum Krankheitsbild der Periarteriitis nodosa. Münch. med. Wschr. 95, 1053 (1953). — BUERGER, L.: Thrombo-angiitis obliterans: a study of the vascular lesions leading to presenile spontaneus gangrene. Amer. J. Med. 13, 526 (1952). Ref. Zbl. Haut- u. Geschl.-Kr. 86, 354 (1953/54). — BÜRGER, M.: Einführung in die innere Medizin. Berlin: W. de Gruyter & Co. 1952. — Klinische Fehldiagnosen. Stuttgart: Georg Thieme 1953. — Angiopathia diabetica. Konservierende Behandlung des Zuckerbrandes. Stuttgart: Georg Thieme 1954. — Die Hand des Kranken. München: J. F. Lehmann 1956. — BÜRKLE DE LA CAMP, H.: Die Begutachtung des Zusammenhangs von Unfall und peripheren Durchblutungsstörungen. Mschr. Unfallheilk. 54, 289 (1951). — BUREAU, Y., H. BARRIERE et HERBOUILLER: Necrobiose lipoidique a type de sarcoides hypodermiques. Bull. Soc. franç. Derm. Syph. 67, 405 (1960).

CARRERAS, A.: Ulceras arterioscleroticas e hipertensivas en los viejos. Act. dermo-sifiliogr. (Madr.) 49, 118 (1958). — CASTELLANI, A.: Observations sur une bacterie qui semble jouer un role important dans l'etiologie de nombreux cas d'ulcere varicoside (Ulcus varicosoides). Ann. Inst. Pasteur 87, 361 (1954). — CATEL, W.: Differentialdiagnostische Symptomatologie von Krankheiten des Kindesalters, 2. Aufl. Stuttgart: Georg Thieme 1951. — CERUTTI, P.: Periarterite nodosa cutanea. Minerva derm. 36, 187 (1961). — CERUTTI, P., u. G. SANTOJANNI: Über die Polyarteriitis cutanea benigna. Hautarzt 8, 109 (1957). — CHERNOSKY, M.: Current concepts of necrobiosis lipoidica. Sth. med. J. (Bgham, Ala.) 54, 25 (1961). — CHIVINGTON, P·, W. MURPHY, and B. PEPPERCORN: Periarteritis nodosa. Arch. Derm. 64, 377 (1951). — CLEAVE, T.: On the causation of varicose veins and their prevention and arrest by natural means. An evolution and approach. With a foreword by HARROLD DODD. Bristol: John Wright & Sons 1960. — COLOMBO, O.: Thrombose—Varizen—Ulcus cruris varicosum, Diagnose und Therapie unter Auswertung eines chirurgischen Krankengutes. Wien med. Wschr. 112, 667 (1962). — COQUELET, O.: Existe-t-il des varices posttraumatiques? Acta orthop. belg. 17, 265 (1951). — CORSON, J.: Polyarteritis nodosa. Arch. Derm. 83, 351 (1961). — CORTI, R., y A. CORDERO: Necrobiosis lipoidica diabetica (forme abscedada). Rev. argent. Dermatosif. 39, 208 (1955). — CREVELD, S. VAN, u. G. FANCONI: Pathologie des Kohlenhydratstoffwechsels. In: G. FANCONI u. A. WALLGREN, Lehrbuch der Pädiatrie, 7. Aufl. Basel u. Stuttgart: Benno Schwabe & Co. 1963. — CROSTI, A.: Patologia arteriolare cutanea. La livedo racemosa. G. ital. Derm. 81, 925 (1940). — CSAPO, G., u. S. SZÜCS: Diabetische Angiopathie und Arteriosklerose bei Zuckerkranken. In: G. MOHNIKE, Diabetische Angiopathie. I. Internat. Symposion über Diabetesfragen. Berlin: Akademieverlag 1964. — CSERMELY, E.: Contributo alla conoszenza della periarterite nodosa cutanea. G. ital. Derm. 103, 327 (1962).

DATOVO, L.: Rilievi clinico-biologici sulla necrobiosi lipidica. G. ital. Derm. 98, 654 (1957). — DEFAUW, J.: Hypertension veineuse et hypertrophie des extremites. Arch. belges Derm. 19, 11 (1963). — DEGOS, R., R. TOURAINE, J. F. TINTHOIN et J. BUZACOUX: Erythromelalgie de l'infant. Bull. Soc. franç. Derm. Syph. 70, 808 (1963). — DIETRICH, K., u. F. PIRNER: Ulcus cruris und Trauma in der Begutachtung. Zbl. Phlebol. 4, 56 (1965). — DÖNHARDT, A., u. H. MIES: Beitrag zur frühzeitigen Diagnose der Periarteriitis nodosa. Klin. Wschr. 30, 492 (1952). — DOMANIG, E.: Die operative Behandlung der Beinvarizen. Medizinische 1957, 1206. — DRÜSEDAU, A.-D.: Über einen Fall von Periarteriitis nodosa, besonders der Haut. Inaug.-Diss. FU Berlin 1952. — DRY, T. J., and E. A. HINES: The role of diabetes in the development of degenerative vascular disease. Ann. intern. Med. 14, 1893 (1941). — DUDIK, E., u. K. HEINRICH: Klinische Beobachtungen bei einem Kranken mit Thrombophlebitis migrans. Medizinische 1955, 451. — DUGOIS, P., P. COUDERC et J. GAGNAIRE: Dyslipoidose d'Oppenheim-Urbach et lipomatose multiple evoluant par poussees associees. Bull. Soc. franç. Derm. Syph. 66, 747 (1959). — DUGUID, J.: Ätiologie und Pathogenese der Varizen. Practitioner 166, 933 (1951). — DUPONT, A.: Deux cas de dyslipoidose cutanee d'Oppenheim-Urbach chez des diabetiques jeunes. Bull. Soc. franç. Derm. Syph. 66, 236 (1959).

EBEL, A., M. KAUFMANN, and T. EHRENREICH: Gangrene of an extremity secondary to venous thrombosis. Arch. intern. Med. 90, 402 (1952). — ELSCHNER, H.: Die Phlebitis saltans und das Krankheitsbild der Endangiitis obliterans. Derm. Wschr. 127, 534 (1953). — EMMRICH, R., u. E. PREUSS: Nekrose und Nekrosebehandlung bei peripheren arteriellen Durchblutungsstörungen. Ärztl. Wschr. 1954, 1109. — EMPTER, C.: Die Endangitis obliterans in wehrmedizinischer Sicht. Wehrmed. Mitt. 1964, 167. — ENGEL, M., and W. HAMMACK: Necrobiosis lipoidica diabeticorum. A biochemical, histochemical and electrophoretic study. Arch. Derm. 78, 73 (1958). — EWERBECK, H., u. K. WECHSELBERG: Der Kreislauf und seine Störungen. In: H. OPITZ u. B. DE RUDDER, Pädiatrie. Berlin-Göttingen-Heidelberg: Springer 1957. — EYSHOLDT, K.: Venen. In: HELLNER, NISSEN u. VOSSSCHULTE, Lehrbuch der Chirurgie, 3. Aufl. Stuttgart: Georg Thieme 1962.

FARBER, E., and M. MCLAIN: Primary envolvement of the upper extremities in thrombangiitis obliterans. Arch. Derm. 64, 352 (1951). — FEIGENBERG, A.: Two cases of periarteriitis nodosa. Acta dermato-venereol. (Stockh.) 32, 251 (1952). — FISCHBACH, E.: Zur Pathogenese und Differentialdiagnose der Cyanose. Med. Klin. **1953**, 1133, 1177. — FISHER, I., and M. ORKIN: Cutaneous form of periarteriitis nodosa, an entity? Arch. Derm. **89**, 180 (1964). — FLINSCH, C.: Grundsätzliches zum Verständnis des varikösen Symptomenkomplexes. Münch. med. Wschr. **99**, 1713 (1957). — FRIED, C.: Über Röntgenbestrahlung der Thrombangiitis obliterans und verwandter arterieller Störungen. Strahlentherapie **91**, 243 (1953). — FROBOESE, C.: Beitrag zur Stütze der rheumatischen Ätiologie der Periarteriitis nodosa und zum subtotalen Pancreasinfarkt. Virchows Arch. path. Anat. **317**, 430 (1949).

GABRIEL, H.: Ulcus cruris und arterielle Durchblutungsstörungen. Z. Haut- u. Geschl.-Kr. **13**, 37 (1952). — GADERMANN, E., u. K. D. VOIGT: Die Schönlein-Henochsche Purpura und ihre Beziehungen zur Periarteriitis nodosa. Frankfurt. Z. Path. **62**, 255 (1951). — GARNIER, G.: Concretions calcaires des doigts associees a un syndrome de Raynaud. Amelioration importante par la vitamins D_2. Bull. Soc. franç. Derm. Syph. **56**, 442 (1949). — GARZON, R., F. GARZON y R. PELLANDA: Ulcera isquemica hipertensivade de la pierna. Arch. argent. Derm. **10**, 103 (1960). — GEBAUER, A., u. E. SCHNEIDER: Die Röntgendiagnostik peripherer Durchblutungsstörungen. Internist (Berl.) **6**, 251 (1965). — GEERTS, C.: A propos d'un cas de „syndrom de Martorell". Arch. belges Derm. **12**, 283 (1956). — GERTLER, M., M. GARN, and J. LERMAN: The interrelationships of serumcholesterol, cholesterolesters and phospholipids in health an coronary artery disease. Circulation **2**, 205 (1950). — GERTLER, W.: Die Bedeutung peripherer Durchblutungsstörungen für das Auftreten von planen, juvenilen und vulgären Warzen. Med. Klin. **1944**, 435. — Trophangioneurosen der Haut. In: GOTTRON-SCHÖNFELD, Dermatologie und Venerologie, Bd. III/2. Stuttgart: Georg Thieme 1959. — GERTLER, W., u. SCHIEK: Zur Häufigkeit der Necrobiosis lipoidica bei Diabetikern. Derm. Wschr. **141**, 456 (1960). — GIGANTE, D., A. CAJANO e A. GUARINO: Contributo allo studio della malattia di Raynaud. Policlinico, Sez. med. **58**, 65 (1951). — GILJE, O.: Ulcus cruris in venous circulatory disturbances. Investigations of the etiology, pathogenesis and therapie of leg ulcers. Acta derm.-venereol. (Stockh.) **29**, Suppl. 22, 1 (1949). — GIULIANI, V., e E. PROPERZI: Considerazioni sulla terapie dell'ulcera varicosa. Clin. nuova **14**, 713 (1952). — GJERTZ, A.: Einige diagnostische Gesichtspunkte zu den peripheren obliterierenden Arteriopathien. Svenska Läk.-Tidn. **1953**, 2249. Ref. Zbl. Haut- u. Geschl.-Kr. 88, 321 (1954). — GOLDENBERG, S., M. ALEX, R. A. JOSHI, and H. T. BLUMENTHAL: Nonatheromatous peripheral vascular disease on the lower extremity in diabetes mellitus. Diabetes 8, 261 (1959). — GOLDSMITH: Necrobiosis lipoidica diabeticorum. Proc. roy. Soc. Med. **44**, 359 (1951). — GOMEZ ORBANEJA, J., R. RIVERA LOPEZ y L. IGLESIAS: Ulcera hipertensiva. Act. dermo-sifiliogr. (Madr.) **52**, 169 (1961). — GONIN, R.: Atrophie blanche et ulcere de jambe a douleure intolerables. Ann. Derm. Syph. (Paris), Ser. VIII, **10**, 633 (1950). — GOTTRON, H. A.: Kreislaufstörungen und Hämorrhagien der Haut. In: ARZT/ZIELER, Haut- und Geschlechtskrankheiten, Bd. II/1. Berlin u. Wien: Urban & Schwarzenberg 1935. — Falldemonstration. Derm. Wschr. **144**, 1112 (1961). — GOTTRON, H. A., u. R. SCHMITZ: Hautkrankheiten in ihrer Abhängigkeit von Durchblutungsstörungen. Nauheimer Fortbildgslehrgang **18**, 63 (1952). — Hautkrankheiten in ihrer Abhängigkeit von Durchblutungsstörungen. In: Durchblutungsstörungen der Organe, ihre Diagnose und Therapie, hrsg. von Ver.igg Bad Nauheimer Ärzte. Darmstadt: Dr. Dietrich Steinkopff 1953. — GOUGEROT, H., P. BLUM et B. DUPERRAT: Dermatomyosite et livédo. Bull. Soc. franç. Derm. Syph. **58**, 219 (1951). — GOUGERTOT, H., B. DUPERRAT et L. HARTMANN: Syndrome de Raynaud de la menopause et concretions calcaires. Bull. Soc. méd. Hôp. Paris **66**, 1125 (1950). — GRASSET, J., J. SENEZE et R. GAUTHIER: A propos de deux cas de gangrene des membres inferieurs consecutifs a des thrombo-phlebites du post partum. Gynéc. et Obstét. **58**, 27 (1959). — GREITHER, A.: Über die Pathogenese der Krampfaderfolgen. Dtsch. med. Wschr. **81**, 1797 (1956). — GROH, H., u. E. HOFFMANN: Die ambulante Behandlung des Unterschenkelgeschwüres. Münch. med. Wschr. **106**, 836 (1964). — GROTS, J., J. STRAUSS, and H. MESCON: Necrobiosis lipoidica diabeticorum of the abdomen. Arch. Derm. **83**, 505 (1961).

HAGER, H., u. F. HEINEMANN: Zur Periarteriitis im Säuglingsalter. Z. Kinderheilk. **89**, 82 (1964). — HALLER jr., J.: Thrombectomy for deep thrombophlebitis of the leg. New Engl. J. Med. **267**, 65 (1962). — HALTER, K.: Livedo racemosa nach Gelenkrheumatismus. Zbl. Haut- u. Geschl.-Kr. **58**, 246 (1938). — HAMLIN, E., R. WARREN, and H. KENNARD: Thrombangiitis obliterans. An evaluation of therapy with special reference to lumbar sympathectomy. New Engl. J. Med. **241**, 849 (1949). — HAMPERL, H.: Lehrbuch der allgemeinen Pathologie und der pathologischen Anatomie, 24./25. Aufl. Berlin-Göttingen-Heidelberg: Springer 1960. — HANDELSMAN, M. B., L. M. LEVITT, and H. CONRAD jr.: Small vessel dysfunction in patients with diabetes mellitus. Amer. J. Med. **224**, 34 (1952). — HANDELSMAN, M. B., T. G. MORRIONE, and B. GHITMAN: Skin vascular alterations in diabetes mellitus. Arch. intern. Med. **110**, 70 (1962). — HANHART, E.: Vererbung und Konstitution bei Allergie. In: K. HANSEN, Allergie, 3. Aufl. Stuttgart: Georg Thieme 1957. — HANSEN, P.: Mechanism in the Raynaud's phenomen. A survey. Acta derm.-venereol. (Stockh.) **32**, Suppl. 29, 132 (1952). —

HARDERS, H.: Das Gefäßsystem bei Diabetes mellitus. Internist (Berl.) 5, 111 (1964). — HARTUNG, J., u. H. JANSSON: Unterschenkelgeschwür und -ekzem, Krampfadern und Geschlecht. Eine Betrachtung zur Frage der Statistik mit nosologischen Krankheitsbegriffen. Z. Haut- u. Geschl.-Kr. 15, 202 (1953). — HASSELMANN, C.: Über die Pathogenese und das unterschiedliche Vorkommen von Ulcus cruris und Ekzem am rechten und linken Unterschenkel, nebst Bemerkungen zur Therapie. Med. Klin. 1950, 1277. — HEGGLIN, R.: Differentialdiagnose innerer Krankheiten, 9. Aufl. Stuttgart: Georg Thieme 1963. — HENRY, M., H. STOECKLE, and H. HOPPS: Periarteritis in a 4-month-old infant unresponsive to penicillinase. Amer. Heart J. 60, 817 (1960). — HERRMANN, G.: Present day concepts of atherosclerosis and various attempts at control with decholesterolizing agents. Arch. bras. Cardiol. 14, 235 (1961). — HERRMANN, H.: Zur Ätiologie und Therapie der Varizen und des Ulcus cruris. Med. Welt 1960, 2271. — HERRMANN, W.: Necrobiosis lipoidica diabeticorum (Sitzungsbericht). Derm. Wschr. 140, 1273 (1959). — HERZBERG, J.: Chronisch-entzündliche Gefäßerkrankungen und deren Auswirkungen an der Haut. Arch. klin. exp. Derm. 206, 150 (1957). — HERZBERG, J. J., u. K. H. SCHULZ: Tuberkulöse Vaskulitis unter dem Bild einer Livedo racemosa. Hautarzt 7, 442 (1956). — HESS, W.: Klinik und interne Behandlung der peripheren arteriellen Durchblutungsstörungen. Med. Klin. 1960, 1791. — HEVELKE, G.: Angiochemische Gefäßveränderungen beim Diabetes mellitus. Z. Alternsforsch. 9, 28 (1955/56). — HIERONYMI, G.: Allergische Gewebsreaktionen in den Gefäßwänden. In: M. RATSCHOW, Angiologie. Pathologie, Klinik und Therapie der peripheren Durchblutungsstörungen. Stuttgart: Georg Thieme 1959. — HILLENBRAND, H.-J.: Über die Beteiligung des Magen-Darmkanals bei der Endangitis obliterans (v. Winiwarter-Buergersche Erkrankung). Klin. Wschr. 1956, 635. — HIRSCH, W., u. K. RUST: Praktische Diagnostik ohne klinische Hilfsmittel. München: Johann Ambrosius Barth 1958. — HJORTH, N.: Necrobiosis lipoidica. Chronic progressive granulomatosis disciformis (Miescher). Acta derm.-venereol. (Stockh.) 39, 140 (1959). — HOCHREIN, M., u. I. SCHLEICHER: Herz- und Kreislauferkrankungen. Angewandte Physiologie und funktionelle Therapie, Bd. 2. Darmstadt: Dr. Dietrich Steinkopff 1959. — HODLER, J.: Diabetes und Gefäßerkrankungen. Schweiz. med. Wschr. 93, 526 (1963). — HOHENSEE, G.: Ulcus cruris varicosum — Untersuchungen am Krankengut des Rud.-Virchow-Krankenhauses. Z. Haut- u. Geschl.-Kr. 32, 129 (1962). — HOLLE, F., u. E. SONNTAG: Grundriß der gesamten Chirurgie, Teil 1. Berlin-Göttingen-Heidelberg: Springer 1960. — HOLMES, J.: Die Hauterscheinungen der Periarteriitis nodosa, unter besonderer Berücksichtigung hämorrhagischer Vorgänge. Hautarzt 4, 180 (1953). — HUE, A.: Bilan d'essais therapeutiques dans l'acrocyanose. Phlébologie 13, 113 (1960). — HÜBNER, G., u. H. KOCH: Über die Periarteriitis nodosa. Med. Klin. 47, 1385 (1952). — HURIEZ, C., J. DEWAMBEZ, G. FLIPO et M. VANOVERSCHELDE: Etiologie des phlebites abservees en dermatologie. Bull. Soc. franç. Derm. Syph. 70, 558 (1963).

ISHIKAWA, K., S. KAWASE, and Y. MISHIMA: Occlusive arterial disease in extremities, with special reference to Buerger's disease. Angiology 13, 398 (1962).

JAEGER, F.: Primäre und sekundäre Krampfadern. Medizinische 1955, 1237. — Erkrankungen des Venensystems und ihre Behandlung. Therapiewoche 11, 175 (1960). — JAUSION, ROUSSEL, VIEVILLE, SYLVESTRE et CHEVRIER: Lesions vasculaires et troubles trophiques des membres inferieurs. Étude critique. Bull. Soc. franc. Derm. 63, 89 (1956). — JORDAN, P.: Diskussionsbemerkung in: Hefepilze als Krankheitserreger bei Mensch und Tier von C. SCHIRREN u. H. RIETH, S. 5. Berlin-Göttingen-Heidelberg: Springer 1963. — JONPUIERES, E., y B. GOLDEMBERG: Ulcera hypertensiva isquemica. Rev. argent. Dermatosif. 36, 60 (1952). — JOULIA, LE COULANT, DAVID-CHAUSSEE TEXIER, BIRABEN et FRUCHARD: Periarterite noueuse a forme gangreneuse. Bull. Soc. franç. Derm. Syph. 63, 202 (1956). — JULICH, H.: Beitrag zur Klinik der Periarteriitis nodosa. Dtsch. Gesundh.-Wes. 1950, 134. — JUNG, H.-D.: Die Necrobiosis lipoidica diabeticorum als morphologisches und funktionelles Substrat einer diabetischen Angiopathie der Haut. In: G. MOHNIKE, Diabetische Angiopathie. I. Internat. Symposion über Diabetesfragen. Berlin: Akademieverlag 1964.

KÄMMERER, H.: Allergische Erkrankungen des Herz- und Gefäßsystems. In: H. KÄMMERER u. H. MICHEL, Allergische Diathese und allergische Erkrankungen, 3. Aufl. München: J. F. Bergmann 1956. — KALDOR, I., et L. NEKAM: Alterations immunologiques dans la necrobiose lipoidique. Ann. Derm. Syph. (Paris) 91, 147 (1964). — KAMINSKY, A., B. SEVINSKY, A. KAPLAN y P. BOSQ: Necrobiosis lipoidica diabeticorum. Ses. Dermatol. en Homenaje al Prof. LUIS E. PIERNI 1950, p. 371. — KAPPERT, A.: Leitfaden und Atlas der angiologischen Diagnostik. Erkrankungen von Arterien, Venen, Kapillaren und Lymphgefäßen der Gliedmaßen, Allgemeine und spezielle Diagnostik, Kasuistik und Therapiehinweise. Bern u. Stuttgart: H. Huber 1964. — KAPPERT, A., u. A. SENN: Zit. nach A. BERNSMEIER u. U. GOTTSTEIN. — KAZMEIER, F.: Symptomatologie und Differentialdiagnose der Periarteriitis nodosa. Med. Welt 1951, 774. — KEINING, E., u. O. BRAUN-FALCO: Dermatologie und Venerologie. München: J. F. Lehmann 1961. — KEINING, E., u. G. WEBER: Die „Sommerulcerationen" in ihrer Beziehung zu peripheren Durchblutungsstörungen. Derm. Wschr. 135, 498 (1957) .— KELLER, W., u. A. WISKOTT: Lehrbuch der Kinderheilkunde. Stuttgart: Georg Thieme

1961. — KING, E.: The genesis of varicose veins. Aust. N. Z. J. Surg. **20**, 126 (1950). — KLÜKEN, N.: Zur Pathogenese der Acrocyanose. Derm. Wschr. **120**, 249 (1949). — Die Wirkung des Rauchens auf die Hauttemperatur und ihre Beeinflussung durch gefäßaktive Substanzen. Klin. Wschr. **28**, 96 (1950). — Periphere Durchblutungsstörungen ausschließlich variköser Symptomenkomplex. In: GOTTRON-SCHÖNFELD, Dermatologie und Venerologie, Bd. III/1. Stuttgart: Georg Thieme 1959a. — Angiolopathien. In: M. RATSCHOW, Angiologie. Pathologie, Klinik und Therapie der peripheren Durchblutungsstörungen. Stuttgart: Georg Thieme 1959b. — Der variköse Symptomenkomplex. In: M. RATSCHOW, Angiologie. Pathologie, Klinik und Therapie der peripheren Durchblutungsstörungen. Stuttgart: Georg Thieme 1959c. — KLUGE, K.: Ulcus Martorell. Derm. Wschr. **151**, 569 (1965). — KNOTH, W.: Plattenepithel-Karzinom und Fibrosarkom auf dem Boden eines Ulcus cruris varicosum. Zbl. allg. Path. path. Anat. **93**, 345 (1955). — KÖSTER, R.: Das Krampfaderleiden — pathogenetische, ätiologische und klinische Grundlagen der Begutachtung. Med. Welt **1959**, 148. — KÖTTGEN, H.: Pathologie der endokrinen Organe. In: FEER u. KLEINSCHMIDT, Lehrbuch der Kinderheilkunde, 20. Aufl. Stuttgart: Gustav Fischer 1962. — KONCZ, J.: Gefäßsystem und Lymphbahnen. In: HELLNER, NISSEN u. VOSSSCHULTE, Lehrbuch der Chirurgie, 3. Aufl. Stuttgart: Georg Thieme 1962. — KONRADS, J.: Ein Beitrag zu dem seltenen Krankheitsbild der Thrombophlebitis migrans. Dtsch. med. Wschr. **74**, 552 (1949). — KORTING, G.: Über cutane Periarteriitis nodosa unter besonderer Berücksichtigung begleitender Leberstörungen und der sog. Thrombophlebitis migrans. Arch. Derm. Syph. (Berl.) **199**, 332 (1954/55). — KOZLOWSKI, J., S. HRYNIUK u. R. WANKIEWICZ: Klinischer Wert der Feststellung von Knochenläsionen bei varikösem Symptomenkomplex. Derm. Wschr. **149**, 140 (1964). — KRAMER, D. W.: Diabetic gangrene: Incidence and pathogenesis. Amer. J. med. Sci. **183**, 503 (1932). — KREUZER, L.: Zur Frage der Varizenentstehung. Med. Klin. **1950**, 1341. — KRIEG, E.: Phlebite migrante. Bull. Soc. franç. Phlébol. **9**, 99 (1956). — Akute und chronische Venenthrombosen. In: M. RATSCHOW, Angiologie. Pathologie, Klinik und Therapie der peripheren Durchblutungsstörungen. Stuttgart: Georg Thieme 1959. — Die Behandlung der sog. Beinleiden in der Praxis. Stuttgart: Schattauer 1963. — KRIEGER, K.: Zur Ätiologie und Therapie der Varizen und des Ulcus cruris varicosum. Med. Welt **1959**, 2107. — KÜSTER, F.: Rheumatosen. In: H. OPITZ u. B. DE RUDDER, Pädiatrie. Berlin-Göttingen-Heidelberg: Springer 1957. — KULAGA, V.: Cutaneous form periarteritis nodosa. Vestn. Derm. Vener. **38**, No 5, 45 (1964). Ref. Zbl. Haut- u. Geschl.-Kr. **117**, 205 (1964). — Dermatic forms of periarteritis nodosa. A review of literatur. Vestn. Derm. Vener. **38**, No 8, 34 (1964). Ref. Zbl. Haut- u. Geschl.-Kr. **120**, 29 (1965). — KWIATKOWSKI, ST.: Zbl. Haut- u. Geschl.-Kr. **51**, 529 (1935).

LANDI, G.: Studio dei mastociti e della cromotropia nella cute di soggetti diabetici. Rass. Derm. Sif. **15**, 175 (1962). Ref. Zbl. Haut- u. Geschl.-Kr. **116**, 28 (1964). — LANGE, F.: Lehrbuch der Krankheiten des Herzens und der Blutstrombahn. Stuttgart: Ferdinand Enke 1953. — LASCH, H. G., u. K. MATTHES: Herz und Kreislauf bei Erkrankungen des Stoffwechsels. In: Handbuch der inneren Medizin, Bd. IX/4. Berlin-Göttingen-Heidelberg: Springer 1960. — LAUDA, E.: Die peripheren Durchblutungsstörungen. Wien. med. Wschr. **1953**, 368. — LAUSECKER, H.: Hautnekrosen bei Thrombangitis obliterans. Hautarzt **1**, 321 (1950). — LENG-LEVY, J., et J. DAVID-CHAUSSE: Un cas de periarterite noueuse. Bull. Soc. franç. Derm. Syph. **69**, 625 (1962). — LETTERER, E.: Allergie — morphologisch gesehen. Allgemeine Histologie hyperergischer Phänomene. Ärztl. Wschr. **3**, 196 (1948). — LEONI, A., e S. BRESSANIN: Considerazioni eziopatogenetiche sulla necrobiosis lipoidica diabeticorum. Minerva derm. **34**, 293 (1959). — LEVER, W.: Ablagerungskrankheiten körpereigener Stoffwechselprodukte. In: Handbuch der Haut- und Geschlechtskrankheiten von J. JADASSOHN. Ergänzungswerk Bd. 3, Teil 1: Berlin-Göttingen-Heidelberg: Springer 1963. — LEWIS, TH.: Clin. Sci. **1**, 175 (1933). Zit. nach KLÜKEN 1959. — Vascular disorders of the limbs. London 1938. — LINDGREN, I., and C. LUNDMARK: Periarteritis nodosa as a skin disease. Acta derm.-venereol. (Stockh.) **36**, 343 (1956). — LINDNER, B.: Die Phlebitis als Ursache subakuter Verkalkungen. Derm. Wschr. **125**, 221 (1952). — Über disseminierte Unterschenkelverkalkungen (Calcinosis subcutanea postphlebitica). Arch. Derm. Syph. (Berl.) **196**, 403 (1953). — LINDNER, B., u. H. SCHEFFLER: Ist die Thrombophlebitis migrans eine Schwestererkrankung der Endangiitis obliterans von Winiwarter-Buerger? Derm. Wschr. **125**, 341 (1952). — LINSER, K.: Die durch venöse Stauung bedingte cutane bzw. subcutane Unterschenkelsklerose. Ihre Prophylaxe und ihre Therapie. Münch. med. Wschr. **103**, 1745 (1961). — LINZBACH: Zit. nach M. BÜRGER 1954. — LISIECKA-ADAMSKA, H., K. PIOTROWICZ-KASPRZAKOWA u. S. SZENDZIKOWSKI: Gefäßveränderungen der Extremitäten bei Diabetes. In: G. MOHNIKE: Diabetische Angiopathie. I. Internat. Symposion über Diabetesfragen. Berlin: Akademieverlag 1964. — LOCKHART-MUMMERY, H., and I. SMITHHAM: A study of the deep veins with special reference to retrograde venography. Brit. J. Surg. **38**, 284 (1951). — LOHSE, R.: Zur klinischen Diagnose der Periarteriitis nodosa. Dtsch. med. Wschr. **77**, 47 (1952). — LOOGEN, F.: Über die Periarteriitis nodosa. Z. klin. Med. **150**, 182 (1952). — LOOSE, K. E.: Grundlagen, Beobachtungen und Ergebnisse bei der Behandlung von 6000 Gefäßkranken.

Dtsch. med. Wschr. **87**, 2017 (1962). — Louvel, J.: Sur une symptome peu connu de thrombophlebite. Presse méd. **1952**, 810. — Lundbaek, K.: Das spät-diabetische Syndrom — Angiopathia diabetica. Ergebn. Inn. Med. Kinderheilk., N.F. **8**, 1 (1957). — Lyell, A., and R. Church: The cutaneous manifestations of polyarteritis nodosa. Brit. J. Derm. **66**, 335 1954). Lyubomudrov, V.: Affection of the skin in periarteritis nodosa. Vestn. Derm. Vener. **35**, No 9, 15 (1961). Ref. Zbl. Haut- u. Geschl.-Kr. **111**, 223 (1961/62).

Mackay, M., T. McLardy, and C. Harris: A case of periarteritis nodosa of the central nervous system. J. ment. Sci. **96**, 470 (1950). Ref. Zbl. Haut- u. Geschl.-Kr. **79**, 269 (1952). — Malan, E., u. A. Puglionisi: Zit. nach A. Bernsmeier u. U. Gottstein. — Mancke, R., u. R. Peper: Zur Problematik der Periarteriitis nodosa. Schweiz. med. Wschr. **1957**, 918. — Martorell, F.: Hypertensive ulcer of the leg. Angiology **1**, 133 (1950). — Chronic edema of the lower limbs. Angiology **2**, 434 (1951). — Matthes, K.: Kreislaufuntersuchungen am Menschen mit fortlaufend registrierenden Methoden. Stuttgart: Georg Thieme 1951. — Maurer, G.: Zur Differentialdiagnose der peripheren Durchblutungsstörungen. Med. Klin. **1952**, 479. — McKenzie, A.: Carbohydrate studies in necrobiosis lipoidica. Brit. J. Derm. **74**, 191 (1962). — Mechelke, K.: Differentialdiagnose der Coronarerkrankungen. In: Angina pectoris, hrsg. von Ver.gg Bad Nauheimer Ärzte. Darmstadt: Dr. Dietrich Steinkopff 1962. — Medeiros, A. de: Raynaudsche Krankheit. Hospital (Rio de J.) **56**, 595 (1959). — Megibow, R. S., S. J. Megibow, H. Pollack, J. J. Bookman, and K. Osserman: The mechanism of accelerated peripheral vascular sclerosis in diabetes mellitus. Amer. J. Med. **15**, 322 (1953). Mehregan, A., and H. Pincus: Necrobiosis lipoidica with sarcoid reaction. A case report. Arch. Derm. **83**, 143 (1961). — Mellinghoff, K.: Die Gefäßspätschäden bei Zuckerkrankheit und ihre Problematik. Med. Klin. **1955**, 193, 233. — Mendlowitz, M., E. B. Grossman, and S. Alpert: Decreased hallucal circulation on early manifestation of vascular disease in diabetes mellitus. Amer. J. Med. **15**, 316 (1953). — Meyer, W.: Die entzündlichen Arterienerkrankungen. In: M. Ratschow, Angiologie, Pathologie, Klinik und Therapie der peripheren Durchblutungsstörungen. Stuttgart: Georg Thieme 1959. — Miescher, G.: Akutentzündliche Gefäßkrankheiten und deren Auswirkung auf die Haut (vasculäre Allergide). Arch. klin. exp. Derm. **206**, 135 (1957). — Migliaccio, A., and E. Ricci: Surgical treatment of varicose veins associated with subcutaneous fibrosis. Surgery **29**, 811 (1951). — Mohnike, G.: Diagnose und Behandlung diabetischer Durchblutungsstörungen. Intern. Praxis **1963**, 99. — Mohnike, G., H. Janert u. H. Richter: Über den Eiweißzucker bei Diabetikern. Z. klin. Med. **153**, 144 (1955). — Morone, C., e C. Tinozzi: Esame comparativo tra endoarterite obliterante e arteriosclerosi nei vasi cutanei e nelle arterie di medio calibro. Riv. Anat. pat. **1**, 867 (1948).

Neimann, M., C. Macinot, P. Vert et A. Duprez: Periarterite noueuse revelee par des manifestations cutanees et articulaires chez une fille de 9 ans. Bull. Soc. franç, Derm. Syph. **71**, 632 (1964). — Netzer, C.: Diagnostik und Untersuchungstechnik bei peripheren Durchblutungsstörungen. Med. Klin. **48**, 1047 (1953). — Niemand-Anderssen, I.: Zur Pathogenese und Therapie des Ulcus cruris. Ärztl. Wschr. **1950**, 181. — Nobis, L.: Ein Fall von cutaner Periarteriitis nodosa. Z. Haut- u. Geschl.-Kr. **11**, 469 (1951).

Oppermann, H., u. G. Derlam: Leitsymptom: „Fuß- und Beinödeme". Münch. med. Wschr. **104**, 2551 (1962). — Orbach, E.: Hypertensive ischemic ulcer. Angiology **6**, 153 (1955). — Otto, H., M. Bennek u. I. Degenhardt: Über den Einfluß des Diabetes auf die Arteriosklerose. In: G. Mohnike, Diabetische Angiopathie. I. Internat. Symposion über Diabetesfragen. Berlin: Akademieverlag 1964.

Pässler, H., u. H. Berghaus: Begutachtung peripherer Durchblutungsstörungen. Stuttgart: Georg Thieme 1958. — Papilian, V., V. Gligore u. O. Lucaciu: Untersuchungen über das Vorhandensein von Gefäßschäden bei Diabetes mellitus mit Ausnahme von Netzhaut- und Nierenlokalisation. In: G. Mohnike, Diabetische Angiopathie. I. Internat. Symposion über Diabetesfragen. Berlin: Akademieverlag 1964. — Pataro, V.: Clinica y terapeutica de los trastornos arteriales de los miembros inferiores. Arch. argent. Derm. **3**, 355 (1953). — Pezold, F.: Pathophysiologie und Klinik der peripheren arteriellen Durchblutungsstörungen. Internist (Berl.) **2**, 669 (1961). — Pezzarossa, G.: Ulteriori osservazioni sulla necrobiosi lipoidica. Minerva derm. **34**, 361 (1959). — Pierach, A., u. K. Siedow: Klinik der peripheren Arteriosklerose. In: Arteriosklerose, hrsg. von Verigg Bad Nauheimer Ärzte. Darmstadt: Dr. Dietrich Steinkopff 1958. — Pirner, F.: Der varicöse Symptomenkomplex mit seinen Folgen und Nachkrankheiten unter besonderer Berücksichtigung der Fehlerquellen in Diagnostik und Therapie. Stuttgart: Ferdinand Enke 1957. — Pisani, M., e M. Avellino: Nuove osservazioni in tema di dislipoidosi cutanea di Oppenheim-Urbach. Dermatologia (Napoli) **12**, 86 (1961). — Piulachs, P., y F. Vidal-Barraquer: Ulceras de las extremidades, de origen arterial. Folia clin. int. **3**, 98 (1953). Ref. Zbl. Haut- u. Geschl.-Kr. **86**, 347 (1953/54). Portwich, F.: Periarteriitis nodosa (Kussmaulsche Krankheit). Ergebn. inn. Med. Kinderheilk., N.F. **12**, 428 (1959). — Periphere Zirkulationsstörungen und die sog. Kollagenkrankheiten. Internist (Berl.) **6**, 255 (1965). — PRAKKEN, J.: Hautanomalien bei Diabetes mellitus. Ned. T. Geneesk. **1954**, 1512. — PRAKKEN, J., and M. WOERDEMAN: The cutaneous form of periarteriitis nodosa. Ned. T. Geneesk. **1953**, 801. — PRICE, H.: Necrobiosis lipoidica diabeticorum. Arch. Derm. **67**, 638 (1953).

RANDERATH, E., u. P. B. DIEZEL: Vergleichende histochemische Untersuchungen der Arteriosklerose bei Diabetes mellitus und ohne Diabetes mellitus. Dtsch. Arch. klin. Med. **205**, 523 (1958/59). — RASPONI, L., e L. GIGLI: Rilievi fotopletismografici in condizioni basali nelle acrocianosi ed in alcune acropatie su base cianotica. Arch. ital. Derm. **29**, 93 (1958). — RAST, J.: Les varices essentielles des membres inferieurs: possibilites et limites du traitement medical. Praxis **51**, 697 (1962). — RATSCHOW, M.: Gefäßkrankheiten unter besonderer Berücksichtigung der peripheren Durchblutungsstörungen. Münch. med. Wschr. **98**, 521, 597, 644 (1956). — Angioneuropathien. In: M. RATSCHOW, Angiologie. Pathologie, Klinik und Therapie der peripheren Durchblutungsstörungen. Stuttgart: Georg Thieme 1959a. — Exogene Ursachen zur Entstehung von Durchblutungsstörungen. In: M. RATSCHOW, Angiologie. Pathologie, Klinik und Therapie der peripheren Durchblutungsstörungen. Stuttgart: Georg Thieme 1959b. — RATSCHOW, M., u. H. M. HASSE: In: Handlexikon der medizinischen Praxis von H. BRAUN. Stuttgart-Wien-Zürich: Medica Verlag 1957. — RATSCHOW, M., u. PETZOLD: Zit. nach N. KLÜKEN 1959. — RAU, G., R. GIESSLER u. G. HEBERER: Operationsindikation und chirurgische Behandlung chronischer arterieller Durchblutungsstörungen. Internist (Berl.) **6**, 216 (1965). — REINDELL, H., u. H. KLEPZIG: Krankheiten des Herzens und der Gefäße. In: L. HEILMEYER, Lehrbuch der Inneren Medizin, 2. Aufl. Berlin-Göttingen-Heidelberg: Springer 1961. — REINHARDT, K.: Fleckig-netzförmige Verschattungen der Lunge bei Periarteriitis nodosa. Radiol. clin. (Basel) **29**, 74 (1960). — REINWEIN, H.: Endokrine Stoffwechsel- und Ernährungsstörungen. In: H. DENNIG, Lehrbuch der Inneren Medizin, 5. Aufl., Bd. 1. Stuttgart: Georg Thieme 1961. — RICHTER, W.: Einige Hinweise zur Differentialdiagnose peripherer arterieller Durchblutungsstörungen. Med. Klin. **1957**, 851. — RÖSSLE. R.: Pathologische Anatomie der allergischen Krankheiten beim Menschen. In: K. HANSEN, Allergie, 3. Aufl. Stuttgart: Georg Thieme 1957. — ROLLINS, T., and R. WINKELMANN: Necrobiosis lipoidica-Granulomatosis. Necrobiosis lipoidica diabeticorum in the nondiabetic, Arch. Derm. **82**, 537 (1960). — ROSENAUER, F., R. BUCHGEHER u. H. LOIDL: Calcinosis subcutanea bei Morbus Raynaud und Sklerodermie. Klin. Med. (Wien) **7**, 241 (1952). — ROSOLLECK, H.: Beobachtungen und Gedanken bei arteriellen Durchblutungsstörungen. Münch. med. Wschr. **94**, 1207 (1952). — ROTTER, W.: Allgemeine und spezielle Pathologie der Arteriosklerose. In: Arteriosklerose, hrsg. von Verigg Bad Nauheimer Ärzte. Darmstadt: Dr. Dietrich Steinkopff 1958. — RUITER, M.: Die cutane Form der Pariarteriitis nodosa. Ned. T. Geneesk. **1952**, 794. — Über die sog. Thrombophlebitis migrans. Arch. Derm. Syph. (Berl.) **197**, 22 (1953).

SABATINI, C., e A. FRANCIOSI: Contributo alla conoszenza del cosidetto complesso sintomatica varicoso: studio della circolazione arteriosa degli arti inferiori. G. ital. Derm. **96**, 1 (1955). — SAIPT, O.: Zur Bürger-Winiwarterschen Krankheit. Derm. Wschr. **127**, 244 (1953). SANDER: Calcinosis interstitialis bei Raynaudscher Krankheit. Dtsch. Gesundh.-Wes. **1956**, 1378. — SANNICANDRO, F.: Endoarterite nodulaire chronique disseminee. Association avec un ictere par obstruction. Ann. Derm. Syph. (Paris) **86**, 623 (1959). — SANTLER, R.: De la clinique de l'ulcere de jambe. Phlébologie **16**, 141 (1963). — SANTLER, R., G. ERNST u. B. WEIGL: Statistisches über den varicösen Symptomenkomplex. Hautarzt **7**, 460 (1956). — SCHEDEL, F.: Die Frage von Versorgungsansprüchen bei peripheren Durchblutungsstörungen, insbesondere der Endangiitis obliterans. Ärztl. Wschr. **1951**, 1232. — SCHERF, D., u. L. BOYD: Klinik und Therapie der Herzkrankheiten und der Gefäßerkrankungen, 5. Aufl. Wien: Springer 1951. — SCHETTLER, G.: Neues vom Cholesterinstoffwechsel. Ergebn. inn. Med. Kinderheilk., N.F. **3**, 299 (1952). — Lipoidstoffwechsel und Arteriosklerose. Verh. dtsch. Ges. inn. Med. **59**, 194 (1953). — Allgemeine ätiologische Möglichkeiten der Arteriosklerose. In: G. SCHETTLER, Arteriosklerose. Ätiologie, Pathologie, Klinik und Therapie. Stuttgart: Georg Thieme 1961. — SCHETTLER, G., u. K. BRÜCKEL: Stoffwechsel und Arteriosklerose unter Berücksichtigung pathogenetischer Faktoren. In: Arteriosklerose, hrsg. von Verigg Bad Nauheimer Ärzte. Darmstadt: Dr. Dietrich Steinkopff 1958. — SCHIRREN, C.: Die Beteiligung der Haut bei endokrinen Störungen unter besonderer Berücksichtigung der Acanthosis nigricans. Internist (Berl.) **4**, 501 (1963). — Niels Stensen entdeckte vor 300 Jahren die später nach FALLOT benannte Tetralogie. Med. Welt **1965**, 278. — SCHLACK, V., u. G LISEWSKI: Calcinosis interstitialis localisata bei einer Diabetikerin. Klin. Wschr. **37**, 629 (1959). — SCHMID, M.: Endangiitis obliterans mit gleichzeitig an allen vier Gliedmaßen auftretenden Nekrosen als allergische Reaktion auf Penicillin- und Sulfonamidbehandlung. Bruns' Beitr. klin. Chir. **186**, 463 (1953). — SCHMITT, W.: Zur chirurgischen und Anaesthesiebehandlung von Kreislaufregulationsstörungen. In: Regulationsstörungen des Kreislaufs, hrsg. von Verigg Bad Nauheimer Ärzte. Darmstadt: Dr. Dietrich Steinkopff 1955. — SCHMITZ, R.: Zur Klinik der Hypertoniegeschwüre. Derm. Wschr. **131**, 271 (1955). — SCHNEIDER, W.:

Lehrbuch der Haut- und Geschlechtskrankheiten, 9. Aufl. Stuttgart: Georg Thieme 1965. — Schneider, W., u. R. Coppenrath: Kreislaufstörungen der Haut und Hautgefäßkrankheiten. In: E. Riecke: Lehrbuch der Haut- und Geschlechtskrankheiten, 9. Aufl. Stuttgart: Gustav Fischer 1962. — Schölmerich, P.: Klinik der Hochdruckkrankheiten. In: Die Blutdruckkrankheiten, hrsg. von Ver.gg Bad Nauheimer Ärzte. Darmstadt: Dr. Dietrich Steinkopff 1960. — Schoen, R.: Zur Klinik und Pathogenese der Kollagenkrankheiten. Münch. med. Wschr. **100**, 1409 (1958). — Schoop, W.: Peripherer Kreislauf und Organdurchblutung. Münch. med. Wschr. **105**, 1985 (1963). — Angiologie-Fibel. Stuttgart: Georg Thieme 1964. — Schoop, W., u. H. Marx: Experimentelle Untersuchungen bei der Akrozyanose. Nordwestdtsch. Ges. inn. Med. 1955, S. 15. Ref. Zbl. Haut- u. Geschl.-Kr. **97**, 102 (1957). — Schotte: Periarteriitis nodosa cutanea. (Sitzungsbericht). Derm. Wschr. **141**, 326 (1960). — Schrader, E.: Die Arteriosklerose der Arteria femoralis. Dtsch. med. Wschr. **75**, 670 (1950). — Schubert, G.: Der variköse Symptomenkomplex. Med. Klin. **1954**, 1213. — Schulte, W., u. H. Harlfinger: Cerebrale Gefäßsklerose. In: G. Schettler, Arteriosklerose. Ätiologie, Pathologie, Klinik und Therapie. Stuttgart: Georg Thieme 1961. — Schur, V.: Untersuchungen über das gleichzeitige Vorkommen von Hauterscheinungen und endokrinen Störungen anhand des stationären Krankengutes der Univ.-Hautklinik Hamburg in den Jahren 1.4. 51 bis 31. 3. 65 unter besonderer Berücksichtigung der Pathogenese der Hauterscheinungen bei Diabetes mellitus. Diss. Hamburg 1966. — Schwander, R.: Necrobiosis lipoidica diabeticorum (am linken Unterschenkel). Dermatologica (Basel) **104**, 357 (1952). — Semple, R.: Diabetes und peripheral arterial disease. Lancet **1953 I**, 1064. — Sevastianos, E., M. Jallad, and K. Yamoto: Necrobiosis lipoidica diabeticorum, diabetes mellitus (Mild, recently discovered). Arch. Derm. **82**, 834 (1960). — Shaffer, B., and M. Gray: Necrobiosis lipoidica diabeticorum. Arch. Derm. Syph. (Chic.) **66**, 660 (1952). — Shapiro, S., and R. Nomland: Arteriosclerosis obliterans as a cause of ulcers of the leg. Arch. Derm. Syph. (Chic.) **61**, 80 (1950). — Shaposhnikov, O., and M. Krupko: Hypertonic ulcers of the skin (Martorell's syndrom). Vestn. Derm. Vener. **37**, 28 (1963). Ref. Zbl. Haut- u. Geschl.-Kr. **115**, 123 (1963). — Shedrow, A.: Etude clinique de la periarterite noueuse. Sem. Hôp. Paris **1953**, 170. — Sigg, K.: Varizen. Ulcus cruris und Thrombose. Neue Wege zur nichtoperativen Behandlung. Berlin-Göttingen-Heidelberg: Springer 1958. — Sillevis Smith, W.: Der neurologische Aspekt der Periarteriitis nodosa. Ned. T. Geneesk. **1952**, 2851. — Skouby, A.: Studies in acrocyanosis. Acta med. scand. **134**, 335 (1949). — Slinger, W., and V. Starck: Cutaneous form of polyarteritis nodosa. Report of a case. Arch. Derm. Syph. (Chic.) **63**, 461 (1951). — Sommerville, J.: Necrobiosis lipoidica. Brit. J. Derm. **64**, 229 (1952). — Spier, H. W.: Thrombophlebitis (Panvasculitis) migrans. (Panvasculitis granulomatosa Ruiter-Pompen-Wyers). Sitzungsbericht (Aussprache). Ref. Hautarzt **2**, 376 (1951). — Spühler, O.: Periphere Zirkulationsstörungen. In: W. Hadorn, Vom Symptom zur Diagnose. Lehrbuch der medizinischen Symptomatologie. Basel u. New York: S. Karger 1960. — Stammler, A.: Neurologische Syndrome bei der Periarteriitis nodosa. Fortschr. Neurol. Psychiat. **18**, 602 (1950). — Steinmann, B.: Periphere arterielle Erkrankungen. Praxis **52**, 1262 (1963). — Storck, H.: Der variköse Symptomenkomplex. Z. Orthop. 81, 259 (1951). — Storck, H., U. Schnyder u. K. Schwarz: Periarteriitis nodosa (cutane Form) bei Zahngranulom. Sitzungsbericht. Dermatologica (Basel) **122**, 327 (1961). — Stransky, E., and A. Reyes: Raynaud's disease in the first month of life. Philipp. J. Pediat. **2**, 24 (1953. Ref. Zbl. Haut- u. Geschl.-Kr. 88, 93 (1954). — Strempel, R.: Unterschenkelgeschwüre und die Deutung ihrer Genese. Hautarzt **6**, 55 (1955). — Stritzler, C., Golump, Winston and Collins: Ulcerative necrobiosis lipoidica diabeticorum. Arch. Derm. **85**, 800 (1962). — Stroebe, F.: Polyarteriitis nodosa. Verh. dtsch. Ges. inn. Med. **65**, 101 (1959). — Stühmer, A.: Stauungsfolgen an den Unterschenkeln (Dermatopathia cyanotica Rost und Ulcus cruris). Z. Haut- u. Geschl.-Kr. **12**, 222, 265 (1952). — Stüttgen, G.: Beitrag zur Pathogenese der diabetischen Gefäßstörungen. Derm. Wschr. **124**, 740 (1951). — Sturm, A.: Die Haut als vegetativ nervöses Organ in Beziehung zu innereren Krankheiten. Hautarzt **2**, 481 (1951). — Sunder-Plassmann, P.: Durchblutungsschäden und ihre Behandlung. Stuttgart: Ferdinand Enke 1943.

Thiers, H., et D. Colomb: Necrose lipidique des diabetiques simulant l'erytheme noueux. Bull. Soc. franç. Derm. Syph. **60**, 98 (1953). — Thiers, H., D. Colomb, J. Fayolle, H. Curffia et L. Degos: Deux cas de phlebites superficielles en relation avec des lesions gastriques et coliques. Bull. Soc. franç. Derm. Syph. **71**, 620 (1964). — Thiers, H., H. Pelloux, D. Colomb, J. Fayolle et R. Truchot: Syndrome de periarterite noueuse avec presence d'un Corynebacterium anaerobie strict dans les nodules cutanes. Bull. Soc. franç. Derm. Syph. **67**, 141 (1960). — Thomas, J., H. Taylor, and W. O'Donnell: Thrombophlebitis migrans. Canad. med. Ass. J. **69**, 40 (1953). — Tirlea, P., M. Anghelescu u. T. Sturza: Betrachtungen über die infiltrativen nodulären Prozesse der Unterschenkel. Derm.-Vener. (Buc.) **4**, 343 (1959). Ref. Zbl. Haut- u. Geschl.-Kr. **108**, 257 (1960/61). — Tischendorf, W., u. K. Müller: Klinik der Kollagenkrankheiten (Kollagenosen). Darmstadt: Dr. Dietrich Steinkopff 1959.

UHLMANN, W. J.: Beitrag zur psychophysischen Bedeutung eines ergotropen Stammhirnanalepticums. Z. Haut- u. Geschl.-Kr. **31**, 288 (1961).

VASSILIOU, D., D. GEORFIADOU u. K. ALKALAI u. D. MARINOS: Über die rezidivierende Thrombophlebitis superficialis migrans. Dtsch. med. Wschr. **89**, 1892 (1964). — VÖLKER, R.: Herz- und Gefäßerkrankungen. Neue Wege einer funktionellen Differentialdiagnose. Darmstadt: Dr. Dietrich Steinkopff 1957. — VOIGT, K. D., u. E. A. SCHRADER: Papierelektrophoretische und ateriographische Untersuchungen bei arteriosklerotischen und endangitischen arteriellen Gefäßverschlüssen. Z. Kreisl.-Forsch. **43**, 2 (1956). — VOLHARD, F.: Über die Pathogenese des roten (essentiellen) arteriellen Hochdrucks und der malignen Sklerose. Schweiz. med. Wschr. **78**, 1189 (1948). — Besondere Fälle von Hochdruck. Neue med. Welt **1**, 839 (1950). — VOSSSCHULTE, K.: Ursächlicher Zusammenhang zwischen Endangitis obliterans und Phlegmone. Med. Klin. **49**, 2053 (1954).

WAGNER, F., and P. HERBUT: Etiology of primary varicose veins. Histologic study of one hundred saphenofemoral junctions. Amer. J. Surg. **78**, 876 (1949). — WAGNER, H., u. B. LINDNER: Ein Beitrag zur Kasuistik der Thrombophlebitis migrans. Z. Haut- u. Geschl.-Kr. **10**, 259 (1951). — WAIBEL, P.: Früherfassung und Behandlung peripherer Durchblutungsstörungen. Therapie d. Gegenw. **104**, 404 (1965). — WALTER, W.: Contribution to the pathogenesis of dermatological complications in diabetes. Histoenzymatic examination of polysaccharides in diabetic skin. Čs. Derm. **36**, 335 (1961). Ref. Zbl. Haut- u. Geschl.-Kr. **12**, 31 (1962). — WEISSBECKER, L.: Krankheiten des endokrinen Systems und der Stoffwechselfunktion. In: L. HEILMEYER, Lehrbuch der inneren Medizin, 2. Aufl. Berlin-Göttingen-Heidelberg: Springer 1961. — WEPLER, W.: Über Skeletveränderungen bei Periarteriitis nodosa. Verh. dtsch. Ges. Path. **1950**, 153, 168. — WESTHUES, H., u. W. MAURER: Der varicöse Symptomenkomplex. Entstehung, Beurteilung, Behandlung. Med. Klin. **1957**, 657. — WEYCHERT, H.: Neue Erkenntnisse in der Behandlung der venösen Durchblutungsstörungen. Z. Haut- u. Geschl.-Kr. **31**, 261 (1961). — WHITE, P.: Die Schlüssel zur Diagnose und Therapie der Herzkrankheiten. Darmstadt: Dr. Dietrich Steinkopff 1957. — WIEDMANN, A.: Der variköse Symptomenkomplex. Hautarzt **1**. 241 (1950). — Das arteriell bedingte Ulcus cruris und seine Behandlung. Wien. med. Wschr. **1952**, 243. — Der varicöse Symptomenkomplex. Bericht über die Literatur aus den Jahren 1950—1952. Hautarzt **4**, 193 (1953). — WOLF, N.: Krankheitsbegriff und Begutachtung der Endangitis obliterans. Dtsch. med. Wschr. **76**, 1229 (1951). — WOLFF, K.: Über eine generalisierte Necrobiosis lipoidica. Z. Haut- u. Geschl.-Kr. **37**, 97 (1964). — WOLLHEIM, E., u. J. ZISSLER: Krankheiten der Gefäße. In: BERGMANN, FREY u. SCHWIEGK, Handbuch der inneren Medizin, 4. Aufl., Bd. 9, Teil 6. Berlin-Göttingen-Heidelberg: Springer 1960. — WOOD, M., and H. BEERMANN: Necrobiosis lipoidica, granuloma anulare and rheumatoid nodule. J. invest. Derm. **34**, 139 (1960). — WORINGER, F.: A propos d'une confusion de termes: la necrobiose lipoidique. Bull. Soc. franç. Derm. Syph. **68**, 680 (1961). — WORINGER, F., et J. P. WEILL: Comparison d'une lesion jeune et d'une lesion adulte de necrobiose lipoidique diabetique. Bull. Soc. franç. Derm. Syph. **66**, 226 (1959).

ZEEK, P.: Periarteritis nodosa and other forms of necrotizing angiitis. New Engl. J. Med. **248**, 764 (1953). — ZSCHOCH, H.: Über die Häufigkeit der Arteriosklerose bei Diabetes mellitus. In: G. MOHNIKE, Diabetische Angiopathie. I. Internat. Symposion über Diabetesfragen. Berlin: Akademieverlag 1964. — ZWINGGI, F.: Beingeschwüre, Varizen und Thrombose. Ein Beitrag zu ihrer Behandlung unter besonderer Berücksichtigung einer einfachen Methode freier Hautübertragung. Bern u. Stuttgart: H. Huber 1964.

III. Blutkrankheiten

ACKROYD, J.: Three cases of thrombocytopenic purpura occuring after rubella with a review of purpura associated with infections. Quart. J. Med., N. S. **18**, 299—318 (1949). — ADAMS, H.: „Anaphylaktoide" Purpura nach Impfung. Praxis **18**, 324—330 (1950). — ALLEN, D., L. DIAMOND, and D. HOWELL: Anaphylactoid purpura in children (Schönlein-Henoch Syndrome). Review with a follow-up of renal complications. Amer. J. Dis. Child. **99**, 833—854 (1960). — ALT, J.: Mycosis fungoide chez une malade atteinte par ailleurs d'angiomatose hemorragique familiale. Bull. Soc. franç. Derm. Syph. **66**, 224—225 (1959). — ANGERVALL, L.: On the pathogenesis of hepatic changes in teleangiectasia hereditaria haemorrhagica (Morbus Osler-Rendu-Weber). Acta path. microbiol. scand. **35**, 332—338 (1954). — ANGLE, R., and H. ALT: Thrombocytopenic purpura complicating infectious mononucleosis. Blood **5**, 449—457 (1950). — ANTHONISEN, P., O. STEINICKE, and A. THOMSEN: Thrombocytopenic purpura complicating infectious mononucleosis. Dan. med. Bull. **7**, 215—217 (1960). — ARRHIGI, F., et A. STAHL: Leucose aigue d'origine vraisemblablement myeloide a forme essentiellement purpurique et ulcero-vegetante specifique. Bull. Soc. franç, Derm. Syph. **61**, 169—171 (1954).

BALF, C.: Anaphylactoid purpura. Med. Press No 6023, 338—342 (1954). — BALL, P.: Thrombocytopenia and purpura in patients receiving chlorthiazide and hydrochlorthiazide.

J. Amer. med. Ass. **173**, 663—665 (1960). — Barta, L., u. A. Toszegi: Konstitutionelle Panmyelophtise mit multiplen Abartungen (Fanconi-Syndrom). Ann. paediat. (Basel) **181**, 117—125 (1953). — Bauer, J.: Sichelzellanaemie. In: Heilmeyer u. Hittmair, Handbuch der Hämatologie, Bd. 3. München: Urban & Schwarzenberg 1960. — Baumgartner, W.: Experimentelle hämolytische Anämie. Helv. med. Acta **14**, 502 (1947). — Die Kälteagglutininkrankheit. Schweiz. med. Wschr. **85**, 1157 (1955). — Baxter, D., and J. Lockwood: Acne urticata polycythemica. Report of a case. Arch. Derm. **78**, 325—329 (1958). — Beck, C.: The secondary erythrodermia exfoliativa generalisata. Dermatologica (Basel) **97**, 298—307 (1948). — Beckett, A., and A. Foxell: Thrombocytopenic purpura associated with oxytetracycline therapy. Lancet **1955 I**, 1053—1054. — Beek, C., u. H. Wyers: Über einen Fall von primärer myeloider Hautleukämie. Arch. Derm. Syph. (Berl.) **183**, 456 (1942/43). — Beermann, H., and H. Rider: Hereditary hemorrhagic teleangiectasia. Arch. Derm. **83**, 347—348 (1961). — Begemann, H., u. H. Harwerth: Praktische Hämatologie, 2. Aufl. Stuttgart: Georg Thieme 1961. — Belber, J., A. Davis, and E. Epstein: Thrombocytopenic purpura associated with cat-scratch-disease. Arch. intern. Med. **94**, 321—325 (1954). — Bencö, A.: Das Werlhof-Problem. Wien. klin. Wschr. **1949**, 229—231. — Berg, H.: Ödem der Magenschleimhaut bei Purpura haemorrhagica abdominalis acuta. I. Congr. Internat. d'Allergie 1952, p. 978—979. — Berger, H.: Thrombocytopenic purpura following use of digitoxin. J. Amer. med. Ass. **148**, 282—283 (1952). — Bergmann, G., u. E. Wiedemann: Beobachtungen in 4 Sippen mit Teleangiectasia haemorrhagica (Oslersche Krankheit). Dtsch. Arch. klin. Med. **202**, 26—51 (1955). — Betke, K.: Die klinische Bedeutung der Blutfarbstoffanomalien und der Thalassaemie. In: H. Fleischhacker, Almanach für Blutkrankheiten. München: J. F. Lehmann 1962. — Bilaloglu, N.: Schönlein-Henoch-Syndrome. A report of 131 children. Clin. Pediat. (Philad.) **2**, 541 (1963). — Billo, O., and J. Wolff: Thrombocytopenic purpura due to cat-scratch-disease. J. Amer. med. Ass. **174**, 1824—1826 (1960). — Binazzi, M.: In tema di lesioni delle cute nella polycythaemia rubra. Dermosifilografo **25**, Suppl. 324 (1951). — Bjerkelund, C.: Dicumarinvergiftung. T. norske Laegeforen. **70**, 41—45 (1950). — Blaich, W.: Hämorrhagische Diathesen. In: H. Gottron-Schönfeld, Dermatologie und Venerologie, Bd. II/2. Stuttgart: Georg Thieme 1958. — Bloom, G. E., L. Canales, and J. P. Fairchild: Thrombocytopenic purpura with infections mononucleosis. Two cases in children with review of the literature. Amer. J. Dis. Child. **106**, 415 (1963). — Bluefarb, S.: Cutaneous manifestations of the hereditary hemolytic anaemias. Indian J. vener. Dis. **16**, 60—66 (1950). — Bluefarb, S., A. Goldberg, and H. Mitchell: Sickle cell anemia with leg ulcers. Arch. Derm. Syph. (Chic.) **70**, 371 (1954). — Bluefarb, S., S. Wallk, and M. Gecht: Sickle cell anemia with leg ulcers. Arch. Derm. **78**, 514 (1958). — Bodalski, J., E. Defecinska, L. Judkiewicz, and M. Pacanowska: Fanconis anaemie and dyskeratosis congenita as a syndrome. Dermatologica (Basel) **127**, **330** (**1963**). — Böhme, A., u. Oberste-Berghaus: Thrombopenische Purpura bei Röntgenassistentinnen. Strahlentherapie **97**, 292—296 (1955). — Boettcher, W., u. W. Lindemayr: Unterschenkelgeschwüre als Begleitsymptom des familiären hämolytischen Ikterus. Arch. klin. exp. Derm. **207**, 472 (1958). — Bohnstedt, R. M.: Über krankhafte Veränderungen der Haut bei Polycythaemia rubra vera. Derm. Wschr. **91**, 1659 (1930). — Krankheitssymptome an der Haut in Beziehung zu Störungen anderer Organe. Stuttgart: Georg Thieme 1963. — Bolton, F., and W. Dameshek: Thrombocytopenic purpura due to quinidine. I. Clinical studies. Blood **11**, 527—546 (1956). — Bonnet, P.: Hemorragies retiniennes et angiomatose de la retine dans un cas d'angiomatose hereditaire et familiale (maladie du Rendu-Osler). Bull. Soc. Ophtal. Fr. 147—149 (1952). — Borda, J., y R. Celani: Leucemia cutanea. Arch. argent. Derm. **3**,515 (1953). Ref. Zbl. Haut- u. Geschl.-Kr. **91**, 77 (1955). — Bourlond, A., et J. M. Lachapelle: Reaction toxi-allergique au chloramphenicol suivie d'anemie aplastique mortelle. Bull. Soc. franç. Derm. Syph. **70**, 365 (1963). — Braunsteiner, H.: Thrombopathie und Thrombasthenie. Wien: Urban & Schwarzenberg 1955. — Breddin, K.: Hämorrhagische Diathesen bei Lebererkrankungen unter besonderer Berücksichtigung der Thrombocytenfunktion. Acta haemat. (Basel) **27**, 1—16 (1962). — Brehm, G.: Kryoglobulinaemie. Hautarzt **14**, 75 (1963). — Bujniewicz, K. v.: Über hämorrhagische Zustände. Wien. klin. Wschr. **1950**, 427—429. — Burckhardt, W.: Pustulöses Exanthem bei Lymphogranulomatosis Hodgkin-Sternberg. Dermatologica (Basel) **114**, 293 (1957). — Bureau, Y., A. Jarry et H. Barriere: Leucemie lymphoide avec manifestations bulleuses. Bull. Soc. franç. Derm. Syph. **62**, 238 (1955).

Calminopetros, J.: The sickle cell anomaly as a sign of Mediterranean anaemia. Lancet **1952 I**, 687. — Calnan, C., and D. Lister: Anaphylactoid purpura from tetracycline. Trans. St. John's Hosp. derm. Soc. (Lond.) No 44, 69—72 (1960). — Calo, A., et G. Diacoco: Purpura hemorragique thrombocytopenic par intolerance a l'allyl-iso-propyl-acetyl carbamide. Sang **25**, 85—88 (1954). — Chambers, W., J. Holyoke, and R. Wilson: Purpura fulminans. A report of two cases following scarlet fever. New Engl. J. Med. **247**, 933—935 (1952). — Charmot, G., G. Laplane, L. J. Andre, and J. Ferrand: Essential cryoglobulinemia with polymorphous erythema and acroparesthesia. Presse méd. **67**, 1939 (1959). — CHERNOFF, A., J. SHAPLEIGH, and C. MOORE: Therapy of chronic ulceration of the legs with sickle cell anemia. J. Amer. med. Ass. **155**, 1487 (1954). — CHOREMIS, C., N. ZERVOS et KIZA: Sur un cas rare de purpura allergique. Helv. paediat. Acta **6**, 160—164 (1951). — CLEMENT, D., and L. DIAMOND: Purpura in infants and children. Its natural history. Amer. J. Dis. Child. **85**, 259—278 (1953). — COCHRANTE, T., and G. LESLIE: Hereditary haemorrhagic teleangiectasia. Lancet **1950 I**, 255—256. — COHEN, A.: Acute Schönlein-Henoch purpura treated with prednisolone. Report of a case. Brit. J. Derm. **69**, 97—99 (1957). — CONARD, V., et R. LECLUYSE: Un cas de purpura anaphylactoide grave d'origine alimentaire. Arch. belges Derm. **6**, 22—26 (1950). — COSTELLO, M., O. CANIZARES, M. MONTAGUE, and C. BUNCKE: Cutaneous manifestations in myelogenous leukemia. Arch. Derm. **71**, 605 (1955). — CREVELD, S., u. H. VEDER: Hämorrhagische Diathese durch Fehlen des PTA-Faktors. Mschr. Kindergeneesk. **23**, 317—322 (1955).

DALGAARD, O.: Dicumarol poisoning, its prophylaxis and treatment. Nord. Med. **49**, 121—125. — DAUSSET, J., G. MALINRAUD et F. LAYANI: Purpura thrombopenique aigue au phenyl-dimethyl-isopropyl-pyrazolone. Sem. Hôp. Paris **1954**, 3055—3057. — DAVIDSEN, H.: Teleangiectasia hereditaria (OSLER). Acta derm.-venereol. (Stockh.) **35**, 182—184 (1955). DEGEN, S.: Über einen Fall eines „hämorrhagischen Exanthems" bei abortiv verlaufenden Masern. Ärztl. Wschr. **1951**, 764—765. — DEGOS, R.: Vitamine C en dermatologie. Proc. 10th Internat. Congr. of Dermatol. London 1952, 355—356 (1953). — DEGOS, R., G. GARNIER, B. OSSIPOWSKI et R. LABET: Leucemie lymphoide ou lymphohistiocytaire. Erythrodermie leucemique exfoliante. Bull. Soc. franç. Derm. Syph. **60**, 416 (1953). — DEGOS, R., E. LORTAT-JACOB et J. DURAND: Leucemie lymphoide chronique. Manifestations bulleuses atypiques. Bull. Soc. franç. Derm. Syph. **61**, 121 (1954). — D'ESHOUGUES, J., et P. GRIGUER: Purpura thrombopenique aigu mortel avec thromboagglutinines heterophiles consecutif a l'absorption de pyramidon, cinq mois apres une cure de phenyl-butazone. Sang **27**, 138—142 (1956). — DEVERCERSKI, M.: Ein Fall der allergischen Purpura. Med. Pregl. **7**, 233—234 (1954). — DIECKHOFF, J., u. L. THEILE: Zur ACTH-Cortisonbehandlung der vaskulären Purpura. Allergie u. Asthma **5**, 245—256 (1959). — DITSCHUNEIT, H., E. PFEIFFER, W. SPIELMANN u. A. GATHOF: Übergang einer „Arzneimittelpurpura" in eine chronische Thrombopenie mit autoallergischer Genese. Folia haemat. (Lpz.) **76**, 211—222 (1959). — DITTRICH: Akute myeloische Leukämie mit Hauterscheinungen (Sitzungsbericht). Zbl. Haut- u. Geschl.-Kr. **88**, 356 (1954). — DÖRKEN, H.: Die Purpura hyperglobulinaemica (WALDENSTRÖM) und ihre Zuordnung. Verh. dtsch. Ges. inn. Med. **60**, 761 (1954). — DOLOWITZ, D., O. RAMBO, and F. STEPHENS: Hereditary hemorrhagic teleangiectasia. Ann. Otol. St. Louis) **62**, 642—651 (1953). — DUNCAN, J. T.: Nonthrombopenic purpura resulting from sensitivity to isoniacid. Amer. Rev. resp. Dis. **89**, 103 (1964). — DUNN, H.: Gangrenous pupura and its occurence in meningococcal septicaemia. Arch. Dis. Childh. **26**, 184—193 (1951). — DUNN, W., and W. MCCONAHEY: Cushing's syndrome complicated by Guillan-Barre syndrome and thrombocytopenia with purpura a report of a case. Proc. May Clin. **31**, 322—324 (1956). — DUPERRAT, D., et IZARD: Cryoglobulinémie essentielle. Bull. Soc. franç. Derm. Syph. **63**, 456 (1956). — DUPONT, A., A. BOURLOND, A. VAN ROEY, J. M. LACHAPELLE et R. VAN HERLE: Leucémie myélomonocytaire. Arch. belges Derm. **19**, 192 (1963).

ELEFANT, E., J. JEKLEROVA, and J. TRAPL: Henoch's fulminating purpura causing cutaneous necroses in a four months old infant. A case report. Ann. paediat. (Basel) **197**, 452—560 (1961). — EISTEJN, N.: Über die hämorrhagische Teleangiektasie (Rendu-Oslersche Krankheit). Klin. Med. (Mosk.) **33**, H. 7, 75—77 (1955). — EMMRICH, R.: Blutzell- und Bluteiweißveränderungen bei peripheren Durchblutungsstörungen. In: Angiologie von M. RATSCHOW l. c.

FAMA, P. G., W. B. PATON, and M. J. BOSTOCK: Thrombocytopenic purpura complicating mumps. Brit. med. J. **1964 II**, 1244. — FANCONI, G.: Hämolytische Anämien. In: FANCONI/WALLGREN, Lehrbuch der Pädiatrie, 7. Aufl. Stuttgart u. Basel: Benno Schwabe & Co. 1963. — FAZZINI, P. F.: L'interessamento cutanea nelle leucosi: mielosi cronica escordita clinicamente con manifestationi cutanee specifiche. Arch. De Vecchi Anat. pat. **41**, 923 (1963). — FEIWEL, M.: Purpura dysglobulinaemica. Trans. St. John's Hosp. derm. Soc. (Lond.), N. S. **48**, 138 (1962). — FELDAKER, M., H. O. PERRY, and D. G. HANLON: Dermatologic manifestations associated with cryoglobulinemia. Arch. Derm. Syph. **73**, 325 (1956). — FERGUSON, A.: Rubella as a cause of thrombocytopenic purpura. Pediatrics **25**, 400—408 (1960). — FEWELL, R., E. ENGEL, and S. ZIMMERMANN: Acute thrombocytopenic purpura associated with administration of propylthiouracil. J. Amer. med. Ass. **143**, 891—892 (1950). — FINLAND, M.: Cold agglutinis; cold isoagglutinins in primary atypical pneumonia of unknown etiology with note on occurrence of hemolytic anemia in these cases. J. clin. Invest. **24**, 458 (1945). — FOOZ, G. DE: Maladie du Rendu-Osler. Arch. belges Derm. **13**, 84 (1957).

GABRIEL, H.: Lymphatische Leukämie und Atrophia cutis idiopathica (Sitzungsbericht). Zbl. Haut- u. Geschl.-Kr. **78**, 393 (1952). — GADRAT, J., J. QUERCY et RIBET: Gangrenes cutanées des leucoses aigues. Bull. Soc. franç. Derm. Syph. **60**, 496 (1953). — GÄNSSLEN, M., u. V. TOBIASCH: Kongenitaler hämolytischer Ikterus. In: HEILMEYER/HITTMAIR, Handbuch der Hämatologie, Bd. 3. München: Urban & Schwarzenberg 1960. — GARCIA, E., et SAINZ DE LA MAZA: Purpura thrombocitopenica por quinidina. Act. dermosifiliogr. (Madr.) **43**, 68—76 (1951). — GARLAND, H., and S. ANNING: Hereditary haemorrhagic teleangiectasia. Brit. med. J. **1950 I**, No 4655, 700—701. — GASSER, C.: Die hämolytischen Syndrome im Kindesalter. Stuttgart: Georg Thieme 1951. — Erworbene hämolytische Anämien. In: HEILMEYER/HITTMAIR, Handbuch der Hämatologie, Bd. 3. München: Urban & Schwarzenberg 1960. — GEBHARDI, H.: Exanthematische Hauterscheinungen bei akuter leukämischer Reaktion und bei akuter Leukämie. Arch. Derm. Syph. (Berl.) **187**, 605 (1948/49). — GENTELE, H., B. LAGERHELM, and A. LODIN: Cryoglobulins in chronic discoid lupus erythematodes. Acta derm.-venereol. (Stockh.) **39**, 207 (1959). — GERBAUT, P. M. PIERSON, J. LORRAIN et M. WAUTHIER: Purpura grangeneux au cours de maladies infectieuses. Bull. Soc. franç. Derm. Syph. **64**, 485 (1957). — GERTLER, W.: Hämoblastosen, Retikulosen und Retikulogranulomatosen. In: E. RIECKE, Lehrbuch der Haut- und Geschlechtskrankheiten, 9. Aufl. Stuttgart: Gustav Fischer 1962. — GESINK, M., and H. BRADFORD: Thrombocytopenic purpura associated with hydrochlorthiazide therapy. J. Amer. med. Ass. **172**, 556—559 (1960). — GIETKA, M.: On the aetiology of Schönlein-Henoch syndrome. Ann. paediat. (Basel) **203**, 145 (1964). — GISSLEN, H., and K. HERSLE: Laboratory investigations in sulphone-induced haemolytic anaemia. Brit. J. Derm. **76**, 315 (1964). — GLANZMANN, E.: Möller-Barlowsche Krankheit, Skorbut (C-Avitaminose) im Säuglingsalter. Int. Z. Vitaminforsch. **27**, 265—274 (1957). — GOMEZ ORBANEJA, J., y F. MARTINEZ TORRES: Transformacion de un caso de linfocitoma (linfadenosis benigna cutis) en leucemia linfoide. Act. dermo-sifiliogr. (Madr.) **52**, 212 (1961). — GORDON, E.: The surgical importance of Schönlein-Henoch disease. U.S. armed Forces med. J. **2**, 1845—1850 (1951). — GOTTRON, H. A.: Dermoleucohaemoblastosen. Regensburg. Jb. ärztl. Fortbild. 8, 1 (1959/60). — GOTTRON, H., u. G. KORTING: Über Ablagerung körpereigener Stoffe (Amyloidosis, Calcinosis) bei Morbus Osler. Arch. klin. exp. Derm. **207**, 177—201 (1958). — GRACIANSKY, P. DE, S. BOULLE et J. HARDOUIN: Erythrodermie dy type Wilson-Brocq. Manifestations predominante d'une leucose lymphoide efficacite transitoire d'un traitment par l'urethane. Ann. Derm. Syph. (Paris) **79**, 429 (1952). — GREEN, T., and J. EARLY: Thrombocytopenic purpura resulting from sulfisoxazole (Gantrisin) therapy. Report of two cases. J. Amer. med. Ass. **161**, 1563—1564 (1956). — GREPPI, E., u. R. DI GUGLIELMO: Die Thalassaemien. In: HEILMEYER/HITTMAIR, Handbuch der Hämatologie, Bd. 3. München: Urban & Schwarzenberg 1960. — GRIMMER, H.: Beitrag zur Kenntnis der aleukämischen Lymphadenose der Haut. Z. Haut- u. Geschl.-Kr. **10**, 240 (1951). — GROSS, R.: Durchblutungsstörungen durch Blutveränderungen. In: Angiologie von M. RATSCHOW l. c. — GROTH, O., and B. TENGSTRÖM: Haemorrhagic necrosis of the skin during dicumarol therapy. Acta derm.-venereol. (Stockh.) **40**, 104 (1960). — GRUPPER, CH., et A. COMMISSIONAT: Leucemides polymorphes au cours d'une leucemie lymphoide chronique. Resultats immediats favorables du chloraminophene. Bull. Soc. franç. Derm. Syph. **64**, 135 (1957). — GUTHEIL, H.: Zur Purpura fulminans. (Heilung bei zwei Kindern.) Praxis **26**, 432—438 (1958).

HAAS, R.: Erkrankungen durch Viren. In: O. REPLOH, Lehrbuch der medizinischen Mikrobiologie und Infektionskrankheiten. Stuttgart: Gustav Fischer 1961. — HABERLAND, H.: Bedeutung der Werlhof-Erkrankung in der Gynäkologie und Geburtshilfe. Med. Wschr. **3**, 738—742 (1949). — HADIDA, E., E. TIMSIT et G. BIJACUI: Purpura de type rhumatoide avec anemie survenu au cours d'un traitement penicilline. Bull. Soc. franç. Derm. Syph. **64**, 400—402 (1957). — HAMMER, F.: Hämorrhagische Krankheiten. In: J. JADASSOHN, Handbuch der Haut- und Geschlechtskrankheiten, Bd. 6, Teil 2. Berlin: Springer 1928. — HASEN, H., and S. HAINES: Priapism associated with sickle cell disease. J. Urol. (Baltimore) 88, 71 (1962). — HASSELMANN, C., u. H. JOHNE: Über Erythema exsudativum multiforme (Hebra) als mögliches Initialsymptom der akuten Leukämie. Med. Klin. **49**, 1626 (1952). — HAVILAND, J.: Purpura variolosa. Its manifestations in skin and blood. Yale J. Biol. Med. **24**, 518—524 (1952). — HEILMEYER, L.: Die Störungen der Bluthämsynthese mit besonderer Berücksichtigung der sidero-achrestischen Anämien und erythropoetischen Porphyrien. Stuttgart: Georg Thieme 1964. — HEILMEYER, L.: Die Eisenmangelanaemien und andere hypochrome Anaemien. In: HEILMEYER/HITTMAIR, Handbuch der Hämatologie, Bd. 3. München: Urban & Schwarzenberg 1960. — Die sideroachrestischen Anaemien. Dtsch. med. Wschr. **84**, 1761 (1959). — HEILMEYER, L., u. H. BEGEMANN: Blut und Blutkrankheiten. In: v. BERGMANN/FREY, Handbuch der inneren Medizin, 4. Aufl., Bd. 2. Berlin-Göttingen-Heidelberg: Springer 1951. — Blut und Blutkrankheiten. In: HEILMEYER, Lehrbuch der inneren Medizin, 2. Aufl. Berlin-GöttingenHeidelberg: Springer 1961. — HEILMEYER, L., F. HAHN u. H. SCHUBOTHE: Hämolytische Anämie auf der Basis abnormer serologischer Reaktionen. Klin. Wschr. **24**, 193 (1947). — HEILMEYER, L., u. H. SCHUBOTHE: Hämolytische Anämie mit

823—841 (1953). — HERZBERG, J.: Die Pathogenese der Erythrodermien bei chronischer lymphatischer Leukose. Arch. klin. exp. Derm. **202**, 208 (1956). — HERZBERG, J., u. H. SCHUPPENER: Spezifische Hauterscheinungen bei der Myeloblastenleukämie. Derm. Wschr. **122**, 639 (1950). — HIRSCH, E., and W. DAMESHEK: Thrombocytopenic purpura due to allergy to quinidine. Study of the mechanism of thrombocytopenia. Amer. J. Med. **9**, 828—833 (1950). — HITTMAIR, A.: Die Therapie der Lymphogranulomatose und der chronischen Leukosen. In: FLEISCHHACKER, Almanach für Blutkrankheiten. München: J. F. Lehmann 1962. — HOBITZ, H.: Pathophysiologie des Strahlenschadens. Med. Klin. **1957**, 1474—1479. — HÖVELS, O.: Vitaminmangelkrankheiten. In: OPITZ u. DE RUDDER, Paediatrie. Berlin-Göttingen-Heidelberg: Springer 1957. — HOLLE, F., u. E. SONNTAG: Grundriß der gesamten Chirurgie, 7. Aufl. Berlin-Göttingen-Heidelberg: Springer 1960. — HUBER, H., u. K. HEINRICH: Die Kombination des M. Osler-Rendu-Weber mit arterio-venösen Lungenfisteln. Dtsch. med. Wschr. **88**, 1438—1440 (1963). — HURIEZ, C., F. DESMONS, P. AGACHE, M. BENOIT et M. BONBART: Manifestations bulleuses au cours d'une leucemie lymphoide. Bull. Soc. franç. Derm. Syph. **68**, 287 (1961). — HURIEZ, CL., F. DESMONS, P. AGACHE et C. THERY: Manifestations cutanées d'un état aigu leucemique mortel avec reaction de Paul-Bunnel-Davidson positive. Bull. Soc. franç. Derm. Syph. **66**, 301 (1959). — HURLEY, H., and R. ENGLISH: Osler-Weber-Rendu disease; familial hemorrhagic teleangiectasia. Arch. Derm. **86**, 687 (1962).

IMAMURA, S., and K. NAKAKUKI: A case of leukemia cutis. Acta derm. (Kyoto) **58**, 136 (1963). — IMERSLUND, O.: Familial hemorrhagic diathesis with prolonged bleeding time (Pseudohaemophilia, thrombopathias). Acta paediat. (Uppsala) **38**, 311—323 (1949). — INTROZZI, P.: Die Natur des Erythrocytendefektes und der Hämolysemechanismus der Thalassaemie. In: SCHUBOTHE, Hämolyse und hämolytische Erkrankungen. 7. Freiburger Symposium. Berlin-Göttingen-Heidelberg: Springer 1961. — IOFRIDA, V.: Leucemia linfatica cronica ad elemento infiltrativo unico della regione frontale. Dermatologia (Napoli) **12**, 332 (1961). — IVAN, M., P. DANILA u. V. ION: Akute Leukose mit lichenartigem Ausschlag als Anfangssymptom. Derm. Vener. (Buc.) **7**, 319 (1962). Ref. Zbl. Haut- u. Geschl.-Kr. **115**, 235 (1963).

JACOBY, N.: Anaphylactoid purpura. Med. Press No 6228, 899—901 (1958). — JANOVSKY, R.: Fatal thrombocytopenic purpura after administration of sulfamethoxypyridazine, J. Amer. med. Ass. **172**, 155—157 (1960). — JENSEN, B.: Schönlein-Henoch's Purpura. Three cases with fish or penicillin as an antigen. Acta med. scand. **152**, 61—70 (1955). — JORDAN, R.: Necrosing cutaneous haemorrhages as a complication in dicumarol treatment. Acta med.-scand. **154**, 447—481 (1956). — JOULIA, P., P. LE COULANT, L. TEXIER, MALEVILLE et LABAT-LABOURDETTE: Leucose aigue a paramyeloblastes. Symptomatologie cutanée majeure. Bull. Soc. franç. Derm. Syph. **67**, 46 (1960). — JOULIA, P., SARRAT, TEXIER et REGNIER: Ictere hemolitique et capillarite des jambes. Bull. Soc. franç. Derm. Syph. **63**, 209 (1956). — JOULIA, P., TEXIER, SARRAT et MALEVILLE: Ictere hemolitique et ulcere de jambe. Bull. Soc. franç. Derm. Syph. **62**, 403 (1955). — JÜRGENS, R.: Hereditäre Thrombopathien. 5. Kongr. Europ. Ges. Hämat. 1956, S. 396—408. — JÜRGENS, R., u. E. DEUTSCH: Hämorrhagische Diathesen. Wien: Springer 1955. — JÜRGENS, R., u. H. FORSIUS: Untersuchungen über die „konstitutionelle Thrombopathie" (v. WILLEBRAND-JÜRGENS) auf den Aalandinseln. Schweiz. med. Wschr. **1951**, 1248. — JUNG, H.-D.: Schwere, neosalvarsanbedingte thrombopenische Purpura unter dem Bilde des M. Werlhof, geheilt durch Periston N. Hautarzt **6**, 412—414 (1955).

KÁLDOR, I., E. TÖRÖK u. I. BIRÓ: Über die Kryoglobulinämie und ihre Beziehungen zu dermatologischen Erkrankungen. Arch. klin. exp. Derm. **223**, 300 (1965). —KALOND, H., u. M. MEYER: Beitrag zur Diagnostik der anaphylaktoiden (Schönlein-Henoch)-Purpura. Öst. Z. Kinderheilk. **8**, 364—376 (1953). — KANDELHART, A.: Beitrag zur Prognose der Werlhofschen Erkrankung. Öst. Z. Kinderheilk. **5**, 308—313 (1950). — KARREL, I.: Thrombocytopenic purpura due to an oral diuretic (Mictine). Canad. med. Ass. J. **77**, 959—960 (1957). — KEDROWA, S., and A. ERBELOWA: A case of thrombopenic hemorrhagic diathesis in the course fo infectious mononucleosis. Pol. Tyg. lek. **1958**, 564—567. — KEINING, E.: Besondere Vorkommnisse bei leukämischen Erkrankungen der Haut. Arch. Derm. Syph. (Berl.) **189**, 303 (1949). — KEINING, E., u. O. BRAUN-FALCO: Dermatologie und Venereologie. München: J. F. Lehmann 1961. — KELLER, P.: Penicillin bei leukämischer Lymphadenose der Haut. Z. Haut- u. Geschl.-Kr. **13**, 355 (1952). — KELTSCH, A.: Purpura Schönlein-Henoch unter Dihydrostreptomycinbehandlung. Beitr. Klin. Tuberk. **107**, 152—156 (1952). — KIEP, E.: Akute Thrombopenie als medikament-allergische Reaktion gegen Pyramidon und Marbadal. Dtsch. med. Wschr. **1952**, Nr 33/34 (Beilage Allergie), S. 9—11. — KIERLAND, R.: Current practices in general medicine. XVI. Cutaneous manifestations of systemic disease. Proc. Mayo Clin. **35**, 451 (1960). — KIRALY, K., u. I. TOKODI: Derm.-vener. Harlad. **8**, 17 (1961). Zit. nach KALDOR, TÖRÖK u. BIRO 1965. — KIRSTEIN, R., u. W. JAHN: Klinische Beobachtungen bei der Oslerschen Krankheit. Med. Welt **1963**, 1782—1784, 1805. — KLEINSCHMIDT, H.: Die akuten Infektionskrankheiten. In: FEER u. KLEINSCHMIDT, Lehrbuch der Kinderheilkunde, 20. Aufl. Stuttgart: Gustav Fischer 1962. — KLIMOVA, K.: Über die Oslersche

Krankheit. Klin. Med. (Mosk.) **33**, H. 7, 43—48 (1955). — KLING, C.: Vitamin C. J. Amer. med. Ass. **142**, 563—565 (1950). — KLOSTERMANN, G., H. SÜDHOF u. W. TISCHENDORF: Der diagnostische Blick. Atlas zur Differentialdiagnose innerer Krankheiten. Stuttgart: F. K. Schattauer 1964. — KNOTH, W., u. S. BETHGE: Über besondere Veränderungen der Hautgefäße bei lymphatischer und myeloischer Leukämie. Derm. Wschr. **137**, 561 (1958). — KOLLER, F., C. GASSER, G. KRÜSI u. G. DE MURALT: Purpura fulminans nach Scharlach mit Faktor V-Mangel und Antithrombinüberschuß. Acta haemat. (Basel) **4**, 33—55 (1950). — KORINTHENBERG, J.: Chronische Myelose der Haut mit bisher ausschließlicher Krankheitsmanifestation im Gesichtsbereich. Z. Haut- u. Geschl.-Kr. **33**, 372 (1962). — KORTING, G.: Purpura Schönlein-artiges toxisches Exanthem (Sitzungsbericht.) Ref. Zbl. Haut- u. Geschl.-Kr. **97**, 316 (1957). — KOST, F.: Zum Problem der Purpura fulminans. Ann. paediat. (Basel) **178**, 228—237 (1952). — KOYAMA, Y., T. KUMATORI, T. SHIBUYA, K. NIITAMI, R. FUKUDA, Y. IMAMURA, I. SANO, R. SHIGIYA, and G. KOYA: Clinical course of the radiation sickness caused by Bikini-ashes (Intermediate report). Jryo (Tokyo) **9**, 5—45 (1955). Ref. Zbl. Haut- u. Geschl.-Kr. **94**, 160 (1959). — KRAUS, Z., F. MATEJA, and J. MAZAK: Myelogramm and cryoglobulins in acrodermatitis chronica atrophicans. Acta derm.-venereol. (Stockh.) **43**, 163 (1963). — KRAUSE: Septische Purpura. Ref. Zbl. Haut- u. Geschl.-Kr. **76**, 319 (1951). — KRAUSE, P.: Methanbehandlung einer chronischen Lymphadenose der Haut. Derm. Wschr. **121**, 105 (1950). — KREBS, A., u. K. SCHWARZ: Besonders bösartiger, metastasierender Verlauf von Hautcarcinomen bei chronisch-lymphatischer Leukämie. Schweiz. med. Wschr. **93**, 15 (1963). — KÜSEL, H., u. K. LÖHR: Beitrag zur Thrombopathie vom Typ v. Willebrand-Jürgens. Ärztl. Wschr. **1951**, 777—779. — KUSKE, H.: Leucaemia cutis bei aleukämischer lymphatischer Leukämie. Dermatologica (Basel) **112**, 501 (1956). — KUTZIM, H., u. A. LÜTZENKIRCHEN: Behandlung einer Purpura Schönlein-Henoch mit Cortison. Med. Klin. **1954**, 298—299.

LASCH, F.: Über Beingeschwüre bei perniziöser Anaemie. Dtsch. med. Wschr. **1939**, 377. — LASSEN, N.: Ein Fall von Teleangiectasia hereditaria (Osler). Ugeskr. Laeg. **1952**, 1567—1568. Ref. Zbl. Haut- u. Geschl.-Kr. **85**, 77 (1953). — LEHMANN, W.: Die Genetik der hämorrhagischen Diathesen. 5. Kongr. Europ. Ges. Hämat. 1956, S. 364—368. Ref. Zbl. Haut- u. Geschl.-Kr. **98**, 213 (1957). — LENG-LÉVY, J., et DAVID-CHAUSSÉE: Maladie de Fanconi. Ann. Derm. Syph. (Paris) **89**, 623 (1962). — LENG-LEVY, J., DAVID-CHAUSSEE, MALEVILLE, BATTIN et GIBEAU: Maladie de Fanconi. Bull. Soc. franç. Derm. Syph. **67**, 51—52 (1960). — LEROY, D., M. BIZAIS, M. RICHIER-CHEVREL et J. RICHIER: Une epidemie humaine de Cowpox en Bretagne. Sem. Hôp. Paris **1953**, 1182—1184. — LEVIN, H., and J. JOHNSTON: Leukemic ulcer of the penis. Arch. Derm. **74**, 428 (1956). — LIBERO, M., e B. FORTI: Porpora thrombopenica comparsa in soggetto t.b.c. in trattamento con idrazide dell'acido isonicotinico. Clin. pediat. (Bologna) **35**, 615—626 (1953). — LINDEMAYR, W.: Aleukämische lymphatische Leukämie (Sitzungsbericht). Zbl. Haut- u. Geschl.-Kr. 88, 355 (1954). — LINDEN, L.: Acute thrombocytopenic purpura in infectious mononucleosis. Nord. Med. **49**, 643—645 (1953). — LINDNER, R.: Purpura fulminans. Münch. med. Wschr. **107**, 629, 635 (1965). — LINNEWEH, F.: Krankheiten der Urogenitalorgane. In: FEER u. KLEINSCHMIDT, Lehrbuch der Kinderheilkunde, 20. Aufl .Stuttgart: Gustav Fischer 1962. — LITTLE, J.: Purpura fulminans treated successfully with anticoagulation. Report of a case. J. Amer. med. Ass. **169**, 36—40 (1959). — LÖHR, G. W., H. D. WALLER u. R. GROSS: Beziehungen zwischen Plättchenstoffwechsel und Retraktion des Blutgerinnsels. Dtsch. med. Wschr. **86**, 897 (1961). — LONGHIN, S., D. MURESAN, P. TRIFU u. A. BIRLADEANU: Klinische und Laboruntersuchungen über Purpura ekcematoides. Derm.-Vener. (Buc.) **7**, 35 (1962). — LOPEZ GONZALEZ, J., y S. ZIZZIAS: Leucemia linfoide cronica con cuadro cutaneo caracteristico de enfermedad de Dühring-Brocq. Arch. argent. Derm. **8**, 191 (1958). Ref. Zbl. Haut- u. Geschl.-Kr. **105**, 34 (1959/60). — LÜBBERS, P.: Allergische thrombocytopenische Purpura nach Centalun. Dtsch. med. Wschr. **89**, 1596 (1964). — LUTZ, W.: Lehrbuch der Haut- und Geschlechtskrankheiten, 2. Aufl. Basel: S. Karger 1957.

MACGIBBON, J.: Anaphylactic and purpuric manifestations due to procaine penicillin G in aqueous suspensions. Brit. med. J. **1956I**, No 4923, 1196. — MAGNIN, P., y M. MOLINA DE PEREZ: Manifestaciones cutaneas en la policitemia vera. Rev. argent. Dermatosif. **47**, 143 (1963). Ref. Zbl. Haut- u. Geschl.-Kr. **118**, 194 (1965). — MAIER, C.: Hämolyse und hämolytische Krankheiten. Bern: Huber 1950. — MARCACCI, M.: La funzionalita corticosurrenale in alcune diatesi emorragiche. Progr. med. (Napoli) **9**, 173—175 (1953). — MARCHAL, G., C. MACREZ et G. BILSKI-PASQUIER: L'angiomatose hemorragique familiale. Maladie de Rendu-Osler. Rev. Prat. (Paris) **10**, 3417—3436 (1960). — MARGUES, P., et A. BAZEX: A propos de deux cas de leucose a debut clinique cutane. J. Radiol. Électrol. **31**, 440 (1950). — MAROTTA, R.: Su malatti emorragiche causata da defizienza di nuovi fattori coagulanti plasmatici e sulla diagnosi differenziale coll'emofilia. Progr. med. (Napoli) **9**, 46—54 (1953). — MARTIUS, H.: Lehrbuch der Geburtshilfe, 6. Auflage. Stuttgart: Georg Thieme 1964. — MARTY, L., y A. GALINDO: Diagnostico de la infeccion meningococica a traves de sus manifestatciones cutaneas. A proposito de dos casos. Arch. Pediat. (Barcelona) **4**, 111—118 (1953). —

MASSINI, M., H. STAUB, H. THÖLEN u. G. ENGELHART: Purpura rheumatica Schönlein-Henoch. Zwei Fälle mit Nierenbeteiligung. Münch. med. Wschr. **102**, 2228—2232 (1960). — MATRAS, A.: Die Leukämie der Haut. In: Dermatologie und Venerologie von H. A. GOTTRON u. W. SCHÖNFELD, Bd. III/2. Stuttgart: Georg Thieme 1959. — Leukämische Lymphomatose mit generalisiertem Exanthem (Sitzungsbericht). Zbl. Haut- u. Geschl.-Kr. **81**, 117 (1952). — Lymphatisch leukämische Tumorbildungen in der Haut (Sitzungsbericht). Zbl. Haut- u. Geschl.-Kr. **85**, 240 (1953). — MAUER, A., W. DE VAUX, and M. LAHEY: Neonatal and maternal thrombocytopenic purpura due to quinine. Pediatrics **19**, 84—87 (1957). — MCKENZIE, A. W., J. H. O. EARLE, E. LOCKEY, and G. B. MITCHELL HEGGS: Essential cryoglobulinaemia. Brit. J. Derm. **73**, 22 (1961). — MENZI, P.: ACTH- und Cortisontherapie bei der Purpura Schönlein-Henoch. Ann. paediat. (Basel) **190**, 94—109 (1958). — MESZAROS, Cs., u. K. VEZEKENYI: Essential cryoglobulinemia. Börgyögy. vener. Szle **39**, 124 (1963). — MEYERS, J.: Chronic lymphocytic leukemia with universal leukemic infiltration of skin: Response to chlorambucil. Arch. Derm. **81**, 159 (1960). — MEYHÖFER, W.: Durch Penicillin ausgelöste akute allergische Thrombopenie. Z. Haut- u. Geschl.-Kr. **25**, 220 (1958). — MICHELSON, H.: Die Hauterscheinungen bei Leukämie. Derm. Wschr. **140**, 981 (1959). — MIESCHER, P., et O. RITTER: Purpura thrombopenique par allergie a la digitoxine. Int. Arch. Allergy **4**, 253—257 (1953). — MOORE, W. S., F. W. BLAISDELL, and A. D. HALL: Polycythemia vera. Peripheral vascular manifestations. Calif. Med. **100**, 92 (1964). — MORDANT, H.: Maladie du Rendu-Osler. Arch. belges Derm. **7**, 143—144 (1951). — MORLEY, S.: Six cases of purpura (Schönlein-Henoch-syndrome). Med. Press **1951**, 587—589. — MORSE, J., and E. REINER: Sickle-cell anemia with unusual extensive ulcerations. Arch. Derm. **73**, 178 (1955). — MÜLLER, H.: Bestrahlungserfolge bei Leukämien in den letzten 10 Jahren. Strahlentherapie **79**, 193 (1949). — MÜLLER, W.: Spezifische generalisierte Erythrodermie bei chronischer lymphatischer Leukämie und Lymphosarkom (Sitzungsbericht). Derm. Wschr. **139**, 213 (1959). — MUNDY, G. v.: Über thrombocytopenica genuina. Med. Klin. **1950**, 1147—1148. — MUSSLER: Chronische myeloische Leukämie (Sitzungsbericht). Zbl. Haut- u. Geschl.-Kr. **92**, 390 (1955).

NICOLAU, S. G., u. A. BADANOU: Beobachtungen über die Bedeutung des Vorkommens kryoglobulinämischer Zustände bei einigen Dermatosen. Hautarzt **15**, 21 (1964). — NIZET, F.: Erythrodermie lymphoide. Arch. belges Derm. **10**, 355 (1954). — NÖDL, F.: Purpura bei essentieller Kryoglobulinämie. Arch. klin. exp. Derm. **210**, 76 (1960). — NORCROSS, J.: Quinidine as a cause of thrombocytopenic purpura. Report of a case. New Engl. J. Med. **242**, 53—54 (1950).

OHLER, W. G. A., L. FRIEDERICI u. A. CASTENHOLZ: Kasuistischer Beitrag zum Krankheitsbild der hämorrhagischen Thrombocytämie. Med. Welt **1965**, 1034. — OOSTERHUIS, G.: Purpura in malaria patients. Docum. neerl. indones. Morb. trop. **4**, 85—87 (1952). Ref. Zbl. Haut- u. Geschl.-Kr. **82**, 172 (1953). — OPITZ, H., u. H. WEICKER: Die Krankheiten des Blutes und der Blutbildungsstätten. In: OPITZ u. DE RUDDER, Paediatrie. Berlin-Göttingen-Heidelberg: Springer 1957. — OSGOOD, E., R. KOLLER, and M. HUGHES: Differential diagnosis and treatment of hemorrhagic diseases. Arch. intern. Med. **94**, 955—969 (1954). — OVERHOLT, E.: Hereditary hemorrhagic teleangiectasia in three families. Arch. intern. Med. **99**, 301—306 (1957).

PADER, E., and H. GROSSMANN: Thrombocytopenic purpura in infectious mononucleosis. N.Y. St. J. Med. **56**, 1905—1910 (1956). — PENNY, J., and B. BALFOUR: The effect of vitamin C on mucopolysaccharides production in wound healing. J. Path. **61**, 171—178 (1949). — PINHOLT ANDREASEN, A., u. R. CHRISTENSEN: Purpura thrombopenica nach Chinidinsulfat. Ugeskr. Laeg. **1951**, 422—425. — PINSKI, J., and P. STANSIFER: Erythema nodosum as the initial manifestation of leukemia. Arch. Derm. **89**, 339 (1964). — PIRAINO, A.: Schönlein-Henoch syndrome. With report of a case. Ann. Allergy **11**, 332—335 (1953). — POHLEN, M.: Zu einem Fall von Purpura rheumatica in Verbindung mit phthisis pulmonum. Z. Tuberk. **110**, 20—26 (1957). — POINSO, R.: Les purpuras infectieux. Rev. Pract. (Paris) **1954**, 2923—2929. Ref. Zbl. Haut- u. Geschl.-Kr. **92**, 243 (1955). — PRATESI, G., e A. RIZZUTO: Su i fattori etiopatogenetici della sindrome di Schönlein-Henoch. Rass. Fisiopatl. clin. ter. **28**, 252—276 (1956). — PRIBILLA, W.: Purpura Schönlein-Henoch. Ärztl. Wschr. **1951**, 1044—1048.

RADL, H., u. K. HEKELE: Purpura fulminans im Anschluß an Varicellen. Arch. Kinderheilk. **155**, 43—50 (1957). — RATSCHOW, M.: Angiologie. Pathologie, Klinik und Therapie der peripheren Durchblutungsstörungen. Stuttgart: Georg Thieme 1959. — Endogene Ursachen zur Entstehung von Durchblutungsstörungen. In: Angiologie von M. RATSCHOW l. c. — RAYNAERS, H.: Un cas d'angiomatose hemorrhagique familiale (maladie de Rendu-Osler). Arch. belges Derm. **8**, 393 (1952). — REMY, D.: Die Myeloblastenleukämien. In: FLEISCHHACKER, Almanach für Blutkrankheiten. München: J. F. Lehmann 1962. — RIBUFFO, A., O. CARLESIMO e A. FELICI: Su una rara complicanza cutanea della talassemia: L'ulcera crurale. Dermatologia (Napoli) **13**, 65 (1962). — ROBSON, H.: Idiopathic thrombocytopenica. purpur Quart. J. Med., N.S. **18**, 279—297 (1949). — ROLLIER, R., J. BERTRAND, F. PELBOIS,

L. Chraibi et C. Jouet: Complexe avitaminique C de Degos (glossite depapillante avec koilonychie). Bull. Soc. franç. Derm. Syph. **62**, 277—278 (1955). — Rosenbaum, L., and S. Paley: Priapism, an unusual complication of sickle cell anemia. N.Y. St. J. Med. **56**, 3732 (1956). — Rosenthal, D., and Th. K. Burnham: Non thrombocytopenic purpura due to carbromal ingestion. Arch. Derm. **89**, 200 (1964). — Ross, C. M.: The acute defibrination syndrome. A review and report of a case with dermatological manifestations. Arch. Derm. **87**, 212 (1963). — Ruiter, M.: Purpura rheumatica: a type of allergic cutaneous arteriolitis. Brit. J. Derm. **68**, 16—21 (1956).

Salmon, J.: Pathogénie du purpura thrombopénique immunologique. Int. Arch. Allergy **22**, 369 (1963). — Salomonsen, L.: Die Krankheiten des Blutes und der blutbildenden Organe, Blutungsübel. In: Fanconi u. Wallgren, Lehrbuch der Pädiatrie, 7. Aufl. Basel u. Stuttgart: Benno Schwabe & Co. 1963. — Sanchez Caballero, H.: Ulceras de pierna sintomaticas de icterica hemolitica congenita. Arch. argent. Derm. **4**, 383 (1954). Ref. Zbl. Haut- u. Geschl.-Kr. **94**, 230 (1956). — Sanchez-Medal, L., y E. Reynoso: Purpura anafilactoide o sindrome de Henoch-Schönlein. Estudio clinico de cuarenta y cinco casos. Rev. Investclin. **7**, 293—311 (1955). — San Martin, M., A. Macchi y G. Rey: Ulcera cronica de pierna en una esferocitica congenita. Arch. argent. Derm. **13**, 171 (1963). Ref. Zbl. Haut- u. Geschl.-Kr. **118**, 78 (1965). — Sapuppo, A.: Sull'isto-patogenesi delle leucosi. A proposito di un herpes zoster generalizzato in leucemia linfatica. Minerva derm. **35**, 354 (1960). — Sarkany, I., and R. Ransom: Haemorrhagic gangrene of the skin in chronic lymphatic leukaemia. Brit. med. J. **1955 I**, No 4904, 18. — Sauthoff, R.: Zur Frage der Thrombopathien. Med. Mschr. **6**, 557—564(1952). — Schäfer, K. H.: Blutkrankheiten. In: Feer u. Kleinschmidt, Lehrbuch der Kinderheilkunde, 20. Aufl. Stuttgart: Gustav Fischer 1962. — Schatzmann, H.: Tödliche thrombocytopenische Purpura bei Benzolvergiftung. Schweiz. med. Wschr. **1955**, 1123—1126. — Schlungbaum, W.: Die Strahlenkrankheit. Über die Allgemeinwirkung ionisierender Strahlen unter besonderer Berücksichtigung der Wirkung der Atomwaffen. Ärztl. Wschr. **1951**, 961—966. — Schmidt, W.: Nekrose der Hand als Komplikation von Hämophilie. Ned. T. Geneesk. **1954**, 1506—1512. Ref. Zbl. Haut- u. Geschl.-Kr. **90**, 34 (1954/55). — Schneider, W.: Lehrbuch der Haut- und Geschlechtskrankheiten, 9. Aufl. Stuttgart: Georg Thieme 1965. — Schneider, W., u. R. Coppenrath: Hämorrhagische Diathesen. In: E. Riecke, Lehrbuch der Haut- und Geschlechtskrankheiten, 9. Aufl. Stuttgart: Gustav Fischer 1962. — Schneider, W., u. H. Wagner: Aleukämische Lymphadenose unter dem klinischen Bild einer Akrodermatitis chronica atrophicans Herxheimer. Derm. Wschr. **136**, 1279 (1957). — Schoen, R., u. P. Doering: Die Polycythaemia rubra vera. In: Heilmeyer/Hittmair, Handbuch der Hämatologie, Bd. 3. München: Urban & Schwarzenberg 1960. — Schoen, R., u. W. Tischendorf: Klinische Pathologie der Blutkrankheiten. Stuttgart: Georg Thieme 1950. — Schönfeld, W.: Lehrbuch der Haut- und Geschlechtskrankheiten, 7. Aufl. Stuttgart: Georg Thieme 1957. — Schubothe, H.: Die korpuskulären hämolytischen Anämien. Dtsch. med. Wschr. **77**, 1515 (1952). — Autoantikörper und ihre klinische Bedeutung. 68. Tagg Dtsch. Ges. Inn. Med. Ref. Dtsch. med. Wschr. **87**, 1364 (1962). — Schuermann, H., u. E. Binder: Rezidivierende Unterschenkelgeschwüre bei Thalassaemia minima. Ärztl. Wschr. **10**, 486 (1955). — Schütz, E.: Physiologie. Kurzgefaßtes Lehrbuch für Studierende, 7. Aufl. Urban & Schwarzenberg 1963. — Schulten, H.: Lehrbuch der klinischen Hämatologie, 5. Aufl. Stuttgart: Georg Thieme 1953. — Krankheiten des Blutes. In: Dennig, Lehrbuch der Inneren Medizin, 5. Aufl. Stuttgart: Georg Thieme 1961. — Schulten, H.: Die Diagnose und Therapie der Polycythämien. In: Fleischhacker, Almanach für Blutkrankheiten. München: J. F. Lehmann 1962. — Schultze, H., u. G. Schwick: Über eine neuartige hämorrhagische Diathese. Blut **3**, 233—246 (1957). — Schulze, W.: Zur Problematik des Werlhof-Problems. Dtsch. Arch. klin. Med. **199**, 312—321 (1952). — Schumacher, H., D. Ginns, and W. Warren: Fungus infection complicating leukemia. Amer. J. med. Sci. **247**, 313 (1964). — Scutt, R.: Bullous lesions in leukaemia. Brit. med. J. **1952 I**, No 4750, 139. — Seelig, S., u. K. Jaffee: Unterschenkelgeschwüre bei hämolytischem Ikterus. Klin. Wschr. **1930**, 840. — Segal, N.: Idiopathic thrombocytopenic purpura. Report of a case. Oral Surg. **6**, 631—639 (1953). — Shmushkovich, J., and E. Davis: Thrombocytopenic skin purpura following treatment with trinitrin. Brit. J. Derm. **67**, 299—302 (1955). — Siegel, J., u. G. Vondracek: Purpura necroticans bei einem 13 Jahre alten Mädchen. Münch. med. Wschr. **102**, 2097—2098 (1960). — Smith, C., L. Bartholomew, and J. Cain: Hereditary hemorrhagic teleangiectasia and gastrointestinal hemorrhage. Gastroenterology **44**, 1—6 (1963). — Sousa, C., B. Catoe, and R. Scott: Studies in sickle cell anemia. XIX. Priapism as a complication in children. Pediat. (St. Louis) **60**, 52 (1962). — Spielmann, W., A. Gathof, W. Fritzsche u. E. Pfeiffer: Über die Bedeutung der serologischen Reaktionen bei allergisch medikamentös bedingten Thrombopenien, dargestellt an einem Fall von Chinidin-Purpura. Acta haemat. (Basel) **17**, 287—304 (1957). — Sprague, C., W. Harrington, R. Lange, and J. Shapleigh: Platelet transfusion and the pathogenesis of idiopathic thrombocytopenic purpura. J. Amer. med. Ass. **150**, 1193—1198 (1952). — Steenacker

G. VAN: Apparition d'un zona-varicelle au cours d'une leucemie lymphoide chronique. Arch. belges Derm. **9**, 125 (1953). — STEPPERT, A.: Zum Syndrom der Purpura anaphylactoides. Derm. Wschr. **132**, 844—848 (1955). — STORCK, H.: Hämorrhagische Phänomene in der Dermatologie. Arch. Derm. Syph. (Berl.) **200**, 257—286 (1955). — STRANSKY, E., D. DAUIS-LAWAS, and C. VICENTE: On ascorbic-acid (vitamin C) deficiency in the tropics. J. trop. Med. Hyg. **53**, 170—175 (1950). — STRAUSZ, I., I. BIRO, I. KALDOR u. E. TÖRÖK: Ein Fall von Makroglobulinämie mit vorübergehend reversiblen Symptomen. Arch. klin. exp. Derm. **220**, 96 (1964). — STORCK, H., u. E. G. JUNG: Die hämorrhagischen Diathesen. In: JADASSOHNs Handbuch der Haut- u. Geschlechtskrankheiten, Erg.-Werk, Bd. 2/II, S. 250—401. Berlin-Heidelberg-New York: Springer 1965. — STÜTTGEN, G.: Purpura fulminans. (Sitzungsbericht.) Ref. Zbl. Haut- u. Geschl.-Kr. **93**, 64 (1955/56). — Die exanthematischen Frühzeichen der Variola major. Erfahrungen bei westdeutschen Pockenfällen 1962. Med. Welt **1962**, 733—738. — SYROPS, H.: Hereditary hemorrhagic teleangiectasia. Report of a case. Oral Surg. **10**, 253—261 (1957).

TAMPONI, M.: Esantema papulo-pustuloso del viso in corso di sepsi lenta. Atti 37. Congr. Soc. ital. Derm. 1951, p. 189. Ref. Zbl. Haut- u. Geschl.-Kr. **82**, 173 (1953). — TEITELBAUM, H., y J. C. SANCHEZ AVALOS: Purpura trombotica trombocitopenica. Medicina (B. Aires) **24**, 184 (1964). — TEMIME, P., et J. CARLIN: Purpura anaphylactoide par allergie probable aux antibiotiques. Bull. Soc. franç. Derm. Syph. **65**, 222—223 (1958). —TENCHIO, F.: Purpura orthostatica. Dermatologica (Basel) **112**, 376 (1956). — TEXIER, L., et J. MALEVILLE: La symptomatologie cutanée de l'anémie perniciosiforme de Fanconi: Rapports avec la dyskératose congenitale de Zinsser-Cole-Engelmann. Ann. Derm. Syph. (Paris) **90**, 553 (1963). — THEWES, A.: Klinischer Beitrag zur Myeloblastenleukämie der Haut. Z. Haut- u. Geschl.-Kr. **19**, 356 (1955). — THIERS, H., D. COLOMB, J. FAYOLLE, F. ARCADIO et NOVE-IOSSERAND: Lymphose cutanee profuse. Blanchiment par l'association cortisone-chloraminophene. Bull. Soc. franç. Derm. Syph. **66**, 201 (1959). — THIERS, H., D. COLOMB, J. FAYOLLE, B. TAINE et G. MOULIN: Reticulo-sarcome du cuir chevelu. Bull. Soc. franç. Derm. Syph. **64**, 429 (1957). — THOMPSON, M., R. SINCLAIR, and J. DUTHIE: Thrombocytopenic purpura after administration of gold. Brit. med. J. **1954 I**, No 4867, 899—902. — TRUBOWITZ, S., and C. SIMS: Subcutaneous fat in leukemia and lymphoma. Arch. Derm. **86**, 520 (1952). — TRUNIGER, B., u. M. SCHMID: Konstitutionelle und nicht-hämatologische Veränderungen bei Thalassaemie. Schweiz. med. Wschr. **92**, 1388 (1962). — TVETERAS, E.: Anaphylactoide Purpura (Schönlein-Henoch-Syndrom) mit Nephritis als Komplikation. Svenska Läk.-Tidn. **1956**, 1434—1440. Ref. Zbl. Haut- u. Geschl.-Kr. **97**, 60 (1957).

VERHEIJ, P., and M. VERLOOP: Acute thrombopenic purpura as a complication of infectious mononucleosis. Ned. T. Geneesk. **103**, 1115—1117 (1959). Ref. Zbl. Haut- u. Geschl.-Kr. **104**, 251 (1959). — VERNIER, R., H. WORTHEN, R. PETERSON, E. COLLE, and R. GOOD: Anaphylactoide purpura. I. Pathology of the skin and kidney and frequency of streptococcal infection. Pediatrics **27**, 181—193 (1961). — VOLPE, R., B. SPARKS, and L. MAUTNER: Thrombocytopenic purpura complicating infectious mononucleosis. Canad. med. Ass. J. **68**, 269—272 (1953).

WALDENSTRÖM, J.: Purpura hyperglobulinaemica und verwandte Zustände. Verh. dtsch. Ges. inn. Med. **58**, 557 (1952). — Macroglobulinaemia. Verh. VI. Kongr. Europ. Ges. Haematologie, Kopenhagen 1957. — Die Makroglobulinämie. Ergebn. inn. Med. Kinderheilk. **9**, 586 (1958). — WALLACE, S. J.: Thrombocytopenic purpura after rubella. Lancet **1963 I**, 139. — WARD, O. C., and P. D. J. HOLLAND: Anaphylactoid purpura. J. Irish med. Ass. **52**, 17 (1963). — WARREN, C.: Polythaemia with gangrene of fingers. Brit. J. Derm. **69**, 104 (1957). — WEINZIERL, H.: Ein Fall von Purpura fulminans. Dtsch. Gesundh.-Wes. **19**, 1150—1152 (1964). — WEYER, F.: Erkrankungen durch Rickettsien. In: REPLOH u. OTTE, Lehrbuch der medizinischen Mikrobiologie und Infektionskrankheiten. Stuttgart: Gustav Fischer 1961. — WIEDEMANN, H.-R.: Die Krankheiten des Nervensystems. In: FEER u. KLEINSCHMIDT, Lehrbuch der Kinderheilkunde, 20. Aufl. Stuttgart: Gustav Fischer 1962. — WILLIAMS, G., and J. BRICK: Gastrointestinal bleeding in hereditary hemorrhagic teleangiectasia. Arch. intern. Med. **95**, 41—51 (1955). — WINKELMANN, R.: Clinical and pathologic findings in the skin in anaphylactoid purpura (allergic angiitis). Proc. Mayo Clin. **33**, 277—288 (1958). Ref. Zbl. Haut- u. Geschl.-Kr. **102**, 291 (1958/59). — WITTE, S.: Über den Gefäßfaktor bei Blutungen und Blutungskrankheiten. Med. Welt **1960**, 918—923. — WOLF, H., u. R. REMY: Notfälle der Inneren Medizin. 13. Akute Blutungen der Haut und der sichtbaren Schleimhäute. III. Teil. Dtsch. med. Wschr. **1951**, 1471—1472. — WOLFERS, H.: Die Behandlung der Polycythaemia vera unter Berücksichtigung atypischer Verlaufsformen. Medizinische **1957**, 1482. — WOLFF, J.: Über Oslersche Krankheit. Mschr. Kinderheilk. **98**, 431—433 (1950). — WOLFRAM, S.: Spezifisches Exanthem bei lymphatischer Leukämie (Sitzungsbericht). Zbl. Haut- u. Geschl.-Kr. **80**, 115 (1952). — Über Hautveränderungen bei Systemerkrankungen. Wien. klin. Wschr. **1950**, 345. — WOLMAN, M.: Pathologic findings in hemorrhagic smallpox (Purpura variolosa). Report of a case, with special reference to

Feulgen's reaction in tissue. Amer. J. clin. Path. **21**, 1127—1138 (1951). — Woolley, E.: A case of Schönlein-Henoch (anaphylactoid) purpura, treated with ACTH. Brit. med. J. **1952 I**, No 4752, 259.

Zakon, S., and J. Johnston: Recurring attacks of Henoch's purpura. Arch. Derm. **75**, 883 (1957).

IV. Atmungsorgane

Adamson, G.: Atrophodermia striata et maculata im Verein mit Phthise und Lichen scrophulosorum. Proc. roy. Soc. Med. **4**, 1 (1910). Ref. Derm. Wschr. **52**, 243 (1911). — Alessandri, C.: Le teleangectasie cutanee toraciche nei tobercolotici. Patogenesi. Valore diagnostico e prognostico. Riv. Pat. Clin. Tuberc. **4**, 503, 1930. — Arnold, H.: Generalized Skleroderma with Raynaud's Syndrom. Arch. Derm. Syph. (Chic.) **53**, 57 (1946).

Bartels, H., E. Buecherl, C. W. Hertz, G. Rodewald u. M. Schwab: Lungenfunktionsprüfungen. Berlin-Göttingen-Heidelberg: Springer 1959. — Baumes: Zit. nach Rossier u. Bühlmann. — Beermann, H.: A re-evaluation of the rosacea complex. Amer. J. med. Sci. **232**, 458 (1957). — Bohnstedt, R. M.: Krankheitssymptome an der Haut in Beziehung zu Störungen anderer Organe. Stuttgart: Georg Thieme 1963. — Buchborn, E., H. Jahrmärker u. H. Klepzig: Schock und Kollaps. In: Handbuch der inneren Medizin, 4. Aufl., Bd. IX. Berlin-Göttingen-Heidelberg: Springer 1960. — Buchmann, D., and E. A. Horwat: Idiopathic clubbing and hypertrophic osteoarthropathy. Arch. intern. Med. **97**, 355 (1956). — Büchner, F.: Die Pathologie der zellulären und geweblichen Oxydationen. In: Handbuch der allgemeinen Pathologie, Bd. IV/2. Berlin-Göttingen-Heidelberg: Springer 1957. — Bürger, M.: Die Hand des Kranken. München: J. F. Lehmann 1956. — Bureau, Y., H. Barriere et M. Thomas: Hippocratism digital congenital avec hyperkeratose palmo-plantaire et trougles osseaux. Ann. Derm. Syph. (Paris) **86**, 611 (1959). — Bureau, Y., M. Horeau, H. Barriere et Dufaye: Deux observations de doigt en baguettes de tambours avec hyperkeratose palmoplantaire et lesions osseuses. Bull. Soc. franç. Derm. Syph. **65**, 328 (1958).

Cain, H.: Neben- und Kurzschlüsse im Lungenkreislauf des Menschen. Klin. Wschr. **36**, 321 (1958). — Chevallier, P., et A. Fiehrer: La polydactylie pseudokystrique pure (ou polyosteite nodulaire pseudokystrique primitive des extremités). Ses rapports avec le syndrom identique secondaire a des sarcoides. Bull. Soc. franç. Derm. Syph. **41**, 1144 (1934). — Clara, M.: Die arteriovenösen Anstomosen. Leipzig 1939. — Comroe, H. J.: Interpretation of commonly used pulmonary function tests. Amer. J. Med. **10**, 356 (1957). — Coury, Ch.: Hippocratic fingers and hypertrophic osteoarthropathy, study of 350 cases. Brit. J. Dis. Chest **54**, 202 (1960).

Dautrebande, L.: Zyanose. In: Traite de physiologie normale et pathologique, vol. V, p. 270. Paris 1934. — Degos, R., E. Lortat-Jacob, B. Ossipowski et P. Lefort: Pachydermie sus-angiomateuse temporale avec osteopathie hypertrophiante des extremites associee a un epithelioma broncho-pulmonaire. Bull. Soc. franç. Derm. Syph. **60**, 52 (1953). — Delacretaz, J., et H. Chapius: Métastases cutanées multiples d'un adéno-carcinome bronchique. Dermatologica (Basel) **114**, 277 (1957). — Diamond, M. T.: The syndrome of exophthalmos, hypertrophic osteoarthropathy and localized myxedema: A review of the literature and report of a case. Ann. intern, Med. **50**, 206 (1959). — Dittmar, F.: Zit. nach A. Sturm.

Ebstein, E.: Familiäres Vorkommen von Verdickung der Endphalangen (Trommelschlägelfinger). Med. Klin. **1920**, 1341. — Ehrmann, S.: Zur Frage der Livedo racemosa. Derm. Wschr. **69**, 555 (1919). — Ehrner, L., T. Garlind, and H. Linderholm: Chronic cor pulmonale following thromboembolism, a clinical and pathophysiological study of three cases. Acta med. scand. **164**, 279 (1959). — Eliascheff, O.: „Striae atrophicae" bei Pneumonie. Ann. Derm. Syph. (Paris), 355 (1924). Zit. nach S. Pastinszky u. I. Racz l. c. — Engel, F. L.: Unusual case of malignant exophthalmus and postoperative hypothyreoidism complicating Grave's disease. J. clin. Endocr. **13**, 1132 (1953). — Engel, St.: Die Lunge des Kindes. Stuttgart 1950. — Esselier, A. F.: Die eosinophilen Lungeninfiltrate. In: Handbuch der inneren Medizin, 4. Aufl., Bd. IV/2, 1465 ff. Berlin-Göttingen-Heidelberg: Springer 1956.

Fanconi, G.: Die pseudoluetische, subacute hilifugale Bronchopneumonie des heruntergekommenen Kindes. Schweiz. med. Wschr. **66**, 821 (1936). — Farber, E. M., and E. E. Batts: Pathologic physiology of stasis-syndrome. Arch. Derm. Syph. (Chic.) **70**, 653 (1954). — Fischer, H.: Klinische Beziehungen zwischen Haut und Lungen. In: Dermatologie und Venerologie v. H. A. Gottron u. W. Schönfeld, Bd. V/1. Stuttgart: Georg Thieme 1963a. — Pathogenetisch bedeutsame klinische Beobachtungen über die Beziehungen zwischen Haut und Lungen. Fortschr. Med. **81**, 759 (1963b). — Flavell, G.: Reversal of pulmonary hypertrophic osteoarthropathy by vasotomy. Lancet **1956 I**, 260. — Fraenkel, E.: Weitere Untersuchungen über metastatische Dermatosen bei akuten bakteriellen Allgemeinerkrankungen. Arch. Derm. Syph. (Berl.) **129**, 386 (1921). — Freeman, A. G.: Gross digital clubbing and exophthalmic ophthalmoplegia in thyroid disorders. Lancet **1958 II**, 57—60. — Friedreich, N.: Hyperostose des gesamten Skelettes. Virchows Arch. path. Anat. **43**, 83 (1868).

Galeotti, Azzi, Viale u. Margaria: Zit. nach Puder. — Gate, J., et A. Friedel: Tuberkulose ulcéro-végétante d'anus. Bull. Soc. franç. Derm. Syph. **41**, 529 (1934). — Gauer, O. H., u. J. P. Henry: Beitrag zur Homöostase des extraarteriellen Kreislaufs. Volumenregulation als unabhängiger physiologischer Parameter. Klin. Wschr. **34**, 356 (1956). — Germer, W. D.: Endocarditis lenta. Pathogenese und Verlauf, Erregerart und Ausheilungsmöglichkeiten. Ergebn. inn. Med. Kinderheilk. (N.F.) **2**, 296 (1951). — Gibbs, D. D., K. F. R. Schiller, and P. G. I. Stovin: Lung metastases heralded by hypertrophic pulmonary osteoarthropathy. Lancet **1960 I**, 623. — Gilbert, Dreyfuss, Zara, Bertoumé et Gliford: Sem. Hôp. Paris **31**, 401 (1951). Zit. nach H. A. Gottron. — Gimlette, T. M. D.: Thyroid acropachy. Lancet **1960 I**, 22. — Ginsburg, J.: Observation on the peripheral circulation in hypertrophic pulmonary osteoarthropathia. Quart. J. Med. **27**, 355 (1958). — Gottron, H. A.: Purpura Majocchii. Arch. Derm. Syph. (Berl.) **159**, 355 (1930). — Wechselwirkungen zwischen Haut und inneren Organen. In: Normale und krankhafte Steuerung im menschlichen Organismus. Berlin 1936. — Der personale Faktor bei Hautkrankheiten. In: Adam-Curtius, Individualpathologie. Berlin 1939. — Schüller-Christiansche Erkrankung unter besonderer Berücksichtigung der Hautveränderungen. Arch. Derm. Syph. (Berl.) **182**, 691 (1942). — Gottron, H. A., u. W. Nikolowski: Extrarenale Löhlein-Herdnephritis der Haut bei Endokarditis. Arch. klin. exp. Derm. **207**, 156 (1958). — Gottron, H. A., u. R. Schmitz: Hautkrankheiten in ihrer Abhängigkeit von Durchblutungsstörungen. In: Nauheimer Fortbildgslehrgg Bd. 18, S. 63—70. Darmstadt: Dr. Dietrich Steinkopff 1953. — Graumann, W., and H. Braband: On periosteal changes in peripheral circulatory disorders. Fortschr. Röntgenstr. **92**, 337 (1960). — Greene, R.: Thyroid acropachy. Proc. roy. Soc. Med. **44**, 159 (1951). — Gross, R.: Die thromboembolischen Erkrankungen der Lungen. In: Naegeli-Matis, Die thromboembolischen Erkrankungen und ihre Behandlung. Stuttgart 1955.

Hall, G. H.: The cause of digital clubbing testing a new hypothesis. Lancet **1959 I**, 750. — Hansen, K., u. H. v. Staa: Reflektorische und algetische Krankheitszeichen der inneren Organe. Leipzig 1938. — Hartmann: Zit. nach Lausecker. — Hedinger, Chr., W. H. Hitzig u. O. Marmier: Über arteriovenöse Lungenaneurysmen und ihre Beziehungen zur Oslerschen Krankheit. Schweiz. med. Wschr. **81**, 367 (1951). — Hegglin, R.: Zbl. ges. Radiol. **33**, 497 (1941). Zit. nach H. Fischer 1963. — Hegler, C.: Über Striae distensae cutis. Derm. Wschr. **72**, 370 (1921). — Heilmeyer, L., u. H. Begemann: Blut und Blutkrankheiten. In: Handbuch der inneren Medizin, 4. Aufl., Bd. II. Berlin-Göttingen-Heidelberg: Springer 1951. — Herpers, F.: On the combined appearance of osteopoikolosis, pneumopathia, osteopathia racemosa and mitral stenosis. Fortschr. Röntgenstr. **91**, 522 (1959). — Herzberg, J. J.: Erythrodermien. In: Gottron-Schönfeld, Bd. II/1, S. 530. Stuttgart: Georg Thieme 1959. — Herzberg, J. J., u. U. E. Klein: Blauer Neavus mit Solitärmetastasen in Lunge und Nebenniere. Arch. klin. exp. Derm. **212**, 158 (1961). — Höfer, W.: Über Erythrokeratodermien. Arch. klin. exp. Derm. **208**, 616 (1959). — Huckstep, R. L., and P. E. Bodkin: Vagotomie in hypertrophic pulmonary osteoarthropathy associated with bronchial carcinoma. Lancet **1958 II**, 343.

Jackson, Ch. L., and J. F. Huber: Correlated applied anatomy of bronchial tree and lungs with system of nomenclature. Dis. Chest **9**, 319 (1943). — Jessner, S., u. W. Lutz: Hautveränderungen bei inneren Krankheiten. In: Jadassohn, Handbuch der Haut- und Geschlechtskrankheiten, Bd. IV/1, S. 438ff. Berlin: Springer 1932.

Kahler, H.: Diagnostik durch Sehen und Tasten. Wien: Springer 1949. — Kalbfleisch, H. H.: Über die Ausbreitung der chronischen progredienten Lungentuberkulose des Menschen. Klin. Wschr. **26**, 70 (1948). — Koeppe, H. W., u. G. Walther: Beobachtungen von Striae distensae (infectiosae) bei Tuberkulose. Ärzt. Wschr. **6**, 714 (1951).

Lacroux, R., J. Philippon et J. P. Poirier: Onycho-erythro-osteodysplasie héréditaire (Onycharthrose de Touraine). Ann. Derm Syph. (Paris) **87**, 382 (1960). — Lewis, Th.: Die Blutgefäße der menschlichen Haut und ihr Verhalten gegen Reize. Berlin: S. Karger 1928. — Observations upon vascular mechanism in acrocyanosis. Heart **1929/31**, 15. — Lipman, B. S., and E. Massie: Zit. nach Kartagener, Clubbed fingers and hypertrophic osteo-arthropathy. In: C. M. MacBryde, Signs and symptoms, 2. ed. Philadelphia 1952. — Locke, A. E.: Arch. intern. Med. **15**, 659 (1915). Zit. nach H. Fischer in Gottron-Schönfeld l. c. — Löffler, W.: Zur Differentialdiagnose der Lungeninfiltrierungen; über flüchtige Succedan-Infiltrate mit Eosinophilie. Beitr. Klin. Tuberk. **79**, 368 (1932). — Störungen der Lungenfunktion. In: Handbuch der inneren Medizin, 4. Aufl., Bd. IV/1, S. 375ff. Berlin-Göttingen-Heidelberg: Springer 1956. — Logan, J. S., R. S. Marshall, J. T. Shepherd, and R. F. Whelan: Changes in hand circulation in case of pulmonary osteoarthropathy. Irish J. med. Sci. **339**, 127 (1954). — Lovibond, J. L.: Diagnosis of clubbed fingers. Lancet **1938 I**, 363. — Lundsgaard-Hansen, P., A. u. A. Senn: In: H. P. Kuemmerle, A. Senn, P. Rentchnik u. N. Goosens, Klinik und Therapie der Nebenwirkungen. Stuttgart 1960. — Lutz, E., u. G. W. Korting: Zur Lungenfunktion des endogenen Ekzematikers. Arch. klin. exp. Derm. **205**, 597 (1958).

Marill, F. G.: Sur la position nosologique de la pachydermoperiostose. Presse méd. **65**, 2189 (1957). — Mauer, E. F.: On aetiology of clubbing fingers. Amer. Heart J. **34**, 852 (1947). — Mendlowitz, M.: Clubbing and hypertrophic osteoarthropathy. Medicine (Baltimore) **21**, 269 (1942). — Mendozzi, G.: Microcitoma del polmone con metastasi cutanee, Arch. Pat. Clin. med. **26**, 62 (1948). — Miescher, P.: Headsche Zonen und Lungentuberkulose. Schweiz. med. Wschr. **82**, 121 (1952). — Mülly, K.: Die Geschwülste der Lunge. In: Handbuch der inneren Medizin, Bd. IV/4, S. 85. Berlin-Göttingen-Heidelberg: Springer 1956.

Pastinszky, I., u. I. Racz: Hautveränderungen bei inneren Krankheiten. Berlin u. Jena: VEB Verlag Volk und Gesundheit 1965. — Pfeiffer, R.: Striae atrophicae as a sign of remote tuberkulo-allergic reaction on the skin in the course of osteoarticular tuberculosis. Münch. med. Wschr. **102**, 2389 (1960). — Pichotka, J.: Der Gesamtorganismus im Sauerstoffmangel. In: Handbuch der allgemeinen Pathologie, Bd. IV/2. Berlin-Göttingen-Heidelberg: Springer 1957. — Prinzmetal, M., E. M. Ornitz, B. Simkin, and C. H. Bergman: Arterio-venous anastomoses in liver, spleen and lungs. Amer. J. Physiol. **152**, 48 (1948).

Rink, H.: Zur Problematik der arteriovenösen Anastomosen in der Lunge. Dtsch. med. Wschr. **85**, 1936 (1960). — Risak, E.: Der klinische Blick. Wien 1937. — Romberg, E.: Lehrbuch der Krankheiten des Herzens und der Blutgefäße, 4. u. 5. Aufl. Stuttgart 1925. — Roos, S.: Pulmonary lesions accompanying generalized dermatitis. Acta derm.-venerol. Stockh.) **30**, 465 (1950). — Rotenberg, A. L.: Zit. nach Rusznyak, Földi u. Szabo. — Rubin, E. H.: Pulmonary lesions in rheumatoid disease with remarks on diffuse interstitial pulmonary fibrosis. Amer. J. Med. **19**, 569 (1955). — Rusznyak, J., M. Földi u. G. Szabo: Physiologie und Pathologie des Lymphkreislaufs. Jena 1957.

Sahli, H.: Lehrbuch der klinischen Untersuchungsmethoden. Leipzig u. Wien 1931. — Schlepper, G., u. H. Priess: Peripherer Lungentumor oder Lungentuberkulose. Ein Beitrag zur Differentialdiagnose. Dtsch. med. Wschr. **79**, 1661 (1954). — Schmaehl, D.: Experimentelle Untersuchungen über den Mechanismus der hämatogenen Metastasierung beim Krebs. Dtsch. med. Wschr. **86**, 607 (1961). — Schmid, H.-J.: Die Klinik der Silikose. In: Handbuch der Inneren Medizin, 4. Aufl., Bd. IV/3. Berlin-Göttingen-Heidelberg: Springer 1956. — Inflammatory silicosis. Schweiz. Z. Tuberk. **16**, 233 (1959). — Schmidt-Voigt, J.: Das Gesicht des Herzkranken. Aulendorf: Ed. Cantor 1956. — Schoenmakers, J.: Trommelschlegelfinger und -zehen bei angeborenen Herz- und Gefäßfehlern mit Blausucht. Arch. Kreisl.-Forsch. **24**, 363 (1956). — Schorn, J.: Zur Orthologie und Pathologie der Hoyer-Grosserschen Organe. Stuttgart: Georg Thieme 1959. — Schubert, R., u. G. Jahn: Der Lungenabszeß. Stuttgart 1955. — Schulz, H.: Die submikroskopische Anatomie und Pathologie der Lungen. Stuttgart 1959. — Selzer, A.: Chronic cyanosis. Amer. J. Med. **10**, 334 (1951). — Shoji, A.: Über die langen Zilien bei Phthisikern. Acta Soc. ophthal. jap. **35**, 475 (1931). Ref. Zbl. Haut- u. Geschl.-Kr. **40**, 64 (1932). — Sorgo, J.: Zit. nach S. Pastinszky u. J. Racz 1965 l.c. — Staubesand, J.: Capillaren und Interstitium. Stuttgart 1955. — Stein, R. O.: Erkrankungen der Nägel. In: Arzt-Zieler, Haut- und Geschlechtskrankheiten. Berlin u. Wien 1934. — Stöhr jr., Ph.: Lehrbuch der Histologie. Heidelberg 1951. — Sturm, A.: Die Pathologie der Lunge in Beziehung zum vegetativen Nervensystem. Stuttgart 1947. — Die Klinik und Pathologie der Lunge. Stuttgart 1948. — Szanto, J.: Hautveränderungen bei Lungentuberkulose. Derm. Wschr. **89**, 1899 (1929). — Szirmai, E. A.: Phlegmasia caerulea dolens in Puerperium. Dtsch. med. Wschr. **86**, 2228 (1961).

Theorin, S.: Om köldhemoglobinurie (i anslutning till ett fall). Nord. Med. **1942**, 1818. — Thomas, H. M.: Achropachy; secondary subperiosteal new bone formation. Arch. intern. Med. **51**, 571 (1933). — Töndury, G.: Segmentanomalien der Lunge. Zit. nach Löffler, Handbuch der inneren Medizin, 4. Aufl., Bd. I/1, S. 1ff. Berlin-Göttingen-Heidelberg: Springer 1956. — Tornblom, N., E. Malers u. G. Wallenius: Osteodermatopathia hypertrophicans. Acta med. scand. **164**, 325 (1959). — Touraine, A., G. Solente et L. Gole: Un syndrome ostéo-dermopathique: la pachydermie plicaturée aces, pachypériosteose des extremités. Presse méd. **43**, 1820 (1935).

Uehlinger, E.: Hyperostosis generalisata mit Pachydermie (Idiopathische familiäre generalisierte Osteophytose Friedreich-Erb-Arnold). Virchows Arch. path. Anat. **308**, 396 (1942).

Vague, J.: Ann. Méd. **51**, 152 (1950); zit. nach H. Fischer, Klinische Beziehungen zwischen Haut und Lungen. In: Dermatologie und Venerologie von H. A. Gottron u. W. Schönfeld, Bd. V/1. Stuttgart: Georg Thieme 1963.

Wildhack, R.: Striae atrophicae bei pleuro-pulmonaler Erkrankung. Ärztl. Wschr. **13**, 916 (1958). — Wilson, G. M.: Lokal circulatory changes associated with clubbing fingers and toes. Quart. J. Med. **21**, 201 (1952). — Wintrich, M. A.: Der vitale Tonus und die Elastizität der Lungen. In: Virchows Handbuch der speziellen Pathologie und Therapie. Erlangen 1854. — Wirz, F.: Über Striae atrophicae. Arch. Derm. Syph. (Berl.) **159**, 124 (1930). — Wissler, H.: Arteriovenöses Aneurysma der Lunge und Teleangiectasia haemorrhagica hereditaria Osler. Helv. paediat. Acta 8, 111 (1953). — WOLLHEIM, E.: Zur funktionellen Bedeutung der Cyanose. Z. klin. Med. **108**, 248 (1928). — Die aktive Blutmenge bei Gefäßinsuffizienzen (einfache oligämische Gefäßinsuffizienz. Schock, Kollaps, Minusdekompensation). Klin. Wschr. **33**, 1065 (1955).

ZOLLINGER, H. U., u. L. HEUSLER: Die alte massive Lungenembolie. Schweiz. med. Wschr. **1958**, 1227. — ZUPPINGER, A.: Strahlenveränderungen der Lungen. In: Handbuch der inneren Medizin, 4. Aufl., Bd. IV/2, S. 1438ff. Berlin-Göttingen-Heidelberg: Springer 1956.

V. Leber. — Pankreas

AHRENS jr., E. H., M. A. PAYNE, H. G. KUNKEL, W. J. EISENMENGER, and S. H. BLONDHEIM: Primary biliary cirrhosis. Medicine (Baltimore) **29**, 299 (1950). — ANGELA, G. C., and A. A. APRA: The histologic picture of the liver in some dermato-venereologic conditions (liver biopsy studies). Nagoya med. J. **3**, 67 (1955). — AXELROD, J., and H. WEISSBACH: Enzymatic o-methylation of N-acetyl-serotonin to melatonin. Science **131**, 1312 (1960). — AXENFELD, H., u. W. NONNENBRUCH: Lebercirrhose. Münch. med. Wschr. **93**, 873 (1951).

BARTELHEIMER, H.: Schwierigkeiten und Möglichkeiten der Diagnose des Pankreascarcinoms. Med. Klin. **54**, 668 (1959). — Erkrankungen der Gallenblase und der Gallenwege. In: Gallenblase und Gallenwege. Stuttgart: Georg Thieme 1963. — BEARN, A. G., and V. A. MCKUSICK: Azure lunulae. An unusual change in the finger nails in two patients with hepatolenticular degeneration (Wilson's disease). J. Amer. med. Ass. **166**, 904 (1958). — BEAN, W. B.: Relationship of oestrogens to certain signs in hepatic disease, pregnancy and vit. B complex deficiency syndroms. J. Amer. med. Ass. **121**, 1412 (1943). — Cutaneous arterial spiders. Medicine (Baltimore) **24**, 243 (1945). — Vascular spiders and related lesions of the skin. Springfield (Ill.): Ch. C. Thomas 1958. — BECKMANN, K.: Krankheiten der Leber. In: Handbuch der inneren Medizin, 4. Aufl., Bd. III/2. Berlin-Göttingen-Heidelberg: Springer 1953. — BERMAN, J., and T. BIELICKY: Some extrenal factors in the development of porphyria cutanea tarda and diabetes with special reference to the influence of alkoholism, syphilitic infections and antisyphilitic therapy. Čs. Derm. **3**, 173 (1956). — BIER, A.: Die Entstehung des Kollateralkreislaufs. Teil II. Der Rückfluß des Blutes aus ischämischen Körpertheilen. Arch. path. Anat. u. Physiol. **153**, 306 (1889). — BIRKE, G.: The 17-ketosteroid excretion in cirrhosis of the liver and epidemic hepatitis. Acta med. scand. **148**, Suppl. 291, 55 (1954). — BLOCH, B., u. A. SCHRAFL: Experimentelle Untersuchungen über den Einfluß des Ovarialhormons auf die Pigmentbildung. Arch. Derm. Syph. (Berl.) **165**, 268 (1932). — BOHNSTEDT, R. M.: Veränderungen der Haut in der Schwangerschaft. In: Dermatologie und Venerologie von H. A. GOTTRON u. W. SCHÖNFELD, Bd. III/2. Stuttgart: Georg Thieme 1959. — Krankheitssymptome an der Haut in Beziehung zu Störungen anderer Organe. Stuttgart: Georg Thieme 1963. — Krankheitssymptome an der Haut bei Erkrankungen des Magens, des Darms und der Leber. Hautarzt **15**, 636 (1964). — Leber und Haut. In: L. WANNAGAT l. c. — BOUCHARD, C.: Rev. Méd. **22**, 837 (1902); zit. nach G. A. MARTINI, Über Gefäßveränderungen der Haut bei Leberkranken. Z. klin. Med. **153**, 470 (1955). — BRESSEL, D., u. S. WITTE: Die Beeinflussung der Blutgerinnung durch Pankreaserkrankungen. In: K. HEINKEL u. H. SCHÖN, Pathogenese, Diagnostik, Klinik und Therapie der Erkrankungen des exokrinen Pankreas. Stuttgart: F. K. Schattauer 1964. — BROCKLEHURST, J. C., G. S. HUMPHREYS, and D. GARDNER-MEDWIN: Porphyria in old age. Geront. clin. (Basel) **7**, 83 (1965). — BROWN, J. B., G. P. CREAN, and J. GINSBURG: Oestrogen metabolism and excretion in liver diesease. Gut **5**, 56 (1964). — BRUGSCH, J.: Die Klinik der Porphyrien. Gastroenterologia (Basel) **97**, 370 (1962). — BRUGSCH, J., H. H. BRANDT u. O. MÜNCH: Über Leberveränderungen bei Porphyrien des Erwachsenen. Acta hepato-splenol. (Stuttg.) **7**, 333 (1960). — BRULÉ, M., et Y. COTTET: Le prurit des ictériques est-il du a la rétention des sels biliaires? Presse méd. **50**, 369 (1942). — BURGESS, P. H.: The physiology of mechanism of blushing. London 1839. Zit. nach G. A. MARTINI, Z. klin. Med. **153**, 470 (1955). — BURNETT, I. W.. and M. A. PATHAK: Pathogenesis of cutaneous photosensitivity in porphyria. New Engl. J. Med. **268**, 1203 (1963).

CAMERON, C. B.: The liver and steroid hormone metabolism. Brit. med. J. **13**, 119 (1957). — CANIVET, J., u. P. FALLOT: Die Porphyrien. Dtsch. med. Wschr. **84**, 63 (1959). — CAREY jr., J. B.: Lowering of the serum bile acid concentrations and relief of pruritus in jaundiced patients fed bile acid sequestering resin. J. Lab. clin. Med. **56**, 797 (1960). — CARNOT, P., J. RACHET et P. DELAFONTAINE: Hématémése mortelle par naevus artériel de l'oesophage juxtacardiacque. Bull. Soc. méd. Hôp. Paris **53**, 538 (1929). — CERNY, E.: Ergebnisse von Leberfunktionsprüfungen bei epidermalen Hautentzündungen (Ekzem, Dermatitis). Dermatologica (Basel) **105**, 169 (1952). — CREUTZFELDT, W.: Die Leber bei Porphyria cutanea tarda. II. Lebersymposion in Vulpera 1965. — CREUTZFELDT, W., u. K. BECK: Klinische und bioptische Befunde bei 29 Fällen von hepatischer Porphyrie. Gastroenterologia (Basel), Suppl. ad vol. **97**, 202 (1962). — CUEVA, V. J., y R. HERNANDEZ DE LA

Portilla: La frecuencia de manifestationes alergicas en los padecimientos del higado. Rev. Invest. clin. **4**, 203 (1952).

Degos, R.: Dermatologie. Paris: Ed. Médicales-Flammarion 1953. — Deme, I., u. Maria Garaszi: Die dermatologische Bedeutung der Leberfunktionsproben. Börgyogy. vener. Szemle **5**, 5 (1951). Ref. Zbl. Haut- u. Geschl.-Kr. **80**, 315 (1952). — Diczfalusy, E.: Oestrogen metabolism and liver function. In: Aktuelle Probleme der Hepatologie von G. A. Martini. Stuttgart: Georg Thieme 1962. — Diczfalusy, E., C. Franksson, B. P. Lisboa, and B. Martinsen: Formation of oestrone glucosiduronate by the human intestinal tract. Acta endocr. (Kbh.) **40**, 537 (1962). — Dörner, G., u. F. Stahl: Die diagnostische Bedeutung einer einfachen fluorometrischen Routinemethode zur Beurteilung der Nebennierenfunktion. Dtsch. med. Wschr. **90**, 1917 (1965). — Dohan, F. C., E. M. Richardson, L. W. Bluemle jr., and P. György: Hormone excretion in liver disease. J. clin. Invest. **31**, 481 (1952). — Dreiling, D. A., L. Blum, and M. Sanders: Thrombophlebitis, blood coagulation and pancreas disease; study of pancreatic secretion in patients with thrombophlebitis. Arch. intern. Med. **96**, 490 (1955).

Ebbecke, U.: Die lokale vasomotorische Reaktion (L.V.R.) der Haut und der inneren Organe. Pflügers Arch. ges. Physiol. **169**, 1 (1917). — Eickhoff, W.: Klinische Beobachtungen an 28 Fällen von Pankreaskarzinom. Inaug.-Diss. Hamburg 1961. — Engelbert, W.: Isolierung von Kopro- und Uroporphyrin aus dem Urin eines an Hydroa vacciniformia erkrankten Patienten. Inaug.-Diss. Hamburg 1955. — Erbslöh, F.: Neurologische Aspekte der akuten Porphyrie. Gastroenterologia (Basel) **97**, 384 (1962).

Felix, K.: Chemie und Stoffwechsel der Haut. Arch. Derm. Syph. (Berl.) **184**, 140 (1943). Fiebig, M.: Zur Behandlung und Beurteilung des Chloasma faciei. Dtsch. med. Wschr. **81**, 1207 (1956). — Fischer, A.: Physiologie und experimentelle Pathologie der Leber. Berlin: Akademieverlag 1959. — Frank, A., u. G. Kindermann: Über die akute hepatische Porphyrie. Med. Klin. **58**, 1745 (1963a). — Zur Klinik der chronischen hepatischen Porphyrie. Med. Klin. **58**, 1749 (1963b). — Frick, P. G.: Acute hemorrhagic syndrome with hypofibrinogenemia in metastatic cancer. Acta haemat. (Basel) **16**, 11 (1956).

Gilbert et Lereboullet: Ann. Derm. Syph. (Paris) **1902**, 915; zit. nach E. Urbach, Über die wechselseitigen Beziehungen zwischen Leber und Haut. Arch. Derm. Syph. (Berl.) **175**, 767 (1937). — Gisinger, E., u. A. Neumayr: Zur Frage der Hautpigmentierung bei Lebercirrhosen u. Hämochromatosen. Wien. Z. inn. Med. **36**, 107 (1955). — Gladkij, A. P.: Epithelregeneration und Hautinnervation. Arch. Pat. **19**, 23 (1957). Ref. Dtsch. med. Wschr. **83**, 478 (1958). — Goldblatt, H.: Renovascular hypertension due to renal ischemia. Circulation **32**, 1 (1965). — Gottron, H.A.: Erythema palmo-plantare symmetricum hereditarium. Arch. Derm. Syph. (Berl.) **172**, 135 (1935a). — Kreislaufstörungen und Hämorrhagien der Haut. In: Arzt-Zieler, Haut- und Geschlechtskrankheiten, Bd. II, S. 45. Berlin u. Wien: Urban & Schwarzenberg 1935a. — Wechselwirkungen zwischen Haut und inneren Organen. In: Normale und krankhafte Steuerung im menschlichen Organismus von C. Adam. Stuttgart: Gustav Fischer 1937. — Beziehungen zwischen Hautkrankheiten und Krankheiten anderer Organe. Z. ärztl. Fortbild. **35**, 545, 582 (1938). — Hautveränderungen als Symptom von Stoffwechselkrankheiten. In: Schriften der Akad. Ärztl. Fortbild., Bd. 2. Dresden u. Leipzig: Theodor Steinkopff 1940. — Grant, R. T.: Observations on direct communications between arteries and veins in rabbits ear. Heart **15**, 281 (1930). — Greither, A.: Dermatologie der Mundhöhle und der Umgebung. Stuttgart: Georg Thieme 1955. — Die Dermatologie als moderne Wissenschaft. Dtsch. med. Wschr. **90**, 1453 (1965). — Grinspan, D., y G. Diaz: Cirrhosis hepatica y lesiones cutaneas. Arch. argent. Derm. **4**, 405 (1954). — „Nervus Spider" y dermatitis de Schamberg asociades en un enfermo con cirrosis hepatica. Arch. argent. Derm. **5**, 190 (1955). Gropp, W.: Das Verhalten der chromatographisch getrennten C-17-Ketosteroide bei Lebererkrankungen. 2. Symposium Dtsch. Ges. Endokrin., S. 132. Berlin-Göttingen-Heidelberg: Springer 1955. — Gross, F.: Iron metabolism — an international symposium. Berlin-Göttingen-Heidelberg: Springer 1964. — Gross, R., H. F. v. Oldershausen u. H. Albrecht: Über die Wirkung von Leberparenchymschäden auf den Blutgerinnungs- und Blutstillungsmechanismus. Verh. Dtsch. Ges. inn. Med. **58**, 596 (1952). — Gross, R., R. Wildhack u. H. Steiner: Klinisch-statistische Übersicht über 900 Leukosen. Dtsch. med. Wschr. **83**, 1974 (1958). — Grosser, O.: Über arterio-venöse Anastomosen an den Extremitäten beim Menschen und den krallentragenden Säugethieren. Arch. mikr. Anat. **60**, 191 (1902). — Grüneberg, Th.: Zur Behandlung der hepatischen Porphyrie der Haut. — Zbl. Chir. **90**, 831 (1965). — Gutman, A. B.: Die intrahepatischen Cholostasen. Internat. Leberkonf. Perugia 1957. Ref. Dtsch. med. Wschr. **82**, 2239 (1957).

Harber, L., G. Poplein, and S. Brodie: Porphyria cutanea tarda. Arch. Derm. **84**, 165 (1961). — Harvey, W.: Zit. nach G. A. Martini, Leber und Herz l. c. — Heilmeyer, L.: Die Hämochromatose. Klinik, Eisenstoffwechsel und Pathogenese. Acta haemat. (Basel) **11**, 137 (1954). — Neue Ergebnisse der Porphyrinstoffwechselforschung. Münch. med. Wschr. **105**, 277 (1963a). — Porphyria congenita. (Günthersche Krankheit.) Dtsch. med. Wschr.

88, 2476 (1963a). — Die porphyrinämische Lichturtikaria. Arch. klin. exp. Derm. **219**, 717 (1964). — Heilmeyer, L., u. R. Clotten: Porphyrinstoffwechselstudien. Dtsch. med. Wschr. **87**, 131 (1962). — Heilmeyer, L., R. Clotten, L. Kerp, H. Merker, Cr. A. Parra u. H. P. Wetzel: Porphyria erythropoetica congenita Günther. Bericht über 2 Familien mit Erfassung der Merkmalsträger. Dtsch. med. Wschr. **88**, 2449 (1963). — Heinkel, K.: Klinik und Laboratoriumsdiagnose der Pankreaserkrankungen. Internist (Berl.) **5**, 445 (1964). — Heinkel, K., u. H. Schön: Pathogenese, Diagnostik, Klinik und Therapie der Erkrankungen des exokrinen Pankreas. Stuttgart: Georg Thieme 1964. — Heinsen, H. A.: Klinik der Gegenwart, Bd. I. München u. Berlin: Urban & Schwarzenberg 1955. — Hennemann, G.: Hämorrhagische Diathesen bei Lebercirrhose. Ärztl. Wschr. **10**, 311 (1955). — Hennemann, G., u. B. Hofmann: Leberveränderungen bei Dermatomyositis. Med. Klin. **60**, 177, 180 (1965). — Henning, N., u. G. Berg: Verdauungs- und Resorptionsstörungen bei Pankreaserkrankungen. Internist (Berl.) **5**, 441 (1964). — Hess, W.: Die Erkrankungen der Gallenwege und des Pankreas. Stuttgart: Georg Thieme 1961. — Hicks, J. H., and J. F. Mullins: Pruritus of liver disease (xanthomatous biliary cirrhossis). Arch. Derm. **71**, 46 (1955). — Hoff, F.: Haut und vegetative Steuerung. Arch. Derm. Syph. (Berl.) **184**, 234 (1943). — Klinische Physiologie und Pathologie, 5. Aufl. Stuttgart: Georg Thieme 1957. — Holzmann, H.: Zur Verwendung von Desferrioxamin bei Porphyria cutanea tarda. Med. Welt **1963**, 1078. — Hornbostel, H., K. H. Schulz u. M. Jänner: Krankheitsbeziehungen zwischen Haut und Intestinaltrakt. Internist (Berl.) **4**, 485 (1963). — Horsters, H., u. S. Rust: Über die Bedeutung der Hautkapillaren für die Diagnose des Ikterus. Klin. Wschr. **29**, 565 (1951). Huriez, Cl., F. Desmons, M. Benoit et P. Martin: La ponction-biopsie du foie dans l'eczema. Bull. Soc. franç. Derm. Syph. **63**, 482 (1956). — Étude histo-pathologique du foie des psoriasiques. Bull. Soc. franç. Derm. Syph. **63**, 488 (1956). — Liver biopsie in eczema and other dermatoses. Brit. J. Derm. **69**, 237 (1957).

Illig, L.: Die terminale Strombahn. In: Pathologie und Klinik in Einzeldarstellungen, Bd. 10. Berlin-Göttingen-Heidelberg: Springer 1961. — Die Topographie der peripheren Zirkulation der Haut. Arch. klin. exp. Derm. **219**, 101 (1964). — Ilyin, I. I.: On methods of treatment of Porphyria cutanea tarda. Vestn. Derm. Vener. **37**, 10, 42 (1963). — Ippen, H.: Porphyria cutanea tarda. Arch. klin. exp. Derm. **208**, 223 (1959a). — Porphyria cutanea tarda und Beruf. Berufsdermatosen **7**, 256 (1959b). — Lichtdermatosen und Porphyrin-Lichtsensibilisierung. Arch. klin. exp. Derm. **210**, 496 (1960). — Beobachtungen bei der Aderlaßbehandlung der Porphyria cutanea tarda. Arch. klin. exp. Derm. **213**, 863 (1961a). — Neuere Kenntnisse über die Porphyria cutanea tarda als Grundlage für ihre Behandlung. Mat. Med. Nordmark **13** (11), 443 (1961b). — Das Zirbeldrüsenhormon Melatonin und die zentrale Pigmentsteuerung. Dtsch. med. Wschr. **86**, 307 (1961c). — Porphyringehalt und -verteilung in der Leber. Gastroenterologia (Basel), Suppl. ad vol.197, 192 (1962)a). — Porphyrin metabolism in porphyria cutanea tarda. Panminerva med. **4**, 381 (1962b). — Zur Therapie und Pathologie der Porphyria cutanea tarda. In: L. Wannagat l. c. — Ippen, H., u. G. Gehrmann: Untersuchungen zur Erythropoese bei der Porphyria cutanea tarda. Klin. Wschr. **39**, 1060 (1961). — Ippen, H., G. Goerz u. H. Brüster: Purpura porphyrica. Hämorrhagische Pigmentdermatose mit Störungen des hepatitischen Porphyrinstoffwechsels. Arch. klin. exp. Derm. **223**, 128 (1965).

Jacoby, H.: Eine Veränderung der Zungenzeichnung bei bestimmten Krankheiten, besonders bösartigen Neubildungen und Leberleiden. Medizinische **1958**, 670. — Zungenveränderungen bei Herz-Kreislaufinsuffizienz. Medizinische **1959**a, 511. — Zungenveränderungen, eine Hilfe für die Prognose und Therapie von Allgemeinkrankheiten. Medizinische **1959**b, 675. — Veränderungen der Zunge in der Diagnostik des praktischen Arztes. Stuttgart: Schattauer 1960. — Janson, Ph.: Die Rolle der Leber bei Dermatosen. Hippokrates (Stuttg.) **27**, 213 (1956). — Jenke, M.: Über den Stoffwechsel der Gallensäuren. Naunyn-Schmiedebergs Arch. exp. Path. Pharmak. **163**, 175 (1932). — Jordan, A.: Chloasma faciei bei jungen Mädchen, nicht schwangeren Frauen und Männern. Derm. Wschr. **96**, 336 (1933). — Julesz, M., u. J. Holló: Diagnostik der neuroendokrinen Krankheiten und ihre pathophysiologischen Grundlagen. Budapest: Akadem. Kiado 1961.

Kalk, H.: Über Hauterytheme und das Symptom der roten Zunge bei Leberinsuffizienz. Dtsch. med. Wschr. **80**, 955 (1955). — Über Hautzeichen bei Leberkrankheiten. Dtsch. med. Wschr. **82**, 1637 (1957). — Kalk, H., u. E. Wildhirt: Die Bedeutung der Leberfunktionsproben im Vergleich zum bioptischen Befund der Leber. Med. Klin. **1951**, 585. — Kalkoff, K. W., u. A. Buck: In vitro-Hämolyse im sichtbaren Licht bei Porphyrien und Lichtdermatosen ohne Porphyrinstoffwechselstörung. Hautarzt **18**, 17 (1967). — Kaufmann, W.: Akute hepatische Porphyrie. Med. Welt **1964**, 176. — Kibler, M.: Die Behandlung innerer Organe von der Haut aus. Dtsch. med. Wschr. **86**, 1929 (1961). — Kimmig, J.: Lichtdermatosen und Lichtschutz. Arch. Derm. Syph. (Berl.) **200**, 68 (1955). — Biochemische Erkenntnisse zu den polymorphen Lichtdermatosen. Acta derm.-venereol. (Stockh.). Prov. 11th Internat. Congr. Derm. **3**, 515 (1957). — Stoffwechseluntersuchungen bei polymorphen

Lichtdermatosen und neuere Untersuchungsergebnisse im Zusammenhang mit dem Hartnup-Syndrom. Ann. ital. Derm. klin. e sperim. **16**, 155 (1961/62). — Kleeberg, J.: On a peculiar skin change seen in some patients with gallbladder and liver disease. Acta med. orient (Jerus.) **10**, 245 (1951). Ref. Zbl. Haut- u. Geschl.-Kr. **81**, 319 (1952). — Klingmüller, V.: Chemie und Stoffwechsel der Porphyrine. Moderne Aspekte. Arch. klin. exp. Derm. **219**, 703 (1964). — Klostermann, G. F., u. P. Ritzenfeld: Über Porphyria cutanea tarda. Versuch einer pathogenetischen Betrachtungsweise auf Grund neuer histologischer Befunde. Arch. klin. exp. Derm. **216**, 373 (1963). — Korting, G. W.: Disk.bemerkung. Arch. klin. exp. Derm. **206**, 813 (1957). — Die Beziehungen zwischen Haut und Leber mit ihren diagnostischen und therapeutischen Möglichkeiten. Therapiewoche **12**, 19 (1962). — Korting, G. W., u. W. Adam: Purpura Schönleini und Lebercirrhose in ihrer Abgrenzung von der „Purpura hyperglobulinaemica". Derm. Wschr. **131**, 121 (1955). — Krauspe, C.: Verh. dtsch. Ges. Verd.- u. Stoffwechselkr. XX. Tagg Basel u. New York: S. Karger 1961; zit. nach F. Stelzner, Chirurgische Erfahrungen bei der Enteritis regionalis Crohn, besonders am Colon. Dtsch. med. Wschr. **87**, 286 (1962). — Krogh, A.: Die Anatomie und Physiologie der Kapillaren, 2. Aufl. Berlin: Springer 1929. — Kühn, H. A.: Pathologie, Diagnostik und Therapie der Leberkrankheiten. IV. Freiburger Symposion an der Med. Univ.-Klinik. Berlin-Göttingen-Heidelberg: Springer 1957. — Fragen aus der Praxis. Dtsch. med. Wschr. **87**, 970 (1962). — Kühn, H. A., W. Müller u. R. Pfister: Die primäre biliäre Cirrhose. Dtsch. med. Wschr. **82**, 627 (1957). — Kühnau, J.: Wechselbeziehungen zwischen Leber, Haut und Skelet. In: L. Wannagat l. c.

Lasch, H. G., H. Hartert, K. Schimpf u. H. H. Sessner: Über hepatogene Blutungen. Dtsch. Arch. klin. Med. **203**, 52 (1956). — Lazarovits, L., u. St. Karolyi: Die Einschätzung von Leberschädigungen während der Arsenbenzoltherapie und Versuche zu deren Beseitigung. Börgyögy. vener. Szle **7**, 43 (1953). Ref. Zbl. Haut- u. Geschl.-Kr. **87**, 170 (1954). — Leonhardi, G., u. M. Baier: Die kutane Form der hepatischen Porphyrie und die Porphyrinausscheidung im Harn. Arch. klin. exp. Derm. **207**, 554 (1958). — Levit, E. J., J. H. Nodine, and W. H. Perloff: Progesterone induced porphyria. Amer. J. Med. **22**, 831 (1957). — Lewis, Th.: Die Blutgefäße der menschlichen Haut. Berlin 1928. — Lichtman, S. S.: Diseases of the liver, gallbladder and bileducts. Philadelphia 1943. — Lindner, H.: Diskussion zu P. Zierz in L. Wannagat l. c. — Linke, A.: Primäre und sekundäre Dysproteinämie mit Purpura und Raynaud-Syndrom. Dtsch. Z. Verdauungskrh. **10**, 66 (1950). — Longhi, A., E. Pieragnoli e S. Tura: Studio della funzionalita epatica in alcune dermopatie. Arch. ital. Derm. **30**, 378 (1961). — Longhi, A., e L. Rasponi: Ricerche sulla funzionalita epatica in alcune dermatosi. Arch. ital. Derm. **22**, 273 (1949). — Lukidis, W.: Über die mangelhafte Achsel- und Schambehaarung bei Lebercirrhosen. Z. ges. inn. Med. **10**, 880 (1955).

Magnus, I. A.: Photosensivity in porphyria. Ann. ital. Derm. clin. e sperim. **16**, 174 (1961/62). — Photobiologische Wirkungen bei protoporphyrinämischen Lichtdermatosen. Arch. klin. exp. Derm. **219**, 724 (1964). — Magnus, I. A., A. D. Porter, and C. Rimington: The action spectrum for skin lesions in porphyria cutanea tarda. Lancet **1959 I**, 912. — Martin, W. J., and F. J. Heck: The porphyrias and porphyria. Amer. J. Med. **20**, 239 (1956). — Martini, G. A.: Über Gefäßveränderungen der Haut bei Leberkranken. Z. klin. Med. **153**, 470 (1955). — Veränderungen der Haut bei Lebererkrankungen. In: Pathologie, Diagnostik und Therapie der Leberkrankheiten von H. A. Kühn. Berlin-Göttingen-Heidelberg: Springer 1957. — Hormonhaushalt und Leberkrankheiten. Dtsch. med. Wschr. **84**, 2168 (1959a). — Die Veränderungen der Haut bei Leberkrankheiten. Neue Z. ärztl. Fortbild. **48**, 189 (1959b). — Leber und Haut. In L. Wannagat l. c. — Aktuelle Probleme der Hepatologie. II. Symposium Intern. Ass. for the study of the liver. Stuttgart: Georg Thieme 1962. — Martini, G. A., u. W. Dölle: Gelbsucht mit Verschlußsyndrom aus nichtmechanischer Ursache. Cholangiolitische Hepatitis; intrahepatische Cholostase nach Arzneimitteln. Klin. Wschr. **36**, 272 (1958). — Martini, G. A., u. H. Engelkamp: Kapillarschäden durch Dysproteinämie und ihre Behandlung durch Rutin. Beitrag zur Klärung der hämorrhagischen Diathese bei Leberkrankheiten. Dtsch. med. Wschr. **77**, 833 (1952). — Martini, G. A., u. J. E. Hagemann: Über Fingernagelveränderungen bei Lebercirrhose als Folge veränderter peripherer Durchblutung. Klin. Wschr. **34**, 25 (1956). — Martini, G. A., u. J. Staubesand: Zur Morphologie der Gefäßspinnen (vascular spiders) in der Haut Leberkranker. Virchows Arch. path. Anat. **324**, 147 (1953). — Mauer, E. F.: On etiology of clubbing of fingers. Amer. Heart J. **34**, 852 (1947). — Mayr, J.: Haut, Ernährung und Stoffwechsel. Arch. Derm. (Berl.) **184**, 155 (1943). — Mazur u. Shorr: Zit. bei Shorr. — Meirowsky, L.: Über das Krankheitbild des Erythema palmo-plantare symetricum hereditarium. Arch. Derm. Syph. (Berl.) **168**, 420 (1933). — Meyer-Rohn, J.: Zungenerkrankungen im Zusammenhang mit inneren Krankheiten und nach Verabreichung von Arzneimitteln. Internist (Berl.) **4**, 494 (1963). — Meythaler, F., u. W. Hagenmiller: Die Klinik der Leberparenchymerkrankungen. Dtsch. med. J. **4**, 193 (1953). — Moriame, G., M. Mossiat et J. Pirard: Masque telangiectasique chez une cirrhotique, ancienne specifique. Arch. belges Derm. **10**, 266 (1954). — MÜLLER, O.: Die feinsten Blutgefäße des Menschen. Stuttgart: Ferdinand Enke 1937.

NEUDA: Zit. nach H. KALK 1957. — NURMAND, L. P.: Liver disorders in some chronic dermatoses. Vestn. Derm. Vener. **39**, Nr 6, 16 (1965). Ref. Zbl. Haut- u. Geschl.-Kr. **120**, 191 (1965).

OMORI, H.: Studies on liver function in skin diseases. Liver function in rabbits with experimental dermatitis. Jap. J. Derm. **72**, 416 (1962). — OSTER, Z. H., E. A. RACHMILEWITZ, E. MORAN, and Y. STEIN: Relief of pruritus by cholestyramin in chronic liver disease. Israel J. med. Sci. **1**, 599 (1965). — OTTOLENGHI-LODIGIANI, F.: Fegato ed eczema. Minerva derm. **34**, 46 (1959).

PAETZOLD, O. H.: Zur Therapie der Prurigo. Mat. Med. Nordmark **14**, 656 (1962). — PANNHORST, R., u. H. HOFFMANN: Über Beziehungen zwischen Lebererkrankungen und Farbänderungen der menschlichen Zunge. Dtsch. med. J. **1957**, 232. — PASTINSZKY, I., u. I. RACZ: Hautveränderungen bei inneren Krankheiten. Berlin u. Jena: VEB Verlag Volk u. Gesundheit 1965. — PATEK jr., A. J., and J. POST: Treatment of cirrhose of liver by nutritious diet and supplements rich in Vit. B complex. J. clin. Invest. **20**, 481 (1941). — PAUTRIER, L.-M., et A. ULLMO: Teleangiectasies stellaires, aquises chez une femme enciente, lokalisees au membre superieure droit, sur le territoire de plexus cervical. Bull. Soc. franç. Derm. Syph. **38**, 309 (1931). — PERERA, G. A.: Note on palmar erythema (so called liver palms). J. Amer. med. Ass. **119**, 1417 (1942). — Plasmavolume in Laennec's cirrhosis of liver. Ann. intern. Med. **24**, 643 (1946). — PFISTER, R.: Erkrankungen der Nägel. In: Dermatologie und Venerologie von H. A. GOTTRON u. W. SCHÖNFELD, Bd. III/2. Stuttgart: Georg Thieme 1959. — PINCUS, I. J., A. E. RAKOFF, E. M. COHN, and H. J. TUMEN: Hormonal studies in patients with chronic liver disease. Gastroenterology **19**, 735 (1951). — POPOFF, N. W.: Digital vascular system, with reference to state of glomus in inflammation, arterio-sclerotic gangrene, diabetic gangrene, thrombo-angiitis obliterans and supernummery digits in man. Arch. Path. **18**, 295 (1934). — POPPER, H., u. F. SCHAFFNER: Die Leberstruktur und Form. Stuttgart: Georg Thieme 1961. — PRIBILLA, W., G. STECHER u. U. KANZOW: Untersuchungen über die Pathogenese der Anaemie bei Plasmocytom und Makroglobulinaemie Waldenström. Dtsch. med. Wschr. **90**, 988 (1965). — PROPPE, A.: Koilonychie. Hautarzt **1**, 542 (1950).

RATNOFF, O. D., and A. J. PATEK jr.: Natural history of Laennec's cirrhosis of liver; analysis of 380 cases. Medicine (Baltimore) **21**, 207 (1942). — RATSCHOW, M., u. H. BÖDECKER: Die Bedeutung der Sternchen-Angiome für die Leberdiagnostik. Neue med. Welt **1**, 1439 (1950). — REITER, H. F. H.: Cirrhosis of the liver and spider naevi. Acta derm.-venereol. (Stockh.) **36**, 206 (1956). — RICHMAN, A.: Acute Pancreatitis. Amer. J. Med. **21**, 246 (1956). — RITTER, U.: Klinik und Therapie entzündlicher Gallenwegserkrankungen. Internist (Berl.) **5**, 469 (1964). — RÖTTGEN, P.: Akupunktur. Dtsch. med. Wschr. **85**, 1033 (1960). — ROSEMBLIT, E., D. HOJMAN y I. COHEN: Cirrosis hepatica y gonada masculina. Pren. méd. argent. **48**, 3274 (1961). — ROTH, O.: Untersuchungen über Pruritus cutaneus speziell bei chronischem Ikterus. Schweiz. med. Wschr. **79**, 190 (1949). — ROWNTREE, L. G., C. H. GREENE, and M. ALDRICH: Quantitative Pettenkofer values in blood with special reference to hepatic disease. J. clin. Invest. **4**, 545 (1927). — RUSSFIELD, A. B., and S. C. SOMMERS: The effect of cirrhosis of the liver on gonadotropin content of the human hypophysis. Fed. Proc. **19**, 156 (1960).

SALLET, J., B. DUPERRAT et J. GUILAINE: Prurigo révélateur d'une cirrhose biliaire. Bull. Soc. franç. Derm. Syph. **66**, 425 (1959). — SCHEDL, H. P.: Steroid hormone metabolism in liver disease. In: Aktuelle Probleme der Hepatologie von G. A. MARTINI. Stuttgart: Georg Thieme 1962. — SCHETTLER, G., u. B. KOMMERELL: Stoffwechselerkrankungen mit Hautbeteiligung. In: L. WANNAGAT l. c. — SCHICK, F.: Der Mund als Spiegel der Krankheit. München: Johann Ambrosius Barth 1939. — SCHIRREN, C.: Photosensitivity and siderohepatosis in Porphyria cutanea tarda. IV. Intern. Photo-Biology Congr. 1964 Oxford/England. Bull. pharm. Res. Inst. **53**, 6 (1964a). — Porphyria cutanea tarda. Arch. klin. exp. Derm. **219**, 729 (1964b). — SCHIRREN, C., G. STROHMEYER, R. WEHRMANN u. A. WISKEMANN: Ergebnisse der Aderlaßbehandlung bei Porphyria cutanea tarda. Dtsch. med. Wschr. **91**, 1344 (1966). — SCHIRREN, C., F. SZARVAS u. K. BECKER: Andrologische Untersuchungen bei chronisch leberkranken Patienten. Hautarzt **17**, 175 (1966). — SCHMID, E., U. ROSENBUSCH, K. HEINKEL, K. SCHWEMMLE, and H. SCHOEN: Excretion of 5-hydroxyindolacetic-acid in the urine, clinical and bioptic morphological results of research. Gastroenterologia (Basel) **96**, 275 (1961). — SCHMIDT, P. W.: Hauterkrankungen als Erscheinungen von Stoffwechselkrankheiten. Arch. Derm. Syph. (Berl.) **184**, 190 (1943). — SCHNEIDER, K. W.: Über die veränderte Hautdurchblutung bei Leberkrankheiten unter besonderer Berücksichtigung der hyperdynamen Zirkulation. In: L. WANNAGAT l. c. — SCHÖN, H.: Diskussion zu P. ZIERZ. In: L. WANNAGAT l. c. — SCHREUS, H. TH.: Diskussionsbemerkung. Arch. klin. exp. Derm. **211**, 480 (1960). — SCHÜPBACH, H.: Eruptives Verhalten der Gefäßspinnen bei akuten Leberschüben und Verschwinden mit Besserung der Erkrankung. Schweiz. med. Wschr. **73**, 119

(1943). — Schuermann, H.: Krankheiten der Mundschleimhaut und der Lippen. München: Urban & Schwarzenberg 1958. — Schultheiss, E. v., u. F. v. Schultheiss: Das Symptom der „roten, glatten Zunge“. Ein Beitrag zur klinischen Diagnostik der Leberkrankheiten. Hippokrates (Stuttg.) **29**, 225 (1958). — Schulz-Streek, E.: Katamnestische Untersuchungen von Patienten mit Porphyria cutanea tarda. Inaug.-Diss. Hamburg 1964. — Scolari, E. G.: Über die angeborene Porphyrie und die tardive Porphyrie der Haut. Minerva med. **37**, 235 (1962). Ref. Münch. med. Wschr. **105**, 270 (1963). — Sezary, A., E. Combe, et Horowitz: Pigmentation buccale et prurigo nigrant chez un insuffisant hépatique. Bull. Soc. franç. Derm. Syph. **38**, 857 (1931). — Shannon, F. T., J. Fessel, and E. G. L. Bywaters: Intracutaneous congo red in rheumatoid arthritis. Ann. rheum. Dis. **16**, 225 (1957). — Sherlock, S.: Diseases of liver and bilary system. Oxford: Blackwell 1962. — Shorr, E.: Liver injury. Transaction of the 8th conference Josiah Macy-Foundation, New York 1950. — Siede, W.: Herpes zoster und Leberschädigung. Dtsch. med. Wschr. **81**, 1401 (1956). — Sigmund, W. J., and W. B. Shelley: Cutaneous manifestations of acute pancreatitis with special reference to livedo reticularis. New Engl. J. Med. **251**, 851 (1954). — Siler, V. W., and J. H. Wulsin: Acute pancreatitis; clinical study. J. Amer. med. Ass. **142**, 78 (1950). — Spier, H. W.: Diskussionsbemerkung. Arch. klin. exp. Derm. **206**, 813 (1957). — Sproul, E. E.: Carcinoma and venous thrombosis: frequency of association of carcinoma in body or trail of pancreas with multiple venous thrombosis. Amer. J. Cancer **34**, 566 (1938). — Steppert, A.: Zur Frage der Leberschädigung in der Nachkriegszeit mit besonderer Berücksichtigung der Schäden durch antiluische Behandlung. Wien. med. Wschr. **1951**, 786. — Stich, W.: Neue Ergebnisse über Porphyrinstoffwechsel und Stoffwechselkrankheiten. Klin. Wschr. **37**, 681 (1952). — Angeborene Stoffwechselstörungen. Internist (Berl.) **1**, 299 (1960). — Die kongenitale Porphyrie, eine Enzymopathie der Erythroblasten und Erythrozyten. Arch. klin. exp. Derm. **219**, 719 (1964). — Strohmeyer, G., H. Heinrich u. C. Schirren: Unveröffentlichte Ergebnisse. — Strohmeyer, G., u. C. Schirren: Diagnostische und therapeutische Untersuchungen bei der Porphyria cutanea tarda. Verh. Dtsch. Ges. Inn. Med. **70**, 639 (1964). — Sturm, A.: Welche Kriterien rechtfertigen die Annahme eines Hyperdermographismus? Dtsch. med. Wschr. **88**, 495 (1963). — Szarvas, F., C. Schirren u. K. Becker: Untersuchungen zur Hormonausscheidung im Urin bei männlichen Patienten mit Lebercirrhose unter besonderer Berücksichtigung der Gesamtoestrogene. Acta hepato-splenol. (Stuttg.) **13**, 356 (1966).

Tappeiner, J., u. H. Tirschek: Das Syndrom der aktinisch-traumatischen bullösen Lichtdermatose. Arch. Derm. Syph. (Berl.) **196**, 65 (1933). — Terry, R.: White nails in hepatic cirrhosis. Lancet **1954 I**, 757.

Urbach, E.: Haut und Stoffwechsel einschließlich der Ernährungstherapie. In: Arzt-Zieler, Haut- und Geschlechtskrankheiten, Bd. I. Berlin u. Wien: Urban & Schwarzenberg 1934. — Über die wechselseitigen Beziehungen zwischen Haut und Leber. Arch. Derm. Syph. (Berl.) **175**, 767 (1937). — Skin diseases, nutrition and metabolism. New York: Grune & Stratton 1946.

Varco, R. L.: Intermittant external biliary drainage for relief of pruritus in certain chronic disorders of liver. J. Lab. clin. Med. **21**, 43 (1947). — Vielhauer, E., u. W. Dölle: Gonadotropinspiegel im Blut und Urin von Frauen mit idiopathischer Lebercirrhose in der Menopause. Acta hepato-splenol. (Stuttg.) **9**, 293 (1962). — Voegt, H.: Endokrine Störungen bei Leberkrankheiten und ihre sozialen Auswirkungen. In: L. Wannagat l. c. — Voegt, H., u. O. Weller: Die Funktion der männlichen Keimdrüse und der Nebennierenrinde bei akuter Hepatitis und bei Lebercirrhose. Dtsch. med. Wschr. **84**, 1093 (1959). — Volavsek, W.: Der Leberstoffwechsel bei verschiedenen Dermatosen. Arch. Derm. Syph. (Berl.) **184**, 268 (1943). — Vonkennel, J.: Diskussionsbemerkung. Arch. Derm. Syph. (Berl.) **184**, 259 (1943). — Leber und Haut. Mat. Med. (Nordmark) **12** (5), 197 (1960).

Waldenström, J.: The porphyrias as inborn errors of metabolism. Amer. J. Med. **22**, 758 (1957). — Waldenström, H., and B. Haeger: The liver in porphyria cutanes tarda. Ann. intern. Med. **53**, 280 (1960). — Waldenström, H., and B. Haeger-Aronsen: Different pattern of human porphyria. Brit. med. J. **1963 II**, 272. — Walsh, E. N., and S. W. Becker: Erythema palmare and naevus-araneus-like Teleangiektases. Arch. Derm. **44**, 616 (1941). — Walzel, P.: Über das Symptom der flecken- und gitterförmigen Zyanose bei akuter Pankreasnekrose. Wien. klin. Wschr. **40**, 218 (1927). — Wannagat, L.: Leber, Haut und Skelet. 3. Lebertagg der Sozialmediziner, Bad Mergentheim, Präsident: A. Marchionini. Herausgg. v. L. Wannagat. Stuttgart: Georg Thieme 1964. — Watson, C. J.: The problem of porphyria — some facts and questions. New Engl. J. Med. **263**, 1205 (1960). — Weissbach, H., B. G. Redfield, and J. Axelrod: The enzymic oxydation of serotonin and other naturally occurring amines. Biochim. biophys. Acta (Amst.) **54**, 190 (1961). — Wiener, K.: Skin manifestations of internal disorders. St. Louis: C. V. Mosby Co. 1947. — Williams, T. L., A. Cantarow, K. E. Paschkis, and W. P. Havens jr.: Urinary 17-ketosteroids in chronic liver disease. Endocrinology **48**, 651 (1951). — Wiskemann, A., u. J. Kimmig: Photodermatosen durch Arzneistoffe und endogene Sensibilisatoren. Internist (Berl.) **4**, 509 (1963). — WISKEMANN, A., u. K. WULF: Zur Lichtprovokation der Porphyrindermatosen. Arch. klin. exp. Derm. **209**, 454 (1959). — WITTE, S.: Blutkrankheiten soweit sie mit einer Beteiligung der Leber, der Haut und des Skelets einhergehen. In: L. WANNAGAT l. c. — WITTE, S., u. P. DIRNBERGER: Plasmaantithrombin und Thrombininhibitor bei Leberparenchym- und Gallenwegserkrankungen. Klin. Wschr. **33**, 705 (1955). — WITTE, S., u. K. HEINKEL: Über die Regulation der gerinnungsspezifischen Bluteiweißkörper bei der experimentellen Äthioninvergiftung. Verh. dtsch. Ges. inn. Med. **59**, 407 (1953). — WÖHLER, F.: Diskussionsbeitrag. In: Iron metabolism von F. GROSS. Berlin-Göttingen-Heidelberg: Springer **1964**. — WÜST, H.: Die Veränderungen der Haut in ihrer Bedeutung für Diagnose und Differentialdiagnose bei Leberleiden. II. Mitt.: Chronische Leberleiden — Porphyria (hepatica) cutanea tarda. Mat. Med. Nordmark **13** (11), 434 (1961). — Die Hauterscheinungen der Porphyria cutanea tarda (hepatica) als diagnostisches Leitsymptom eines Leberschadens. Gastroenterologia (Basel), Suppl. ad vol. **97**, 197 (1962). — Zur Klinik und Therapie des Pruritus bei Lebererkrankungen. In: L. WANNAGAT l. c. — WÜST, H., W. ARNOLD u. N. HENNING: Untersuchungen zur Stellung der Porphyria cutanea tarda im Rahmen der Leberkrankheiten. Münch. med. Wschr. **105**, 912 (1963). — WULF, K.: Lichtdermatosen. In: Handbuch für Dermatologie und Venerologie v. H. A. GOTTRON u. W. SCHÖNFELD, Bd. III, Teil I, S. 107. Stuttgart: 1958. — Beitrag zur Porphyrieproblematik aus dermatologischer Sicht. Gastroenterologia (Basel) **97**, 405 (1962).

ZIERZ, P.: Hautkrankheiten und Leberfunktionsproben. In: L. WANNAGAT l. c. — Leberfunktionsstörungen bei bestimmten Hautkrankheiten. Med. Mschr. 8, 456 (1954). — Haut — Leber — Pankreas. In: Dermatologie und Venerologie von H. A. GOTTRON u. W. SCHÖNFELD, Bd. III/2. Stuttgart: Georg Thieme 1959. — ZÖLLNER, N.: Leber — Sexualhormone — Stoffwechsel. In: L. WANNAGAT l. c.

VI. Haut und Magen-Darm-Störungen

AMORATI, A., L. RASPONI e L. ROVERSI: Osservazioni sul comportamento della crasi proteica e dell'eucolloidita nella rosacea. Arch. ital. Derm. **25**, 174—182 (1952). — ARON-BRUNETIERE, R., J. BOURGEOIS-GAVARDIN et I. KOHEN: Note preliminaire sur le resultat du traitment de la rosacee du visage par la chloromycetine. Bull. Soc. franç. Derm. Syph. **58**, 301—303 (1951). — Resultats des tests microbiens chez les malades atteints de rosacee du visage consequence therapeutique. Sem. méd. **1952**, 697—699. — ARON-BRUNETIERE, R., J. BOURGEOIS-GAVARDIN, I. KOHEN et L. LE MINOR: La rosacee du visage peutelle etre consideree comme une dermatose d'origine allergique? I. Congr. Internat. d'Allergie 1952, p. 1032—1039. — ASBOE-HANSEN, G.: Scleroderma in carcinoid syndrome. Acta derm.-venereol. (Stockh.) **39**, 270-273 (1959). — AUER, F.: Untersuchungen über Bluteiweißkörper und Leberfunktionsprüfungen bei Acne Rosacea. Dermatologica (Basel) **103**, 265—274 (1951). — AYRES jr., S., and S. AYRES III: Pyoderma gangrenosum with an unusual syndrome of ulcers, vesicles and arthritis. Arch. Derm. **77**, 269—280 (1958).

BADENOCH, J.: Steatorrhoea in the adult. Brit. med. J. **1960 II**, 879—887, 963—974. — BARBER, H. W.: Influence of sex hormones on the skin and pilo-sebaceous system. In: R. M. B. MCKENNA, Modern trends in dermatology. London: Butterworth & Co. 1948. — BECHER, E.: Intestinale Autointoxikation (Selbstvergiftung vom Darm). Klin. Wschr. **1937**, 145. — BELTRANI, G.: Considerazioni sopra un caso di acrodermatite enteropathica. Dermatologia (Napoli) **11**, 21—28 (1960). — BERG, H. H.: Ödem der Magenschleimhaut bei Purpura haemorrhagica abdominalis acuta. I. Congr. Internat. d'Allergie 1962, p. 978—979. — BERKHEISER, S. W.: Carcinoid-tumor of the testis occuring in a cystic teratoma of the testis. J. Urol. (Baltimore) **82**, 352—355 (1959). — BERNING, H., W. SELBERG u. K. G. THIELE: Die Ileitis regionalis. Stuttgart 1964. — BEYERHAUS, G., E. LIENHOP u. G. STÜTTGEN: Experimentelle Untersuchungen zur biologischen Wirkung von Colistoffwechselprodukten. Ärztl. Forsch. 8, 226 (1954). — BISHOPRIC, G. A., and J. S. BRACKEN: Pyoderma gangraenosum as the presenting sign of regional ileitis. Observations regarding the pathogenesis of the skin lesions. Sth. med. J. (Bgham, Ala.) **57**, 675—678 (1964). — BLAMOUTIER, P.: La maladie de Quincke. Française: Expansion Scientifique 1961. — BLOOM, D.: Acrodermatitis enteropathica. Arch. Derm. **69**, 516—519 (1954a). — Acrodermatitis enteropathica. Arch. Derm. **70**, 240—242 (1954b). — Acrodermatitis enteropathica. Arch. Derm. **82**, 124—125 (1960a). — Acrodermatitis enteropathica: Another inborn error of metabolism? N.Y. St. J. Med. **60**, 3609—3616 (1960b). — BLOOM, D., D. FISHER, and M. DANNENBERG: Pyoderma gangrenosum associated with hypogammaglobulinemia. Report of two cases. Arch. Derm. **77**, 412—421 (1958). — BLOOM, D., and N. SOBEL: Acrodermatitis enteropathica succesfully treated with diodoquin. J. invest. Derm. **24**, 167—177 (1955). — BÖHM, C.: Erfahrungen mit der temporären Keimverarmung des Darmes bei „fakultativen Stoffwechseldermatosen". Dermatologica (Basel) **115**, 459—467 (1957). — BOGENDÖRFER, L., u. A. SELL: Über die Wirkung von äußeren Temperaturreizen auf die Sekretionstätigkeit des Magens. Dtsch. Arch. klin. Med.

169, 166 (1930). — BOGNER, W.: Ein Beitrag zum Krankheitsbild der Akrodermatitis enteropathica. Arch. Kinderheilk. **148**, 161 (1954). — BOHNSTEDT, R. M.: Prurigo simplex subacuta—ein Stiefkind der Dermatologie. Hautarzt **10**, 22—27 (1959). — Krankheitssymptome an der Haut in Beziehung zu Störungen anderer Organe. Stuttgart: Georg Thieme **1963**. — Krankheitssymptome an der Haut bei Erkrankung des Magens, des Darmes und der Leber. Hautarzt **15**, 636—639 (1964). — BOSCH MILLARES, J., y J. BOSCH HERNANDEZ: El sindrome de Gardner Bosch. Rev. esp. Enferm. Apar. dig. **22**, 1017—1044 (1963). Ref. Zbl. Haut- u. Geschl.-Kr. **116**, 264 (1964). — BOUFFARD, P.: Dix cas d'urticaires chroniques paradoxales. Bull. Soc. franç. Derm. Syph. **63**, 474—475 (1956). — BRANDT, TH.: Dermatitis in children with disturbances of the general condition and the absorption of food elements. Acta derm.-venereol. (Stockh.) **17**, 513 (1936). — BRAUN, W.: Talgdrüsenerkrankungen (Akne vulgaris). In: Dermatologie und Venerologie von H. A. GOTTRON u. W. SCHÖNFELD, Bd. III/2, S. 739—778. Stuttgart: Georg Thieme 1959a. — Rosacea. In: Dermatologie und Venerologie von H. A. GOTTRON u. W. SCHÖNFELD, Bd. III/2, S. 783—798. Stuttgart: Georg Thieme 1959b. — BRAUN-FALCO, O., u. U. M. VON EICKSTEDT: Beitrag zur Urticaria papulosa chronica. Hautarzt **8**, 534 (1957). — BRESSEL, D., u. S. WITTE: Die Beeinflussung der Blutgerinnung durch Pankreaserkrankungen. In: K. HEINKEL u. H. SCHÖN 1964 l. c. — BÜRGER, M.: Verdauungs- und Stoffwechselkrankheiten. Berlin: VEB Verlag Volk u. Gesundheit 1953. — BURGESS, T. H.: The physiology of mechanism of blushing. London 1839.

CACHIN, M., et L. ANTEBI: Colite ulcereuse, erytheme noeux et syndrome de Fiessinger-Leroy-Reiter. Sem. Hôp. Paris **37**, 2724—2728 (1961). — CALDWELL, I.: Pyoderma gangrenosum. Brit. J. Derm. **67**, 315—316 (1955). — CASTELAIN, M. P. Y.: Aspects etiologiques des acnes rosacees. Bull. Soc. franç. Derm. Syph. **71**, 658—663 (1964). — CASTELAIN, M. P. Y., J. BESSON et A. SCHRÖDER: Contribution a l'etude etiologique et therapeutique des urticaires chroniques. Bull. Soc. franç. Derm. Syph. **66**, 721—729 (1959). — CICILIANI, J.: Beitrag zum Problem der Acrodermatitis enteropathica (Syndrom Danbolt-Closs) an Hand eines neuen Falles. Z. Kinderheilk. **89**, 170—179 (1964). — CITRIN, Y., K. STERLING, and J. A. HALSTEDT: The mechanism of hypoproteinemia associated with giant hypertrophy of gastric mucosa. New Engl. J. Med. **257**, 906—912 (1957). — COOKE, W. T., A. L. P. PEENEY, and C. F. HAWKINS: Symptoms, signs, and diagnostic features of idiopathic steatorrhoe. Quart. J. Med. **22**, **59**—77 (1953). — CORNBLEET, T., and I. GIGLI: Should we limit sugar in acne? Arch. Derm. **83**, 968—969 (1961). — CREUTZFELDT, W.: Klinik der chronischen Pankreatitis. In: K. HEINKEL u. H. SCHÖN 1964 l. c. — CROHN, B. B., L. GINZBURG, and G. D. OPPENHEIMER: Regional ileitis (a pathologic and clinical entity). J. Amer. med. Ass. **99**, 1323 (1932). — CROHN, B. B., and H. JARNIS: Regional ileitis, 2. ed. New York and London 1958.

DANBOLT, N.: Acrodermatitis enteropathica. Acta derm.-venereol. (Stockh.) **31**, 453—454 (1951). — Acrodermatitis enteropathica. Acta derm.-venereol. (Stockh.) **36**, 257—271 (1956). — Acrodermatitis enteropathica. A new case. T. norske Laegeforen. **81**, 469—472 (1961). — Acrodermatitis enteropathica. Ein Fall, der 15 Jahre beobachtet wurde. Hautarzt **15**, 25—28 (1964). — DANBOLT, N., u. K. CLOSS: Acrodermatitis enteropathica. Acta derm.-venereol. (Stockh.) **23**, 127 (1942/43). — DATOVO, L., L. CELLI, G. ARMUZZI e E. MIRELLI: Contributo alla conoscenza delle alterazioni gastriche in dermatologia. G. ital. Derm. **101**, 1—52 (1960). Ref. Zbl. Haut- u. Geschl.-Kr. **107**, 318 (1960). — DEGOS, R., O. DELZANT et R. TOURAINE: Acrodermatitis enteropathica (forme incomplete et tardive). Bull. Soc. franç. Derm. Syph. **70**, 813—815 (1963). — DEMIS, J., M. J. DAVIS, and J. C. LAWLER: A study of the cutaneous effects of serotonin. J. invest. Derm. **34**, 43 (1960). — DILLAHA, C. J., A. L. LORINCZ, and O. R. AAVIK: Acrodermatitis enteropathica. Review of the literature and report of a case successfully treated with diodoquin. J. Amer. med. Ass. **152**, 509—512 (1953). — Acrodermatitis enteropathica. Pediat. Amér. **11**, 53—60 (1954). — DOERR, W.: Pankreatitis. Pathogenese, Formen, Häufigkeit. Langenbecks Arch. klin. Chir. **292**, 552 (1959). — DRUBE, H. C.: Diagnostische Maßnahmen beim Malabsorptions-Syndrom. Dtsch. med. Wschr. **90**, 615—617 (1965). — DUPREZ, A., E. JACOBS et G. ACHTEN: Pyodermite gangreneuse grave au cours d'une colite chronique hemorrhagique. Lyon. chir. **57**, 608—613 (1961). Ref. Zbl. Haut- u. Geschl.-Kr. **111**, 146 (1961/62). — DURHAM, R. H.: Thrombophlebitis migrans and visceral carcinoma. Arch. intern. Med. **96**, 380 (1955).

EBLING, F. J.: Sebaceous glands. 1. The effect of sex hormones on the sebaceous glands of the female albino rat. J. Endocr. **5**, 297 (1948). — EISSNER, H.: Lymphoedema chronicum penis et scroti bei enteritis regionalis. Arch. klin. exp. Derm. **210**, 558—574 (1960). — EPSTEIN, N., and D. SUSNOW: Acne rosacea with particular reference to gastric secretion. Calif. Med. **35**, 118 (1931). Ref. Zbl. Haut- u. Geschl.-Kr. **41**, 346 (1932). — EPSTEIN, S., and J. S. VEDDER: Acrodermatitis enteropathica (Danbolt-Closs) persisting into adulthood. Arch. Derm. **82**, 135 (1960).

FADER, M., S. N. KLINE, S. S. SPATZ, and H. J. ZUBROW: Gardner's syndrome (intestinal polyposis, osteomas, sebaceous cysts) and a new dental discovery. Oral. Surg. **15**, 153—172 (1962). — FANDEEV, L. I., and G. I. SERDYUKOVA: Acrodermatitis enteropathica. Vestn.

Derm. Vener. 35, Nr 2, 15—21 (1961). Ref. Zbl. Haut- u. Geschl.-Kr. 110, 54 (1961). — Observations over patients with enteropathic acrodermatitis. Festn. Derm. Vener. 37, Nr 11, 38—42 (1963). Ref. Zbl. Haut- u. Geschl.-Kr. 117, 201 (1964). — FARKAS: A contribution to the problem of complications on the skin in the curse of colitis ulcerosa. Čs. Derm. 28, 380—388 (1953). Ref. Zbl. Haut- u. Geschl.-Kr. 91, 75 (1955). — FARNAN, P.: Whipple's disease: clinical aspects. Quart. J. Med. 28, 163 (1959). — FEIWEL, M.: Gastric and jejunal polyposis associated with melanin spots of the oral region and digits. Proc. 10. Internat. Congr. of Derm. London 1952, 442—443 (1953). — FISCHER, H. R.: Über Magenveränderungen bei Hautkrankheiten (nach gastroskopischen Untersuchungen). Hautarzt 6, 212—216 (1955). — FISHER, A. A.: Epidermolysis bullosa hereditaria? Acrodermatitis enteropathica sine enteropathica? Arch. Derm. Syph. (Chic.) 71, 530 (1955). — FLECK, M.: Urtikaria, Strophulus, Prurigo, angioneurotisches Ödem, Dermographismus. In: Dermatologie und Venerologie von H. A. GOTTRON u. W. SCHÖNFELD, Bd. III/1. Stuttgart: Georg Thieme 1959. — FLEISCHMAJER, R., and A. B. HYMAN: Clinical significance of derangements of tryptophan metabolism. A review of pelagra, carcinoid, and H-disease. Arch. Derm. 84, 563—573 (1961). — FRICK, P. G.: Acute hemorrhagic syndrome with hypofibrinogenemia in metastatic cancer. Acta haemat. (Basel) 16, 11 (1956). — FUNK, C. F.: Rosacea und Leberstoffwechsel. 21. Tagg Dtsch. Derm. Ges. Heidelberg 1949. Ref. Zbl. Haut- u. Geschl.-Kr. 74, 6 (1950). — FUNK, C. F., u. H. WALTHER: Neuralpathologische Betrachtungen der Rosacea-Pathogenese. Derm. Wschr. 121, 457—460 (1950).

GARB, J.: Discussion. Arch. Derm. 81, 281 (1960). — GARDNER, E. J., and R. C. RICHARDS: Multiple cutaneous and subcutaneous lesions occuring simultaneously with hereditary polyposis and osteomatosis. Amer. J. hum. Genet. 5, 139 (1953). — GAUDIG, H.: Beitrag zum Verhalten der Magenfunktion bei Dermatosen. Arch. Derm. Syph. (Berl.) 164, 343 (1931). — GERTLER, W.: Urticaria papulosa bei Subacidität. Zbl. Haut- u. Geschl.-Kr. 62, 455 (1939). — GIANOTTI, F.: L'acrodermatite enteropathica. Illustrazione e considerationi su di un caso. G. ital. Derm. 100, 154—162 (1959). Ref. Zbl. Haut- u. Geschl.-Kr. 105, 296 (1959/60). — GÖBEL, B.: Beitrag zur Ätiologie der chronischen Urticaria. Z. Haut- u. Geschl.-Kr. 31, 245—248 (1961). — GOLDGRÄBER, M. J., and J. D. KIRSNER: „Specific" diseases simulating „nonspecific" ulcerative colitis (lymphopathia venereum, acute vasculitis, scleroderma and secondary amyloidosis). Ann. intern. Med. 47, 939—957 (1957). — GORDON, R. S., F. C. BARTTER, and T. WALDMANN: Idiopathic hypoalbuminemias: Clinical staff conference at the national institutes of health. Ann. intern. Med. 51, 553—576 (1959). — GORDON jr., R. S.: Exsudative enteropathy. Abnormal permeability of the gastrointestinal tract demonstrable with labelled polyvinylpyrrolidone. Lancet 1959 I, 325. — GOTTRON, H. A.: Ausgedehnte Urticaria papulosa bei gleichzeitiger Erkrankung des Magen-Darm-Kanals. Zbl. Haut- u. Geschl.-Kr. 41, 193 (1932). — GRAMLICH, F., u. E. O. WIETHOFF: Das Carcinoidsyndrom unter Mitteilung eines metastasierenden Bronchialcarcinoids. Dtsch. med. Wschr. 85, 1750 (1960). — GRANET, E.: Anorectal complications of chronic ulcerative colitis and regional enteritis. Amer. J. Gastroent. 25, 472—485 (1956). — GREITHER, A., u. H. TRITSCH: Lichen Vidal urticatus. Hautarzt 4, 200 (1953). — Weitere Beobachtungen über den sog. Lichen Vidal urticatus. Hautarzt 9, 198 (1958). — GRÜNEBERG, T.: Postoperative progressive Gangrän und Pyoderma gangraenosum als therapeutisches Problem. Derm. Wschr. 149, 537—544 (1964). — GRUPPER, C., C. ATTAL et J. METAIS: Acrodermatitis enteropathica (DANBOLT et CLOSS). Premier cas français. Bull. Soc. franç. Derm. Syph. 63, 448—449 (1956). — GUY, W. B.: Protein deficiency in cutaneous disease. Arch. Derm. 61, 261—270 (1950).

HAGERMAN, G.: Discussion zu: Microbiology of acne vulgaris. Proc. 12. intern. Congr. Derm. 2, 971—972 (1962). — HAMILTON, J. B.: Male hormone substance: a prime factor in acne. J. clin. Endocr. 1, 570 (1941). — HAMPERL, H.: Lehrbuch der allgemeinen Pathologie und pathologischen Anatomie. Berlin-Göttingen-Heidelberg: Springer 1960. — HANSSON, O.: Acrodermatitis enteropathica. Report of two cases with a hypothesis concerning the pathogenesis of the disease. Acta derm.-venereol. (Stockh.) 43, 465—471 (1963). — HARADA, S., M. HONDA u. T. MIURA: Über Acrodermatitis enteropathica. Jap. Derm. 73, 170—175 (1963). Ref. Zbl. Haut- u. Geschl.-Kr. 117, 148 (1964). — HARE, P. J., and B. E. SCHLESINGER: Acrodermatitis enteropathica. Proc. roy. Soc. Med. 49, 231 (1956). — HARTMANN, G.: Das Pyoderma gangraenosum bei schwerer Colitis ulcerosa. Gleichzeitig ein Beitrag zur Frage der Schwangerschaft nach Proktocolektomie mit terminaler Ileostomie. Dtsch. med. Wschr. 90, 516—519 (1965). — HASSELMANN, C. M.: Über Pyodermia gangraenosa mit B.-Pyocyaneus und B.-Proteus bei Colitis ulcerosa. Z. Haut- u. Geschl.-Kr. 21, 267—269 (1956). — HEGGLIN, R.: Differentialdiagnose innerer Krankheiten, 10. Aufl. Stuttgart: Georg Thieme 1966. — HEILMEYER, L.: Das Karzinoid. Med. Welt 1961a, 1067—1072. — Klinik des Karzinoidsyndroms. Dtsch. med. J. 12, 306—309 (1961b). — HEINKEL, K., u. H. SCHÖN: Pathogenese, Diagnostik, Klinik und Therapie der Erkrankungen des exokrinen Pankreas. Stuttgart: F. K. Schattauer 1964. — HENNING, N.: Krankheiten der Verdauungsorgane. In: Lehrbuch der inneren Medizin von H. DENNIG, Bd. II, S. 1—214. Stuttgart: Georg Thieme 1961. —

HENNING, N., u. H. WÜST: Chronisch rezidivierende Hautgeschwüre (Pyoderma gangraenosum) als Komplikation der ulcerösen Colitis. Med. Klin. **55**, 1507—1510 (1960). — HERZOG, H.: Die Rosacea als Ausdruck einer chronischen Allgemeinerkrankung. Dtsch. Gesundh.-Wes. **1953**, 242—245. — HOCHBERG, K., H. G. NÖLLER u. T. KELLY: Magenuntersuchungen mit der „Heidelberger Kapsel". Münch. med. Wschr. **106**, 789—798 (1964). — HODGSON-JONES, J. S.: Acrodermatitis enteropathica. Brit. J. Derm. **67**, 222 (1955). — HOLZEGEL, K.: Die Acne vulgaris. Übersicht der Literatur von 1950—1963. Hautarzt **15**, 467—475 (1964). — HORNBOSTEL, H., K. H. SCHULZ u. M. JÄNNER: Krankheitsbeziehungen zwischen Haut und Intestinaltrakt. Internist (Berl.) **4**, 485—494 (1963). — HUBLER, W. R.: Unsaturated fatty acids in acne. Arch. Derm. **79**, 644—646 (1959).

ILIČ, S., and B. LALEVIC: Contribution to the problem of acrodermatitis enteropathica. Dermatologica (Basel) **117**, 317—325 (1958). — ISHIDA, K.: Studies on the gastric acidity in various skin diseases with special reference on chlorin. Jap. J. Derm. **64**, 436—450 (1954). Ref. Zbl. Haut- u. Geschl.-Kr. **92**, 65 (1955).

JABLONSKA, S.: Zur Pathogenese des Pyoderma gangraenosum. Hautarzt **15**, 584—591 (1964). — JESSNER, S., u. W. LUTZ: Hautveränderungen bei inneren Krankheiten. In: JADASSOHNs Handbuch der Haut- und Geschlechtskrankheiten, Bd. IV/1. Berlin: Springer 1932. — JOHNE, H. O., u. E. STRASSER: Zur Klinik und Therapie der Darmbakterienflora bei Dermatosen. Med. Klin. **50**, 407—409 (1955).

KÄHLER, H. J., u. L. HEILMEYER: Klinik und Pathophysiologie des Karzinoids und Karzinoidsyndroms unter besonderer Berücksichtigung der Pharmakologie des 5-Hydroxytryptamins. Ergebn. inn. Med. Kinderheilk., N.F. **16**, 292—559 (1961). — KALK, H.: Zur Frage der Existenz einer histaminähnlichen Substanz beim Zustandekommen des Dermographismus. Klin. Wschr. **8**, 65 (1929). — KANOF, N. B.: Urticaria. (Symposium.) Med. Clin. N. Amer. **43**, 779—785 (1959). — KARLTORP, N.: Pyoderma gangraenosum with and without hypogammaglobulinemia. Acta derm.-venereol. (Stockh.) **43**, 265—270 (1963). — KAYSER, R.: New operation for dislocated septal cartilage. Acta chir. scand. **94**, Suppl. 111, 115 (1946). Zit. nach HORNBOSTEL, SCHULZ u. JÄNNER. — KELLEY jr., M. L.: Skin lesions associated with chronic ulcerative colitis. Amer. J. dig. Dis., N. S. **7**, 255—272 (1962). — KELLEY jr., M. L., and V. W. LOGAN: Erythema nodosum in association with chronic ulcerative colitis. Gastroenterology **31**, 285 (1956). — KIERLAND, R. R., W. G. SAUER, and W. H. DEARING: The cutaneous manifestations of the functioning carcinoid. Arch. Derm. **77**, 86 (1958). — KIRSCHBAUM, J. O., and A. M. KLIGMAN: The pathogenetic role of coryne-bacterium acnes in acne vulgaris. Arch. Derm. **88**, 832—833 (1963). — KLESSE, P., u. W. KUNERT: Die Colitis ulcerosa aus internistischer Sicht. Pathogenese, Klinik und Therapie. Med. Welt **50**, 2817—2827 (1965). — KLOSTERMANN, G. F.: Pigmentfleckpolypose. Klinische, histologische und erbbiologische Studien am sogenannten Peutz-Syndrom. Stuttgart: Georg Thieme 1960. — KOGOJ, F.: Urtikaria. Strophulus, Prurigo, Pruritus. In: JADASSOHNs Handbuch der Haut- und Geschlechtskrankheiten, Erg.-Werk, Bd. II/1, hrsg. von G. MIESCHER u. H. STORCK. Berlin-Göttingen-Heidelberg: Springer 1962. — KOLLATH, NISOLK u. HAHNEFELD: Zit. nach C. BÖHM, Erfahrungen bei der temporären Keimverarmung des Darmes bei „fakultativen Stoffwechseldermatosen". Dermatologica (Basel) **115**, 459 (1957). — KORTING, G. W.: Perleche — als klinisches Leitsymptom beim Erwachsenen. J. med. Kosmetik **1953**a, 322—382. — Hautveränderungen bei Erkrankungen des Magen-Darm-Traktes. In: Dermatologie und Venerologie von H. A. GOTTRON u. W. SCHÖNFELD, Bd. III/2, S. 942—956. Stuttgart: Georg Thieme 1959b. — Klinische Beziehungen zwischen Speiseröhrenveränderungen und Hautkrankheiten. Therapiewoche **11**, 277—282 (1961c). — KORTING, G. W., u. B. VIALKOWITSCH: Magenazidität, peptisch-katheptische Proteolyse und Dysbakterie bei Hautkranken in Gegenüberstellung. Derm. Wschr. **132**, 1125 (1955). — KRENTZ, K.: Die diagnostische Bedeutung sekretorischer Funktionsanalysen der Magenschleimhaut. Dtsch. med. Wschr. **91**, 596 (1966). — KRESBACH, H.: Ein Beitrag zum Problem der sogenannten Pyodermia ulcerosa. Arch. klin. exp. Derm. **208**, 128—159 (1959). — KREYSEL, H. W., u. M. GERLACH: Pyoderma gangraenosum — Colitis ulcerosa. Vergleichende pathogenetische Überlegungen. Münch. med. Wschr. **107**, 1042—1045 (1965).

LANGHOF, H.: Zur Akne conglobata. Derm. Wschr. **126**, 897—905 (1952). — LAPIÈRE, S., et S. CASTERMANS-ELIAS: Acrodermatite enteropatique de Danbolt et Closs. Arch. belges Derm. **17**, 56—61 (1961). — LEES, A. W.: Skin and buccal pigmentation, pulmonary tuberculosis, and steatorrhoea. Brit. J. Dis. Chest **54**, 272—276 (1960). — LEMBECK, F.: Das enterale und bronchiale Carcinoid. Med. Welt **1961**, 1074—1075. — LERNER, A. B., and T. B. FITZPATRICK: Biochemistry of melanin formation. Physiol. Rev. **30**, 91—126 (1950). — LEVER, W. F.: Acrodermatitis enteropathica with familial incidence of acrodermatitis enteropathica and moniliasis. Arch. Derm. **80**, 621 (1959). — LIBERMANN, T. N.: The study of secretory and motor function of the stomach in patients with certain dermatoses. Vestn. Derm. Vener. **33**, Nr 5, 25—30 (1959). Ref. Zbl. Haut- u. Geschl.-Kr. **106**, 139 (1960). — LINDEMAYR, W.: Ätiologische Probleme bei chronischer Urticaria. I. Mitt.: Die Bedeutung des Gastrointestinaltraktes. Derm. Wschr. **130**, 1343—1352 (1954). — Ätiologische Probleme bei chronischer Urticaria. II. Mitt.: Die Bedeutung der bakteriellen Infektion. Derm. Wschr. **132**, 865—871 (1955). — Über die verschiedenen Verlaufsformen der Urtikaria. Wien. klin. Wschr. **68**, 443 (1956). — Urtikaria. Z. Haut- u. Geschl.-Kr. **31**, 52—59 (1961). — LINDNER, R.: Purpura fulminans. Münch. med. Wschr. **107**, 629—630, 635—637 (1965). — LINDSTRÖM, B.: Familial acrodermatitis enteropathica in an adult. Acta derm.-venereol. (Stockh.) **43**, 522—527 (1963). — LONGHI, A.: Sclerodermia e alteratione proteica plasmatica. Arch. ital. Derm. **25**, 435—452 (1953). Ref. Zbl. Haut- u. Geschl.-Kr. **88**, 174 (1954). — LORINCZ, A. L.: Some pathophysiologic aspects of skin manifestation in internal disease. N.Y. St. J. Med. **63**, 3063—3070 (1963). — Pathogenetic factors in acne vulgaris. Symposium. Illinois med. J. **124**, 418—419 (1963). — LORINCZ, A. L., and R. W. PEARSON: Sulfapyridine and sulfone type drugs in dermatology. Arch. Derm. **85**, 2—16 (1962). — LOVEMAN, D. E., R. O. NOOJIN, and C. H. WINKLER jr.: Comparative studies of enteric bacterial flora in acne vulgaris. J. invest. Derm. **25**, 135—137 (1955).

MÄRKI, H. H., u. F. WUHRMANN: Proteinverlustsyndrom. Zur Pathogenese der Hypoproteinämie beim nephrotischen Syndrom und beim enteralen Proteinverlust. Schweiz. med. Wschr. **91**, 1521—1529 (1961). — MANZUR, J., y C. CASTANEDO: Acrodermatitis enteropathica. Report de un caso en adulto. Rev. cub. Med. **1**, 2—10 (1962). Ref. Zbl. Haut- u. Geschl.-Kr. **114**, 33 (1963). — MARCUSSEN, P. V.: Hypogammaglobulinemia in pyoderma gangrenosum. J. invest. Derm. **24**, 275—280 (1955). — MARTINI, G. A.: Exsudative Gastroenteropathie. Gastroenterologia (Basel) **97**, 340 (1962). — MARTINI, G. A., W. DÖLLE, F. PETERSEN, U. TRESKE u. G. STROHMEYER: Die exsudative Gastroenteropathie, ein polyätiologisches Syndrom. Internist (Berl.) **4**, 197—209 (1963). — MELCZER, M., M. HAMAR, G. KISS u. E. ROKA: Das Vorkommen und die pathogenetische Bedeutung des Acnevirus hominis bei hormonalen Acne-Erkrankungen. Acne vulgaris, indurata und conglobata. Arch. klin. exp. Derm. **214**, 247 (1962). — Daten zur Pathogenese der regionären, chronischen und vegetierenden Pyodermien. Börgyögy. vener. Szle **38**, 193—198 (1962). Ref. Zbl. Haut- u. Geschl.-Kr. **114**, 23 (1963). — MENGEL, C. E.: Cutaneous manifestation of the malignant carcinoid syndrome. Severe pruritus and orange blotches. Ann. intern. Med. **58**, 989—993 (1963). — MESCON, H.: Ulcerative colitis with pyoderma gangrenosum. Arch. Derm. **82**, 461—463 (1960a). — Carcinoid syndrome of small intestine, with metastasis to liver. Arch. Derm. **82**, 460—461 (1960b). — MEYER, J. J., et FIESCHI: La part des troubles digestifs dans l'acne polymorphe. Bull. Soc. franç. Derm. Syph. **57**, 590 (1950). — MEYER-ROHN, J.: Beitrag zur Ätiologie der Acne vulgaris. Arch. klin. exp. Derm. **197**, 542—556 (1954). — Das Verhalten des Harnindicans bei Urticaria. Hautarzt **12**, 396—398 (1961). — MICHELL, J. H., D. L. SMITH, and R. A. MAYERS: Is chronic urticaria an allergic disorder? Ann. Allergy **15**, 128—134 (1957). — MIRZOEVA, M. G.: Enteropathic acrodermatitis. Vestn. Derm. Vener. **36**, Nr 10, 35—38 (1962). — MONTAGNANI, A.: L'acrodermatite enteropatica. Suoi rapporti con il M. celiaco ed il Kwashiorkor. Dermatologica (Napoli) **15**, 201—224 (1964). — MONTAGNANI, A., e A. ROMAGNOLI: L'acrodermatite enteropatica. Contributo clinico e rassegna della letteratura. G. ital. Derm. **101**, 189—201 (1960). Ref. Zbl. Haut- u. Geschl.-Kr. **109**, 36 (1961). — MONTFORT, J., A. BASSET et GUILAINE: Papulose atrophiante maligne de Degos. Bull. Soc. franç. Derm. Syph. **63**, 358 (1956). — MOORE, M. J., W. H. STRICKLAND, and R. W. PRICHARD: Sprue with bleeding from hypoprothrombinemia. Arch. intern. Med. **97**, 814—816 (1956). — MORETTI, G., e R. CHELI: Aspetti anatomofunzionali della mucosa gastrica nelle dermopatie. Minerva derm. **33**, 247—251 (1958). Ref. Zbl. Haut- u. Geschl.-Kr. **102**, 34 (1958/59). — MOYNAHAN, E. J., F. R. JOHNSEN, and R. M. H. MCKINN: Acrodermatitis enteropathica. Demonstration of possible intestinal enzyme defect. Proc. roy. Soc. Med. **56**, 300—301 (1963). — MÜLLER, E.: Ätiologische und katamnestische Untersuchungen über Urticaria. Arch. Derm. Syph. (Berl.) **196**, 375—402 (1953). — MÜLLER, E. F., u. R. HÖLSCHER: Über die Wirkung der äußeren Anwendung von Wärme und Kälte auf die Sekretionstätigkeit der Verdauungsorgane. Dtsch. med. Wschr. **1929 I**, 991. — MUSAPH, H.: Psychiatric study of chronic urticaria patients. Ned. T. Geneesk. **1956**, 3169—3174. Ref. Zbl. Haut- u. Geschl.-Kr. **97**, 336 (1957).

NAGELL, H., u. H. BACHMANN: Das Problem der „Dysbakterie“ im Hinblick auf die Ekzemgenese. Hautarzt **6**, 64—67 (1955). — NASTASE, G., M. MUNTEAU, M. CARNIOL, A. DOBRESCU, M. ILIES u. N. BALNAN: Die Acrodermatitis enteropathica. Ätiopathogenetische und therapeutische Betrachtungen. Derm.-Vener. (Buc.) **8**, 1—8 (1963). Ref. Zbl. Haut- u. Geschl.-Kr. **115**, 234 (1963). — NESE, G.: Carcinoide. T. norske Laegeforen. **77**, 947—952 (1957). Ref. Zbl. Haut- u. Geschl.-Kr. **100**, 132 (1958). — NIEBAUER, G., u. A. WIEDMANN: Zur Histochemie des neurovegetativen Systems der Haut. Acta neuroveg. (Wien) **18**, 280 (1958). — NIKITIN, F. N.: Zur Frage der Wechselbeziehungen von Krankheiten der inneren Organe mit ekzematösen Reaktionen. Vracej imeni S. M. Kirova H. 12, 101—109 (1957). Ref. Zbl. Haut- u. Geschl.-Kr. **102**, 117 (1958/59). — NIKOLOWSKI, W.: Magenresektion und Dysbakterie in ihren Beziehungen zu Hautkrankheiten. Derm. Wschr. **128**, 1165—1172 (1953). — NISHIYAMA,

S. S. Mori, u. S. Harada: Gastrointestinale Polyposis mit universeller Alopecie, Onychodystrophie und Pigmentation der Haut. Arch. klin. exp. Derm. **221**, 144—161 (1965). — Nishizaki, K.: A clinical study on relationships between urticaria chronica and bacterial flora inside the body. II. Relations to bakterial flora of rectum. Acta derm. (Kyoto) **55**, Abstr. 16 (1960). Ref. Zbl. Haut- u. Geschl.-Kr. **107**, 231 (1960). — Nissle, A.: Ein neues Anreicherungsverfahren zum Nachweis von Typhus-, Paratyphus- und Ruhrbazillen im Stuhl. Münch. med. Wschr. **74**, 185 (1927). — Das Problem der Dysbakterie des Dickdarms und ihrer Behandlung. Klin. Wschr. **11**, 1456 (1932). — Nöller, H. G.: Die Endoradiosonde zur elektrischen pH-Messung im Magen und ihre klinische Bedeutung. Dtsch. med. Wschr. **85**, 1707—1713 (1960). — Nouger More, J.: Acne juvenil. Aspectos endocrino-metabolicos. Ann. Med. (Barcelona) **49**, 369—387 (1963). Ref. Zbl. Haut- u. Geschl.-Kr. **117**, 141 (1964).

Oates, J. A., K. Melmon, A. B. Sjoerdsma, L. Gillespie, and D. T. Mason: Release of a kinin peptide in the carcinoid syndrome. Lancet **1964I**, 514. — Oates, J. A., W. A. Pettinger, and R. B. Doctor: Evidence for the release of bradykinin in carcinoid syndrome. J. clin. Invest. **45**, 173 (1966). — Oates, J. A., and A. Sjoerdsma: An unique syndrome associated with secretion of 5-hydroxytryptophan by metastatic gastric carcinoids. Amer. J. Med. **32**, 333 (1962). — Oehme, J.: Bullöse Dermatosen des Säuglingsalters unter besonderer Berücksichtigung der Acrodermatitis enteropathica. Kinderärztl. Prax. **23**, 385—391 (1955). — Oppermann, H. J., u. E. Meier: Beziehungen des Dermographismus zu den übrigen vegetativen Zeichen bei Oberbaucherkrankungen. Z. ges. inn. Med. **7**, 1148—1150 (1952).

Panconesi, E.: Alcuni aspetti del problema etiopatogenetico della rosacea. Rass. Derm. Sif. **9**, 447—457 (1956). Ref. Zbl. Haut- u. Geschl.-Kr. **101**, 299 (1958). — Panconesi, E., e C. Vallecchi: Il quadro proteico (e lipoproteico) nella rosacea. Rass. Derm. Sif. **10**, 117—125 (1957). Ref. Zbl. Haut- u. Geschl.-Kr. **103**, 144 (1959). — Pastinszky, I.: Die Hautsymptome bei Erkrankungen des Ösophagus und des Magen-Darmtraktes. In: Hautveränderungen bei inneren Erkrankungen von I. Pastinszky u. I. Racz, S. 176—208. Berlin u. Jena: VEB Volk u. Gesundheit 1965. — Patter, W. N. v., J. A. Bargen, M. B. Dockerty, W. H. Feldman, C. W. Mayo, and J. H. Waugh: Regional enteritis. Gastroenterology **26**, 347—450 (1954). — Percival, G. H.: Pyoderma gangrenosum: The histology of the primary lesion. Brit. J. Derm. **69**, 130—136 (1957). — Perry, H. O., and L. A. Brunsting: Pyoderma gangrenosum. A clinical study of nineteen cases. Arch. Derm. **75**, 380—386 (1957). — Petzoldt, D.: Ätiologische Faktoren bei chronischer Urticaria. Med. Klin. **59**, 1333—1336 (1964). — Pillsbury, D. M., and Aaronson: Pyoderma gangrenosum: probable ulcerative colitis, pregnancy (four months). Arch. Derm. **78**, 533—535 (1958). — Piper, E. L.: Acrodermatitis enteropathica in an adult. Arch. Derm. **76**, 221—224 (1957). — Piper, H. G.: Magensekretionsstörungen und Haut. Derm. Wschr. **110**, 317 (1940). — Polchi, P. E., J. S. Strauss, and H. Mescon: Sebum secretion and urinary fractional 17-ketosteroid and total 17-hydroxy-corticoid excretion in males castrates. J. invest. Derm. **39**, 475 (1962). — Prekop, R., u. A. Demkovova-Petrova: Acrodermatitis enteropathica. Čs. Derm. **35**, 381—385 (1960). Ref. Zbl. Haut- u. Geschl.-Kr. **109**, 246 (1961). — Prévot, R., P. Haug u. M. A. Lassrich: Ref. nach H. Hornbostel, K. H. Schulz u. M. Jänner, Krankheitsbeziehungen zwischen Haut und Intestinaltrakt. Internist (Berl.) **1**, 102 (1063).

Rasponi, L.: Prime ricerche sull'eziopatogenesi della rosacea. Arch. ital. Derm. **24**, 401—430 (1951). — Rawls, W. B., and V. C. Ancona: Chronic urticaria associated with hypochlorhydria or achlorhydria. Rev. Gastroent. **18**, 267—271 (1951). — Reich, H.: Acrodermatitis enteropathica. Dtsch. med. Wschr. **83**, 1823—1825, 1827 (1958). — Reinhold, M.: Relationship of stress to the development of symptoms in alopecia areata and chronic urticaria. Brit. med. J. **1960I**, 846—849. — Reinwein, H.: Die Klinik des Malabsorptions-Syndroms. Gastroenterologia (Basel) **97**, 313 (1962). — Reyn, A.: Untersuchungen über Rosacea. Acta derm.-venereol. (Stockh.) **17**, 366 (1936). — Roddie, J. C., T. J. Shepherd, and R. F. Whelan: The action of 5-hydroxytryptamine on the blood vessels of the human hand and forearm. Brit. J. Pharmacol. **10**, 445 (1955). — Röckl, H.: Chronisch vegetierende Pyodermien. In: Handbuch der Haut- und Geschlechtskrankheiten von J. Jadassohn, Erg.-Bd. IV/1 A, S. 121—174. Berlin-Göttingen-Heidelberg: Springer 1964. — Röckl, H., H. Knedel u. F. Schröpl: Über das Vorkommen von Paraproteinämie bei Pyoderma ulcerosa serpiginosa (Pyoderma gangraenosum — Dermatitis ulcerosa). Hautarzt **15**, 165—171 (1964). — Roey, A. v., A. Borlond et K. v. d. Put: Letale Pustulosis mit Intestinalsyndrom. Arch. belges Derm. **19**, 201—203 (1963). — Rohde, B., u. M. Jänner: Zur Differentialdiagnose der Akrodermatitis enteropathica Danbolt-Closs. Derm. Wschr. **147**, 196—205 (1963). — Romeo e Mattina: Zit. nach A. Montagnani e A. Romagnoli, L'acrodermatite enteropatica. Contributo clinico e rassegna della letteratura. G. ital. Derm. **101**, 189 (1960). Ref. Zbl. Haut- u. Geschl.-Kr. **109**, 36 (1961). — Rothman, S.: Das Acne-Problem. Hautarzt **9**, 186—191 (1958). — Rowe, A. H.: Clinical Allergy. Philadelphia: Lea & Febiger 1937. — Rowell, N. R., and J. W. Summerscales: Urinary excretion of 5-hydroxyindoleacetic acid in rosacea. J. invest. Derm. **36**, 405—406 (1961). — Rubin, C. E., L. L. Brandborg,

P. C. PHELPS, and H. C. TAYLOR: The apparent identical and specific nature of the duodenal and proximal jejunal lesion in celiac disease and idiopathic sprue. Gastroenterology **38**, 28 (1960). — RUDNER, E. J., C. LENTZ, and J. BROWN: Bronchial carcinoid tumor with skin metastases. Arch. Derm. **92**, 73 (1965). — RUTISHAUSER, E.: Reticuloendotheliose cutanee dans la maladie de Whipple. Dermatologica (Basel) **115**, 358—373 (1957).

SALFELD, K.: Pyoderma gangraenosum und Erkrankungen an inneren Organen. Gleichzeitig ein Beitrag zur Pathogenese. Derm. Wschr. **149**, 425—437 (1965). — SALZER, G.: Das enterale und bronchiale Carcinoid. Med. Welt **1961**, 1072—1074. — SAMITZ, M. H.: Dermatologic-gastrointestinal relationships. In: H. L. BOCKUS, Gastroenterology, sec. ed., vol. III. Philadelphia and London: W. B. Saunders Co. 1965. — SAMSE-JENSEN, T.: Acrodermatitis enteropathica. Acta derm.-venereol. (Stockh.) **36**, 226 (1956). — SCHIRREN, C.: Die Beteiligung der Haut bei endokrinen Störungen unter besonderer Berücksichtigung der Acanthosis nigricans. Internist (Berl.) **4**, 501—509 (1963). — Akne vulgaris: Chemische Grundlagen und Zusammenhänge mit hormonalen Einflüssen. Med. Klin. **59**, 1225—1229 (1964). — SCHIRREN, C., u. L. WALTHER: Zur Klinik und Therapie der Pyodermia ulcerosa serpiginosa. Hautarzt **16**, 552—557 (1965). — SCHIRREN, C. G., u. Y. NEUNER: Gastrogene Pellagra. Hautarzt **16**, 325 (1965). — SCHLOTTHAUER, B., u. H. G. NÖLLER: Ergebnisverfälschungen bei der Magenuntersuchung, bedingt durch die Schlauchtechnik. Münch. med. Wschr. **106**, 785—789 (1964). — SCHMIDL, M., u. A. KERN: Zur Pathogenese der Urticaria chronica. Derm. Wschr. **150**, 481—487 (1964). — SCHNEIDER, E.: Psychodynamics of chronic allergic eczema and chronic urticaria. J. nerv. ment. Dis. **120**, 17—21 (1954). — SCHÖLDGEN, W.: Orale Zytodiagnostik. Arch. klin. exp. Derm. **201**, 556 (1956). — SCHREUS, H. TH.: Zur Pathogenese und Therapie der Akne conglobata. Z. Haut- u. Geschl.-Kr. **16**, 1 (1954). — Akne und Gonaden. Arch. klin. exp. Derm. **206**, 664 (1957). — SCHREUS, H. TH., u. K. SCHULTEN: Hautfettbestimmungen in Abhängigkeit vom Zyklus. Arch. Derm. Syph. (Berl.) **196**, 422 (1953). — SCHRIDDE, H.: Krebshaare. Münch. med. Wschr. **69**, 1565 (1922). — SCHÜLZGEN, K.: Pyoderma gangraenosum unter dem Bild eines Shwartzman-Sanarelli-Phänomens. Derm. Ges. Berlin 1961. Ref. Zbl. Haut- u. Geschl.-Kr. **115**, 52 (1963). — SCHULZ, K. H.: Die chronische Urticaria. Med. Welt **1965**, 676—681. — SHEHADEH, N. H., and A. M. KLIGMAN: Microbiology of acne vulgaris (Sympos.). Proc. 12. intern. Congr. Derm. **2**, 969—975 (1962). — SHINER, M., and J. DONIACH: Histopathologic studies in steatorrhoa. Gastroenterology **38**, 419 (1960). — SHONE, S., and G. P. B. WHITWELL: Observations on rosacea. Lancet **1934 II**, 11—15. Ref. Zbl. Haut- u. Geschl.-Kr. **49**, 326 (1935). — Ref. nach H. ZAUN u. H. HALBAUER: Magensekretion und Haut. Arch. klin. exp. Derm. **223**, 69 (1965). — SIMERAY, A., et J. ARDISSON: Acrodermatitis enteropathica. Resultat du traitement par la Diodohydroxyquinoleine. Bull. Soc. franç. Derm. Syph. **69**, 387—389 (1962). — SJOERDSMA, A., L. TERRY, and S. UDENFRIEND: Zit. nach KIERLAND, SAUER u. DEARING 1958. — SØBYE, P.: Aetiology and pathogenesis of rosacea. Acta derm.-venereol. (Stockh.) **30**, 137—158 (1950). — SÖDERLING, B.: Diskussion zu TH. BRANDT. Acta derm.-venereol. (Stockh.) **17**, 537 (1936). — SOERGEL, K. H.: Colitis ulcerosa — eine Autoaggressionskrankheit? Fortschr. Med. **84**, 16—18 (1966). — SOLOMAYER, W. T.: Pyoderma gangrenosum. Arch. Derm. **87**, 747 (1963). — SPIETHOFF, B.: Beitrag zu den bei dem Pruritus, den Erythemen und der Urticaria vorkommenden inneren Störungen mit besonderer Berücksichtigung des Gastrointestinaltraktes. Arch. Derm. Syph. (Berl.) **90**, 179 (1908). — STEIGLEDER, G. K.: Veränderungen und Erkrankungen der Haut im Alter. In: Alterskrankheiten von G. SCHETTLER. Stuttgart: Georg Thieme 1966. — STELZNER, F.: Die anorectalen Fisteln. Berlin-Göttingen-Heidelberg: Springer 1959. — Chirurgische Erfahrungen bei der Enteritis regionalis Crohn, besonders am Colon. Dtsch. med. Wschr. **87**, 286—292 (1962). — STEVENSON, J. R., G. S. FIDONE, and L. S. LELAND: Acrodermatitis enteropathica. Arch. Derm. **89**, 224—228 (1964). — STORCK, H.: Hämorrhagische Phänomene in der Dermatologie. Arch. Derm. Syph. (Berl.) **200**, 257—286 (1955). — STRAUSS, J. S., and A. M. KLIGMAN: The pathologic dynamics of acne vulgaris. Arch. Derm. **82**, 779—790 (1960). — STÜTTGEN, G., u. H. KRAUSE: Die Wirkung verschieden incorporierten Antihistamins auf lymphagoge Reaktionen der Haut. Z. Haut- u. Geschl.-Kr. **22**, 37 (1957). — STÜTTGEN, G., u. M. SCHIPPEL: Die pharmakologische Serotonin-Wirkung an der menschlichen Haut unter verschiedenen Applikationsformen. Arch. klin. exp. Derm. **212**, 180—193 (1961). — Syndrom des metastasierenden (Bronchial-)Carcinoids? Derm. Wschr. **144**, 1098—1099 (1961). — SULZBERGER, M. B.: Multiple Faktoren in der Verursachung von Krankheiten. In: Fortschritte der praktischen Dermatologie und Venerologie, Bd. V, hrsg. von A. MARCHIONINI. Berlin-Heidelberg-New York: Springer 1965. — SZYMANSKI, J. F.: The causes and treatment of acne vulgaris. Industr. Med. Surg. **30**, 498—500 (1961).

THIELE, K. G.: Das klinische Bild der Ileitis regionalis Crohn. Dtsch. med. Wschr. **90**, 471—478 (1965). — TUFFANELLI, D. L.: Urinary 5-hydroxyindoleacetic acid excretion in scleroderma. J. invest. Derm. **41**, 139—140 (1963). — TULIPAN, L.: Acne rosacea, a vitamin B complex deficiency. Arch. Derm. Syph. (Chic.) **56**, 589 (1947).

UGLAND, J.: Cortisone treatment of skin in-volvement, acrodermatitis enteropathica, in a case of cystic fibrosis of the pancreas. Acta paediat. (Upps.) **41**, 483—493 (1952). — UNGER, A. H.: Chronic urticaria. II. Association with dental infections. Sth. med. J. (Bgham, Ala.) **53**, 178—181 (1960). — URBACH, E.: Urticaria papulosa chronica auf Grundlage einer Fäulnisdyspepsie. Zbl. Haut- u. Geschl.-Kr. **53**, 159 (1936).

VADDER, J. S.: Acrodermatitis enteropathica in five siblings. J. Pediat. **48**, 212 (1956). — VILANOVA, X., J. M. DE MORAGAS y F. PRANDI: Acrodermatitis enteropathica. Act. dermosifiliogr. (Madr.) **51**, 12—24 (1960). — VOLAVSEK, W.: Der Leberstoffwechsel bei verschiedenen Dermatosen. Arch. Derm. Syph. (Berl.) **184**, 268 (1943). — VOLWILER, W.: Gastrointestinal malabsorptive syndroms (Detection of steatorrhea). Amer. J. Med. **23**, 251 (1957).

WALDENSTRÖM, J., B. PERNOW, and H. SILWER: Case of metastasizing carcinoma (argentaffinoma ?) of unknown origin showing peculiar red flushing and increased amounts of histamine and 5-hydroxy-tryptamine in blood and urine. Acta med. scand. **136**, 73 (1956). — WALTHER, D.: Über die Entstehungsursache des Pyoderma gangraenosum bei Colitis ulcerosa. Z. Haut- u. Geschl.-Kr. **17**, 355—361 (1954). — WALTHER, H.: Diffuse narbenlose Alopezie bei Colitis ulcerosa und toxisch medikamentös bedingte Alopezie durch ein Zytostatikum. Derm. Wschr. **144**, 1084 (1961). — WARSHAW, T. G.: Etiologic factors in acne vulgaris. N.Y. St. J. Med. **58**, 2960—2962 (1958). — WEARY, P. E., A. LINTHICUM, E. P. CAWLEY, LC. C. COLEMAN jr., and G. F. GRAHAM: Gardner's syndrome. A family group study and review. Arch. Derm. **90**, 20—30 (1964). — WEILAND, P.: Die Wahrscheinlichkeitsdiagnose: Herdinfektion aus dem Zahn-Mund-Kieferbereich und ihre derzeitige Diagnose und Therapie. Arzneimittel-Forsch. **1**, 370 (1951). — WELLS, B. T., and R. K. WINKELMANN: Acrodermatitis enteropathica. Report of 6 cases. Arch. Derm. **84**, 40—52 (1961). — WELLS, G. C.: Skin-disorders in relation to malabsorption. Brit. med. J. **1962 II**, 937—943. — WENZ, J. E., L. G. BARTHOLOMEW, G. A. HALLENBECK, and G. B. STICKLER: Gastrointestinal polyposis with mucocutaneous pigmentation in children (Peutz-Jeghers syndrome). Pediatrics **28**, 655—661 (1961). — WEREIDE, K., and G. NESET: Skin manifestations in carcinoid syndrome. Serotonin-producing carcinoid tumor of the ileum with liver metastases and flushing of the skin. Report of a case with cutaneous symptoms only. Acta derm.-venereol. (Stockh.) **41**, 264—276 (1961). — WERNSDÖRFER, R.: Untersuchungen über die ätiologische Bedeutung von Begleitsymptomen bei der allergischen Urticaria. Arch. klin. exp. Derm. **213**, 472—478 (1961). — WEST, G. B., and J. R. PARRATT: 5-Hydroxytryptamine and the skin. Arch. Derm. **76**, 336 (1957). — WIEHL, R.: Pseudolues en nappe bei Colitis ulcerosa. Z. Haut- u. Geschl.-Kr. **21**, 184—189 (1956). — WINKELMANN, R. K.: Clinical and pathologic findings in the skin in anaphylactoid purpura (allergic angeitis). Proc. Mayo Clin. **33**, 277—288 (1958). — WINKELMANN, R. K., R. SCHEEN jr., and L. O. UNDERDAHL: Acanthosis nigricans and endocrine disease. J. Amer. med. Ass. **174**, 1145—1152 (1960). — WITTE, S., u. K. HEINKEL: Über die Regulation der gerinnungsspezifischen Bluteiweißkörper bei der experimentellen Äthioninvergiftung. Verh. dtsch. Ges. inn. Med. **59**, 407 (1953). — WITTELS, W.: Akrodermatitis enteropathica beim Erwachsenen (Danbolt und Closs). Derm. Wschr. **144**, 765—772 (1961). — WOHLSTEIN, E., u. F. VLCEK: Acrodermatitis continua enteropathica. Čs. Derm. **35**, 378—380 (1960). Ref. Zbl. Haut- u. Geschl.-Kr. **110**, 191 (1961). — WRIGHT, E. T., and D. J. GRECO: Pyoderma gangrenosum. Report of a case controlled by cortisone. Arch. Derm. **74**, 543—546 (1956).

YAFFEE, H. S.: Gastric polyposis and soft tissue tumors. A variant of Gardner's syndrome. Arch. Derm. **89**, 806—808 (1964). — YILMAZER, F.: Sur l'etiologie de l'acne vulgaris. Praxis **53**, 1341 (1964).

ZAUN, H., u. H. HALBAUER: Magensekretion und Haut. I. Zur Häufigkeit der mit fraktionierter Magenausheberung erfaßbaren Sekretionsanomalien bei einigen Hautkrankheiten. Arch. klin. exp. Derm. **223**, 64—72 (1965).

VII. Haut und Nieren

ALDRICH, C. A., and H. H. BOYLE: Treatment of peritoneal syndrome and erysipelas-like lesions of skin in nephrosis. Amer. J. Dis. Child. **56**, 1059 (1938). — ALLEN, A. C.: The clinicopathologic meaning of the nephrotic syndrome. Amer. J. Med. **18**, 277 (1955). — ARON u. GRALKA: Stützgewebe und Integument der Wirbeltiere. In: OPPENHEIMERs Handbuch der Biochemie, Bd. IV. Jena: G. Fischer 1925.

BAUMANN: Fall-Demonstration. Derm. Z. **11**, 422 (1904). — BECHER, E.: Untersuchungen über das Vorkommen der gelblichen Hautfarbe und der blassen Harnfarbe bei schwerer Niereninsuffizienz. Kongr.-Zbl. ges. inn. Med. **40**, 637 (1928). — BOECK, W. C., and W. M. YATER: Xanthemia and xanthosis (carotinemia): a clinical study. J. Lab. clin. Med. **14**, 1129 (1929). — BOHNSTEDT, R. M.: Untersuchungen über den Mineralgehalt der Epidermis und Cutis. Klin. Wschr. **1931 II**, 1666. — BORELLI, S.: Hautkrankheiten bei inneren Störungen. Pruritus. In: Dermatologie und Venerologie von H. A. GOTTRON u. W. SCHÖNFELD, Bd. III/2. Stuttgart: Georg Thieme 1959. — BORELLI, S., u. S. SCHOTT: Pruritus. Hautarzt **5**, 385

(1954). — BROWN, H.: The mineral content of human, dog- and rabbit skin. J. biol. Chem. 68, 729 (1926). — The mineral content of human skin. J. biol. Chem. 75, 789 (1927). — BÜTTNER, H. E., u. H. ROBBERS: Schwere Uraemie mit Harnstoff- und Kochsalzablagerungen auf der Haut. Klin. Wschr. 14, 372 (1935).

CHARGIN, L., and H. KEIL: Skin diseases in nonsurgical renal disease. Arch. Derm. 26, 314 (1932). — CLAIRMONT: Zit. nach F. SUTER 1951 l. c. — CLAUSEN, S. W., and A. B. MCCOORD: The carotinoids and vitamin A of the blood. J. Paediat. 13, 635 (1938). — COHEN OF BIRKENHEAD, Lord: Observations on carotinemia. Ann. intern. Med. 48, 219 (1958). — COWELL: Zit. nach BORELLI u. SCHOTT, l. c. — CROCKER, A. C.: Skin xanthomas in childhood. Pediatrics 8, 573 (1951). — CSILLAG, J.: Prurigo Hebra atypica und Nephritis chronica. Arch. Derm. Syph. (Berl.) 50, 256 (1899).

EDELSTEIN jr., A., C. A. BEERMAN, and R. C. GREENE: Secondary eruptive xanthoma and nevus unius lateris with lipoid nephrosis. Arch. Derm. 72, 275 (1955). — EDER, H. A., H. D. LAUSON, F. P. CHINARD, R. L. GREIF, G. C. COTZIAS, and D. D. VAN SLYKE: A study of the mechanisms of edema formation in patients with the nephrotic syndrome. J. clin. Invest. 33, 636 (1954).

FANCONI, G., C. KOUSMINE u. W. FRISCHKNECHT: Die konstitutionelle Bereitschaft zum Nephrosesyndrom. Helv. paediat. Acta 6, 199 (1951). — FREY, W.: Die hämatogenen Nierenerkrankungen. In: Handbuch der Inneren Medizin, IV. Aufl., Bd. VIII, hrsg. v. W. FREY u. F. SUTER. Berlin-Göttingen-Heidelberg: Springer 1951. — FRIEDMAN, R., W. E. NELSON, C. STRITZLER, and J. B. ROXBY: Xanthoma eruptivum secondary to lipid nephrosis. Arch. Derm. Syph. (Chic.) 60, 828 (1949).

GALÁN, E., M. PÉREZ-STABLE, O. G. FAEZ, E. UNANUE, O. GARCIA, J. M. LABOURDETTE, and G. ALFONSO: Corticosteroids and antidiuretic substance in nephrotic children. Pediatrics 12, 233 (1953). — GLASERFELD, B.: Welche Beziehungen bestehen zwischen Haut und Nierenerkrankungen? Inaug.-Diss. München 1904. Ref. Derm. Z. 12, 528, 678 (1905). — GOTTRON, H. A.: Krankheitszustände des subcutanen Fettgewebes. Medizinische 1952, 1211. — GROSS, R., H. NIETH u. E. MAMMEN: Blutungsbereitschaft und Gerinnungsstörungen bei Urämie. Klin. Wschr. 36, 107 (1958).

HADORN, W.: Vom Symptom zur Diagnose. Basel u. New York: S. Karger 1961. — HENSLER, L.: Die chronisch-interstitielle Nephritis. Dtsch. med. Wschr. 82, 202 (1957). — HUECK, W.: Morphologische Pathologie. Leipzig: Georg Thieme 1937.

JADASSOHN, J.: Hautaffektionen bei Stoffwechselanomalien. 5. Internat. Dermat. Kongreß Berlin 1904. Berlin: August Hirschwald 1905. — JORDAN, A.: Über Hautveränderungen bei Nierenerkrankungen. Derm. Wschr. 39, 637 (1904). — JOSEPHS, H. W.: Studies in vitamin A. Relation of vitamin A and carotene to serum lipids. Bull. Johns Hopk. Hosp. 65, 112 (1939).

KIRALY, K.: Derm.-vener. Halad. 8, 16 (1961). Zit. nach PASTINSZKÝ u. RACZ 1965. — KORTING, G. W.: Derm. Wschr. 133, 406 (1956). — Beziehungen zwischen Krankheiten der Haut und der Harnorgane. In: Dermatologie und Venerologie von H. A. GOTTRON u. W. SCHÖNFELD, Bd. III/2. Stuttgart: Georg Thieme 1959. — KORTING, G. W., u. DENK: Aurantiasis und Nephrose-Syndrom. (Krankendemonstration.) Derm. Wschr. 149, 93 (1964). — KREYSEL, H. W.: Nierenfunktion bei progressiver Sklerodermie und Pyelonephritis. Z. Haut- u. Geschl.-Kr. 90, 173 (1966).

LEVER, W. F.: Ablagerungskrankheiten körpereigener Stoffwechselprodukte. In: J. JADASSOHNs Handbuch der Haut- und Geschlechtskrankheiten, Erg.-Werk, Bd. III/1, S. 114. Berlin-Göttingen-Heidelberg: Springer 1963. — LIVINGSTONE: J. Amer. med. Ass. 82(I), 1495 (1924). Zit. nach F. SUTER, l. c. — LORTAT-JACOB, L.: Quelques enseignements tires des relations des dermatoses avec les pertubations fonctionelles de divers appareils. Presse méd. 1925, 1699. — LUETSCHER, J. A.: Problems of electrolyte and water balance in nephrotic syndrom. Arch. intern. Med. 95, 380 (1955). — LUETSCHER, J. A., A. D. HALL, and V. L. KREMER: Treatment of nephrosis with concentrated human serum albumin; effects on proteins in body fluids. J. clin. Invest. 28, 700 (1949). — Treatment of nephrosis with concentrated human serum albumin; effects on renal function and on excretion of water and some electrolytes. J. clin. Invest. 29, 896 (1950). — LUETSCHER, J. A., R. NEHER, and A. WETTSTEIN: Isolation of crystalline aldosteron from the urin of a nephrotic patient. Experientia (Basel) 10, 456 (1954). — LUETSCHER jr., J. A., and B. B. JOHNSON: Chromatographic separation of the sodium-retaining corticosteroid from the urine of children with nephrosis, compared with observations on normal children. J. clin. Invest. 33, 276 (1954). — LUTZ, W.: Stoffwechsel und Haut. In: J. JADASSOHNs Handbuch der Haut- und Geschlechtskrankheiten, Bd. III. Berlin: Springer 1929.

MARX, R.: Leitsymptom „Hautblutungen“. Münch. med. Wschr. 102, 1537 (1960). — MERK, L.: Dermatoses albuminuricae. Arch. Derm. Syph. (Berl.) 43, 472 (1898). — METCOFF, J., N. NAKASONE, and C. P. RANCE: On the role of the kidney during nephrotic edema potassium excretion and sodium retention. J. clin. Invest. 33, 665 (1954). — MOLL, H. C., u.

G. W. DAUGHERTY: Stoffwechsel des Wassers und der Elektrolyte. In: THANNHAUSERs Lehrbuch des Stoffwechsels und der Stoffwechselkrankheiten, 2. Aufl., hrsg. v. N. ZÖLLNER. Stuttgart: Georg Thieme 1957. — MUEHRCKE, R. C.: Finger-nails in chronic hypoalbuminaemia; new physical sign. Brit. med. J. **1956I**, 1327.

OLMSTEAD, E. G., and J. H. LUNSETH: Skin manifestations of chronic acidosis. Arch. Derm. **77**, 304 (1958).

PADTBERG: Über die Bedeutung der Haut als Chlordepot. Naunyn-Schmiedebergs Arch. exp. Path. Pharmak. **63**, 60 (1910). — PASTINSZKY, I., u. I. RACZ: Hautveränderungen bei inneren Krankheiten. Berlin u. Jena: VEB Verlag Volk u. Gesundheit 1965.

RAVITSCH, M., and S. A. STEINBERG: Relationship of focal infections to certain dermatoses. J. Amer. med. Ass. **71**, 1273 (1918). — RAYMOND, P.: Des uremides. Progr. méd. (Paris) **1908**, 473. — READER, S. R., H. M. WHYTE, and P. C. ELMES: Sjögrens disease and rheumatoid arthritis. Ann. rheum. Dis. **10**, 288 (1951). — REUBI, F.: Nierenkrankheiten. Bern u. Stuttgart: Huber 1960. — REUBI, F., u. P. COTTIER: Das nephrotische Syndrom. Ergebn. inn. Med. Kinderheilk. **18**, 366 (1962). — RÖSSLE, R.: Urämische Dermatitis. Virchows Arch. path. Anat. **271**, 304 (1929). — ROSENTHAL, S. R.: Uremic dermatitis. Arch. Derm. Syph. (Chic.) **23**, 934 (1931). — ROTHMAN, ST.: The biochemistry of the skin. Chicago: Chicago University Press 1955.

SCHERBER, G.: Zit. nach W. LUTZ, l. c. — SCHNEIDER, M.: Oedementstehung. In: REIN-SCHNEIDER, Lehrbuch der Physiologie, 15. Aufl. Berlin-Göttingen-Heidelberg: Springer 1964. — SCHUERMANN, H., u. W. HAUSER: Über die Hargraves-Haserick (LE)-Zelle (insbesondere im Sternalmark) bei Lupus erythematodes acutus. Hautarzt **1**, 557 (1950). — SCHWARZ, H., and J. L. KOHN: Bacteremia and skin manifestations in lipoid nephrosis. Amer. J. Dis. Child. **38**, 762 (1929). — SCOTT, L.: Ref. Derm. Wschr. **29**, 345 (1899). — SIMPSON, S. A., J. F. TAIT, A. WETTSTEIN, R. NEHER, J. H. v. EUW, and T. REICHSTEIN: Isolation from the adrenals of a new crystallin hormone with especially high effectiveness on mineral metabolism. Experientia (Basel) **9**, **333** (1953). — SQUIRE, J. R., and J. D. BLAINEY: The relationship between body weight sodium, chloride and fluid balance during diuresis in the nephrotic syndrom. Clin. Sci. **19**, 287 (1960). — STARLING, E. H.: The fluids of the body. Chicago: Herter Lectures 1909. — STEINER, K.: Glomerulonephritis associated with atopic dermatitis. New Engl. J. Med. **247**, 201 (1952). — SUTER, F.: Erkrankungen der Blase, der Prostata, der Hoden und Nebenhoden, der Samenblasen. Funktionelle Sexualstörungen. In: Handbuch der inneren Medizin, 4. Aufl., Bd. VIII. Berlin-Göttingen-Heidelberg: Springer 1951.

TAYLOR, W. B., and A. C. CURTIS: Hyperlipemic xanthomatosis in a patient with subacute glomerulonephritis (nephrotic stage). Arch. Derm. Syph. (Chic.) **70**, 518 (1954). — THIBIERGE, G.: Des relations des dermatoses avec les affections des veins et l'albuminurie. Ann. Derm. Syph. (Paris) **6**, 511 (1885). — THIERS, H., P. RAVAULT, D. COLOMB et E. LEJEUNE: La melanodermie Brightique. Ann. Derm. Syph. (Paris) **85**, 267 (1958). — THURSFIELD, H.: Skin affections in Bright's disease. Ref. Lancet **1900I**, 773.

VOLHARD, F.: Der arterielle Hochdruck. Kongr.-Zbl. ges. inn. Med. **35**, 134 (1923). — Nierenerkrankung und Hochdruck. In: Handbuch der inneren Medizin, 2. Aufl., Bd. 6. Berlin: Springer 1931.

WALTHARD, B.: Zit. nach W. FREY. Frankfurt. Z. Path. **32**, 8 (1925). — WETTSTEIN, A.: Advances in the field of adrenal cortical hormone. Experientia (Basel) **10**, 397 (1954). — WIDAL, F., A. LEMIERRE et P. VALLERY-RADOT: Pathologie des reins. In: Nouveau traite de Medicine. Paris: Masson & Cie. 1929. — WIENER, K. C. V.: Systemic associations and treatment of skin diseases. St. Louis: Mosby Co. 1955.

VIII. Stütz- und Bewegungsapparat

AIGNER, R.: Über Osteopoikilie, verbunden mit Keratoma hereditarium dissipatum palmare et plantare. Wien. klin. Wschr. **1953**, 860. — ALBERTINI, A. v.: Die Endocarditis als Problem der allgemeinen Entzündungs- und Infektionslehre; eine kurze Darstellung der wichtigsten Grundlagen meiner Lehre. Schweiz. med. Wschr. **77**, 670 (1947). — ALBRIGHT, F., A. M. BUTLER, A. O. HAMPTON, and P. SMITH: Syndrome characterized by osteitis fibrosa disseminata, areas of pigmentation and endocrine dysfunction with precocious puberty in females; report of 5 cases. New Engl. J. Med. **216**, 727 (1937). — ALBRIGHT, F., and E. C. REIFENSTEIN: Parathyroid glands and metabolic bone diseases. Baltimore: Williams & Wilkins Co. 1948. — ALLEN, A. C.: The skin. St. Louis: C. V. Mosby Co. 1954. — ALTHERR, F.: Über einen Fall von systematisierter Chondromalazie. Virchows Arch. path. Anat. **297**, 478 (1936). — ANDERSCH, H.: Arthropathia psoriatica mit gleichzeitigem Morbus Bechterew. Hautarzt 8, 29 (1957). — ANDREWS, G. C.: Diseases of the skin. Philadelphia: W. B. Saunders Co 1945. — ARENDT, W., u. O. K. SPERLING: Hautbefunde in der Diagnostik der Krankheiten des Haltungs- und Bewegungsapparates. Münch. med. Wschr. **102**, 2301 (1960). — ARRIGHI, F.: Kératose palmaire et arthrose des trous de conjugaison du radix cervical. Bull. Soc. franç. Derm. Syph. **63**, 121 (1956). — ASSMANN, H.: Krankheiten der Knochen, Gelenke und Muskeln. In: Mohr-Staehelin, Handbuch der inneren Medizin, 3. Aufl., Bd. VI/1. Berlin: Springer 1941.

Bartelheimer, H.: Extrainsuläre hormonale Regulatoren im diabetischen Stoffwechsel. Ergebn. inn. Med. Kinderheilk. **59**, 595 (1941). — Klinisches Bild, Entstehung und heutige Bedeutung der universellen calcipriven Osteopathien. Klin. Wschr. **27**, 521 (1949). — Bauer, K. H.: Über Osteogenesis imperfecta, zugleich ein Beitrag zur Frage einer allgemeinen Erkrankung sämtlicher Stützgewebe. Dtsch. Z. Chir. **154**, 166 (1920). — Über Identität und Wesen der sog. Osteopsathyrosis idiopathica und Osteogenesis imperfecta. Dtsch. Z. Chir. **160**, 289 (1920). — Bayer, B., u. K. Merkel: Über das Krankheitsbild der Hyperostosis generalisata hereditaria idiopathica mit Pachydermien. Med. Mschr. **7**, 23 (1953). — Beninson, J., and D. C. Ensign: Leg ulcers and rheumatoid arthritis. J. Amer. med. Ass. **175**, 437 (1961). — Bettley, F. R.: Leg ulcer and rheumatoid arthritis. Proc. roy. Soc. Med. **50**, 17 (1957). — Biebl, E., u. B. Streitmann: Elastosis perforans bei einem Fall von Osteogenesis imperfecta. Z. Haut- u. Geschl.-Kr. **35**, 333 (1963). — Bierich, J. R.: Pathologie der endokrinen Organe. In: Feer-Joppich, Lehrbuch der Kinderheilkunde, 21. Aufl. Stuttgart: Gustav Fischer 1966. — Blumensaat, C.: Der heutige Stand der Lehre vom Sudeck-Syndrom. Berlin-Göttingen-Heidelberg: Springer 1956. — Bland, J. H., R. O'Brien, and R. E. Bouchard: Palmar erythema and spider angiomata in rheumatoid arthritis. Ann. intern. Med. **48**, 1026 (1958). — Bommer, S., u. A. Stolp: Beitrag zum Ursachenkomplex der Akrodermatitis chronica atrophicans Herxheimer. Hautarzt **11**, 208 (1960). — Bornebusch, K.: Heredität der Osteogenesis imperfecta. Dtsch. Z. Chir. **254**, 115 (1940). — Wirbelsäulenveränderungen bei Osteogenesis imperfecta tarda. Langenbecks Arch. klin. Chir. **205**, 518 (1944). — Brocher, J. E. W.: Die Wirbelsäulenleiden und ihre Differentialdiagnose, 2. Aufl. Stuttgart 1959. — Broglie, M.: Krankheiten des Bewegungs- und Stützapparates. In: Lehrbuch der inneren Medizin von H. Dennig. Stuttgart: Georg Thieme 1957. — Brückel, K. W., E. F. Pfeiffer u. W. Krücke: Das dermatomyositische Syndrom. Hautarzt **2**, 148 (1951). — Bürger, M.: Einführung in die pathologische Physiologie. Leipzig: VEB Georg Thieme 1953. — Burckhardt, W.: Sklerodaktylie und Akrooesteolyse. Dermatologica (Basel) **112**, 557 (1956). — Buser, M.: Still- und Felty-Syndrom. Dtsch. med. Wschr. **75**, 819 (1950). — Bywaters, E. G. L.: Periphereal vascular obstruction in rheumatoid arthritis and its relationship to other vascular lesions. Ann. rheum. Dis. **16**, 84 (1957). — Bywaters, E. G. L., L. E. Glynn, and A. Zeldis: Subcutaneous nodules of Still's disease. Ann. rheum. Dis. **17**, 278 (1958).

Cairus, R. J.: Rheumatoid arthritis with papulonecrotic arteriolar lesions on fingers and ebows. Brit. J. Derm. **73**, 196 (1961). — Castex, M. R., E. S. Mazzei u. F. Schaposnik: Pachydermia plicata mit hypertrophischer Pachyperiostose (Pachyperiostiodermie). Schweiz. med. Wschr. **80**, 25 (1950). — Chatel, A.: Zit. nach Pastinszky, l. c. — Christianson, H. B., P. A. O'Leary, and M. H. Power: Urinary excretion of creatine and creatinine in dermatomyositis. J. invest. Derm. **27**, 431 (1956). — Cocchi, U.: Hepatogene Osteoporosen. Radiol. clin. (Basel) **20**, 362 (1951). — Collins, D. H.: Subcutaneous nodule of rheumatoid arthritis. J. Path. Bact. **45**, 97 (1937). — Copeman, W. S. C.: Textbook of the rheumatic diseases. Edinburgh: Livingstone 1955. — Curtis, A. C., and H. M. Pollard: Felty's syndrome; its several features including tissue changes, compared with other forms of rheumatoid arthritis. Ann. intern. Med. **13**, 2265 (1940).

Degos, R. J., J. Guilaine et A. Decaudin: Un cas de polychondrite chronique atrophiant. Bull. Soc. franç. Derm. Syph. **67**, 893 (1960). — Delacrétaz, J., et H. Chapius: Osteitis fibrosa disseminata ou syndrome Albright. Dermatologica (Basel) **116**, 395 (1958). — Delacrétaz, J., et J. P. Rutschmann: Syndrome d'Albright et troubles associés. Dermatologica (Basel) **121**, 107 (1960). — Deuxchaisnes, C. N. de, A. Fanconi, P. Alberto, J. C· Rudler et B. S. Mach: Phéochromocytomes, extra-surrénaliens multiples avec „dystrophie d'Albright" et hémangiomes cutanés. Schweiz. med. Wschr. **90**, 886 (1960). — Dighton: Brit. J. Ophthal. 282 (1912). Zit. nach Schoen u. Tischendorf, l. c. — Dreyfus, J., u. G. Schapira: Biochemie der progressiven Muskeldystrophie. Klin. Wschr. **40**, 373 (1962). — Droese, W.: Beitrag zur Frage der senilen Oesteomalazie und der Hungerosteopathie. Münch. med. Wschr. **85**, 1199 (1938). — Dudova, V.: Generalized hyperostosis with pachydermia. Ref. Zbl. Haut- u. Geschl.-Kr. **102**, 80 (1958). — Duperrat, B., et R. Pringuet: Un cas de pachydermie vorticellée du cuir chevelu avec acromégalie fruste. Bull. Soc. franç. Derm. Syph. **67**, 391 (1960). — Dzierzynski, M., u. Cz. Majenski: Histologische und histochemische Untersuchungen der Haut bei Patienten mit Spondylarthritis ankylopoetica. Z. Rheumaforsch. **21**, 269 (1962).

Eyckmanns, R., M. A. Radermecker et L. van Bogaert: Ostéopathie congénitale mutilante associée â une acrodermatite atrophique. Arch. belges Derm. **12**, 394 (1956).

Fairbank, Th.: An atlas of general affections of skeleton. Edinburgh and London 1951. — Fitzpatrick, T. B.: Albright's syndrome (a retired grocer, aged 54). Arch. Derm. **83**, 517 (1961). — Florentin, P., P. Louyot, R.N. Macinot et B. Pierson: Aspect histologique de la peau de certains spondylosiques. Bull. Soc. franç. Derm. Syph. **62**, 107 (1955). — Frenger, W., u.

E. SCHÜTZ: Zur klinischen Symptomatologie der Dermatomyositis. Dtsch. med. Wschr. **84**, 2234 (1959). — FRIEZ, M., B. DUPERRAT et A. RICHARD: Syndrome d'Albright. Bull. Soc. franç. Derm. Syph. **70**, 789 (1963). — FROMM, G. A., H. PARISIER, J. ROCA, and C. A. D. NOVOA: Osteogenesis imperfecta associated with cutaneous pigmentation and other congenital malformations. Amer. J. Dis. Child. **96**, 344 (1958).

GANS, O., u. E. LANDES: Akrodermatitis atrophicans arthropathica. Hautarzt **3**, 151 (1952). — GARRETS, M.: Paget's disease and alopecia. Brit. J. Derm. **77**, 158 (1965). — GEILER, G.: Über die gemeinsame Zuordnung von Felty- und Sjögren-Syndrom zum Rheumatismus. Dtsch. Gesundh.-Wes. **1958**, 538. — GERTLER, W.: Dermatomyositis incipiens. Derm. Wschr. **134**, 816 (1956). — GERTLER, W., E. v. HELLDORF, N. SÖNNICHSEN u. TH. THORMANN: Laboratoriumsbefunde bei Dermatomyositis. Derm. Wschr. **150**, 227 (1964). — GOLÉ, L.: Pachydermie plicaturée avec pachydermoperiostose des extremités. Thèse de Paris, Vigot frères éd. 1935. — GONZALES, G. LOPEZ, y S. ZIZZIAS: Manifestationes de la ostéogenesis imperfecta. Arch. argent. Derm. **10**, 33 (1960). Ref. Zbl. Haut- u. Geschl.-Kr. **110**, 6 (1961). — GOTTRON, H.: Hautveränderungen bei Dermatomyositis. VIII. Congrès international de Dermatologie et de Syphiligraphie. Copenhague 5 au 9 août 1930. Copenhague: Engelsen & Schrøder 1931. — GOTTRON, H.A.: Systematisierte Haut-Muskel-Amyloidose unter dem Bilde eines Skleroderma amyloidosum. Arch. Derm. Syph. (Berl.) **166**, 584 (1932). — Dermatomyositis. Zbl. Haut- u. Geschl.-Kr. **66**, 289 (1941). — Haut und Rheuma. Mkurse ärztl. Fortbild. Nr. 2 (1954a). — Zur Dermatomyositis nebst Bemerkungen zur Poikilodermatomyositis. Derm. Wschr. **130**, 923 (1954b). — Zur Pathogenese rheumatischer Hautreaktionen. Derm. Wschr. **132**, 1007 (1955). — GRABER-DUVERNAY, J.: Spondylarthrite ankylosante d'origine traumatique. J. Méd. Lyon **1948**, 321. — GRANIRER, L. W.: Leg ulcer in rheumatoid arthritis. J. Amer. med. Ass. **169**, 1469 (1959). — GRIMALT, F., u. G. W. KORTING: Anetodermie und Osteopsathyrose (Syndrom von Blegwad-Haxthausen). Z. Haut- u. Geschl.-Kr. **22**, 361 (1957). — GRINSPAN, D.: Nudosidades reumaticas. Arch. argent. Derm. **14**, 251 (1964). Ref. Zbl. Haut- u. Geschl.-Kr. **120**, 278 (1966). — GROSS, G.: Ostitis deformans Paget — Angioid streakes (KNAPP) — Pseudoxanthoma elasticum (DARIER) — Erscheinungsbilder einer gemeinsamen Systemerkrankung? Arch. orthop. Unfall-Chir. **50**, 613 (1959). — GÜNTHER, H.: Körperverunstaltungen bei Osteogenesis imperfecta. Endokrinologie **33**, 177 (1956).

HADIDA, H. E., et J. SAYAG: Dermatomyosite avec ostéoporose généralisée. Bull. Soc. franç. Derm. Syph. **68**, 898 (1961). — HARMAN: Brit. J. Ophthal. 559 (1910). Zit. nach SCHOEN u. TISCHENDORF, l. c. — HARNASCH, H.: Die Akroosteolysis, ein neues Krankheitsbild. Fortschr. Röntgenstr. **72**, 352 (1949/50). — HARTMANN, F., u. B. SCHLEGEL: Die entzündlichen und degenerativen Gelenkerkrankungen. Klin. d. Gegenw. 8, 327 (1958). — HAUSER, W.: Atrophien. In: Dermatologie und Venerologie von H. A. GOTTRON u. W. SCHÖNFELD, Bd. II/2. Stuttgart: Georg Thieme 1958. — HELLNER, H.: Die Skelettsystemerkrankungen und ihre Beziehungen zueinander. Langenbecks Arch. klin. Chir. **198**, 243 (1940a). — Knochensystemerkrankungen. Langenbecks Arch. klin. Chir. **200**, 427 (1940b). — HERSH, A. H., R. M. STECHER, W. M. SOLOMON, R. WOLPAW, and H. HAUSER: Heredity in ankylosing spondylitis; a study of 50 families. Amer. J. hum. Genet. **2**, 391 (1950). — HEYMER, A.: Krankheiten der Atmungsorgane. In: Lehrbuch der inneren Medizin von H. DENNIG, 7. Aufl. Stuttgart: Georg Thieme 1966. — HIRSCHMANN, J.: Das Krankheitsbild der blauen Skleren. Z. klin. Med. **126**, 718 (1934). — HJORTH, N.: Felty's syndrome with ulcer of the leg. Acta derm.-venereol. (Stockh.) **34**, 67 (1954). — Felty's syndrome with varicose ulcer. Acta derm.-venereol. (Stockh.) **35**, 236 (1955). — Felty's syndrome combined with ulcer of the leg. Acta derm.-venereol. (Stockh.) **36**, 215 (1956). — HÖVELBORN, M.: Gelenkveränderungen bei Acrodermatitis chronica atrophicans. Arch. Derm. Syph. (Berl.) **164**, 349 (1931). — HOFFMEISTER, W.: Herpes zoster-Behandlung, zugleich eine Beobachtung der Aureomycinwirkung. Ärztl. Wschr. **34**, 657 (1950). — HOFMEISTER: Über qualitativ unzureichende Ernährung. Ergebn. Physiol. **16**, 1 (1918). Zit. M. BÜRGER 1953. — HORN, H. D., u. D. AMELUNG: Die Bedeutung der Transaminasen- und Milchsäuredehydrogenasebestimmungen im Serum bei Lebererkrankungen. Dtsch. med. Wschr. **82**, 619 (1957). — HORNSTEIN, O.: Hautmanifestationen rheumatischer Krankheiten. In: JADASSOHNS Handbuch der Haut- und Geschlechtskrankheiten, Erg.-Werk, Bd. II/2. Berlin-Heidelberg-New York: Springer 1965. — HORNSTEIN, O., u. H. SCHUERMANN: Rheumatismus der Haut. In: Dermatologie und Venerologie von H. A. GOTTRON u. W. SCHÖNFELD, Bd. II/1. Stuttgart: Georg Thieme 1958. — HOWELL, D. S.: Metabolic bone diseases. In: J. L. HOLLANDER, Arthritis and allied conditions. London: Limpton 1960. — HUMPHREY, J. H., and W. PAGEL: The tissue response to heat-killed streptococci in the skin of abnormal subjects and in persons with rheumatic fever, rheumatoid arthritis, subacute bacterial endocarditis and erythema nodosum. Brit. J. exp. Path. **30**, 282 (1949). — HUNG-CHIUNG, LI: Cutis verticis gyrata associated with acromegaly. Report of three cases. Chin. med. J. **73**, 320 (1955). — HURIEZ, CL., P. FRANCOIS et P. AGACHE: Pachydermopériostose, syndrome de Touraine, Solente et Golé. Ann. Derm. Syph. (Paris) **89**, 372

(1962). — HURIEZ, CL., P. FRANCOIS, F. DESMONS et P. AGACHE: Pachydermopériostose de Touraine. Arch. belges Derm. **15**, 196 (1959).

ISDALE, J. C., and E. G. L. BYWATERS: The rash of rheumatic arthritis and Still's disease. Quart. J. Med., N. S. **25**, 377 (1956).

JÄNNER, M., B. ROHDE u. G. JANNASCH: Zum Krankheitsbild der familiären Akroosteolyse. Z. Haut- u. Geschl.-Kr. **34**, 65 (1963). — JESSERER, H.: Die Paget'sche Krankheit. Med. Klin. **54**, 2151 (1959). — Myositis ossificans. Med. Klin. **55**, 2185 (1960). — Knochenveränderungen bei Nierenfunktionsstörungen. Med. Klin. **56**, 293 (1961). — Atlas der Knochen- und Gelenkveränderungen. Darmstadt: E. Merck 1963. — JESSNER, M.: Zur Kenntnis der Akrodermatitis chronica atrophicans. Arch. Derm. Syph. (Berl.) **134**, 478 (1921). — JESSNER, M., u. A. LÖWENSTAMM: Bericht über 66 Fälle von Acrodermatitis chronica atrophicans. Derm. Wschr. **79**, 1169 (1924). — JORES, A.: Klinische Endokrinologie. Berlin-Göttingen-Heidelberg: Springer 1949. — JORES, A., u. H. NOWAKOWSKI: Praktische Endokrinologie. Stuttgart: Georg Thieme 1960.

KAFFARNIK, H., F. HUSMANN, F. LONGIN u. R. JUCHEM: Die Pachydermoperiostose. Touraine-Solente-Golé-Syndrom. Dtsch. med. Wschr. **91**, 1722 (1966). — KEIL, H.: The rheumatic erythemas; a critical survey. Ann. intern. Med. **11**, 2223 (1938). — KEINING, E.: Casus pro diagnosi. Derm. Wschr. **109**, 1198 (1939). — KLEINSORGE, H.: Akroosteolytische Erscheinungen der Osteomalazie. Fortschr. Röntgenstr. **73**, 4 (1950). — KOCH, G., u. TH. TIWISINA: Beitrag zur Erblichkeit der Akromegalie und der Hyperostosis generalisata mit Pachydermie. Chromophobe Hypophysenadenome bei Vater und Sohn. Ärztl. Forsch. **13** (I), 489 (1959). — KORTING, G. W.: Poikilodermie und die Stellung so bezeichneter Fälle im System der Dermatosen. In: Dermatologie und Venerologie von H. A. GOTTRON u. W. SCHÖNFELD, Bd. II/1. Stuttgart: Georg Thieme 1958. — KORTING, G. W., u. H. HOLZMANN: Dermatologische Veränderungen des Felty-Syndroms. Arch. klin. exp. Derm. **210**, 472 (1960). — KORTING, G. W., G. WEBER u. H. WERLE: Enzymopathologische Betrachtungen bei der Dermatomyositis. Hautarzt **13**, 485 (1962). — KREYSEL, H. W.: Vergleichende Kreatin-Kreatinin-Studien im Rahmen einer peroralen Kreatinbelastung bei der Dermatomyositis und progressiven Sklerodermie. Hautarzt (im Druck). — KREYSEL, H. W., u. M. JÄNNER: Neue Aspekte zur Diagnostik der Dermatomyositis. Arch. klin. exp. Derm. **226**, 229 (1966). — KREYSEL, H. W., u. F. SCHANDELMAIER: Kreatin-Kreatinin-Studien, sowie Fermentaktivitätsbestimmungen im Rahmen einer peroralen Kreatinbelastung bei der Dermatomyositis. Klin. Wschr. **42**, 1087 (1964). — KRIEGK, H. H.: Herpes Zoster und Nucleus-pulposus-Verkalkung im gleichen Segmentbereich. Z. Haut- u. Geschl.-Kr. **10**, 186 (1951). — KRÖBER, F.: Diskussion. Zbl. Haut- u. Geschl.-Kr. **91**, 220 (1955). — Zur Pathogenese der Akrodermatitis chronica atrophicans (Pick-Herxheimer). Hautarzt **7**, 61 (1956). — KROKOWSKI, E.: Die quantitative Bewertung der Osteoporose. Z. Orthop. **101**, 269 (1966).

LEIBER, B., u. G. OLBRICH: Wörterbuch der klinischen Syndrome, 3. Aufl. München u. Berlin: Urban & Schwarzenberg 1963. — LEINWAND, J., A. W. DURYEE, and M. N. RICHTER: Scleroderma, based on a study of over 150 cases. Ann. intern. Med. **41**, 1003 (1954). — LENZ, F.: In: BAUR-FISCHER-LENZ, Menschliche Erblehre und Rassenhygiene. München 1936.

MACH, R. S., G. H. FALLET, W. JADASSOHN et R. PAILLARD: Acromégalie avec syndromes rappelant l'acanthosis nigricans. Dermatologica (Basel) **106**, 280 (1953). — MARGOT, J., P. RIMBAUD et J. RAVOIRE: Kératodermies palmo-plantaires et arthrose vertébrale. Bull. Soc. franç. Derm. Syph. **63**, 455 (1956). — MARMELZAT, W. L.: Pachydermoperiostose associated with acanthosis nigricans like syndrome. Arch. Derm. **72**, 90 (1955). — Secondary hypertrophic osteoarthropathy and acanthosis nigricans. Restudy of a case simulating pachydermoperiostosis. Arch. Derm. **89**, 328 (1964). — MARTON, Z., u. J. SOMOGYI: Fibröse Dysplasie (Albright'sche Krankheit). Zbl. Chir. **84**, 66 (1959). — MAZALTON, A., et R. MESSING: Maladie de Paget et syndrom de Grönblad-Strandberg. Sém. Hôp. Paris **37**, 3591 (1961). — MCCONKEY, G. M. FRASER, A. S. BLIGH, and H. WHITELEY: Transparent skin and osteoporosis. Lancet **1963 I**, 693. — MIDDLEMISS, J. H.: Still's disease. Proc. roy. Soc. Med. **44**, 805 (1951). — MOORE, C. B., R. BIRCHALL, H. M. HORACK, and H. M. BATESON: Changes in serum glutamic oxalacetic transaminase in patients with diseases of the heart, liver or musculo-sceletal systems. Amer. J. med. Sci. **234**, 528 (1958). — MORAGAS, J. M. DE, J. M. PERRY, and G. A. FLEISCHER: Serum glutamic oxalacetic transaminase in dermatomyositis. J. Amer. med. Ass. **165**, 1936 (1957). — MORDANT, H.: Ulcères récidivants sur jambes atteinte de Paget osseux. Arch. belges Derm. **11**, 72 (1955). Ref. Zbl. Haut- u. Geschl.-Kr. **94** 231 (1956). — MOTE, J. R., B. F. MASSELL, and T. D. JONES: The pathology of spontaneous and induced subcutaneous nodules in rheumatic fever. J. clin. Invest. **16**, 129 (1937). — MÜLLER, S. A., and E. D. HENDERSON: Melorheostosis with linear scleroderma. Arch. Derm. **85**, 142 (1963). — MUSGER, A.: Über einen ungewöhnlichen Fall von Knochenbildung in der Haut. Arch. Derm. Syph. (Berl.) **166**, 201 (1932).

NONNE, M.: Fortschr. Röntgenstr. **5**, 293 (1901/02). Zit. nach SCHOEN u. TISCHENDORF, l. c.

OTT, V. R., u. H. WURM: Spondylitis ankylopoetica. In: Der Rheumatismus, Bd. 3. Darmstadt: Dr. Dietrich Steinkopff 1957.

PASCHER, F.: Dermatomyositis. In: JADASSOHNs Handbuch der Haut- und Geschlechtskrankheiten, Erg.-Werk, Bd. II/2. Berlin-Heidelberg-New York: Springer 1965. — PELTOLA, P., and A. AHTO: Heberden's knoten and cervical spondylarthrosis. Ann. rheum. Dis. **12**, 366 (1953). — PILGAARD, C. E.: Dermatomyositis. Acta derm.-venereol. (Stockh.) **40**, 428 (1960). — PITZEN, P., u. K. LINDEMANN: Kurzgefaßtes Lehrbuch der orthopädischen Krankheiten, 9. Aufl. München u. Berlin: Urban & Schwarzenberg 1965. — POHL, F.: Über die pathogenetische Bedeutung von Wirbelsäulenveränderungen bei Akrodermatitis chronica atrophicans Pick-Herxheimer. Derm. Wschr. **136**, 1303 (1957). — PORTWICH, F.: Dermatomyositis und Tumor. Internist (Berl.) **6**, 225 (1965).

RASCHKE, G.: Über den Zusammenhang der Acrodermatitis chronica atrophicans Pick-Herxheimer und der Akroosteolyse. Derm. Wschr. **137**, 217 (1958). — REED, W. B., and J. W. PIDGEON: Elastosis perforans serpiginosa with osteogenesis imperfecta. Arch. Derm. **89**, 342 (1964). — REMÉ, H.: Über das Wesen des akuten Knochenumbaues (Sudeck'sche Knochenatrophie) und seine Beziehung zu den trophischen Störungen der Gliedmaßen. Med. Klin. **36**, 827 (1940). — Experimentelle Studien über den Knochenumbau aus verschiedenen Ursachen. Dtsch. Z. Chir. **257**, 115 (1943). — RIDLEY, C. M.: Still's disease with recurrent ulceration of the legs. Proc. roy. Soc. Med. **50**, 19 (1957). — RIMBAUD, P., J. RAVOIRE et F. DUNTZE: Keratodermie palmaires et plantaires avec arthrose rachidienne. Bull. Soc. franç. Derm. Syph. **65**, 319 (1958a). — Keratodermie palmaire, arthrose vertebral et acrodermatite d'Hallopeau. Bull. Soc. franç. Derm. Syph. **65**, 320 (1958b). — ROSCHLAU, G.: Rothmund-Syndrom, kombiniert mit Osteogenesis imperfecta tarda und Sarkom des Oberschenkels. Z. Kinderheilk. **86**, 289 (1962). — RUITER, M.: Histologische Untersuchungen von noduli rheumatici bei einem Fall von sog. atypischen (malignen) primär-chronischem Rheuma. Hautarzt **10**, 298 (1959).

SANNICANDRO jr., F.: Sklerodermieartige, rezidivierende Acrodermatitis mit Hyperalgesie und Osteolyse. Hautarzt **15**, 508 (1964). — SCHIMPF, A., u. K. H. CLAUSNITZER: Zur Pathogenese der Dermatomyositis. Ärztl. Wschr. **11**, 109 (1956). — SCHIRREN, C.: Die Beteiligung der Haut bei endokrinen Störungen unter besonderer Berücksichtigung der Acanthosis nigricans. Internist (Berl.) **4**, 501 (1963). — SCHIRREN, C. G.: Diskussion. Zbl. Haut- u. Geschl.-Kr. **91**, 227 (1955). — SCHMID, F.: Die Handskelettossifikation als Indikator der Entwicklung. Ergebn. inn. Med. Kinderheilk. N. F. **1**, 176 (1949). — SCHMID, J., u. F. WARUM: Pigmentveränderungen bei chronischer Polyarthritis und streuenden Herden. Wien. Z. inn. Med. **37**, 101 (1956). — SCHMORL, G., u. H. JUNGHANNS: Die gesunde und kranke Wirbelsäule im Röntgenbild. Stuttgart: Georg Thieme 1953. — SCHNEE: Zbl. ges. Ophthal. **39**, 716 (1922). Zit. SCHOEN u. TISCHENDORF, l. c. — SCHOCH, E. P.: Ulcer of the leg in Felty's syndrome. Arch. Derm. **66**, 384 (1952). — SCHOEN, R., u. W. TISCHENDORF: Krankheiten der Knochen, Gelenke und Muskeln. In: Handbuch der inneren Medizin, Bd. VI. Berlin-Göttingen-Heidelberg: Springer 1954. — SCHREINER, H. E.: Beitrag zur Behandlung der Dermatomyositis mit Terratomycin. Arch. klin. exp. Derm. **201**, 266 (1955). — SCHRÖTER, G.: Das Sudeck'sche Syndrom als berufsbedingte Erkrankung. Z. ges. inn. Med. 8, 69 (1953). — SCHUBERTH, H.: Prophylaxe, Therapie und Prognose der Sudeck'schen Krankheit. Münch. med. Wschr. **108**, 534 (1966). — SCHUERMANN, H.: Zur Klinik und Pathogenese der Dermatomyositis (Polymyositis). Arch. Derm. Syph. (Berl.) **178**, 414 (1939). — Zur Kenntnis der Dermatomyositis. Arch. Derm. Syph. (Berl.) **190**, 284 (1950). — Hautkrankheiten mit Beziehungen zu Arthritis und Rheuma. Ärztl. Prax. **1953**, 48. — SCHUERMANN, H., u. O. HORNSTEIN: Dermatomyositis. In: Dermatologie und Venerologie von H. A. GOTTRON u. W. SCHÖNFELD, Bd. II/1. Stuttgart: Georg Thieme 1958. — SCHUERMANN, H., u. G. VELTMAN: Beziehungen zwischen Haut und Knochensystem. Verh. Dtsch. Orthop. Ges. **47**. Kongr. Würzburg 209—228 (1959). — SCHÜRMANN, P., u. H. E. MCMAHON: Die maligne Nephrosklerose, zugleich ein Beitrag zur Frage der Bedeutung der Blutgewebsschranke. Virchows Arch. path. Anat. **291**, 47 (1933). — SCOTT, J. T., D. O. HOURIHANE, F. H. DOYLE, R. E. STEINER, J. W. LAWS, A. ST. J. DIXON, and E. G. L. BYWATERS: Digital arteritis in rheumatoid disease. Brit. med. Ass. **20**, 224 (1961). — SELYE, H.: Textbook of endocrinology. Montreal 1949. — SHORT, C. L., W. BAUER, and W. E. REYNOLDS: Rheumatoid arthritis. A definition of the disease and a clinical description on a numerical study of 293 patients and controls. Cambridge (Mass.): Harvard University Press 1957. — SHRIVANEK, O., et J. DAUDA: Lésions radiologiques de la colonne vertébrale dans l'acrodermatite chronique atrophiante. Ann. Derm. Syph. (Paris) **86**, 319 (1959). — SPÜHLER, O., u. L. MORANDI: Sklerodermie und Libman-Sacks-Syndrom. Dermatomyositis und rheumatischer Infektionskreis. Helv. med. Acta **16**, 147, 194 (1949). — STOLTE, J. B.: Felty-Syndrom und Ulcera cruris bei Arthritis rheumatoidea als Äußerung des Erythematodes disseminatus. Fol. med. neerl. **3**, 9 (1960). Ref. Zbl. Haut- u. Geschl.-Kr. **107**, 328 (1960). — STONE, B.: Morphea with oesteoarthritis of the spine. Arch. Derm. **72**, 588 (1955). — STORCK, H.: Ein Fall von Arachnodaktylie (Dystrophia mesodermalis congenita). Dermatologica (Basel) **104**, 321 (1952). — SUDECK, P.: Über die akute entzündliche Knochenatrophie. Langenbecks Arch.

klin. Chir. **62**, 147 (1960). — SWEITZER, S. E., and C. W. LAYMON: Acrodermatitis chronica atrophicans. Arch. Derm. **31**, 196 (1935). — SWINBURNE, K.: Oedema of feet and ankles in rheumatoid arthritis. Brit. med. J. **1964 I**, 15411. — SWOBODA, W.: Chondrodystrophia calcificans congenita. Ann. paediat. (Basel) **175**, 322 (1950).

TICKNER, A., P. D. MEIR, and M. P. McCABE: Transaminases in skin disease. Brit. J. Derm. **73**, 180 (1961). — TIETZE, A.: Über eine eigenartige Häufung von Fällen mit Dystrophie der Rippenknorpel. Berl. klin. Wschr. **58**, 829 (1921).

UEHLINGER, E.: Hyperostosis generalisata mit Pachydermie. Virchows Arch. path. Anat. **308**, 396 (1942). — Nieren, Skelet und Calciumstoffwechsel. Wien. klin. Wschr. **61**, 417 (1949).

VACHTENHEIM, J.: Das Tietze'sche Syndrom in der rheumatologischen Praxis. Z. ärztl. Fortbild. **53**, 1521 (1959). — VAGUE, J.: Presse méd. **57**, 682 (1948); zit. nach I. PASTINSZKY u. I. RACZ, Hautveränderungen bei inneren Krankheiten. Berlin u. Jena: VEB Volk u. Gesundheit 1965. — VAKHTENGEIM, Y.: Herpes zoster in patients with rheumatoid arthritis. Vestn. Derm. Vener. **38**, 6, 26 (1964). Ref. Zbl. Haut- u. Geschl.-Kr. **118**, 185 (1965). — VERSÉ, H.: „Marfan-Syndrom" Arachnodaktylie. Ergebn. inn. Med. Kinderheilk., N.F. **11**, 141 (1959). — VICKERS, C. F. H.: Serum transaminase estimation in the differential diagnosis of collagen diseases. Brit. J. Derm. **73**, 185 (1961). — VOEGELIN, M.: Zur pathologischen Anatomie der Osteogenesis imperfecta Typus Lobstein. Inaug.-Diss. Zürich 1943.

WAGNER, E.: Ein Fall von akuter Polymyositis. Dtsch. Arch. klin. Med. **40**, 241 (1887). — WAGNER, E. L.: Arch. Heilk. **4**, 282 (1863). Zit. SCHUERMANN u. HORNSTEIN, l. c. — WALKER, S. L. A., and E. P. BENDITT: The serum proteins in diseases of connective tissue. J. Invest. Derm. **14**, 113 (1950). — WEHRMACHER, H. W.: Significance of Tietze's syndrome in differential diagnosis of chest pain. J. Amer. med. Ass. **157**, 505 (1955). — WIELAND: Spezielle Pathologie des Bewegungsapparates im Kindesalter. In: BRÜNING-SCHWALBE, Handbuch der Pathologie im Kindesalter, Bd. 2. Wiesbaden: J. F. Bergmann 1913. — WINKLER, K.: Über die Dermatomyositis. Z. Haut- u. Geschl.-Kr. **19**, 296 (1955). — Über die Dermatomyositis. Dtsch. Gesundh.-Wes. **11**, 1610 (1956). — WOHLSTEIN, E.: Dyscoloratia tyrosinica bei Polyarthritis progressiva. Derm. Wschr. **143**, 549 (1961). — WÜST, H., D. LANGREHR u. H. D. HORN: Glykolytische Enzyme und Transaminasen im Serum bei Dermatomyositis. Derm. Wschr. **137**, 288 (1958).

ZIPRKOWSKI, L., and M. SHEWACH-MILLET: Dermatomyositis. J. med. Ass. Israel **65**, 71—74 (1964). — Dermatomyositis. Report of a patient treated with hydroxychloroquine sulfate (Plaquenil). Israel med. J. **22**, 7—8 (1963).

Der wetterbedingte Biotropismus im Blickfeld der Dermatologie und die Klimatherapie bei Hautkrankheiten

Von

Karl Linser, Berlin

Vorbemerkungen

Auch im Bereich der Medizin ist die uns umgebende Natur der größte und der beste Lehrmeister. Wer sie und die in ihr vorhandene, zu unserem Organismus in Beziehung tretende Dynamik aufmerksam studiert, erfährt in oft recht eindrucksvoller Form, was dem menschlichen Körper frommt und was ihm schaden kann.

Von jeher wurde der Einflußnahme der Biosphäre auf unser Leben eine mehr oder weniger starke, den jeweiligen Ansichten und ärztlichen Erkenntnissen entsprechende Beachtung geschenkt. Die systematische und wissenschaftlich ausgerichtete Beschäftigung mit dem Meteorobiotropismus ist jedoch erst neueren Datums. Das gilt demnach auch für die Klimatherapie. Gerade bei ihr basiert vieles noch auf reiner Empirie. In der Heilkunde wurden aber im Suchen nach der Wahrheit und der Klarheit die durch gründliche Beobachtungen gewonnenen Erfahrungen immer wieder wertvolle Wegweiser. Speziell von dieser Seite kamen zahlreiche, das wissenschaftliche Denken und Handeln höchst fruchtbringend gestaltende Impulse. Sie wurden der Anlaß zur exakten Bearbeitung vielfältiger medizinischer Probleme und führten zur Ausweitung unseres Wissens. Schon deshalb wäre es ein grober Fehler, sich einwandfrei als wirksam erweisende Behandlungsmethoden nur deshalb zurückzustellen bzw. zu bagatellisieren, weil sich die ihnen zugrunde liegende Empirie bisher mit logischen und mit methodischen Verfahren noch nicht bestätigen ließ. Hinzu kommt, daß die Ergebnisse speziell der in den folgenden Abschnitten zu besprechenden Klimatherapie der Hautkrankheiten ganz offen zutage liegen und hier somit eventuellen Täuschungen der Boden weitgehend entzogen ist. Erfreulicherweise wurde in den letzten zwei Jahrzehnten der Meteorobiotropismus in steigendem Maße nach wissenschaftlichen Grundsätzen einer Analyse unterzogen. Dabei hat man Feststellungen gemacht, die sich vielfach in positivem, oftmals aber auch in negativem Sinne bewerten lassen. Zuverlässige Autoren haben an gesunden und an kranken Probanden von allen möglichen Seiten aus die Wirkung der verschiedenen Wetterelemente und der verschiedenen Klimate auf den menschlichen Körper, auf seine einzelnen Organe bzw. Organsysteme, auf seine erfaßbaren Funktionsgrößen und Regulationsmechanismen in mehr oder weniger umfassender Form untersucht. Uneinheitliche Arbeitsweisen erschweren noch immer die auch hier so wichtigen Vergleiche. Vieles harrt der nochmaligen Überprüfung und besonders der Ergänzung. So sind in den nächsten Jahren gerade im Blickfeld der Klimatologie weitere und überdies zweckmäßiger ausgewählte Kollektive wissenschaftlich durchzumustern. Als notwendig erweisen sich dabei auch gründliche intraindividuelle Längsschnittuntersuchungen. Wegen des großen, mit ihnen stets verbundenen zeitlichen und geldlichen Aufwandes wurden solche leider bisher noch sehr vernachlässigt.

Immer kommt bei solchen Vorhaben den jeweiligen Ausgangswerten eine besondere Bedeutung zu (HENTSCHEL, 1953b). In hohem Maße interessiert da auch die Korrelation eines Endwertes zu seinem Anfangswert. Hier aber erleichtern die Streuungsberechnung und die Regression die Aussagemöglichkeiten über biologische Meßwertänderungen und schützen vor statistischen Scheinschlüssen (H. JORDAN u. Mitarb., 1964). Alles das sollte bei der Bearbeitung bioklimatologischer Probleme künftighin größere Beachtung finden.

Sicher ist, daß auch auf diesem Gebiet die Grundlagenforschung manche zur Zeit noch ungeklärte ätiopathogenetische Frage zumindest merklich erhellen wird. Und erst recht wird ein solches Bemühen zur Verbesserung der Behandlungsweisen führen, wird weiter die der Vorbeugung dienenden Maßnahmen fördern bzw. festigen und letztlich sogar das sich gesundheitspolitisch als immer wichtiger herausstellende Rehabilitationsbestreben erleichtern. Nicht umsonst hat GOTTRON als Präsident der im Jahre 1964 abgehaltenen Karlsruher Therapiewoche in seiner Eröffnungsansprache erklärt: „Neben den Medikamenten, die einen wesentlichen Beitrag zur Verlängerung des Lebens erbracht haben, wird heute zur Erhaltung der Gesundheit und vor allem der Arbeitsfähigkeit mehr und mehr auch der Ausbau der physikalischen Therapie für erforderlich gehalten."

Deren vollkommenste und natürlichste Anwendung ist aber die Klimatherapie. Wie hier dargelegt werden soll, bewährt sie sich auch bei bestimmten Hautleiden. In den folgenden, diese Feststellung erläuternden und begründenden Ausführungen werden die Indikationsstellung zur heilklimatischen Behandlung, der richtige Zeitpunkt für sie, die notwendigen Vorbereitungen dazu, die Kurortwahl, sodann die Durchführung dieser besondere Vorstellungen und Kenntnisse erfordernden Behandlungsmethode und die mit ihr zu erzielenden Erfolge diskutiert werden. Das hat verständlicherweise schwerpunktmäßig aus dem Blickwinkel der Dermatologie heraus zu geschehen. Das aber ist nicht etwa ein von der Gesamtmedizin separiertes und isoliertes Spezialfach. Im Gegenteil, auch auf diesem therapeutischen Gebiet wird man der Aufgabe nur dann gerecht, wenn die alle Bereiche der Heilkunst umfassende Allgemeinmedizin hier ebenfalls als die mater respektiert wird. Immer wieder hat besonders GOTTRON darauf hingewiesen, daß das Geschehen an der Haut nur als eine Teilerscheinung eines großen Ganzen betrachtet werden darf und die an der Körperoberfläche beobachteten Vorgänge geradezu verpflichten, stets auch nach übergeordneten Zusammenhängen zu fahnden. Die Dermatologie ist nicht mehr und nicht weniger als eine dermatologophil ausgerichtete Gesamtmedizin. Dabei zwingt die Einheitsbetrachtung stets zur Ganzheitsbetrachtung (GOTTRON). Das zeigt sich besonders bei der Erörterung des wetterbedingten Biotropismus und seiner Beziehungen zur Haut bzw. bei der Besprechung der Klimatherapie der Hautkrankheiten.

Begreiflicherweise wird bei der Schilderung atmosphärischer, sich am menschlichen Körper auswirkender Vorgänge in erster Linie von den in unserem Lebensraum, also in Mitteleuropa, anzutreffenden Gegebenheiten ausgegangen. Speziell sie werden geschildert und besprochen. Erfreulicherweise sind aber viele der hierzulande zu machenden Beobachtungen und Erfahrungen unter gewissen Vorbehalten auch auf anderwärts vorliegende Verhältnisse übertragbar.

Ausgeklammert wird die eigentliche Balneologie, u.a. also die Behandlung Hautkranker in Thermal- bzw. Moorbädern, in Kurorten mit schwefel-, arsen-, eisenhaltigen oder radioaktiven Quellen. Selbstverständlich kommt auch bei solchen Heilverfahren, als zum genius loci gehörend, den klimatischen Faktoren eine keinesfalls zu unterschätzende Bedeutung zu. Die dermatologischerseits interessierenden Fragen der klassischen, meist ortsgebundenen Balneologie, auch die der reinen Kaltwasserbehandlung, werden aber an anderer Stelle des Handbuches und dort auch von anderer Seite bearbeitet. Hier werden nur, soweit das nötig ist, die Hydrotherapie, speziell die Thalassotherapie, als die Klimatherapie unterstützende Maßnahme gestreift bzw. kurz erörtert.

Wie Erholungsreisen war übrigens auch die Klimatherapie lange Zeit lediglich eine Frage des Geldbeutels. Sie wurde deshalb höchst sporadisch angeordnet und blieb einst nur einer dünnen Oberschicht vorbehalten. Eine Ausnahmestellung nahm hier eigentlich nur der wegen seiner Ansteckungsgefahr sich für die Allgemeinheit als gefährlich erweisende tuberkulöse Mensch ein. Hinzu kam, daß der heilklimatischen Behandlung bei Hautleiden in der Lehrmeinung bis vor kurzem keine sonderliche Bedeutung beigemessen wurde. In den letzten Jahren hat sich aber auch hier, wie auf anderen gesellschaftlichen Gebieten, schon im Hinblick auf die gegenwärtig bei weiten Bevölkerungsschichten zu beobachtende Verbesserung des Lebensstandards und der sonstigen Lebensbedingungen ein grundlegender Wandel vollzogen, und es öffnen sich nun auch in der Heilkunde immer fühlbarer Wege, die bislang vielen Menschen kaum zur Verfügung standen. Ferner gewinnt die dermatologische Klimatherapie, von Lehrstuhlinhabern immer offensichtlicher gefördert, auch unter den Hautärzten jetzt zusehends mehr Anhänger. Selbst die Krankenkassen, ihnen voran unsere in dieser Richtung für breite Volksteile verantwortliche Sozialversicherung, zeigen sich jetzt bei Hautleiden, besonders bei chronisch-rezidivierenden, dieser humanen und bei richtiger Patientenauswahl meist recht erfolgreichen Therapieart gegenüber immer aufgeschlossener und zugänglicher. Es ist also ein zur Zeit recht aktuelles Problem, das in den nun folgenden Abschnitten mit zahlreichen, der weiteren Orientierung dienenden Literaturhinweisen in das Licht gerückt und abgehandelt wird.

I. Geschichtliches

Schon *in grauer Vorzeit* gehörte das Wissen um die Beeinflußbarkeit des Lebens durch die Umwelt zu den Grundpfeilern menschlicher Erkenntnis. Sicher wurde bereits in den ersten Entwicklungsphasen der Medizin der Wirkung des Wetters auf den Organismus Interesse entgegengebracht. Und daß dieses nie mehr erlosch, ist auf dem zuweilen recht verschlungenen Weg, den die Heilkunde im Verlauf der Jahrhunderte zurückgelegt hat, wie ein roter Faden zu verfolgen. Dabei hinterließen verständlicherweise die krankheitsauslösenden bzw. die krankheitsverschlimmernden Vorgänge in der Biosphäre stets die nachhaltigsten Eindrücke. Immer wieder gaben sie je nach dem Stande des Wissens Anregungen zu kausalgenetischen Erörterungen, auch Anregungen zur Gestaltung der Vorstellungen über das Krankheitsgeschehen. Weiter lieferten sie Hinweise über Möglichkeiten bzw. Notwendigkeiten des Ausbaues prophylaktischer Maßnahmen. Und schließlich befruchteten sie selbst das therapeutische Denken und Handeln. Bedauerlicherweise erfolgte gerade letzteres nicht immer in dem wünschenswerten Maße und mit der zu fordernden Konsequenz.

Schon in der Bronze- und Eisenzeit erkannte man, wie geschichtliche Belege dartun, in der Sonne eine vorrangige Spenderin von Lebens- und Heilkräften. Selbst Kulturvölker wie die Babylonier, die Assyrier und die Ägypter huldigten dem auf religiöser Basis aufgebauten „Sonnendienst". Mit besonderer Aufmerksamkeit studierten gerade sie, selbstverständlich stets als Kinder ihrer Zeit, die Natur und ihre Beziehungen zum Menschen. Dabei arbeiteten Astrologen und Wetterdeuter eng mit Ärzten zusammen. In der Frühzeit der Menschheitsgeschichte wurde den Erhebungen der Landschaft besondere Verehrung gezollt. Speziell die unmittelbar vor oder in Gebirgen angesiedelten Völkerschaften trieben einen offensichtlichen Höhenkult. Sie sahen in den Bergen eine Art lebender, mit übernatürlichen Kräften ausgestatteter Wesen. Auf den Gipfeln und auf den hochgelegenen Kämmen vermuteten sie meist den Wohnsitz von Gottheiten und von Dämonen. Diese alle aber hatten nach ihrem Glauben in unterschiedlicher Form Gewalt über Leben und Gesundheit der Menschen. Wie in vielen anderen Reichen gab es auch im alten Indien „heilige Berge". Die dortigen Gelehrten maßen dem Pittam als einem das Leben ermöglichenden Grundelement eine große Bedeutung zu. Unter dieser Bezeichnung verstanden sie die für das menschliche Gedeihen so wichtige Sonnenwärme. In der Haut Platz ergreifend, wird sie schließlich im Körper in organisierte Hitze verwandelt und erhält so die Gesundheit, kann aber unter besonderen Bedingungen auch einmal Krankheiten hervorrufen. Weiter wurde in der alten indischen Medizin die Ansicht vertreten, daß das Zustandekommen und die Weiterverbreitung der Pocken vielfach auf Winde zurückzuführen und somit in hohem Maße von der Witterung abhängig ist. Schon mehrere hundert Jahre vor unserer Zeitrechnung hatten die Etrusker auf den in den Ostalpen gelegenen Hohen Tauern, die Thraker in den Rhodopen Kultorte. Solche aber waren stets auch Heilorte. Außerdem kannten die Thraker schon die Heilkraft der Meeresbäder. Ihr ärztliches Wissen überlieferten sie später den Griechen. Diese aber wurden die Begründer der klassischen Medizin. Besondere Bedeutung besaß im alten Hellas der erhabene Olymp. Auf ihm residierten die die Menschenschicksale lenkenden Götter. Die Größe und die Pracht der dortigen bis auf fast 3000 m aufsteigenden Gebirgsstöcke ermunterten zur Errichtung ritueller Opferstätten und überdies zum Studium der sich in solchen Höhen als besonders gewaltig und geheimnisvoll erweisenden Naturereignisse. Das letztgenannte Bemühen aber erleichterten die verschiedenenorts im Lande vorhandenen, gewöhnlich in der vielgestaltigen Bergwelt untergebrachten meteorologischen und astrologischen Beobachtungsstellen. Schon frühzeitig besaß der etwa 1000 m hoch gelegene Hymethos, ferner der etwa 2400 m hoch gelegene Parnaß eine gut arbeitende Wetterwarte. Solche Einrichtungen gestatteten unter anderem auch die laufende Verbesserung und die stete Ergänzung der die Charakteristika der einzelnen Jahreszeiten anzeigenden Kalender. Die so möglichen Wettervorhersagen wurden auch von der Ärzteschaft eifrig genutzt. Gerade *die Medizin der alten Griechen* hat sich höchst intensiv mit den Vorgängen in der Biosphäre beschäftigt. So behandelt HIPPOKRATES in seinen Schriften bei der Schilderung der verschiedenen Krankheitsvorgänge immer wieder speziell auch die dabei jeweils anzutreffende Wetterkonstellation. Vornehmlich in seinen sieben Büchern über epidemische Krankheiten stellte er die Bedeutung der in solchen Fällen meist auch zu beobachtenden besonderen Witterungsverhältnisse heraus. Ausgiebig beschäftigte sich HIPPOKRATES bei allen seinen medizinischen Untersuchungen mit der Umwelt und mit den diesbezüglichen örtlichen Gegebenheiten. Er schilderte die verschiedenen Winde, auch die verschiedenen Jahreszeiten und diskutierte ihre höchst differenten Wirkungen auf den menschlichen Körper. Er kannte bereits den Frühlingsgipfel verschiedener Dermatosen. Nach seiner Ansicht besaß nicht nur die Sonne, sondern auch das Wasser heilende Kräfte, und beide beschleunigten nach seiner Auffassung die bei allen möglichen Leiden so erstrebenswerte „Meta-synkrisis". Das, wie erwähnt, bereits von den Thrakern empfohlene Baden im Meer besserte seinen Feststellungen zufolge auch gewisse Hautkrankheiten. Hatte doch zuvor schon kein Geringerer als der große Denker und Beobachter Euripides ebenfalls erklärt: „Das Meer wäscht alles Übel ab." HIPPOKRATES konnte diese Behauptung in vielen Punkten nur bestätigen. — Weiter hat sich im 4. Jahrhundert vor unserer Zeitrechnung Diokles von Karystos mit meteorologischen Einwirkungen auf den menschlichen Körper beschäftigt und gelangte gleichfalls zu der Erkenntnis, daß Gesundheit und Krankheit vielfach sehr wetterabhängig sind. Dabei schrieb er bestimmten Monaten des Jahres eine besondere Bedeutung zu. Schon diese Tatsache aber erfordere oftmals, so folgerte er, eine sinnvolle und auf solche Gegebenheiten abgestimmte Änderung der Lebensweise. — Die naturverbundene Medizin der alten Griechen wirkte sich bald *auch im Römerreich* fruchtbringend aus. Gefördert wurde dieser Vorgang von dem aus Prusa in Bithynien stammenden, im 1. Jahrhundert vor Christi mit großem Erfolg in Rom tätigen Asklepiades. Dieser verwarf den Gebrauch komplizierter, stark angreifender Arzneien und bevorzugte demgegenüber einfache und natürliche Heilmethoden. Dazu gehörten neben Diät auch Bäder, Frottieren und körperliche Bewegung. Selbst bei Vornahme eines Aderlasses riet er, um eventuelle Schädigungen zu verhüten, zusätzlich noch die Vorgänge in der Biosphäre zu berücksichtigen. Bald nach der Zeitwende wies der viel gereiste, sich zuerst als Offizier, später als Schriftsteller betätigende PLINIUS in seiner 37bändigen „Naturgeschichte" erneut auf die große Heilwirkung der Seebäder hin. In den während der Herrschaft des Tiberius erschienenen, sich auch mit medizinischen Problemen befassenden Schriften des CORNELIUS CELSUS wird vornehmlich im Stadium der Rekonvaleszenz ein roborierender Klimawechsel empfohlen. Besonders bei Lungenleiden sei die „Mutatio caeli" angebracht. Überdies gehören gerade diese Kranken in ausgesprochen warme Gegenden. Bei manchen Leiden bewähre sich ein Aufenthalt an der Meeresküste. Nutzbringend wäre dort vielfach das Baden und selbst das Schwimmen im Meer. Immer mehr Anhänger gewann unter den römischen Ärzten die Ansicht „Neptunus omnia sanat". Manche von ihnen verordneten wohlhabenden Kranken sogar Schiffsreisen. So sollen nach den schon zu jener Zeit verschiedentlich gemachten Beobachtungen während des Aufenthaltes auf hoher See oftmals hartnäckiger Husten oder sonstige Reizzustände der Atemorgane spontan verschwinden. Bei einer Reihe körperlicher Störungen habe sich, so wurde damals behauptet, bereits die Überfahrt von Italien nach Nordafrika als recht wirkungsvoll erwiesen. Der in Pergamon geborene und dort Medizin studierende, später nach Rom übergesiedelte und in dieser Stadt im 2. Jahrhundert nach Christi praktizierende GALENUS wollte den Organismus und dessen Umgebung als Ganzes betrachtet wissen. Änderungen in der Außenwelt bedingen, so lehrte er, gewöhnlich auch Änderungen im Organismus. GALENUS riet Lungenleidenden zu einer umstimmenden Milieuänderung. In gewissen Krankheitsstadien hielt er das Aufsuchen entweder eines Höhen- oder auch eines Küstenklimas für erfolgversprechend. Der unter den Kaisern Trajan und Hadrian in Rom wirkende Gynäkologe SORANUS VON EPHESUS trat in manchen Fällen für die „navalis gestatio atque longa navigatio" ein. Im 5. Jahrhundert nach der Zeitwende machte CAELIUS AURELIANUS nochmals beim Vorliegen therapieresistenter Lungenleiden auf die ganz offensichtliche Heilwirkung einer lange genug durchgeführten Schiffsreise aufmerksam.

Allmählich gelangten solche und ähnliche Erkenntnisse auf dem Gebiet der Heilkunde auch zu uns nach Deutschland. Dort sorgte ja *während des ganzen Mittelalters* die die Handschriften der griechischen und der römischen Ärzte aufmerksam studierende und gewissenhaft abschreibende Mönchsmedizin für die Erhaltung und die Weiterverbreitung des überkommenen ärztlichen Wissens. So gingen auch die von den Alten in der Antike mit dem Wetter und dem Klima gemachten Erfahrungen nicht ganz verloren. Diskutiert wurde jetzt unter anderem speziell der sich oftmals bei Wetteränderungen in Narben einstellende Wetterschmerz. So wurde in der Lex Frisionum das Zufügen einer Wunde mit einer besonders hohen Buße belegt, wenn sie eine wetterempfindliche Narbe zur Folge hatte. Neue medizinische Impulse lieferten sodann die sich in der Mitte des 11. Jahrhunderts in Italien herauskristallisierenden Ärzteschulen. Sie nahmen von Salerno ihren Ausgang. Dort war nämlich die griechische Sprache noch immer lebendig. Auch in diesen für die damalige Zeit ganz neuartigen Bildungs- und Forschungsstätten wurden biometeorologische und bioklimatische Fragen diskutiert. Dadurch angeregt, versuchte Anfang des 14. Jahrhunderts der französische Chirurg HENRI DE MONDEVILLE bei manchen seiner Kranken zur Förderung der Wundheilung einen der rascheren Genesung dienenden Ortswechsel. Er erzielte bei diesem Vorgehen gute Resultate. 200 Jahre später beschäftigte sich PARACELSUS gleichfalls ausgiebig mit dem Meteorobiotropismus. Im 16. Jahrhundert gewannen Badekuren eine immer größere Bedeutung. Der über die Emser Quellen berichtende Marburger Professor DRYANDER betonte aber bereits in einer von ihm 1535 verfaßten Schrift, daß die Heilkraft des Bades meist durch die Heilwirkung der „alteratio aeris" überboten würde und die Luftveränderung gewöhnlich der für die Genesung entscheidendste Faktor sei. Für ihn lagen die Leistungen der reinen Klimatherapie höher als die der vielfach mit dieser zu kombinierenden Balneotherapie. Übrigens empfahl er schon damals auch Kuren zur Winterzeit. *Um 1650 herum* beherrschte die Atomistik in hohem Maße das wissenschaftliche Denken. Die Beschäftigung mit ihr veranlaßte SYDENHAM, der Luft bzw. den in ihr enthaltenen Teilchen eine besondere Rolle zuschreiben zu müssen. Von letzteren würden einige, so vermutete er, den Stoffwechsel stimulieren, andere würden demgegenüber diesen drosseln. Wie bereits HIPPOKRATES und nach ihm eine ganze Reihe anderer Ärzte beobachtet hatten, konnte auch er zu ganz bestimmten Jahreszeiten einen Anstieg gewisser Krankheiten feststellen. Von jeher erhielten die auf bioklimatischem Gebiet arbeitenden Ärzte immer wieder Anregungen von mit der Natur verbundenen Philosophen und von anderen bedeutenden Geistesschaffenden. So setzte sich in der zuletzt genannten Epoche LEIBNITZ am preußischen Hof für die regelmäßige Herausgabe von in der Heilkunde verwertbaren Wetterjournalen ein. Diese sollten die Mediziner in die Lage versetzen, an Hand ihrer exakt erhobenen und auch schriftlich niedergelegten Befunde eventuelle Beziehungen zwischen Wetterabläufen und krankhaften Störungen herauszufinden. Richtungweisend für solche Bemühungen waren ihm zuvor erschienene Arbeiten von RAMAZZINI, Dieser hatte in Modena den Wettereinfluß auf die Häufigkeit und den Charakter der dort aufgetretenen epidemischen Krankheiten studiert. Fast zur gleichen Zeit hat sich auch der an der neugegründeten Universität in Halle lehrende Internist FRIEDRICH HOFFMANN mit denselben Problemen beschäftigt. Trotzdem war die Zeit für das von LEIBNITZ vorgeschlagene Vorgehen noch nicht gekommen. Als weiterer medizinisch interessierter Denker beobachtete HERDER ebenfalls aufmerksam die Wirkungsweise bestimmter Wetterelemente auf das menschliche Befinden. Schließlich tat dies auch mit der ihm eigenen Gründlichkeit und Exaktheit der naturwissenschaftlichen Fragen gegenüber so aufgeschlossene, überdies selbst wetterfühlige GOETHE. Ein Beweis hierfür ist sein 1825 niedergeschriebener „Versuch einer Witterungslehre". Der in Weimar GOETHE wiederholt behandelnde und sicher von diesem entsprechend inspirierte HUFELAND wollte durch genaues Verfolgen des jeweiligen Barometer- und Thermometerstandes Einblicke in den Kausalnexus zwischen Wetter und Krankheit erhalten. Wenig später erörterte SCHÖNLEIN in Berlin in einer für die damalige Zeit umfassenden Weise die Wirkung atmosphärischer Faktoren auf den Menschen. Der in Dresden praktizierende CARUS untersuchte ebenfalls den sich nach seinen Feststellungen bald in positivem, bald in negativem Sinne auswirkenden Biotropismus. Für den letzteren interessierte sich besonders der in der

Mitte des 18. Jahrhunderts auf Sylt als Inselarzt und als Allgemeinpraktiker tätige ACKERMANN. Und der Leipziger Kliniker WUNDERLICH bearbeitete in seinem 1847 erschienenen Handbuch der Pathologie das gleiche Thema.

So wurde *von der Mitte des 18. zur Mitte des 19. Jahrhunderts* durch die Initiative hochangesehener Gelehrter, teilweise auch durch die revolutionären Ideen von ROUSSEAU gefördert, der Boden für eine sich immer mehr wissenschaftlich ausrichtenden Biometeorologie bzw. Bioklimatologie entwickelt. Dabei wurde der Kampf gegen die für die Allgemeinheit besonders gefährliche, damals außerordentlich verbreitete und medikamentös kaum nennenswert beeinflußbare Tuberkulosekrankheit zu einem Schwerpunkt. Wichtig war hierbei die Tatsache, daß zuvor der englische Arzt RUSSEL um 1750 herum die Aufmerksamkeit auf den schädlichen Einfluß der Verstädterung gelenkt hatte und demgegenüber die Gesundheit der auf dem Lande lebenden, in erster Linie die der am Meer wohnenden Bevölkerung herausstellte. Bei Lymphknotenerkrankungen propagierte er den Gebrauch von Seebädern, hielt aber dennoch die Heilkraft des Küstenklimas für bedeutungsvoller als die Reizwirkung des Meerwassers. Er bekundete demnach ähnliche Ansichten wie der oben schon zitierte DRYANDER. RUSSEL war der Initiator des 1796 in Margate an der Themsemündung für Skrofulöse geschaffenen Seehospizes. Schon 1778 war übrigens in Frankreich, und zwar in Dieppe an der Küste des Ärmelkanals, eine Tuberkuloseheilstätte in Betrieb genommen worden. Überhaupt kam es nach den nun immer besser werdenden Verkehrsverhältnissen an allen möglichen Meeresküsten in zunehmendem Maße zu einem Aufblühen des Strand- und Badelebens. So wurden in Deutschland 1793 das Ostseebad Heiligendamm, 1797 das Nordseebad Norderney gegründet. Ihnen folgte bald die Errichtung weiterer derartiger Erholungsorte. Diese Tatsache nutzten manche Ärzte immer zielstrebiger bald auch für kranke Menschen. So behandelte Hofrat VOGEL, angeregt durch HUFELAND, schon Anfang der 90er Jahre des 18. Jahrhunderts in Doberan an der Ostsee Patienten mit den verschiedensten Leiden bioklimatisch. Unter ihnen befanden sich auch Hautkranke. Dabei trieb er weitgehend auch Thalassotherapie. Von der Mitte des 19. Jahrhunderts an entstanden an den meisten europäischen Küsten Sanatorien. In der Mehrzahl waren sie Tuberkulösen vorbehalten. Besonders in Frankreich wurden am Ärmelkanal und am Atlantik solche Einrichtungen geschaffen. Gegen Ausgang des 19. Jahrhunderts besaßen auch Dänemark, Holland, Belgien, der küstenumsäumte Teil des damaligen Österreich, also das heutige Jugoslawien, natürlich auch Italien am Meer gelegene Hospitäler und Heilstätten.

Weitere Wegebereiter für die heilklimatische Behandlung wurden die klassische Balneologie und bald auch die nun aufkommende, unter anderem schon in den 30er Jahren des 19. Jahrhunderts angeregte Hydrotherapie. Neben den mannigfaltigen, jetzt überall aufmerksamer erschlossenen kalten und heißen Quellen dienten nun auch viele, meist in waldreichen oder zumindest in ländlichen Gegenden in Betrieb genommene sog. Wasserheilanstalten kranken Menschen zur Genesung. Dabei wurden bei den verschiedensten Leiden, die man bis dahin fast ausschließlich in oftmals stickigten, meist auch recht düsteren Krankensälen nicht nur mit den damals möglichen Heilmitteln, sondern zusätzlich auch noch durch strenge Bettruhe zu bessern versuchte, immer mehr die Heilkraft der frischen und reinen Luft, auch die des Lichtes erkannt, ferner der Wert des zeitweiligen Aufenthaltes im Freien, die Bedeutung der Liegekuren in windgeschützten, schattigen oder, wenn es angebracht war, auch in sonnendurchfluteten krankenhauseigenen Gartenanlagen oder krankenhauseigenen Terrassen. So hat auch BREHMER erkannt, daß selbst die fortgeschrittene Lungentuberkulose sich in einem günstigen Klima im Laufe der Zeit bessert oder sogar ausheilt. 1854 wurde auf sein Betreiben im Waldenburger Bergland in dem 560 m über dem Meeresspiegel gelegenen staubfreien Kurort Görbersdorf eine diesbezügliche Einrichtung geschaffen. Im Jahre 1887 sprach man in Wiesbaden auf dem 6. Kongreß für innere Medizin von tuberkulosefreien, sog. „immunen" Gegenden. Immer mehr wurde das Wissen, daß speziell bei der Tuberkulosekrankheit sowohl Kuren an der abhärtenden Meeresküste als auch solche in heilkräftigen Gebirgslagen oftmals höchst beachtliche Erfolge zeitigen, ärztliches Allgemeingut. So eilte die medizinische Intuition der meteoro-klimatologischen Erforschung derartiger Landgebiete voraus, und in der Heilkunde nutzte man die bei einem solchen Vorgehen gewonnene Empirie und wartete im Interesse der Hilfesuchenden nicht etwa erst auf den Zeitpunkt der auf präzisen medizinisch-wissenschaftlichen Erkenntnissen aufgebauten Bestätigung der lediglich auf bloßer Erfahrung beruhenden Beobachtungen. Laufend wurden jetzt in allen Mittelgebirgen sog. Luftkurorte erschlossen. In ihnen suchten neben Tuberkulösen nun auch Herzleidende, ferner Verdauungsgestörte, Nervenkranke etc. die ihnen durch medikamentöse und die sonst üblichen Maßnahmen versagt gebliebene Hilfe. Ferner ließ sich nach manchen Erkrankungen durch einen den Organismus kräftigenden Aufenthalt im Mittelgebirge meist selbst die Rekonvaleszenzzeit abkürzen. Schließlich konnte man sich wie an der See auch in höhenmäßig richtig gewählten, geschützten Tälern oder auf sonnigen Hängen im Anschluß an eine Überarbeitung rasch wieder erholen und in dem gesunden und roborierenden Klima gegen aufkommende Leiden und sogar gegen die Beschwerden des

Alters ankämpfen. In der zweiten Hälfte des 18. Jahrhunderts suchten deshalb immer zahlreicher Gesunde und Kranke neben den Meeresküsten nun auch die Mittelgebirge auf. Dem eigentlichen Hochgebirge gegenüber hegte man damals noch Bedenken. So galt die dünne Luft der Alpen für Kranke als unbekömmlich oder geradezu als gefährlich. Mit der Zeit setzte sich aber doch die Ansicht durch, daß bei gewissen Krankheiten bzw. Krankheitsbereitschaften ein mehrwöchiges oder mehrmonatiges Verweilen in einer Höhenlage von 1000 m und darüber oftmals von einer besonders intensiven Wirkung ist. So entstanden nun auch im Hochgebirge, nicht zuletzt gefördert durch die Ausweitung des Sportes und der Touristik, Kurorte und Unterkunftsmöglichkeiten, die unter einer immer besser werdenden ärztlichen Betreuung bald auch in zunehmendem Maße leidenden Menschen zugute kamen. Auch hier erwies sich wieder die Tuberkulosekrankheit als Schrittmacher. Schon 1841 hatte RUEDI diesbezüglich auf die große Heilkraft des trockenen, nebelfreien, sehr sonnigen Klimas des im Schweizer Kanton Graubünden 1560 m über dem Meeresspiegel gelegenen, überdies windgeschützten Sommer- und Winterkurortes Davos aufmerksam gemacht und dort eine Heilanstalt für skrofulöse Kinder eröffnet. Zu denselben Feststellungen wie RUEDI kam der deutsche Arzt SPENGLER und empfahl 1859, nun selbst in Davos praktizierend, diese bioklimatisch außerordentlich geeignete Landschaft zur Behandlung besonderer Phthisisformen. Auch er betonte, daß nicht nur die würzige, erfrischende, besonders leicht zu veratmende Hochgebirgsluft, sondern auch die in dieser Höhenlage sich als ungemein kräftig erweisende Himmelsstrahlung die hochgradige Heilwirkung entfalte.

Anfang dieses Jahrhunderts nutzten zuerst BERNHARD in dem im Oberengadin 1728 m hoch gelegenen Dorf Samaden und später ROLLIER in dem im Schweizer Kanton Waadt 1263 m über dem Meeresspiegel auf einem sonnigen Plateau befindlichen Dorf Leysin die Heliotherapie in systematischer und in konsequenter Weise zur Beeinflussung extrapulmonaler Tuberkulosen; und ihre wirklich extraordinären, bei zahllosen Kranken erzielten bioklimatischen Erfolge wurden bald in der ganzen Welt diskutiert. Auf Grund der geschilderten Entwicklung entstanden nun in allen möglichen Gebirgsgegenden, auch in hochgelegenen, Anstalten für Kranke, zunächst vornehmlich für Tuberkulöse, bald aber auch für mit anderen Leiden behaftete Menschen.

Gefördert wurde diese Tendenz zur heilklimatischen Behandlung einmal durch die sich in dieser Richtung immer mehr festigenden medizinischen Erkenntnisse. Verantwortungsbewußt bemühten sich viele Ärzte in sich verstärkendem Maße darum, solche wertvollen und erfolgreichen Therapiemöglichkeiten einem stets größer werdenden Patientenkreis, dabei nun auch den weniger Bemittelten, in umfassender Weise zukommen zu lassen. Sodann machten sich auch hier die mit der industriellen Ausweitung und mit der Technisierung des menschlichen Lebens in Gang gekommene Umformung der gesellschaftlichen Struktur und das dabei erwachte Klassenbewußtsein der gewaltigen arbeitnehmenden Bevölkerungsschichten zusehends deutlicher bemerkbar. Die Forderung, daß der Staat sich mehr als bisher um die Gesunderhaltung vornehmlich seiner werktätigen Bürger zu bemühen habe und ihnen künftighin im Krankheitsfalle besondere Hilfe angedeihen lassen müsse, konnte von den damaligen Machthabern nicht länger überhört werden. Unter dem Druck der auf ihre Rechte bestehenden Massen wurde bei uns in Deutschland schon 1883 das in der Folgezeit bald auch anderen Staaten als Vorbild dienende Krankenversicherungsgesetz erlassen. Es schuf unter anderem auch die Voraussetzungen für die jetzt Jahr für Jahr weitere Ausmaße erreichende Inbetriebnahme spezieller, nun auch wirtschaftlich schwachen Patienten offenstehender Heilstätten und sonstiger Kurhäuser.

Die in der skizzierten Form gleichsam dem Boden der Empirie entsprungenen Vorstellungen über Korrelationen zwischen Mensch, Wetter und Landschaft und über die bioklimatisch beeinflußbaren Lebensvorgänge wurden in unserem Jahrhundert noch zielstrebiger und noch exakter erforscht. Wichtiges Material hierzu lieferten die Meteorologen. Sie befaßten sich mit Energie und Geschick mit der Darstellung bzw. der Charakterisierung der zahlreichen irgendwie feststell- bzw. meßbaren Wetterelemente. Dabei versäumten sie es nicht, auch die komplexen Wettervorgänge aufzuzeigen und das Wetter letztlich als Ganzes zu betrachten. So wurden unter anderem die Luftzusammensetzung, auch die natürlichen und die künstlichen Luftbeimengungen, die in der erdnahen Atmosphäre enthaltenen Strahlenarten, das Temperaturfeuchtemilieu, die planetare Luftzirkulation und andere Strömungssysteme, das luftelektrische Potential, die Schwankungen des luftelektrischen Feldes, spezielle solare und lunare Ereignisse und ihre meteorologischen Auswirkungen mittels solider naturwissenschaftlicher Methoden untersucht. Man stellte Erhebungen an über den Luftdruck, die Luftdruckwellen, die Luftdruckvibrationen, fing an, das Subschallgebiet zu erforschen, bemühte sich um eine Analyse bestimmter Wetterphasen, erörterte die Probleme der Turbulenz, beobachtete die verschiedenartigen Aufgleit- und Absinkvorgänge, beschäftigte sich mit Fronten und Frontendurchgängen, interessierte sich für die meteorologische Dynamik beim Föhn und bei föhnartigen Erscheinungen. Das Studium der komplexen Wetterabläufe, besonders das der großräumigen, vielerorts das lokale Strahlungswetter verformenden Geschehnisse erleichterten das Herausarbeiten der bestimmten Gegenden eigenen Klimate. Durch das Zusammenwirken von Meteorologen und Medizinern kam eine sich immer präziser gestaltende, medizinisch ausgerichtete Biometeorologie bzw. Bioklimatologie zustande. So zeichnete sich das 1906 in Davos von DORNO eröffnete und jahrelang von ihm geleitete, später dann von MÖRIKOFER übernommene physikalisch-meteorologische Observatorium durch seine grundlegenden medizin-meteorologischen Untersuchungen aus. Ihm folgten in Deutschland und auch anderwärts mit der gleichen Sachlichkeit und Präzision arbeitende bioklimatologische Forschungsstellen. Zahlreich sind deren Veröffentlichungen über die von ihnen erhobenen Befunde in dazu eigens herausgegebenen Fachzeitschriften. Übrigens sind in der 1956 gegründeten International Society of Biometeorology and Bioclimatology fast 50 Länder durch Fachexperten vertreten.

Das alles gab nun den sich auf diesem speziellen Gebiet klinisch-wissenschaftlich betätigenden Ärzten in ihrer Arbeit bald einen fühlbaren Auftrieb. Endlich konnten sie die Wetterwirkung auf den gesunden und auf den kranken menschlichen Körper, auf seine Regulationszentren und seine funktionellen Abläufe, auch auf das im Organismus verankerte rhythmische Geschehen und auf andere Lebensvorgänge aus einem verfeinerten, laufend besser werdenden Blickwinkel heraus verfolgen. Nun ließ sich der sich bald in positivem Sinne, bald in negativem Sinne auswirkende Meteorobiotropismus exakter studieren. Dabei erwiesen sich der Milieuwechsel und die mehr oder weniger lange Verbringung in ein fremdes Klima als ein höchst wertvoller, bei richtiger Indikationsstellung und richtiger Ortswahl gesundheitsfördernder Eingriff. Immer überzeugender ließ sich beweisen, daß die Klimatherapie durch die an der See oder in gewissen Gebirgslagen anzutreffenden dosierbaren Reizeinwirkungen eine umstimmende, zellstimulierende (POPOFF), teilweise stressende (SELYE) bzw. über den Cortex (PAWLOW) die mehr oder weniger aus dem Gleichgewicht geratene neurohormonale Lage wieder austarierende Behandlungsmethode ist. Die auf diese Weise bioklimatisch in Gang gebrachten Reaktionen bzw. entstörenden Gegenreaktionen waren jetzt von einer höheren Warte aus zu betrachten. Untersucht wurde unter solchen, sich immer günstiger gestaltenden Bedingungen der Einfluß verschiedener Wettersituationen bzw. Klimate auf die Atmung, den Kreislauf, die Blutzusammensetzung, den Wärme- und den Wasserhaushalt des Körpers, das Nervensystem, das Endocrinium und die Psyche. Selbstverständlich wurde dabei auch auf die wetter- bzw. klimabedingten Auswirkungen auf die Haut geachtet und das diesbezügliche funktionelle oder morphologische Geschehen registriert. Weiter befaßte man sich mit der Wetterfühligkeit bzw. der Wetterempfindlichkeit. In hohem Maße interessierten vornehmlich die vielfach durch kurzfristige, aperiodische Änderungen in der Biosphäre ausgelösten bzw. verschlimmerten Krankheiten. Wissenschaftlich ausgewertet wurden die bei Erkrankungen der Atemwege und der Lungen, bei Herz- und Kreislaufleiden, bei Verdauungs- und Stoffwechselstörungen, bei Abwegigkeiten im Bereich der inneren Sekretion, bei nervösen Erschöpfungszuständen bzw. echtem Nervenleiden und bei anderen krankhaften Vorgängen im Verlauf von Klimakuren gemachten Beobachtungen bzw. erzielten Resultate. Immer zahlreicher wurden die Autoren, die sich seit der Jahrhundertwende an solchen in erster Linie internistisch ausgerichteten, aber auch für den Hautarzt höchst lehrreichen Forschungsvorhaben beteiligten. Viele von ihnen werden bei den späteren Ausführungen zitiert. Besonders wertvolle Anregungen kamen von dem im Jahre 1936 in Breslau geschaffenen, übrigens in der ehemaligen Villa von ALBERT NEISSER untergebrachten Ordinariat für Balneologie und Klimatologie. Dort bemühte sich H. VOGT mit Erfolg, viele der empirischen Erfahrungen wissenschaftlich zu begründen (GOTTRON, 1955). Dasselbe ist von dem bald nach dem zweiten Weltkrieg in Kiel errichteten, H. PFLEIDERER übertragenen Lehrstuhl für Bioklimatologie zu sagen. Alle die so im Verlauf der Zeit auf dem bioklimatischen Gebiet gewonnenen und künftig noch zu gewinnenden Erkenntnisse erweisen sich für weite Bereiche der Heilkunde, auch für die Dermatologie, als immer fruchtbringender. Zusehends erhellen und verbreitern sie unser medizinisches Denken und Wissen.

Bedauerlicherweise wurde bei Hautkrankheiten der Klimatherapie lange keine nennenswerte Bedeutung beigemessen. Gewiß wurde da und dort in manchen Ländern auch diese Behandlungsmethode hin und wieder in Einzelfällen versucht, immer fehlte aber solchen Vorgehen die Gründlichkeit und die notwendige Ausdauer. Auch gingen diesbezügliche, teilweise recht wertvolle Berichte über die bei solchen Gelegenheiten gemachten Erfahrungen im Gestrüpp andersartiger Therapiehinweise verloren oder wurden nicht nennenswert beachtet.

Und doch hat man seit über 70 Jahren zur Heilung gewisser Dermatosen immer wieder zumindest Sonnenbäder angewandt. Nun ist aber in unseren Breiten vielerorts selbst im Sommer die Sonnenscheindauer durch Bewölkung und durch Regentage häufig und stark eingeschränkt. Im Winter aber gelangen die Sonnenstrahlen nur in merklich abgeschwächter Form zu uns. Überdies verbietet dann die Kälte ein längeres Verweilen in der Sonne. Notgedrungen und nach Ersatzmöglichkeiten suchend, entwickelte man deshalb künstliche Lichtspender. Schon 1893 bemühte sich der dänische Arzt FINSEN um eine entsprechende Apparatur. Auf seine Anregungen hin wurde die nach ihm benannte Finsenlampe konstruiert.

Durch ihr konzentriertes, gekühltes, reiche UV-Anteile enthaltendes Kohlenbogenlicht ließen sich vornehmlich bei der Tuberculosis cutis luposa höchst eindrucksvolle Besserungen bzw. echte Ausheilungen erzielen. In Deutschland setzten sich zu jener Zeit besonders HAMMER in Stuttgart und später JESIONEK in Gießen mit Nachdruck für die nach ihren Erfahrungen bei bestimmten Dermatosen recht erfolgreiche Lichtbehandlung ein. Auf Betreiben des zuerst in Halle, später in Berlin wirkenden Hautarztes KROMAYR wurde eine seinen Namen tragende Quarzlampe herausgebracht. Bis zur Gegenwart ist sie oder die schon unseren Vätern bekannte, von BACH nach annähernd dem gleichen Prinzip erstellte künstliche Höhensonne in fast allen dermatologischen Behandlungsstätten, sowohl in den klinischen als auch in den ambulanten, in Gebrauch. Und in den letzten Jahren sind weitere solche jetzt wesentlich verbesserte Strahler geschaffen worden. Selbst mit diesen aber läßt sich das Sonnenlicht nicht voll imitieren und befriedigend ersetzen.

Nun gibt es auch unseren Hautkranken zugängige Klimate, in denen die Sonne eine besondere Intensität entfaltet. Man muß sich deshalb wundern, daß diese Tatsache erst spät und auch da nur bei einigen wenigen Hautärzten die gebührende Beachtung fand. Die Mehrzahl der Dermatologen begnügte sich fast ausschließlich mit den glücklicherweise gewöhnlich recht wirksamen, von den Altmeistern unseres Faches übernommenen und später laufend vervollkommneten äußeren und inneren Behandlungsmethoden. Nur selten wurden dabei zusätzlich die in der Biosphäre reichlich vorhandenen Heilkräfte in systematischer Form therapeutisch genutzt. Bedauerlicherweise hörte vor dem Jahre 1950 weder der Medizinstudent noch der Fortbildungskurse besuchende Arzt etwas über die heilklimatische Behandlung der Hautkrankheiten. Nur bei der damals besonders schwierig zu beeinflussenden Tuberculosis cutis colliquativa wurde zuweilen ein umstimmender und roborierender Milieuwechsel versucht. Auch in den einschlägigen Lehrbüchern fehlen Hinweise auf die Möglichkeit und den Wert der Klimatherapie. Selbst in dem vielbändigen, von J. JADASSOHN in den Jahren 1927—1931 herausgegebenen Handbuch der Haut- und Geschlechtskrankheiten ist dieser Mangel festzustellen. Dort werden auf 425 Seiten die verschiedenen Ekzemformen besprochen. 73 Seiten davon orientieren über die Behandlungsmöglichkeiten. Mit keinem Wort erwähnen F. WINKLER und P. G. UNNA, die Bearbeiter des Kapitels über das seborrhoische Ekzem, ferner ALEXANDER, der Bearbeiter des Kapitels über die Neurodermitis, die Klimabehandlung. Und ein so angesehener Arzt, Lehrer und Forscher wie KREIBICH bringt am Ende seiner für die damalige Zeit so aufschlußreichen Ausführungen über „Ekzeme und Dermatitiden" hinsichtlich der Klimawirkung nur acht dürre, wenig ermutigende Zeilen. Resignierend beendet er seinen Artikel mit folgenden Sätzen: „Geht es zu Hause mit dem Ekzem fortgesetzt und trotz aller Bemühungen schlecht, so kann der Versuch gemacht werden, das Ekzem und den Ekzematiker in geänderte Verhältnisse zu versetzen. Vielfach kommt der Patient hierin dem Arzt zuvor." Auf dem ersten internationalen, im Jahre 1925 in Davos abgehaltenen Klimatologenkongreß fehlten die Dermatologen. Dafür berichtete der Chirurg O. BERNHARD, der, wie schon zuvor erwähnt, die Heliotherapie im Hochgebirge mit begründen half, über seine auch bei Hautkrankheiten in 20jähriger Erfahrung erzielten Heilerfolge. 14 Jahre später bemängelte STÜHMER die diesbezügliche, noch immer vorhandene Zurückhaltung der dermatologischen Fachvertreter. Und auch W. SCHULTZE beklagte sich im Jahre 1940 darüber, daß die bioklimatische Therapie der Hautkrankheiten höchst dürftig entwickelt sei.

In Deutschland machte als einer der ersten A. BUSCHKE im Jahre 1930 eindrucksvoll auf die Bedeutung der konsequent durchgeführten Klimato- und Balneotherapie bei Haut- und Geschlechtskrankheiten aufmerksam. Uns selbst berichteten schon Mitte der 20er Jahre wiederholt Ekzemkranke, daß während eines mehrwöchigen Aufenthaltes an der See oder im Gebirge sich stets ohne die sonst übliche Lokalbehandlung in offensichtlicher Form, gleichsam von selbst ihr Leiden gebessert habe und vielfach sogar für eine gewisse Zeit völlig verschwunden sei. Solche uns immer wieder übermittelten Hinweise gaben schließlich die Anregung zur sachlichen Überprüfung dieser Behauptungen. Die Art unserer damaligen Praxis erlaubte es, eine solche Zeit und Geld kostende, in jenen Tagen keinesfalls etwa zu Lasten der Krankenkassen zu verordnende Behandlungsart versuchsweise bei wohlhabenden, uns in größerer Anzahl zur Verfügung stehenden Patienten zunehmend planmäßiger durchzuführen und dabei auch unterschiedliche Klimate auf ihre Leistungskraft hin auszutesten. Im Jahre 1940 berichteten wir dann anläßlich einer während des Krieges abgehaltenen Sitzung des Vereins Dresdener Dermatologen über unsere nun gerade 15jährigen Beobachtungen auf dem Gebiet der Klimatherapie. Dabei wurden die bei 242 meist endogenen Ekzematikern und bei einer Reihe sonstiger Hautkranker an der See oder im Gebirge gewonnenen, in der Mehrzahl der Fälle außerordentlich befriedigenden Resultate einer Analyse unterzogen und kritisch beleuchtet. Besonders eindrucksvoll waren die durch ein längeres Verweilen im Hochgebirge selbst zur Winterzeit erreichten Ergebnisse. Sie deckten sich mit denen, die W. SCHULTZE (1940) bei manchen konstitutionellen Ekzematikern während einer Kur in über 1600 m hoch gelegenen Orten gesehen hatte. Demgegenüber erwies sich uns und W.

SCHULTZE das Mittelgebirge als bioklimatisch weniger wirksam. Aber auch hier sollen sich die Erfolgsziffern bessern, wenn eine über der Nebelzone befindliche Höhenlage aufgesucht wird. STÜHMER (1939) konnte dies zumindest im Schwarzwald feststellen. Während des zweiten Weltkrieges trat in Deutschland verständlicherweise die immer mehr in Gang gekommene dermatologische Klimatherapie wieder in den Hintergrund. Auch war im Nachkriegschaos bei Hautkrankheiten an ein solches Heilverfahren nicht zu denken. Erst nach Normalisierung der Lebensverhältnisse wurde die heilklimatische Behandlung wieder aufgegriffen. Für sie hat sich in der Bundesrepublik Deutschland zunächst MARCHIONINI mit seiner ganzen Autorität eingesetzt. Er hatte schon zuvor während seiner Tätigkeit in Ankara speziell beim Eczema constitutionale die Bedeutung der Klimatherapie schätzen gelernt. Empfehlungen von SCHREUS bewegten sich in derselben Richtung. Bald meldete sich auch die Gesellschaft für Klimabehandlung e.V. in Hannover. Mit ihrer Unterstützung erhielt im Jahre 1953 Jo HARTUNG auf Norderney eine klimatherapeutische Abteilung. Ihre Leitung wurde seinem Mitarbeiter PÜRSCHEL übertragen. Und neuerdings können hautkranke Bürger der Bundesrepublik auch in dem 1560 m über dem Meer gelegenen Schweizer Kurort Davos bioklimatisch behandelt werden. Dort steht ihnen ein von BORELLI beaufsichtigtes, auch mit den zur forschenden Tätigkeit notwendigen Laboratorien und Apparaturen gut ausgestattetes Bettenhaus zur Verfügung. — In der Deutschen Demokratischen Republik wurde nach dem Jahre 1950 auf diesem Gebiet K. LINSER aktiv. Auf seine Initiative hin wurde die dermatologische Heilwirkung des Ostseeklimas ausgetestet. Dazu unternahm man zunächst von Ärzten geleitete, mit endogenen Ekzematikern beschickte Zeltexpeditionen. Bei dieser grundlegenden, oftmals aber recht beschwerlichen Pionierarbeit (KORTING, 1959) wurde K. LINSER in hervorragendem Maße von seinen Mitarbeitern STEIN, THIEL, ELSTE und HARNACK unterstützt. Speziell HARNACK beschäftigte sich laufend ausgiebiger mit den Problemen der hautärztlich ausgerichteten Klimatologie. Im Juli 1958 wurde auf dem fast immer von Meereswind umwehten Kap Arkona/Rügen eine der Universitäts-Hautklinik der Charité in Berlin unterstellte bioklimatische Außenstation eröffnet. Sie erleichterte die diesbezüglichen Forschungsvorhaben. Drei Jahre zuvor hatte in dem Ostseebad Heiligendamm die Sozialversicherung ein eigens Hautkranken vorbehaltenes Sanatorium geschaffen. Die Leitung wurde dem klimatologisch sehr interessierten SEROWY übertragen. Ekzemkranke Kinder können in den Ostseebädern Ahlbeck bzw. Graal-Müritz bioklimatisch beeinflußt werden. Im Jahre 1959 wurde im Erzgebirge auf dem 1214 m hohen Fichtelberg ein weiteres, der heilklimatischen Behandlung Hautkranker dienendes Bettenhaus eingerichtet, das nach FUCHS jetzt SPRAFKE betreut. Überdies wurden einer zunehmend größeren Anzahl hautkranker Bürger der Deutschen Demokratischen Republik in Rumänien und in Bulgarien Kurplätze sowohl an den Küsten des Schwarzen Meeres als auch in einigen der dortigen Hochgebirgsorte vertraglich gesichert. Solche standen ihnen zeitweise auch in Tirol in dem 1900 m hoch gelegenen Obergurgl bzw. dem 2000 m hoch gelegenen Kühtai zur Verfügung. Übrigens trägt in wirklich großzügiger Weise die Sozialversicherung die Kosten für Reise, Unterkunft und Verpflegung und erleichtert so ganz wesentlich die heilklimatische Behandlung bei Hautkrankheiten.

In den letzten Jahren beschäftigt man sich dermatologischerseits auch in anderen Ländern immer intensiver mit der Klimatherapie. In den USA ist es vor allem SULZBERGER, der sich bereits seit Jahren unermüdlich für die bioklimatische Behandlung gewisser Dermatosen einsetzt. In Frankreich, Italien und Jugoslawien wurden ebenfalls schon länger solche Fragen der Dermatotherapie diskutiert. Dasselbe gilt für die Schweiz und für Österreich. Auch in Polen und in der ČSSR bewegt man sich zusehends mehr in dieser Richtung. In der Sowjetunion wird dem Ausbau des Kurortwesens große Bedeutung zugemessen. Besonders auf der Krim hat man die Kurmöglichkeiten speziell für Hautkranke ganz beachtlich verbessert. Ähnliches ist über Rumänien zu sagen. In Bulgarien tritt besonders POPCHRISTOV mit einem ganzen Stab von Mitarbeitern für die Ausweitung der Klimatherapie bei Hautleiden ein. Seinem Einfluß ist es zu verdanken, daß jetzt dort sowohl am Meer als auch in den selbst zur Winterzeit bioklimatisch noch gut nutzbaren Hochgebirgsgegenden (Rhodopen bzw. Witoscha) immer vorbildlicher eingerichtete, von Dermatologen überwachte Unterbringungsmöglichkeiten geschaffen werden. Das im Jahre 1962 auf seine Initiative in Sofia durchgeführte Symposium Primum Dermatologicum Bulgariae galt ausschließlich der dermatologischen Klimatherapie. Anläßlich dieser bestens vorbereiteten und bestens besuchten Veranstaltung wurden unter reger internationaler Beteiligung 3 Tage lang die sich bei der bioklimatischen Behandlungsweise Hautkranker ergebenden Grundsatzfragen erörtert, Methoden zur Klärung der Wirkungsweise einzelner meteorologischer Faktoren bzw. ganzer meteorologischer Komplexe besprochen, die bei gewissen Dermatosen in einem Heilklima erzielten bzw. zu erzielenden Ergebnisse kritisch beleuchtet und schließlich die Perspektiven der dermatologischen Klimatherapie aufgezeigt. Gemeinsam mit in- und ausländischen Experten wurden unter Berücksichtigung der während der Zusammenkunft zahlreich erstatteten Referate und Diskussionsbemerkungen eine die Forderungen der Heilkunde auf diesem speziellen Gebiet präzisierende Resolution erarbeitet. Diese vom Plenum der Versammlung angenommene Entschließung vom Jahre 1962 sollte den Gesundheitsbehörden der verschiedensten Staaten erneut die Bedeutung bzw. den Wert der bei richtiger Indikationsstellung so erfolgreichen und dabei außerordentlich humanen Klimatherapie bei Hautkrankheiten nachdrücklich vor Augen führen. Internationale Zusammenarbeit aber kann auch auf diesem Gebiet Großes schaffen und sich für kranke und hilfsbedürftige Menschen höchst segensreich auswirken.

II. Wetterelemente bzw. Klimafaktoren und ihre Verflechtung. Die planetare Luftzirkulation und andere atmosphärische Strömungssysteme. Der Rhythmus in der Meteorologie. Aperiodische Vorgänge und Advektionen. Klimatypen. Klimazonen. Die Definition von Wetter und Klima

Die Biometeorologie und die Bioklimatologie erfordern eine unablässige Beschäftigung mit zahlreichen, sich in der Biosphäre vorfindenden und sich dort gegenseitig beeinflussenden Wetterelementen bzw. Klimafaktoren. Auf dem medizinischen Gebiet interessieren unter anderem die Zusammensetzung der Luft und da in erster Linie deren Sauerstoffgehalt, aber auch die in ihr in gasförmigem, flüssigem oder festem Zustand enthaltenen Spurenstoffe, hier nicht zuletzt die in ihr suspendierten, höchst heterogenen, aus trockenen und feuchten Substanzen bestehenden Kernaerosole. Beachtung verdienen weiterhin das Ionenmilieu, das elektrische Feld bzw. dessen Veränderungen, in gewissem Sinne auch der Erdmagnetismus. Von eminenter Bedeutung sind die in der uns umgebenden Lufthülle enthaltenen Strahlenarten bzw. Strahlengemische und deren jeweiliger, oft recht wechselnder Intensitätsgrad. Eine besondere Rolle spielen dabei gegenüber dem Dunkel der Nacht die Helligkeit und das Licht des Tages, speziell der Sonnenschein und dessen Dauer. Wichtige Erscheinungen sind ferner die Lufttemperatur, die Abkühlungsgröße, der Luftdruck, die Luftdruckschwankungen, eventuelle Luftdruckwellen, die Luftfeuchtigkeit, die atmosphärische Sicht bzw. die atmosphärische Trübung, die Bewölkung, die Niederschläge bzw. Niederschlagsmengen, der Wind, dessen Stärke und Richtung, die in ihrer Art höchst unterschiedlichen Luftmassen, die Warm- und die Kaltfronten, überhaupt die durch Aufgleiten oder durch Absinken von Luftkörpern bedingten Wettervorgänge, die Okklusionen, die Inversionen, von den letztgenannten besonders die in Bodennähe. Es wurde angenommen, daß überdies einige der bei irgendwelchen dynamischen Geschehnissen in der Atmosphäre auftretenden Luftdruckvibrationen, vielleicht auch manche der in das noch recht unvollkommen erforschte Subschallgebiet gehörigen Frequenzen auf Wetterabläufe Einfluß nehmen. Hier indessen beruht vieles noch auf reiner Hypothese. Und doch werden sicher eine Reihe weiterer, mit den derzeitigen Untersuchungsmethoden jedoch bislang nicht erfaßbarer bzw. meßbarer meteorologischer Vorkommnisse wetterwirksam. Das in unterschiedlicher Mischung und Stärke vornehmlich in der für das menschliche Dasein so bedeutsamen Troposphäre vor sich gehende Zusammenspiel einer solchen Vielzahl von bekannten und noch unbekannten Wetterelementen wird zusätzlich durch vielfach ortsgebundene Klimafaktoren beeinflußt. Letztere zeigen eine Abhängigkeit von dem jeweiligen Breitegrad, von der Höhenlage, von der Bodenbeschaffenheit, besonders von der Verteilung von Land und Wasser, auch von der Jahreszeit und von der Möglichkeit für Advektionen und ihrer Häufung. Wetterelemente und Klimafaktoren verursachen eine ganze Reihe höchst bemerkenswerter atmosphärischer Akkorde und atmosphärischer Akkordschwankungen. Diese aber treten, wie später näher ausgeführt wird, in mehr oder weniger offensichtlicher Form zur Außenplatte des menschlichen Vegetativums in Beziehung und lösen von ihr aus im Organismus unterschiedlich starke, zum Teil deutlich wahrnehmbare, selbst tief im Körperinnern festzustellende Resonanzen aus.

Im allgemeinen enthält die Luft 20,95 Vol.-% *Sauerstoff*. In besonderem Umfang wird dieser speziell bei der Assimilation der Pflanzen gebildet. Deshalb ist die Luft über wald- und wiesenreichen bzw. mit Feldern jeglicher Art ausgestatteten ländlichen Bezirken besonders gut mit Oxygenium versorgt. Bei Lufterwärmung vermindert sich der Sauerstoffgehalt der Atmosphäre in der Volumeneinheit. Deshalb ist dieser in subtropischen bzw. in tropischen Gegenden herabgesetzt. Eine noch stärkere Abnahme des Sauerstoffgehaltes wird mit zunehmender Höhe registriert. Merkliche Sauerstoffarmut herrscht in menschenüberfüllten, schlecht belüfteten, schon durch die Körperwärme der Menschenmasse stark temperierten, oftmals zusätzlich noch künstlich überheizten Räumen. Demgegenüber weisen diese stets eine vielfach beträchtliche Anreicherung mit dem unter normalen Verhältnissen in unserer Biosphäre zu etwa 0,03 Vol.-% vorhandenen *Kohlendioxyd* auf. Verursacht wird diese Mengenzunahme durch die unter solchen Gegebenheiten besonders in Erscheinung tretende menschliche Ausatmungsluft. In ihr schwankt der Kohlensäuregehalt zwischen 4—5,2 Vol.-%. Deshalb erreicht das Kohlendioxyd in dichtbesetzten, einer Klimaanlage entbehrenden Lichtspielhäusern zuweilen Werte von 0,7 Vol.-%. Anthropogene Einflüsse, besonders die Unzahl der rauchenden Haus- bzw. Fabrikschornsteine in eng besiedelten Gebieten, so in den meisten Großstädten, verändern die gasförmige Zusammensetzung der Atmosphäre auch im Freien in derselben Richtung. So kann sich das Kohlendioxyd schon in industriereichen Landbezirken, dort besonders durch die Verbrennung organischer Substanzen in den verschiedenen Produktionsstätten freiwerdend, von 0,03 auf 0,2 Vol.-% erhöhen. Glücklicherweise ist dafür gesorgt, daß die gewaltigen, jahrein jahraus stündlich von den noch tätigen Vulkanen, den vielen Erdspalten, den verschiedensten Lebewesen, allen möglichen Gewerbe- und Fabrikbetrieben usf. in die Luft gelangenden Kohlendioxydmengen in dieser nicht etwa in das Uferlose steigen. Sie werden von der Unzahl von Pflanzen und pflanzlichen Gebilden in überreichem Maße zu deren Gedeihen benötigt, deshalb von diesen aufgenommen und verarbeitet. Der dafür von der Pflanzenwelt gelieferte Sauerstoff aber garantiert das biologisch notwendige, zwischen Sauerstoff und Kohlendioxyd bestehende Gleichgewicht.

Übrigens beeinträchtigen in Industriezentren noch weitere, nicht in so einfacher Weise wieder einzudämmende bzw. zu beseitigende, *gleichfalls in Spuren auftretende Gase* die Atmosphäre. Erwähnt sei hier an erster Stelle das Kohlenmonoxyd. Es bildet sich während der bei unvollkommenen Flammentemperaturen vor sich gehenden Kohleverbrennung. Allein die Auspuffgase von Verbrennungsmotoren enthalten von diesem giftigen Stoff etwa 7—10 Vol.-%. In verkehrsreichen Straßen ist Kohlenmonoxyd zu 0,04 bis 0,06 Vol.-% der Luft beigemischt. Im Leuchtgas ist es mit 4—13 Vol.-% vertreten. — Eine biologisch schädliche Luftverunreinigung ist ferner das sich bei der Verbrennung fossiler Brennstoffe (Heizöle) entwickelnde Schwefeldioxyd. — Zu einer sich zumindest lokal auswirkenden Verschlechterung der Atmosphäre führen auch der speziellen Herstellerbetrieben entstammende und von ihnen aus in die Luft geratende Schwefelwasserstoff. Dasselbe gilt für Schwefelsäure, Formaldehyd, Ammoniak, ferner für Stickoxyde, Salpetersäure, Fluorwasserstoff, Arsen, fein verteilte Motorenöle, Ruß, Teertröpfchen und nicht zuletzt auch für das Benzpyren. — Einige dieser *anthropogenen Verunreinigungen* können bei längerer Luftstagnation, besonders bei in Erdnähe kalten und darüber feuchtwarmen, den vertikalen und horizontalen Luftaustausch verhindernden Inversionen, zuweilen sogar lebensbedrohliche Eigenschaften entfalten.

Grundsätzlich unterscheidet man in der Atmosphäre zwei Arten von Fremdkörpern: Einmal die gerade erwähnten künstlichen. Sie entstammen, wie schon angedeutet, Haushaltungen, Vieh- und Landwirtschaftsunternehmen, sonstigen Gewerbebetrieben, in hohem Grade der gegenwärtig in starker Zunahme befindlichen industriellen Verbundwirtschaft, schließlich den jetzt immer ausgiebiger genutzten, mit Verbrennungsmotoren ausgestatteten Verkehrsmitteln. Sodann kommt aber *auch den natürlichen Luftbeimengungen* eine große Bedeutung zu. Zu diesen gehören unter anderem die aus der porösen Erdrinde als radioaktive Gase oder auch als gasförmige Stoffwechselprodukte der Bodenbakterien bzw. als sonstige Ausdünstungen kommenden und so in den menschlichen Lebensraum gelangenden Bestandteile, weiter die den Wasseroberflächen oder dem sandigen bzw. dem trockenen Erdreich infolge Dispersion, also infolge mechanischer Zerteilung der Materie, entzogenen, vielfach durch Wald- bzw. Steppenbrände vermehrten Gebilde, ferner von höheren und niederen Pflanzen, auch von Tieren und sonstigen Lebewesen gelieferten Produkte. Demnach schweben in der erdnahen Atmosphäre und oft noch weit über dieser alle möglichen pflanzlichen Mikroorganismen, so auch Hefen und Fadenpilze, ferner Blütenstaub, verschiedene Sporen und selbst Viren und Bakterien. Übrigens spielen die in Spuren konstant in der Luft vorhandenen Edelgase, also Argon, Xenon, Neon, Krypton und Helium bioklimatisch keine Rolle. Anders ist das vermutlich mit dem in der Stratosphäre gebildeten, von dort bei Wetterunruhe vielfach in Erdbodennähe geratenden Ozon. Allerdings ist dasselbe stets nur in geringer Menge in der uns umgebenden Luft vorhanden. Abschließend sei der Vollständigkeit halber noch bemerkt, daß überdies ein jedoch nur bescheidener Anteil von Luftbeimengungen auch extraterristisch aus dem Weltraum in die Lufthülle der Erde eingeschleust wird.

Besonders der aus Verbrennungsprodukten herrührende, über Industriegebieten in konzentrierter Form anzutreffende Staubgehalt der Luft schwächt die direkte Sonnenstrahlung. Er ist in den einzelnen Stadtteilen der Großstädte nicht in gleichem Maße enthalten. Villenviertel bzw. ähnliche durch Gärten aufgelockerte Wohngegenden sind hier günstiger gestellt als die ausgesprochenen Produktionsbezirke. Vom Autoverkehr jeder Art abgeschirmte, über das Stadtgebiet verteilte Parkanlagen wirken wie Filter und erweisen sich zumindest als Staubregulierer. Bedenklich stimmt allerdings die Tatsache, daß die jährlichen Staubniederschläge in Leningrad etwa 290 t, in London 365 t und in Liverpool gar 969 t im Gebiet der jeweiligen Innenstadt betragen.

Alle die aufgeführten Spurenstoffe, sowohl die künstlichen als auch die natürlichen, können oft weit aus ihren Quellgebieten verschleppt werden. So wurde der Saharastaub schon wiederholt nach Dänemark verfrachtet. Auch halten sich auf diese Weise die aus Vulkanausbrüchen herrührenden Auswürfe zuweilen jahrelang in der Atmosphäre. Nicht umsonst blickt man mit zunehmender Sorge auf die durch Wasserstoffbombenexplosionen verursachbare, sich noch nach Jahrzehnten als lebensbedrohlich erweisende radioaktive Verseuchung der Luft.

Viele der erwähnten, irgendwie in die Lufthülle gelangten Stoffe ändern unter besonderen Milieubedingungen je nach ihren physiko-chemischen Eigenschaften den Aggregatzustand. Dieser ist demnach konvertibel. So entstehen aus Spurengasen, besonders aus den übersättigten Dämpfen der zuvor schon aufgezählten Rauchgasquellen, flüssige oder gar feste, in der Atmosphäre fein suspendierte Schwebestoffe. Sowohl die künstlichen als auch die natürlichen „Luftkerne" sind gleichsam kolloidal gelöst. Aus diesem Grunde nennt man die winzigen, in flüssiger oder in fester Phase in der Luft vorhandenen Partikel *Aerosole*. Im Hinblick auf ihre stoffliche Zusammensetzung handelt es sich dabei vielfach um „Mischkerne". Die uns umgebende Lufthülle hat also einen kolloidalen Charakter. Die Aerosole sind von unterschiedlicher Größe. Während die nach AITKEN benannten Kerne unter 0,1 μ liegen, erreichen die sog. großen Kerne den Bereich von 0,1—1,0 μ, die Riesenkerne sogar den Bereich bis zu 1,5 μ, Manche von ihnen zeigen infolge ihrer hygroskopischen Eigenschaften bei zunehmender Luftfeuchte eine sich steigernde Wachstumstendenz. Eine solche begünstigt überdies die ihnen vielfach innewohnende Fähigkeit zur Apposition. Gefördert, aber auch gehemmt werden solche Vorgänge dadurch, daß viele Luftkerne infolge der strahlenbedingten Ionisation der Atmosphäre, der dabei erfolgenden Ionenwanderung und der so möglichen Ionenanlagerung an die verschiedenartigsten Schwebeteilchen sich bald als positiv, bald als negativ erweisende elektrische Elementarladungen tragen und sich so je nach dem Vorzeichen dieser Ladungen anziehen oder auch abstoßen.

Zur Bestimmung der Größe und der Konzentration der Kerne hat man unterschiedliche Geräte geschaffen. Erwähnt seien hier nur das Membranfilter, das Dreistufenkonimeter, die Lackplattenmethode, der fotoelektrische Kernzähler, der Ionenzähler, das Tyndalloskop der Fa. Leitz. Kombinierte Untersuchungen gestatten eine kontinuierliche Erfassung des Staub- und Kerngehaltes der Luft.

Dieser zeigt übrigens einen auf verschiedene Ursachen zurückzuführenden Tages- und Jahresgang. Auf einige von ihnen wird später noch kurz hingewiesen. Hohe Konzentrationen des Grobaerosols finden sich vornehmlich über Industriezentren, dies besonders bei stagnierender Luft. Demgegenüber deuten geringe Konzentrationen des Grobaerosols bei relativ großen Aitkenkernzahlen auf eine gewisse Luftreinheit hin. Die Großstadtluft enthält im Kubikzentimeter vielfach 50000—100000 Kerne (LEISTNER, 1954). Im industriearmen, waldreichen Mittelgebirge sind es demgegenüber etwa 5000. Diese Zahl verringert sich mit zunehmender Höhe. In Lagen über 1600 m finden sich im Kubikzentimeter nur noch 800 oder noch weniger Kerne. Das Hochgebirge besitzt demnach einen meist recht hohen Reinheitsgrad der Luft. Nicht ganz so günstig liegen die Verhältnisse an der Meeresküste. Dort können Landwinde sowohl anthropogene als auch tierische oder pflanzliche Verunreinigungen herantragen. Glücklicherweise wirken Seewinde solchen Vorkommnissen entgegen. So enthält die Nordseeluft bei von dem Meere herwehenden Winden eine meist bei bzw. sogar unter 3000 liegende Kernzahl. Solche Möglichkeiten der Luftsanierung an der Küste aber sind bioklimatisch recht bedeutungsvoll. Während in Duisburg im Ruhrgebiet der Staubniederschlag pro Quadratkilometer Fläche jährlich 26 t beträgt, werden auf der Nordseeinsel Westerland auf derselben Fläche und im gleichen Zeitraum lediglich 1,2 t registriert. Die besten Resultate in dieser Hinsicht ergeben jedoch diesbezügliche Luftuntersuchungen auf hoher See. Dort ist die sich unmittelbar über dem Meere befindliche Atmosphäre meist frei von anthropogenen, tierischen und pflanzlichen Aerosolen. In ihr finden sich kaum noch irgendwelche Allergene. Dafür ist die Luft reich an aus Meerwasser entstandenen Dispersionskernen. sofern durch stärkere Winde die Voraussetzung dazu geschaffen wird.

Biometeorologisch ist von eminenter Bedeutung, daß auch die schädlichen Luftverunreinigungen nicht in das Unendliche wachsen, sondern auch hier ein Selbstreinigungsbemühen der Atmosphäre im Hinblick sowohl auf die künstlichen als auch die natürlichen Luftbeimengungen festzustellen ist. Zu den kernvernichtenden Vorgängen gehören die den Schwebezustand beendigende Sedimentation bzw. die Koagulation, ferner der in besonderem Maße die Luft von Fremdstoffen befreiende Regen bzw. der Schneefall.

Schon kurz zuvor wurde auf die *Ionisation der Atmosphäre* hingewiesen. Sie wird, wie später noch näher ausgeführt wird, durch Absorption verschiedener energiereicher Strahlenarten seitens der in der Luft enthaltenen Atome bzw. Moleküle und durch die damit verbundenen atomaren bzw. molekularen Umsetzungen verursacht. Die sich so bildenden Ionen haben verschiedene Größe. Sehr beweglich sind die kleinen Ionen. Sie bedingen in hohem Maße die elektrische Leitfähigkeit der Luft. Durch Anlagerung der kleinen Ionen an Aerosole, vornehmlich an Kondensationskerne, entstehen Mittelionen und Großionen. Von letzteren finden sich welche in der stets feuchten maritimen Luft. Aber auch in der Atmosphäre über Großstädten und über Industriebetrieben werden Großionen oder gar Ultragroßionen registriert.

Während die stets mit negativen Ionen angereicherte Erde die Eigenschaft eines negativ geladenen Leiters hat, stellt die Atmosphäre, in der immer mehr positive als negative Ionen vorhanden sind, den positiven Pol dar. Erdoberfläche und Luft stehen sich also als verschieden geladene Körper gegenüber. Zwischen ihnen besteht eine Spannung. Sie beträgt in Bodennähe etwa 120 Volt und nimmt mit der Höhe zu, je Meter um rund 100 Volt. Unter dem Einfluß des sich so bildenden *elektrischen Feldes* vollzieht sich eine Ionenwanderung. Daran beteiligen sich vornehmlich die Kleinionen. Die negativen wandern aufwärts, die positiven drängen zur Erde. Es entsteht so ein Vertikalstrom. Das statische elektrische Feld kann übrigens nicht in das Innere von Gebäuden eindringen. Möglich ist dies demgegenüber raschen Feldschwankungen, sog. Feldsprüngen. Solche kommen bei Blitzentladungen zustande. Hierbei erfolgt ein sekundenschneller, das statische elektrische Feld abrupt verändernder Ausgleich der meist zwischen Gewitterwolken und Erdoberfläche oft auf mehrere 10000 Volt angestiegenen Spannung. Durch die auf der Erde und in der Atmosphäre laufend vor sich gehende Ionenproduktion ist übrigens einem Erlöschen bzw. einem eventuellen Zusammenbruch des statischen elektrischen Feldes vorgebeugt.

Der Vollständigkeit halber sei noch kurz darauf hingewiesen, daß überall auf der Erde auch ein *magnetisches Kraftfeld* wirksam ist. Im Verlauf der Sonnenrotation und der dabei erfolgenden Emission elektrisch geladener, die oberen Schichten der Atmosphäre absorptiv beeinflussender Teilchen, Elektronen und Ionen entstehen unter einer 27—30tägigen Häufungsperiode Störungen im Erdmagnetismus in Form magnetischer Stürme bzw. magnetischer Gewitter.

Die Atmosphäre mit all ihrem Inhalt ist ähnlich wie die Ozeane in ständiger Bewegung. Das gilt zumindest für die Troposphäre. Wäre das nicht der Fall, würden sich die einzelnen Luftbestandteile ihrer Schwere nach schichten. Ein wechselnd starkes vertikales und horizontales dynamisches Geschehen verhindert dies und sorgt immer wieder durch ständige Zirkulation für eine gute, die normale Zusammensetzung aufrechterhaltende Luftdurchmischung. Der eigentliche Motor hierfür ist die Sonne. Von diesem glühenden Körper, der eine Oberflächentemperatur von rund 6000^{0} C besitzt, nehmen fast alle die in Richtung zur Erdoberfläche fließenden Strahlungsströme ihren Ausgang.

Recht fraglich ist allerdings, ob die Sonne an der Entstehung der *kosmischen Strahlung* Anteil hat. Selbst wenn das bejaht werden müßte, kann es sich nur um einen höchst geringen Prozentsatz handeln. Diese besonders energiegeladene, durch ein hohes Durchdringungsvermögen hervorstechende Ultrastrahlung trifft, aus allen Richtungen des Weltraumes kommend, unentwegt auf die die Erde umgebende Lufthülle. Sie ionisiert mit ihren schnellen, elektrisch geladenen Teilchen, besonders mit den Photonen und den Mesonen, die Atmosphäre und tritt schließlich auch zur Erdoberfläche in Beziehung. Selbst unter einer Wasserschicht von 3000 m ist die kosmische Strahlung noch nachweisbar. Die von ihr in der Luft verursachten Kernexplosionen und ähnliche Vorgänge haben eine wiederum sehr durchdringungsfähige Sekundärstrahlung zur Folge. Diese wird ebenfalls, wenn auch nur in Spuren, noch 1000 m unter der Erde registriert. Auch die Höhenstrahlung zeigt eine Abhängigkeit vom Luftdruck und von der Lufttemperatur. Sie besitzt ferner bei Maximalwerten am frühen Nachmittag eine 24 Std-Periodik. Die Strahlungsintensität ist in Äquatornähe geringer als in den polaren Gegenden, sie hat also einen „Breiteneffekt". Mit besonders großen Energien ausgestattete Teilchen der Ultrastrahlung können ausgedehnte „Luftschauer" auslösen.

Ein Teil des indessen mit Bestimmtheit von der Sonne emittierten Strahlengemisches ist ebenfalls höchst energiereich. Besonders gilt das von den *Corpuscular- und auch von den* γ*-Strahlen.* Solche werden speziell bei Störerscheinungen an der Sonnenoberfläche, also bei sog. Sonnenaktivität in verstärktem Maße produziert. Sie werden aber bei ihrem Auftreffen auf die Luftmoleküle schon in den obersten Schichten der Atmosphäre, vornehmlich in der mit Schutzbarrieren ausgestatteten Iono- und Stratosphäre, entweder durch Reflexion wieder in den Weltraum zurückgestrahlt oder durch Absorption in der hohen Atmosphäre gewissermaßen verbraucht. Die oberen Bezirke der unseren Planeten umgebenden Lufthülle erweisen sich demnach als ein höchst wertvoller und wirkungsvoller Strahlenschutz für die Erde und für das dortige Leben. — Selbst das von der Sonne ausgestrahlte, *biologisch sehr aktive UVC* wird auf diese Weise zumindest in der Stratosphäre unschädlich gemacht. Der sich unter 175 nm befindliche Strahlenanteil wird dort durch den Sauerstoff zurückgehalten. Dabei entstehen jeweils aus drei Molekülen Sauerstoff zwei Moleküle Ozon. Der sich zwischen 175 und 280 nm bewegende Anteil wird demgegenüber von dem so angehäuften Ozon absorbiert. Gleichsam im Wechselspiel verwandeln sich dann zwei Moleküle Ozon wieder in drei

Moleküle Sauerstoff. — Weiter bindet der Wasserdampfgehalt der Luft schon weit über der Erdoberfläche die langwelligen, oberhalb 1500 nm liegenden Strahlen.

Ein beachtlicher Prozentsatz der schließlich die Troposphäre erreichenden Strahlen wird auch an den in dieser enthaltenen Luftmolekülen und an den in der Luft suspendierten Kernen bzw. an den sonstigen Luftbeimengungen noch abgelenkt. Ein Produkt dieser Streuung ist übrigens das als diffuse Aufhellung im All wahrnehmbare *Himmelslicht*. Es kann bei einer bestimmten Sonnenhöhe an Größe sogar die direkte Sonnenstrahlung übertreffen. Zusammen mit dem nicht wieder in den Weltraum abgegebenen, übrigens nur geringen Anteil der diffusen Himmelsstrahlung erreicht die die gesamte Atmosphäre direkt durchlaufende Sonnenstrahlung nun als *Globalstrahlung* die Erdoberfläche. Es ist dies vorwiegend das sich zwischen 280 und 1500 nm bewegende Sonnenspektrum. Es handelt sich demnach um das UVB und das UVA, ferner um das sichtbare Licht und vom IR vornehmlich um das IRA. Übrigens hat der Trübungsgrad der Atmosphäre auf den sich zwischen 315 und 800 nm bewegenden Wellenbereich keinen nennenswerten Einfluß. Dasselbe gilt für den jeweiligen Sonnenstand. Demgegenüber zeigt die UVB-Strahlung eine deutliche Abhängigkeit von dem Grad der Luftreinheit und von der Sonnenhöhe. Letztere verursacht die sowohl im Tages- als auch im Jahresgang festzustellende Schwankungsbreite. So gibt schon die winterliche UVB-Nacht einen Hinweis auf die diesbezügliche Abhängigkeit von der Jahreszeit. Die Intensität der UV-Strahlung wird von der geographischen Breite und von der Höhe über dem Meeresspiegel beeinflußt. Sie steht überdies, wie bereits geschildert, in Beziehung zum Ozongehalt der hohen Atmosphäre. Selbst das diffuse Himmelslicht ist noch reich an UV-Strahlung. Diese ist somit auch noch im Schatten vorhanden. Schnee und Eis bzw. andere reflektierende Flächen erhöhen den Intensitätsgrad der UV-Strahlung. Schließlich spielt bei dem angedeuteten, sich im Strahlungsgeschehen manifestierenden Intensitätswechsel auch die sich laufend ändernde Dicke der Atmosphäre eine gewisse Rolle.

Ungeachtet der in den oberen Bezirken der Lufthülle eingebauten Schutzbarrieren verursachen besonders intensive solare Strahleneinbrüche in die Ionosphäre, wie sie besonders nach chromosphärischen Eruptionen auf der Sonne beobachtet werden, die bereits erwähnten erdmagnetischen Störungen. Überdies werden durch eine solche Sonnenaktivität auf demselben Wege sogar Wetterabläufe beeinflußt.

Auf die in der Atmosphäre selbst entstehende besondere *elektromagnetische Wellenstrahlung* wurde bereits kurz aufmerksam gemacht. Sie kommt in erster Linie bei den elektrischen, durch Blitze ausgelösten Entladungen zustande und verursacht durch Veränderung des statischen elektrischen Feldes atmosphärische Störungen. Wie wir heute wissen, können auch Kaltfronten Ausgangsgebiete einer elektromagnetischen Wellenstrahlung sein.

Schließlich steuert auch die Erde selbst zu der in unserer Biosphäre enthaltenen Strahlung bei. So ist der *Gehalt der Luft an radioaktiven Substanzen* fast ausschließlich der Exhalation des Erdbodens zuzuschreiben. Die in ihm lagernden Gesteine und gesteinsähnlichen Massen enthalten stets Spuren von Uran-, Thorium- und manchmal auch von Aktiniumabkömmlingen. Schon das erklärt, weshalb bei der anzutreffenden Inhomogenität des Untergrundes der Emanationsgehalt in der bodennahen Troposphäre örtlich recht unterschiedlich ist. An gewissen Verwerfungen, an manchen geologischen Spalten und an einer Reihe von Quellen ist er erhöht. Übrigens ist dabei eine Abhängigkeit von der Bodendurchnässung, dem Luftdruck, der Lufttemperatur und den Windverhältnissen festzustellen. Während die natürliche Radioaktivität der Atmosphäre unter gewöhnlichen Bedingungen nicht sonderlich hoch ist, sich vielmehr in den bescheidenen Grenzen zwischen 1 bis $2 \cdot 10^{-18}$ Curie/ml bis etwa $300 \cdot 10^{-18}$ Curie/ml bewegt, kann diese Konzentration nach Atombombenexplosionen durch Verseuchung der Luft mit künstlichen radioaktiven Zerfallsprodukten unter besonderen Bedingungen in Bodennähe höchst bedenklich ansteigen.

Biometeorologisch bzw. bioklimatologisch von größerer Bedeutung ist aber die Tatsache, daß ein beachtlicher Teil des aus der Atmosphäre kommenden und bis zur Erdoberfläche gelangenden Strahlengemisches speziell von dieser wieder *reflektiert wird und so erneut in die Atmosphäre zurückströmt*. Dieser Vorgang erfolgt jedoch ungleichmäßig. Schnee und Eis sind, wie schon erwähnt wurde, gute Reflektoren. Sie werfen selbst UV-Strahlen zurück. In gewissem Sinne gilt dies auch vom Sandboden. Bei einer Sonnenhöhe von nur 10^0 über dem Horizont reflektiert eine Wasserfläche bis 35% der Strahlung. Schlechte Reflektoren sind demgegenüber Felder, Wiesen und Wälder. Das in die Erdoberfläche wirklich eindringende restliche Strahlengemisch jedoch wird dort absorbiert. Die Eindringungstiefe beträgt selbst in tropisch heißen Gegenden auf dem Land kaum mehr als 1 m. In diesem Bereich aber wird nun die Erdoberfläche durch die aufgenommene Strahlung erwärmt. Wie jeder erwärmte Körper beginnt auch sie jetzt zu strahlen, wenn ihre Bodentemperatur höher wird als die der Umgebung. Im Hinblick auf die oft nur geringe Lufttemperatur ist eine solche Situation keine Seltenheit. Dabei handelt es sich in der Hauptsache um den bei etwa 3000 nm beginnenden und noch über 10000 nm hinausgehenden Bereich. Eine besondere Bedeutung kommt hier dem Infrarot B und dem Infrarot C zu. Nur Bruchteile dieser von der Erdoberfläche emittierten langen Wellen gelangen jedoch in den Weltraum. Die Hauptmasse wird von dem in der Luft enthaltenen Kohlendioxyd bzw. dem atmosphärischen Wasserdampf absorbiert. Die so abgefangene Erdstrahlung wird dann als „*Gegenstrahlung*" zum größten Teil wieder zur Erde zurückgesandt. Auf diese Weise verhindert die Atmosphäre eine übergroße Strahlenverausgabung an den Weltraum.

Demnach finden sich in unserer Biosphäre einmal die aus dem All, speziell von der Sonne kommenden Strahlungsströme, in erster Linie also die direkte Sonnenstrahlung, sodann die in der Atmosphäre umgeformten bzw. reflektierten Strahlungsströme, hier vorrangig das diffuse Himmelslicht, aber auch die Gegenstrahlung und schließlich die von der Erdoberfläche ausgehende Erdstrahlung, bei welcher der Wärmestrahlung die Hauptbedeutung zukommt. Zu letzterer gesellt sich überdies die Temperaturstrahlung gewisser im Freien oder in belüftbaren Räumen befindlicher natürlicher oder künstlicher Strahlungsquellen.

Ein wesentliches Wetterelement ist die *Lufttemperatur*. Sie ist in der Hauptsache eine Folge der Sonneneinwirkung. Nur zu einem geringen Bruchteil werden indessen die Wärmegrade von den Sonnenstrahlen bestimmt, die von der Atmosphäre selbst aufgenommen bzw. absorbiert werden. Diese führen allenfalls zu einer Temperatursteigerung von knapp 0,5°. Es ist vielmehr die von den Sonnenstrahlen erzeugte Erdwärme, die hier die Hauptrolle spielt. Demnach ist es also eigentlich nur die Erde, die die Atmosphäre aufheizt. Aber auch das geschieht weniger durch Abstrahlung, sondern fast ausschließlich durch Leitung. Dabei gibt die durch Absorption von Sonnenstrahlen mehr oder weniger erwärmte Erdoberfläche durch bloßen Kontakt mit den unmittelbar über ihr liegenden Luftteilchen Temperaturgrade an diese ab, wenn sie sich als kälter erweisen. Die Folge ist, daß sie sich nun ausdehnen und spezifisch leichter werden. Das aber bewirkt ihren Auftrieb. Sie streben in die Höhe. Ihren Platz nehmen jetzt herabsinkende kühlere Luftteilchen ein. Aber auch bei ihnen wiederholt sich bald der gleiche Vorgang. Es ist also eine Wärmeübertragung durch Luftaustausch, eine Wärmeübertragung durch Konvektion, die von der Erdoberfläche aus die Atmosphäre lokal temperiert und die die Luft thermisch in vertikale Bewegung versetzt. An ruhigen Tagen werden fast ausschließlich auf diese Weise, und zwar bis zu einer Höhe von 1000 m, die Wärmegrade der Atmosphäre bestimmt. Dabei wird die Luft in diesem über der Erdoberfläche gelegenen Bereich keineswegs etwa gleichmäßig erwärmt. Einmal geben die Luftteilchen bei dem skizzierten Aufstieg ebenfalls wieder durch Leitung Calorien an die untergradige Umgebung ab. Sodann aber unterliegen sie im Hinblick auf die Druckerniedrigung und die ihnen so möglich gewordene Ausdehnung unter Umsetzung eigener ihnen innewohnender Energie der adiabatischen bzw. der dynamischen Abkühlung. Aus solchen Gründen verringert sich unter normalen Bedingungen die Lufttemperatur mit zunehmender Höhe. Für trockene Luft ist das pro 100 m Steigung 1° C. Wenn dann die emporsteigende Luft die Umgebungstemperatur erreicht hat, hört der Auftrieb auf. Sie kommt jetzt zur Ruhe. Ergänzend sei hier bemerkt, daß demgegenüber die absinkenden Luftmassen infolge der in diesem Falle eintretenden Druckerhöhung und infolge der jetzt wieder zunehmenden Verdichtung, auch wieder unter Ausnutzung ihres diesbezüglichen Energiepotentials, sich adiabatisch bzw. dynamisch erwärmen. Die während des Tag- und des Nachtablaufes zu beobachtenden Schwankungen der Lufttemperatur werden durch eine in einer 24 Std-Periodik vor sich gehende, zeitlich recht unterschiedliche, sich an der Erdoberfläche abspielende Ein- und Ausstrahlung verursacht. Der jährliche Temperaturgang aber ist in erster Linie eine Folge des jeweiligen Sonnenstandes und der sich mit diesem ändernden Strahlungsverhältnisse. Übrigens hinkt die dem Einstrahlungsmaximum der Sonne entsprechende tägliche Temperaturerhöhung 1—4 Std hinter dem Einstrahlungsmaximum her, weil erst nach dieser Anlaufzeit die Einstrahlung von der Ausstrahlung überkompensiert wird. Die tägliche Höchsttemperatur findet sich also nicht etwa bei dem höchsten Sonnenstand um 12 Uhr, sondern erst am Nachmittag zwischen 13 und 16 Uhr. Aus demselben Grund wird der durch das Dunkel der Nacht verursachte Tiefstand der Lufttemperatur immer erst kurz vor Sonnenaufgang registriert. Auch im jährlichen Temperaturgang sind bezüglich des höchsten bzw. niedrigsten Sonnenstandes, auch wieder wegen eines solchen Nachlaufes der dabei in Gang kommenden Einflußgrößen, ganz ähnliche Verzögerungen festzustellen. So liegt in unseren Breiten der Wärmegipfel nicht im Juni, sondern meist im Juli, der Kältegipfel nicht im Dezember, sondern gewöhnlich im Januar.

Bioklimatisch wichtig ist die von Lufttemperatur und Luftbewegung abhängige *Abkühlungsgröße*. Auf sie wird später noch näher eingegangen. Hier sei nur festgestellt, daß einem auf der Erdoberfläche befindlichen Körper nicht nur Calorien zugestrahlt, sondern, wenn er wärmer als die ihn umgebende Luft ist, solche auch entzogen werden. Die Anzahl von ihnen, die dieser innerhalb 1 sec verliert, ist seine Abkühlungsgröße. Man kann sie physikalisch genau präzisieren.

Die Atmosphäre wird durch die Schwerkraft an der Erdoberfläche festgehalten. Dabei übt die Luftsäule von 1 cm² Querschnitt, die sich vom Meeresniveau bis zur oberen Grenze des Luftmeeres erstreckt, im Mittel den *Luftdruck* aus, der einer 760 mm Hg hohen Hg-Säule von 1 cm² Querschnitt entspricht. 760 mm Hg aber wiegen 1033 g. Das aber entspricht der Größe einer Atmosphäre oder 1,01325 Bar bzw. 1013,25 Millibar. Über einem Quadratmeter Sand oder Wasser in Meereshöhe lastet somit eine 10333 kg schwere Luftsäule. Verkürzt sich diese mit ansteigender Höhe, so nimmt in unseren Breiten der Luftdruck pro 10 m Höhe um etwa 1 mm Hg pro Quadratzentimeter ab. Die Schwerkraft beeinflußt überdies die Dichte der Luft. Sie verringert sich ebenfalls mit zunehmender Höhe. Setzt man für sie im Meeresniveau 100% an, beträgt die Luftdichte in 1500 m Höhe nur noch 85%. In 2500 m Höhe sinkt sie sogar auf 77%. Parallel damit nimmt die Anzahl der in 1 Liter Luft enthaltenen Gasmoleküle ab. Mit dem Rückgang von Druck und Dichte ändert sich demnach auch der biologisch so wichtige Sauerstoffpartialdruck. Übrigens besitzt auch der Luftdruck einen Tagesgang. Bei ungestörtem Wetter weist dieser im Meeresniveau eine Amplitude von 1—2 mm Hg auf. Infolge der später noch zu besprechenden Advektionen unterliegt er, vornehmlich in den gemäßigten Breiten, starken unperiodischen Schwankungen. Manche dynamische Vorgänge in der Atmosphäre verursachen überdies Luftdruckwellen bzw. Luftdruckvibrationen.

Ein wichtiger Wetterfaktor ist der *Dampfdruck der Atmosphäre*. Auch er ist ein Teildruck des Luftdruckes und wie dieser lokalen Schwankungen unterworfen. Er zeigt eine starke Abhängigkeit von der Sonneneinstrahlung, in erster Linie aber von der sekundär durch diese beeinflußten Lufttemperatur. Von Bedeutung sind ferner die Beschaffenheit der engeren und der weiteren örtlichen Erdoberfläche, besonders die auf dieser mehr oder weniger reichlich vorhandenen Wasservorräte. Dabei ist es wichtig, sich zu vergegenwärtigen, daß zwei Drittel der Erdoberfläche aus Wasser bestehen. Immer wieder wird an mit Feuchtigkeit bzw. mit Wasser reich ausgestatteten Gebieten durch Sonneneinwirkung unter Aufbringung und unter Abgabe von Verdampfungswärme auf dem Wege der Verdunstung Wasserdampf an die Atmosphäre abgegeben. Dieser Vorgang wird durch bewegte Luft gefördert. Allerdings vermag die Luft bei einer bestimmten Temperatur nur eine bestimmte, sie dann absättigende Menge Wasserdampf aufzunehmen. Bei minus 10° C sind dies pro Kubikmeter 2,4 g, bei plus 0° C 4,9 g, bei plus 20° C 17,3 g, bei plus 30° C 30,4 g. Je wärmer die Luft also ist, desto mehr Feuchte kann ihr durch Verdunstung zugeführt werden. Dies geschieht infolge der zu leistenden Verdunstungsarbeit stets unter Abkühlung der jeweiligen Spender. Übrigens ist letztgenannte Tatsache einer der Gründe dafür, daß sich Wasser schwerer erwärmt als etwa ein trockener Erdboden. Nun ist die Luft nur selten völlig mit Wasserdampf abgesättigt. Aus verschiedenen Gründen ist es aber von Interesse zu wissen, wieviel Gewicht Wasserdampf in einem Kubikmeter Luft enthalten ist. Dieser Wert orientiert über die absolute Feuchtigkeit der Luft. Diese kann auch dadurch gemessen werden, daß man den Wasserdampfdruck barometrisch bestimmt. Der Wasserdampfabsättigung entspricht dann das Dampfdruckmaximum. Durch Vergleich der für das Wasserdampfgewicht bzw. die Dampfspannung gefundenen Größen mit den der jeweiligen Temperatur zukommenden Maximal- bzw. den Absättigungswerten erfährt man weiterhin, wieviel Wasserdampf die Luft bei der betreffenden Temperatur noch aufnehmen kann. Auskunft darüber gibt einmal die Bestimmung des Sättigungsdefizits, sodann die Feststellung der relativen Feuchtigkeit. Letztere kann im Winter in naßkalten Landstrichen, besonders in Küstengebieten, einen Monatsdurchschnitt von 80% und darüber erreichen. Im Gegensatz dazu ist in unseren Breiten das Hochgebirge selbst in dieser Jahreszeit relativ trocken. In den meisten Wüstengegenden zeigt die relative Feuchte vielfach einen Monatsdurchschnitt von lediglich 20% und darunter. Wie schon zuvor angedeutet, beeinflußt der Feuchtegrad der Luft in hohem Maße das atmosphärische Aerosol. Schon bei einer relativen Feuchtigkeit von etwa 60% beginnt die Wasserdampfanlagerung. Wasserdampf kondensiert. Dazu muß allerdings die Sättigungstemperatur unterschritten werden. Überdies müssen Körper vorhanden sein, an denen der überschüssige Wasserdampf sich kondensieren kann. Die dabei freiwerdende Kondensationswärme kommt dem Spender, hier also der Luft, zugute und entspricht der einst bei der Verdampfung von ihr aufgenommenen Verdunstungswärme. Schon an der Erdoberfläche gibt es zur Wasserdampfkondensation geeignete Gegenstände. Sie müssen natürlich ungleich kälter als die mit ihnen in Berührung kommende feuchte Luft sein. Das ist vielfach in den frühen Morgenstunden nach der in der Nacht erfolgten Abkühlung der Fall. Gräser und andere Pflanzen, auch sonstige Gebilde, überziehen sich unter den genannten Bedingungen dann mit Tau. Sinkt ihre Temperatur unter 0° C, entsteht Reif bzw. Rauhreif. — Aber auch in der Atmosphäre selbst kommt es infolge Abkühlung feuchter Luft zur Kondensation. Den Vorgang fördern die in mehr oder weniger reichlicher Menge in der Luft vorhandenen Kondensationskerne. Es sind dies die schon mehrfach erwähnten, durch Dispersion besonders aus dem Meerwasser in die Atmosphäre gelangten Salzteile, ferner viele der häuslichen bzw. der industriellen Luftverunreinigungen, unter anderem Ruß bzw. sonstige Rauchteilchen, Säuremoleküle, Stickstoffverbindungen, weiter aus speienden Vulkanen bzw. von verbrannten Meteoren stammende Produkte, sodann in der Luft befindliche Ionen, aber auch Schwebestoffe von Pflanzenteilen, in die Luft verwehte Mikroben, Überbleibsel von pflanzlichen oder von tierischen Stoffen. Oftmals sind diese Luftkerne ausgesprochen hygroskopisch und halten mit besonderer Intensität Wasser fest. Dann steht ihre entstandene, ihren physikalisch-chemischen Eigenschaften entsprechende Wasserhülle immer im Gleichgewicht mit dem Dampfdruck der Luft. In Mischkernen fördern zusätzliche Quellungsvorgänge die Wasseraufnahme und beschleunigen ihrerseits das sich hier auf diese Weise vollziehende Kernwachstum.

Das aber sind Erscheinungen, die auch Auswirkungen auf die Sichtweite besitzen. Nicht nur der in die Atmosphäre gelangte Dunst und Staub, sondern auch die in der Atmosphäre in der skizzierten Weise an den dortigen Kondensationskernen erfolgte Wasserdampfanlagerung bzw. Wasserdampfverflüssigung sind Ursachen für den unterschiedlichen Grad der Trübung der Luft. Letztere kann, wie schon angedeutet, der Sonnenstrahlung entgegenwirken. Sie schwächt besonders das UVB um 10—30%. Ohne Luftkerne und den in der Atmosphäre enthaltenen Wasserdampf gäbe es täglich nur Strahlungswetter. Dieses zeigt natürlich, wie schon hier festgestellt sei, eine nicht verkennbare Abhängigkeit von der geographischen Breite, der Tages- und der Jahreszeit, der Höhenlage, aber auch von der Wasser- und der Landverteilung und noch anderen orographischen Gegebenheiten. Aber andauerndes und reines Strahlungswetter ist nirgends auf der Erde anzutreffen. Fast überall auf der Erde zeichnet sich das Wetter durch seine mehr oder weniger große Veränderlichkeit aus. Sie kann in bestimmten Gegenden hohe Grade erreichen. Den Anstoß zu solchen Wandlungen aber gibt die durch kerngebundene Wasserdampfkondensation bzw. Wasserdampfsublimation angeregte Tröpfchenbildung.

Dieser Vorgang ist schon in der unmittelbar der Erdoberfläche aufliegenden Atmosphäre möglich. Wenn sich eine Wasserfläche oder das Erdreich abgekühlt hat und die damit in Kontakt stehenden feuchten Luftschichten sich im Gegensatz dazu durch Wärmegrade auszeichnen, geben sie an ihre kältere Unterlage durch Strahlung bzw. durch Leitung Calorien ab. Dabei kann in ihnen die Sättigungstemperatur für Wasserdampf so weit unterschritten werden, daß sich letzterer an den Kondensationskernen der stets mehr oder weniger bewegten Luft in feinen, dann auf- und abwogenden Tröpfchen kondensieren kann. Auf diese Weise entsteht der Bodennebel.

Dasselbe Ereignis ist auch in größeren Höhen der Atmosphäre festzustellen, wenn dort unter bestimmten Bedingungen warme feuchte Luftschichten über kältere zu liegen kommen, an diese nun ebenfalls durch Strahlung bzw. Leitung Calorien abgeben und dabei auch wieder unter die Sättigungstemperatur für Wasserdampf geraten bzw. den Taupunkt erreichen. Nur befindet sich der Beobachter jetzt nicht mehr wie beim Nebel inmitten der so zustandekommenden Lufttrübung, sondern betrachtet diese nunmehr von unten. Dabei sieht er jetzt Wolken. Sie bestehen gleichfalls aus zahllosen, im Durchmesser 0,004—0,1 mm großen, sich an Kondensationskerne anschmiegende und mit diesen sich in der auch hier immer unterschiedlich unruhigen Luft schwebend hin- und herbewegenden Tröpfchen. Auf die geschilderte Weise entwickeln sich die meist formlos ineinander übergehenden großflächigen Stratuswolken. Sie sind in vertikaler Richtung nicht besonders stark entwickelt, liegen meist auch nicht sehr hoch. Gewöhnlich sind sie auf die untere Troposphäre beschränkt.

Anders ist die Wolkenbildung, wenn erwärmte feuchte Luft aufsteigt. Sie kühlt sich dabei, wie schon zuvor erörtert, adiabatisch bzw. dynamisch ab. In einer gewissen Höhe wird auch hier der Taupunkt erreicht. Überschüssiger Wasserdampf wird nun an Kondensationskerne abgegeben und dort kondensiert. Die dabei freiwerdende Kondensationswärme verleiht den betreffenden Luftmassen einen erneuten Auftrieb. Bei stark aufströmender Luft entstehen auf diese Art Kumuluswolken. Es sind dies meist recht massive Wolkenhaufen. Sie sind in vertikaler Richtung oft mehrere Kilometer dick.

In ihren obersten Bereichen, etwa in einer Höhe von 5000 m an, kommt es infolge der dort anzutreffenden niederen, 0^0 C oder noch geringere Werte erreichenden Temperaturen oftmals zu einer aus fein verteilten, kleinen Eiskristallen bestehenden Nebelbildung. Kappenartig liegt dieser Nebel oft über den Haufenwolken. Vielfach wird er von horizontalen Luftströmungen auseinandergezogen. Dann entwickeln sich die schnell dahinziehenden, meist den in dieser Richtung trägeren Kumuluswolken vorauseilenden Zirruswolken.

Wenn sich in Wolken Tröpfchen in paralleler Richtung dicht nebeneinander bewegen, können sie zusammenfließen und sich so in Tropfen von doppelter Größe verwandeln. Sehr wahrscheinlich wirken dabei noch ungleiche elektrische Ladungen und andere Vorgänge mit. Die so entstandenen Tropfen, bei Kältegraden in Eiskristalle übergehende Gebilde, können sich nun infolge ihres Gewichtes in den Wolken nicht mehr im Schwebezustand halten. Sie fallen, der Schwerkraft folgend, als Regentropfen, im Winter vielfach als Schneeflocken zur Erde. Unter besonderen thermisch-physikalischen Bedingungen in der Atmosphäre, vornehmlich bei besonders brüskem Emporstreben erwärmter Luftmassen und ihrer dabei sehr starken adiabatischen Abkühlung, bilden sich übrigens selbst in den wärmeren Jahreszeiten hin und wieder um Kondensationskerne herum vereiste Graupeln bzw. Hagelkörner. Sie gehören zum Erscheinungsbild mancher Gewitter.

Schließlich sei hier noch vermerkt, daß Wolken keineswegs immer Niederschläge verursachen müssen, sondern sich oftmals auch wieder auflösen. Wenn nämlich die trüben, durch Aufstieg und Abkühlung zur Wasserdampfkondensation gezwungenen Luftmassen aus irgendwelchen Gründen wieder absinken, erwärmen sie sich dabei laufend adiabatisch bzw. dynamisch. Sie vermögen infolge dieses Vorganges jetzt wieder eine größere Menge Wasserdampf aufzunehmen und verschaffen sich diesen aus dem mitgeführten, den Luftkernen angelagerten Kondenswasser. Unter Rückgang der Trübung kommt es nun zur Aufhellung und bald zum völligen Verschwinden der Wolken. Stets beeinflußt die Bewölkung je nach ihrem Grade die Sonnenscheindauer und somit auch die Lufttemperatur. Übrigens besitzt auch die Bewölkung einen Tagesgang mit je einem Maximum sowohl während des Vormittags als auch während des Nachmittags. Ferner ist im Bewölkungsverlauf selbst ein Jahresrhythmus festzustellen. So haben wir in Mitteleuropa zwei Höchstwerte, den einen im Dezember, den anderen im Juli oder im August. Aus der Art, der Form und der Gestalt der Wolkenbildung lassen sich übrigens bestimmte Wetterereignisse erkennen und unter Berücksichtigung des Wolkenzuges selbst Wetterabläufe voraussagen.

Nunmehr gilt es, die *planetare Zirkulation* zu besprechen. Sie ist in bioklimatischer Hinsicht besonders bedeutungsvoll.

Die Kugelform der Erde bringt es mit sich, daß die Sonnenstrahlen in unterschiedlichsten Einfallswinkeln auf die Erdoberfläche auftreffen. Schon das aber ist ein Grund dafür, daß sich diese höchst ungleichmäßig erwärmt. Das wieder wirkt sich auch auf die Lufttemperatur aus. Die größte und die intensivste Strahlenmenge erhält der Äquator und dessen Umgebung. An den Polen aber ist das Gegenteil zu beobachten. Am Äquator steigt demnach die besonders stark erwärmte Luft aufwärts. Dabei heben sich auch Flächen gleichen Druckes gegen die Umgebung. Hoch in der über dem Äquator befindlichen Troposphäre kommt es auf diese Weise zu Druckdifferenzen. Es entsteht dort nach beiden Polen zu ein beachtliches Druckgefälle. Dieses drängt nach einem Ausgleich. Deshalb fließt die am Äquator emporgestiegene Luft beiderseits polarwärts ab. Der so auf der nördlichen Halbkugel hoch in der Troposphäre nach Norden strömende Südwind wird unter dem Einfluß der rotierenden Erde bald in einen Südwest- und schließlich etwa in Höhe des 35. Breitengrades gar in einen reinen Westwind umgewandelt. Ein solcher aber kann unmöglich noch den Nordpol erreichen. Vielmehr kommt es in der dort gelegenen „Roßbreite der alten Seefahrer“ zu einem Luftstau. Der sich dabei in der Höhe der dortigen Atmosphäre ausbildende Luftwulst führt in Erdnähe zu einer Zunahme des Luftdrucks. Nicht umsonst spricht man auch von dem über der Roßbreite lagernden subtropischen Hochdruckgürtel. Dieser sorgt dafür, daß sich jetzt die tief unter ihm gelegenen erdnahen Luftmassen zum Äquator hin in Bewegung setzen und so gleichsam den Platz der dort infolge der intensiven Erwärmung aufsteigenden Luftmassen einnehmen. Das geschieht nicht in Form eines zu erwartenden Nordwindes, sondern, auch wieder unter dem Einfluß der rotierenden Erde, in Form eines Nordostwindes. Es ist dies der Passatwind der nördlichen Erdhalbkugel. Er weht also aus Nordosten über die nördliche Passatzone hinweg. Über dieser hat sich in der geschilderten Weise ein in sich geschlossener Kreislauf gebildet. Die Luft strömt also das ganze Jahr hindurch mit erstaunlicher Gleichmäßigkeit in der Höhe als Antipassat vom Äquator zu der nördlichen Roßbreite und an der Erdoberfläche als Passat von der nördlichen Roßbreite zum Äquator. Am Äquator selbst fehlt eine stärkere horizontale Luftbewegung. Dort befinden sich die „Kalmen der alten Seefahrer“. Der in ihnen lediglich in vertikaler Richtung vor sich gehende Luftaufstieg ist die Ursache für die dort so hartnäckigen Flauten.

Demgegenüber drängt am Nordpol in Erdnähe die kalte und spezifisch schwere Luft nach Süden, wo die wärmere, spezifisch leichtere Luft emporschwebt und nun ebenfalls ersetzt werden muß. So entwickeln sich statt der zu erwartenden Nordwinde, auch wieder unter dem Einfluß der rotierenden Erde, relativ konstante Ostwinde. Das auf diese Weise erfolgende Einströmen kalter Luftmassen reicht bis etwa zum 60. Grad nördlicher Breite. Auch hier entwickelt sich ein in sich geschlossener oberer und unterer, in diesem Falle also polarer Kreislauf.

In dem restlichen, bisher unberücksichtigt gebliebenen, zwischen dem nördlichen 35. und dem nördlichen 60. Breitengrad gelegenen Gebiet befindet sich eine Tiefdruckrinne. In diese strömen sowohl vom subtropischen Hochdruckgürtel in Form ausgeprägter Westwinde als auch vom polaren Kaltlufthoch in Form von Nordost- bis Ostwinden die Zirkulation der gemäßigten Zone in Gang haltende Luftmassen ein. Hier nun in diesen Breiten, in unserem Lebensraum, prallen immer wieder warme und kalte Luftmassen aufeinander. Während am Äquator bzw. in den Subtropen bei ausgesprochener Wärme und am Nordpol bei ausgesprochener Kälte sich das jeweilige Klima durch ein auffälliges Gleichmaß auszeichnet, ist es in den gemäßigten Breiten aus den genannten Gründen, wie später noch näher dargelegt wird, durch eine große Unbeständigkeit charakterisiert. — Übrigens entspricht die planetare Zirkulation auf der Südhalbkugel der Erde mit relativ geringfügigen Abweichungen ganz der, die auf der Nordhalbkugel der Erde angetroffen wird und die gerade skizziert wurde.

Nun können die geschilderten großen atmosphärischen Kreisläufe durch regionale Besonderheiten beeinflußt und *durch separate Strömungssysteme* stark abgewandelt werden. Letztere gewinnen hier sogar der planetaren Zirkulation gegenüber oftmals den Vorrang. Von besonderer Bedeutung ist dabei die unterschiedliche Erwärmung weiter Land- und Wasserflächen. Die gleiche Strahlenmenge erwärmt nämlich die Volumeneinheit des Erdreichs besser als die Volumeneinheit des Wassers. Überdies ist bei tiefstehender Sonne das Wasser Strahlen gegenüber außerordentlich reflektionsfreudig. Wie weiter oben schon ausgeführt wurde, wirft eine Wasserfläche bei einer Sonnenhöhe von nur 10^0 über dem Horizont bis zu 35% Strahlung zurück. Diese geht somit dem Wärmehaushalt des Wassers verloren. Ferner dringen die zur Absorption gelangenden Strahlen, die im Erdboden allenfalls den Bereich eines knappen Meters durchlaufen, im überdies fast stets bewegten, sich somit laufend vermischenden Wasser in beachtlich größere Tiefen vor. Auch das trägt mit dazu bei, daß bei Strahleneinfall Wasser im Vergleich zum Erdreich wesentlich kühler bleibt. Hinzu kommt schließlich noch die mehr oder weniger starke Verdunstung, für die vom Wasser die Verdunstungswärme aufzubringen und abzugeben ist.

Im heißen Sommer wird demnach in gewissen Breiten die Temperatur des Meeres weit unter der der von diesem umspülten Landmassen liegen. Über letzteren steigen die vom Erdboden aus erwärmten Luftmassen in die Höhe und strömen dort in Richtung der mit niedrigeren Temperaturen ausgestatteten Orte, also in Richtung zur offenen See. Der sich so über dem Meere verstärkende Luftdruck setzt demgegenüber an der dortigen Erdoberfläche die kühlere Seeluft landwärts in Bewegung. Die Folge einer solchen in sich geschlossenen Zirkulation sind somit im Sommer sich in der Höhe von großen Kontinenten zum Meer hinaus bewegende Luftmassen, wohingegen in der Tiefe der Troposphäre vom Meer zum Land hintreibende Luftkörper anzutreffen sind. Im kalten Winter kommt es dann aus den schon erwähnten Momenten zu einer Umkehr dieses Strömungssystems. Auf die geschilderte Weise bilden sich verschiedenenorts je nach der Jahreszeit bald land-, bald seewärts wehende Monsune. Der ihnen zugrunde liegende kleine und separate Kreislauf verformt zuweilen an manchen Stellen der Erde in hohem Maße die dortige planetare Zirkulation.

Was sich hier auf unserem Planeten in jährlichem Ablauf abspielt, ist übrigens auch kleinräumig und hier schon in einer 24 Std-Periodik zu beobachten. So verursacht die unterschiedliche Erwärmung von Land und Wasser an der Meeresküste den morgens etwa gegen 10 Uhr aufkommenden Seewind. Ihm entspricht infolge der sich nach Sonnenuntergang vollziehenden Umkehr der Verhältnisse der nun ungefähr um 22 Uhr abends einsetzende Landwind. Aber auch in Gebirgstälern sind vielfach ganz gleiche Vorgänge zu registrieren. Dort werden nämlich die Berghänge stets früher und stärker erwärmt als das Tal selbst. Es wird also vormittags der Talwind gegen die Berge zu wehen. Abends aber kühlen sich durch Ausstrahlung die Hänge schneller und leichter ab als die Sohle. Das führt zum Aufkommen des nun von den Höhen ins Tal strömenden Bergwindes. Abschließend sei hier noch kurz des thermischen Hangwindes gedacht. Auch er entsteht im Gefolge der unterschiedlichen Erwärmung von Hang und Ebene. Gerade die zuletzt gebrachten Hinweise aber erhellen die biotropische Bedeutung der später noch ausführlicher zu besprechenden Kleinklimate.

Schon aus den bisherigen Betrachtungen geht unübersehbar hervor, daß die *Umweltordnung durch ein rhythmisches Geschehen gesteuert* wird. Speziell das störungsfreie Wetter, das sog. Strahlungswetter und seine Auswirkungen sind ein Beweis hierfür.

Schon der 24 Std-Ablauf ist durch eine ausgesprochene Periodik charakterisiert. Sie erfolgt durch die Achsendrehung der Erde. Dadurch kommt es zu Intensitätsschwankungen der gesamten Sonneneinstrahlung. Das wieder führt im Rahmen des 24 Std-Turnus bei zahlreichen meteorologischen und geophysikalischen Elementen, einzelnen und komplexen, zu einem ausgesprochenen Rhythmus. So weist schon der Gehalt der Luft an feuchten und festen Beimengungen eine Doppelschwingung auf. Die Maxima liegen hier bei 7 und 19 Uhr, die Minima bei 3 und 15 Uhr. Das ebenfalls stets zwei Gipfel aufweisende luftelektrische Potentialgefälle hat seine Maxima bei 10 bzw. 22 Uhr, seine Minima bei 4 bzw. 16 Uhr. Die Kurve der wirklichen Sonnenscheinstunden, die UVA- und die UVB-Strahlung, die Helligkeitsstrahlung von Sonne und Himmel und die Wärmestrahlung von Sonne und Himmel sind vom Sonnenstand abhängig. Ihr Maximum liegt in der ortsgegebenen Mittagszeit. Das gleichbleibende Minimum findet sich bei klarem Wetter in der Zeit von Sonnenuntergang bis Sonnenaufgang, bei Bedeckungsgraden eingeengter zwischen 22 und 24 Uhr. Die Lufttemperatur ist, wie schon früher erwähnt, in erster Linie von der Erwärmung der Erdoberfläche abhängig. Deshalb ist ihr Maximum der Strahlungsrhythmik gegenüber um etwa 2 Std verzögert. Das gleiche gilt für den atmosphärischen Wasserdampfgehalt. Die relative Feuchtigkeit wird fast ausschließlich durch die Temperatur gesteuert. Das Maximum der Schwüle wird immer zwischen 18 und 19 Uhr angetroffen. In der Zeit von 5—6 Uhr erreicht die Abkühlungsgröße ihre stärksten Werte, die niedrigsten finden sich zur Mittagszeit. Der Luftdruck zeigt ebenfalls Gipfel. Ähnlich dem luftelektrischen Potentialgefälle besitzt er seine Maxima bei 10 bzw. 22 Uhr, seine Minima bei 4 bzw. 16 Uhr. Der vertikale Luftaustausch ist um 14 Uhr am stärksten, am frühen Morgen am schwächsten. Die von den Wärmegraden der Erdoberfläche beeinflußte Windstärke ist der Strahlungsrhythmik gegenüber ebenfalls um etwa 2 Std verzögert. Die Bewölkung zeigt eine vom Sonnenstand abhängige Kurve. Das erste Maximum liegt in den Morgenstunden, wenn Nebel oder Stratusbewölkung auftreten. Ein zweites Maximum findet sich am Nachmittag, wenn die thermische Konvektion am stärksten ist und nun Kumulusbewölkung aufzieht. Wie schon weiter oben erwähnt, beeinflußt die Bewölkung die Sonnenscheindauer und die Lufttemperatur. Gleichfalls durch eine Doppelschwingung charakterisiert sind die Niederschlagshäufigkeit und die Niederschlagsmenge. Die Maxima liegen bei uns in Deutschland bei 7 und bei 19 Uhr, die Minima bei 3 und bei 15 Uhr.

Auch der Jahresablauf läßt ein rhythmisches Geschehen erkennen. Dieser wird durch den in Form einer kreisähnlichen Ellipse erfolgenden Umlauf der Erde um die Sonne bestimmt. Dabei verdient die zur Umlaufbahn geneigte Erdachse die ihr gebührende Berücksichtigung. Am 21. Juni ist die Erde zwar relativ weit von der Sonne entfernt. Ihre Strahlen treffen aber die Nordhalbkugel stärker als die Südhalbkugel. Deshalb ist das für die nördliche Halbkugel der Zeitpunkt des Sommerbeginns. Anders liegen die Verhältnisse am 21. Dezember. Auch jetzt ist die Erde wieder relativ weit von der Sonne entfernt. Dieses Mal aber erhält die Südhalbkugel den Hauptanteil der Strahlung. Auf ihr beginnt die Sommerzeit. — Am 21. September befindet sich die Erde relativ nahe an der Sonne. In dieser Zeit erhalten beide Halbkugeln gleichmäßig viel Strahlung, auf der Nordhalbkugel allerdings in abnehmendem, auf der Südhalbkugel dafür in zunehmendem Maße. Das bedeutet Herbstanfang für die Nordhalbkugel, Frühlingsanfang für die Südhalbkugel. Gerade umgekehrt ist demgegenüber die Situation am 21. März. Die Jahresrhythmik zeigt demnach Beziehungen zur ebenfalls ortsgebundenen und überdies monatsabhängigen Sonnenhöhe.

Der Kerngehalt der Luft besitzt in unseren Breiten im Dezember sein Maximum, im Mai sein Minimum. Tageslänge, wirkliche Sonnenscheindauer, UVA- und UVB-Strahlung, Helligkeitsstrahlung und Wärmestrahlung haben ihre Höchstwerte im Juni bzw. im Juli, ihre Mindestwerte im Dezember bzw. im Januar. Das gleiche gilt für die Lufttemperatur und den atmosphärischen Wasserdampfgehalt, auch für die Schwülegrade. Demgegenüber sind die Werte für die relative Feuchte im Mai am niedrigsten, im Dezember am höchsten. Im tiefen Winter, also im Januar bzw. im Februar, hat die Abkühlungsgröße ihr Maximum, im Hochsommer ihr Minimum. Die Luftdruckkurve besitzt im Frühjahr ihr Minimum und im Herbst ihr Maximum. Beim vertikalen Luftaustausch liegen die Höchstwerte im Mai, die Niedrigstwerte im Dezember. Die Windstärke hat ihr Minimum im Mai, ihr Maximum im Dezember. In Deutschland weist der jährliche Gang der Bewölkung zwei Höchstwerte auf, die im Juli oder August und im Dezember liegen. Die Niedrigstwerte zeigen demgegenüber der Mai und der September. Ein entsprechender Sommer- bzw. Wintergipfel ist auch bezüglich der Niederschlagshäufigkeit bzw. der Niederschlagsmenge zu registrieren.

Biometeorologisch nicht uninteressant ist der sich in unseren Breiten bei *Strahlungswetter*, also bei *sog. Konvektionswetter*, mit einer gewissen Regelmäßigkeit vollziehende 24 Std-Ablauf. Er ist nachts durch die meist beachtliche Abkühlung der Erdoberfläche charakterisiert. Sie ist die Folge der Ausstrahlung. Dabei eignet sich auch die unterste Luftschicht bald die rückgängige Temperatur der Erdoberfläche an. Ist die erdnahe Atmosphäre besonders feucht, erfolgt Wasserdampfkondensation. Es kommt am kalten Erdboden und an den dortigen kalten Gegenständen zu Taubildung. Kondensationskerne in der freien Atmosphäre lassen Bodennebel entstehen. Nach Sonnenaufgang erwärmt die nun erfolgende Einstrahlung die Erdoberfläche. Da die Strahlen zuerst schräg auftreffen und erst allmählich steiler werden, vollzieht sich dieser Vorgang langsam. Nur träge erwärmen sich auch die untersten Luftschichten. Der Tau verdunstet. Der Nebel schwindet. Die nun je nach dem Untergrund unterschiedlich schnell und stark Wärme aufnehmende Luft dehnt sich aus und steigt vertikal in die Höhe. Dort führen die durch ungleichmäßige Lufterwärmung entstandenen Luftdifferenzen auch zu horizontalen Luftbewegungen. Bald nach dem ortsgegebenen Höchststand der Sonne erreicht der Luftaufstieg sein Maximum. Die dabei erfolgende dynamische Abkühlung führt je nach Feuchtegraden zu einer mehr oder weniger auffälligen Wolkenbildung. Es handelt sich dabei um weiße, für das Schönwetter geradezu charakteristische Kumuluswolken. Gegen Abend, wenn bei untergehender Sonne sich die Lufttemperatur erniedrigt, die hochgestiegenen Luftmassen nunmehr also absinken und sich dabei adiabatisch erwärmen, kommt es wieder zur Auflösung der Wolken. Bei jetzt klarem Nachthimmel kühlt sich nun die Erdoberfläche erneut durch Ausstrahlung ab, und die gerade geschilderte Periodik wiederholt sich.

Dabei ist nicht zu übersehen, daß vielerorts in dieses rhythmische Zusammenspiel der Wetterelemente *besondere Klimafaktoren* dämpfend oder steigernd, zumindest es verändernd, eingreifen. Eine Rolle spielen hier, wie schon eingangs erwähnt wurde, der Breitengrad, ferner die Höhenlage der betreffenden Gegend, besonders ihre das meteorologische Verhalten merklich beeinflussende ebene oder auch bergige Beschaffenheit, nicht zuletzt die jeweilige

Verteilung von Land und Wasser. Erinnert sei hier nur an die Monsune, die sich in hohem Maße auf den jährlichen Wetterablauf auswirken, ferner an die Land- und Seewinde vieler Küstenbezirke oder an die Berg- und Talwinde zahlreicher Gebirgsgegenden, die sich oft unübersehbar gerade in das diesbezügliche tägliche 24 Std-Geschehen einschalten und dieses dann weitgehend mit gestalten. Ferner können auf bestimmte Monsunlagen oder auf sonstige, noch umstrittene dynamische Vorgänge in der Atmosphäre zurückzuführende Kälteeinbrüche bzw. Wärmevorstöße in manchen Ländern als ein zu gewissen Zeiten des Jahres immer wieder festzustellendes Ereignis die dortige Periodik des Strahlungswetters kurzfristig abwandeln. Zu solchen Singularitäten gehören die bei uns in Deutschland gewöhnlich zwischen dem 11. und dem 15. Mai auftretenden „Eismänner". Sie sind der Ausdruck für die in diesem Monat auch sonst in Mitteleuropa zu beobachtenden Kälterückfälle. Relativ häufig wiederholen sie sich im Juni. Hierher gehört auch der Nachwinter im Februar. Demgegenüber weisen der „Altweibersommer" im Spätherbst und die Tautage um Weihnachten herum Wärmegrade auf, die unserem Lebensraum in diesen Jahreszeiten auch bei einer Schönwetterlage sonst eigentlich nicht zukommen.

Ungleich stärker als durch die zuletzt genannten Geschehnisse werden aber das Strahlungswetter und sein rhythmischer Ablauf *durch die in zahlreichen Gebieten der Erde aperiodisch auftretenden Ereignisse* geschwächt oder verzerrt. Besonders zwischen dem 35. Grad und dem 60. Grad nördlicher und südlicher Breite sind solche Verformungen, wie schon weiter oben angedeutet wurde, relativ häufig zu beobachten. Schon die unterschiedliche Erwärmung der Erdoberfläche und die damit verbundene unterschiedliche Wärmeabgabe an die erdnahe Lufthülle, das auf diese Weise vielfältige Zustandekommen höchst separater, sich neben der eigentlichen planetarischen Zirkulation zusätzlich entwickelnder, in Form und in Stärke recht differenter Kreisläufe und die letztlich sämtlichen Strömungssystemen zukommenden Ausgleichstendenzen, alles das schafft unter oft ganz erheblichen Saugwirkungen eine offensichtliche atmosphärische Unruhe.

So entwickeln sich da und dort in der Troposphäre *Hoch- und Tiefdruckgebiete*. Dabei fließt stets die Luft, auch hier durch die Erdrotation abgelenkt, von allen Seiten zu den Stellen mit dem geringsten Druck. Das „Tief" wird so der Mittelpunkt eines großen Luftwirbels. In ihm entsteht eine Zyklone. Immer ist sie, dem Aufbau eines Amphitheaters ähnelnd, von Schichten ansteigenden Luftdruckes umgeben. Dabei umschließen Orte gleichen Luftdruckes, also Isobaren, konzentrisch das Zentrum der Zyklonen. In ihm ist die Luft in aufsteigender Bewegung. Darunter aber kommt es zu einem Unterdruck, der die ringsherum befindlichen Luftmassen ansaugt. Tiefdruckgebiete stehen übrigens nur selten still, sie haben vielmehr die Eigenschaft, zu wandern. Dasselbe ist von den mit ihnen in Verbindung stehenden Hochdruckgebieten zu sagen. Auch sie besitzen ein Zentrum. Immer ist dieses, dem Aufbau einer Stufenpyramide ähnelnd, von Schichten abfallenden Luftdruckes umgeben. Sie charakterisieren die Antizyklonen. Auch sie umschließen Orte gleichen Luftdruckes, also Isobaren, in konzentrischer Form. Vom Mittelpunkt der Antizyklonen fließt, dem Druckgefälle folgend, die Luft nach unten. So entsteht auch hier wieder um die Antizyklonen herum ein starker, ebenfalls von der Erdrotation beeinflußter Luftwirbel. Die im Zentrum absinkende Luft verursacht den darunter anzutreffenden hohen Luftdruck.

Unruhe in der Atmosphäre entsteht in besonderem Maße dort, wo warme Luftmassen mit kalten in Berührung kommen. Schon die innige Verzahnung der planetaren Zirkulation bzw. ihrer Teilströme schafft die Voraussetzungen für solche Unruheherde. Laufend wird dabei warme Tropikluft nach Norden und kalte Polarluft nach Süden verfrachtet. Immer wieder stoßen mithin warme Luftmassen mit kalten zusammen. Beide sind nun durch eine auffällige Beständigkeit ausgezeichnet. Sie können tagelang, ohne ihre Eigenschaften aufzugeben, nebeneinander herziehen. Nie geht das aber bei ihrer Artverschiedenheit etwa reibungslos ab. Es bildet sich vielmehr dort, wo die kalten polaren Luftmassen auf warme tropische bzw. subtropische Luftmassen auftreffen, eine Polarfront. An ihr kommt es als Zeichen sich dort anbahnender Kämpfe zu einer auch den Barometerstand beeinflussenden Luftwellenbildung. Bald verzerrt sich die dortige Frontlinie. Zungenartige Ausbuchtungen an der Polarfront weisen auf Vorstöße kalter bzw. warmer Luftmassen hin. An solchen Orten kommt es zu wirbelartigen Luftbewegungen. Die nach Süden einbrechenden kalten Luftmassen versuchen, die nach Norden vordrängenden warmen Luftmassen gleichsam durch Umfassungsmanöver aufzuhalten und umgekehrt. Gerade hierbei entstehen nun Zyklonen. Jede derartige Zyklone stellt auch wieder ein von Isobaren umgebenes Tief dar. In ihr gleitet die leichtere warme Luft, wobei das Barometer sinkt, an der schwereren kalten in die Höhe. Adiabatische Abkühlung der emporsteigenden Luftmassen führt zu Wolkenbildung. Die sich an der Flanke der Einbruchstelle gegen die einströmende Warmluft vorschiebende Kaltluft läßt dort eine gegen den warmen Sektor der Zyklonen vorrückende Kaltfront entstehen. Sie setzt sich, wobei das Barometer wieder ansteigt, unter die Warmluftmassen und hebt diese unter Turbulenz empor. Hier führt ebenfalls adiabatische Abkühlung der hochgedrängten Luftmassen zu Wolkenbildung. Übrigens ist die Geschwindigkeit der so entstandenen Fronten recht unterschiedlich. Sie kann 60 km pro Std erreichen. Zeitweise ist übrigens auch einmal ein kurzfristiger Stillstand der Fronten möglich. Stets ist beim Vordrängen die Kaltfront schneller als die Warmfront. Der warme Sektor der Zyklonen wird aus diesem Grunde zusehends kleiner. Immer näher rückt die Kaltfront auf die Warmfront. Die bei diesem Wettlaufen in zunehmend stärkerem Umfang abgehobene Warmluft sammelt sich in der Höhe in einer Warmluftschale. Es kommt auf diese Weise zur Okklusion. Eine solche ist vollständig, wenn die Kaltfront die Warmfront endgültig emporgeholt hat. Letzteres aber führt zum Absterben der Zyklonen. — Übrigens entstehen an Stellen, an denen kalte Luftmassen auf warme Luftmassen stoßen, schon im Hinblick auf das hartnäckige Festhalten an den beiden Luftkörpern eigenen, höchst differenten Lufteigenschaften laufend neue Zyklonen. Es bildet sich so meist eine echte Zyklonenfamilie.

Zwischen den einzelnen, sich an einer Polarfront entwickelnden Zyklonen liegen nun fast immer Hochdruckgebiete. Sie sind durch Abgleitvorgänge und durch adiabatische Wolkenauflösung charakterisiert. So kommt es zu Druckerhöhung und zu Wetterklarheit. Antizyklonales Wetter zwingt die Kaltluft schließlich zum Auseinanderfließen. Es kommt dann gewöhnlich zu einer Temperaturerhöhung. Auch die Antizyklonen wandern. Sie können aber auch zum Stehen kommen. Das ist speziell bei den sich in dem nördlichen Hochdruckgürtel bildenden „warmen" Antizyklonen der Fall. Gerade sie sind manchmal mit Abgleitinversionen vergesellschaftet und führen dann vom Äquator her eventuell zu bis nach Mitteldeutschland und Polen vordringenden Kaltlufteinbrüchen. Oftmals sind sie in ihrer Bewegung recht träge und dabei in ihrem Auftreten so stabil, daß sie von den aus Nordwesten herannahenden Zyklonen nicht abgebaut werden können und diese dann zu einem Umweg gezwungen werden.

Bei einer in unseren Breiten mit ihrem Zentrum nördlich vorüberziehenden Zyklone herrscht nach der zuvor gegebenen Darstellung im Vorgebiet der Warmfront bei der in diesem vorhandenen kalten Luft auf der einen Seite niedrige Temperatur, auf der anderen Seite hoher Luftdruck. Beides ist charakteristisch für das sich dort noch auswirkende, von antizyklonalem Wetter bestimmten Hochdruckgebiet. Aus letzterem strömt ein aus Osten oder Südosten kommender Wind dem meist von Nordwesten oder Westen anrückenden Tief entgegen. In der sich nun stetig nähernden Warmfront gleitet warme Luft aktiv über die kalte Luft. Das geschieht ohne ein nennenswertes Tempo, also ganz allmählich, und tritt in Bodennähe zunächst nicht sonderlich in Erscheinung. Nur sinkt jetzt dort infolge des nun immer stärker Geltung erlangenden Tiefs zusehends das Barometer. An der höchsten Stelle der, wie erwähnt, gemächlich und schräg aufgleitenden Warmluft erscheinen Zirruswolken. Darunter folgt als Cirro- bzw. Nimbostratus eine sich immer mehr schließende Wolkenfront. Sie wird die Ursache für den noch vor dem eigentlichen Durchzug der Warmfront bei noch niedriger Temperatur einsetzenden, sich durch gleichmäßige Aufgleitniederschläge auszeichnenden, meist mehrere Stunden oder noch länger anhaltenden Landregen. Beim Eintritt in den bei jungen Zyklonen noch relativ breiten, dann beim Durchziehen manchmal mehrere Tage benötigenden warmen Sektor dreht der Wind und wird zum Südwestwind. Der Barometerstand bleibt noch tief, jedoch erhöht sich die Temperatur. Der Landregen erreicht sein Ende. Nun aber kommt unter Anstieg des Barometers und unter Fallen des Thermometers die Kaltfront heran. Keilartig schiebt sie sich gegen den warmen Sektor vor und drängt dabei unter meist starker Turbulenz die Warmluft in die Höhe. Der Wind dreht erneut, weht jetzt aus Westen oder Nordwesten, also in der Strömungsrichtung der vordringenden Kaltluft. Bald kommt es in der mit unterschiedlicher Gewalt hochgetriebenen Warmluft zur Bildung von Kumuluswolken, die von Böen begleitete, heftige, aber gewöhnlich nur kurz dauernde Regengüsse liefern. Geht das geschilderte Geschehen besonders stürmisch und vehement vor sich, entstehen unter elektrischen Entladungen sog. Frontgewitter. Auf die vorüberziehende, sich in der früher skizzierten Weise schließlich erschöpfende Zyklone folgt dann wieder ein Hochdruckgebiet, und bei Ankunft des nächsten Tiefs wiederholt sich der soeben schematisch aufgezeigte Kreislauf. Zyklonen und Antizyklonen gehören demnach zusammen. Meist wandert die Zyklone in der Richtung, in der die Warmluft einströmt. Diese kommt in unserem Lebensraum fast immer aus Südwest. Demnach haben die Zyklonen hier üblicherweise eine östliche, vielfach sogar nordöstliche Richtung. Nur ausnahmsweise wird eine Zyklone rückläufig und treibt dann von Osten nach Westen. Die über Deutschland hinwegziehenden Zyklonen sind eigentlich stets älteren Datums und deshalb bereits okkludiert.

Nun gibt es auf der Erde spezielle, an der Bildung von Zyklonen bzw. Antizyklonen besonders beteiligte Gebiete. Solche *Aktionszentren* machen und steuern das das Konvektionswetter mehr oder weniger stark überlagernde bzw. verzerrende Advektionswetter. Von Bedeutung für uns in Mitteleuropa ist hier in erster Linie das Islandtief. Fast ausnahmslos bringt es Schlechtwetter. Sein Gegenspieler ist das Azorenhoch. Weiter nehmen in unseren Breiten die gewaltigen Landmassen des asiatischen Kontinents, vor allem der große zentralasiatische Block, Einfluß auf das Wetter. In den genannten weiträumigen Bezirken entwickelt sich im Sommer ein mächtiges Tiefdruckgebiet, im Winter ein nicht minder mächtiges Hochdruckgebiet. Beide aber drängen nach einem Ausgleich. Schließlich wird das Wetter in unserem Lebensraum noch durch ein oftmals südlich der Alpen zur Entwicklung kommendes Tief mitgeformt. Es ist dies die meist über dem Golf von Genua und der Adria zustandekommende Mittelmeerdepression. Die genannten Aktionszentren erzeugen und lenken die sich zwischen ihnen über Europa hinwegbewegenden Hoch- und Tiefdruckgebiete. Sie sind gleichsam die Wettermacher unseres Erdteils. Dabei verdient Beachtung, daß speziell die Zyklonen sich meist an gewisse, übrigens von geographischen Verhältnissen mitbeeinflußte Zugstraßen halten.

Advektionen können durch vorgelagerte Gebirgsketten abgeschirmt oder doch, etwa durch Beeinflussung der Windverhältnisse oder durch Abregnen, ganz merklich abgeschwächt werden. Auch ist die Leeseite eines Gebirgszuges gewöhnlich gegen ankommende Wetter ungleich besser geschützt als die Luvseite. Demgegenüber gibt es Gegenden, so vielfach an Küsten und oftmals auch im flachen Binnenland, die advektivem Wetter besonders leicht zugängig sind.

Demnach wird vornehmlich in den gemäßigten Breiten das Wetter und so auch das Klima in hohem Maße durch die Eigenschaften der advektiv zu uns gelangenden warmen oder kalten, trockenen oder feuchten, meist auch recht unterschiedliche Reinheitsgrade bzw. Aerosolgehalte aufweisenden *Luftmassen* bestimmt. Äquatoriale Luft kommt in der Regel nur in der warmen Jahreszeit, und zwar gewöhnlich in der Höhe über antizyklonalen Gebieten nach Mitteleuropa. Je nach ihrer Herkunft hat sie bald maritime, bald kontinentale Eigenschaften. Bei der vom Azorenhoch aus hierher verfrachteten Luft handelt es sich um eine feuchte und mäßig warme, maritime Tropikluft. Die von anderen Stellen der subtropischen Hochdruckgürtel, so vom südlichen Balkan oder von der Nordküste Afrikas einströmenden Luftmassen sind im Gegensatz dazu als eine mehr kontinentale Tropikluft zu werten. Bei den aus Canada oder aus dem nördlichen bzw. dem südlichen Atlantik herangetragenen Luftmassen handelt es sich um eine ozeanische Luft gemäßigter Breiten. Luft gemäßigter Breiten fließt uns übrigens auch aus Innenrußland zu. Diese Luftmassen haben indessen immer kontinentalen Charakter und sind vielfach schon mit arktischen Komponenten versehen. Der sich über Nordrußland befindliche Kältepol, besonders aber Spitzbergen und Grönland, versehen Mitteleuropa zeitweise mit ausgesprochen polarer Luft. Somit erhalten wir in Deutschland, wenn auch in abgeschwächter Form und durch die oft lange Wanderung auch in ihren Wesenszügen etwas verändert, in unterschiedlicher Folge aus anderen Klimaten stammende, also für uns fremdbürtige Luftmassen. Sie beeinflussen bzw. verformen in oft recht beachtlicher Weise das eigenständige, ortsgebundene Wetter und Klima Mitteleuropas.

Das Klima irgendeiner Gegend auf der Erde und seine unterschiedlich starken Schwankungen werden also nicht nur durch das lokale Zusammenspiel der Wetterelemente bestimmt. Bei seiner Gestaltung spielen auch die Klimafaktoren eine große Rolle. Von Bedeutung sind hier, wie schon früher ausgeführt wurde, in erster Linie die geographische Breite des Ortes bzw. seine Entfernung vom Äquator, weiterhin die Jahreszeit, ferner die in dem betreffenden Gebiet vorhandene Verteilung von Land und Wasser, die Höhenlage des Ortes und die dortige orographische Struktur, eventuelle vorgelagerte Gebirgszüge bzw. vorgelagerte trockene oder feuchte Niederungen, oftmals auch die Häufigkeit und die Stärke von Advektionen. Von Einfluß sind aber auch die Vegetation, mitunter ihre künstliche, durch Menschenhand herbeigeführte Umgestaltung, die Art der Besiedlung und der Landaufschlüsselung, die Armut oder der Reichtum an natürlichen bzw. an künstlichen Aerosolquellen und ähnliches. Alle die so zustandekommenden, recht verschiedenen, an manchen Stellen der Erde mehr oder weniger stark voneinander abweichenden Klimafaktoren lassen durch ihr Zusammenwirken *besondere Klimatypen* entstehen. Meere und meeresnahe oder seenreiche Landgebiete zeigen bei gemilderten täglichen und jahreszeitlichen Temperaturschwankungen das durch Feuchtigkeit charakterisierte sog. maritime bzw. ozeanische Klima. Binnenländer haben sowohl zwischen Tag und Nacht als auch im Verlauf der Jahreszeiten stärkere Temperaturgegensätze. In ihnen herrscht ein gewöhnlich relativ trockenes und niederschlagarmes kontinentales Klima. Die senkrechte Gliederung mancher Gegenden erzeugt bei vielfach reichlichen Niederschlägen und nur mehr geringen Temperaturschwankungen sog. Gebirgsklimate. Demgegenüber sind das Hochland und die hohen Kammlagen durch Hochland- und Plateauklimate ausgezeichnet. Diese besitzen eine ausgesprochen dünne Luft, enthalten eine starke Strahlung und zeigen bei geringen Niederschlagsmengen während der 24stündigen bzw. jährlichen Periodik auffällige Temperaturunterschiede. Letztere sind vielfach in dem meist trockenheißen Wüstenklima, zumindest im 24 Std-Ablauf, gleichfalls anzutreffen.

Was die so differenten eigentlichen Klimate selbst anbelangt, gibt es leider bis heute keine alle Bereiche der Wissenschaft voll befriedigende und auf die vielen Spezialfragen zugeschnittene Einteilung bzw. Abgrenzung. Bei der Schwierigkeit, die Gesamtheit der Klimabestandteile und deren Variationsbreite exakt zu erfassen und zweckentsprechend einzuordnen, ist eine solche auch kaum zu erwarten. In den Versuchen einer Klassifizierung wird meist ein immer wieder zu beobachtendes bzw. auffällig zurücktretendes meteorologisches

Element oder allenfalls ein recht begrenzter Komplex von Wetter- bzw. Klimafaktoren herausgestellt. Bioklimatologisch am brauchbarsten ist noch immer die nach der geographischen Breite bzw. nach der Entfernung vom Äquator erfolgende Aufschlüsselung in bestimmte *Klimazonen*. Je nach den orographischen Gegebenheiten, so nach der maritimen bzw. der kontinentalen Lage, nach der Höhe über dem Meeresspiegel usf. kann man dann, worauf zuvor schon hingewiesen wurde, weiter noch in besondere Klimatypen unterteilen. Die zu beiden Seiten des Äquators liegende, stets starker Sonnenstrahlung ausgesetzte Kalmenzone zeigt eine ständige vertikale Aufstiegsbewegung der Luft. Diese ist bei der durch die Einstrahlung verursachten Verdunstung stets feucht. Deshalb läßt die Atmosphäre das Sonnen- und das Himmelslicht gedämpft erscheinen. Laufend herrscht Wolkenbildung. Sie führt das ganze Jahr hindurch zu örtlich allerdings unterschiedlich starken Niederschlägen. Auffällig sind dabei meist zwei ausgesprochene Regenzeiten. Die Temperatur ist fast immer gleichmäßig warm. In dem äquatorialen Tropenklima fehlen so richtige Jahreszeiten. — Nördlich und südlich schließen sich dann zwei Zonen an, die nun schon eine gewisse jährliche Temperaturschwankung zeigen. Sie weisen nur noch eine Regenzeit auf. Diese spielt sich im Sommer ab. Sonst herrschen hier in diesem außeräquatorialen, kontinentalen Klima unter dem Einfluß der dortigen Passatwinde richtige Trockenzeiten. Ein solches kontinentales, tropisches Trockenklima ist besonders an den Roßbreiten anzutreffen. Die in den dortigen Hochdruckgürteln absinkenden und in Erdnähe abströmenden Luftmassen enthalten keine Feuchtigkeit. Sie entbehren jeglicher Kondensationsbedingungen. Nicht umsonst finden sich speziell in diesen Zonen mit einem starken, durch Wasserdampf und durch Wolken nicht geschwächten Strahlengang die Mehrzahl der auf unserem Planeten vorhandenen Wüsten. Hier blendet geradezu das Sonnenlicht. Die nach Sonnenuntergang einsetzende, durch keine atmosphärische Trübung gehemmte Erdausstrahlung verursacht kühle, zuweilen sogar ausgesprochen kalte Nächte. — An die Passatzone der nördlichen Erdhalbkugel angrenzend, findet sich eine Zone, die im Nordsommer in den Bereich der Passatwinde, im Nordwinter aber in den Bereich der in den höheren Breiten vorherrschenden Westwinde kommt. Passatwinde aber bedeuten Trockenheit. Westwinde bringen demgegenüber Feuchte. Hier heben sich also die Jahreszeiten, im Vergleich zu den bisher aufgeführten Zonen, noch deutlicher ab. Der Sommer ist heiß und trocken, der Winter kühl und feucht, teilweise auch regnerisch. Das gilt besonders für die westlichen Küstenländer. Durch abschirmende Gebirge allerdings oder durch die im Hinblick auf die Land-Wasser-Verteilung verursachten monsunartigen Luftströmungen kann es auch hier zu merklichen klimatischen Abstufungen kommen. Ein ganz ähnliches „Etesienklima" ist in den entsprechenden Breitegraden auch auf der Südhalbkugel der Erde anzutreffen. Über das sich nunmehr an die tropischen bzw. subtropischen Klimate anschließende Klima der gemäßigten Zone, in der wir leben, wurde ja bereits an früherer Stelle berichtet. Hier wäre lediglich noch nachzutragen, daß es auf den diesbezüglichen Meeren und an den Westküsten einen ozeanischen Charakter besitzt. Demnach verlaufen in den genannten Regionen die Winter meist mild, und die Sommer sind gewöhnlich relativ kühl. Die vorherrschenden Westwinde bringen viel Feuchtigkeit. Die Folgen sind Nebel, Bewölkung, reichlicher Advektionsregen. Die speziell im Herbst und im Winter ansteigende Niederschlagskurve verläuft entgegengesetzt zur Temperaturkurve. Dieses ozeanische Klima schwächt sich indessen mit der Entfernung vom Meere ab und nimmt nun immer deutlicher kontinentale Formen an. Feuchtigkeit und Niederschläge verringern sich. Dafür verstärken sich die Temperaturschwankungen. Im Sommer verursachen aufsteigende Warmluftmassen Tiefdruckgebiete. Sie bringen Konvektionsregen. Hier bestehen also deutlich Parallelen zwischen der Niederschlagskurve und der Temperaturkurve. In den mehr südlich gelegenen Steppengebieten kann übrigens die Hitze so steigen, daß dort allerdings eine sommerliche Trockenzeit entsteht und sich die Regenzeit wie in den Subtropen auf Frühjahr und Herbst verteilt. Tief im Innern großer Kontinente entwickelt sich im Hinblick auf die dort fehlende Luftfeuchtigkeit stets ein ausgesprochenes Trockenklima. Unter diesen Gegebenheiten finden sich selbst in diesen Breiten sogar Wüsten. In ihnen ist es, wenn sie weit vom Äquator entfernt liegen, im Winter recht kalt. In dieser Jahreszeit bilden sich im Bereich des kontinentalen Klimas vielfach auch Hochdruckgebiete. In der gemäßigten Zone kommt an den Ostküsten mancher Kontinente ein echtes Monsunklima zustande. — Abschließend wären noch die wegen Sonnenarmut und wegen flach einfallender, schlecht erwärmender Sonnenstrahlen recht kalten polaren Klimate zu erwähnen. In der Arktis bzw. Antarktis steht die Sonne im Sommer ein halbes Jahr lang fast andauernd über dem Horizont. Dafür zeigt sie sich im Winter ein halbes Jahr hindurch überhaupt nicht. Die kalte Polarluft ist rasch mit Wasserdampf gesättigt. Deshalb ist die relative Feuchtigkeit im Gegensatz zur absoluten Feuchtigkeit recht hoch. Das aber erleichtert das Zustandekommen von Bodennebeln. Die Niederschlagsmenge ist gering. Stets sind in den genannten Zonen weite Flächen mit ewigem Schnee bzw. mit ewigem Eis bedeckt.

Mit diesen Hinweisen sollen die Erörterungen spezieller meteorologischer bzw. klimatologischer Vorgänge und Gegebenheiten abgeschlossen werden. Sie waren nötig. Ohne eine gründliche Beschäftigung bzw. Auseinandersetzung mit den hier nur angeschnittenen Fragen ist eine fruchtbringende Biometeorologie bzw. Bioklimatologie nicht denkbar.

Bewußt wurde bisher auf die *Definition bzw. die Begriffsbestimmung von Wetter und Klima* verzichtet. Der besseren Verständlichkeit und Bewertung wegen wurde sie an den Schluß des Kapitels gestellt. Nunmehr ist zusammenfassend zu präzisieren, daß unter dem jeweiligen Wetter eines Ortes der an diesem zu einem gegebenen Zeitpunkt anzutreffende Gesamtzustand der Atmosphäre verstanden wird. Dabei läßt sich das Wetter nie etwa durch einen festen Zahlenwert als Ganzes bestimmen, sondern zahlenmäßig erfaßbar sind lediglich durch Teilbestimmungen die Werte gewisser, gleich zu Anfang dieses Kapitels aufgezählter Wetterelemente. Beachtlich ist die Abhängigkeit der Werte von den oben genannten, meist ortsgebundenen Klimafaktoren. Die meßbaren Größen zeigen übrigens schon infolge der Achsendrehung der Erde tägliche und infolge der Änderung des Einfallswinkels der Sonnenstrahlen jährliche, ebenfalls ortsgebundene Schwankungen. Das zu einem bestimmten Zeitpunkt vorhandene, also lediglich durch Teilbestimmungen feststellbare Wetter irgendeines Punktes auf der Erde ist nun aber lediglich ein kleiner Ausschnitt, eine Art Momentbild des dort herrschenden Klimas. Unter Klima selbst versteht man demgegenüber die Gesamtheit der meteorologischen Erscheinungen, welche an irgendeiner Stelle der Erde während eines längeren Zeitraums den mittleren Zustand der dortigen Atmosphäre kennzeichnen. Schon das erklärt die auf unserem Planeten vielerorts anzutreffenden, zuweilen voneinander recht abweichenden Klimate, die uns nun auch im Hinblick auf ihren unterschiedlichen Biotropismus beschäftigen werden.

III. Die Wetterelemente und ihre komplexen dynamischen Konstellationen als lebenswichtige Impulse. Die Meteorophysiologie als Grundlage der Klimatherapie

Alles Leben fußt auf einer Vielfalt physiko-chemischer Vorgänge. Die Impulse zu diesen erfolgen einmal durch endogene, sodann aber auch durch gewisse exogene Antriebe. Die lebende Substanz bedarf beider Reizarten, sowohl innerer als auch äußerer. Beide steuern in hohem Maße den Stoffwechsel. Dieser aber ist das erhaltende, das das Leben verteidigende, auch das der arteigenen Vermehrung dienende Prinzip.

Bei dem hier zu bearbeitenden Thema interessiert in erster Linie die menschliche Abhängigkeit vom Milieu, also von der Ortsgebundenheit. Schon die primitivsten, zum Leben befähigten Gebilde brauchen zu ihrer Existenz ein Klima. Dieses beeinflußt in offensichtlicher Weise ihr Gedeihen. Selbst die in einem Zellkörper produzierten Fermente können nur bei einem besonderen pH-Wert ihrer Umgebung die der Spaltung oder der Synthese zugewandte Tätigkeit voll entfalten. Erst unter ganz bestimmten lokalen Gegebenheiten kommt es also zu den das Leben ermöglichenden und den das Leben fördernden dynamischen Umsetzungen. Diese aber liefern letztlich die zur Aufrechterhaltung der cellulären Ordnung erforderlichen Energien. Überdies beseitigen sie die durch anomale Erregungsvorgänge oder durch andere Gewebsinsulte verursachten Störungen, falls diese sich noch in gewissen Grenzen bewegen.

Auch der Mensch ist ständig einem exogenen, mit einer bestimmten Schwankungsbreite ausgestatteten Kraftfeld unterworfen. Dauernd hat er sich mit diesem auseinanderzusetzen und muß sich diesem irgendwie anpassen. Gemeint ist die Atmosphäre, in der der Mensch lebt und die ihn erst zum Sein befähigt. Sie ist das wichtigste Glied seiner Biosphäre. Gerade in dieser aber kommt den verschiedenen Wetterelementen bzw. Wetterfaktoren eine besondere Bedeutung zu. Ihre jeweilige Durchmischung bestimmt die Art des jeweils anzutreffenden Wetters bzw. der jeweils vorherrschenden Witterung. Sie formen bzw. modifizieren das örtliche Klima. Unter Biometeorologie bzw. Bioklimatologie aber versteht man die Lehre von der Beeinflußbarkeit bzw. der Beeinflussung physiologischer, aber auch pathologischer Vorgänge im Organismus durch Wetterabläufe bzw. durch klimatische Zustände (R. SCHULZE, 1946; E. FLACH, 1957). Dabei ist zu berücksichtigen, daß die Ereignisse in der Biosphäre in erster Linie in Abhängigkeit von der Jahreszeit, von der geographischen Lage und von orographischen Gegebenheiten stehen, in manchen Breiten indessen in besonderem Ausmaß überdies durch advektive Vorgänge mehr oder weniger starke Abwandlungen erfahren. Es sind also zahlreiche Momente, die die meteorotrope Einwirkung auf alle möglichen Lebensfunktionen verstärken, aber auch abschwächen. Dabei sei nur am Rande vermerkt, daß auf diesem Gebiet selbst einmal menschlicherseits absichtlich oder unbedacht herbeigeführte Veränderungen der Erdoberfläche eine wichtige Rolle spielen und in fühlbarer Form auf Wetter und Klima Einfluß nehmen können (R. LOTZ, 1962b).

Die Wetterelemente haben am menschlichen Körper *zwei große Angriffsflächen.*

Eine davon ist *der Respirationstrakt*. Allein die Luftröhre und die Bronchien des erwachsenen Menschen haben ein Ausmaß von durchschnittlich 20 m². Das eigentliche Austauschorgan, die Lunge, umfaßt 50 m². Bei 14 Atemzügen in der Minute sind das in 24 Std bereits 20160 Atemzüge. Der respiratorische Luftumsatz in dieser Zeit wird mit $2 \cdot 10^7$ ml angegeben. Die eine Hälfte dieser Luftmenge entfällt meist auf den achtstündigen Arbeitstag, die andere Hälfte demgegenüber auf die restlichen 16 Std. Es sind also fast 20 m³ Gase sowie gasförmige, feuchte und feste Luftbeimengungen bzw. mehr als 10 kg feinverteilte Materie, die der Mensch Tag und Nacht inhaliert und die mit seiner Lungenoberfläche in Kontakt treten.

Von einer gewissen Bedeutung ist hierbei die Vitalkapazität. Diese hat offensichtliche Beziehungen zum Luftdruck. Bei starker Zunahme desselben verringert sich das Volumen der gashaltigen, nun in ihrer Ausdehnung gehemmten Därme. Dies wieder gestattet eine bessere Beweglichkeit des Zwerchfells. Als Folge dieser Gegebenheiten resultiert eine Zunahme der Vitalkapazität. Andererseits begünstigt ein starkes Absinken des Luftdrucks die Ausdehnung der Magen- und der Darmgase, ein Höhertreten und eine Beweglichkeitseinschränkung des Zwerchfells, überdies eine zunehmende Blutfülle in den Lungencapillaren. Das alles aber führt zu einer Einengung der Vitalkapazität.

Die eingeatmete Luft muß auf ihrem Weg zu dem feinen und zarten Lungenepithel der Temperatur des Organismus angeglichen werden. Dazu wird dem Nasenrachenraum, der Luftröhre und den Bronchien Wärme entzogen. Außerdem muß die Einatmungsluft mit Wasserdampf abgesättigt sein, ehe sie die Alveolen erreicht. In diesen soll sein Partialdruck etwa 47 mm Hg betragen (LANDOIS-ROSEMANN, 1950). Dazu wird den immer mit feuchter Schleimhaut ausgekleideten Zubringerwegen im Hinblick auf das in der Atmosphäre meist unterschiedlich hohe Wasserdampfdefizit mehr oder weniger viel von ihrem Feuchtegehalt entzogen und an die inhalierte Luft durch Abdunstung der fehlende Wasserdampf geliefert. Diese Leistung aber ist mit einem weiteren Wärmeverlust der Luftröhre und der Bronchien verbunden.

Eine besondere Bedeutung kommt dem Sauerstoffgehalt der Luft zu. Wie früher schon bemerkt wurde, ist dieser nicht nur in stickichten Räumen herabgesetzt, sondern er schwankt auch in der freien Natur. In dieser enthält die Atmosphäre um so weniger Sauerstoff, je dünner, je wärmer und je feuchter sie ist. Von biologischer Wichtigkeit ist der Sauerstoffpartialdruck der Atemluft. Er geht schon bei atmosphärischer Sauerstoffverarmung zurück. Besonders eindrucksvoll ist seine Abhängigkeit vom Barometerstand. So vermehrt Luftdruckanstieg den Sauerstoffdruck in den Alveolen. Das aber bedeutet dort eine bessere Sauerstoffdiffusion. Diese wieder verstärkt die physikalische und die chemische Sauerstoffaufnahme durch das die Lungencapillaren durchströmende Blut. Alle Gewebe des Körpers aber sind auf die exogene Sauerstoffzufuhr angewiesen. Diese tritt zu den in ihnen erfolgenden Oxydationsvorgängen in Beziehung. Das gilt auch für das diesbezügliche Geschehen im Hautorgan. So beeinflußt der Sauerstoffpartialdruck der Atemluft die Glykolyse (BUMM, APPEL und FEHRENBACH, 1934). Diese steht in einem umgekehrten Verhältnis zur Sauerstoffspannung. Nimmt letztere zu, erhöht sich die Wirksamkeit der Aminoxydasen. Auch reduzierende Substanzen zeigen Relationen zum Sauerstoffpartialdruck. Zumindest spielt dieser beim Auftreten von Sulfhydrilkörpern (GARBE, 1930), beim Zustandekommen der beiden Glutathionformen (HOPKINS und ELLIOT, 1931) eine Rolle. Somit ist der Sauerstoffgehalt des Blutes selbst für die fermentativen Stoffwechselvorgänge im Organismus von Bedeutung. Weiter soll die Kurve des Blutplasmaeiweißes zum Sauerstoffgehalt der atmosphärischen Luft Beziehungen haben (ZORN, 1936; DUERST, 1931, 1937). Manche Organe, so das Gehirn, die innersekretorischen Drüsen, die Nieren, werden überreich mit Sauerstoff versorgt. Während das arterielle Blut unter normalen Bedingungen ca. 21 Vol.-% Sauerstoff enthält, sind im venösen Blut solcher Organe dann noch immer 12—14 Vol.-% Sauerstoff vorhanden (ASSMANN, 1963). Von diesen wird also das Angebot keineswegs voll ausgeschöpft. Im Gegensatz dazu gibt es aber auch einige Organe, bei denen eine fast vollständige Ausnutzung des Blutsauerstoffs beobachtet wird (OPITZ und SCHNEIDER, 1950). Besonders gilt dies für das Herz. Bei dessen hohem Energiebedarf ist ein eventuell stärkerer Sauerstoffmangel stets eine gewisse Bedrohung (ASSMANN, 1963). So heraufbeschworene Gefahren können zunächst durch eine Umstellung des Kreislaufs paralysiert werden (VERZÁR und VÖGTLI, 1948). Auch erhöht sich in solchen Fällen die Herzschlagfolge. Die Atemtiefe und bald auch die Atemfrequenz nehmen zu. Die Vitalkapazität wird größer. Im Laufe der Zeit ändern sich dann vielfach selbst die Form und die Weite des Brustumfanges. Schließlich sind aber atmosphärisch bedingte, sich in physiologischen Grenzen bewegende Schwankungen im Sauerstoffgehalt der Einatmungsluft und Schwankungen des Sauerstoffpartialdruckes auch wertvolle Anreize für das atemtechnische Regulationsvermögen, das durch sie geübt und gestärkt wird. Unter anderem nehmen sie Einfluß auf die biologisch so wichtige Lungenventilation und die eng mit dieser zusammenhängende Blutzirkulation, schließlich selbst auf die Blutbildung. Dabei ist zu betonen, daß der domestizierte Mensch vielfach das richtige Atmen erst wieder lernen muß. Übrigens wird die im Laufe eines Jahres den Atmungsorganen eines erwachsenen Menschen durch die Atemluft angebotene Sauerstoffmenge mit etwa 1040 kg veranschlagt.

Auch die in der Atmosphäre befindlichen Spurenstoffe entfalten biologische Wirkungen. Manche von ihnen (unter anderem Ozon, Stickstoffoxyde) besitzen oxydierende, andere wieder (unter anderem Schwefeldioxyd, Kohlenwasserstoffe, Teertröpfchen) reduzierende Eigenschaften. Bei den Aerosolen sind die Größe der Kerne, auch ihre Fähigkeit zum Größenwachstum von einer gewissen Bedeutung für den Organismus. Die kleinen Teilchen, voran die Aitkenkerne, aber auch noch eine Reihe der etwas größeren Luftbeimengungen gelangen inspiratorisch zwar in den Atemtrakt, werden aber normalerweise zu einem hohen Prozentsatz wieder ausgeatmet (Findeisen, 1935; Junge, 1952). Demgegenüber werden die viele Riesenkerne und andere den Größenbereich von 1,4 μ erreichenden Aerosole in der Trachea, den Bronchien bzw. in den Bronchiolen an Prädilektionsstellen festgehalten (Dirnagl, 1957). Ihr Weg führt sie dann von dort, aber zuweilen auch direkt in die Alveolen, und von diesen aus geraten sie nun in mehr oder weniger reichlicher Form selbst in den Blutkreislauf. Oftmals handelt es sich dabei um den Atemtrakt recht angenehm beeinflussende Gebilde maritimer Herkunft. Daß aber andererseits manche der retinierten Aerosole, oft schon auf Grund ihres chemischen Aufbaues, an irgendeiner Stelle der Atemorgane oder auch sonstwo im Körperinnern auch pathologische Vorgänge auslösen können, wird später an anderer Stelle noch erörtert. Keinesfalls ist der Einfluß der in der Atmosphäre vorhandenen gasförmigen Spurenstoffe bzw. der feuchten oder festen Aerosole zu unterschätzen. Längst hat man in der Heilkunde begreifen müssen, daß auch schon minimale Mengen gewisser Stoffe im Organismus mehr oder weniger starke Reaktionen auslösen bzw. unterhalten können. Das aber kann sich je nach dem Reizkörper sowohl in positivem als auch in negativem Sinne auswirken (Fleckenstein, 1950). So sollen gewisse Aerosole im intermediären Stoffwechsel eine Rolle spielen. Exakte Beweise hierfür stehen allerdings noch aus. Wiederholt wurde bei solchen Betrachtungen auch die biologische Bedeutung jodhaltiger Luftmassen diskutiert. Sie wird von einzelnen Forschern bejaht. Der unterschiedlich hohe Gehalt der bodennahen Luft an Ozon führte gleichfalls zu Auseinandersetzungen. Nicht zu bestreiten ist, daß die Anwesenheit von Ozon das Entstehen biologisch wirksamer Verbindungen fördert. Bei Klimakammerversuchen sollen in ozonarmem Milieu die Nieren verstärkt ausscheiden, in ozonreichem Milieu hat man indessen eine Hemmung der Diurese beobachtet (Borgard, 1949). Dessen ungeachtet erwiesen sich aber die von Curry (1946) vertretenen Thesen, daß sein aus Ozon bestehendes „Aran" ein meteorologisches bzw. klimatisches Agens sei, bei Nachprüfungen als nicht stichhaltig. Und doch steht heute außer Frage,daß die durch Konvertibilität ihres Aggregatzustandes ausgezeichneten Spurenstoffe der Atmosphäre, über die Lungen und die Blutbahn in den Organismus gelangend, auf den Kreislauf, auf das vegetative Nervensystem und auf die verschiedensten Regulationsabläufe einwirken. In dieser Beziehung interessant sind speziell die Duftstoffe. Sie wirken über die Riechzellen der Nasenschleimhaut je nach ihrer chemischen Struktur und Konzentration bald anregend, bald betäubend. Sie sind in der Lage, vorübergehend das physische und das psychische Empfinden zuweilen recht auffällig und tief zu verändern. Duftstoffe aber sind weiter nichts als durch einen hohen Dampfdruck, durch Lipoidlöslichkeit und durch einen besonderen Aufbau ihrer Moleküle charakterisierte Luftaerosole. Daß durch eingeatmete Luftkerne auch die Haut Schaden nehmen kann, ist nicht mehr zu bestreiten. Mitteilungen darüber, daß in den Organismus gelangte Aerosole bei irgendwelchen Hautleiden sich im Gegensatz dazu auch einmal als heilkräftig erweisen, stehen allerdings bisher noch aus.

Die zweite, weit größere Angriffsfläche für die verschiedenen Wetterelemente bzw. Wetterfaktoren bietet *die den Körper nach außen hin abgrenzende Haut*. Es wäre abwegig, hier Belege für deren Organcharakter zu erbringen. Diesen verrät schon im Gewebsfeinschnitt der kunstvolle strukturelle und architektonische Aufbau der Epidermis mit ihrem Reichtum an ausdifferenzierten, zu speziellen Leistungen bereiten Parenchymzellen. Viele von ihnen sind im Rahmen der zahllosen in der Haut vorhandenen Drüsen auch zur Drüsenarbeit befähigt. Und die unter der Epidermis gelegene, diese stützende und ernährende mesenchymale Gewebsschicht beherbergt ein ausgedehntes, sich in feinste Capillaren aufsplitterndes, mit einem Heer von Anastomosen ausgestattetes und bestens mit arterio-venösen Absicherungen bedachtes Gefäßsystem. Es ist das große Verdienst von Gottron, immer wieder auf die besondere Bedeutung gerade der in die Haut eingebauten Endstrombahnen und deren Funktionsweise hingewiesen zu haben. Sehr beeindruckt auch der Reichtum der Haut an nervalen Gebilden. Schon die im Corium anzutreffenden Blutbahnen sind von einem dichten Nervengeflecht umgeben. Dieses steuert durch Weiter- oder Engerstellung der Arteriolen und der Capillaren nicht nur die Blutversorgung der Haut, sondern nimmt auch maßgeblichen Einfluß auf den Blutkreislauf im Körperinnern und nicht zuletzt auf die Tätigkeit des Herzens. Überall in der Haut, im Corium und selbst zwischen den Deckepithelien, finden sich sensible Fasern und besonders geformte Nervenendapparate. Als Außen- und Grenzorgan ist die Haut ein hochentwickeltes Sinnesorgan, Als solches unterhält sie, ähnlich wie die ontogenetisch durch epidermale Einstülpungen entstandenen Augen bzw. die denselben

Entwicklungsgang aufweisenden Ohren, höchst innige Beziehungen zur Außenwelt. Wie die anderen Sinnesorgane orientiert auch sie den Organismus darüber, was in der Biosphäre geschieht und was ihm vielleicht Schaden bringen kann. Das aber geht nur auf dem Wege funktioneller, sich in der Haut oder nach Weiterleitung sich auch in anderen Bezirken des Körpers abspielender Veränderungen vor sich. Der Mensch empfindet nicht etwa die Außenwelt. Er registriert vielmehr die durch die von außen kommenden Reize im Organismus in bestimmten Zellen ausgelösten Erscheinungen. Zu solchen kommt es vielfach schon über den auch der Haut eigenen, nicht an die Vermittlung von Synapsen gebundenen Axonreflex.

Von größerer Bedeutung ist aber die Tatsache, daß die Haut durch ein gewaltiges Netz von Nervenbahnen mit allen möglichen Stellen des Organismus, besonders aber mit den Zentren der höchsten Nerventätigkeit, laufend in Verbindung steht. Auf diese Weise bestehen überaus enge Beziehungen zwischen der Haut und den verschiedensten, im Körperinnern liegenden Organen bzw. Organsystemen. Schon vor Jahrzehnten hat Head höchst eindrucksvoll dargelegt, daß sich infolge dieser Gegebenheiten manche viscerale Störungen oftmals in den für den betreffenden Körperbereich zuständigen Dermatomen bemerkbar machen. Umgekehrt lassen sich aber auch durch die Verabfolgung verschiedenartiger äußerer Reize auf solche Hautsegmente rückläufig intern zur Entwicklung gekommene Anomalien erfolgreich beeinflussen. Das geht aus den mit der Physiotherapie gemachten Erfahrungen tausendfältig hervor. Übrigens hat Gottron aus dermatologischer Sicht ausgiebig und sehr aufschlußreich über die Headschen Zonen und ihre hautärztliche Bewertung berichtet. Auf alle Fälle steht fest, daß auch von der Haut aus auf die Atmung, auf Herz und Kreislauf, auf die Verdauung, auf das Inkretorium, auf den Wärme- und Wasserhaushalt, auf den Stoffwechsel und auf anderes mehr in fühlbarer und in sich als heilsam erweisender Form eingewirkt werden kann, und daß dies nicht zuletzt wieder dem Hautorgan und seiner Funktionstüchtigkeit zugute kommt.

Die zuvor schon besprochenen Luftbeimengungen können ebenso wie im Atemtrakt auch an der Hautoberfläche aktiv werden. Einen Beweis für die letztgenannte Möglichkeit liefern die bei manchen Ekzematikern auf diese Weise zustandekommenden Juckanfälle. Auch für die Haut ist eben der Aerosolgehalt der Luft von einer gewissen Bedeutung. Angenehm wird von der Haut meist die an maritimen Kondensationskernen so reiche Luft am oder auf dem Meer empfunden. Eine Rolle spielt hier vielleicht auch der Wasserdampfgehalt der Atmosphäre. Relative Feuchten von etwa 70% vermitteln erfahrungsgemäß das Gefühl der Behaglichkeit. Dieses macht sich in einem solchen Falle auch an der Haut mehr oder weniger deutlich bemerkbar.

Das Hautorgan des Menschen steht in besonders hohem Maße im *Einflußbereich der in der erdnahen Atmosphäre vorhandenen Strahlen*. Um die biologisch wenig wirksamen Strahlenarten vorwegzunehmen, sei mitgeteilt, daß die durch Exhalation des Erdbodens in der Luft vorhandene *Radioaktivität*, normale Verhältnisse vorausgesetzt, nur geringe Grade erreicht. Die atmosphärische Radioaktivität ist deshalb zu schwach, um im Organismus nachweisbare Reaktionen auszulösen. — Dasselbe gilt für *die atmosphärische Hochfrequenzstrahlung*. Es ist denkbar, daß sie durch ihre Impulse manche Lebensvorgänge beeinflußt. Allerdings entfaltet die Körperoberfläche eine gewisse Schirmwirkung gegen sie. Das verbietet jedoch nicht die Annahme, daß sehr empfindliche Nerventeile in der Haut doch auf besonders intensive Strahlenstöße ansprechen und dann das vegetative Nervensystem mehr oder weniger stark in Erregung versetzen (Sundermann, 1954). Eine befriedigende Beweisführung über ein solches Vorkommnis steht jedoch noch aus.

Die überallher aus dem Weltraum zur Erdoberfläche kommenden *kosmischen Strahlen* durchdringen auch den menschlichen Organismus pausenlos. Wie Untersuchungen im Pflanzen- und im Tierreich ergeben haben, besitzen sie tatsächlich eine gewisse biologische Wirkung (J. Eugster, 1940, 1955; Tzschaschel, Knöll und Bergter, 1954). Vieles auf diesem Gebiet harrt indessen noch der Klärung. Zumindest hat sich der Mensch der kosmischen Strahlung bestens angepaßt. Vielleicht können aber die bei der kosmischen Strahlung in unterschiedlicher Stärke auftretenden Strahlenschauer doch einen gewissen Einfluß auf den Organismus ausüben. Bisher fehlen jedoch auch hier verwertbare Daten.

Von ganz anderer, ungleich größerer biologischer Bedeutung ist das von der Sonne emittierte und zur Erdoberfläche gelangende Strahlengemisch.

Am wirksamsten ist hier das UV.

Nur die davon von der Haut tatsächlich absorbierte Strahlenmenge entfaltet aber ihre spezifischen Wirkungen. Die Quanten (Photonen) des UV sind — etwa im Vergleich mit denen der Röntgenstrahlen — relativ energiearm. Das UV wird übrigens nur zu einem geringen Teil von der Haut reflektiert, unterhalb 300 nm sind es lediglich 5—7%. Ein Teil wird schon in der Hornschicht absorbiert. Nur die über 300 nm liegenden Wellenlängen dringen bis zur untersten Schicht der Epidermis vor. Sie werden dann dort beim weißhäutigen Menschen durch das in der Keimschicht mehr oder weniger stark angehäufte Pigment abgeschwächt. Eine weitaus beachtlichere Intensitätsminderung erfolgt beim schwarzhäutigen Menschen. Bei diesem wird ja schon in den über dem stratum basale gelegenen Hautschichten Melanin angetroffen. Nun zeigt speziell das menschliche Eiweiß eine sehr hohe Bereitschaft zur UV-Absorption. Die unmittelbar oder doch durch Streuung an ihm zur Wirkung gelangenden Strahlen verändern die Eiweiß- und die Desoxyribonucleinsäurelösungen. Das erfolgt auf dem Wege der „Anregung“. Zu dieser kommt es dadurch, daß ein Photon oder auch mehrere Photone von einem Atom aufgenommen und nun Elektronen der äußeren Schale auf ein höheres Energieniveau gehoben werden. Die „Anregung“ macht sich natürlich auch am zuständigen Molekül bemerkbar und ermöglicht diesem jetzt die Beteiligung an fotochemischen Umsetzungen.

Kleine Strahlenmengen haben eine stimulierende Wirkung. Wird indessen die Schwellendosis überschritten, dann kommt es zu immer offensichtlicher werdenden entzündlichen bzw. destruktiven Vorgängen. Sie sind durch eine mehr oder weniger starke Denaturierung der eiweißhaltigen Substrate charakterisiert. Möglicherweise spielt dabei auch eine oxydative Spaltung der Eiweißmoleküle eine Rolle. Wie dem auch sei, in solchen Fällen sind dann meist schon an den Grenzflächen der betreffenden Zellen Abwegigkeiten festzustellen. Anfänglich bestehen diese in Membranabdichtungen. Bald aber resultiert eine Membranauflockerung. In der Zelle selbst kommt es zu Konglomerierung und zu Ausflockungen, zu Inaktivierung von Nucleinsäuren, zu Kernpyknose und zu Vacuolenbildung (Rajewsky, 1938). Diese Kern- und Plasmaschädigung kann den Untergang oberflächlicher, aber auch tieferer Epithelschichten bedeuten. Die dabei auftretenden Zerfallsprodukte, speziell die so gebildeten bzw. freigesetzten gefäßaktiven Stoffe (Rottier und Mullink, 1952) diffundieren in die benachbarte Lederhaut. Übrigens wird unter der Einwirkung von UV-Strahlen Histamin anscheinend abgebaut. Demgegenüber wird unter ihrer Einflußnahme Serotonin gebildet. Dieses ist bei der sich nun an der bestrahlten Stelle entwickelnden Entzündung nach unserem derzeitigen Wissen wohl von größerer Bedeutung als das Histamin. Die Manifestation der im Anschluß an eine überschwellige Bestrahlung nach einer Latenzzeit von etwa 3 Std unter reaktiver Temperatursteigerung unterschiedlich starken Gewebsalteration ist das mehr oder weniger hochgradige UV-Erythem. Es ist durch Gefäßerweiterung, Ödem und eine geringfügige Leukocyten-Emigration charakterisiert. Nach seinem Schwinden zeigt die Haut in den den Strahlenreizen ausgesetzt gewesenen Bezirken je nach ihrem Vermögen zur Melaninproduktion eine sekundäre, also indirekte, spät zur Manifestation kommende, dunkelbraune Hyperpigmentation.

Bei einer Bestrahlung mit UVA tritt eine solche, nun aber durch einen mehr rötlichbraunen Farbton charakterisierte Hautverfärbung sofort und ohne eine ihr etwa vorausgegangene Rötung, also primär, demnach direkt in Erscheinung. Dieser liegt jedoch anscheinend keine Neubildung von Melanin, sondern lediglich eine Verstärkung von bereits vorhandenem und sich nun als augenfälliger erweisendem Pigmentfarbstoff zugrunde. Vielleicht handelt es sich auch um ein oxydatives Dunklerwerden farblosen Promelanins. Notwendig ist nämlich bei dieser rötlich-braunen Dyschromasie die Mitwirkung von Blutsauerstoff. So tritt bei künstlicher Behinderung der Hautdurchblutung die Verfärbung nicht ein (Henschke, 1939). Schon hieraus aber ist auf Korrelationen zwischen Strahlenreizen und der Blutzusammensetzung zu schließen. Noch deutlicher wird die durch UVA verursachte Bräunung durch eine kurz nach der Bestrahlung erfolgende lokale Kälteeinwirkung (Schulz, 1951). Im Gegensatz zu der sekundären Hyperpigmentierung ist die zuletzt erörterte Verfärbung viel beständiger. Oft ist sie noch Monate nach der sie verursachenden UV-Bestrahlung sichtbar.

Der Reagibilitätsgrad der Haut gegenüber UV-Strahlen ist schon topisch, also schon regionär recht unterschiedlich. So sind die Beugeseiten empfindlicher als die Streckseiten, der Rücken ist ansprechbarer als die Extremitäten, Brust und Bauch wieder sind sensibler als der Rücken (Ellinger, 1930; Schall, 1930). Das schon im täglichen Leben immer wieder Strahlen ausgesetzte Gesicht zeigt aus gleich noch näher zu erörternden Gründen UV gegenüber meist einen deutlich erhöhten Schwellenwert. Somit erstreckt sich die Reagibilitätsabnahme vom Körperzentrum zu den Extremitäten hin (Ishii, 1954a).

Ferner ist die UV-Empfindlichkeit intraindividuellen Schwankungen unterworfen. So liegt bei den meisten Menschen das Maximum der Erythembereitschaft im Frühjahr (Wucherpfennig, Ehring und Heite, 1953; Ishii, 1954a). Dazu trägt mit hoher Wahrscheinlichkeit die gerade in dieser Zeit in besonderer Aktivität befindliche Hypophyse mit bei. Sie stimuliert die Thyreoidea. Diese aber wird als das Stellwerk der Lichtempfindlichkeit bezeichnet. Aber auch sonst zeigt die Strahlenempfindlichkeit Beziehungen zum hormonellen Geschehen. Sie ist kurz vor und kurz nach der Menstruation gesteigert (Dieterich, 1927; Guthmann und Nagel, 1933; Manstein, 1949). Ferner erhöht sich in der Gravidität vom 2. Monat an die Erythembereitschaft und erreicht erst im Wochenbett wieder normale Werte (Dieterich, 1927; Ellinger, 1934b; Manstein, 1949). Durch Amenorrhoe und durch Entfernung der Eierstöcke wird die Erythemschwelle herabgesetzt (Manstein, 1949).

Weiter ist die Erythembereitschaft, auch der Verlauf der Erythemwirkungskurve von Individuum zu Individuum verschieden. Das weibliche Geschlecht soll dem männlichen gegenüber strahlenempfindlicher sein, eine Behauptung, die aber auch bestritten wird (WUCHERPFENNIG, EHRING und HEITE, 1953; ISHII, 1954a).

Ferner spielt auch das Lebensalter eine Rolle. Bewertet man die Lebensperiode vom 20.—50. Lebensjahr mit 100%, so zeigt die Lichtempfindlichkeit in der Kindheit (6—12 Jahre) die Prozentziffer 50, während und nach der Pubertät (13—19 Jahre) die Prozentziffer 30 und im Rückbildungs- und Greisenalter die Prozentziffer 65 (ELLINGER, 1932a). Indessen liegen auch hier seitens anderer Autoren davon abweichende Feststellungen vor (WUCHERPFENNIG, 1931a u. b; SAIDMANN, 1932).

Auch über die diesbezügliche Bedeutung der unterschiedlichen Haut- bzw. Haarfarbe wird noch immer diskutiert. Blonde, meist auch „Sommersprossen" bildende, eine helle Hautfarbe aufweisende Personen besitzen brünetten, mit einer braunen Hautfarbe ausgestatteten Personen gegenüber eine offensichtlich erhöhte Erythembereitschaft. Zumindest fehlt Menschen mit herabgeminderter Fähigkeit zur Pigmentproduktion der braune Sonnenschirm (K. LINSER u. KROPATSCH, 1926). Bei ihnen wird also die bis zum stratum basale vordringende Strahlenmenge dort nicht abgefangen bzw. geschwächt. Die Folge ist die zu entzündlichen Vorgängen führende Alteration des Papillarkörpers. Demgegenüber ist, wie schon angedeutet, beim Neger wegen der bei diesem zu beobachtenden breiten Pigmentdurchsetzung der ganzen Epidermis dessen UV-Empfindlichkeit deutlich herabgesetzt.

Die in der Epidermis zur Auswirkung gelangenden UV-Reize verursachen dort eine das normale Maß übersteigende Zellneubildung. Diese führt im Bestrahlungsgebiet zu einer flächigen Acanthose und zu einer diffusen Verbreiterung des stratum corneum. Das aber bedeutet verstärkten keratoplastischen Ausbau der im Deckepithel vorhandenen Schutzbarrieren. Die Haut sichert sich also auf eine so einfache und natürliche Weise gegen überstarke Strahlenreize. Sie tut das über den Weg der Anpassung bzw. der Gewöhnung. Nach PERTHES (1924) führen Vorbestrahlungen schon in wenigen Tagen zu einer „Lichtimmunität". K. LINSER und KROPATSCH (1926) sprechen hier von einer durch UV-Strahlen erzeugbaren, stets mehrere Monate anhaltenden „Desensibilisation" der Haut gegen weitere derartige Strahlenreize. MIESCHER hat dann später den Begriff der „Lichtschwiele" geprägt. Und tatsächlich steht die Erythembereitschaft gegenüber UV-Strahlen im umgekehrten Verhältnis zu der reaktiv und im unspezifischen Abwehrmechanismus zur Entwicklung kommenden Hornschichtdicke. Durch eine tägliche, vorsichtige, eine sichtbare Hautrötung umgehende Sonnenbestrahlung läßt sich so die anfängliche Erythemschwellenzeit verdoppeln oder gar verdreifachen (SCHULZE, 1952). Das „Hornlager" ist demnach der Sonnenschirm für die Epidermis, die im stratum basale befindliche Pigmentanhäufung der Sonnenschirm für das Corium und für den dort befindlichen Papillarkörper. Übrigens kommt es nach Abbruch der Bestrahlungen im Verlaufe der folgenden 8—12 Wochen wieder zur „Entwöhnung". In der genannten Zeitspanne erfolgt der Abbau der einst durch die UV-Strahlenreize geschaffenen Lichtschwiele.

UV-Reize beschleunigen manche der sich in der Haut abspielenden Oxydations- und Reduktionsvorgänge um ein Vielfaches. So katalysieren sie das von den Haut-Thiolen unterhaltene Redoxsystem. Gerade im Integument finden sich in großer Zahl bereitwillig Wasserstoff abgebende und so stark reduzierende Sulfhydrilkörper. Genannt seien hier nur Glutathion und Cystein. Sie werden durch UV-Einwirkung in diesem ihrem Vermögen in erheblicher Weise gefördert und dabei in reversibler Form zu SS-Verbindungen oxydiert. Dieses Geschehen aber soll die Bildung des stratum corneum erleichtern. Es würde dann auch der Schadenabwehr dienen, eine Vermutung, die allerdings SPIER und v. CANEGHEM (1957) nicht teilen. Sicher wird aber auf dem genannten Weg zumindest die Pigmentproduktion in positivem Sinne beeinflußt (WELS, 1944; ROTHMAN, 1952). Ohne hier die komplizierten Vorgänge bei der Melaninsynthese näher zu erörtern, sei kurz darauf hingewiesen, daß in der Haut nur beim Vorhandensein kupferhaltiger Oxydasen die Umwandlung der auf dem Blutweg in sie gelangenden oder vielleicht in ihr selbst gebildeten Chromogene in Farbstoffe erfolgt. Der durch Einwirkung von UV-Strahlen verursachte Rückgang von SH-Gruppen bzw. ihre Oxydation zu SS-Verbindungen führt zur Freisetzung der hierzu als Katalysatoren benötigten Phenolasen. Das aber heißt, daß UV-Reize — die Fähigkeit der Epidermis zur normalen Pigmentbildung vorausgesetzt — in hohem Maße den Melaninaufbau erleichtern. — Weiter entfalten Sulfhydrile bei eventuellem Vorhandensein toxischer Metallösungen im Gewebe eine entgiftungsfördernde Wirkung (URBAN, 1947, 1954). Diese wird durch UV-Strahlen gleichfalls verstärkt. — In ähnlicher Weise soll die Fähigkeit der SH-Körper, mit dem Blutstrom in die Haut gelangende Abderhaldensche Abwehrproteinasen zu aktivieren, durch Strahlenreize eine Anregung bzw. eine Unterstützung erfahren (WELS, 1944). Vermutet wird das auch für die Urease, für die Sexualhormone und schließlich für die eiweißspaltenden Fermente Papain und Kathepsin (WELS, 1944).

Große Bedeutung kommt der im Hautorgan erfolgenden Fotosynthese von Vitamin D zu. Durch Einwirkung von UV in unter 310 nm liegenden Wellenlängen auf die Haut wird das vom menschlichen Organismus selbst synthetisierte 7-Dehydrocholesterin aktiviert.

Dieses Pro-Vitamin geht dann unter molekularer Umformung in Vitamin D_3 über. Letzteres aber steuert den Calcium-Phosphatstoffwechsel und fördert den Kalkansatz. Mit dem genannten Wirkstoff läßt sich die Rachitis nicht nur ausheilen, sondern auch verhüten. Überdies wirkt Vitamin D_3 bei Hypocalcämie auch antitetanisch.

Die durch UV-Strahlen katalysierbaren Wirkungen der Hautthiole dienen anscheinend auch der Stabilisierung nicht nur von Vitamin D, sondern auch der Vitamine A, C und E. Weiter soll auf demselben Weg die Reduktion von dreiwertigem Eisen zu zweiwertigem Eisen beschleunigt werden. Das alles aber besagt, daß die in die Epidermis gelangenden und dort aufgenommenen UV-Strahlen nicht nur am Ort der Absorption bzw. der Streuung aktiv werden, sondern im Organismus auch Fernwirkungen entfalten. Mit Erfolg werden deshalb in der Heilkunde sowohl die lokalen als auch die allgemeinen Strahlenreaktionen genutzt. Sie zeigen übrigens gewisse Parallelen zur unspezifischen Eiweißtherapie.

Demgegenüber ist *das sichtbare, im Spektralbereich zwischen 400 nm und 760 nm gelegene Licht* nur an ganz wenigen solcher Stoffwechselbeeinflussungen mit beteiligt. Ein hoher Prozentsatz seiner auf die Haut auftreffenden Anteile wird reflektiert. Je nach Wellenlänge erreicht die Prozentziffer hierfür bis an die Zahl 70 herankommende Werte. Was die Eindringtiefe in die Haut gerade für diesen Spektralbereich anbelangt, kommt die Strahlung von etwa 400 nm bis zu den Capillaren des Papillarkörpers, während die Strahlung von 550 nm demgegenüber schon bis zu den größeren, in der Tiefe der Haut gelegenen Gefäße vordringt. Das Absorptionsvermögen des Melanins wächst in Richtung des langwelligen Strahlenbereiches. Auch werden Strahlenanteile des sichtbaren Lichtes sowohl durch oxydiertes als auch durch reduziertes Hämoglobin aufgenommen und zurückgehalten.

Sichtbares Licht entfaltet in der Haut fast ausschließlich unspezifische Wirkungen. Es erzeugt Wärme. Wie erwähnt, ist seine Fähigkeit zu echter Fotosynthese in der Haut gering. Die ihm innewohnende Quantengröße reicht nicht aus, um in der Epidermis bzw. im Corium organische Verbindungen zustandezubringen. Nur wenige der dort befindlichen Atome bzw. Moleküle absorbieren Strahlen aus einem solchen Wellenbereich. Und die, die es tun, gehören eigentlich nur Fermenten an. So soll Licht (im blauen Spektrum) aktivierend auf das Warburgsche Atmungsferment wirken, soll also die in den Zellen enthaltene Cytochromoxydase stimulieren. Wie man weiß ,steuert diese die in den Zellen durch die Sauerstoffüberträger in Gang kommenden Oxydationsabläufe. Ganz anders verhalten sich demgegenüber die Augen und die in ihnen vorhandenen, speziell auf das sichtbare Licht abgestimmten Receptoren. Sie ermöglichen durch Vermittlung solcher Lichtreize an die entsprechenden Reglersysteme sehr spezifische, sich an verschiedenen Stellen des Körpers bemerkbar machende Wirkungen. Gerade der Mensch ist ja in hohem Maße optisch orientiert (Schliephake, 1943). Nicht von ungefähr ist der vegetative Anteil der Sehbahn in funktioneller Hinsicht so eng mit der Hypophyse verbunden. Die in dem genannten Wellenbereich die Augen treffenden Lichtreize verursachen eine corticotrope Anregung der Hypophyse. Eine solche ist nach der im Dunkel der Nacht verbrachten Ruhe beim normal reagierenden Menschen als Folge des allmorgendlichen Lichteinfalles zumindest am Rückgang der Bluteosinophilen festzustellen. Schon eine geringe Lichtmenge genügt zur Auslösung dieses Vorganges (Radnot und Török, 1957). Er erreicht etwa 3 Std später seinen Höchstwert. Dann allerdings kommt es zu Gegenregulationen. Übrigens gibt die durch die Einwirkung des Tageslichtes auf die Augen aktivierte Hypophyse, wie nicht anders zu erwarten, Impulse an die Nebennierenrinde, ferner an die Gonaden. Auf einem solchen Wege läßt sich tierexperimentell die Entwicklung der Keimdrüsen beschleunigen und der Oestrus steigern (Strobel und Dorschner, 1956). Bei Ratten führt Dauerlicht unter zunehmender Cyclusverkürzung schließlich zu Dauerbrunst (Jöchle, 1956b). Beim Menschen wird durch das von den Augen aufgenommene Tageslicht die 17-Ketosteroidausscheidung beeinflußt (Halberg, 1953), ferner die Bildung des follikelstimulierenden Hormons verstärkt. Auf diese Weise erfolgen selbst auf Stoffwechselvorgänge unverkennbare Eingriffe. Schließlich nehmen die vom Tageslicht ausgehenden, von den dem Lichtsinn dienenden Receptoren der Augen aufgenommenen und weitergeleiteten Reize, wie weiter unten noch näher ausgeführt wird, auch an der rhythmischen vegetativen Gesamtumschaltung teil. Und dies alles trotz der recht energiearmen Quanten des sichtbaren Lichtes.

Noch diskreter sind die vom absorbierten *infraroten Licht* abgegebenen Energiebeträge. Je nach dessen Eindringungsvermögen in die Haut spricht man bei dem Wellenbereich von 760—1500 nm vom kurzwelligen Infrarot (IRA), bei dem Wellenbereich von 1500—3000 nm vom mittelwelligen Infrarot (IRB) und bei dem sich über 3000 nm erstreckenden Wellenbereich vom langwelligen Infrarot (IRC). Das IRA ist besonders stark im Sonnenspektrum vertreten, während das IRB und das IRC vorwiegend in der an der Erdoberfläche erfolgenden Reflexstrahlung bzw. in der besonders von Wolken ausgehenden Gegenstrahlung enthalten sind. Die kurzwelligen infraroten Strahlen dringen am tiefsten in die Haut ein; sie gelangen größtenteils bis zum Papillarkörper, manche sogar in die Subcutis (H. Pfleiderer und K. Büttner, 1940). Die Absorptionszahl der Haut liegt hier je nach ihrem Pigmentgehalt beim Weißen zwischen 0,55—0,7, beim Neger zwischen 0,81 und 0,84 (H. F. Blum, 1945). Dabei wird der genannte Strahlenbereich durch 0,2 mm Gewebe um die Hälfte geschwächt (HENSCHKE, 1939). Im Gegensatz dazu sind die mittelwelligen und auch die langwelligen infraroten Strahlen nicht in der Lage, die Hornschicht zu überwinden. In dieser werden allerdings 95% absorbiert und demnach nur 5% reflektiert. Das gilt zumindest für den zwischen 3000 und 60000 nm gelegenen Strahlenbereich.

Die Quanten infraroter Strahlen versetzen die von ihnen getroffenen Atome lediglich in Schwingungen. Das aber genügt nicht mehr für ein eventuelles Zustandebringen neuer organischer Verbindungen. Infrarote Strahlen allein können demnach keine fotochemischen Leistungen vollbringen. Sie scheinen demgegenüber aber eine direkte Wirkung auf das vegetative Nervennetz auszuüben (NÜCKEL, 1951; SCHREIBER und SPODE, 1954). So kommt es unter Glühlichtbädern zu einer Erregung des Sympathicus (MARCHIONINI und OTTENSTEIN, 1931). Diese ist durch Verschiebungen im Säure-, Basen-, Mineral-, Kohlenhydrat- und Lipoidstoffwechsel charakterisiert.

Sicher gehen die durch künstliche Strahlen zu erzeugenden biologischen Reaktionen keineswegs immer mit den Geschehnissen konform, die sich unter naturgegebenen Bedingungen, also unter der Einwirkung des im Sonnen- und Himmelslicht enthaltenen Strahlengemisches in der Haut und in anderen Bezirken des menschlichen Körpers abspielen. Man kann deshalb hier keinesfalls auf gewisse Vorbehalte verzichten. Hinzu kommt, daß die Einflußnahme der sich in der Biosphäre vorfindenden Strahlung auf den Organismus nicht nur in hohem Maße von der je nach Wellenbereich höchst unterschiedlichen Durchlässigkeitsbereitschaft der Haut abhängt, sondern außerdem stets noch mit einem Komplex weiterer, ganz andersartiger wetter- bzw. klimabedingter Faktoren verkettet ist. Alles das aber verhindert scharfe analytische Aussagen und Abgrenzungen. Und dennoch sind trotz solcher Einschränkungen viele der mit künstlichen Strahlern gemachten Beobachtungen und der so gewonnenen Erkenntnisse zumindest in gewissem Umfange richtungweisend.

Sichtbar wird die *Möglichkeit von Kombinationswirkungen* schon an der zuvor mitgeteilten Tatsache, wonach die durch UVA verursachte Bräunung sich durch eine gleichzeitige oder doch unmittelbar auf die Bestrahlung erfolgende Kälteapplikation (SCHULZ, 1951) auffällig verstärken ließ. Weiter wird durch Infrarotbestrahlung der Haut sowohl deren Ansprechbarkeit auf UV-Strahlen als auch deren Beeinflußbarkeit durch sie verändert. So lassen sich schon bestimmte UV-Reaktionen durch eine Nachbestrahlung mit längerwelligem Licht abschwächen oder gar ganz verhindern. Bei dem Gebrauch von Luft- und Sonnenbädern aber bestehen schon durch die höchst variable, unterschiedlich starke Verflechtung von UVB und UVA, dem sichtbaren Licht und den verschiedenen Infrarotanteilen vielfältige solcher und ähnlicher Gegebenheiten. So tritt das UV-Erythem bei einer gleichzeitig mit der UV-Strahlung verabfolgten Infrarotbestrahlung in offensichtlich abgemilderter Form in Erscheinung (HELMKE, 1944; HELMKE und REISE, 1948). Ausschlaggebend ist vielfach die Koppelung ganz bestimmter UV-Bereiche an ganz bestimmte Infrarotanteile. So wird bei Kleinsäugern durch eine jeweils getrennt erfolgende UV-Strahlung und Infrarotbehandlung keine nennenswerte Beeinflussung des Stoffwechsels erzielt. Eine solche wird erst dann beobachtet, wenn unter 330 nm gelegenes UV mit über 3000 nm gelegenem Rotlicht kombiniert zur Anwendung kommt. Nur wenn also das richtige und optimale Verhältnis zwischen einem gewissen UV- und einem gewissen Infrarotbereich gegeben ist, sind demzufolge spezielle Strahlenwirkungen zu erwarten. Dabei werden diese Strahlenreize in der Haut genau wie andere Reize von nervalen Elementen aufgenommen, vom vegetativen Nervensystem weitergeleitet und in verschiedenen Körperbezirken verarbeitet. Zahlreiche, vom autonomen Nervensystem abhängige Funktionen werden auf diese Weise angesprochen. Unter anderem wurden in der geschilderten Art miteinander kombinierte Strahlenarten auch an vegetativ labilen Kranken ausgetestet. Es ergab sich, daß durch dieses Vorgehen nicht nur die verschiedenenorts gestörte vegetative Regulation, sondern auch die gerade bei solchen Patienten höchst ungenügende Kompensationsfähigkeit deutlich besserungsfähig ist (AMELUNG, 1962b). In einem besonders kontrastreichen Gegensatz zu den trotz aller experimentellen Vorversuche noch immer recht willkürlich gestalteten Strahlenartenverkoppelungen sind indessen die in der Biosphäre vorhandenen naturverbundenen Strahlengemische zu wesentlich qualifizierteren Leistungen befähigt. Sie in erster Linie sind von altersher dazu berufen, das Hautorgan in ganz besonderer Weise zu festigen und es in seinen Schutz- und Abwehrmaßnahmen zu stärken. Das aber ist die biologisch natürlichste und deshalb die beste Form der Krankheitsvorbeugung. Dabei ist, diese Einwirkungsmöglichkeit auf den menschlichen Organismus abschließend, noch herauszustellen, daß die Dermatophylaxie (E. HOFFMANN, 1937) nicht etwa nur nach außen, sondern, wie schon aus der bisherigen Darstellung hervorgeht, in hohem Maße auch nach innen gerichtet ist.

Die in der Haut fotochemisch nicht verwerteten und fotochemisch nicht verwertbaren Quanten werden dort *in erster Linie zur Wärmeerzeugung benutzt.* Sie stehen in einem direkten Verhältnis zum Energierückgang der Strahlung und zur Wellenlängenzunahme. Dabei kommt demnach, worauf oben schon kurz hingewiesen wurde, schon dem sichtbaren Licht eine gewisse Bedeutung zu. Besonders kräftige calorische Effekte liefert jedoch der

Infrarotbereich. Wird der Haut durch sichtbares Licht oder durch die hier noch wirkungsvolleren Infrarotstrahlen Wärme zugeführt, erhöht sich die Hauttemperatur. Diese calorische Zustandsänderung wird von den im Integument verankerten Thermoreceptoren registriert. Diese senden Impulse aus, sorgen so für das Zustandekommen des Wärmegefühls und veranlassen auf diesem Wege sich nun evtl. als notwendig erweisende Ausgleichsmaßnahmen. Solche werden schon vom Axonreflex in Gang gebracht. Er sorgt in der der Strahleneinwirkung ausgesetzten und durch sie wärmer gewordenen Haut für die nun kompensatorisch wichtige Gefäßerweiterung und Durchblutungssteigerung. Das sich so ohne Latenzzeit entwickelnde und auch die Bestrahlungsgrenzen überschreitende Wärmeerythem sichert während der Bestrahlungsdauer und selbst noch eine gewisse Zeit danach die zur Verhinderung einer körperlichen Überwärmung notwendige Wärmeabgabe. Diese erfolgt schon lokal durch Konvektion, durch Abstrahlung und durch Wasserverdunstung. Von Bedeutung ist dabei die Wärmeleitfähigkeit der Haut. Sie ist in einem solchen Falle schon calorisch erhöht. Die so durch thermisch wirkende Strahlen zustandekommende reaktive Durchblutungssteigerung führt aber nicht nur zu einer nur örtlichen Wärmeemission. Die zahlreichen, stets auch zentral weitergeleiteten Signale erleichtern den sie empfangenden übergeordneten Stellen, vornehmlich der dafür maßgeblichen autonom-nervösen Zentrale, die Gestaltung und die Steuerung der weiteren, sich unter solchen Gegebenheiten als zweckmäßig erweisenden Gegenregulationen. So werden vielfach diffuse Hautflächen zur Mithilfe am Wärmeausgleich herangezogen. Dabei sind als sog. konsensuelle Reaktionen reflektorische Fernwirkungen auf nicht den Strahlen ausgesetzt gewesene Hautbezirke (Keller, 1928; Dail und Morr, 1938; Dishoeck, 1942; Cooper und Kerslake, 1949) und selbst auf innere Organe (Kowarschik, 1953) zu beobachten. Besonders die auf Headsche Zonen auftreffenden Wärmestrahlen gestatten Eingriffe in viscerale Vorgänge (Molander, 1941). Schon das aber ist ein Hinweis dafür, daß die Sonnen- und die Himmelsstrahlung nicht nur Einfluß auf die Haut und deren Stoffwechsel, sondern auch auf das Körperinnere und die dortigen Funktionsabläufe nehmen. Allein durch die kurzwellige, besonders tief in die Haut eindringende IRA-Strahlung ist bei klarer Luft und bei hohem Sonnenstand ein Energieeinstrom in die Haut möglich, der das 4—5fache der im Körper selbst erfolgenden Wärmebildung betragen kann. Dieser Energiebetrag ist gegenüber dem weißhäutigen Menschen beim Neger sogar noch etwa 25% höher (Pfleiderer und Büttner, 1940; Adolph u. Mitarb., 1947). Alle die erwähnten, auf natürliche Weise in die Atmosphäre gelangten Infrarotanteile erfahren eine zuweilen recht beachtliche Verstärkung durch die Emissionen künstlicher Wärmespender.

Schon diese Hinweise aber unterstreichen die eminente, jetzt etwas ausführlicher zu besprechende *biologische Bedeutung der als ein besonderer Wetterfaktor fungierenden Lufttemperatur*. Sie ist einmal durch unterschiedlich hohe Wärmegrade, ein anderes Mal im Gegensatz dazu durch unterschiedlich hohe Kältegrade ausgezeichnet.

Übrigens gehört die Lufttemperatur genauso wie die in der Atmosphäre enthaltenen Strahlengemische zu den Wetterelementen, denen der Mensch entrinnen kann. Wie zuvor schon angedeutet, kann dieser die Lufttemperatur überdies künstlich steigern, aber auch abschwächen. Ferner ist er in der Lage, bei Kälteeinwirkung die Körperoberfläche durch Kleiderstoffe, die schlecht leitende Luftschichten bilden, vor allzu starker Abkühlung weitgehend zu schützen und so schon prophylaktisch unerwünschten Temperaturverlusten des Organismus zu begegnen.

Trotz solcher Möglichkeiten bleibt aber dem menschlichen Körper *die Auseinandersetzung mit der Umgebungstemperatur* nicht völlig erspart. Und das ist gut. Sich in physiologischen Grenzen bewegende Kälte- und Wärmereize sind ebenso wie die bereits geschilderte Einwirkung des die Erdoberfläche erreichenden Sonnenspektrums lebenswichtig. Leider hat die Domestikation zu ihrer oft in sträflicher Form festzustellenden Vernachlässigung geführt.

Der Mensch ist ein Warmblüter. Sein Körper ist auf eine ganz bestimmte Innen- bzw. Kerntemperatur eingestellt. Deshalb kommt er nie mit seiner Umgebung temperaturmäßig in ein Gleichgewicht. Die zum Leben notwendige Wärme verschafft sich der Organismus fast ausschließlich aus eigener Kraft bzw. in eigener Arbeit. Hierzu nutzt er die beachtliche Energien freisetzenden Stoffwechselvorgänge. Die sich bei diesen in großer Zahl abspielenden chemischen Umsetzungen werden die Wärmelieferanten. Die Stoffwechselgröße ist in erster Linie von der Nahrungsaufnahme, von der Nahrungszusammensetzung und von der mit Hilfe des eingeatmeten Sauerstoffs vor sich gehenden Oxydation der Nährmittel abhängig. Einfluß auf den Stoffwechsel nimmt überdies das Inkretorium und seine Tätigkeit. Eine Rolle spielen weiterhin das Ausmaß der körperlichen Arbeit, in gewisser Weise auch das Geschlecht, ferner die Körpergröße und auch das Alter. Selbst bei absoluter Körperruhe und in nüchternem Zustand ist bei einer Umgebungstemperatur von etwa 20° C die Wärmeproduktion noch immer relativ hoch. Das demonstriert der an ganz bestimmte Bedingungen geknüpfte Grundumsatz, worauf sogleich nochmals zurückgekommen wird.

Nun liegt die Temperatur im Innern des Körpers, die sog. Kerntemperatur, normalerweise über der Temperatur der Körperoberfläche. Das aber bedingt einen Wärmestrom, der von der

Tiefe des Organismus zu dessen Peripherie fließt. Das Körpergewebe selbst beteiligt sich dabei nur zu einem kleinen Teil, und zwar durch Wärmeleitung. Die Hauptleistung an dem durch das Temperaturgefälle unterhaltenen Wärmetransport verrichtet vielmehr das Blut. Dies geschieht auf dem Wege der Konvektion. Dabei kommen der Herztätigkeit, dem Zustand des Blutkreislaufes, nicht zuletzt auch der Funktionstüchtigkeit der nicht umsonst stets in so großer Zahl vorhandenen Hautgefäße eine ganz besondere Bedeutung zu. Gerade die im Corium verlaufenden, sich den jeweiligen diesbezüglichen Forderungen anpassenden Arterien und Arteriolen, ihr präzises, von den sie begleitenden Nerven gesteuertes Reaktionsvermögen, ihre Einflußnahme auf die Strömungsgeschwindigkeit in den sich im Papillarkörper milliardenfach aufsplitternden Capillaren, der rechtzeitige Einsatz ihrer vielen Reserven erleichtern die zur Verhütung von Temperaturübersteigerungen im Körperinnern so notwendige Wärmeverfrachtung an die Körperoberfläche. Übrigens zeigt die hierzu genutzte Hautdurchblutung bei Bevorzugung der Acren topische, hier nicht näher zu erörternde Unterschiede. Die letzte Etappe des Wärmetransportes führt dann durch die Epidermis. Dieser erfolgt in diesem Falle, weil gar nicht anders möglich, ausschließlich durch Wärmeleitung.

Es ist vielleicht im Hinblick auf eventuelle, gefahrbringende Überforderungen auf dem Gebiete des nun zu besprechenden Wärmeentzuges durch die Biosphäre gar nicht unangebracht, daß die trockene und in den oberen Schichten überdies unterschiedlich stark verhornte Oberhaut eigentlich eine schlechte Wärmeleitfähigkeit besitzt. Wichtig ist demgegenüber die Tatsache, daß das Wärmeabgabevermögen bei Hautdurchfeuchtung ganz erheblich gesteigert wird.

Der eigentliche Wärmeaustausch des menschlichen Körpers mit der Umwelt erfolgt an den hierzu befähigten Grenzflächen des Organismus. Hier ist also neben der Haut auch noch der Atemtrakt mit zu berücksichtigen. Die Richtung des Wärmeaustausches wird einerseits durch die Temperatur dieser beiden lebenden Grenzflächen, andererseits durch die vielfach wechselnden, auch künstlich zu verändernden Wärmegrade der Biosphäre bestimmt. Nun ist der menschliche Körper der Außenwelt gegenüber eigentlich fast immer überheizt. Wärme ist eben der stete Begleiter aller aufbauenden und erhaltenden Lebensvorgänge. Ein Erwachsener von etwa 60 kg Körpergewicht produziert schon bei absoluter Ruhe und im Nüchternzustand Minute für Minute 1180 Calorien. Das aber entspricht einer Verdampfungswärme von etwa 2 g Wasser. Bei körperlicher Arbeit oder nach Nahrungszufuhr erhöht sich im gleichen Zeitraum die Wärmeproduktion gar auf 3000—4000 Calorien. So liefert der genannte Organismus im Laufe des Tages wenigstens 1,7 Millionen Calorien. Dabei müßte er sich in jeder Stunde um mehr als 1°C erwärmen. Da sich nun die genannte Wärmeerzeugung nicht ohne weiteres abschalten läßt, der Mensch aber homoiotherm ist, somit die Kerntemperatur physiologischerweise bestimmte Grade nicht überschreiten darf, ist der Organismus notgedrungen zu einer mehr oder weniger starken Wärmeabgabe gezwungen. Dabei sind gegen eine überstarke Abkühlung des Körpers Sicherungen eingebaut. Bei Kältereizen kontrahieren sich die Gefäße. Das ist bei ihrer enormen Verbreitung in der oftmals niedrigen Temperaturen ausgesetzten Haut schon ein bedeutender Schutz. Verstärkt wird er durch die eventuelle Ausbildung einer Cutis anserina. Weiter wirkt das Muskelzittern in ganz dem gleichen Sinne. Schließlich beugt eine erhöhte Wärmeproduktion im Innern des Körpers etwaigen größeren Gefahren vor, wenn seitens der Biosphäre noch gewisse Grenzwerte eingehalten werden. Dabei sorgt die bei Kältegraden sich automatisch verstärkende Atemtiefe unter Verbesserung der Lungenventilation für den zur zusätzlichen, den Stoffwechsel steigernden Verbrennung benötigten Sauerstoff. Schon das aber beweist, daß auch die Lufttemperatur enge Beziehungen zum Stoffwechselgeschehen im Organismus unterhält und befähigt ist, in stimulierender oder auch in dämpfender Form selbst in tief im Körperinnern sich abspielende Vorgänge einzugreifen.

Wie die äußere Wärmezufuhr erfolgt, wurde oben schon geschildert. Zur Wärmeabgabe besitzt der Körper verschiedene Möglichkeiten. So verläßt die eingeatmete Luft den Körper wärmer, als sie ihn erreichte. Sie trägt also einen gewissen Teil der überschüssigen Körperwärme mit hinaus. — Eine weitere Möglichkeit ist die von der Haut aus erfolgende Wärmeabgabe durch Leitung bzw. durch Konvektion. Für gewöhnlich nimmt sie nur ein bescheidenes Ausmaß an. Die Luft ist nämlich ein schlechter Wärmeleiter. Dies zeigt sich besonders an der dünnen Luft in höheren Gebirgslagen. Letztlich ist das einer der Gründe dafür, daß man im Hochgebirge selbst im Winter an windgeschützten Stellen ohne Gefahr für die Gesundheit die ganze Körperoberfläche wenigstens für eine gewisse Zeit der Lufteinwirkung aussetzen kann. Bei der Wärmeabgabe durch Leitung und Konvektion nehmen die unmittelbar über der Epidermis liegenden kälteren Luftschichten durch Kontakt die Temperatur der Körperoberfläche an. Sie erwärmen sich und steigen nun, von herabfließenden kühleren Luftschichten ersetzt, konvektiv aufwärts. Die auf diesem Wege erfolgende Wärmeabgabe wird überdies durch kühle oder kalte Winde verstärkt. Demgegenüber erhöhen warme oder heiße Winde die Hauttemperatur. Im Gegensatz zur Luft hat übrigens Wasser ein ungleich höheres Wärmeleitvermögen. Während eine Lufttemperatur von 18°C nicht als besonders kalt empfunden wird, wirkt sich der gleiche Temperaturgrad beim Wasser anders aus: Er wird als schon ausgesprochen kühl bezeichnet. Der Körper verliert nämlich bereits im Wasser mit noch 18°C viel Wärme. — Eine weitere Möglichkeit der Wärmeabgabe ist die Wärmeabstrahlung durch die Haut. Diese nimmt bei völliger Körperruhe die Spitzenstellung ein. Dabei ist das Emissionsvermögen der Haut für Strahlen recht hoch. Es weicht für die langwellige Wärmestrahlung zwischen 3000—6000 nm nur um etwa 5% von dem eines schwarzen Körpers ab. Die Emissionszahl für den genannten Wellenbereich beträgt im Durchschnitt 0,954. Das Abstrahlungsmaximum liegt bei 8000—10000 nm (K. BÜTTNER, 1938). Unter diesen Gegebenheiten gibt der Erwachsene im Nacktzustand von einem Umsatz von 2500 Calorien und bei einer Außentemperatur von 18—20°C etwa 1800 Calorien ab. Bei normaler Kleidung sind es noch immer etwa 1200 Calorien (REIN, 1956). — Das Prozentverhältnis der Wärmeabgabe durch Leitung und Konvektion zu dem der Wärmeabgabe durch Strahlung beträgt 35:62 (BÜTTNER, 1938) bzw. 27:73 (HARDY, 1949). Unter dem Einfluß bestimmter Wettervorgänge allerdings ändern sich diese Ziffern. So kann es bei bedecktem Himmel, auch bei starkem und kühlem Wind sogar zu einer Umkehr dieser Werte kommen. — Ferner ist eine besonders wichtige und sich geradezu als entscheidend erweisende Möglichkeit der Wärmeabgabe die passive und aktive Wasserausscheidung seitens der Haut. Das so an die Körperoberfläche gelangte bzw. an sie abgegebene Wasser verdunstet und entzieht dadurch dem Organismus Wärme. Werden doch beim Übergang von 1 g Wasser in Wasserdampf 590 Calorien verbraucht. Die Verdunstung des Wassers an der Körperoberfläche ist einmal vom Temperaturgefälle zwischen Haut und Luft abhängig. Sodann kommt dem unterschiedlich hohen atmosphärischen Wasserdampfdefizit eine besondere Bedeutung zu. Je mehr Wasserdampf der Luft im Hinblick auf ihren temperaturgebundenen Sättigungsgrad nämlich fehlt, desto leichter erfolgen die Verdunstung und die Aufnahme des dabei entstandenen Wasserdampfes durch die Atmosphäre. Nun ist der Teil der Luft, der unmittelbar dem Körper aufliegt und durch diesen aufgeheizt wird, stets wärmer als der darüber befindliche Atmosphärenanteil. Er ist deshalb, eben wegen seiner höheren Temperatur, selbst wenn atmosphärische Wasserdampfabsättigung bestehen sollte, stets noch zur Wasserdampfannahme bereit. Im engeren Grenzbereich Haut—Luft besteht immer ein Wasserdampfmangel. Der menschliche Körper gibt übrigens fast ununterbrochen Wasser ab. Laufend gelangt solches aus den Intercellularräumen der Epidermis oder infolge Diffusion durch das Deckepithel an die Hautoberfläche, wo nun die Verdunstung einsetzt. Auf diese Weise allein beträgt der Wasserverlust eines erwachsenen Menschen in 24 Std bei Körperruhe, einer Lufttemperatur von 20°C und einer 20%igen atmosphärischen Wasserdampfsättigung etwa 1200 g. Das aber entspricht einer Wärmeabgabe von 708000 Calorien. Dieser Wert wird bei einer relativen Luftfeuchtigkeit von 50—80% auf die Hälfte herabgesetzt (REIN, 1956). Neben dieser fortwährenden, wechselnd starken Perspiratio insensibilis dient das durch die ekkrine Schweißabsonderung zustandekommende „nasse“ Schwitzen ebenfalls dem Wärmeentzug durch Verdunstung und der Aufrechterhaltung der zur Gesunderhaltung des Organismus so wichtigen körperlichen Wärmebilanz. Hier liegt der kritische Temperaturbereich bei etwa 28°C der Außentemperatur (Y. KUNO, 1934). Bis dahin beteiligt sich von den drei genannten Möglichkeiten der Wärmeabgabe durch die Haut die Verdunstung mit ca. 25—30%. Sie wird aber beim normal bekleideten Menschen bei 29°C ungenügend. Beim nackten Menschen ist das bei 31°C der Fall. In den genannten Situationen setzt bei einer mittleren Hauttemperatur von 35°C als einem ebenfalls kritischen Punkt nunmehr zusätzlich zur Perspiratio insensibilis die Schweißsekretion ein. Für sie gibt es Prädilektionsstellen. Solche sind die Stirn, weiter die medialen Partien der Brust und die des Rückens, ferner die Kreuzbeingegend. Bei einer Außentemperatur von 36°C ist die Wärmeabgabe durch Wasserverdunstung ausschlaggebend. In einem solchen Falle versagt der die Haut durch Leitung und Konvektion, ferner durch Strahlung verlassende Wärmestrom. Beide Möglichkeiten der Wärmeabgabe verlieren gegenüber den diesbezüglichen Leistungen durch die Verdunstung jetzt jeglichen Wert. Übrigens ist für die Wärmeabgabe stets nur die tatsächlich in Wasserdampf überführte Schweißmenge von Bedeutung. Eine über und über mit Schweiß bedeckte Haut weist somit auf ein Mißverhältnis zwischen Schweißproduktion und der Verdunstungsgeschwindigkeit hin. Abtropfender, auch abgewischter Schweiß ist in jeder Hinsicht ein Verlust für das Wärmeregulierungsbemühen des Körpers. Wie schon angedeutet wurde, zeigt die Verdunstung deutliche Beziehungen zur Hauttemperatur. Erwärmung der feuchten Haut durch Sonnenstrahlen beschleunigt die Umwandlung von Wasser in Wasserdampf. Dabei ist auch der gerade vorherrschende Luftdruck von einer gewissen Bedeutung. Eine besondere Rolle aber spielt, um dies nochmals herauszustellen, der Wasserdampfsättigungsdruck an der Hautoberfläche. Speziell bei hoher Außentemperatur und bei der so meist auch gesteigerten Hauttemperatur gestattet, ein größeres atmosphärisches Wasserdampfdefizit vorausgesetzt, die in einem solchen Falle recht beachtliche Verdunstungskälte dem Organismus einen merklichen Wärmeausgleich und verhindert eine überstarke, ihm schadende Wärmebelastung (ASSMANN, 1963). Und doch kommt es, wenn mehr als 70% der Hautoberfläche unter „nassem“ Schweiß stehen, meist in zunehmender Weise zu Gefühlen der Bangigkeit und des Unbehagens. Bei einer Lufttemperatur von 40°C und mehr tritt das „Dampfschwitzen“ ein. Hierbei hinkt der Wassernachschub durch die Haut stark hinter der Verdunstung her. Auf der kaum noch nennenswert feucht werdenden Haut bildet sich jetzt eine Salzkruste. Trockenheiße Winde fördern diesen Vorgang.

Schon die auf dem Wege der Perspiratio insensibilis vor sich gehende Verdunstung, noch mehr aber die durch Schweißproduktion möglich werdende Überführung von Wasser in Wasserdampf, beeinflussen nicht nur die Wärmebilanz, sondern in deutlicher Weise auch den Wasserhaushalt. Das aber ist lebenswichtig. Und doch birgt diese Tatsache auch wieder gewisse Gefahren für den Organismus in sich. Sie treten auf beiden Gebieten dann auf, wenn der Körper durch atmosphärische Extremwerte in seinen Ausgleichsbemühungen überfordert wird. Das ist zumindest dann der Fall, wenn bei einer ausgesprochen hohen Lufttemperatur auch der Dampfdruck besonders hoch ist. Körperliche Störungen können auch dann eintreten, wenn, wie bereits angeführt, die Schweißproduktion mit einer trockenheißen Überhitzung des Organismus nicht Schritt halten kann. Schließlich ist eine Möglichkeit zur regulierenden Wärmeabgabe auch im Bewußtsein verankert. Der Mensch fühlt die Temperatur und da in erster Linie die Wärmeflußänderung. Wenn man die Hand in Wasser von 10°C steckt und danach in Wasser von 20°C bringt, fühlt sich das letztere warm an. Wenn man aber die Hand zuerst in Wasser von 30°C hält und nun die Hand wieder mit Wasser von 20°C zusammenbringt, fühlt sich das letztere nun kalt an. Die „gefühlte" Temperatur aber weist dem Menschen auch Wege zu selbständigem Handeln. Er wird an heißen, völlig windstillen und feuchtigkeitsgesättigten Tagen bei der Flucht in den Schatten dort nur Bangigkeit empfinden. Begibt er sich demgegenüber in einer solchen Wettersituation direkt an einen von der Sonne beschienenen Fleck, ist es ihm dort trotz des im Vergleich zum Schatten wesentlich stärkeren Wärmegefühls viel wohler. Jetzt ist er in einer nicht mehr völlig mit Wasserdampf abgesättigten Atmosphäre, kann somit Schweiß zum Verdunsten bringen und sich dadurch die ersehnte Abkühlung verschaffen.

Bei vielen der genannten Vorgänge spielt nämlich *die Abkühlungsgröße* eine sehr wichtige Rolle. Es ist dies die Wärmemenge, die ein bestimmter, eine Temperatur von 36,5°C aufweisender Körper unter der Einwirkung der Außentemperatur, der Luftfeuchtigkeit und der Luftbewegung, ferner der Ein- und Ausstrahlung in der Zeiteinheit abgibt. Sie wird je Quadratzentimeter und Sekunde in Milligrammcalorien angegeben. Aufschluß über die Abkühlungsgröße zu erhalten, ist bioklimatisch ein besonderes Anliegen. Deshalb hat man Meßapparate konstruiert, deren physikalische Eigenschaften denen der Haut nahekommen. Dabei erlaubt die Bestimmung der Abkühlungsgeschwindigkeit eines Meßkörpers von 36,5°C schon gewisse diesbezügliche Aussagen. Das Katathermometer zeigt die durch Leitung und Konvektion, ferner durch Abstrahlung zustandekommende Wärmeabgabe an. Wird dasselbe noch mit angefeuchtetem Stoff umhüllt, erfährt auch der Wärmeentzug durch Verdunstung die gebührende Berücksichtigung. Formeln zur Errechnung der auf diese Weise zu registrierenden Abkühlungsgröße wurden von Hill (1923), ferner von Weiss (1926) erarbeitet. Umgekehrt kann man sich auch durch die Ergründung der zur Aufrechterhaltung der Temperatur des 36,5°C warmen Meßkörpers benötigten Wärmemenge Aufschluß über die Abkühlungsgröße verschaffen. Das gestattet das Davoser Frigorimeter. Um Formeln für dieses Testverfahren hat sich Dorno (1928) bemüht. Der für solche Untersuchungen konstruierte Frigorigraph hat den Vorteil der fortlaufenden Registrierung (Pfleiderer, 1931; Pfleiderer und Büttner, 1940). Schließlich sei hier noch auf das Strömungscalorimeter (Hensel, 1951) und auf den Folienwärmestrommesser (Warmbt, 1960) hingewiesen. Beträgt die Abkühlungsgröße 0,02 Calorien, wirkt dies als unangenehm kalt. Die Abkühlungsgröße zwischen 0,015—0,02 Calorien wird noch als kalt, die zwischen 0,010—0,015 Calorien als leicht kühl, die zwischen 0,005—0,010 Calorien als angenehm und die zwischen 0,000—0,005 Calorien als unangenehm heiß empfunden (Mörikofer und Stahel, 1937).

In dem Bemühen, die individuell oftmals recht unterschiedlichen Reaktions- und Regulationsweisen des menschlichen Körpers auf äußere Temperaturreize zu erfassen, hat man natürlich auch *konstitutionelle Gegebenheiten* herangezogen. Bei der Vielfalt der menschlichen Reaktionsweisen, zuweilen auf ein und denselben Reiz, ist es wertvoll, zu einem Ordnungsprinzip zu kommen. Deshalb hat man unter Hervorhebung von Gegensätzen Leitbilder zu schaffen versucht. Dabei wurden gewöhnlich zwei einander diametral gegenüberstehende Idealgestalten entwickelt. Sie werden allerdings, wie man bald erkennen mußte, immer nur durch eine verhältnismäßig kleine Zahl von Außenseitern repräsentiert. Demgegenüber finden sich unter der nicht ohne weiteres so einreihbaren großen Masse zahllose indifferente Mischungen. Aber auch bei diesen interessieren zur ungefähren Charakterisierung der jeweiligen reaktiven Persönlichkeit zumindest die Größe der individuellen Abweichungen vom Durchschnitt der nicht Gruppierbaren und dabei besonders die Stärke des Hinneigens zu einem der beiden zur Diskussion gestellten Extreme. So spricht Klüken (1955) von einem akropoikilothermen Typ. Dessen acrale Hauttemperatur mit einem Maximum bei 20°C zeigt eine auffällig starke Abhängigkeit von der Umgebungstemperatur. Ihm gegenüber stellt er den akrohomoiothermen Typ. Dieser besitzt an den Acren stets eine erheblich höhere Wärmegrade aufweisende, von außen her aber weniger angreifbare Temperatur. Ihr Maximum liegt bei 32° C. Zwischen beiden Extremen aber pendelt der Akroemphitherme. WARMBT (1957) unterscheidet einmal einen Kälte-(=K-)Typ. Bei diesem ist an den Endgliedern die Temperatur meist auffällig niedrig. Die Haut gibt hier und auch anderwärts besonders leicht Wärme ab. Dagegen ist die Wiedererwärmungszeit fast immer verlängert. Alles das aber führt an der Körperoberfläche im Temperaturgang zu teilweise recht beachtlichen Schwankungen. Der von WARMBT (1957, 1960) davon abgegrenzte Wärme-(=W-)Typ zeigt ein umgekehrtes Verhalten. — In recht ähnlicher Aufschlüsselung trennt LAMPERT (1937) den mikrokinetischen, durch verzögerte, auch sichtlich schwache, dafür aber länger anhaltende Reaktionen charakterisierten A-Typ von einem makrokinetischen, durch rasche, starke, meist schnell wieder abklingende Reizbeantwortung hervorstechenden B-Typ. — Zur Charakterisierung der hierhergehörigen konstitutionellen Eigenschaften benutzt HEIDELMANN (1952) nach zuvor auf die Fingerspitzen verabfolgten Kältereizen die dort zu beobachtende Wiedererwärmungszeit. Dabei fand er einen Arteriolen-Constrictionstyp mit einer mittleren Wiedererwärmungszeit von mehr als 20 min und einen Arteriolen-Dilatationstyp mit einer mittleren Wiedererwärmungszeit von weniger als 10 min. Dazwischen liegt der Normaltyp. — Manches erinnert hier an den der Lehre von EPPINGER und HESS entstammenden Begriff der Vagotonie und der Sympathicotonie. Auch geht vieles in Richtung der seinerzeit von KRETSCHMER versuchten Klassifizierung der Reaktionsweisen nach dem Körperbau. Zumindest ergeben sich Parallelen einerseits zu seinen Leptosomen, andererseits zu seinem athletisch-pyknischen Personenkreis. Übrigens lehrt schon die tägliche Beobachtung, daß im Wärmeempfinden bereits die mehr oder weniger beträchtliche Dicke des subcutanen Fettgewebes eine Rolle spielt. Gerade die genannte Polsterung ist ein nicht zu übersehendes Moment für individuelle Unterschiede im Temperaturgefühl. Der Magere wird sich in besonderem Umfang durch Gefäßconstriction gegen Kälteeinwirkung zu schützen haben. Der in dieser Hinsicht eine ungleich bessere Isolation aufweisende Korpulente kann eher auf diese Schutzmaßnahme verzichten.

Der normal funktionierende Organismus besitzt zur Aufrechterhaltung der lebenswichtigen Wärmebilanz, die letztlich auch für die Zelltätigkeit, speziell für das celluläre Wirksamwerden der sehr temperaturabhängigen Fermente von eminenter Bedeutung ist, *einen auf das feinste entwickelten Regulationsmechanismus*.

Er bietet überraschende Vergleichsmöglichkeiten mit der jetzt in allen automatisierten Produktionsbetrieben immer vorrangiger behandelten und immer vollkommener gestalteten, die Herstellungsverfahren vor geradezu gigantische Umwälzungen führende sog. Regelungstechnik. Gefordert wird die Aufrechterhaltung einer ganz bestimmten Größe. Dieses bewirkt die Regelung. Sie besitzt Fühler. Auf dem Gebiet der Technik sind das Meßgeräte. Durch fortlaufende Messungen überwachen sie die Konstanz und fordern im Falle von Veränderungen durch Signalabgaben an die zentrale Aufsichtsstelle von dieser die notwendigen und die umgehenden Korrekturen. Voraussetzung hierfür ist ein in sich geschlossener Regelkreis. Regler halten in der Regelstrecke die Regelgröße auf dem Sollwert. Erfahren sie von durch irgendwelche Störgrößen verursachten Abweichungen, sorgen sie durch Gegenmaßnahmen, etwa durch Verstellung von in der Regelstrecke angebrachten Stellgliedern, für prompte Ausgleiche.

Erfreulicherweise verfügt der menschliche Organismus über eine ganze Reihe hervorragend entwickelter Regelungssysteme. Dabei erleichtert eine Vielzahl von Kontrollpunkten den jeweils hierfür zuständigen Zentralstellen bei evtl. auftretenden Abwegigkeiten die Einschaltung abstufbarer Funktionen. Sie werden in der Regelstrecke des betreffenden Regelkreises wirksam und dienen der Normalisierung.

Eindrucksvoll lassen sich speziell am Wärmehaushalt derartige, sich auch bioklimatisch als wichtig erweisende Regelungsvorgänge demonstrieren. Hier ist die Kerntemperatur im Innern des Körpers die so wichtige und ausschlaggebende Regelgröße. Sie wird mit allen hierfür zur Verfügung stehenden Mitteln nach Möglichkeit auf gleicher Höhe gehalten. Das beweisen schon die unter normalen Bedingungen stets recht einheitliche Werte ergebenden Rectalmessungen. Demgegenüber befindet sich die Hauttemperatur in offensichtlicher Abhängigkeit von Wettereinwirkungen. Hier werden die Umgebungstemperatur, die Luftfeuchtigkeit, die Luftbewegung und sonstige Wetterreize oftmals zu an der Körperoberfläche angreifenden, an ihr also aktiv werdenden Störgrößen. An der Haut zeigt die Temperatur mancherorts eine sich von 0° bis etwa 40° C erstreckende Schwankungsbreite. Besonders deutlich manifestiert sich dies an den distalen Bezirken der Gliedmaßen, betont an den Zehen. Demgegenüber liefert die Stirntemperatur relativ konstante Werte. Besteht in der Haut thermisches Gleichgewicht, ist dort in rhythmischer Folge bald Vasoconstriction, bald Vasodilatation zu beobachten. Diese physiologische Tonusänderung unterliegt der zentralen Aufsicht. Das die letztere garantierende Organ befindet sich als Temperaturregulationszentrum im Hypothalamus. Wird nun an der Peripherie irgendwie das thermische Gleichgewicht gestört, führen an dieser in größeren oder kleineren Hautbezirken etwaige atmosphärische Einwirkungen zu einer Überwärmung oder zu einer Unterkühlung, dann wird die Änderung der sich nun als Resonator erweisenden Hauttemperatur von den im Integument reichlich eingebauten Thermoreceptoren registriert. Es sind dies spontan-rhythmisch agierende Gebilde (HENSEL, 1952). Ihre Aktionsfrequenz ist durch Temperaturreize beeinflußbar. Registriert wird dabei auch der Temperaturwechsel und besonders die Änderungsgeschwindigkeit der Temperatur, also der zeitliche Differentialquotient. Übrigens verursachen thermische Reize zunächst stets eine überschießende Empfindung. Dieser folgt dann normalerweise bald die Erscheinung der Adaption. Die von den Thermoreceptoren ausgesandten, je nach Stärke, Art und Dauer der Reizung in der angedeuteten Weise rhythmisch abgewandelten Impulse veranlassen einmal in dem Störgebiet die Auslösung des Axonreflexes. Schon dieser aber gibt als eine ganz spezielle Absicherung den Auftakt zu den besonders bei plötzlichen Insulten notwendigen sofortigen Gegenregulationen. Sodann wird durch die weiteren, gleichzeitig von den Thermoreceptoren ausgehenden Impulse auch das Wärmezentrum benachrichtigt. Durch Wärmegrade des aus der Peripherie zurückströmenden Blutes erhält dieses nochmals Kenntnis von den abwegigen Vorkommnissen an der Körperoberfläche. Schließlich treten, damit hier ja nichts versäumt wird, auch die im Atemtrakt eingebauten Signalanlagen in gleicher Weise in Funktion. Von dem so wirklich vorbildlich und von mehreren Stellen aus orientierten zentralen Aufsichtsorgan aus kann nunmehr der Ausbau und die Steuerung aller sinnvollen, durch physikalische und durch chemische Vorgänge herbeiführbaren Ausgleichsmaßnahmen erfolgen. Dabei kommt dem Hautorgan eine ganz besondere Bedeutung zu. Je nach Sachlage wird selbst die Perspiratio insensibilis erhöht oder gedrosselt. Wenn nötig, treten die Schweißdrüsen mehr oder weniger stark in Funktion. Verändert wird überdies der Tonus der peripheren Gefäße. Sie werden je nach Bedarf entweder weiter oder auch enger gestellt. So wird letztlich von der Haut das eine Mal mehr, das andere Mal weniger oder kaum noch Wärme an die Umgebung abgegeben.

Die Dilatation oder Kontraktion der zahllosen, im Corium verlaufenden Gefäße beeinflußt natürlich auch die sonstige Blutverteilung im Organismus. Das wieder hat Auswirkungen auf die Pulsfrequenz und selbst auf das Minutenvolumen des Herzens. Auch die Muskulatur wird oftmals in die Ausgleichsmaßnahmen mit eingeschaltet. In den inneren Organen aber erfährt die Arbeitsintensität stets die erforderliche Umstellung. Der Stoffwechsel wird, je nach Zweckmäßigkeit, gesteigert oder gedrosselt. Kurz und gut, alle dem Organismus zur Verfügung stehenden Regelungsmöglichkeiten werden von einer autonom-nervalen Zentrale aus in der den Störgrößen angepaßten Form und Stärke zur Aufrechterhaltung der Regelgröße, also hier der lebenswichtigen physiologischen Kerntemperatur, eingeschaltet und im richtigen Ausmaß verwertet.

Abschließend seien hierzu noch einige kurze, bioklimatisch interessierende Feststellungen gemacht: Wenn bei hoher Umwelttemperatur eine Wärmeabgabe notwendig wird, erhöht sich automatisch die Perspiratio insensibilis. Überdies treten in mehr oder weniger großem Umfange die ekkrinen Schweißdrüsen in Funktion. Die Hautdurchblutung wird verstärkt. Dies ist besonders an den Acren zu beobachten. Demgegenüber verringert sich die Blutfülle in den Muskeln. Die Atmung wird flacher. Deutlich wird im Körperinnern die Wärmeproduktion eingeschränkt. In vielen Organen, vornehmlich aber in der Leber, sinkt der Blutgehalt. Hohe Umwelttemperatur drosselt den Stoffwechsel. Sie setzt den Grundumsatz herab. Auch ist sie ein Appetitzügler. Überdies senkt sie den Blutzucker (HAEBERLIN und GOETERS, 1954). Schließlich wirkt sie dämpfend auf die Tätigkeit des Inkretoriums.

Wird demgegenüber durch mehr oder weniger starke Abkühlung der Biosphäre der Organismus zu erhöhter Wärmeproduktion gezwungen, wird zuerst an der Peripherie die Wärmeabgabe erschwert. Die Perspiratio insensibilis wird automatisch verringert. Die ekkrinen Schweißdrüsen verharren in Ruhe. Die Hautgefäße kontrahieren sich. Mehr oder weniger auffällig treten die Arrectores pilorum in Funktion. Vielfach kommt es jetzt auch zum Kältezittern. Die Spannung in der Muskulatur erhöht sich. Letztere erhält nun auch eine reichlichere Blutzufuhr. Kältereize sind immer auch Atemreize. Sie vertiefen die Atmung und bewirken eine centrogene Hyperventilation (PFLEIDERER, 1958). Deutlich wird im Körperinnern die Wärmeproduktion gesteigert. In erster Linie werden dazu die wärmeerzeugenden Organe, vornehmlich die Leber, angesprochen und in ihrer Leistungsfähigkeit gefördert. Sie werden besonders gut mit Blut versorgt. Dieses wird den vorhandenen Speichern entnommen. Kälte regt den Stoffwechsel an. Sie steigert den Grundumsatz. Kälte regt auch den Appetit an. Überdies erhöht sie den Blutzucker. Weiter vermehrt sie den Calciumgehalt des Blutes. Das aber kann sich zumindest bei tetanischen Zuständen günstig auswirken. Kältereize erweisen sich selbst als miktionsfördernd. Schließlich stimulieren sie die Tätigkeit des Inkretoriums.

Somit wirkt die an den Grenzflächen des Körpers aktiv werdende Lufttemperatur über die zentral gesteuerte Wärmeregulation auf den ganzen Organismus ein. Wenn die Wärme- bzw. Kältegrade in quantitativ erträglicher Form zum menschlichen Körper in Beziehung treten, erlauben sie ein natürliches und gesundes Training zahlreicher lebenswichtiger Funktionen, nicht zuletzt auch solcher des Hautorgans. Letztere zu fördern und zu stählen, ist schon im Hinblick auf die nicht immer ganz einfache Anpassung des menschlichen Körpers an die stets eine recht große Variationsbreite aufweisenden Milieubedingungen eine dringend notwendige Forderung. Sie sollte in besonderem Maße speziell vom domestizierten Menschen respektiert werden.

Überdies ebnen die geschilderten wetterbedingten biotropen Beanspruchungen bzw. Belastungen und die dadurch der Haut und vielen inneren Organen aufgezwungenen Gegenregulationen die Wege zur Abhärtung. Gerade diese ist eines der wertvollsten Ergebnisse des mit Wetterfaktoren durchgeführten Trainings. Abhärtung ist immer mit einer Verbesserung bzw. Normalisierung mancher der zuvor vielleicht gestört gewesenen vegetativen Regulationen und besonders aber mit einer Stärkung der Kompensationsfähigkeit verbunden. Abhärtung erleichtert die Abwehr und erhöht die Widerstandskraft gegenüber Infektionen und sonstigen Alterationen.

Auf die *Luftfeuchtigkeit* und gewisse von ihr herbeigeführte biologische Wirkungen wurde schon mehrfach hingewiesen. Erwähnt wurde ihre Einflußnahme auf die Atmung, auf die Wärmebilanz und auf den Wasserhaushalt. Je feuchter die Luft ist, desto feuchter ist übrigens auch die Haut. Bei gleicher Lufttemperatur ist für das menschliche Empfinden eine feuchte Luft immer wärmer als eine trockene Luft. Das Behaglichkeitsgefühl verlangt mittlere Wasserdampfwerte. Wie an anderer Stelle noch ausgeführt wird, ist eine ausgesprochen trockene Luft für den Atmungstrakt mit gewissen Beeinträchtigungen verbunden. Speziell bei höheren Temperaturgraden wird eine mit Feuchtigkeit gesättigte oder fast gesättigte Luft vom Organismus als drückende Schwüle bzw. als lästige Treibhausluft registriert. Darüber wird später ebenfalls noch zu berichten sein. Wohl fühlt sich der Mensch in dieser Hinsicht erfahrungsgemäß in einer Umgebung, in der die Luft etwa 50% Wasserdampf enthält und dabei eine Temperatur von 16—18°C aufweist (ASSMANN, 1963).

Auch *der Luftdruck und seine biologische Bedeutung* wurden schon verschiedentlich erörtert. Wie sich aus einem bereits früher gemachten Hinweis ergibt, beträgt das Gewicht der Luftsäule in Meereshöhe pro Quadratmeter etwa 10333 kg. Der Mensch erfährt somit durch den Luftdruck eine enorme Belastung. Auf eine solche ist er aber, genau wie die Lebewesen am Boden des tiefen Ozeans, bestens eingestellt. Übrigens gehört der Luftdruck zu den unentrinnbaren Wetterfaktoren. Ihm ist der Organismus unter normalen Bedingungen selbst in geschlossenen Räumen ausgesetzt. Schon an früherer Stelle wurde dargelegt, daß der Sauerstoffpartialdruck und dessen Wirkungsgrad auf die Lungenalveolen in Abhängigkeit vom Luftdruck stehen. Auch wurden weiter oben bereits Ausführungen gemacht über den Einfluß des Luftdruckes auf die Gase im Magen-Darmtrakt, auf die Zwerchfellbeweglichkeit, auf die Atemtiefe und selbst auf die Herztätigkeit. Biometeorologisch verdienen die Schwankungen im Luftdruck eine gewisse Beachtung. Erfolgen sie allmählich und bewegen sie sich in physiologischen Grenzen, dann werden sie eigentlich stets anstandslos vertragen. Dies gilt besonders für die im 24 Std-Ablauf festzustellenden Luftdruckänderungen. Deren Amplitude beträgt eben nur 1—2 mm Hg. Stärker sind schon die speziell in unseren Breiten häufig aperiodisch zu beobachtenden Druckdifferenzen. Sie verursachen die oft recht plötzlich vonstatten gehenden Wetterumschläge. Dabei kommt es vielfach zu Luftdruckunterschieden, die 10—20 mm Hg betragen können. Aber selbst durch sie wird der gesunde und in seiner Regulationsfähigkeit intakte Körper nicht nennenswert beeinträchtigt. Entsprechen doch solche Luftdruckschwankungen denen, die auch bei einem Höhenwechsel von etwa 200 bis 300 m beobachtet werden. Ohne Einschaltung auffälliger, registrierbarer Gegenmaßnahmen werden sie vom physiologisch arbeitenden Organismus in latenter Weise ausgeglichen. Bei Abfall des Luftdruckes erhöht sich übrigens der Gleichstromwiderstand in der Haut (DUGGE, 1927, 1928). Auch kommt es in diesem Fall vielfach zu einer Vermehrung der neutrophilen Leukocyten (WIGAND, 1948). Luftdruckabfall erweist sich ferner als sympathicuserregend. Überdies nimmt dabei die Empfindlichkeit gegen Erkrankungen zu. Allergische Erscheinungen häufen sich. Demgegenüber soll Luftdruckanstieg umgekehrte Wirkungen entfalten. Verändert wird hierbei angeblich auch die Blutverteilung, und zwar durch verstärkten Blutzufluß zu den Bauchorganen. Schließlich soll Luftdruckanstieg eine Leistungssteigerung zur Folge haben. Größere Luftdruckschwankungen können bei manchen Menschen schon erheblichere Reaktionen auslösen. Solche will man im Gefolge von Luftdruckwellen und von Luftdruckvibrationen beobachtet haben, die bei gewissen dynamischen Vorgängen in der Atmosphäre entstehen (W. SCHMITT, 1930; STORM VAN LEEUWEN u. Mitarb., 1933). Schließlich sollen durch im Subschallgebiet liegende Frequenzen, in erster Linie bei labilen Menschen, hin und wieder körperliche Störungen verursacht werden (COURVOISIER, 1951). Gerade die letztgenannten Vermutungen sind aber noch in ein großes Dunkel gehüllt. Dabei gewinnt die Behauptung, daß derartige Schwingungen durch den Schluckvorgang zerhackt und so unwirksam gemacht werden, immer mehr an Boden.

Ein wichtiger Wetterfaktor ist auch *der Wind*. In temperiertem Zustand übt er als mechanischer Reiz eine höchst angenehme Massagewirkung auf die Haut aus. In einem richtigen Zeitmaß verabfolgt, erfrischt und belebt er den Organismus. Das ist besonders bei Aufenthalten an der Meeresküste immer wieder festzustellen. Bei hoher Temperatur erhöht er die Arbeitsleistung und auch die Widerstandskraft des Organismus. Ein kurzfristiger, selbst im Wintersturm erfolgender Spaziergang kann zu einem Genuß werden. Durch das gerade in einem solchen Falle höchst vermehrte Bombardement von Windstößen auf die Haut wird der Blutkreislauf besonders angeregt, und meist durchzieht unter den genannten Bedingungen ein wohliges Gefühl den Körper. Ein allzu langes Verweilen in einer derartig aufgepeitschten Atmosphäre aber ist stets mit einer beachtlichen physischen Anstrengung verbunden. Der Wind macht dann schließlich nicht nur sehr müde, sondern auch recht reizbar. Wie schon früher ausgeführt wurde, nimmt bewegte Luft Einfluß auf die Wärmebilanz und auf den Wasserhaushalt. Für den Organismus hat dies bald positive, bald negative Folgen. Im Verlangen nach Abkühlung wird bei hoher Außentemperatur mit dem Fächer oder durch einen Ventilator die Luft künstlich in Bewegung gesetzt. Die gefährliche Wirkung der Zugluft aber wird später noch erörtert. Wind kann bei naßkaltem Wetter recht unangenehm werden. Mit Wasserdampf abgesättigte Luft von 20°C ist bei einer Windgeschwindigkeit von 3 m pro Sekunde ebenso kalt wie die unter dem gleichen Feuchtegrad stehende unbewegte Luft von 14°C (Assmann, 1963). Der Wind gleicht die durch die verschiedenen Ein- und Abstrahlungsverhältnisse verursachten Luftdruckgegensätze aus. Er ist ein Zubringer warmer oder kalter, feuchter oder trockener, reiner oder mit Beimengungen versehener Luftmassen. Von eminenter Bedeutung ist der Wind für die großräumigen Wettererscheinungen. Über letzteres wird weiter unten noch berichtet.

Die Besprechung einzelner Wetterelemente bzw. Wetterfaktoren abschließend, sei noch kurz der *Luftelektrizität* gedacht. Über ihre Auswirkungen auf den menschlichen Körper besteht noch immer keine Klarheit. Ihre Feldstärke erreicht nicht einmal die Wirkungsgrade, die der durch Reibung von Wäschestücken an der Körperhaut erzeugten Reibungselektrizität entsprechen (Reiter, 1960). Demgegenüber ist jedoch festzustellen, daß das elektrische Feld Einfluß auf die Ionisation der Luft, speziell auf die Ionenwanderung und somit auch auf einen Teil der in der Luft schwebenden Aerosole nimmt. So gewinnt die Luftelektrizität zumindest über diese Tatsache eine gewisse biologische Bedeutung. Hinweise in dieser Richtung gibt vielleicht auch die in der Heilkunde zur Linderung der Beschwerden des Bronchialasthmas, zur Behandlung von Erkältungskrankheiten, zur Herabsetzung des Blutdrucks angewandte Elektro-Inhalation. Zu bemerken ist hier allerdings, daß bei diesen therapeutischen Verfahren die Ionendichte um mehrere Zehnerpotenzen höher liegt als in der Freiluft.

Schon die bisherigen Ausführungen haben immer wieder und zur Genüge gezeigt, daß es ganz unmöglich ist, den Biotropismus eines ganz bestimmten Wetterelementes separat und exakt zu erfassen. Hier erlaubt, wie zu sehen war, der Versuch einer analytischen Betrachtung lediglich richtungweisende Feststellungen. Mit ihnen mischt sich aber die Fülle jener Einwirkungen, die man nicht mehr in ihre Elemente auflösen kann. Das Wetter und das Klima wirken eben stets als Ganzes auf den Organismus. Immer handelt es sich dabei im Hinblick auf die innige Verflechtung der vielfältigen atmosphärischen Geschehnisse zumindest um das Aktivwerden eines ganzen Komplexes von Wetterfaktoren und der von ihnen ausgehenden Akkordwirkungen. Sie treffen an den Grenzflächen des Körpers ebenfalls auf einen Komplex sich in dem Organismus vollziehender Lebensvorgänge und lösen dabei in letzterem höchst unterschiedliche Resonanzen aus. Hier ist die jeweilige Ausgangslage oftmals von großer Bedeutung. Bei der speziellen Reizbeantwortung spielen die individuelle bzw. konstitutionelle Reaktionsbereitschaft sowie das individuelle bzw. konstitutionelle reaktive Verhalten eine wichtige Rolle. Schließlich ist nicht zu übersehen, daß ein Großteil der durch Wetter und Klima ausgelösten biotropen Erscheinungen wegen ihrer Feinheit, die aber keineswegs mit Bedeutungslosigkeit gleichzusetzen ist, mit den derzeitigen Untersuchungsmethoden nicht zu erfassen und auszuwerten ist.

Übrigens sind es in der Biosphäre unterschiedliche Rhythmen, die zum menschlichen Organismus in Beziehung treten. Dieser aber besitzt selbst eine eigenständige und trotz ihrer starken Beharrlichkeit durch periodisch einwirkende Umwelteinflüsse mehr oder weniger *synchronisierbare endogene Rhythmik*. Sie ist schon mit Rücksicht auf eine solche Beeinflußbarkeit bei biometeorologischen bzw. bioklimatologischen Erörterungen nicht zu übergehen. Sie müßte schließlich auch auf anderen Gebieten der Medizin, vornehmlich bei der Anwendung therapeutischer Maßnahmen, mehr als bisher beachtet und respektiert werden.

Fast alle Lebensäußerungen besitzen Zeichen einer deutlichen Periodik. Letztere ist schon bei der Tätigkeit einzelner Zellen nachweisbar. Die Rhythmen sind nach Form und Phasenverlauf recht unterschiedlich.

Viele von ihnen sind ausgesprochen kurzwellig, sind also durch hohe Frequenzen charakterisiert. Solche sind besonders den Aktionsströmen eigen. Ihre Periodendauer beträgt gewöhnlich nur Bruchteile einer Sekunde. Das lehrt speziell die Elektrophysiologie. Erinnert sei hier nur an die Wellen im Elektroencephalogramm. Gerade in dem weit verzweigten Signalnetz des Organismus treten derartige, periodisch gegliederte Impulse auf. Sie sind von unterschiedlicher funktioneller Bedeutung. Dabei geben bereits die Impulsfrequenz und die Impulsintensität gewisse Hinweise auf den nervalen Erregungsgrad. Und dieser wieder zeigt Beziehungen zur

Reizeinwirkung und zur Reizstärke. Schon früher wurde dies am Beispiel der Thermoreceptoren kurz erörtert.

Weiter sind rhythmische Kontraktionen ein Bestandteil aller aus glatter Muskulatur aufgebauter Organe. Sie nehmen ebenfalls Einfluß auf die an letzteren zu beobachtenden Funktionsabläufe. Diese Rhythmen nun sind meist von etwas längerer Dauer. Es gibt solche, deren Ablauf nur wenige Sekunden braucht, bei anderen wieder benötigt dieser fast eine Stunde. Gerade an der glatten Muskulatur wurde unzählige Male im Experiment unter Beweis gestellt, daß das rhythmische Geschehen in bezug auf dessen Gestaltung und dessen Phasenlage auch von außen her leicht beeinflußbar ist. Schon hier also ergeben sich ganz offensichtliche Korrelationen zur Umwelt. Übrigens trifft man bei der Peristaltik, dieser wurmförmig fortschreitenden, wellenartigen Bewegung, auf recht differente Bilder bzw. Formen der Periodik. Das lehren schon die Beobachtungen am Magen- und Darmtrakt, an der Gebärmutter, an den Harnleitern. Die Weit- bzw. die Engerstellung der peripheren Gefäße läßt einen Minutenrhythmus erkennen. Und dieser verläuft normalerweise im Gefäßsystem der Haut gegensinnig zu den in den Strombahnen der Muskeln periodisch zu beobachtenden Durchblutungsschwankungen (GOLENHOFEN und HILDEBRANDT, 1957). Bei diesen Tonusänderungen ist fast immer eine zentral-nervöse Steuerung festzustellen. Das gilt auch für den den Transport und den Austausch von Stoffwechselprodukten regelnden Pulsrhythmus. Dabei ergeben sich deutliche Beziehungen zwischen der Dauer der arteriellen Grundschwingung und der Dauer der Pulsperiode (HILDEBRANDT, JUNGMANN und STEINKE, 1959). Es bestehen hier also koordinierende Koppelungswirkungen zur Herzschlagfolge. Alle diese, gleichfalls endogenen, nun aber schon dem Mittelwellenbereich angehörenden rhythmischen Funktionen lassen eine Frequenzbeeinflussung zu. Vielfach erfolgt diese im Organismus selbst von einer autonom-nervösen Zentrale aus. Zuweilen aber ist die Modifikation der Frequenz der Eigenrhythmik auch einmal rein exogen verursacht. Letzteres ist speziell an dem gleichfalls hier einzuordnenden Atemrhythmus wahrzunehmen. Wie schon früher geschildert wurde, läßt sich dieser durch unterschiedliche thermische Wetterreize einmal steigern, sodann aber auch abschwächen. Übrigens ist der schon zuvor erwähnte Pulsrhythmus auf das engste mit dem Atemrhythmus verbunden. Rechnet man als Norm pro Minute 72 Pulsschläge und 18 Atemzüge, ist 4 die Zahl für den Puls-Atemquotienten. Solche Koppelungsleistungen sind selbst zwischen den im mittleren Frequenzbereich gelegenen vegetativen Rhythmen und der Willkürmotorik festzustellen. So stehen die gleichfalls in einem koordinierten Rhythmus erfolgenden Arm-, Geh- und Laufbewegungen in Korrelation zu der Puls- und Atemfrequenz (GOUDRIAAN, 1922; GÜNTHER, 1942). Übrigens ist eine an die Person gebundene Erhöhung bzw. Erniedrigung des physiologischerweise mit 4 einzustufenden Puls-Atemquotienten oftmals mit Symptomen einer regulativen Labilität bzw. einer regulativen Starre verbunden. Das aber soll bei Berücksichtigung der jeweiligen Ausgangswerte auch Hinweise auf den vorliegenden Reaktionstyp geben (HILDEBRANDT, 1953). Gerade der Puls-Atemquotient unterhält offensichtliche Wechselbeziehungen zu allen möglichen Funktionsgrößen (HILDEBRANDT, 1954; SCHAEFER und HILDEBRANDT, 1954). Er ist auch durch Wetterelemente beeinflußbar. Ähnlich lassen sich noch weitere endogene Rhythmen durch klimatische Einwirkungen stützen und fördern. Sollten sie pathologisch geschwächt oder pathologisch übersteigert sein, sind sie unter teilweisem oder auch völligem Ausgleich der abwegig gewordenen Reaktionsweise ebenfalls bioklimatisch zumindest der Norm zu nähern oder wieder ganz der Norm zuzuführen. Darüber wird noch ausführlich berichtet.

Auch *der biologische 24 Std-Rhythmus* steht unverkennbar im Kraftfeld bzw. im Einwirkungsbereich von Wetterfaktoren. Er ist gleichfalls eine endogene, vererbbare Eigenschaft (ASCHOFF, 1960). Bei ihm handelt es sich aber im Spektrum der rhythmischen Funktionen fast ausschließlich um den langwelligen Bereich. Die Periodenabläufe sind hier ausgesprochen vielschichtig. Bei aller Unterschiedlichkeit der Einzelgrößen lassen sich aber doch gewisse ordnende Frequenzbanden und in ihnen wieder gemeinsame Funktionstendenzen erkennen (HILDEBRANDT, 1962).

Der biologische 24 Std-Rhythmus steht nun in besonderem Maße im Einflußbereich der meteorologischen 24 Std-Periodik. Dabei zeigt der Organismus trotz der schon erwähnten, seinen Frequenzen innewohnenden Beharrlichkeit eine nicht verkennbare Bereitschaft zu einer gewissen Abstimmung seiner eigenständigen Rhythmen mit dem rhythmischen Umweltgeschehen. Ähnlich wie sich das an Pflanzen und Tieren beobachten läßt, kommt es auch in der Periodik des menschlichen Körpers unter dem immer wieder regelmäßig festzustellenden Einfluß von einzelnen Wetterelementen bzw. von komplexen Wetterfaktoren zu eindeutigen Synchronisationsvorgängen. Eine wichtige Rolle spielen hierbei regulierende Zeitgeberwirkungen. Sie entstehen durch besondere Zeitgeber bzw. Anstoßer. Das aber sind ganz bestimmte, die biologische 24 Std-Rhythmik regelmäßig beeinflussende, fast immer an die jeweilige Ortszeit gebundene Wetterimpulse. Mit ihnen hat sich der Organismus, speziell die in ihm zu beobachtende Rhythmik, auseinanderzusetzen. Die Zeitgeber lösen dabei Reaktionen aus, die der gerade vorherrschenden physiologischen Phasentendenz entsprechen. Ihre, wie schon ausgeführt, von der Ortszeit bestimmte Reizstärke zeigt verständlicherweise auch offensichtliche Beziehungen zu den lokal anzutreffenden geographischen und orographischen Verhältnissen. Bedeutung besitzt auch der ebenfalls ortsgebundene meteorologische Jahresablauf. Von Einfluß sind mithin die Stundenzahl zwischen dem Auf- und dem Untergang der Sonne, speziell der Wechsel zwischen Tag und Nacht bzw. zwischen Helligkeit und Dunkelheit, die Veränderungen in der Zusammensetzung der Luft, die Sonnenscheindauer, weiter die Schwankungen der Lufttemperatur, die des Luftdruckes, auch die der Luftfeuchtigkeit, ferner der Grad und der Gang der Bewölkung, die in 24stündiger Periode sich verstärkende oder abschwächende Luftbewegung, die Änderung der Windrichtung und der Windstärke, evtl. die Menge und die Art der Niederschläge, schließlich noch die Bodenbeschaffenheit bzw. die Bodenbedeckung. Schon daraus geht hervor, daß die Zeitgeber in gewissem Umfange auch von der jeweiligen Witterung, nicht zuletzt von der Jahreszeit, abhängig sind. Bei ausreichender Stärke läßt sich durch sie die Phasenlage der biologischen Rhythmik in teilweise beachtlicher Form verschieben. Das lehren zumindest Tierversuche (Aschoff, 1955).

Den biologischen 24 Std-Rhythmus selbst charakterisiert bei allem Vorbehalt im Hinblick auf seine komplexen, den ganzen Organismus umfassenden Vorgänge und deren Zusammenspiel eine deutliche Zweiteilung in der Verhaltensweise seiner verschiedenen vegetativen Funktionen und in der von diesen unterhaltenen Dynamik. Diese ist der Ausdruck einer vegetativen Gesamtumschaltung (Hoff, 1957). Als Wendestunden des bei dieser Zweiteilung zu beobachtenden Phasenwechsels gilt unter Berücksichtigung regionaler Besonderheiten (Proppe und Gerauer, 1951) etwa die Zeit um 3 und um 15 Uhr.

In der ersten Hälfte des biologischen 24 Std-Rhythmus, also in den Stunden von etwa 3 Uhr nachts zum aufkommenden Tag hin, erfolgt im Vegetativum eine sich immer mehr durchsetzende Änderung. In zunehmendem Maße tritt eine Verstärkung und schließlich ein Überwiegen des Sympathicotonus in Erscheinung. Deutlich verschafft sich jetzt eine ergotrop-dissimilatorische Funktionstendenz Geltung (Menzel, 1952). Dabei verdient von allen exogenen Faktoren der Wechsel vom Dunkel der Nacht zur Helligkeit des Tages die größte Beachtung. Der frühmorgendliche Lichteinfall ist ein dominierender Zeitgeber. Die von ihm Tag für Tag in ihrer Gestaltung und in ihrer Phasenlage beeinflußten periodischen Reaktionen erreichen gewöhnlich 3 Std später ihr Maximum. Auf diese biologische Zeitgeberwirkung wurde ja schon früher hingewiesen. Dabei wurde dargelegt, daß die Lichtreize von speziellen, in den Augen reichlich vorhandenen Receptoren aufgenommen werden. Die so verursachten Impulse werden dann über die vegetativen Elemente der mit energetischen Funktionen (Hollwich, 1952) ausgestatteten Sehnerven zentralwärts weitergeleitet. So verlaufen vom Tractus opticus Bahnen über das Sexualzentrum im Tuber cinereum des Zwischenhirns zur Hypophyse. Diese wird somit schon durch den morgendlichen Lichteinfall aktiviert und mit ihr auch das übrige vegetativ-hormonelle System. Das beweist bereits der in einem solchen Falle meist bald festzustellende Abfall der Bluteosinophilen. Erst nach Stunden wird er durch Gegenregulationen wieder ausgeglichen. Übrigens bleibt dieser vorübergehende Rückgang der Eosinophilenzahl im Blut dann aus, wenn etwa zentrale Netzhautpartien erkrankt sind (Radnót und Török, 1957) oder wenn eine Funktionsuntüchtigkeit der Nebennierenrinde vorliegt (Halberg und Kaiser, 1954). Der Blinde entbehrt dieser Lichtimpulse. Dieser Mangel wird bei ihm anderweitig mehr oder weniger kompensiert. Trotzdem sind beim Blinden eben wegen der genannten Anomalität gewisse Ausfallssymptome festzustellen (Hollwich, 1952). Übrigens wird durch den Einfall von Lichtstrahlen auch die Tätigkeit der Gonaden stimuliert (Strobel und Dorschner, 1956). Weiter nimmt Licht auf dem genannten Weg noch Einfluß auf die Regulation des Wasser- und des Kohlenhydrathaushaltes. Bei alledem scheinen die verschiedenen Spektralbereiche des sichtbaren Lichtes differente Wirkungen zu entfalten (Zinnitz, 1958).

In der ersten Hälfte des überdies noch durch andere aus der rhythmischen Umweltordnung stammende Zeitgeber beeinflußten biologischen 24 Std-Rhythmus sind Anabolismus, Reduktion und Spannung festzustellen. Peterson nennt eine solche Konstellation die ARS-Phase. In ihr erfolgt eine vermehrte Sekretion und auch eine verstärkte Entleerung (Wachsmut, 1952). Das ist schon an der Arbeitsweise des Magens zu registrieren (Schunk und Schmitt, 1955). Ferner zeigt die Leber eine erhöhte Drüsentätigkeit (Josephson und Larsson, 1934; Forsgren, 1938). Gleichfalls erhöht ist der Abtransport ihrer Produkte. Das wieder führt im Lebergewebe zu einer gewissen Glykogenverarmung. Auch an anderen Organen ist zu dieser Zeit eine Umsatzsteigerung nachweisbar. So vergrößert sich auch die Wärmeproduktion. Dabei ist eine merkliche Wärmeretention zu beobachten. Sie verursacht einen leichten Anstieg selbst der Kerntemperatur. Die Hautdurchblutung wird reduziert. Der periphere Gefäßtonus ist gesteigert (Kramer und Schulze, 1948). Besonders an den Extremitäten besteht die Tendenz zu schneller und auch zu länger anhaltender Engerstellung der Endstrombahnen. Der Mensch tendiert in dieser Phase des 24 Std-Rhythmus zum Constrictionstyp. Die Wärmeabgabe an den Acren ist gedrosselt und zeigt somit eine gegenläufige Bewegung zur Kerntemperatur (Heiser und Cohen, 1933; Hildebrandt, 1952; Hensel, 1955). Eingeschränkt ist dort auch die Perspiratio insensibilis. Die Bereitschaft der Schweißdrüsen zur Flüssigkeitsabgabe ist verringert (HILDEBRANDT, 1952). Demgegenüber ist die Sekretionstätigkeit der Nieren gesteigert (MENZEL, 1940). Alles das aber bedeutet Aufheizung (HILDEBRANDT, 1952). Während des biologischen Vormittags und seines Übergangs zum Nachmittag sind demnach Leistung und Aktivität das Ziel der vegetativen Funktionsrhythmen (FORSGREN, 1938).

Einen etwa ab 15 Uhr registrierbaren, sich zur Nacht hin immer offensichtlicher manifestierenden Wandel bringt nunmehr der Nachmittag. In zunehmendem Maße tritt nun bei gegensätzlichem Verlauf der Phasenrichtung eine Verstärkung und schließlich ein Überwiegen des Parasympathicotonus in Erscheinung. Allerdings können hier individuelle Eigenschaften, besonders konstitutionelle Gegebenheiten, desgl. die jeweilige, sonstwie bedingte Ausgangslage auch einmal anderen vegetativen Situationen zum Ausdruck verhelfen. Bei den meisten Menschen verschafft sich aber eine trophotrop-assimilisatorische Funktionstendenz in zunehmendem Maße Geltung (MENZEL, 1952). In der zweiten Hälfte des biologischen 24 Std-Rhythmus sind Katabolismus, Oxydation, Dilatation festzustellen. PETERSON spricht bei solchen Gegebenheiten von der COD-Phase. In ihr erfolgt eine vermehrte Retention und auch eine verstärkte Konzentration (WACHSMUT, 1952). Die Leber zeigt eine herabgesetzte Drüsentätigkeit. Gleichfalls eingeschränkt ist ihre Bereitschaft zum Abtransport ihrer Produkte. Das führt im Lebergewebe zu einer Glykogenanreicherung. Auch an anderen Organen ist zu dieser Zeit eine Umsatzverminderung nachweisbar. So verringert sich auch die Wärmeproduktion. Dabei ist die Wärmeabgabe erhöht. Sie hat einen leichten Abfall selbst der Kerntemperatur zur Folge. Die Hautdurchblutung ist gesteigert, der periphere Gefäßtonus ist herabgesetzt (KRAMER und SCHULZE, 1948). Besonders an den Extremitäten besteht die Tendenz zu schneller und auch länger anhaltender Weiterstellung der Endstrombahnen. Der Mensch tendiert in dieser Phase des 24 Std-Rhythmus zum Dilatationstyp. So ist innerhalb 24 Std gewöhnlich in offensichtlicher Form ein rhythmischer Reaktionstypenwechsel zu beobachten (HILDEBRANDT und ENGELBERTZ, 1953). Die Wärmeabgabe an den Acren erfolgt in der zweiten Hälfte des biologischen Tages nun viel leichter. Sie zeigt eine gegenläufige Bewegung zur Kerntemperatur (HEISER und COHEN, 1933; HILDEBRANDT, 1952; HENSEL, 1955). Verstärkt ist jetzt auch die Perspiratio insensibilis. Die Bereitschaft der Schweißdrüsen zur Flüssigkeitsabgabe ist groß. Spontan erfolgen in dieser Periode zuweilen diffuse Schweißausbrüche (HILDEBRANDT, 1952). Erleichtert wird dieses Geschehen durch eine zunehmende Hydrämie. Diese ist eine Folge der rückläufigen Sekretionstätigkeit der Nieren (MENZEL, 1940). Alles das aber bedeutet Entwärmung (HILDEBRANDT, 1952). Während des biologischen Nachmittags und seines Übergangs zur Nacht hin sind demnach Erholung und Ruhe das Ziel der vegetativen Funktionsrhythmen (FORSGREN, 1938).

Etwa um 3 Uhr früh wiederholt sich das Wechselspiel der skizzierten, rhythmisch verlaufenden Vorgänge, und die geschilderte vegetative Gesamtumschaltung vollzieht sich auch weiterhin in 24stündiger Folge. Demnach zeigt der auf die Periodik der Außenwelt eingestellte und durch Synchronisation von ihr modifizierte biologische 24 Std-Rhythmus im Arbeitsstil fast aller Organe bzw. fast aller Organsysteme unverkennbare Phasenabläufe. Das wurde in zahlreichen Untersuchungen und von einer Reihe namhafter Autoren immer wieder bestätigt. Besonders auffällig sind die rhythmischen Umstellungen im Gefäßtonus. Sie beeinflussen die Herztätigkeit, das Minutenvolumen und die Pulsschlagfolge. Selbst die EKG-Befunde zeigen im Tag- und Nachtwechsel rhythmisch verlaufende Änderungen (ENGELBERTZ und HANKE, 1954; HILDEBRANDT, 1954). Regelmäßig zu beobachtende Schwankungen läßt übrigens auch die durch Koppelungsvorgänge mit der Blutversorgung eng verbundene Regulation der Atmung erkennen. Letztere ist in der Nacht ungleich ruhiger und gleichmäßiger als am Tag. Das läßt sich nicht nur durch die im Tagesablauf wiederholt vorgenommene Bestimmung der Atemfrequenz, sondern auch durch die mehrfach durchgeführte Überprüfung der Vitalkapazität (DISSMANN, 1950) und des Pneumometerwertes demonstrieren (WYSS und WILBRANDT, 1945). Vielleicht interessiert weiterhin noch die Feststellung, daß auch der Gang des Puls-Atemquotienten eine Periodik besitzt. Wie schon angedeutet wurde, sind der Ablauf der Magensekretion, die Tätigkeit der Leber, die Darmperistaltik, auch die sonstigen am Verdauungstrakt zu beobachtenden Funktionen an rhythmische Vorgänge gebunden. Das gilt auch für die Arbeitsweise der Nieren. Der ganze Stoffwechsel ist eben auf Rhythmik eingestellt. Schon der periodisch wechselnde Gehalt des Blutes an Bilirubin, an Fetten, selbst an Thrombocyten und Reticulocyten geben Hinweise auf dieses alle Bereiche des Körpers durchsetzende langwellige periodische Geschehen. Schwankungen im Adrenalinspiegel des Blutes und in seinen sonstigen Hormonbefunden sind ein Ausdruck für die gleichen, sich auch im Endocrinium abspielenden Vorgänge. Selbst diese stehen also ganz im Einflußbereich der rhythmischen und auf die periodischen Einwirkungen der Außenwelt eingestellten, synchronisierten Tonusänderungen des autonomen Nervensystems.

Alles das aber verdient auch aus dem Blickwinkel der Dermatologie die gebührende Beachtung. Hinzu kommt, daß speziell das Hautorgan nicht nur selbst, und zwar primär, an der im 24 Std-Ablauf zu beobachtenden, vom Tag- und Nachtwechsel mit beeinflußten vegetativen Gesamtumschaltung aktiven Anteil nimmt und sich an den ergotrop-dissimilatorisch bzw. trophotrop-assimilatorisch eingestellten Phasenabläufen beteiligt, sondern auch infolge seiner innigen Verflechtung mit dem Gesamtkörpergeschehen zusätzlich und gleichsam sekundär noch die Periodik anderer Organe bzw. Organsysteme nachhaltig mit unterstützt und fördert. Erinnert sei hier nur nochmals an den während der biologischen 24 Std-Periodik festzustellenden rhythmischen Wechsel in der Funktionsweise der Perspiratio insensibilis, der Schweißdrüsen, besonders aber der zahllosen Hautgefäße. Gerade deren unterschiedliches Verhalten demonstriert in höchst aufschlußreicher Weise das tonusbedingte Wechselspiel bei der Blutversorgung der Haut. Dabei kommt dem sich mit offensichtlicher Regelmäßigkeit ändernden Erregungsgrad der Endstrombahnen und deren sich phasenhaft verschiebenden Arbeitsleistung eine große Bedeutung zu. Stets nehmen bei diesen peripheren, ganz auf die Gesamtumschaltung ausgerichteten Geschehnissen, wie zuvor schon ausgeführt wurde, die den Einwirkungen der Biosphäre besonders stark ausgesetzten Acren eine Art Vorrangstellung ein. Schließlich ist noch nachzuholen, daß zur Abschirmung eventueller Störungen in der Aufheizungsperiode die Empfindlichkeit für Wärmereize, in der Entwärmungsperiode die Empfindlichkeit für Kältereize herabgesetzt ist. Wird demnach die meist phasengerechte Einwirkung der thermischen Umweltfaktoren irgendwie in das Gegenteil verkehrt, hemmen sich nun bemerkbar machende dämpfende Funktionen zumindest im physiologischen Grenzbereich eventuelle Übersteigerungen (HILDEBRANDT, 1953). Auch diese Absicherung wird schwerpunktmäßig durch das an der Wärmebilanz und überdies am Wasserhaushalt maßgeblich beteiligte Hautorgan wahrgenommen.

In der menschlichen Umwelt gibt es, wie früher schon ausgeführt wurde, auch periodisch auftretende Schwankungen von 2- oder sogar 4wöchiger Dauer. Erinnert sei an die etwa 28tägige, durch den Mondumlauf bedingte, ferner an die 27- bzw. 30tägige, durch die Achsenrotation der Sonne und durch die dabei zu besonderer Geltung gelangenden solaren Aktivitätszentren verursachte meteorologische Periodik.

Auch beim Menschen sind derartige, *durch betont lange Wellenbereiche charakterisierte Biorhythmen* festzustellen. Höchst auffällig werden sie im periodisch auftretenden Cyclus der geschlechtsreifen Frau. Dieser ist ebenfalls endogen verankert (HOSEMANN, 1950). Überdies ist er nicht etwa ein sich lediglich auf die Fortpflanzungsorgane beschränkender Vorgang. Mit dem Cyclus sind vielmehr stets noch weitere, sich auf den Gesamtorganismus auswirkende Rhythmen verbunden. Durch sie wird unter anderem auch die Reaktionsbereitschaft und selbst die Reaktionsweise verändert. Phasenhaft bzw. wellenartig kommt es so bei der Frau etwa alle 14—28 Tage in dem Verhalten bestimmter Funktionen zu offensichtlichen Umstellungen. Teilweise erfolgen diese gleichsam sprunghaft. Sie sind dann vom Ovulationstermin oder vom Menstruationsbeginn abhängig. Dabei ist die Follikelperiode bei trophotroper Einstellung durch eine parasympathische, die Corpus luteum-Periode bei ergotroper Einstellung durch eine sympathische Reaktionslage charakterisiert (HAUSER, 1960; WAGNER, 1960). Bei dieser durch das Zusammenwirken von Zwischenhirn und Hypophyse einerseits und von den Ovarien andererseits in Gang gehaltenen Selbststeuerung wird die jeweilige Phasendauer gewebsspezifisch in den Erfolgsorganen abgesteckt (BUSCHBECK, 1957). Dabei üben uterine Faktoren vermutlich Kontrollfunktionen aus (MENZEL, 1952).

Das regelmäßige Fallen und Steigen des Meeresspiegels, Ebbe und Flut, weisen auf besondere von der Sonne, in hohem Maße aber von dem der Erde noch näher gelegenen Mond ausgesandte Kräfte hin. Diese sollen auch Einfluß auf die zuvor besprochene Biorhythmik nehmen. So zeigt die Fortpflanzungsperiodik der verschiedensten Tierarten angeblich Beziehungen zur Lunarperiodik (ULLRICH, 1949). Wenn dem auch von einzelnen Autoren, so von HOSEMANN (1950), widersprochen wird, ist die Möglichkeit nicht von der Hand zu weisen, daß beim Menschen das ererbte, endogene periodische Geschehen trotz seiner ihm eigenen Beständigkeit in gewissem Maße doch von außen her durch lunare Vorgänge irgendwie abgewandelt bzw. umgestaltet wird. So zeigen die rhythmischen Schwankungen der Helligkeitsempfindlichkeit des menschlichen Auges deutlich Übereinstimmungen zum Mondphasenwechsel (DRESLER, 1941; KOHLRAUSCH, 1943). Immer wieder hat man Einwirkungen des Mondes speziell im Gang des so auffälligen 28tägigen Cyclus der Frau sehen wollen. So sollen an Voll- und Neumondtagen Menstruationen gehäuft auftreten (GUTHMANN und OSWALD, 1936). Solche Behauptungen haben indessen exakten Nachprüfungen nicht standgehalten (GUNN u. Mitarb., 1937; BICKENBACH und HOSEMANN, 1944; HOSEMANN, 1950). Vielleicht bestehen hier nur bei mit der Natur und dem Naturgeschehen besonders eng verbundenen Völkern schon im Hinblick auf das Fehlen zivilisatorischer, manche Umwelteinflüsse verwischender Zeitgeber noch derartige Beziehungen zu gewissen Mondphasen. Beim domestizierten Menschen jedenfalls ist demgegenüber keine Abhängigkeit der, wie gerade erwähnt, im Selbststeuerungsmechanismus zur Auslösung kommenden Regelblutung von der Lunarperiodik in der zu fordernden signifikanten Form nachweisbar.

Schließlich treten zum menschlichen Organismus auch die in seiner Biosphäre vorhandenen Rhythmen mit der Periodendauer eines halben oder gar eines ganzen Jahres in offensichtliche

Beziehungen. Die regelmäßig zu beobachtenden Schwankungen im meteorologischen Jahresgang stehen, wie schon früher dargelegt wurde, ganz unter dem Einfluß der Erdbewegung um die Sonne. Von entscheidender Bedeutung ist der jeweilige Sonnenstand, also die zu- bzw. die abnehmende Sonnenhöhe. Diese gibt dem Sommer und dem Winter das charakteristische Gepräge. Sie erlaubt, die beiden Jahreshälften geophysikalisch bzw. kalendarisch in vier Jahreszeiten aufzuschlüsseln. Letztere überlagern und modifizieren die zuvor skizzierte 24 Std-Rhythmik der meteorologischen Elemente.

Auch die biologische Rhythmik besitzt *Perioden von der Dauer eines halben oder eines ganzen Jahres.* Beweise für solche, wiederum rein endogen bedingte jahreszeitliche Schwankungen erbrachten Versuche an Pflanzen (Bünning, 1943, 1958) und an Tieren (Merkel, 1960). Aber auch der menschliche Organismus läßt im Hinblick auf seine gewissen saisongebundenen Reaktionsweisen einen ihm innewohnenden, ihm vererbten bzw. ihm angeborenen biologischen Jahresrhythmus vermuten. Dieser zeigt ebenfalls in hohem Maße eine starke Abhängigkeit vom vegetativen Tonus. Analog zu den bei der Schilderung des 24 Std-Rhythmus gemachten Ausführungen läßt sich, wiederum unter besonderem Vorbehalt, bei der Mehrzahl der Menschen in auffälliger Häufigkeit eine deutliche Zweiteilung in der Verhaltensweise verschiedener vegetativer Funktionen und der von ihnen ausgehenden Dynamik erkennen. Auch hier spielen die jeweilige Ausgangslage, noch mehr aber die Disposition und die Konstitution eine wichtige Rolle. Dabei ist selbst hier unverkennbar eine Korrespondenz, eine Synchronisation mit dem jahreszeitlichen Geschehen in der Außenwelt zu beobachten. Die Wendezeiten im biologischen Jahresrhythmus sind die Monate Februar und August. In diesen finden sich als Zeichen des Phasenwechsels die meisten Maxima bzw. die meisten Minima (Hildebrandt, 1962).

In der ersten Hälfte des biologischen Jahres, und zwar etwa ab Mitte Februar, tritt eine laufende Verstärkung und schließlich ein Überwiegen des Sympathicotonus in Erscheinung. Immer deutlicher entwickelt sich eine ergotrop-dissimilatorische Funktionslage (de Rudder, 1943, 1952; Vogt und Amelung, 1952). In zunehmendem Maße kommt es zu einer Aktivitätssteigerung. Im Frühjahr ist, wahrscheinlich mit angeregt durch die vermehrte Licht- und Sonneneinwirkung, eine Häufung der vom Diencephalon ausgesandten Impulse und eine verstärkte Ausschüttung besonders der von der Hypophyse produzierten hormonellen Stimulantien festzustellen. Mobilisiert werden in offensichtlicher Weise speziell die Biosterine. Weiter erfolgt ein merklicher Anstieg der Schilddrüsensekretion. Die Blutjodwerte erhöhen sich. Das ist auch vom Grundumsatz zu berichten. Überall im Körper ist ein verstärkter Stoffwechsel und bei den noch im Entwicklungsalter befindlichen Menschen auch ein beschleunigtes Wachstum zu beobachten. Letzteres ist speziell am Knochensystem anzutreffen. Dort kommt es zu einer offensichtlichen Mineraleinlagerung. Das Serum-P steigt an. Die Kreislaufeinstellung wird ebenfalls sympathicoton. Dem entsprechen meist auch die Pulsfrequenz (Nicolai, 1909; Paul, 1941) und die Körpertemperatur. Im Frühjahr zeigt das Capillarbild zunächst starke Schwankungen. Später aber, am Ende der ersten Jahreshälfte, ist eine auffällige Weitstellung zu beobachten (Bettmann, 1930). Ferner besteht zu Beginn der ersten Jahreshälfte eine kurz anhaltende Erregbarkeitssteigerung der Vasomotoren. Die Folge ist eine anfängliche Verstärkung des Dermographismus. Weiter ist in dieser Zeit ein Ansteigen des präcapillaren Blutdruckes zu registrieren (Lühr und Wagner, 1958). Das Blutdruckmaximum liegt gewöhnlich im Februar bzw. im März (Hopmann und Remen, 1932). Ähnliches gilt für die Erythemempfindlichkeit UV-Strahlen gegenüber (Ellinger, 1932; Kirchhoff, 1936). Gerade in dieser Periode werden oftmals auch auf anderen Gebieten überschießende Reaktionen gesehen. Sie sind dann die Ursache für Nebenmaxima, vielfach auch der Grund für sog. Frühjahrsgipfel pathologischer Vorgänge. Bei den meisten der in unserem Lebensraum wohnenden Menschen erhöht sich nach einer gewissen Frühjahrsmüdigkeit im Mai die Leistungsfähigkeit. Die Stimmung ist jetzt gleichfalls wieder gehoben. Der Sexualtrieb ist deutlich gesteigert. Eine signifikante Zunahme zeigen die Empfängnisziffern. Den nach Ablauf des kalten Winters nunmehr mit den körpereigenen Jahresschwankungen in Beziehung getretenen Jahresgang der Außenwelt charakterisieren einmal die der sich verkürzenden Nachtdauer gegenüber jetzt stetig länger werdenden Tage, sodann die ganz beachtliche, sich besonders auf die energetischen Sehbahnen immer positiver auswirkende Helligkeitszunahme, ferner der große, die Vitamin D_3-Produktion fördernde UV-Reichtum und schließlich der Anstieg der Lufttemperatur. Das alles nimmt zunehmend Einfluß auf die Gestaltung und die Phasenlage der endogenen Jahresrhythmen. Zumindest ist vom Frühjahr an die Intensität dominierender Zeitgeber bzw. Anstoßer deutlich im Anlaufen. Hinzu kommt, daß jetzt aber auch die Nahrungsmittel gegen den Sommer hin immer reicher an Vitaminen und Mineralsalzen werden. Statt der im Berufsleben oft unvermeidlichen winterlichen Klausur bleibt nun weiterhin immer mehr Zeit zum Aufenthalt im Freien, zu Luft-, Licht- und Sonnenbädern, zum Schwimmen, zum Wandern und dergleichen. Letzteres aber trägt zusätzlich zur Umstimmung des Organismus mit bei. Dieser ist übrigens gegen etwaige überstarke Wetterreize im Rahmen des Möglichen geschützt. So nimmt die sich im Frühjahr nach Sonneneinwirkung bildende

Lichtschwiele zum Sommer hin zu. Dasselbe ist bei den meisten Menschen über den nun wachsenden Pigmentgehalt der Haut zu sagen. So wird vorsorglich der Schwellenwert für das Lichterythem erhöht.

Schon Mitte August aber bahnt sich im biologischen Jahr eine bald immer deutlicher werdende Änderung der gerade geschilderten Phasenrichtung an. Unter einer vegetativen Gesamtumschaltung nimmt diese jetzt einen gegensätzlichen Verlauf. In der zweiten Hälfte des biologischen Jahres ist eine Verstärkung und schließlich ein Überwiegen des Parasympathicotonus zu verzeichnen. Immer deutlicher entwickelt sich eine trophotrop-assimilatorische Funktionslage (DE RUDDER, 1943, 1952; VOGT und AMELUNG, 1952). Manches erinnert hier im Kleinen an die Funktionsumstellung bei den einen Winterschlaf haltenden Tieren (DE RUDDER, 1952). Übrigens wird speziell bei Naturvölkern in der kalten, dunklen Jahreszeit eine Zunahme der Schlafdauer und der Schlaftiefe beobachtet (ZWAARDEMAKER, 1908; BRUGSCH, 1920). Demgegenüber besitzt der zivilisierte Mensch Möglichkeiten zur Verhinderung einer winterlichen Aktivitätsminderung. Aber auch bei ihm ist in dieser Jahreshälfte, vielleicht schon durch die Helligkeitsabschwächung, meist eine deutliche Einschränkung der vom Diencephalon ausgesandten Impulse bzw. der von der Hypophyse produzierten hormonellen Stimulantien festzustellen. Nicht zu übersehen ist der Rückgang der Schilddrüsensekretion. In dieser Periode fallen die Blutjodwerte. Der Grundumsatz ist erniedrigt. Überall im Körper ist Trägheit im Stoffwechsel und bei den noch im Entwicklungsalter befindlichen Menschen eine Wachstumsverlangsamung zu beobachten. Auch finden sich jetzt vielerorts Zeichen regressiver Vorgänge. Solche sind besonders am Knochensystem oftmals anzutreffen (GYÖRGY, 1929; DE RUDDER, 1952). Die Kreislaufeinstellung wird ebenfalls vagoton. Dem entsprechen auch die Pulsfrequenz und die Körpertemperatur. Bei den meisten der in unserem Lebensraum wohnenden Menschen ist im Januar und im Februar die Leistungsfähigkeit herabgesetzt (HETTINGER und MÜLLER, 1955; JOVY, 1959). In dieser Zeit tritt nach körperlicher Anstrengung die Erholung meist verzögert ein.

Nicht zu bestreiten ist aber, daß es sich dabei in manchen Fällen auch um eine Scheinkorrelation handeln kann. So besteht als Ausdruck der zuweilen berufsbedingten Winterruhe vielfach und mehr oder weniger ausgesprochen eine Entwöhnung, die später in der warmen Jahreszeit bei dann stärkerer Betätigung im Freien bald wieder entfällt.

Den nach Ablauf des warmen Sommers nunmehr mit den körpereigenen Jahresschwankungen in Korrespondenz getretenen Jahresgang der Außenwelt charakterisieren einmal die der zunehmenden Nachtdauer gegenüber sich jetzt stetig verkürzenden Tage, sodann die ganz beachtlichen, sich besonders auf die energetischen Sehbahnen immer negativer auswirkenden Helligkeitsverluste, ferner die große, die Vitamin D_3-Produktion herabsetzende bzw. drosselnde UV-Armut und schließlich der Abfall der Lufttemperatur. Das alles schon nimmt zunehmend Einfluß auf die Gestaltung und die Phasenlage des endogenen Jahresrhythmus. Zumindest ist vom Herbst an die Intensität dominierender Zeitgeber stark geschwächt. Übrigens kann hin und wieder durch Kälteanpassung die Parasympathicotonie verringert oder gar überwunden werden (HILDEBRANDT, 1962). Dieses Vorkommnis ist aber mehr eine Ausnahme von der Regel. Dasselbe gilt für den peripheren acralen Vasomotorentonus. Er erreicht am Ende der zweiten Jahreshälfte, also im Februar, sein Maximum (KRAMER und SCHULZE, 1948). Dem widersprechen manche Beobachtungen. Sicher spielen aber bei solchen Differenzen die leider immer noch voneinander recht abweichenden Untersuchungsmethoden eine höchst unerfreuliche Rolle. Überdies verdienen die vegetative Ausgangslage, mehr noch sonstige individuelle Gegebenheiten bzw. die Konstitution hier eine besondere Rücksichtnahme. Weiter erschwert bei solchen Reihenuntersuchungen zuweilen die unterschiedlich starke Abhärtung der einzelnen Testpersonen eine einheitliche Bewertung der Gefäßreaktionen. Das gilt auch für die acrale Wiedererwärmungszeit. Trotz solcher Gegebenheiten ist jedoch im Winterhalbjahr in der Mehrzahl der Fälle die geschilderte parasympathicotone Einstellung anzutreffen. Schließlich ist auch hier zu berücksichtigen, daß in der winterlichen UV-Nacht die in dieser Zeit angebotenen Nahrungsmittel meist nur wenig Vitamine und ferner nur wenig Mineralsalze enthalten. Allerdings hat der zivilisierte Mensch, besonders wenn er begütert ist, jetzt gerade auf diesem Gebiet immer bessere Ausweichmöglichkeiten. Das Gros der Bevölkerung ist jedoch auch heute noch gemeinhin auf die übliche Winterkost angewiesen. Nicht uninteressant ist dabei die Feststellung, daß in der kalten Jahreszeit im Verdauungstrakt die Resorptionsfähigkeit für manche Nahrungsstoffe verändert ist. So ist diese anscheinend für Calcium herabgesetzt und erreicht hier im Februar ihr Minimum (HILDEBRANDT, 1962). Dieser Monat aber ist, wie berichtet, im biologischen Jahresrhythmus eine Wendezeit. Er führt in biologischer Hinsicht zu dem schon skizzierten Frühlingserwachen.

Schon aus der hier gegebenen kurzen Übersicht geht deutlich hervor, daß die beiden Hälften des biologischen Jahres sich auch am Hautorgan auswirken. Dieses nimmt nicht nur selbst, und zwar primär, an dem im endogen verankerten Jahresablauf zu beobachtenden, jedoch von der Erdbewegung um die Sonne, also von den einzelnen Jahreszeiten mit beeinflußten vegetativen Tonuswechsel bzw. seinen Folgen aktiven Anteil und zeigt dabei durch

Aktivitätssteigerung bzw. durch Aktivitätsminderung charakterisierte Phasenabläufe, sondern es unterstützt und fördert auch infolge seiner innigen Verflechtung mit dem Gesamtkörpergeschehen zusätzlich und gleichsam sekundär die diesbezügliche Periodik anderer Organe und Organsysteme. Erinnert sei hier nur nochmals an das im Jahresablauf festzustellende Kommen und Gehen der Lichtschwiele, an den bei vorhandener Fähigkeit zur Melaninproduktion vom jeweiligen UV-Reichtum der erdnahen Atmosphäre abhängigen, also schwankenden Pigmentgehalt des stratum basale, an den gleichfalls rhythmischen Wechsel in der Funktionsweise der Perspiratio insensibilis und der Schweißdrüsen, an die gesetzmäßigen Veränderungen im Capillarbild der Haut, an die in bestimmten Monaten recht unterschiedliche Erregbarkeit der Hautgefäße. Schon die jahreszeitlich ganz ungleiche Bereitschaft zum Dermographismus oder zum UV-Erythem weisen auf grundlegende, rhythmisch verlaufende Funktionsumstellungen hin. Die halbjährlich zu beobachtende Mobilisierung bzw. Drosselung der Vitamin D_3-Produktion aber unterstreicht die sich letztlich für den ganzen Organismus als wichtig erweisende Jahresperiodik gerade des Hautorgans.

Übrigens ist bei biometeorologischen Betrachtungen die rein kalendarische, in erster Linie vom jeweiligen Sonnenstand diktierte *Einteilung der Jahreszeiten* sehr unbefriedigend. Hinzu kommt, daß schon die in der Atmosphäre vor sich gehende Verarbeitung der von der Sonne zugestrahlten Energien zu einem beachtlich starken Nachhinken höchst bedeutsamer meteorologischer Größen führt. Diese nähern sich dadurch meist der Phasenlage des biologischen Jahres. Das relativ späte Ansteigen der Lufttemperatur in der ersten Hälfte des biologischen Jahres ist ein Beispiel hierfür. Aus solchen und ähnlichen Gründen empfiehlt sich eine gleichzeitig auch die endogen bedingten Jahresschwankungen berücksichtigende jahreszeitliche Gliederung: Nach dieser beginnt der biologische Frühling mit seiner sich ergotrop einstellenden Funktionsrichtung beim auffälligen Längerwerden der Tage, also etwa Mitte Februar. Er endet Mitte Mai. Der biologische Sommer erstreckt sich über die warme Jahreszeit. Er dauert von Mitte Mai bis Mitte August. Schon in der zweiten Augusthälfte aber wird er von dem bei Zunahme der Nachtzeit sich nun bereits auf eine trophotrope Funktionsrichtung umstellenden biologischen Herbst abgelöst. Dieser währt bis Mitte November. Der biologische Winter erstreckt sich über die kalte Jahreszeit. Er dauert von Mitte November bis Mitte Februar. Dann also beginnt das nächste biologische Jahr. Es ist angebracht, bei einer Verarbeitung bzw. Auswertung medizinisch-meteorologischer Daten die genannte Aufteilung zu benutzen (HENTSCHEL, 1959; HILDEBRANDT, 1962) und so bessere, auch vom wissenschaftlichen Standpunkt her aussagekräftigere Vergleichsmöglichkeiten zu schaffen.

Die bisher besprochenen, in isolierter oder in komplexer, teilweise rhythmischer Form auf die Grenzflächen des menschlichen Körpers zur Außenwelt einwirkenden Wetterelemente sind also sehr wohl imstande, überall im Organismus Reaktionen auszulösen oder bereits im Gang befindliche reaktive Vorgänge in positivem bzw. negativem Sinne zu beeinflussen. Nun gibt es aber, wie schon früher ausgeführt wurde, neben dem reinen Strahlungswetter und seinem nach Naturgesetzen regelmäßig vor sich gehenden 24 Std-Ablauf bzw. seinem meteorologischen Jahresgang vielerorts auch ein *aperiodisches Wettergeschehen.* Letzteres ist in unseren Breiten besonders häufig anzutreffen. Immer führt es zu einer mehr oder weniger starken Unruhe im ortsgebundenen Wetterablauf und in dessen Periodik. Die so zustandekommenden atmosphärischen Störungen beeinflussen in unterschiedlich starkem Maße auch viele Funktionsabläufe im menschlichen Körper. Die Ursache für solche Vorkommnisse in der Stratosphäre sind, wie ebenfalls schon dargelegt wurde, infolge von Luftdruckunterschieden in Gang kommende, vielfach von Aktionszentren aus gelenkte Advektionen. Sie tragen äquatoriale oder polare, feuchte oder trockene, maritime oder kontinentale Luftmassen heran. Unstetigkeiten entstehen besonders dort, wo warme Luft mit kalter in Berührung kommt. Bei solchen Gegebenheiten bilden sich Zyklonen. Auf sie folgen Antizyklonen und umgekehrt. Die speziell in den wandernden Schlechtwettergebieten anzutreffenden Warmfronten mit ihren stabilen oder labilen Aufgleitflächen und die Kaltfronten mit ihren Einbrüchen oder ihrer Turbulenz besitzen offensichtliche biotrope Eigenschaften. Immer wieder wird behauptet, daß speziell Frontendurchgänge biologische Wirkungen entfalten. Dabei soll sich der Biotropismus der Kaltfront von dem der Warmfront unterscheiden. Beeinflußt werden durch advektive aperiodische Wettervorgänge die Capillarweite bzw. die Blutströmung in den Capillaren (KANZ u. Mitarb., 1952), weiter der Gefäßtonus (PETERSEN, 1935), ferner die Zusammensetzung des Blutes (BERG, 1948), seine Senkungsgeschwindigkeit (HOVERSON u. Mitarb., 1934), seine Gerinnungszeit (HOVERSON u. Mitarb., 1934; PETERSEN, 1935). Selbst zum Stoffwechsel der Muskeln sollen Beziehungen bestehen (RIESSER und KUNZE, 1934). Bei Einbrüchen kalter Luftmassen will man gehäuft Anabolismus, chemische Reduktionsvorgänge und Capillarspasmen, beim Vordringen warmer Luftmassen demgegenüber Katabolismus, chemische Oxydationsvorgänge und Gefäßerweiterungen festgestellt haben (PETERSEN, 1935). Wenn auch solche Behauptungen recht umstritten sind (ASSMANN, 1963), ist nicht daran zu zweifeln, daß aperiodische Wetterunruhe und ihr Einwirken auf die Grenzflächen des menschlichen Körpers vom vegetativen Nervensystem registriert und an die zuständigen Zentralen weitergeleitet wird. Die so ausgelösten Reaktionen beantwortet der Organismus dann mit mehr oder weniger starken Gegenregulationen.

Um bei der Bearbeitung speziell dieser Probleme und bei der notwendigen Nachprüfung bzw. der Ergänzung der bereits vorhandenen, aber noch immer recht lückenhaften und überdies auch noch recht widersprüchlichen Befunde zu exakteren und besseren Resultaten zu kommen, hat man sich verschiedentlich um eine *Typisierung der aperiodischen bzw. advektiven Wetterabläufe* bemüht. Dabei wurden die besonderen biotropischen Einflüsse speziell der Großwetterlagen erkannt und im Rahmen letzterer die verschiedenen meteorologischen Vorgänge einer gezielten Betrachtung und Bewertung unterworfen. Als besonders aufschlußreich und für biometeorologische Fragestellungen und Vergleiche recht brauchbar hat sich die von Ungeheuer (1951) erarbeitete und von Brezowsky (1959) vervollkommnete Wetteranalyse nach Wetterphasen erwiesen. Danach gibt es am jeweiligen Beobachtungsort sechs nacheinander in Erscheinung tretende Möglichkeiten: 1. Wetterphase = mittleres Schönwetter; 2. Wetterphase = gesteigertes Schönwetter; 3. Wetterphase = übersteigertes Schönwetter; 4. Wetterphase = aufkommender Wetterumschlag; 5. Wetterphase = vollzogener Wetterumschlag; 6. Wetterphase = beginnende Wetterberuhigung. In den Wetterphasen 1—3 herrscht lokal-strahlungsrhythmisches, in den Wetterphasen 4—6 aperiodisches advektivgestörtes Wetter, letzteres mit Fronten, mit Durchgängen, mit Okklusionen, mit Auf- und Abgleiten und ähnlichen Unstetigkeiten. Registriert wird in den diesbezüglichen Aufzeichnungen jeweils die Art der Advektion, die Windstärke und die Windgeschwindigkeit, die Form der eventuellen Wolkenbildung, der Luftdruck, besonders aber das Temperatur-Feuchte-Milieu. Und das alles wird im Hinblick auf die 24stündige meteorologische Periodik ausgewertet und dann aus diesem Situationsbericht heraus die Bilanz der von der Biosphäre ausgehenden biotropen Reizwirkungen erstellt. Es ist leicht einzusehen, daß die Wetterphasen 1, ferner 2 und 6 den Organismus nicht nennenswert belasten. Mehr oder weniger große Anforderungen an ihn stellen indessen die Wetterphasen 3, ferner 4 und 5. Die angeführte Wetteranalyse diente in erster Linie der Aufgliederung und der Darstellung der im nördlichen Alpenvorland immer wieder zu beobachtenden Wetterabläufe. In abgewandelter, die örtlichen Gegebenheiten berücksichtigenden Form ist sie auch anderwärts in Deutschland und in den angrenzenden Ländern verwertbar. So haben sie Assmann und Warmbt 1958 in Sachsen mit Erfolg zur biometeorologischen Auswertung akuter Krankheitszustände herangezogen. — Bei einer weiteren für solche und ähnliche Studien entwickelten Methode werden einmal in stündlicher Feinanalyse die Wettervorgänge registriert und überdies die dynamischen 24 Std-Wettertypen erfaßt (Daubert, 1958). Ferner wurden auf eine etwas andere Weise für Europa charakteristische, in diesem Erdteil laufend wiederkehrende Großwetterlagen abgegrenzt und diese dann nach ihrem unterschiedlich starken Biotropismus aufgeteilt (Schultze, 1940; Kühnke und Zink, 1951; Schröder, 1955). Abschließend sei hier noch auf das vom Königsteiner medizin-meteorologischen Arbeitskreis aus fast den gleichen meteorologischen Daten erstellte, ebenfalls recht brauchbare Bioklimagramm hingewiesen (Becker u. Mitarb., 1956, 1962). Alle diese zur Klassifizierung des jeweiligen Wettergeschehens entwickelten Methoden zeigen letzten Endes, daß sich speziell aperiodische atmosphärische Akkordschwankungen im Vegetativum als Sofortreaktionen anzeigen (Straube und Auell, 1952). Dabei ändern sowohl der Sympathicus als auch der Parasympathicus ihren Tonus, und zwar unter verschiedengradiger Verstärkung stets in der gleichen Richtung. Ein brüsker und intensiver Akkordwechsel zeitigt verständlicherweise besonders große Ausschläge. Er ist ein Stoß in das Vegetativum. Die genannten Vorgänge beeinflussen über den Cortex das neuralhormonelle Geschehen. Sie besitzen vielfach Stresscharakter. Dann lösen sie über das so aktivierte Hypophysen-Adrenalsystem Alarmreaktionen aus. Dem intakten Organismus aber schadet es keinesfalls, wenn er hin und wieder seine reaktiven Mechanismen auch bei einem solchen Ereignis betätigen und gleichsam üben muß. Alle derartigen, von aperiodischen Wetterstörungen ausgehenden, mehr oder weniger starken Irritationen des Organismus sind ein gesundes, über das vegetative Nervensystem und über das Inkretorium die Atmung, den Kreislauf, die Verdauungsorgane, den Stoffwechsel, den Wärme- und den Wasserhaushalt und nicht zuletzt auch die Funktionsweisen der Haut günstig beeinflussendes Training. Dieses kräftigt den Organismus. Eine massive Stressung durch Wetterelemente, wobei dem Abkühlungsreiz eine besondere Wirkung zukommt, ruft allgemeine Adaptationssyndrome hervor. Deshalb führen atmosphärische Akkordschwankungen, wenn sie gewisse Grenzen nicht überschreiten, bei der Mehrzahl der Menschen zur Hebung der Abwehrkräfte, zur lebensnotwendigen Abhärtung. Das aber bedeutet auch Krankheitsverhütung.

Gegen extreme, den Organismus in Gefahr bringende Wettereinwirkungen, vor allem gegen überstarke Hitze und übergroße Kälte, gegen feuchtkalte Zugluft, gegen Durchnässung bei Regen und dergleichen kann sich der Mensch durch entsprechende Kleidung, Wohnung und ähnliche Maßnahmen schützen. Selbst die richtige Auswahl und Zufuhr geeigneter Nahrungsmittel und Getränke lassen sich hierzu heranziehen. Manche Wetterelemente, so Strahlung, Temperatur, Wind, Feuchte, Niederschläge gehören glücklicherweise zu den entrinnbaren Wetterfaktoren (PFLEIDERER und BÜTTNER, 1940). Der Mensch ist somit in der glücklichen Lage, hier auf verschiedene Arten ihm unangenehme Wetterreize künstlich auszugleichen oder eventuellen meteorologischen Unbilden in wirkungsvoller Form auszuweichen. Wie später noch dargelegt wird, beinhaltet das aber auch gewisse Gefahren.

Diese vorwiegend meteorophysiologischen Erörterungen abschließend, sei nochmals, nun aber *im Hinblick auf die skizzierten biologischen Wirkungen, der Begriff Klima* kurz diskutiert. Klima ist nach A. v. HUMBOLDT der Oberbegriff für alle meteorologischen Veränderungen, die die menschlichen Organe merklich affizieren. Und LÖWY sieht im Klima die Summe aller für einen Ort typischen atmosphärischen Zustände, durch die unser Befinden unmittelbar beeinflußt wird. Immer ist Klima etwas Lokales, an eine umschriebene und sehr begrenzte Stelle der Erdoberfläche Gebundenes. Bestimmbar wird es dort nur auf Grund vieler einzelner Messungen. Nie handelt es sich um einen augenblicklichen Zustand. Stets ist zur Charakterisierung eines Klimas die ganze Folge ortstypischer, in ihrer Dynamik erfaßbarer meteorologischer Veränderungen heranzuziehen. Eine Rolle spielt demnach also speziell der Zeitfaktor. Erst eine sich über Jahre erstreckende Epoche erlaubt hier gewisse und immer noch unter Vorbehalt zu erstattende Aussagen. Dabei sind die Luftzusammensetzung, die Strahlenart, die Strahlenmenge und deren Intensität, ferner die Luftwärme und die Luftfeuchtigkeit von besonderer biologischer Bedeutung. Es gibt Klimate, die vornehmlich den an sie nicht gewöhnten menschlichen Körper sehr belasten und für ihn pathogen werden können. Wieder andere Klimate stellen keine besonderen Anforderungen an den Organismus und erhalten bzw. fördern in offensichtlicher Form die Gesundheit. Sie erweisen sich bei Krankheiten, auch bei solchen der Haut, vielfach sogar als ausgesprochen heilkräftig. Über alles das aber wird in den nächsten Kapiteln noch ausführlicher zu berichten sein.

IV. Wetterreize und Wetterunruhe als krankheitsauslösende bzw. krankheitsverschlimmernde Faktoren. Der sich negativ auswirkende wetter- bzw. klimabedingte Biotropismus

Die Erörterung der Meteoropathologie ist nicht die Aufgabe dieses Handbuchbeitrages. Schon im Hinblick auf ihren Umfang erheischt dieses Unterfangen eine spezielle Bearbeitung. Wenn hier nun trotzdem auf die krankheitsauslösenden bzw. die krankheitsverschlimmernden Fähigkeiten gewisser Wetterelemente bzw. Wetterkomplexe eingegangen wird, geschieht das nur in Form kurzer und überdies recht lückenhafter Hinweise. Sie werden lediglich in der Absicht gebracht, um aus dem Blickfeld des Negativen das eigentlich darzustellende Positive zunächst einmal anzuleuchten und es mit Kontrasten zu versehen.

Schon der gesunde Mensch ist in seinem körperlichen und geistigen Empfinden mehr oder weniger stark von dem jeweiligen Zustand der Biosphäre abhängig. Er steht physisch und psychisch unter dem Einfluß von Wetter und Klima, von Boden und Landschaft (HELLPACH, 1950). So wirkt schon die dem Gewitter meist vorausgehende Schwüle drückend und ermattend. Demgegenüber erweist sich der dann gewöhnlich bald einsetzende Regen als erfrischend und befreiend. Es gibt Menschen, die besonders *wetterfühlig* sind. Der naturwissenschaftlich so interessierte und scharf beobachtende Goethe klagte Eckermann gegenüber, daß ihm bei tiefem Barometerstand das schöpferische Arbeiten ausgesprochen schwer falle. Diese nachteilige meteorotrope Beeinflussung versuche er aber durch erhöhte Anstrengung weitmöglichst zu kompensieren. Nicht von ungefähr fragt sein Faust im Gefühl des Unmuts: „Sind wir denn ein Spiel von jedem Druck der Luft?“ Übrigens zeigt auch die Zahl der Unfälle, selbst die der Delikte, Beziehungen zu bestimmten Wettersituationen. Hierbei kommt dem Föhn eine hervorstechende Bedeutung zu. Manche Ereignisse in der Atmosphäre sind speziell für labile Personen erregungssteigernd. Schon bei höheren Windstärken ist das zu beobachten. Zumindest wird bei vegetativer Dystonie Wetterunruhe meist als unangenehm registriert. Vielfach löst sie Beschwerden aus. Besonders wetteranfällig ist der domestizierte Mensch. Er ist vieler, selbst normalstarker Wetterreize entwöhnt. Sein Stubenhocken, oftmals auch seine falsche, zuweilen übertrieben warme Kleidung und ähnliche Abwegigkeiten haben ihn verweichlicht. Schon die fahle Hautfarbe seines Gesichtes ist ein Symptom dafür, daß ihm frische, reine Luft, ferner Licht und Sonne fehlen. In manchem erinnert er an eine im Dunkeln stehende, kränkelnde Zimmerpflanze. Durch unrichtige Lebensgestaltung hat er sich eigenmächtig in vielfach weitgehender Form der Einwirkung des atmosphärischen 24 Std-Rhythmus entzogen. Als schlechter, höchst fragwürdiger Ersatz für die der Umweltordnung entsprechenden Zeitgeber fungieren von ihm überdies meist noch recht willkürlich bzw. regellos gestaltete ökologisch-soziologische Faktoren und nehmen Einfluß auf die biologische 24 Std-Periodik. Letztere wird trotz ihres endogen verankerten Beharrungsvermögens schließlich doch durch die Hetze im Beruf, durch unregelmäßig und in überstürzter Eile eingenommene Mahlzeiten, meist auch durch überreichliche Zufuhr höchst unphysiologisch zusammengestellter Nahrungsmittel, durch eine falsche Freizeitgestaltung, durch verkürzte Nachtruhe und sonstige Ungereimtheiten bei stetig wechselnden Interferenzerscheinungen in oftmals recht starker Weise verzerrt. Dabei werden die Funktions- und die Reglersysteme überfordert. So wird auch die Abwehr gegen das Zustandekommen pathologischer Vorgänge geschwächt. Aus allen diesen Gründen können beim zivilisationsgeschädigten Menschen gewisse für den normalen Organismus völlig unschädliche Wetterelemente krankheitsauslösend oder zumindest krankheitsverschlimmernd wirken.

Erst recht ist das der Fall, wenn im Körper aus irgendwelchen Gründen erfolgte Störungen bzw. krankhafte Veränderungen separaten oder komplexen Wetterfaktoren besondere Angriffsmöglichkeiten bieten. Solche loci minoris resistentiae werden im Laufe der Zeit vielfach die Ursache der lokalisierten *Wetterempfindlichkeit.* Diese ist steigerungsfähig. Immer sind in Krankheitsherden die oxydativ-assimilatorischen Prozesse mehr oder weniger deutlich gehemmt und demgegenüber die dissimilatorisch-glykogenolytischen Vorgänge erhöht. Wird hierbei im geschädigten, asphyktisch gewordenen Gewebe ein bestimmter Grenzwert überschritten, macht sich dieser Vorgang in Form eines zunehmenden Schmerzes bemerkbar (FLECKENSTEIN, 1950). Dieser läßt sich durch Förderung der Durchblutung, aber auch durch innere Sauerstoffersparnis im Sinne von EICHHOLTZ, so schon durch Ruhigstellung, ferner durch Kälteapplikation wieder fühlbar verringern. Deutlich verstärkt wird der Schmerz jedoch durch alle zusätzlichen inneren oder äußeren Einwirkungen, die im lädierten Milieu, etwa durch Verschlechterung der Durchblutung, durch Stauung, durch Wärmezufuhr, durch mechanische Beanspruchung und ähnliches, die dissimilatorischen Abläufe intensivieren. Letzteres aber kann auch bei gewissen meteorologischen Konstellationen sehr wohl der Fall sein. Dann geht an solchen Stellen die Wetterempfindlichkeit in den zuweilen recht heftigen *Wetterschmerz* über. Dabei sind im jeweiligen Krankheitsbereich auch Änderungen im vegetativen Tonus festzustellen. Das sind die Situationen, in denen sich besonders vor oder bei Wetterumschlag Amputationsstümpfe, Narben, rheumatische Gelenke, aber auch sonstige Krankheitsherde in zuweilen höchst unangenehmer Weise melden und in zuweilen recht lästiger Art in Erinnerung bringen. Hierüber hat in letzter Zeit ASSMANN (1962) ausführlich und instruktiv berichtet.

Übrigens kann sich vor oder zu Beginn plötzlicher Änderungen in der Biosphäre beim Ekzematiker das Hautjucken verstärken (STEIN, 1955). Auch häufen sich in solchen Stunden allergische Manifestationen (WILDFÜHR, 1952a u. b).

Schon die anomale Beschaffenheit der Luft kann krankmachende Wirkungen entfalten. Zahllose Menschen müssen sich beruflich noch immer tagein und tagaus stundenlang in dumpfen, stickichten Räumen aufhalten. In ihnen ist die Luft meist arm an Sauerstoff und reich an Kohlensäure. Im Laufe der Zeit schwächt dieser Mißstand den Organismus und macht ihn anfällig. Glücklicherweise besitzt der Körper hiergegen zunächst zahlreiche Kompensationsmöglichkeiten. So verursacht ein nur geringfügiger Sauerstoffmangel dank der verfügbaren Ausgleiche für das erste keine Veränderung des respiratorischen Gaswechsels. Enthält das Luftgemisch noch 10 Vol.-% Sauerstoff, vertieft sich lediglich die Atmung. Erst bei 8 Vol.-% Sauerstoff tritt Unbehagen ein, bei 7 Vol.-% sind Schweratmigkeit und zunehmende Benommenheit festzustellen. Ein Sauerstoffgehalt von nur 4,5 Vol.-% bewirkt hochgradige Dyspnoe. 3,0 Vol.-% schließlich führen durch Ersticken rasch zum Tod. Übrigens äußert sich Sauerstoffmangel in der Atemluft auch in einer laufend auffälliger werdenden Hypoglykämie.

Als noch schädlicher als die gerade erwähnte CO_2-Anreicherung in Räumen erweisen sich die zusätzlichen Verunreinigungen der Atmosphäre. Hinzu kommt in den genannten Fällen überdies vielfach noch die stete thermische Belastung.

Eine besondere Rolle spielt der Sauerstoffpartialdruck in der Alveolarluft. Er beträgt in Seehöhe unter normalen Bedingungen etwa 104 mm Hg. Geht er zurück, fällt der Sauerstoffgehalt des Blutes ab. Dies erfolgt zunächst auffällig langsam. Hat der Sauerstoffpartialdruck etwa 50 mm Hg erreicht, beträgt der Sauerstoffgehalt des Blutes noch immer 80% der Norm. Von nun an aber kommt es zu einem steilen Abfall. Er führt zur Hypoxämie. Bei manchen Menschen, besonders bei Labilen, auch bei Vagotonikern werden, wenn diese, aus der Tiefebene kommend, rasch in größere Höhenlagen versetzt werden und dabei mangelhaft akkommodieren, die Sauerstoffverarmung des Blutes und andere Erscheinungen der in solchen Fällen oftmals überstürzt und atypisch vor sich gehenden Umstellung die Ursache zu einer vegetativen Entgleisung. Unter solchen Bedingungen entsteht ohne Latenzzeit als Ausdruck eines übersteigerten Anpassungsbestrebens unter einer meist recht beachtlichen Bradykardie (HAUS und JUNGMANN, 1953 und 1954) der sog. *Höhenkollaps*. Im allgemeinen tritt dieser erst oberhalb von 3000 m in Erscheinung. Er kann aber auch schon in wesentlich niedrigeren Gebirgslagen unmittelbar nach der Ankunft durch körperliche Anstrengung ausgelöst werden und unter besonders ungünstigen Verhältnissen sogar einmal in ein Lungenödem übergehen. Hypotoniker neigen vermehrt zu dieser „Adaptionskrankheit". Diese ist übrigens durch Sauerstoffbeatmung rasch besserungsfähig. Überdies ist der Höhenkollaps dadurch leicht zu verhüten, daß der Neuankömmling sich in den ersten Tagen des Höhenaufenthaltes in konsequenter Weise ausgesprochen ruhig verhält.

Auch die vom Höhenkollaps abzugrenzende *Bergkrankheit* stellt eine echte Adaptationskrankheit dar. Sie entwickelt sich beim Zugereisten erst nach Stunden bzw. nach Tagen (DELIUS u. Mitarb., 1942; REICHEL, 1944). In der dünnen, ungewohnten Luft kommt es dabei unter innerer Unruhe, Atembeschleunigung, Herzklopfen, Angstgefühlen zu erheblicher Mattigkeit, Kopfschmerzen, Schwindel, Übelkeit, manchmal auch zu Erbrechen. Sogar subfebrile Temperaturen ergänzen das speziell nach Bettruhe besonders auffällige Krankheitsbild. Bei ihm verhindert anscheinend die Hypoxämie die erforderliche Oxydation gewisser Metaboliten des intermediären Stoffwechsels und führt infolge des im Schlaf verlangsamten Abtransportes derartiger, sich nun als toxisch erweisender Produkte zu einer solchen Verstärkung der Symptomatik. Hier bringt dann dosierte Bewegung alsbald eine fühlbare Erleichterung. Die skizzierten Beschwerden verschwinden übrigens nach eingetretener Akklimatisation.

Die Folgen einer erniedrigten alveolären Sauerstoffspannung werden durch eine fast immer bald danach festzustellende Erythrocyten- und Hämoglobinvermehrung kompensiert. Das aber führt zur *Höhenpolyglobulie*. Diese kann, wie Gottron (1930) in seiner so aufschlußreichen Majocchi-Arbeit an Hand eines besonders eindrucksvollen Krankheitsfalles gezeigt hat, gelegentlich von einer Purpura gefolgt sein. Die Höhenglobulie persistiert übrigens bei einem Daueraufenthalt in hochgelegenen Wohnstätten. Sie kann dort beim Vollakklimatisierten unter Umständen in eine hin und wieder bedrohlich übersteigerte Polycythämie (dann mit Erythrocytenzahlen bis zu 9,0 Mill./mm^3 und mit Hämoglobinanstiegen bis zu 27 g-%) ausarten und nun als „chronische" Bergkrankheit zum Aufsuchen einer merklich tiefer gelegenen Gegend zwingen (Monge, 1951; Rotta u. Mitarb., 1956).

Wie die anderen Gase der Luft, hängt auch die atmosphärische Sauerstoffspannung vom *Luftdruck* ab. Diesem ist der menschliche Körper ohne Vornahme spezieller künstlicher Gegenmaßnahmen unentrinnbar ausgesetzt. Normalerweise ist das selbst beim Aufenthalt in geschlossenen Räumen der Fall. Abfall des Luftdrucks erhöht den Gleichstromwiderstand der menschlichen Haut (Dugge, 1927 und 1928). Schon bei gesunden Personen kommt es dabei gleichzeitig meist auch zu einer Vermehrung der neutrophilen Leukocyten (Wigand, 1948). Luftdruckabfall wirkt, besonders bei Labilen, auch sympathicuserregend. Ferner häufen sich bei niedrigem Barometerstand allergische Erscheinungen. Die Empfindlichkeit gegen Krankheiten nimmt zu. Auch soll die Reaktionszeit auf akustische oder auf optische Reize verlängert sein. Auffällig ist sodann die bei Luftdruckerniedrigung oft nachweisbare Verringerung der Leistungsfähigkeit. Diese besonders betriebsärztlich gewonnene Feststellung deckt sich mit der bereits oben erwähnten Selbstbeobachtung von Goethe. Sensible Menschen verfallen während des Durchganges eines Tiefs zuweilen in eine depressive Stimmungslage. Demgegenüber werden dem Luftdruckanstieg umgekehrte Wirkungen zugesprochen. Sicher liegen aber die Verhältnisse nicht so einfach, wie das oftmals angenommen wird. Gerade hier kommt komplexen Wettersituationen eine besondere Bedeutung zu.

Die ortsüblichen atmosphärischen Luftdruckschwankungen sind meist unbedeutend. Sie kann der an sie gewöhnte oder der an sie akklimatisierte gesunde Körper meist gut ausgleichen. Schwerer fällt dies dem kranken Organismus, besonders wenn die Veränderungen plötzlich vor sich gehen. Rasche Luftdruckschwankungen führen im Magen-Darmtrakt zu einer anomalen Gasentwicklung. Diese kann Appetitlosigkeit und Verdauungsstörungen verursachen. Auch werden durch das Hochdrängen des Zwerchfells vielfach die Herztätigkeit und die Kreislauffunktionen belastet. Speziell die Caissonkrankheit beruht auf solchen Dekompressionserscheinungen. Bei ihr kommt es im Anschluß an die abrupte Druckentlastung durch Freiwerden von Gewebsstickstoff zu Hautjucken, zu Petechien, zu Muskelschmerzen und selbst zu Reizerscheinungen am Zentralnervensystem. Von größerer Bedeutung für die Praxis aber ist die Tatsache, daß an Tagen mit Barometerstürzen bei Tuberkulösen auffällige Blutdrucksenkungen registriert werden (Plungian, 1913). Meist aber sind es auch hier, wie weiter unten noch dargelegt wird, komplexe Wettervorgänge, die den Anlaß zu solchen Blutdruckänderungen geben (Franke, 1929 und 1932; v. Spiro und Mörikofer, 1936).

Krankmachende oder krankheitsverschlimmernde Einflüsse entfalten auch gewisse *Luftverunreinigungen*. Das gilt schon für manche der in der Atmosphäre enthaltenen Spurenstoffe, gleichgültig, ob diese in gasförmigem Zustand aktiv werden oder ob sie als flüssige bzw. feste Bestandteile, nunmehr also als Aerosole, biologisch in Erscheinung treten. Belanglos ist hier auch, ob sie der Natur entstammen oder künstlich entstanden sind, dann also vorwiegend eine anthropogene Herkunft haben. Die Luftverunreinigungen sind übrigens stark vom Wetter, auch von der Tages- und Jahreszeit abhängig. Bei Windstille, bei Nebel oder bei Inversionen werden Rauch- und Abgase nur allmählich und träge verteilt. Oft lagern sie tagelang als gesundheitsschädliche Dunsthaube über Industriezentren. Hin und wieder kommt es unter solchen Wetterbedingungen bei einem besonders starken örtlichen Aerosolausstoß in der erdnahen Atmosphäre zu einer höchst gefährlichen Anreicherung mit toxisch wirkenden Schwebestoffen. Sie wurden in manchen Gegenden schon die Ursache für todbringende Massenvergiftungen. Schon im täglichen Leben aber verpestet der nach der relativen Ruhe der Nacht am frühen Morgen anschwellende Autoverkehr vornehmlich die Verkehrszentren. Und im Winter, wenn überall geheizt wird, werden in dichtbesiedelten Gebieten Zehntausende von Hausschornsteinen zu höchst lästigen Aerosolquellen. Übrigens können schon unangenehme oder gar widerwärtige, besonders von chemischen Werken der Luft beigemengte Gerüche das körperliche Befinden erheblich beeinträchtigen. Glücklicherweise tritt bei solchen Gegebenheiten die dann stets ausgleichend wirkende Gewöhnung an solche atmosphärische Eigenheiten meist bald in Erscheinung. Weit ernster zu werten ist demgegenüber das geruchlose, allein in den Auspuffgasen der Verbrennungsmotore bis zu 7 bzw. 10 Vol.-% enthaltene Kohlenoxyd. In der Luft der verkehrsreichen Straßen, vornehmlich der der Großstädte, findet sich dieses den Blutsauerstoff verdrängende Giftgas in Konzentrationen von 0,04—0,06 Vol.-%. In vielen reich mit Produktionsstätten durchsetzten Landstrichen macht sich in der Atmosphäre das bei der Verbrennung fossiler Heizstoffe entstehende Schwefeldioxyd verstärkt bemerkbar. Es führt bei manchen Menschen zu broncho-constrictorischen Erscheinungen. Weiter schädigt der aus Dünger- und Pflanzenschutzmittelfabriken, aber auch aus Aluminium erzeugenden Betrieben als Abgas sich der Luft beimengende Fluorwasserstoff oftmals die Zähne bzw. die Knochen der in solchen Einrichtungen beschäftigten oder in deren Nähe wohnenden Menschen. In gewissen Produktionszentren werden selbst mit cancerogenen Eigenschaften ausgestattete Luftverunreinigungen angetroffen. Schon Diesel- und Benzinabgase enthalten Benzpyren. Die Anhäufung speziell solcher Noxen erklärt zum Teil die Tatsache, daß der Bronchialkrebs in Städten verstärkter auftritt als in ländlichen, vielfach industriearmen Gebieten. Ferner können irgendwie in die Atmosphäre geratene Mikroorganismen auf die Haut oder in den Atemtrakt gelangen und dort die Ursache für Infektionen werden. Das gilt besonders für gewisse Eitererreger und für manche Pilze. Selbst in Laboratorien erfolgen hin und wieder auf diesem Wege Ansteckungen (Klütsch u. Mitarb., 1965). Nicht zu übersehen ist schließlich die Tatsache, daß in der Luft schwebende, vielfach aus Industrie- bzw. Landwirtschaftsbetrieben herrührende, auch dem Pflanzen- bzw. dem Tierreich entstammende Spurenstoffe und Staubteile sich zuweilen bei Kontakt mit dem menschlichen Körper als Sensibilisatoren erweisen und schließlich sogar den Charakter von Allergenen annehmen. Werden sie unter solchen Bedingungen an den Schleimhäuten des Atemtraktes aktiv, sind in einem gewissen Prozentsatz Anfälle von Bronchialasthma die Folge. Greifen sie am Magen-Darmkanal an, verursachen sie gelegentlich flüchtige, gewöhnlich diarrhoische Verdauungsstörungen. Immer wieder werden solche atmosphärische Luftverunreinigungen auch für die mit ihnen in unmittelbare Berührung kommende Haut zu Allergenen. An dieser kommt es dann zu urticariellen oder ekzematösen Hautveränderungen. Bei allen den zuletzt genannten Vorgängen aber spielt neben der Antigen-Antikörperreaktion die sich gleichzeitig an den Nerven der Endstrombahnen bemerkbar machende Erregbarkeitssteigerung (Gottron, 1939) eine nicht zu unterschätzende Rolle.

Dabei interessiert, daß die unter der Einwirkung eines vorwiegend oder ausschließlich extern und unmittelbar angreifenden Ekzematogens auf dem Wege der Sensibilisation zustandegekommene Überempfindlichkeitsreaktion der Haut zunächst lediglich auf die eigentlichen Berührungsstellen beschränkt bleibt. Erst relativ spät erfolgt das sog. „Springen". Anders ist das, wenn die Haut mehr in indirekter Weise, etwa durch Einatmung bzw. durch Verschlucken des Antigens, allergisiert wird. In einem solchen Fall nimmt dann von vornherein das gesamte Integument an der sich nun abwegig gestaltenden Reizbeantwortung teil. Dabei ist aber auch bei solchen Gegebenheiten meist eine Bevorzugung ganz bestimmter, sich zu Prädispositionsstellen ausbildender Hautbezirke festzustellen. Es resultiert so vielfach ein Krankheitsbild, das sich weder topisch noch morphologisch, allenfalls durch die Anamnese und durch Testverfahren von dem unterscheidet, das dem endogenen Ekzem eigen ist. Die Ähnlichkeit gerade mit letzterem verstärkt oftmals das auch hier zusätzlich, zumindest zeitweise zu beobachtende Bronchialasthma. Ein Beispiel über derartig unterschiedliche Manifestationsarten liefert das Bäckerekzem. Die durch ekzematogene Mehlverbesserungsmittel verursachten Hautveränderungen bleiben lange auf den Einwirkungsbereich des Schadstoffes lokalisiert. Demgegenüber wird die durch den Mehlstaub über die Atemwege ausgelöste Hautüberempfindlichkeit rasch universell. Das letztere ist auch nach einer Sensibilisierung gegenüber Terpentin oder Ursol festzustellen.

Übrigens zeigen alle ekzematösen Veränderungen ohne Rücksicht auf ihre Ätiopathogenese eine hochgradige Abhängigkeit von äußeren Bedingungen. So kann schon das Aufbringen eines ganz harmlosen, höchst indifferenten Puders die jede Form dieses Hautleidens in unterschiedlicher Stärke begleitenden Juckattacken auslösen oder das bereits vorhandene Hautjucken erhöhen und so das Krankheitsbild verschlechtern. Ganz dasselbe gilt für manche der Luft beigemengten Schwebestoffe.

Abgesehen von den kurz skizzierten krankheitsauslösenden bzw. krankheitsverschlimmernden Möglichkeiten beeinträchtigen im allgemeinen Staubwerte, die monatlich 15 g/m^3 nicht übersteigen, das menschliche Wohlbefinden nicht sonderlich. Vielerorts liegen sie aber ungleich höher. So schwanken sie im Zentrum von Berlin zwischen 3 und 180 g/m^3. In zahlreichen Großstädten jedoch liegen die Verhältnisse wesentlich ungünstiger. Allein im niederrheinisch-westfälischen Bezirk ist ein jährlicher Flugascheanfall von 0,8—1,0 Million Tonnen zu verzeichnen. Solche Zahlen aber geben dann selbstverständlich sehr zu denken. Die Verunreinigung der Luft ist besonders über dicht besiedelten und über industriereichen Gebieten gegenwärtig ein recht ernstes Weltproblem geworden.

In ausgesprochenen Fabrikbezirken werden im cm^3 Luft Tag für Tag durchschnittlich 35000—140000 Staubteilchen registriert. Die Essen und Kamine der britischen Inseln lassen jetzt sogar in einem Zeitraum von nur 12 Monaten 4 Millionen Tonnen Schmutzteilchen in die Luft einströmen.

Auf *die große biologische Bedeutung des Lichtes* ist schon früher aufmerksam gemacht worden. Dabei erfolgten auch Hinweise auf seine sich über die energetischen Opticusbahnen vollziehende Beeinflussung der Arbeitsweise des Inkretoriums. Auch der diesbezüglichen Beziehungen zur Sexualsphäre wurde gedacht. Hier sei die Beobachtung erwähnt, daß bei noch gebärfähigen, nördlich des 70. Breitengrades lebenden Eskimofrauen während der Polarnacht in gehäufter Form die Menstruation ausbleibt. Auch kommt es in dieser Zeitspanne auffällig selten zu einer Konzeption. Weiter sollen auch in unserem Lebensraum die lichtarmen Monate durch eine Zunahme der mit Cyclusstörungen in Zusammenhang stehenden Psychosen belastet sein (KNAUS, 1950). Ferner will man bei Nachtarbeitern in verstärktem Ausmaß vegetative Funktionsstörungen festgestellt haben (PIERACH, 1955; MENZEL, 1959). Auch ist nicht zu bestreiten, daß vornehmlich dem domestizierten Menschen Licht und Sonne fehlen. Schon dieser Mißstand aber öffnet vielen Leiden Tür und Tor. Übrigens sind manche Dermatosen echte Domestikationskrankheiten. Das gilt schon für das Säuglingsekzem. Speziell die Rachitis ist so einzustufen. Sie läßt sich glücklicherweise durch die Vitamin D_2-Prophylaxe eindämmen. Den besten Schutz gegen dieses, wie erwähnt, auf Zivilisationsschäden beruhenden Leidens liefern aber auch hier Licht und Sonne. Schließlich ist die jetzt überall in der Welt in Zunahme begriffene diabetische Stoffwechsellage auch als Domestikationsschaden zu werten. Und nicht von ungefähr verschlechtern sich beim Zuckerkranken in der winterlichen UV-Nacht die Beschwerden in objektiv nachweisbarer Form.

Der auf Grund seiner Lebensweise, auch seiner Kleidung vielfach recht verweichlichte Kulturmensch muß sich natürlich vorsichtig erst wieder an Licht- und selbst an Luftbäder gewöhnen. Das gilt besonders für die direkte Sonneneinwirkung im Freien. Gerade hier kann ein Zuviel deutlich Schaden stiften. Eine allzu intensive und allzu lange Insolation verursacht meist Kopfschmerzen, Appetitlosigkeit, Übelkeit im Magen, Tachykardie, selbst leichten Temperaturanstieg. Eine weitere Folge ist Schlaflosigkeit. Immer kommt es beim Fototrauma bei noch nicht ausgebildeter Lichtschwiele als einem sich direkt an der Haut manifestierenden Zeichen der Alteration zum Sonnenerythem bzw. zu einer sich individuell unterschiedlich stark einstellenden Sonnendermatitis. In gewissen Ländern wird unter den dortigen ganz speziellen klimatischen Verhältnissen (MARCHIONINI, 1964) bei einer Anzahl der im Freien arbeitenden Männer die Cheilitis actinica registriert. Auf sie wird später nochmals kurz eingegangen. Weiter führen einmalige, dann aber ausgesprochen starke, mehr noch wiederholte, meist ebenfalls über der Erythemschwelle liegende Sonnenreize oftmals zur chronischen Leukomelanodermie. Unter den gleichen Gegebenheiten kommt es an der Unterlippe, besonders wenn diese balkonartig vorspringt (K. LINSER, 1959b), zu mehr oder weniger auffälligen Epithelveränderungen. An allen solchen nicht nur häufigen und relativ starken Strahleneinflüssen, sondern überdies zusätzlich noch anderen Wetterreizen exponierten Körperbezirken entsteht schließlich eine schon infolge von Pigmentverschiebungen und von Capillarerweiterungen zuweilen recht buntscheckige, präsenile Atrophie. Zu ihr gesellt sich als weiteres Zeichen degenerativer Vorgänge eine zuweilen recht beachtliche, die mesenchymalen Funktionsleistungen herabsetzende Elastico-Collagenosis. In der so verbildeten Haut entwickeln sich Keratomata actinica. In dem ähnlich verformten Lippenrot entstehen aus den gleichen Motiven da und dort Leukokeratosen. Alle diese Gebilde aber sind eine gewisse Gefahr. Sie stehen auf einem infolge Mesenchymschwäche (K. LINSER, 1962a) in Disharmonie geratenen Terrain. Für solche Gewebspartien aber werden schon einfache Sonnenstrahlen zum Cancerogen (K. LINSER, 1959b u. c). Die an solchen Körperbezirken immer wieder zustandekommenden Lichtcarcinome sind ein Beweis für diese Behauptung.

Der toxische Einfluß von zeitlich im Übermaß verabfolgten Sonnenstrahlen kann durch die fotodynamische Wirkung von Steinkohlenteer, besonders von Anthracen, auch von Carbolineum, ferner von gewissen Farbstoffen (Eosin, Acridin), weiter von furocumarinhaltigen Pflanzen bzw. ihren Produkten (so von Ruta graveolens, Pastinaca sativa, von Bergamottöl aus Citrus aurantium, Ami majus) verstärkt werden. Zuweilen verursachen letztere an den belichteten Stellen sogar bullöse Dermatitiden (KUSKE, 1938 und 1939).

Daß bei einigen Menschen das Sonnenlicht allein auf dem Wege der *Fotosensibilisation* auch allergische Reaktionen auszulösen vermag, beweisen die hin und wieder zu beobachtende Lichturticaria und das ferner allerdings höchst selten festzustellende Lichtekzem. Dabei kann der nach Sonnenbestrahlungen manchmal nachweisbare Kimmigsche Stoff sich als empfindlichkeitssteigernd erweisen. Schon bei Anwendung von Sulfonamidsalben lassen sich hier und da durch zusätzliche Insolation hyperergische Vorgänge provozieren (BURCKHARDT, 1963). Eine allergische Pathogenese haben ferner die medikamentösen, so nach interner Verabfolgung von Sulfonamiden, Phenothiaziden, PAS, Hydrochlorothiazid, Procain, Tetrachlorosalicylamid, auch nach Zufuhr von Salidiureticis wie Esidrex bzw. Hygroton zustandekommenden Lichtausschläge. Auf diese Weise ist während einer peroralen Sulfonamidtherapie durch Einwirkung von Sonnenlicht ein an einen Lupus erythematodes erinnerndes Krankheitsbild ausgelöst worden (COSTELLO, 1939). Ebenfalls wurden an den belichteten Hautpartien nach Injektionen von Neoarsphenamin, nach Einnehmen von Uliron (HAMANN, 1941) teilweise recht starke Hautentzündungen beobachtet. Als Allergodermien zu werten sind auch die polymorphen Lichtexantheme, ferner die Hauterscheinungen bei der Porphyrie. Hier enthält vorwiegend das Serum die fotodynamischen Stoffe. Meist werden auch Leberzellschäden registriert.

Erwähnung verdient schließlich noch der *Fotobiotropismus*. So ist beim Herpes solaris, bei der Vaccine, auch bei der Variola ein Zusammenspiel von infektiöser Noxe und von Sonnenlicht zu konstatieren. Nicht von ungefähr treten bei Kindern nach Sonnenbädern die Windpocken in verstärkter Weise auf (HAEBERLIN, 1954). Aus den gleichen Gründen erscheint das genuine, aber auch das asymptomatische Erythema exsudativum multiforme zuerst an den dem Sonnenlicht ausgesetzt gewesenen Hautpartien. Ferner kann der Fotobiotropismus bei kausalgenetisch bekannten und unbekannten Dermatosen den Krankheitsverlauf fördern. Dann verschlimmern sich unter Sonneneinwirkung die Krankheitssymptome (BURCKHARDT, 1963). Wiederholt soll Sonnenbrand die progrediente Sklerodermie zur Manifestation gebracht haben. Auch können Sonnenstrahlen das Auftreten des discoiden Lupus erythematodes begünstigen (RIHOVÁ, 1940; GOTTRON, 1943; KROPATSCH, 1950; JORDAN u. Mitarb., 1952). Sie sind zuweilen sogar die Veranlassung dafür, daß ein bislang eindeutig chronischer Lupus erythematodes plötzlich exacerbiert und nun einen akuten oder doch subakuten Charakter annimmt (K. LINSER, 1959c). Insolation verstärkt meist die ausgesprochen exsudativen bzw. dyshidrotischen Ekzemformen (K. LINSER, 1963; SEROWY, 1963). Besonders gilt das für die sich auf mikrobieller bzw. seborrhoischer Basis entwickelnden ekzematösen Hautveränderungen (K. LINSER, 1963). Weiter bestehen in dieser Richtung, speziell bei Dermatosen, bei denen zeitweise der isomorphe Reizeffekt auslösbar ist und dann stets auf eine nicht zu unterschätzende Akuität im Krankheitsverlauf hinweist, eindeutige Gefahren. Erinnert sei hier in erster Linie an den sich in der Eruptionsphase befindlichen Lichen ruber planus, besonders aber an die im Stadium incrementi vielfach recht irritable Psoriasis. Gerade bei dieser kann in einer solchen Situation Sonneneinwirkung die Veranlassung zu einer jetzt schlagartig erfolgenden Generalisation werden, sie kann sogar zur psoriatischen Erythrodermie führen. Auch die sonstigen reizbaren Ausdrucksformen der Schuppenflechte, so der oft mit einem Nässen der Efflorescenzen einhergehende Typus inversus, auch das pustulöse Erscheinungsbild des Leidens, vertragen keine Sonne. Übrigens kann durch starke Sonnenbestrahlung auch die Dermatitis herpetiformis zur Manifestation bzw. zur Verschlimmerung gebracht werden. Schließlich zeigt bei der Pellagra der Intensitätsgrad der Hautveränderungen offensichtliche Beziehungen zur Stärke der Insolation. Berücksichtigung verdient ferner die Tatsache, daß nicht nur bei Lichtdermatosen, sondern auch bei anderen entzündlichen und allergischen Hautprozessen (ISHII, 1954), weiter bei der aktiven Tuberkulose (ELLINGER,

1933), bei der floriden Rachitis (Huldschinsky, 1932) die Lichtempfindlichkeit generell erhöht ist. Fieberhafte Zustände, dekompensierte Herzfehler verschlimmern sich durch Sonneneinwirkung. Nach überreichlicher Besonnung wurden ferner tetanische Anfälle beobachtet (Schultze, 1962). Weiter zerstört ein Überangebot von UV-Strahlen in beachtlichem Maße das Vitamin A. Unter solchen Gegebenheiten kann es sogar einmal zu einer Heliobronchopneumonie kommen. Ungewohnte, besonders intensive Insolation führt bei europäischen, in die Tropen verzogenen Frauen dort häufig zu Oligo- bzw. zu Amenorrhoe (Knaus, 1950). Auch wurde bei ihnen unter solchen Bedingungen vielfach eine temporäre Sterilität beobachtet (Hasselmann-Kohlert, 1940). Ganz dasselbe wurde schon oben, dort aber als Folge der Polarnacht über Eskimofrauen berichtet. Hier verursachen also, wie das auch auf sonstigen biologischen Gebieten zu registrieren ist, im Vergleich zueinander höchst extreme Gegebenheiten, in diesem Fall also hochgradige Lichtarmut und hochgradiger Lichtreichtum, die gleichen Anomalitäten.

Auch die *Lufttemperatur* kann sich als ein krankheitsauslösender oder als ein krankheitsverschlimmernder Faktor erweisen. Dabei spielen zusätzlich der Feuchtegrad der Atmosphäre nebst weiteren Wetterelementen, unter anderem die Stärke des Windes, eine wichtige Rolle. Überdies kommt auch hier dem personalen Faktor bzw. der reaktiven Persönlichkeit, also konstitutionellen bzw. dispositionellen Momenten, eine große Bedeutung zu. Speziell Schwankungen der Lufttemperatur haben vielfach meteoropathologische Reaktionen des Organismus zur Folge. Letztere sind dann meist eine höchst fragwürdige Errungenschaft des zivilisierten, sich auch hier der natürlichen und der lebensnotwendigen Auseinandersetzung mit der rhythmischen Umweltordnung über Gebühr entziehenden Menschen. Er und noch mehr der bereits in anderer Weise, etwa durch latente Infektherde Geschwächte, weiter der Herz- und der Gefäßkranke, ferner der Asthmatiker, vielfach aber auch der mit einem Ekzem oder der mit einer anderen, stärker ausgedehnten Dermatose Behaftete sind höheren Wärmegraden gegenüber meist recht sensibel. Sie leiden besonders in einem ausgesprochen heißen Sommer in oftmals recht beachtlichem Maße physisch und psychisch schon beim *Auftreten der sog. Schwüle.* Diese ist bei ausgeprägter Windstille bzw. bei Windarmut und bei einer stets nur geringen Abkühlungsgröße immer zeitlich und örtlich begrenzt. Sie stellt sich bei hohen Außentemperaturen und bei einer mit ihnen einhergehenden starken Luftfeuchtigkeit ein. Immer müssen ganz bestimmte Größenwerte dieser beiden Wetterfaktoren zur Erzeugung einer solchen für viele Menschen recht lästigen Wetterempfindung gleichzeitig zusammenwirken. Letztere äußert sich durch Abgeschlagenheit, durch Unruhe, manchmal auch durch Augenflimmern und durch Ohrensausen. Das drückende Gefühl der Schwüle ist übrigens in auffälliger Weise subjektiven und individuellen Schwankungen unterworfen.

Scharlau (1943) hat sich bemüht, den Schwellenwert, über dem die Mehrzahl der Menschen die sie umgebende Biosphäre als schwül bezeichnet, grafisch festzulegen und so den Bereich der Behaglichkeit von dem der Schwüle abzugrenzen. Er fand in den verschiedensten Temperatur-Feuchte-Kombinationen einen Dampfdruck von 14,8 mm Hg. Weiter wurde zur Kennzeichnung der Schwülegrenze die Äquivalenttemperatur benutzt. Danach zeigt bei Windstille und bei Schatten 56° Äquivalent (Spangenberg, 1951a) bzw. 49° Äquivalent (Mrose, 1951) den Beginn der Schwüle an.

Darauf aufbauend hat Leistner (1951) unter zusätzlicher Berücksichtigung des Windeinflusses ein in erster Linie für die Nordseeküste bestimmtes, aber nach entsprechender Korrektur auch anderwärts verwertbares Physioklimagramm entwickelt. Ihm zufolge kommt in der Zone, die über ca. 65° der Isolinien der

Äquivalenttemperatur der Hautoberfläche liegt, das sich von da an verstärkende Gefühl der Schwüle zustande. Nicht beachtet wurde bisher bei allen solchen Meßversuchen die infrarote Eigenstrahlung der Atmosphäre. Sie spielt beim Entstehen der Schwüleempfindung mit Sicherheit ebenfalls eine Rolle (KNEPPLE, 1956). So verstärkt sich das drückende Gefühl der Schwüle schon beim Aufziehen von Wolken, weil diese die Gegenstrahlung fördern und vermehren. Meist ist mit der Schwüleempfindung ein Temperaturanstieg an den Acren verbunden (WARMBT, 1956). Er ist die Folge einer ungenügenden Wärmeabgabe des Organismus. Letzterer ist eben vielfach nicht in der Lage, die besonderen auf ihn einwirkenden Temperatur- und Feuchtewerte der Umgebung regulatorisch auszugleichen. Das aber sind ja die Umstände, die einen Wärmestau bedingen und dadurch die Schwüleempfindung erzeugen.

Werden die Temperatur und der Dampfdruck der Luft so hoch, daß trotz großflächiger Benetzung der Haut mit Schweiß dessen wäßriger Anteil nicht mehr in hinreichendem Maße zur Verdunstung gelangt, kommt es zu einer empfindlichen Störung der für den Organismus höchst wichtigen Wasser- und Salzbilanz. Sie führt schließlich unter Ausbildung cerebraler Reizsymptome zu dem *Hitzekrampf*. Dabei kann die Kerntemperatur bis auf 43° C ansteigen.

Aber auch die den Körper oftmals in extremer Form belastende trockene Hitze stellt eine Gefahr dar. Hierbei wird das Wassernachschubvermögen der Haut überfordert. Unter solchen Bedingungen kann die Temperaturregulation gleichfalls versagen. Die Folge ist dann auch in einem solchen Fall ein Wärmestau. Er führt unter den genannten Gegebenheiten zum *Hitzschlag*. Auch dieser geht mit cerebralen Reizerscheinungen und mit einer zuweilen 43° C erreichenden Kerntemperaturerhöhung einher.

In hohem Maße kann sich *speziell Kälte als krankheitsauslösend* oder als krankheitsverschlimmernd erweisen. Von Einfluß ist dabei einmal die Außentemperatur, sodann die Wärmeleitfähigkeit sowohl des umgebenden Mediums als auch der Körperoberfläche selbst. Im Wasser ist die Wärmeleitfähigkeit 27mal so groß wie in der Luft. Deshalb wird eine Wassertemperatur von 10° C schon als ausgesprochen kalt empfunden. Ein etwas längerer Aufenthalt in einem solch kühlen Milieu wirkt infolge des raschen und des hochgradigen Wärmeverlustes lebensbedrohlich. Dabei ebnen ausgesprochen ruhiges Verharren, so das Ausschalten bzw. das Einschränken der Muskelarbeit, in besonderem Maße den Weg zu Kälteschäden. Aus diesem Grunde ist der Mensch schon während des Schlafes Abkühlungen gegenüber anfälliger als im Wachsein. Hin und wieder werden die Menschen von einem anomal starken, plötzlich einbrechenden Kältetief gleichsam überrumpelt. In unserem Lebensraum war das im Winter 1916/17 und im Winter 1928/29 der Fall. Dann häufen sich in meist bedrohlicher Form die Erfrierungen. Frostschäden entstehen aber sehr oft auch bei relativ niedrigen Kältegraden. Dabei ist zu berücksichtigen, daß die Abkühlung des Körpers gewöhnlich noch durch die gleichzeitige Einwirkung weiterer Wetterelemente verstärkt wird. So spielen der Feuchtigkeitsgehalt der Luft (Nebel, Regen) und die Luftbewegung eine besondere Rolle (GOTTRON, 1933). Die so zustandekommenden Wärmeverluste werden für die Haut und andere Bereiche des Organismus stets dann gefährlich, wenn die dem Körper zur Verfügung stehenden Möglichkeiten zur Wärmeregulation in irgendeiner Form versagen (GOTTRON, 1933). Schon früher wurde auf die Bedeutung des Ernährungszustandes hingewiesen. Der magere Mensch muß sich bei dem bei ihm zusätzlich recht beachtlichen Wärmeleitungsvermögen in verstärkter Weise durch erhöhten Sauerstoffverbrauch bzw. durch gesteigerte Wärmeproduktion gegen Kälteeinwirkungen schützen. Deshalb ist seine Haut fast immer wärmer als die Haut des Pyknosomen.

(Schultze, 1962). Dabei ist er mehr als der durch sein Fettpolster geschützte Korpulente auf die Drosselung seiner Hautgefäße angewiesen. Übrigens genügt diese nicht, um einen Wärmeverlust durch Leitung und durch Abstrahlung zu verhindern. Bei erheblicher Kälteeinwirkung kann aus diesem Grunde der magere Körper seine Kerntemperatur nicht halten.

Speziell auf diesem Gebiet sind konstitutionelle bzw. dispositionelle Faktoren oft die Ursache einer Empfindlichkeitsänderung. Sie können bei Abkühlungen, besonders bei Erfrierungen eine Rolle spielen. Von eminenter Bedeutung ist hier der Zustand bzw. das funktionelle Verhalten der Endstrombahnen. Manchmal ist der ganze Körper gefäßkrank und neigt zu Durchblutungsstörungen (Gottron, 1933 und 1937). Dann wird ein Kälteschaden, besonders an den Acren der unteren Extremitäten, sehr leicht zum lokalisierenden Faktor.

Unter normalen Verhältnissen beantwortet der Organismus schon unterschwellige Kältereize mit einer Cutis anserina. Diesem Abwehrreflex liegen eine Engerstellung der peripheren Gefäße und eine Kontraktion der Haarbalgmuskulatur zugrunde. Unter pathologischen Bedingungen kann nun aber die kompensierende physiologische Gefäßdrosselung ausbleiben. Dies ist vielfach bei konstitutionell geschwächten Menschen der Fall. Mit solchen Minderwertigkeitserscheinungen behaftete Personen neigen überdies oft auch zu einer Dauerkontraktion der Arrectores pilorum. Deshalb leiden zahlreiche Hypoplastiker an einer Cutis anserina perpetua. Charakteristisch für diese Hautveränderung sind bleibende, sich rot oder blaurot färbende, infolge einer follikulären Hyperkeratose die Haut reibeisenartig aufrauhende Papeln. Die dabei vorhandenen Störungen im Gebiet der Endstrombahnen sind zunächst rein funktioneller Natur. Im Laufe der Zeit aber führen wiederholte Abkühlungen zu irreversiblen Gefäßerweiterungen und Gefäßwandverdickungen, schließlich sogar zur Ausbildung perivasculärer Extravasate. Es entsteht dann das gleiche pathologische Substrat, das auch bei örtlichen Erfrierungen beobachtet wird. Deshalb ist die Cutis anserina perpetua als eine follikelgebundene Perniosis zu werten.

Ein fehlerhaftes reaktives Verhalten des Hautgefäßsystems gegenüber Kältereizen, besonders gegenüber Temperaturschwankungen, findet auch bei den Menschen, bei denen eine sich übrigens stets als flüchtig erweisende Cutis marmorata oder eine sich demgegenüber schon als beständiger zeigende Livedo reticularis festzustellen ist. Der mit solchen Erscheinungen ausgestattete Personenkreis ist in hohem Maße kälteempfindlich. Bei ihm werden im tiefen, an der Grenze der Cutis zur Subcutis gelegenen, immer auffällig weitmaschigen Geflecht je nach dem Grad der Abwegigkeit funktionelle, zuweilen aber auch schon histo-morphologisch demonstrierbare Anomalitäten registriert. Im letztgenannten Fall sind dann als Resultat der chronisch-rezidivierenden Kältereize die Venolen schlaff und maximal dilatiert. Das aber wieder hat einen sich nun sekundär und zwar reflektorisch entwickelnden Arteriolenspasmus zur Folge. Demnach handelt es sich bei dem zunächst lokalisiert, später aber auch generalisiert in Erscheinung tretenden Zustand um einen atonisch-hypertonen Symptomenkomplex. Er führt zu einer sich immer deutlicher und stärker manifestierenden passiven Hyperämie. Dabei wird die Netzform der erweiterten, mit Blut überfüllten, in der Tiefe gelegenen Gefäße gleichsam auf die Haut projiziert. Verständlich ist, daß neben der Cutis marmorata bzw. neben der Livedo reticularis vielfach auch eine Cutis anserina perpetua, also eine Perniosis follicularis angetroffen wird.

Bei der gleichfalls durch wiederholte Kältereize hervorgerufenen, also thermisch bedingten Akrocyanose ist statt der Netzform eine diffuse Blaufärbung zu beobachten. Bei diesem Phänotyp einer auf Kältereize atypisch reagierenden

Haut stößt man ebenfalls wieder auf den zuvor gerade geschilderten atonisch-hypertonen Symptomenkomplex. Nur spielt sich jetzt der pathologische Gefäßprozeß in einer anderen Hautetage ab. Erkrankt ist diesmal nämlich der obere, dicht unter den Papillen gelegene Plexus. Die sich unter solchen Bedingungen schon bei 18—20° C wie bei ausgesprochener Kälte einstellende „Blausucht“ befällt vorwiegend die Acren, also die Nase und die Wangen, besonders aber die Hände und die Unterarme, die Füße und die Unterschenkel. Deutlich ist an den livid verfärbten, überdies meist auch durch eine Hyperhidrosis auffälligen Körperbezirken die Hauttemperatur erniedrigt. Die Grundursache der genannten pathologischen Erscheinungen ist eine funktionelle, die passive Hyperämie verursachende Gefäßstörung. Diese ist meist endokrin bedingt. Die Franzosen sprechen aus diesem Grund von „mains hypogenitales“. Die Akrocyanose kommt in jedem Lebensalter vor. Sie wird jedoch in hormonellen Krisenphasen gehäuft angetroffen. Entwickelt sich das Krankheitsbild schon in der Pubertät, verschwindet es meist wieder zwischen dem 20. und dem 25. Lebensjahr. Vielfach führt Gravidität zu einer offensichtlichen Besserung. Demgegenüber sistiert die Akrocyanose bei anhaltenden genitalen Insuffizienzerscheinungen. Hartnäckig ist sie auch dann, wenn sie erst im Klimakterium auftritt.

Eine klinische Variante der Akrocyanose ist die gewöhnlich nur das untere Drittel der Unterschenkel verunstaltende Erythrocyanosis crurum puellarum. Sie kommt in der kalten Jahreszeit beim Tragen kniefreier Röcke und hauchdünner Strümpfe zustande, ist also eine stark von der Kleidermode abhängige Dermatose und gehört so zu den Zivilisationskrankheiten. Vorwiegend findet sich das Leiden bei rotwangigen, einen Hypogenitalismus aufweisenden, zur Adipositas neigenden, somit den „Typus rusticanus“ verkörpernden jungen Mädchen. Diese sind überdies meist noch mit einer Livedo reticularis oder einer Perniosis follicularis behaftet.

Ein schlecht durchbluteter, somit pathologisch veränderter Hautbezirk stellt immer einen Locus minoris resistentiae, richtiger einen Locus majoris reactionis dar. Daß sich auf einem derartigen Terrain schon in den Übergangszeiten bei naßkalter Witterung, also im Frühjahr oder im Herbst, Frostbeulen entwickeln können, ist lediglich der Ausdruck für die an solchen Stellen mögliche Krankheitssteigerung. Ähnliches ist über die sich bei Frostwetter aus der gleichen Situation heraus vorwiegend submental oder im medialen Bereich der Kniegegend entwickelnde Congelatio indurativa zu berichten.

Schließlich finden an solchen kreislaufgeschädigten Orten selbst Tuberkelbakterien, die durch irgendwelche Umstände in den Blutstrom geraten sind, gute Angriffspunkte. Nicht umsonst beobachtet man speziell an den distalen Teilen der Unterschenkel die Tuberculosis cutis indurativa. Meist ist bei dieser Form der Hauttuberkulose auch eine Cutis anserina perpetua bzw. eine Perniosis follicularis, vielfach sogar eine Akrocyanose anzutreffen. Hier wird also der durch Kältereize ausgelöste oder verstärkte atonisch-hypertone Symptomenkomplex für die sich dermal bzw. subdermal auswirkende Tuberkulosekrankheit nicht nur zum Realisator, sondern erweist sich überdies auch als Lokalisationsfaktor und bestimmt den Phänotyp des Infektionsverlaufs. Gerade die Tuberculosis cutis indurativa findet sich vorwiegend bei vasolabilen, stets kälteempfindlichen jungen Frauen.

Ähnlich wie ein Sonnenbrand kann übrigens auch ein Kälteschaden (BRAUN, 1949) eine Purpura zur Folge haben. Immer wieder gelangt auch einmal eine Kälteurticaria zur Beobachtung. Ferner können Kältereize auch ein Erythema exsudativum multiforme provozieren (KOEHLER, 1938). Auf Grund experimenteller Untersuchungen (GÖTZ, 1954) ist bei der Acrodermatitis chronica atrophicans unter anderen begünstigenden Möglichkeiten auch einmal dem Kältetrauma (GOTTRON, 1933), ferner stärkeren Temperaturschwankungen (OPPENHEIM, 1931) ein auslösender bzw. ein verschlimmernder Einfluß zuzuerkennen. Die Angioneurosen, so die Akroparaesthesie, ferner die Erythromelalgie, auch die Akroasphyxie, speziell das Raynaudsche Symptom bzw. die Raynaudsche Krankheit beruhen auf angeborenen bzw. erworbenen, sich vorwiegend auf das vegetative Nervensystem der Peripherie erstreckenden Anomalien. Auch hier können Kältereize (LERICHE, 1954), lokale Frostschäden, eine mehrstündige Abkühlung zu Realisatoren werden (LEYS, 1939; JOHNSON, 1941). Bei der kausalgenetisch noch recht im Dunkeln liegenden Sklerodermie scheint es zunächst zu krankhaften Störungen im autonomen Nervensystem zu kommen. Diese wirken sich dann sekundär ungünstig auf die Endstrombahnen aus. Zumindest liegen bei dem Leiden, genauso wie bei anderen zu Hautsklerosierung führenden Prozessen, stets Abwegigkeiten der peripheren Durchblutung vor. Auf diese Weise entstehen die anfangs ödematösen, bald in Verhärtung und später in Atrophie übergehende Hautveränderungen. Unter solchen Bedingungen aber können neben anderen Anlässen sowohl ein starker Sonnenbrand (vgl. oben), als auch ein Frostschaden (HORVÁTH, 1940, RÖSGEN und MAMIER, 1942; BUREAU und CHARBONNEL, 1955; GOTTRON, 1957; ASAEDA und KORBAYSI, 1957 usw.) die Sklerodermie zur Manifestation oder zur Exacerbation bringen.

Dasselbe ist über den Lupus erythematodes zu berichten. Hier können nicht nur Sonnenstrahlen (RIHOVÁ, 1940; GOTTRON, 1942; POEHLMANN, 1949; KROPATSCH, 1950; JORDAN, u. Mitarb., 1952; K. LINSER, 1959c), sondern auch zugiges, kaltnasses Wetter (K. LINSER, 1959c), ferner Frost (J. JADASSOHN, 1938) das polyätiologische, sich sehr wahrscheinlich auf infektiös-allergischer Basis entwickelnde, durch eine besondere allergisch-hyperergische Systemerkrankung (ROST, 1948) charakterisierte, das kollagene Stützgewebe beeinträchtigende Leiden in Gang bringen oder, wenn bereits Erscheinungen vorliegen, diese aktivieren und akuter gestalten (K. LINSER, 1959c).

Beachtung verdient auch die sog. Erkältungsneigung. Gerade bei ihr spielen die zuvor schon erwähnten konstitutionellen bzw. dispositionellen Momente eine Rolle. Aber selbst beim gesunden Organismus sind lokale, vornehmlich großflächige körperliche Abkühlungen nicht nur im unmittelbaren Einwirkungsbereich von unterschiedlich starken, die dortige Blutzufuhr verändernden Hautreaktionen gefolgt, sondern sie machen sich auch in der Blutversorgung anderer Hautbezirke bzw. sonstiger, oft weitabgelegener Organteile bemerkbar. Dabei werden speziell im Respirationstrakt thermalbedingte, diesen mehr oder weniger stark in Mitleidenschaft ziehende Fernwirkungen beobachtet. Auf diese Weise kommt es auch in ihm vielfach zu Durchblutungsstörungen (PIRLET, 1959). Diese ebnen, wie das auch sonst an derartig pathologisch veränderten Orten des Körpers geschieht, vielen Krankheitsvorgängen den Weg. So gelangen an unterschiedlichen Stellen der Atemwege dort vorhandene, bisher nicht zur Realisation gekommene und so zunächst noch latent gebliebene Infekte bei der nun verringerten Abwehrschwäche durch Aufflammen jetzt plötzlich zur Manifestation. Schon kalte Füße können einen Schnupfen, eine Angina oder einen Bronchialkatarrh verursachen. Vermutlich hat die Abkühlung der Körperoberfläche überdies eine auf das kolloidale Geschehen im Organismus Einfluß nehmende Schockwirkung zur Folge (ABRAMY und BRISAUD, 1937). Auch ein solcher Vorgang würde bereits vorhandenen Krankheitserregern günstige Angriffsmöglichkeiten liefern. Kälteeinwirkung kann bei Bereitschaft zu einem Nierenleiden oder zu einem Blasenkatarrh zum realisierenden Faktor werden. Sie führt auch beim Bettnässer meist zu einer Verschlechterung. Es ist hier jedoch nicht Zeit und Platz, um auf die in erster Linie bei naßkalter Witterung zustandekommenden Erkältungskrankheiten ausführlicher einzugehen.

Hervorgehoben werden muß jedoch die Tatsache, daß schon Zugluft als ein sich zuweilen besonders gefährlich auswirkender Kältereiz zu werten ist. Die eine umschriebene Körperstelle beeinträchtigende, wegen ihrer Geringfügigkeit kaum weiter beachtete, überdies vielfach in Wohnräumen erfolgende kalte Luftströmung ist ungleich ernster zu werten als die im Freien reichlich anzutreffende, mehr oder weniger heftige Turbulenz. Während letztere vom Organismus fast ausnahmslos mit einer reflektorischen Capillarhyperämie beantwortet wird, bleibt eine solche Schutzmaßnahme bei einer nur leichten, kaum in das Bewußtsein gelangenden Luftbewegung meist aus. So wird die Zugluft oftmals die Ursache für sich selbst in entfernten Körperbezirken einstellende Durchblutungsstörungen. Die Zunahme rheumatischer Schmerzen, das Wiederaufflammen oder die Exacerbation einer Trigeminusneuralgie, das Auftreten von Anginen, selbst das Zustandekommen von Pneumonien sind eine Folge davon.

Kalte, mit Feuchtigkeit gesättigte und bewegte Luft kann den gesunden, erst recht aber den bereits geschwächten Körper in starkem Maße beeinträchtigen. Aber auch kalttrockene Luft entfaltet hin und wieder selbst bei Windstille unangenehme Eigenschaften. Zumindest gilt das für den Atemtrakt und da wieder speziell für den an solche atmosphärischen Verhältnisse nicht gewöhnten Organismus. Dabei erfolgt die krankmachende Einwirkung direkt und unmittelbar an den Atemwegen. Einmal führt schon die Kälte der Inspirationsluft zu einer oft nicht unerheblichen Abkühlung der Atemschleimhäute. Sodann wird letzteren infolge der Trockenheit der hierdurch zur Anreicherung bzw. zur Absättigung mit Wasserdampf tendierenden Einatmungsluft das dazu benötigte Wasser entzogen. Das geschieht durch Abdunstung. Die sich dabei entwickelnde Verdunstungskälte aber bedeutet für die Atemwege einen weiteren Wärmeentzug. Aus solchen Gründen leidet der Neuankömmling im Hochgebirge in der Adaptionsphase oftmals an Halsschmerzen und an Katarrhen. Die so zustandegekommenen Bronchitiden können zuweilen sogar den Weg zur Lungenentzündung anbahnen. Glücklicherweise kommt es auch hier bald durch kompensatorische Ausgleiche, vorwiegend durch eine bessere Durchblutung der Atmungsorgane, zu einem Selbstschutz des Körpers, und mit vollzogener Akklimatisation ist den skizzierten Komplikationen in hohem Maße der Boden entzogen.

Auch das zwischen der *biologischen und der atmosphärischen Periodik* im Organismus auf dem Wege der Synchronisation entstandene Gleichgewicht kann sowohl durch endogene als auch durch exogene Einflüsse in Unordnung gebracht werden. Hier kommt, wie bereits erwähnt, schon dem 24 Std-Rhythmus eine unverkennbare Bedeutung zu. Er macht sich an allen Regler- und Funktionssystemen bemerkbar. Das beweisen schon beim gesunden Menschen die Tagesschwankungen der körperlichen und der psychischen Leistungsbereitschaft bzw. Leistungsfähigkeit (PIERACH, 1956). In Fällen von ausgesprochener Labilität, von auffälliger vegetativer Dystonie, aber auch bei sonstigen größeren pathologischen Abweichungen vom normalen Geschehen werden sie meist noch ausgeprägter. So zeigen selbst Kondition und Disposition eine deutliche Abhängigkeit vom 24 Std-Rhythmus. In der vormittäglichen Aufheizungsphase ist der menschliche Organismus ausgesprochen kälteempfindlich. Aus diesem Grunde friert der an einer Akrocyanose leidende Patient in den frühen Morgenstunden meist mehr als in der nun folgenden Tageszeit. Kältereize verursachen zwischen 3 und 15 Uhr gewöhnlich die stärksten und auch die am längsten anhaltenden constrictorischen Hautgefäßreaktionen. Im Gegensatz dazu besteht in der nachmittäglichen Entwärmungsphase eine deutliche Wärmeempfindlichkeit. Jetzt werden unter reaktiver Gefäßerweiterung Wärmereize viel schneller und überdies ausgiebiger wirksam als vormittags. Demnach kann dieselbe Person morgens ein Constrictionstyp, nachmittags aber ein Dilatationstyp sein. Besonders HILDEBRANDT und ENGELBERTZ (1953) haben auf diesen tagesrhythmischen Reaktionstypenwechsel hingewiesen. Gegen Abend wird die Widerstandskraft des Körpers schwächer. Zu dieser Tageszeit verstärkt sich auch die Krankheitsdisposition. Nicht von ungefähr kommt es am späten Nachmittag bei fieberhaften Leiden meist zu einer merklichen Temperatursteigerung. In diesen Tagesstunden ist ferner die Sekretionsbereitschaft der Schweißdrüsen fast immer beachtlich erhöht. Bei vielen Dermatosen wird gegen Abend bzw. in der Nacht mit einer oft schon vorauszusagenden Regelmäßigkeit das sie begleitende Jucken besonders intensiv und qualvoll. Jetzt erreicht vielfach auch die Schmerzempfindlichkeit ihren Höhepunkt (JORES und FREES, 1937; BOCHNIK, 1958). Selbstverständlich gibt es auch hier Ausnahmen von der Regel, und hin und wieder wird sogar ein paradoxes, oftmals an den personalen Faktor (GOTTRON, 1934 und 1939) gebundenes Verhalten registriert. Gerade auf diesem Gebiet sind noch immer viele wissenschaftliche Lücken vorhanden. Recht umstritten sind auch die verschiedentlich aufgestellten Behauptungen, denen zufolge die in der Biosphäre zu beobachtende Monatsrhythmik, vornehmlich die lunare bzw. die solar beeinflußte, gewisse Beziehungen zur biologischen Periodik unterhalten soll. Hierzu sei auf die bereits an früherer Stelle über den Menstruationscyclus gemachten Ausführungen verwiesen. Dieser zumindest zeigt, wie dort erwähnt wurde, keine signifikant nachweisbaren Zusammenhänge mit einem solchen Umweltgeschehen. Nichtsdestoweniger sollen sich 5 Tage nach Neumond die eklamptischen Anfälle häufen (BACH und SCHLUCK, 1942). Ferner werden mit der etwa 27 Tage beanspruchenden Sonnenrotation und den sich dabei und dadurch periodisch einstellenden Elektroinvasionen auffällige Schwankungen der Sterbezahlen in Zusammenhang gebracht (B. DÜLL und T. DÜLL, 1934). Etwas mehr weiß man demgegenüber über die im Jahresablauf zu registrierende biologische Rhythmik und über ihre teilweise Abhängigkeit von der atmosphärischen Jahresperiodik. Einige solcher Korrelationen wurden schon zuvor erörtert.

Nicht zu bestreiten ist, daß es zumindest eine *Saisonpathologie* gibt. Leiden, die sich fast nur oder sogar ausschließlich zu bestimmten Jahreszeiten einstellen oder die in solchen wenigstens in gehäufter, zuweilen auch in klinisch verstärkter Form auftreten, sind keine Seltenheit. Schon die Ärzte im Altertum kannten, wie in einem früheren Abschnitt dargelegt wurde, solche Vorkommnisse. Sie sind auch dermatologischerseits immer wieder anzutreffen. Dabei hat man unmittelbare bzw. direkte Saisonkrankheiten von mittelbaren bzw. indirekten zu unterscheiden. Selbstverständlich sind hierbei Falschdeutungen kritisch auszumerzen. Immer kann aber schon die im Jahresgang wahrnehmbare vegetative Gesamtumschaltung die Entwicklung pathologischer Vorgänge erleichtern. An solchen sind vielfach auch von außen her wirkende Wetterabläufe mehr oder weniger stark mitbeteiligt. Besonders die mit der Umkehr der jeweiligen Phasenrichtung in Zusammenhang stehenden biologischen Übergangszeiten sind hier wegen der erhöhten Anforderungen, die sie an den gesunden, besonders aber an den labilen bzw. kranken, dann in seinen regulativen Fähigkeiten bzw. Leistungen oft recht ausgiebig beeinträchtigten Organismus stellen, stets betont kritische Perioden.

Aus diesem Grunde sind bei manchen mit einem jahreszeitlichen Anstieg einhergehenden Krankheiten, auch bei gewissen hierzu gehörigen Dermatosen, meist zwei oft recht eindrucksvolle Gipfel nachweisbar. Der eine, fast stets höhere, fällt auf den biologischen Winter, mehr noch auf den biologischen Frühling. Der andere, meist deutlich niedrigere, liegt im Sommer-Herbst-Übergang. Dabei ist, wie früher schon erwähnt, der biologischen, vorwiegend endogen gesteuerten Jahresperiodik die Hauptbedeutung zuzuerkennen. Von nicht zu unterschätzendem Einfluß auf sie ist aber trotz dieser Tatsache auch der jahresrhythmische Gang des in die Biosphäre gelangenden bzw. in ihr enthaltenen und von ihr aus den Organismus erreichenden Strahlengemisches, besonders die jeweilige Licht- und Sonneneinwirkung. Ferner tritt zumindest noch die von den gerade genannten meteorologischen Bedingungen stark abhängige Jahresperiodik des hygrothermischen Komplexes zum menschlichen Körper in Beziehung.

Weiter gibt es ebenfalls von der Jahreszeit abhängige, ganz offensichtlich auch meteorotrop unterhaltene, periodisch verlaufende Schwankungen der Disposition bzw. der Kondition. Diese wieder haben Auswirkungen auf die Stoffwechsellage, auf die Infektabwehr (Hamburger, 1920; Peyrer, 1921; Loew, 1922; Wildführ, 1949), auf das Entstehen von Komplikationen, auf das Zustandekommen von Nachkrankheiten. Hier ergeben sich auch Korrelationen zur saisonbedingten Änderung der Hautempfindlichkeit und zur saisonbedingten Bereitschaft zu Dermatosen.

Speziell der Übergang der im Winter trophotropen Funktionstendenz des Organismus in die während der nun kommenden wärmeren Jahreszeit sich in ihm immer stärker bemerkbar machende ergotrope Phase ebnet allen möglichen Abwegigkeiten den Weg. Nicht umsonst spricht man von einer „Frühjahrskrise". In ihr erfolgen selbst Heilverläufe in oft überstürzter und überschießender Weise. So führt die abklingende Rachitis jetzt gehäuft zu Spasmophilie (Moro, 1926; Hopmann, 1928). Im März und im April zeigen die Sexualdelikte eine deutliche Zunahme. Das gleiche gilt auch für die Selbstmorde. Der Morbus Basedow verstärkt sich. In der während dieser Zeit im Körper vor sich gehenden Umsynchronisation entwickeln oder vergrößern sich Ulcera ventriculi und ähnliche Organneurosen. Bei ihnen und anderen pathologischen Prozessen erreicht die Rezidivfreudigkeit offensichtliche Höhepunkte. Gallenleiden, Pankreatitiden mehren sich oder werden schmerzhafter. Eine Aktivierung ist vielfach auch bei der Tuberkulosekrankheit zu konstatieren (Hamburger, 1920). Im Frühjahr steigt die Zahl der Tuberkulide. Die Serumkrankheit, ferner Arzneiexantheme treten nun ebenfalls öfter in Erscheinung. Überhaupt werden speziell Allergodermien in dieser Zeit in zunehmendem Maße gesehen. So häufen sich kausalgenetisch höchst unterschiedliche urticarielle und auch gewisse ekzematöse Hautausschläge. Zuvor recht ruhig gewordene mikrobielle bzw. dyshidrotische Ekzeme melden sich wieder. Vielfach exacerbiert in diesen Monaten auch das seborrhoische Ekzem. Hinzu kommt, daß in der jetzt immer wärmer werdenden Jahreszeit auch pflanzliche Allergene in vermehrtem Umfang in die Biosphäre gelangen. Meist sind ihr Vorkommen und so auch die von ihnen verursachten Reaktionen an ganz bestimmte Monate gebunden. Die Frühjahrssonne führt wegen der der Haut noch fehlenden Lichtschwiele besonders leicht zum Sonnenbrand und ähnlichen Strahlenschäden. Im Urin erscheint jetzt vielfach das Kimmigsche Lichtband. Durch die Zunahme von Strahlenreizen werden die zur Hydroa vacciniformia, zum Xeroderma pigmentosum oder zu den polymorphen Lichtdermatosen gehörenden Hautveränderungen ausgelöst oder verschlechtert. Speziell der Reichtum der Frühjahrssonne an UV-Strahlen stellt für den noch latenten oder für den bereits manifesten Lupus erythematodes eine besondere Gefahr dar. In dieser Übergangsperiode gerät der Psoriatiker oft ebenfalls in die eruptive Phase. Das gilt auch für weitere, durch den isomorphen Reizeffekt hervorstechende Dermatosen. Dabei ist jetzt die Tendenz zur Dissemination bzw. zur Generalisation keine Seltenheit. Im Frühjahr wird das Erythema exsudativum multiforme, sich manchmal zuerst an den der Sonne ausgesetzt gewesenen Hautbezirken manifestierend, in gehäufter Form registriert. Auch das Erythema nodosum wird im Verlauf der biologischen Frühjahrsunruhe öfter als zuvor angetroffen.

Im Sommer sind es besonders die Intensität der Sonnenstrahlung, ferner die Hitze, nicht zuletzt auch die beklemmende Schwüle, die höchst unterschiedliche Krankheiten auslösen oder verschlimmern können. Vornehmlich die Magen-Darmstörungen häufen sich in dieser Jahreszeit. Akute Darmkatarrhe werden jetzt ein ernstes Problem. Einen Anstieg zeigt die Typhus- bzw. die Paratyphuskurve. Das gleiche gilt für die Erfassung der Ruhr und der ruhrartigen Erscheinungen. Hinzu kommt, daß im Juli und im August in unseren Breiten die nun relativ hohe Lufttemperatur vielen pathogenen Mikroben, manchmal auch den diese übertragenden Organismen, besonders günstige Lebens- und Entwicklungsbedingungen bietet. So mehren sich jetzt gleichfalls die Leptospirosen, ferner eine Reihe auch den Dermatologen interessierender Virosen. Schon der Herpes solaris weist in diese Richtung. Wärmegrade führen in der Cutis und in der Subcutis zu einer Erweiterung der Capillaren. Dabei ist meist gleichzeitig eine Permeabilitätssteigerung festzustellen. Auffällig erhöht ist die Bereitschaft zur Wasseransammlung im Unterhautzellgewebe (Sarre und Steinebach, 1947). An heißen Sommertagen schwellen bei vielen Menschen, besonders bei solchen, die viel sitzen oder viel stehen müssen, in oft lästiger Weise die Füße und die Unterschenkel an. Speziell bei Schwangeren kommen in diesen Monaten Ödeme vermehrt zur Beobachtung. Schwüle fördert solche pathologischen Vorgänge. In Hautfalten entstehen Intertrigines. Die sommerliche Treibhausluft verursacht gerne ein Aufflammen der Mykosen. Unter derartigen Wetterbedingungen kommt es überdies zu Streuungen. Die Mykide mehren sich. Die Hitzeschäden erreichen im Hochsommer ihren steilsten Anstieg. An solchen Tagen entwickelt sich oft innerhalb weniger Stunden der aus einer Gruppe höchst heterogener Hautreaktionen hervorgehende, fast ausschließlich die Haut der Hände und der Füße in Mitleidenschaft ziehende sog. Cheiropompholyx. Demgegenüber bessert sich das endogene Ekzem gewöhnlich in der warmen Jahreszeit. In dieser ist allerdings verschiedentlich an lichtexponierten Stellen auch einmal eine Manifestation neurodermitisartiger Hautveränderungen gesehen worden. Trotz der dabei stets negativ ausfallenden Lichtteste wurde eine solche Eruption als eine unspezifische, durch Sonnenstrahlen verursachte Provokation der Atopie gedeutet. Ähnliches ist übrigens bei der sich im Sommer meist zurückbildenden Schuppenflechte beobachtet worden. Es gibt nämlich einige wenige Psoriasisfälle, die in den heißen Monaten an den der Sonne ausgesetzten Körperstellen nicht verblassen, sondern wider Erwarten deutlich exacerbieren (Bielicky, 1964).

Wie das Frühjahr ist auch der Herbst mit einer biologischen Unruhe verbunden. Vollzieht sich doch jetzt immer offensichtlicher unter Umkehr der vegetativen Phasenrichtung der Übergang aus der ergotropen Funktionstendenz in die trophotrope Funktionstendenz. Das aber ist auch nun wieder der Zeitpunkt, in dem manche Bereitschaften und manche Leiden erneut besonders aktiv werden. Vielfach handelt es sich hier um dieselben Abwegigkeiten, die schon bei der Schilderung des krisenhaften Frühjahrs aufgeführt wurden. Bei ihnen tritt jetzt der zweite Gipfel in Erscheinung. So wenigstens liegen die Verhältnisse bei den schon zuvor genannten Organneurosen. Bei den Ulcera ventriculi, bei manchen Gallenleiden, bei den Pankreatitiden zeigt sich im September bzw. im Oktober als Hinweis auf die biologische Wendezeit ebenfalls ein Maximum. Auch bei gewissen Allergodermien ist das feststellbar. Neben dem Frühjahrsgipfel sind manche Ekzemformen durch einen mehr oder weniger deutlichen Herbstanstieg charakterisiert. Speziell beim endogenen Ekzem ließ sich das in den verschiedenen

Ländern immer wieder erhärten (SULZBERGER und WITTEN, 1954; HELLERSTRÖM und LIDMAN, 1956; MARCHIONINI und BORELLI, 1956). Selbst in Südafrika ist beim Wechsel vom Sommer zum Herbst eine merkliche Zunahme der atopischen Dermatitis zu beobachten (LOEWENTHAL, 1957). Ferner wird beim Erythema exsudativum multiforme, ferner beim Erythema nodosum im September bzw. im Oktober erneut ein gehäuftes Auftreten registriert. Zur gleichen Zeit erweist sich vielfach auch die im Sommer in zahlreichen Fällen ganz oder fast ganz erscheinungsfrei gewordene Psoriasis als wieder recht aktiv. Das gleiche gilt für die Ichthyosis vulgaris, die jetzt ebenfalls stärker schuppt. Schon Wochen vor dem eigentlichen Winter stellen sich bereits Kälteschäden ein. Anginen, Bronchitiden und Pneumonien häufen sich. Schon ein mäßiger Rückgang der Außentemperatur läßt bei vielen Menschen, in erster Linie bei Frauen, vornehmlich an den Streckseiten der Extremitäten eine Cutis anserina perpetua entstehen. Auch mehren sich bereits während des naßkalten Herbstwetters die Frostbeulen. Durch Nässe und Kälte wird ferner der Lupus erythematodes provoziert oder zur Exacerbation gebracht.

Im eigentlichen Winter erleichtert die trophotrope Funktionstendenz bei der überdies vorhandenen UV-Armut und der Kälteeinwirkung gewisse pathologische Geschehnisse. So verschlechtert sich u. a. in dieser Jahreszeit aus den genannten Gründen die idabetische und auch die rachitische (GYÖRGY, 1929) Stoffwechsellage. Ferner begünstigt die vagotone Einstellung reaktive Übersteigerungen. Deshalb häuft sich das Auftreten von Asthmaanfällen. Vielfach werden diese durch das oft neblige und diesige Wetter ausgelöst. Eine Rolle spielt selbstverständlich auch die durch den Winter bedingte Lebensweise. Hier kann schon die Art der Bekleidung von Bedeutung sein. Erst recht gilt das für das in diesen Monaten für die meisten Menschen laufend vitaminärmer werdende Nahrungsmittelangebot. Im Dezember und im Januar nehmen die Erfrierungen zu. Besonders bei pastösen Frauen kommt es hin und wieder submental bzw. in der medialen Kniegegend zur Congelatio indurativa. Die durch Wolle verursachten Hautreizungen mehren sich. Beim Seborrhoiker meldet sich vielfach das Flanellekzem. Auch andere Ekzemformen werden durch die kalte Jahreszeit ungünstig beeinflußt. In einem hohen Prozentsatz der Fälle ist das speziell beim endogenen Ekzem festzustellen. Im Winter vermehren und verstärken sich die Efflorescenzen der Acne vulgaris, besonders die der Acne conglobata. Meist nimmt auch die Psoriasis an Intensität und Umfang zu. Die durch die Witterung erzwungene Klausur, das oft enge und dichte Zusammenleben in geheizten Räumen erleichtern die durch Kontakt von Mensch zu Mensch unmittelbar oder die durch gemeinsam benutzte Gegenstände, besonders aber durch Tröpfcheninfektion mittelbar erfolgenden Übertragungen. So zeigen Keuchhusten, Masern, Varicellen, Pocken, Fleckfieber einen Wintergipfel. Ein solcher ist auch bei anderen obligat kontagiösen Krankheiten festzustellen. Die Scabies, die Impetigo contagiosa, die Mikrosporie bzw. die Trichophytie, die Sycosis non parasitaria, sie alle kommen im Winter gewöhnlich gehäuft zur Beobachtung. Ende Januar erreicht die Leistungsfähigkeit vieler Menschen übrigens einen fühlbaren Tiefstand. Recht auffällig ist schließlich der Februargipfel der Kreislauferkrankungen und der Kreislaufsterblichkeit (DE RUDDER, 1952, 1956). Er ist ein Vorbote der biologischen Frühjahrskrise, von der ausgehend die Saisonkrankheiten kurz skizziert wurden.

In erster Linie sind es aber die *kurzfristigen Änderungen in der Biosphäre*, die, besonders wenn sie stärkere Grade annehmen, sich als krankheitsauslösende bzw. als krankheitsverschlimmernde Faktoren auswirken. Selbst der gesunde Mensch wird, wie schon erwähnt wurde, durch Wetterumschlag bzw. durch Wetterunruhe in seinem physischen und in seinem psychischen Empfinden mehr oder weniger stark beeinträchtigt. Die Wetterfühligkeit ist bei Labilen, bei Hypotonikern, bei Asthenikern oft besonders ausgeprägt, noch mehr aber bei vielen bereits mit offensichtlichen Organopathien behafteten Kranken. Hier sei auch an das bereits weiter oben über den Wetterschmerz Mitgeteilte erinnert. Immer entsteht dieser in individuell unterschiedlicher Stärke unmittelbar vor dem Wetterwechsel oder zu Beginn der unerwartet aufgekommenen Wettersituation. Die durch aperiodische Wettervorgänge verursachte Belastung des gesunden, besonders aber des schon anfälligen oder gar kranken Körpers erfolgt stets durch komplexe, plötzlich am Organismus aktiv werdende, also sich als biotrop erweisende meteorologische Akkordwirkungen. Dabei kommt auch der zuvor vorhanden gewesenen, nunmehr vielleicht von Grund aus umgeformten Wettersituation eine große Bedeutung zu. Die im Körper durch Wetterschwankungen ausgelöste Resonanz ist aber in besonderem Maße von der nervalen Ausgangslage und von der somatischen Reagibilität abhängig. Dabei antwortet speziell der vielfach solcher meteorologischer Reizkombinationen entwöhnte Organismus des domestizierten Menschen auf die Insulte oftmals mit krankhaften Übersteigerungen.

Bei besonderer Wetterunruhe ändert sich bei zahlreichen Menschen der Gleichstromwiderstand der Haut (Dugge, 1927), übrigens auch die Chronaxie der motorischen Nerven (Edström, 1932). Auch nehmen gewisse Wettervorgänge Einfluß auf den Blut- und den Lymphstrom (Hellpach, 1950), auf das Capillarbild (Bettmann, 1930), ferner auf die Capillardurchlässigkeit (Regli und Stämpfli, 1947). In einer Reihe von Fällen verursachen sie eine „Albuminurie in das Gewebe" bzw. eine „Transmineralisation" (Pollak, 1952). Schon an anderer Stelle wurde mitgeteilt, daß abrupt sich verstärkende Einwirkungen einzelner, meist aber komplexer Wetterelemente Blutdruckschwankungen auslösen können (Mörikofer, 1950, 1951). Solche plötzlich mit besonderer Intensität in Erscheinung tretenden und den Organismus angreifenden Wetterreize beeinflussen oftmals auch die Blutkörperchensenkungsgeschwindigkeit, meist auch die Leukocytenklebrigkeit (v. Philipsborn, 1936). Ferner treten sie zur Menge und zur Konzentration des Urins in Beziehung (Dessauer, 1931). Weiter ist bei derartigen rasch erfolgenden Änderungen in der Biosphäre ein plötzlicher Anstieg der Nebennierenrinden- und der Sexualhormonausscheidung (17-Ketosteroide), und zwar bis zu 50% (Zimmermann und Hofschläger, 1953) keine Seltenheit. Durch aperiodisch vor sich gehende biotrope meteorologische Geschehnisse wird selbst das Zwischenhirn-Hypophysen-System in Erregung versetzt und damit die Möglichkeit zu Kettenreaktionen geschaffen (Uters u. Mitarb., 1951). Manche dieser Beobachtungen bedürfen allerdings der nochmaligen Überprüfung, manche auch der Ergänzung (Hentschel, 1955).

Wetterunruhe wird hauptsächlich durch Advektionen verursacht. Gegen sie sind manche Landstriche, sowohl flache als auch bergige, nur wenig geschützt. In ihnen ist dann ein Wetterumschwung ein häufiges Ereignis. So sind Nordwest- und Westeuropa den atlantischen Störungen mehr ausgesetzt als etwa das unter kontinentalem Einfluß stehende Osteuropa. Beachtung verdient allerdings die Tatsache, daß die heranziehenden Wetter auf Grund geographischer und orographischer Differenzierungen sich zuweilen in ihrem biotropen Verhalten stark ändern. Schließlich gibt es Gegenden, die nicht an den üblichen Zugstraßen der Zyklonen liegen oder die durch vorgelagerte Gebirge gegen Advektionen mehr oder weniger gut geschützt sind. Schon auf Grund derartiger Gegebenheiten kann der Aufenthalt an einem Ort je nach dessen Lage und Struktur für den menschlichen Organismus mit einer unterschiedlich starken Belastung, aber auch mit einer unterschiedlich starken Entlastung verbunden sein.

Schließlich ist von großer Bedeutung, ob der Körper, wie das beim Einheimischen festzustellen ist, an die sich in seinem Lebensraum vielfach wiederholenden Wetterabläufe gewöhnt ist, oder ob die zur Einwirkung kommenden Wettersituationen, wie das für den gerade Zugereisten gilt, mehr oder weniger hohe Adaptionsleistungen erfordern. Das dem Organismus innewohnende Anpassungsvermögen kann aber in dem letztgenannten Fall, besonders bei einer bereits gestörten bzw. unausgeglichenen Körperverfassung, über Gebühr beansprucht werden und dann auch einmal versagen.

Unstetigkeiten in der Atmosphäre sind für den prämorbiden bzw. den morbiden Organismus stets Gefahrenherde. Demgegenüber entfalten antizyklonale, hochdruckbeeinflußte Wetterlagen ungleich seltener pathologische Wirkungen. Wie später noch ausgeführt wird, bessert sich, zumal während eines Aufenthaltes an der Meeresküste, speziell das endogene Ekzem in einer Vielzahl der Fälle während einer Schönwetterperiode. Trotz einer solchen günstigen Wettersituation wurden indessen hin und wieder auch hier offensichtliche Verschlechterungen beobachtet. So erwies sich ein Kurdurchgang an der Nordsee bei einem Strahlungswetter mit kontinentaler Prägung als ein ausgesprochener Mißerfolg (PAHL und PÜRSCHEL, 1956). Sicher trug hierbei zum Teil das Fehlen maritimer Luftkörper die Schuld. Noch mehr waren es in diesem Fall aber wohl die bei der genannten Wetterkonstellation sicher vorhanden gewesenen starken Luftverunreinigungen, die für eine solche Ausnahme von der Regel verantwortlich gemacht werden müssen. Hier ergeben sich übrigens gewisse Parallelen zu dem Entstehen und zu der Ausbreitung von Grippeepidemien. Letztere kommen vielfach unter dem Einfluß länger anhaltender und zuweilen mit Sperrschichten ausgestatteter winterlicher Antizyklonen zur Entwicklung. Dabei ist die infolge der Windschwäche gewöhnlich nur höchst träge Fortbewegung der mit Luftseen ausgestatteten Hochdrucklagen für das Vordringen und für die Aussaat der Infektionskrankheit weit bedeutungsvoller als etwa der Transport der Krankheitserreger entlang der Verkehrswege.

Gemeinhin aber sind es, wie erwähnt, in erster Linie die zyklonalen, tiefdruckbeeinflußten Wettervorgänge, die sich für den Organismus als besonders störend auswirken. Warm- und Kaltfronten, Aufgleitvorgänge, Frontendurchgänge, Okklusionen, Labilität bzw. Turbulenz sind als Ausdruck eng miteinander verflochtener, quantitativ und auch qualitativ wechselnder Wetterelemente ganz eindeutige biotrope Reizfaktoren. Mit den bei Wetterabläufen immer wieder festzustellenden Phasen und den in diesen zu beobachtenden atmosphärischen Komplexgrößen und ihren auf den Organismus ausübenden Eigenschaften haben sich, wie früher schon berichtet wurde und später noch weiter ausgeführt wird, verschiedene medizin-meteorologische Arbeitskreise beschäftigt. Auch bei diesen Bemühungen und Aufschlüsselungen war immer wieder zu erkennen, daß der die Wetterunruhe einleitende Wetterumschlag und die diesem nun folgenden Unstetigkeiten im Organismus in besonderem Maße krankhafte Vorgänge hervorrufen oder bereits vorhandene verstärken. So ist der unterschiedliche Einfluß von ungestörtem und von gestörtem Wetter auf das vegetative Nervensystem schon experimentell nachzuweisen (STRAUBE und SCHOLZ, 1951). Weiter ist bei antizyklonalem Wetter die 17-Ketosteroidausscheidung im Urin erhöht. Bei zyklonalem Wetter aber ist das Umgekehrte festzustellen (ZIMMERMANN und HOFSCHLÄGER, 1953). Das Absinken der 17-Ketosteroide verläuft übrigens parallel zur Stärke der Wetterstörung (ZINK, 1956, 1958). Das wieder spricht dafür, daß auch das Hypophysen-Adrenalsystem durch Wettervorgänge in höchst unterschiedlicher Weise angesprochen wird. Schon diese Tatsache aber kann bei einer entsprechenden Körperverfassung auch negative Folgen haben. Bei dynamischen Vorgängen in der Atmosphäre verschlechtern sich vielfach das Befinden (HELL-

PACH, 1950; UNGEHEUER und KÜGLER, 1957; DAUBERT, 1958), die Leistungsfähigkeit (REIFFERSCHEID, 1954) und selbst die Konzentrationskraft (UNGEHEUER, 1956). Aus solchen Gründen häufen sich bei einer nun fast immer verlängerten Reaktionszeit (KANZ, 1951; REITER, 1954; MÜCHER, 1957) auch die Verkehrs- und die Betriebsunfälle. In solchen meteorologischen Situationen ist oftmals selbst das Einschlafen erschwert. Ferner erweist sich die Schlaftiefe als verringert (AMELUNG, BECKER, BENDER und PFEIFFER, 1950; UNGEHEUER, 1956b). Das Schmerzgefühl zeigt demgegenüber eine Steigerung (BRUNNHÖLZL u. Mitarb., 1953). Anläßlich der den Warmfronttagen vorausgehenden Aufgleitprozesse häufen sich die Selbstmorde (HELLPACH, 1950; BECKER und STRÖDER, 1962). Schließlich begünstigt der Übergang von antizyklonalem zu zyklonalem Wetter bei Krankheiten unterschiedlicher Art sogar den Todeseintritt (CYRAN und BECKER, 1952; FLADUNG, 1953; SPARM, 1957).

Zyklonale Wetterstörungen und die von ihnen ausgehenden Reizwirkungen werden oftmals die Veranlassung zu einer vegetativen Gesamtumschaltung. Dabei kommt es meist zu einer vagotonen Vorphase. In einem solchen Fall kann bei vagoton gesteuerten Asthmaanfällen schon der Beginn der Wetterunruhe zum realisierenden Agens werden. Magenperforation (UNGEHEUER und KÜGLER, 1957), Appendicitis (DAUBERT und v. EKESPARRE, 1951), Nieren- und Gallenkoliken (DAUBERT, 1956, 1958), rheumatische Beschwerden (FRANKE, 1935; FLACH, 1957), der Diabetes (CRECELIUS und WARMBT, 1957) zeigen eine deutliche Abhängigkeit vom aperiodischen Wettergeschehen. Dabei kommt den Zeiten kurz vor oder während der Wetterunruhe eine signifikante Bedeutung zu. Bei vielen Menschen ist dann auch, so vornehmlich bei Frontendurchgängen, eine Einschränkung der Diurese zu konstatieren (STRÖDER, 1947, 1952). Das so zurückgehaltene bzw. eingelagerte Wasser wird meist erst beim Aufkommen antizyklonalen Wetters wieder ausgeschwemmt. Das aber bedeutet, daß biosphärische Vorgänge die Wasserbilanz sowohl in negativem als auch in positivem Sinne beeinflussen können. Von ihnen ist selbst das nächtliche Einnässen der Kleinkinder abhängig (DE RUDDER, 1929). Speziell der bei unterernährten, mit Ödemen behafteten Erwachsenen (STRÖDER, 1947, 1952), aber auch der bei dystrophischen Säuglingen gestörte Wasserhaushalt zeigt offensichtliche Korrelationen zu Wetterschwankungen. Solche läßt in meist recht eindrucksvoller Weise auch der Kreislauf erkennen. Beim Durchzug von Fronten, besonders dann, wenn auf eine Warmfront eine ausgesprochen kräftige Kaltfront folgt, erhöht sich die Anzahl der Herzinfarkte (STRÖDER, 1950, 1952; HASS, 1952; BELEKE, 1958; BOBEK u. Mitarb., 1959). Die Mehrzahl eines solchen oftmals lebensbedrohlichen Ereignisses tritt dann schon in den ersten 3 Std in Erscheinung. In der Infarktgenese erweist sich somit das angeführte Wettergeschehen als Realisationsfaktor. Sicher gibt es auch zwischen aperiodischen Wettersituationen und Thrombosen irgendwelche Beziehungen. Sie aber sind schwer zu erfassen. Ist doch der Zeitpunkt der Thromboseentstehung kaum einmal zu präzisieren. Daß aber auch auf diesem Gebiet Wetterabläufen eine Bedeutung zukommt, geht schon aus der Tatsache hervor, daß bei Eintritt von Tiefdruckstörungen, weiter bei der Ausbildung von Okklusionen sich vielfach eine deutliche Tendenz zur Hyperthrombinämie beobachten läßt (HALSE und QUENNET, 1948). Ferner wird bei Warmfrontaufgleitvorgängen, insbesondere solcher von subtropischen Luftmassen, die Gerinnungszeit verkürzt (CAROLI und PICHOTKA, 1952). Schließlich führt Wetterunruhe zum Absinken des fibrinolytischen Potentials (HALSE und LOSSNITZER, 1949). Alle diese Geschehnisse aber weisen auf eine auch durch meteorologische Konstellationen auslösbare Gleichgewichtsstörung der bei der Blutgerinnung beteiligten Faktoren hin. Der demgegenüber zeitlich ungleich exakter anzugebende Eintritt einer

Embolie zeigt eine ganz offensichtliche Abhängigkeit von Störtagen (RAETTIG und NEHLS, 1940; DAUBERT, 1955b; MILLESI u. Mitarb., 1957; BOBEK u. Mitarb., 1958; RUCKHEIM, 1958). Bei allen diesbezüglichen Recherchen kommt der Berücksichtigung einzelner Wetterphasen eine besondere Bedeutung zu. Sich hier lediglich mit der Auswertung etwa der Tageskorrelation zu begnügen, ist nach den heutigen Erkenntnissen nicht mehr vertretbar und erschwert wissenschaftliche Aussagen. Bei zyklonalem Wetter ist mit einem Anstieg der Angina pectoris-Anfälle zu rechnen (DAUBERT, 1958; BELEKE, 1958). Polarlufteinbrüche verstärken den systolischen Blutdruck (FRANKE, 1932) und können so für Hypertoniker eine Gefahr werden. Präfrontale Aufgleitvorgänge, auch kaltluftadvektives Wetter sollen selbst das Zustandekommen von Apoplexien begünstigen (JELINEK, 1936; LISCHKA, 1940; DAUBERT, 1955b; RENSCHLER, 1958).

Zeigen nun auch Hautleiden Beziehungen zu kurzfristigen Änderungen in der Biosphäre? Diese Frage ist zu bejahen. Ist doch bei vielen Dermatosen speziell die Blutzirkulation, und da besonders die in den Endstrombahnen, gestört (GOTTRON, 1930). Auf die Abhängigkeit der Blutversorgung vom Wettergeschehen wurde aber zuvor schon hingewiesen. Während nun im Verlauf rein antizyklonalen Wetters kaum nennenswerte Schwankungen der Capillarresistenz registriert werden, treten solche bereits bei föhnig übersteigertem Schönwetter in Erscheinung. Schon deutlicher wird die Minderung der Capillarresistenz beim Durchgang einer Warmfront (REGLI und STAEMPFLI, 1947; DAUBERT, 1958). Sie verstärkt sich bei dem nun meist tiefdruckbedingten Wetterumschlag und erreicht während der auf den letzteren folgenden zyklonalen Wetterlage ihr Maximum (UNGEHEUER, 1954). Das gleiche ist auch im Kaninchenversuch zu beobachten. Bei ihm ist die Hautpermeabilität an ungestörten Tagen deutlich erniedrigt, demgegenüber während Warmfrontdurchgängen und sonstiger Wetterunruhe, auch bei Okklusionen, aber beachtlich gesteigert (LOTMAR und HÄFELIN, 1956). Ferner nimmt bei der Passage von Fronten der Opsoninindex bis zu 75%, der Alexinindex sogar bis zu 90% ab (WILDFÜHR, 1951). Besonders auffällig ist diese Beobachtung bei Labilen. Auch aus dem Blickwinkel der Dermatologie interessiert die Feststellung, daß Frontendurchgänge den Diphtherieantitoxintiter senken, und zwar Kaltfronten stärker als Warmfronten (WILDFÜHR, 1950). Deshalb kann bei einer bereits latent vorhandenen Infektion durch die frontenbedingte, fast immer kurzfristige Titererniedrigung die Diphtherie in das Stadium der Manifestation übergeführt werden. Aber auch die allergische Reaktionsbereitschaft zeigt deutliche Beziehungen zu gestörten Tagen (WILDFÜHR, 1952). Sie wird durch Tiefdruckwetterlagen, besonders durch Warmfrontpassagen, auffällig erhöht. Bei Testungen von Patienten mit Rhinitis vasomotorica, mit Heufieber, mit Asthma bronchiale, aber auch solchen mit Urticaria, ferner mit Kontaktekzem ließen sich solche Zusammenhänge mit aperiodischen meteorologischen Geschehnissen verifizieren. Überdies litten während solcher Wettersituationen auf Mehlstaub überempfindlich reagierende Bäcker besonders stark unter ihrer Rhinitis vasomotorica, während sie bei Schönwetter in dieser Hinsicht völlig beschwerdefrei waren. Weiter ließen sich bei Patienten mit allergischem Asthma an Tagen mit Fronten gehäuft Asthmaanfälle, ferner bei Kranken mit Urticaria eine vermehrte bzw. verstärkte Quaddelbildung registrieren (WILDFÜHR, 1952). Unter Wetterunruhe verstärkt sich vielfach auch das Hautjucken. Besonders beim endogenen Ekzem läßt sich das oft beobachten (STEIN, 1955). Das alles aber bedeutet, daß kurzfristige Änderungen in der Biosphäre auch bei Hautleiden die Veranlassung für Exacerbationen sein können.

Ein recht anschauliches Bild von der Einflußnahme gestörter Wetterphasen auf den menschlichen Organismus liefert *der Föhn*. In klassischer Form tritt er in unserem Lebensraum am Nordrand der Alpen in Erscheinung. Dorthin gelangen, meist durch aus dem Süden kommende Zyklonen in Gang gesetzt, warmfeuchte Luftmassen. Zunächst geraten sie an den dortigen Berggipfeln in einen offensichtlichen Stau, werden dann aber nach einiger Zeit durch starke und böige Winde brüsk in die Höhe gehoben. Dabei kommt es zu Abkühlung und zu Wolkenbildung. Als Wolkenmauer wälzen sie sich nun über die Gebirgskämme. Bald stürzen sich unter bedeutsamem Anschwellen der Windstärke und unter Auflösung der zuvor zustandegekommenen Wolken die sich jetzt adiabatisch stark erwärmenden und deshalb ein zunehmendes Feuchtedefizit aufweisenden Luftmassen als trockenwarme Fallwinde in die meist in einer relativen Windruhe befindlichen, überdies in Kaltluftkissen eingebetteten Täler. Mit Vehemenz dringen sie vom hochgelegenen Talanfang bis zum tiefgründigen Talende vor. Dabei ist eine Zeitlang zwischen der kälteren, eine hochgradige Inversion darstellenden Grundschicht und der dieser aufliegenden und sie energiegeladen bestürmenden Oberschicht eine scharf ausgeprägte horizontale Diskontinuitätsfläche anzutreffen. Letztere besitzt, wohl infolge der von ihr ausgehenden Druckschwankungen, einen besonders stark ausgeprägten Biotropismus. Er verursacht Migräne, erzeugt Unruhe, Reizbarkeit, Mattigkeit, Konzentrationsschwäche, Benommenheit, führt zu Krankheitsverschlimmerung, fördert die Zunahme von Todesfällen. Demgegenüber bereitet der nach dem Durchbrechen dieser durch Fernwirkungen charakterisierten, fühlbare Impulse aussendenden Grenzfläche sich schließlich an der Erdoberfläche austobende Föhn kaum nennenswerte körperliche Beschwerden (Mörikofer, 1950). Übrigens befallen die skizzierten, dem Zyklonalföhn gewöhnlich vorausgehenden, also in der Vorföhnphase akut werdenden Sensationen bzw. Leiden lediglich die Einheimischen und nicht etwa die Zugereisten. Diese werden meist erst nach längerem Verweilen in dem öfter von solchen Fallwinden heimgesuchten Landstrich derartigen meteorologischen Geschehnissen gegenüber mehr oder weniger stark empfindlich. Übrigens gibt es föhnbevorzugte, in gewissen Monaten in dieser Hinsicht besonders belastete Orte und in diesen wieder auffällig föhnreiche Jahre. Der klassische Föhn ist immer an eine bestimmte Gebirgshöhe gebunden. So ist er auch am Himalaja anzutreffen, und selbst in Grönland sucht er, aus dem bergigen Innern kommend, die dortigen Küsten heim. Den föhnartigen Erscheinungen in unseren Mittelgebirgen, so im Erzgebirge oder im Thüringer Wald, auch dem über größeren Hochdruckgebieten sich entwickelnden sog. Föhn kommt infolge träger Fortbewegung und infolge herabgesetzter Thermodynamik keine medizin-meteorologische Bedeutung zu. Das gleiche gilt für den auch in unseren Alpen hin und wieder zu beobachtenden antizyklonalen Föhn (Hentschel, 1954).

Vielfach erweisen sich die auf unserem Planeten anzutreffenden, höchst unterschiedlichen Klimate schon im Hinblick auf den von ihnen ausgehenden, höchst unterschiedlichen Biotropismus ebenfalls als krankheitsauslösende oder krankheitsverschlimmernde Faktoren. So gibt es Länder, in denen Krankheiten gehäuft beobachtet werden, die andernorts eine Seltenheit sind bzw. überhaupt nicht gesehen werden. Selbst bei den ubiquitär anzutreffenden, überall in der Welt vorkommenden Leiden lassen sich vielfach regional teilweise recht beachtliche Abweichungen sowohl in den sich manifestierenden Intensitätsgraden als auch in den Verlaufsformen feststellen. Immer aktueller wird heute die Beschäftigung mit der Geomedizin. Speziell *die geomedizinische Pathologie* gibt von ihrer Seite aus zuweilen wertvolle Einblicke in manches bisher noch recht unklare Krankheitsgeschehen, und schon zu wiederholten Malen wurde gerade durch sie auch die kausalgenetische Forschung in erfreulicher Weise gefördert und befruchtet. Dabei ist ähnlich wie bei der Saisonpathologie zur Vermeidung von

Fehlschlüssen eine sorgfältige und kritische Analyse und Bewertung der sich in den jeweiligen Landteilen als ungünstig erweisenden Momente eine wichtige Forderung. Schon rassisch bedingte Eigentümlichkeiten des Organismus können gewisse krankhafte Vorgänge erleichtern. Das gilt schon für die dem Menschen durch die Geburt angewiesene Hautfarbe. Dabei ist jedoch zu berücksichtigen, daß das jeweilige Klima großen Anteil an der Gestaltung nimmt und die einzelnen Klimate sich seit den Uranfängen der Menschheit an der Prägung unterschiedlicher Rassen in offensichtlicher Weise beteiligt haben. Gewisse, in manchen Gegenden anzutreffende Leiden sind auf die dort übliche Ernährung, vielleicht auch auf die dort übliche Bekleidung und die dort üblichen Unterkünfte zurückzuführen. Vielfach ist aber auch das alles nichts mehr oder nichts weniger als ein notwendiger Angleich an die besonderen lokalen klimatischen Gegebenheiten. Selbstverständlich beeinträchtigen auch althergebrachte und endlich einmal auszurottende Gebräuche und Gepflogenheiten, vielleicht sogar die bisherige, höchst reformbedürftige gesellschaftliche Ordnung und die primitive soziologisch-ökonomische Struktur, in der manche Völker noch leben, in oft hohem Maße die Gesundheit und selbst die Lebenserwartung. Andererseits wurde bereits unmißverständlich darauf hingewiesen, daß auch auf dem Wege der Zivilisation krankmachende und sogar todbringende Auswüchse anzutreffen sind.

Geomedizinisch sind die Temperatur- und die Feuchtegrade mancher Landstriche und Landbereiche nosologisch oft von entscheidender Bedeutung. So werden in extrem kalten, noch mehr in extrem heißen Gegenden öfter oder ausgesprochen häufig Krankheiten beobachtet, die bei uns im gemäßigten Klima Mitteleuropas nur selten oder gar nicht zu registrieren sind. Nicht von ungefähr spricht man von „Tropenkrankheiten". Auch finden sich die Lepra und sie sog. Orientbeule in erster Linie in ausgesprochen warmen Erdteilen. Demgegenüber sind bei der multiplen Sklerose und ferner bei der Poliomyelitis wieder andere Beziehungen zu den geographischen Breitengraden festzustellen. Beide Leiden zeigen in Europa nach dem Norden hin eine deutliche Zunahme.

Wie andere Krankheiten, stehen oftmals auch gewisse Dermatosen schon in einem recht umschriebenen Landbezirk ganz unter dem Einfluß der Höhenlage. Hängt doch das Klima vielerorts nicht nur von der geographischen Breite, sondern zuweilen in hervorstechendem Maße speziell von der höhenmäßigen Gliederung der Landschaft ab. In solchen Fällen nehmen die sog. senkrechten Zonen besonders starken Einfluß auf das Luftaerosol, den Strahlenreichtum und die Strahlenintensität, auf die Lufttemperatur und den atmosphärischen Feuchtegrad, auf den Luftdruck und selbst auf die vielfach die Lebensbedingungen diktierende Vegetation. Unter anderem liefert schon die Epidemiologie der Hautkrankheiten im tropischen Amerika einen Beweis für die Richtigkeit dieser These (CANIZARES, 1965). In der dortigen Tierra Caliente, also in der zwischen dem Meeresspiegel und einer Höhe von 1000 m liegenden heißen Zone, sind in dem feuchtwarmen Milieu die von Bakterien und Pilzen verursachten Infektionen überaus stark verbreitet und treten überdies in auffällig üppiger Form in Erscheinung. Rasch und häufig entwickeln sich in den zu diesem Gebiet gehörigen Orten äußerst schwere und therapieresistente Pyodermien. Man sieht zusätzlich viele Sekundärinfektionen. Weiter sind dort wegen ihrer Verbreitung die Dermato-Mykosen ein ernstes Problem. Die Pityriasis versicolor, besonders aber die Pilzerkrankungen der Füße und der Hände, meist auch die der Nägel, ferner die Candida-Mykosen der intertriginösen Räume gehören zu den am meisten vertretenen und trotz Zuhilfenahme neuzeitlicher Heilmittel nur schwer beeinflußbaren Hautkrankheiten. Das Bild ändert sich in der Tierra Templada, also in der sich zwischen 1000 und 2000 m befindlichen Region. In diesen meist plateauartigen Territorien werden selbstverständlich ebenfalls noch bakterielle und mykotische Hautinfektionen beobachtet. Sie sind aber hier viel weniger verbreitet als in der zuvorgenannten Zone mit dem ausgesprochen tropischen Klima. Eine Zunahme zeigen allerdings die tiefen Mykosen. Ferner sind an diesen Orten die Sandfliege und die Kaffeefliege anzutreffen. Als Überträger werden sie die Ursache für die Leishmaniosis, die Onchocerosen und die Verruga peruviana. Schließlich sei noch über die Tierra Fria, über die zwischen 2000 und 3000 m hoch gelegene kalte Zone berichtet. In ihr mehren sich infolge der nun besonders starken Sonneneinwirkung die verschiedenartigen Strahlenschäden. Urticaria solaris, Lichtdermatosen, selbst die Cheilitis actinica sind dort keine Seltenheit. Dabei erleichtern die besonders sich gegen den Abend zu hauptsächlich in der kalten Jahreszeit einschneidend erniedrigenden Temperaturgrade auch das Aufkommen von Frostschäden. Eine Häufung des Winterpruritus und der Perniones sind die Folgen dieser Gegebenheiten. Kurz und gut, im tropischen, bergigen Lateinamerika werden in allen gleichhoch gelegenen Ansiedlungen, unabhängig von deren Lage zum Äquator, in auffälliger Weise stets die gleichen Arten und die gleichen Gruppen von Hautkrankheiten festgestellt. Das aber demonstriert in geradezu klassischer Form den starken Einfluß der Höhenlage auch auf die dort anzutreffende dermatologische Epidemiologie (CANIZARES, 1965). Überdies erhärten solche Befunde die Tatsache, daß in ein und demselben Landstrich auch bei infektiösen Hautleiden schon dem *Kleinklima* eine recht hohe Bedeutung beizumessen ist. So kann ein von demselben Erreger verursachtes Krankheitsbild auf Grund unterschiedlicher atmosphärischer Einwirkungen in einem Ort ganz anders als in einem zweiten Ort verlaufen. Dabei muß der letztere nicht einmal sehr vom ersten entfernt liegen. So liefert auch das Klima in Israel Hinweise für diese Tatsache (MEYER, 1959). Schon weiter oben wurde kurz auf solche geomedizinisch bedingten Vorkommnisse hingewiesen. Ähnliches gilt auch für die Acrodermatitis chronica atrophicans, das Erythema chronicum migrans, die Lymphadenosis cutis benigna, drei vermutlich infektiöse und vielleicht sogar miteinander verwandte Hautkrankheiten. Sie nehmen, zumindest in Europa, mit der Entfernung vom Äquator an Häufigkeit zu. Neben dem geographischen Breitegrad spielt bei ihnen anscheinend auch der Waldreichtum eine nicht zu unterschätzende Rolle. Vielleicht ist es tatsächlich der sich hauptsächlich in Gehölzen aufhaltende Ixodes ricinus, der durch seinen Biß zum Überträger der genannten Dermatosen wird. Aber auch der Morbus Besnier-Boeck-Schaumann ist in Europa fast nur im Norden und im Mittelbereich anzutreffen. Im Süden ist er so gut wie unbekannt. Längst weiß man das auch von dem einst so therapieresistenten, dann vielfach mutilierenden, zuweilen sogar maligne entartenden Lupus vulgaris. Er ist in den nördlich gelegenen, kälteren Regionen, aber auch noch in unserem Lebensraum in Deutschland weit stärker verbreitet als in den südlichen, ungleich sonnenreicheren und somit entschieden wärmeren Ländern. Aber selbst dort, wo diese Form der Hauttuberkulose öfter beobachtet wird, bestehen zuweilen noch recht beachtliche krankheitsgeographische Unterschiede. Sehr aufschlußreich sind hier die schon vor Jahren auf Initiative von GOTTRON von dessen Mitarbeiter HALTER (1943) angestellten Untersuchungen über das Vorkommen des Lupus vulgaris im schlesischen Raum. Dabei ergab sich, daß die nosologisch gewöhnlich so in den Vordergrund gestellten wirtschaftlichen und soziologischen Faktoren, selbst die immer wieder behaupteten Beziehungen zur Lungentuberkulose, sich bei sachlichen Analysen als unfruchtbar erweisen. Demgegenüber lassen sich die in der Oberflächengestaltung und dem Charakter der betreffenden Landschaft begründeten Gegebenheiten und ihre bioklimatischen Auswirkungen auf die in diesem Raum lebenden Menschen viel leichter in Parallele zur Lupusverbreitung bringen. Jedenfalls konnte für das damalige Land Schlesien nachgewiesen werden, daß die großen, in sich geschlossenen, relativ reizarmen Waldgebiete des Flachlandes im Gegensatz zu den anderen durch eine relativ hohe Lupusdichte belasteten Landbezirken eine offensichtliche Lupusarmut aufzeigen. — In Deutschland und in den angrenzenden Ländern ist das Säuglingsekzem, der sog. Milchschorf, eine häufig anzutreffende Krankheit. Das gleiche ist über das endogene Ekzem, die atopische Dermatitis, zu berichten. Vielfach entwickelt sich diese Dermatose aus dem Eczema infantum. Beide Hautleiden werden in der Türkei ungleich seltener als in unserem Lebensraum beobachtet (Eckstein, 1939; Marchionini, 1964). Die letztgenannte Feststellung gilt für den Irak und auch für Israel (Meyer, 1959). Demgegenüber ist die hierzulande kaum zu beobachtende Cheilitis actinica in dem ca. 800—1000 m über dem Meeresspiegel gelegenen, im Sommer ständig trockenheißen, überdies durch hohe Randgebirge gegen zyklonale Wetterlagen geschützten Zentralanatolien bei im Freien beschäftigten Männern in großer Zahl zu registrieren (Marchionini, 1964). Die sich lokalisiert am Lippenrot abspielende, zunächst akut verlaufende, später chronisch werdende, dann meist auch leukokeratotische Veränderungen aufweisende Entzündung befällt vom Frühjahr an in nun zunehmendem Maße fast ausschließlich die bei manchen Menschen balkonartig vorspringende (K. Linser, 1960) Unterlippe. Das saisonbedingte, chronisch-rezidivierende, vielfach in der heißen Jahreszeit immer wieder aufflammende Leiden kann schließlich im Laufe der Jahre ein Unterlippencarcinom zur Folge haben. Die Ursache für die Hautentzündung ist der reiche UV-Gehalt der Sonnenstrahlung in der dortigen Höhenlandschaft. In dieser aber sieht man bei den nach mohammedanischer Vorschrift durch den Tscharschat verhüllten, meist gleichfalls im Freien arbeitenden Frauen niemals solche Hautveränderungen. Und die in Zentralanatolien bei Männern so gehäuft auftretende Cheilitis actinica ist in den feuchtwarmen Küstenrandgebieten des gleichen Landes, auch in Istanbul und in Iznir, ferner in dem benachbarten Griechenland eine auffällige Rarität. Dafür wird diese durch UV-Strahlen hervorgerufene, also rein klimatisch zustandegekommene Entzündung der Lippen wieder vermehrt in solchen Ländern gesehen, deren meteorologische Bedingungen denen von Zentralanatolien gleichen. Das gilt für Jugoslawien, für Israel (Katzenellenbogen, 1937; Meyer, 1959), für Kalifornien (Ayres, 1923), für Mexiko (Mlrchionini, 1964), für Indien, auch für Äthiopien (Marchionini, 1963a, b; 1964). In vielen sonnigen Ländern, so in Zentralanatolien (Marchionini, 1948), in Palästina (Meyer, 1948), ist auch der Lupus erythematodes eine häufige Erscheinung. Die für die Krankheitsherde charakteristische lokale Hyperämie entwickelt sich durch das Zusammenwirken infektiös-toxischer Prozesse und klimatisch-physikalischer Faktoren (Marchionini, 1948). Weiter sind die in der ganzen Welt vorkommenden Pyodermien in Ländern mit heißem Klima verbreiteter als in Ländern mit gemäßigtem Klima. Schon weiter oben wurde dies für das tropische Lateinamerika dargelegt. Marchionini (1964) berichtet, daß in den ärztlichen Behandlungsstellen Zentralanatoliens während der sommerlichen Hitze stets ein auffällig starker Andrang von Pyodermiekranken zu verzeichnen ist und daß sich dieser Vorgang selbst heute noch Jahr für Jahr wiederholt. Dieser Mißstand ist nicht etwa auf Unsauberkeit zurückzuführen. Vielmehr ist Reinlichkeit eine Stammeseigentümlichkeit der Türken. Überdies sind regelmäßige, gründliche, täglich mindestens fünfmal zu wiederholende rituelle Waschungen eine allerseits streng respektierte Vorschrift ihrer Religion. Die Tatsache, daß die pyodermatische Erkrankung in besonderem Maße die unbedeckt getragenen Körperstellen heimsucht, weist auf exogene Faktoren hin. Auch hier wieder ergeben sich Korrelationen zu der Sonnenscheindauer und zu der Strahlungsintensität. Das deckt sich ganz mit den in Palästina gleichfalls mit Pyodermien gemachten Erfahrungen. Auch dort ist während der sommerlichen Hitze eine besonders große Verbreitung festzustellen (MEYER, 1959). In beiden Ländern fördern nach Mitteilung der dortigen Ärzte mit Mikroben vermengter, im Sommer von Winden aufgewühlter und fortgetragener Staub die Pyokokkeninfektionen. Auch sind in der heißen Jahreszeit Sandstürme keine Seltenheit. Überdies tragen stechende, in den Sommermonaten besonders verbreitete Insekten und andere Überträger mit dazu bei, die Ansteckungsziffern zu steigern. Die bei der Hitze fast immer feuchte, zeitweise sogar schweißbedeckte Haut der Bewohner dieser Landstriche aber verschafft den verschiedensten Bakterien beste Wachstumsbedingungen und erleichtert ihnen selbst eine Virulenzsteigerung. Ferner wird in Ländern mit hohen Lufttemperaturen die Entwicklung der Phlebotomen gefördert. Gerade sie sind sehr von klimatischen Gegebenheiten abhängig. Sie benötigen ausgesprochen warme Gegenden. Und auch dort gedeihen sie unter ganz speziellen meteorologischen Bedingungen. Bald finden sie sich in trockenheißen, waldarmen, felsigen, bald in feuchtheißen, sumpfigen, waldreichen Landstrichen. Dort verursachen sie die Phlebotomenepizoonose. Diese bei uns in Deutschland, auch sonst in Mitteleuropa und in den nordeuropäischen Staaten völlig unbekannte Hautkrankheit ist in Anatolien (MARCHIONINI, 1964), in Palästina, in Syrien kein seltenes Ereignis. Zuvor wurde schon mitgeteilt, daß sie auch im tropischen Lateinamerika unter besonderen klimatischen Bedingungen registriert wird. Phlebotome sind übrigens auch die Verbreiter der Leishmania tropica. Man sieht dieses in seiner Pathogenität übrigens ebenfalls stark von dem Zustand der Biosphäre abhängige Leiden in der Türkei, in Syrien, in Israel, im Irak, in einzelnen Gegenden Nord- und Ostafrikas, in Brasilien, Argentinien, Mexiko und Guatemala. Je nach der umweltbedingten Spielart der Erkrankung entstehen unterschiedliche Leishmanioseformen. Nach der aus irgendwelchen Gründen erfolgten künstlichen Veränderung der Landschaft und damit auch des Kleinklimas, so nach dem Trockenlegen von Sümpfen, nach dem Roden tropischer bzw. subtropischer Wälder, war bisher jedesmal ein auffälliger Rückgang der Leishmaniose zu verzeichnen. Diese scheint jetzt durch systematische Bekämpfung der Phlebotomen mit DDT zu einer aussterbenden Krankheit zu werden. Selbst die Lues kann übrigens durch besondere klimatische Beeinflussung eine exzessive Steigerung des Ausprägungsgrades der Hauterscheinungen erfahren. Diese von verschiedenen Autoren erhärtete Tatsache hat BRETT (1963) auch in Afghanistan während seines dortigen Aufenthaltes bestätigen können. Dort hat er überdies auch eine enorme Häufung der circumscripten bzw. der lokalisierten, nicht aber der disseminierten bzw. der generalisierten Neurodermitis beobachtet. Weiter ist der Morbus Kaposi in Äthiopien (MARCHIONINI, 1963) ungleich verbreiteter als in Deutschland. Ferner sind in Afrika in den feuchten Urwaldgebieten, auch an der Elfenbeinküste Hautpilzerkrankungen und Candidainfektionen häufiger anzutreffen als in den trockenheißen Landstrichen.

Schließlich ist die Verpflanzung eines Menschen in ein fremdes, dabei noch als ungesund geltendes Klima immer eine große physische und meist aus psychische Belastung. Das gilt besonders für labile und auch für schon ältere Personen. Sie verfügen nicht mehr über die notwendige Adaptionskraft. Bei einer solchen Umsiedlung kommt es bei ihnen zu keiner oder zu einer sehr späten Akklimatisation. Erst recht gilt das für bereits Erkrankte. Wenn diese aus irgendwelchen Gründen aus dem gemäßigten Klima plötzlich in ein feuchtheißes Klima gebracht werden, erfährt ihr Leiden vielfach eine Steigerung. So verschlimmern sich im Tropenklima auch die meisten chronisch-rezidivierenden Hautkrankheiten. In der Treibhausluft flammen speziell die Mykosen auf. Oftmals gehen sie dort auch in die Tiefe. Unter den letztgenannten klimatischen Bedingungen exacerbieren beim Zugereisten auch manche Ekzemformen, besonders die exsudativen und die dyshidrotischen. Die Acne vulgaris verwandelt sich bei dem aus den gemäßigten Breiten in die Tropen Verzogenen dort zuweilen in die Acne conglobata. Im zweiten Weltkrieg gingen in dem für sie ungewohnten feuchtheißen Klima eine Reihe von Soldaten an Miliaria zugrunde. Demgegenüber leiden aus heißen Ländern in unsere Breitengrade kommende Menschen vielfach an Erkältungskrankheiten. Zumindest klagen sie über die hier anzutreffenden niedrigen Temperaturgrade.

Das alles aber beweist, daß die geomedizinische Pathologie und die dabei zu gewinnenden Erkenntnisse sehr wohl mit dazu beitragen können, manche auf dem Gebiete der Dermatologie noch vorhandenen wissenschaftlichen Lücken zu verringern bzw. zu schließen. Auch von dieser Seite aus läßt sich die ätiopathogenetische Forschung fördern und vertiefen. Überdies ergeben sich dabei höchst wertvolle Fingerzeige, die es gestatten, bei einer Reihe von Hautkrankheiten die Behandlung zu verbessern und auch die Prophylaxe zu vervollkommnen.

V. Wetterreize bzw. klimatische Einflüsse als umstimmende und heilende Faktoren. (Der sich positiv auswirkende wetter- bzw. klimabedingte Biotropismus)

Mit den meisten Wetterelementen und manchen Klimafaktoren ist es ähnlich wie mit vielen anderen auf den menschlichen Körper Einfluß nehmenden Kräften. Schon die Nährstoffe weisen hier auf gewisse Parallelen. So ist die regelmäßige und in physiologisch richtiger Form und Menge erfolgende Zufuhr von Eiweiß, Fetten und Kohlenhydraten lebenswichtig. Anders wird das aber bei einem dauernden, kaum noch zu verarbeitenden Überangebot, besonders wenn dieses einseitig geschieht. Ein solches entfaltet dann mit der Zeit in zunehmender Weise krankmachende oder krankheitsverschlimmernde Eigenschaften. Sie verstärken sich bei Stoffwechselentgleisungen. Konträr hierzu stehen die Heilzwecken dienenden Diäten. Sie erleichtern bei den verschiedensten Leiden die zum Ausgleich der pathologischen Zustände so notwendige Umstimmung des Organismus.

Licht und Sonne sind in einem gewissen Ausmaß gleichfalls lebenswichtig. Darüber wurde bereits ausführlich berichtet. Daß dieselben Wetterelemente unter besonderen Bedingungen auch Gefahren für den menschlichen Körper in sich bergen, wurde auch schon aufgezeigt.

Nunmehr gilt es noch zu besprechen, daß *sich mit Luft, Licht und Sonne* wie mit Diäten *Krankheiten heilen oder gar verhindern lassen*. Es gibt demnach neben dem medizinisch negativ einzustufenden Biotropismus auch einen solchen, der sich in offensichtlich positivem Sinne auswirkt. Und der letztere soll nun aus dem Blickwinkel der Dermatologie heraus näher erörtert werden.

Von jeher hat in allen Zweigen der Heilkunde, also auch in der Dermatologie, *die Physiotherapie* eine wichtige Rolle gespielt. Nie konnte sie durch andere Heilmittel, etwa solche rein pharmazeutischer Art, voll ersetzt, nie in nennenswertem Umfang verdrängt werden. Trotz gewisser, meist zeitbedingter Widerstände ist sie auch heute noch ein höchst wertvoller Bestandteil der auf die Krankheitsbeseitigung und auf die Krankheitsvorbeugung ausgerichteten Medizin. Gerade in der Dermatologie hat bis zur Gegenwart trotz aller Neuerungen die wirklich gekonnte äußere Behandlung ihre Geltung und ihren Wert behalten. Gerade sie aber basiert zum größten Teil auf physikalischen Einwirkungen. Das gilt für die verschiedenen Formen der Lokaltherapie, gleichgültig, ob Bestrahlungen, Bäder, Waschungen, feuchte Verbände, Salben oder Pasten, Tinkturen oder Lotionen oder einfache Puder zur Anwendung gelangen. Wie schon früher hat SIEMENS (1956) auch neuerdings wieder an Hand der Einseitenbehandlung überzeugend demonstriert, daß bei der Behandlung mancher Dermatosen ein höchst indifferentes, vorwiegend physiotherapeutisches Vorgehen unter Umständen mehr leistet als die Verordnung bzw. der Gebrauch von auf rein chemischer Basis aufgebauten Medikamenten. Wirksamer als letztere sind aus solchen Gründen zuweilen auch die in dieser Richtung vielfach unterschätzten Trägersubstanzen bzw. Medikamentengrundlagen. Übrigens ist gerade der Dermatologe in der besonders glücklichen Lage, das pathologisch veränderte Hautorgan zu gleicher Zeit und überdies unmittelbar nicht nur medikamentös, sondern auch physiotherapeutisch angehen zu können. Ein derartig direktes und in höchst wirksamer Form zu kombinierendes Handeln bleibt fast allen sonstigen medizinischen Fachdisziplinen versagt. Die auch bei letzteren vielfach indizierte Physiotherapie kann dann nur von der Körperoberfläche aus über die dort vorhandenen „Schaltstellen" den angestrebten Einfluß auf das kranke Innere nehmen. Trotzdem wird man auch hier nach Möglichkeit selbst auf diese sich in einem solchen Fall erst sekundär auswirkenden Heilimpulse nicht leichthin verzichten.

Nun bietet bei der gewöhnlich in Ambulanz oder in Klinik durchgeführten Physiotherapie die richtige Auswahl und Dosierung bzw. Koppelung der heilenden Faktoren oft große, manchmal kaum überwindbare Schwierigkeiten. Weiter verdient hier neben dem jeweiligen Leiden auch die jeweilige Krankheitsphase die gebührende Berücksichtigung. Ferner zwingen die persönlichen Verhältnisse der meisten Kranken fast immer zu einer oft recht erheblichen Einschränkung der ärztlicherseits eigentlich zu fordernden therapeutischen Anwendungen. Das aber schmälert dann die Ergebnisse oder verlängert zumindest die Behandlungsdauer. Schließlich resultiert aus den genannten Mißständen auch eine Kostensteigerung. Demgegenüber ist in der *Klimatherapie eine ideale Zusammenfassung vielfältiger physiotherapeutischer Maßnahmen* gegeben. Sie ist die Physiotherapie in vollendetster Form. Sie erst ermöglicht einen natürlichen, protrahierten, dabei bestens auf den Krankheitszustand abstimmbaren Einsatz komplexer, sich wertvoll ergänzender Reizfaktoren. Daß diese zuerst an den stets mit der Außenwelt in Kontakt stehenden Grenzflächen des Körpers aktiv werden und schon dabei am Hautorgan in unterschiedlicher Stärke zu Umsetzungen bzw. Umformungen führen, erleichtert sicher die erwünschte Einflußnahme speziell auf Hautleiden. Noch bedeutungsvoller aber ist die Tatsache, daß die Klimatherapie in ganz besonderem Maße sich auf den Gesamtorganismus ausrichtet und ihm bei Abwegigkeiten durch eine vegetative Gesamtumschaltung die Wege zu den notwendigen Ausgleichen erschließt. Gerade die Klimatherapie erlaubt nicht nur die auch in der Dermatologie im Vordergrund aller Bemühungen stehende Einheitstherapie, sondern sie gestattet darüber hinaus in einmaliger Form eine Ganzheitstherapie im Sinne GOTTRONs. Solche aber in Gang zu bringen, ist speziell bei therapieresistenten, chronisch rezidivierenden, in hohem Maße die Lebensfreude und die Schaffenskraft zermürbenden Hautleiden ein vordringliches ärztliches Anliegen.

Nun rücken schon die immer wieder zu beobachtenden *saisonmäßigen Besserungen gewisser Dermatosen* die Klimatherapie in das dieser zukommende Licht. So zeigt schon die vulgäre Acne im Gegensatz zum Winter vom Frühjahr an gewöhnlich eine deutliche Rückbildungstendenz. Weiter bessert sich die Ichthyosis simplex fast immer in höchst eindrucksvoller Form im Sommer unter der nun wieder möglich gewordenen Heliotherapie. Das Baden im Freien fördert diesen Vorgang. Durch zusätzliche Hautpflege läßt sich in vielen Fällen in dieser Jahreszeit sogar Erscheinungsfreiheit erzielen. Dasselbe gilt für die Psoriasis, falls sich diese nicht im Stadium incrementi oder in einer sonstigen Reizphase befindet. Selbst in dem so unbeständigen Klima Englands ist das festzustellen. Auch dort führt der Sommer bei der Schuppenflechte meist zu einer auffälligen Symptomarmut. Diese aber zeigt, wie Jahresvergleiche ergaben, eine eindeutige Abhängigkeit von der Anzahl der Sonnenstunden (Hellier, 1940, 1964). Ferner ersehnt die Mehrzahl der an einem endogenen bzw. an einem konstitutionellen, atopischen Ekzem leidenden Patienten die warme Jahreszeit. In dieser erfährt mit einer gewissen Regelmäßigkeit wenigstens der quälende Juckreiz eine fühlbare Linderung. Schon dadurch aber verschwinden in mehr oder weniger beachtlichem Umfang auch die hier so entstellenden Hautveränderungen. In Haifa sind in dem dort meist langen, eine Lufttemperatur von durchschnittlich 40° C aufweisenden, durch trockene, aus der arabischen Wüstenhalbinsel her wehende Ostwinde charakterisierten Sommer kaum endogene Ekzeme bzw. solche mit stärkeren Hauterscheinungen zu beobachten. Das gleiche ist auch über die Manifestationen der Psoriasis zu berichten. In der heißen Saison fehlen sie im ärztlichen Krankengut (P. S. Meyer, 1959). In Barcelona erweist sich demgegenüber bei manchen Leiden die Winterzeit als günstiger. In ihr verringern sich die auch das endogene Ekzem vielfach begleitenden Asthmaanfälle (Alemany-Vall, 1958). Das rührt daher, daß die in diesen Monaten vorherrschenden Nord-West-Winde besonders allergenarme maritime Luftmassen heranführen und so die sonst in der Atmosphäre zu beobachtenden gesundheitsschädlichen Faktoren gleichsam meteorologisch eliminiert werden.

Ferner weist die Tatsache, daß *in gewissen Gegenden manche Krankheiten* auch unabhängig von der Jahreszeit *in offensichtlich abgeschwächter Form oder überhaupt nicht beobachtet werden,* auf klimatherapeutische Möglichkeiten hin. So werden an der deutschen Meeresküste bei der in Strandnähe lebenden Bevölkerung relativ wenig rheumatische Leiden bzw. rheumatische Beschwerden festgestellt. Das wird in erster Linie auf die Abhärtung der dort ansässigen Menschen gegenüber Wind und Wetter zurückgeführt. Die auch bei allen möglichen Hautleiden zu beobachtende höchst unterschiedliche geographische Verbreitung hat selbstverständlich vielerlei Ursachen. So spielt schon der Entwicklungsstand der in manchen Ländern lebenden Menschen eine Rolle. Von Bedeutung sind schon die gesellschaftliche Struktur und andere ökologisch-soziale bzw. sozialhygienische Faktoren. Manche infektiöse Dermatosen zeigen eine Abhängigkeit vom Grad und von der Zeitdauer der Durchseuchung des jeweiligen Landes. Nicht zu unterschätzen sind aber auch die in den einzelnen Staaten anzutreffenden, oftmals regional gebundenen klimatischen Besonderheiten. Gewiß unterliegen einige Hautleiden im Hinblick auf ihr Zustandekommen bzw. ihren Verlauf auch rassischen Bedingtheiten. Daß aber auch letztere klimatogener Art sein können, wurde schon früher betont. Übrigens hat schon vor Jahrzehnten Bulkley darauf hingewiesen, daß sich im Klima Nordamerikas keine Lepra findet. Auch soll in abnorm kalten Zonen unter den dort zu beobachtenden Krankheiten die Lues fehlen. Letztere zeigt in Äthiopien auffällig milde Verlaufsformen (Marchionini, 1963). Es wäre interessant festzustellen, ob das dort überall der Fall ist. Ist doch gerade Äthiopien ein Land mit recht großen klimatischen Gegensätzen. In ihm leben eigentlich nur die in Höhen zwischen 2000—2500 m über dem Meeresspiegel wohnenden Menschen unter guten Umweltbedingungen. Demgegenüber bestehen in den tiefer gelegenen Landgebieten infolge der dort vorherrschenden Hitze und Feuchtigkeit höchst ungesunde Verhältnisse. Immer wieder wird speziell in den Tropen von einem Wandel der Lues berichtet. Nach BASSET gibt es eine exotische Lues. Aber auch bei anderen Treponematosen wird immer wieder auf eine besondere, speziell von geographischen Gegebenheiten abhängige Symptomatik aufmerksam gemacht. Weiter werden die bei uns jetzt so gehäuft auftretenden Candidamykosen in den trockenwarmen, nur eine 10—15% Luftfeuchtigkeit aufweisenden Regionen von Afghanistan nur hin und wieder angetroffen (R. BRETT, 1963a). Ähnliches wird über das Vorkommen von Hautpilzerkrankungen in den trockenen Savannengebieten von Guinea berichtet (KLÜKEN, 1962). In Westafrika kennt man keine Sycosis parasitaria. Man hat geglaubt, daß das vielleicht auf die geringe Behaarung der Sudaniden zurückzuführen ist. Nicht beobachtet wird in den dortigen Landteilen aber auch das sich sonst mit Vorliebe auf dem behaarten Kopf entwickelnde Kerion Celsi (KLÜKEN, 1962). Demnach fehlen in Westafrika die bei der Trichophytie so häufigen exophytären und abscedierenden Krankheitsbilder. Die Tuberculosis cutis luposa nimmt in Europa proportional zur Annäherung an den Äquator ab (MARCHIONINI, 1948). Das auffällig seltene Vorkommen sowohl des endogenen Ekzems als auch der Psoriasis in Haifa führt P. S. MEYER (1959) auf die Besonderheiten des dortigen Klimas zurück. In tropischen und in subtropischen Gebieten gibt es keine Acrodermatitis chronica atrophicans, kein Erythema chronicum migrans und keine Lymphocytome (MARCHIONINI, 1964). Das gilt auch für gewisse Bereiche Äthiopiens (MARCHIONINI, 1963), ferner zumindest für Teile von Afghanistan. In dem dortigen meist kontinentalen und heißen Klima hat BRETT bei einem fünfjährigen Aufenthalt in den ihm bekannt gewordenen Gegenden keinen einzigen Fall der Herxheimerschen Krankheit gesehen. Auch gehört in Afghanistan die Neurodermitis disseminata zu den Seltenheiten. Ferner zeigen im Süden Dakars die Arbeiter in den dortigen, übrigens ganz neuzeitlich eingerichteten Stoffärbereien im Gegensatz zu dem in Deutschland in solchen Betrieben beschäftigten Personenkreis eine auffällig geringe Disposition zu ekzematösen Reaktionen. Vielleicht ist diese Tatsache in erster Linie auf rassische Eigentümlichkeiten zurückzuführen. Dabei sei erneut betont, daß sich unter besonderen, überdies persistierenden Wettereinwirkungen schließlich auch die körperliche Verfassung der fortwährend unter solchen Bedingungen lebenden Menschen ändert. So sahen wir bei einer an einem exquisit schweren endogenen Ekzem leidenden Patientin mit einer besonders trockenen, ichthyosiformen Haut, nachdem sie aus Deutschland nach Bulgarien verzogen war, dort nicht nur eine anhaltende Erscheinungsfreiheit, sondern überdies nach einigen Jahren einen Übergang der Sebostase zur Seborrhoe. Differente Klimate, besonders solche in Tropen, in Wüsten, in großen Höhen, beeinflussen mit der Zeit auch die Konstitution (LOEWY, 1931) und nehmen selbst teil an der Ausbildung von Rassenmerkmalen.

Übrigens sei nachträglich darauf hingewiesen, daß die atopische Dermatitis auch bei uns in Deutschland durch eine merklich unterschiedliche, vorwiegend klimatisch bedingte Verteilung charakterisiert ist (KOCH, 1951; HARNACK, 1961).

Solche und ähnliche auf dem Gebiet der Geomedizin erarbeiteten Erkenntnisse ermutigen dazu, bei bestimmten, überdies hartnäckigen, physisch und psychisch stark belastenden Hautleiden auch einmal einen vorübergehenden oder dauernden *Ortswechsel* in Erwägung zu ziehen. Immer wieder ist festzustellen, daß sich in den Tropen im heißen und feuchten Klima bei den dort tätig gewordenen Weißen die manifeste, sie in ihrem Mutterland einst so beeinträchtigende, allen Therapieversuchen Trotz bietende Psoriasis ohne jedes Zutun zurückbildet. Schon in einer sonnigen und warmen Gegend tritt die Schuppenflechte nicht nur bei den Einheimischen seltener in Erscheinung, sondern sie bessert sich auch bei den Zugereisten. Zahlreiche Veröffentlichungen bestätigen diese Beobachtung

(LOMHOLT, 1963). So war auch im zweiten Weltkrieg bei einer Reihe von mit einem endogenen Ekzem behafteten Soldaten während ihres mehrmonatigen Einsatzes in Nordafrika ein eindeutiges Schwinden der charakteristischen Hautveränderungen zu registrieren. Nach ihrer Rückkehr nach Europa erfolgten die gerade bei dieser Dermatose so gefürchteten Rezidive verzögert und überdies gegenüber früher in nun viel milderer Form. Bei einigen der Patienten zeigte sich sogar die Rückfallfreudigkeit des Leidens selbst nach Ankunft im alten Wohnort als völlig erloschen. Solche und ähnliche, besonders auch an der See gemachten Feststellungen veranlaßten damals die Heeresleitung, derartige ekzemkranke Soldaten zweckmäßigerweise an der Atlantikküste zu verwenden. Die entsprechende militärische Verfügung hat damals GOTTRON (1965) ausgearbeitet.

Es bedarf keiner Diskussion, daß speziell bei Kontakt- bzw. bei Berufsekzemen oft das zeitweise Meiden des Arbeitsplatzes die vorübergehende Besserung, der endgültige Wechsel des Arbeitsplatzes aber vielfach die Heilung bedeutet. So klingt die mehlstaubbedingte, zuweilen auch mit asthmatischen Anfällen verbundene, in ihrer Manifestationsweise oftmals ein endogenes Ekzem imitierende Berufsdermatose der Bäcker prompt ab, wenn der Kranke die Backstube meidet. Weiter ist erwiesen, daß allein der Aufenthalt im Krankenhaus als ein von den alltäglichen Belastungen und von den häuslichen Sorgen befreiender Milieuwechsel in heilsamer Umstellung ohne jedwede Therapie oftmals Hautveränderungen beseitigt (SIEMENS, 1956). Besonders gilt das von dem zuvor vielfach recht therapieresistenten Strophulus. Die Acne vulgaris der Fabrikarbeiter bzw. der Büroangestellten und anderer in mehr oder weniger abgeschlossenen Räumen beschäftigten Personen bessert sich auffällig, wenn die Patienten sich endlich im Sommer wenigstens während ihrer Freizeit in systematischer und in intensiver Weise nun auch wieder Sonnenbäder leisten können. Weiter bekommt ebenfalls in der warmen Jahreszeit der an einem endogenen Ekzem Erkrankte schon dadurch eine gewisse Linderung, daß er sich jetzt länger als zuvor in reiner Luft aufhalten und diese genießen kann. Zusätzlich wirkt sich auch noch die Möglichkeit zu leichterer Kleidung günstig aus.

Schon vor Jahrzehnten hat man für Ekzemkranke und für Asthmatiker zur Abhaltung von Schadstoffen allergenfreie Kammern konstruiert (ROST, 1928). Diese haben die oft recht quälenden Zustände der Patienten zumindest erträglicher gestaltet. Auf der anderen Seite litten aber die in solchen Zellen Untergebrachten psychisch unter der recht deprimierenden Abriegelung von der Außenwelt. Gewiß wurden derartige Einrichtungen inzwischen sichtlich verbessert. Man verfügt heute mancherorts über ganz brauchbare Klimakammern. Sie sind nicht nur allergenfrei, sondern sie erlauben auch die Herbeiführung eines bestimmten Luftdrucks, ferner einer erwünschten Lufttemperatur, auch einer dieser angepaßten Luftfeuchtigkeit. Weiter gestatten sie die Erzeugung einer mehr oder weniger starken Luftbewegung und schließlich sogar eine dosierte Verabfolgung sonnenähnlicher Strahlengemische. Und doch läßt sich selbst mit den so möglichen Kombinationen das wirkliche Geschehen in der Atmosphäre nur schwach und höchst unvollkommen nachahmen. Überdies ist das in der skizzierten Form hergestellte künstliche Klima nur ein zeitlich kurzer und dürftiger Ausschnitt aus dem im natürlichen Klima anzutreffenden Wetterablauf. Der Klimakammer fehlt trotz aller bisherigen Neuerungen die in höchst komplexer Form vor sich gehende Dynamik der Wetterelemente. Und doch eignet sich eine derartige Einrichtung in beschränktem Maße zur Darstellung gewisser Wetterphasen. Die Auswertung der dann bei solchen Experimenten erhobenen Befunde gestattet unter Vorbehalt doch einige Aussagen über die biologische Wirkung mancher meteorologischen Meßgrößen. Nach wie vor ist aber der therapeutische Wert auch der mit modernster Technik ausgestatteten Klimakammern nicht sehr groß.

Etwas günstiger wirkt das wiederholte mehrstündige Verbringen von Kranken mit allergischen Leiden in die Stollen von Salzbergwerken. Es kann Asthmatikern gewisse Erleichterungen verschaffen. Beim endogenen Ekzem lindert eine derartige Untertagebehandlung den Juckreiz, verbessert die Schlaftiefe und verkürzt die Behandlungszeit (Braun, 1964). Noch etwas wirksamer scheint ein mehrmaliges, ebenfalls stundenweises Verweilen in einem Radiumemanationen enthaltenden Schacht zu sein. Ein solcher steht in dem Tiroler Kurort Gastein auch Hautkranken zur Verfügung. Er soll bei Ekzemen, bei Psoriasis, aber auch bei diffuser Sklerodermie Besserung herbeiführen. In Italien suchen an einem endogenen Ekzem oder an Pyodermien leidende Patienten mit angeblichem Erfolg die bei Neapel liegende Grotte Solfatara Pozzuoli auf, in der den dort aufsteigenden Schwefeldämpfen eine Heilwirkung zugeschrieben wird. Auch die gerade genannten Therapieversuche sind mit starken psychischen Belastungen verbunden. Überdies treten ihre Leistungen weit hinter denen zurück, die von den Heilkräften gewisser, noch näher zu erörternder Klimate verrichtet werden.

Dabei ist festzustellen, daß auch bei Hautkrankheiten, speziell beim Ekzem, der Reinheitsgrad der Luft von Bedeutung ist. Hierzu seien aus einer großen diesbezüglichen Beobachtungsreihe nur drei Fälle herausgegriffen:

Ein früher in Schwerin, einer in der vorwiegend ländlichen Provinz Mecklenburg gelegenen Kleinstadt lebender Buchhalter war mehrere Jahre in dem sächsischen Industriebezirk Plauen bei einer Verwaltungsbehörde tätig. Während dieser Zeit litt er an den freigetragenen Körperbezirken ununterbrochen an ekzematösen Hautveränderungen. Trotz aller Bemühungen ließ sich das Ekzematogen nicht eruieren. Nur wenn der Patient auf Urlaub bei seinen Eltern in Schwerin weilte, kam es dort immer schnell und spontan zur Erscheinungsfreiheit. Diese Tatsache bewog ihn zur endgültigen Rückkehr in die alte Heimatstadt. Das aber führte prompt zu dem ersehnten Dauererfolg. — Weiter kam es bei einem mit einem endogenen Ekzem behafteten Biologen zu einer ganz auffälligen und auch anhaltenden Besserung, als er den mit Industriedämpfen aller Art übersättigten Ort Bitterfeld verließ und nach dem waldumsäumten Karlsburg, einem gleichfalls zur Provinz Mecklenburg gehörigen Bauerndorf, verzog. — Ein seit dem Säuglingsalter an einem besonders schweren endogenen Ekzem leidender, in Chemnitz geborener und dort aufgewachsener junger Mann erfreute sich in Dresden, wo er später studierte, wider alles Erwarten einer ganz normalen Hautbeschaffenheit, wurde aber bei Ferienaufenthalten in seinem Geburtsort jedesmal wieder von Rezidiven geplagt. Sie zwangen ihn schließlich, von weiteren, sich derartig ungünstig auswirkenden Besuchen Abstand zu nehmen.

Alle derartigen, beliebig zu ergänzenden Erfahrungstatsachen aber unterstreichen den Wert und die Bedeutung des sich auch bei manchen chronisch-rezidivierenden, therapieresistenten Dermatosen oftmals lohnenden Milieuwechsels. Hier können, wenn die üblichen Behandlungsmaßnahmen nicht mehr befriedigen oder sich als eine nicht mehr länger zumutbare psychische Belastung erweisen, mehrwöchige Kuren im Gebirge oder auch an der Meeresküste vielfach erstaunliche Erfolge zeitigen. Schon seit Jahrzehnten weiß man, daß sich auf diesem Wege bei einer allerdings dann wesentlich längeren Verweildauer in einem ausgesprochenen Heilklima selbst so schwere Allgemeininfektionen wie die Tuberkulose nicht nur bessern, sondern sogar ausheilen lassen. Man muß sich wundern, daß die Dermatologie bei anderen, nicht durch das Kochsche Bacterium verursachten Hautleiden sich lange Zeit nur höchst sporadisch mit der Möglichkeit einer solchen Therapie befaßt hat und erst neuerdings beginnt, das nun mit der auch hierbei zu fordernden Systematik zu tun. Liegt doch gerade in dieser Disziplin sowohl für den Arzt als auch für den Patienten die Wertigkeit der verschiedenen Behandlungsweisen wirklich offen zutage. Und schon aus den bisherigen Ausführungen geht klar hervor, daß die Klimatherapie bei einer Reihe von Hautleiden zu augenfälligen Heilergebnissen führt. Diese stehen meistens keineswegs etwa hinter denen, die mit klinischer Behandlung erreicht werden. Vielfach übertreffen sie sogar die stationär zu erzielenden Resultate. Das ist heute eigentlich kaum mehr zu bestreiten. Allerdings sind die Reise in einen geeigneten Kurort und das Leben dort mit einem gewissen Kostenaufwand verbunden. Nicht viel weniger Geld verschlingt aber auch der mindestens ebensolange, oft Jahr für Jahr notwendig werdende Aufenthalt in einem gut eingerichteten Fachkrankenhaus. Das hat HARNACK (1965a) in einer in dieser Hinsicht besonders aufschlußreichen Arbeit eindrucksvoll dargelegt. Und schließlich erweist sich auch für einen oft von Jugend an durch sein Leiden schwer belasteten und beeinträchtigten Hautkranken das für ihn Beste als das letztlich wirklich Billigste. Schon zuvor wurde mitgeteilt, daß eine Klimakur in vielen Fällen die Rezidivneigung herabsetzt und Rückfälle später als sonst üblich und dann überdies in meist sichtlich abgeschwächter Form in Erscheinung treten. Erfreulich ist, daß sich von dem allem nun auch die zuständigen Gesundheitsbehörden und erst recht die Krankenkassen immer mehr überzeugen und die Anwendung und die Ausweitung der dermatologisch ausgerichteten Klimatherapie immer fühlbarer erleichtern.

Zuweilen erweist sich übrigens schon ein in den biologischen 24 Std-Rhythmus kurzfristig eingeschalteter Klimawechsel als vorteilhaft. Schon vor Jahren wurden in Dresden in dieser Richtung Versuche angestellt (K. LINSER, 1959). Dabei ließen sich wiederholt die chronisch-rezidivierende Urticaria, auch gewisse Formen der Prurigo symptomatica dadurch bessern oder gar beseitigen, daß bei den in der Elbniederung ansässigen Patienten wegen ihres juckenden und sie quälenden Hautleidens eine „stressende Klimamassage" durchgeführt wurde. Die Kranken betätigten sich bei Tag in gewohnter Weise in der Stadt an ihrem Arbeitsplatz. In den späten Nachmittagsstunden aber fuhren sie auf ärztliche Anweisung aus der Ebene in die Kammlagen des Erzgebirges. Sie sollten in einem der dortigen, etwa eine Autostunde von ihrer Berufsstelle entfernten Kurorte in einer Höhenlage von ca. 700 m über dem Meeresspiegel in reiner und frischer Gebirgsluft wenigstens den Abend und die Nacht verbringen. Besonders während der in Dresden vielfach drückend heißen und meist auch recht schwülen Sommermonate hat sich bei den genannten Hautleiden dieser tägliche Klimawechsel als ein zuweilen recht brauchbares, die Beschwerden linderndes Vorgehen bewährt. Natürlich war das nur ein Notbehelf und diente vornehmlich der Bearbeitung wissenschaftlicher Fragen. Überdies konnten nur mehr oder weniger selbständige und begüterte Kranke diese Möglichkeit ausschöpfen.

Übrigens erlauben die gegenwärtig immer zahlreicher werdenden Bergaufzüge bzw. Bergbahnen, jetzt speziell in Höhenkurorten bei gewissen Hautleiden dieses Verfahren wieder aufzunehmen. Es ermöglicht, bei vorliegender Indikation auf diese Weise die Reizwirkungen des Gebirges in stets beherrschbarer Form zu steigern und zu vertiefen. Wiederholt wurde auch von internistischer Seite in erster Linie beim vagotonen Formenkreis durch einen solchen täglichen passiven Höhenwechsel ein Training von Atmung und Kreislauf durchgeführt und so die erstrebte Funktionsumstellung erleichtert (KORÁNYI, 1925; HAUS und JUNGMANN, 1953).

Eines ist klar herauszustellen: Die Klimatherapie bei Hautkrankheiten, besonders bei den chronisch-rezidivierenden, hat nur dann Zweck und Sinn, ergibt nur dann wirklich befriedigende Erfolge und dies mit der zu fordernden Regelmäßigkeit und mit der sich lohnenden Prozentziffer, wenn der Umweltwechsel einschneidend und radikal ist (MARCHIONINI u. BORELLI, 1956). Der klimatisch beeinflußbare Hautkranke gehört, wenn dieser Behandlungsweg beschritten wird, in ein *Kontrastklima*. Ein solches finden die im flachen Binnenland beheimateten Menschen meist in hohen Gebirgslagen oder an der Küste bzw. auf Inseln. Nach dieser Faustregel gehören hautkranke Küstenbewohner bei für sie angezeigten Klimakuren in das Hochgebirge und umgekehrt. Im Binnenland beheimatete Patienten können zur Klimatherapie sowohl Höhenlagen als auch Seebäder aufsuchen. Je anregender der Milieuwechsel ist, desto kräftiger ist auch die beabsichtigte vegetative Umstellung. Glücklicherweise sind Hautkranke gewöhnlich nicht so anfällig und empfindlich wie etwa die hier schon größere Absicherungen benötigenden Lungenkranken oder die Kreislaufdekompensierten. Für die letztgenannten Krankheitsgruppen sind zunächst nur ausgesprochen reizschwache Klimate angebracht. Solche vermittelt meist schon eine feld- und waldreiche Gegend bzw. auch das Mittelgebirge. Demgegenüber müssen die Kurorte für Hautkranke in konstanter Form schon über eine Reihe ungleich stärkerer physiologischer Wetterreize verfügen, als am eigentlichen Wohnsitz auf den Körper einwirken. Zu fordern ist ein reicheres Angebot intensiv wirkender Sonnenstrahlen, weiter Temperatur-Feuchtegrade, die den Blutumlauf, den Wärmehaushalt, die Wärmeregulation und andere Funktionssysteme in besonderem Maße anregen bzw. aktivieren. Dabei ist bedeutungsvoll, daß die meisten der sich im Kurort als heilsam erweisenden meteorologischen Kontraste dort dosiert verabfolgt werden können. Zumindest gilt das für die entrinnbaren Wetterelemente, also für den aktinischen und den thermo-hygrischen Komplex. Diese ihre Abstufbarkeit aber erlaubt ein höchst individuelles Eingehen nicht nur auf das jeweilige Hautleiden und die gerade vorliegende Krankheitsphase, sondern auch auf die übrige körperliche Verfassung. Der oft gebrauchte und, wie schon jetzt ersichtlich, nicht ganz richtige Ausdruck „Reiz"-Klima wird den tatsächlichen Gegebenheiten nur teilweise gerecht. Das Kontrastklima erlaubt selbstverständlich eine starke, aber dennoch lenkbare umstimmende Reizentfaltung. Darüber hinaus muß es aber auch dem pathologisch veränderten Hautorgan zu gleicher Zeit gewisse Möglichkeiten der Schonung und der Erholung bieten. Dazu ist zu verlangen, daß dem zur Klimatherapie benutzten Kontrastklima wenigstens das fehlt, was sich im Heimatort bereits irritierend oder exacerbierend ausgewirkt hat. Es darf also nicht auch die Luftverunreinigungen, Abgase, Staubarten, Pollen, Allergene und sonstige Beimengungen enthalten, die schon am Wohnsitz des Patienten seiner Haut oder auch seinen Atemorganen Schaden zufügten. Weiter wäre es unzuträglich, wenn das Kontrastklima ebenfalls zeitweise durch die sich zu Hause bei dem Hautleiden in so drückender Form bemerkbar machende Schwüle beeinträchtigt würde. Auch soll die zu Heilzwecken aufgesuchte Gegend möglichst geschützt liegen und Advektionen nur schwer zugängig sein. Die vom kranken Organismus in zuweilen recht anstrengender Weise Ausgleichsleistungen erheischenden Durchzüge stark biotroper Wetterphasen müssen auf ein Minimum beschränkt bleiben. Auch der Hautkranke reagiert oft schlecht auf wechselhafte und abrupt vor sich gehende Geschehnisse in der Atmosphäre (K. Linser, 1959c). Das am Kurort unter dem Einfluß des heilsamen Kontrastklimas schon verschwunden gewesene Hautjucken tritt bei plötzlichem Wetterumschlag vielfach erneut wieder in Erscheinung (Stein, 1955). Überdies erschweren oder verhindern stürmische und an Niederschlägen reiche Advektionen meist die Anwendung wichtiger Kurmittel. So stören sie in oft beträchtlichem Ausmaß schon den Aufenthalt im Freien und machen Luft- und Sonnenbäder oft illusorisch. Zur Klimatherapie bei Hautkrankheiten gehören reine Luft und ein möglichst konstantes, vom ortsgegebenen 24 Std-Rhythmus beherrschtes Strahlungswetter. Die dem Heimatort gegenüber kontrastreichen Umwelteinflüsse führen, worauf schon hingewiesen wurde, im Organismus auf der einen Seite zu einer heilsamen

Entlastung, auf der anderen Seite zu einer heilsamen Belastung. Beides ist nötig, um den abwegig gewordenen Funktionen bzw. Funktionsabläufen wieder zur Norm zu verhelfen und ihnen das Einpendeln auf physiologische Mittelwerte zu erleichtern.

Wie mehrfach betont wurde, sind manche der bioklimatisch angreifbaren Dermatosen Domestikationskrankheiten. Durch die Klimatherapie soll der durch die Verhäuslichung und die Verweichlichung geschaffene Circulus vitiosus durchbrochen werden. Dabei ist zu beachten, daß der zivilisierte Mensch sich viel zuwenig und viel zu kurze Zeit im Freien aufhält. Auch fehlen ihm meist die notwendige Körperbewegung und die Möglichkeit zur Ausarbeitung. Viele Hautkranke stehen überdies unter der ständigen Einwirkung des meist recht ungesunden Stadtklimas. Dieses läßt nach heißen Tagen gewöhnlich die ersehnte Abkühlung vermissen. Stagnierende Luftmassen, Inversionen, Schwüle, dazu oftmals noch eine unzweckmäßige Kleidung, Überernährung oder falsche Ernährung, in Hetze eingenommene Mahlzeiten, verkürzte Nachtruhe, auch ausgedehnte bzw. besonders anstrengende Nachtarbeit und anderes mehr gehören gleichfalls zu den im modernen Leben immer wieder feststellbaren Mißständen. Sie gilt es, wenigstens während der Klimakur auszumerzen. Übrigens ist es falsch, etwa anzunehmen, daß Funktionen bei einem ihnen fehlenden Training unweigerlich verkümmern und schließlich ganz ausfallen. Zumindest ist das nicht immer der Fall. Zuweilen wird sogar das Gegenteil beobachtet. Gewiß sind dem domestizierten Menschen viele natürliche Wetterreize nahezu fremd geworden. Er ist ihrer weitgehend entwöhnt. Der seltene und mangelhafte Gebrauch der zur Abwehr meteorologischer Einwirkungen bereitstehenden reaktiven und korrigierenden Mechanismen hat indessen die diesbezügliche Reizbeantwortung keineswegs etwa zu Trägheit und zu einem hypergischen Verhalten herabgemindert. Im Kontrastklima kommt es vielfach, gewöhnlich wenigstens in der ersten Zeit, zu einer überschießenden Reizbeantwortung. Deshalb sind während der Kur starke Wetterunruhe und sonstige aperiodische Vorgänge in der Biosphäre, zumal wenn sie unerwartet und in vehementer Weise in Erscheinung treten, nicht erwünscht. Das gilt in besonderem Maße für Okklusionen, Fronten, Durchgänge, Kalt- oder Warmlufteinbrüche und für ausgesprochene Regentage. Alles das ist dazu angetan, die Erfolgsquote zu verringern. Die den Hautkranken zu empfehlenden heilklimatischen Kurorte müssen demnach schon durch ihre Lage gegen solche Überraschungen geschützt sein und sollen nach Möglichkeit auf Grund der vorliegenden meteorologischen Erfahrungen sich das ganze Jahr hindurch oder doch wenigstens in bestimmten Monaten durch länger anhaltende Schönwetterperioden auszeichnen. Bei der Klimatherapie lassen sich nach PFLEIDERER drei übrigens miteinander auf das engste verflochtene Wirkungsbereiche unterscheiden. Der eine ist *der sog. luft-chemische Komplex.* Auf die biologische Bedeutung des Sauerstoffgehaltes der Luft und besonders des Sauerstoffpartialdrucks, auch des Wasserdampfgehaltes der Atmosphäre wurde schon früher hingewiesen. Übrigens kann selbst reines Strahlungswetter schon dadurch an Heilkraft verlieren, daß die Luftmassen längere Zeit stagnieren. Noch schlechter wird die Situation, wenn dabei zusätzlich noch eine Anreicherung von den den Atmungstrakt, vielfach auch die Haut irritierenden atmosphärischen Beimengungen festzustellen ist. Leicht bewegte, gut durchmischte, reine Luft ist die erste Voraussetzung für den Erfolg einer jeden dermatologischen Klimatherapie. Eine mit einer Unzahl künstlicher oder auch natürlicher Aerosole überschwemmte und durchsetzte Biosphäre kann Dermatosen auslösen, unterhalten oder verschlimmern. Das lehrt in anschaulicher Weise die Ekzemkrankheit. Auch entstehen Pyodermien oftmals dadurch, daß die Eitererreger über den Luftweg auf die

Haut gelangen. Dasselbe gilt für manche Dermato-Mykosen. Ferner verschlechtern sich viele Hautleiden unter Staubeinwirkung. Schon bei der vulgären Acne ist das zu registrieren. Es sind übrigens nicht nur aus Industrie- bzw. aus Landwirtschaftsbetrieben stammende, in der Luft suspendierte Partikel, sondern auch von Pflanzen und anderen Gebilden herrührende, in der Luft schwebende Stoffe, die die kranke, besonders die überempfindlich reagierende Haut höchst negativ beeinflussen. Aus solchen Gründen kann sich zumindest für Ekzemkranke ein für andere Patienten schon im Hinblick auf seine landschaftlich besonders schöne Lage ärztlicherseits sehr zu empfehlender Kurort als völlig ungeeignet erweisen, wenn dieser mit Aerosolquellen belastet ist. Als solche erweisen sich oftmals schon die reich vorhandenen Wiesen und Wälder. Selbst in einem bisher für dermatologische Zwecke klimatherapeutisch recht brauchbaren Territorium werden durch Schaffung von Parkanlagen und ähnlichen pflanzlichen Verschönerungen zuweilen nur Gefahrenherde erzeugt. Speziell zur Ekzemtherapie und zur Behandlung der zu dem gleichen Formenkreis gehörenden Leiden ist Allergenfreiheit oder wenigstens Allergenarmut ein wichtiges Erfordernis (MARCHIONINI, 1956). Besonders nach Schneefall besitzt die Luft hohe Reinheitsgrade. Überdies erschwert die Schneedecke Verunreinigungen der Biosphäre. Kurz und gut, bei der heilklimatischen Behandlung der Hautkrankheiten spielen die Luftzusammensetzung und hier wieder das Luftkolloid eine große Rolle. Reine und frische Luft wirkt nicht nur für die Atmungsorgane, sondern auch für die kranke Haut höchst erholsam. Überdies wird bei Hautleiden die zusätzlich noch leicht bewegte Luft als sehr angenehm empfunden. Ferner soll ihre Ionisierung einen heilenden Einfluß entfalten (ALEMANY-VALL, 1958). Letztlich ist festzustellen, daß das Kontrastklima zu gutem Durchatmen zwingt. Schon das aber ist auch bei den verschiedensten Hautleiden ein höchst wichtiges, in Ambulanz und in Klinik viel zuwenig genutztes Behandlungsverfahren.

Als nächster Wirkungsbereich ist *der fotoaktinische Komplex* zu nennen. Das zur Behandlung von Hautkrankheiten geeignete Kontrastklima muß reich an Sonnenstrahlen sein. Viele Dermatosen bessern sich schon durch bloße Strahleneinwirkung. Die physiologischen Grundlagen der Lichttherapie wurden bereits früher skizziert. Mit dieser dermatologischen Behandlungsmöglichkeit haben sich bereits die Altmeister der Dermatologie beschäftigt. Genannt seien hier nur FINSEN, HAMMER, JESIONEK, KROMAYER. Immer wieder hat man versucht, die Sonne durch künstliche Strahler zu ersetzen. Und es gibt heute kaum einen Hautarzt, der nicht bei dafür geeigneten Fällen auch die Quecksilberquarzlampe, die sog. Höhensonne, zur Anwendung bringt. Ihr fehlt indessen das langwellige Infrarot. Und selbst wenn man dieses zusetzt, werden die in der Atmosphäre vorhandenen, besonders wirkungsvollen Strahlenakkorde nicht erreicht. Demgegenüber ist bei der Quecksilberquarzlampe die UVB-Intensität unnatürlich stark. Überdies emittiert sie das der Haut gegenüber recht aggressive UVC. Dieses ist aus dem der Sonne entstammenden, die Erdoberfläche erreichenden Strahlengemisch schon durch die hoch in der Atmosphäre eingebauten Schutzeinrichtungen herausgefiltert. Seit Jahren arbeiten Ärzte und Techniker an der Angleichung des Hg-Spektrums an das der Sonne. Hier hat bereits die Nutzung des Kohlenbogenlichtes einen beachtlichen Schritt weitergebracht. Die im vergangenen Krieg von LARCHÉ entwickelte Xenonhochdrucklampe imitiert in noch besserer Form die Globalstrahlung. Mit ihr kann wie mit Sonnenlicht bereits mit Suberythemdosen eine direkte Pigmentierung erzeugt werden. Das von der Xenonhochdrucklampe reichlich ausgestrahlte UVA wirkt meist juckreizlindernd (K. LINSER u. K. HARNACK, 1962). Weniger prompt führt es demgegenüber zur Rückbildung von Hautveränderungen. Diese sprechen ungleich stärker auf UVB an. Durch weitere Verbesserungen und alle möglichen Kombinationen bemüht man sich ständig um eine Leistungssteigerung der Strahler. Dabei wird die Lichtbehandlung immer mehr auf Ganzkörperbestrahlungen ausgerichtet. Hier liefern neben den ungefilterten und den gefilterten Hg-Hochdrucklampen nun auch UV-Leuchtstofflampen annehmbare Resultate.

Und doch können die von Menschenhand konstruierten Lichtquellen noch immer nicht die Wirkung der Sonne voll ersetzen. Das von ihr ausgesandte Strahlengemisch enthält eben, wie schon angedeutet, neben dem zur Erythemerzeugung besonders befähigten UVB auch viel UVA und überdies in reichlicher Beimengung das sich in der naturgegebenen Kombination auch nerval höchst ausgleichend auswirkende Infrarot. Und die in den kontrastreichen, zur klimatischen Behandlung Hautkranker geeigneten Kurorten in offener Landschaft durchgeführte Heliotherapie steht gleichzeitig im Einflußbereich einer mehr oder weniger stark bewegten, die Haut leicht massierenden Luftschicht. Von Bedeutung sind hierbei nicht nur deren Reinheitsgrad, sondern auch deren Feuchtigkeitsgehalt und deren Temperatur. Auch das wieder ist ein Hinweis auf das bei jeder Art der Physiotherapie anzustrebende, bei der Klimatherapie aber in einzigartiger Form gegebene, deshalb auch entscheidend zu ihrem Erfolg beitragende Zusammenspiel zahlreicher, den verschiedensten physikalischen Wirkungssphären entstammender Faktoren. Die Sonnenstrahlen besitzen also auf Grund solcher Gegebenheiten eine besondere, wirklich einmalige Heilkraft. Deshalb zeitigt die Heliotherapie, die während einer Schönwetterperiode in einer hierfür geeigneten Jahreszeit auf dem Dachgarten oder in den sonstigen für Freiluftliegekuren vorgesehenen Plätzen einer Hautklinik durchgeführt wird, gewöhnlich ungleich bessere Ergebnisse, als sie in dem vielleicht noch so modern eingerichteten und die neuesten Erkenntnisse berücksichtigenden Solarium der dermatologischen Lichtabteilung zu erzielen sind (K. LINSER, 1963). Und dabei absorbiert besonders in Industriezentren die gewaltige, dort immer vorhandene Dunstschicht selbst an ungestörten und ausgesprochen sonnigen Tagen einen ganz beachtlichen Teil der UV-Strahlen. Je nach dem Grad der durch Rauch und Ruß verursachten atmosphärischen Trübung werden diese, wie schon früher geschildert wurde, um 10—30% geschwächt. Noch stärker tritt diese Beeinträchtigung bei wolkenbedecktem Himmel in Erscheinung.

Schon solche sich örtlich oft ganz erheblich summierenden Mißstände können bei gewissen Hautleiden oftmals einen Milieuwechsel als ratsam erscheinen lassen. In dem dann für die dermatologische Klimatherapie zu fordernden Kontrastklima müssen sich im Gegensatz zum Wohnort des Kranken möglichst optimale aktinische Verhältnisse vorfinden. In Frage kommen deshalb stets nur Kurorte in Landstrichen mit viel Licht und viel Sonne. In ihnen muß die Strahlung durch Einfall, aber auch durch Reflexion, ferner durch eventuelle Gegenstrahlung und ähnliche Möglichkeiten eine hohe Intensität erreichen und vor allen Dingen einen großen Reichtum an UV besitzen. Solche Gegebenheiten bestehen in meist hervorragendem Maße und bei überdies gewöhnlich sehr reiner Luft in den Höhen der Berge und in den Weiten der Meere bzw. der von ihnen begrenzten Küsten. Vielfach kommt es in solchen Gegenden sogar im Schatten und selbst zur Winterzeit je nach der Fähigkeit des einzelnen Hautkranken zur Pigmentbildung, zu einer mehr oder weniger intensiven Hautbräunung. Letztere ist übrigens kein unbedingt zu fordernder Hinweis für den Erfolg oder für das Versagen der Klimatherapie. Auch ohne eine solche Melanineinlagerung wird die Haut durch die Luft-, Licht- und Sonneneinwirkung gekräftigt und gefestigt. Ihr gesamtes Funktions- und Regulationssystem erfährt im strahlenden Heilklima eine mächtige Anregung. An den sich vielfach pathologisch verhaltenden Endstrombahnen ist jetzt eine deutliche Tendenz zur Normalisierung zu konstatieren. Auch verbessert sich die Stoffwechseltätigkeit der Haut unter der Heliotherapie ganz offensichtlich. Das alles erleichtert aber bei Abwegigkeiten die nötigen Ausgleiche. Das ist um so mehr der Fall, als zusätzlich noch das Vegetativum, in diesem Zusammenhang selbstverständlich auch der Grundumsatz und dessen ganze Arbeitsweise durch Luft, Licht und Sonne stark beeinflußt werden. So ist es im Kontrastklima in erster Linie der aktinische Komplex, der sich an der vornehmlich bei chronisch-rezidivierenden Dermatosen so wichtigen breiten und tiefgründigen Umstimmung beteiligt.

Allerdings verträgt die Klimatherapie *keinen einseitigen Sonnenkult.* Sonnenbäder sind in allen den Fällen kontraindiziert, bei denen das Integument bereits die degenerativen Züge der Wetterhaut aufweist, die bei Landarbeitern oder bei Seefahrern so häufig zu beobachten ist, und die auch bei dem in Teerdestillationen und in ähnlichen Betrieben im Freien tätigen Personenkreis immer wieder festgestellt wird. Sonnenbäder sind ferner dort unangebracht, wo neben der Dermatose noch eine Hyperthyreose besteht oder ein florides bzw. gerade vernarbtes Magengeschwür angetroffen wird. Vorsicht Sonnenstrahlen gegenüber ist auch bei einer Lebererkrankung geboten, die gleichzeitig mit dem Hautleiden vergesellschaftet sein kann. Die durch Sonneneinwirkung vermehrte Histaminbildung wird dann meist von der histaminüberempfindlichen Leber, zumal bei erschwerter Glykogenfixation, übel vermerkt. Aber auch für die nicht in dieser oder in ähnlicher Form komplizierten Hautleiden ist eine individuelle, möglichst von einem dermatologisch ausgebildeten Kurarzt vorzunehmende und zu überwachende Dosierung der Sonnenbäder zu fordern. Eine Möglichkeit zur Bestimmung der Strahlungsintensität bieten die sog. Isochromendiagramme (PFLEIDERER, 1950). Man hat sie nach umfangreichen örtlichen UV-Messungen für die Nordsee entwickelt. Sie orientieren über die ungefähre Bestrahlungsdauer, die für die jeweilige Tages- und Jahreszeit zur Erreichung des Schwellenerythems benötigt wird. Nach entsprechenden Korrekturen sind sie auch für die im Gebirge in dieser Richtung zu beratenden Kranken verwendbar. Dort allerdings ist in den hohen Lagen mit einem schon früher als an der Küste einsetzenden Lichterythem zu rechnen. Diese Tatsache, ferner die in den erwähnten Diagrammen nicht erfaßten Reflexstrahlungen erfordern demnach eine zusätzliche Berücksichtigung.

Die Heliotherapie der Dermatosen verlangt, falls keine Gegenanzeigen vorliegen, wohl ein vorsichtiges und einschleichendes Vorgehen, aber keine etwa überspitzte Dosimetrie. Ganz anders liegen hier die Verhältnisse bei Patienten mit Herz- und Kreislaufstörungen oder bei anderen sonstwie stärker mitgenommenen innerlich Erkrankten. Durch unangebracht starke und über Gebühr ausgedehnte Sonneneinwirkungen können letztere zuweilen sogar in Lebensgefahr geraten. Trotzdem soll auch der durch die Anreise meist noch erschöpfte Hautkranke in den ersten 3 Kurtagen, sofern die Lufttemperatur dies gestattet, an einem für die sich wegen ihrer Hautveränderungen meist genierenden Patienten eigens reservierten Platz zunächst nur im Schatten Luftbäder nehmen. Schon dabei kommt er mit fotochemisch wirkenden UV-Strahlen in Kontakt. Zusätzlich werden zweckmäßigerweise gleichzeitig noch Atemgymnastik und leichte, auflockernde Bewegungsübungen durchgeführt. Erst nach dieser Zeitspanne erfolgt, am besten zunächst vormittags und nie ohne Absicherung der Augen durch eine entsprechende Brille, unter Berücksichtigung der Anamnese, d.h. der eventuellen Sonnenentwöhnung, ferner der nach dem Gesamteindruck zu erwartenden Strahlenempfindlichkeit, der erste 15 bis höchstens 30 min dauernde Aufenthalt in der Sonne. Dabei soll die Haut der unteren Körperpartien bis etwa zur Nabelhöhe zunächst der Strahlenwirkung mehr ausgesetzt werden als die Haut der darüber gelegenen Körperbezirke. Letztere wird man durch zeitweises Abdecken vor stärkeren Strahlenreizen schützen. Dann aber erfolgt bald eine nun alle Körperstellen in gleicher Stärke beeinflussende Ganzbestrahlung. Sie wird tunlichst täglich vorgenommen und immer länger ausgedehnt. Natürlich ist hier in erster Linie die Art und auch der Grad des jeweiligen Hautleidens der Maßstab für die richtig zu bemessende Expositionszeit. Fast immer genügen unterschwellige Erythemreize. Übrigens besteht im Hinblick auf die sich rasch ausbildende Lichtschwiele meist bereits nach 8—10 Tagen kaum noch die Gefahr eines Sonnenbrandes. Von diesem Zeitpunkt an sollen sich die Hautkranken immer ausgiebiger dem Sonnenlicht aussetzen. Im Hochsommer werden die Sonnenbäder am besten in den frühen Vormittags-, bald aber zusätzlich auch noch in den späten Nachmittagsstunden verabfolgt. Während der heißen Mittagszeit ist demgegenüber Heliotherapie meist unangebracht. Das skizzierte Vorgehen fördert die Durchblutung der Haut, macht sie unter anderem widerstandsfähiger gegenüber extremen Temperaturreizen, aber auch gegenüber Infektionen.

Dabei scheint, wie schon ROLLIER immer wieder betont hat, daß das unter dem Einfluß der Sonnenstrahlen aufgetretene Pigment nicht ohne Bedeutung ist. Übrigens führen ja auch latente oder manifeste Hautentzündungen ganz anderer Art vielfach ebenfalls zu einer Hautbräunung. Bemerkenswert ist auch, daß sich im Verlaufe mancher Leiden pigmentierte Hautstellen zurückbilden. Das aber ist vielleicht ein Hinweis dafür, daß das Melanin evtl. bei der Krankheitsabwehr eine Rolle spielt (PFLEIDERER, 1958). Schließlich zeigt in vielen Fällen die Abheilung der krankhaften Hautveränderungen eine gewisse Parallelität zur Stärke der Pigmentbildung. Wie zuvor schon erwähnt wurde, ist die Hautbräunung aber keinesfalls eine Bedingung für den letztlich zu erwartenden Kurerfolg. Es gibt nämlich genug Hautkranke, die trotz der ihrer Haut eigenen Trägheit bei der Melaninsynthese klimatherapeutisch noch recht befriedigend beeinflußbar sind. Allerdings ist bei einer solchen Gegebenheit dann fast immer mit einer Verlängerung der zu derartigen Heilergebnissen notwendigen Anlaufzeit zu rechnen.

Kurorte für Hautkranke müssen im Jahr möglichst viele Monate hindurch die Heliotherapie erlauben. Bei fast allen Dermatosen hängen die Kurresultate, wie noch berichtet wird, sehr von der Anzahl der während des Kuraufenthaltes vorhanden gewesenen wirklichen Sonnentage ab. Dabei kommt natürlich dem bei vielen anderen Behandlungsverfahren sich als nötig erweisenden Erholungsfaktor auch bei der Anwendung von Sonnenbädern eine nicht zu unterschätzende Bedeutung zu. Eine deshalb zeitweise zu empfehlende Zurückstufung der Strahlenreize erlaubt schon das UV-haltige Schattenlicht. Ihm fehlt der starke Biotropismus. Trotzdem ermöglicht es bei in leicht bekleidetem Zustand bzw. im Badedreß durchgeführten Luftbädern stets noch eine annehmbare Lichttherapie (AMELUNG, 1943; PFLEIDERER, 1958). Diese läßt sich in wirkungsvoller Weise mit der Sonnenbehandlung kombinieren. Nicht zu vergessen ist, daß gerade Sonnenstrahlen, zumal bei einer schlecht pigmentierenden oder bei einer aktinischen Reizen gegenüber besonders empfindlichen Haut, oftmals zum Carcinogen werden. Dabei erleichtert die sich zuvor stets entwickelnde Elastico-Collagenosis die maligne Verformung (K. LINSER, 1959).

Schließlich sei noch auf das dritte, der Klimatherapie zugrunde liegende Wirkungssystem hingewiesen: Es ist dies der *hygrothermische Komplex*. Dieser nimmt in besonderem Maße Einfluß auf den Wärmehaushalt und auf die Wärmeregulation. Dabei erhebt sich die Frage, ob ein feuchtes Klima einem trockenen, ein warmes einem kalten vorzuziehen ist. Hier interessiert vielleicht der Hinweis, daß die Rhino-Laryngologen Patienten mit atrophischen, exsikkierten Schleimhäuten gern in eine Gegend mit einer an Wasserdampf reichen Luft schicken.

Umgekehrt empfehlen sie den mit hypertrophischen, stark sezernierenden Schleimhäuten Behafteten meist Kurorte mit einer an Wasserdampf armen Luft. Bei Hautkranken sind aber derartige hygrische Unterschiede nicht von so ausschlaggebender Bedeutung. Allerdings scheint eine relativ trockene Luft, wie sie speziell im Hochgebirge angetroffen wird, bei der Mehrzahl der klimatherapeutisch angehbaren Dermatosen die besten Wirkungen zu entfalten.

Unter bestimmten Voraussetzungen ist aber auch feuchte Luft kein Hindernis für die dermatologische Klimatherapie. Wenn nämlich, wie dies in gewissen Breiten an der Meeresküste oder auf offener See gewöhnlich der Fall ist, neben dem erhöhten Wasserdampfgehalt der Atmosphäre gleichzeitig und regelmäßig noch eine stärkere Luftbewegung angetroffen wird, erreicht man für die Hautoberfläche den gleichen Trockeneffekt wie im Hochgebirge. Allerdings müssen zur Kompensation der dann meist auch gesteigerten Abkühlungsreize überdies eine gute Sonneneinstrahlung und eine zwischen 20° und 24° C liegende Luftwärme gegeben sein.

Was die Temperaturgrade der Luft anbelangt, ist zu sagen, daß hier die Extreme durch die Gefahr einer Wärmestauung oder eines Kälteschadens die Klimatherapie hemmen. Die sich für ein dermatologisches Heilklima eignende Luftbeschaffenheit muß ein möglichst regelmäßiges, auch zeitlich in befriedigender Weise ausdehnbares und auch sonst in der bereits geschilderten Form durchführbares Verweilen im Freien zulassen. Andernfalls sinkt die Erfolgsquote so stark ab, daß diese immerhin Zeit und Kosten verursachende Behandlungsweise gewöhnlich nur Enttäuschungen bereitet.

Hier sei nochmals betont, daß feuchtwarme und gleichzeitig stagnierende Luftmassen schon vom Gesunden schlecht vertragen werden. Erst recht belästigen sie den Hautkranken. Schwüle verstärkt meist das Jucken. Sie hat, wie bereits ausgeführt wurde, ein bestimmtes Verhältnis zwischen der relativen Luftfeuchtigkeit und der Lufttemperatur zur Voraussetzung. SCHARLAU hat auf dieser Basis seine Schwülekurve entwickelt. Sie zeigt die ungefähre Grenze zwischen dem Bereich der Behaglichkeit und dem der Bangigkeit. Das Schwüleempfinden hängt natürlich in gewissem Maße auch vom personalen Faktor im Sinne GOTTRONs ab, so besonders von der individuellen Anpassungsfähigkeit an Temperaturschwankungen. Gerade letztere aber ist, was kaum eines besonderen Beweises bedarf, bei Kranken zuweilen beachtlich gestört. Der hygrothermische Komplex sollte während der Klimakur deshalb möglichst so beschaffen sein, daß der Patient sich unter ihm in der warmen Jahreszeit schon im Zimmer, erst recht aber im Freien, dort wieder sowohl im Schatten als auch in der Sonne, wirklich wohl fühlt. Nicht der Fall ist das, wie schon angedeutet, in einer Treibhausluft. Eine solche bringt speziell Mykosen, aber auch gewisse Ekzemformen, vornehmlich solche mit der sog. dyshidrotischen Komponente, immer wieder zum Aufflammen. Im feuchtheißen Tropenklima geht zuweilen die Acne vulgaris des bislang im gemäßigten Klima beheimatet gewesenen Menschen, sich exzessiv steigernd, in die Acne conglobata über. Nur die Efflorescenzen der Psoriasis vulgaris eines plötzlich solchen Bedingungen ausgesetzten weißhäutigen Menschen bilden sich in einer derartigen Biosphäre vielfach zurück. Gewöhnlich resultiert dann eine sich zumindest über eine längere Zeit erstreckende Erscheinungsfreiheit. Demgegenüber eignet sich das feuchtwarme Klima immer dann auch zur Behandlung von Hautkrankheiten, wenn, wie zuvor schon erwähnt, in den betreffenden Landstrichen die Luftmassen in steter Bewegung sind. Das aber ist an der Meeresküste und auf Inseln fast immer der Fall. Je nach der geographischen Lage besteht hier, oft sogar im Jahr viele Monate hindurch, eine günstige Voraussetzung für Kuren im Freien.

Selbst das feuchtkalte Klima zeitigt vielfach noch annehmbare dermatologische Ergebnisse. Nach unseren Erfahrungen vertragen die an einem endogenen

Ekzem Leidenden sogar den sonstige Kranke meist merklich bedrückenden Nebel. Unter ihm verringert sich vielfach der Juckreiz. Natürlich erschwert feuchtkalte Temperatur die Vornahme von Sonnenbädern, beschränkt auch den Aufenthalt im Freien und zwingt gewöhnlich zum Tragen warmer Kleidung. Bei letzterer sollten Flanell und besonders Wolle im Hinblick auf die Haut nur mit aller Vorsicht Verwendung finden. Besonders bei Wind ist feuchte Kälte für den Organismus nicht ungefährlich. Alles das aber sind Minuspunkte.

Ähnlich ist es mit dem trockenkalten Klima. Allerdings ist bei ihm ein Vorteil, daß bei relativer atmosphärischer Wasserdampfarmut niedere Temperaturgrade nicht als so einschneidend empfunden werden wie bei einem höheren atmosphärischen Wasserdampfgehalt. Überdies wirkt das trockenkalte Klima beruhigend auf Kranke.

Besonders heilsam ist bei Hautkrankheiten nach unseren Erfahrungen die trockene Kühle. Kurorte mit solchen Luftqualitäten finden sich eben speziell im Hochgebirge. Sie sind vornehmlich zur Behandlung der Dermatosen angebracht, die der Heliotherapie bedürfen. Das aber ist bei den meisten klimatherapeutisch beeinflußbaren Hautleiden der Fall. Hinzu kommt, daß sich derartige Gebirgsklimate fast stets sowohl für die dermatologische Sommerbehandlung als auch für die dermatologische Winterbehandlung eignen.

Für den Hautbereich am wirkungsvollsten ist vielleicht aber das trockenwarme bzw. das trockenheiße Milieu. Nach unseren Beobachtungen entfaltet besonders das unter den Hochdruckgürteln anzutreffende „Wüstenklima" bei gewissen Hautkrankheiten eine überraschend prompte Heilwirkung (K. LINSER, 1963). Das in solchen Landstrichen fast immer vorhandene reine Strahlungswetter führt schnell zur völligen und zuweilen sogar zur anhaltenden Rückbildung manifester Hautveränderungen. Typische Bedingungen für das Wüstenklima finden sich beispielsweise in Assuan. Die Mittelwerte der Lufttemperaturen liegen dort im Sommer bei 34° C. Am Tage steigen die Lufttemperaturen auf 45° C und mehr, fast immer aber unter Aufkommen von gewöhnlich als recht angenehm empfundenen Windstärken. Die Temperaturnachtwerte gehen auf 20° bis 25° C zurück. Im Winter bewegen sich die Wärmegrade zwischen 6° und 26° C. Ganzjährig herrscht geringe Luftfeuchtigkeit. Es treten keine oder nur minimale Niederschläge auf. Leider fehlt aber gerade auf diesem Sektor der Klimaheilkunde noch das für verbindliche Aussagen notwendige große, unter den genannten meteorologischen Voraussetzungen behandelte Krankengut.

Eine Rolle beim hygrothermischen Wirkungskomplex spielt die schon erwähnte *Abkühlungsgröße*. Sie läßt sich bei Freiluftbädern durch Platzwechsel oder durch Ausnutzung von Vorrichtungen, die einen gewissen Wetterschutz garantieren, fühlbar beeinflussen und modifizieren. Übrigens schwankt im Laufe des Jahres die Temperaturempfindlichkeit des Menschen. So kann in unserem Mittelgebirge eine Lufttemperatur von etwa 14°C im biologischen Frühjahr als mild, am Anfang des biologischen Sommers als angenehm kühl, gegen Ende des biologischen Sommers als recht kühl, im biologischen Herbst wieder als mild und im biologischen Winter sogar als ausgesprochen warm empfunden werden. Schon im Tagesverlauf ist ein Sensibilitätswechsel festzustellen. Die die gleichen Empfindungen erzeugenden Temperaturen liegen morgens niedriger als nachmittags (ZENKER, 1960). Besonders auffällig sind beim Domestizierten diesbezügliche Angaben. Wie schon dargelegt wurde, leidet er in besonderem Maße unter Schwülegefühl. Auf der anderen Seite alteriert ihn schon ein geringgradiger Wärmeentzug. Und doch muß gerade er wieder an unterschiedliche atmosphärische Reize gewöhnt werden. Das darf selbstverständlich nur in einer vorsichtigen, seinen Organismus nicht über Gebühr belastenden Form geschehen. Besonders gilt dies im Hinblick auf relativ niedrige

Temperaturen. Das wechselnde Einwirken aber von Wärme und Kühle bzw. mäßiger Kälte auf den Organismus ist ein gesundes Gefäßtraining. Es fördert die periphere Durchblutung, verbessert den Turgor der Haut, steigert ihren Stoffwechsel, regt die in der Haut vor sich gehende Bildung von Abwehrkörpern an, stärkt also auf alle mögliche Weise die Funktionstüchtigkeit der Epidermis und des Coriums. Während bei bettlägerigen Kranken die allgemein übliche stationäre Behandlung stets einen mehr oder weniger starken Muskelschwund zeitigt, hat demgegenüber eine systematisch durchgeführte abhärtende Freiluftliegekur in einem Kontrastklima wider alles Erwarten eine meßbare Umfang- und auch Kräftezunahme der Muskeln zur Folge. Das läßt sich selbst an den durch Gipsverbände stillgelegten Gliedern tuberkulöser Kinder eindrucksvoll demonstrieren. Ferner weist die bei Klimakuren sich durch Kältereize merklich vertiefende Atmung darauf hin, daß mit dieser Behandlungsmethode über den hygrothermischen Komplex, vornehmlich über die Abkühlungsgröße, nicht nur lokale, lediglich auf die Körperoberfläche beschränkt bleibende, sondern den Gesamtorganismus erfassende Wirkungen zu erzielen sind. Dabei wird durch Gewöhnung an erträgliche Kältegrade auch die Erkältungsgefahr systematisch verringert. Nach den skizzierten, stets in einem kontrastreichen Heilklima in gewisser Stärke enthaltenen thermischen Reizen gestaltet sich selbst das zuvor vielleicht schwierige Einschlafen meist ungleich leichter. Überdies wird auf diesem Wege gewöhnlich auch die für den Kranken so wertvolle Schlaftiefe erhöht.

Bei dem zuletzt behandelten Wirkungssystem ist neben der Wärmezu- und -abstrahlung, der Lufttemperatur, der Luftfeuchtigkeit auch die jeweilige *Luftbewegung von großer Bedeutung*. Letztere spielt speziell beim Wärmeentzug eine wichtige Rolle. Aber auch die beiden früher schon behandelten Einflußbereiche, also der aktinische, aber auch der luftchemische Komplex, stehen sowohl in positiver als auch in negativer Hinsicht in Abhängigkeit von der atmosphärischen Zirkulation. Immer ist Wind ein wichtiger Klimafaktor. Dabei ist schon die Hautmassage, die er vollführt, bei Hautleiden, besonders bei juckenden, oftmals mit einer teilweise recht beachtlichen Linderung der Beschwerden verbunden (K. Linser, 1963). Überdies fördert Wind auch die Hautdurchblutung und steigert letztlich den Hautstoffwechsel. Zwar erleichtert, besonders in den Wintermonaten, ruhiges Schönwetter die schon im Mittelgebirge, noch viel mehr aber an der See bei stärkeren Kältegraden recht begrenzte Heliotherapie. In der warmen bzw. heißen Jahreszeit aber ist während der Klimakur eine mäßig starke Luftbewegung nur erwünscht. Schon im Heimatort bringt der Wind gleichsam erfrischendes Leben in die oft stagnierenden, überdies oft einen hohen Anstieg von Verunreinigungen aufweisenden Luftmassen. Er sorgt für die Verteilung und selbst für den Abtransport konzentriert aufgetretener Beimengungen. Immer ist Wind der Feind und der Vernichter der den Organismus im flachen Binnenland, besonders in den dortigen Städten, so belastenden Schwüle. Fast alle Hautpatienten begrüßen im heißen Sommer die leicht fächelnde Luft. Sie hemmt auch während der Klimakur eine überstarke, für die kranke Haut evtl. irritable Schweißabsonderung. Außerdem erschwert schon ein sanfter Wind die bei Sonnenbädern hin und wieder auftretenden Kreislaufstörungen oder die noch gefürchteteren meningitischen Reizungen. Ausgesprochene Stürme allerdings beeinträchtigen, besonders bei einer überdies noch naßkalten Wetterlage, die Klimatherapie meist in hohem Maße. Zumindest sind dann Sonnenbäder kaum mehr möglich.

Wind ist, je nach der Richtung, aus der er weht, der Zubringer reiner oder auch verunreinigter Luftmassen. Kommt er vom Meer her, trägt er fast immer ein sich als heilsam erweisendes Luftkolloid heran. Kommt er aus einer ausgesprochenen Industriegegend oder aus einem Landstrich mit anderen gleichfalls unerwünschten Aerosolquellen, stört das die bei manchen Hautleiden vielleicht schon recht gut angelaufene Klimatherapie. Oftmals wird ein solcher Vorgang die Ursache für Exacerbationen. Solche sind aus den aufgeführten Gründen an der Ostsee auf Kap Arkona bei Südwind (K. Linser, 1956, 1959d; Stein, 1955), an der Nordsee auf Norderney bei Ostwind (Pahl und Pürschel, 1956) festgestellt worden. Immer handelte es sich hierbei um Landwinde. Wind ist überdies der Motor der Wolken. Er steuert, besonders in ungeschützten Gegenden, die Advektionen, fördert Durchgänge, bestimmt den Wechsel der Fronten, gibt die Anregungen für Auf- oder Abgleitvorgänge, trägt zum größten Teil die Verantwortung für Kalt- oder Warmlufteinbrüche, für Temperaturstürze und andere Erscheinungen der Wetterunruhe. Diese aber beeinträchtigt, wie schon mehrfach betont wurde, die zu erwartenden bioklimatischen Resultate. Dabei sind in erster Linie die kurzfristigen Änderungen in der Biosphäre bzw. die abrupten meteorologischen Abläufe von ungünstiger biologischer Wirkung. Besonders der kranke und vielleicht zusätzlich noch recht domestizierte Körper hat Mühe, starke atmosphärische Akkordschwankungen schnell und gut auszugleichen. Er kann durch sie in einen Notstand geraten. Beim Ekzematiker macht sich die Verschlimmerung zunächst durch Erhöhung des Juckreizes bemerkbar. Das aber ist dann meist der Beginn von Weiterungen. Aber auch andere Hautkrankheiten verschlechtern sich selbst in heilklimatischen Kurorten während einer länger anhaltenden Schlechtwetterperiode.

Oft spielen bei der Klimatherapie der Hautkrankheiten *lokal-klimatische Besonderheiten* eine große Rolle. Wie früher schon ausgeführt wurde, kann die Land-Wasserverteilung, die orographische Struktur einer Gebirgslandschaft ständige oder doch zeitweise, oft nur auf einen begrenzten Raum beschränkte, dann also ausgesprochen kleinklimatische Unterschiede bedingen. So gibt es in Höhenkurorten Hänge, die das ganze Jahr hindurch oder zumindest in gewissen Monaten vorwiegend oder ausschließlich im Schatten liegen. Demgegenüber sind andere wieder auffällig sonnig und deshalb zur Heliotherapie besonders geeignet. Im Sommer werden speziell auf einem von der Sonne täglich lange und stark beschienenen Gletscher, auch noch in dessen unmittelbarer Umgebung, infolge der an solchen Orten besonders intensiven Strahlenreflexe bei der aktinischen Behandlung der darauf ansprechenden Hautleiden außerordentlich kräftige Wirkungen erzielt. Mulden und Kessellagen erleichtern Luftstagnationen und dadurch das Zustandekommen der Schwüle. Auch prägt im Gebirge bei Strahlungswetter das Berg-Tal-Windsystem vielerorts weitgehend das Lokalklima (Ungeheuer, 1956). Ähnliches ist von vielen Küstengebieten über die Land-See-Zirkulation zu berichten. Schon eine Wiese kann ihr eigenes Kleinklima besitzen. In jedem am Meere gelegenen Kurort gibt es meist betont windige Plätze und mehr oder weniger entfernt von diesen höchst geschützt gelegene Stellen. Während der Klimabehandlung können in Nähe der Unterkunft gelegene Tierställe, Staub und Abgase entwickelnde Produktionsstätten und sonstige Gegebenheiten zur Luftverunreinigung speziell bei Ekzematikern, besonders wenn diese noch zusätzlich an Asthma leiden, den Kurverlauf ganz erheblich stören und sogar den Kurerfolg in Frage stellen. Solchen und ähnlichen kleinklimatischen Gesichtspunkten ist also bei der Durchführung der Klimatherapie Hautkranker die entsprechende Aufmerksamkeit zu widmen.

Regelmäßig und systematisch betriebene *Atemübungen* unterstützen die Wirkungen des Heilklimas. Ferner erweist sich die Gymnastik als ein wichtiges, im Behandlungsplan zu berücksichtigendes Kurmittel. Erst recht gilt das für die möglichst täglich einzuschaltenden *Spaziergänge*. Sie sollen dosiert erfolgen. Nie wird man während der Klimatherapie auf *hydrotherapeutische Maßnahmen* verzichten. Sie verbessern ebenfalls die Hautdurchblutung, wirken anregend auf die Atmung, kräftigen Herz und Kreislauf, erhöhen den Stoffwechsel und fördern selbst die Nierenfunktion. Im Gebirge erlauben zumindest Wildbäche eine Kaltwasseranwendung. An der See ergänzt die Thalassotherapie in idealster Form die heilklimatische Behandlung. Im Winter sind zuweilen Schneeabreibungen angebracht. Immer gehören solche Prozeduren zum ärztlichen Aufsichtsbereich. Unter Berücksichtigung des personalen Faktors wird man alle im Kurort zur Verfügung stehenden Reizfaktoren in der der Krankheit und ihrer Phase angepaßten Form in das Therapiesystem mit einbauen und diese durch Verlängerung der Expositionszeiten nötigenfalls noch zu verstärken suchen. Der Tag des Patienten im Kurleben ist demnach voll ausgefüllt. Schließlich *gehört auch eine gewisse Diät zur Klimatherapie* der Hautkrankheiten. Nur ist im Kurort keine Zeit für eine eventuelle Suchkost. Wenn sich eine solche als notwendig erweist, muß diese zuvor im Heimatmilieu getätigt werden. Verschiedentlich wurde empfohlen, an den Anfang der Klimabehandlung Fasten- bzw. Safttage zu stellen, dann das Angebot an Nahrungsmitteln allmählich auszuweiten und so letztlich eine zweckmäßig erscheinende Diät zu komplettieren. Uns hat sich in den der Klinik unterstellten bzw. von ihr genutzten heilklimatischen Stationen im Hochgebirge und an der Küste eine mehr allgemein auf Hautkrankheiten ausgerichtete, betont vegetabile, eiweiß- und sehr salz- bzw. gewürzarme Diät als recht brauchbar erwiesen. Wir geben während der Klimakur nach Möglichkeit also viel Gemüse, natürlich auch rohes Gemüse, dafür wenig Fleisch, möglichst nur solches vom Kalb bzw. vom Rind, nicht aber vom Schwein, vermeiden konsequent Wurst, Räucherwaren, Fisch, auch Eier, ferner scharfen Käse, setzen statt dessen Quark, saure Milch, Yoghurt auf den Speisezettel. Wichtig ist während des Kurverlaufs das pünktliche Einhalten der Mahlzeiten. Diese sind zusätzliche, auch ihrerseits das Heilverfahren unterstützende Zeitgeber.

Im gesunden Organismus gehen, wie schon an anderer Stelle geschildert wurde, viele Funktionsabläufe in einer geradezu minutiösen Art vonstatten. Bei krankhaften Vorgängen aber, auch bei manchen Dermatosen, ist diese Periodik vielfach zeitlich und phasisch verschoben und verzerrt. Glücklicherweise bemüht sich der Körper selbst um eine Normalisierung. Möglichkeiten dazu bieten ihm seine zu Korrekturen befähigten Regler- und Funktionssysteme. Diese Einrichtungen werden auch bei Hautleiden in dem neuen, dem Heimatort gegenüber recht kontrastreichen Klima in besonderem Maße angesprochen. Unter Zwang *soll im Kurort die notwendige Umstellung erfolgen.* Die fremde, ungewohnte Biosphäre verpflichtet den Organismus zu ständigen Auseinandersetzungen. Dabei kommt es zu heilsamen Störungen. Diese liefern die Kräfte, um bereits eingefahrene Fehlregulationen zu durchbrechen. Auf dem Wege einer die verschiedensten Mechanismen weitgehend in Mitleidenschaft ziehenden Umsynchronisation werden schließlich die abwegig gewordenen Lebensvorgänge wieder an die Norm herangeführt oder völlig normalisiert.

Dabei ist die jeweilige Ausgangslage von einer nicht zu unterschätzenden Bedeutung. Der im flachen Binnenland Beheimatete empfindet während eines Aufenthaltes im Hochgebirge oder an der See schon das dortige störungsfreie Strahlungswetter ungleich stärker als der Einheimische. Erst recht gilt das für kurzfristige Änderungen in der Biosphäre. Aufmerksamkeit verlangt hier der domestizierte, auf atmosphärische Einwirkungen nicht mehr voll eingestellte Organismus. Der Stubenhocker verarbeitet Wetterreize viel schwerer und viel unsicherer als der vorwiegend im Freien beschäftigte und deshalb abgehärtete Mensch. Besonders reagibel ist der Kranke. Aber auch der völlig normale und überdies akklimatisierte Organismus zeigt auf diesem Gebiet ein höchst individuelles

Verhalten. So beantworten selbst gesunde Menschen gleichstarke Wetter- bzw. Klimaimpulse höchst unterschiedlich. Schon an einer früheren Stelle wurde im Hinblick auf das sonst an die Person gebundene reaktive Verhalten die Bedeutung konstitutioneller Eigenschaften erörtert und kurz auf die Versuche einer Typisierung eingegangen. Auch bei der Klimatherapie ist es angebracht, rechtzeitig über die beim Vorliegen bestimmter Körpermerkmale zu erwartende Art der Reizbeantwortung (v. PFAUNDLER, 1947) Aufschluß zu erhalten. Dabei ist die Ergründung des Typs und seine Beurteilung fast ebenso wichtig wie das Bemühen um die exakte Diagnose (WACHTER, 1951). Leider sind die Wege hierzu bisher noch recht mangelhaft erschlossen. Ruheminutenvolumen, Blutbild, Nüchternblutzucker, K/Ca-Quotient im Serum, Grundumsatz, Elektroencephalogramm geben gewisse Hinweise auf den gerade vorliegenden vegetativen Tonus (HOFF und LOSSE, 1955). Die Feststellung der Pulswellengeschwindigkeit, der arteriellen Grundschwingung, des elastischen Kreislaufwiderstandes dient der Ergänzung solcher Bestrebungen (JUNGMANN, 1953). Das gleiche gilt von den eigens hierzu erarbeiteten Fragetesten.

Nach all dem Erörterten ist *Klima* auch auf dem Gebiet der Biologie *ein vieldimensionaler Begriff* (J. HARTUNG, 1958). Immer ist Klimawirkung der Ausdruck für ausgleichende und kompensierende Gegenregulationen. Solche können schon direkt an den dem Wetter ausgesetzten Hautpartien sichtbar werden. So kommt es besonders bei den Menschen, die aus einer ausgesprochen sonnenarmen Gegend stammen, in einem strahlenreichen und strahlenstarken Kontrastklima an den belichteten Körperstellen zu einer verstärkten Pigmentproduktion, weiter zu einer reaktiven Acanthose und zu keratoplastischen Vorgängen. Die sich so bald entwickelnde Lichtschwiele ist als Strahlenschutz zu werten. Sie führt zur Lichtgewöhnung. Um den erhöhten, durch den Ortswechsel entstandenen Anforderungen gegenüber noch besser gewappnet zu sein, werden ferner die Perspiratio insensibilis und die Arbeitsweise der Schweiß- und der Talgdrüsen intensiviert. Gleichzeitig wird die Funktionsweise der Endstrombahnen leistungsfähiger gestaltet. Die Hautdurchblutung erhöht sich. Das wieder führt zu einer Stimulierung aller im Integument vor sich gehenden physiko-chemischen Umsetzungen. So erfährt speziell der übrigens vom Blutzuckergehalt unabhängige Zuckerstoffwechsel der Haut eine offensichtliche Förderung (MONCORPS, 1931). Das alles ist auch für den Gesamtorganismus bedeutungsvoll. Es beweist, daß eine Reihe der örtlich als Antwort auf die veränderten Wetter- bzw. Klimawirkungen in Gang gekommenen, die Anpassung an die neuartigen meteorologischen Verhältnisse erleichternden Vorgänge die inneren Organe und Organsysteme in ihrer Tätigkeit indirekt beeinflußt und sie auf die fremden Milieubedingungen einstellt. Diese Tatsache aber erhellt das Schwergewicht der Klimatherapie. Ihr tragendes Motiv ist die *Einflußnahme auf den ganzen Organismus*. Wenn letzterer in allen seinen Komplexen aktiviert und so umgestimmt wird, strahlt das gleichsam wieder auf die Haut zurück, von der solche Anregungen bzw. Impulse zuvor ausgegangen sind. Auch sie hat also Nutzen von dem durch sie ausgelösten inneren Geschehen. Auf die biologisch hochinteressanten Wechselwirkungen zwischen Haut und inneren Organen kann hier nicht näher eingegangen werden. Ausführlich hat GOTTRON (1937) darüber berichtet, und es sei deshalb auf seine aufschlußreichen Darlegungen verwiesen. Gerade bei der Klimatherapie wird offensichtlich, daß die Haut die Außenplatte des Vegetativums ist. Auf sie trifft das Bombardement der mit Reizwirkungen ausgestatteten Klimaelemente. Von ihr aus entfaltet es in der Tiefe des Körpers die schon früher skizzierten starken und nachhaltigen Resonanzen. Solche erweisen sich auch bei der Behandlung von Dermatosen als wertvoll und sind deshalb erwünscht. Sie werden in einem dem Patienten bisher fremden, mit starken Reizen ausgestatteten Klima zum Teil in Streßform erzielt. Benutzt wird hierzu in erster Linie der nervale Weg. Dabei kommt schon dem Axonreflex eine gewisse Bedeutung zu. In besonderem Maße angesprochen werden aber die Zentren der höheren und selbst die der höchsten Nerventätigkeit. So werden der Cortex und das neurohormonale System, das Diencephalon und weitere solcher mit zentralen Reglern ausgestatteten Bezirke in Funktion gesetzt. Auf diese Weise wird besonders das Hypophysen-Adrenal-System aktiviert. Die Folgen solcher vornehmlich in einem Kontrastklima zustandekommenden Streßwirkungen sind Alarmreaktionen und Adaptionssyndrome. Die zahlreichen und durch einen regen Wechsel charakterisierten, aus den verschiedensten atmosphärischen Wirkungsbereichen stammenden „Stöße in das Vegetativum" entfalten bei der Klimatherapie als Summationswirkung letztlich einen heilsamen, infolge der jeweiligen Schwankungsbreiten bald etwas zu-, bald etwas abnehmenden, aber doch andauernden „Druck auf das Vegetativum". Dieser aber besitzt die vornehmlich bei chronisch-rezidivierenden Krankheiten der Haut angestrebte umprägende Kraft. Der den Organismus bei einer Reihe von Leiden, auch von solchen der Haut, umstimmende, das pathologische Geschehen hemmende und vielfach zum Erlöschen bringende Druck auf das Vegetativum ist das hervorstechendste Wirkungsprinzip der in einem Kontrastklima erfolgenden Behandlungsform. Unter ihm verringert sich oder schwindet bei einer diesbezüglichen Langzeittherapie selbst die Krankheitsdisposition. Er verändert sogar zuweilen die gewissen Anomalitäten den Weg ebnende Konstitution (PFLEIDERER und BÜTTNER, 1940).

Dabei erfolgt die *Umstellung* nicht etwa abrupt, auch nicht in einem gleichmäßigen, geradlinigen Anstieg, sondern stets schubweise, und zwar *in Form von Phasen.* So kommt es im Kontrastklima trotz der anfänglich oft angebrachten und deshalb ärztlicherseits durchgeführten Zügelung mancher der entrinnbaren Faktoren infolge der auch dann noch vorhandenen, ungewohnten körperlichen Belastung oftmals zu mehr oder weniger starken, teilweise sogar zu überschießenden *Frühreaktionen.* In solchen Fällen werden am vegetativen Nervensystem bald mehr in sympathicotoner, bald mehr in vagotoner Richtung verlaufende Schwankungen registriert. Das aber weist auch auf Möglichkeiten zu unterschwelligen Funktionsabläufen hin. Alles das dauert oft nur Stunden, höchstenfalls 2—3 Tage.

Nach dieser Zeit werden diese vielfältigen, individuell oft sogar gegensätzlich verlaufenden Anfangsreaktionen in meist kurzer Zeit kompensatorisch zum Abklingen gebracht. Aber auch wenn das erfolgt ist, läßt sich weiterhin in den verschiedensten Funktionsbereichen des Organismus eine lebhafte Akkommodationstätigkeit beobachten. Hierbei kommt es auch zu Rückschlägen. Sie erfolgen in *Krisenzeiten.* Spezielle Beachtung verdient da das zwischen dem 10. und dem 20. Kurtag liegende Intervall. In ihm klagen manche Patienten über Müdigkeit und über Abgeschlagenheit. Auch ist jetzt ihre Leistungsfähigkeit oftmals deutlich herabgesetzt (HALHUBER u. Mitarb., 1952). Die gute Stimmung, die unmittelbar nach der Ankunft zu verzeichnen war, schlägt um und nimmt depressive Züge an. Der Kreislauf zeigt eine erhöhte Labilität. Vorübergehend kommt es hin und wieder zu einer Blutdrucksteigerung. An anderen Ruhemeßwerten sind in dieser Phase gleichfalls Abweichungen festzustellen, so besonders bei der Atmung (HALHUBER u. Mitarb., 1952; JUNGMANN, 1958). Manchmal gerät der Magen in Unordnung. Seine Entleerung ist verzögert. Viele Kranke sind nun auch obstipiert. Die gerade fällige Regelblutung bleibt weg. Manchmal manifestiert sie sich früher als erwartet und dann überdies in verstärkter Form. In dieser *Periode der Spätreaktionen* (HELLPACH, 1950) bestehen bei verringerter Abwehrkraft auch Möglichkeiten für ein *Aufflammen fokaler Infekte* oder für ein

Aufkommen sonstiger Komplikationen. Bisher symptomlose Zahngranulome melden sich. Magenulcera, Cholecysto- bzw. Pankreatopathien verstärken sich. Immer wieder entsteht in solchen kritischen Tagen eine Appendicitis. Es ist übrigens nicht etwa das Klima allein, sondern die völlig geänderte Lebensweise, die diese Unruhe im Körper auslöst. Der verlängerte Aufenthalt im Freien, die vermehrte Bewegung, die leichte Kleidung, die neue Tageseinteilung, Unterschiede zur früheren Ernährung, ihre zuweilen andersartigen Grundstoffe, vielleicht schon das Trinkwasser im Kurort und sonstige diesbezügliche Eigenarten im neuen Milieu nehmen hier Einfluß. Alles das sind letztlich die Gründe dafür, daß sich in der 2. oder 3. Kurwoche oftmals auch bereits in Abheilung begriffene Hautleiden wieder verschlechtern.

Schließlich aber führt die mehrstufig vor sich gehende Adaption doch zu der erstrebten *Akklimatisation* (MONGE, 1951). Die bei dem hierzu zurückzulegenden Weg benötigte Zeitspanne wird allerdings oftmals unterschätzt. Selbst in einem reizschwachen Kurort beträgt diese 3—4 Wochen (AMELUNG, 1949; HÄBERLIN und GOETERS, 1954; JUNGMANN, 1956b), in einem schon kontrastreicheren Klima 4—6 Wochen, in besonders großen Höhen oder in anderen Gegenden mit exquisit hohen meteorologischen Belastungen sogar Monate oder selbst einmal Jahre (KEYS, 1938). Aus solchen Gründen ist es wenig sinnvoll, Hautkranke etwa nur 2—3 Wochen einer heilklimatischen Behandlung zuzuführen. Sie kommen dabei nicht aus der Anlaufs- bzw. Anpassungsperiode heraus. Gewiß entfalten sich in dieser Zeit bereits die Heilfaktoren. Voll wirksam werden sie aber erst nach der vollzogenen Anpassung. Jetzt erst sind der Körper und seine Funktionssysteme auf den im Kurort nicht nur quantitativ, sondern auch qualitativ veränderten meteorologischen 24 Std-Rhythmus eingespielt. Die dabei im Organismus zunächst aufgetretenen, mehr oder weniger starken Interferenzerscheinungen sind in dieser Phase beseitigt. Die biologische Periodik ist nun umsynchronisiert.

Bisher wurde versucht, zunächst die einzelnen Wetterelemente, später die der drei sich als besonders aktiv gestaltenden Einflußsphären, nämlich die luftchemischen, die aktinischen und die hygrothermischen, in ihrer biotropen Wirkungsweise darzustellen. Dieses Unterfangen war insofern erschwert und wurde insofern seiner Aufgabe nur höchst unvollkommen gerecht, als die jeweiligen meteorologischen bzw. klimatischen Faktoren und selbst ihre Komplexe wie in einem Räderwerk auf das engste miteinander verbunden sind und somit exakte Einzelanalysen nicht zulassen. Notgedrungen muß eben das Klima auch auf diesem Sektor bis zur Gegenwart noch als ein Ganzes betrachtet werden. Reich an Möglichkeiten zur Reizentfaltung tritt dieses Ganze mit allen seinen höchst variablen Komplexen zum Organismus in Beziehung und findet in diesem ebenfalls ein vielfältiges komplexes Geschehen vor. Welche Veränderungen und Wandlungen sich bei diesem Zusammentreffen in den verschiedenen Organen und Organsystemen abspielen, ist in einer Reihe von Veröffentlichungen dargestellt worden. Es ist hier weder Zeit noch Raum, alles das, soweit es nicht die Dermatologie betrifft, detailliert zu erörtern. Hervorgehoben sei nur die Tatsache, daß mit dem Zustandekommen der Akklimatisation in einem mit einem Kontrastklima ausgestatteten Kurort im Hochgebirge oder an der See höchst wertvolle therapeutische Situationen geschaffen werden. So verbessern sich unter der Klimawirkung die vegetativen Regulationsmechanismen in hohem Maße. Das ist selbst bei älteren Menschen festzustellen. Auch erfahren in der reinen, sauerstoffreichen und frischen Luft Atemtiefe und Atemvolumen eine Steigerung. Die so verstärkte Lungenventilation aber fördert die eng an die Atmung gekoppelten Kreislauffunktionen. Das durch aktinische und thermische Einwirkungen regelmäßig erfolgende peripherische Gefäßtraining und die damit verbundene erhöhte Hautdurchblutung führen zu einer Kreislaufentlastung. Nach erfolgter Akklimatisation zeigen die Herzkraft, der Tonus der großen Gefäße eine Zunahme (JUNGMANN, 1959). Die Hämodynamik beginnt sich zu normalisieren. Stauungen bzw. Ödeme schwinden. Die Blutzusammensetzung, die Blutgerinnung tendieren zu physiologischen Mittelwerten (AMELUNG, 1941). Angeregt werden auch die Verdauungsorgane (DEGKWITZ, 1954). In vielen Fällen wird die im Heimatort noch vorhanden gewesene Hyposekretion beseitigt. Meist nimmt im Kurort die Magensaftbildung zu. Verkürzt wird die Verweildauer im Magen und im Darm. Unter klimatischer Einwirkung kommt die so therapieresistente atonische Obstipation vielfach zur Ausheilung (AMELUNG, 1941). Klagen über Appetitlosigkeit werden nur selten geäußert. Alles das aber, besonders auch die stete Beanspruchung der Mechanismen der Wärmeregulation, verbessert und steigert den Stoffwechsel. Unter anderem ist das beim Diabetiker unter Beweis zu stellen. Bei ihm entfaltet das Klima eine insulineinsparende Wirkung (AMELUNG, 1941). Erleichtert wird selbst die Wasserabgabe sowohl durch die Haut als auch durch die Nieren. Im Kurort ist oft längere Zeit eine deutliche Polyurie zu beobachten. Auf die immer wieder in Streßform erfolgende Stimulierung der Drüsen mit innerer Sekretion wurde schon oben hingewiesen. In ein Kontrastklima verbrachte Kaninchen zeigen bald eine deutliche Hypertrophie der Nebennierenrinde. Gerade die adrenale Funktionssteigerung aber trägt mit dazu bei, inflammatorische Prozesse zu dämpfen. Von Bedeutung ist das speziell bei chronisch-rezidivierenden Hautentzündungen. Wie in allen Bereichen des Organismus kommt es auch in der Epidermis und im Corium bei Abwegigkeiten nach der vollzogenen Akklimatisation zu nachweisbaren Korrekturen. Das läßt sich schon während der heilklimatischen Behandlung an der Pilomotorenreaktion, am Dermographismus, an der Kälteerythemzeit, an der acralen Wiedererwärmungszeit, an der Cantharidenwirkung und an ähnlichen Testen demonstrieren. Paradoxe Reaktionsausfälle auf diuretische bzw. antidiuretische Stammhirnimpulse, wie sie auch bei Hautleiden beobachtet werden, nehmen ab und verschwinden schließlich ganz. Das bedeutet, daß auch Abarten des zentralen Regulationsvermögens abgebaut werden (HARNACK, 1967). Deutlich wird vor allen Dingen die sich laufend bessernde Durchblutung. Im Hautorgan ist somit in funktioneller Hinsicht ebenfalls eine auffällige Bewegung zu den Mittelwerten hin zu verzeichnen. Diese Tendenz zur Normalisierung aber fördert speziell bei Dermatosen die Heilvorgänge.

Übrigens wirkt das Klima amphoton (G. STRAUBE u. Mitarb., 1951). Es beeinflußt sowohl den Sympathicus als auch den Parasympathicus, je nach den meteorologischen Gegebenheiten den einen stärker als den anderen. Gerade hier aber spielt die individuell recht unterschiedliche Ansprechbarkeit beider Systeme eine Rolle. Daß dabei auch die jeweilige Ausgangslage von Bedeutung ist, wurde schon mehrfach erwähnt. Die in der geschilderten Weise klimatisch in Gang gebrachten Gegenregulationen bzw. Kompensationsleistungen erleichtern nun die Herstellung des bei allen möglichen Krankheiten oftmals verlorengegangenen vegetativen Gleichgewichts und harmonisieren die meist gestörte Gemeinschaftsreaktion. Dabei sei bemerkt, daß die alte Ansicht, wonach zwischen dem sympathischen und dem parasympathischen Nervensystem ein ausgesprochener Antagonismus besteht, heute nicht mehr vertretbar ist. Gerade hier weist vieles auf einen echten Synergismus hin. Selbstverständlich kommt es in einem sich als besonders kräftig und aktiv erweisenden Kontrastklima vor, daß die Summation der starken Impulse auch einmal zu einer Umkehr der Reizwirkung führt. Dann antwortet der Körper auf einen sonst vorwiegend den Parasympathicus erregenden Vorgang mit einer Reaktion des sympathischen Systems. Natürlich kann sich dieser sehr an den personalen Faktor gebundene Vorgang genauso auch in anderer

Richtung abspielen. Der so über längere Zeit klimatisch herbeigeführte Tonuswechsel kann der Auftakt zu einer Konstitutionsumwandlung werden. Das Klima besitzt eben nicht nur funktions-, sondern überdies auch formgestaltende Kräfte. Schließlich werden der so herrlich gelegene Kurort im Hochgebirge oder an der Meeresküste und das dort vorhandene anregende Klima, zumal bei einem länger anhaltenden Strahlungswetter, stets zu einem geopsychischen Erlebnis. Besonders nach erfolgter Akklimatisation sind kaum noch depressive Stimmungen anzutreffen. Freude und Zuversicht treten an Stelle der einstigen Niedergeschlagenheit und Hoffnungslosigkeit. Unterstützt wird diese Wandlung auch dadurch, daß der Patient die Besserung seines Hautleidens nicht nur fühlt, sondern sie von Tag zu Tag auch sehen und verfolgen kann.

Eine derartig günstige körperliche und geistige Verfassung ist übrigens bei ambulanter und klinischer Behandlung ungleich schwerer und gewöhnlich auch nicht in einem solchen Ausmaß zu erzielen. Sie aber erleichtert die Heilvorgänge in ganz auffälliger Weise. Deshalb zeitigt die Klimatherapie bei den verschiedensten Leiden oftmals ganz beachtliche Erfolge, so bei gewissen Erkrankungen der oberen Luftwege und der Lungen (JUNGMANN, 1960), bei manchen Herz- und Kreislaufstörungen (JUNGMANN, 1953), bei einigen Blutkrankheiten (AMELUNG, 1941), bei bestimmten Verdauungs- und Stoffwechselstörungen (DEGKWITZ, 1954), bei einer Reihe dyshormoneller Vorgänge (STÄUBLI, 1913; MICHEL, 1923; HOLMQUIST, 1934), bei rheumatischen Beschwerden (AMELUNG, 1941; PETITPIERRE, 1957), bei gewissen Formen der Tuberkulosekrankheit (ROLLIER, 1924; PFLEIDERER, 1958), sogar bei einigen Nervenleiden, zumindest bei nervösen Erschöpfungszuständen (AMELUNG, 1941), schließlich selbst bei Altersbeschwerden (AMELUNG, 1941). Darüber liegt eine übrigens jetzt ständig zunehmende Zahl von Publikationen vor. Daß dies auch auf dem Gebiete der Dermatologie der Fall ist, wurde wiederholt angedeutet und ist im Nachfolgenden noch in systematischer Form darzulegen.

Zuvor sollen jedoch noch einige sich mehr in allgemeiner Richtung bewegende Gesichtspunkte der Klimatherapie erörtert werden. So wird immer wieder die Frage aufgeworfen, ob es gutzuheißen ist, in einem besonderen Heilklima zusätzlich noch eine örtliche Behandlung durchzuführen. Manche Autoren bejahen das. Sie wollen durch die gleichzeitige Weiterführung der bisherigen schulgerechten, jetzt gegebenenfalls in milderer Form zur Anwendung gelangenden Lokaltherapie die Kurresultate verbessern. Auch soll durch dieses Vorgehen der Kuraufenthalt abgekürzt werden. Daß gerade diese letztgenannte Absicht aber die von einer Klimatherapie zu erwartenden Ergebnisse gefährden oder gar illusorisch machen kann, wurde bereits weiter oben bei der Schilderung der Adaptionsphase erläutert. Andere Autoren verneinen die hier angeschnittene Frage. Sie wollen dem Patienten wenigstens während der Kurdauer die oftmals mit der gemeinhin üblichen äußeren Hautbehandlung nun einmal verbundenen psychischen Belastungen ersparen. Der Hautkranke soll ohne die ihn so störenden Verbände und ohne den Gebrauch der ihm meist sattsam bekannten Salben, Pasten, Schüttelmixturen, Teer- oder Farbstofflösungen aus vollen Zügen einzig und allein die Schönheit der Landschaft genießen und sich ungestört an der augenfälligen Heilwirkung des Klimas erfreuen. Schließlich ist das Absetzen der im Heimatort vielfach monatelang benutzten Medikamente der kranken, zuweilen lokaltherapeutisch stark überforderten Haut oftmals nur dienlich. Nichts einzuwenden ist allerdings dagegen, daß der Patient im Kurort einen einfach handzuhabenden, glycerinhaltigen, tonisierenden Hautspiritus benutzt oder seine vielleicht an und für sich trockene oder unter den konträren Wettereinflüssen jetzt trocken gewordene Haut mit einer indifferenten, nicht schmutzenden Creme einfettet. Schon dem Hautgesunden ist während eines Aufenthaltes im Hochgebirge oder an der See eine derartig harmlose und doch recht wirksame Hautpflege anzuempfehlen. Im übrigen soll lediglich durch das Kontrastklima die temporäre oder die endgültige Erscheinungsfreiheit der Haut erzielt werden. Wenig sinnvoll und wenig zweckmäßig ist es, die Hautklinik mit ihrem Drum und Dran etwa in das Hochgebirge oder an die See zu verlegen oder die in solchen heilklimatischen Landstrichen errichteten Hautsanatorien zu lokaltherapeutischen Behandlungsstätten zu degradieren. Vertretbar ist die zusätzliche äußere Behandlung am ehesten noch während einer anhaltenden Schlechtwetterperiode. Uns genügt aber in einer solchen Zeit die Möglichkeit zu Bestrahlungen in einem gut ausgestatteten Solarium. Ein solches gehört neben Einrichtungen zur Hydrotherapie stets in einen von Hautkranken aufgesuchten Kurort. Falls aber in diesem die Mehrzahl der Patienten genauso oder fast genauso wie in der Heimat äußerlich behandelt werden muß, sind die dortigen meteorologischen Verhältnisse zur dermatologischen Klimatherapie ungeeignet. Das ist vielfach vom Mittelgebirge oder von durch Advektionen besonders stark belasteten Gegenden zu sagen. Im Interesse der Hilfesuchenden sollte man sie nicht länger empfehlen, wie das vielfach aus Gründen einer lediglich auf Einnahmequellen bedachten, recht geschäftstüchtigen und keinesfalls zu billigenden Kurortwerbung geschieht.

Tourismus ist keine Klimatherapie. Verwerflich ist bei ihr auch die eigenmächtige Wahl bzw. das eigenmächtige Aufsuchen irgendeines Gasthofes oder irgendeiner sonstigen Unterkunft im Gebirge oder an der Meeresküste. Der dort in der Hoffnung auf Leidensbesserung angetretene und ohne medizinische Aufsicht durchgeführte Aufenthalt kann gerade für den Hautkranken eine große Enttäuschung werden. Der Patient muß sich, wenn er Erfolg haben will, schon zu Hause mit seinem Arzt aussprechen und dessen sich auf dermatologische Erfahrung gründenden Rat einholen. Gleich nach der Ankunft in dem so vereinbarten Kurort aber wird er sich unverzüglich dem dort tätigen, bioklimatisch bewanderten Dermatologen anvertrauen und sich an dessen Anordnungen halten.

Übrigens erfordert eine erfolgreiche Klimatherapie seitens des Hautkranken *Kurdisziplin.* Wichtig ist ein geregelter, in strengem Rhythmus gehaltener Tagesablauf. Der Gebrauch der Kurmittel muß mit Bedacht und mit Sorgfalt angewandt werden. Besondere Aufmerksamkeit ist den Expositionszeiten zu schenken. Kritikloser Sonnenkult schadet. Das gleiche gilt von anderen überstarken körperlichen Belastungen, so von über Gebühr ausgedehnten Wanderungen, von forciertem Bergsteigen, auch von dem sog. Überbaden. Maßhalten ist auch hier ein wichtiges Gebot. Besondere Vorsicht und Zurückhaltung erfordert die Adaptionsphase. Nicotin und Alkohol stören den Heilverlauf. Abträglich ist ferner langes abendliches Aufbleiben. Gerade die künstliche Verkürzung der Nachtruhe schmälert die Erfolgsaussichten in erheblichem Maße. Fast immer macht nämlich der Aufenthalt in dem ungewohnten und stark reizenden Klima müde. Deshalb ist das Schlafbedürfnis während der Klimakur gewöhnlich fühlbar erhöht und die Schlaftiefe beachtlich verstärkt.

Es gibt aber immer wieder auch Kranke, die sich nur schwer an das neue, sie höchst unangenehm belastende Klima gewöhnen. Unruhig wälzen sie sich Nacht für Nacht im Bett herum. Das kann besonders für den Ekzematiker gefährlich werden. Vermehrte Kratzeffekte und ihnen folgende Exacerbationen sind das Ergebnis dieser Adaptionsunruhe. Letztere zwingt zuweilen sogar zur Abreise.

Der Kurarzt, der Hautkranke bioklimatisch behandelt, muß ein Dermatologe sein. Er soll nicht nur über die ortsgegebenen Kurmittel, speziell über die meteorologischen Situationen und auch über die Kleinklimate bestens orientiert sein, sondern er soll auf Grund seiner Spezialausbildung auch wissen, wie man alle diese

Wirkungskomplexe bei Hautkrankheiten zweckmäßig zum Einsatz bringt und wie man sie zur Erzielung höchstmöglicher Erfolge dosiert und kombiniert. Schließlich hat er in gesundem Ehrgeiz die Entwicklung und die Gestaltung des Kurortes voranzutreiben. Dazu gehört die Errichtung bzw. der stete Ausbau speziell Hautkranken zur Verfügung stehender und überdies auch die Forschungstätigkeit auf dem Gebiete der Klimaheilkunde fördernder Hautsanatorien.

VI. Hautveränderungen bzw. Hautkrankheiten, bei denen eine bioklimatische Behandlung kontraindiziert ist

Ungeeignet für die bioklimatische Behandlung sind die krankhaften Zustände der Haut bzw. die Dermatosen, die durch Wetterreize ausgelöst, unterhalten oder verschlimmert werden. Zuweilen wird in solchen Fällen die Klimatherapie geradezu zu einer Kontraindikation.

An erster Stelle des sich hier negativ auswirkenden Meteorobiotropismus stehen die Sonnenstrahlen. Sie allein können schon Schaden stiften. Glücklicherweise werden Lichturticaria und Lichtexanthem nur selten beobachtet. Menschen, die in dieser Weise hyperergisch reagieren, sind selbstverständlich vor Sonne zu schützen. Nicht am Platze ist die Heliotherapie bei einer bereits in stärkerem Maße fototraumatisierten und durch entzündlich-degenerative Atrophien gekennzeichneten Haut. Diese ist abnorm trocken, auffällig schlaff und bietet überdies infolge fleckiger Pigmentverschiebungen und Ausbildung von Teleangiektasien ein poikilodermieartiges Aussehen. Hier weist im histologischen Schnitt die vielfach weit fortgeschrittene, wetterverursachte Elastico-Collagenosis auf eine hochgradige Mesenchymschwäche hin. Letztere kann sich unter weiterer Sonneneinwirkung erhöhen und dann den in der buntscheckigen Haut meist gleichfalls zur Entwicklung gekommenen Keratomata senilia den Weg zur carcinomatösen Entartung freigeben. Dieselben Verbildungen sieht man in konzentrierter Form beim Xeroderma pigmentosum auf der in Anbetracht ihrer abwegigen Reaktionsweise auf Sonnenlicht besonders früh vergreisten Wetterhaut. Diesbezügliche Aufmerksamkeit verdient gleichfalls eine balkonartig vorspringende, oftmals aus demselben Grunde und auf ähnliche Art vorzeitig gealterte Unterlippe. Hier sind es in erster Linie die auf einem solchen Terrain gewöhnlich bald auftretenden Leukokeratosen, die zur malignen Entartung neigen und für die das Sonnenlicht schließlich zum Carcinogen werden kann. In diesem Zusammenhang sei auch an die sich in derselben Richtung noch intensiver auswirkende Cheilitis solaris erinnert. Daß beim Pfeifenraucher der teerhaltige Tabaksaft in erster Linie die Unterlippen Sonnenstrahlen gegenüber sensibilisiert und dies dort die Veranlassung zu einer besonders starken Elastico-Collagenosis mit ihren Folgen gibt, beweisen die unter solchen Voraussetzungen gehäuft im Lippenrot entstehenden Spinaliome. Hier ist die Fernhaltung von Strahlen eine wichtige prophylaktische Maßnahme. Daß am Integument weitere derartige exogene fotodynamische Noxen solche degenerative, zu bösartiger Verformung prädisponierende Vorgänge beschleunigen, beweist ferner die Pechhaut der sich viel im Freien aufhaltenden Teerarbeiter.

Sonnenbäder verbietet aber weiterhin auch das Vorhandensein endogener fotodynamischer Noxen. Solche werden gewöhnlich erst nach einer unter Lichteinwirkung erfolgten Aktivierung ihrer Atome reaktionsfreudig und gehen nun Verbindungen ein, die sich für den Organismus, besonders für die Haut, als pathogen erweisen und die ohne Lichteinwirkung nicht zustandekommen würden. Meist handelt es sich hier bei einem gestörten Stoffwechsel um mit besonderen Affinitäten ausgestattete metabolische Oxydationsprodukte. Sie nehmen den

Charakter von Haptenen an. Unter solchen Voraussetzungen entstehen die polymorphen Lichtdermatosen. Bei ihnen findet sich im Urin vielfach der Kimmigsche Stoff. Hin und wieder wird dieser, allerdings stets im Anschluß an Sonnenbestrahlungen, auch bei hautgesunden Menschen gefunden. Er kann auf dem Wege der Sensibilisation zur Fotoallergie führen. Auf deren Boden entstehen dann die vielgestaltigen, teilweise ekzematoiden, durch Sonnenlicht hervorgerufenen Hautausschläge (WULF, 1959). Die bei Hydroa aestivalia bzw. den Porphyrinkrankheiten auftretenden Lichtexantheme haben gleichfalls einen fotoallergischen bzw. fotoanaphylaktischen (SCHNEIDER und COPPENROTH, 1962) Zustand zur Ursache. Patienten mit einer Porphyria cutanea hereditaria besitzen exzessive Lichtempfindlichkeit. Aktinische Reize verursachen hier nicht nur Blasen, sondern zuweilen sogar zu Verstümmelungen führende Nekrosen. Auch bei der fast ausschließlich ältere, vielfach dem Alkohol ergebene Männer befallenden Epidermolysis bullosa porphyrinoica GOTTRONS ist die UV-Erythemschwelle stark herabgesetzt (ZIERZ, 1964). Das mahnt in der sonnenreichen Jahreszeit ebenfalls zur Vorsicht. Schon die meist bei dem Leiden vorliegenden Leberschäden verbieten das Aufsuchen von Kurorten, die sich durch intensive Strahlenwirkung auszeichnen.

Mehr als bisher ist auf diesem Gebiet speziell auf die durch Erythrocytenfluoreszenz charakterisierte Protoporphyrie zu achten. Ihre Variante ist nach neuesten Erkenntnissen die Koproporphyrinämie.

Aber auch in anderer Weise werden Sonnenstrahlen zu krankheitsauslösenden oder krankheitsverschlimmernden Faktoren. So verschlechtert sich oftmals die Psoriasis im Stadium incrementi oder beim Vorliegen anderer irritabler Phasen unter Sonneneinfluß. Ähnliches gilt für die mikrobiellen, mykotischen und seborrhoischen Ekzeme, auch für das akute Kontaktekzem. Vielfach manifestiert sich das Erythema exsudativum multiforme zuerst an den offen getragenen, der Sonne ausgesetzt gewesenen Hautbezirken. Zuweilen wird die Lichteinwirkung zum Lokalisationsfaktor. Das gilt immer wieder für den Lupus erythematodes. Dessen Ätiologie und Pathogenese soll hier nicht weiter erörtert werden. Es genügt schon der Hinweis, daß es sich bei dem vielleicht infektiös-toxischen Leiden um einen Krankheitsprozeß am Gefäß-Bindegewebsapparat handelt. Dabei erhalten unter einer Autoimmunisierung mesenchymale Proteide Antigencharakter und geben nun die Anregung zur Bildung mesenchymaler Antikörper. Unter Antigen-Antikörper-Reaktionen entwickelt sich dann, wie schon ROST (1948) vermutet hat, eine allergisch-hyperergische Systemerkrankung. Bei ihr bzw. bei der ihr zugrunde liegenden Krankheitsbereitschaft können auch einmal Sonnenstrahlen fotobiotropisch die Ursache für zunächst meist mehr chronisch verlaufende Hautveränderungen werden (RIHOVÁ, 1940; GOTTRON, 1943; ROST, 1948; KROPATSCH, 1950; KING-SMITH, 1951; JORDAN u. Mitarb., 1952). Nicht umsonst tritt der chronische Lupus erythematodes integumentalis in den Monaten Juli und August gehäuft in Erscheinung. Er befällt mit 74,4% die Haut der Nase oder die des Gesichtes von Kranken, die sich (82,1%) meist beruflich viel im Freien bewegen (ILIĆ, 1954). Neben dem Fotobiotropismus kann von meteorologischen Wirkungskomplexen auch einmal feuchtkaltes, zugiges Wetter und besonders Frost zum Krankheitsrealisator werden (J. JADASSOHN, 1938). Ferner verwandeln die genannten Reize, also sowohl Sonnenstrahlen als auch Kältegrade, die zunächst chronische Verlaufsform des Leidens zuweilen schlagartig in ein subakutes oder gar akutes, lebensbedrohliches Stadium (K. LINSER, 1959c).

Wie schon aus diesen Hinweisen ersichtlich wird, kann sich der wetterbedingte Biotropismus vornehmlich bei Dermatosen mit isomorphem Reizeffekt recht negativ auswirken.

Auch die Lufttemperatur und der Feuchtigkeitsgehalt der Atmosphäre sind hier von Bedeutung. Bei der Urticaria e calore, auch bei der durch körpereigenen Schweiß verursachten Nesselsucht wirkt feuchtwarmes bzw. feuchtheißes Wetter provozierend. Weiter wird man Menschen, die immer wieder an einer fast ausnahmslos saisonbedingten Urticaria e frigore leiden, nicht das Aufsuchen einer Gegend empfehlen, in der um diese Zeit gehäuft solche für ihre Haut schädliche meteorologische Bedingungen anzutreffen sind. Ferner gehören alle die Personen, die infolge ihrer peripheren, atonisch-hypertonen Gefäßlabilität schon geringfügige, wiederholte Kälteeinwirkungen mit einer Akrocyanosis bzw. einer Erythrocyanosis crurum beantworten oder die zur Perniosis neigen, nicht in Kurorte, in denen im Hinblick auf die Saison mit niederen Temperaturgraden zu rechnen ist. Meist handelt es sich hier um junge Mädchen bzw. um junge Frauen. Manche von ihnen gehören dem Typus rusticanus an. Schon ihre Cutis anserina perpetua oder ihre meist ausgedehnte Livedo reticularis mahnen hier zu diesbezüglicher Vorsicht.

Die Klimatherapie versagt meist auch bei der Rosacea. Oftmals verschlechtert sich im Kontrastklima diese durch Capillaraneurysmen, Teleangiektasien und schlaffe Venolenerweiterungen charakterisierte Stauungsdermatose. Bei ihr werden zumindest Wasser, aber auch Sonne, ferner naßkalter Wind meist schlecht vertragen. Außerdem sind bei der Rosacea vielfach Oberbauchsyndrome vorhanden. Diese schon sind mehr oder weniger wetterempfindlich.

Selbst erfahrungsgemäß klimatisch bestens beeinflußbare Dermatosen, die jedoch zusätzlich durch Magenulcera, durch stärkere Leber- und Gallenstörungen, ferner durch Pankreasbeschwerden, durch vom Blinddarm ausgehende Schmerzen und ähnliches kompliziert sind, werden erst nach Beseitigung dieser Sonderbefunde kurfähig. Foci aller Art sind ein zeitlicher Hinderungsgrund für einen Aufenthalt in einem Kontrastklima und erfordern zumindest eine noch vor Durchführung der Heliotherapie vorzunehmende Sanierung. Starke Wetterreize sind für Geschwüre bei Periarteriitis nodosa, bei Endangitis obliterans bzw. bei arteriosklerotischen Gefäßverlegungen eine Kontraindikation. Das gilt auch für die Raynaudsche Krankheit. Der durch ungewohnte und heftige Wettereinwirkungen intensivierte Gewebsstoffwechsel wird hier zur Gefahr. Er verschlechtert das so schon vorhandene Mißverhältnis zwischen Blutbedarf und Blutangebot. Schließlich gehören auch Thrombosen und Thrombophlebitiden, wenigstens zunächst, nicht in ein mit besonderen klimatischen Kontrasten ausgestattetes Milieu. Bei Krampfadergeschwüren erzielt man nach unseren Erfahrungen durch einen Aufenthalt sowohl im Gebirge als auch an der See höchst unbefriedigende Ergebnisse. Alles das aber setzt der Klimatherapie der Hautkrankheiten Schranken. Diese dürfen nicht übersehen werden.

VII. Hautkrankheiten, die sich zur bioklimatischen Behandlung eignen

Die *chronisch-rezidivierende Urticaria* ist schon infolge ihrer Vielzahl von Ursachen oftmals trotz aller diesbezüglichen Bemühungen kausalgenetisch nicht zu klären und bereitet dann besondere therapeutische Schwierigkeiten. Wenn dann in physisch und psychisch sehr belastenden Krankheitsfällen die üblichen symptomatischen Behandlungsmaßnahmen nicht zum Ziele führen, ist auch der Klimawechsel in Erwägung zu ziehen. Dieser wird oft von beachtlichen Besserungen oder sogar von Heilung begleitet. Vielleicht trägt hier schon die reine Luft im Kurort mit dazu bei. Das ist sicher dann gegeben, wenn die häuslichen oder die beruflichen Allergene bei direktem Kontakt mit der Haut oder nach Inhalation, dann also über den Blutweg, die oft qualvoll juckenden Quaddeln verursachten, und diese schädlichen atmosphärischen Beimengungen nun in der neuen Umgebung fehlen. Ferner verschwindet die chronisch-rezidivierende Urticaria vielfach im Kontrastklima dadurch, daß die auf hartnäckigen, schwer beeinflußbaren Magen-Darm-Störungen oder auf einer endokrinen Dysharmonie beruhenden und sich als Ausgangsherde erweisenden Abwegigkeiten unter den in der neuen Umgebung grundlegend veränderten Lebensbedingungen durch eine heilsame Umstimmung des ganzen Organismus endgültig beseitigt werden. Ähnliches gilt für den gewöhnlich hormonell verursachten, hauptsächlich Frauen heimsuchenden Lichen urticatus (Urticaria papulosa chronica).

Ferner wurde wiederholt beim Strophulus infantum über eine im Kurort schon nach wenigen Tagen erzielte Erscheinungsfreiheit berichtet. Diese Feststellung bedeutet jedoch nicht viel. Fast immer verschwinden nämlich auch bei der meist ungleich leichter durchführbaren stationären Einweisung ohne irgendwelche Therapie die zuvor kaum nennenswert beeinflußbaren zerkratzten und krustenbedeckten Papeln. Vielfach sind sie übrigens lediglich der Ausdruck einer Pulicosis bzw. einer Culicosis.

Weiterhin ist auch der manchmal jeder Lokalbehandlung trotzende *Lichen simplex chronicus* zuweilen mit Erfolg klimatherapeutisch anzugehen (K. LINSER, 1959d und 1963). Bei der gewöhnlich mit neurogenen oder mit dyspeptischen Erscheinungen (GOTTRON, 1959) vergesellschafteten Dermatose wirkt neben der auf diesem Wege möglichen Ganzheitsbehandlung auch die Applikation von Sonnenstrahlen rückbildend auf die Krankheitsherde.

Die polyätiologische, eine besondere cutane Reaktionsform darstellende, meist deuteropathische *Dermatitis herpetiformis* wird nach unseren jetzt an über 30 Fällen gemachten Erfahrungen mit bisher nur wenigen Ausnahmen im Kontrastklima wenigstens temporär ganz oder doch fast ganz erscheinungsfrei. Neuerdings hat HARNACK (1965b) nochmals auf diese Tatsache hingewiesen. Bei dem durch ein solches Behandlungsverfahren möglichen „Urlaub“ aus der zermürbenden Krankheit ist es begrüßenswert, daß zumindest während des Kuraufenthaltes auf das Einnehmen von Sulfonamiden, von Arsen oder von den keineswegs harmlosen Sulfonen verzichtet werden kann.

Eine schwere, mit Verstümmelungen einhergehende Epidermolysis bullosa hereditaria dystrophica kam jedesmal an der See zum Stillstand (K. LINSER, 1963). Bei einer an einem Pemphigus foliaceus leidenden Patientin verlor sich im Hochgebirge unter vorsichtiger Heliotherapie die bis dahin durch nichts aufzuhaltende generelle Schuppenbildung, ein Erfolg, der jetzt schon länger als 4 Jahre angehalten hat (K. LINSER, 1963). Dabei ist zu betonen, daß den letztgenannten zwei Beobachtungen der Fehler der kleinen Zahl anhaftet. Sie wurden nur wegen der wider Erwarten eingetretenen Heilresultate und der Vollständigkeit halber erwähnt.

Die *chronischen Pyodermien* sind gleichfalls zu einem hohen Prozentsatz klimatisch und zwar in erster Linie durch den fotoaktinischen Wirkungskomplex günstig beeinflußbar. Die Sonnenbehandlung erfordert aber gerade hier eine individuelle Dosierung. Sie bewährt sich schon bei der lokalisierten, aber auch bei der generalisierten, oft beachtliche Behandlungsschwierigkeiten bietenden Furunculosis. Ein betont gutes Ansprechen auf die im Kontrastklima in erfreulich intensiver Form durchführbare Heliotherapie zeigt weiter nach den schon vor Jahren gewonnenen Erfahrungen die sich damals als besonders hartnäckig erweisende, entstellende, die Kranken in jener Zeit zuweilen an den Rand der Verzweiflung treibende Folliculitis barbae. Gewiß haben sich gerade hier inzwischen durch die Entwicklung neuer und leistungsfähiger Chemotherapeutica bzw.

Antibiotica die Verhältnisse grundlegend geändert. Die Bartflechte ist heute mit solchen Präparaten nicht nur zu beherrschen, sondern auch zu heilen. Und trotz dieser Fortschritte wird man bei allen den genannten Pyodermieformen auch heute noch in besonders gelagerten Fällen, zumindest zur Erfolgssicherung, eine die Hautdurchblutung fördernde, die Immunität steigernde, den abwehrschwachen Organismus kräftigende Klimakur empfehlen.

Die wie die meisten durch Eitererreger zustandekommenden Hautveränderungen gleichfalls das Schönheitsgefühl verletzende, auch pyodermatische und wahrscheinlich bakteriell verursachte *Acne necroticans* wird im Hochgebirge und auch an der See in erster Linie unter dem Einfluß der Sonne temporär erscheinungsfrei. Das aber ist schon am Wohnort der Patienten einfacher, billiger und genauso prompt mit Salben zu erreichen, die Schwefel, Quecksilberpräcipitat oder ein entsprechendes Antibioticum enthalten.

Die hartnäckige, durch hormonelle Dysfunktion, ferner durch Seborrhoe und bakterielle Sekundärinfektion verursachte und unterhaltene *Acne vulgaris*, vorwiegend ihre exzessive Form, die Acne conglobata, reagiert auf einen eine besonders intensive Insolation erlaubenden Ortswechsel fast stets in ganz hervorragender Weise. Hier wirkt einmal die Sonne antiseborrhoisch und bakteriostatisch, sodann in Kombination mit den anderen Klimafaktoren auch normalisierend auf das abwegig gewordene Endocrinium.

Bei der *Tuberculosis cutis colliquativa* wird man gleichfalls zur Hebung der bei dieser Manifestation des Morbus Koch vielfach sehr darniederliegenden Abwehrkräfte des Organismus dann einen sinnvollen und in seiner Reizwirkung der Körperverfassung angepaßten Ortswechsel empfehlen, wenn die modernen Tuberkulostatica versagen und der keineswegs einfache chirurgische Eingriff vermieden werden soll. Aber selbst nach Rückbildung und Vernarbung der Krankheitsherde oder nach deren Exstirpation ist aus Gründen der Metaphylaxe ein Aufenthalt in einer hierbei erfahrungsgemäß wirksamen Gegend in Erwägung zu ziehen. Hierfür eignen sich gewöhnlich schon waldreiche Gegenden oder geschützte Seekurorte. Die dort intensiv betriebene Freiluftbehandlung und die dadurch erzielte Abhärtung und Festigung des Körpers sind ein tausendfältig erprobtes Vorgehen gegen fast jede Form der Tuberkulosekrankheit. Schließlich heilt oder bessert sich auch die noch immer vielfach schwierig zu behandelnde Tuberculosis cutis indurativa in einem anderen, hier aber zweckmäßigerweise schon reizstärkeren Klima. Dabei wirkt angemessene Bewegung stets auch der bei dem Leiden pathogenetisch bedeutungsvollen Stase entgegen.

Für manche torpiden, der üblichen Lokalbehandlung gegenüber *refraktären Ulcerationen* wird auch die Klimatherapie empfohlen. Hier soll die Heliotherapie zuweilen ebenfalls gute Erfolge zeitigen (VOGLER, 1952; KOHLER, 1953). Solche will man selbst bei varicösen Unterschenkelgeschwüren gesehen haben. Sicher ist dann die durch Liegekuren im Freien, aber auch durch dosierte Bewegung verbesserte Herz- und Kreislauftätigkeit, auch die so geförderte Hautdurchblutung das wirksame Prinzip. Wir selbst erzielten allerdings beim Ulcus cruris weder im Hochgebirge noch an der See befriedigende Resultate. Über ähnliche Erfahrungen berichten SEROWY (1963) und J. HARTUNG u. PÜRSCHEL (1964).

Die psychisch oft so niederdrückende *Vitiligo* tritt fast ausnahmslos unter Sonneneinwirkung infolge der nunmehr in der noch gesunden Haut verstärkt erfolgenden Pigmentproduktion durch Kontrastwirkung besonders deutlich in Erscheinung. Der Kranke weiß das oftmals und versucht aus diesem Grunde, sich nach Möglichkeit vor Sonnenstrahlen zu schützen. Und doch soll bei dem Leiden eine intensive und wochenlang durchgeführte Heliotherapie schließlich in einer Anzahl von Fällen die erkrankten Hautpartien wieder zur Melaninbildung anregen (BALABANOW u. DOGRAMADZIEV, 1964).

Die *Ichthyosis simplex* zeigt im Sommer eine spontane Besserungstendenz. Unter Sonneneinwirkung, Bädern und zusätzlicher Hautpflege kommt es meist sogar zu Erscheinungsfreiheit (VOGLER, 1952; KOHLER, 1953; K. LINSER, 1962b und 1963).

Die *Parapsoriasis* guttata, auch die Parapsoriasis en plaques, gelten quoad sanationem als infaust. Bei beiden ätiologisch völlig in Dunkel gehüllten Dermatosen versagen auch die Corticoide. Die Hautveränderungen blassen aber im Sommer einwandfrei nach kräftiger, wiederholt durchgeführter Insolation nicht nur ab, sondern verschwinden vielfach für einige Zeit ganz. Das gilt in besonderem Maße für die Brocqsche Krankheit. Wird nun bei diesem oftmals kosmetisch recht störenden und psychisch deprimierenden Hautleiden die Sonnenbehandlung bei wolkenbedecktem Himmel oder im Winter durch eine Behandlung mit der Quecksilberdampflampe ersetzt und der ganze Körper Monate hindurch möglichst täglich einer derartigen natürlichen bzw. künstlichen Strahlenbeeinflussung ausgesetzt, wird in einer Reihe solcher Fälle eine anhaltende Erscheinungsfreiheit erzielt (K. LINSER, 1963).

Zuweilen verbirgt sich nun hinter den letztgenannten papulo-squamösen bzw. erythemato-squamösen Hautveränderungen das *präfungoide Stadium der Mycosis fungoides*. Manche Autoren halten die Parapsoriasis en plaques sogar für die Abortivform der Mycosis fungoides. Wie dem auch sei, die bei der Brocqschen Dermatose so ermutigende Lichttherapie gab K. LINSER die Veranlassung, nun auch die mit Aktivierung des reticulohistiocytären Systems einhergehende, durch chronisch-granulomatöse Entzündungen charakterisierte Mycosis fungoides in genau derselben intensiven Weise mit Sonne zu behandeln. Besonders wirkungsvoll war die Heliotherapie bei längeren bzw. wiederholten Aufenthalten im Hochgebirge oder an der See in einer hierzu geeigneten Jahreszeit. Fast ausnahmslos kam es in der präfungoiden Phase zu einer baldigen und erfreulich starken Rückbildung der krankhaften Hautveränderungen. Meist war am Ende der Kur sogar völlige Erscheinungsfreiheit zu konstatieren. Die Sonnenbehandlung wurde aber auch danach noch im Heimatort fortgesetzt und nötigenfalls durch Zuhilfenahme künstlicher Strahler ergänzt. Dabei leistete neben der Höhensonne die Xenonhochdrucklampe recht gute Dienste. Wenn in dieser Weise monatelang konzentriert gegen das lebensbedrohliche Leiden vorgegangen wurde, konnte der Heilerfolg gehalten werden (K. LINSER, 1961; K. LINSER und HARNACK, 1962). Die genannte Behandlungsmethode versagt indessen nach unseren Erfahrungen im Tumorstadium.

Hier interessiert noch ein Literaturhinweis, nach dem auch bei der der Mycosis fungoides nahestehenden Lymphogranulomatosis maligna, ferner beim Morbus Boeck und anderen retikulären bzw. epitheloidzelligen Granulomen die Klimatherapie, speziell die im Hochgebirge, eines Versuches wert sein soll (GARTMANN, 1959).

Und nun seien abschließend die beiden Dermatosen erwähnt, bei denen besonders ausgiebige und beste Erfahrungen über die Klimatherapie vorliegen. Jede von ihnen ist in auffälliger Weise durch eine spezielle Reizbeantwortung der Haut, durch das Köbnersche Phänomen gekennzeichnet.

Einmal handelt es sich um *die Psoriasis*. Sie ist nach unserem derzeitigen Wissen ursächlich noch immer nicht abgeklärt. Oftmals werden bei dem Hautleiden ererbte konstitutionelle Faktoren festgestellt. Daß ihre mit Parakeratose, Papillomatose, Munroschen Mikropusteln, Capillarerweiterungen, vasculären Endothelschwellungen und mit ödematösen Auflockerungen der obersten Cutisschichten einhergehenden Manifestationen in bestimmten Krankheitsphasen fast immer auf Sonne und Bäder gut ansprechen, wird niemand mehr bestreiten.

Übrigens kannten schon die Ärzte im Altertum diesen Sachverhalt. So hat bereits HIPPOKRATES in seiner Arbeit „Über Luft, Wasser und Boden" auf diese Möglichkeit der Behandlung hingewiesen. Auch finden wir bei CELSUS solche Vermerke. Selbstverständlich ließ sich damals das Leiden noch nicht in der wünschenswerten Form morphologisch von ähnlichen, ihrem Wesen nach aber ganz andersartigen, ebenfalls mit Schuppenbildung einhergehenden Hautkrankheiten abgrenzen. Erst im vorigen Jahrhundert gelang es HEBRA, die Psoriasis vulgaris als ein eigenes Krankheitsbild, als eine „entité morbide" darzustellen.

Schließlich hat aber gerade bei dieser chronisch-rezidivierenden Dermatose der Patient von jeher meist am eigenen Körper erleben können, daß hier gewöhnlich der warme Sommer die ersehnte Besserung bringt. Verwunderlich ist nur, daß man ärztlicherseits nicht früher daran gegangen ist, die so verbreitete, vielfach auch Minderwertigkeitskomplexe verursachende Psoriasis vulgaris, zumal bei der stets recht lästigen und überdies häufig wenig befriedigenden Lokaltherapie, in verstärktem Umfange konsequent und systematisch mit Sonne zu behandeln und dazu dem Hautkranken besonders strahlenreiche Kurorte im Hochgebirge oder an der See zu empfehlen. Ist doch gerade bei diesem vielfach entstellenden und ekelerregenden Leiden der Patient oftmals recht verzweifelt und deshalb für jeden Hoffnungsschimmer von Herzen dankbar. Ganz hervorragende Resultate zeitigt bei der Schuppenflechte der mit Thalassotherapie kombinierte Aufenthalt am sonnigen Meeresstrand (K. LINSER, 1959d und 1963; HARNACK, 1959; SEROWY, 1963; HARTUNG, 1958; PAHL und PÜRSCHEL, 1956; BALEWSKA u. Mitarb., 1964; HOMORICEANU u. Mitarb., 1964; KONOPIK, 1964). Hierzu geeignet sind in besonderem Maße schon wegen dort gehäuft anzutreffender Schönwetterperioden, der Strahlenintensität und relativ langen Kurzeit die Küsten an der Adria und am Schwarzen Meer. Beachtlich sind aber auch die Ergebnisse im gleichfalls sonnenreichen und sonnenstarken Hochgebirge (K. LINSER, 1957a und 1963; HARNACK, 1959; SEROWY, 1963; BORELLI, 1964; POPCHRISTOV u. Mitarb., 1964). Dort erlauben die Witterungsverhältnisse oftmals selbst im Winter eine Heliotherapie. Immer hat hier der gut pigmentierende Psoriatiker bessere Erfolgsaussichten als der Kranke, dessen Haut nur in mäßiger und in träger Weise Melanin synthetisiert (GRÜNEBERG, 1952). Übrigens soll bei der Psoriasis die oxydative Umwandlung der SH-Körper in SS-Gruppen gestört sein. Anscheinend wirken Sonnenstrahlen dieser Anomalität entgegen. Die bei ausgedehnter Insolation in vermehrtem Umfange vor sich gehende Fotosynthese von Vitamin D_3 ist vielleicht ebenfalls ein Grund für die erwähnten Besserungen. Zu dem eindrucksvollen Schwinden der Plaques kommt es allerdings nur in den auch tatsächlich belichteten Hautbezirken. Der Rückgang der Efflorescenzen vollzieht sich in den nichtbestrahlten Körperstellen zumindest mit beachtlicher Verzögerung. Nur extrem selten bedeutet die erzielte Erscheinungsfreiheit auch Heilung von der Psoriasis. Gewöhnlich ist das Leiden, wie das auch bei allen anderen Therapieverfahren der Fall ist, nach einer wirkungsvollen Sonnenbehandlung von Rezidiven gefolgt. Nur treten diese dem bisherigen Erleben gegenüber nach der Klimatherapie meist erst in größeren Zeitabständen wieder auf und verlaufen dann gewöhnlich auch milder bzw. weniger ausgeprägt. Wie schon an anderer Stelle ausgeführt wurde, sind aber Sonnenstrahlen im Eruptionsstadium der Psoriasis vulgaris, noch mehr bei ihren exsudativen, dann fast stets inversen Verlaufsformen immer eine Gefahr und zuweilen die Ursache schwerer Exacerbationen. Immer gilt das auch für die Psoriasis pustulosa, ferner für die psoriatischen Erythrodermien (GRÜNEBERG, 1952; K. LINSER, 1959d und 1963). Hier stellt also die Klimatherapie der Psoriasis eine stete oder eine zumindest zeitweise Kontraindikation dar.

Die andere der beiden in besonderem Maße therapeutisch beeinflußbaren Dermatosen ist *die Ekzemkrankheit*. Die Ansichten über die Ätiologie und die Pathogenese dieses Hautleidens sind noch recht umstritten. Es besteht indessen Klarheit darüber, daß bei dem komplexen, sich durch Intoleranzerscheinungen der Haut ausweisenden, oftmals durch bestimmte Ekzematogene oder durch sonstige Noxen auslösbaren bzw. negativ zu beeinflussenden Krankheitsgeschehen sowohl epitheliale als auch vasculäre, dann in erster Linie an den Endstrombahnen manifest werdende Empfindlichkeitssteigerungen richtunggebend sind. Je nachdem, ob die von außen oder die von innen angreifenden Schädlichkeiten prävalieren, kommt es zu verschiedenen, auch in den Akuitätsgraden variierenden Hautbildern. Dabei stehen die Morphogenese und Morphokinese weitgehend unter dem Einfluß der Disposition bzw. der Konstitution, zeigen also eine sehr starke Abhängigkeit vom personalen Faktor im Sinne GOTTRONs.

Zuweilen ist schon bei der Irritationsdermatose — BEHRING spricht hier von einer Abnutzungsdermatose, SCHREUS von einem degenerativen Ekzem — die Klimatherapie angebracht. Bei dieser Hautveränderung läßt sich noch keine spezifische Überempfindlichkeit feststellen. Demgegenüber zeigt die Funktionsweise der Haut bereits pathologische Züge. Schuld an dieser Entwicklung sind mechanische, immer wieder die Haut treffende Insulte, ferner chronisch auf sie einwirkende Chemikalien, auch die Haut ständig verunreinigender Metall- bzw. Steinstaub oder andere, meist im Berufsleben zustandekommende Reize. Das alles führt zu einer beachtlichen Schwächung der physiologischen Schutzbarrieren. Nunmehr aber bestehen Möglichkeiten zu diversen Sensibilisierungen. Sie verursachen letztlich das Kontaktekzem. In einer solchen Verfassung der Haut werden nämlich Substanzen, die sich erfahrungsgemäß unter der Grenze obligater Schädigungen bewegen, zu Ekzematogenen. Selbstverständlich normalisiert sich die an den laufend malträtierten Körperpartien glanzlos gewordene, schuppige, sich rauh und trocken anfühlende, spröde gewordene, zur Rhagadenbildung neigende, oftmals wegen des Juckens auch zerkratzte Haut schon durch das Aussetzen der hautgefährdenden Arbeit bzw. durch eine Änderung der Arbeitsbedingungen. Besondere Kräftigung erfährt sie aber während eines vorsorglich durchgeführten Aufenthaltes im Hochgebirge oder an der See. Gerade hier wird die Klimatherapie zu einem höchst wirkungsvollen Prophylaktikum. Sie kann bei der keineswegs zu bagatellisierenden Irritationsdermatose dem Bohrer, dem Schleifer oder einem anderen in einer solchen Lage befindlichen Arbeiter das sich unter den genannten Voraussetzungen, wenn nichts dagegen unternommen wird, meist bald einstellende Berufsekzem ersparen.

Letzteres fällt in die Rubrik des vulgären Ekzems. Dieses befällt die Mehrzahl der Menschen in den besten Schaffensjahren. Wie schon erwähnt, hat es fast immer exogene, vielfach arbeitsbedingte Noxen zur Ursache. Gewöhnlich entwickelt es sich an den frei getragenen Körperbezirken. In der Initialphase überwiegen Efflorescenzen mit betont exsudativer Note. Diese verschlechtern sich aber erfahrungsgemäß unter Wetterreizen, besonders unter Sonnenstrahlen. Im akuten bzw. subakuten Stadium des Leidens ist somit die Klimatherapie fehl am Platze. Hier stehen die Bemühungen, das anzuschuldigende Ekzematogen zu ergründen und dieses und zusätzliche Alterationen nach Möglichkeit der sensibilisierten Haut fernzuhalten, im Vordergrund des Handelns.

Aber auch nach Ausschaltung der krankmachenden und den Krankheitsverlauf unterhaltenden bzw. verschlimmernden Faktoren und nach dem völligen Schwinden der Inflammation ist an der nun meist wieder ganz gesund aussehenden Haut oftmals noch lange Zeit eine erst ganz allmählich abklingende Erregbarkeitssteigerung nachzuweisen. In dieser Situation sind unspezifische Rezidive keine Seltenheit. Immer wieder sind solche selbst nach Berufswechsel bei Anstreichern und bei Maurern zu beobachten. In allen so gelagerten Fällen kann sich nun ein die Haut und den Organismus umstimmender Ortswechsel als außerordentlich heilsam erweisen. Speziell in einem Kontrastklima wird eine derartig pathologisch reagierende Haut überraschend schnell gefestigt und hinsichtlich ihrer Funktionsweise meist bald der Norm zugeführt.

Dasselbe ist über das oft so hartnäckige, meist qualvolle Ano-Genitalekzem zu berichten. Natürlich wird man auch hier in erster Linie durch Beseitigung ursächlicher Faktoren zum Ziele zu kommen versuchen. Beachtung verdienen hier Hämorrhoiden, rectale, urethrale bzw. vaginale Ausflüsse, Hefen, Pilze, Mikroben bzw. Parasiten, die Zusammensetzung der Faeces, Stoffwechselstörungen und dergleichen. Zuweilen läßt sich aber trotz aller diesbezüglicher Nachforschungen der eigentliche Grund des Leidens nicht auffinden, und oft versagt gerade bei diesem vielfach so zermürbenden Hautleiden die Lokaltherapie. Schwerste Störungen des körperlichen und auch des seelischen Gleichgewichtes sind dann die Folge der imperiösen, aufpeitschenden, „bis in das Gehirn ausstrahlenden" Juckattacken. Wiederholt hatten wir bei solchen Gegebenheiten durch eine intensive, den Gesamtorganismus erfassende bioklimatische Umstimmung schlagartige und meist auch anhaltende Besserungen zu verzeichnen. Dabei erwies sich eine dem Grad der Hautveränderungen angepaßte, auch den Krankheitssitz erfassende, also allgemeine und lokale Sonnenbehandlung als besonders wirksam.

Demgegenüber waren die bei einwandfreien mikrobiellen Ekzemen bioklimatisch zu erzielenden Ergebnisse sehr uneinheitlich, vielfach sogar recht enttäuschend. Diese Erscheinungsform der Ekzemkrankheit entwickelt sich gewöhnlich aus einer Pyodermie heraus. Hier werden Mikroben bzw. Mikrobentoxine, ferner die bei eitrigen Hautprozessen entstehenden Entzündungsprodukte zu Ekzematogenen. Wir sind davon abgekommen, mikrobielle Ekzeme heilklimatisch zu behandeln. Auch HARNACK (1959) und SEROWY (1963) vertreten den gleichen Standpunkt. Demgegenüber empfehlen HARTUNG und PÜRSCHEL (1964) auch hier Kuren an der Meeresküste und berichten über gute, an der Nordsee auf Norderney in dem dortigen klimatherapeutischen Sanatorium festgestellte Erfolge. Vielleicht sind diese aber mehr auf den Umstand zurückzuführen, daß in der dortigen Einrichtung vielfach auch eine schulgerechte Lokaltherapie durchgeführt wird.

Ähnlich resistent der Klimatherapie gegenüber ist das sog. seborrhoische Ekzem. Es beginnt vorwiegend follikulär, wird nach peripherischer Ausdehnung der bald zur Entwicklung gekommenen erythematösen Plaques nach einiger Zeit unscharf und bedeckt sich schließlich unter Nässen mit mehr oder weniger starken Krusten. Diese Erscheinungsform der Ekzemkrankheiten entsteht auf dysseborrhoischer Haut, und zwar vielfach auf dem Boden des vermutlich durch Mikroorganismen verursachten oder unterhaltenen, anfangs figurierten und gut abgegrenzten Morbus Unna. Auch bei diesen Hautveränderungen versagt die heilklimatische Behandlung (K. LINSER, 1956a und 1963; STEIN, 1955; HARNACK, 1959; SEROWY, 1963). Dem widersprechen allerdings HARTUNG und PÜRSCHEL (1964).

Daß das oftmals im Gefolge einer Mykose auftretende mykotische Ekzem gleichfalls nicht auf Klimatherapie anspricht, wurde schon weiter oben mitgeteilt.

Bei allen den zuletzt genannten, stets durch Erreger ausgelösten bzw. in Gang gehaltenen Ekzemformen wird eben durch den Milieuwechsel niemals die eigentliche Causa beseitigt. Hier ist immer noch die schulgerechte Lokaltherapie die Methode der Wahl. Sie kann jetzt mit modernen antibakteriellen bzw. antimykotischen Präparaten besonders wirksam gestaltet werden.

Demgegenüber ist die *Klimatherapie speziell beim endogenen Ekzem ein wirklicher Gewinn.* Immer häufiger wird sie jetzt bei dieser mit einer Vielzahl von Synonyma belegten Dermatose angewandt. Gerade hier wird das Krankheitsgeschehen bei einem meist anzutreffenden leptosomen bzw. leptosom-athletischen Körpertyp in starkem Maße durch eine spezielle, anlagemäßig bedingte, sowohl peripher als auch zentral vorgebildete, sehr an die jeweilige Person gebundene, also recht individuelle Reaktionsweise gesteuert und beeinflußt. Das endogene Ekzem ist vielfach mit einer Rhinitis vasomotorica oder mit einem Asthma bronchiale vergesellschaftet. In einem hohen Prozentsatz der Fälle gibt das Säuglingsekzem den Auftakt zu den pathologischen Vorgängen. Überdies werden in der Aszendenz der hier zur Diskussion stehenden Patienten gleichfalls Ekzeme oder doch andere zum allergischen Formenkreis gehörende Krankheitsbilder beobachtet. Deshalb spricht man auch vom Eczema constitutionale. Ferner hat die Bezeichnung „atopische Dermatitis" weite Verbreitung gefunden. Zu den bei diesem Leiden an der Haut festzustellenden Abwegigkeiten gehören schon deren Trockenheit und deren Glanzlosigkeit. Gestört ist ferner die Perspiratio insensibilis. Auch bestehen eine fast universelle Oligo- und Bradyhidrosis, überdies eine auffällige und allgemeine Sebostase. Eine unterschiedlich starke Dyskeratose erinnert oftmals an das Erscheinungsbild der Ichthyosis. Besonders hervorstechend sind die Blässe und die Fahlheit der Haut. Die Endstrombahnen zeigen eine nur geringe Bereitschaft zur Vasodilatation. Die Kälteerythemzeit ist verlängert. Träge und unvollständig erfolgt nach lokalen Kältereizen die Wiedererwärmung. In der Haut sind die sympathicotonen Ausgangswerte vermindert. Einen Beweis hierfür liefert die auf Sympathicomimetica herabgesetzte Pilomotorenreaktion. Offensichtlich liegen der krankhaften Reaktionsform der Haut besondere gefäßnervale Störungen zugrunde. Darauf deutet auch die bei Kreislaufbelastung sich vielfach vergrößernde Blutdruckamplitude hin. Letzteres ist auf ein Versagen der normalerweise reflektorisch erfolgenden, kompensierenden Engerstellung der im Splanchnicusgebiet liegenden Gefäße zurückzuführen. Schon das aber ist ein Hinweis dafür, daß der Krankheitsverlauf letztlich von einer sich abwegig verhaltenden autonom-nervösen Zentrale aus geleitet wird. In dieser ist das Reaktionsvermögen offensichtlich gestört. Das beweisen schon die auf diuretische bzw. antidiuretische Stammhirnimpulse zu beobachtenden paradoxen Reaktionsausfälle. Ferner zeigt nach subcutaner Adrenalinzufuhr der physiologischerweise prompt und steil einsetzende Leukocytenanstieg beim endogenen Ekzem vielfach einen ausgesprochen stumpfen Kurvenverlauf. Gerade das aber berechtigt zur Annahme einer zentralen Hyporegulation (Korting, 1954). Verändert ist schließlich meist auch das psychische Verhalten der an einem endogenen Ekzem leidenden Patienten. Bei ihnen handelt es sich fast immer um bipolare, einerseits mit einer introvertierten Gefühlsstruktur, andererseits mit einer extrovertierten Willensstruktur ausgestattete Spannungscharaktere (Rost, 1950; Borelli, 1950). Die sich immer mehr von der Umwelt loslösenden, in sich verschließenden, auch zu Eigenbröteleien tendierenden Patienten versagen im Leben oft im Durchhalten.

Absichtlich wurde auf den Symptomenkomplex des endogenen Ekzems deshalb etwas näher eingegangen, weil gerade hier bei einer Vielzahl gestörter Funktionen bzw. gestörter Funktionsabläufe sich die so universelle Wirkungsweise der Klimatherapie besonders anschaulich offenbart. Aus dem meist schlagartigen Verschwinden des quälenden Hautjuckens und aus dem meist ebenfalls prompten Rückgang der entstellenden Hautveränderungen im heilkräftigen Kontrastklima erhellt die Bedeutung der stressenden Wetterakkorde. Die zahlreichen meteorotrop verursachten Stöße in das Vegetativum entfalten im Verlaufe der Kur den zur Umstellung bzw. zur Umstimmung des Organismus notwendigen Druck auf das

Vegetativum. Tief im Innern des Körpers lassen sich noch die klimatisch hervorgerufenen Resonanzen feststellen. Und an vor, während und nach der Klimakur erfolgten Testen ist zu demonstrieren, daß sich die peripher und zentral angetroffenen pathologischen Meßgrößen deutlich wieder den Mittelwerten nähern (Harnack, 1967). Dabei erhöhen Sonnenreichtum und Wärme diese Heilvorgänge. Alles das aber beeinflußt in positiver Weise das Allgemeinbefinden und nicht zuletzt auch das Hautbild. Beim endogenen Ekzem, das stets für den davon Betroffenen ein recht schweres Schicksal bedeutet, sollte deshalb schon die im Hochgebirge oder an einem hierzu geeigneten Küstengebiet durchzuführende heilklimatische Behandlung am Anfang der Therapie stehen. Diese kann gar nicht früh genug in den Heilplan eingebaut werden. Schon bei dem das Säuglingsekzem vielfach ablösenden, zuweilen durch Asthma komplizierten Eczema flexurarum empfehlen sich im Spiel- und im Schulalter monatelange oder zumindest wiederholte 6wöchige Kuren im Hochgebirge oder an der See. Sie tragen mit dazu bei, den sich sonst oftmals über Jahre hinziehenden Leidensweg abzukürzen. Schließlich führt gerade beim endogenen Ekzem die Klimatherapie zu einer fühlbaren Entlastung der krankhaft veränderten Psyche. Schon das aber ist wie bei anderen Leiden die erste und die wichtigste Forderung im Ringen um die Genesung.

VIII. Spezielle Indikationen zur Klimatherapie Hautkranker. Wahl des Kurortes. Berücksichtigung der Jahreszeit. Vor der klimatischen Behandlung durchzuführende Maßnahmen

Die nach den bisherigen Ausführungen bei den gerade besprochenen Hautleiden wegen ihrer guten Resultate ärztlicherseits so empfehlenswerte Klimatherapie kann und wird selbstverständlich niemals das allgemein übliche, großenteils altbewährte Vorgehen verdrängen. Bis zur Gegenwart haben die äußere lokale und, wo dies möglich ist und sinnvoll erscheint, auch die innere allgemeine Behandlung, in ambulanter oder klinischer Form durchgeführt, den Vorrang. Tunlichst wird man deren Wirksamkeit noch durch zusätzliche diätetische Maßnahmen zu erhöhen versuchen. Überdies sind oftmals aus zeitlichen und zuweilen auch aus wirtschaftlichen Gründen einem heilsamen Milieuwechsel Grenzen gesetzt. Auch ist die Zahl der im Gebirge oder an der See Hautkranken zur Verfügung stehenden Kurplätze noch immer recht gering. Und letztlich kann die Klimatherapie in der kurzfristigen Art, in der sie in der Mehrzahl der Fälle notgedrungen noch erfolgt, keine Wunder tun. Unmöglich lassen sich durch einen nur 6—8wöchigen Aufenthalt in einem Kontrastklima die durch ein solches beeinflußbaren chronisch-rezidivierenden Dermatosen, besonders wenn sie auf dispositioneller bzw. konstitutioneller Grundlage beruhen, etwa für immer beseitigen. Unter solchen Verhältnissen erweist sich die bioklimatische Umstimmung des Organismus, was später noch näher begründet wird, lediglich als ein begrüßenswertes Adjuvans.

Oftmals bringt aber bei gewissen Hautleiden die schulgerechte Behandlungsweise aus beruflichen, häuslichen oder anderen Gründen nicht weiter. Die in solchen Fällen notwendige Krankenhauseinweisung kann aber für einen Patienten, der sich schon mehrfach längere Zeit und mit stets wenig anhaltendem Erfolg in einer Hautstation aufhalten mußte, schon im Hinblick auf die ihm bevorstehenden Verbände und das ihm bekannte Hautklinikmilieu zu einer starken psychischen Belastung werden. Diese ihm, wenn angängig, zu ersparen, ist ein ärztliches Gebot.

Unter diesem Gesichtspunkt wird man da immer wieder einmal zu einem radikalen Ortswechsel raten, wo ein solcher ein gutes Ergebnis verspricht. Schon bei der Empfehlung einer solchen Möglichkeit verwandelt sich fast ausnahmslos die Hoffnungslosigkeit des Kranken in Zuversicht.

Nicht mit dem ärztlichen Ethos vereinbar ist es allerdings, eine Klimakur nur deshalb vorzuschlagen, um den vielleicht ungeduldig bzw. unzufrieden gewordenen Patienten auf eine bequeme Art für eine gewisse Zeit loszuwerden. Hier muß schon ein anderer Grund vorliegen und dieses Heilverfahren rechtfertigen. Ein solches kann aber schon bei einer therapieresistenten, entstellenden, die Lebensfreude und selbst die Schaffenskraft schwächenden Acne vulgaris des Gesichtes gegeben sein. Weiter ist bei einer ausgedehnten, oftmals schon stationär behandelten Schuppenflechte kein Einwand gegen den Vorschlag einer heilklimatischen Behandlung zu erheben. Erst recht ist die Klimatherapie bei einem seit Kindheit bestehenden, über große Körperflächen verbreiteten, durch seine Juckanfälle kaum noch zu ertragenden endogenen Ekzem angebracht, zumal wenn die krankheitsbedingten Fehlschläge der bisherigen Behandlung den Patienten bereits an den Rand der Verzweiflung getrieben haben. Und ähnlich ist es bei der Dermatitis herpetiformis, die trotz aller äußerlich und innerlich versuchten Mittel nicht zur Ruhe kommen will oder bei der die an und für sich hautmäßig wirksamen Sulfonamide oder Sulfone wegen der Gefahr einer toxischen Organschädigung wenigstens eine Zeitlang abgesetzt werden müssen. Ähnliches gilt bei der übrigens oftmals höchst bedenklichen Langzeitbehandlung mit Glucocorticoiden. Auch hier kann die bei solchen Verordnungen stets anzustrebende Erholungspause den Antrieb zu einer Kur in einem Kontrastklima geben. Die prätumoröse Form der Mycosis fungoides aber ist unverzüglich im Hochgebirge oder an der See einer intensiven Sonnenbehandlung zu unterziehen. Dadurch läßt sich nach unseren, inzwischen auch von anderen Autoren (Hartung u. Pürschel 1964; Serowy, 1964; Schreus, 1965) bestätigten Erfahrungen bei dem todbringenden Leiden unter erträglichen Bedingungen zumindest eine Lebensverlängerung erreichen. Diese Chance sollte im Gefühl der besonderen Verantwortung nicht ungenutzt gelassen werden.

Gerade die Früherkennung der Mycosis fungoides aber und die Beurteilung ihrer Krankheitsphasen ist an ein solides Fachwissen gebunden. Ein solches und darüber hinaus noch Kurorterfahrung erfordert auch die Klimatherapie bei Hautkrankheiten. Ohne dieses ist keine spezielle und individuelle Indikationsstellung möglich. Auch hier bewahren eine klare, gut abgesicherte Diagnose und die Kenntnis der Wesensart der jeweiligen Dermatose vor Fehlentscheidungen. So läßt sich, wie zuvor schon mitgeteilt wurde, ein durch Pilze oder Hefen hervorgerufenes oder unterhaltenes Ekzem kaum durch einen Ortswechsel nennenswert bessern. Im Gegenteil, hier können bestimmte, einzeln oder in komplexer Form auf die Haut bzw. den Organismus einwirkende Wetterreize, so zumindest hohe Feuchte- und Wärmegrade, das Leiden verschlechtern. Weiter wird man, wie ebenfalls schon erwähnt wurde, keinesfalls den an einer Schuppenflechte leidenden Patienten im irritablen Stadium incrementi starken Wettereinflüssen aussetzen. In dieser Krankheitsphase ist besonders die Insolation gefährlich. Sie kann die Ursache einer psoriatischen Erythrodermie werden. Bei dem mit Asthma kombinierten endogenen Ekzem soll der Aufenthalt im Hochgebirge besser verträglich sein und zu prompteren Resultaten führen als der Aufenthalt an der Meeresküste. Zuweilen wird aber auch das Umgekehrte beobachtet. Hautkranke mit einem besonders reizbaren Nervensystem gehören im heißen Sommer nicht in ein strahlenreiches und noch mit anderen atmosphärischen Belastungen verbundenes Kontrastklima. Für sie ist oft eine Kur im Herbst, manchmal sogar eine solche im

Spätwinter eher angebracht. Vielleicht sollte aber in solchen Fällen die dermatologische Klimatherapie zweckmäßigerweise ganz unterbleiben.

Für die Durchführung bioklimatischer Maßnahmen empfehlen sich in erster Linie die Jahreszeiten, in denen die einem indizierten Milieuwechsel zu unterwerfende Dermatose erfahrungsgemäß meist wieder in Erscheinung tritt oder exacerbiert. An anderer Stelle wurde schon auf derartige saisongebundene Rezidive oder Verschlimmerungen aufmerksam gemacht. Sie lassen sich durch eine solche Krankheitsvorgänge berücksichtigende Klimakur oftmals verhindern. Diese muß, vorsorglich eingeleitet, im richtigen Moment angetreten werden. Auch zu einem derartigen Handeln gehören entsprechende dermatologische Spezialkenntnisse.

In der Sowjetunion, in der unter den dort besonders günstigen geographischen und orographischen Bedingungen die Klimatherapie eine immer größere Ausweitung erfährt, hat man den Ausdruck „*Kurortologie*" geprägt. Sie muß auch der Dermatologe beherrschen, der diesem oder jenem seiner Patienten eine heilklimatische Behandlung vorschlägt. Falsch wäre es, dem Kranken nur etwa zu sagen, er solle doch wegen seines Hautleidens einmal einige Wochen irgendwohin in das Hochgebirge oder irgendwohin an die Meeresküste fahren. Zwischen Hochgebirge und Hochgebirge bestehen bioklimatisch nämlich beträchtliche Unterschiede. Und dasselbe gilt von den einzelnen Küstengebieten. Und selbst anerkannte Kurorte sind längst nicht alle zur Klimatherapie der Hautkrankheiten qualifiziert. Die Kurortologie hat die Aufgabe, auch dem Dermatologen den notwendigen Überblick über die ihn interessierenden Heilklimate bzw. über ihre Besonderheiten zu vermitteln und die Gegenden und die Ortschaften zu skizzieren, in denen Hautkranke auf Grund wissenschaftlicher Erfahrungen bisher mit einer hohen Erfolgsquote bioklimatisch behandelt worden sind. Dabei ist es wichtig, speziell über die sich als besonders wirkungsvoll erweisenden Jahreszeiten informiert zu werden. Man muß wissen, ob und in welchen Monaten dort die Möglichkeit zu Freiluftliegekuren oder zu Sonnenbädern besteht, ob dort auch hydrotherapeutische Anwendungen durchführbar sind und eine Diätkost verabfolgt wird. Die Kurortologie hat auch die negativen Seiten aufzuzeigen. Eine Rolle spielen hier die saisongebundenen Wetterperioden, in denen gewöhnlich mit Nebel, nasser Kälte, häufigen Advektionen und mit steter Unruhe in der Biosphäre zu rechnen ist. Nie wird man einen Kranken wegen seiner stark ausgeprägten Acne vulgaris, wegen seiner universell gewordenen Psoriasis oder wegen seiner gerade diagnostizierten Mycosis fungoides in einen Kurort reisen lassen, der zur Zeit derartig ungünstige Verhältnisse bietet, sondern wird ihm eine bessere Gegend vorschlagen. Für alle die zuletzt aufgezählten Leiden ist nämlich jeder sonnenlose Tag im Hochgebirge oder an der See ein verlorener Kurtag. Gewiß, der an einem endogenen Ekzem leidende Patient verträgt Nebelwetter. Nicht verträgt er dieses erfahrungsgemäß aber dann, wenn er noch durch Asthma gequält wird. Das alles ist bei der Klimatherapie ärztlicherseits zu berücksichtigen. Und doch soll bei der Auswahl des Kurortes *auch der Patient zu Worte kommen.* Wenn er angibt, daß er auf Grund bereits gemachter Erlebnisse in einer Höhe von 1800 m nicht schlafen kann, wird man ihn keinesfalls wegen seines Hautleidens in das Hochgebirge schicken, sondern ihm mehr zu einem Aufenthalt an der See raten, zumal wenn er betont, sich unter den dortigen Wetterverhältnissen stets wohler zu fühlen. Manchmal ist hier auch das Umgekehrte vom Patienten zu hören. Auch diese Gegebenheit erfordert also besondere Aufmerksamkeit. Gerade schlaflose, in Umherwälzen verbrachte Nächte aber stören in hohem Maße die Klimakur. Zuweilen machen sie deren Heilwirkung sogar zunichte.

Im allgemeinen halten sich die in den für Hautkranke geeigneten Kurorten sowohl im Hochgebirge als auch an der See zu erzielenden Heilergebnisse das

Gleichgewicht. Gewiß bestehen, wie noch zu schildern ist, zwischen dem Gebirgsklima und dem Küstenklima beachtliche Unterschiede. Die in beiden Klimaten vorhandenen, quantitativ und auch qualitativ voneinander abweichenden Kontraste führen dessen ungeachtet, wenn auch auf jeweils andere Weise, letztlich doch zum gleichen Endresultat, nämlich zu der sich am ganzen Körper, auch an der kranken Haut bemerkbar machenden vegetativen Umstimmung. Diese ist also durch einen Kuraufenthalt an der See genauso gut wie durch einen Kuraufenthalt im Hochgebirge herbeizuführen, vorausgesetzt, daß die richtige Gegend und auch die richtige Jahreszeit gewählt werden.

Und doch gibt es auch hier hin und wieder Überraschungen. Dazu nur ein Beispiel:

Ein durch sein sehr schweres endogenes Ekzem außerordentlich gehemmter und deshalb sehr deprimierter Lehrer, dem bisher selbst wiederholte Klinikaufnahmen nur geringgradige Besserungen gebracht hatten, suchte auf unsere Empfehlung trotz pekuniärer Schwierigkeiten hoffnungsfreudig einen sonst für eine derartige Dermatose heilsamen Hochgebirgsort auf. Tief enttäuscht kehrte er nach einem 6wöchigen Aufenthalt in noch schlechterem Zustand als zuvor zurück. Im Hinblick auf seine wirklich trostlose Körperverfassung hielten wir es für angebracht, ihm versuchsweise einen Aufenthalt an der See vorzuschlagen, einen Rat, den der Kranke in seiner Notlage auch umgehend befolgte. Wie durch ein Wunder wurde er dort in wenigen Tagen erscheinungsfrei. Das war für ihn die Veranlassung, in dem betreffenden Küstenkurort beruflich tätig zu werden. Seit über 8 Jahren lebt er nun am Meer und klagt nur hin und wieder über geringgradige ekzematöse Hautveränderungen.

Alle solche Vorkommnisse aber erfordern besondere ärztliche Kenntnisse und spezielle medizinische Erfahrungen. Aus diesem Grunde gehört u. a. in die bei uns von der Sozialversicherung zur Bearbeitung der jetzt immer zahlreicher anfallenden Anträge für eine Klimakur eingesetzten Ärztekommissionen auch ein mit bioklimatischen Fragen vertrauter Dermatologe. Wenn er fehlt, erfolgt auf Grund unserer Erfahrungen zuweilen eine höchst bürokratische Ablehnung begründeter Gesuche. Fast noch schlimmer ist es aber, wenn Ekzematiker, deren krankhafte Reaktionsweise der Haut einem solchen Gremium meist nicht geläufig ist, kritiklos in irgendeinen Kurort geschickt werden, nur weil in diesem gerade Plätze frei sind. Für einen Patienten aber, der bei dem bisherigen Behandlungsverlauf eindeutige Unverträglichkeitserscheinungen gegenüber schwefelhaltigen Präparaten zeigte, muß die aus obigen Gründen oder auch aus Unwissen vorgenommene Einweisung in ein Schwefelbad nur Schaden stiften. Überdies werden durch solche Fehlentscheidungen nur Gelder der Sozialversicherung verschleudert.

Selbstverständlich soll mit dem soeben angeführten Beispiel, das durch ähnliche beliebig ergänzt werden könnte, keinesfalls die therapeutische Bedeutung der Schwefelbäder, die bei gewissen Hautkrankheiten durchaus angebracht sind, irgendwie herabgemindert werden. Bei richtiger Indikationsstellung sind auch sie, wie an anderer Stelle und von anderer Seite ausgeführt wird, gleichfalls sehr wirkungsvoll. Schließlich verordnet jeder Dermatologe Tag für Tag und gewöhnlich mit bestem Erfolg schwefelhaltige Präparate. Daß sie hin und wieder auch einmal reizen, spricht nicht gegen ihre Anwendung, und trotz aller Neuerungen wird man dermatologischerseits nicht auf die altbewährte Schwefeltherapie verzichten. Es schien uns wichtig, dies gerade hier klarzustellen.

Übrigens müssen die erwähnten dermatologischen Kuranträge tunlichst sofort bearbeitet werden. Ändern doch in erster Linie die chronisch-rezidivierenden Dermatosen oft rasch ihre Symptomatik. Das, was therapeutisch gegenwärtig gut zu sein scheint, kann sich in wenigen Wochen nach einem Wandel in der Krankheitsphase als jetzt geradezu falsch erweisen.

Beim Ekzemkranken hat es sich uns als zweckmäßig erwiesen, die Klimakur nach Möglichkeit im erscheinungsarmen oder, wenn es geht, im erscheinungsfreien Intervall durchzuführen. Wichtig ist, den Patienten zur heilklimatischen Behandlung richtig vorzubereiten und auch rechtzeitig die äußere lokale Therapie so zu gestalten, daß diese, wenn das auch weitgehend vermieden werden sollte, notgedrungen noch im Kurort vorgenommen werden kann. Sie muß so beschaffen sein, daß körperliche Entstellungen vermieden werden und keine Gefahr der Verschmutzung der Bettwäsche besteht. Sie darf auch psychisch nicht nennenswert belasten. Stets muß vor Antritt der Klimakur, ambulant oder evtl. sogar stationär, eine gründliche Durchuntersuchung erfolgen. Dabei ist festzustellen, ob irgendwelche zu Komplikationen Anlaß gebende Foci vorhanden sind. Solche können am Kurort vornehmlich in den ersten drei der Adaption bzw. der Akklimatisation dienenden Wochen während der in dieser Zeit durch Umsynchronisation ganz beachtlichen körperlichen Belastung und der damit gewöhnlich verbundenen Abwehrschwäche leicht aufflammen und unter Umständen zur Rückreise oder zu einer klinischen Sonderbehandlung zwingen und so das Kurresultat höchst negativ gestalten. Die Herdsanierung im Heimatort ist demnach ein wichtiges Gebot. Schon beim Psoriatiker kann eine einfache Angina, zumal bei zerklüfteten und hypertrophischen Mandeln, exanthematische Eruptionen auslösen. Hier ist also evtl. die Tonsillektomie angebracht. Noch gefährlicher als Foci sind zufällig neben dem Hautleiden einhergehende akute oder subakute Entzündungsprozesse der Atemwege und der Lungen, dekompensierte Herz- und Kreislaufstörungen, Magenulcera, Leber- und Gallenleiden, Pankreatopathien, Nieren- und Blasenleiden, starke Abweichungen des Stoffwechsels und ähnliches. Sie stellen einen zumindest zeitlichen Hinderungsgrund für die beabsichtigte Klimatherapie dar.

Auch soll der Patient, wenn die Kurortwahl erfolgt ist, schon zu Hause über die im neuen Milieu voraussichtlich anzutreffenden Verhältnisse aufgeklärt werden. So muß er wissen, was er zweckmäßigerweise an Kleidungsstücken mitzunehmen hat. Bei Winterkuren sind für Ekzematiker Flanell und Wolle eine nicht zu übersehende Gefahr. Immer ist die plötzliche Versetzung des Körpers in das nun einmal für Hautkranke zu fordernde Kontrastklima ein merklicher Einschnitt in ihre bisherige Lebensweise. So sind während der Menstruationsblutung solche den Organismus unvorbereitet treffenden Belastungen nicht angebracht. Überhaupt ist in der zweiten Cyclushälfte bei der hier gewöhnlich vorherrschenden ergotropen Einstellung die im Kurort durchzustehende Adaptionszeit erschwert. Bei dieser Körperverfassung kommt es bei der Umsynchronisation manchmal zu heftigeren Reaktionen als in der ersten Cyclusphase. Deshalb wird man weiblichen Personen raten, die Kur besser erst nach Abschluß der Periode anzutreten. Hingenommen werden muß die Tatsache, daß die Regelblutung je nach ihrer Dauer die Hydro- bzw. Thalassotherapie verhindert, auch meist die Durchführung einer intensiven Sonnenbehandlung verbietet, und durch solche Hindernisse und Einengungen auch der Kurerfolg geschmälert wird. Vorsorglich wird man die Patienten schon am Heimatort darüber in Kenntnis setzen, daß gewisse an und für sich recht harmlose Präparate, so manche Phenazon enthaltende Grippemittel, ferner bestimmte Sulfonamide bei der im Kurort verstärkten Sonneneinwirkung foto-toxische Hautentzündungen verursachen können, und daß hier schon eine bisher verträgliche Salbe oder ein harmloser, jedoch Eosin enthaltender Lippenstift Gefahren in sich birgt.

Noch bevor der Patient im Kurort eintrifft, muß der dortige Arzt im Besitz entsprechender, ihm die Krankheitsbeurteilung und die bioklimatische Behandlung erleichternder Unterlagen sein. Vielfach ist die lange Anreise zum Kurort in einem oft überfüllten Abteil des Zuges recht anstrengend und beschwerlich. Sie kann besonders in der sommerlichen Hitze Exacerbationen verursachen. In solchen Fällen ist die Zurückhaltung den peroral zu verabfolgenden Glucocorticoiden gegenüber zur Verhütung solcher Vorkommnisse kurzfristig aufzugeben. Noch besser ist es, hier die Eisenbahn mit dem Flugzeug vertauschen zu lassen. Für unsere Hautkranken, die wir zu Klimakuren in das entfernte Rumänien oder Bulgarien schicken, trägt die Sozialversicherung nicht nur die Kosten für den Kuraufenthalt, sondern bezahlt stets auch die Flugreise. Eine derartige Großzügigkeit aber verpflichtet den Patienten in besonderem Maße zum Einhalten der ihm auferlegten Kurdisziplin. Diese ist die Voraussetzung für die auf diesem naturgegebenen Weg erreichbaren Heilerfolge.

IX. Kuren im Gebirge

a) Das Mittelgebirge

Das die mittleren Höhenlagen charakterisierende Waldklima ist zur Behandlung von Hautkrankheiten nicht sonderlich geeignet. Ihm fehlen die Kontraste. Die eine Heilwirkung entfaltenden Wetterreize, selbst die aktinischen, sind für dermatologische Zwecke nicht stark genug. Das Mittelgebirge besitzt ein ausgesprochenes Schonklima. Es wäre verfehlt und eine gefährlich verlorene Zeit, hier etwa das prätumoröse Stadium der Mycosis fungoides heliotherapeutisch angehen zu wollen. Nicht einmal die Acne vulgaris ist dort bioklimatisch befriedigend zu beeinflussen. Freiluftliegekuren und eine mit diesen zu kombinierende Sonnenbehandlung sind meist nur auf einige wenige Sommerwochen beschränkt. Das Vorfinden eines reinen Strahlungswetters ist aber auch in dieser Zeit infolge der Häufigkeit von Regen bringenden Advektionen oftmals noch sehr in Frage gestellt. Häßlich und relativ lang sind stets die nebligen, naßkalten Übergangsperioden. Schließlich enthält die Luft in mittleren Höhenlagen in einem Kubikzentimeter noch immer 5000 und mehr von Pflanzen, von Industrie- oder von Landwirtschaftsbetrieben herrührende Kernaerosole. Diese aber irritieren vielfach eine überempfindliche oder überempfindlich gewordene Haut.

In den meist 600—800 m hoch gelegenen Kurorten des klimatisch rauhen, vielfach Wetterunruhe aufweisenden, deshalb relativ sonnenarmen Erzgebirges werden die beiden häufigsten durch Klimatherapie beeinflußbaren Dermatosen, das endogene Ekzem und die Psoriasis, nach eigenen Erfahrungen nur mäßig gebessert. Allenfalls beruhigt sich nach erfolgtem Milieuwechsel dort hin und wieder die zuvor therapieresistente chronisch-rezidivierende Urticaria. Auch erleichtert und fördert nach Abheilung einer den Organismus besonders belastenden Hautentzündung, etwa eines Karbunkels bzw. eines ausgedehnten Erysipels, oder nach einer radikalen chirurgischen Exstirpation tuberkulöser Lymphome der in der Rekonvaleszenz vorgenommene Gebirgsaufenthalt durch baldige Kräftigung die ersehnte Erholung.

Als günstiger für Hautkranke erwiesen sich uns die Kammlagen des Erzgebirges. So erprobten wir im Jahre 1955 die Klimawirkung auf dem etwa 1200 m hohen Fichtelberg. Die dabei erhaltenen, immerhin noch brauchbaren Ergebnisse gaben die Veranlassung, dort ein Sanatorium für Hautkranke zu eröffnen. Über die seither in diesem gemachten Erfahrungen haben Fuchs u. Hentschel (1959) und später Sprafke (1964) berichtet.

Während in der kalten Jahreszeit die unseren Hautkranken zur Verfügung stehenden landeseigenen Gebirgskurorte nur wenig befriedigende Erfolge zeitigen, ist im Hinblick auf die in 1200 m Höhe verstärkt anzutreffende Luftreinheit und die dort durch Schnee in vermehrter Form zur Entwicklung kommende Reflexstrahlung ein etwa 6wöchiger Winteraufenthalt bei manchen Dermatosen, besonders bei der Ekzemkrankheit, doch recht lohnend und stellt somit trotz der zuvor erwähnten Einschränkungen als eine gewisse Ausweichmöglichkeit zumindest in bestimmten Krankheitsphasen ein durchaus akzeptables Unterfangen dar.

Übrigens hat Stühmer (1933) im Schwarzwald ähnliche Feststellungen gemacht. Auch er hält nicht viel von dem Verweilen eines Hautkranken in einem unter 800 m liegenden Kurort. Letzterer muß seiner Ansicht nach stets über der Nebelgrenze und mindestens 1000 m hoch liegen.

Selbst unter solchen Bedingungen aber kann im Mittelgebirge vielfach nicht auf eine zusätzliche Lokalbehandlung verzichtet werden. Nach unserer Auffassung ist das aber nicht der Zweck der Klimatherapie. Gewiß werden im Vergleich zum ebenen Binnenland in den letztgenannten Höhen die früher diskutierten, zur dermatologischen Klimatherapie notwendigen meteorologischen Wirkungskomplexe in einer bereits ausgeprägteren Form angetroffen als etwa im flachen Binnenland. Verstärkt gegenüber den Verhältnissen in Niederungen sind zumindest die UV-Strahlen. Trotzdem fehlen sogar bei dem nur spärlich vorhandenen ungestörten Schönwetter, wie schon erwähnt wurde, die bei Hautkrankheiten für eine intensive und umfangreiche Ganzheitstherapie nun einmal zu fordernden bioklimatischen Kontraste. Überdies verursachen häufige Bodeninversionen immer wieder recht unvorteilhafte Situationen. Die unterhalb 1000 m Höhe noch recht beachtlichen Luftbeimengungen aber sind zumindest für Ekzematiker Gefahrenherde. Nie wird aus solchen Gründen im Mittelgebirge bei der klimatischen Behandlung von Hautkrankheiten die Erfolgsquote erreicht, die der Hilfesuchende erwartet und die dieses mit Zeitverlust und Kosten verbundene Therapieverfahren besonders empfehlenswert macht. Besser bewährt sich unter solchen Gegebenheiten die sonst übliche Krankenhausbehandlung. Daß diese übrigens meist auch 6 Wochen beansprucht und ebenfalls nicht billig ist, hat Harnack (1965) in überzeugender Form dargelegt.

b) Das Hochgebirge

Das in diesem stets anzutreffende Kontrastklima eignet sich in hervorragender Weise zur bioklimatischen Beeinflussung der früher aufgezählten Hautleiden. Es zeitigt bei ihnen, wie das auch bei dieser übrigens aus beruflichen oder aus familiären Gründen oftmals nicht leicht durchzuführenden Behandlungsmethode verlangt werden muß, in wenigstens 70% der Fälle noch während der Kur die angestrebte völlige oder doch fast völlige Erscheinungsfreiheit. Es gibt aber Hochgebirgsgegenden, in denen sich die Erfolgsziffern auf diesem Gebiet erfreulicherweise zwischen den Zahlen 90 und 95 bewegen. Immer nehmen nämlich die geographische Lage, die Höhe über dem Meer, der Aufbau und die Gestalt der Berge starken Einfluß auf die jeweils anzutreffende Witterung. Dabei kommt der Streichrichtung eine gewisse Bedeutung zu. Auch formen die mehr oder weniger häufigen und unterschiedlich flüchtigen Advektionen das örtliche Klima. Schon das alles aber sind Hinweise auf die selbst hier anzutreffenden, trotz gewisser gemeinsamer meteorologischer Eigenschaften immer noch recht beachtlichen Ungleichheiten. Hochgebirgsklima ist also kein fester und eindeutiger Begriff. *Wetterelemente und die Klimafaktoren zeigen mit zunehmender Höhe Wertigkeitsänderungen.* Schon in 1000 m Höhe wird das deutlich. Die Folge davon sind an die einzelnen Erhebungsgrade geknüpfte klimatische Besonderheiten.

Auf solche weist schon die Abnahme des Luftdruckes hin. Dieser verringert sich pro 100 m um etwa 8,5 mm Hg. Beträgt er im Meeresniveau 760 mm Hg, sinkt diese Zahl in 2000 m Höhe auf 590 mm Hg. Und parallel dazu bewegt sich auch der stets mit einem Anteil von rund 20% an diesem Geschehen beteiligte Sauerstoffpartialdruck. Beträgt er im Meeresniveau 150 mm Hg, sinkt diese Zahl in 2000 m Höhe auf 118 mm Hg. — Auch die Temperatur zeigt eine höhenbedingte Abnahme. Sie erniedrigt sich pro 100 m um 0,5° C bis 0,6° C. Die Feuchtigkeitsgrade lassen ebenfalls eine rückläufige Tendenz erkennen. Beträgt der Dampfdruck im Meeresniveau 10 mm Hg, so sinkt er in 2000 m Höhe auf etwa die Hälfte.

Im Gegensatz zu diesen Gegebenheiten nimmt die Sonnen- und Himmelsstrahlung pro 100 m etwa um 2—4% zu, in ganz großen Höhen jedoch nur noch um 1%. Ferner verdient Beachtung, daß durch den gewöhnlich recht hohen Reinheitsgrad der dünnen Hochgebirgsluft, ferner durch vielfältige Möglichkeiten einer Strahlenreflektion, dies besonders stark an Gletschern und an Schneefeldern, der UV-Gehalt bzw. die UV-Wirkung ganz erheblich verstärkt wird. Sogar der Nebel und auch dichte Wolken sind durch Zerstreuung bzw. durch Gegenstrahlung hieran beteiligt. — Bei großräumigen Hochdrucklagen wird selbst in Höhen über 2000 m vielfach noch windschwaches Wetter angetroffen. Die dort befindlichen Kurorte liegen im Winter meist über den Niederschläge bringenden Wolken. Schon das alles aber besagt, daß zwischen dem Klima des flachen Binnenlandes und dem des Hochgebirges ganz erhebliche Wetterkontraste zu verzeichnen sind.

Anschaulich geht das aus den in unseren Breiten bereits während einer Schönwetterperiode anzutreffenden Wetterverhältnissen hervor. Besondere Situationen bietet die Sommerzeit. In ihr ist überall eine täglich fühlbarere Erwärmung der Luft festzustellen. In den Städten des flachen Binnenlandes aber erhöht sich die Außentemperatur zusätzlich durch die Rückstrahlung, die von den geteerten oder von den asphaltierten Straßen, besonders aber von dem Häusermeer ausgeht. Die dort so zustandekommende Hitze wird, zumal bei der über der Ebene lagernden und über den Industriezentren geradezu massierten Dunstschicht, für den Organismus immer drückender und bald unerträglich. Schwül und heiß sind jetzt besonders die Nächte. Konträr dazu verlaufen in der Sommerzeit die Vorgänge im Hochgebirge. Auch dort steigt, zumal bei der intensiven Sonnenstrahlung, die Tagestemperatur auf hochsommerliche Werte. Die dünne, ausgesprochen trockene Luft aber verhindert das Aufkommen von Schwüle. Überdies weht auf den Hängen und Gipfeln auch bei reinem Strahlungswetter stets ein angenehmer Wind. Durch ihn wird eventuellen Luftstagnationen gleichsam der Boden entzogen. Die reine Gebirgsluft wirkt immer erfrischend. Höchst wohltuend empfunden wird dabei die abendliche Abkühlung. In den Bergen kennt man keine heißen Nächte.

Und nun noch kurz einige Bemerkungen zu den in unseren Breiten in der Winterzeit anzutreffenden Situationen. Sie ist überall durch niedere Temperaturen charakterisiert. In den Städten des flachen Binnenlandes wird in dieser Jahreszeit selbst bei Hochdruckwetterlage die Luft in zunehmendem Maße kalt und überdies feucht. Auch jetzt liegt über der Ebene, besonders über den Industriezentren, eine dunstige, außerdem fast immer stark verschmutzte Luftschicht. Häufig kommt es dabei zu Inversionen. Konträr dazu verlaufen in der Winterzeit die Vorgänge im Hochgebirge. Dort besitzt die Luft auch weiterhin einen hohen Reinheitsgrad. Bei immer noch reichlicher Sonneneinstrahlung ist sie tagsüber angenehm warm und überdies trocken. Deshalb können dort, zumindest in den Mittagsstunden, nach wie vor Sonnenbäder genommen werden. Diese Möglichkeit erleichtert die von den Schneefeldern aus erfolgende starke Rückstrahlung. Immer liegen die ausgesprochenen Hochgebirgskurorte weit über der Grenze für Nebel, auch weit über der Grenze für flache Inversionen. Ferner gibt es in der in Mitteleuropa anzutreffenden Bergwelt besonders geschützte Regionen. Immer mehr sind diese auch der Klimabehandlung Hautkranker zugänglich zu machen. Die ihnen meist vorgelagerten Bergketten erschweren den stets Wetterunruhe mit sich bringenden Advektionen den Zugang. Zumindest schwächen sie die von kurzfristigen Änderungen in der Biosphäre ausgehenden, immer den Kurverlauf störenden Wetterinsulte in fühlbarer Form. Solche gegen aperiodische Vorgänge gewissermaßen gefeite Hochgebirgskurorte aber eignen sich speziell zur Klimatherapie der Hautkrankheiten. Das aber heißt, daß bei dieser Behandlungsmethode nicht etwa ausschließlich die nach Metern gemessenen Erhebungen den Ausschlag geben, sondern daß auch die gerade skizzierten meteorologischen und klimatischen Eigenschaften bzw. Besonderheiten von immenser Bedeutung sind.

Nach unseren Erfahrungen müssen die den Hautkranken im Hochgebirge zur Verfügung stehenden Kurheime oder Sanatorien, stets über 1600 m und möglichst auch über der Baumgrenze liegen. Das deckt sich auch mit den Ansichten anderer Autoren (Marchionini, 1956; Borelli, 1964; Popchristov, 1964). Allerdings sollten Höhen über 3000 m wegen der dann doch recht starken körperlichen Belastung nach Möglichkeit nicht zur Klimatherapie Hautkranker herangezogen werden.

Immer erfordert der Kuraufenthalt im Hochgebirge, zunächst einmal schon im Hinblick auf die dort jetzt ganz andersartige meteorologische Periodik, eine *gewaltsame Umsynchronisation der bisherigen biologischen 24 Std-Rhythmik*. Dazu werden reaktive und kompensatorische Vorgänge in Gang gebracht. Die auf diese Weise alle Organe und Organsysteme in Mitleidenschaft ziehende Umstellung wirkt auf funktionelle Abwegigkeiten korrigierend und ausgleichend. Zahlreiche Publikationen unterrichten über diesbezügliche Beobachtungen.

Letztere erfolgten jedoch zum großen Teil an gesunden Menschen, vielfach an Sportlern. Sie sind deshalb nur kritisch bzw. unter Vorbehalt auf kranke Personen übertragbar. Auch haftet den dabei erarbeiteten Ergebnissen oftmals der Fehler der kleinen Zahl an. Hinzu kommt schließlich, daß es sich zuweilen um Untersuchungsresultate handelt, die in weit größeren Höhen als in den zur Klimatherapie benutzten gewonnen wurden und die somit noch mehr zur Vorsicht bzw. zu Vorbehalten mahnen. Dennoch geben derartige Befunde zumindest gewisse Hinweise. Außerdem sind sie wertvolle Anregungen für die auch auf diesem Sektor der Medizin so wichtigen Grundlagenforschung. Wie schon den bisherigen Ausführungen zu entnehmen ist, erweist sich hier letztere ebenfalls als noch recht lückenhaft.

Bereits bei der Fahrt in den hochgelegenen Kurort weist das „Zufallen der Ohren" auf den abnehmenden Luftdruck hin. Dieses dysbarische Symptom wird jedoch durch den über die Tuba Eustachii erfolgenden Druckausgleich zwischen Mittelohr und Pharynx kurzfristig behoben. Der zu gleicher Zeit und aus denselben Gründen sich entwickelnde Meteorismus findet meist keine besondere Beachtung. Den genannten, also höchst harmlosen Abwegigkeiten gegenüber tritt die dünne, frische Luft besonders angenehm in Erscheinung. Das Atmen fällt merklich leichter als am Heimatort. Die Lungenventilation ist verstärkt. Oberhalb von 1500 m wird schon im Ruhezustand eine deutliche diesbezügliche Intensivierung festgestellt (LOEWY, 1931). Das Ruheminutenvolumen ist in 3000 m Höhe etwa um 30% größer als im Tiefland. Bei körperlicher Anstrengung zeigt die Atemfrequenz eine auffällige Beschleunigung im Vergleich zum Heimatort. Schneller als dort kommt es im Hochgebirge zu einer mehr oder weniger auffälligen Atemnot. Schuld an dieser pulmonalen Hyperventilation sind aber nur zum kleinsten Teil die relative Sauerstoffarmut der Atmosphäre und der dadurch bedingte Sauerstoffhunger. Zusätzliche Sauerstoffanreicherung der Inspirationsluft ändert nämlich diese Erscheinung nicht nennenswert (KELLOGG u. Mitarb., 1957). Sie ist in erster Linie auf die vegetative Umstellung zurückzuführen. Diese bewirkt eine Empfindlichkeitssteigerung des Atemzentrums (HASSELBALCH und LINDHARD, 1911) nicht nur gegenüber Sauerstoff-, sondern auch gegenüber Kohlensäuremangel (BECKER-FREYSENG u. Mitarb., 1943). Erhöht ist der In- und Exspirationsdrang (PFLEIDERER und BÜTTNER, 1940). Die Blutfülle in den Lungen ist vermehrt. Das aber bedeutet eine Verkleinerung der Vitalkapazität (HALHUBER u. Mitarb., 1952). Die nötigen Ausgleiche bewirkt die bessere Durchlüftung der Lungen. Durch die vielfach überschießende (CHIODI, 1957), sehr an den personalen Faktor gebundene Atemsteigerung kommen mindestens ebenso viele Luftmoleküle an die Alveolen wie im Tiefland. Schließlich nimmt im Hochgebirge auch der dort stark verminderte Dampfdruck Einfluß auf die Atmung. Die inspirierte, immer recht trockene Luft entzieht der Schleimhaut der Trachea und der Bronchien mehr Wasser, als dies gewöhnlich im Flachland der Fall ist. Es besteht also unter solchen Gegebenheiten die Gefahr nicht nur der Austrocknung der Atemwege, sondern auch ihrer Abkühlung. Solche Möglichkeiten werden durch körperliche Überbeanspruchungen (BALZAR u. Mitarb., 1957) stark gefördert. Letztere werden dann zuweilen die Ursache für Tracheitiden bzw. Bronchitiden, unter Umständen auch einmal für eine Pneumonie. Wie noch berichtet wird, ist jedoch der Körper bald in der Lage, sich auch gegen derartige Geschehnisse zu schützen.

Noch aber steht der Organismus des gerade im Höhenkurort eingetroffenen Hautkranken erst im Beginn der in der in Gang gekommenen *Adaptionsperiode* sich nun immer deutlicher manifestierenden Gegenregulationen. Schon früher wurde gezeigt, daß der über die Akkommodation zur erstrebten Akklimatisation führende Weg immer Zeit beansprucht und stets nur in Etappen zurückgelegt wird. Dies lehrt auch das im Hochgebirge zu beobachtende Verhalten der eng an die Atmungsorgane gekoppelten Hämodynamik. Fast immer kommt es, besonders wenn der Höhenwechsel rasch erfolgt ist, in dem nun einwirkenden Kontrastklima in den ersten Stunden unter einer gewissen Müdigkeit zu einer deutlichen Bradykardie (HAUS und JUNGMANN, 1953, 1954). Dabei ist das Minutenvolumen vermindert, die Blutdruckamplitude verkleinert. Diese flüchtige vagotone Kreislaufeinstellung ist bei jungen Menschen, speziell aber bei Hypotonikern, weiter bei Orthostatikern, ferner bei Unterfunktion der Schilddrüse besonders ausgeprägt.

Ihr folgt eine etwa 2—6 Tage währende, in ihrer Dauer von der Höhenlage abhängige (FLEISCH und A. v. MURALT, 1948) amphotone Kreislaufeinstellung. Dabei ist schon in 1000 m Höhe eine Tachykardie festzustellen. Oberhalb von 2000 m werden zuweilen auch Extrasystolen beobachtet (GRANDJEAN, 1944, 1948). Das Minutenvolumen zeigt eine ansteigende Tendenz (HAUS und JUNGMANN, 1954). Die Blutdruckamplitude erweist sich als vergrößert. Die Pulswellengeschwindigkeit ist schon in der Ruhe, besonders aber bei körperlichen Anstrengungen deutlich erhöht (JUNGMANN, 1958), in 1900 m etwa um 10%. Ferner wird jetzt an den großen Gefäßen eine Tonuszunahme registriert. Flüchtig erreicht in dieser Adaptionsphase auch einmal der Blutdruck höhere Werte (KEYS, 1938; HAUS und JUNGMANN, 1954). Gewöhnlich ist zu diesem Zeitpunkt die Leistungsfähigkeit herabgesetzt, vielfach auch der Schlaf beeinträchtigt (HALHUBER u. Mitarb., 1952). Sympathicotoniker, labile Hypertoniker, Kranke mit Überfunktion der Schilddrüse zeigen hier Übersteigerungen.

Spätestens *zu Beginn der 2. Kurwoche* normalisiert sich die Herzschlagfolge wieder. Die hohe Pulsfrequenz geht auf oder sogar unter die Ausgangswerte zurück. Auch das Herzminutenvolumen verkleinert sich (HALHUBER u. Mitarb., 1952). Der erhöhte Tonus der großen Gefäße nimmt ab (JUNGMANN, 1955b; BALZAR u. Mitarb., 1957). Dabei ist interessant, daß auch hier der bei sonstigen Anpassungs- und Abwehrleistungen so bekannte Zeitraum zwischen dem 8. und 12. Tag (SCHNITZER, 1950) nicht ohne Bedeutung ist. In der jetzt beginnenden und bis zum 20. Tag dauernden, bei labilen Menschen besonders hervorstechenden Krisenzeit kommt es nämlich auf dem Gebiet der Hämodynamik — ähnlich wie dies übrigens auch an der Atemtätigkeit, besonders an dem Erregbarkeitsgrad des Atemzentrums festzustellen ist — zu mehr oder weniger auffälligen Schwankungen. Dabei sind erneut abweichende Meßwerte wahrzunehmen. Nur manifestieren sie sich jetzt meist erst bei Belastungen (JUNGMANN, 1959). So zeigt jetzt auch der Arbeitspuls eine Zunahme. Eine besondere Rolle spielen hier die reaktive Persönlichkeit und die jeweilige Ausgangslage.

Weiter ändert sich in der Akkommodationsphase die Blutzusammensetzung. Während im weißen Blutbild außer einer flüchtigen Reizlymphocytose keine nennenswerten Verschiebungen zu registrieren sind, ist zur Ausnutzung der Ventilationszunahme und zur Beschleunigung des Sauerstofftransportes schon gleich nach der Ankunft im Hochgebirge bei gleichzeitiger Plasmavermehrung ein deutlicher Erythrocytenanstieg zu erkennen. Dieser wird zunächst aus den Blutdepots befriedigt (WIESINGER und TOBLER, 1944). In den nun folgenden Tagen aber tritt bei sich wieder normalisierender Plasmamenge in gesteigerter Form die echte Erythropoese und, zeitlich etwas nachziehend, auch die letztere ergänzende Hämoglobinsynthese in Erscheinung (HEILMEYER u. Mitarb., 1933). So wird einmal durch die bereits geschilderte Hyperventilation, sodann aber auch durch diese vermehrte Produktion von roten Blutkörperchen, speziell von Hämoglobin, selbst in großen Höhen die Sauerstoffsättigung des Blutes und somit die Sauerstoffversorgung des Organismus gesichert. Natürlich hat das gewisse Auswirkungen auf den Eisenstoffwechsel. In Höhenlagen zwischen 1500 und 3000 m ist allerdings noch kein meßbares Absinken des Serumeisenspiegels vorhanden. Dieses wird erst in einer Höhe von etwa 3500 m deutlich (VANNOTTI und MARKWALDER 1939). Wie später noch zu berichten ist, wird aber auch der unter solchen Bedingungen dann zu beobachtende Eisenhunger des Körpers durch resorptive Erleichterung der Eisenzufuhr kompensatorisch beseitigt.

Der im Hochgebirge infolge des verringerten Luftdrucks herabgesetzte alveoläre Sauerstoff- und Kohlensäurepartialdruck führen im Blut zu einer verminderten Sauerstoff- bzw. Kohlensäurespannung. Beides wird von dem erregten Atemzentrum, besonders im Verlauf der Nachtruhe, deutlich registriert. So kommt es besonders im Schlaf vielfach zu einer individuell unterschiedlich stark ausgeprägten Cheyne-Stokesschen Atmung (STÄUBLI, 1913). Sie ist ein für das Hochgebirge geradezu typisches Adaptionssyndrom. Übrigens erleichtern dort nicht nur der mit der Höhe zunehmend schwächer werdende Luftdruck, sondern auch die verstärkte Atemtätigkeit das pulmonale Abrauchen der Kohlensäure.

Ihr dadurch bedingter Rückgang im Blut führt zu einer vorübergehenden Alkalose. Sie wird zunächst einmal durch Beanspruchung der Blutalkalireserve, weiter durch Erhöhung der Milchsäurewerte (HARTMANN und v. MURALT, 1934), aber auch durch Verringerung der Salzsäureproduktion im Magen, ferner seitens der Nieren durch vermehrte Alkaliausscheidung und durch eingeschränkte Abgabe freier und an NH_3 gebundener Säure so lange kompensiert, bis vom Organismus andere Gegenregulationen erschlossen sind. In der Adaptionsphase werden auch im Eiweißgehalt des Blutes, meist durch Zunahme der Albumine (v. MURALT und NOTTER, 1948), vorübergehende Schwankungen festgestellt. Ferner ist auch ein sich allerdings bald wieder normalisierendes Ansteigen des Lipoidgehaltes (SCHEMENSKY, 1929), eine flüchtige Cholesterinerhöhung (SCHEMENSKY, 1929), eine kurzfristige Aktivitätssteigerung der Cholinesterase (v. MURALT und STETTLER, 1948) beobachtet worden. Die ebenfalls bald wieder verschwindende kompensatorische Zunahme der Milchsäurewerte wurde bereits erwähnt. Wichtig ist auch das Ansteigen des Glutathiongehaltes im Blut. Von besonderer Bedeutung ist die an den Nüchternblutzuckerwerten sich abzeichnende Unruhe. Einer anfänglichen Senkung in der vagotonen Phase (WIESINGER und SCHERTENLEIB, 1944) folgt meist im Stadium der Amphotonie eine vielfach recht starke Erhöhung (HOLMQUIST, 1934a). Auch dieses Hin und Her ist ein Beweis für die in der Anpassungsperiode im vegetativen Tonus vor sich gehenden Verschiebungen. Schließlich werden auch hier wieder physiologische Nüchternblutzuckerwerte erreicht. Eindeutig bessert sich während der Adaption an das Hochgebirge die Glucosetoleranz (SCHÄFFELER und FLURY, 1948). Und nicht vergessen sei der Hinweis, daß auch die Blutgerinnung Veränderungen erfährt. Zunächst sinkt der Prothrombinspiegel ab (v. MURALT und HIRSIGER, 1948). Später wird eine Verlängerung der Gerinnungszeit festgestellt (SCHÖNHOLZER und PORTMANN, 1948).

Vom Verdauungstrakt ist zu sagen, daß die bereits erwähnte, nur kurze Zeit dauernde, zur Verringerung der Blutalkalose kompensatorisch einsetzende Drosselung der Salzsäureproduktion des Magens (STÄMPFLI und ENDTNER, 1944) oftmals Anlaß zu Entleerungsverzögerungen, zu Verdauungsstörungen, besonders zu Obstipation gibt. Die Resorption des in der Nahrung enthaltenen Eisens ist zum Ausgleich des schon skizzierten Eisenmangels sichtlich verbessert. Verbessert ist auch die Fettverträglichkeit (CREMER, 1944).

Kurz nach der Ankunft im Hochgebirge tritt meist eine vermehrte Urinausscheidung ein. Dabei kommt es gewöhnlich zu Nykturie. Der verringerte Gehalt des Urins an Salzen und die in ihm erhöhten Alkaliwerte (SCHÖNHOLZER u. Mitarb., 1948a) wirken der schon besprochenen Blutalkalose entgegen.

Die von den meteorologischen Kontrasten des Hochgebirges immer wieder ausgehenden Streßwirkungen, der kontinuierliche bioklimatische Druck auf das Vegetativum beeinflussen, wie auch aus früheren Erörterungen hervorgeht, in hohem Maße das Hypophysen-Adrenalsystem. So wird die Pankreasfunktion stimuliert und die Insulinproduktion gesteigert. Das wieder wirkt hemmend auf die von der Nebennierenrinde hormonell gesteuerte Zuckerausschüttung. Eine offensichtliche Dämpfung erfährt im Hochgebirge die krankhaft gesteigerte Schilddrüsenfunktion. Schon in der amphotonen Phase bessern sich die Symptome der Hyperthyreose (Stäubli, 1913; Michel, 1923). Beim weiblichen Geschlecht führt die Adaptionsperiode oftmals zu Cyclusstörungen (v. Philipsborn, 1938).

Ein wesentlicher Teil der Adaption an das Hochgebirge läuft im Gewebsstoffwechsel ab. Die Redoxsysteme sind aktiviert. Die Zunahme des Myoglobins, des Cytochroms c (Delachause und Tissières, 1946) weist auch auf Veränderungen der Metaboliten hin (Becker-Freyseng u. Mitarb., 1943). Hierfür sprechen auch einige der bereits genannten Blutbefunde, ferner einige der ebenfalls schon erwähnten Vorgänge im Endokrinium. Nur verhindern die dabei zu beobachtenden starken Schwankungen hier die Entwicklung charakteristischer Züge.

Auch die zuletzt erfolgten Hinweise sind wie das bereits zuvor schon Mitgeteilte Zeichen dafür, daß *in der Adaptionsperiode alle Organe und Organsysteme in höchst angespannter Ausgleichsarbeit stehen.* Dabei wechselt auch das psychische Verhalten. Der anfängliche Höhenrausch, die mit ihm vielfach verbundene Überschätzung der Leistungsfähigkeit beim Wandern und beim Bergsteigen weichen zwischen dem 10. und 20. Tag oftmals einer ausgesprochen depressiven Stimmung. Bei starkem Heimweh wird in dieser Situation oftmals sogar ein Kurabbruch erwogen.

Trotz diesem Hin und Her in der Krisenzeit führt die geschilderte etappenweise Verringerung und die stufenweise Beseitigung der verschiedensten pathologischen Abweichungen im Endeffekt fast immer zu einer recht beachtlichen Steigerung der im Berufsleben, besonders aber im Krankheitsfalle meist abgesunkenen körperlichen und geistigen Leistungskraft bzw. Leistungsfähigkeit. Diese festigt sich *nach beendeter Adaption* und wird nun weiter vervollkommnet. Deutlich unterscheidet sich der an das Hochgebirge Akklimatisierte vom Tiefländer. Hervorstechend bei ihm ist die Höhenvagotonie (Grandjean, 1948). Sie dokumentiert sich schon an dem jetzt wieder verlangsamten Puls. Bradykardie, ein kleines Ruheminutenvolumen, ein niedriger Arterientonus, auch ein relativ niedriger Blutdruck sind Hinweise auf die vollzogene Umstellung. Die Erythrocytenproduktion ist auch weiterhin gesteigert. Nach wie vor ist eine Hämoglobinvermehrung festzustellen. Die zirkulierende Blutmenge bleibt erhöht. Hinsichtlich der Blutzusammensetzung, speziell hinsichtlich der Blutgerinnung, sind ebenfalls persistierende Veränderungen eingetreten. Deshalb sind im Hochgebirge Blutungen häufiger und auch anhaltender als im Flachland. Demgegenüber werden in hochgelegenen Gegenden Thrombosen, Embolien und Infarkte seltener angetroffen als in Niederungen. Die anfangs aufgetretene Alkalose ist beim Akklimatisierten nach in Gang gekommenen besonderen Regulationsweisen beseitigt. Die Alkalireserve allerdings erweist sich als erniedrigt. Die Verdauung hat sich inzwischen normalisiert. Die Obstipation ist beseitigt. Der Grundumsatz erreicht nunmehr gewöhnlich die untere Grenze der Norm. Die Tätigkeit der Schilddrüse ist verlangsamt. Bei Hyperthyreose schwächen sich die Erscheinungen auch weiterhin noch ab. Verbessert bleibt die Glucosetoleranz. Die Stimulation des Inselapparates im Pankreas hält an. In der Leber kommt es zu vermehrter Glykogenspeicherung. Ferner verlieren sich beim Akklimatisierten infolge der inzwischen verstärkten Lungendurchblutung und der dadurch verbesserten Durchfeuchtung der respiratorischen Schleimhäute die anfänglich bei dem steten Wasserdampfdefizit der Hochgebirgsluft beobachteten Austrocknungserscheinungen und ihre Gefahren. Die Vitalkapazität hat wieder die Ausgangswerte erreicht, vielfach liegt sie sogar über ihnen. Die Atmung ist jetzt gegenüber der Akkommodationsperiode ausgeglichener und ökonomischer. Die Ventilationszunahme bleibt bestehen. Dasselbe gilt für die übrigens durch zusätzliche Sauerstoffbeatmung nicht zu beseitigende Empfindlichkeitssteigerung des Atemzentrums gegen Sauerstoffmangel. Eine Empfindlichkeitssteigerung des Atemzentrums gegenüber Kohlensäure ist auch fernerhin nachweisbar (KELLOGG u. Mitarb., 1957). Die Atemanhaltezeit erweist sich auch jetzt als verkürzt. Ferner bleiben auch nach Akklimatisation die Atemexkursionen verlängert und verstärkt. Auf diese besonders intensive Durchlüftung der Lungen im Hochgebirge ist das bei den Einheimischen zu beobachtende große Lungenvolumen und der mächtige, oft geradezu faßförmige Thorax zurückzuführen (MONGE, 1951). Solche Befunde sind bei Tieflandbewohnern in dieser Häufigkeit nicht zu beobachten. Sie sind ein Beweis für das Bestehen einer rassischen Akklimatisation. Übrigens herrscht nach der vegetativen Umstellung schon im Hinblick auf die sich täglich bessernde Kraft und Leistungsfähigkeit und den offensichtlichen Rückgang der Hautveränderungen eine meist ausgesprochen zuversichtliche und gehobene Stimmung.

Absichtlich wurden die im Hochgebirge unter der Einwirkung des Kontrastklimas im Körperinnern zu beobachtenden, dort Korrekturen und Ausgleiche ermöglichenden Vorgänge in einer gewissen Breite geschildert. Sie nehmen nicht zuletzt ja auch Einfluß auf das pathologische Geschehen in der Haut. So fördert schon allein der Aufenthalt in einem derartigen Milieu bei chronisch-rezidivierenden Dermatosen die erstrebte Heilungstendenz. Dies geschieht dann also gleichsam ganz merklich von „innen heraus". Verstärkt wird aber das Schwinden der Hautmanifestationen durch den zusätzlichen direkten Kontakt mit den einzelnen Wetterelementen bzw. mit den einzelnen Wetterkomplexen. Eindeutig demonstriert das die „Badehosenform" der Psoriasis. Zumindest hinkt im Hochgebirge an den durch Kleidungsstücke bedeckt gebliebenen Körperstellen die Rückbildung im Vergleich zu den von „außen her" angreifbaren Körperbezirken stets in ganz auffälliger Weise nach. Auch bei der Behandlung der prätumorösen Mycosis fungoides ist das zu beobachten (K. LINSER, 1961; K. LINSER und HARNACK, 1962). Hohe Reinheitsgrade der Luft, ferner Temperaturen, die eine Heliotherapie erlauben, und schließlich ein möglichst konstantes und ein recht intensives Strahlungswetter, das sind die Forderungen, die dermatologischerseits an ein Hochgebirgsklima zu stellen sind.

Solche Gegebenheiten fehlen uns in Deutschland. Diskutabel wäre hier das noch in unserem Zollgebiet gelegene Kleine Walsertal. Seine in einer Höhe zwischen 1400 m und 1600 m befindlichen Ortschaften besitzen ein durch ozeanische Einflüsse der westlichen Luftströmungen in seinen Temperaturgegensätzen von Sommer und Winter angenehm gemildertes Heilklima. Die Gegend dort liegt aber im Eckpfeiler der Alpen und empfängt deshalb starke und häufige Niederschläge. Letztere und der dort ebenfalls oftmals vorhandene Nebel beeinträchtigen aber die bei vielen Dermatosen so wichtigen Freiluftkuren und erst recht die meist noch wichtigeren Sonnenbäder. — In der ČSSR bessert sich in oft hervorragender Weise in dem zwar 1600 m hoch gelegenen, sich aber noch unterhalb der Baumgrenze befindlichen Strbské Pléso das Asthma bronchiale. Demgegenüber sind dort die Ergebnisse der bioklimatischen Therapie bei Ekzemkranken und auch bei Psoriatikern wenig befriedigend. Auch hier fehlt oftmals die Sonne, weil in der Hohen Tatra ebenfalls Advektionen bzw. plötzliche Änderungen in der Biosphäre die Schönwetterperioden ganz erheblich stören.

In Rumänien werden in den Südkarpathen oberhalb von Sinaia in einer Höhe von etwa 1400 m ebenfalls Hautkranke der Klimatherapie unterworfen. Diese können dort mit einer Bergbahn leicht noch größere Höhen aufsuchen und so die Klimawirkung während des Aufenthaltes immer wieder verstärken. Bei einer Reihe unserer Patienten ergab dieses Kurverfahren befriedigende Resultate. — In Bulgarien ist man dabei, im Piringebirge und in den Rhodopen hochgebirgsklimatische Behandlungsbasen zu entwickeln (Popchristov u. Mitarb., 1964a, b). Ein abschließendes Urteil über die dort erreichbaren Heilquoten steht noch aus. — Marchionini (1956, 1964) hat im bithynischen Olymp auf dem 1800 m hohen Uludag das endogene Ekzem günstig beeinflussen können.

Übrigens ist selbst im Hochgebirge nicht immer und nicht überall Luftreinheit garantiert. Auch dort kann selbstverständlich der Wind in größerem Umfange Staubpartikel aufwirbeln und dadurch bei einer überempfindlichen Haut Irritationen verursachen. Das ist oftmals in Sandstein- oder in Kalksteingebirgen der Fall. Vielleicht sind die von uns in den Dolomiten bei Ekzemkranken festgestellten Mißerfolge auf solche Geschehnisse zurückzuführen. Selbst in heilklimatisch günstigen Höhenlagen können einmal vom „Talwind" herangetragene industrielle, landwirtschaftliche, aber auch pflanzliche Verunreinigungen bei Ekzematikern Juckanfälle hervorrufen und das Hautleiden wieder verschlimmern. Eine Gefahr sind hier auch eventuelle, in Unterkunftsnähe befindliche Hühner- oder Pferdeställe.

Schon Ende der 20er Jahre haben wir mit recht befriedigendem Erfolg Patienten wegen ihres Hautleidens in die Schweiz nach dem sonnigen St. Moritz geschickt. Als etwa gleichrangig in ihrer Wirkung erwiesen sich uns auch die Luftkurorte Arosa und Davos. In dem letztgenannten Dorf wurde jetzt Marchionini eine von seinem Mitarbeiter Borelli geleitete Hautstation zur Verfügung gestellt, die nicht nur die bioklimatische Behandlung einer größeren Patientenzahl erlaubt, sondern infolge ihrer Ausstattung mit Speziallaboratorien auch die Bearbeitung einschlägiger wissenschaftlicher Fragestellungen erlaubt. Mehrere Jahre konnten wir in größerem Umfange Hautkranke unter ärztlicher Begleitung und Aufsicht für 6 Wochen nach Tirol in die Stubaier Alpen entsenden. In diesen hatte unsere Sozialversicherung in dem etwa 2000 m hoch gelegenen Dorf Kühtai ein größeres Heim gemietet. Die Heilergebnisse, über die noch berichtet wird, waren dort ausgesprochen gut. Noch besser aber waren sie in den Kammlagen der licht- und sonnendurchfluteten, fast immer nebelfreien Ötztaler Alpen. Sehr bewährt hat sich dort das etwa 1900 m hoch gelegene Obergurgl. Bioklimatisch besonders wertvoll sind in diesem Kurort die zahlreichen Gletscher. Sie erlauben es, die Heliotherapie im Sommer und im Winter höchst wirkungsvoll zu gestalten. Bei richtiger Indikationsstellung sieht man in Obergurgl nach unseren Erfahrungen sehr selten Versager.

Uneinheitlich sind demgegenüber unsere Erfolgszahlen in den sich nicht weitab in der gleichen Höhenlage befindlichen Kurorten Vent und Hochsölden. Auch diese Tatsache weist auf die Bedeutung der ortsgebundenen Wetterverhältnisse hin. Zusammenfassend ist also herauszustellen, daß in der Wirkungsweise der einzelnen Hochgebirgsgegenden beachtliche Unterschiede bestehen und die obigen Beispiele nur deshalb gebracht wurden, weil sie sich auch auf andere Bereiche der Erde übertragen lassen.

Im Hochgebirge bevorzugen die Hautkranken in den heißen Sommermonaten zu ihren Liegekuren gewöhnlich die Kammlagen bzw. die Bergkuppen. Auf diesen und an bestimmten Hängen herrscht fast immer bewegte Luft. Solche Plätze werden speziell von Ekzematikern aufgesucht. Hier verringert sich der sie quälende Juckreiz und das für sie so unangenehme Spannungsgefühl der Haut. Auch reduziert der meist erfrischend wirkende Wind die im Hochgebirge anfänglich infolge der Lufttrockenheit verursachten Beschwerden.

Wie schon erwähnt wurde, ist das Vorhandensein von Sonnenlicht zurückwerfenden und so die Sonnenwirkung verstärkenden Gletschern zur Intensivierung der Heliotherapie von immenser Bedeutung. Aber auch hier ist diszipliniertes Verhalten eine wichtige Forderung. Besondere Vorsicht ist in den Mittagsstunden geboten. Sie werden zweckmäßigerweise im Zimmer bei geöffnetem Fenster oder anderwärts im Schatten verbracht. Selbst bei starker Bewölkung wirkt in hohen Lagen die Himmelsstrahlung ungleich kräftiger auf die Haut ein, als dies in der Niederung der Fall ist. In den ersten Tagen des Kuraufenthaltes genügen Luftbäder an sonnengeschützten Stellen. Das Schattenlicht ist zwar arm an Calorien, dafür aber reich an UV. Über die Art, sich in die Sonnenbehandlung einzuschleichen und diese systematisch zu verlängern, ist an anderer Stelle berichtet worden. Menschen, die schlecht pigmentieren, müssen sich vielfach mit Luftbädern im Schatten begnügen und dort die im Hinblick auf ihre Hautkrankheit wünschenswerte, unter solchen Bedingungen glücklicherweise immer noch wirksame Lichtbehandlung durchführen. Auf die auch im Hochgebirge nachweisbare Bedeutung der Kleinklimate wurde schon aufmerksam gemacht. Hier kann die bioklimatische Wirkung schon eines Hanges im Vergleich zu einem anderen Hang höchst unterschiedlich sein. Das festzustellen und zu beachten, gehört zum Aufgabenbereich des Kurarztes. Vielfach erhält dieser von den Patienten selbst entsprechende Hinweise.

Im vor Advektionen geschützten Hochgebirge sind das ganze Jahr hindurch wirksame dermatologische Klimakuren möglich. Im Winter garantieren Schneefälle und Schneedecken besonders hohe Reinheitsgrade der Luft. Ferner werden von dem meist wochenlang liegenbleibenden Schnee 85% der einfallenden Sonnenstrahlen zurückgeworfen. Das ist einer der Gründe dafür, daß sogar bei großer Kälte, zumal in windgeschützten Mulden, wenigstens in den Mittagsstunden Luft- und Sonnenbäder möglich sind. Am wirkungsvollsten für Hautkranke sind die in den Monaten der Schneeschmelze, also im März und April, durchgeführten Kuren. In ihnen ist die Biosphäre durch einen besonderen, durch Einstrahlung und durch Reflexion zustandekommenden Reichtum an UV ausgezeichnet.

Auf die Bedeutung einer für Hautkranke geeigneten Diät wurde schon hingewiesen. Regelmäßigkeit hinsichtlich der Nahrungsaufnahme und ein der 24 Std-Biorhythmik angepaßter Gebrauch der Kurmittel sind wertvolle Zeitgeber und ebnen bei funktionellen Abwegigkeiten die Wege zu physiologischen Mittelwerten bzw. verbessern die vegetative Regulationstätigkeit.

Immer wird man versuchen, auch den Hochgebirgsaufenthalt mit hydrotherapeutischen Maßnahmen zu verbinden. Viel zulange wurden sie dermatologischerseits vernachlässigt. Wir lassen die Patienten im Sommer in den frühen Morgen- bzw. in den späten Abendstunden Tau treten. Das kühle Gebirgswasser eignet sich zur Verabfolgung abhärtender Güsse. Die Wildbäche erlauben kurzdauernde Teilbäder. Im Winter sind Schneeabreibungen angebracht.

Der Hautkranke soll während der Hochgebirgskur unter Anleitung Atemübungen machen. Auch fördern Gymnastik und sinnvoll zu verlängernde Wanderungen die Kurergebnisse. Dabei ist nicht zu vergessen, daß die rhythmischen Arm-, Geh- und Laufbewegungen eng an die Rhythmik der Atmung und des Kreislaufs gekoppelt sind (ANDERS, 1928; GÜNTHER, 1942). Die auch von dieser Seite aus zu unterstützende Tendenz zur Synchronisation und zur Harmonisierung ist bei der Klimatherapie der Hautkrankheiten weitgehend zu nutzen. Abschließend sei noch darauf hingewiesen, daß heute in vielen Kurorten Bergaufzüge das stundenweise Verweilen in noch höheren Lagen ermöglichen und dort, wo sich das als zweckmäßig zeigt, in Form einer „Klimamassage" eine dosierte Steigerung der dem Hochgebirgsklima innewohnenden Heilkräfte gestatten.

X. Kuren an der Meeresküste und die Heilkraft der offenen See

Für den Bewohner des flachen oder des bergigen Binnenlandes ist das Klima an der Meeresküste immer ein echtes Kontrastklima. In besonderem Maße gilt das für den zivilisierten, der Wetterreize entwöhnten Menschen, speziell für viele Großstädter. Sie finden im Vergleich zu ihrem Heimatort am Meer ganz andersartige, ihnen in dieser Form mehr oder weniger fremde Wetterbedingungen vor. Diese zwingen gleich nach der Ankunft im Seebad den Organismus zu energischen Gegenregulationen.

Das Klima an der Meeresküste unterscheidet sich in vielem grundlegend von dem im vorangehenden Abschnitt besprochenen, für gewisse Hautkrankheiten so heilsamen Hochgebirgsklima. Und wenn es sich dennoch in ebenfalls hervorragender Weise zur Behandlung der gleichen Dermatosen eignet, ist das ein Beweis dafür, daß differente, stark voneinander abweichende Klimate am kranken Hautorgan letztlich doch ganz ähnliche oder gar gleichartige Wirkungen zu entfalten in der Lage sind. Es führen eben auch hier verschiedene Wege zu dem angestrebten Ziel. Wie im Hochgebirge zeitigt bei exakter Patientenauswahl und richtiger Indikationsstellung auch der Aufenthalt in einem erfahrungsgemäß hierfür besonders empfehlenswerten Küstenbereich noch während der Kur eine gleichfalls mindestens 70%ige Erfolgsquote. Eine solche aber muß bei dieser vielfach nicht leicht durchzuführenden Behandlungsmethode schon verlangt werden.

Die Grenzzone zwischen dem jeweiligen Meeresteil und dem von ihm bespülten Küstengebiet ist durch spezielle witterungsklimatische Züge ausgezeichnet. So weist die Luft in ihr hohe Feuchtegrade auf. Weiter besitzt die See im Vergleich zum Festland eine wesentlich größere Wärmekapazität und eine gleichmäßigere Oberflächentemperatur. Viel langsamer und träger als am Erdboden erfolgt im Wasser die Aufnahme, aber auch die Abgabe von Calorien. Diese Unterschiede in der Verhaltensweise verhindern im Küstengebiet stärkere Temperaturgegensätze. Immer werden solche ganz erheblich abgeschwächt. Der Tages- und selbst der Jahresgang der Lufttemperatur ist infolge relativer Ausgeglichenheit durch das Fehlen stärkerer Schwankungen gekennzeichnet. Dabei ist selbstverständlich die geographische Lage von großer Bedeutung. So ist das Klima an der West- und Nordwestküste Europas feuchtkühl. Ähnlich zeigt es sich an der Nord- und an der Ostsee. Demgegenüber herrscht an den Küsten und auf den Inseln des Mittelländischen Meeres ein feuchtwarmes Klima vor. Alle Küstenstreifen sind, wo sie auch liegen, stets gut bewindet. Das ist selbst bei ruhigen Hochdrucklagen noch der Fall. Bei diesen erwärmt sich das Land vormittags schneller als das Meer. Es kommt über dem Erdboden zu Konvektionsströmen, zum Aufwind. Dadurch wird in dem betreffenden Küstengebiet ein vertikaler Kreislauf entfacht und tagsüber eine Seebrise erzeugt. Am späten Nachmittag und in den auf ihn folgenden Stunden bewirkt dann die dem Wasser gegenüber stärkere Ausstrahlung und stärkere Abkühlung des Erdbodens eine Kreislaufumkehr. Sie ist die Ursache des abends einsetzenden, die Nacht über anhaltenden seewärts wehenden Landwindes. An früherer Stelle wurde das bereits ausführlicher dargelegt.

Schon hier sei betont, daß an der Küste der Erfolg der Klimatherapie Hautkranker und da speziell der unter ihnen so stark vertretenen Ekzematiker vom Vorhandensein möglichst unverfälschter Meeresluft abhängt. Deshalb sind die von der See her wehenden, über das Wasser hinwegziehenden und frische Meeresluft herantragenden Winde höchst wünschenswert.

Übrigens ist das *Küstenklima nicht nur von geographischen, sondern auch von orographischen Gegebenheiten abhängig.* Gegenüber Flachküsten (Kurorte an der

Ost- bzw. an der Nordsee) bieten Steilküsten (Kurorte an der Riviera, an der Adria) oftmals einen beachtlichen Windschutz. Zuweilen begünstigen sie aber auch, wie das speziell an der süd-französischen Küste der Fall ist, das Zustandekommen böiger Stauwinde. Auch können bei unmittelbar hinter dem Strand befindlichen Gebirgsformationen tief geschnittene Täler durch eine Art Düsenwirkung echte Stürme entfachen. An der jugoslawischen Küste kommt es im Winter bei kontinentalem Hochdruckwetter manchmal zu recht unangenehmen Fallwinden. Dann stürzen die in Bewegung geratenen, aus dem Binnenland stammenden Luftmassen, einem kalten Wasserfall ähnlich, auf das Küstengebiet herab. Derartige Gegebenheiten aber gilt es, bei der Kurortauswahl zu berücksichtigen.

Wie im Hochgebirge ist es auch an der Meeresküste vornehmlich *das rhythmische Normalwetter*, das bei Hautkrankheiten dank seiner die biologischen Funktionen bzw. Funktionsabläufe teils dämpfenden, teils anregenden bzw. stimulierenden Faktoren klimatherapeutische Erfolge zeitigt. Immer ist es strahlungsbedingt und wird von einer strengen und geordneten Periodik der meteorologischen Elemente beherrscht. Diese erfährt aber vielerorts durch das Auftreten aperiodischer, advektiver Wettererscheinungen unterschiedlich häufige und auch unterschiedlich starke Störungen. Letztere verzerren das für manche Hautleiden so wirkungsvolle Kontrastklima, das phasenartig auf den Organismus einwirkt und diesen auf der einen Seite entlastet, auf der anderen Seite aber heilsam belastet. Dabei wird die durch den Milieuwechsel notwendig gewordene Umsynchronisation meist merklich erschwert. Übrigens steht diese in hohem Maße unter dem Einfluß des gewählten Küstenkurortes und auch der Jahreszeit, in der dieser aufgesucht wird. Hier kommt den dem Heimatort gegenüber geänderten meteorologischen Zeitgebern eine besondere Bedeutung zu. Diese wieder unterhalten enge Beziehungen zu den geographischen, aber auch zu den orographischen Gegebenheiten (UNGEHEUER, 1954). Eine Rolle spielen weiterhin die in der neuen Umgebung meist ebenfalls einschneidend umgestalteten ökologisch-soziologischen Anstöße. Gemeint sind die mit Kurbeginn so ganz anders gewordene Aufteilung des Tages, die Umstellung auf bestimmte, jetzt überdies im Gegensatz zu der bisherigen Gepflogenheit pünktlich eingenommene Diätmahlzeiten, die nun vielfach auch leichtere Bekleidung, das ausgiebige Verweilen im Freien, das längere Einwirken von Luft, Licht und Sonne auf großflächige, sonst bedeckt gehaltene Körperpartien, das Ruhen und das Wandern, nicht zuletzt auch das Baden im Meer.

An der Küste, noch mehr auf kleinen Inseln, sind bei Strahlungswetter alle die drei Wirkungskomplexe voll ausgeprägt, die die Klimatherapie bei Hautkrankheiten zur Grundlage hat und die an anderer Stelle schon näher geschildert wurden. Hervorzuheben ist hier zunächst die gute und reine Luft. Diese erweist sich als relativ sauer (CAUER, 1939), wirkt also aus diesem Grunde auch bactericid. Angenehm empfunden werden ihre Feuchtigkeit und auch ihr Salzgehalt. Beide zusammen wirken nicht nur beruhigend auf die Trachea und die Bronchien, sondern wirken auch beruhigend auf die gesunde und erst recht auf die kranke Haut. Bei der Seebrise besitzt die Luft, vornehmlich am Strand, einen hohen Reinheitsgrad. Die Franzosen sprechen von der dem Strand vorgelagerten, durch eine besonders gute Lufthygiene charakteristischen „zone pelagige". Auf sie folgt an der Brandung die bereits nicht mehr so reine „zone marine". Etwa 100 m tief hinter letzterer liegt schließlich die nun wesentlich kernreichere „zone maritime". Selbst am Strand und in dessen unmittelbarer Umgebung zeigt also der Aerosolgehalt der Luft recht beachtliche Differenzen. Diese Tatsache verdient auch bei der Klimatherapie der Hautkrankheiten Berücksichtigung. Dabei kommt hier auch der Bodenbedeckung der unmittelbar am Meer gelegenen Küste, selbst der des Hinterlandes, eine Bedeutung zu. Besonders Gräser, Wildpflanzen, auch Blumen (Riviera) verdienen hier die Aufmerksamkeit. Pollen können nicht nur Asthmatikern, sondern auch überempfindlich reagierenden Hautkranken gefährlich werden. Bei der Rolle, die die Allergie und in besonderem Maße die so verbreitete Ekzemkrankheit auf dem Gebiet der Dermatologie nun einmal spielen, sollten die mit klimatherapeutischen Hautstationen ausgestatteten Küstenkurorte möglichst allergenarm gehalten werden. Dazu wäre zumindest auf gewisse, sich bei der zur Diskussion stehenden Krankheitsbereitschaft als Gefahrenherde erweisende Anpflanzungen verzichtet werden. Wie im Hochgebirge stören auch an der See im Unterkunftsbereich befindliche Hühner- oder Pferdeställe, ferner landwirtschaftliche oder industrielle Betriebe infolge der mit ihnen verbundenen Luftverschmutzung zumindest bei Ekzemkranken den Kurverlauf oftmals ganz erheblich. Schließlich verhindern die an gewissen Meeresküsten besonders häufig auftretenden Landwinde solche zu erwartenden guten Ergebnisse oder schmälern letztere ganz außerordentlich. Als Zubringer kontinentaler, durch unerwünschten Kernreichtum und durch andere atmosphärische Abwegigkeiten charakterisierter Luftmassen vertreiben sie die sich als so heilkräftig erweisende Meeresluft.

Und nun einiges zu dem gerade bei der Klimatherapie Hautkranker besonders bedeutungsvollen fotoaktinischen Komplex:

Eigentlich unterscheidet sich die jährliche Sonnenscheindauer an der Küste nicht wesentlich von der, die vielerorts auch im Binnenland anzutreffen ist (LEISTNER, 1954). Trotzdem zeigen die Strahlungsverhältnisse am Meer offensichtliche Besonderheiten. So erlaubt schon die Weite des Horizontes eine vermehrte Einstrahlung. Sodann erhöht die vom Seesand, vom Watt, bei Sonnentiefstand auch vom angrenzenden Meer ausgehende Reflexion merklich die Strahlenintensität. Allein im Strandbereich werden 37% der dort auftreffenden UV-Strahlen zurückgeworfen. Zusätzlich lassen sich diese bei der Heliotherapie fotochemisch verwerten. Selbst bei einer Bewölkung bis zu 5/10 ist aus den genannten Gründen im Gegensatz zu den Gegebenheiten im Binnenland die Strahlung nicht nennenswert vermindert und biologisch noch gleich wirksam. Überdies fördert das Strandleben die Strahlungsausnutzung und animiert geradezu zu Licht- und Sonnenbädern. Die stets bewegte Luft aber verhindert selbst in den südlich von unserem Lebensraum gelegenen, oftmals recht heißen Küstengebieten die sonst zu fürchtenden Überwärmungsschäden. Immer erzeugt die während der Klimakur an der See erfolgende Sonnenbehandlung Streß-Symptome. Das beweist schon der sich vielfach im Anschluß an sie einstellende Eosinophilensturz. Von Bedeutung ist hier ferner der dabei zu beobachtende Abfall des Blutzuckers, weiter die Vermehrung der Alkalireserve, auch die Erhöhung des Cholesterinspiegels im Blut und nicht zuletzt die Grundumsatzsteigerung. Schon aus solchen und ähnlichen, an anderer Stelle bereits ausführlicher dargestellten Gründen muß in erster Linie der der Insolation entwöhnte Mensch, erst recht der Hautkranke, die ihm ärztlicherseits empfohlenen Expositionszeiten respektieren. Der an der Meeresküste oftmals und in besonderer Ausprägung anzutreffende „Pigmentrausch" kann zu einer Gefahr werden. Selbstverständlich soll auch bei der bioklimatischen Behandlung gewisser Dermatosen, vorausgesetzt, daß das Integument rasch und leicht Melanin produziert, durch Sonneneinwirkung eine gesunde Hautbräunung erzielt werden. Dieses Bemühen aber gehört stets unter die Kontrolle des Kurarztes. Von Hautkranken, die schwach oder träge pigmentieren, wird übrigens Sonne meist schlecht vertragen. In einem solchen Falle müssen sie sich mit Luftbädern im Schatten begnügen. Selbst unter diesen Bedingungen erlaubt das dort reichlich anfallende diffuse Himmelslicht noch immer eine sich auf die pathologisch veränderte Haut günstig auswirkende Strahlentherapie.

Von großem Einfluß ist bei Klimakuren an der Meeresküste schließlich noch der hygrothermische Wirkungskomplex. Er ist ein wertvoller Bestandteil der auf diesem Wege versuchten unspezifischen Reiztherapie. Die an der See anzutreffenden Temperaturgrade beeinflussen in starkem Maße speziell die Endstrombahnen. Daß an diesen und den sie begleitenden nervalen Gebilden bei vielen Dermatosen auffällige Abweichungen zu verzeichnen sind, wurde oft genug von GOTTRON betont. Deshalb ist es ein wichtiges Anliegen, auch bei der an der Meeresküste erfolgenden Klimatherapie speziell die gestörte Mikrozirkulation zu korrigieren und zu beheben. Letztere trägt ja nicht nur die Verantwortung für die lokale Blutversorgung und für die lokale Durchströmungsregulation. Sie sorgt auch für die Aufrechterhaltung des Gewebeturgors, dient ferner der Versorgung der Parenchymzellen und nimmt schließlich bei einer Gewebsschädigung auch Anteil an der örtlichen Abwehr. Dabei ist die transendotheliale Passage von und zu der Capillarlumenweite von besonderer Bedeutung. Zu allen diesen bei der Behandlung von Hautkrankheiten so wichtigen Funktionsbereichen der Mikrozirkulation tritt der hygrothermische Wirkungskomplex in direkte Beziehungen.

Weiter wirkt er stimulierend auf das gerade in der Haut so weitverzweigte Netzwerk des autonomen Nervensystems. Dabei kommt es unter Kältegraden zu einer vermehrten Ausschüttung der Neurohormone Adrenalin und Acetylcholin. Diese aber beeinflussen ebenfalls die kleinen Blutgefäße. Die diese begleitenden Nerven aber und deren jeweiliger Erregungsgrad zeigen eine deutliche Abhängigkeit von den durch die gleichen Temperaturvorgänge in verstärktem Maße produzierten Corticohormonen. So erlaubt also der hygrothermische Wirkungskomplex in direkter und in indirekter Form ein höchst heilsames Gefäßtraining. Ein solches bewährt sich besonders bei Domestikationsschäden und bei den durch sie ausgelösten bzw. unterhaltenen Dermatosen.

Die dem Heimatort gegenüber an der See veränderte Lufttemperatur stellt dem Organismus aber noch weitere Aufgaben. Sie liegen ebenfalls auf dem an anderer Stelle schon näher behandelten wärmephysiologischen Gebiet. Selbst die Zentren der höchsten Nerventätigkeit werden auf diese Weise aktiviert. Nirgends aber wird die Wärmeregulation infolge einer so häufigen Inanspruchnahme besser gefördert und in Übung gehalten als gerade an der See (JUNGMANN, 1956). Schließlich wird auf diesem Wege auch die Erkältungsneigung bekämpft. Abhärtung ist eine reine Temperaturfrage. Dabei ist auch die Abkühlungskraft des Windes von großer Bedeutung. Sie regt in beachtlichem Maße auch den Stoffwechsel an. Daß bewegte Luft überdies Überwärmungsschäden verhindert, wurde schon erwähnt. Immer erlaubt aber auch am Strand gerade im Hinblick auf den thermischen Wirkungskomplex die hier ebenfalls mögliche Entrinnbarkeit eine sinnvolle Reizdosierung.

Vervollkommnet wird die heilklimatische Behandlung an der See durch die Möglichkeit zur *Thalassotherapie*. Letztere spielt gerade bei Dermatosen eine wichtige Rolle. Übrigens enthält das Meerwasser in Gramm je Kilogramm unter anderem Borsäure 0,027, Brom 0,065, Calcium 0,41, Kalium 0,38, Natrium 10,47, Chlor 18,97, Kohlenstoff als HCO_3 0,029, Magnesium 1,28, Strontium 0,013, Schwefel als Sulfat 2,65, ferner Spuren von Aluminium, Fluor, Jod, Lithium und Silicium, schließlich zeitweise Spuren weiterer 22 Elemente (HAEBERLIN und GOETERS, 1954). Auf offener See beträgt der durchschnittliche Salzgehalt 3,5%, im Mittelmeer und auch in der Nordsee bis 4%, in der Ostsee 1—1,5%. Die Wirkung des Seebades auf die Haut und von dieser aus auf den Gesamtorganismus ähnelt der eines Bades in einer kühlen hypertonischen Salzlösung. Dabei treten sowohl chemische als auch thermische Kräfte in Erscheinung. Nicht zu unterschätzen ist hier auch die zuweilen recht beachtliche Hautmassage durch die

Wellen. Das mehr oder weniger kalte, dem Körper stets Wärme entziehende Seebad führt zunächst zu einem flüchtigen, individuell recht unterschiedlichen Kälteschauer. Dabei werden die Hautcapillaren reflektorisch enger gestellt. Die Folge ist eine leichte Blutdruckerhöhung. Den durch den Calorienverlust notwendig gewordenen Temperaturausgleich bewirkt die sofort einsetzende chemische Wärmeregulation. Sie wird durch Bewegung im Bad, besonders durch Schwimmen, gefördert und intensiviert. Für Hautkranke liegt die untere Badetemperatur gemeinhin bei 15°C. Dazu gehören weiterhin sich über 18°C bewegende Wärmegrade der Luft, ferner eine 7 m/sec nicht übersteigende Windgeschwindigkeit. Mit diesen Angaben sind demnach auch die dem Organismus gerade noch zumutbaren Abkühlungsreize gekennzeichnet. Die Aufenthaltsdauer im Wasser soll zu Kurbeginn etwa 3 min betragen. Bald wird man sie verlängern. Es empfiehlt sich, 20 min nicht zu überschreiten. Nach dem stimulierenden und tonisierenden, in hohem Maße die Mikrozirkulation fördernden Bad erhöhen Frottieren und kurzes Umherlaufen die Durchblutung und die Durchwärmung. Dann aber sind, wie nach jeder Art von Reizbehandlung, körperliche und geistige Ruhe ein wichtiges Gebot. Leider wird diese medizinische Forderung oft vernachlässigt. Dadurch wird die auch bei der Thalassotherapie so wichtige Nachwirkung vereitelt oder doch merklich abgeschwächt. Wird demgegenüber das Seebad in der skizzierten Form vorschriftsmäßig durchgeführt, werden dabei über das autonome Nervensystem auch das Diencephalon und die Hypophyse angesprochen und aktiviert. Das aber beeinflußt das Inkretorium. Kurz nach dem Seebad erweist sich in der Mehrzahl der Fälle der Thorn-Test als positiv. Weiter zeigt auch der Blutzucker, besonders bei Kindern, einen mehr oder weniger starken Anstieg. Bei vermehrter Urinsekretion kommt es unter Bluteindickung zu einer Vermehrung der roten und der weißen Blutkörperchen, ferner zu einer Zunahme des Plasmaeiweißes. Schließlich ist auch die Blutsenkung kurzfristig erhöht. Schon die genannten Feststellungen aber sind eindeutige Beweise für die „Tiefenwirkung" der Thalassotherapie. Sie ergänzt in wirkungsvoller Weise an der Meeresküste die heilklimatische Hautbehandlung.

Wie im Hochgebirge verdient auch an der See bei der Wahl und der Dosierung der anzuwendenden Kurmittel die Tatsache Berücksichtigung, daß der so plötzlich vorgenommene Milieuwechsel, vornehmlich in den ersten 20 Tagen, an den Organismus große Anforderungen stellt. Dieser ist jetzt ganz mit der *Umsynchronisation* beschäftigt und dadurch stark belastet. Dabei erfordern die Disposition bzw. die Konstitution des Hautkranken besondere Aufmerksamkeit. Hier bestehen schon im Hinblick auf die thermisch wirksam werdenden Faktoren recht beachtliche Unterschiede zwischen dem meist reaktionsträgen, stets ein kräftiges Fettpolster aufweisenden und deshalb gegen Auskühlungen gut geschützten Pykniker einerseits und dem gewöhnlich reaktionsstarken, meist nur über ein dünnes Fettpolster verfügenden und deshalb Wärmeverlusten in hohem Maße ausgesetzten Astheniker andererseits. Erfahrungsgemäß erholen sich Pyknosome an der See leichter als Leptosome. Ferner akkommodieren Vagotoniker anders als Sympathicotoniker. Speziell bei Labilen ist mit frühen und starken Kurreaktionen zu rechnen. Bei ihnen ist, wie zuvor schon dargelegt wurde, der Puls-Atem-Quotient gewöhnlich erhöht. Dabei zeigt er eine stärkere Neigung zur Normalisierung, als dies bei dem erniedrigten Starretyp der Fall ist (Schaefer und Hildebrandt, 1954). Die Länge des Weges von der Adaption zur Akklimatisation wird auch hier weitgehend von der vegetativen Ausgangslage bestimmt. Beim Zugereisten kommt es gewöhnlich zu einer kurzen, ein bis höchstens 2 Tage anhaltenden vagotonen Phase. Auf sie folgt eine sich stufenweise steigernde, aber dessen ungeachtet auch Schwankungen aufweisende sympathicotone Periode. Sie erreicht meist zwischen dem 10. und 20. Tage ihr Maximum (Jungmann, 1956b).

Die frische, würzige Seeluft regt zu verstärkter Atemtätigkeit an. Ihr hoher Feuchtegrad und ihr in der Brandungszone besonders starker Salzgehalt fördern im ganzen Atmungstrakt die Schleimhautdurchblutung. In beachtlichem Umfange erhöht sich das Atemvolumen. Eine positive Einflußnahme auf dieses entfalten das längere Verweilen im Freien, die intensive Sonnenbehandlung, das Baden im Meer, nicht zuletzt aber die reflektorische Kältewirkung (Pfleiderer, 1959). Dabei steigert die Thalassotherapie überdies noch die Lungendurchblutung. Alles das aber trägt mit dabei zu, daß am Küstenkurort ungleich mehr Luftmoleküle an die Alveolen herangetragen werden, als dies am Heimatort geschah.

Die so ganz erheblich verbesserte Atmung aber unterhält engste Beziehungen zum Kreislauf. Das beweist schon der Puls-Atem-Quotient. Bei Kurbeginn kommt es zunächst zu einer parasympathicotonen Kreislaufeinstellung. Sie bewirkt eine Bradykardie. Bald aber folgt die ergotrope Phase. Jetzt ist eine deutliche Tachykardie zu beobachten. Dabei ist das Herzminutenvolumen meist unverändert. Durch Wärmereize erhöht es sich. Demgegenüber führen Kältereize zu seiner Entlastung. Die Pulsfrequenz ist beschleunigt (Jungmann, 1956). Besonders ist das der Fall nach Strahleneinwirkung. Dabei fällt der Blutdruck im Anschluß an Sonnenbäder. Demgegenüber steigt er im Seebad unter der anfänglichen Auskühlung kurzfristig an. Stets nimmt er aber bald danach wieder den Ausgangswert an. In der Adaptionsphase zeigt der elastische Kreislaufwiderstand eine Zunahme. Die Pulswellengeschwindigkeit ist erhöht. Die periphere Zirkulation ist je nach der Art der einwirkenden Klimakomplexe zeitweise eingeschränkt, z.B. bei kühlen Seebädern, oder auch zeitweise gesteigert, z.B. bei Heliotherapie. Alles das aber bedeutet für den domestizierten Menschen, vornehmlich für den vielfach verweichlichten Städter, in der Akkommodationszeit eine recht starke Kreislaufbelastung. Letztlich aber erweist sich bei einem kompensierten Herzen ein solches Gefäßtraining als sehr wertvoll. Es unterstützt das Sich-Zurückfinden der Hämodynamik zu den physiologischen Mittelwerten. Eine Voraussetzung hierfür ist allerdings, daß speziell in dieser Periode kein Übergebrauch der Kurmittel, kein „Überbaden" (Lindemann, 1906), erfolgt.

Wie schon aus zuvor gemachten Ausführungen hervorgeht, ändert sich in dem für den Neuankömmling fremden, nach dem Erörterten schließlich sympathicoton wirkenden Seeküstenklima zunächst auch die Blutzusammensetzung. Einen Hinweis geben schon die unter der Einwirkung sowohl von Licht und Sonne als auch von Seebädern zustandekommenden, übrigens stets flüchtigen Eosinophilenstürze. Diese sind eine Folge der reizbedingten ACTH-Ausschüttung. Letztere ist besonders bei labilen Menschen deutlich verstärkt. Die Eosinophilenstürze waren nach den Beobachtungen von Noack (1957) bei Kindern in der 1. Woche besonders hoch. Sie wurden dann in der 2. und 3. Woche geringer. Fast immer erfolgte gegen Ende der 6wöchigen Kur wieder ein Anstieg der eosinophilen Leukocyten. Über ähnliche Ergebnisse berichtet E. G. Schultze (1959). An der Adria kommt es als Thalassoreaktion in 80% der Fälle zwischen dem 3. und 5. Kurtag zu einem positiven Thorn-Test (Trauner, 1951). Dabei zeigen 10% der Kranken einen exquisit starken Eosinophilensturz. Interessant ist es, daß der letztgenannte Vorgang sich meist auf einen überstarken, also fehlerhaften Gebrauch der Kurmittel zurückführen läßt. Ferner wird im Kurbeginn oft eine Reizlymphocytose festgestellt. Fast immer aber kommt es zu einer vermehrten Ausschüttung, bald auch zu einer verstärkten Produktion roter Blutkörperchen. Voraussetzung ist hier jedoch ein intaktes Knochenmark. Parallel mit der aktivierten Erythropoese verläuft die gleichzeitig ebenfalls stimulierte Hämoglobinsynthese. Besonders an den im Süden gelegenen Küsten erfolgt infolge des dortigen Wärmeeinflusses unter Zunahme der Blutdichte und der Blutviscosität eine Bluteindickung. Die Alkalireserve und das Blutcalcium zeigen einen geringgradigen Anstieg. Nicht gesichert sind die Veränderungen im Fettgehalt des Blutes. Im Mittelmeerraum soll jedoch der Seeaufenthalt bei Arteriosklerose zu einer Cholesterinabnahme führen. Der Komplementgehalt schwankt. Anfangs nimmt er meist ab (v. d. Esche, 1954). Bei Jugendlichen verringert sich zwischen dem 1. und 20. Tag der gesamte Eiweißgehalt. Auch fällt in dieser Zeit das γ-Globulin. Das deutet auf eine in der Adaptionsperiode herabgesetzte Abwehr hin (E. G. Schultze, 1959). An der Küste der Mittelmeerländer wird allerdings infolge der schon erwähnten Flüssigkeitsverluste eine vorübergehende Zunahme des Serumeiweißes festgestellt. Erhöht sind dabei speziell die Globuline. Daß der Blutzuckerspiegel sich an der See durch thermische Einwirkungen senken oder erhöhen läßt, wird weiter unten besprochen.

In der Akkommodationsperiode ist die Verdauung oft gestört. Meist handelt es sich dabei um eine Obstipation. Ferner ist bei Kurbeginn die Nierentätigkeit gewöhnlich stark erhöht. Besonders nach Seebädern nimmt, wie schon berichtet wurde, die Urinausscheidung zu. Vielfach sind in den ersten 3 Wochen im Harn die 17-Ketosteroide vermehrt. Schon die zuletzt genannte Beobachtung sowie einige der zuvor schon angeführten Veränderungen in der Blutzusammensetzung, so die Zunahme von ACTH, der zeitweilige Rückgang der Eosinophilen, sind ein Hinweis für einen sich in der Adaptionsperiode einstellenden Hormonanstieg. Bei einem in ein Kontrastklima gebrachten Kaninchen kommt es schon vom 5. Tage an infolge vermehrter ACTH-Produktion zu einer meist in der 4. Woche ihr Maximum erreichenden und histologisch nachweisbaren Hypertrophie der suprarenalen Rinde. Nicht zu übersehen ist aber, daß unter diesen Inkreten einige auch den Globulingehalt des Blutes herabsetzen, ferner die Eiweißsynthese hemmen, selbst die Produktion von Antikörpern drosseln. Während der Adaptionsperiode an der See wird immer wieder auch eine Menstruationsvorverlegung angetroffen. Der Winter an der Meeresküste wird von Hyperthyreotikern oftmals schlecht vertragen.

An der Ost- und an der Nordsee ist zu Beginn der Kur bei stärkeren Kältereizen der Grundumsatz gewöhnlich erhöht (F. Müller, 1954), an der ungleich wärmeren Adriaküste demgegenüber leicht erniedrigt. Überhaupt ist die Wirkung des Küstenklimas auf den Stoffwechsel ein vorwiegend thermisches Problem. Das gilt selbst für den Zuckerhaushalt. Ihn steuert das vegetative Nervensystem. Letzteres aber zeigt in seiner Reaktionsweise eine deutliche Abhängigkeit von der Außentemperatur. So läßt sich durch warme, vagotonisierende Seebäder der Blutzuckerspiegel senken. Ausgesprochen kühle, sympathicotonisierende Seebäder indessen erhöhen den Blutzuckerspiegel (Haeberlin, 1954). Das aber bedeutet, daß das Verweilen im kühlen Meereswasser für den manifesten, aber auch schon für den latenten Diabetiker nicht ganz ungefährlich ist.

Der verstärkte Appetit hat gewöhnlich auch eine erhöhte Nahrungsaufnahme zur Folge. Diese führt besonders in der kühlen bzw. kalten Jahreszeit zunächst zu einem Gewichtsanstieg. Ein solcher ist bei Jugendlichen schon in der 1. Kurwoche festzustellen. Er verringert sich aber danach prozentual in sukzessiver Form (E. G. Schultze, 1962). Übrigens nehmen Mädchen leichter zu als Knaben. Immer ist bei der Gewichtserhöhung auch die oft beachtliche Vermehrung des subcutanen Fettpolsters von Bedeutung. Eine Rolle spielen auch hier die Ausgangswerte, ferner die Konstitution. Auch ist die Gewichtszunahme in den warmen Monaten weniger auffällig. An den Küsten des Mittelmeeres liegt sie aus diesen Gründen fast immer niedriger als an der Nord- oder der Ostsee.

Nach dem Erörterten sind also an der See alle Organe und Organsysteme des Neuankömmlings, so auch die kranke Haut, in dosierter und höchst wirkungsvoller

Form bioklimatisch beeinflußbar. Stufenweise erfolgt die Adaption an das im neuen Milieu angetroffene Kontrastklima. Während dieser Umsynchronisation ist die Frequenz der biologischen Rhythmik vorübergehend verzerrt. Ihre Amplitude ist stark gedämpft (Aschoff, 1955). Dabei verursachen *Kurkrisen* auch rückläufige Vorgänge. Es kommt nach einer auch auf anderen Gebieten der Medizin eine Rolle spielenden Latenzzeit von 9 Tagen vorwiegend in der 2. Woche zu unerwünschten, meist überstarken Kurreaktionen (Hildebrandt, 1959; Jungmann, 1960). Noch gegen Ende der 3. Kurwoche ist mit solchen zu rechnen. Zuweilen weist schon der Stimmungswechsel auf Akkommodationsstörungen hin. Auf den anfänglichen Seerausch folgt vielfach eine mehr oder weniger depressive Phase, auf den zuerst zu beobachtenden Tatendrang nun eine auffällige Lustlosigkeit. Kopfschmerz, Schlaflosigkeit, mangelnder Appetit, manchmal sogar ein allerdings stets nur geringfügiger Temperaturanstieg weisen auf die sich bei der Umstellung des Organismus abspielenden, oft recht beachtlichen Schwankungen hin. In derartigen Situationen zeigen der stufenweise Mittelwerten zustrebende Puls-Atem-Quotient und die mit ihm durch Koppelungswirkungen koordinierend verbundenen biologischen Funktionsgrößen kurzfristig Meßwerte, die sich erneut in pathologischer Richtung bewegen.

Das wirkt sich auch auf schon erfolgte Heilvorgänge höchst negativ aus. Der Asthmakranke klagt jetzt wieder über Anfälle. Das beim Ekzem schon verschwunden gewesene Hautjucken meldet sich ebenfalls wieder. Auch bei den anderen klimatherapeutisch beeinflußbaren Dermatosen sind leichte Rückschläge, zumindest vorübergehende Stillstände in der Heilung festzustellen.

In einer solchen Phase hoher körperlicher Anspannung ist selbstverständlich auch die Abwehr verringert. Jetzt ist mit Komplikationen zu rechnen. Wiederholt sahen wir auf Kap Arkona unter diesen Gegebenheiten bei unseren Patienten, und dies eigentlich bei allen Kurdurchgängen, vornehmlich an den Füßen und an den Unterschenkeln, wahrscheinlich durch Mikrotraumen (Sand, trockenen Seetang) begünstigt, in auffälliger Häufung papulo-pustulöse Pyodermieherde. In diesen die Akklimatisation begleitenden Krisenzeiten können die unterschiedlichsten Foci aufflammen und dann den Kurverlauf beachtlich stören. Selbst bisher symptomlos gebliebene Zahngranulome machen sich nun vielfach bemerkbar. Immer wieder beobachtet man an solchen Tagen den Herpes simplex. Bedrohlich aber werden in dieser einem Hin und Her unterworfenen Adaptionsperiode die nunmehr zuweilen aus der Latenz in die Manifestation überwechselnden Krankheitsprozesse am Magen, an der Leber und der Galle, am Pankreas, an der Appendix. Dasselbe gilt für Herz- und Lungenleiden und sonstige pathologische Abweichungen im Organismus. Demnach erfordert der Heilplan zwischen dem 10. und 20. Kurtag besondere Vorsicht und besondere Zurückhaltung.

Schließlich aber ist auch die den Körper zu Gegenmaßnahmen veranlassende, ihn schon dabei in hohem Maße zur Verbesserung seiner regulativen und koordinativen Leistungen zwingende sympathicoton eingestellte Akkommodationszeit vorüber und *die angestrebte Akklimatisation eingetreten.* Dieser nunmehr durch eine trophotrope Note charakterisierte Zustand wird an der Meeresküste bei den meisten Menschen gewöhnlich im Verlaufe der 4. Woche erreicht. Jedoch sind auch hier neben der Intensität der biosphärischen Kontraste stets die jeweilige vegetative Ausgangslage und der personale Faktor von entscheidender Bedeutung.

Nach vollzogener Akklimatisation ist die Atmung nicht nur auf das neue Milieu eingestellt, sondern sie hat sich gegenüber dem Heimatort meist auch beachtlich verbessert. Gefördert wird dieses auch bei Hautkrankheiten nicht zu unterschätzende Geschehen durch eine vom Kurbeginn an systematisch zu betreibende Atemgymnastik. Ein längeres Verweilen an der Meeresküste vermehrt bei Kindern die Atemexkursionsbreite von durchschnittlich 4,85 cm auf 7,15 cm (Haeberlin, 1954). Die Vitalkapazität steigt in der Mehrzahl der Fälle um 0,2—0,5 Liter (Pfleiderer, 1959). Die Verbesserung der Atemtechnik führt bei Asthmatikern zu einem Rückgang des Emphysems und zu einer bis zu 2 Liter anwachsenden Steigerung der Vitalkapazität.

Der an die Atmung eng gekoppelte Kreislauf hat, wie geschildert, meist schon während der Adaptionsphase durch das in ihr anlaufende Gefäßtraining eine heilsame Entlastung erfahren. Nach der Akklimatisation nähert sich bei initialen Abweichungen der Puls-Atem-Quotient nun immer mehr der Norm. Selbst der alternde Mensch hat Vorteile von dieser günstigen Kreislaufbeeinflussung. Nicht umsonst wird die Meeresküste als das Paradies der Arteriosklerotiker bezeichnet. Die nun erreichte und während der Kur meist anhaltende Durchblutungsförderung aller Organe, auch der Haut, muß sich letztlich bei den heilklimatisch beeinflußbaren Dermatosen ebenfalls in positiver Weise auswirken.

Was die Blutzusammensetzung anbelangt, bewegt sich jetzt die infolge der sympathicotonen Wirkung des Meeresküstenklimas angestiegene Zahl der roten Blutkörperchen mindestens an der oberen Grenze der Norm oder liegt gar über dieser. Das ist nach dem Schwinden der ursächlichen Störung selbst bei hypochromen bzw. sekundären Anämien der Fall. Bei Jugendlichen nimmt das Gesamteiweiß nach der zwischen dem 1. und 20. Tag erfolgten Abnahme gegen Ende der 6wöchigen Klimakur um 10% zu (E. G. Schultze, 1962). Das in den ersten 3 Wochen meist gefallene γ-Globulin liegt jetzt nach zustandegekommener Akklimatisation vielfach 15% über den Ausgangswerten. Diese Euglobulie aber weist darauf hin, daß die anfänglich reduzierten Abwehrkräfte sich wieder auf physiologischer Höhe befinden. Vielfach zeigen sie während und noch nach der Kur eine deutliche Steigerung. Ein sich in der 3. bzw. 4. Woche vollziehender Ausgleich der in der Akkommodationsphase veränderten Blutbefunde wird auch bei Kuren an den Küsten des Mittelmeeres festgestellt.

Die Verdauung zeigt nach der Akklimatisation ebenfalls wieder ein normales Verhalten. Bei vorherigen Abweichungen nähert sich die Magensekretion jetzt in vielen Fällen den Mittelwerten. Die Verweildauer eines aus Bariumbrei bestehenden Probefrühstücks ist an der See verkürzt (Degkwitz, 1954). Verkürzt ist auch die Darmpassage. Die in der Adaptionszeit aufgetretene Obstipation ist beim Akklimatisierten beseitigt. War vielleicht schon im Heimatort eine hartnäckige Stuhlträgheit vorhanden, bessert sich diese meist während des Kurverlaufs, besonders wenn es sich um die atonische Form handelt.

Die Nierentätigkeit bleibt lebhaft. Nach wie vor wirken sowohl an den Küsten des Nordens als auch an den Küsten des Südens die Bäder im Meer miktionsfördernd.

An dem in der ersten Kurzeit stark aktivierten Hormonsystem ist nach 4 Wochen gewöhnlich ein wieder den physiologischen Gegebenheiten entsprechender Ausgleich wahrzunehmen. Jedenfalls lassen sich bei der Mehrzahl der Patienten auf diesem Gebiet keine nennenswerten Besonderheiten mehr registrieren. Im Urin nimmt die 17-Ketosteroidausscheidung wieder normale Werte an. Vielfach bessern sich nach erreichter Akklimatisation auch zuvor beobachtete Menstruationsstörungen. Trotz des meist noch längere Zeit erhöhten Appetits und des so gewöhnlich auch erhöhten Nahrungsverbrauches erfolgt nach der Akklimatisation kaum noch eine auffällige Gewichtszunahme. Übrigens läßt sich gerade diese besonders das weibliche Geschlecht vielfach bedrückende Frage während der Kur in wirkungsvoller Weise diätetisch regeln.

Beim Akklimatisierten hebt sich die Stimmung wieder. Mit Zunahme der körperlichen Leistungsfähigkeit wird sie von Tag zu Tag besser. Die Schlaflosigkeit ist in der Mehrzahl der Fälle beseitigt. Bei gesundem Schlafbedürfnis besteht eine wohltuende Schlaftiefe.

Auch die Hautkranken sind jetzt meist voller Zuversicht. Sie können überdies mit eigenen Augen die ständig zunehmende Besserung ihres sie so deprimierenden Leidens verfolgen. Sie atmen auf, daß das ohne die sonst übliche Therapie geschieht und sich das Wunder inmitten einer durch die Weite der Landschaft und durch das Meer so herrlich gestalteten Natur vollzieht. Temporäre Erscheinungsfreiheit bzw. beachtliche Besserungen sind selbst bei einer Reihe von unmittelbar hinter dem eigentlichen Küstengebiet beheimateten Ekzematikern dann zu beobachten, wenn diese die nahegelegenen Seekurorte aufsuchen und sich dort einige Wochen aufhalten (PÜRSCHEL, 1954). Noch promptere und noch zuverlässigere Erfolge aber sieht man, wenn aus dem entfernteren flachen oder bergigen Binnenland stammende Hautkranke, falls deren Hautleiden klimatisch beeinflußbar ist, sich an die Meeresküste begeben (MARCHIONINI, 1956; K. LINSER, 1956, 1959d). Sie finden dort in wirkungsvollster Form das gewünschte Kontrastklima.

Nach dem Dargelegten erfordert die Klimatherapie der Hautkrankheiten ebenso wie im Hochgebirge auch an der Meeresküste ein relativ konstantes, gegen Regen und Wetterunruhe weitgehend geschütztes Strahlungswetter. Die Temperatur der Atmosphäre muß so beschaffen sein, daß zeitlich ausdehnbare Freiluft- und Sonnenbäder möglich sind. Überdies ist an der See die die heilklimatische Behandlung erst komplettierende Thalassotherapie an eine bestimmte Wasserwärme gebunden. Nicht jedes Küstengebiet erfüllt aber diese Bedingungen. Überdies ist die in erster Linie von der geographischen Lage abhängige Dauer der Badesaison vielerorts höchst unterschiedlich. Relativ kurz ist sie an der Ostsee. Sie beginnt dort Mitte Juni und endet meist schon Mitte September. Auch in Helgoland und auf Sylt währt sie nur etwa 3 Monate. Im Wattenmeer der Nordsee bestehen indessen schon von Mitte Mai an für etwa 4 Monate die Voraussetzungen zur Heliotherapie und zu Seebädern. Ungleich günstigere Verhältnisse bieten demgegenüber die Küsten im Mittelmeerraum. Hier eignet sich gewöhnlich schon der April für Sonnenbäder und für die Thalassotherapie. Die Badesaison endet dort erst nach 6—7 Monaten, also Anfang Oktober, verschiedenenorts sogar erst Anfang November.

Wegen der Wichtigkeit dieser Frage wird nochmals auf die Bedeutung der Windrichtungen hingewiesen. Gerade an der Meeresküste spielen sie eine nicht zu übersehende Rolle. Wie schon weiter oben dargelegt wurde, können die fast immer Luftverunreinigungen herantragenden Landwinde besonders beim Ekzem, also bei dem Hauptkontingent der bioklimatisch ansprechbaren Dermatosen, den Kurverlauf ganz beachtlich stören. Schon vor Jahren machten französische Dermatologen auf die günstige Wirkung der meist reine Seewinde aufweisenden Westküste ihres Landes aufmerksam. Sie registrierten dort bei Allergikern Erfolge, die an der Südküste wegen der dort ganz andersartigen Windverhältnisse nicht erreicht werden. Aus denselben Gründen lobt PAUTRIER die Heilwirkung der marokkanischen Westküste. An der Nordsee bessern sich ekzematöse Veränderungen in Anwesenheit maritimer, selbst zeitweise Regen mit sich führender Luftmassen ungleich mehr als in Anwesenheit kontinentaler Luftkörper, die meist bei Hochdrucklagen angetroffen werden (PÜRSCHEL, 1954; HARTUNG, 1958). Die Ostsee aber ist ein reines Binnenmeer. Störend sind dort schon die Ostwinde. Sie streichen meist über Wälder, zumal bei stärkeren Einbuchtungen der Küste. Dann enthalten die herangetragenen Luftmassen pflanzliche, sich nicht nur für viele Asthmatiker, sondern auch für viele Ekzematiker als ungünstig erweisende Beimengungen. Noch unangenehmer sind an der Ostsee die aus südlicher Richtung wehenden, nicht nur pflanzliche, sondern auch noch industrielle Schadstoffe heranführenden Landwinde. Nach unseren bisherigen Erfahrungen wurden an der Ostsee auf Kap Arkona in der dortigen, unserer Hautklinik an der Charité unterstellten dermatologischen Klimastation nicht zuletzt deshalb beim endogenen Ekzem so gute Klimawirkungen erzielt, weil an diesem Küstenstrich der Wind von der See her aus drei Richtungen kommt. Dort ist nur der Südwind ein Landwind. Fast immer verstärkt sich bei ihm das Hautjucken (STEIN, 1955; K. LINSER, 1956, 1963; HARNACK, 1960). Glücklicherweise ist er aber ein seltenes Ereignis. Übrigens wird auch auf Kap Arkona während der Badesaison die höchste Erfolgsquote verzeichnet. Sie verringert sich im frühen Frühjahr bzw. im späten Herbst und erreicht in den Wintermonaten ihr Minimum. Die am dortigen Strand auch zur Sommerzeit stets bewegte Luft wird von den Hautkranken, in erster Linie von den Ekzematikern, als besonders wohltuend empfunden. Morgens nach dem Erwachen und abends vor dem Schlafengehen stehen unsere Kranken auf der ihrer Unterkunft benachbarten Düne, machen dort unter fachlicher Anleitung Atemübungen und lassen überdies die dort meist recht lebhaften Winde massierend auf ihre Haut einwirken.

Der schöne, sandige, eigens für unsere Patienten reservierte Badestrand ist etwa $^1/_2$ Std von der Klimastation entfernt. Das ist gut so. Unsere Kranken müssen auf diese Weise, um baden und sich am Strand in Licht und Sonne erholen zu können, täglich mindestens 1 Std wandern. Auch diese körperliche Ausarbeitung gehört zur Klimatherapie. Unter anderem fördert sie das Schlafbedürfnis und die so heilsame Schlaftiefe. Übrigens werden an der Ostsee auch im Badekurort Heiligendamm in dem dort von der Sozialversicherung unterhaltenen bioklimatischen Hautsanatorium ebenfalls recht gute Ergebnisse gesehen (SEROWY, 1963). Noch wirksamer als das Klima am Ostseestrand ist das mit stärkeren maritimen Eigenschaften ausgestattete Klima an der Nordsee. Dort wurden, wie schon früher erwähnt, von der Gesellschaft für Klimaheilkunde auf Norderney Unterbringungsmöglichkeiten für Hautkranke geschaffen. Über die günstigen, in der genannten Einrichtung bei Hautleiden erzielten Resultate haben HARTUNG und PÜRSCHEL wiederholt berichtet. Wie an der Ostsee ist aber auch an der Nordsee die eine Heliotherapie und Seebäder erlaubende Saison relativ kurz. Überdies beeinträchtigen immer wieder zuweilen wochenlang anhaltendes advektives Regenwetter, mitunter auch Stürme, den Kurverlauf.

Nach unseren, in Jahrzehnten gesammelten Erfahrungen bewähren sich bestimmte Küstenkurorte in den mehr südlich gelegenen Ländern in noch viel besserer Weise bei der Klimatherapie der Hautkrankheiten. Recht gute Beobachtungen hat man am Schwarzen Meer gesammelt. Der sowjetische Kurort Sotschi eignet sich bestens zur Behandlung des Kinderekzems (STUDNITZIN, 1964). Dort werden auch erwachsene Ekzematiker, ferner Psoriatiker bioklimatisch recht günstig beeinflußt (RACHMANOW, 1964). Bulgarien besitzt, ebenfalls am Schwarzen Meer, in Varna und in den Seebädern Sonnenstrand, Burgas und Nessebar sehr gute Möglichkeiten zur Klimatherapie der Hautkrankheiten (BALEWSKA u. Mitarb., 1964; STAMATOW u. Mitarb., 1964; DIMITROWA u. Mitarb., 1964). Wir selbst konnten uns mehrfach durch Einweisung einer größeren Anzahl von Patienten, die an einem endogenen Ekzem, einer Psoriasis oder einer Mycosis fungoides litten, von der Heilkraft des dortigen Klimas überzeugen, die die unserer Klimate einwandfrei übertrifft. An der bulgarischen Schwarzmeerküste werden jetzt versuchsweise auch Winterkuren durchgeführt (BALEWSKA u. Mitarb., 1964). In Rumänien stehen Hautkranken die Küstenkurorte Vassile Roayta und Eforye zur Verfügung. In ihnen wird in erster Linie bei Psoriasis (HOMORICEANU u. Mitarb., 1964), aber auch bei gewissen allergischen Dermatosen (GRIGORIU und BALUS, 1964) die Sonnenbehandlung durch Thalassotherapie ergänzt. Allerdings liegen hier auch Berichte über Zwischenfälle während dieser sonst meist recht zufriedenstellenden Behandlungsmethode vor (BALUS und GRIGORIU, 1964). Einer Gruppe von Ekzematikern, die wir an die rumänische Schwarzmeerküste einwiesen, ist der Aufenthalt dort wider Erwarten nicht besonders gut bekommen. Vielleicht waren die damals recht schlechte Wetterlage, ferner die für Hautkranke ganz ungeeignete Ernährung an diesen Mißerfolgen mit schuld. Überdies war die Unterbringung der Patienten nicht sehr hygienisch. Sie litten unter der höchst lästigen Fliegenplage. Diese aber wurde durch Ausspritzen der Aufenthaltsräume mit Petroleum bekämpft. Auch hieraus erhellt die eminente Bedeutung des Kleinklimas. Übrigens haben schon in den 20er Jahren hin und wieder die Wiener Dermatologen FINGER und RIEHL sen. bei Psoriasis und bei Neurodermitis disseminata Kuren an der See versucht. Hierbei sollen die an der Adria in Grado, Lignano und in Rimini erreichten Erfolge noch besser gewesen sein als die, die an der Schwarzmeerküste zu erzielen waren. Wir glauben auf Grund eigener Erfahrungen, diese Feststellungen bestätigen zu können.

Eine eklatant gute und regelmäßig zu konstatierende Beeinflussung ekzematöser und psoriatischer Hautveränderungen sahen wir vor dem 2. Weltkrieg immer wieder auf der unseren Kranken leider jetzt nicht mehr zugängigen sonnigen und warmen, stets von Meereswinden umwehten Insel Brioni. Schließlich wird den Kanarischen Inseln ein höchst wirkungsvoller bioklimatischer Einfluß auf gewisse Hautleiden zugesprochen. Das Klima dort ist ozeanisch-subtropisch und wird fast dauernd vom trockenen Nordpassat beherrscht, den nur kurze Winterregen ablösen.

Geradezu ideale Möglichkeiten zur Klimatherapie bei Hautkrankheiten bietet in bestimmten Breitegraden das offene Meer bzw. die Hochsee. Nach unserer wiederholt geäußerten Ansicht (K. LINSER, 1956a, 1962b, 1963) sollten zur Nutzung der dort vorhandenen, ganz hervorragenden, nicht nur zur Behandlung von Dermatosen, sondern auch zur Behandlung anderer Leiden geeigneten Heilkräfte große und entsprechend ausgestattete Passagierschiffe zur Verfügung stehen. Mit einem „schwimmenden Sanatorium" ließen sich nämlich die in jahreszeitlicher und auch in geographischer Hinsicht witterungsmäßig gerade besonders empfehlenswerten Meeresbereiche ansteuern und die dort anzutreffenden Wetterelemente während einer mehrwöchigen Kreuzfahrt therapeutisch verwerten. Fest steht, daß die bioklimatischen Auswirkungen der Hochsee noch wesentlich stärker sind als die, die in den diesbezüglich vorteilhaftesten Küstenkurorten zu registrieren sind. So berichtete uns schon vor Jahrzehnten ein Kollege, daß seine fistelnde Knochentuberkulose an der rechten Hand, die ihn in der Berufsausübung lange Zeit schwer beeinträchtigte und die in einer chirurgischen Universitätsklinik und danach in einer am Meer gelegenen Heilstätte ohne nennenswerten Erfolg behandelt worden war, anläßlich einer viermonatigen Schiffsreise wie durch ein Wunder nicht nur zum Stillstand, sondern schließlich sogar zur völligen und persistierenden Ausheilung kam.

Nochmals sei hier daran erinnert, daß gerade bei uns in Deutschland der Winter an den Meeresküsten vielfach ausgesprochen naßkalt und oftmals auch recht stürmisch verläuft. Er ist deshalb zu unserem Leidwesen höchst ungeeignet zur dermatologischen Klimatherapie. Hinzu kommt, daß sich die in der eigentlichen Badesaison bioklimatisch zu erzielende Erfolgsquote in den Übergangszeiten in merklicher Weise verringert. Besondere Beachtung verdient aber die schon früher erörterte Tatsache, daß sich speziell in den durch Schlechtwetterperioden charakterisierten Monaten bei manchen chronisch-rezidivierenden Dermatosen die Krankheitsbereitschaft wieder verstärkt. Mit einem „Klimakurschiff" könnte man in Fällen, in denen das besonders geboten erscheint, allen solchen Versagern bzw. Einschränkungen und selbst der Gefahr von Rückfällen bzw. von Exacerbationen aus dem Wege gehen und mit ihm nicht nur zur Behandlung, sondern auch zur Absicherung der irgendwie schon erkämpften Erscheinungsfreiheit oder gar zur Krankheitsvorbeugung in den Breitegraden operieren, die jahreszeitlich die besten Freiluftbedingungen bieten, ferner langzeitige Expositionen garantieren, also wettermäßig jeweils besondere Chancen in sich bergen. Solche geographische Gegebenheiten finden sich in erster Linie in den Hochdruckgürteln. Dort ist auf offenem Meer eigentlich das ganze Jahr hindurch ein optimales Kurklima anzutreffen. So enthält die Atmosphäre in den genannten Hochseegebieten keinerlei Allergene. Während in Küstenkurorten die Kernzahl pro cm^3 Luft nur selten unter 5000 sinkt, ist die Atmosphäre über dem offenen Meer völlig oder nahezu frei von Luftverunreinigungen. Höhere Kernzahlen werden lediglich bei stärkerem Seegang festgestellt. Sie sind dann stets ein Hinweis für die vermehrte Dichte der in solchen Wettersituationen durch Dispersion in die Luft gelangten Salzpartikel. Sie erweisen sich für Lungen und Haut als heilsame und beruhigende Aerosole. In den Hochdruckgürteln bewegen sich auf hoher See bei fast parallel damit einhergehender Wasserwärme die Jahrestemperaturen meist zwischen 18^0 und 24^0 C und erlauben im Bereich der stets vorzufindenden, relativ stationären Hochdruckzellen den dort zur See fahrenden Patienten unter thermisch besten Bedingungen ausgiebige Liegekuren im Badedress oder in sonstiger leichter Bekleidung. Überdies bieten die auf modernen Passagierschiffen heute kaum mehr fehlenden, in den genannten Gegenden leicht mit warmem Meerwasser zu beschickenden Schwimmbecken die Möglichkeit zu zusätzlicher Thalassotherapie. Dabei liegen in solchen Zonen die atmosphärischen Temperaturunterschiede zwischen Tag und Nacht stets unter 1^0 C. Trotz der relativ feuchten Luft ist durch die stärkere Luftbewegung, zu der auch der Fahrtwind des Schiffes beiträgt, der Trockeneffekt auf die Haut gesichert. Die notwendigen Abkühlungsreize aber werden bei durchschnittlich bester Strahlungseinwirkung durch die zuvor angegebenen atmosphärischen Wärmegrade in befriedigender Form kompensiert. Von allergrößter Bedeutung ist jedoch im Hochseeklima solcher Breitegrade die ausgesprochen hohe Intensität der direkten, ferner der diffusen und weiterhin der reflektierten Strahlung. Bei meist langer Sonnenscheindauer erlaubt sie auf dem Klimakurschiff den Hautkranken in besonderem Umfange und überdies das ganze Jahr hindurch den Gebrauch von Luft-, Licht- und Sonnenbädern. Bei sinnvoller Diätkost ergänzen Atemübungen, Gymnastik, Schwimmen bzw. Meerwasserbäder, Ballspiele und sonstige Sportarten das Heilprogramm. Außerdem stehen die Patienten in einer derartigen „Heilstätte auf hoher See“ noch mehr als in einem Küstenkurort unter fachmedizinischer Beobachtung und Aufsicht. In der Freizeit wird man gut vorbereitete, die verschiedensten Interessen und Wünsche respektierende Veranstaltungen durchführen. Sie dienen der weiteren Entspannung und sorgen dafür, daß während der Kurreise zu keiner Zeit das beklemmende Gefühl der Leere und der Langeweile mit den daraus resultierenden Folgen aufkommt. Auch ist zu erwarten, daß sich durch das wochenlange Zusammenleben auf engstem Raum zwischen den Kranken und ihren Ärzten ein anderswo in dieser Innigkeit und Harmonie kaum zu erreichendes Vertrauensverhältnis entwickelt. Schließlich bietet ein „Klimakurschiff“ in einzigartiger Form Gelegenheiten zur wissenschaftlichen Bearbeitung spezieller Fragen auf dem noch immer recht lückenhaften Gebiet der Klimatherapie, und dies an einem relativ großen Patientengut.

Immer wieder haben wir unsere dafür zuständigen Regierungsstellen für ein solches Vorhaben zu gewinnen versucht. Ein schwimmendes Sanatorium würde sicher der Menschheit mehr dienen als die immer nur zur Zerstörung gebauten, enorme Gelder verschlingenden, überdies meist bald wieder veralteten und dann nur noch zu verschrottenden Kriegsschiffe. Auch sollte bei der Organisation und der Veranstaltung reiner Vergnügungsfahrten zur See stärker als bisher auch daran gedacht werden, daß ein derartiger Seeaufenthalt vielen leidgeprüften, vom Schicksal oftmals recht hart mitgenommenen Kranken wieder Hoffnung und Auftrieb geben könnte. Schon vor Jahren haben wir öfters Hautkranken, besonders solchen mit einem endogenen Ekzem oder mit einer Psoriasis, meist mit ganz hervorragendem Erfolg eine mehrwöchige, sie in Äquatornähe führende Schiffsreise empfohlen. Natürlich konnten sich nur sehr wohlhabende Patienten ein solches Behandlungsverfahren leisten. Eine Reihe wirtschaftlich weniger gut gestellter Kranker ließen wir ebenfalls mit meist besten Ergebnissen zumindest einige Monate auf einem größeren Überseedampfer beruflich tätig werden. Enttäuschungen erlebten wir allerdings vor einigen Jahren mit dem Lazarettschiff „Robert Koch". Dieses betreut unsere Walfischflotte und begleitet sie in die nördlichen Meere. Eine Zeitlang durften Patienten, die an einem endogenen Ekzem litten, versuchsweise mit diesem Lazarettschiff ausfahren. Das führte zu unserem Leidwesen aber in keinem Fall zu einer merklichen Besserung. Dabei erwies sich als ein Mißstand, daß die Kranken auf dem viel zu kleinen Schiff, besonders bei dem auf solchen Routen meist ungestümen Wetter, das Deck oft tagelang nicht aufsuchen konnten. Sie mußten sich dann notgedrungen ausschließlich in den recht engen und dunstigen Kabinen aufhalten. Überdies hatten sie sich mit der für Dermatosen nicht empfehlenswerten scharfen und stark gewürzten Seemannskost zu begnügen. Den Hauptausschlag für die bei den genannten Hautkranken erhaltenen Versager gaben indessen die Gegenden, die von der Walfischflotte und somit auch von ihrem Lazarettschiff aus fangtechnischen Gründen zu befahren waren. Sie lagen in dem meist von Stürmen heimgesuchten Eismeer. Das aber besitzt eben, wie wir feststellen mußten, nicht das zur Behandlung Hautkranker geeignete Klima. Dieses weisen demgegenüber, wie oben schon erwähnt, die nach unseren schon früher gemachten Erfahrungen unter dem nördlichen Hochdruckgürtel gelegenen Meeresteile auf. Dort herrscht fast das ganze Jahr hindurch das konstante, nur selten gestörte warme, zur Klimatherapie bei Hautkrankheiten so notwendige Strahlungswetter.

Nun kommt gerade seitens unseres Ministeriums für Gesundheitswesen die Benachrichtigung, daß man uns in der zweiten Hälfte des vierten Quartals des Jahres 1965 ein 12000 BRT großes Motorschiff ausschließlich zur systematischen Erprobung der Heilkraft des offenen Meeres zur Verfügung stellt. Es wird mit 450 Kranken, die an einem endogenen Ekzem bzw. an Asthma leiden, zu einer 6wöchigen Kreuzfahrt auf dem südlichen Atlantik auslaufen. Diese soll in Höhe der Kanarischen Inseln durchgeführt werden. Das Ablegen des Schiffes und die Fahrt in den Sommer erfolgt in dem bei uns fast immer naßkalten November, also zu einer Zeit, in der sich bei dem genannten Patientenkreis die Krankheitssymptome erfahrungsgemäß meist wieder verschlimmern. An Bord befindet sich ein aus Dermatologen, Internisten, Physiotherapeuten und Psychotherapeuten bestehendes Ärztekollektiv, dem Meteorologen beratend zur Seite stehen und das von Schwestern, Pflegern und Heilgymnastinnen unterstützt wird. Mit medizinisch-technischen Assistentinnen gut besetzte Speziallaboratorien erlauben die Bearbeitung besonderer bioklimatischer Fragen und lassen auf dem Gebiete der Klima- und der Thalassotherapie neue Erkenntnisse erwarten. Über die bei diesem humanen Unternehmen erzielten Ergebnisse und gewonnenen Erfahrungen wird zu einem späteren Zeitpunkt noch ausführlich berichtet werden.

Nachtrag: Inzwischen ist das am 13. 11. 65 ausgelaufene, provisorisch in ein „schwimmendes Sanatorium" verwandelte, 12000 BRT große Urlauberschiff nach 6wöchiger Kreuzfahrt am 22. 12. 65 mit den 450 Patienten wieder in die Heimat zurückgekehrt. Unter Anlegung strenger Maßstäbe wurden von den 300 an einem endogenen Ekzem leidenden Kranken noch während der Kurreise 81,5% ohne die sonst übliche lokale bzw. innere Therapie, also lediglich durch Klimawirkung völlig erscheinungsfrei oder doch ganz wesentlich gebessert. Diese Erfolgsquote liegt weit über der, die bisher in dieser Jahreszeit an den unseren Kranken zur Verfügung stehenden Küstenkurorten erzielt wurde. Ähnlich gute Resultate waren auch bei den 150 Asthmapatienten zu verzeichnen. Die während des Unternehmens gemachten Beobachtungen werden in Bälde publiziert und zur Diskussion gestellt.

XI. Das Wüstenklima

Über den Wert des Wüstenklimas für die Klimatherapie bei Hautkrankheiten liegen bisher nur höchst sporadische Mitteilungen vor. Nach diesen soll es sich aber als besonders heilkräftig erweisen. Schon theoretisch müßten, zumindest in Passat-Wüsten, gewisse Dermatosen in hervorragender Weise bioklimatisch beeinflußbar sein. Diese wasserarmen, pflanzenlosen Gegenden verdanken der Trockenheit der dortigen Winde ihr Entstehen. In ihnen sichert Wolkenarmut ein kontinuierliches

Strahlungswetter. Für die Intensität der Strahlung aber bürgt die geographische Lage mit ihren niederen Breitegraden. Im wärmsten Monat mißt in solchen Wüsten die Lufttemperatur tagsüber mindestens 26°C, im kältesten Monat mindestens 10—22°C, im Jahresmittel 18°C. Die Wolkenlosigkeit fördert nicht nur eine kräftige Einstrahlung, sondern hat auch eine kräftige Ausstrahlung zur Folge. Das wieder bedingt im 24 Std-Ablauf ganz beachtliche Temperaturschwankungen. Die trockene Hitze des Tages wird durch die trockene Kälte der Nacht abgelöst. Dabei ist die Luft stets in Bewegung. Selten enthält sie pflanzliche oder anthropogene Verunreinigungen. Das alles aber sind schon im Hinblick auf die unter solchen Gegebenheiten betont kontrastreichen, jedoch gut dosierbaren meteorologischen Reizfaktoren außerordentlich positive Momente für die dermatologische Klimatherapie. Übrigens kommt also auch hier wieder den unmittelbar unter dem nördlichen bzw. dem südlichen Hochdruckgürtel gelegenen Gebieten eine besondere Bedeutung zu.

Schon vor Jahren haben Buschke und Joseph (1930) mehrmals auf die bei manchen Dermatosen sehr gute Wirkung eines mehrwöchigen Aufenthaltes in der Wüste Nordafrikas hingewiesen. Allerdings wurden dabei gleichzeitig auch Schwefelquellen therapeutisch genutzt. Wir selbst sahen bei einer Reihe von Patienten, die mit einem endogenen Ekzem oder mit einer Psoriasis behaftet waren, durch ein längeres Verweilen im trockenheißen Gebiet des oberen Nils überraschend gute Heilergebnisse. Als in dieser Hinsicht ungeeignet zeigte sich demgegenüber das wohl milde und trockene, aber durch den vielen Staub sehr verunstaltete Klima Alexandriens. Über beachtliche Besserungen von Neurodermitiskranken im Wüstenklima von Arizona berichtet Sulzberger (1954). Hier soll ein unspezifischer Klimafaktor die heilsame Wirkung entfalten. Eine Umsiedlung in diese trockenheiße Gegend führte in mehreren Fällen zu bleibender Symptomlosigkeit. Im 2. Weltkrieg wurde eine Reihe ekzemkranker, in trockenheißen Gebieten Nordafrikas eingesetzter Soldaten dort erscheinungsfrei. Bei einigen von ihnen konnten wir uns selbst von dieser Tatsache überzeugen. Auch Hartung (1958) verfügt über eine solche Beobachtung. Sicher würden sich die genannten Klimate in hohem Maße speziell bei der Mycosis fungoides zur wirksamen Beeinflussung der prätumorösen Hautveränderungen bestens anwenden lassen. Es würde sich wirklich lohnen, mit Gruppen ausgesuchter Hautkranker zunächst einmal Zeltexpeditionen (Stein, 1955; K. Linser, 1956) in bestimmte Passat-Wüsten zu unternehmen und dabei wissenschaftlich verwertbare und gegebenenfalls zu verbreiternde Erfahrungen zu sammeln.

XII. Die dermatologischerseits mit der Klimatherapie zu erzielenden Erfolge. Die Bedeutung des Zeitfaktors. Fragen der Rehabilitation und der Prophylaxe. Die Ausweitung der Kurplätze

Bewußt wird in folgendem auf fotografische Patientenaufnahmen vor und nach der Klimatherapie verzichtet. Was bei dieser oder jener Hautkrankheit unter „erscheinungsfrei“ oder unter „wesentlich gebessert“ zu verstehen ist, bedarf keiner solchen Belege. Auch erübrigen sich Tabellen. Sie sind in den zitierten Publikationen einzusehen.

Was nun die Erfolgsquoten selbst anbelangt, sind diese *bei der chronisch-rezidivierenden Urticaria* sehr schwankend. Das steht im Zusammenhang mit der Vielseitigkeit gerade dieses kausalgenetisch oft kaum abklärbaren, dann therapeutisch schwer zu beeinflussenden Leidens und weiterhin mit der zur heilklimatischen Behandlung nicht immer kritisch durchgeführten Indikationsstellung. Selbstverständlich verschwindet die durch Milieuallergene verursachte Nesselsucht meist schlagartig nach einem einfachen Umgebungs- bzw. Ortswechsel, vorausgesetzt, daß dort die die Quaddelausbrüche auslösenden Noxen fehlen. Liegen dem Nesselausschlag Magen-Darmstörungen zugrunde, kann sich, wenn die übliche Therapie versagt hat, zuweilen der Aufenthalt im Mittelgebirge oder in einer ähnlich waldreichen Gegend schon infolge der Luftveränderung und infolge der so möglichen psycho-somatischen Ganzheitsbeeinflussung als vorteilhaft erweisen. Meist ist aber hier ein einschneidender Klimawechsel noch wirkungsvoller. So wurden an der Ostsee in dem Hautsanatorium in Heiligendamm von 40 Urticariakranken 21 Patienten noch während der Klimakur erscheinungsfrei (Serowy, 1963). Besonders bei endokrin ausgelösten bzw. unterhaltenen Allergodermien, so auch bei der Urticaria papulosa chronica, hat sich uns das Kontrastklima und die durch dieses im Verlaufe von 4—6 Wochen in Gang kommende hormonelle Umstimmung wiederholt recht gut bewährt. Das gilt auch für den auf die üblichen Maßnahmen nicht in wünschenswerter Weise ansprechenden Pruritus sine materia (K. Linser, 1959d; Serowy, 1963). In den genannten Fällen liefert auch das Hochgebirge befriedigende Resultate. In erster Linie sind bei den erwähnten Heilvorgängen das für Atmungsorgane und Haut erholsame Luftaerosol, ferner die hygrothermischen Reizfaktoren und ihre Einflußnahme auf die Lungenventilation, auf die Herzarbeit, ferner auf die Tätigkeit der verschiedensten Regler- und Funktionssysteme von ausschlaggebender Bedeutung. Der fotoaktinische Wirkungskomplex spielt demgegenüber eine mehr untergeordnete Rolle. Aus diesem Grunde sind bei solchen Leiden auch Winterkuren angebracht. Diese sind selbst an der während der kalten Jahreszeit meist höchst sonnenarmen Meeresküste noch immer relativ erfolgreich.

Das gleiche ist über den *Lichen chronicus simplex* (K. Linser, 1959d), über den *Lichen ruber planus* (Serowy, 1963), ferner über die *Dermatitis herpetiformis* (K. Linser, 1962b, 1963; Serowy, 1963; Harnack, 1965b) zu berichten. Allerdings fördert bei diesen drei Dermatosen die zusätzliche, vorsichtig applizierte Sonnenbehandlung das Zustandekommen der Erscheinungsfreiheit. Letztere ist beim Lichen chronicus simplex, manchmal auch beim Lichen ruber planus gewöhnlich von Dauer, beim Morbus Duhring aber, dem Wesen des Leidens entsprechend, fast immer nur ein temporäres, aber doch wenigstens eine Medikamentenpause erlaubendes Ereignis. Die für die gerade genannten Hautleiden aufzubringende Kurzeit darf aber keinesfalls unter 6 Wochen liegen.

Angebracht ist ein solcher Termin auch bei der *Folliculitis barbae*, wenn man diese Pyodermieform heute im Zeitalter der Sulfonamide bzw. der Antibiotica überhaupt noch klimatherapeutisch beeinflussen will. Gerade hier aber ist der Erfolg im Kontrastklima in noch höherem Maße an das Vorherrschen eines ungestörten Strahlungswetters geknüpft. Speziell die bioklimatische Behandlung, auch die eventuelle Nachbehandlung der so rezidivfreudigen Folliculitis barbae, bedarf einer mit dem fotoaktinischen Wirkungskomplex besonders reich ausgestatteten Wetterlage.

Bei der Acne necroticans aber, ferner bei der Acne vulgaris bzw. conglobata, der Ichthyosis, der Psoriasis vulgaris, der Parapsoriasis guttata bzw. der Parapsoriasis en plaques, noch mehr bei der prätumorösen Mycosis fungoides steht die Heliotherapie ganz im Vordergrund der bioklimatischen Behandlung. Deutlich offenbaren dies die Rückbildungsvorgänge der psoriatischen Manifestationen oder das Schwinden der mykosiden Infiltrate. Hier resultiert in den Krankheitsmanifestationen aufweisenden, aber nicht immer der Sonneneinwirkung ausgesetzt gewesenen Hautpartien stets die rückständige sog. „Badehosenform". Bei dieser bleiben in den durch Kleidungsstücke und anderes abgedeckten, so also vor aktinischen Einwirkungen geschützten Hautbezirken die Hautveränderungen im Gegensatz zu den an den bestrahlten Hautstellen lokalisierten Krankheitserscheinungen hartnäckig und in meist fast voller Stärke bestehen. Deshalb ist unter diesen Gegebenheiten das Nacktbaden ein ärztliches Gebot. Und jeder sonnenarme oder sonnenlose Kurtag ist bei den genannten Dermatosen trotz der übrigen, im Hochgebirge oder an der See noch vorhandenen bioklimatischen Wirkungsbereiche ein verlorener Kurtag.

Bei der *Acne vulgaris* wurden an der Ostsee in der warmen Jahreszeit eine Erfolgsquote von nur 59,2% erreicht (Serowy, 1963). Sicher ist das auf die dort selbst im Sommer durch Wolkenbildung und Regentage oftmals verursachten Wetterstörungen zurückzuführen. Demgegenüber erzielten wir in früheren Zeiten durch Kuren auf der uns jetzt leider für solche Zwecke nicht mehr zur Verfügung stehenden sonnenreichen Insel Brioni in fast 80% der Fälle Erscheinungsfreiheit. Schon Buschke und Joseph (1930) machten darauf aufmerksam, daß bei der Acne vulgaris die Küsten mit besonders intensiver Sonnenstrahlung die besten Ergebnisse liefern, und gaben den Kurorten an der Adria gegenüber denen an der Ostsee und selbst gegenüber denen an der Nordsee den Vorrang. Hervorragend beeinflußt wird das zuweilen psychisch so niederdrückende Leiden schon durch einen Winteraufenthalt im Hochgebirge. Noch mehr empfiehlt sich dort aber eine Kur im Frühjahr zur Zeit der Schneeschmelze und des dann meist besonders großen Reichtums an UV-Licht. Recht eindrucksvoll waren hier unsere Heilerfolge in Obergurgl, das 1900 m hoch mitten in den sonnendurchfluteten, an Gletschern reichen Ötztaler Alpen liegt. Bei der Acne conglobata müssen auch während der Klimakur die Abscesse bzw. die sog. Ölcysten mit einer kosmetischen Lanzette eröffnet werden. Ferner ist bei diesem Hautleiden ein sich über 8 Wochen erstreckender Kuraufenthalt kaum zu umgehen.

Fehlerhaft ist es, bei *Psoriasis* zu einer Winterkur an der See zu raten. Für sie eignet sich nur die warme Jahreszeit. Serowy (1963) berichtet über 1280 Psoriasisfälle, die er in den letzten Jahren zu verschiedenen Jahreszeiten an der Ostsee bioklimatisch behandelt hat. Die besten Ergebnisse lieferte der Sommer mit einer Prozentziffer von 74,5. Auf Norderney an der Nordsee bewegt sich die Erfolgsquote meist zwischen 80 und 90% (Hartung, 1958). Dabei besitzt das Seewasser keine nennenswerte Heilwirkung. Das beweist die bereits erwähnte „Badehosenform". Vielleicht ist aber auf der durch das Baden stärker durchfeuchteten Haut der Bestrahlungseffekt etwas erhöht. Die entscheidende Rolle spielt ja bei der Schuppenflechte, wie schon erwähnt, die Heliotherapie. Im Gegensatz zur Meeresküste ist diese im Hochgebirge fast das ganze Jahr hindurch durchführbar. Den an einer Psoriasis leidenden Patienten wird man stets das Aufsuchen nur solcher Gegenden empfehlen, in denen zu dieser Jahreszeit mit hoher Wahrscheinlichkeit intensives Strahlungswetter anzutreffen ist. Unbeeinflußt bleibt aber auch unter solchen Voraussetzungen die Psoriasis des behaarten Kopfes. Sie muß stets in der sonst üblichen Weise medikamentös angegangen werden. Ferner bietet die heilklimatische Behandlung den an Schuppenflechte leidenden Patienten, die leicht pigmentieren, stets bessere Heilchancen gegenüber solchen, deren Haut in träger und in schwacher Form zur Melaninsynthese befähigt ist (Grüneberg, 1952) und zusätzlich gewöhnlich auf Sonne besonders empfindlich ist. Daß der Psoriatiker im Stadium incrementi bzw. in der Eruptionsphase durch UV-Strahlen gefährdet wird, wurde anderwärts schon vermerkt. Schließlich wurde dort auch darauf hingewiesen, daß die sonstigen irritablen Formen des Hautleidens für die Klimatherapie gleichfalls höchst ungeeignet sind.

Bei der *Mycosis fungoides* liegen die Verhältnisse ganz ähnlich. Übrigens bessern sich bei dem Leiden die prätumorösen Hautveränderungen bereits auf künstliches UVA. Ungleich wirksamer ist künstliches UVB. Die bei der Mycosis fungoides durch von Menschenhand konstruierte Lichtquellen zu erzielenden Resultate werden jedoch durch die Heliotherapie weit übertroffen. Die eindrucksvollsten Ergebnisse liefert die Sonnenbehandlung im Hochgebirge oder an der See. Zur erfolgreichen Kur gehört Strahlungswetter. Bereits vorhandene Tumoren lassen sich kaum noch beeinflussen. Dafür bilden sich aber die präfungoiden Infiltrate überall dort nach einiger Zeit zurück, wo die Sonnen- bzw. die Himmelsstrahlung ihre volle Wirkung entfalten konnte. Das wurde von uns (K. LINSER und HARNACK, 1962) bei histologisch gesicherter Mycosis fungoides an 11 Frauen und 14 Männern unter Beweis gestellt. SCHREUS (1965) hat an 21 Kranken unsere Befunde bestätigt. In seiner sehr lesenswerten Arbeit erklärt er die Wirksamkeit der Heliotherapie bei Mycosis fungoides als Vitamin D-Effekt und erörtert die Möglichkeit einer antiallergischen und auch einer cytostatischen Einflußnahme. Schließlich haben sich auch SEROWY (1963), ferner HARTUNG und PÜRSCHEL (1964) inzwischen von dem Wert der Sonnenbehandlung dieser Reticulogranulomatose an Hand einer Reihe einschlägiger Fälle überzeugen können.

Bei der so verbreiteten *Ekzemkrankheit* und ihren der bioklimatischen Behandlung zugängigen Formen spielt die Heliotherapie keine so ausschlaggebende, keine so entscheidende Rolle wie bei den gerade zuvor aufgezählten Dermatosen. Dessen ungeachtet liegt auch hier die Erfolgsquote in der warmen und sonnenreichen Jahreszeit höher als in den kalten strahlungsarmen Wintermonaten. Zumindest gilt das für die diesbezüglichen Kuren an der Meeresküste. Hinzu kommt, daß dort bei Sonnenmangel und niederer Lufttemperatur auch die die Abheilung ekzematöser Veränderungen einwandfrei fördernde Thalassotherapie stark beeinträchtigt und zuweilen gar völlig unmöglich gemacht wird. Trotzdem sind bei dem Leiden auch im Herbst, im Winter und im Frühling infolge der starken Einflußnahme des ungewohnten, ausgleichende Gegenreaktionen auslösenden hygrothermischen Wirkungskomplexes noch immer annehmbare Resultate zu verzeichnen. In den zuletzt genannten Jahreszeiten liegen indessen die Wettersituationen im Hochgebirge ungleich günstiger. Dort können nämlich fast in allen Monaten sämtliche drei Wirkungskomplexe klimatherapeutisch eingesetzt und genutzt werden. Selbst im Winter sind bei besten Luftverhältnissen wenigstens in der Mittagszeit vielfach noch Sonnenbäder möglich. Wie oben schon erwähnt wurde, ist in Hochgebirgskurorten im Frühjahr während der Schneeschmelze die Strahlenreflexion besonders stark und auch zur Ekzemtherapie bestens verwertbar. Selbst nach Strahlenreaktionen sahen wir gute Heileffekte. Vorrangiger aber sind bei der Ekzemkrankheit die speziell im heilsamen Kontrastklima enthaltenen lufthygienischen und hygrothermischen Komponenten. Das sich nicht nur für die Atemwege, sondern auch für die Haut als entlastend und als wohltuend erweisende Luftkolloid, ferner die selbst die Zentren der höchsten Nerventätigkeit ansprechenden Temperaturreize ermöglichen die gerade bei diesem chronisch-rezidivierenden Hautleiden so wichtige, durch den fotoaktinischen Wirkungskomplex nur noch zu vervollkommnende Ganzheitstherapie.

Dabei verschwindet meist schon kurz nach der Ankunft im Kurort und noch vor Einleitung der Heliotherapie der zuvor so quälende, vielfach durch die oftmals recht beschwerliche und ermüdende Anreise noch verstärkte Juckreiz (STEIN, 1955; K. LINSER, 1956; THIEL u. Mitarb., 1957; HARNACK, 1959). Schon dieser Anfangserfolg aber verbessert die Nachtruhe und gibt den Auftakt zur Rückbildung der Krankheitsherde. Einschleichend und dosiert verabfolgte Sonnenbehandlung fördert den Heilungsprozeß. Bei Strahlungswetter wird in vielen

Fällen bereits gegen Ende der 2. Woche Erscheinungsfreiheit erzielt. Hierbei unterscheidet sich der Aufenthalt in geeigneten Gegenden des Hochgebirges in seiner Wirkungsweise nicht nennenswert von dem Aufenthalt in geeigneten Kurorten an der Meeresküste oder auf den dieser vorgelagerten Inseln.

Schon die Irritationsdermatose (=degeneratives Ekzem bzw. Abnutzungsdermatose) bildet sich im Kontrastklima meist schon innerhalb weniger Tage zurück. — Beim Kontaktekzem steht natürlich die Elimination des Ekzematogens im Vordergrund des Handelns. Durch eine zusätzliche, nach Abklingen der akuten, exsudativen Erscheinungen durchzuführende bioklimatische Behandlung aber läßt sich indessen das evtl. recht hartnäckige Persistieren erythro-squamöser Plaques bzw. das Weiterbestehen der Hautreizbarkeit abkürzen, zumindest der bereits irgendwie erzielte Heilerfolg absichern. Bei einigen professionell hautkrank gewordenen Patienten konnte durch ein längeres Verweilen in einem entsprechenden Kurort der sonst kaum vermeidbar gewesene Berufswechsel verhindert werden. Letzteren empfindet der Werktätige auf seinem Lebensweg als eine höchst einschneidende, oft geradezu harte Maßnahme. Übrigens ist die Empfehlung des Berufswechsels keine Behandlung, sondern eine therapeutische Kapitulation. Ehe es zu dieser kommt, sollte zumindest die Klimatherapie versucht werden. Vielfach ist sie bei besonders schwer beeinflußbaren Kontaktekzemen, so bei Sensibilisierungen gegenüber Terpentin, Chromaten, Nickel, Ursol, für die Geschädigten das letzte Refugium.

Serowy (1963) hat bei 1020 aus den verschiedensten kausalgenetischen Gründen an einem vulgären Ekzem leidenden Patienten an der Ostsee zufriedenstellende, sich zwischen 52 und 70% bewegende Resultate erzielt. Versager bildeten demgegenüber die subakuten, noch von exsudativen Zügen beherrschten, meistens mikrobiell verursachten Verlaufsformen. Fast ausnahmslos zwangen sie zur zusätzlichen Lokalbehandlung. Beim vulgären Ekzem ist auf Norderney an der mit kräftigeren Reizfaktoren ausgestatteten Nordsee die Erfolgsquote höher, sie liegt zwischen 83 und 93% (Hartung, 1958).

Am wirkungsvollsten ist die heilklimatische Behandlung bei dem relativ häufig zu beobachtenden, außerordentlich therapieresistenten *endogenen Ekzem*. Wenn dieses sich schon in den ersten 2 Lebensjahren zunächst als Säuglingsekzem, später als Eczema flexurarum manifestiert, sind bei dem dann oft viele Jahre hindurch in wechselnder Stärke anhaltenden konstitutionellen Hautleiden vorsorglich und zweckmäßigerweise schon im Krabbel- und Spielalter mehrfach zu wiederholende bioklimatische Kuren angebracht. Vielfach bewirken sie eine meist ganz erhebliche Abkürzung des sonst gewöhnlich so langen Leidensweges. Für den auch hier notwendigen einschneidenden Milieuwechsel ist zur Sommerzeit im Hinblick auf die Möglichkeiten und die Freuden, die der Strand und das Wasser speziell Kindern bieten, der Aufenthalt in einem geeigneten Seebad mehr zu empfehlen als das Aufsuchen des Hochgebirges. Demgegenüber verdient letzteres im Winter, besonders aber im Frühjahr unbedingt den Vorzug. Nicht nur die Mehrzahl der jugendlichen, sondern auch die Mehrzahl der erwachsenen endogenen Ekzematiker wird durch jedes kontrastreiche Klima an der See oder im Hochgebirge, das die drei zur Dermatotherapie nun einmal notwendigen meteorologischen Wirkungskomplexe in möglichst vollendeter und auch möglichst störfreier Form besitzt, zumindest temporär erscheinungsfrei oder doch wesentlich gebessert. Bei den in unserer Klimastation auf Kap Arkona nur rein bioklimatisch behandelten 812 an einem endogenen Ekzem leidenden Patienten war bei Anlegung eines strengen Maßstabes in der Sommerzeit in 85,2% der Fälle ein sehr gutes Kurresultat zu verzeichnen. Die diesbezügliche Prozentziffer betrug demgegenüber im Frühjahr 74,1, im Winter 60,6 und im Herbst 57,5. Auch das sind noch immer recht zufriedenstellende Ergebnisse. Dabei war nach unserer Analyse nicht nur die jeweilige Jahreszeit, sondern auch der in ihr erfolgte Wetterablauf von eminenter Bedeutung. So sank bei einer höchst wechselhaften, unruhigen Witterung im Oktober und November des Jahres 1959 die Prozentziffer auf 42,9, im September und Oktober des Jahres 1960 sogar auf 12,1 ab. Während sie bei einer Schönwetterperiode im Januar und Februar des Jahres 1960 die zu Winterkuren ermutigende Höhe von 87,5 erreichte, fiel die Zahl im gleichen Zeitraum des Jahres 1961 bei einer Schlechtwetterperiode auf 38,3%. Ähnliches hatte schon früher unser Mitarbeiter THIEL (1957) während unserer zum Austesten des dortigen Klimas auf der Insel Rügen durchgeführten Zeltexpeditionen festgestellt. So lagen im Gegensatz zu den so ermutigenden Resultaten im strahlenreichen und im beständigen Sommer des Jahres 1955 die in den Jahren 1954 bzw. 1956 in der gleichen Jahreszeit zu registrierenden Ergebnisse allein im Hinblick auf das anhaltende kühle, regnerische und stürmische Wetter deprimierend niedrig. Daß überdies Verunreinigungen aller Art herantragende Landwinde die beim endogenen Ekzematiker durch eine Klimakur an der Meeresküste erfahrungsgemäß zu erwartenden Heilwirkungen sehr beeinträchtigen können, wurde schon an anderer Stelle dargelegt. Recht aufschlußreich sind auch die bei 2411 an einem konstitutionellen Ekzem leidenden Patienten von SEROWY (1963) im Hautsanatorium des Ostseebades Heiligendamm gemachten Beobachtungen. Auch dort sind, bei Ausklammerung der zusätzlich noch lokal behandelten Kranken, die ebenfalls nach Jahreszeiten aufgeschlüsselten und nach einem besonderen System errechneten Erfolgsziffern erfreulich hoch. Die höchsten Werte lagen im Sommer bei 75,5%, gingen im Herbst und im Winter auf nur 63,8 bzw. 60,1% zurück, um schon im Frühjahr wieder auf 73,5% anzusteigen. Auch diese Prozentzahlen bestätigen unsere beim endogenen Ekzem gewonnenen Erfahrungen, daß an der Meeresküste oder auf Inseln selbst im Winter noch annehmbare bioklimatische Ergebnisse erzielt werden. Voraussetzung sind aber gerade hier konstantes Strahlungswetter und Winde, die maritime Luftmassen herantragen.

Unter Auswertung seines gleichfalls großen Krankengutes berichtet HARTUNG (1958) über die bioklimatische Beeinflussung des endogenen Ekzems an der Nordsee auf Norderney. Die Erfolgsziffern liegen bei den dort im Vergleich zur Ostsee offensichtlich günstigeren klimatischen Bedingungen (K. LINSER, 1956) im Jahresdurchschnitt bei etwa 90%, wobei die von dem Autor herausgearbeitete sog. „seborrhoische Form" bessere Aussichten hat (90—98%) als sein „neurodermitischer Typ" (86—88%).

Zu berücksichtigen ist bei diesen auffällig und überraschend hohen Heilergebnissen allerdings die Tatsache, daß in der dortigen Einrichtung vielfach zusätzlich noch die übliche Kliniktherapie erfolgt und die vorgelegten statistischen Erhebungen somit keinen eindeutigen Aufschluß über die rein bioklimatisch erzielten Resultate vermitteln.

Auch hier ist wieder eine offensichtliche Abhängigkeit vom Wettergeschehen auszumachen. Während 1954 bei normalem Sommer mit den für diesen charakteristischen, Meereskaltluft herantragenden Seewinden nur 7,6% Kurrezidive zu verzeichnen waren, stiegen diese 1955 trotz einer sommerlichen Schönwetterlage bei vermehrtem Landwind und einem überwiegend kontinental gearteten Wetterablauf auf 25,6% an (PAHL und PÜRSCHEL, 1956). Auch diese Tatsache unterstreicht erneut die schon wiederholt erörterte Bedeutung der durchschnittlichen Windrichtung während der bei Ekzemkranken an der Meeresküste durchgeführten Klimatherapie. Nicht nur noch besser, sondern auch nicht so schwankend sind beim endogenen Ekzem die Heilergebnisse an den Meeresküsten bzw. auf den Inseln vieler der mehr südlich von uns gelegenen Ländern. Sie bieten durch ihre erheblich längere, meist durch recht beständiges Strahlungswetter und durch gehäufte Seewinde ausgezeichnete Badesaison noch günstigere Behandlungschancen als die Ost- und selbst die Nordsee. Wir haben uns bemüht, solche Möglichkeiten mit Unterstützung unserer dafür zuständigen Regierungsstellen jetzt immer systematischer auszunutzen. Dabei konnten wir jetzt im Fünfjahresmaßstab die dadurch erreichten höheren Durchschnittsergebnisse unter Beweis stellen. Darauf wird weiter unten noch kurz eingegangen.

Beachtenswerte Erfolgsziffern bei Hautleiden zeitigen auch die Klimakuren in unserem Mittelgebirge. Wir selbst haben schon 1956 bei Ekzematikern mit einem nicht ungünstigen Resultat den Einfluß einer Klimakur auf dem 1200 m hohen Fichtelberg im Erzgebirge ausgetestet. Über die therapeutischen Leistungen, die in dem inzwischen dort von der Sozialversicherung eingerichteten Hautsanatorium erzielt wurden, haben Fuchs u. Hentschel (1959) berichtet. In 19% der Fälle kam es dort zur Erscheinungsfreiheit, bei 45% konnte eine wesentliche Besserung registriert werden. Verwiesen sei auch auf die in diesem Hautsanatorium neuerdings von Sprafke (1964) gemachten und sehr kritisch ausgewerteten Erhebungen.

Recht befriedigend waren die bei unseren endogenen Ekzematikern in den letzten Jahren in einer in Rumänien 1400 m hoch gelegenen Erholungsstätte in der Nähe des Gebirgskurortes Sinaia festzustellenden Heilergebnisse. Als noch besser erwiesen sie sich in dem in den Stubaier Alpen 2000 m hoch gelegenen Kühtai. Leider konnte das uns dort zur Verfügung stehende Haus im Winter nicht genutzt werden. Wir sind überzeugt, daß das Klima auch in dieser Jahreszeit schon im Hinblick auf die Güte der Luftbeschaffenheit, das meist konstante Strahlungswetter, das durch den Schnee reflektierte Sonnenlicht und die thermischen Reize noch wirkungsvoll gewesen wäre. So durften wir bei Anlegung eines strengen Maßstabes in den ersten 3 Jahren im Frühling in 68,3% der Fälle, im Sommer und Herbst in 74,9% bzw. in 79,2% der Fälle die Resultate mit „sehr gut" bewerten. Das gilt auch für die in Kühtai bioklimatisch behandelten Patienten, die an einer Psoriasis oder an einer prätumorösen Mycosis fungoides litten. Eine noch bessere Ausbeute hätte indessen nach unseren früheren Erfahrungen der in den sonnenreichen Ötztaler Alpen in 1900 m Höhe gelegene, von Gletschern umgebene Kurort Obergurgl ergeben. Wir waren aber nicht in der Lage, dort Patienten unterzubringen.

Inzwischen hat, wie schon oben angedeutet wurde, mein ehemaliger Mitarbeiter Harnack (1965) bei Patienten, die wegen ihres endogenen Ekzems bioklimatisch behandelt wurden, unter sorgfältiger Aufschlüsselung der dabei gemachten Beobachtungen im Fünfjahresmaßstab für den jeweiligen Kurort den prozentualen Durchschnittswert der Erfolgsquote errechnet. Diese erlaubt kritischere und besser fundierte Vergleiche als etwa die lediglich für das einzelne Jahr vorgenommenen Analysen. Danach lieferte, wie zu erwarten war, der Aufenthalt im Mittelgebirge die niedrigste Prozentziffer. Von 276 Kranken wurden im Erzgebirge auf dem 1200 m hohen Fichtelberg nur 46,7% erscheinungsfrei bzw. ganz wesentlich gebessert. An der Ostsee auf Kap Arkona erhöhte sich bei 972 Patienten die Zahl auf 62,9. Im rumänischen Hochgebirgskurort Sinaia betrug bei 65 Kranken die Prozentziffer 71,3, am Schwarzen Meer bei 154 Patienten 81,9 und im Tiroler Hochgebirgskurort Kühtai bei 221 Kranken 82,9. Diese Angaben aber unterstreichen erneut den Unterschied zwischen den verschiedenen Klimaten. Sie beweisen, daß der Aufenthalt an den südlich gelegenen, warmen und sonnenreichen Küsten bzw. Inseln bei Dermatosen bessere Resultate zeitigt als das Verweilen in den nördlich gelegenen, stets durch Wetterunruhe sehr belasteten Seekurorten. Auch übertrifft bei Hautleiden das Hochgebirge in seiner Heilwirkung ganz offensichtlich das Mittelgebirge. Das alles ist indessen nur die Bestätigung unserer bisherigen Ausführungen.

Bei der Klimatherapie hängt die Erfolgsquote in hohem Maße vom *Zeitfaktor* ab. Schon im Hinblick auf die stufenweise zur Akklimatisation führende, sich meist über wenigstens 3 Wochen hinziehende dreiphasige (SCHULTZE, 1959) Adaptionsperiode mit ihren sich zuweilen auch im Hautbild ausdrückenden Kurreaktionen ist der ärztliche Rat zu einer etwa nur 14tägigen, im Hochgebirge oder an der See zu absolvierenden Klimakur eine höchst fragwürdige, bei einem lebensbedrohlichen Leiden wie bei der Mycosis fungoides geradezu verwerfliche Behandlungsmaßnahme. Die im Organismus anlaufenden Gegenregulationen, ihre Absicherung und ihre Auswirkungen benötigen Zeit. Erst nach erfolgter Akklimatisation kommt es zur Ökonomisierung der vegetativen Funktionen. Diese aber ist das anzustrebende Ziel. Sie erst bringt das chronische Leiden in eine bioklimatisch behandlungsfähige Form (SCHMIDT-BONACKER, 1958). Hierfür aber erweist sich schon eine 4wöchige Kur als noch ungenügend. Nur noch wenige Autoren geben sich mit einer solchen Zeitspanne zufrieden (LANDA, 1937). Da sie einfach nicht genügte, hat man in Heiligendamm an der Ostsee 14 Tage zugegeben (SEROWY, 1963). Ein 6wöchiger Kuraufenthalt ist nach unseren Erfahrungen das Minimum (STEIN, 1955; K. LINSER, 1956, 1963; MARCHIONINI, 1956; JUNGMANN, 1956b; HARTUNG, 1958; SCHULTZE, 1959; HARNACK, 1961). Wir bemühen uns jetzt sogar um eine 8wöchige Kurdauer. Sie wird bei den meisten der bioklimatisch beeinflußbaren Dermatosen sicher in einem noch wesentlich höheren Prozentsatz wenigstens zu einer temporären Erscheinungsfreiheit führen. Dankbar begrüßt der Patient aber ein solches endlich einmal ohne die ihm meist sattsam bekannte Behandlung mit Umschlägen, Salben, Tinkturen, Farbstofflösungen und anderem mehr zustandegekommenes Ergebnis. Schließlich ermöglicht es die Klimakur vielen Patienten, von dem vielleicht schon allzu lange und auch zuweilen über Gebühr eingenommenen Prednison zumindest eine gewisse Zeit, manchmal aber auch für immer loszukommen. Vielfach wird bei einer derartigen Sachlage die heilklimatische Behandlung sogar zu einer lebenswichtigen Indikation. Übrigens kann im Kurort schon in den ersten Tagen und ohne Rückwirkung auf den Hautbefund auf die Prednisonmedikation verzichtet werden (HARNACK, 1965a).

Oftmals bessern sich die Krankheitsfälle, die sich der bioklimatischen Behandlung gegenüber zunächst anscheinend als refraktär erwiesen haben, noch spontan nach Rückkehr in den Heimatort. Nach LANDA (1937) zeigt sich das Maximum des Erfolges immer erst einige Zeit nach der Klimakur. Das lehrt die nach absolvierter Klimakur so wichtige und deshalb nicht länger zu vernachlässigende Weiterbeobachtung im alten Milieu.

Es liegt nun im Wesen der chronisch-rezidivierenden Dermatosen, daß auch nach der im Hochgebirge oder an der Meeresküste erzielten Symptomlosigkeit sich eines Tages *das Rezidiv* meldet. Das entspricht den Erfahrungen, die der Hautkranke zuvor schon bei ambulanter und selbst bei klinischer Behandlung meist längst und wiederholt gemacht hat. Er weiß, daß sich vielfach nach der Krankenhausentlassung schon auf dem Heimweg das so gefürchtete Hautjucken wieder einstellt und daß es dann gewöhnlich schon in den nächsten Tagen unter den jetzt wieder einsetzenden Belastungen des Alltags und des Berufes zu einem Neuausbruch des Ekzems kommt. Bei 31,4% der bis 3 Wochen, bei 55,7% der 4—5 Wochen und bei 36,6% der über 6 Wochen stationär behandelten Männer verschlechtert sich der Hautzustand zu Hause bereits innerhalb der 1. Woche. Nur 0,4% der über 6 Wochen Behandelten bleiben länger als 1 Jahr erscheinungsfrei. Noch höher sind die Prozentziffern der Rückfälle bei Frauen (HARNACK, 1965a). Dabei verringert Klinikaufnahme keineswegs die Rückfallstärke.

Nach alledem ist also der an einem endogenen Ekzem leidende Patient auch nach Heimkehr von einer Klimakur stets seelisch auf einen Rückfall eingestellt.

Er empfindet aber Genugtuung darüber, daß das erneute Auftreten von Hautveränderungen jetzt erst relativ spät und gewöhnlich auch in deutlich abgeschwächterer Form erfolgt. Immer wieder wurde diese erfreuliche Tatsache auch ärztlicherseits betont und unter Beweis gestellt (HARTUNG, 1958; SEROWY, 1963).

Dabei ergaben sich aber auch hier auf die höchst unterschiedlichen Klimate zurückzuführende Abweichungen. HARNACK (1965a) hat das an dem von ihm beobachteten Krankengut sehr aufschlußreich herausgearbeitet. Seinem Bericht zufolge bekamen von 188 der im Mittelgebirge auf dem Fichtelberg behandelten Patienten nach der Ankunft im Heimatort bereits 34,1% in der 1. Woche ihren Rückfall, dagegen von 173 im Hochgebirge in Kühtai zur Kur gewesenen Kranken nur 8,1%. Und hier führt auch die Meeresküste im Vergleich zum Mittelgebirge zu wesentlich nachhaltigeren Wirkungen. So rezidivierten von 59 am Schwarzen Meer behandelten Ekzematikern nach der Heimkehr nur 14,5% in der 1. Woche. Bei den 1074 auf Kap Arkona einer Kur unterworfenen Patienten erniedrigte sich diese Prozentzahl sogar auf 11,7%. Zu einem Wiederauftreten des klimatherapeutisch erscheinungsfrei gewordenen Leidens nach erst 1 Jahr kam es in 2,9% der Fälle, bei denen die diesbezügliche Kur einst auf dem Fichtelberg erfolgt war. Diese Prozentziffer erhöhte sich auf 4,2, wenn die Kur am Schwarzen Meer stattgefunden hatte und auf 6,1, wenn die Kur auf Kap Arkona durchgeführt worden war. Zumindest blieben nach der Klimakur an der Ostsee 74 Kranke ein volles Jahr erscheinungsfrei, 21 sogar 2 Jahre lang. Natürlich ist bei diesen Angaben teilweise der Fehler der kleinen Zahl mit in Rechnung zu setzen. Verschiedene bei solchen Recherchen immer wieder zu beobachtende Parallelen erlauben indessen doch gewisse richtungweisende, allerdings künftighin noch durch ein größeres Krankengut abzusichernde Aussagen.

Daß die Intensität der Rezidive im Gegensatz zur klinischen Behandlung nach jeder Kur abnimmt, behaupteten 87,5% der befragten Frauen und 86,1% der befragten Männer. In der Mehrzahl der Fälle konnten diese Angaben auf Grund der Nachbeobachtung bestätigt werden (HARNACK, 1965a).

Nicht als Rezidiv zu werten ist der manchmal nach Abschluß der Kur zu beobachtende *Rückkehreffekt*. Er ist eine Folge der Wiedereingliederung in das alte Klima und in die einstige Lebensweise. Beides erfordert erneut eine Umsynchronisation. So kommt es nach Beendigung einer Hochgebirgskur im Tiefland vorübergehend unter einer zunehmenden vagotonen Kreislaufeinstellung zu einer mehr oder weniger starken Acidosewelle (v. NEERGARD, 1947). Auch im Anschluß an den Aufenthalt an der Meeresküste sind zu Hause kurzfristige Interferenzerscheinungen zwischen der Umweltperiodik und der biologischen Rhythmik zu beobachten. Dieses Geschehen führt allerdings nicht etwa wieder zur Herstellung der einstigen Ausgangssituationen, sondern es werden dabei jetzt als ein Ergebnis der vorausgegangenen Klimatherapie neue funktionelle Veränderungen durchlaufen. In dieser immerhin angespannten Körperverfassung aber kann es zu verschiedenen, glücklicherweise stets flüchtigen Organstörungen kommen. So machen sich jetzt vielfach Kopfschmerzen, Müdigkeit, Kreislaufbeschwerden bemerkbar. Zuweilen flammt auch das durch den Kuraufenthalt im Hochgebirge oder an der See weitgehend gebesserte oder gar erscheinungsfrei gewordene Hautleiden im Zeichen des Rückkehreffektes vorübergehend wieder auf. Zuweilen ist das schon in der Eisenbahn während der vielleicht langen und anstrengenden Rückreise zu beobachten. Hier entfalten zumindest das plötzlich veränderte Klima, die schlechte, oftmals drückend heiße Luft im Wagenabteil, die Verschmutzung der Haut durch Staub und Ruß eine ungünstige Wirkung. Richtiger ist deshalb aus solchen Gründen in einer derartigen Situation die Benutzung eines Flugzeuges. Aber auch in ihm können die evtl. nun wieder in Erscheinung tretenden Sorgen des Patienten um den Alltag, die Unruhe und Angst wegen der vielleicht zu erwartenden häuslichen oder beruflichen Mißhelligkeiten das Kurresultat zunächst beeinträchtigen. Erst recht tut dies nach der mehrwöchigen Ruhe und der während dieser Zeit streng geordneten Lebensweise eine turbulente und ausgedehnte Wiedersehensfeier.

Auch nach einer erfolgreich verlaufenen Klimakur ist eine sorgfältige Hautpflege unerläßlich. Besonders wichtig aber ist eine gewisse in Ruhe und in Entspannung zu verbringende *Schonzeit*. Für letztere sollten nach Abschluß der Klimakur mindestens 8 Tage zur Verfügung stehen. Werden diese ärztlichen Forderungen nicht erfüllt, kann allerdings der an der Haut gewöhnlich nicht groß in Erscheinung tretende und erfahrungsgemäß bald wieder abklingende Rückkehreffekt auch einmal stärkere Ausmaße annehmen und in ein echtes Rezidiv übergehen. Um dieses abzufangen, ist trotz aller hierfür zu fordernden Zurückhaltung doch ein stets auf eine kurze Zeit zu beschränkendes Einnehmen von Prednison angebracht. Wenig sinnvoll ist die Medikation jedoch, wenn der Rückkehreffekt auf eine extreme Klimaabhängigkeit des Hautleidens zurückzuführen ist. Wie noch ausgeführt wird, ist in einem solchen Falle ein besonderer Weg einzuschlagen.

Die, wie erwähnt, nicht unmittelbar nach der Klimakur auftretenden, sondern sich im Heimatort meist erst viel später wieder einstellenden, bedauerlicherweise zum Krankheitsbild gehörenden Rückfälle sind ein unmißverständlicher Hinweis dafür, daß sich dispositionelle bzw. konstitutionelle Dermatosen keineswegs durch eine nur 6—8wöchige Klimatherapie im Hochgebirge oder an der Meeresküste völlig ausheilen lassen. Diese Tatsache aber läßt es als ratsam erscheinen, die so wirkungsvoll verlaufene *Kur nach gewissen Zeitintervallen noch mehrmals zu wiederholen*. Zumindest wird dadurch oft so unglücklichen und gequälten Patienten immer wieder einmal „ein Urlaub aus der Krankheit" verschafft. Dabei ebnen die im Kontrastklima jedesmal aufs neue erfolgenden vegetativen und hormonellen Anregungen, wenn sie über eine gewisse Zeitspanne hinweg einige Jahre hindurch den Organismus heilsam beeinflussen, schließlich die Wege, die den endgültigen Abbau der der Dermatose zugrunde liegenden pathologischen Mechanismen herbeiführen. Die verringerte Rezidivneigung und Rezidivmilderung, auch das immer bessere Ansprechen auf örtlich verabfolgte Heilmittel, die vor den bioklimatischen Behandlungen einst irritiert haben, weisen auf solche Fortschritte im Krankheitsverlauf hin.

Schließlich führt der in der geschilderten Form systematisch und konsequent vorgenommene Einbau der Klimatherapie in den sonstigen dermatologischen Heilplan dazu, daß selbst das konstitutionelle Ekzem für Jahre oder sogar für die ganze weitere Lebenszeit verschwindet. Gewöhnlich ist das dann auch bei der das Leiden zuweilen begleitenden Rhinitis vasomotorica bzw. dem Bronchialasthma festzustellen. Schon vor dem 2. Weltkrieg haben wir bei einer ganzen Reihe unserer Patienten solche Dauererfolge registrieren können. Wir ließen sie dazu 3—5 Jahre über jeweils im sonnigen Frühjahr eine Klimakur in dem Tiroler Hochgebirgsort Obergurgl gebrauchen und diese zusätzlich jeweils im Herbst durch eine bioklimatische Behandlung auf der so heilkräftigen Adriainsel Brioni ergänzen. Wir hielten sie dazu an, dieses therapeutische Vorgehen auch im erscheinungsfreien Intervall nicht zu versäumen. Bedauerlicherweise konnte in jener Zeit ein derartiger Rat nur von sehr wohlhabenden Hautkranken befolgt werden. Jetzt endlich gehören dank der Aufgeschlossenheit und der Großzügigkeit unserer alle Bevölkerungsschichten in gleichem Maße betreuenden Sozialversicherung solch harte Einschränkungen und Hemmnisse erfreulicherweise endgültig der Vergangenheit an.

Selbstverständlich wäre die *bioklimatische Langzeitbehandlung* bei gewissen chronischen und chronisch-rezidivierenden Hautleiden die beste und die überdies am sichersten zum Ziele führende Maßnahme. Sie in besonderen Fällen bei dem soviel Lebensfreude und Schaffenskraft vernichtenden endogenen Ekzem zu empfehlen, sie im Frühstadium der das Leben bedrohenden Mycosis fungoides aber vernehmbar zu fordern, ist nach dem Dargelegten mehr als berechtigt. Speziell bei dem zuletzt genannten Leiden ist die Kurdauer auf mindestens 3 Monate auszudehnen (K. LINSER u. HARNACK, 1962; SEROWY, 1963). Warum sollte man aber bei Dermatosen, die jahrelang großes Leid verursachen und bioklimatisch nachweislich in Schach zu halten oder zuweilen gar auszuheilen sind, nicht noch mehr Zeit aufwenden? Hier sollten die bei manchen Formen der Tuberkulose in einem Heilklima gemachten Erfahrungen richtungweisend und verpflichtend sein. Bei diesem heimtückischen, infektiösen Leiden hat man sich ärztlicherseits einst vor der Entdeckung und der Anwendung der nunmehr höchst wirkungsvollen Tuberkulostatica auch nicht mit einem nur wenige 8—12 Wochen währenden Kuraufenthalt zufrieden gegeben, sondern hat zur Umstimmung des darniederliegenden Organismus und zur Steigerung der Abwehrkräfte eine vielmonatige, manchmal sogar mehrjährige Verweildauer in einem hierzu geeigneten Klima verlangt. Erst durch ein solches konsequentes und geduldiges Vorgehen gelang es schließlich in zahllosen Fällen, der Ansteckung bzw. der Durchseuchung Herr zu werden. Auch beim allergischen Asthma ist meist mit einer nur 6wöchigen Luftveränderung nicht viel erreicht. Das qualvolle Leiden verschwindet aber in einem hohen Prozentsatz der Fälle im Hochgebirge oder an der Meeresküste nach 6—12 Monaten ohne eine zusätzliche Therapie endgültig. Besonders von Pädiatern liegen hier diesbezügliche Erfahrungen vor. MARCHIONINI (1956) berichtet über einen Ekzemkranken, bei dem ein 1jähriger Aufenthalt in Davos eine Dauerheilung bewirkte. Schon vor Jahren haben wir (K. LINSER, 1956a) darauf hingewiesen, daß ein Zahnarzt, der wegen seines berufsbedingten, therapieresistenten Händeekzems schon seine Praxis aufgegeben hatte, nach einer 8monatigen Hochgebirgskur wieder in seinem Fach tätig werden konnte. Wir sahen ferner bei einem 1934 in unsere Behandlung gekommenen 14jährigen Bankierssohn, der seit dem Säuglingsalter zeitweise schwerste ekzematöse Hautveränderungen aufwies, nach einem auf unseren Rat erfolgten ca. 2jährigen Verweilen auf der Insel Brioni eine völlige, bis heute anhaltende Heilung. ALEMANY-VALL (1958) empfiehlt seinen in einer besonderen Notlage befindlichen Allergikern die Pyrenäen und hat dort nach allerdings stets mehrjährigem Aufenthalt eine Normalisierung der übersteigerten Reaktionsabläufe festgestellt. Schließlich fordert auch STERN (1954) für atopische Ekzemkranke, auch für Asthmaleidende, eine sich über Monate oder gar über Jahre erstreckende Behandlung in einem hierfür geeigneten Höhenklima. Es wären noch mehr solcher Beispiele zu nennen.

Leider ist aber ein derartig langes Verbleiben in einem für Hautkranke wirkungsvollen Kontrastklima ein von der Sozialversicherung kaum tragbares Projekt, somit für die Mehrzahl der Patienten ein nicht zu überbrückendes Geldproblem, für den berufstätigen Menschen überdies auch eine meist kaum oder nur schwer zu lösende Zeitfrage. Deshalb hat man verschiedentlich versucht, Hautkranken in einem für sie geeigneten, an der See oder im Hochgebirge gelegenen Kurort eine angemessene Beschäftigung zu verschaffen. So haben wir in unseren bioklimatischen Hautstationen hautkranke Ärzte und Schwestern angestellt. Ähnliches versucht auch HARTUNG (1958) auf Norderney an der Nordsee in der dortigen klimatherapeutischen Abteilung. Aus hier nicht näher zu erörternden Gründen ist es allerdings nicht empfehlenswert, Ekzematikerinnen in derartigen medizinischen Einrichtungen oder in den im Kurort befindlichen Hotels, Gaststätten bzw. Pensionen etwa als Küchenhilfen oder als Raumpflegerinnen unterzubringen. Und die Hautkranken, die aus den genannten Motiven als Kellner oder

Serviererinnen in der meist rauchigen Wirtshausluft tätig werden, kommen zeitlich viel zuwenig in den Genuß des Heilklimas. Überdies setzt das vielfach entstellende Hautleiden der Verwendung solcher Patienten in derartigen Betrieben fühlbare Grenzen. Schließlich erlaubt besonders an der See die oft relativ kurze Saison den zur Durchführung der Klimatherapie benötigten Gelderwerb in höchst befristeter Form.

Diese und ähnliche Mißhelligkeiten können die Veranlassung geben, besonders verzweifelte, bioklimatisch besserungsfähige Hautkranke zur *Übersiedlung* in ein kontrastreiches, ihr krankes Hautorgan therapeutisch beeinflussendes Heilklima zu überreden. Wie andere Autoren (MARCHIONINI u. BORELLI, 1956; HARTUNG, 1958) haben wir das auch bei einer Reihe von Ekzematikern getan. Nicht verschwiegen sei, daß dabei nach meist jahrelanger Erscheinungsfreiheit in allerdings nur ganz wenigen Fällen ein Wiederauftreten des Hautleidens festgestellt werden mußte. Meist handelte es sich um recht geringfügige Krankheitszeichen. Bei der Mehrzahl solcher Patienten war demgegenüber nach dieser so einschneidenden Maßnahme ein Dauererfolg zu verzeichnen. Über unsere eigenen diesbezüglichen Beobachtungen bringen wir kurz die drei folgenden, recht eindrucksvollen Berichte: Eine durch ihr anerkanntes Berufsekzem arbeitslos gewordene Fotografin aus Dresden wird im Hochgebirge erscheinungsfrei. Die dort wieder im erlernten Gewerbe erneut aufgenommene Tätigkeit verträgt die Haut jetzt reaktionslos. — Eine an einem schweren generalisierten endogenen Ekzem leidende Patientin, bei der ein mehrmaliger Hochgebirgsaufenthalt im Gegensatz zu den an unserer Meeresküste fast wirkungslos gebliebenen Kuren immer beste Resultate erbrachte, erhielt im Jahre 1956 auf Grund unserer Atteste die Erlaubnis, mit ihrer Familie nach Österreich zu ziehen. Dort fand sie zusammen mit ihrem als Architekt tätigen Mann eine Anstellung in einem Tiroler Großbetrieb. Letzterer befand sich in einem niedrig gelegenen Talort. Das aber erwies sich für die kranke Haut der Frau als höchst unzuträglich. Erst als die Familie in einer ca. 2100 m hoch gelegenen Arbeitsstelle tätig werden konnte und dort auch eine Wohnung bezog, kam es zu der ersehnten Ausheilung des fast 3 Jahrzehnte währenden Leidens. Der Erfolg hat, brieflichen Berichten zufolge, bis heute angehalten. — Eine andere, genau in derselben mißlichen Situation befindliche, bei uns und anderwärts stets mit nur kurzfristigen Heilergebnissen ambulant und klinisch behandelte Ekzematikerin verzog 1958 nach Sofia. Unter regelmäßiger, sinnvoller zwischenzeitlicher Ausnutzung sowohl des bulgarischen Hochgebirgs- als auch des bulgarischen Seeklimas blieb sie dort bis zur Gegenwart erscheinungsfrei. Während 1960 eine 3wöchige Rückkehr nach Berlin zu einem großflächigen, nässenden Rezidiv führte, kam es 1961 während eines 6wöchigen Aufenthaltes in Berlin zu keinen Krankheitssymptomen mehr. Wir haben die Patientin 1962 in Sofia anläßlich des dort durchgeführten Kongresses über die Klimatherapie wiedergesehen. Dabei konnten wir uns durch Augenschein von der Ausheilung des Leidens überzeugen und überdies feststellen, daß die einstmals so trockene ichthyosiforme Haut jetzt überall stark durchfettet ist, die Sebostase also durch eine Seborrhoe ersetzt worden ist. Solche Beobachtungen aber weisen darauf hin, daß unter dem Einfluß eines Kontrastklimas selbst bei tief verwurzelten konstitutionellen Eigenschaften eine grundlegende Wandlung eintreten kann. Auch MARCHIONINI (1956) hat solche Erfahrungen gemacht. Sie bewogen ihn, die Errichtung von „Allergiker-Dörfern" zu empfehlen. Ferner hat SULZBERGER (1955) bei einer Reihe seiner an einem endogenen Ekzem leidenden Patienten nach deren Übersiedlung in den zu den USA gehörigen Kordillerenstaat Arizona (= dürrer Landstrich!) gleichfalls Dauerheilungen beobachtet. Das dortige Klima ist sommerheiß und ungemein trocken. Der Frühling und der Herbst sind oft wochenlang wolkenlos. Solche meteorologische Gegebenheiten aber sind nach unseren Darlegungen die besten Voraussetzungen für eine wirkungsvolle dermatologische Klimatherapie. Übrigens begrüßt auch SULZBERGER wärmstens den zuvor genannten Vorschlag von MARCHIONINI.

Aus solchen Betrachtungen aber geht überdies hervor, daß die Klimatherapie bei gewissen Hautkrankheiten *selbst Wege zur Rehabilitation erschließt.* Sie kann, wie ausgiebig gezeigt wurde, in hohem Maße dazu beitragen, die Tage der Arbeitsunfähigkeit zu verringern und die baldige Wiederaufnahme der erlernten oder einer anderen Tätigkeit zu erleichtern. Zuweilen schafft sie sogar die Voraussetzungen zum Aufheben der bereits eingetretenen Invalidität. Weitgehend fördert und unterstützt also die heilklimatische Behandlung die fortschrittlichen Bemühungen um die Wiedereingliederung vieler durch ihr Gebrechen beruflich stark gehemmter Menschen in den ihnen die ersehnte Befriedigung verschaffenden Arbeitsprozeß und in das ihrem Leben Richtung und Sinn gebende gesellschaftliche Geschehen.

Die überall in der Welt noch immer stark verbreiteten chronischen Krankheiten sind nicht nur ein schweres Los für den Patienten, der ein solches Leiden durchzustehen hat, sie belasten auch fühlbar dessen nächste Umgebung und selbst die Allgemeinheit. Unsummen staatlicher Geldmittel werden Tag für Tag durch sie verschlungen. Wegen ihrer langen Behandlungsdauer, ihrer Neigung zu Rezidiven und ihrer hohen Medikamentenkosten sind sie ein ernstes soziales und gesundheitspolitisches Problem. Nicht zuletzt gilt das für die immer noch in der Zunahme begriffenen Hautkrankheiten. So mußte in der Deutschen Demokratischen Republik bei einer Bevölkerungszahl von ca 17 Millionen die Sozialversicherung im Jahre 1959 für Krankheitsfälle der Haut 127,2 Millionen Mark ausgeben. Im gleichen Zeitraum fielen wegen der letztgenannten Leiden durch Arbeitsunfähigkeit täglich rund 14600 Arbeitskräfte aus. Rechnet man die dadurch verringerte Produktionsleistung hinzu, so entstand damals allein auf diese Weise der Volkswirtschaft innerhalb von 12 Monaten ein effektiver Verlust von 634 Millionen Mark. (DOEBEN, HEUBERGER und REDETZKY, 1962). Solche Summen aber geben zu denken.

Zu der dringend notwendigen Eindämmung der chronischen Krankheiten gehört eine gute und ausgedehnte fachärztliche Überwachung und Betreuung aller Volksschichten. Dabei erfordert auch die dermatologische Tätigkeit eine Intensivierung (K. LINSER und STÄPS, 1960). Und hier ist es erfreulich festzustellen, daß jetzt die Menschen aller Kreise in einem ständig wachsenden Ausmaß ihre Ferien im Gebirge oder an der See verbringen. Wenn das nicht in Form des „Tourismus“ geschieht, sondern unter einer erholsamen Entspannung, ist ein derartiger Urlaub aus dem oft aufreibenden Alltag auch *die beste Prophylaxe gegen eine Anzahl von Hautkrankheiten.* Schon bei Kindern aus Familien mit irgendeiner allergischen Belastung sollte zur Verhütung gleicher oder gleich zu wertender Krankheitsausbrüche wiederholt ein möglichst radikaler Klimawechsel vorgenommen werden. Und die Ekzemkranken können durch das Aufsuchen eines für ihr Leiden geeigneten Kontrastklimas im symptomlosen Intervall das sich anbahnende Rezidiv verhindern oder doch verzögern und auch milder gestalten. Sie tun gut daran, hierzu regelmäßig ihren Urlaub auszunutzen. In besonderer Weise gilt das für die an einer Mycosis fungoides leidenden Patienten, auch wenn bei ihnen durch irgendwelche Behandlungsmaßnahmen eine längere Erscheinungsfreiheit erzielt werden konnte. Unter bestimmten Voraussetzungen ist ein solches Vorgehen auch bei den in der latenten Phase befindlichen Psoriatikern und bei anderen durch chronisch-rezidivierende Vorgänge in der Haut alterierten Menschen angebracht.

Leider hat man für Hautkranke im Hochgebirge noch viel zuwenig Kurplätze. Und es gibt wirtschaftlich hochstehende Länder mit besten alpinen

Gegebenheiten, in denen auf diesem Gebiet bisher überhaupt nichts unternommen wurde. Hier gilt es, endlich einen Wandel herbeizuführen. Dabei müssen die dort tätigen Hautärzte die treibenden Kräfte werden. Dasselbe ist über die an den Meeresküsten oder auf Inseln gelegenen Kurorte zu sagen. Auch in diesen brauchen wir mehr Unterbringungsmöglichkeiten für Hautkranke. Sowohl in das Hochgebirge als auch an die See gehören an hierfür geeignete Stellen speziell eingerichtete, auch mit einem Solarium und mit Möglichkeiten zur Hydrotherapie ausgestattete Hautsanatorien. Sie müssen auch die zur bioklimatischen Forschung benötigten Laboratorien und Apparaturen besitzen. Verantwortungsbewußt werden die dort arbeitenden Fachärzte durch aktive Teilnahme an Kongressen oder an der Fortbildung dienenden Veranstaltungen sowie durch Veröffentlichungen über ihre in dem betreffenden Kurort bei der Klimatherapie gemachten Erfahrungen berichten.

Daß die Klimatherapie bei Hautkrankheiten nicht teurer, sondern billiger als die Behandlung in einer Spezialklinik ist, hat neuerdings HARNACK (1965a) überzeugend klargelegt. Selbst bei auf vertraglicher Grundlage erfolgenden Verschickungen Hautkranker seitens der Sozialversicherung in benachbarte Staaten ist das noch festzustellen.

Das letztgenannte Vorgehen ist übrigens stets dann geboten, wenn im eigenen Land keine oder keine besonderen Möglichkeiten zu hautwirksamen Kuren im Gebirge oder an der See bestehen oder wenn die dermatologische Klimatherapie andernorts ungleich bessere Ergebnisse erwarten läßt. Schließlich ist nämlich auch für den Hautkranken das Beste meist auch das Billigste. Und oftmals fühlt er sich erst am richtigen Kurort endlich wieder als Mensch. Dabei bessert und normalisiert das Heilklima gewöhnlich auch das vielfach darniederliegende seelische Klima, und bei den mit Recht oft verzagten Patienten ziehen nun wieder Hoffnung und Lebensmut ein.

Die sich bei den besprochenen Hautleiden so segensvoll auswirkende Klimatherapie gedeiht aber nur im Geiste des Humanismus. Ihre nach dem Dargelegten wünschenswerte und vielfach sogar dringend notwendige Ausweitung erfordert eine verständnisvolle internationale, überdies die Völkerverständigung und die Völkerfreundschaft fördernde Zusammenarbeit.

Literatur

ABRAMY, V.: Zit. nach MISSENARD. — ADOLPH, E. F., and BRISAUD: Physiology of man in the desert. New York: Interscience 1947. — ALEMANY-VALL, R.: Klinische Beobachtungen zum Thema Bioklimatologie und Allergie. Allergie u. Asthma 4, 212 (1958). — AMELUNG, W.: Klimatische Behandlung innerer Krankheiten. Berlin: Springer 1941. — Bioklimatik des Schattens. Med. Welt 17, 463 (1943). — Erholung und Heilung im deutschen Mittel- und Hochgebirgsklima. In: Deutscher Bäderkalender, S. 27. Gütersloh: Flöttmann 1949. — Die Voraussetzungen des Erfolges einer Bade- und Klimakur. Med. Klin. 48, 837 (1953). — Einfluß des Mittelgebirgsklimas. In: Handbuch der Bäder- und Klimaheilkunde. Hrsg. v. W. AMELUNG u. A. EVERS, S. 673. Stuttgart: Schattauer 1962a. — Wesen der Klimabehandlung. In: Handbuch der Bäder- und Klimaheilkunde. Hrsg. v. W. AMELUNG u. A. EVERS, S. 701. Stuttgart: Schattauer 1962b. — AMELUNG, W., F. BECKER, I. BENDER u. C. A. PFEIFFER: Störungen des vegetativen Nervensystems und Wettergeschehen. Arch. phys. Ther. (Lpz.) 2, 181 (1950). — AMELUNG, W., H. JUNGMANN u. E. G. SCHULTZE: Klimakuren. In: Handbuch der Bäder- und Klimaheilkunde. Hrsg. v. W. AMELUNG u. A. EVERS, S. 718. Stuttgart: Schattauer 1962. — ANDERS, P.: Über den individuellen Eigenrhythmus beim menschlichen Gange und seine Beziehungen zum Rhythmus der Herz- und Atemtätigkeit. Pflügers Arch ges. Physiol. 220, 287 (1928). — ASAEDA, J., u. KORBAYSI: Zit. nach H. A. GOTTRON (1957). — ASSMANN, D.: Die Wetterfühligkeit des Menschen, 2. Aufl. Jena: Fischer 1963. — ASSMANN, D., u. W. WARMBT: Zur Frage der Meteorotropie akuter Krankheitszustände in der Klinik. Dtsch. Gesundh.-Wes. 13, 1719 (1958). — ASCHOFF, J.: Einige allgemeine Gesetzmäßigkeiten physikalischer Temperaturregulation. I. Mitt. Pflügers Arch. ges. Physiol. 249, 125 (1948). — Zeitgeber der tierischen Tagesperiodik. Naturwissenschaften 41, 49

(1954). — Exogene und endogene Komponente der 24-Stunden-Periodik bei Tier und Mensch. Naturwissenschaften **42**, 569 (1955). — Der biologische Tag. Umsch. Wiss. Technik **60**, 129 (1960). — Ayres jr., S.: Chronic actinic cheilitis. J. Amer. med. Ass. **81**, 1183 (1923).

Bach, E., u. L. Schluck: Untersuchung über den Einfluß von meteorologischen, ionosphärischen und solaren Faktoren sowie der Mondphasen auf die Eklampsie und Präeklampsie. Zbl. Gynäk. **66**, 196 (1942). — Bajdekow, B., u. I. Grigorow: Experimentelle Untersuchungen über die desensibilisierende Wirkung des Gebirgskurortes Gowedarzi. In: Symposium Primum Dermatologicum Bulgariae 1962. Sofia: Med. i. fiskult. 1964. — Balabanow, K., u. Iv. Dogramadjiev: Über die Behandlung der Vitiligo. Derm. Wschr. **149**, 200 (1964). — Balewska, N., Il. Petkow, S. Iowew u. G. Mustakow: Klima-, Helio- und Thalassotherapie der disseminierten Neurodermatitis im Schwarzmeerkurort „Sonnenstrand". In: Symposium Primum Dermatologicum Bulgariae 1962a. Sofia: Med. i. fiskult. 1964. — Balewska, N., Il. Petkow, G. Mustakow u. S. Iowew: Probebehandlung von Hautkranken an der Meeresküste im Winter. In: Symposium Primum Dermatologicum Bulgariae 1962b. Sofia: Med. i. fiskult. 1964. — Ergebnisse der Thalassotherapie von Kranken mit Neurodermitis, Ekzem, chronischer Urticaria und anderen Hautkrankheiten an der Meeresküste bei Warna. In: Symposium Primum Dermatologicum Bulgariae 1962c. Sofia: Med. i. fiskult. 1964. — Klima-, Helio- und Thalassotherapie der Psoriasis in den Schwarzmeerkurorten bei Warna. In: Symposium Primum Dermatologicum Bulgariae 1962d. Sofia: Med. i. fiskult. 1964. — Balus, L., u. Grigorin: Über einige dermatologische Zwischenfälle während der Helio- und Thalassotherapie. In: Symposium Primum Dermatologicum Bulgariae 1962. Sofia: Med. i. fiskult. 1964. — Balzar, E., F. Gabl, M. I. Halhuber, G. Hildebrandt u. H. Jungmann: Untersuchungen zur Klimaheilkunde in Igls, Tirol und auf dem Patscherkofel. Z. angew. Bäder- u. Klimaheilk. **4**, 91 (1957). — Batschwarow, B., u. I. Madjarow: Cheilitis solaris. In: Symposium Primum Dermatologicum Bulgariae 1962. Sofia: Med. i. fiskult. 1964. — Batschwarow, B., Iv. Tolew, D. Profirow, Iv. Madjarow, L. Molcho, Il. Kantarow, Iv. Dimitrow u. D. Dassew: Ergebnisse der Kurortbehandlung einiger Hautkrankheiten in „Pamporowo". In: Symposium Primum Dermatologicum Bulgariae 1962. Sofia: Med. i. fiskult. 1964. — Becker, F.: Wettervorgänge und ihr Einfluß auf das vegetative Nervensystem. Ber. physik.-med. Ges. Würzburg, N.F. **66**, 13 (1951/53). — Erfahrungen mit dem Bioklimogramm. Angew. Meteorol. **1**, 101, 1952. — Meteorologische Grundlagen der Klimaheilkunde. In: Handbuch der Bäder- und Klimaheilkunde. Hrsg. v. W. Amelung u. A. Evers. Stuttgart: Schattauer 1962. — Becker, F., W. Catel, E. Klemm, G. Straube u. A. Kalkbrenner: Ergebnisse des Königsteiner Medizin-Meteorologischen Arbeitskreises. In: Ergebn. phys.-diät. Ther. **5**, 216 (1955). — Arbeitsgrundlage der medizin-meteorologischen Vorhersage im Königsteiner Arbeitskreis. Med.-meteorol. H. **2**, Nr 11, 21 (1956). — Becker, F., u. W. Ströder: Wirkungen kurzfristiger Änderungen der Biosphäre. In: Handbuch der Bäder- und Klimaheilkunde. Hrsg. v. W. Amelung u. A. Evers, S. 603. Stuttgart: Schattauer 1962. — Becker-Freyseng, H., H. H. Loeschke, U. C. Luft u. E. Opitz: Höhenanpassung am Jungfraujoch. Luftfahrtmedizin **7**, 160, 180, 205, 218 (1942/43). — Beleke, H.: Herzinfarkt, stenokardische Beschwerden und Wetter. Med.-meteorol. H. **2**, Nr 13, 56 (1958a). — Herzinfarkt, stenokardische Beschwerden und Wetter. Med.-meteorol. H. **2**, Nr 13, 52 (1958b). — Berg, H.: Einführung in die Bioklimatologie. Bonn: Bouvier 1947. — Wetter und Krankheiten. Bonn: Bouvier 1948. — Berlin, Ch.: Ninth Day erythema showing photosensitivity. Arch. Derm. Syph. (Chic.) **56**, 771 (1957). — Bernstein, E. T.: Lupus erythematosus following laceration by broken glass. Arch. Derm. Syph. (Chic.) **63**, 261 (1951). — Bettmann, S.: Zur atmosphärischen Beeinflussung der Hautgefäße. (Kapillarmikroskopische Befunde.) Münch. med. Wschr. **77**, 2003 (1930). — Bickenbach, W., u. H. Hosemann: Über Änderungen im individuellen Zyklustypus. Zbl. Gynäk. **68**, 272 (1944). — Bielicky, T.: Photosensitive Psoriasis. Zit. nach K. Linser, Eindrücke v. Prag. Hautarzt **15**, 324 (1964). — Blum, H. F.: The physiological effects of sunlight on man. Physiol. Rev. **25**, 483 (1945). — Bobek. K., W. Cepelák u. R. Barcal: Zur Meteorotropie der Lungenembolie. Z. ges. inn. Med. **13**, 987 (1958). — Bobek, K., J. Matousek u. R. Barcal: Beitrag zum Meteorotropismus plötzlicher Herz- und Gefäßvorfälle. Angew. Meteorol. **3**, 264 (1959). — Bochnik, H. J.: Befinden, vasomotorische Kopfschmerzen und Tagesperiodik. Dtsch. Z. Nervenheilk. **178**, 239 (1958a). — Tagesschwankungen der Hautsensibilität. Arch. Psychiat. Nervenkr. **197**, 223 (1958b). — Borelli, S.: Untersuchungen zur Psychosomatik des Neurodermitikers. Hautarzt **1**, 250 (1950). — Einrichtung einer dermatologischen Abteilung für Alpine (Höhen-) Klimakuren bei konstitutioneller atopischer Neurodermitis .In: Symposium Primum Dermatologicum Bulgariae 1962a. Sofia: Med. i. fiskult. 1964. — Höhenklimatherapie bei konstitutioneller atopischer Neurodermitis. In: Symposium Primum Dermatologicum Bulgariae 1962b. Sofia: Med. i. fiskult. 1964. — Borgard, W.: Beitrag zur Frage der klinischen Bedeutung atmosphärischer Spurenelemente. Schr. dtsch. Bäderverb. H. 2, 70 (1949). — Botew, St., St. Chlebarow u. I. Karjakow: Bioklimatische, jahreszeitliche und andere exogene Faktoren in der Pathogenese des Erythematodes chronicus discoides. In:

Symposium Primum Dermatologicum Bulgariae 1962. Sofia: Med. i. fiskult. 1964. — BRAUN, H.: Hautblutungen als Kälteschäden. Derm. Wschr. **120**, 1 (1949). — Untertagebehandlung des konstitutionellen Ekzematides. In: Symposium Primum Dermatologicum Bulgariae 1962. Sofia: Med. i. fiskult. 1964. — BRETT, R.: Diagnostik und Therapie der Pilzerkrankungen unter Berücksichtigung geomedizinischer Erkenntnisse. Derm. Wschr. **147**, 171 (1963a). — Bilddemonstration von Lues-III-Fällen und besonderen Lues-Vorkommnissen. Derm. Wschr. **147**, 436 (1963b). — BREZOWSKY, H.: Über die Resonanz von Wettervorgängen in der Biosphäre des nördlichen Alpenvorlandes. Ber. dtsch. Wetterd. 8, 75 (1959). — Über die pathogene Belastung durch Wettervorgänge. Med. Klin. **55**, 2235 (1960a). — Physiologische und pathophysiologische Abläufe beim Menschen in verschiedenen Klimagebieten Bayerns. Münch. med. Wschr. **102**, 2533, 2591 (1960b). — Der Einfluß des Wetters auf den Organismus. Mat. med. Nordmark, 2. Sonderheft (1961). — BRISAUD: Zit. nach MISSENARD. — BRUGSCH, TH.: Die Periodik der Lebenserscheinungen beim Menschen. Arch. mikr. Anat. **94**, 500 (1920). — BRUNNHÖLZL, K., F. SCHEDEL u. H. UNGEHEUER: Schmerzempfindung und Wetter. Arch. Meteorol. Geophys. Biokl., Ser. B **4**, 317 (1953). — BÜNNING, E.: Die Anpassung der Pflanzen an den jahres- und tagesperiodischen Wechsel der Außenbedingungen. Naturwissenschaften **31**, 493 (1943). — Die physiologische Uhr. Berlin-Göttingen-Heidelberg: Springer 1958. — BÜTTNER, K.: Physikalische Bioklimatologie. Leipzig: Akademische Verlagsgesellschaft 1938. — BUMM, E., H. APPEL u. K. FEHRENBACH: Über die Beziehungen zwischen Glykolyse und Atmung im tierischen Gewebe. Hoppe-Seylers Z. physiol. Chem. **223**, 207 (1934). — BURCKHARDT, W.: Die Pathogenese der Lichtdermatosen. Vortr. Wissenschaftl. Jahressitzg der Österr. Dermatol. Ges. in Graz am 15. 6. 1963. Ref. in: Hautarzt **15**, 528 (1964). — BUREAU, J., et CHARBONNEL: Sclérodermie et syringomyélie du membre supérieur droit consécutives à une gelure. Ref. Bull. Soc. franç. Derm. Syph. **62**, 228 (1955). — BUSCHBECK, H.: Struktur und Funktion im weiblichen Genitalzyklus. Medizinische **1957**, 856. — BUSCHKE, A., u. A. JOSEPH: Klimato- und Balneotherapie bei Haut- und Geschlechtskrankheiten. Zbl. Haut- u. Geschl.-Kr. **32**, 529 (1930).

CANIZARES, O.: Einfluß der Höhenlage auf die Epidemiologie der Hautkrankheiten im tropischen Amerika. Hautarzt **16**, 29 (1965). — CAROLI, G., u. T. PICHOTKA: Beeinflußung der normalen Gerinnungszeit durch das Wetter. Naturwissenschaften **39**, 193 (1952). — CHIODI, H.: Respiratory adaptations to chronic high altitude hypoxia. J. appl. Physiol. **10**, 81 (1957). — COOPER, K. E., and D. MCKERSLAKE: Vasodilatation inresponse to heating the skin. J. Physiol. (Lond.) **108**, 40 P (1949). — COSTE, F., L. MARCERON et J. BOYER: Erysipeloide simulant le rouget. Ann. derm. syph. **5**, 88 (1945). — COSTELLO, M.: Lupus erythematosus precitpitated by sunlight after sulfanilamide therapy. Ref. Arch. Derm. Syph. (Chig.) **39**, 598 (1939). — COURVOISIER, P.: Die Bedeutung von Schwankungen des Luftdruckes und des elektrischen Feldes für die Erklärung der Wetterfühligkeit. Med.-meteorol. H. **1**, Nr 5, 20 (1951). — CRECELIUS, W., u. W. WARMBT: Zur Frage der Meteorotropie bei Diabetes mellitus. Z. ges. inn. Med. **12**, 2 (1957). — CREMER, H. D.: Ernährungsfragen im Hochgebirge. Klin. Wschr. **23**, 239 (1944). — CURRY, M.: Bioklimatik. Die Steuerung des gesunden und kranken Organismus durch die Atmosphäre. 2 Bde. Riederau/Ammersee: American Bioclimatic Research Institute 1946. — CYRAN, W., u. F. BECKER: Wetter und Tod. Dtsch. med. Wschr. **77**, 1117 (1952).

DAIL, C. W., and F. P. MORR: Effects of heat, cold and other stimuli upon human circulation. Arch. phys. Med. **19**, 135, 154 (1938). — DANDA, I.: Die geografische Situation der Acrodermatitis chronica atrophicans. In: Symposium Primum Dermatologicum Bulgariae 1962. Sofia: Med. i. fiskult. 1964. — DAUBERT, K.: Bericht über die Arbeiten des Medizin-Meteorologischen Arbeitskreises Tübingen. Ergebn. phys.-diät. Ther. **5**, 198 (1955a). — Meteorotrope Einflüsse bei der Entstehung der Thromboembolie. In: Die thromboembolischen Erkrankungen. Hrsg. v. TH. NAEGELI u.a., S. 41. Stuttgart: Schattauer 1955b. — Einige Beispiele meteorotroper Wettersituationen und Ergebnisse der medizin-meteorologischen Vorhersagen anhand des Tübinger Krankenmateriales. Med.-meteorol. H. **2**, Nr 11, 30 (1956). — Spezifische Reizkomponenten des Wetters und ihre Beziehung zum gesunden und kranken Organismus. Med.-meteorol. H. **2**, Nr 13, 63 (1958a). — Krankheitsbedingende Wettersituationen. Heilkunst **71**, 310 (1958b). — DAUBERT, K., u. W. v. EKESPARRE: Die biometeorologischen Einflüsse auf die Entstehung der Appendicitis. Langenbecks Arch. klin. Chir. **269**, 409 (1951). — DEGKWITZ, R.: Zit. nach C. HAEBERLIN u. W. GOETERS. — DELACHAUSE, A., et A. TISSIÈRES: L'adaptation tissulaire à l'hypoxydose. Helv. med. Acta **13**, 333 (1946). — DELIUS, L., E. OPITZ u. W. SCHOEDEL: Über Höhenanpassung am Monte Rosa. I. Ruheversuche. Luftfahrtmedizin **6**, 213 (1942). — DESSAUER, F.: Zehn Jahre Forschung auf dem physikalisch-medizinischen Grenzgebiet. Bericht des Instituts für physikalische Grundlagen der Medizin an der Universität Frankfurt a.M. Leipzig: Thieme 1931. — DIETERICH, H.: Das Lichterythem unter dem Einfluß von Menstruationszyklus und Schwangerschaft. Strahlentherapie **27**, 587 (1927). — DIMITROWA, I., B. DESPOTOW u. G. KOSLOWSKI: Klimabehandlung von Hautkranken am Schwarzen Meer (Burgas und Nessebar). In: Symposium

Primum Dermatologicum Bulgariae 1962. Sofia: Med. i. fiskult 1964. — DIRNAGL, K.: Physik und Technik der Aerosoltherapie. In: H. NÜCKEL, Aerosol-Therapie, S. 9. Stuttgart: Schattauer 1957. — DISHOECK, H. A. E., VAN: Biologic fundamentals of the infrared radiation therapy. Acta oto-laryng. (Stockh.) **30**, 120 (1942). — DISSMANN, E.: Zur Frage des Eigenrhythmus und Grundrhythmus in den Tagesschwankungen der Vitalkapazität. Acta med. scand. **137**, 441 (1950). — DOEBEN, M., A. HEUBERGER u. H. REDETZKY: Über die sozialhygienische und volkswirtschaftliche Bedeutung der Hautkrankheiten unter Berücksichtigung der beruflichen Hauterkrankungen. In: Symposium dermatolog. Bd. 3, S. 378, Pragae 1962. — DORNO, C.: Die Abkühlungsgröße in verschiedenen Klimaten nach Dauerregistrierungen mittels des Davoser Frigorimeters. Meteorol. Z. **45**, 401 (1928). — DRESLER, A.: Die subjektive Photometrie farbiger Lichter. Naturwissenschaften **29**, 225 (1941). — DÜLL, B., u. T. DÜLL: Über die Abhängigkeit des Gesundheitszustandes von plötzlichen Eruptionen auf der Sonne und die Existenz einer 27-tägigen Periode in den Sterbefällen. Virchows Arch. path. Anat. **293**, 272 (1934). — DUERST, J. U.: Grundlagen der Rinderzucht. Berlin: Springer 1931. — Sauerstoffschwankungen der Atemluft in ihrer formbildenden Wirkung bei Mensch und Tier. Rektoratsrede, S. 102. Stiftsfeier Univ. Bern, 28. 11. 1936. Bern u. Leipzig 1937. — DUGGE, M.: Über die Beziehungen des elektrischen Gleichstromwiderstandes des menschlichen Körpers zur Witterung. Pflügers Arch. ges. Physiol. **218**, 291 (1927). — Erhöhter elektrischer Körperwiderstand ein Zeichen für Vagotonie bei Barometersturz oder Föhn? Schweiz. med. Wschr. **58**, 614 (1928).

ECKSTEIN: Zit. nach MARCHIONINI 1962. — EDSTRÖM, G.: Der Einfluß unipolarer beladener Luft auf die Chronaxie motorischer Nerven. Z. phys. Ther. **42**, 124 (1932). — ELLINGER, F.: Weitere Untersuchungen über die Entstehung des Lichterythems. Naunyn-Schmiedebergs Arch. exp. Path. Pharmak. **149**, 343 (1930). — Die Lichtempfindlichkeit der menschlichen Haut und ihre Bestimmung für die licht-biologische Konstitutionsforschung. Strahlentherapie **44**, 1 (1932). — Ergebnisse der lichtbiologischen Konstitutionsforschung an Lungentuberkulosen und ihre Bedeutung für die Heliotherapie der Lungentuberkulose. Strahlentherapie **48**, 579 (1933). — Lichtbiologische Konstitutionsstudien am Weibe unter besonderer Berücksichtigung der Verhältnisse in der Schwangerschaft. Arch. Gynäk. **156**, 471 (1934). — ENGELBERTZ, P., u. O. HANKE: Über tagesrhythmische Schwankungen im Elektrokardiogramm (EKG) vegetativ Labiler und ihre Beeinflussung durch Nahrungsaufnahme. Klin. Wschr. **32**, 790 (1954). — EPPINGER, H., u. L. HESS: Die Vagotonie. Berlin: Hirschwald 1910. — ESCHE, P. V. D.: Zit. nach C. HAEBERLIN u. W. GOETERS. — EUGSTER, J.: Die Weltraumstrahlung (kosmische Strahlung) und ihre biologische Wirkung. Leipzig: Fussli 1940. — Weltraumstrahlung. Der heutige Stand der biologischen Erforschung der kosmischen Strahlung in großen Höhen und in Erdtiefen auf Grund neuester Untersuchungsmethoden. Bern u. Stuttgart: Huber 1955.

FINDEISEN, W.: Über das Absetzen kleiner, in der Luft suspendierter Teilchen in der menschlichen Lunge bei der Atmung. Pflügers Arch. ges. Physiol. **236**, 367 (1935). — FLACH, E.: Zum Problem der Wetterfühligkeit. Ergebn. phys.-diät. Ther. **5**, 39 (1955). — Grundbegriffe und Grundtatsachen der Bioklimatologie. In: Linkes Meteorologisches Taschenbuch. Neue Ausg. Hrsg. v. F. BAUR, Bd. 3, S. 178. Leipzig: Akademische Verlagsgesellschaft 1957. — FLADUNG, H. J.: Plötzlicher Herztod und Wetter. Arch. Meteorol. Geophys. Biokl., Ser. B **4**, 85 (1953). — FLECKENSTEIN, A.: Die periphere Schmerzauslösung und Schmerzausschaltung. Frankfurt a. M.: Steinkopff 1950 (Wiss. Forschungsber. Naturwiss. R. 58). — FLECHTNER, H.: Du und das Wetter. Eine Wetterkunde für Jedermann. Aus der Reihe der unterhaltsamen Wissenschaft. Berlin: Deutscher Verlag 1940. — FLEISCH, A., u. A. v. MURALT: Klimaphysiologische Untersuchungen in der Schweiz, Teil 2. Basel: Schwabe 1948. — FORSGREN, E.: Die Rhythmik der Leberfunktion und des Stoffwechsels. Dtsch. med. Wschr. **64**, 743 (1938). — FRANKE, K.: Blutdruckschwankungen infolge klimatischer Einflüsse. Med. Klin. **25**, 1888 (1929). — Witterungseinflüsse auf den Menschen, dargestellt an den Beziehungen zwischen physiologischen Blutdruckschwankungen und Luftmassenwechseln. Strahlentherapie **43**, 517 (1932). — Klinische und kapillarmikroskopische Beobachtungen über witterungsbedingte Beschwerden. Med. Klin. **31**, 18 (1935). — FUCHS, F., u. G. HENTSCHEL: Unsere klimatherapeutischen Resultate auf dem Fichtelberg. Z. Meteorol. **13**, 130 (1959).

GARBE, E.: Über den Glutathion-Gehalt der Organe, insbesondere der Muskeln. Klin. Wschr. **9**, 169 (1930). — GARTMANN, I. CHR.: Das Höhenklima und seine therapeutische Bedeutung. Schweiz. med. Wschr. **89**, 908 (1959). — GEORGIEW, G., B. BAJDEKOW, I. DIMITROWA, L. BOLJANOW, W. STOJNOWSKI u. S. SAMSONOWA: Die Wirkungen des Gebirgskurortes Gowedarzi auf Hautkranke. In: Symposium Primum Dermatologicum Bulgariae 1962. Sofia: Med. i. fiskult. 1964. — GIESE, A. C.: R. M. IVERSON, R. T. SANDERS, and I. P. BORS, Peroxyde and ultraviolet radiation effects. Exp. Cell Res. **8**, 369 (1955). — GÖTZ, H.: Die Acrodermatitis chronica atrophicans Herzheimer als Infektionskrankheit. Hautarzt **5**, 491 (1954). — GÖTZ, H., K. KEHRER u. H. MÜLLER: Über Penicillinnebenwirkungen. Arch.

Derm. Syph. (Berl.) **190**, 125 (1950). — Golenhofen, K., u. G. Hildebrandt: Über spontanrhythmische Schwankungen der Muskeldurchblutung des Menschen. Z. Kreisl.-Forsch. **46**, 257 (1957). — Gottron, H. A.: Purpura Majocchi. Arch. Derm. Syph. (Berl.) **159**, 355 (1930). — Frostschäden der Haut. Med. Welt **7**, 297 (1933). — Ausgewählte Kapitel zur Frage der Konstitution und Hauterkrankungen. In: W. Jaensch, Konstitution und Erbbiologie, S. 134. Leipzig: Barth 1934. — Kreislaufstörungen und Hämorrhagien der Haut. In: Die Haut- und Geschlechtskrankheiten. Hrsg. v. L. Arzt und K. Zieler, Bd. 2, S. 1—70. Berlin u. Wien: Urban & Schwarzenberg 1935. — Wechselwirkungen zwischen Haut und inneren Organen. In: Normale und krankhafte Steuerung im menschlichen Organismus. Hrsg. v. C. Adam. Jena: Fischer 1937. — Der personale Faktor bei Hautkrankheiten. In: Individualpathologie. Hrsg. v. C. Adam u. F. Curtius, S. 305. Jena: Fischer 1939. — Subakuter Lupus erythematodes bei 47 Jahre alter Frau provoziert durch Sonnenbestrahlung. Schles. Dermat. Ges., Breslau 1942. Ref. in: Zbl. Haut- u. Geschl.-Kr. **69**, 620 (1943). — Heinrich Vogt zum 80. Geburtstag. Z. angew. Bäder- u. Klimaheilk. **2**, 2 (1955). — Hautkrankheiten als Schädigungsfolgen. Berufsdermatosen **5**, 1 (1957). — Lichen simplex chronicus Vidal in Dermatologie und Venerologie. Hrsg. v. H. A. Gottron u. W. Schönfeld, Bd. III/1, S. 594. Stuttgart: Thieme 1959. — Eröffnungsrede anläßlich der Karlsruher Therapiewoche 1964 (vom Verf. pers. erh.). — Mündl. Mitteilung 1965. — Goudriaan, J. C.: Le rythme psychique dans ses rapports avec les fréquences cardisque et respiratoire. Arch. neerl. Physiol. **6**, 77 (1922). — Grandjean, E.: Die Pulszeiten und ihre Schwankungen im Hochgebirge. Helv. physiol. pharmacol. Acta, Suppl. **3**, 153 (1944). — Physiologie du climat de la montagne. J. Physiol. (Paris) **40**, 51 (1948). — Grigoriu, D., u. L. Balus: Helio- und Thalassotherapie der allergischen Dermatosen. In: Symposium Primum Dermatologicum Bulgariae 1962. Sofia: Med. i. fiskult. 1964. — Grotjahn, M.: Die Träume eines Kindes. Heilkunst **69**, 156 (1956). — Grüneberg, Th.: Die Behandlung der Psoriasis in Theorie und Praxis. Med. Klin. **47**, 1127 (1952). — Die Behandlung der Psoriasis in Theorie und Praxis. Med. Klin. **47**, 1127 (1952). Ref. in: Derm. Wschr. **128**, 996 (1953). — Günther, H.: Herzrhythmus und Konstitution. Z. Kreisl.-Forsch. **34**, 605 (1942). — Gunn, D. L., P. M. Jenkin, and A. L. Gunn: Menstrual periodicity: Statistical observations on a large sample of normal cases. J. Obstet. Gynaec. **44**, 839 (1937). — Guthmann, H., u. W. Nagel: UV-Empfindlichkeit und menstrueller Zyklus. Strahlentherapie **48**, 267 (1933). — Guthmann, H., u. Oswald: Menstruation und Mond. Mschr. Geburtsh. Gynäk. **103**, 232 (1936). — György, P.: Die Behandlung und Verhütung der Rachitis und Tetanie. Ergebn. inn. Med. Kinderheilk. **36**, 752 (1929).

Haeberlin, C.: In: C. Haeberlin u. W. Goeters, 1954. — Haeberlin, C., u. W. Goeters: Grundlagen der Meeresheilkunde. Stuttgart: Thieme 1954. — Halberg, F.: Some physiological and clinical aspects of 24-hour periodicity. J.-Lancet **73**, 20 (1953). — Halberg, F., and J. H. Kaiser: Lack of physiologic eosinophil rhythm during advanced pregnancy of a patient with Addison's disease. Acta endocr. (Kbh.) **16**, 227 (1954). — Halhuber, M. J., H. Jungmann, G. Hierholzer u. J. Krauss: Untersuchungen zur Anpassung des Wintersportlers an 2000 bis 3000 m Höhe. Med. Klin. **53**, 256 (1952). — Halse, Th., u. H. Lossnitzer: Untersuchungen über den Einfluß der Witterung auf das fibrinolytische Potential als Beitrag zur Frage einer Meteorotropie der Thrombosegefährdung. Dtsch. med. Wschr. **74**, 790 (1949). — Halse, Th., u. G. Quennet: Zur Frage der klimatischen Einflüsse in der Thrombogenese. I. Mitt. Bruns' Beitr. klin. Chir. **177**, 287 (1948a). — Klimatische Einflüsse in der Thrombogenese. Dtsch. med. Wschr. **73**, 125 (1948b). — Halter, K., u. G. Ricken: Der Lupus vulgaris im Schlesischen Raum. Arch. Derm. Syph. (Berl.) **183**, 508 (1943). — Hamann, H.: Isoliertes Erythema exsudativum multiforme der Lippen nach Uliron, ausgelöst durch Sonnenbestrahlung. Schles. Dermat. Ges. Breslau 1941. Ref. in: Zbl. Haut- u. Geschl.-Kr. **67**, 477 (1941). — Hamburger, F.: Jahreszeitliche Schwankungen der Tuberkulinempfindlichkeit. Münch. med. Wschr. **67**, 398 (1920). — Hardy, J. D.: In: L. H. Newburgh, Physiology of heat regulation and the science of clothing. Philadelphia and London: Saunders 1949. — Harnack, K.: Vergleichende Untersuchungen bei Klimakuren der Universitäts-Hautklinik Berlin. Z. Meteorol. **13**, 124 (1959a). — Klimatherapie der Hautkrankheiten. Derm. Wschr. **140**, 769 (1959b). — Wind als Klimafaktor bei der Behandlung von Hautkrankheiten. Dtsch. Gesundh.-Wes. **15**, 1784 (1960a). — Dermatologie in China. Dtsch. Gesundh.-Wes. **15**, 521 (1960b). — Wege zur Eindämmung und Behandlung des endogenen Ekzems sowie zur Rehabilitation der Erkrankten. Dtsch. Gesundh.-Wes. **16**, 128 (1961). — Erfahrungen bei der Organisation der bioklimatischen Betreuung von Hautkranken in der Deutschen Demokratischen Republik. In: Symposium Primum Dermatologicum Bulgariae 1962a. Sofia: Med. i. fiskult. 1964. — Die Wirkung verschiedener Klimafaktoren auf die gesunde und kranke Haut. In: Symposium Primum Dermatologicum Bulgariae 1962b. Sofia: Med. i. fiskult. 1964. — Probleme der Ökonomie und Rehabilitation bei der Klimatherapie des endogenen Ekzems. Derm. Wschr. **151**, 1080 (1965a). — Die Klimatherapie der Dermatitis herpetiformis. Derm. Wschr. **151**, 553 (1965b). — Klinische und experimentelle Untersuchungen zur Klimatherapie des endogenen Ekzems. Habilitationsschrift, Humboldt-Universität Berlin (1967). — HARNACK, K., u. G. HENTSCHEL: Kurerfolge beim endogenen Ekzem in Abhängigkeit von Jahreszeit und Witterung. Derm. Wschr. 152, 678 (1965). — HARTMANN, H., u. A. v. MURALT: Blutmilchsäure und Höhenklimawirkung. Biochem. Z. 271, 74 (1934). — HARTUNG, JO.: Klimatherapie. In: Dermatologie und Venerologie. Hrsg. v. H. A. GOTTRON u. W. SCHÖNFELD, Bd. II/1, S. 250. Stuttgart: Thieme 1958. — HARTUNG, J., u. W. PÜRSCHEL: Kompendium der Klimatherapie von Hautkrankheiten an der Nordsee. Efferen bei Köln: Drei-Kronen 1964. — HASS, G.: Über die den Myokardinfarkt auslösenden Faktoren unter besonderer Berücksichtigung des Wettergeschehens, jahres- und tagesperiodischer Einflüsse sowie erdmagnetische Störungen. Med. Diss. Frankfurt a. M. 1952. — HASSELBALCH, K. A., u. J. LINDHARD: Analyse des Höhenklimas in seinen Wirkungen auf die Respiration. Skand. Arch. Physiol. 25, 361 (1911). — HASSELMANN, C. M.: Einflüsse von Klima und Boden auf die klinischen Morphen von Syphilis und Framboesia tropica. In: Symposium Primum Dermatologicum Bulgariae 1962. Sofia: Med. i. fiskult. 1964. — HASSELMANN-KOHLERT, M.: Menstruationsstörungen bei der gesunden weißen Frau in den Tropen. Arch. Schiffs- u. Tropenhyg. 44, 124 (1940). — HAUS, E., u. H. JUNGMANN: Kreislaufreaktionen bei kurzdauerndem Höhenwechsel in den Alpen. Schweiz. med. Wschr. 83, 1156 (1953). — Höhenreaktion des Kreislaufs bei Gesunden und Kranken in den Alpen. Schweiz. med. Wschr. 84, 1265 (1954). — HAUSER, G. A.: Die Rolle des vegetativen Nervensystems in der Gynäkologie und Geburtshilfe. In: Bibliotheca Gynaecologica. Suppl. ad Gynaecologia (Basel) 21, 17 (1960). — HEIDELMANN, G.: Die klinische Prüfung der akralen Arteriolenfunktion. Z. Kreisl.-Forsch. 41, 611 (1952). — HEGYI, E.: Die Rolle der Sonnenbestrahlung in der Therapie und der Prophylaxe von Dermatosen. In: Symposium Primum Dermatologicum Bulgariae 1962. Sofia: Med. i. fiskult. 1964. — HEILMEYER, L., K. RECKNAGEL u. L. ABBUS: Blutbestand, Blutzusammensetzung, Blutumsatz und Leberfunktion im Höhenklima. Z. ges. exp. Med. 90, 573 (1933). — HEISER, F., and L. H. COHEN: Diurnal variations of skin temperature. J. industr. Hyg. 15, 243 (1933).— HELLERSTRÖM, S., and H. LIDMAN: Studies of Besnier's prurigo (atopic dermatitis). Acta derm.-venereol. 36, 11 (1956). — HELLIER, F. F.: Environment and skin disease. Brit. J. Derm. 52, 107 (1940). — Die Wirkung des Sonnenlichtes auf Psoriasiskranke in der Hautklinik Leeds. Hautarzt 15, 626 (1964). — HELLPACH, W.: Geopsyche. Die Menschenseele unter dem Einfluß von Wetter und Klima, Boden und Landschaft. 6. Aufl. Stuttgart: Enke 1950. — HELMKE, R.: Über die Herabsetzung oder Steigerung der UV-Empfindlichkeit der menschlichen Haut bei gleichzeitiger Rot- und Infrarotbestrahlung, geprüft an der Erythemschwelle. Strahlentherapie 75, 141 (1944). — HELMKE, R., u. G. REISE: Über die Beeinflussung des UVB durch gleichzeitige Bestrahlung mit Infrarotlicht, geprüft an der Erythemschwelle und Latenzzeit. Strahlentherapie 78, 145 (1948). — HENSCHKE, U.: Biologische und physikalische Grundlagen der Rot- und Ultrarotstrahlentherapie. Strahlentherapie 66, 646 (1939). — HENSEL, H.: Ein Strömungskalorimeter für beliebige Körperstellen. Z. ges. exp.Med. 117, 587 (1951). — Physiologie der Thermoreception. Ergebn. Physiol. 47, 166 (1952). In: H. PRECHT, J. CHRISTOPHERSEN u. H. HENSEL, Temperatur und Leben. Berlin-Göttingen-Heidelberg: Springer 1955. — HENTSCHEL, G.: Meteorotropismus im Tagesrhythmus des menschlichen Befindens. Angew. Meteorol. 1, 283 (1953a). — Die „Meteorologische Ausgangslage" in ihrer Bedeutung für die Affizierung des Organismus. Angew. Meteorol. 1, 370 (1953b). — Die physiologische Bedeutung des Mittelgebirgsföhns. Abh. Phys. Ther. 1, 1 (1954). — Beziehungen zwischen Wetterlage und Blutsenkung bei tuberkulösen Patienten. Angew. Meteorol. 2, 137 (1955). — Klimatische Einflüsse auf Kurerfolg und Therapieerfolg bei Bronchitis. Arch. phys. Ther. (Lpz.) 10, 321 (1958a). — Wintererfahrungen mit der Klimatherapie bei endogenen Ekzematikern am Fichtelberg. Dtsch. Gesundh.-Wes. 13, 1562 (1958b). — Untersuchungsergebnisse der Sterblichkeit unter verschiedenen lokalen Gegebenheiten. Z. Meteorol. 13, 33 (1959). — Die thermischen Empfindungen des Menschen unter natürlichen klimatirchen Bedingungen. Abh. Meteorol. Hydrolog. Dienstes d. DDR 8, Nr. 58 (1961). — HETTINGER, TH., u. E. A. MÜLLER: Der Verlauf der Zunahme der Muskelkraft nach einem einmaligen maximalen Trainingsreiz. Int. Z. angew. Physiol. 16, 184 (1955). — HILDEBRANDT, G.: Über tagesrhythmische Veränderungen der Asymmetrie der Hauttemperaturen. Arch. phys. Ther. (Lpz.) 4, 385 (1952). — Über die balneotherapeutische Beeinflussung der rhythmischen Funktionsordnung von Puls und Atem. Arch. phys. Ther. 5, 353 (1953). — Die Bedeutung der rhythmischen Funktionsordnung von Puls und Atem für den Badearzt. Z. angew. Bäder- u. Klimaheilk. 1, 7 (1954). — Prinzipien der Regulation und ihre balneotherapeutische Behandlung. Arch. phys. Ther. 7, 415 (1955). — Balneologie und vegetative Regulationen. Therapiewoche 9, 465 (1958/59a). — Balneotherapie und vegetative Regulation. Ärztl. Prax. 11, 1809 (1959b). — Biologische Rhythmen und ihre Bedeutung für die Bäder- und Klimaheilkunde. In: Handbuch der Bäder- und Klimaheilkunde. Hrsg. v. W. AMELUNG u. A. EVERS, S. 730. Stuttgart: Schattauer 1962. — HILDEBRANDT, G., u. W. P. ENGELBERTZ: Bedeutung der Tagesrhythmik für die Physikalische Therapie. Arch. phys. Ther. **5**, 160 (1953). — HILDEBRANDT, G., H. JUNGMANN u. L. STEINKE: Über die Beeinflussung koordinativer Leistungen durch Bäder und Klimakuren. Z. angew. Bäder- u. Klimaheilk. **6**, 126 (1959). — HILL, L.: The Katathermometer in studies of body heat and efficiency. Spec. Rep. Ser. med. Res. Coun. (Lond.) **73** (1923). — HOFF, L.: Fieber, unspezifische Abwehrvorgänge, unspezifische Therapie. Stuttgart: Thieme 1957. — HOFF, F., u. H. LOSSE: Sympathikotonie und Parasympathikotonie. Dtsch. med. Wschr. **80**, 529 (1955). — HOFFMANN, E.: Die Behandlung der Haut- und Geschlechtskrankheiten. Berlin: Marcus & Weber 1937. — HOLLWICH, F.: Über die Bedeutung des „energetischen Anteiles der Sehbahn" für die Regulation von Stoffwechselabläufen. Münch. med. Wschr. **94**, 1058 (1952). — HOLMQUIST, A. G.: Einwirkung des Höhenklimas und der Bergkrankheiten auf den Gehalt des Blutes an Adrenalin, Calcium und Zucker und der Einfluß der Sonnenstrahlung hierbei. Acta aerophysiol. **1**, 21 (1934a). — Unterschied in der Fähigkeit des thyreotropen Hormons, den Thyroxingehalt des Blutes in verschiedenen Höhenlagen in Stockholm und auf dem Jungfrauenjoch zu steigern. Acta aerophysiol. **1**, 9 (1934b). — HOMORICEANU, D., L. BALUS u. D. GRIGORIU: Ergebnisse der Thalasso- und Heliotherapie der Psoriasis in rumänischen Kurorten. („Vassile Roayta" und „Eforye".) In: Symposium Primum Dermatologicum Bulgariae 1962. Sofia: Med. i. fiskult. 1964. — HOPKINS, F. G., u. K. A. C. ELLIOT: The relation of glutathione to cell respiration with special reference to hepatic tissue. Proc. roy. Soc. B **109**, 58 (1931/32). — HOPMANN, R.: Die jahreszeitlichen Schwankungen der Krankheiten. Münch. med. Wschr. **75**, 2043 (1928). — HOPMANN, R., u. L. REMEN: Jahreszeitliche Krankheitsbereitschaft. III. Mitt. Z. klin. Med. **122**, 703 (1932). — HORVÁTH, K.: Skleroderma. Röntgenatrophie und Ulcus. Ung. Dermat. Ges. Budapest 1939. Ref. in: Zbl. Haut- u. Geschl.-Kr. **64**, 634 (1940). — HOSEMANN, H.: Unterliegt der Menstruationszyklus der Frau und die tägliche Geburtenzahl solaren und lunaren Einflüssen? Dtsch. med. Wschr. **75**, 815 (1950). — HOVERSON, E. T., and W. F. PETERSEN: Meteorologic effects on the sedimentation of the erythrocytes. Amer. J. med. Sci. **18**, 455 (1934). — HULDSCHINSKY, K.: Lichtempfindlichkeit und Rachitis. Zbl. Kinderheilk. **136**, 346 (1932).

ILIĆ, S.: Med. prgl. **7**, 437 (1954) [Serbisch mit dtsch. Zus.fass.]. — ISHII, Y.: Studies on the ray sensibility of the skin. On the erythema index of the healthy man's skin. Shikoku Acta med. **5**, 384 (1954a). — Studies of the ray sensibility of the skin. On the erythema index of patients of various kinds of skin diseases. Shikoku Acta med. **5**, 394 (1954b). — ISRAEL, H.: Luftelektrizität und Radioaktivität. In: Handbuch der Bäder- und Klimaheilkunde. Hrsg. v. W. AMELUNG u. A. EVERS, S. 578. Stuttgart: Schattauer 1962.

JADASSOHN, J.: Dermatologie. Wien u. Bern: Weidmann 1938. — JELINEK, A.: Schlaganfall und Wetter. Bioklimat. Beibl. **3**, 63 (1936). — JÖCHLE, W.: Über den Einfluß auf Sexualentwicklung und Sexualperiodik bei Säugern. Endokrinologie **33**, 129 (1956a). — Über die Wirkungen eines in Bildung und Ausschüttung lichtunabhängigen Hormons bei Säugern. (Einfluß von Pigmenthormon auf den Scheidenzyklus bei Ratten und Mäusen.) Endokrinologie **33**, 190 (1956b). — JOHNSON, C. A.: A study of the clinical manifestations and the results of treatment of twenty-two patients with Raynaud's symptoms. Surgery **72**, 889 (1941). — JORDAN, H.: Kureffekt und Medikamentenwirkung. Z. ges. inn. Med. **19**, 22 (1964). — JORDAN, H., D. REINHOLD u. H. WAGNER: Kritische Untersuchungen zur Anfangs-Endwert-Problematik von kardiodynamischen Meßgrößen unter dem Einfluß einer Bäderkur. Z. ges. inn. Med. **19**, 897 (1964). — JORDAN, P., u. J. HOLTSCHMIDT: Erythematodes nach Sonnenbädern bei Heilstättenbehandlung wegen Tuberkulose. Tuberk.-Arzt **6**, 601 (1952). — JORES, A., u. J. FREES: Die Tagesschwankungen der Schmerzempfindung. Dtsch. med. Wschr. **63**, 962 (1937). — JOSEPHSON, B., u. H. LARSSON: Über die Periodizität der Gallensekretion bei einem Patienten mit Gallenfistel. Skand. Arch. Physiol. **69**, 227 (1934). — JOVY, D.: Jahreszeitliche Schwankungen von Leistung und Erholung sowie deren Beeinflussung durch Vitamin C-Zufuhr. Int. Z. angew. Physiol. **17**, 469 (1959). — JUNGE, CHR.: Gesetzmäßigkeiten in der Größenverteilung atmosphärischer Aerosole über den Kontinent. Ber. dtsch. Wetterd. **35**, 261 (1952). — JUNGMANN, H.: Individuelle Klimatherapie. Kreislaufanalysen bei Erfolgen und Mißerfolgen einer Kurbehandlung. Dtsch. med. Wschr. **78**, 134 (1953). — Kreislaufumstellungen im Nordseeklima. Med.-Meteorol. H. **2**, Nr 10, 9 (1955a). — Akklimatisationsprobleme bei Gesunden und Kreislaufkranken. Arch. phys. Ther. (Lpz.) **7**, 357 (1955b). — Die Kreislaufanalyse als Mittel zur Beobachtung von Wetter- und Klimawirkungen auf den Menschen. Med.-meteorol. H. **2**, Nr 11, 69 (1956a). — Medizinische Fragen der Klimawirkung und Akklimatisation. Dtsch. med. J. **7**, 680 (1956b). — Nachweis spezifischer Klimaeinflüsse an der Nordsee und im Hochgebirge an Hamburger Patientengruppen. Med.-meteorol. H. **2**, Nr 13, 21 (1958). — Über die „Kurreaktion" bei rein klimatischen Kuren. Z. angew. Bäder- u. Klimaheilk. **6**, 118 (1959). — Die therapeutische Nutzung des natürlichen Klimas. Z. angew. Bäder- u. Klimaheilk. **7**, 326 (1960). — Anpassung, Akklimatisation, Abhärtung, Domestikation. In: Handbuch der Bäder- und Klimaheilkunde. Hrsg. v. W. AMELUNG u. A. EVERS, S. 594. Stuttgart: Schattauer 1962a. —

Einfluß des Hochgebirgsklimas. In: Handbuch der Bäder- und Klimaheilkunde. Hrsg. v. W. AMELUNG u. A. EVERS, S. 656. Stuttgart: Schattauer 1962b.

KANZ, E.: Neues über die Wetterwirkung auf die psycho-physische Reaktionslage des Menschen. Arch. phys. Ther. (Lpz.) **3**, 211 (1951). — KANZ, E., P. NETZLE u. K. DIRNAGL: Experimenteller Beitrag zur kapillarmikroskopischen Untersuchung der Wetterbeeinflußbarkeit des Organismus. Münch. med. Wschr. **94**, 1263 (1952). — KATZENELLENBOGEN, I.: Cheilitis exfoliativa actinica. Acta derm.-venereol. (Stockh.) **18**, 319 (1937). — KELLER, PH.: Die Strahlen-Wärmereaktion der Haut. I. Klinische Studie. Strahlentherapie **30**, 731 (1928). — KELLOGG, R. H., N. PACE, E. R. ARCHIBALD, and B. E. VAUGHAN: Respiratory response to inspired CO_2 during acclimatization to an altitude of 12, 470 feet. J. app. Physiol. **11**, 65 (1957). — KEYS, A.: Die Wirkung des Höhenklimas und die Akklimatisierungsprozesse in großer Höhe. Ergebn. inn. Med. Kinderheilk. **54**, 585 (1938). — KING-SMITH: Zit. nach E. T. BERNSTEIN. — KIRCHHOFF, H.: Jahreszeiten und Belichtungen in ihrem Einfluß auf weibliche Genitalfunktionen. Arch. Gynäk. **163**, 141 (1936). — KIRTSCHEWA, S., D. ALIPIEW u. L. DIMITROWA: Biochemische Veränderungen der Haut unter dem Einfluß der Sonnenbestrahlung. In: Symposium Primum Dermatologicum Bulgariae 1962. Sofia: Med. i. fiskult. 1964. — KIRTSCHEWA, S., u. ST. MICHAILOW: Funktionsveränderungen der Haut unter dem Einfluß der Sonnenbestrahlung. In: Symposium Primum Dermatologicum Bulgariae 1962. Sofia: Med. i. fiskult. 1964. — KLÜKEN, N.: Die Bedeutung der Hautthermometrie bei der Beurteilung der peripheren Durchblutung. Ärztl. Wschr. **10**, 356 (1955). — Tropische Dermatologie. Bericht über dermatologische Beobachtungen in Westafrika. Hautarzt **13**, 552 (1962). — KLÜTSCH, K., N. HÜMMER, H. BRAUN u. H. HEIDLAND: Zur Klinik der Coccidioidomykose. Dtsch. med. Wschr. **90**, 1498 (1965). — KNAUS, H.: Die Physiologie der Zeugung des Menschen. Wien: Maudrich 1950. — KNEPPLE, R.: Über die Ursachen der Schwüle. Z. Meteorol. **2**, 366 (1948). — Die biologischen Wirkungen der infraroten Eigenstrahlung (Gegenstrahlung) der Atmosphäre auf den Menschen. Die tonischen Wirkungen des Wetters. Angew. Meteorol. **2**, 257 (1956). — KNOCH, K.: Ist Aran der gesuchte bioklimatische Faktor? Meteorol. Rdsch. **1**, 1416 (1948). — Dr. Currys Bioklimatik. Petermanns geograph. Mitt. **93**, 80 (1949). — KOCH, F.: Diskussionsbemerkung anläßlich der 67. Tagg der Rhein.-Westfäl. Dermatologen-Verg. Hautarzt **2**, 39 (1951). — KOEHLER, H.: Epidemisches Auftreten von Erythema exsudativum multiforme. Med. Welt **12**, 1631 (1938). — KOHLER, E.: Der jetzige Stand der Heliotherapie der Tuberkulose. Med. Mschr. **7**, 670 (1953). — KOHLRAUSCH, W.: Periodische Änderungen des Sehens, eine neuentdeckte Anpassung des Auges an die Umwelt. Tübingen, Med.-Nat. Verein, Sitzg 15. 3. 1943. Med. Klin. **39**, 389 (1943). — KOJEWNIKOW, P. W.: Die Rolle des Klimas und der Jahreszeit in der Dynamik und in dem Verlauf von Dermatosen. In: Symposium Primum Dermatologicum Bulgariae 1962. Sofia: Med. i. fiskult. 1964. — KONOPIK, J.: Die Wirkung der klimatischen Faktoren für den Ausbruch und die Behandlung der Psoriasis. In: Symposium Primum Dermatologicum Bulgariae 1962. Sofia: Med. i. fiskult. 1964. — KORÁNYI, A. v.: Die physikalisch-chemische Beeinflussung des Organismus durch das Höhenklima. Verh. Klimat. Tagg in Davos, S. 260. Basel: Schwabe 1925. — KORTING, G.: Zur Pathogenese des endogenen Ekzems. Stuttgart: Georg Thieme 1954. — Das endogene Ekzem. In: Dermatologie und Venerologie, hrsg. von H. A. GOTTRON u. W. SCHÖNFELD, Bd. III/1, S. 585. Stuttgart: Georg Thieme 1959. — KOWARSCHIK, J.: Schmerzstillung durch physikalische Therapie. Wien. klin. Wschr. **65**, 108 (1953). — KRAMER, K., u. W. SCHULZE: Die Kältedilatation der Hautgefäße. Pflügers Arch. ges. Physiol. **250**, 141 (1948). — KRANZFELD, B.: Zur Frage über die physiologischen Tagesschwankungen der Thrombocytenzahl. Pflügers Arch. ges. Physiol. **210**, 583 (1925). — KROPATSCH, A.: Zur Ätiologie des Erythematodes. Hautarzt **1**, 216 (1950). — KÜHNKE, W., u. O. ZINK: Erfahrungen mit einer medizinisch-meteorologischen Vorhersage. Med.-meteorol. H. **1**, Nr 2, 11 (1951). — KUNO, J.: The physiology of human perspiration. London: Churchill 1934. — KUSKE, H.: Experimentelle Untersuchungen zur Photosensibilisierung der Haut durch pflanzliche Wirkstoffe. I. Mitt. Arch. Derm. Syph. (Berl.) **178**, 112 (1938). — Über die Lokalisation verschiedenartiger Hautausschläge im Sternoklavikulardreieck. Dermatologica (Basel) **80**, 6 (1939).

LAMPERT, H.: Vegetativ-nervöse Konstitution und physikalische Therapie. Versuch einer Reaktionstypenlehre. Med. Welt **11**, 571 (1937). — LANDA, G. I.: Kurortologie der Neurodermite. Vestn. Vener. Derm. Nr 4, 374 (1937). — LANDOIS, L., u. R. ROSEMANN: Physiologie des Menschen, 26. Aufl. München u. Berlin: Urban & Schwarzenberg 1950. — LEISTNER, W.: Die hygienische und bioklimatische Bedeutung des Dampfdruckes in Innenräumen und die Behaglichkeits- und Schwülegrenze. Med.-meteorol. H. **1**, Nr 6, 18 (1951). — In: G. HAEBERLIN u. W. GOETERS. — LERICHE, R.: Qu'est-ce que la maladie de Raynaud? Presse méd. **62**, 1071 (1954). — LEYS, D.: Diffuse scleroderma and Raynaud's phenomenon. From the use of a pneumatic hammer. Lancet **1939** I, 692. — LINDEMANN, E.: Baderegeln der Allgemeinen Verkehrsanstalten. Berlin 1906. — LINKE, F., u. E. DINIES: Über Luftkörperbestimmungen. Z. angew. Meteorol. **47**, 1 (1930). — LINSER, K.: Die Klimatherapie des

Ekzems. Dtsch. Gesundh.-Wes. **11**, 12 (1956a). — Die verschiedenen Klimate und ihr Einfluß auf die Ekzematosen. Derm. Wschr. **133**, 528 (1956b). — Indikationen und Grenzen der Klimabehandlung von Hautkrankheiten. In: Neuere Ergebn. Geb. prakt. Dermat. Hrsg. v. W. Gertler, S. 61. Berlin: Volk u. Gesundh. 1957a. — Zur Diagnose und Therapie des endogenen Ekzems. Münch. med. Wschr. **99**, 1947 (1957b). — Aktuelle Fragen in der Dermatologie. In: Neuere Ergebn. Geb. prakt. Dermat. Hrsg. v. W. Gertler, S. 1. Berlin: Volk u. Gesundh. 1957c. — Die großstädtischen Zivilisationsschäden. In: Medizin und Städtebau. Hrsg. v. P. Vogler u. E. Kühn, Bd. 1, S. 439. München-Berlin-Wien: Urban & Schwarzenberg 1957d. — Die Beeinflussung der Hautveränderungen bei der Mykosis fungoides durch Heliotherapie. Z. Haut- u. Geschl.-Kr. **27**, 319 (1959a). — Zur Kanzerogenese durch Teer und Teerprodukte. Jahreskongr. 1958 f. ärztl. Fortb. In: Schriftenreihe ärztl. Fortb., Bd. 8, S. 205. Berlin: Volk u. Gesundheit 1959b. — Die Bedeutung des Traumas, insbesondere des Unfalltraumas, in der Dermato-Venerologie und die Begutachtung seiner Folgen. In: Dermatologie und Venerologie. Hrsg. v. H. A. Gottron u. W. Schönfeld, Bd. III/1, S. 677. Stuttgart: Thieme 1959c. — Die verschiedenen Ekzemformen. In: Jahreskongr. 1959 f. ärztl. Fortb. in: Schriftenreihe ärztl. Fortbild., Bd. 12, S. 161. Berlin: Volk u. Gesundheit 1960. — Die Klimatherapie bei Hautkrankheiten. Z. Meteorol. **13**, 110 (1959d).— Zur Mesenchymtheorie der Hautkarzinome. (Eine tier-experimentelle Studie.) Derm. Wschr. **139**, 135 (1959e). — Die Beeinflussung der Hautveränderungen bei der Mycosis fungoides durch Heliotherapie. Derm. Wschr. **144**, 1011 (1961). — Kritisches zum berufsbedingten Krebs der Haut. In: Symposium dermatolog., Bd. 3, S. 7. Pragae 1962a. — Die Klimatherapie der Hautkrankheiten. In: Fortschritte der praktischen Dermatologie und Venerologie. Hrsg. v. A. Marchionini, Bd. 4, S. 37. Berlin-Göttingen-Heidelberg: Springer 1962b. — Grundsätzliches zur Klimatherapie der Hautkrankheiten und zu den mit dieser Behandlungsmethode zu erzielenden Ergebnissen. Dtsch. Gesundh.-Wes. **18**, 404 (1963). — Eindrücke von Prag und von der dortigen Hundertjahrfeier der Tschechoslow. Med. Ges. (J. E. Purkyne). Hautarzt **15**, 324 (1964). — Linser, K., u. K. Harnack: Die Heliotherapie der Mycosis fungoides. Arch. klin. exp. Dermat. **215**, 181 (1962). — Linser, K., u. A. Kropatsch: Sensibilisation und Desensibilisation der Haut gegen ultra-violettes Licht. Strahlentherapie **22**, 514 (1926). — Linser, K., u. R. Stäps: Zur Intensivierung der dermato-venerologischen Arbeit bei der fachärztlichen Überwachung und Bedienung der Bevölkerung im Rahmen unseres staatlichen Gesundheitswesens. Dtsch. Gesundh.-Wes. **15**, 83 (1960). — Lischka, A.: Die Abhängigkeit der Apoplexien von Wetter und Jahreszeiten. Z. ges. exp. Med. **107**, 161 (1940). — Loew, W.: Über Schwankungen des Komplementgehaltes beim Meerschweinchen. Wien. klin. Wschr. **35**, 12 (1922). — Loewenthal, L. J. A.: Atopische Dermatitis. In: Proc. 11th Int. Congr. Dermat. III, S. 14. Stockholm 1957. — Loewy, A.: Physiologie des Höhenklimas. Berlin: Springer 1931. — Lomholt, G.: Psoriasis-prevalence, spontaneous and genetics. Copenhagen: Gad 1963. — Lotmar, R., u. J. Häfelin: Über die Abhängigkeit der Hautpermeabilität von der Witterung (Versuche mit radioaktiv markiertem Natriumsulfat am Kaninchen). Arch. Meteorol., Geophys. Biokl., Ser. B **7**, 286 (1956). — Lotz, R.: Unspezifische Wirkungen optischer Strahlung: „Thermischer Wirkungskomplex." In: Handbuch der Bäder- und Klimaheilkunde. Hrsg. v. W. Amelung u. A. Evers, S. 535. Stuttgart: Schattauer 1962a. — Einfluß der meteorologischen Faktoren auf den Organismus. Spez. Wirkungen optischer Strahlung: „Photoaktinischer Wirkungskomplex". In: Handbuch der Bäder- und Klimaheilkunde. Hrsg. v. W. Amelung u. A. Evers, S. 518, Stuttgart: Schattauer 1962b. — Lühr, K., u. H. Wagner: Wirkung von Wetter und Klima auf den Kurpatienten in Bad Elster. Med.-meteorol. H. **2**, Nr 13, 13 (1958).

Manstein, B.: Die Abhängigkeit der Lichtempfindlichkeit von der Tätigkeit des Ovars. Z. Geburtsh. Gynäk. **131**, 159 (1949). — Marchionini, A.: Zur Klimaphysiologie und -pathologie der Haut. Der Erythematodes in Anatolien. Arch. Derm. Syph. (Berl.) **187**, 253 (1948). — Die Dermatologie und die Geisteswissenschaften. Hautarzt **7**, 1 (1956). — Zur geographischen und soziologischen Dermatologie — 1. Bericht aus Äthiopien (Addis Abeba). Hautarzt **14**, 131 (1963a). — Zur geographischen und soziologischen Dermatologie. 2. Bericht aus Äthiopien (Gondar, Aksum, Asmara). Hautarzt **14**, 234 (1963b). — Die Bedeutung klimatischer Faktoren für die Ätiologie und Pathogenese der Hautkrankheiten. In: Symposium Primum Dermatologicum Bulgariae 1962. Sofia: Med. i. fiskult. 1964. — Marchionini, A., u. S. Borelli: Klimabehandlung der Neurodermitis disseminata. Dtsch. med. Wschr. **81**, 811 (1956). — Marchionini, A., u. B. Ottenstein: Untersuchungen über den physiologischen Wirkungsmechanismus von Schwitzbädern als Grundlage für ihre therapeutische Anwendung. Z. phys. Ther. **40**, 99 (1931). — Marchionini, A., u. S. Tor: Zur Klimaphysiologie und -pathologie der Haut. Cheilitis in Anatolien. Arch. Derm. Syph. (Berl.) **179**, 421 (1939). — Marinow, W., G. Petrunow u. W. Malinowska: Physiko- und biometeorologische Charakteristik des Kurortes Varna während der Perioden, in welchen Klimakuren Hautkranker durchgeführt wurden. In: Symposium Primum Dermatologicum Bulgariae 1962. Sofia: Med. i. fiskult. 1964. — Menzel, W.: Ein Tagesrhythmus der Flüssigkeits- und Blutmengen-Veränderungen beim Menschen und seine Bedeutung für den Anfall von Asthma cardiale. Klin. Wschr. **19**, 29 (1940). — Über den heutigen Stand der Rhythmenlehre in bezug auf die Medizin. Z. Alternsforsch. **6**, 26 u. 104 (1952). — Wesen und Auswirkungen der Nacht- und Schichtarbeit. Therapiewoche **9**, 356 (1958/59). — MENZEL, W., u. I. OTHLINGHAUS: Inversion des Blutzuckertagesrhythmus durch Percorten. Dtsch. med. Wschr. **73**, 326 (1948). — MERKEL, F,. W. Stoffwechselvorgänge regeln den Wandertrieb der Zugvögel. Umsch. Wiss. Techn. **60** 243: (1960). — MEYER, P. S.: Klima und Hautkrankheiten. Z. Haut- u. Geschl.-Kr. **26**, 325 (1959). — MICHEL, G.: Gaswechseluntersuchungen an einem Falle von Morbus Basedowii im Hochgebirge. Schweiz. med. Wschr. **53**, 648 (1923). — MILLESI, H., u. F. SAUBERER: Beitrag zur Frage der Meteorotropie der Pulmonalembolie. Klin. Med. **12**, 201 (1957). — MISSENARD, F. A.: L'homme et le climat. Paris: Librairie Plon 1937. — MÖRIKOFER, W.: Zur Meteorologie und Meteorobiologie des Alpenföhns. Verh. Schweiz. Naturforsch. Ges. 130. Verslg 150 in Davos, S. 11. Aarau: Sauerländer 1950. — Zur Problematik der Wetterfühligkeit. Med.-meteorol. H. **1**, Nr 5, 18 (1951). — MÖRIKOFER, W., u. R. STAHEL: Testmethoden zur Erforschung der Wetterfühligkeit. Schweiz. med. Wschr. **67**, 401 (1937). — MOLANDER, C. O.: Physiologic basis of heat. Arch. phys. Med. **22**, 335, 354 (1941). — MONCORPS, C.: Kohlehydratstoffwechsel der Haut. Jkurse ärztl. Fortbild. **22**, 27 (1931). — MONGE, C.: Les érythremies de l'altitude. Paris: Masson 1929. — Syndromes biologiques et cliniques produits par les changements d'altitude. Bull. schweiz. Akad. Wiss. **7**, 187 (1951). — MORO, E.: Über die Tetanie als Saisonkrankheit und vom biologischen Frühjahr. Klin. Wschr. **5**, 925 (1926). — MROSE, H.: Weitere Bemerkungen zum vorstehenden Thema. (Betr. W. W. SPANGENBERG: Über die Ursachen der Schwüleempfindung.) Angew. Meteorol. **1**, 35 (1951). — MÜCHER, H.: Psychische und physiologische Wirkungen des Wetters. Aulendorf: Cantor 1957. — MÜLLER, F.: Zit. nach C. HAEBERLIN u. W. GOETERS. — MURALT, G. v., u. W. HIRSIGER: Der Prothrombinspiegel des menschlichen Blutes im Hochgebirge. Helv. physiol. pharmacol. Acta **6**, 626 (1948). — MURALT, G. v., u. B. NOTTER: Die Bluteiweiße im Hochgebirge. Helv. physiol. pharmacol. Acta **6**, 649 (1948). — MURALT, G. v., u. A. STETTLER: Das Verhalten der Blutcholinesterasen im Hochgebirge. Helv. physiol. pharmacol. Acta **6**, 663 (1948).

NEERGAARD, K. v.: Gefahren der Reklimatisation. Schweiz. med. Wschr. **77**, 1160 (1947). — NEVER jr., H. E.: Zit. nach C. HAEBERLIN u. W. GOETERS. — NICOLAI, G. F.: Mechanik des Kreislaufs. In: Handbuch der Physiologie des Menschen. Hrsg. v. W. NAGEL, Bd. 1, S. 755. Braunschweig: Vieweg 1909. — NIKOLOWSKI, W.: Über die differentielle Morphogenese des sog. seborrhoischen Ekzems. Arch. Derm. Syph. (Berl.) **196**, 501 (1953). — NOACK, M.: 38. Wirkung der Klima- und Seebadekur bei exsudativen und allergischen Kindern. Z. ärztl. Fortbild. **51**, 984 (1957). — NÜCKEL, H.: Wärmebestrahlung. Subsidia med. (Wien) **94**, 135 (1951).

OPITZ, E., u. M. SCHNEIDER: Über die Sauerstoffversorgung des Gehirns und den Mechanismus von Mangelwirkungen. Ergebn. Physiol. **46**, 126 (1950). — OPPENHEIM, M.: Atrophien. In: Handbuch der Haut- und Geschlechtskrankheiten. Hrsg. v. J. JADASSOHN, Bd. VIII/2, S. 500. Berlin: Springer 1931.

PAHL, O., u. W. PÜRSCHEL: Bioklimatische Studie zur Behandlung von Dermatosen im Nordseeklima. Z. Haut- u. Geschl.-Kr. **20**, 253 (1956). — PAUL, H.: Der jahreszeitliche Gang einiger Kreislaufgrößen. Arch. Kreisl.-Forsch. **9**, 164 (1941). — PERTHES, G.: Über die Strahlenimmunität. Münch. med. Wschr. **71**, 1301 (1924). — PETERSEN, W. F.: The patient and the weather, vol. 1—4. Ann Arbor: Edward 1935—1938. — Zit. nach W. MENZEL 1952. — PETERSEN, W. F., and M. BERG: Meteorological influences on leukocyte curve. Meteorological influences on leukocyte partition. Proc. Soc. exp. Biol. (N.Y.) **30**, 830, 832 (1933). — PETITPIERRE, M.: Klimatherapie rheumatischer Krankheiten. Ann. schweiz. Ges. Balneol. u. Bioklimat. **46**, 99 (1957). — PEYRER, K.: Jahreszeitliche Schwankungen der Tuberkulinempfindlichkeit und mancher Tuberkuloseerkrankungen. Beitr. klin. Tuberk. **48**, 137 (1921). — PFAUNDLER, N. v.: Biologische Allgemeinprobleme der Medizin. Berlin: Springer 1947. — PFLEIDERER, H.: Die Abkühlungsgröße, ihre heilklimatische Bedeutung und ihre Meßmethodik. Strahlentherapie **40**, 562 (1931). — Die Ultraviolettstrahlung in der Bioklimatologie. Strahlentherapie **83**, 118 (1950). — Klimatherapie. In: Handbuch der Therapie. Hrsg. v. T. GORDONOFF, Lfg 7, S. 371. Bern u. Stuttgart: Huber 1958. — Thalassotherapie. Bonn: Dt. Selbstverl. Bäderverb. 1959. — Die Dosierung der klimatischen Reize an der See. Z. angew. Bäder- u. Klimaheilk. 8, 38 (1961). — PFLEIDERER, H., u. K. BÜTTNER: Bioklimatologie. In: Lehrbuch der Bäder- und Klimaheilkunde. Hrsg. v. H. VOGT, Teil 2, S. 609. Berlin: Springer 1940. — PHILIPSBORN, E. v.: Ein Beitrag zur pathologischen Physiologie der Blutleukocyten. Strahlentherapie **55**, 143 (1936). — Die Bioklimatologie des Menschen als Teil der Medizin. Med. Welt **12**, 635 (1938). — Die Bedeutung der Klimatologie für die Ökologie des Menschen. Schriftenr. dtsch. Bäderverb. H. 2, 118 (1949). — PIERACH, A.: Die vegetative Tagesrhythmik und ihre klinische Bedeutung. Münch. med. Wschr. **96**, 465 (1954). — Nachtarbeit und Schichtwechsel beim gesunden und kranken Menschen. Acta med. scand., Suppl. **307**, 159 (1955). — Arbeit und Rhythmus. Zbl. Arbeitsmed. Beih. **3**, 5

(1956). — Pirlet, K.: Methodischer Beitrag zur Bestimmung der Atemfeuchte. Fundamenta balneo-bioclimat. **1**, 147 (1958/60). — Plungian, M.: Über die Wirkung atmosphärischer Einflüsse auf den Blutdruck. Med. Diss. Basel 1913. — Poehlmann, A.: 2 Beobachtungen zur Frage der nervösen Ätiologie des Lichen ruber planus. 67. Tagg Vereinig. Südwestdtsch. Dermat. München 1940. — Zur Pathogenese des Erythematodes. Arch. Derm. Syph. (Berl.) **188**, 27 (1949/50). — Pollak, K.: Zur Pathogenese der biologischen Wetterwirkung. Heilkunst **65**, 19 (1952). — Popchristov, P., St. Botew, St. Chlebarow, St. Kapnilow, N. Welew, P. Michailow u. Al. Konstantinow: Beobachtungen über die Hochgebirgskur bei Gruppen Hautkranken im Piringebirge. In: Symposium Primum Dermatologicum Bulgariae 1962. Sofia: Med. i. fiskult. 1964a. — Popchristov, P., Al. Konstantinow, St. Kapnilow, P. Michailow, St. Chlebarow u. St. Botew: Beobachtungen über die hochgebirgsklimatische Behandlung von Hautkranken in den Rhodopen. In: Symposium Primum Dermatologicum Bulgariae 1962. Sofia: Med. i. fiskult. 1964b. — Popchristov, P., P. Michailow, St. Botew, St. Kapnilow, Al. Konstantinow u. St. Chlebarow: Beobachtungen über die hochgebirgsklimatische Behandlung von Hautkranken im Gebirge Witoscha. In: Symposium Primum Dermatologicum Bulgariae 1962. Sofia: Med. i. fiskult. 1964c. — Popchristov, P., P. Michailow, St. Chlebarow, N. Welew, St. Botew, Al. Konstantinow u. St. Kapnilow: Funktionelle Untersuchungen Hautkranker vor, während und nach hochgebirgsklimatischer Behandlung. In: Symposium Primum Dermatologicum Bulgariae 1962. Sofia: Med. i. fiskult. 1964d. — Popow, L., W. Bojadjiew u. G. Koslowski: Über einige Testproben der zentralen Nerventätigkeit bei Hautkranken unter verschiedenen klimatischen Einwirkungen. In: Symposium Primum Dermatologicum Bulgariae 1962. Sofia: Med. i. fiskult. 1964. — Proppe, A., u. A. Gerauer: Jahreszeitliche Kalkspiegelschwankungen. Med. Klin. **46**, 1062 (1951). — Pürschel, W.: Die Behandlung chronischer Ekzematiker an der Nordsee. Z. angew. Bäder- u. Klimaheilk. **1**, 240 (1954).

Rachmanow, W. A.: Der Einfluß der Klimabehandlung auf den Verlauf der Neurodermatitiden. In: Symposium Primum Dermatologicum Bulgariae 1962. Sofia: Med. i. fiskult. 1964. — Radnot, M., u. E. Török: Die Tagesschwankung der Eosinophilenzahl und des intraokularen Druckes. Klin. Mbl. Augenheilk. **130**, 763 (1957). — Raettig, H., u. E. Nehls: Die Meteorotropie der Lungenembolie. Unter besonderer Berücksichtigung der Arbeitsmethode. Z. klin. Med. **138**, 242 (1940). — Rajewsky, B.: Über die Strahlenreaktion des Eiweißes. Strahlentherapie **34**, 582 (1929). — Die Wirkungen der kurzwelligen Strahlen auf Eiweißkörper. Biochem. Z. **227**, 272 (1930). — Biophysik der Lichtwirkungen. Strahlentherapie **61**, 570 (1938). — Regli, J., u. R. Stämpfli: Die Kapillarresistenz als objektives Maß für die Wettereinflüsse auf den Menschen. Helv. physiol. pharmacol. Acta **5**, 40 (1947). — Reichel, H.: Verhalten des Kreislaufs in der Höhe. Klin. Wschr. **23**, 235 (1944). — Reifferscheid, H.: Über den Einfluß des Wetters auf Leistung und Befinden bei Akkordarbeitern. Zbl. Arbeitsmed. **4**, 112 (1954). — Das atmosphärische Aerosol: „Luftchemischer Wirkungskomplex.“ In: Handbuch der Bäder- und Klimaheilkunde. Hrsg. v. W. Amelung u. A. Evers, S. 549. Stuttgart: Schattauer 1962. — Rein, H.: Einführung in die Physiologie des Menschen, 12. Aufl. Hrsg. v. M. Schneider, Berlin-Göttingen-Heidelberg: Springer 1956. — Reiter, R.: Umwelteinflüsse auf die Reaktionszeit des gesunden Menschen. Münch. med. Wschr. **96**, 479, 526 (1954a). — Unterliegt der arbeitende Mensch einem Einfluß des Wetters? Münch. med. Wschr. **96**, 1067 (1954b). — Meteorobiologie und Elektrizität der Atmosphäre. Leipzig: Akademische Verlagsgesellschaft 1960. (Probleme der Bioklimatologie. 6.). — Renschler, H.: Hypotonie — begünstigende Wetterlagen und arterielle cerebrale Durchblutungsstörungen. Med.-meteorol. H. **2**, Nr 13, 84 (1958). — Riesser, O., u. G. Kunze: Zur Frage der Beziehungen zwischen biologischen Vorgängen und Witterung. Naturwissenschaften **22**, 653 (1934). — Rihová, V.: Einfluß des Lichtes auf Erythematodes-Entstehung. Čas. Lék. čes. **1940**, 1136. — Rösgen, W., u. Mamier: Über einen Fall von Sklerodermie im Anschluß an Erfrierung. Münch. med. Wschr. **89**, 889 (1942). — Rollier, A.: Die Schule an der Sonne. Bern 1916. — Die Heliotherapie der Tuberkulose mit besonderer Berücksichtigung ihrer chirurgischen Formen, 2. Aufl. Berlin: Springer 1924. — Methodik und Technik der Heliotherapie. In: Handbuch der gesamten Strahlenheilkunde. Hrsg. v. P. Lazarus, Bd. 2, S. 59. München: Bergmann 1931. — Romanenko, G. F., u. J. Schachtmeister: Über die Spätergebnisse der Kurortbehandlung der Ekzeme. In: Symposium Primum Dermatologicum Bulgariae 1962. Sofia: Med. i. fiskult. 1964. — Rost, G. A.: Über Erfahrungen mit der allergenfreien Kammer nach Storm van Leeuwen, insbesondere in der Spätperiode der exsudativen Diathese. (Kongr.-Ber.) Arch. Derm. Syph. (Berl.) **155**, 297 (1928). — Lupus erythematodes als allergisch-hyperergische Systemerkrankung. Arch. Derm. Syph. (Berl.) **186**, 259 (1948). — Allergie und Praxis. Berlin-Göttingen-Heidelberg: Springer 1950. — Rothman, St.: The mechanism of postinflammatory hyperpigmentation. Acta derm.-venereol. (Stockh.) **32**, Suppl. 29, 316 (1952). — Rotta, A., A. Cánepa, A. Hurtado, T. Valásquez, and R. Chavez: Pulmonary circulation at sea level and at high altitudes. J. appl. Physiol. **9**, 328 (1956). — Rottier, P. B., and I. A. M. Mullink: Localisation of the erythemal processes caused by ultraviolet light in human skin. Nature (Lond.) **170**, 574 (1952). — RUCKHEIM, G.: Erfahrungen über Operation, Thromboembolie und Thromboseprophylaxe unter Berücksichtigung der Wetterlage. Med.-meteorol. H. **2**, Nr **13**, 77 (1958). — RUDDER, B. DE: „Luftkörperwechsel" und atmosphärische „Unstetigkeitsschichten" als Krankheitsfaktoren. Ergebn. inn. Med. Kinderheilk. **36**, 273 (1929). — Jahreszeit und vegetatives Nervensystem. Arch. Kinderheilk. **128**, 97 (1943). — Grundriß einer Meteorobiologie des Menschen, 3. Aufl. Berlin-Göttingen-Heidelberg: Springer 1952. — Über einen Wandel im jahreszeitlichen Tuberkuloseverlauf. Münch. med. Wschr. **98**, 835 (1956).

SAIDMAN, J.: Die Schwankungen der Hautempfindlichkeit und ihre Bedeutung für die praktische Lichttherapie. Strahlentherapie **45**, 86 (1932). — SARRE, H., u. G. STEINEBACH: Kardiale Ödeme und Jahreszeit. Klin. Wschr. **25**, 810 (1947). — SCHAEFER, H. F., u. G. HILDEBRANDT: Praktisch-balneologische Erfahrungen mit dem Puls-Atem-Quotienten. Arch. phys. Ther. (Lpz.) **6**, 375 (1954). — SCHÄFFELER, K., u. M. FLURY: Die Glukosetoleranz im Hochgebirge. Helv. physiol. pharmacol. Acta **6**, 596 (1948). — SCHALL, L.: Das Lichterythem. Ergebn. med. Strahlenforsch. **4**, 255 (1930). — SCHARLAU, K.: Die Schwüle als meßbare Größe. Bioklimat. Beibl. **10**, 19 (1943). — SCHEMENSKY, W.: Physikalisch-chemische Blutveränderungen unter der Einwirkung des Hochgebirges (Eiweißbild-Cholesterin-Viscosität und Blutsedimentierung). Z. klin. Med. **111**, 205 (1929). — SCHIFF, B. L., and A. B. KERN: Discoid Lupus erythematosus following trauma. Brit. J. Derm. **66**, 357 (1954). — SCHINZE, G.: Die praktische Wetteranalyse. Arch. dtsch. Seewarte **52**, 1 (1932). — SCHLIEPHAKE, E.: Rhythmische Lebensvorgänge und ihre Störungen. Bioklimat. Beibl. **10**, 125 (1943). — SCHMIDT-BONACKER, F.: Heilkuren im Ostseeklima. Dtsch. Gesundh.-Wes. **13**, 463 (1958). — SCHMITT, W.: Föhnerscheinungen und Föhngebiete. (Wiss. Veröff. Dtsch. Österr. Alpenvereins. 8.) — SCHNEIDER, W., u. R. COPPENROTH: Physikalische und chemische Hautschädigungen. In: E. RIECKE, Lehrbuch der Haut- und Geschlechtskrankheiten. Hrsg. v. H. G. BODE u. G. W. KORTING, 9. Aufl., S. 157. Stuttgart: Fischer 1962. — SCHNITZER, A.: Die biologische Bedeutung des 8.—12. Tages im Krankheitsgeschehen. Dermatologica (Basel) **100**, 273 (1950). — Histamin und Stress. Münch. med. Wschr. **97**, 466 (1955). — SCHÖNHOLZER, G., F. GROSS u. F. MARTALER: Untersuchungen über die Säure-, Elektrolyt- und Wasserausscheidung im Hochgebirge unter besonderer Berücksichtigung der Tag- und Nachtrhythmen. Helv. physiol. pharmacol. Acta **6**, 713 (1948). — SCHÖNHOLZER, G., u. U. PORTMANN: Das Verhalten der Blutgerinnung im Hochgebirge. Helv. physiol. pharmacol. Acta **6**, 609 (1948). — SCHREIBER, H., u. E. SPODE: Untersuchungen über die Strahlenreaktion des Blutes. II. Der Einfluß ultraroter Strahlenenergie. Strahlentherapie **93**, 440 (1954). — SCHREUS, H. TH.: KARL LINSERS Entdeckung der Heliotherapie bei Mykosis fungoides. Derm. Wschr. **151**, 1069 (1965). — SCHRÖDER, B.: Bericht über die Arbeiten des Medizin-Meteorologischen Arbeitskreises Hamburg. Ergebn. phys.-diät. Ther. **5**, 139 (1955). — SCHULTZE, E.-G.: Über die Objektivierung der Kurergebnisse an der See. Z. Meteorol. **13**, 88 (1959a). — Thalassotherapie — und sie nicht nur zur Sommerzeit. Med. Monatsspiegel (Merck) 8, 49 (1959b). — Einfluß des Meeresküstenklimas. In: Handbuch der Bäder- und Klimaheilkunde. Hrsg. v. W. AMELUNG und A. EVERS, S. 683. Stuttgart: Schattauer 1962. — SCHULTZE, W.: Klima- und Lichtbehandlung Hautkranker. Arch. Derm. Syph. (Berl.) **180**, 259 (1940). — SCHULZ, A.: Thermische Einflüsse auf die Erythembildung. Strahlentherapie **86**, 142 (1951). — Die Klima- und Heliotherapie der extrapulmonalen Tuberkulose. Strahlentherapie **86**, 69 (1952). — SCHULZE, R.: Zur Wirkung des Sonnen-UV auf die menschliche Haut. Naturwissenschaften **33**, 373 (1946). — Über „Wetter und Krankheit" vom Standpunkt des Meteorologen. Med.-meteorol. H. **1**, Nr 4, 6 (1951). — Gewöhnung und Umstimmung der menschlichen Haut bei Bestrahlung mit Sonne und Ultravitaluxlampe. Strahlentherapie **86**, 51 (1952). — SCHUNK, I., u. G. SCHMITT: Tagesschwankungen der Magenazidität. Dtsch. med. Wschr. **80**, 347 (1955). — SCHWANN, I.: Raupendermatitis als geographisch und klimatisch bedingte Dermatose in einigen Gegenden Polens. In: Symposium Primum Dermatologicum Bulgariae 1962. Sofia: Med. i. fiskult. 1964. — SEROWY, C.: Indikationen für die Klimatherapie im Ostseebad Heiligendamm bei diversen Dermatosen auf Grund von Kurresultaten und deren jahreszeitlicher Unterschiedlichkeit. Arch. phys. Ther. (Lpz.) **15**, 171 (1963). — Klimakurerfolge und deren jahreszeitliche Unterschiedlichkeit bei diversen Dermatosen im Ostseebad Heiligendamm. In: Symposium Primum Dermatologicum Bulgariae 1962. Sofia: Med. i. fiskult. 1964. — SIEMENS, H. W.: Grundsätzliches zur allgemeinen dermatologischen Therapie. Hautarzt **7**, 331 (1956). — SPANGENBERG, W. W.: Bemerkungen zur Frage der Schwülegrenze. Meteorol. Rdsch. **4**, 24 (1951a). — Über die Ursachen der Schwüleempfindung. Angew. Meteorol. **1**, 33 (1951b). — Untersuchungen zur Entstehung der Schwüle. Angew. Meteorol. **1**, 211 (1952). — SPARM, W.: Wetter und Tod. Dtsch. med. Wschr. **82**, 251 (1957). — SPIER, H. W., u. P. CANEGHEM: Zur Histochemie der Verhornung. Arch. klin. exp. Derm. **206**, 344 (1957). — SPIRO, P., u. W. MÖRIKOFER: Über die Beziehungen von Blutdruckhöhe und Blutdrucklabilität zur Witterung. Schweiz. med. Wschr. **66**, 537 (1936). — SPRAFKE, H.: Klimatherapie im Mittelgebirge. In: Symposium Primum Dermatologicum Bulgariae 1962. Sofia: Med. i. fiskult.

1964. — Stämpfli, R., u. B. Endtner: Die Magenresektion im Hochgebirge. Helv. physiol pharmacol. Acta, Suppl. 3, 189 (1944). — Stäubli, C.: Das Höhenklima als therapeutischer Faktor. Ergebn. inn. Med. Kinderheilk. 11, 72 (1913). — Stamatow, S., K. Bojadjew u. M. Prohaska: Thalassotherapie Dermatosekranker im Kurort Varna. In: Symposium Primum Dermatologicum Bulgariae 1962. Sofia: Med. i. fiskult. 1964. — Stein, J.: Die Einwirkung des maritimen Klimas auf das endogene Ekzem. Derm. Wschr. 132, 1201 (1955). — Stern, J. E.: Der Einfluß von Klima und Umgebung auf die Neurodermitis und einige andere Dermatosen. Proc. 10th Internat. Congr. of Dermat. London 1952, S. 405, 1953. Ref.: Zbl. Haut- u. Geschl.-Kr. 89, 289 (1954). — Storm van Leeuwen, W., u. Joh. Booij: Studien über die physiologische Wirkung des Föhns. Gerlands Beitr. Geophys. 39, 105 (1933). — Straube, G., u. K. H. Auell: Neue Untersuchungen über wetterbedingte Reaktionslagen am Vegetativum und Versuch einer medikamentösen Beeinflussung. Arch. phys. Ther. (Lpz.) 4, 32 (1952). — Straube, G., u. K. H. Scholz: Über die Einwirkung komplexer Wettervorgänge auf das vegetative Nervensystem. Dtsch. med. Wschr. 76, 634 (1951). — Strobel, E., u. H. Dorschner: Zur Frage der Menstruationsverhältnisse bei blinden Frauen. Geburtsh. u. Frauenheilk. 16, 1024 (1956). — Ströder, U.: Hungerschäden und Mangelödeme. Ärztl. Wschr. 2, 724 (1947). — Über die Abhängigkeit des Infarkteintrittes vom Wettergeschehen, Tagesrhythmus und von solaren Vorgängen. Therapiewoche 1, 501 (1950/51). — Beitrag zur Bedeutung von Wettervorgängen und Ernährung bei der Infarktgenese und der Angina pectoris durch Coronarsklerose. Therapiewoche 3, 520 (1952/53). — Studnitzin, A. A.: Kinderdermatosenbehandlung im Kurort Sotschi. In: Symposium Primum Dermatologicum Bulgariae 1962, Sofia: Med. i. fiskult. 1964. — Stühmer, A.: Was kann von einer höhenklimatischen Behandlung bei Hautkrankheiten erwartet werden? Med. Welt 13, 461 (1933). — Sucharew, W. I.: Neue Methodik zur Aufklärung des Wirkungsmechanismus der Klimabehandlung bei Dermatosekranken. In: Symposium Primum Dermatologicum Bulgariae 1962a. Sofia: Med. i. fiskult. 1964. — Die Klimatherapie als Grundlage der Kurorttherapie der Hautkrankheiten. In: Symposium Primum Dermatologicum Bulgariae 1962b. Sofia: Med. i. fiskult. 1964. — Sulzberger, M. B.: Atopic dermatitis (ed. R. L. Baer), p. 32. Philadelphia and New York: University Press 1955. — Sulzberger, M. B., and V. H. Witten: The eczemas (ed. L. J. A. Loewenthal), p. 74. London and Edinburgh: Livingstone 1954. — Sundermann, H.: Über die Möglichkeit eines Biotropismus luftelektrischer Erscheinungen. Arch. Meteorol. Geophys. Biokl., Ser. B 5, 258 (1954).

Thiel, E., W. Schultze-Frentzel u. S. Mempel: Ekzem und Klima. Dtsch. Gesundh.-Wes. 12, 1107 (1957). — Trauner, L.: Zur Frage der Balneoreaktion. Praxis 40, 268 (1951). — Tscheschmedjiew, J.: Eine Epidemie von Herpes simplex, verursacht durch extreme bioklimatische Einwirkung. In: Symposium Primum Dermatologicum Bulgariae 1962. Sofia: Med. i. fiskult. 1964. — Tzschaschel, R., H. Knöll u. F. Bergter: Untersuchungen über den Einfluß der kosmischen Ultrastrahlung auf Mikroorganismen vom Standpunkt der Meteorobiologie. Zbl. Bakt., I. Abt. Orig. 161, 99 (1954).

Uhrik, J., B. Kopecka u. P. Bartak: Einfluß der Thalassotherapie auf einige Dermatosen. In: Symposium Dermatologicum Bulgariae 1962. Sofia: Med. i. fiskult. 1964. — Ullrich, H.: Über lunare Einflüsse auf Organismen. Grenzgeb. Med. 2, 427 (1949). — Ungeheuer, H.: Über eine Methode zur kontinuierlichen Erfassung der biologischen Wetterwirkung. Fortschr. Med. 69 (1951). — Zur Frage der Wirkung von Klimaänderungen bei Ortswechsel. Z. angew. Bäder- u. Klimaheilk. 1, 217 (1954). — Ein meteorologischer Beitrag zu Grundproblemen der Medizin-Meteorologie. Ber. dtsch. Wetterd. 3, Nr 16, 3 (1955a). — Arbeitsbericht des Medizin-Meteorologischen Arbeitskreises Bad Tölz. Ergebn. phys.-diät. Ther. 5, 237 (1955b). — Das alpine Gebirgsklima und sein Einfluß auf das ärztliche Handeln. Dtsch. med. J. 7, 687 (1956a). — Das menschliche Befinden bei verschiedenen Wettertypen. Therapiewoche 7, 318 (1956/57b). — Ungeheuer, H., u. H. Kügler: Meteorologie-Biologie-Medizin. Arzneimittel-Forsch. 7, 370 (1957). — Urban, G.: Entgiftungsvorgänge in der bestrahlten Haut. Strahlentherapie 76, 12 (1947). — Experimentelle Untersuchungen zur Lichtbiologie. Über Reduktionen in der UV-bestrahlten Haut. Strahlentherapie 94, 345 (1954). — Uters, M., J. Hofschläger, H.-U. Anton u. W. Zimmermann: Die 17-Ketosteroidausscheidung als Anzeichen für die Beeinflussung des Organismus durch meteorologische Faktoren. Dtsch. med. Wschr. 76, 1408 (1951).

Vanotti, A., u. H. Markwalder: Blutumsatz und Hochgebirge. Z. ges. exp. Med. 105, 1 (1939). — Verzar, F., u. W. Vögtli: Die O_2- und CO_2-Spannung im Gewebe beim Aufstieg von Menschen in große Höhen. Höhenklima-Forschungen des Baseler Physiol. Inst. Hrsg. v. F. Verzar, Bd. 2, S. 16. Basel 1948. — Vogler, P.: Der heliotherapeutische Indikationsbereich. Arch. phys. Ther. (Lpz.) 4, 1 (1952). — Vogt, H., u. W. Amelung: Einführung in die Balneologie und medizinische Klimatologie. Berlin-Göttingen-Heidelberg: Springer 1952.

Wachsmuth, G.: Erde und Mensch. Kreuzlingen: Archimedes 1952. — Wachter, R.: Umfrage: Die Bedeutung von Konstitutionstyp und vegetativer Ausgangslage für den Erfolg von Bade- und Klimakuren. Arch. phys. Ther. (Lpz.) 3, 286 (1951). — Wagner, H.: Der zyklische Wandel der vegetativen Tonuslage durch die Ovarialhormone. Med. Welt **1960**, 50. — WARMBT, W.: Akrale Hauttemperatur (Finger) und Klimaempfinden in ihrer Beziehung zu meteorologischen Faktoren. Abh. meteorol. hydrol. Dienstes DDR **6**, 1 (1956). — Akrale Hauttemperatur (Finger) und Klimaempfinden, gleichzeitige Messungen an einem kälte- und wärmeempfindlichen Reaktionstyp. Z. angew. Meteorol. **2**, 323 (1957). — Verwendung von Wärmestrommessern für physiologische Zwecke. Beitr. Rheum. **2**, 66 (1960). — WEISS, P.: Die hygienischen Grundlagen der Lüftungstechnik mit spezieller Berücksichtigung der Kata-Thermometrie zur Bestimmung der Entwärmungsverhältnisse. Arch. Hyg. (Berl.) **96**, 1 (1926). — WELS, P.: Die Wirkung des Lichtes auf den Menschen. Strahlentherapie **75**, 188 (1944). — WELS, P., u. M. JOKISCH: Untersuchungen über die Bedeutung der Sulfhydrilgruppe für die biologischen Wirkungen des Lichtes. Strahlentherapie **58**, 1 (1937). — WEZLER, K.: Organismus und Umwelt. Dresden: Steinkopff 1939. — WIESINGER, K., u. F. SCHERTENLEIB: Der Blutzuckerspiegel im Hochgebirge. Helv. physiol. pharmacol. Acta, Suppl. **3**, 205 (1944). — WIESINGER, K., u. W. TOBLER: Die zirkulierende Plasma- und Blutmenge im Hochgebirge. Helv. physiol. pharmacol. Acta, Suppl. **3**, 95 (1944). — WIGAND, H.: Blutbild, vegetatives System und Wetter. Dtsch. med. Wschr. **73**, 200 (1948). — WILDFÜHR, G.: Über die jahreszeitlichen Schwankungen der Immunisierungsfähigkeit der Menschen gegen Diphtherie. Z. ges. inn. Med. **4**, 510 (1949a). — Zur Frage des Saisongipfels der Diphtherie. Über die jahreszeitlichen Schwankungen des Diphtherie-Antitoxingehaltes im Blute. Z. ges. inn. Med. **4**, 482 (1949b). — Über die verzögerte Antikörperbildung bei gegen Diphtherietoxin sensibilisierten Menschen zur Zeit des Wintergipfels der Diphtherie. Z. ges. inn. Med. **4**, 573 (1949c). — Über die Einwirkung des biotropen Frontenfaktors auf die spezifische Diphtherie-Immunität. Z. ges. Hyg. **131**, 650 (1950). — Über die Einwirkung des biotropen Frontenfaktors auf die allgemeine Resistenz. Z. Immun.-Forsch. **108**, 318 (1951). — Über die Abhängigkeit der Reaktionsbereitschaft bei Allergietestungen und Desensibilisierungen vom Wettergeschehen. Dtsch. med. Wschr. **77**, 229 (1952a). — Über die meteorologisch bedingte Auslösung allergischer Asthmaanfälle. Klin. Wschr. **30**, 123 (1952b). — WUCHERPFENNIG, V.: Biologie und praktische Verwendbarkeit der Erythemschwelle des U.V. Strahlentherapie **40**, 201 (1931a). — Die Erythemschwelle des UV in biologischer, therapeutischer und strahlentechnischer Hinsicht. Strahlentherapie **40**, 757 (1931b). — WUCHERPFENNIG, V., F. J. EHRING u. H. J. HEITE: Die Beziehungen des UV-Erythems zu Konstitution und Umwelt. Strahlentherapie **92**, 212 (1953). — WULF, K.: Lichtdermatosen. In: Dermatologie und Venerologie. Hrsg. v. H. A. GOTTRON u. W. SCHÖNFELD, Bd. III/1, S. 107. Stuttgart: Thieme 1959. — WYSS, F., u. W. WILBRANDT: Die quantitative pneumometrische Beurteilung asthmatischer Zustände und ihrer pharmakotherapeutischen Beeinflussung. Helv. med. Acta **12**, 819 (1945).

ZAWJALOW, W.: Unspezifischer Rekorrelationsmechanismus der Klimatotherapie in der Dermatologie. In: Symposium Primum Dermatologicum Bulgariae 1962. Sofia: Med. i. fiskult. 1964. — ZENKER, H.: Lokalklimatische Besonderheiten an Tuberkulose-Heilstätten im Raume Bad Berka unter Berücksichtigung ihrer Bedeutung für den menschlichen Organismus. Angew. Meteorol. **3**, 173 (1958). — Über Beziehungen zwischen Wärmeempfindung und Lufttemperatur in einer Liegehalle und in einem Krankenhaus. Arch. phys. Ther. (Lpz.) **12**, 59 (1960). — ZIERZ, P.: Die Porphyria cutanea tarda. Arch. klin. exp. Derm. **219**, 735 (1964). — ZIMMERMANN, W., u. T. HOFSCHLÄGER: Die Beeinflussung des Stoffwechsels von Steroidhormonen durch Witterungsvorgänge. Acta endocr. (Kbh.) **12**, 225 (1953). — ZINK, O.: Erste medizinische Erfahrungen bei der Untersuchung des Meteorotropismus mit der dynamischen Methode des meteorologischen Amtes für Norddeutschland. Dtsch. med. Wschr. **75**, 1078 (1950). — Die Ketosteroiduntersuchungen, eine Methode zur Abschätzung der biologischen Wetterwirksamkeit. Med.-meteorol. H. **2**, Nr 11, 75 (1956). — Die Therapie meteorotroper Krankheitserscheinungen und ihre Problematik. Med.-meteorol. H. **2**, Nr 13, 33 (1958). — ZINNITZ, F.: Vom Einfluß sichtbaren Lichtes auf das Vegetativum der Maus. Klin. Mbl. Augenheilk. **132**, 161 (1958). — ZORN, W.: Untersuchungen über einige wichtige Blutbestandteile beim Rind. In: Neue Forschungen in Tierzucht und Abstammungslehre. Festschrift zum 60. Geburtstag von JULIUS DUERST, Bern, S. 415. Bern: Verbandsdruck 1936. — ZWAARDEMAKER, E.: Die Energetik der autochthon periodischen Lebenserscheinungen. Ergebn. Physiol. **7**, 1 (1908).

Namenverzeichnis

Die *kursiv* gesetzten Seitenzahlen beziehen sich auf die Literatur

Sachverzeichnis